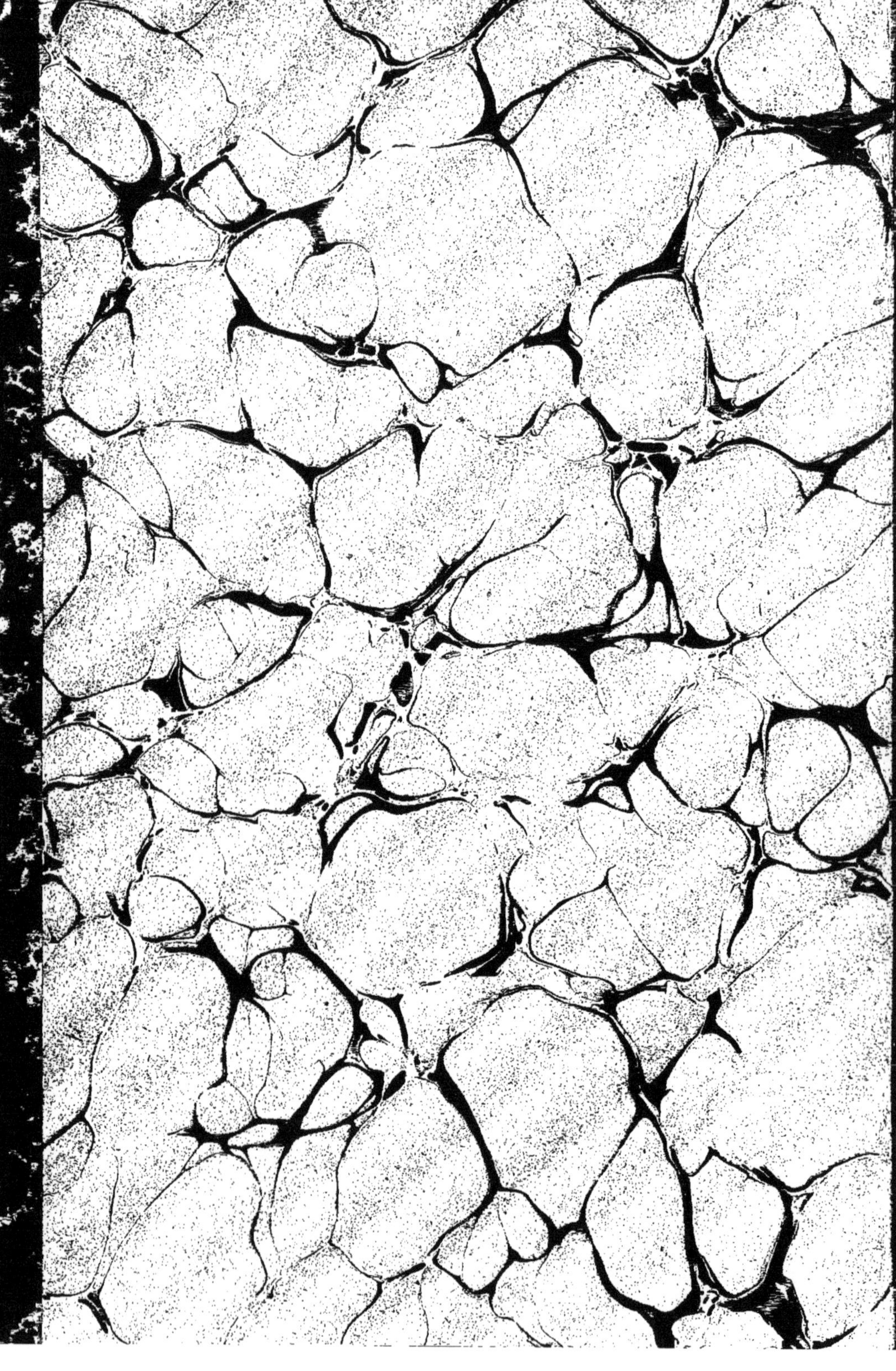

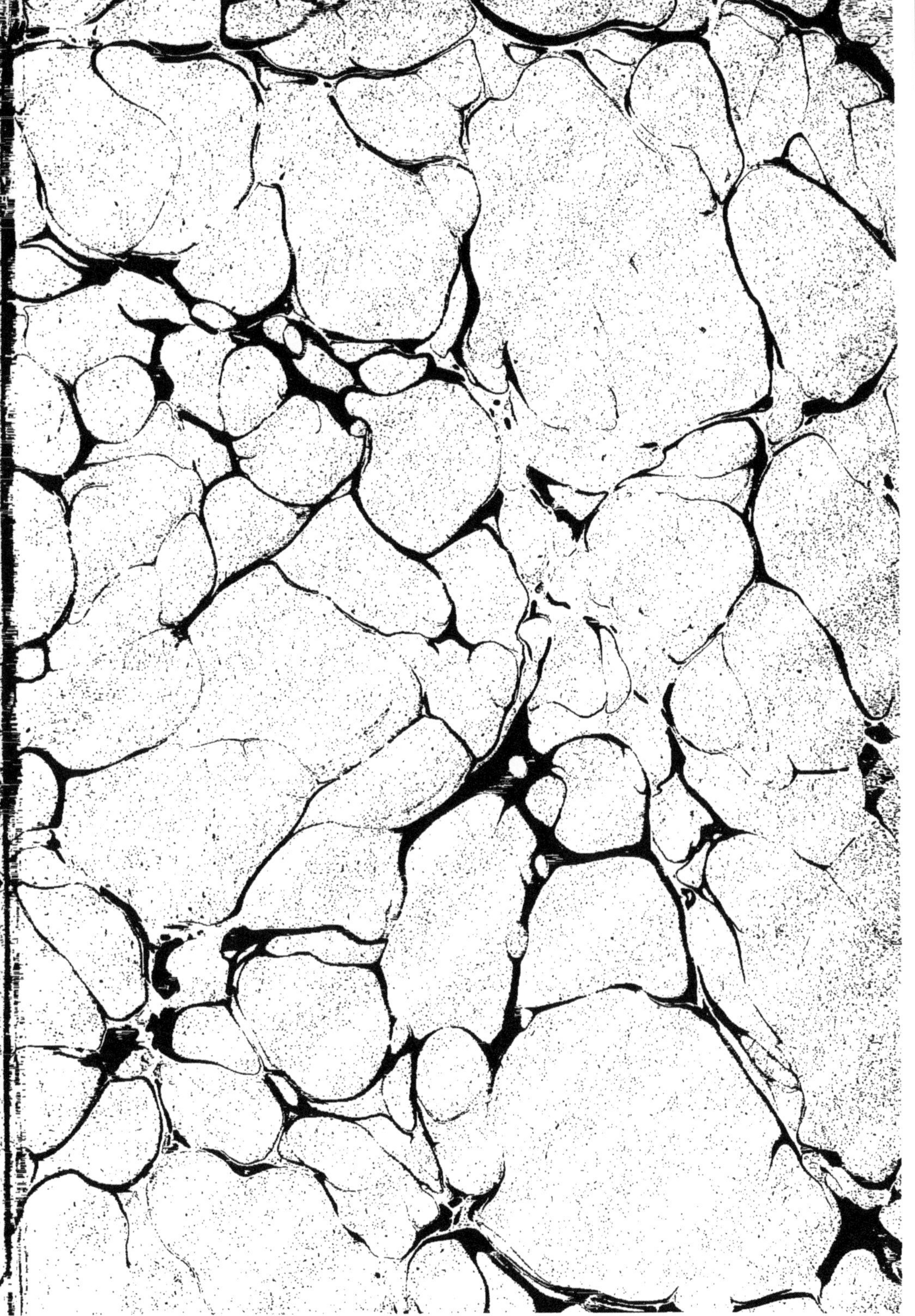

TRAITÉ
D'ANATOMIE COMPARÉE
PRATIQUE

TRAITÉ
D'ANATOMIE COMPARÉE
PRATIQUE

PAR

CARL VOGT ET **ÉMILE YUNG**

DIRECTEUR PRÉPARATEUR

du Laboratoire d'Anatomie comparée et de Microscopie de l'Université de Genève

---

TOME DEUXIÈME

AVEC 373 FIGURES DANS LE TEXTE

PARIS

C. REINWALD & CIE, LIBRAIRES-ÉDITEURS

15, RUE DES SAINTS-PÈRES, 15

1894

AVANT-PROPOS

C'est en automne 1835, qu'étant étudiant en Médecine à Berne, j'ai commencé mes études d'Anatomie comparée sous la direction de mon vénéré maître G. Valentin. Plus tard, après l'achèvement de mes études universitaires, en 1839, L. Agassiz, alors professeur à Neuchâtel, voulut bien m'appeler auprès de lui, pour l'aider dans la préparation d'un grand ouvrage sur les Poissons d'eau douce de l'Europe centrale. Agassiz devait se charger de la partie zoologique; à moi incombaient les monographies embryogéniques et anatomiques. Cet ouvrage est resté inachevé. Il n'a paru, de la partie zoologique, qu'un fascicule de planches sans texte concernant les Salmonides; l'embryogénie de la Palée (*Coregonus palea*), et l'anatomie de la Truite, élaborées par moi et qui devaient en faire partie, ont dû être publiées à part. Le départ d'Agassiz pour l'Amérique, en 1844, coupait court à toute continuation de l'ouvrage projeté, lequel en resta là.

Si je mentionne ici ces dates, c'est pour dire qu'à cette époque déjà, je sentais la difficulté de dresser une monographie anatomique d'un type quelconque, fût-il des plus connus. On ne trouvait, dans toute la littérature, que des notions incomplètes, dispersées dans les traités systématiques ou dans des mémoires spéciaux; des monographies, telles que l'on en possédait une dans les traités d'Anatomie humaine et auxquelles on aurait pu avoir recours, faisaient presque entièrement défaut.

J'avoue que cette lacune m'a obsédé pendant tout le cours de mes travaux ultérieurs. On étudie, me disais-je, sur des types donnés, mais on n'a pas de guide pour l'étude de ces types pris isolément. On est, par rapport aux études d'Anatomie comparée, dans la nécessité d'extraire des généralités les faits particuliers, au lieu de procéder en sens inverse.

A différentes reprises, je discutais par devers moi le plan d'un ouvrage, résumant les différents types auxquels on s'adresse nécessairement pour apprendre à connaître pratiquement l'Anatomie comparée.

Je ne pus mettre la main à l'exécution de mon plan que lorsque que je me trouvai, beaucoup plus tard, à la tête d'un laboratoire bien installé. Je fus confirmé dans mes appréciations en voyant les étudiants, travaillant dans mon laboratoire, chercher péniblement, dans les Traités systématiques illustrés, des figures et des indications sur les animaux qu'ils disséquaient. Je résolus de mettre, comme on dit, la main à la pâte. L'ouvrage que je projetais, devait donner des monographies anatomiques des animaux dont on se sert ordinairement dans les laboratoires; ces monographies devaient être complétées par des monographies d'autres types, appartenant à toutes les classes, de manière que l'ouvrage présentât un ensemble embrassant tout le règne animal. L'ouvrage devait contenir des figures, faites d'après des préparations originales et en nombre suffisant, pour guider l'étudiant dans ses dissections.

Je sentais bien que, malgré le nombre considérable de matériaux que j'avais rassemblés pendant de longues années, ma tâche dépassait les forces d'un seul homme. Heureusement, M. E. Yung, devenu mon assistant au laboratoire, voulut bien, sur ma demande, collaborer à mon entreprise.

Je dois faire ici un aveu. Même après avoir commencé notre travail en commun, nous étions loin, M. Yung et moi, de nous douter des difficultés qui se présentaient et de l'immensité de la tâche que nous nous étions imposée. Nous avions cru naïvement, je dois le dire, que pour beaucoup de ces monographies, nous n'aurions qu'à puiser dans les travaux de nos devanciers, en les complétant. Erreur! Il fallait bien se convaincre que pour bien des systèmes organiques tout restait à faire; que les préparations, les dessins, les descriptions devaient être appropriés à notre but, que les travaux de nos devanciers ne pouvaient nous servir que dans des limites assez restreintes.

Nous avons toujours travaillé de concert, discutant ensemble nos observations, nos études, nos résultats. Je puis bien dire, que pas une ligne de texte, pas un dessin ne se trouve dans cet ouvrage, qui n'ait passé par le crible de nos discussions mutuelles. Pour bien des parties, nous ne pourrions indiquer quel est l'apport fourni par chacun de nous.

Mais si telle est la vérité, je dois dire aussi, que nous nous sommes partagé la besogne en entreprenant, chacun de notre côté, les monographies spéciales, qui font le fonds de cet ouvrage. Je crois donc utile d'indiquer ici les monographies, pour lesquelles chacun de nous prend la responsabilité spéciale, tout en insistant sur le fait, que les observations ont été contrôlées par notre travail commun. Ce n'est que dans ces dernières années que M. le Dr M. Jaquet, mon second assistant pendant quelque temps et qui avait commencé à me seconder particulièrement pour quelques chapitres spéciaux (j'ai indiqué dans le texte de l'ouvrage, les parties de mes monographies, pour lesquelles M. Jaquet m'a prêté son concours) ce n'est que dans ces derniers temps, dis-je, que M. Jaquet a bien consenti à se charger des monographies de l'Amphioxus, de la Perche et du Pigeon dont il prend la responsabilité pour son compte.

Voici la liste des monographies élaborées par chacun de nous spécialement, rangées suivant l'ordre alphabétique.

C. VOGT	Vol.	Pag.	E. YUNG	Vol.	Pag.
Actinosphaerium Eichhorni	I	66	Acanthometra elastica	I	73
Alcyonium digitatum	I	121	Anodonta anatina	I	726
Amoeba terricola	I	57	Arenicola piscatorum	I	481
Antedon rosaceus	I	519	Ascaris lumbricoides	I	344
Astropecten aurantiacus	I	574	Astacus fluviatilis	II	13
Aurelia aurita	I	138	Ciona intestinalis	II	301
Bolina norvegica	I	174	Dicyema typus	I	96
Brachionus pala	I	420	Distomum hepaticum	I	226

C. VOGT	Vol.	Pag.	E. YUNG	Vol.	Pag.
Cucumaria Planci	I	639	Helix pomatia	I	767
Epeira diadema	II	195	Hirudo medicinalis	I	312
Hyalea tridentata	I	819	Lepus cuniculus	II	848
Lacerta viridis	II	648	Leucandra aspera	I	106
Lithobius forficatus	II	88	Lumbricus agricola	I	439
Mesostomum Ehrenbergii	I	249	Melolontha vulgaris	II	137
Peripatus capensis	II	76	Paramecium aurelia	I	81
Petromyzon fluviatilis	II	369	Polystomella strigilata	I	60
Plumatella repens	I	670	Rana esculenta	II	552
Salpa democratica-mucronata	II	271	Sepia officinalis	I	845
Sipunculus nudus	I	373	Taenia solium	I	204
Strongylocentrotus lividus	I	612			
Terebratula vitrea	I	690			
Tetrastemma flavidum	I	287			

Chacun de nous a exécuté lui-même les préparations et les dessins insérés dans les monographies, dont il s'était chargé. Lorsque nous avons emprunté des figures à d'autres auteurs, nous l'avons toujours soigneusement indiqué.

Nous ne pouvons assez nous louer des soins, que MM. C. Reinwald et Cie ont prodigués à notre publication ainsi que de l'exécution des dessins faits par M. E. Morieu d'après nos originaux.

C. VOGT.

Genève, mars 1894.

TABLE DES MATIÈRES

Liste alphabétique des types dont la monographie est donnée dans ce volume.

TRAITÉ PRATIQUE

D'ANATOMIE COMPARÉE

EMBRANCHEMENT DES ARTHROPODES

Animaux à symétrie bilatérale, à segmentation hétéronome, à chaîne ganglionnaire ventrale, reliée par des connectifs à des ganglions céphaliques. Les segments métamériques portent des appendices latéro-ventraux, articulés, creux. Tégument formé de chitine et constituant le squelette d'appui pour les muscles. Épithéliums vibratiles faisant absolument défaut. Circulation incomplète, cœur dorsal. Respiration par la peau, par branchies ou trachées. Intestin à bouche ordinairement ventrale et à anus terminal. Sexes ordinairement séparés. Développement par ébauche primitive dont la face dorsale est tournée vers le vitellus.

On peut dire que dans cet embranchement, à types si nombreux et si variés, tous les caractères essentiels sont sujets à des modifications qui peuvent aller jusqu'à les faire disparaître complètement. Ces variations sont déterminées d'un côté par des régressions, dues, dans la plupart des cas, à l'état sessile ou parasitaire, de l'autre, par des développements excessifs de certains groupes d'organes au détriment des autres.

La *symétrie bilatérale* existe toujours dans les stades embryonnaires et larvaires, en s'étendant sur toutes les parties du corps sans exception. Mais des déjettements ne sont pas rares, et quelquefois ils peuvent aller, comme chez les Rhizocéphales, jusqu'à une asymétrie complète.

Nous voyons, dans la série des Arthropodes, tous les passages d'une segmentation *homonome*, constituée par des métamères sensiblement égaux, à une segmentation *hétéronome*, où certains groupes de métamères plus ou moins semblables, et même fusionnés ensemble, constituent des régions différentes du corps. C'est ainsi que les Onychophores et les Myriapodes, de même que beaucoup de larves, présentent une segmentation absolument semblable à celle de beaucoup d'Annélides, où, entre une tête composée de plusieurs anneaux et un segment terminal différenciés, se rencontre une série de segments identiques. Nous trouvons chez certains Crustacés et Arachnides deux régions plus ou moins parfaitement accusées, un céphalothorax antérieur et un abdomen postérieur; chez les Insectes trois régions, tête, thorax, abdomen, tandis que chez beaucoup d'Acariens et de Crustacés inférieurs les segments, primitivement indiqués, sont fusionnés en une seule masse sur laquelle, dans bien des cas, on ne peut plus distinguer aucune segmentation.

Sauf l'intestin qui, presque toujours, échappe aux indices d'une segmentation, tous les autres systèmes d'organes peuvent être soumis à la segmentation. On peut établir, comme règle, que le nombre des métamères, participant à la constitution des régions, tend à se fixer dans les types supérieurs, tandis qu'il est plus ou moins variable dans les types inférieurs.

La division en régions dépend en général de la conformation différente des *appendices articulés*, disposés symétriquement (sauf les ailes) sur la face ventrale du corps. On peut dire qu'à chaque métamère appartient primitivement une paire de ces appendices, qui peuvent être chargés de fonctions très différentes, et que les régions, lorsqu'elles sont parfaitement limitées, portent des appendices à fonctions spécialisées. Il paraît presque hors de doute que les appendices des Arthropodes ne sont qu'une évolution ultérieure et progressive des parapodes des Vers. Ils sont creux, composés, dans la plupart des cas, de plusieurs articles, emboîtés par des articulations de formes très compliquées et recélant, dans l'intérieur, des muscles séparés en faisceaux distincts qui servent aux mouvements des appendices en entier ou de leurs articles entre eux. Primitivement destinés à la locomotion, ces appendices peuvent subir les changements de fonction les plus divers et être adaptés aux fonctions sensitives, à la mastication, à la respiration, à des fonctions reproductrices, etc. Ils peuvent subir des modifications régressives et disparaître complètement par suite de cette régression, tout comme ils peuvent se présenter sous des formes qui marquent le passage aux parapodes des Annélides. Nous n'entrerons pas, à propos des monographies que nous donnons, dans les interminables discussions sur les homologies de ces appendices. Forcés de nous restreindre, nous laisserons ce chapitre à la zoologie, qui doit s'en occuper spécialement.

L'organisation des métamères et des appendices nécessite le durcissement des *téguments*, sur lesquels les muscles trouvent leurs insertions et leurs points d'appui, en l'absence d'un squelette intérieur, tel qu'il est constitué chez les Vertébrés. Il est vrai que dans quelques cas le tégument durci envoie des processus vers l'intérieur, constituant une charpente peu considérable; mais ces conformations sont toujours des dépendances du système dermique.

Le tégument est toujours composé au moins de deux couches, d'une externe plus dure, formée essentiellement de *chitine*, qui peut devenir très résistante, se charger de substances calcaires et constituer une véritable carapace, et d'une couche sous-jacente, l'*hypoderme*, composée de cellules, lesquelles fabriquent les lamelles superposées du tégument chitineux. Ce dernier est perforé de pores, par lesquels l'hypoderme se prolonge au dehors pour servir de noyau aux nombreux appendices cuticulaires, poils, soies, piquants, crochets, écailles, etc., dont le tégument est souvent entièrement couvert.

La constitution du tégument chitineux par couches superposées et sécrétées d'une manière continue par les cellules de l'hypoderme, ainsi que la rigidité considérable que ce tégument présente ordinairement, entraînent des mues, c'est-à-dire des changements de peau successifs et répétés, dus à l'accroissement du corps ou au développement des appendices modifiés ou nouvellement formés. Un nouveau tégument chitineux, encore mou et dilatable, se forme sous l'ancien, qui finalement est rejeté en entier comme une enveloppe morte. Dans les types supérieurs, ces changements de peau tendent à se limiter à des époques déterminées de la vie, tandis que dans les types inférieurs ils intercèdent à des époques indéterminées, en correspondance avec l'accroissement du corps. Dans beaucoup de cas, le tégument se replie vers l'intérieur pour tapisser les parois de certains organes, de l'intestin ou des trachées par exemple; dans ces cas, ces revêtements intérieurs sont également renouvelés lors des mues.

Un caractère essentiel des Arthropodes réside dans *l'absence complète de cils vibratiles*, si répandus dans tous les autres embranchements du règne animal. Jamais on n'a trouvé trace d'un tissu vibratile, ni chez les embryons, ni chez les adultes, ni à l'extérieur, ni à l'intérieur. Il paraît que le plan de construction d'un Arthropode est absolument incompatible avec l'existence de cils vibratiles.

Il en est de même du *système dermo-musculaire*, toujours reconnaissable chez les Vers. Les muscles forment des faisceaux distincts, groupés de manière à exécuter les différents mouvements des métamères et des appendices. Les fibres musculaires sont presque toujours très distinctement striées en travers.

Le *système nerveux* des Arthropodes procède de celui des Annélides, mais diffère par un développement plus considérable des ganglions sus-œsophagiens (cerveau) et par une concentration plus ou moins prononcée des ganglions de la chaîne ventrale en rapport avec la fusion des métamères formant les différentes régions du corps. Le cerveau, dont naissent les nerfs des principaux organes des sens, est rarement réduit, par métamorphose régressive, à une espèce de pont entre les connectifs latéraux du collier œsophagien. Primitivement, chaque métamère possède un ganglion, réuni par deux cordons médians aux ganglions précédents et suivants; ce ganglion fournit des nerfs à tous les organes compris dans le segment correspondant. Mais la constitution du système nerveux central, par suite de la fusion des ganglions et des cordons de réunion, présente des variations à l'infini, compliquées encore par l'existence d'un système sympathique ou viscéral qui présente souvent un développement considérable.

Des *yeux* existent presque partout, mais ils peuvent être supprimés chez les animaux fixés ou parasites, où souvent les larves en sont munies, tandis que les adultes les ont perdus. Ils sont généralement placés sur la tête; on a cependant observé quelques cas où des yeux supplémentaires sont placés à la base des appendices thoraciques et abdominaux. On distingue des yeux simples, tantôt impairs et médians (Nauplius des Crustacés), tantôt fusionnés dans la ligne médiane ou disposés par paires sur la tête, et des yeux composés, tantôt simples et médians, tantôt pairs, qui présentent différents degrés de complication.

Les *organes d'audition* en revanche sont peu répandus et jamais placés directement sur la tête, mais sur des appendices attachés à la tête (Écrevisses) ou sur d'autres parties du corps, même sur les jambes (Sauterelles).

On trouve en bien des localités des groupes de *cellules sensitives* portant des bâtonnets ou des poils raides, quelquefois des massues, dont l'extrémité interne est en rapport avec des filaments nerveux et que l'on considère, suivant leurs emplacements et les résultats d'expériences physiologiques, comme organes *d'olfaction*, *de goût* ou *de tact*. La conformation de ces éléments est sensiblement la même.

L'*intestin* est constitué, dans la plupart des cas, par un organe tubuliforme qui commence par une bouche et se termine par un anus, situés tous deux sur la face ventrale. Mais si ce tube montre souvent des parties plus ou moins accusées et différenciées (œsophage, jabot, estomac, intestin gros et grêle, rectum, etc.), il peut aussi être réduit par métamorphose régressive, jusqu'à disparition complète, chez certaines formes parasites, ou être rendu inactif par occlusion de la bouche chez certains mâles à existence éphémère. Sauf ces cas, la bouche est presque toujours bien armée par des pièces multiples, résultant d'une adaptation particulière d'un certain nombre d'appendices métamériques, lesquels étaient primitivement locomoteurs, comme le démontrent beaucoup de Crustacés et surtout les Limules. Le nombre de ces pièces (pattes-mâchoires) est éminemment variable chez les types inférieurs, mais tend à devenir stable, de manière que chez les types supérieurs (Crustacés décapodes, Aranéides, Insectes) il reste irrévocablement fixé. Les transformations de ces pièces buccales en vue du genre de nutrition sont innombrables; on peut cependant distinguer, en général, deux grandes catégories, les organes masticateurs primitifs et les organes de succion, lesquels procèdent évidemment des premiers par modifications ultérieures.

Les *organes de sécrétion et d'excrétion* ont, dans la plupart des cas, une structure tubulaire et sont annexés à l'intestin. On les distingue, suivant leur emplacement et leurs produits, sous les noms de glandes salivaires, urinaires, foie, etc. On ne rencontre que rarement des glandes monocellulaires dans l'endothélium même de l'intestin ou des glandes particulières, établies sur des emplacements distincts de la carapace ou des appendices. En revanche, on n'a pas encore pu démontrer, avec certitude, l'existence d'organes d'excrétion, homologues aux canaux segmentaires des Vers, sauf dans la classe des Onychophores, où ces organes se montrent dans leur constitution typique.

La *respiration* s'effectue, en beaucoup de cas, par le tégument du corps tout entier, ou bien, chez d'autres types aquatiques plus élevés, par des *branchies*, dépendant des appendices métamériques, et développées en houppes, lamelles, vésicules, etc., sur différentes parties du corps. Enfin, chez les types aériens, la respiration s'effectue par des *trachées*, ouvertes à la surface du corps et pénétrant dans l'intérieur où elles se distribuent aux organes. Les modifications qu'éprouvent les branchies d'un côté, les trachées de l'autre, sont extrêmement nombreuses. Chez certaines larves, on trouve une sorte de combinaison entre branchies et trachées par l'établissement de trachées closes sur des appendices branchiformes.

La *circulation* est toujours lacunaire et, dans la plupart des cas, la cavité générale du corps y participe sur une large mesure. Souvent cette cavité fournit le seul réservoir du liquide nourricier, qui baigne les organes et subit des fluctuations secondaires de va-et-vient par les mouvements des organes locomoteurs, de l'intestin, etc. Une circulation proprement dite s'établit par la formation d'un *cœur*, toujours situé vers la face dorsale et présentant, le plus souvent, des fentes ou boutonnières latérales, par lesquelles entre le sang, presque toujours incolore, mais contenant des corpuscules cytodaires de formes diverses. Il semble que la forme primitive du cœur soit métamérique, en ce sens qu'à chaque segment correspondrait une paire de fentes latérales ; mais souvent l'organe se montre plus concentré et réduit même à une seule chambre. Les artères qui partent de ce cœur se ramifient plus ou moins pour s'ouvrir finalement dans les lacunes, dont naît, chez certains types plus élevés, un système circulatoire pour les organes de la respiration. Il est rare que ce système soit relié directement au cœur par des vaisseaux distincts ; les veines branchiales débouchent le plus souvent dans le système lacunaire, dont le sang retourne au cœur par les fentes latérales.

Les *organes de reproduction* sont variés à l'infini. Ils sont, dans la règle, répartis sur deux individus ; l'hermaphrodisme se rencontre exceptionnellement chez quelques formes sessiles ou parasitaires. La génération asexuelle proprement dite (bourgeonnement, fissiparité, etc.) ne se trouve nulle part; on rencontre, en revanche, des formes de reproduction où les organes internes, dérivés des organes femelles, soit des larves, soit des individus adultes, produisent seuls et sans fécondation par les mâles des germes capables de se développer (parthénogénèse, etc.), tout comme on trouve d'autres cas où, normalement, les organes reproducteurs sont frappés de stérilité (neutres). La différence entre les deux sexes est presque toujours bien accusée extérieurement, et cette différenciation peut aller, dans certains cas, jusqu'à un véritable dimorphisme. Dans ces cas, les mâles conservent plus ou moins des formes larvaires ou bien se distinguent des femelles par le développement d'organes locomoteurs, préhensiles et sensitifs, dont celles-ci sont dépourvues. Les organes préparateurs, ovaires et testicules, sont presque toujours tubulaires et pairs, mais ils peuvent devenir simples par coalescence ou par dépérissement unilatéral. Les variations s'accusent surtout dans les canaux excréteurs et leurs accessoires, ainsi que dans les organes copulateurs. On rencontre, chez les mâles, des glandes accessoires, dont les produits sont mêlés au sperme, des parties dans lesquelles se fabriquent des spermatophores plus ou moins compliqués, des organes copulateurs ; quelquefois même ces organes sont entièrement séparés des organes reproducteurs proprement dits et sont chargés, avant la copulation, de sperme, qu'ils transportent dans les organes femelles. Souvent les mâles n'existent que pour la fécondation; quelquefois ils sont incapables de prendre de la nourriture et ne vivent que pendant un très court laps de temps.

Dans tous les cas, la fécondation est interne, et nous trouvons en conséquence, dans l'appareil femelle, une foule d'adaptations pour la réception et la conservation du sperme. Le développement ultérieur des œufs dans l'intérieur du corps nécessite des conformations spéciales, des élargissements appelés utérus, etc., où les jeunes séjournent quelquefois jusqu'à l'accomplissement presque complet de leurs métamorphoses. D'autres séries d'organes appendiculaires servent à l'augmentation même des substances constitutives de l'œuf, à la conformation des enveloppes, des coques souvent extrêmement compliquées, à la fourniture de matières particulières, destinées à fixer les œufs, à les faire flotter, bref à assurer leur existence pendant l'époque de l'évolution ou celle des larves après leur sortie. Si certains organes appendiculaires des mâles sont souvent singulièrement modifiés en vue de la copulation, ceux des femelles subissent des transformations non moins importantes en vue de la pose et de la fixation des œufs, qui souvent sont portés par la mère, quelquefois aussi par les mâles, et accolés à des appendices adaptés dans ce but.

Nous n'avons pas à entrer dans l'exposé de l'embryogénie et du développement larvaire. Nous mentionnons seulement le fait, que le développement direct, par lequel les jeunes quittent les œufs sous une forme sensiblement semblable à celle des adultes, est relativement rare et que, dans la plupart des cas, nous observons des métamorphoses successives, souvent poussées tellement loin, que les formes larvaires ne se laissent rattacher aux formes adultes que grâce à une observation continue; ces changements de forme frappent d'autant plus, qu'ils s'opèrent, le plus souvent, d'une manière brusque en apparence, par le rejet du tégument et des appendices, que possédait le stade antérieur. En général, les métamorphoses larvaires peuvent être progressives par le développement ultérieur des organes déjà existants pendant le stade précédent ou même par l'apparition d'organes nouveaux (yeux composés, ailes, etc.), ou encore régressives par le développement excessif de certaines parties (organes reproducteurs, par exemple), et par l'amoindrissement et la disparition d'autres systèmes devenus inutiles dans l'état sessile ou parasitaire.

Nous admettons, avec la plupart des auteurs, les cinq classes suivantes :

1. **Crustacés.** — Arthropodes respirant par la peau ou par des branchies, ayant, dans la plupart des cas, deux antennes, des

pattes-mâchoires en nombre variable et des pattes abdominales.

2. **Onychophores.** — Corps vermiforme, mou, à tête distincte, portant deux antennes. Les segments homonomes sont munis d'organes segmentaires et pourvus de moignons locomoteurs armés de griffes. Ils respirent par des trachées.

3. **Myriapodes.** — Tête distincte, munie d'une seule paire d'antennes; segments homonomes nombreux, pourvus chacun d'une ou de deux paires de pattes articulées, respirant par des trachées.

4. **Insectes.** — Séparation distincte du corps en trois régions : tête, thorax, abdomen. La tête porte une paire d'antennes et les appendices buccaux en nombre déterminé; le thorax est muni de trois paires de membres articulés (hexapodes) du côté ventral et le plus souvent de deux paires d'ailes du côté dorsal. L'abdomen est dépourvu de pattes. Respiration par trachées.

5. **Arachnides.** — Dépourvus d'antennes et de pattes abdominales, respirant par la peau, des trachées isolées ou groupées (poumons), possédant seulement six paires de membres, tous attachés à un céphalothorax.

Cette classification est certainement provisoire, au moins pour les Crustacés et les Arachnides. Les études embryogéniques et paléontologiques apporteront, ainsi qu'on peut le prévoir dès maintenant, des changements profonds dans la classification de ces deux classes qui paraissent, d'un côté, formées par l'assemblage de groupes hétérogènes et entre lesquels s'établissent, d'un autre côté, des liens très étroits, grâce à certains groupes ballottés entre les deux classes. Ce qui est certain, en tout cas, c'est que la profonde séparation qu'on a voulu établir entre les Branchiates (Crustacés), d'un côté, et les Trachéates (les quatre autres classes), de l'autre, est une séparation entièrement artificielle qui ne saurait être maintenue, surtout en face des données paléontologiques, concernant les enchaînements entre les Arthropodes anciens.

En adoptant les cinq classes ci-dessus mentionnées, nous en avons cependant éliminé un certain nombre de groupes, appartenant à l'embranchement des Arthropodes, mais présentant des caractères tellement discordants, qu'on ne peut les ranger, sans leur faire violence, dans une des classes adoptées. Parmi ces groupes, nous comptons, avec Balfour, les *Linguatulides*, tellement modifiés par le parasitisme, que l'on ne peut plus reconnaître, avec quelque certitude, le type dont ils dérivent; les *Tardigrades*, les *Pantopodes* et enfin les *Xiphosures*, type des plus anciens et des plus énigmatiques. Nous connaissons suffisamment le développement embryogénique de chacun de ces groupes, ballottés entre les Crustacés et les Arachnides, pour pouvoir dire que l'étude de ce développement, loin de dissiper les doutes qui planent sur leurs affinités, les ont encore augmentés. Nous traiterons en conséquence ces groupes incertains à part, en indiquant seulement les traits principaux de leur organisation, sans y insister particulièrement.

CLASSE DES CRUSTACÉS

Les Arthropodes réunis sous ce nom sont répandus en nombre immense dans toutes les eaux. Ils possèdent presque toujours des incrustations calcaires dans leurs téguments chitineux; cependant les sels minéraux font souvent défaut chez les formes microscopiques.

La forme de leurs corps varie à l'infini, de là des éléments de classification dont les zoologistes ont profité pour établir les nombreuses subdivisions, que nous résumons ci-dessous. En général les segments céphaliques sont soudés avec un ou plusieurs segments thoraciques et constituent une région antérieure plus ou moins compacte, le *céphalothorax*. D'autre part, un certain nombre d'anneaux du thorax peuvent être réunis à ceux de l'abdomen. L'annulation disparaît même quelquefois complètement, chez les *Lernéens*, par exemple. Les appendices articulés sont nombreux et peuvent s'adapter à toutes les fonctions imaginables, fonctions locomotrices, masticatrices, préhensiles, sensitives, respiratoires, défensives, copulatrices, incubatrices, etc. Les membres thoraciques sont généralement au nombre minimum de cinq paires et adaptés à la locomotion. La tête porte presque toujours deux paires d'antennes. L'abdomen est muni d'appendices (pattes abdominales).

Le système nerveux est, dans la règle, représenté par une chaîne ganglionnaire ventrale, chaque anneau du corps portant une paire de ganglions. Mais le nombre des ganglions est fréquemment réduit par leur fusionnement, qui peut atteindre un tel degré de concentration, qu'il n'existe plus qu'une seule masse ganglionnaire représentant le cerveau et la chaîne ventrale.

Les organes des sens consistent en poils tactiles ou olfactifs, dispersés sur différents points du corps, particulièrement sur les antennes; en yeux simples ou composés, pairs ou impairs, sessiles ou pédonculés, situés généralement sur la tête; en otocystes, placés soit à la base des antennes internes, soit sur les lamelles caudales.

L'intestin est droit, renflé en un estomac et parfois en un gésier. Il est entouré de glandes tubulaires qui sécrètent un liquide digestif.

Le système vasculaire varie énormément. Très simple chez les formes inférieures, il atteint un plus haut degré de complication chez les formes supérieures. On distingue alors un cœur dorsal, des artères et des veines séparées toujours par des espaces lacunaires.

Lorsque les organes respiratoires existent, ce sont des branchies fixées aux pattes thoraciques ou abdominales; mais ils font complètement défaut chez les types inférieurs.

L'appareil excréteur est tantôt représenté par des tubes glandulaires assimilables peut-être aux organes segmentaires des Vers, tantôt par des glandes particulières situées dans la cavité du corps et débouchant à la base des antennes postérieures.

L'immense majorité des Crustacés ont les sexes séparés. L'hermaphrodisme ne se rencontre que chez les parasites. La parthénogenèse a été constatée chez plusieurs genres. Les mâles sont généralement plus petits que les femelles et vivent quelquefois en parasites sur ces dernières. La disposition des organes génitaux varie beaucoup.

Le développement est presque constamment accompagné de métamorphoses plus ou moins compliquées. L'étude comparative des larves permet de les rapporter à un petit nombre de formes primitives, peut-être à une seule, la forme *Nauplius*.

Le parasitisme joue un grand rôle chez les Crustacés qu'il dégrade parfois au plus haut degré. La larve subit alors une métamorphose régressive.

Les Crustacés se divisent en groupes principaux, *Entomostracés*, *Leptostracés*, *Arthrostracés*, *Thoracostracés*, qui se subdivisent eux-mêmes en plusieurs ordres, dont nous empruntons les diagnoses au *Traité de Zoologie* de Claus. L'examen de cette classification montrera l'extrême variété de formes qui caractérise ces animaux.

A. Entomostracés.

1er Ordre. — Les **Phyllopodes** possèdent des pattes foliacées. Le corps relativement grand est nettement segmenté. Ils se divisent en deux sous-ordres :

a. Les *Branchiopodes* ont le corps entouré d'une carapace, tantôt simple et sans repli, tantôt aplatie et en forme de bouclier, tantôt bivalve et comprimée latéralement. Ils sont munis de dix à quarante paires de rames et d'appendices branchiaux bien développés. Ex. : *Branchipus, Apus, Estheria.*

b. Les *Cladocères* ont le corps comprimé latéralement et enveloppé par une carapace bivalve. Ils sont munis de grandes antennes natatoires et de quatre à six paires de rames. Ex. : *Daphnia*, *Bosmina*, *Leptodora*.

2e Ordre. — Les **Ostracodes**, dont le corps est de petite taille, comprimé latéralement avec une carapace bivalve qui entoure même la tête. Ils sont munis de sept paires d'appendices servant d'antennes, de mâchoires, de pieds pour nager et ramper. Leur abdomen est court. Ex. : *Cypridina*, *Cypris*, *Cythere*.

3e Ordre. — Les **Copépodes**, dont le corps est allongé, dépourvu de duplicature du test, avec deux paires d'antennes, une paire de mandibules, une paire de mâchoires, deux paires de pattes-mâchoires, quatre ou cinq paires de pattes bi-ramées et un abdomen à cinq articles, dépourvu de membres. Ils se divisent en deux sous-ordres.

a. Les *Eucopépodes*. Copépodes munis de rames et de pièces buccales disposées pour mâcher, ou pour piquer et sucer. Ex. : *Cyclops*, *Cetochilus*, et parmi les nombreux genres parasites, *Ergasilus*, *Chondracanthus*, *Caligus*, *Lernæopoda*.

b. Les *Branchiures*. Céphalothorax en forme de bouclier, abdomen bi-lobé, un long stylet protractile en avant de la trompe, quatre paires de rames allongées, fendues à leur extrémité. Ex. : *Argulus*.

4e Ordre. — Les **Cirrhipèdes**, dont le corps, indistinctement articulé, est entouré d'un repli de la peau renfermant des plaques calcaires. Ils ont en général six paires de pattes en forme de cirrhes. Ils vivent fixés et sont presque tous hermaphrodites. Ils se divisent en quatre sous-ordres :

a. Les *Thoraciques*. Segmentés seulement sur le thorax, manteau renfermant des plaques calcaires. Ex. : *Lepas*, *Pollicipes*, *Balanus*, *Coronula*.

b. Les *Abdominaux*. Parasites dont le corps est entouré d'un manteau en forme de bouteille. Trois paires de pattes cirrhiformes. Ex. : *Alcippe*, *Cryptophialus*.

c. Les *Apodes*. Parasites, dépourvus de replis palléaux et de pattes cirrhiformes. Ex. : *Proteolepas*.

d. Les *Rhizocéphales*. Corps non segmenté, en forme de sac, dépourvu de pattes. Parasites. Ex. : *Peltogaster*, *Sacculina*.

B. Leptostracés.

Crustacés à test mince, bivalve, sous lequel tous les anneaux thoraciques restent libres, munis de huit paires de pattes semblables à celles des Phyllopodes et d'un abdomen à huit anneaux terminé par deux appendices. Constituent le passage des Phyllopodes aux Arthrostracés. Ils sont actuellement représentés par deux genres seulement : *Nebalia* et *Paranebalia.*

C. **Arthrostracés.**

1er Ordre. — Les **Amphipodes,** corps comprimé latéralement présentant sept, rarement six anneaux thoraciques libres, des branchies sur les pattes thoraciques et un abdomen allongé, exceptionnellement rudimentaire, dont les trois anneaux antérieurs portent un égal nombre de pattes natatoires et les trois anneaux postérieurs autant de paires de pattes dirigées en arrière. Ils se divisent en trois sous-ordres :

a. Les *Lémodipodes*, dont l'abdomen est rudimentaire. Ils ont une paire de pattes antérieures situées sous la gorge. Ex. : *Caprella*, *Cyamus.*

b. Les *Crevettines.* Petite tête, petits yeux ; pattes-mâchoires multi-articulées ayant la forme de pattes locomotrices. Ex. : *Talitrus*, *Gammarus.*

c. Les *Hypérines.* Grande tête, gros yeux, une paire de pattes-mâchoires trilobées formant une lèvre inférieure. Ex. : *Hyperia*, *Phronima.*

2e Ordre. — Les **Isopodes.** Corps large, plus ou moins bombé, avec sept anneaux thoraciques libres. Abdomen souvent réduit, composé d'anneaux courts, dont les pattes lamelleuses fonctionnent comme des branchies. Ils se divisent en deux sous-ordres :

a. Les *Anisopodes.* Corps plus ou moins semblable à celui des Amphipodes. Abdomen avec des pattes bi-ramées, qui ne fonctionnent pas comme branchies. Ex. : *Tanais*, *Anceus.*

b. Les *Euisopodes.* Corps avec sept anneaux thoraciques libres, portant un même nombre de pattes. Abdomen relativement court et large. Pattes abdominales avec des lamelles branchiales. Ex. : *Cymothoa*, *Idotea*, *Asellus*, *Oniscus.*

D. **Thoracostracés.**

1er Ordre. — Les **Cumacés.** Bouclier céphalothoracique petit, quatre à cinq anneaux thoraciques libres, deux pattes-mâchoires et six paires de pattes, dont au moins les deux antérieures sont fourchues ; abdomen composé de six anneaux, allongé, portant chez le mâle, outre les appendices de la queue, deux, trois ou cinq paires de pattes natatoires. Pas d'yeux pédonculés. Ex. : *Diastylis*, *Leucon*.

2e Ordre. — Les **Stomatopodes.** Corps de forme allongée, à carapace courte, ne recouvrant pas les anneaux thoraciques, pourvus de cinq paires de pattes buccales, de trois paires de pattes fourchues et de branchies en touffes sur les pattes de l'abdomen, qui est très développé. Ex. : *Squilla*.

3e Ordre. — Les **Podophthalmaires.** Grand céphalothorax qui recouvre le thorax, trois ou deux paires de pattes-mâchoires et cinq ou six paires de pattes thoraciques bifides ou simples. Ils se divisent en deux sous-ordres :

a. Les *Schizopodes*. Petits crustacés avec une grande carapace généralement membraneuse et huit paires de pattes semblablement conformées et divisées en deux branches qui portent fréquemment des branchies libres et saillantes. Ex. : *Mysis*, *Euphausia*.

b. Les *Décapodes*. Carapace généralement soudée avec tous les anneaux de la tête et du thorax. Possédant trois ou deux paires de pattes-mâchoires et dix ou douze paires de pattes ambulatoires en partie armées de pinces. On les divise eux-mêmes en *Macroures*, dont l'abdomen est très développé et plus long que la carapace. Ex. : *Astacus*, *Palinurus*, *Pagurus*, et en *Brachyures*, dont l'abdomen est court et replié en avant. Ex. : *Maja*, *Cancer*, *Pinnotheres*.

Type : **Astacus fluviatilis** rond. — Ce crustacé, connu sous le nom d'écrevisse des rivières, appartient à l'ordre des Podophthalmaires ; il est décapode (dix pattes) et macroure (grande queue, on nomme ainsi improprement l'abdomen). L'écrevisse est répandue dans les eaux douces d'à peu près toute l'Europe. Son anatomie, étudiée par un grand nombre de naturalistes, est fort bien connue. Huxley en a fait l'objet d'une monographie pour servir d'introduction à l'étude de la Zoologie. Son livre est un excellent guide auquel nous renverrons pour tous les détails qui ne sauraient prendre place ici. On trouvera également dans la Zoologie élémentaire de M. Félix Plateau une description abrégée et exacte de cet animal.

Préparation. — L'écrevisse vit parfaitement dans un aquarium avec circulation d'eau ; elle peut aussi être conservée vivante sous une petite couche d'eau (dix centimètres) dans un vase présentant une large surface d'aération. On s'adressera préférablement à des individus fraîchement tués par les vapeurs d'éther ou de chloroforme ou bien dans de l'eau mêlée de quelques gouttes de ce dernier liquide ; toutefois ceux qui ont été conservés dans l'alcool peuvent fort bien être utilisés, dans beaucoup de cas.

Pour la préparation du squelette, on plonge l'écrevisse dans une solution bouillante de potasse ; on l'y laisse cuire pendant quelques heures en ayant soin de renouveler, de temps à autre, l'eau qui s'évapore. La potasse dissout la matière organique, laissant intactes toutes les pièces chitineuses. Au moyen d'un scalpel on sépare les anneaux par leur surface d'articulation, puis les appendices de ces anneaux. On peut de la sorte obtenir une fort belle préparation du squelette, complètement désarticulé, dont on fixe, avec une goutte de baume de Canada épais, les diverses pièces sur une plaque de verre. On recouvre cette plaque d'une seconde de même grandeur,

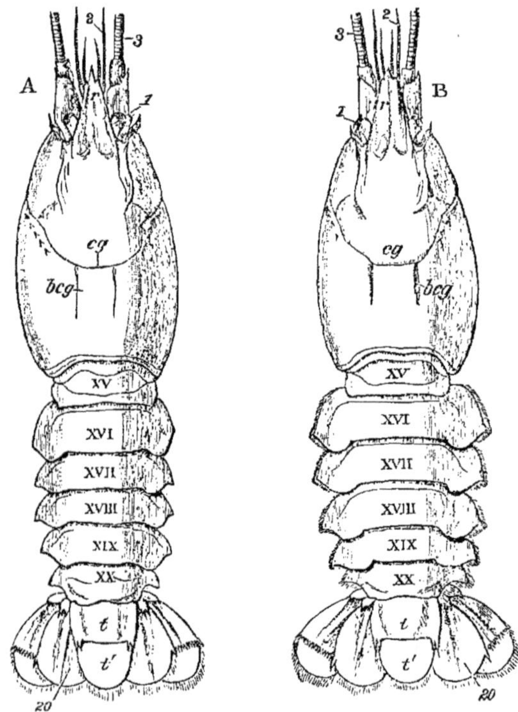

Fig. 1.

soutenue par un cadre de bois. Nous ne saurions trop engager le débutant à faire une telle préparation, au cours de laquelle il se familiarisera avec les principaux organes extérieurs. Pour débarrasser le squelette des sels calcaires qu'il renferme, on le laisse séjourner dans une solution d'acide acétique au tiers, jusqu'à ce qu'il soit

Fig. 1. — *Astacus fluviatilis*. Vues de la face dorsale (figure empruntée à HUXLEY). A, mâle ; B, femelle ; *bcg*, sillon branchio-cardiaque qui marque la limite entre les cavités péricardiaques et branchiales ; *cg*, sillon cervical ; ces lettres sont placées sur la carapace ; *r*, rostre ; *t*, *t'*, les deux divisions du telson ; *1*, pédoncules oculaires ; *2*, antennules ; *3*, antennes ; *20*, lobes latéraux de la nageoire caudale ; XV-XX, somites de l'abdomen.

complètement mou. On lave ensuite à l'alcool, qui dissout le pigment, et l'on obtient ainsi le recouvrement chitineux interne et externe dans toute sa pureté.

Quant au traitement des organes intérieurs, nous le signalerons à propos de chacun d'eux.

Squelette. — Le corps de l'écrevisse (fig. 1 et 2) est recouvert

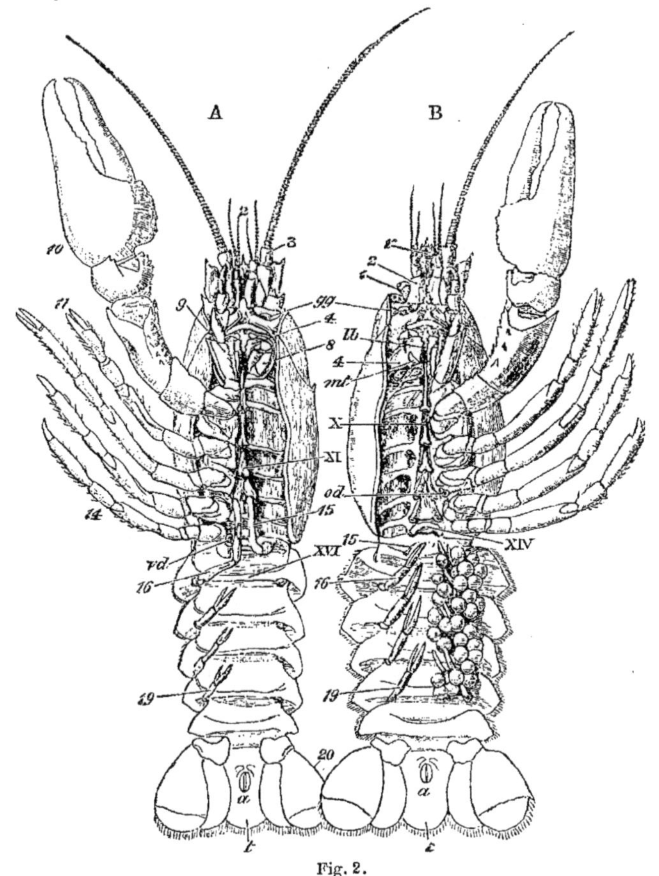

Fig. 2.

Fig. 2. — *Astacus fluviatilis.* Vues de la face ventrale ou sternale (figure empruntée à Huxley). A, mâle; B, femelle; *a*, anus; *g*, *g*, orifice de la glande verte; *lb*, labre; *mt*, métastome ou lèvre inférieure; *od*, orifice de l'oviducte; *vd*, orifice du canal déférent; *1*, pédoncule oculaire; *2*, antennule; *3*, antenne; *4*, mandibule; *8*, second maxillipède; *9*, troisième maxillipède ou maxillipède externe; *10*, pince; *11*, première patte; *14*, quatrième patte; *15*, *16*, *19*, *20*, premier, second, cinquième et sixième appendices abdominaux; X, XI, XIV, sternum des quatrième, cinquième et huitième somites du thorax; XVI, sternum du deuxième somite abdominal. Chez le mâle, on a enlevé les appendices *9-4* et *16-19* du côté gauche de l'animal; chez la femelle, l'antenne (sauf son article basilaire) et les appendices *5-14* du côté droit. On voit aussi les œufs attachés aux pattes natatoires du côté gauche.

d'une enveloppe chitineuse en grande partie calcifiée. Il comprend deux régions : l'une antérieure, le *céphalothorax*, est recouverte par une carapace dorsale d'une seule pièce, terminée en avant par une pointe aiguë, le *rostre* (*r*) ; l'autre postérieure, l'*abdomen*, ou improprement, la queue de l'écrevisse, est annelée et terminée par des lamelles natatoires (20).

La carapace porte en son milieu un sillon transversal (fig. 1, *c g*) qui la divise en une région céphalique en avant et une région thoracique en arrière. En outre, deux légers sillons longitudinaux indiquent la situation du cœur au milieu et des branchies de chaque côté (fig. 1, *b c g*). On remarquera enfin que la carapace se recourbe à droite et à gauche en deux larges lamelles à surface convexe dont les bords inférieurs sont libres. Ces deux prolongements sont connus sous le nom de *branchiostégites ;* ils constituent la paroi externe d'une chambre dans laquelle sont logées les branchies et dont la paroi interne est représentée par une lame chitineuse à peine calcifiée, qui sépare complètement la chambre branchiale de la cavité du corps (fig. 4, *k*, *l*). La chambre branchiale est ouverte de tous les côtés, sauf en dessus ; l'eau respiratoire y circule donc à l'aise. A sa partie antérieure et inférieure, la chambre branchiale se continue en un canal qui débouche en avant, au point où la tête s'articule avec le thorax. Dans ce canal se trouve une lame ovale, le *scaphognathite* (fig. 22, *6*), dont nous décrirons le rôle en traitant de la respiration.

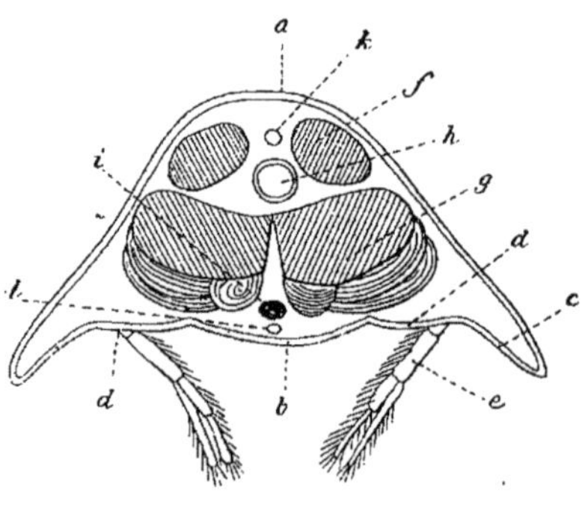

Fig. 3.

La segmentation du céphalothorax n'est évidente qu'à la face ventrale (fig. 2), on y aperçoit autant d'anneaux qu'il y a de paires de membres. On trouvera dans l'ouvrage cité de M. Huxley une description détaillée des diverses pièces composant ces segments ainsi que de celles qui constituent le système *endophragmal*, c'est-à-dire le squelette interne, fort compliqué, qui consolide le céphalothorax, protège les viscères et offre de nombreux points de fixation pour les muscles.

Fig. 3. — *Astacus fluviatilis.* Coupe transversale d'un somite de l'abdomen montrant la disposition générale des organes (figure schématique). *a*, tergum ; *b*, sternum ; *c*, pleuron ; *d*, épimère ; *e*, appendice ; *f*, muscles extenseurs de l'abdomen ; *g*, muscles fléchisseurs ; *h*, intestin ; *i*, ganglion nerveux ; *k*, artère abdominale supérieure ; *l*, artère abdominale inférieure.

L'*abdomen* est nettement segmenté sur tout son pourtour. Il est composé de six anneaux ou *somites*, mobiles les uns sur les autres, et d'une lamelle terminale, le *telson* (fig. 1 et 2, *t*, *t'*). Si nous considérons une coupe transversale d'un somite nous lui distinguerons une portion dorsale arquée, le *tergum* (fig. 3, *a*), une portion ventrale, le *sternum*, *b*, et deux portions latérales, les *pleurons*, *c*. On a donné le nom d'*épimère*, *d*, à la portion de la région sternale comprise entre l'attache des appendices et le pleuron. Ces expressions sont nécessaires pour établir les homologies des divers somites abdominaux et céphalothoraciques.

Appendices. — A la face ventrale de chaque somite sont attachés des appendices articulés au nombre total de vingt paires, indiquant le nombre vrai des segments du corps à l'exception du telson qui n'en possède pas. Ce sont d'avant en arrière (voir fig. 2 et 6) :

I. Les *pédoncules oculaires*, terminés par la cornée de l'œil taillée en facettes.

II. Les *antennules*, bifides et portant dans leur article basilaire l'organe auditif.

III. Les *antennes*, terminées par un seul filet. Leur article basilaire est percé à sa face ventrale par l'orifice de la glande verte.

IV. Une paire de *mandibules*, dures et fortement dentées sur leur bord interne.

V et VI. Deux paires de *mâchoires* plus molles et lamelleuses.

VII, VIII et IX. Trois paires de *pattes-mâchoires* (*maxillipèdes*) dont la paire postérieure est la plus grande. Pattes modifiées pour saisir les aliments et les porter vers la cavité buccale. Les deux dernières paires portent des filaments branchiaux (voir Respiration).

X. Une paire de grandes pattes terminées par de fortes pinces (*chelæ* ou *pattes ravisseuses* de M. Huxley).

XI, XII, XIII et XIV. Quatre paires de *pattes ambulatoires*, servant à la locomotion. Les deux premières paires sont terminées par des pinces (*chelates*) semblables, mais beaucoup plus petites que les pinces des pattes ravisseuses. Les deux paires postérieures sont terminées par une griffe. On remarquera que chez les femelles les orifices génitaux sont situés sur l'article basilaire de la deuxième paire des pattes ambulatoires, tandis que chez les mâles les orifices débouchent à la base de la quatrième paire (fig. 2, A, *vd*, et B, *od*).

XV, XVI, XVII, XVIII et XIX. Viennent ensuite cinq paires de *pattes abdominales* ou *fausses pattes*, grêles et flexibles. Elles servent aux femelles à retenir les œufs pendant la période d'incubation. Chez les mâles, les deux paires antérieures, dirigées en avant sont transformées en vue de l'écoulement du sperme (voir Organes génitaux, fig. 28).

XX. Enfin, le sixième segment de l'abdomen porte une paire de doubles rames lamelleuses, disposées en éventail de chaque côté du telson. Le tout constitue une puissante nageoire qui, mue par les muscles abdominaux, contribue surtout à la locomotion rétrograde (fig. 1 et 2, *t t'*).

Chaque appendice est composé d'un certain nombre d'articles plus ou moins mobiles les uns sur les autres, dont on trouvera la nomenclature et les homologies dans l'ouvrage de M. Huxley. La description de chacun d'eux nous entraînerait trop loin. Nous nous contentons par conséquent de renvoyer à l'examen des figures qui montrent les modifications de ces organes selon leur adaptation aux fonctions sensorielles, masticatrices, locomotrices, etc.

La surface extérieure des somites et des membres est à peu près lisse, mais il n'en est pas de même à l'intérieur, où l'on remarquera des saillies, des bourrelets, des lamelles chitineuses, connus sous le nom général d'*apodèmes* et servant de surfaces d'insertion aux muscles.

Disposition générale des organes (fig. 4). Avant d'entreprendre la description spéciale des divers organes de l'écrevisse, nous jetterons un coup d'œil d'ensemble sur son anatomie. Après avoir fendu longitudinalement la carapace de chaque côté, au moyen des ciseaux, nous la détachons avec soin de l'hypoderme sous-jacent. Puis, nous enlevons celui-ci pour pénétrer dans la cavité du corps. On aperçoit alors les principaux muscles, le cœur, les aortes, courant au-dessus de l'intestin. Celui-ci montre en avant un large estomac dont on voit par transparence les pièces squelettaires et de chaque côté duquel s'étale la glande digestive (fig. 4, *s*, *3*). En détachant l'estomac des brides musculaires qui le tiennent fixé contre la carapace, puis en coupant l'œsophage, on découvre en avant le cerveau (fig. 4, *a*), les glandes vertes (*p*). Ceci fait, on tire l'intestin de côté, détachant du même coup le cœur et les gros vaisseaux qui en partent; les organes génitaux sont mis ainsi en évidence (fig. 4, *m*). Enfin on extirpe les muscles abdominaux, qui cachent la chaîne nerveuse ganglionnaire, développée sur la ligne médiane de la face ventrale (fig. 4, *c*, *d*) et dont on dégage la portion thoracique en faisant sauter, avec les fins ciseaux, les apodèmes (fig. 4, *e*, *f*) qui la recouvrent.

Téguments. — La peau de l'écrevisse (fig. 5) comprend une couche extérieure, la *cuticule*, de nature chitineuse, incrustée de sels calcaires en beaucoup d'endroits, et une couche profonde, matrice de la précédente, la *couche chitinogène*. Nous étudierons leurs rapports et leur constitution au moyen de coupes pratiquées sur des fragments durcis à l'alcool absolu, décalcifiés dans l'acide acétique au tiers, ou dans l'acide chromique à 1 pour 100, colorés à la tein-

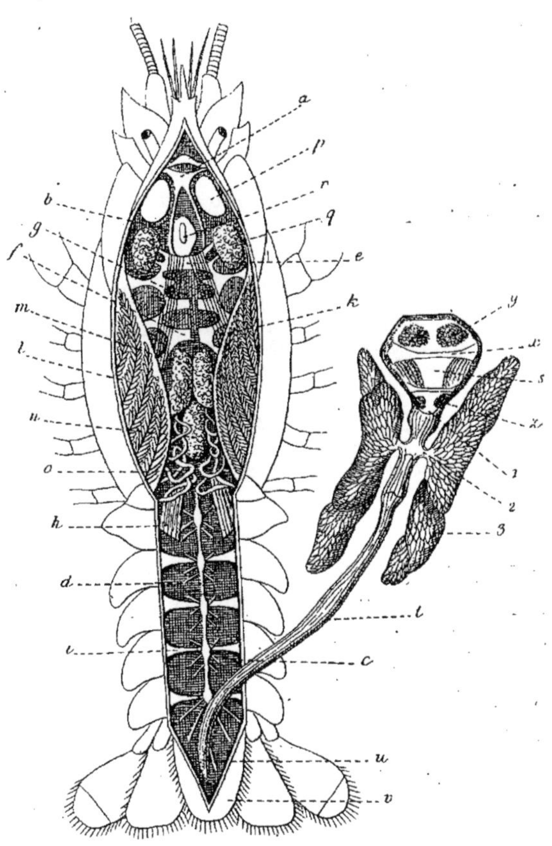

Fig. 4.

Fig. 4. — *Astacus fluviatilis*. Vue générale des organes. Le cœur a été enlevé. L'intestin a été coupé en avant et incliné sur la droite de manière à montrer les organes qu'il recouvre. La chaîne nerveuse est mise à nu dans la région abdominale, les muscles ayant été enlevés. On a coupé les antennes et les pattes pour ne pas compliquer la figure. *a*, cerveau; *b*, connectifs périœsophagiens; *c*, ganglions abdominaux; *d*, connectifs réunissant les ganglions abdominaux; *e*, *f*, apodèmes du système endophragmal recouvrant la chaîne nerveuse dans sa région thoracique; *g*, faisceaux musculaires; *h*, muscles extenseurs de l'abdomen coupés transversalement; *i*, sternums des somites abdominaux; *k*, cloison séparant la cavité du corps de la cavité branchiale; *l*, branchies; *m*, lobes pairs des testicules; *n*, lobe impair des testicules; *o*, canaux déférents; *p*, glandes vertes; *q*, muscles mandibulaires; *r*, œsophage coupé transversalement; *s*, estomac; *t*, intestin; *u*, anus s'ouvrant sur la face inférieure du telson *v*; *x*, squelette stomacal vu par transparence; *y*, muscles gastriques antérieurs; *z*, muscles gastriques postérieurs; *1*, région pylorique de l'estomac; *2*, conduit excréteur de la glande digestive; *3*, foie ou glande digestive.

ture de cochenille, puis inclus dans la paraffine. L'aspect des coupes varie selon leur épaisseur et les régions du corps.

La cuticule chitineuse ne recouvre pas seulement l'extérieur, mais aussi les organes internes tels que les branchies et l'intestin. Ici, elle est fort mince, l'examen microscopique n'y montre aucune formation cellulaire. Sous un faible grossissement elle paraît amorphe.

Au contraire, dans les régions où elle atteint une plus grande épaisseur, mais où elle ne renferme pas de sels calcaires, aux articulations des somites par exemple, la cuticule est composée de lamelles stratifiées. On peut distinguer, sur les coupes, une lame superficielle, jaunâtre et transparente, l'*épiostracum* (fig. 5, *a*) recouvrant une

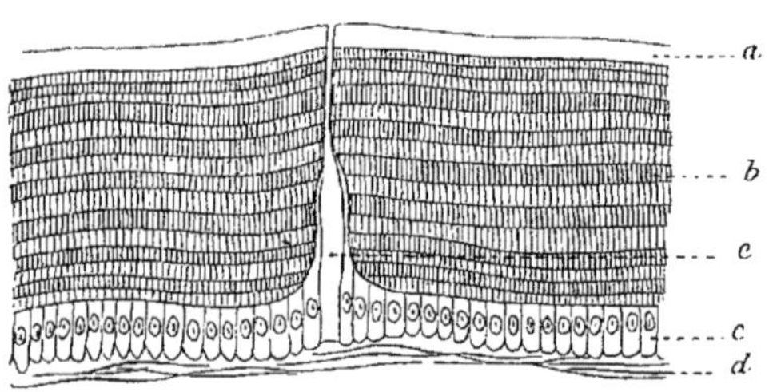

Fig. 5.

série de lamelles alternativement sombres et claires (*b*), traversées par de très fins canalicules poreux et dans lesquelles on aperçoit, çà et là, des dépôts pigmentaires.

Dans les portions dures de la carapace, les strates internes de la cuticule sont incrustées de sels calcaires (carbonate et phosphate de chaux), uniformément répandus ou réunis en petites masses à contours irréguliers. Pour constater leur présence, il faut naturellement éviter l'action des acides et préparer des fragments en les usant sur la meule ou sur une pierre d'émeri fin.

La surface de la cuticule porte, par places, des crêtes, des verrues, des soies canaliculées de nature également chitineuse. Les coupes verticales démontrent que les canalicules des soies se prolongent à travers la cuticule jusque dans la couche sous-jacente (fig. 5, *e*).

La *couche chitinogène* ou *hypoderme* est constituée par des cellules cylindriques (fig. 5, *c*) dont le noyau ovoïde se colore fort bien par la cochenille et en général par les solutions carminées. Ces cel-

Fig. 5. — *Astacus fluviatilis*. Coupe verticale de la peau de la grande pince préalablement décalcifiée (Leitz. Oc. I. Obj. 7). *a*, périostracum ; *b*, lamelles alternativement claires et sombres de la couche chitineuse traversée par les canicules poreux ; *c*, épithélium chitinogène ; *d*, tissu conjonctif sous-jacent ; *e*, gaine d'un poil.

lules sont en certains endroits terminées vers l'intérieur par des prolongements qui plongent dans le tissu conjonctif sous-jacent. Celui-ci est composé de fibrilles entre-croisées parmi lesquelles on aperçoit de grandes cellules arrondies. Il renferme dans ses couches superficielles du pigment, soluble dans l'alcool, de couleur rougeâtre, qui se présente, au microscope, sous la forme de dépôts granuleux ou de cellules étoilées. Le tissu conjonctif est parcouru en outre par des vaisseaux et des nerfs.

Les auteurs ne sont pas d'accord sur le mode de production de la cuticule par la couche chitinogène. Selon Vitzou, les diverses lamelles chitineuses dont nous avons parlé, sont formées par l'épaississement successif de la portion supérieure des cellules chitinogènes, laquelle se détacherait peu à peu du corps cellulaire. L'aspect variable de ces lamelles proviendrait de la différence de densité des matières qui entrent dans leur constitution.

On sait que, durant sa croissance, l'écrevisse change souvent de carapace. Pendant la période qui précède la mue on aperçoit déjà la jeune carapace en voie de formation, tout à fait molle, au-dessous de l'ancienne, et, durant la mue elle-même, les cellules cylindriques de l'épithélium chitinogène, très actives, sont remarquables par leur grandeur.

La mue débute par la déchirure des téguments non calcifiés qui unissent le bord postérieur du céphalothorax et le premier article de l'abdomen. C'est par cette fente que l'animal sort de son enveloppe rigide, devenue trop étroite. Il en sort comme d'un gant, abandonnant sa vieille carapace dans un état de parfaite intégrité, y compris l'enveloppe chitineuse des branchies et de l'intestin, en sorte qu'après la mue, il semble que l'écrevisse s'est dédoublée.

Selon Chantran, l'écrevisse change huit fois de carapace durant la première année de sa vie et cinq fois pendant la seconde. Plus tard elle ne mue qu'une ou deux fois par an, de juin à septembre.

Glandes cémentaires (*Kittdrüsen*). L'écrevisse femelle présente sur la face ventrale de ses anneaux abdominaux (région de l'épimère), ainsi qu'à la base des pattes de la dernière paire transformées en palettes natatoires, un grand nombre d'orifices de très petit diamètre par lesquels suinte à l'époque de la ponte une matière visqueuse, blanchâtre, durcissant au contact de l'eau et destinée à fixer les œufs contre les fausses pattes. Ce sont là les ouvertures de glandes sous-cuticulaires, pyriformes, ressemblant aux glandes salivaires (fig. 17) et composées de cellules rondes ou polyédriques renfermant un noyau ovoïde. Braun, qui les a le premier décrites sous le nom de glandes cémentaires, y a trouvé au mois de novembre tous les éléments de la sécrétion sus-mentionnée, observation qu'il est facile de vérifier en pratiquant des coupes verticales des téguments de cette région du corps.

Muscles. — Les muscles de l'écrevisse sont blancs, disposés en faisceaux composés de fibres striées. Cette striation s'observera sur les fragments dilacérés des muscles, des pinces ou de l'abdomen; elle y présente une grande netteté. On peut fort bien constater la disposition générale de la musculature sur un animal fraîchement tué. Les faisceaux musculaires sont fixés par leurs extrémités contre les pièces solides du squelette au moyen d'une substance fibreuse, souvent chitineuse, qui sert de *tendon*.

On remarquera les puissants muscles abdominaux destinés à mouvoir les somites de la région postérieure du corps et qui jouent le principal rôle dans la natation. La paire dorsale (fig. 6, *e m*) ou *muscles*

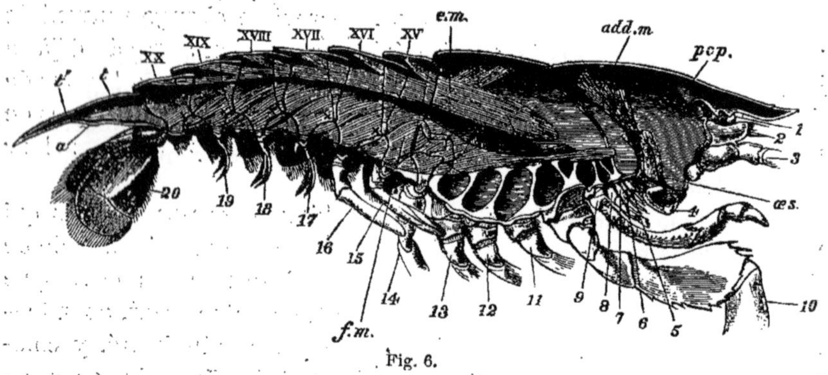

Fig. 6.

extenseurs est la moins volumineuse; elle est fixée en avant aux parois latérales du thorax. Il s'en détache dans chaque somite un faisceau (fig. 6, XV à XX) qui s'attache contre la face interne du tergum de l'anneau correspondant. Par leur contraction ces muscles obligent les tergums à rentrer les uns sous les autres en plissant la membrane interarticulaire qui les réunit.

Les *muscles fléchisseurs* (fig. 6, *fm*) sont beaucoup plus volumineux que les précédents, leurs fibres sont tordues en spirale comme les fils d'un câble. Ils sont fixés en avant contre les apo-

Fig. 6. — *Astacus fluviatilis.* Section longitudinale du corps montrant les muscles principaux et leurs rapports avec l'exosquelette (figure empruntée à HUXLEY). *a,* anus; *add. m,* muscle adducteur de la mandibule; *em,* muscle extenseur; *fm,* muscle fléchisseur de l'abdomen; *œs,* œsophage; *pcp,* apophyse procéphalique; *t, t',* les deux segments du telson; XV à XX, les somites abdominaux; *1,* yeux; *2,* antennules; *3,* antennes; *4,* mandibules; *5 et 6,* mâchoires; *7, 8 et 9,* pattes-mâchoires; *10,* pinces (chelæ); *11 à 14,* pattes ambulatoires; *15 et 16,* pattes copulatrices; *17 à 19,* fausses pattes abdominales; *20,* lamelles natatoires.

dèmes qui recouvrent la chaîne nerveuse dans sa région thoracique et s'insèrent en arrière contre le sternum de chaque anneau, se prolongeant jusqu'au telson. On conçoit que leur contraction a pour effet de courber l'abdomen vers le bas et de ramener son extrémité, portant la nageoire caudale, en avant. La réaction lance l'animal en arrière.

Il est vrai que l'extension de l'abdomen qui suit immédiatement la flexion, lorsque l'écrevisse nage, tend à un effet contraire, c'est-à-dire à chasser le corps en avant. Mais la flexion est beaucoup plus violente par le fait de la plus grande puissance des muscles ventraux; elle donne sur l'eau un choc infiniment plus fort.

L'examen des muscles des membres se pratiquera sur les pattes ravisseuses, par exemple, où ils atteignent leur plus grande dimension, après avoir fait sauter aux ciseaux la carapace (voir le mémoire de Lemoine). La myologie de l'estomac a été décrite par Mocquart.

Système nerveux. — L'écrevisse possède, comme tous les Arthropodes, une chaîne nerveuse ganglionnaire courant sur la ligne médiane de la face ventrale du corps. Dans sa portion abdominale, elle est appliquée contre les téguments, en sorte que chez les jeunes individus on peut l'apercevoir par transparence. Les gan-

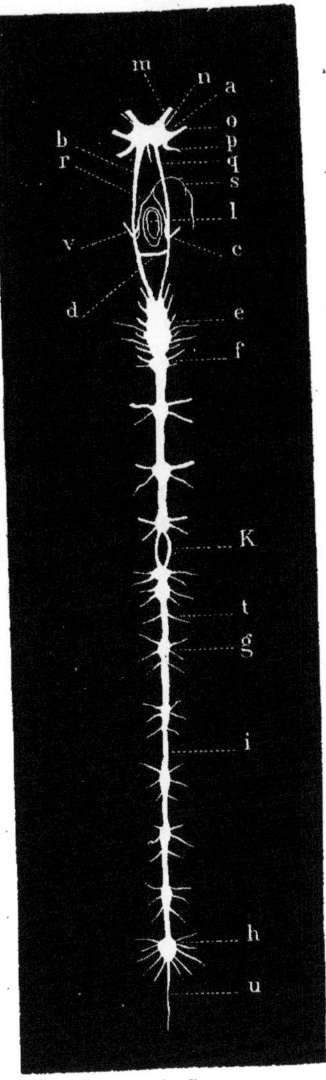

Fig. 7.

Fig. 7. — *Astacus fluviatilis.* Chaîne nerveuse ganglionnaire, légèrement agrandie ; *a*, cerveau; *b*, connectif périœsophagien ; *c*, ganglion œsophagien ; *d*, commissure transversale; *e*, ganglion sous-œsophagien, le dernier renflement *f* est plus distinct que ceux qui le précèdent; *g*, premier ganglion abdominal; *h*, ganglion anal; *i*, connectif interganglionnaire; *k*, passage de l'artère sternale ; *l*, œsophage coupé; *m*, nerf optique; *n*, nerf oculo-moteur; *o*, nerf tégumentaire; *p*, nerf antennaire; *q*, nerf impair du cerveau allant rejoindre le tronc du nerf stomato-gastrique; *r*, racines du nerf stomato-gastrique *s*; *t*, nerfs émanant des connectifs dans la région abdominale; *u*, nerf impair du ganglion anal; *v*, nerf postéro-latéral.

glions sont situés sur le sternum de chaque somite; ils sont reliés entre eux par des faisceaux longitudinaux de fibres nerveuses, les *connectifs*. Chaque ganglion est primitivement double, mais les deux masses qui le constituent, sont fusionnées à tel point qu'elles paraissent n'en faire qu'une.

La partie de la chaîne nerveuse est évidente, surtout au niveau des connectifs de la région thoracique. En examinant ceux-ci sous une faible lentille, on voit qu'ils sont formés par deux cordons réunis dans une gaine commune, à l'exception du point traversé par l'artère sternale (fig. 7, *k*) et autour de l'œsophage, dans la région céphalique, où les deux cordons sont distants l'un de l'autre (fig. 7, *b*).

On découvre la chaîne ganglionnaire en commençant par enlever les muscles de la région abdominale, entre lesquels elle est libre, reposant directement sur les téguments, ainsi que nous l'avons dit. Cette opération ne souffre aucune difficulté, mais dans la région thoracique la chaîne est protégée par les apodèmes durcis des sternums céphalothoraciques, qui constituent en cet endroit une sorte de canal, le *canal sternal*. Il s'agit par conséquent, pour mettre à nu la chaîne, de faire sauter, à la pointe de fins ciseaux, la voûte de ce canal. La dissection exige ici quelques précautions, afin de ne pas léser le tissu nerveux ; on fera bien de ne couper chaque apodème qu'après l'avoir saisi de la main gauche avec la pince. Autour de l'œsophage il faudra éviter de couper les longs connectifs qui le serrent de très près, ainsi que la commissure transversale située derrière. On devra prendre garde aussi de léser les petits ganglions qui fournissent les racines du nerf stomato-gastrique.

Ceci fait, nous constaterons que le nombre total des ganglions est de treize, dont six abdominaux, six thoraciques et un sus-œsophagien ou *cerveau*.

Les ganglions thoraciques sont plus volumineux que les abdominaux, mais tous donnent naissance à un nombre variable de nerfs qui se rendent soit dans les muscles (*nerfs moteurs*), soit dans la peau et les organes des sens (*nerfs sensitifs*). Ganglions et nerfs sont constitués par des cellules et des tubes nerveux. Les cellules peuvent atteindre une taille considérable, nous en avons rencontré de $0^{mm},2$ de diamètre, par conséquent visibles à l'œil nu. Quant à la distribution topographique de ces éléments dans les ganglions, on ne peut l'étudier que par la méthode des coupes pratiquées sur des ganglions préalablement fixés par l'acide osmique. Ne pouvant entrer ici dans une étude qui concerne l'histologie, nous renvoyons au mémoire détaillé de Krieger (voir Littérature).

Le cerveau (fig. 7, *a*, et fig. 8) est constitué par une masse trapézoïde, à la face inférieure de laquelle on constate aisément sous la loupe trois protubérances. Un grossissement un peu plus fort permet de reconnaître dans cette masse trois paires de ganglions fusionnés en un seul et qui émettent chacune des nerfs.

La protubérance antérieure ou *protocérébron*, pour employer la nomenclature de M. Viallanes, donne naissance aux *nerfs optiques* (fig. 8, *a*, *d*) qui se rendent aux pédoncules oculaires où ils se terminent par un renflement ou *bulbe* sur lequel nous reviendrons en traitant des yeux. Les fibres des nerfs optiques s'unissent à l'intérieur du cerveau, où elles constituent un véritable *chiasma*. Près de l'origine de ces nerfs, on remarque un petit filet nerveux qui se rend également dans l'œil et que l'on a décrit comme *nerf oculo-moteur* (fig. 8, *e*).

La protubérance moyenne ou *deutocérébron* donne naissance de

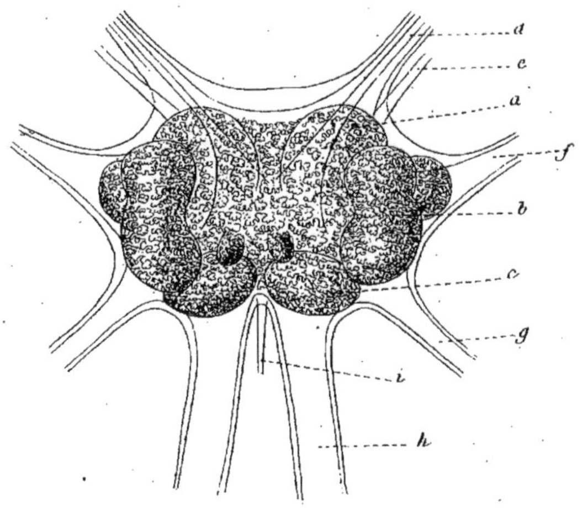

Fig. 8.

chaque côté à un *nerf tégumentaire* qui va se ramifier dans les téguments voisins (fig. 8, *b*, *f*) et, par sa face inférieure, aux *nerfs antennulaires* qui se rendent aux antennes internes (on ne les voit pas dans la figure). Ces derniers renferment sans doute des fibres auditives, car il s'en détache des ramuscules pour l'organe de l'ouïe.

Fig. 8. — *Astacus fluviatilis*. Cerveau rendu translucide par la glycérine, vu de la face dorsale. (Gundlach. Oc. I, Obj. 00). *a*, protocérébron ; *b*, deutocérébron ; *c*, tritocérébron ; *d*, nerf optique ; *e*, nerf oculo-moteur ; *f*, nerf tégumentaire ; *g*, nerf antennaire ; *h*, nerf du connectif périœsophagien ; *i*, nerf cérébral rejoignant en arrière le système nerveux stomato-gastrique. Les nerfs antennulaires, partant de la face inférieure du cerveau, ne sont pas visibles.

Enfin, la protubérance postérieure du cerveau ou *tritocérébron* (fig. 8, *c*) fournit les *nerfs antennaires* (*g*) qui se prolongent dans les grandes antennes externes. De son bord postérieur émergent les connectifs de l'anneau œsophagien qui unissent le cerveau au premier ganglion thoracique ou *ganglion sous-œsophagien* (fig. 7, *b*, *e*, et fig. 8, *h*).

Celui-ci est manifestement composé de cinq paires de ganglions très rapprochées mais non confondues, en arrière desquelles se rencontre une sixième paire, voisine, quoique très distincte, des cinq précédentes (fig. 7, *f*). Il donne naissance à dix paires de nerfs, dont six émergent du bord inférieur et quatre du bord supérieur de la masse ganglionnaire (Krieger). Ces nerfs se rendent aux mandibules, aux mâchoires, aux pattes-mâchoires et aux appendices branchiaux de ces dernières. Les nerfs supérieurs étant très fins, il est difficile de les poursuivre. Les nerfs mandibulaires sont accolés au connectif périœsophagien pendant une partie de leur parcours.

Quant aux cinq *ganglions thoraciques* qui viennent à la suite, ils ne représentent chacun qu'une paire de ganglions réunis sur la ligne médiane; les deux dernières sont les plus rapprochées, mais elles présentent toutes à peu près la même forme et la même structure. Chaque ganglion thoracique fournit deux paires de nerfs. Les nerfs antérieurs sont les plus gros, ils se ramifient dans les pattes ambulatoires et les branchies correspondantes. Les nerfs postérieurs sont plus fins et se rendent aux muscles voisins du thorax.

Les cinq premiers *ganglions abdominaux* sont également composés de deux masses de cellules ganglionnaires réunies en une seule (fig. 7, *g*). Ils sont sensiblement plus petits que les ganglions thoraciques, mais fournissent comme ceux-ci deux paires de nerfs chacun, dont l'antérieure innerve les fausses pattes abdominales, et la postérieure la musculature du somite correspondant. Outre ces deux paires de nerfs, il en émerge une paire supplémentaire du connectif qui unit les ganglions (fig. 7, *t*). Les fibres de cette paire proviennent du ganglion qui précède leur point d'émergence; elles pénètrent dans les muscles de l'abdomen.

Le dernier ganglion abdominal ou *ganglion anal* (fig. 7, *h*) fournit un plus grand nombre de nerfs. Il est plus gros que les précédents, en forme de boule présentant trois renflements, un médian et deux latéraux. De sa face postérieure rayonnent en arrière jusqu'aux palettes natatoires cinq paires de nerfs; plus, sur la ligne médiane, un nerf impair qui se rend, après s'être bifurqué en deux branches, à l'intestin terminal et au voisinage de l'anus. Ce dernier nerf impair a été décrit par Lemoine comme constituant la portion postérieure de son « *système nerveux de la vie organique* », dont le système stomato-gastrique que nous signalons plus bas constitue la partie antérieure. Les nerfs pairs sont formés par des fibres qui proviennent en partie du ganglion anal, en partie des connectifs longitudinaux de la chaîne. Ces dernières fibres ont par conséquent leur origine dans le ou les ganglions précédents.

Remontons maintenant aux connectifs périœsophagiens qui relient le cerveau au ganglion sous-œsophagien et remarquons qu'à peu près au milieu de leur parcours ils portent chacun un petit renflement ganglionnaire, le *ganglion œsophagien* (fig. 7, *c*) situé à côté de l'œsophage (*Commissuren-ganglion* de Krieger). Ce ganglion donne naissance à plusieurs nerfs ; l'un d'eux, le *nerf postéro-latéral*, se rend à la partie postérieure de la paroi latérale de l'estomac ; un autre, le *nerf mandibulaire*, dont les fibres tirent leur origine du ganglion sous-œsophagien, se rend aux mandibules ; c'est lui qui a fait donner au ganglion qui nous occupe le nom de ganglion mandibulaire auquel, avec Mocquard, nous préférons celui de ganglion œsophagien, qui rappelle sa situation sur les côtés de l'œsophage. Mais les rameaux nerveux les plus importants naissant de ce ganglion sont assurément les racines paires du *nerf stomato-gastrique* (fig. 7, *r*, *s*). Ces deux racines, dont l'une est inférieure et l'autre supérieure, se dirigent en avant, vers la paroi antérieure de l'œsophage, puis remontent du côté de l'estomac, sur la ligne médiane duquel elles s'unissent à leurs congénères du côté opposé pour former un nerf impair, le nerf stomato-gastrique. Sur leur trajet, elles émettent plusieurs ramuscules qui innervent les parois latérales de l'œsophage et les muscles du labre. Le nerf stomato-gastrique gagne la paroi supérieure de l'estomac où il se renfle en un ganglion fusiforme, le *ganglion stomato-gastrique*, et continue sa route en arrière ; il se bifurque sur les côtés et contre la paroi postérieure de l'estomac, envoyant des branches au foie et probablement au cœur. (Lemoine.)

L'étude de ce système nerveux stomato-gastrique est fort difficile à cause de la transparence et de la ténuité de ses filets nerveux. Nous renvoyons, pour les détails, au consciencieux mémoire de Mocquard sur l'estomac des Crustacés podophthalmaires. Cet auteur conseille de faire usage, en disséquant, d'une solution alcoolique de bichlorure de mercure que l'on pose au moyen d'un pinceau sur les rameaux à mesure qu'on les découvre sous la loupe. Ce réactif a la propriété d'opacifier les nerfs. On pourra aussi recourir à des animaux ayant fait un long séjour (plusieurs mois) dans la liqueur de Müller qui colore les tissus environnants en brun, tandis que les nerfs gardent une teinte plus claire. De plus, la dissection du ganglion stomato-gastrique et de ses annexes est facilitée en plaçant l'animal sur le côté.

Nous ajouterons que le système stomato-gastrique reçoit du cerveau une grêle *racine cérébroïde* (fig. 7, *q*).

On remarquera enfin qu'à une petite distance en arrière des ganglions œsophagiens les connectifs sont réunis par une courte commissure transversale (fig. 7, *d*).

Organes des sens. — La consistance des téguments éloigne la pensée d'une grande sensibilité de la surface du corps. Cependant, l'écrevisse répond immédiatement à une excitation des nombreux

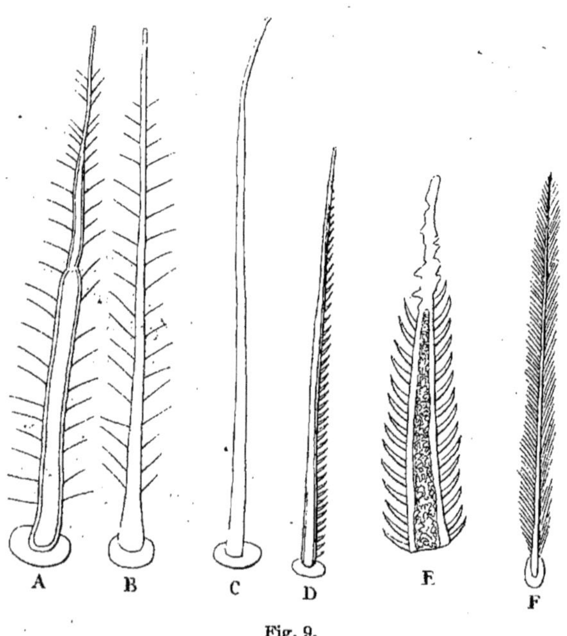

Fig. 9.

poils disséminés un peu partout, sur les antennes, palpes maxillaires, lamelles caudales et autres appendices. Ces sortes de soies traversent la couche chitineuse de la peau, prenant racine, ainsi que nous l'avons dit, dans la couche profonde. Leur forme et leurs dimensions varient infiniment selon les régions du corps; les unes sont filiformes (fig. 9, C), d'autres sont ornées de fines soies latérales (fig. 9, A, B, F) ou bien de crochets chitineux (fig. 9, D,E). La plupart présentent un

Fig. 9. — *Astacus fluviatilis.* Soies recouvrant la cuticule en différents points du corps. A et B, bordant les palettes caudales; C, extrémité de la troisième paire de pattes-mâchoires; D, arêtes des pattes-mâchoires; E, la même vue sous un plus fort grossissement; F, soie à la base des antennules.

double contour; elles possèdent un canal intérieur qui est en relation avec la couche de l'hypoderme et dans lequel pénètrent les ramuscules ultimes des nerfs cutanés. Nul doute qu'elles ne remplissent des fonctions tactiles.

Leydig a décrit comme poils olfactifs, des poils particuliers, disposés en petites touffes, de quatre à six, à la face inférieure des articles de la branche externe de l'antennule (fig. 10, A, *e x*). On les distingue fort bien sous un grossissement de 50 d.; il en existe ordinairement deux touffes par article (fig. 10, B, *a*, *a*) sauf à ceux de la base de l'antennule et à celui de l'extrémité. Afin de les étudier sous un grossissement de 3 à 400 diamètres, nous les détachons avec

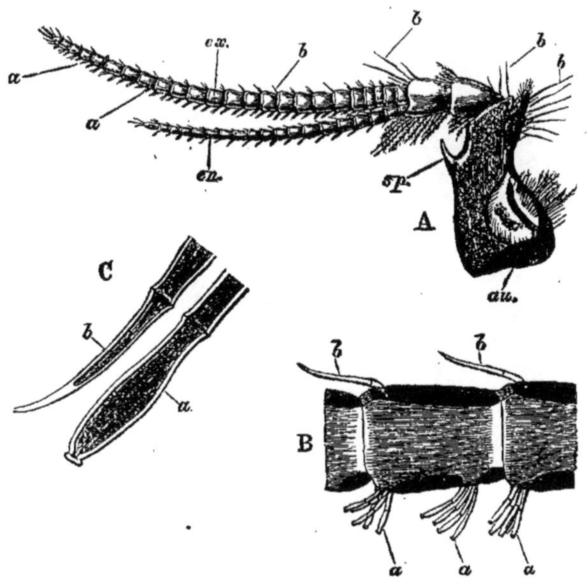

Fig. 10.

les fins ciseaux et les éclaircissons dans une goutte de glycérine. Ils sont plus gros et plus courts que les poils qui bordent la face supérieure de l'antennule. Ils sont composés de deux portions (fig. 10, C, *a*, *b*), l'une cylindrique, le *manche*, l'autre aplatie, la *lame*; cette dernière est tantôt tronquée, tantôt terminée par un renflement papilliforme. Chaque poil présente un double contour très net, son intérieur est granuleux. La difficulté de faire pénétrer les réactifs

Fig. 10. — *Astacus fluviatilis*. *A*, antennule droite vue du côté interne (grossie cinq fois); *B*, portion de la branche externe; *C*, appendice olfactif de la branche externe; *a*, vu de face; *b*, vu de côté (grossi trois cents fois); *a*, appendices olfactifs; *au*, sac auditif supposé vu à travers la paroi de l'article basilaire de l'antennule; *b*, soies; *en*, endopodite; *ex*, exopodite; *sp*, épine de l'article basilaire. (Figure empruntée à HUXLEY.)

appropriés à travers la chitine gêne beaucoup l'étude des terminaisons nerveuses dans les poils.

Quant au sens du goût, il serait, selon Lemoine, localisé sur la lèvre antérieure qui est recouverte de poils très fins.

Otocystes.—Les sacs auditifs sont situés dans l'article basilaire des antennules (fig. 10, A, *a u*). En examinant celui-ci sous la loupe, après avoir enlevé les pédoncules oculaires qui le recouvrent, on aperçoit sur sa face supérieure une rangée de fines soies pennées disposées en

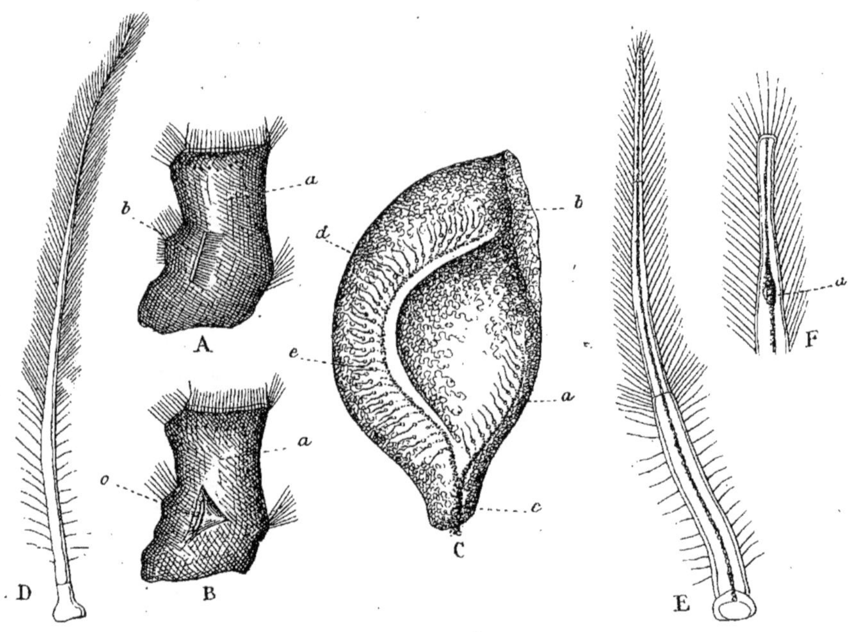

Fig. 11.

brosse aplatie (fig. 11, A, *b*). Ces soies cachent une dépression à peu près triangulaire, sur le côté externe de laquelle on remarque une fente étroite et allongée (fig. 11, B, *o*) conduisant dans un sac qui repose sur le muscle moteur de l'antennule et dont les parois sont consolidées par un repli chitineux de la cuticule de l'article, invaginée en cet endroit.

Fig. 11. — *Astacus fluviatilis.* Appareil auditif. *A*, face supérieure de l'article basilaire de l'antennule vu sous la loupe et montrant la fente auditive *b*, recouverte par une touffe de soies; *B*, le même, les soies protectrices étant enlevées; on voit l'entonnoir triangulaire qui conduit dans le sac auditif; *C*, sac auditif; *a*, paroi chitineuse du sac; *b*, orifice débouchant sur la base de l'antennule; *c*, nerf auditif; *d*, ramuscules du nerf auditif; *e*, soies auditives; *D*, une soie protectrice de l'orifice du sac (Gundlach. Oc. I. Obj., 2); E, une soie auditive (Gundlach. Oc. I. Obj., 5); F, extrémité d'une soie auditive montrant en *a* un renflement du filet nerveux qui en occupe l'axe. (Gundlach. Oc. II. Obj., 7 à imm.).

Il suffit de faire sauter à la pointe des fins ciseaux la face calcifiée sur laquelle débouche le sac auditif, pour extraire celui-ci et l'examiner à la loupe. Il est ovoïde, rempli d'eau et de mucosité, largement ouvert en haut (fig. 11, C, *b*). On aperçoit à l'intérieur, grâce à sa demi-transparence, de petits grains de sable dont le nombre est très variable et qui, empruntés au sol environnant, remplissent les fonctions d'*otolithes* (fig. 12, *d*). Ces grains sont en effet mobiles, une légère pression les déplace facilement et ils viennent heurter les *soies auditives* (fig. 12, *c*).

On a donné ce nom à des poils très fins qui font saillie dans la cavité du sac et peuvent vibrer isolément à l'unisson des vibrations

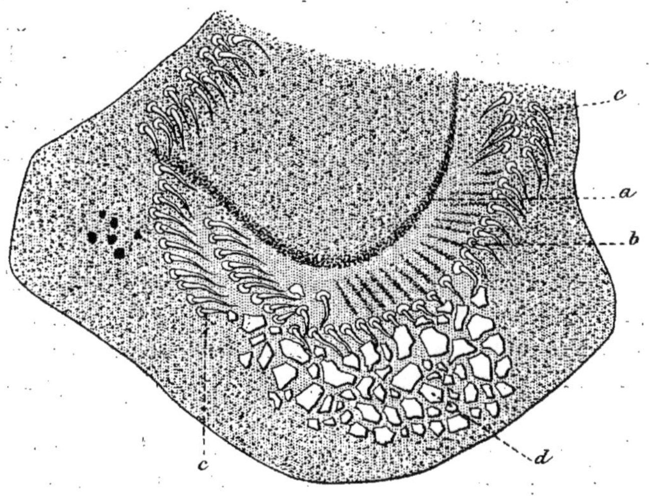

Fig. 12.

sonores du milieu extérieur (Hensen). Examinés sous un fort grossissement, on constate qu'ils sont ornés de barbules plus serrées à l'extrémité qu'à leur base; leur axe est occupé par une substance continue, granuleuse, qui paraît être de nature nerveuse et se renfle en une petite masse ovoïde vers leur extrémité libre (fig. 11, E, et F, *a*).

Les soies auditives sont disposées en une double rangée le long d'une ligne courbe sur la partie inférieure et postérieure du sac (fig. 11, C, *e*, et fig. 12, *c*). Parallèlement à leur ligne d'insertion on voit une traînée granuleuse qui n'est autre que le prolongement du

Fig. 12. — *Astacus fluviatilis.* Fragment du sac auditif ouvert et observé frais sous l'eau (Gundlach. Oc. I. Obj., 0). *a*, nerf auditif présentant l'aspect d'une traînée granuleuse; *b*, ses ramuscules; *c*, soies auditives; *d*, grains de sable remplissant le rôle d'otolithes.

nerf auditif. Celui-ci pénètre dans le sac par son extrémité postérieure (fig. 11, C, *cd*, et fig. 12, *a*). Il suit la face inférieure du sac et se divise à la base de chacune des soies dans lesquelles se terminent ses ramuscules. Pour étudier ces prolongements nerveux, il faut ouvrir le sac dans la solution d'acide osmique à 0,5 pour 100 et l'y laisser séjourner une heure environ. L'aspect granuleux du nerf, observé à l'état frais, se modifie sous l'action de ce réactif, le nerf paraît alors fibreux. Nous devons dire cependant que cette modification dont nous ignorons la cause, ne s'effectue pas toujours.

Yeux. — Les pédoncules oculaires ou *ophthalmites*, représentant la première paire d'appendices, sont situés de chaque côté du rostre (fig. 1 et 2, *1*). Ils sont mobiles sur leur base de haut en bas et de dedans en dehors. Leur forme est sensiblement cylindrique; ils sont composés de deux articles soudés l'un à l'autre. L'article basilaire est plus large, les téguments sont incrustés de sels calcaires; l'article terminal plus long et plus étroit est enveloppé d'un manchon de chitine assez dure qui s'amincit et devient transparente à l'extrémité antérieure dont la surface est convexe. Ici, la chitine transparente est taillée en facettes; elle constitue la *cornée* de l'œil, dont les contours sont ovalaires.

La forme fondamentale des facettes, vues de champ, est carrée (fig. 14, B). On les rencontre ainsi, parfaitement régulières, dans la région centrale de la cornée, mais, sur les bords de celle-ci, les facettes sont irrégulièrement polygonales à quatre, cinq ou six côtés (fig. 14, A).

Des coupes verticales de la cornée démontrent que ses deux faces sont parallèles (fig. 13, B, *c*) ; toutefois nous avons parfois rencontré la face interne légèrement convexe. La chitine qui la constitue présente un aspect feuilleté comme dans les autres régions du corps.

Afin d'étudier sa constitution intérieure, nous détachons l'œil par sa base, chez une écrevisse vivante ou très récemment morte; puis, après avoir fendu longitudinalement le pédoncule, nous isolons au moyen d'une aiguille fine son contenu. Celui-ci est examiné dans l'eau ou mieux encore dans le sang de l'animal; ensuite on fait agir sur lui l'acide osmique, l'acide chromique ou tout autre fixatif. L'usage de la glycérine doit être évité, ce liquide déforme les éléments. Pour atténuer l'effet obscurcissant du pigment qui, chez certains individus, est si abondant qu'il cache complètement les bâtonnets, on emploiera la potasse caustique en solution concentrée.

Des coupes de l'œil inclus dans la paraffine permettront de constater les rapports exacts des éléments. Malheureusement, il est fort difficile d'en obtenir de satisfaisantes; la chitine est si dure encore après sa décalcification, que les coupes éclatent et se déchirent sous le rasoir. L'emploi de l'eau de Javelle qui amollit beaucoup la chitine ne fournit pas de bons résultats, le contenu du pédoncule est rendu friable par son action. Le mieux est de s'adresser à de jeunes individus ou à des individus dont la mue est récente. L'œil détaché est reçu dans l'acide chromique à 1 pour 100; après deux ou trois jours, on durcit à l'alcool. L'œil peut alors être emparaffiné selon la méthode ordinaire.

La dilacération à l'état frais et les coupes longitudinales nous montreront les détails suivants :

Le centre du pédoncule oculaire est occupé par le prolongement

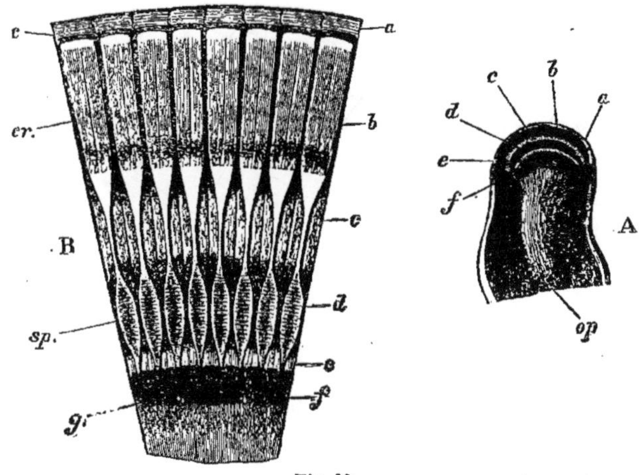

Fig. 13.

du nerf optique (fig. 13, A, *op*). Celui-ci s'épaissit en avant et constitue un ganglion, dans lequel se trouvent des cellules nerveuses fusiformes et étoilées qui sont en relation avec ses fibres. Du ganglion optique naît un faisceau de bâtonnets prismatiques rayonnant du côté de la cornée, contre la face interne de laquelle ils se terminent. L'origine des bâtonnets dans le ganglion est fusiforme et finement striée transversalement (fuseaux striés de Huxley, fig. 13, B, *sp*). A leur sortie du ganglion ils sont prismatiques. Chaque bâtonnet est entouré d'une gaine de pigment brun foncé ou noir, dont l'abondance varie avec les individus; le bâtonnet, isolé de sa gaine, présente une

Fig. 13. — *Astacus fluviatilis*. A, section verticale du pédoncule oculaire (grossie six fois); B, une petite portion du même, montrant l'appareil visuel plus fortement grossi; *a*, cornée; *b*, zone sombre externe; *c*, zone blanche externe; *d*, zone sombre moyenne; *e*, zone blanche interne; *f*, zone sombre interne; *cr*, cônes cristallins; *g*, ganglion optique; *op*, nerf optique; *sp*, fuseaux striés. (Figure empruntée à Huxley.)

coloration rosée. Sur une coupe longitudinale, le ganglion et la couche des bâtonnets présentent une série de zones transversales alternativement claires et sombres (fig. 13, B, *f*, *e*, *d*, *c*, *b*).

L'extrémité supérieure des bâtonnets est surmontée d'une portion réfringente à peu près dépourvue de pigment, de nature cristalline et d'une autre composition que la substance du bâtonnet. Cette portion est connue sous le nom de *cône cristallin* (*Krystallkegel* des auteurs allemands). Elle occupe l'espace compris entre la face interne de la cornée et le bâtonnet proprement dit (fig. 14, C, *a*).

Il existe autant de cônes et de bâtonnets que de facettes à la

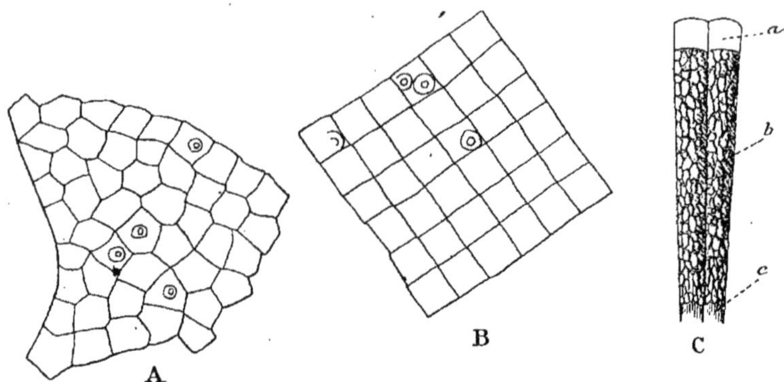

Fig. 14.

cornée; la forme de prisme d'un bâtonnet est la même que la facette cornéenne à laquelle il aboutit.

Nous nous abstiendrons de chercher les homologies de ces différentes parties de l'œil de l'écrevisse avec les couches de la rétine de l'œil des vertèbres. Il règne sur ce point une grande confusion dans la science. Nous ferons remarquer seulement que les éléments nerveux prennent part à la constitution des bâtonnets optiques, qui doivent être considérés comme des éléments sensibles, tandis que les cônes cristallins paraissent ne remplir d'autre rôle que de réfracter la lumière. D'ailleurs, les théories de la vision par un œil ainsi composé sont toutes hypothétiques.

On trouvera de nombreux détails histologiques dans les mémoires de Leydig, Lemoine et Chatin, cités à la Littérature.

Canal digestif. — L'intestin de l'écrevisse commence sur la face ventrale du céphalothorax par une fente longitudinale, la *bouche*,

Fig. 14. — *Astacus fluviatilis*. A, facettes de la cornée telles qu'elles se présentent sur les bords de celle-ci; B, facettes carrées du centre de la cornée; C, deux bâtonnets isolés par dilacération; *a*, cône cristallin; *b*, bâtonnet proprement dit, entouré de sa gaine pigmentée; *c*, portion fibreuse. (Gundlach. Oc. I. Obj., V.)

bordée de chaque côté par les mandibules et les mâchoires (fig. 2, *4*); en avant, par une lame en forme de bouclier, le *labre* ou *lèvre antérieure* (fig. 2, *lb*) ; et en arrière, par deux lobes charnus qui constituent la *lèvre postérieure* ou *métastome* (fig. 2, *mt*).

La bouche conduit dans un tube relativement large mais court, l'*œsophage* (fig. 16, *œs*, et fig. 15, *œ*). La direction de celui-ci est à peu près verticale. Il monte vers la face dorsale et aboutit, en s'élargissant subitement, dans un vaste sac arrondi, l'*estomac* (fig. 4, *s*, et fig. 16, *cs*, *ps*) dont la structure compliquée nous occupera tout à l'heure. A sa sortie de l'estomac, l'intestin reprend une forme tubulaire et conservant à peu près le même diamètre sur toute sa lon-

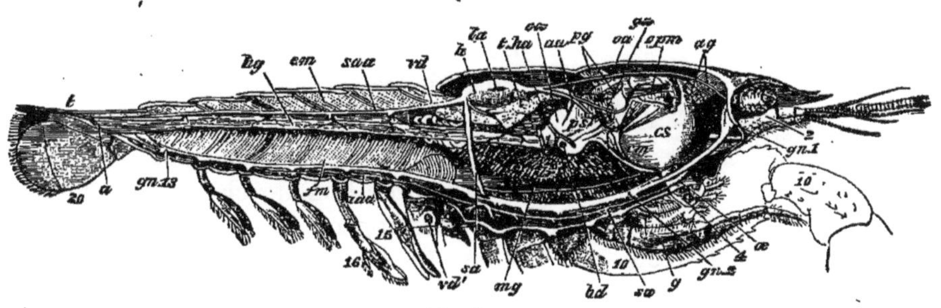

Fig. 15.

gueur, sauf dans la région terminale où il s'élargit légèrement, il court tout droit en arrière pour se terminer dans une fente longitudinale, l'*anus*, situé à la face ventrale du telson (fig. 2 et 15, *a*; fig. 4, *t*, *u*).

Il arrive qu'en disséquant l'écrevisse en été, on rencontre sur les côtés de l'estomac, dans sa région antérieure, des masses calcaires (fig. 16) arrondies, en forme de lentilles, concaves sur leur face inférieure et convexes sur leur face supérieure, qui sont logées dans sa paroi entre la couche des cellules chitinogènes et la lamelle de chitine qui le tapissent intérieurement. Ces petites pierres, composées

Fig. 15. — *Astacus fluviatilis*. Dissection d'un individu mâle vu du côté droit (figure empruntée à Huxley). *a*, anus ; *aa*, artère antennaire coupée ; *ag*, muscles gastriques antérieurs ; le droit est coupé à son insertion; *bd*, ouverture du conduit biliaire droit ; *cm*, muscles constricteurs de l'estomac ; *cœ*, cœcum ; *cpm*, muscle cardiopylorique droit : *cs*, portion cardiaque de l'estomac; *em*, muscles extenseurs de l'abdomen ; *fm*, muscles fléchisseurs de l'abdomen ; *ga*, artère gastrique ; *gn* 1, ganglion sus-œsophagien ; *gn* 2, ganglion sous-œsophagien ; *gn* 13, dernier ganglion abdominal ; *h*, cœur ; *ha*, artère hépatique ; *hg*, intestin postérieur ; *iad*, artère abdominale inférieure ; *la*, ouverture latérale droite du cœur ; *lr*, foie gauche ; *mg*, intestin moyen ; *oa*, artère ophthalmique ; *œ*, œsophage ; *pg*, muscles gastriques postérieurs ; le droit est coupé à son insertion : *ps*, portion pylorique de l'estomac ; *sa*, artère sternale ; *saa*, artère abdominale supérieure ; *t* (sur la gauche), telson ; *t*, (près du cœur) testicule ; *vd*, canal déférent ; *vd'*, son orifice ; *2*, antennule droite ; *4*, mandibule gauche ; *9*, patte-mâchoire externe gauche ; 10, pince gauche ; 15, premier, 16, deuxième, 20, sixième appendices abdominaux gauches.

de carbonate (63 pour 100) et de phosphate (18 pour 100) de chaux, ont leur face supérieure sillonnée de fins sillons et comme guillochée (fig. 16). Elles sont connues sous le nom d'*yeux d'écrevisse* ou de *gastrolithes* (Huxley). Elles sont surtout volumineuses avant la mue; mais à la fin de l'été, lorsque l'écrevisse a mué, on n'en rencontre plus de traces; cependant la place qu'elles occupaient en conserve l'impression. Les gastrolithes sont des réserves calcaires destinées à consolider la carapace future. Au moment de la mue, elles tombent dans la cavité stomacale, où elles sont broyées, dissoutes et résorbées.

L'estomac (fig. 15 et 17) est divisé intérieurement, par un puissant repli transversal, en deux chambres : l'une antérieure, dans laquelle aboutit l'œsophage, est la *chambre cardiaque* (fig. 15, *cs*); l'autre postérieure, plus étroite, est la *chambre pylorique* (fig. 15, *ps*). Leur face interne, ainsi que celle de l'œsophage, est recouverte d'une lamelle chitineuse qui est la continuation de la couche de chitine des téguments, infléchie en dedans. La chitine de l'estomac s'épaissit considérablement par place, elle peut même se calcifier et donner naissance à un ensemble de pièces squelettaires destinées à mâcher et triturer les aliments. C'est un véritable luxe d'instruments masticateurs, ajoutés à tous ceux que nous avons mentionnés autour de la bouche; cependant aucun d'eux ne paraît être inutile. Sous le nom de *moulin gastrique*, Huxley a donné une description détaillée de ce squelette stomacal dont nous reproduisons une figure (fig. 17).

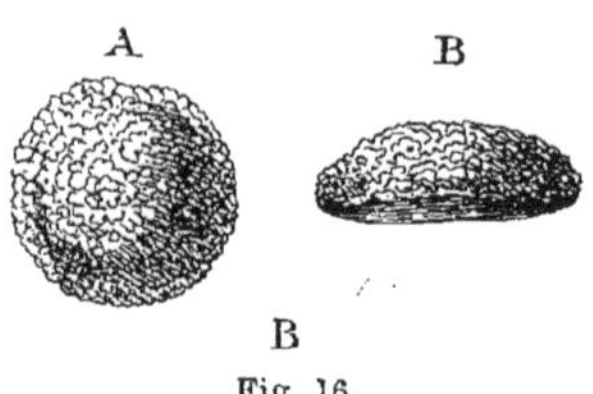

Fig. 16.

Lorsqu'on coupe la partie antérieure de la chambre cardiaque, on aperçoit contre sa face postérieure plusieurs dents faisant saillie dans sa cavité (fig. 17, *lt*, *mt*). Elles sont supportées par des lamelles chitineuses, articulées et mobiles les unes sur les autres. Sur la face externe de ces lamelles s'insèrent des muscles (fig. 15, *cpm*) destinés à les actionner, à écarter et à rapprocher les dents, de manière à ce que le contenu de l'estomac soit saisi et déchiré. Nous ne pouvons entrer dans de plus amples détails sur cet appareil compliqué, étudié par Huxley et surtout par Mocquart (voir Littérature). Ce dernier auteur a publié à son propos un travail comparatif très complet.

Le passage de la chambre cardiaque à la chambre pylorique est fort étroit. Outre le repli que nous avons mentionné, on remarque à

Fig. 16. — *Astacus fluviatilis.* Gastrolithes ou yeux d'écrevisse vus sous la loupe. A, face supérieure convexe; B, vue de profil.

cet endroit une languette conique (fig. 17, B, *cpv*), recouverte de nombreux poils, qui contribue à rétrécir encore l'ouverture de la chambre pylorique. D'ailleurs, la cavité de celle-ci est petite; ses parois, bombées en dedans, sont également couvertes de poils, en sorte que les aliments sont pour ainsi dire tamisés par ces poils chitineux et que leurs portions les plus ténues peuvent seules passer dans l'intestin.

A l'entrée de ce dernier, la région pylorique de l'estomac porte un appareil valvulaire. Ce sont des lamelles chitineuses de forme triangulaire disposées de manière à permettre le passage des particules alimentaires dans l'intestin et à s'opposer à leur retour dans l'estomac (fig. 17, A, v^1).

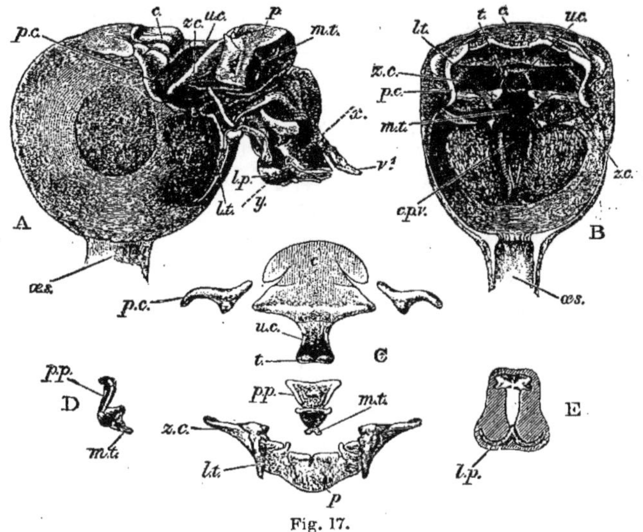

Fig. 17.

La portion antérieure de l'intestin proprement dit, immédiatement en arrière des valvules pyloriques, présente sur sa face dorsale une courte évagination, le *cœcum* (fig. 15, *cœ*), et sur ses faces latérales on voit les orifices relativement larges des canaux biliaires (fig. 15, *bd*).

Fig. 17. — *Astacus fluviatilis*. A, l'estomac dont on a enlevé la tunique externe, vu du côté gauche; B, le même, vu de face, après enlèvement de la paroi antérieure; C, ossicules du moulin gastrique, séparés les uns des autres; D, ossicule prépylorique et dent médiane, vus du côté droit; E, section transversale de la région pylorique, le long de la ligne *xy*, en A (le tout grossi deux fois); *c*, ossicule cardiaque; *cpv*, valvule cardiopylorique; *lp*, poche latérale; *lt*, dent latérale, vue en A, à travers la paroi de l'estomac; *mg*, intestin moyen; *mt*, dent médiane, vue en A, à travers la paroi de l'estomac; *œs*, œsophage; *p*, ossicule pylorique; *pc*, ossicule ptérocardiaque; *pp*, ossicule prépylorique; *uc*, apophyse urocardiaque; *t*, convexités sur la surface libre de son extrémité postérieure; v^1, valve pylorique médiane; *zc*, ossicule zygocardiaque. (Figure empruntée à Huxley.)

Dans cette région, les parois de l'intestin sont molles et unies, le recouvrement de chitine leur fait défaut, mais un peu plus loin elles se plissent longitudinalement. Ces plis profonds se continuent jusqu'à l'anus. La couche chitineuse du telson s'infléchit autour de l'anus et se prolonge sur toute la région plissée de l'intestin terminal.

Des coupes transversales pratiquées dans les différentes parties du canal digestif, fixé et durci dans l'acide picro-sulfurique ou le sublimé, feront connaître sa structure histologique. Elles montreront qu'au-dessous de la lamelle chitineuse interne, existe une couche de cellules chitinogènes de forme cylindrique comme dans la peau externe. Ces cellules recouvrent elles-mêmes une couche membraneuse renfermant des éléments conjonctifs et musculaires ; cette dernière constitue la paroi propre de l'intestin (voir sur ces éléments le travail détaillé de J. Frenzel). Autour de l'estomac, elle est si distincte du squelette chitineux qu'elle enveloppe comme d'un sac, qu'on peut facilement l'en isoler.

Glandes salivaires. — Lorsqu'on examine sous la loupe la paroi interne de l'œsophage, particulièrement sur son tiers antérieur, on remarque de petits points blancs qui sont les ouvertures des canalicules excréteurs de masses glandulaires, logées dans la couche membraneuse de cette portion du canal digestif, tout autour de l'œsophage (fig. 18, B). Nous ne savons que très imparfaitement les propriétés du liquide transparent sécrété par ces glandes, décrites par Max Braun sous le nom de glandes salivaires. Possède-t-il une action digestive ? Nous l'ignorons. Quoi qu'il en soit, nous étudierons la forme de ces glandes sur des coupes transversales et des dilacérations de l'œsophage.

Les glandes salivaires sont pyriformes ou ovoïdes (fig. 18, A, *e*); elles sont logées au-dessous de la cuticule, dans l'épaisseur du tissu conjonctif de la paroi propre de l'œsophage et sont surmontées d'un long col dans l'axe duquel court le canal excréteur. Les cellules glandulaires sont grandes, cylindriques, parfois effilées à leur extrémité tournée vers la lumière du canal excréteur. Elles renferment un noyau ovale, leur protoplasma contient de fines granulations, qui sont parfois si abondantes qu'elles cachent le noyau. Ces cellules sont ramassées en petits groupes qui ont chacun leur canalicule excréteur, et l'ensemble de ces canalicules débouche dans le grand canal axial dont nous avons parlé. Celui-ci traverse la couche de chitine et s'ouvre dans la cavité de l'œsophage.

Des glandes en tout semblables à celles que nous venons de décrire ont été mentionnées par Vitzou dans la paroi de la région postérieure de l'intestin, sous le nom de *glandes intestinales*.

Glande digestive ou foie (fig. 4, *3*, et fig. 15, *lr*). Cette grosse glande, que les recherches physiologiques de plusieurs auteurs, en particulier de Krukenberg, ne permettent plus d'appeler foie, puisque son produit de sécrétion ne ressemble en rien à la bile, se présente sous la forme de deux masses oblongues, jaunâtres ou brunâtres, logées de chaque côté de l'intestin dans la cavité céphalothoracique. Chacune de ces masses est plus ou moins nettement divisée en trois lobes, composés de nombreux tubes ou cœcums dont l'extrémité

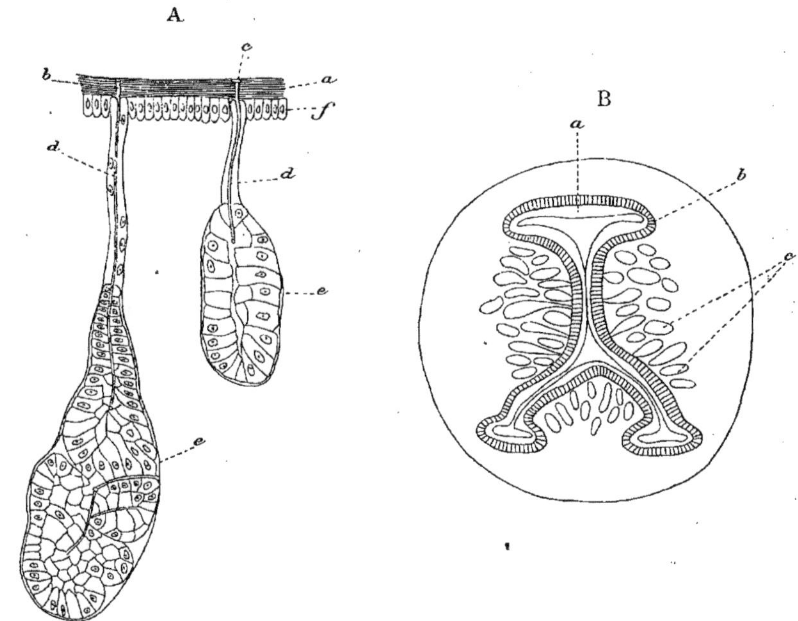

Fig. 18.

aveugle est tournée en dehors, tandis que leur autre extrémité s'ouvre sur un canalicule excréteur situé dans la profondeur de la glande. Les canalicules excréteurs convergent vers le milieu du bord interne de chacune des masses où ils se réunissent en un large canal collecteur. Celui-ci débouche, comme nous l'avons vu, sur les côtés de l'intestin, immédiatement derrière le pylore (fig. 15, *bd*).

Fig. 18. — *Astacus fluviatilis*. A, coupe transversale de l'œsophage montrant deux glandes salivaires ; *a*, couche chitineuse ; *b*, canal excréteur de la glande traversant la couche chitineuse et s'ouvrant en *c* ; *d*, col de la glande ; *e*, corps de la glande ; *f*, cellules chitinogènes (grossissement : 200 d.) ; B, coupe transversale de l'œsophage grossie quinze fois pour montrer la disposition des glandes salivaires ; *a*, couche chitineuse ; *b*, couche chitinogène ; *c*, glandes. Les autres tissus n'ont pas été représentés. (D'après un dessin de Max Braun.)

L'étude histologique de la glande digestive se pratique par dilacération, à l'état frais dans le sang de l'animal et au moyen de coupes. Ces dernières sont fort difficiles ; l'acide osmique, tout en fixant les éléments, les rend si fragiles qu'ils se pulvérisent sous le rasoir. Nous avons obtenu de moins mauvais résultats en faisant usage d'une solution concentrée de sublimé dans l'eau ou dans l'alcool, ainsi que le recommande Frenzel; mais le séjour de la glande coupée en petits morceaux doit être de courte durée, une demi-heure au maximum, une plus longue action du réactif rendrait le tissu friable. On reprend ensuite par les alcools à 70, à 90 et absolu, puis on inclut dans la paraffine.

Chaque tube hépatique est constitué par une fine membrane renfermant des fibrilles musculaires et de grandes cellules transparentes disposées de manière à présenter l'aspect d'un réticule dont les mailles sont rectangulaires, lorsqu'on les regarde de champ.

L'endothélium sécréteur consiste en cellules plus ou moins cylindriques et d'une grande délicatesse. Aussi ne manque-t-on pas de les déchirer par la dilacération et ne voit-on dans le produit de celle-ci que les granulations et globules divers qu'elles contiennent.

On peut distinguer deux sortes de ces cellules qui diffèrent par leur forme, par leur contenu et par la manière dont elles se comportent avec l'acide osmique. Les unes sont normalement plus foncées et renferment des concrétions irrégulières d'une substance brune opaque, soluble dans l'eau, ce sont les *cellules-ferment* (*Fermentzellen* de Max Weber). Les autres, plus claires, appelées *cellules hépatiques* (*Leberzellen*), contiennent un nombre variable de globules réfringents, légèrement jaunâtres ou brunâtres et noircissant sous l'influence de l'acide osmique; ce sont des globules de graisse. On trouvera dans les mémoires de Max Weber et Frenzel la description histologique de ces éléments.

Lorsque les cellules endothéliales sont pleines de leur produit de sécrétion, elles se déchirent et le déversent dans la lumière du tube, d'où il gagne les canaux excréteurs qui le conduisent dans l'intestin.

Système vasculaire. — Le sang de l'écrevisse est incolore ou légèrement bleuâtre; on y a constaté la présence de l'*hémocyanine*, comme dans celui des Mollusques. Il tient en suspension des globules incolores doués de mouvements amœboïdes et que l'acide osmique fixe fort bien. Ces globules renferment un gros noyau se colorant fortement dans les solutions carminées.

Le sang circule dans un système vasculaire incomplet, son mouvement est entretenu par les contractions du cœur et des artères. Celles-ci le déversent dans de vastes sinus d'où il passe à travers les branchies avant de retourner au cœur. Ce dernier est donc artériel, ainsi que c'est le cas chez tous les Arthropodes.

Quoiqu'on puisse voir sur une simple dissection les principaux vaisseaux, il est indispensable de faire des injections pour étudier l'ensemble du système. On plonge la canule dans la cavité péricardiaque, sur un animal dont le cœur bat encore, après avoir pratiqué une petite ouverture de la carapace au-dessus du cœur. Il s'agit de procéder lentement. Peu à peu, la masse injectée passe dans le cœur qui par ses contractions la répand dans tous les vaisseaux. Un procédé plus prompt consiste à découvrir le cœur et à le piquer directement avec la canule. Encore ne faut-il pousser l'injection qu'avec beaucoup de précautions. La masse de gélatine colorée au chromate de plomb ou au bleu soluble pénètre très bien, à la condition de chauffer préalablement l'animal aux environs de 30° C.

Le *cœur*, musculaire et pulsatile, est à peu près hexagonal (fig. 19);

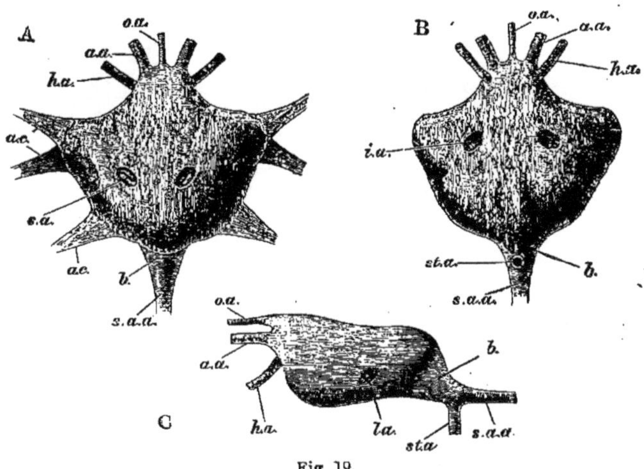

Fig. 19.

il est enfermé dans la *cavité péricardiaque*, pleine de sang et tapissée par un feuillet péritonéal (fig. 20, *p*). Il est relié aux parois de cette cavité par six bandelettes de tissu fibreux (fig. 19, *ac*). Les artères auxquelles il donne naissance contribuent aussi à le maintenir dans la position qu'il occupe.

Les parois du cœur sont trouées de six ouvertures principales en

Fig. 19. — *Astacus fluviatilis*. Le cœur grossi quatre fois. A, vu en dessus : B, vu en-dessous; C, du côté gauche; *aa*, artères antennaires; *ac*, ailes du cœur ou bandelettes fibreuses qui relient le cœur aux parois de la cavité péricardiaque; *b*, dilatation bulbeuse à l'origine de l'artère sternale; *ha*, artères hépatiques; *la*, ouvertures valvulaires latérales; *oa*, artère ophthalmique; *sa*, ouvertures valvulaires supérieures; *saa*, artère abdominale supérieure; *sta*, artère sternale; elle est en B coupée près de son origine. (Figure empruntée à Huxley.)

forme de boutonnières et armées de pièces valvulaires qui laissent passer le sang de la cavité péricardiaque dans le cœur, mais s'opposent à son retour en arrière. Elles sont distribuées par paires sur les faces dorsale, ventrale, et latérales (fig. 19, A, *sa;* B, *ia;* C, *la*). Quelques auteurs ont mentionné un beaucoup plus grand nombre de ces orifices et récemment Bela Dezsö en a signalé cinq paires sur la seule face dorsale. Nous n'avons aucun motif pour en nier l'existence, mais en tout cas, à l'exception des trois paires citées plus haut, ils sont si petits qu'il est fort difficile de les voir. D'ailleurs le cœur

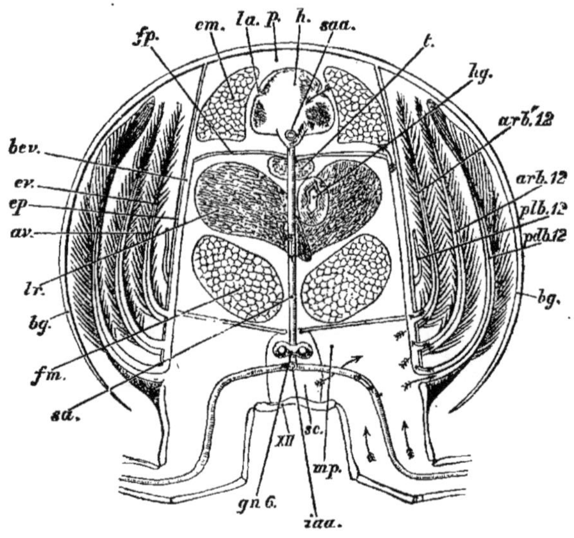

Fig. 20.

n'offre pas beaucoup de résistance, la masse d'injection peut fort bien en traverser les parois lorsque la pression est trop forte.

L'extrémité postérieure du cœur est une pointe émoussée qui se prolonge en une sorte de bulbe (fig. 19, *b*) d'où part l'artère abdominale supérieure et l'artère sternale.

Fig. 20. — *Astacus fluviatilis.* Diagramme d'une section transversale du thorax au niveau du douzième somite pour montrer le cours de la circulation du sang (grossi quatre fois), *arb, 12*, arthrobranchie inférieure ou antérieure et *arb' 12*, id. supérieure ou postérieure du douzième somite; *av*, vaisseau branchial afférent; *bcv*, vaisseau branchio-cardiaque; *bg*, branchiostégite; *em*, muscles extenseurs de l'abdomen; *ep*, paroi épimérale de la cavité thoracique; *ev*, vaisseau branchial efférent; *fm*, muscles fléchisseurs de l'abdomen; *fp*, plancher du péricarde; *gn* 6, cinquième ganglion thoracique; *h*, cœur; *hg*, intestin postérieur; *iaa*, artère abdominale inférieure coupée transversalement; *la*, ouvertures valvulaires latérales du cœur; *lr*, foie; *mp*, indique la position du mésophragme qui limite latéralement le canal sternal; *p*, sinus ou cavité péricardiaque; *pbd. 12*, podobranchie et *plb 12*, pleurobranchie du douzième somite; *sa*, artère sternale; *saa*, artère abdominale supérieure; *sc*, canal sternal; *t*, testicule; XII, sternum du douzième somite. Les flèches indiquent la direction du cours du sang. (Figure empruntée à HUXLEY.)

L'*artère abdominale supérieure* (fig. 15, 19, 20, *saa*) court directement en arrière sur la ligne dorsale de l'intestin. Elle émet dans chaque anneau une paire de branches latérales qui se ramifient dans les muscles, la peau, etc.

L'*artère sternale* partant également du bulbe descend verticalement (fig. 15 et 20, *sa*), en passant tantôt à gauche, tantôt à droite de l'intestin jusqu'à la chaîne nerveuse qu'elle traverse (fig. 7, *k*). Parvenue à la face ventrale, elle se bifurque en une branche antérieure et une branche postérieure.

La branche antérieure (fig. 15, *sa*), qui continue à porter le nom d'artère sternale et court sur la ligne médiane du thorax, s'engage dans le canal sternal jusqu'à ce qu'elle rencontre l'œsophage autour duquel elle se bifurque. Dans chaque anneau, elle émet des rameaux latéraux qui vont arroser les pattes thoraciques, les pattes-mâchoires, les mâchoires et les mandibules. Leur importance varie naturellement selon le volume des appendices dans lesquels ils se rendent.

La branche postérieure (fig. 15 et 20, *iaa*) ou *artère abdominale inférieure* court en arrière au-dessous de la chaîne nerveuse et fournit également des branches aux appendices de la région postérieure du corps.

De la face antérieure du cœur partent cinq vaisseaux, dont trois prennent naissance de son bord dorsal et deux de son bord ventral. Ce sont :

L'*artère ophthalmique* (fig. 15 et 19, *oa*), se dirigeant directement en avant, passe au-dessus de l'estomac et se divise en deux branches qui pénètrent dans les pédoncules oculaires. Elle alimente aussi le cerveau.

Les *artères antennaires* (fig. 15 et 19, *aa*) se dirigent obliquement en avant en passant au-dessus du foie. Elles fournissent au niveau de l'estomac une branche importante à cet organe (fig. 15, *ga*), l'*artère gastrique*. Auparavant elles envoient des rameaux aux glandes génitales et aux téguments avoisinants; enfin elles se terminent dans les antennes et les antennules.

Les *artères hépatiques* (fig. 15 et 19, *ha*) naissent de la partie inférieure et antérieure du cœur; elles se rendent directement à la glande digestive, dans laquelle elles se ramifient.

Cet ensemble de vaisseaux artériels extrêmement ramifiés déverse le sang, avons-nous dit, dans les espaces lacunaires. Ceux-ci sont situés entre les différents viscères, mais le sang qu'ils reçoivent se porte vers trois sinus principaux, creusés dans le céphalothorax : l'un médian occupe la face ventrale (fig. 20, *sc*) et les deux autres latéraux, communiquant avec le précédent, sont situés à la base des pattes ambulatoires et des branchies. Le sang, dont la masse entière est poussée par la systole cardiaque, pénètre dans les branchies par un vaisseau afférent (fig. 20, *av*) qui le conduit jusqu'à leur crête, d'où il revient par le vaisseau efférent *ev*. Celui-ci débouche dans la chambre branchiale qui communique avec la cavité péricardiaque. Nous savons déjà qu'à chaque diastole, le cœur aspire dans cette cavité le sang qui vient de respirer. Il y pénètre à travers les fentes en forme de boutonnières que nous avons signalées.

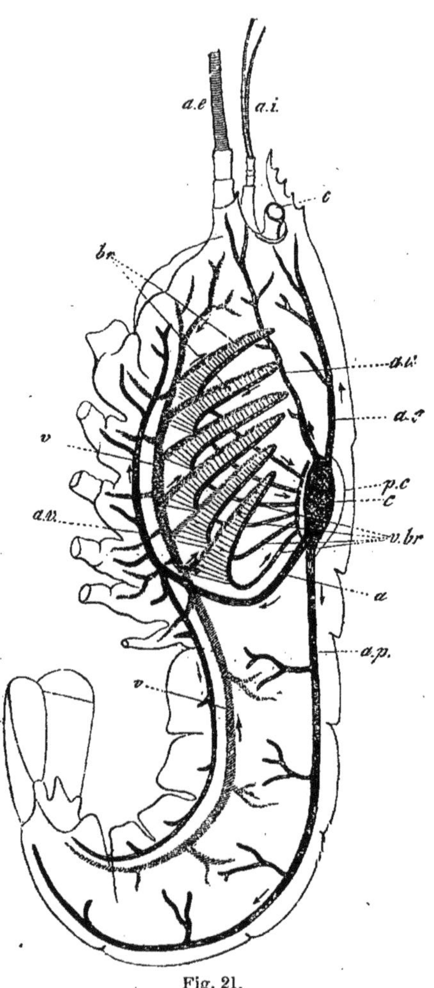

Fig. 21.

Nous reproduisons ici une figure schématique de la circulation sanguine (fig. 21), son examen permettra au lecteur de résumer la description succincte que nous venons d'en donner.

Branchies. — De chaque côté de la région céphalothoracique se trouve une cavité oblongue, la *chambre branchiale,* dans laquelle sont logés les organes respiratoires. Cette chambre est limitée sur sa face interne par une lamelle de chitine plus ou moins calcifiée, la paroi propre du thorax (fig. 4, *k*) et sur sa face externe par les ailes latérales du bouclier céphalothoracique ou branchiostégites, que nous avons déjà mentionnées en traitant du squelette. Le bord inférieur libre de

Fig. 21. — Figure schématique de l'appareil circulatoire du *Homard* (d'après GEGENBAUR) ; *o,* œil ; *ae,* antenne ; *ai,* antennule ; *br,* branchies ; *c,* cœur ; *pc,* péricarde ; *ao,* artère antennaire ; *aa,* artère hépatique ; *ap,* artère abdominale supérieure ; *a,* tronc de l'artère sternale qui descend verticalement et se bifurque sur la face ventrale en une artère sternale (*av*) proprement dite, qui court en avant et une artère abdominale inférieure qui court en arrière ; *v,* sinus sanguin ventral ; *br,* vaisseaux afférents des branchies puisant le sang dans le sinus sanguin ; *vbr,* vaisseaux efférents des branchies ou veines branchiales, ramenant le sang dans la cavité péricardiaque.

ces dernières s'abaisse jusqu'à la base des pattes. Il en est cependant séparé par une fente dans laquelle il est facile d'engager la lame d'un ciseau. C'est par cette fente que l'eau pénètre dans la chambre branchiale; elle en est expulsée par une sorte de gouttière, située sur le côté de la bouche à l'extrémité antérieure de la cavité.

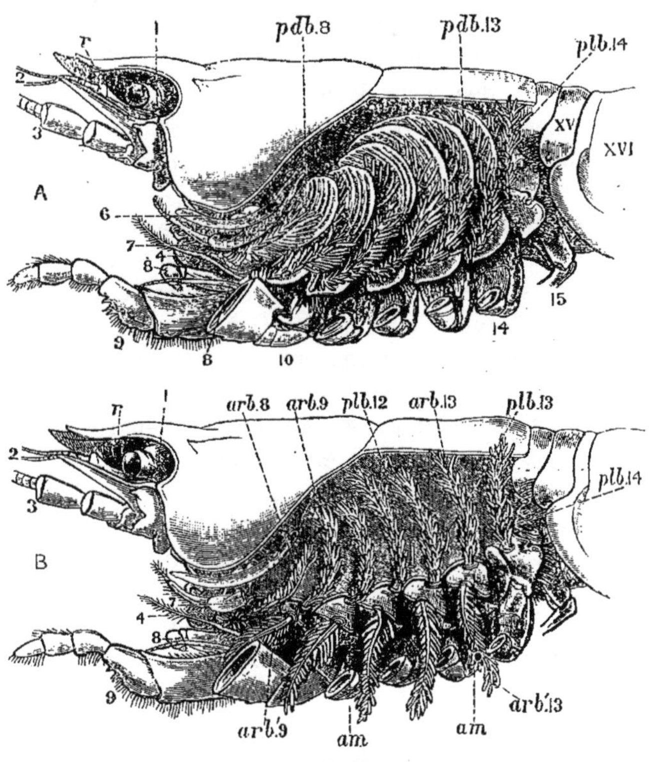

Fig. 22.

La circulation de l'eau respiratoire est entretenue par les mouvements propres des branchies et surtout par les rapides vibrations d'une lamelle, en forme de rame courbe attachée à la seconde mâchoire

Fig. 22. — *Astacus fluviatilis*. En A, les branchies que l'on a découvertes en enlevant le branchiostégite sont vues dans leur position naturelle; en B, les podobranchies sont enlevées, et la rangée externe des arthrobranchies est renversée : *1*, pédoncule oculaire; *2*, antennule; *3*, antenne; *4*, mandibule; *6*, scaphognathite; *7*, premier maxillipède; en B, l'épipodite sur lequel porte la ligne est en partie enlevé; *8*, second maxillipède; *9* troisième maxillipède; *10*, pince; *14*, quatrième patte ambulatoire; *15*, premier appendice abdominal; XV, premier et XVI, second somites abdominaux; *arb 8*, *arb 9*, *arb 13*, arthrobranchies postérieures du deuxième et troisième maxillipèdes et de la troisième patte ambulatoire; *arb 9*, *arb' 13*, arthrobranchies antérieures du troisième maxillipède et de la troisième patte ambulatoire; *pbd*, *8*, podobranchie du deuxième maxillipède; *pbd 13*, celle de la troisième patte ambulatoire; *plb 12*, *plb 13*, les deux pleurobranchies rudimentaires; *plb 14*, pleurobranchie fonctionnelle; *r*, rostre. (Figure empruntée à HUXLEY.)

et faisant saillie dans la gouttière de la chambre. Cette pièce est connue sous le nom de *scaphognathite* (fig. 22, *6*).

Lorsqu'on a fait sauter au ciseau les branchiostégites, on aperçoit les branchies qui s'élèvent comme des panaches depuis la base des pattes-mâchoires et des pattes ambulatoires. Elles sont disposées sur plusieurs plans et diffèrent autant par leurs formes que par leurs relations avec les pièces squelettaires voisines.

Nous remarquons d'abord six appendices branchiaux attachés aux articles basilaires des deux dernières pattes-mâchoires, de la pince ou patte ravisseuse et des trois premières pattes ambulatoires. Huxley les a désignées sous le nom de *podobranchies* (fig. 22, *pdb*, *8* et *pdb*, *13*).

Elles ont une forme plus ou moins lamellaire (fig. 23, A et B) et sont composées de plusieurs pièces. Un article basilaire aplati, *b*, couvert de fines soies pennées F, est surmonté d'une hampe *st*, qui se divise à son sommet en deux parties inégales; l'une, étalée en *lame*, *l*, est armée de soies en crochets, G; l'autre ressemble davantage à une *plume*, *pl*. On remarquera en outre, à la base des podobranchies et s'étalant dans l'espace qui les sépare l'une de l'autre, des faisceaux de longues soies entrelacées (fig. 23, A, *cs*), les *soies coxopoditiques*, qui garantissent la chambre branchiale contre l'introduction de corps étrangers. Cependant il n'est pas rare de rencontrer, fixée aux branchies de l'écrevisse, une petite sangsue, la *Branchiobdella astaci* Od.

En dehors des podobranchies s'étalent des appendices fort différents de forme et cependant respiratoires aussi. Ce sont les *arthrobranchies* (fig. 22, B, *arb*). Au lieu d'être fixées à la base des pattes, elles reposent sur la membrane interarticulaire qui relie les membres au céphalothorax (fig. 22, *am*). On en compte onze de chaque côté; une, adhérente à la membrane interarticulaire de la deuxième paire de pattes-mâchoires; deux, à celle de la troisième paire de pattes-mâchoires; deux, à celle des grandes pinces, et enfin deux à celle de chacune des trois paires antérieures de pattes ambulatoires. Chaque arthrobranchie est composée d'une tige axiale (fig. 23, C), recouverte d'un grand nombre de filaments branchiaux. Ceux-ci sont creux et offrent une grande surface à l'expansion du sang qui y circule, séparé de l'eau par une mince membrane à travers laquelle s'effectue l'hématose.

Il existe encore une branchie postérieure, la dix-huitième par conséquent. Elle est reliée à la paroi même du thorax, au-dessus de la dernière paire de pattes ambulatoires, mais elle est indépendante de cette dernière qui ne porte aucun appendice branchial. Huxley la nomme *pleurobranchie* (fig. 22, *plb*, *14*) et reconnaît comme des homologues atrophiés de cette branchie, deux filaments chitineux attachés également à la paroi thoracique au-dessus des deux paires de pattes ambulatoires précédentes (fig. 22, *plb*, *13* et *14*). La pleurobranchie ne diffère pas des arthrobranchies par sa forme.

Les branchies et leurs ramifications sont entièrement recouvertes

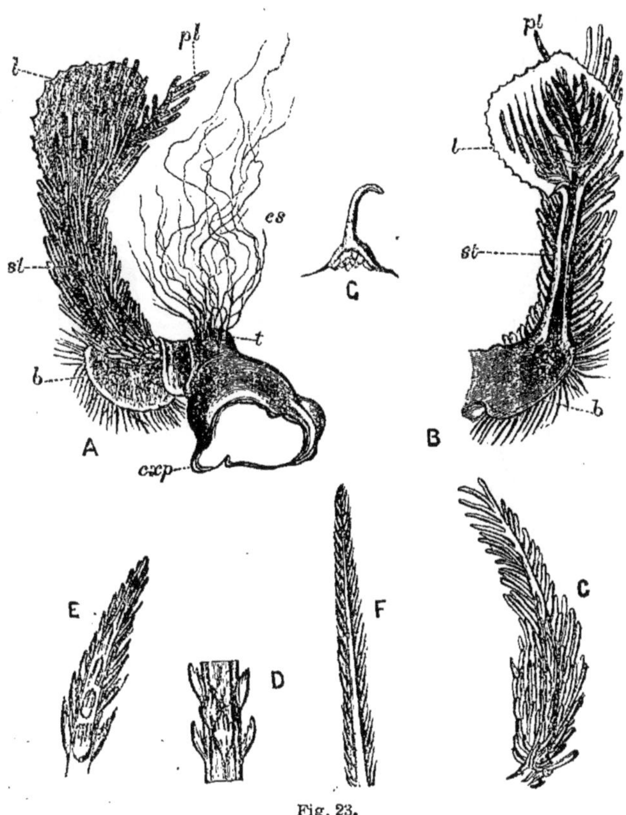

Fig. 23.

d'une lamelle de chitine reposant sur une couche de cellules chitinogènes comme dans les téguments extérieurs, avec cette seule différence que la chitine y est extrêmement mince. Quant à des cils vibratiles on n'en rencontre pas plus ici que sur aucun organe quelconque chez les Arthropodes.

Fig. 23. — *Astacus fluviatilis*. A, une podobranchie vue du côté externe; B, la même du côté interne; C, une arthrobranchie; D, fragment d'une des soies du coxopodite; E, extrémité de la même; F, extrémité d'une soie de la base de la podobranchie; *G*, soie en crochet de la lame (A à C, grossis trois fois; D à G, fortement grossis); *b*, base de la podobranchie; *cs*, soies du coxopodite; *cxp*, coxopodite; *l*, lame; *pl*, plume. et *st*, tige de la podobranchie; *t*, tubercule du coxopodite où sont insérées les soies. (Figure empruntée à Huxley.)

Organe excréteur, glande verte. — Appliquées contre la face ventrale de l'extrémité antérieure de la cavité céphalothoracique, se trouvent deux masses arrondies de couleur verdâtre (fig. 24 A, *gg*, *s*). On les aperçoit immédiatement après qu'on a éloigné l'estomac, un peu en arrière et au-dessous du cerveau. Ce sont des organes excréteurs, éliminant les produits de l'usure des substances azotées; on y a constaté l'existence de la *guanine* et ils sont connus sous le nom de *glandes vertes*.

On leur reconnaîtra deux portions, l'une supérieure en forme de sac (fig. 24, *C*, *s*), à parois minces et flottantes, à peine colorées, c'est le *réservoir;* l'autre inférieure, en forme de gâteau (fig. 24, *C*, *gg*), plus

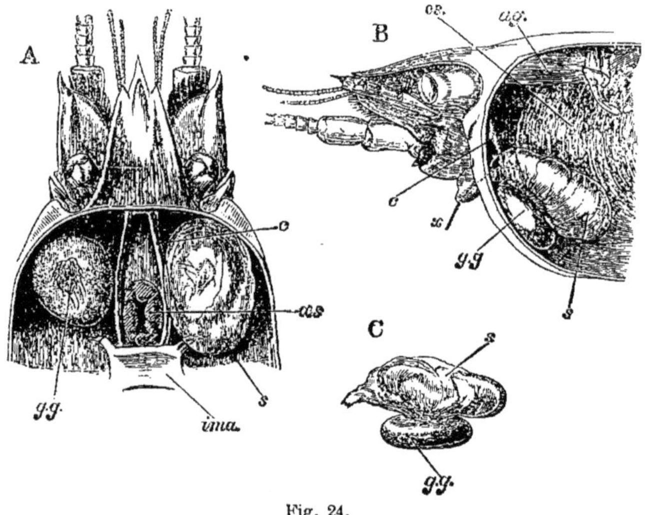

Fig. 24.

ou moins colorée selon les individus en vert jaunâtre ou vert bleuâtre, c'est la *glande*. Celle-ci déverse les produits de sa sécrétion dans le réservoir, lequel l'expulse au dehors par un petit canal tapissé de chitine, situé à son extrémité antérieure et débouchant sur une légère papille à la base de l'antenne correspondante (fig. 24, B, *x*).

L'étude histologique de l'organe se pratiquera par dilacération à l'état frais et au moyen de coupes après fixation à l'acide osmique,

Fig. 24. — *Astacus fluviatilis*. A, partie antérieure du corps avec la portion dorsale de la carapace enlevée pour montrer la position de la glande verte; B, idem, avec le côté gauche de la carapace enlevé; *C*, la glande verte retirée du corps (le tout grossi deux fois) ; *ag*, muscle gastrique antérieur gauche; *c*, connectifs circum-œsophagiens; *cs*, portion cardiaque de l'estomac ; *gg*, glande verte, exposée en A sur le côté gauche par l'enlèvement de son sac; *ima*, apodème intermaxillaire ou céphalique; *œs*, œsophage vu en section transversale, en A, l'estomac étant enlevé ; *s*, sac de la glande verte; *x*, soie passée par l'ouverture de l'article basilaire de l'antenne, et pénétrant dans le sac. (Figure empruntée à Huxley.)

à l'acide picrique ou tout simplement dans l'alcool. L'examen de ces dernières montre un ensemble de lacunes, plus serrées à la périphérie; et, en un point central, une sorte de noyau correspondant au milieu de la face dorsale de la glande. Ce sont les lumières des canalicules glandulaires empelotonnés sur eux-mêmes, tapissés de cellules endothéliales cubiques et cylindriques qui donnent cet aspect aréolaire.

Le réservoir ayant été enlevé, de manière à isoler la glande, on remarquera que celle-ci est constituée par trois zones concentriques de couleurs différentes, une zone externe verte, une zone moyenne blanche et une zone interne jaune-brun. Nous ne pouvons entrer dans la description de l'endothélium de ces zones dont l'étude a été faite par Grobben et Rawitz (voir Littérature). Les cellules sécrétoires sont surtout localisées dans la zone verte, tandis que le tube de la zone blanche paraît être exclusivement destiné à conduire le produit de sécrétion dans le réservoir, auquel il aboutit. La glande verte reçoit beaucoup de sang par deux voies, par un rameau émanant de l'artère antennaire et par une branche de l'artère sternale.

Organes génitaux. — Les sexes sont toujours distincts chez l'écrevisse. Les mâles se reconnaissent en ce qu'ils sont un peu plus étroits que les femelles; leurs palettes caudales, notamment, sont moins étalées. Ils portent les orifices génitaux à la base de la dernière paire de pattes ambulatoires (fig. 2, A, *vd*), tandis que l'orifice des oviductes de la femelle est situé à la base de la deuxième paire des mêmes pattes (fig. 2, B, *od*). Enfin, les deux premières paires de pattes abdominales sont transformées, chez les individus mâles, en organes copulateurs (fig. 2, A, *15* et *16*). La première paire des pattes correspondantes chez les femelles est atrophiée, tandis que la deuxième paire est semblable aux suivantes et sert, comme elles, à retenir les œufs pendant l'incubation (fig. 2, B, *15* et *16*). Tels sont les caractères sexuels extérieurs. Les organes internes ont à peu près la même forme, les lobes des testicules sont seulement un peu plus longs et plus grêles que ceux des ovaires. Toutefois, aussitôt qu'on a soulevé la carapace, on distingue le mâle à ses canaux déférents, blanchâtres, empelotonnés, au-dessous et un peu en arrière du cœur. Les oviductes sont au contraire très courts et ne font aucune circonvolution.

Testicules. — Les testicules (fig. 25) sont situés dans la cavité céphalothoracique entre l'estomac et le cœur et au-dessus de l'intestin; ils sont constitués à droite et à gauche par un long tube empelotonné portant de nombreux acini dirigés dans tous les sens et dont l'extrémité aveugle est renflée en vésicule. L'ensemble est enveloppé de tissu conjonctif et forme une masse trilobée. Deux lobes sont dirigés en avant et un lobe en arrière; ce dernier s'insinue au-dessous de la paroi ventrale du sinus péricardiaque (fig. 4, *m*, *n*, et fig. 25, *a*, *b*). Chaque lobe est bien distinct, plus ou moins cylindrique, s'arrondissant à l'époque de la reproduction, lorsque les cellules spermatiques se détachent en abondance et distendent les parois de la glande.

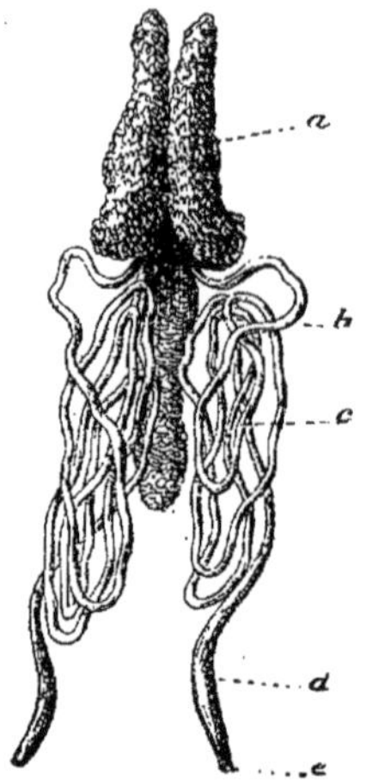

Fig. 25.

De la face ventrale au point de réunion des deux lobes antérieurs avec le lobe postérieur, sort de chaque côté un long canal déférent contourné plusieurs fois sur lui-même. A son origine il présente un assez petit diamètre, mais celui-ci ne tarde pas à augmenter et peut atteindre jusqu'à deux millimètres; les parois du canal s'épaississent et il se termine, ainsi que nous l'avons dit, sur l'article basilaire de la quatrième patte ambulatoire. Le contenu du canal déférent est d'abord liquide et demi-transparent, mais à mesure qu'il descend vers l'orifice, il s'épaissit de plus en plus, il devient blanc, opaque, et c'est ainsi que le sperme est éjaculé sous forme de cylindres pâteux, moulés sur la lumière du tube, qui se durcissent au contact de l'eau extérieure.

Nous étudierons la structure histologique sur des fragments dilacérés à l'état frais, ainsi que sur des coupes du testicule et des canaux déférents fixés par l'acide picro-sulfurique ou l'acide chromique. L'acide osmique peut être utilisé pour la fixation des éléments isolés, mais son pouvoir pénétrant est si faible et il noircit si fort les tissus qu'il atteint, qu'on ne peut guère s'en servir pour des morceaux d'un certain volume. Les acini spermatiques possèdent une paroi conjonctive renfermant des fibrilles musculaires. Ils sont tapissés d'un endothélium minutieusement décrit par Grobben et dans lequel on reconnaît deux groupes d'éléments: de grandes cellules polygonales contenant un gros noyau sphérique (fig. 26, A, *a*), ce sont les *cellules spermatiques* (*spermatoblastes*) et de nombreux noyaux épars (*b*) dans une couche protoplasmatique où il n'est pas possible de distinguer de limites cellulaires. Ces éléments sont localisés dans l'extrémité renflée des acini; la portion tubulaire de ceux-ci débouchant sur le canal spermatique est tapissée d'un endothélium cylindrique ou cubique (fig. 26, A, c) lequel paraît être sécrétoire, selon

Fig. 25. — *Astacus fluviatilis*. Testicules et canaux déférents dessinés sous la loupe; *a*, lobes antérieurs; *b*, lobe postérieur; *c*, pelotons des canaux déférents; *d*, canal éjaculateur; *e*, orifice débouchant à la base de la quatrième paire de pattes ambulatoires (voir fig. 2, *vd*).

Grobben. Cet auteur et Nussbaum ont en dernier lieu étudié le développement des spermatozoïdes dans les spermatoblastes. A l'époque de la reproduction ces éléments se multiplient énormément, ils se rencontrent à tous les degrés de développement jusqu'à l'état parfait. Dans cet état (fig. 27, D) le spermatozoïde présente un corps sphérique aplati dont la substance se prolonge à la périphérie en un grand nombre de filaments pointus. On distingue à l'intérieur du corps un noyau excentrique, et un corpuscule annelé orné de fines stries

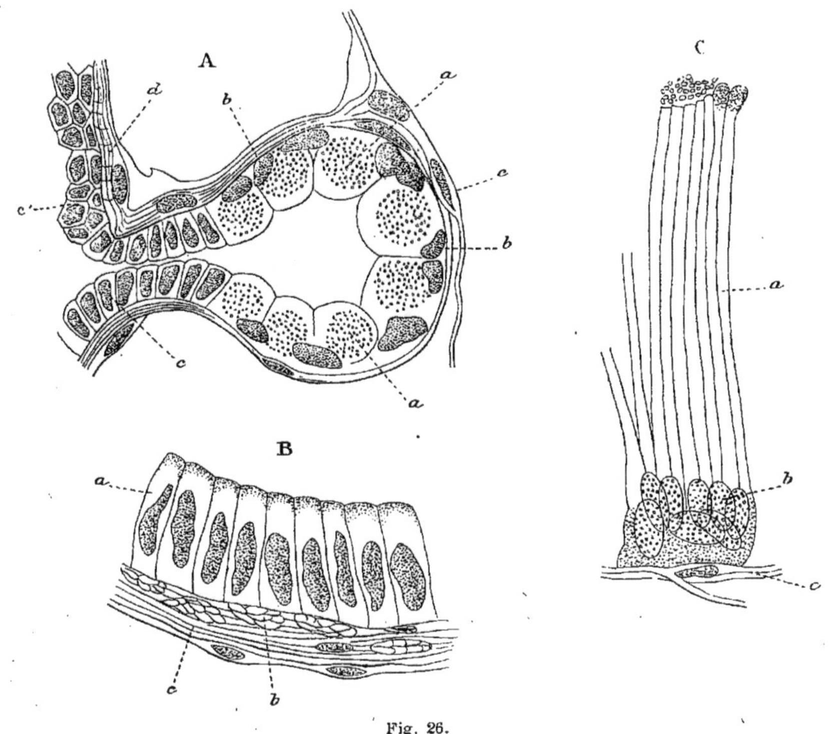

Fig. 26.

rayonnantes. Les observateurs ne sont pas d'accord sur la signification de ces parties.

Le canal déférent ne diffère pas essentiellement par sa structure histologique du canal testiculaire, les parois en sont plus épaisses

Fig. 26. — *Astacus fluviatilis*. A, coupe d'un acinus du testicule (Hartnack. Oc. 3 Obj. 8), montrant la vésicule terminale ; *a*, cellules spermatiques (spermatoblastes); *b*, noyaux-germes; *c*, endothélium des canalicules excréteurs vus de champ en *c*; *d*, muscles; *e*, enveloppe du testicule; B, coupe transversale de la portion glandulaire du canal déférent; *a*, cellules de l'endothélium ; *b*, muscles longitudinaux ; *c*, muscles circulaires ; C, endothélium du conduit éjaculateur ; *a*, longues cellules ; *b*, noyaux ; *c*, muscles. (D'après C. Grobben.)

par le fait du développement plus grand de la couche musculaire, dans laquelle on distingue des faisceaux longitudinaux internes et des faisceaux circulaires externes. Dans sa partie moyenne, l'endothélium qui tapisse le canal atteint une grande importance, ses cellules cylindriques renferment un noyau elliptique se colorant très bien dans les solutions carminées; le protoplasma en est granuleux, il sécrète une

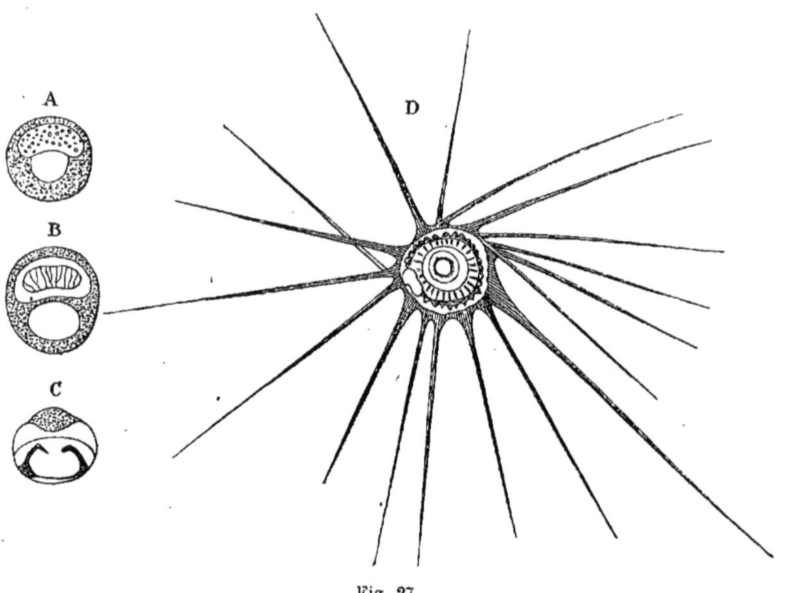

Fig. 27.

substance d'aspect crayeux qui s'ajoute au sperme (fig. 26, B). Dans la portion terminale du canal déférent (*ductus ejaculatorius*) l'endothélium est fort différent, ses cellules pressées les unes contre les autres se sont extrêmement allongées et leurs noyaux, n'y trouvant plus place, se sont tassés à leur extrémité externe du côté de la couche musculaire (fig. 26, C).

Organes copulateurs. — Ils sont représentés par les deux paires antérieures de pattes abdominales modifiées. Celles de la première paire sont réduites à un seul article droit aminci et lamelleux dans sa partie moyenne. La portion inférieure est creusée d'une rigole; en s'appliquant l'une contre l'autre ces deux rigoles constituent un canal complet (fig. 28, A).

Les pattes abdominales de la deuxième paire (fig. 28, B) com-

Fig. 27. — *Astacus fluviatilis*. A, B, C, spermatozoïdes à divers degrés de développement ; D, un spermatozoïde complètement mûr, grossi 650 fois. (D'après C. Grobben.)

prennent trois articles, l'un basilaire sur lequel sont articulés les deux autres; ils portent un pinceau de soies à leur extrémité.

Ces appendices ne sont pas introduits dans l'orifice génital femelle, la fécondation est très vraisemblablement externe; du moins, nous n'avons jamais rencontré de spermatozoïdes dans l'oviducte. Toutefois les individus de sexe différent s'accouplent. Le mâle saisit la femelle avec ses pinces et la renverse sur le dos en la ramenant brusquement sous son abdomen. C'est à ce moment, d'après la des-

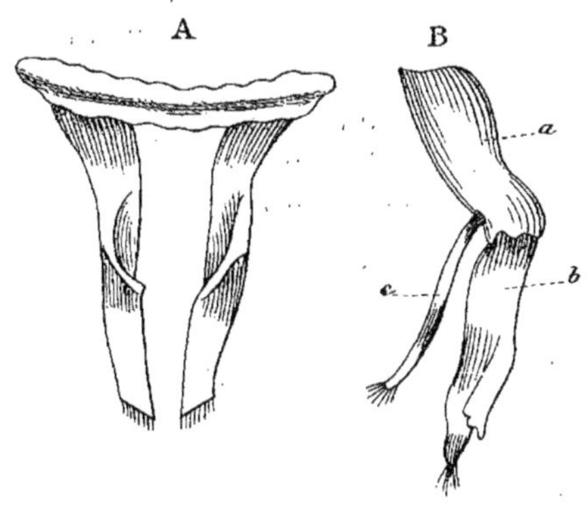

Fig. 28.

cription qu'en a donnée Gerbe, que les pattes abdominales se rapprochent; la paire postérieure engageant ses extrémités dans la rigole de la paire antérieure et le canal éjaculateur, faisant alors saillie au dehors, verse à leur base du sperme. Celui-ci, de couleur blanche, s'écoule lentement le long de la rainure des appendices antérieurs, il est déposé par eux le long du sternum de la femelle, contre lequel il fait des traînées blanchâtres qui persistent longtemps.

Ovaire. — L'ovaire occupe chez la femelle la même place que le testicule chez le mâle. Comme lui, il est trilobé, mais ses lobes sont moins longs, plus arrondis (fig. 29). Ses parois, fort minces et de nature conjonctive, sont revêtues de cellules endothéliales qui forment une lame boursouflée en de nombreuses ampoules faisant saillie dans la cavité de l'ovaire. Chacune de ces ampoules est appelée à devenir un *ovisac*, c'est-à-dire une sorte de vésicule entourée de cellules endothéliales dont l'une croît plus rapidement que les autres et tend à occuper le centre de la vésicule. Le protoplasma de cette

Fig. 28. — *Astacus fluviatilis.* Appendices copulateurs du mâle. A, ceux de la première paire, portant une rigole ; B, un appendice de la seconde paire; *a*, article basilaire ; *b*, article terminal lamelleux ; *c*, article latéral filiforme. (D'après Brocchi.)

cellule subit, à mesure qu'elle s'accroît, de profondes modifications, il se transforme peu à peu en un vitellus nutritif tenant en suspension de nombreux globules de graisse.

L'ovaire fixé par l'acide picro-sulfurique et durci par l'alcool peut être détaillé en coupes minces après son inclusion dans la paraffine. On peut constater sur de telles coupes les œufs à tous les degrés de leur développement. A l'époque de la reproduction, la cavité de l'ovaire est remplie de gros œufs mûrs qui étant comprimés les uns contre les autres ont acquis une forme polygonale. Chaque œuf possède une vésicule germinative et plusieurs nucléoles ou taches germinatives se colorant vivement au carmin.

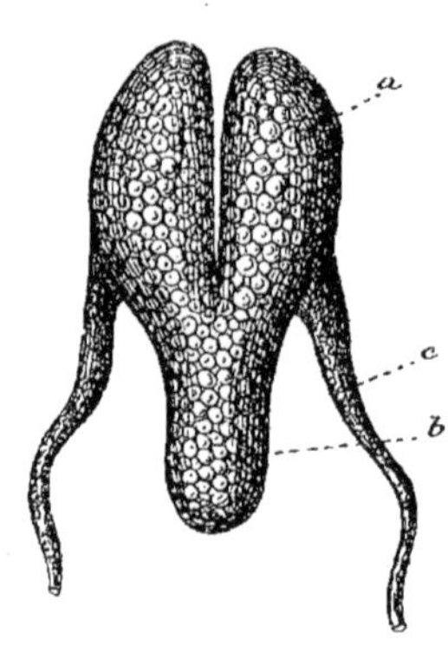

Fig. 29.

De la face ventrale de l'ovaire, au point de réunion des lobes antérieurs avec le lobe postérieur, prend naissance l'*oviducte* (fig. 29, *c*), large canal qui se rend directement en dehors et en arrière, pour aboutir après un bref parcours à la base de la deuxième paire de pattes abdominales (fig. 2, *od*). Au moment de la ponte, les œufs sont enveloppés par la matière visqueuse sécrétée par les glandes cutanées de la région abdominale; cette matière leur permet de se fixer solidement aux pattes abdominales. Comme la ponte commence dans nos contrées au mois de novembre et que l'incubation dure six mois, on rencontre des grappes d'œufs sous l'abdomen des femelles pendant tout l'hiver.

La jeune écrevisse sort de l'œuf sous une forme qui n'est pas essentiellement différente de celle de ses parents. Les métamorphoses de l'embryon se passent donc à l'intérieur de l'œuf. Elles ont été étudiées par Rathke, Lereboullet et Reichenbach.

La forme extérieure du corps des Crustacés varie à l'infini et résulte du développement relatif et du mode de réunion des divers anneaux ou *somites* qui le constituent. Le squelette dermique est en effet presque toujours divisé en un nombre plus ou moins considérable d'articles, mobiles les uns sur les autres ou soudés en groupes, permettant de distinguer des régions céphalique, thoracique, abdominale, etc., dont l'annulation primitive est effacée à des degrés divers.

Il est rare que la tête soit distincte (*Amphipodes*), plus rare qu'elle soit mobile (*Squilla*). Dans la règle ses anneaux sont fusionnés avec ceux du thorax pour constituer un *céphalothorax* tout d'une pièce (*Brachyures*) ou chez lequel la segmentation est encore apparente sur la face ventrale (*Macroures*). Les tégu-

Fig. 29. — *Astacus fluviatilis*. Ovaire, dessiné sous la loupe. *a*, lobes antérieurs; *b*, lobe postérieur; *c*, oviducte.

ments du céphalothorax forment très fréquemment des replis dorsaux ou latéraux conduisant à la constitution d'un bouclier (*Apus*) ou d'une carapace, qui recouvre tantôt toute la région céphalothoracique (*Schizopodes*, *Décapodes*), tantôt ses segments antérieurs seulement (*Stomatopodes*, *Cumacés*). Le développement extrême des lames latérales d'une telle carapace, et leur extension en arrière, a pour conséquence la formation d'une enveloppe bivalve dans laquelle le corps entier peut être retiré (*Estheria*, *Ostracodes*).

Un fait analogue se présente chez les *Cirrhipèdes* (fig. 30). A une certaine époque de leur vie, pendant que la jeune larve, mobile jusqu'alors, se fixe par ses antennes, la portion dorsale de ses téguments se développe en un large sac (*d*), qui reste ouvert sur la face ventrale, et entoure tout le corps auquel il n'adhère que dans la région céphalique (*c*). D'ailleurs, cette région peut, chez l'adulte, se prolonger, au delà du sac, en un long pédoncule par lequel se fixe l'animal, ainsi que c'est le cas chez les Lépadides. Dans l'épaisseur du sac-manteau il se produit des pièces calcaires au nombre de cinq (*Lepas*), de six (*Balanus*) ou de quinze à vingt (*Pollicipes*), qui font à l'animal une enveloppe solide et qui avaient si bien trompé les anciens zoologistes, que Cuvier considérait encore ces animaux comme des Mollusques.

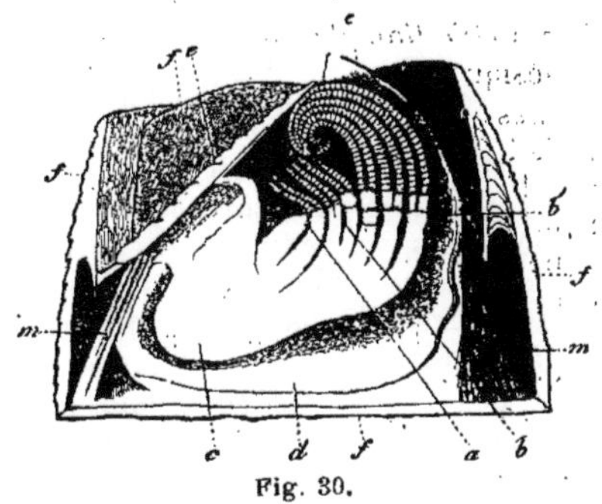

Fig. 30.

La région abdominale, ordinairement distincte, présente également des degrés de développement fort divers; elle peut être développée à l'égal du céphalothorax (*Macroures*), être réduite à une petite lamelle repliée au-dessous de la région antérieure (*Brachyures*) ou être atrophiée jusqu'à l'état de simple mamelon (*Caprella*, *Cyamus*).

Quant au nombre des somites, il est très variable chez les Entomostracés, tandis que chez les Crustacés supérieurs il oscille peu autour de vingt, dont le plus souvent treize appartiennent au céphalothorax et sept à l'abdomen.

Le parasitisme, qui joue un si grand rôle dans cette classe d'Arthropodes, a pour effet de modifier complètement la symétrie bi-latérale primitive et de transformer à tel point le corps, qu'il ne présente plus aucun des caractères du Crustacé (*Lernéens*, *Sacculina*). Aussi, la connaissance des formes larvaires est-elle indispensable pour assigner aux êtres, ainsi déformés, leur véritable place dans la série.

Il nous faudrait un volume pour signaler les adaptations multiples et les homologies des membres dans les divers ordres de la classe. Chaque somite peut porter une paire d'appendices articulés.

En général les anneaux céphaliques portent deux paires d'antennes, mais la paire postérieure est quelquefois atrophiée (*Apus*). Ces appendices remplissent presque toujours des fonctions sensitives (tactile et olfactive); toutefois, chez quelques Branchiopodes et Ostracodes, elles servent de rames, et chez les mâles des Copépodes il n'est pas rare que l'une d'elles soit transformée en un organe préhensile pour saisir la femelle.

Aux antennes font suite des mandibules et des mâchoires munies parfois de *palpes* destinés à toucher la nourriture. Chez les Parasites (*Argulus*) et même chez quelques Copépodes libres, les mâchoires sont transformées en stylets

Fig. 30. — Coupe d'un *Balanus*; *a*, bouche; *bb'*, membres cirrhiformes; *c*, portion céphalique de l'animal; *d*, duplicature tégumentaire enveloppant l'animal comme d'un manteau; *ee*, valves mobiles servant à l'occlusion de la coquille; *ff*, coquille extérieure; *m*, muscles. (D'après DARWIN. Figure empruntée au Manuel de GEGENBAUR.)

enfermés dans un fourreau, lequel est constitué par les lèvres antérieure et postérieure allongées.

Les pattes thoraciques situées en arrière des mâchoires participent encore dans la majorité des cas à la mastication, ce sont des *pattes-mâchoires*. Au lieu des trois paires que nous avons signalées chez *Astacus* et qui sont la règle chez les Décapodes, il n'en existe que deux paires chez les Cumacés, tandis que leur nombre atteint cinq paires chez les Stomatopodes. Ces derniers n'ont plus que trois paires de pattes ambulatoires au thorax. C'est principalement la fonction locomotrice qui échoit aux pattes thoraciques des autres groupes, la marche ou la natation, bien que ces appendices puissent être en même temps respiratoires (*Phyllopodes*) ou que leur article basilaire serve au débouché des produits génésiques, ainsi qu'on le rencontre chez beaucoup de Décapodes.

Les appendices de l'abdomen peuvent également être adaptés à la locomotion, mais le plus souvent ils sont inférieurs à ceux du thorax sous ce rapport et sont appelés à d'autres destinées. Tantôt certains de leurs articles s'étalent en lamelles respiratoires ou en plaques limitant une cavité incubatrice; tantôt chez les mâles ils se réduisent à de simples tiges, creusées de cannelures et servant d'organes copulateurs. Nous savons déjà que chez l'Ecrevisse et les Décapodes macroures, les pattes du dernier article abdominal sont transformées en lamelles natatoires.

Les *téguments* sont loin de posséder partout la solidité que nous avons rencontrée chez ceux de notre type. Chez la plupart des Entomostracés, ils sont très minces et ne renferment qu'exceptionnellement des concrétions calcaires. La couche de chitine est simple, flexible, transparente, et quelquefois si finement striée qu'elle fait jouer la lumière et donne lieu aux couleurs de diffraction les plus vives (*Sapphirina*). Elle est d'ailleurs fréquemment renouvelée, grâce à des mues répétées, surtout durant la période de croissance. Presque toujours, des soies fines ornent cette frêle carapace qui, aussi bien que chez les Décapodes, est le produit d'exsudation d'une couche chitinogène, hypodermique, composée de cellules cylindriques ou cubiques, analogues à celles que nous avons décrites.

Le *système nerveux* est toujours ventral et, d'une manière générale, on remarque chez lui une réduction du nombre des ganglions de la chaîne en rapport avec le fusionnement des somites. D'autre part, si primitivement les ganglions sont pairs dans chaque somite, réunis entre eux par une commissure transversale, et un connectif longitudinal, de manière à présenter l'aspect d'une échelle ainsi qu'on les trouve encore chez nombre de Branchiopodes, il faut reconnaître que, dans la majorité des autres ordres, il s'opère un rapprochement des deux ganglions sur la ligne médiane qui va jusqu'au fusionnement. L'examen microscopique, sur des coupes en particulier, permet cependant presque toujours de reconnaître dans les ganglions qui paraissent simples, la trace de leur duplicité originelle comme chez l'Écrevisse.

Le plus haut degré de concentration du système nerveux se présente chez les Copépodes parasites. Ici, il ne peut plus être question d'une chaîne nerveuse; elle fait complètement défaut. Les centres nerveux sont réduits à une petite masse compacte qui fait anneau autour de l'œsophage, au-dessus duquel elle est plus ou moins renflée et d'où partent tous les nerfs périphériques. Mais le renflement cérébroïde fait lui-même parfois défaut, la portion dorsale de l'anneau périœsophagien étant représentée par une simple commissure.

Le développement du cerveau est d'ailleurs proportionnel à celui des yeux et des antennes. Lorsque ceux-ci s'atrophient, c'est précisément le cas chez les Parasites, le cerveau diminue, tandis qu'il augmente de volume lorsque les appendices sensitifs de la tête s'accroissent, ainsi que le démontrent, par exemple, les Amphipodes à grands yeux (*Phronima*).

Le nombre des ganglions ventraux, de douze en général, chez les Schizopodes et les Macroures, est de sept à treize chez les Isopodes et Amphipodes; de sept chez certains Copépodes (*Calanides*); de cinq chez les Daphnides, etc. Il atteint son maximum chez les *Apus* (Phyllopodes), tandis que déjà chez quelques Macroures, il diminue, grâce à la fusion de ganglions thoraciques (*Palaemon*, *Palinurus*) ou abdominaux. Ces derniers sont réunis en une masse unique chez les Anomoures (*Pagurus*) qui établissent, à ce point de vue, le passage entre les Macroures et les Brachyures (Crabes), dont tous les ganglions sont ramassés dans le thorax en une grosse masse étoilée (fig. 31, A).

Un système nerveux viscéral, prenant naissance sur les connectifs de l'anneau œsophagien, existe déjà chez les Cirrhipèdes parmi les Entomostracés. Sa connaissance laisse beaucoup à désirer dans les autres groupes, à l'exception des Décapodes, où il revêt dans ses traits principaux la disposition que nous lui connaissons chez l'Ecrevisse.

Les sens du toucher, du goût et de l'odorat sont vraisemblablement desservis chez tous les Crustacés par des poils disséminés un peu partout sur le corps, mais

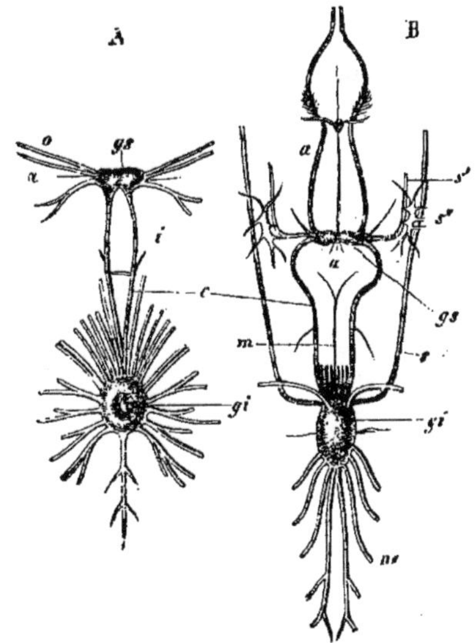

Fig. 31.

particulièrement sur les antennes (poils tactiles et olfactifs) et sur les palpes des mâchoires, aux lèvres, dans le voisinage immédiat de la bouche (poils gustatifs). Il est à remarquer que jusque chez les Copépodes et les Ostracodes ces poils, dans l'axe desquels pénètrent des filets nerveux, sont plus abondants sur les antennes des individus mâles que chez les femelles. Cela a surtout été observé pour les poils olfactifs.

Fig. 31. — A, système nerveux d'un Crabe (*Carcinus mœnas*); *gs*, ganglion cérébral; *o*, nerf optique ; *a*, nerfs des antennes; *c*, anneau œsophagien ; *i*, commissure transversale de l'anneau; *gi*, chaîne ventrale fusionnée (d'après MILNE-EDWARDS) ; B, système nerveux d'un Cirrhipède (*Coronula diadema*), vu de la face ventrale; *gs*, *c*, *gi*, comme en A ; *a*, nerfs antennaires qui se distribuent sur le manteau et la coquille. — Entre eux est situé le ganglion oculaire en connexion avec le cerveau; *m*, nerf de l'estomac; *s*, nerf viscéral qui s'unit dans un plexus *s''* avec un second nerf viscéral *s'*, venant de la partie antérieure de l'anneau œsophagien. Le ganglion abdominal émet en avant le nerf du premier cirrhe, et en arrière (*nc*) ceux des autres cirrhes. (D'après DARWIN. Figure empruntée au Manuel de GEGENBAUR.)

Des *sacs auditifs* logés dans l'article basilaire des antennules et construits sur le type que nous avons décrit à propos de l'Ecrevisse, se retrouvent chez la plupart des Décapodes, mais ils paraissent manquer chez les Stomatopodes et les autres Crustacés. De nouvelles recherches sur des appareils aussi importants sont extrêmement désirables, il s'agirait de les étendre à l'ensemble du groupe.

Chez plusieurs Décapodes, les otocystes sont clos, sans communication avec l'extérieur, conséquemment les otolithes qu'ils renferment doivent être sécrétés par leur endothélium. Il est vrai que dans quelques genres (*Pinnotheres*, *Platycarcinus*), on a signalé des vésicules closes absolument dépourvues d'otolithes. Les sacs auditifs sont tapissés par des soies très fines, de différentes espèces, mais qui ne diffèrent pas fondamentalement des poils sensitifs des autres régions du corps; chez *Crangon*, *Hippolyte*, ces soies sont en très petit nombre. Chez les *Mysides*, les otocystes complètement clos sont situés dans l'épaisseur des lamelles caudales adjacentes au telson, ils reçoivent un nerf spécial du ganglion anal. Hensen en a donné une description détaillée.

A l'exception des Parasites (*Bopyrus*) et de ceux qui sont souterrains (*Asellus*, *Typhloniscus*) ou de ceux qui vivent dans les grandes profondeurs des eaux (*Gammarus*, *Niphargus*), tous les Crustacés possèdent des yeux. Ces organes présentent, d'ailleurs, des états fort divers de développement. Les plus simples comprennent un bâtonnet optique enfoncé dans une masse de pigment; c'est ainsi qu'on le rencontre chez les larves *Nauplius*. Mais cette forme élémentaire se complique par la multiplication des bâtonnets. Les deux groupes visuels tendent à se rapprocher sur la ligne médiane de la tête pour constituer en cet endroit un œil impair, en forme de X (*Copépodes*, *Ostracodes*, *Branchiopodes*), auquel s'associent généralement deux yeux latéraux, de formation ultérieure, tantôt simples (*Pontellides*), tantôt composés (*Daphnia*, *Branchipus*). Mais, tandis que chez *Branchipus* ces yeux sont très distincts et supportés par des pédoncules, ils sont chez *Daphnia* presque fusionnés en un seul qui jouit d'un mouvement continu de balancement. Chez un grand nombre de Phyllopodes, ces yeux composés sont recouverts par une cornée lisse.

Des yeux composés à facettes sont la règle chez les Crustacés supérieurs. Ils sont sessiles chez les *Edriophthalmes* (*Amphipodes*, *Isopodes*, *Cumacés*), pédonculés et mobiles chez les *Podophthalmes* (*Décapodes*) et peuvent quelquefois être retirés dans des fossettes orbitaires (*Brachyures*). Le nombre de leurs bâtonnets, l'importance du ganglion terminal du nerf optique, la disposition du pigment et des cônes cristallins situés au-dessous de la cornée, varient selon les genres. Les facettes de la cornée sont généralement carrées (*Palaemon*, *Palinurus*) ou hexagonales (*Maja*, *Squilla*). Chez *Euphausia* (*Schizopodes*) on connaît encore des yeux accessoires, fortement pigmentés en rouge et placés à la base des pattes thoraciques ou abdominales. Leur nombre est de huit chez *Thysanopoda*.

La *bouche* toujours ventrale, entourée d'une lèvre antérieure et d'une lèvre postérieure transformées parfois en étui protégeant des stylets, conduit dans un *tube digestif* relativement simple. L'œsophage est court, vertical ou penché en avant, il se dilate en se recourbant en arrière et forme un estomac plus ou moins vaste et compliqué par l'adjonction de pièces chitineuses faisant saillie dans sa cavité. Elles constituent une sorte d'appareil masticateur interne, ressemblant à celui de l'Écrevisse et qui se retrouve non seulement chez les Décapodes, mais aussi chez les Isopodes et quelques Amphipodes (*Gammarus*).

Derrière l'estomac, l'intestin se rétrécit et court tout droit jusqu'à l'anus. Dans sa portion antérieure, il est tapissé, chez les Copépodes, d'un épithélium glandulaire remplaçant sans doute la glande digestive, qui fait complètement défaut, ainsi que les cœcums. La plupart des autres Crustacés portent en effet un (*Sida*) ou deux (*Daphnides*) (fig. 32, *h*) ou un plus grand nombre (*Apus*, *Maja*) de cœcums, en arrière du pylore. Leur longueur varie beaucoup, ils sont quelquefois ramifiés (*Argulus*). On remarque dans quelques genres de Copépodes et de Cladocères des mouvements rythmiques du rectum qui jouent peut-être un rôle dans la respiration et la circulation du liquide nourricier.

Les Rhizocéphales (*Sacculina*) sont complètement dépourvus de tube digestif, ils s'alimentent par l'osmose des liquides nutritifs de leurs hôtes (des Crabes) à travers des tubes radiciformes qui plongent dans la cavité viscérale de ces derniers.

Des *glandes salivaires* unicellulaires ont été signalées chez les Daphnides au-dessous de la lèvre antérieure ainsi que chez quelques Copépodes. Cependant nous sommes réduits à des conjectures, sur la fonction de ces glandes, ainsi que sur celles décrites par Braun chez les Décapodes et *Squilla*, dans les parois de l'œsophage et de la lèvre antérieure.

Les glandes digestives décrites sous le nom de *foie* existent chez les types supé-

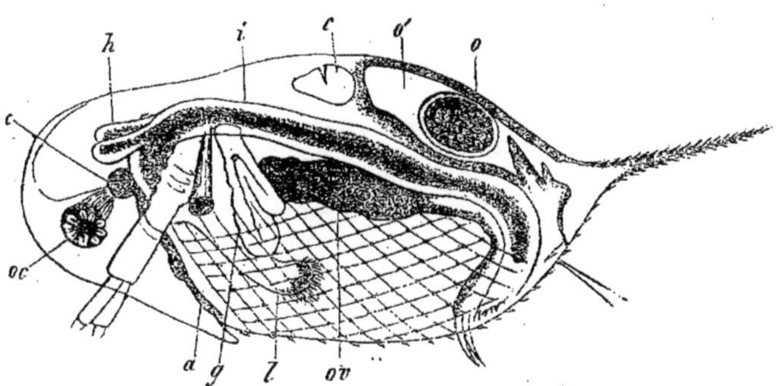

Fig. 32.

rieurs. Elles revêtent la forme de tubes fermés en cœcum dont l'extrémité renflée paraît être seule glandulaire, tandis que la portion tubulaire cylindrique, qui débouche dans l'intestin moyen, fonctionne comme canal excréteur. Ces tubes sont parfois si largement ouverts que leur cavité paraît être une dépendance de celle de l'intestin. Il en existe une seule paire (*Cyamus*, *Caprella*) ou deux (*Gammarus*) ou trois paires (*Idothea*, *Ligia*). Mais, chez tous les Décapodes, ces tubes se multiplient beaucoup, se ramifient et constituent dans le céphalothorax, de chaque côté de l'intestin, une masse souvent multilobée ou affectant même une disposition en grappe (*Crangon*, *Palaemon*). Chez les Stomatopodes, de telles grappes glandulaires, au lieu d'être concentrées, sont dispersées sur toute la longueur de l'intestin moyen.

Le *sang* toujours incolore et renfermant des globules amœbiformes est accompagné, chez un petit nombre de genres (*Lernanthropus*, *Clavella*), d'un liquide rouge contenant de l'hémoglobine. Ce liquide circule dans un système vasculaire clos, auquel Ed. Van Beneden a donné le nom d'*appareil hématique*. Cet auteur suppose qu'il sert à transmettre, au sang qui remplit les lacunes du corps, l'oxygène absorbé, et facilite l'élimination de l'acide carbonique.

Dans les groupes inférieurs, *Cyclopides*, *Corycaeides*, etc., ainsi que chez les Ostracodes, à l'exception des *Cypridines*, le cœur fait souvent défaut. Il n'y a pas non plus de vaisseaux; le fluide nourricier circule dans les espaces lacunaires, grâce aux contractions des parois du corps, des muscles des membres ou du canal digestif.

L'ébauche du système vasculaire se rencontre chez les Daphnides par exemple

Fig. 32. — Organisation d'une *Daphnie* ; *a*, antennes tactiles ; *c*, cerveau ; *oc*, œil ; *i*, intestin ; *h*, cœcums ; *g*, glande coquillière ; *c*, cœur ; *l*, lèvre supérieure ; *ov*, ovaire ; *o*, un œuf occupant la cavité incubatrice *o'*, comprise entre le corps et le manteau. (D'après Leydig.) Figure empruntée au Manuel de Gegenbaur.

(fig. 32, *c*). Le cœur tubulaire et pulsatile repose au-dessus de l'intestin. Il reçoit le sang par une ou deux paires d'orifices percés dans ses parois et le pousse à chaque systole dans une artère unique, très courte, se déversant dans des lacunes comprenant toute la cavité du corps.

Chez les Phyllopodes, le cœur s'allonge, il est segmenté et s'étend jusque dans l'abdomen (*Branchipus*). Il porte sur les côtés un grand nombre d'orifices, en sorte que le sang y afflue abondamment, mais ses vaisseaux efférents sont encore fort simples et limités à son bord antérieur.

Le cœur tubulaire s'allonge encore chez les Arthrostracés, il s'avance davantage vers la tête chez les Amphipodes que chez les Isopodes, où il est refoulé dans l'abdomen. Chez ces derniers surtout, le système artériel tend à se développer, le cœur fournit des vaisseaux par ses extrémités antérieure et postérieure.

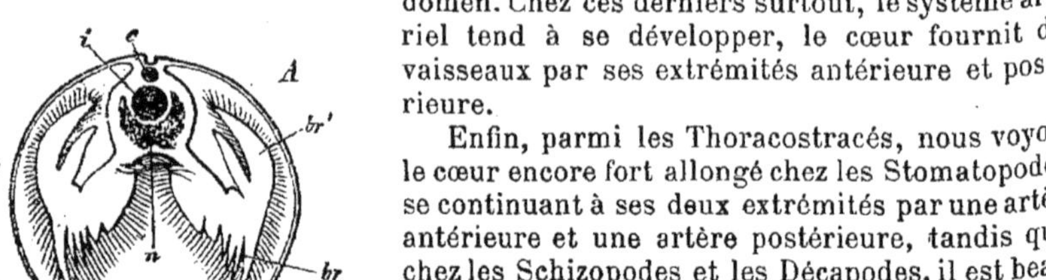

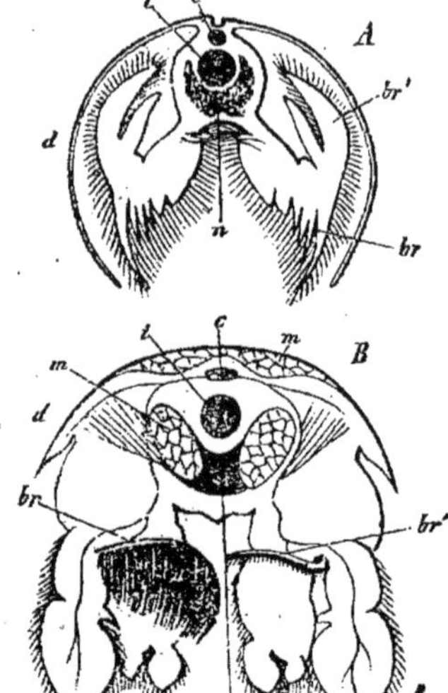

Fig. 33.

Enfin, parmi les Thoracostracés, nous voyons le cœur encore fort allongé chez les Stomatopodes, se continuant à ses deux extrémités par une artère antérieure et une artère postérieure, tandis que, chez les Schizopodes et les Décapodes, il est beaucoup plus ramassé, se localise à la région thoracique et émet, tant en avant qu'en arrière, un plus grand nombre de troncs artériels qui se ramifient dans les viscères. Il y en a pour le cerveau, les antennes, le foie, les organes génitaux, etc.

Mais il n'existe chez aucun Crustacé une continuité vasculaire entre les artères et l'organe respiratoire. Nous avons vu, chez l'Ecrevisse, le degré supérieur de la circulation sanguine et nous savons que le sang, après s'être répandu jusqu'aux ramuscules des artères, tombe dans des sinus qui le conduisent aux branchies. Après l'hématose, il revient par des veines, dont le nombre varie avec celui des appendices branchiaux, non pas au cœur, mais dans un sinus enveloppant le cœur et dans lequel celui-ci puise le sang.

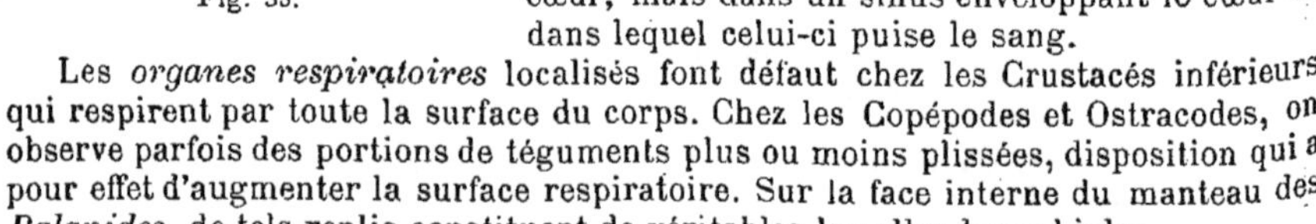

Les *organes respiratoires* localisés font défaut chez les Crustacés inférieurs qui respirent par toute la surface du corps. Chez les Copépodes et Ostracodes, on observe parfois des portions de téguments plus ou moins plissées, disposition qui a pour effet d'augmenter la surface respiratoire. Sur la face interne du manteau des *Balanides*, de tels replis constituent de véritables lamelles branchiales.

En général, cependant, les branchies proprement dites se développent sur les pattes thoraciques ou abdominales. Le membre, en tout ou en partie, est modifié en vue de l'accomplissement de la fonction respiratoire, tout en conservant d'ailleurs une fonction locomotrice; il s'aplatit en forme de feuille vers sa base.

C'est ainsi que chez les Phyllopodes (fig. 33, A, *br*), comme leur nom l'indique, les pattes ont la forme de larges et minces lamelles, à travers les parois desquelles s'effectuent les échanges gazeux; l'eau étant toujours renouvelée autour d'elles, grâce à leur continuelle agitation. Tous les membres peuvent d'ailleurs participer à une telle transformation, ainsi que c'est plus particulièrement le cas chez les Branchiopodes. Chez les Isopodes, les cinq paires de pattes abdominales sont ainsi complètement métamorphosées en lamelles respiratoires, et il arrive parfois (*Oniscus*,

Fig. 33. — Coupes transversales de Crustacés. A, Phyllopode (*Limnetis* d'après Grube); B, *Squilla* (d'après Milne-Edwards); *c*, cœur; *i*, intestin; *n*, chaîne ganglionnaire; *br*, branchies; *d*, duplicature du tégument dorsal, figurant une coque en A. (Figure empruntée au Manuel de Gegenbaur.)

Porcellio) qu'une paire de ces membres se développe en lamelle de recouvrement, enfermant les autres comme dans une chambre.

Chez les Amphipodes, les branchies ont la forme de sacs fixés aux articles basilaires des pattes thoraciques; elles sont cachées chez *Talitrus, Gammarus,* sous des prolongements de téguments du thorax. Elles sont fort atrophiées chez les *Caprelles* qui ne possèdent que deux courts tubes branchiaux, situés sur les deuxième et troisième segments thoraciques, lesquels ne portent pas de membres.

Chez les Stomatopodes (*Squilla*, fig. 33, B, *br*) nous voyons apparaître des touffes de filaments branchiaux ramifiés sur le bord interne de la base des cinq paires de pattes natatoires de l'abdomen.

Chez tous les autres Thoracostracés, à l'exception des Mysides, qui n'en possèdent pas, les organes respiratoires se localisent sur les pattes-mâchoires et les pattes ambulatoires. Mais ces organes se présentent sous des aspects fort divers : ce sont tantôt des houppes de filaments tubulaires, des prolongements pennés (Macroures), tantôt des séries de lamelles distinctes allant en diminuant de dimension vers leur extrémité (fig. 34 *ar*) attenant aux pattes ou attachées à la paroi interne de la chambre branchiale.

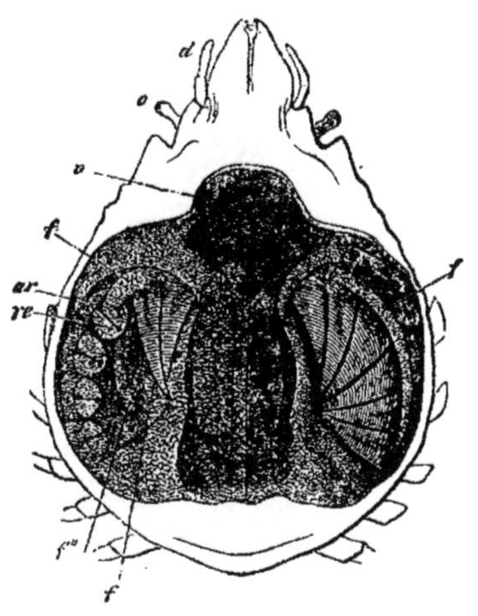

Fig. 34.

Les branchies, en effet, ne se voient plus du dehors, elles sont recouvertes, ainsi que nous l'avons dit, chez *Astacus*, par une duplicature du dermo-squelette céphalo-thoracique. Celle-ci limite extérieurement une cavité communiquant avec le dehors par une fente comprise entre le bord libre de la duplicature et la base des pattes. La soudure plus complète de cette chambre, chez les Brachyures, réduit l'orifice par lequel l'eau pénètre sur les branchies à une simple fissure placée au-devant de la première paire de pattes et qu'un prolongement externe de la base des pattes-mâchoires peut fermer. Une disposition de ce genre permet aux Crabes terrestres (*Gecarcinus*) de retenir de l'eau dans la chambre branchiale. Chez le *Birgus latro,* vivant sur terre, il existe encore contre le toit de la cavité respiratoire des prolongements arborescents, qui ont été considérés comme des sortes de poumons (Semper). Chez tous les aquatiques, la circulation de l'eau dans la cavité est entretenue par les mouvements propres dont sont animées les branchies ou bien par des espèces de fouets fixés à la base des-pattes mâchoires et s'étendant en arrière sur l'ensemble des branchies (fig. 34, *f, f', f''*).

Enfin, nous devons signaler le fait de l'existence de l'air en nature dans les lamelles branchiales antérieures de quelques Isopodes terrestres (*Porcellio*), sans que d'ailleurs la forme de celles-ci diffère essentiellement de celle des mêmes lamelles chez les aquatiques.

On a décrit, chez les larves de quelques Copépodes, des couches cellulaires renfermant des concrétions solides qui paraissent être un produit urinaire. Ces cellules, situées dans un sinus de l'intestin, se retrouvent chez *Cyclopsine castor*

Fig. 34. — Branchies d'un *Brachyure*. Les téguments dorsaux du céphalothorax sont enlevés. La cavité du corps avec l'estomac masticateur *v*, et l'intestin qui en part, se voit au milieu; les cavités branchiales latérales sont ouvertes ; à droite les branchies à six séries de feuillets ; à gauche quatre sont coupées, ainsi que le flagellum *f*, pour montrer l'appareil tourbillonnant *f' f''* qui est au-dessous des branchies ; *o*, œil ; *d*, antennes ; *ar*, une branchie isolée, coupée en *re*. (Figure empruntée au Manuel de Gegenbaur.)

(Leydig). Chez les Amphipodes, de courts tubes glandulaires, attachés à l'intestin terminal, ont été considérés comme des homologues des tubes de Malpighi des Insectes. Mais aux *organes excréteurs* appartiennent avec plus de certitude les canalicules empelotonnés, répandus dans la plupart des ordres et situés tantôt à la base des antennes (glandes antennaires), tantôt sous les replis des téguments, vers la partie antérieure du corps (*glandes coquillières, glandes du test, etc.* (fig. 32, *g*). Il résulte des recherches de Grobben que ce sont là des formations de même nature, leur structure intime est essentiellement la même, chez les Phyllopodes et les Copépodes. On peut toujours leur distinguer une extrémité aveugle renflée en saccule qui en est la portion glandulaire comparable au glomérule de Malpighi du rein des Vertébrés et un canalicule plus ou moins long, contourné sur lui-même, qui en est la portion excrétoire. Cette disposition générale se retrouve d'ailleurs dans la constitution de la glande verte de l'Ecrevisse qui doit, par conséquent, être considérée comme l'homologue de la glande antennaire.

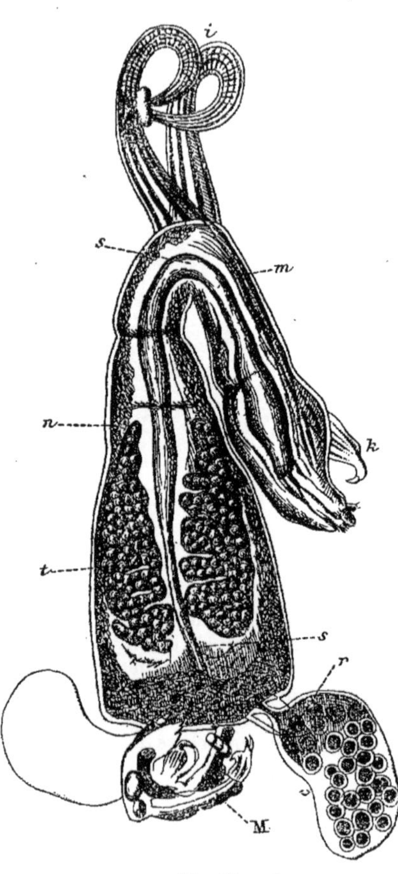

Fig. 35.

L'hermaphrodisme est exceptionnel chez les Crustacés. On en connaît des exemples parmi les Cirrhipèdes et chez les *Cymothoë* parmi les Isopodes. Encore, chez quelques genres de Cirrhipèdes (*Scalpellum*), paraît-il à certaines époques des individus exclusivement masculins, les *mâles complémentaires*.

La séparation des sexes est donc la règle et, dans l'immense majorité des cas, les glandes, testicules et ovaires, sont construites sur le même type de tubes pairs tantôt simples, tantôt ramifiés.

Les individus mâles sont généralement plus petits que les femelles, quelquefois même (*Cirrhipèdes, Copépodes parasites, Bopyrus, Entoniscus* parmi les Isopodes) ils sont microscopiques et fixés contre l'orifice génital de ces dernières (fig. 35, M). Nous avons déjà signalé le dimorphisme des mâles de certains Copépodes (*Cyclops*) dont une antenne est recourbée et sert à maintenir la femelle pendant la copulation. Ailleurs, c'est la première paire de pattes (*Estheria*) ou les pattes-mâchoires (*Cypris*) qui sont transformées dans ce but. Chez les Cladocères, les mâles se distinguent encore des femelles par de plus gros yeux et de plus longues antennes. L'appareil préhensile des *Branchipus* mâles est excessivement compliqué; la principale pièce en est enroulée en spirale.

Fig. 35. — *Branchiella malleus.* (Vivant dans la cavité buccale de la torpille.) Femelle portant son mâle M, attaché à son orifice génital; *i*, pattes de la première paire; *k*, pattes de la seconde paire; *m*, partie antérieure du corps; *n*, partie postérieure; *r*, sac à œufs mûrs; *s*, intestin; *t*, ovaires.

Chez les Copépodes libres, la glande génitale est impaire, elle est placée sur la ligne médiane du corps au-dessus de l'intestin moyen; mais elle possède deux canalicules excréteurs plus ou moins compliqués vers leur extrémité. Les oviductes portent fréquemment des expansions pouvant servir de réceptacles séminaux ou de poches incubatrices. Les œufs sont cependant pondus, le plus souvent, dans des sacs fixés extérieurement de chaque côté de l'abdomen.

Les glandes génitales des Copépodes parasites sont paires. Chez les *Phyllopodes*, elles sont situées de chaque côté de l'intestin, leurs conduits excréteurs débouchent à la limite entre le thorax et l'abdomen. Souvent une portion dilatée de l'oviducte fonctionne comme utérus. Chez les *Daphnides*, il existe, au-dessous de la carapace et vers l'extrémité postérieure du corps, une chambre incubatrice (fig. 32, o'), dans laquelle les œufs sont maintenus par des saillies chitineuses de l'abdomen. C'est également entre les valves, sur des appendices des pattes, que les œufs se développent chez *Estheria*.

Les glandes paires des Arthrostracés sont généralement bien distinctes. Les oviductes des Amphipodes débouchent sur le cinquième segment thoracique. Chez les Isopodes, il se forme une cavité incubatrice circonscrite par des lamelles imbriquées, émanant des pattes thoraciques.

Ce sont les Schizopodes qui, parmi les Thoracostracés, présentent les organes génitaux les plus simples. L'ovaire impair communique avec deux larges oviductes fonctionnant comme utérus, et des élargissements foliacés des deux dernières pattes thoraciques limitent une cavité incubatrice. Les canaux déférents des mâles aboutissent à un appendice copulateur spécial provenant d'une transformation des pattes abdominales.

Au contraire, les mêmes organes se compliquent chez les Décapodes. La portion glandulaire comprend un très long et très fin tube, entortillé plusieurs fois sur lui-même et formant une masse multilobée, s'étendant exceptionnellement dans l'abdomen (*Pagurus*), tandis qu'elle est parfois située, très en avant, dans le céphalothorax (*Galathea*). Leurs canaux excréteurs, particulièrement chez les mâles, sont longs, sinueux et partiellement glandulaires. Les glandes peuvent même en être distinctes, sous forme d'appendices (*Maja*). Chez les Brachyures, le canal déférent porte d'ailleurs, dans quelques genres, une dilatation qui sert de vésicule séminale. En règle générale, on doit le considérer comme la continuation du tube testiculaire et, dans beaucoup de cas, il n'y a pas de démarcation bien marquée entre eux deux (Brocchi). La portion terminale des canaux déférents est plus musclée, plus épaisse, et peut faire saillie au dehors, elle a souvent été distinguée sous le nom de *verge*.

Les orifices génitaux femelles sont presque toujours situés sur l'article basilaire ou sur le plastron sternal (*Brachyures*) correspondant à la deuxième paire de pattes ambulatoires. Les orifices mâles sont situés plus en arrière, comme chez l'Ecrevisse, à la base de la quatrième ou dernière paire de ces mêmes pattes.

A l'exception de quelques Macroures (*Scyllarus*, *Palaemon*), la première (*Homarus*) ou les deux premières paires de pattes abdominales sont, chez les Décapodes mâles, transformées en organes copulateurs. Cette transformation est plus accusée et plus générale chez les Brachyures que chez les Macroures.

Les spermatozoïdes sont immobiles (sauf chez les *Cirrhipèdes*), parfois filiformes et très longs (*Isopodes*, *Amphipodes*, *Ostracodes*), recourbés en crochet à l'une de leurs extrémités (*Mysis*), ou cellulaires et munis d'appendices rayonnés (*Décapodes*). Ils sont expulsés généralement dans une mucosité qui se durcit au contact de l'eau, et forment ainsi des spermatophores que le mâle fixe quelquefois contre l'anneau génital de la femelle (*Copépodes*).

Des cas de parthénogenèse ne sont pas rares chez les Crustacés (*Cladocères*, *Apus*, *Artemia*). C'est ainsi que l'ovaire des Daphnides fabrique au printemps et en été des œufs qui passent directement dans la chambre incubatrice et s'y développent sans avoir été fécondés. En automne, le même ovaire produit deux (*Daphnia*) ou un plus grand nombre (*Lynceus*) de gros œufs, dits *œufs d'hiver*, qui sont fécondés et passent l'hiver sous la carapace pour ne se développer qu'au printemps suivant. Les mâles, rares d'ailleurs, n'apparaissent qu'en automne. Chez quelques Cladocères, leur apparition est précédée par celle d'individus hermaphrodites (Kurz).

Le développement direct dans lequel le jeune sort de l'œuf avec une forme à peu près semblable à celle de ses parents, ainsi que c'est le cas pour l'Ecrevisse, est tout à fait exceptionnel chez les Crustacés. On ne le connaît guère encore que chez les *Cumacés* et les *Mysides*. Chez les Isopodes et les Amphipodes, on ne rencontre pas non plus de formes larvaires libres.

Dans la règle, les jeunes individus subissent, au dehors de l'œuf, une série de métamorphoses plus ou moins compliquées. C'est ainsi que, chez les Cyprides, Claus a pu distinguer jusqu'à neuf formes larvaires. Ces métamorphoses sont régressives chez les Parasites, tout en étant encore parfois fort complexes, comme nous le voyons chez *Sacculina*, si heureusement étudiée par Delage.

Les formes larvaires signalées jusqu'ici sont nombreuses; les homologies de

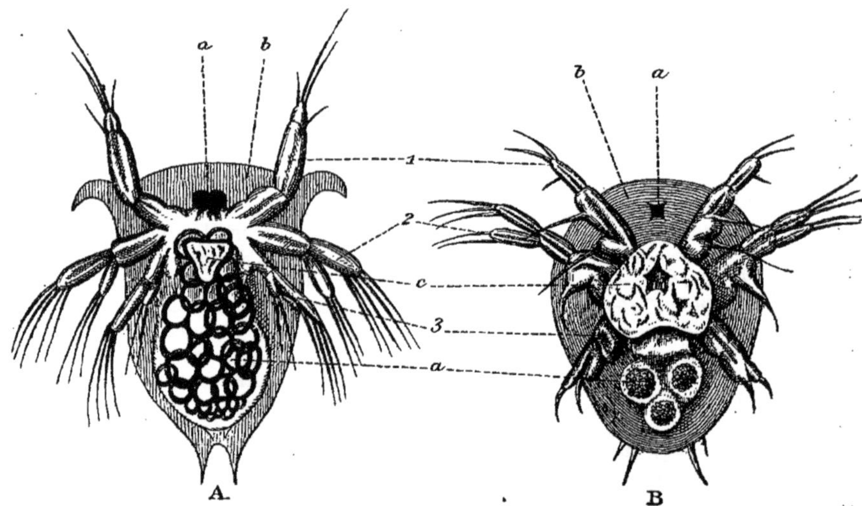

Fig. 36.

leurs segments, et des appendices qui y sont attachés, sont loin d'être définitivement établies pour chacune d'elles. A quelques exceptions près, elles paraissent cependant dériver de la larve simple, *Nauplius*, des Copépodes (fig. 36). Le Nauplius, ovale, triangulaire, etc., dont les téguments sont minces et transparents, est théoriquement caractérisé par une division en quatre segments. La limite de ces segments est rarement visible. Les trois premiers portent des appendices, la première paire est simple, les deux dernières sont bifurquées. Ces membres étant destinés à devenir plus tard les deux paires d'antennes et les mandibules de l'adulte, on peut considérer les segments larvaires qui les portent comme la portion céphalique du futur Crustacé. La transparence de la peau permet de voir que le Nauplius possède déjà un ganglion cérébroïde sur lequel repose un œil impair simple, un intestin droit et deux glandes antennaires situées à la base de la deuxième paire de membres.

Fig. 36. — Larves *Nauplius* ; A, de *Lernœodiscus* ; B, de *Cyclops* ; *a*, œil impair ; *b*, carapace chitineuse ; *c*, lèvre supérieure ; *d*, intestin ; *1*, première paire de pattes simples ; *2* et *3*, deuxième et troisième paires de pattes bi-ramées.

L'accroissement de cette forme larvaire se fait par l'apparition de nouveaux segments, entre le segment mandibulaire et le dernier segment ou segment anal dépourvu d'appendices. Chez plusieurs types supérieurs (*Décapodes marins*) le jeune éclôt sous la forme larvaire dite *Zoëa*. La Zoëa possède sept paires de membres, elle est remarquable par la grandeur de ses yeux à facettes, entre lesquels subsiste un œil impair médian, et par les prolongements en forme d'aiguilles dont sa carapace est souvent ornée.

Outre la Zoëa, on a constaté d'autres formes larvaires telles, par exemple, que la larve *Megalops* des Brachyures, *Erichthus* des Squilles, *Phyllosoma* des Langoustes, etc.

Nous ne pouvons entrer dans l'exposé de ces différents états de développement, l'étude phylogénétique sortant du cadre de cet ouvrage. On trouvera, dans le *Traité d'Embryologie* de Balfour, leur description et la bibliographie fort étendue qui les concerne.

Littérature.

Jurine, *Histoire des Monocles*, Genève, 1820. — H. Rathke, *Untersuchungen über die Bildung und Entwicklung des Flusskrebses*, Leipzig, 1829. — V. Thompson, *On the Metamorphosis of Decapodous Crustacea. Zool. Journ.*, t. II, 1831, et Isis, 1834, 1836, 1838. — Milne-Edwards, *Histoire naturelle des Crustacés*, Paris, 1834, 1840. — Idem, *Observations sur le système tégumentaire des Crustacés Décapodes*, *Ann. des sc. nat.*, 3e série, t. XVI. — Duvernoy, *Des organes extérieurs sur le squelette tégumentaire des Crustacés Décapodes, Mémoires de l'Acad. des sc.*, Paris, t. XXIII. — Krohn, *Ueber die Verdauungsnerven des Krebses*, Isis, 1834. — Oesterlen, *Ueber den Magen des Flusskrebses, Müller's Archiv.*, 1840. — Lereboullet, *Recherches sur le mode de fixation des œufs aux fausses pattes abdominales des Écrevisses, Ann. des sc. nat.*, 4e série, t. XIV, 1860. — Idem, *Sur les Crustacés de la famille des Cloportides, Mém. du Muséum de Strasbourg*, t. IV, 1850. — Idem, *Recherches d'embryologie comparée* (*Brochet, Perche, Ecrevisse*), *Ann. des sc. nat.*, 1862. — C. Darwin, *A Monograph of the sub-class Cirripedia*, London, 1851, 1854. — Leydig, *Ueber Artemia salina und Branchipus stagnalis. Zeitschr. f. w. Zool.*, t. III, 1851. — Idem, *Monographie der Daphniden*. Tubingen, 1860. — Idem, *Ueber Geruchs- und Gehörorgane der Krebse und Insekten. Arch. für Anat. und Physiol.*, 1860. — Idem, *Das Auge der Gliederthiere*, 1864. — Idem, *Ueber Amphipoden und Isopoden. Zeitschr. f. w. Zool.*, t. XXX; Supplément, 1878. — E. Grube, *Bemerkungen über die Phyllopoden. Arch. für Naturgesch.*, 1853, 1865. — Zenker, *Monographie der Ostracoden*, ibid., 1854. — Idem, *System der Crustaceen*, ibid., 1854. — C. Claus, *Zur Anatomie und Entwickelungsgeschichte der Copepoden*, ibid., 1858. — Idem, *Zur Morphologie der Copepoden. Würzb. naturw. Zeitschr.*, 1860. — Idem, *Die freilebenden Copepoden*, Leipzig, 1863. — Idem, *Ueber die Organisation der Cypridinen. Zeitschr. f. w. Zool.*, t. XV, 1865, und *Neue Beobachtungen über Cypridinen*, ibid., t. XVIII, 1868. — Idem, *Entwickelungsgeschichte von Cypris*, Marburg, 1868. — Idem, *Zur Kenntniss des Baues und der Entwicklung von Branchipus und Apus. Abh. der k. Ges. d. Wiss.*, Göttingen, 1873. — Idem, *Organisation der Arguliden. Zeitschr. f. w. Zool.*, t. XXV, 1875. — Idem, *Untersuchungen zur Erforschung der genealogischen Grundlage des Crustaceensystems*, Vienne, 1876. — Idem, *Der Organismus der Phronimiden. Arb. aus dem Zool. Instit.*, Vienne, t. II, 1879. — Idem, *Zur Kenntniss der Kreislauforgane der Schizopoden und Decapoden*, ibid., t. V, 1884. — Bruzelius, *Beitrag zur Kenntniss des innern Baues der Amphipoden. Arch. f. Naturgesch.*, t. XXV, 1859. — Van Beneden, *Recherches sur la faune littorale de la Belgique*, Bruxelles, 1861. — V. Hensen, *Studien über das Gehörorgan der Decapoden. Zeitschr. f. w. Zool.*, t. XIII, 1863. — G. O. Sars, *Histoire naturelle des Crustacés d'eau douce de Norvège*, Christiania, 1867. — Idem, *Carcinologiscke Bidrag til Norges Fauna I. Mysider*, Christiania, 1870, 1872. —

S. Lemoine, *Recherches pour servir à l'histoire des systèmes nerveux, musculaires et glandulaires de l'Écrevisse*, *Ann. des sc. nat.*, 5e série, t. IX et X, 1868. — Gerstäcker, *Arthropoda in Bronn's Thier-Reichs*, Leipzig, 1866, 1884. (En cours de publication.) — A. Dohrn, *Zur Naturgeschichte der Caprellen. Zeitschr. f. w. Zool.*, t. XVI, 1866. — Idem, *Ueber den Bau und die Entwicklung der Cumaceen. Jen. naturw. Zool.*, t. V, 1878. — Chantran, *Observations sur l'histoire naturelle de l'Ecrevisse*, *C. R. de l'Acad. des sciences*, Paris, 1870, 1871, 1872. — Brauer, *Beiträge zur Kenntniss der Phyllopoden. Sitzungsber. der K. Akad. d. Wiss.*, Vienne, 1872, 1874, 1877. — Weissmann, *Ueber Bau und Lebenserscheinungen von Leptodora hyalina*, Leipzig, 1874. — Idem, *Beiträge zur Kenntniss der Daphnoïden*, Leipzig, t. I et IV, 1876-77. — Spangenberg, *Zur Kenntniss von Branchipus stagnalis. Zeitschr. f. w. Zool.*, t. XXV, 1875. — Max Braun, *Ueber die histologischen Vorgänge bei der Häutung des Flusskrebses. Arb. aus dem Zool. Zoot. Instit.*, Wurzbourg, t. II, 1875. — Idem, *Zur Kenntniss des Vorkommens der Speichel- und Kittdrüsen bei den Decapoden*, ibid., t. III, 1876. — Dietl, *Die Organisation des Arthropodengehirns. Zeitschr. f. w. Zool.*, t. XXVII, 1876. — Richters, *Die Phyllosomen*, ibid., t. XXIII, 1873. — Brocchi, *Recherches sur les organes génitaux mâles des Crustacés Décapodes*, *Ann. des sc. nat.*, 6e série, t. II, 1875. — C. Grobben, *Die Geschlechtsorgane von Squilla mantis. Sitzungsber. d. K. K. Akad.*, Vienne, 1876. — Idem, *Die Antennendrüsen der Crustaceen. Arb. aus dem Zool. Instit.*, Vienne, t. III, 1880. — H. Reichenbach, *Die Embryonalanlage und erste Entwicklung des Flusskrebses. Zeitschr. f. w. Zool.*, t. XXIX, 1877. — Paul Mayer, *Zur Entwicklungsgeschichte der Decapoden. Jen. naturw. Zeitschr.*, t. XI, 1877. — C. Vogt, *Recherches côtières (Copépodes parasites à mâles microscopiques). Mémoires de l'Institut national genevois*, 1877. — J. Chatin, *Recherches pour servir à l'histoire du bâtonnet optique chez les Crustacés et les Vers*, *Ann. des sc. nat.*, 6e série, t. V, 1877, et t. VII, 1878. — C. Semper, *Ueber die Lunge von Birgus latro. Zeitschr. f. w. Zool.*, t. XXX, 1878. — C. Grobben, *Beiträge zur Kenntniss der männlichen Geschlechtsorgane der Decapoden. Arb. aus d. Zool. Instit.*, Vienne, t. I, 1878. — E. Berger, *Untersuchungen über den Bau des Gehirns und der Retina der Arthropoden*, ibid., t. I, 1878. — Dietl, *Untersuchungen über die Organisation des Crustaceengehirns. Sitz. d. K. Akad.*, Vienne, 1878. — Bela Dezsö, *Ueber das Herz des Flusskrebses und des Hummers. Zool. Anzeiger*. I. Jahrg., 1878. — Wassiliew, *Ueber die Niere des Flusskrebses*, ibid., I. Jahrg., 1878. — E. Yung, *Recherches sur la structure intime et les fonctions du système nerveux chez les Décapodes. Arch. de Zool. exp.*, t. VII, 1879. — A. Gruber, *Beiträge zur Kenntniss der Generationsorgane der freilebenden Copepoden. Zeitschr. f. w. Zool.*, t. XXXII, 1879. — P. Mayer, *Ueber den Hermaphroditismus einiger Isopoden. Mitth. aus d. Zool. Stat.*, Naples, 1879. — Max Weber, *Ueber den Bau und die Thätigkeit der sog. Leber der Crustaceen. Arch. f. mikrosk. Anat.*, t. XVII, 1880. — Ed. Van Beneden, *De l'existence d'un système vasculaire à sang rouge dans quelques Crustacés. Zool. Anzeiger*. III. Jahrg., 1880. — Krieger, *Ueber das Centralnervensystem des Flusskrebses. Zeitschr. f. w. Zool.*, t. XXXIII, 1880. — Huxley, *L'Écrevisse*, Paris, 1880. — Y. Delage, *Appareil circulatoire des Crustacés Édriophthalmes marins. Arch. de Zool. exp.*, t. IX, 1881. — Idem, *Évolution de la Sacculine*, ibid., 2e série, t. II, 1884. — Mocquard, *Recherches anatomiques sur l'estomac des Crustacés podophthalmaires*, *Ann. des sc. nat.*, t. XVI, 6e série, 1883. — J. Frenzel, *Ueber die Mitteldarmdrüse der Crustaceen. Mitth. aus d. Zool. Stat.*, Naples, t. V, 1884. — Idem, *Ueber den Darmkanal der Crustaceen. Arch. f. mikrosk. Anat.*, t. XXV, 1885. — H. Viallanes, *Études sur les centres nerveux des animaux articulés*, 1er et 5e mémoires : *le Ganglion optique de la Langouste et Comparaison du cerveau des Insectes et des Crustacés*, *Ann. des sc. nat.*, 6e série, t. XVIII, et 7e série, t. IV, 1887. — B. Rawitz, *Uber die grüne Drüse des Flusskrebses. Arch. f. mikrosk. Anat.*, t. XXIX, 1887.

Groupes incertains

(PANTOPODES, XIPHOSURES, TARDIGRADES, LINGUATULIDES)

Nous plaçons ici quelques groupes, qui doivent être rangés parmi les Arthropodes, mais dont la classification est assez incertaine, les caractères qui distinguent les différentes classes étant plus ou moins effacés chez eux.

LES PANTOPODES OU PYCNOGONIDES

Ces petits animaux marins possèdent normalement et à l'état adulte sept paires d'appendices diversement conformés, fixés à un corps peu allongé, qui se continue en avant en un rostre portant la bouche terminale, et en arrière par un abdomen cylindrique peu considérable, réduit quelquefois à un simple mamelon. La première paire des membres, située en avant de la bouche, porte une pince, placée sur deux courts articles; la seconde paire, très variable, est quelquefois entièrement supprimée et paraît remplir plutôt des fonctions tactiles; la troisième est toujours plus considérable chez le mâle et pourvue d'appendices foliacés sur lesquels se fixent les œufs, que le mâle porte avec lui après la fécondation; les quatre paires suivantes sont en général les plus longues et munies d'un crochet terminal, par lequel ces animaux se cramponnent aux corps sous-marins, sur lesquels ils rampent lentement. On ne peut étudier les Pantopodes qu'au bord de la mer et vivants, leur taille ne se prêtant pas à des dissections. Les *téguments* montrent les deux couches habituelles des Arthropodes; cuticule plus ou moins durcie et hypoderme, entre les cellules duquel se trouvent beaucoup de glandes cutanées simples. Chez les mâles se voient encore, au quatrième article des quatre pattes postérieures, des glandes cémentaires (*Kittdrüsen*) réunies quelquefois en un canal excréteur commun. Des piquants ou poils à canal central se rencontrent également. — Le *système nerveux* se compose d'un ganglion sus-œsophagien, innervant les yeux, ainsi que la première paire d'appendices; il fournit, en outre, un nerf considérable à la partie supérieure du rostre. Ce nerf montre des ganglions secondaires. Deux commissures réunissent le ganglion sus-œsophagien à la chaîne ventrale, dont les ganglions peuvent subir une réduction en nombre par fusion. Les *yeux*, au nombre de quatre, sont placés sur un mamelon dorsal saillant; ils sont simples; on y trouve un cristallin, une choroïde et une rétine. Entre les yeux on remarque, enfermé dans un anneau chitineux, un amas de cellules, dont la fonction, auditive ou olfactive, est incertaine. — La *bouche* triangulaire est entourée de trois lèvres molles, poilues et soutenues par un échafaudage chitineux très compliqué. Elle conduit dans un canal assez large, au fond duquel se trouve un appareil en forme de nasse (*Reusenapparat*), composé de longues soies raides, fines et pointues, dirigées avec leurs pointes en avant et fixées, dans les parois, par une tête un peu élargie, à laquelle s'attachent de fines fibres musculaires. Quelquefois des sortes de dents plus grosses sont implantées dans cet appareil. Après son entrée, ainsi défendue, l'*œsophage* se continue sous forme d'un tube droit dans un *intestin* médian, duquel partent symétriquement des *cæcums* tubuliformes, qui se rendent en tous cas dans les quatre paires postérieures des pattes, quelquefois aussi dans la première paire et dans le bec. Souvent ces cœcums, maintenus dans leur position par des brides conjonctives, s'allongent jusque dans le dernier article des pattes. Les cœcums montrent la même structure que l'intestin médian, une tunique propre externe, une couche moyenne de très fines fibres musculaires et un endothélium cellulaire. Tout le système intestinal est rempli de corps vésiculaires transparents, qui nagent dans le liquide et paraissent être les éléments digestifs. L'*anus* se trouve à l'extrémité de l'abdomen. — Le *cœur* médian, composé de plusieurs chambres, montre deux paires de fentes latérales et quelquefois une fente médiane postérieure et terminale. C'est seulement une gouttière musculeuse, attachée au tégument, qui constitue la paroi supérieure du canal. Il n'y a point de vaisseaux. Le *sang* contient beaucoup de corps amœboïdes, des vésicules transparentes et des corpuscules en forme de disques. — Les *sexes* sont séparés. Les organes génitaux sont tubuliformes; situés dans l'angle entre le cœur et l'intestin, ils s'étendent jusqu'au rostre en avant et envoient des cœcums dans les quatre paires de pattes postérieures. Chez les mâles, les cœcums testiculaires n'atteignent que le troisième article, tandis que les ovaires s'étendent encore dans le quatrième et quelquefois au delà. C'est dans ces cœcums que se produisent de préférence les œufs. Les orifices des ovaires, munis de valvules, se trouvent à la base du second article de chaque patte, sauf chez *Phoxichilidium*, où la dernière seule porte un orifice sexuel. Les orifices mâles, situés dans le même article, sont plus variables quant au nombre; la quatrième patte n'en porte jamais. Les œufs sont portés par les mâles, accolés aux appendices foliacés de la troisième paire d'appendices, jusqu'à l'éclosion des larves, qui ont une certaine ressemblance avec les Nauplius. Chez beaucoup de Pantopodes intercède une seconde forme larvaire, parasite dans des Polypes hydraires. — Somme toute, les Pantopodes se rapprochent, par leur première forme larvaire, des Crustacés Entomostracés, dont ils diffèrent cependant beaucoup à l'état adulte.

Littérature.

Quatrefages, *Sur l'organisation des Pycnogonides, Ann. sc. nat.*, 3e série, t. IV, 1845. — Cavanna, *Studie e ricerchi sui Picnogonidi*, Florence, 1877. — A. Dohrn, *Fauna und Flora des Golfes von Neapel.* 3e Monographie. *Die Pantopoden*, Leipzig, 1881.

LES XIPHOSURES OU POECILOPODES

Le genre *Limulus*, l'unique représentant de cette classe dans la création actuelle, ne se trouve que sur les côtes de la mer des Indes et de l'Océan atlantique aux États-Unis. Le corps, vu d'en haut, présente trois parties : un grand bouclier bombé, arrondi en avant et sur les côtés, prolongé en arrière par deux ailes triangulaires, qui embrassent un second bouclier plus petit, articulé au premier sur une ligne transversale et dentelé sur ses bords latéraux par de grosses épines mobiles. A cette pièce se joint une longue pointe solide, semblable à un poignard à coupe triangulaire. Le bouclier antérieur porte deux yeux latéraux composés, placés sur les bords d'une partie relevée par des lignes saillantes et, plus en avant, deux petits yeux simples, rapprochés de la ligne médiane. Sous la face ventrale et creuse du bouclier antérieur sont fixées sept paires d'appendices, lesquels entourent la bouche, située presque au centre du bouclier. La première paire de ces appendices est courte, grêle, terminée par une pince et placée immédiatement devant la bouche ; les cinq paires suivantes ont leur article coxal muni d'une brosse à fortes épines et sont toutes terminées, chez les femelles, par des pinces, tandis que, chez les mâles, une ou deux paires antérieures sont garnies de griffes, au moyen desquelles ils se cramponnent, lors du frai, sur le dos des femelles. Ces cinq paires d'appendices sont de véritables pattes-mâchoires ; les brosses coxales, remplacées, à la dernière paire, par une lame tranchante, servent, en effet, à broyer les aliments, tandis que l'extrémité libre sert à la marche. On considère, comme septième paire, deux stylets aplatis et poilus, qui sont placés derrière la bouche, mais se recourbent en avant entre les coxes pour couvrir la bouche. Enfin, en correspondance avec l'articulation entre les deux boucliers, s'attachent encore, au bouclier antérieur, deux larges lamelles épaisses, soudées dans la ligne médiane ; elles s'appliquent sur la face ventrale du bouclier postérieur, en constituant un opercule pour cinq paires d'appendices lamelleux et minces, qui servent de branchies et montrent une certaine ressemblance avec les pattes-branchies des Phyllopodes. L'anus se trouve du côté ventral à la base de l'aiguillon caudal.

Les *téguments* présentent la même structure que ceux des grands Crustacés à forte carapace, avec cette différence cependant que la nature chitineuse des couches prédomine, qu'il y a fort peu de carbonates et que des conformations semblables à du cartilage s'y trouvent intercalées par places. Le *système nerveux* montre une disposition fort singulière : ses parties centrales sont logées, comme la plupart des nerfs, dans l'axe de sinus et de vaisseaux sanguins artériels, de manière à laisser ces vaisseaux constituer des gaines, et le sang circuler dans l'intervalle de celles-ci et des nerfs.

Les nerfs de la vie de relation émergent du sinus central bientôt après leur naissance et deviennent libres ; les autres, au contraire, cheminent dans l'intérieur des artères durant la majeure partie de leur étendue. La préparation du système nerveux devient, par cette disposition, assez difficile, d'autant plus que les nerfs et les parties centrales sont retenus, dans leurs positions, par des brides conjonctives.

Le *système nerveux central* se compose de deux parties : d'un anneau œsophagien, constitué par la fusion de tous les ganglions primitifs réunis sous le bouclier antérieur et d'une chaîne ventrale raccourcie, formée de ganglions à peine renflés et réunis par un double cordon, dont les connectifs sont très rapprochés. Dans l'anneau œsophagien, on peut distinguer un ganglion antérieur, lequel envoie une paire de nerfs aux ocelles, une autre plus grosse aux yeux composés, puis une paire de nerfs frontaux au tégument du bord du bouclier antérieur. Immédiatement derrière ces nerfs frontaux, mais déjà sur le commencement des connectifs latéraux, naît une paire de nerfs gastriques qui longent l'œsophage et forment de chaque côté du pylore un petit ganglion. Les connectifs latéraux, évidemment produits par la fusion de plusieurs ganglions, sont réunis ensemble par des ponts tranversaux en nombre variable ; l'œsophage passe entre le ganglion médian antérieur et le premier pont. Les commissures envoient successivement des nerfs aux sept paires d'appendices, fixés à la face ventrale du bouclier antérieur ; les ganglions de la chaîne ventrale innervent les parties correspondantes du bouclier postérieur, et la chaîne se termine par deux nerfs assez puissants qui s'étendent par des filaments disposés en pinceaux vers l'appendice caudal. — Les *ocelles* simples ont une cornée lisse, presque plane au dehors, fortement bombée vers l'intérieur, en guise de cristallin ; les *yeux composés* montrent des facettes, accusées seulement vers l'intérieur par des proéminences qui s'enfoncent dans la couche pigmentaire.

Le *canal intestinal* montre une bouche en fente longitudinale, s'ouvrant dans un œsophage étroit, qui se dirige en avant pour se recourber en demi-cercle et pour former, au niveau des ocelles, un sac à parois très charnues. Celles-ci sont garnies, à l'intérieur, d'une épaisse couche chitineuse, qui présente des plis longitudinaux, crénelés par des mamelons émoussés. Ce *proventricule* est évidemment broyeur; il s'ouvre, dans l'intestin, par un entonnoir étroit, faisant saillie vers la lumière de ce dernier. Le tube intestinal lui-même est droit, tout d'une venue, mais sa partie antérieure, dans laquelle débouche l'entonnoir du proventricule, présente des rides transversales saillantes. Au bout de cette partie, qu'on peut considérer comme un *estomac*, débouchent dans le tube les conduits excréteurs, au nombre de deux paires, d'un *foie* très volumineux et lobuleux, qui remplit les espaces latéraux compris entre les insertions des muscles des pattes et les bords du bouclier antérieur. Le *rectum* est court, à bandes musculaires longitudinales saillantes.

La *circulation* est assez complète, des lacunes n'intercédant que sur les derniers confins des ramifications, presque capillaires. Le *cœur* tubuleux, retenu dans son péricarde par des brides transversales, s'étend depuis le proventricule en avant jusqu'au dernier tiers du bouclier postérieur, s'élargissant d'avant en arrière. Il présente huit paires de fentes latérales en boutonnières, munies de valvules, par lesquelles le sang, revenant du corps et accumulé dans le sinus péricardiaque, entre dans le cœur pour en être chassé par onze troncs artériels, qui se distribuent aux différents organes, et constituent les gaines mentionnées autour du système nerveux. Nous renvoyons, pour les détails, au mémoire de M. Alph. Milne-Edwards (voir Littérature). Le sang, ayant circulé dans les plexus capillaires et les lacunes des tissus, se rassemble finalement dans deux grands troncs latéraux qui le distribuent aux cinq paires de branchies lamellaires, situées sous le bouclier postérieur, ainsi qu'aux lamelles operculaires. S'étant oxygéné dans les réseaux capillaires de ces lamelles branchiales, le sang revient au sinus péricardiaque par six troncs vasculaires, qui s'ouvrent séparément dans ce sinus.

Les *feuillets branchiaux* sont au nombre de cinq paires, attachés à la face ventrale du bouclier postérieur. Ils sont formés par deux lamelles chitineuses très fines, réunies au bord par un cadre chitineux plus épais et laissant entre elles de nombreuses lacunes linéaires et concentriques, dans lesquelles circule le sang. Les opercules mentionnés, qui recouvrent toutes ces lamelles, ne sont évidemment que des pattes branchiales épaissies, ayant perdu les fonctions respiratoires.

Les *sexes* sont séparés. Les mâles sont plus petits que les femelles et se distinguent en outre par la modification mentionnée de leurs pattes antérieures, munies de griffes au lieu de pinces. Les organes intérieurs mâles et femelles ont la même forme, mais ceux des femelles sont beaucoup plus volumineux. Ovaires et oviductes sont en continuité directe, tubulaires, formés de deux parties latérales qui se confondent en arrière et en avant et poussent, suivant leur degré de développement, des cœcums latéraux. Les oviductes excréteurs naissent avant la réunion terminale des organes, situés dans la cavité abdominale au-dessus et autour de l'intestin; ils se dirigent obliquement en dedans et en bas et se terminent par deux orifices en fente, en s'élargissant pour former une petite poche, à la base de l'opercule près de la ligne médiane, entre les deux lamelles repliées de ce dernier.

Les embryons parcourent, dans l'œuf, une série de stades, dont l'un ressemble extérieurement aux Trilobites (voir les Mémoires de Dohrn et de Packard).

On ne peut faire entrer les Xiphosures ni dans les Crustacés, ni dans les Arachnides. Ils forment évidemment un phylum à part très ancien, qui a des rapports assez étroits avec les Mérostomes et les Trilobites éteints et, d'un autre côté peut-être, avec les Scorpionides.

Littérature.

J. van der Hoeven, *Recherches sur l'histoire naturelle et l'anatomie des Limules*, Leyde, 1838. — C. Gegenbaur, *Anatomische Untersuchung eines Limulus mit besonderer Berücksichtigung des Gewebe. Abh. naturf. Ges.*, Halle, t. IV, 1838. — A. I. Packard, *On the embryology of Limulus polyphemus. Proceed. American Association*, 1871. — Idem, *Memoirs of the Boston. Soc. of nat. hist.*, t. II, 1871. — Idem, *Further observations. American Natural*, t. VII, 1873. — Idem, *Devel. of the nervous system*, ibid., t. X, 1875. — A. Dohrn, *Embryol. u. Morpholog. des Limulus polyphemus. Jenaische Zeitschr.*, t. VI, 1871. — R. Owen, *On the anatomy of the American Kings-crab. Transact. Linnean Soc.*, t. XXVIII, 1872. — Alph. Milne-Edwards, *Recherches sur l'anat. des Limules*, *Ann. sc. nat.*, 5e série, t. XVII, 1873.

LES TARDIGRADES

Ces petits animaux qui se rencontrent dans les eaux salées et douces, dans les mousses et les sables des toits, etc., et dont quelques espèces, vivant dans des endroits alternativement humides et desséchés, sont devenues célèbres par leur faculté de revivre après une dessiccation prolongée, même pendant des années, ont un corps cylindrique, indistinctement segmenté et muni de quatre paires de parapodes courts, en forme de moignons inarticulés. Les membres sont garnis de griffes mobiles, quelquefois bifides, ordinairement au nombre de quatre par parapode, mais qui peut augmenter jusqu'à neuf (*Echiniscus*). La dernière paire de ces appendices est toujours terminale, placée des deux côtés de l'anus. La *tête*, peu distincte, porte en avant la bouche suceuse, armée de stylets, et quelquefois une paire d'yeux latéraux, simples, réduits le plus souvent à des taches pigmentaires entourant un corpuscule réfringent. La *peau* est chitineuse, cependant flexible et construite, suivant le plan général des Arthropodes, d'une couche externe, à canaux poriques, portant quelquefois des piquants, des soies ; parfois assez épaisse pour constituer une sorte de bouclier (*Milnesium*) et un hypoderme cellulaire. Les muscles sont lisses, séparés en faisceaux distincts. Il n'y a nulle part, ni extérieurement, ni intérieurement, des tissus vibratiles. — Le *système nerveux* consiste en une chaîne ventrale, composée de quatre ganglions fusionnés dans la ligne médiane et réunis par de longues commissures latérales, qui s'anastomosent quelquefois par des ponts transversaux. Le ganglion sous-œsophagien envoie en avant deux paires de nerfs, dont la première se rend, en formant une petite intumescence, à un endroit de la peau, relevé quelquefois en mamelon et muni apparemment de quelques cellules à poils (organe tactile ou olfactif). La seconde paire, renflée aussi en un ganglion terminal, se porte vers les taches oculaires. Cette paire de ganglions est réunie, suivant Greeff, par une fine commissure, passant par-dessus l'œsophage — elle représenterait donc les ganglions sus-œsophagiens, rejetés entièrement de côté. Les trois autres ganglions innervent les pieds et les viscères. — La *bouche*, entourée de papilles, conduit dans un tube chitineux rigide, dans la lumière duquel jouent deux stylets longs, minces et pointus, quelquefois calcaires, qui sont implantés dans un *pharynx* globuleux, dont la cavité centrale est étroite et quelquefois tapissée de plaques chitineuses. Deux grandes glandes latérales pyriformes déversent leur produit, probablement venimeux, dans le tube buccal, immédiatement au-devant du pharynx. Depuis le pharynx le *tube intestinal*, tout d'une venue, s'étend en droite ligne vers l'anus terminal en forme de fente longitudinale. — Il n'y a pas d'organes d'excrétion, de circulation ni de respiration. Le fluide nourricier remplit la vaste cavité générale et charrie des corpuscules sphériques et granuleux assez volumineux. — Les Tardigrades sont hermaphrodites. L'*ovaire* impair, très grand, est situé sur la face dorsale du tube intestinal au milieu du corps. Il produit des œufs relativement énormes, à coque résistante, tantôt lisse, tantôt couverte de rugosités ou de papilles. En arrière, et du côté dorsal de l'ovaire, est située une *vésicule séminale*, qui s'abouche avec deux *testicules* tubuliformes. Toutes ces parties débouchent, avec le canal intestinal, dans une espèce de cloaque, autour duquel on aperçoit parfois de petites glandes accessoires. Quelques auteurs ont vu un petit pénis sortant de ce cloaque (Greeff). Les espèces à œufs lisses déposent leurs œufs dans leur peau, dépouillée lors d'une mue. Les œufs subissent un fractionnement total, dont ressort un embryon ployé sur le ventre et composé de deux couches, ectoderme et entoderme. Le pharynx est le premier organe qui se laisse apercevoir dans l'intérieur du corps.

L'organisation des téguments et l'absence de toute formation vibratile placent sans doute les Tardigrades parmi les Arthropodes, mais l'emplacement des membres les éloigne définitivement des Arachnides, dépourvues d'appendices abdominaux. Ils constituent un phylum à part, qui se rapproche, par l'organisation de son pharynx, des Acariens, mais qui montre des affinités prononcées avec les Annélides.

Littérature.

A. Doyère, *Mémoire sur les Tardigrades, Ann. sc. nat.*, 2e série, t. XIV, 1840. — J. Kaufmann, *Ueber die Entwicklung und die systematische Stellung der Tardigraden. Zeitschr. f. wissensch. Zoologie*, t. III, 1854. — R. Greeff, *Ueber das Nervensystem der Bärthierchen. Archiv f. mikrosk. Anatomie*, t. I, 1865. — Idem, *Untersuchungen über den Bau und die Naturgeschichte der Bärthierchen*, ibid., t. II, 1866.

LES LINGUATULIDES OU PENTASTOMES

Ces animaux à corps vermiforme et plus ou moins aplati ventralement vivent, à l'état adulte, dans les voies respiratoires de quelques Vertébrés terrestres. Le corps présente un grand nombre de segments à bords postérieurs relevés et quelquefois garnis de dentelures. On distingue, à la partie antérieure, quelques segments plus larges et plus accusés, qui portent deux mamelons tactiles en avant et, sur la face ventrale, la bouche entourée de deux paires de crochets placés en hémicycle. Ces crochets peuvent être retirés dans des enfoncements de la peau; ils sont soutenus par un échafaudage chitineux, ont des muscles propres et peuvent être considérés comme deux paires de membres bi-articulés rudimentaires, tout comme on peut paralléliser les moignons tactiles, placés sur le bord du front, aux antennes des autres Arthropodes. Les *téguments* présentent une couche externe chitineuse et un hypoderme cellulaire. Dans la couche chitineuse, on voit des canaux poriques et, sur les segments antérieurs, des fossettes rondes, appelées improprement stigmates, au fond desquelles l'hypoderme paraît tuméfié. Ces prétendus stigmates sont probablement des glandes cutanées dégénérées, qui étaient en fonction chez les larves. — Le *système musculaire* est appliqué directement à la peau et présente, du dehors en dedans, une couche de fibres transversales, une couche moyenne longitudinale et une interne oblique. Les fibres composant les faisceaux sont très fines et striées transversalement. Toutes les fibres musculaires sont entourées de grosses cellules à noyaux et les fibres obliques constituent, avec ce revêtement, des diverticules latéraux du cœlôme qui confluent en un espace médian canaliforme. — Le *système nerveux* central est constitué, chez les adultes, par un seul ganglion sous-œsophagien, composé de deux moitiés, soudées presque sur toute la longueur; il présente, en avant, une anse sus-œsophagienne très mince et simplement fibrillaire. L'œsophage passe entre cette anse et le ganglion. Dans les jeunes individus, le ganglion présente des conformations qui prouvent sa constitution primitive par deux séries de ganglions latéraux. C'est donc une chaîne ventrale fusionnée. Les nerfs, disposés symétriquement, se rendent directement aux organes, notamment aux mamelons tactiles, aux membres, etc. Quelques auteurs parlent d'un système nerveux sympathique, que d'autres n'ont pu constater. Sauf les proéminences tactiles, il n'y a pas d'autres organes des sens. — La *bouche*, placée à peu de distance derrière l'extrémité antérieure, est entourée d'un cercle chitineux et ne montre aucun armement. Un court entonnoir, revêtu de parois chitineuses, conduit à un *pharynx* musculeux, qui paraît exercer des mouvements de piston. L'*œsophage* proprement dit, qui sort de ce pharynx, est assez étroit; il passe par l'anse nerveuse et s'élargit immédiatement en un large *estomac* tubulaire, cannelé longitudinalement dans sa moitié antérieure et passant, sans marque extérieure, par un isthme musculaire interne, au *rectum;* ce dernier s'ouvre à l'extrémité postérieure du corps et est retenu, dans sa position, par des fibrilles conjonctives, traversant obliquement le cœlôme. — Il n'y a aucune trace d'organes de circulation ou de respiration distincts; on ne voit nulle part des cils vibratiles. Le fluide nourricier, mis en circulation par les contractions du corps et des diverticules musculaires du cœlôme, est très dense, mais incolore et dépourvu de corpuscules. — Des groupes de glandes monocellulaires, situées dans la partie antérieure du corps, représentent le *système excréteur;* ces glandes réunissent leurs canalicules dans des canaux latéraux qui s'ouvrent au dehors à la base des crochets. Chez quelques espèces (*P. Diesingii*), les canaux excréteurs passent à côté de l'œsophage par l'anse nerveuse. — Les sexes sont séparés. Les organes préparateurs (testicules et ovaires) ont la forme d'une glande allongée médiane, située immédiatement sous les téguments du dos. Le *testicule* s'allonge, en avant, en une vésicule séminale, de laquelle partent deux canaux déférents, portant, à leur base, des conformations accessoires, qui paraissent servir comme appareils de propulsion du sperme. Les canaux déférents se portent vers la face ventrale en entourant l'estomac; chacun d'eux s'élargit en une poche considérable qui contient un cirrhe filiforme d'une longueur démesurée et entortillé dans la poche; ils se terminent par un seul orifice médian, situé au troisième segment, derrière la dernière paire de crochets. Les *organes femelles* sont beaucoup plus simples. L'ovaire unique se continue par deux oviductes, confluant dans un vagin simple, très long et spacieux, auquel sont attachées deux vésicules séminales et qui s'ouvre au dehors immédiatement sous l'anus.

On sait que les Linguatulides passent par une série de métamorphoses, avant d'arriver à l'état adulte. La première forme embryonnaire possède, outre les deux paires de membres, une conformation chitineuse énigmatique sur le milieu du dos et une armature buccale, consistant en un gros stylet ventral et une ou plusieurs paires de piquants latéraux; ces pièces se perdent plus tard entièrement.

Ce sont bien des Arthropodes dégénérés au suprême degré par le parasitisme. Mais, tout en convenant que quelques-uns de leurs caractères les rapprochent des Acariens, nous sommes cependant d'accord avec Balfour que l'on ne peut les faire entrer, sans contrainte, dans ce type. Des trouvailles ultérieures nous apprendront peut-être à quelle souche des Arthropodes il faut les rattacher.

Littérature.

P. J. van Beneden, *Recherches sur l'organisation et le développement des Linguatules, Mémoires de l'Acad. de Bruxelles,* 1849 (*Ann. scienc. natur.*, 3e série, t. XI, 1849. Extrait). — Rud. Leuckart, *Bau und Entwicklungsgeschichte der Pentastomen,* Leipzig, 1860.

CLASSE DES ONYCHOPHORES

Nous ne pouvons traiter monographiquement cette classe, composée du seul genre *Péripatus*, dont les nombreuses espèces se trouvent dans les zones tropicales de l'Amérique, au Cap et à la Nouvelle-Zélande. Mais, comme le type représenté par ces animaux vermiformes et entièrement terrestres est de première importance sous le point de vue morphologique, nous entrons cependant à son propos dans des détails plus circonstanciés que pour les autres types aberrants ou de passage.

La tête, assez distincte, mais à peine séparée du corps, porte en avant deux antennes simples, annelées, deux yeux simples, placés à la base des antennes sur la face dorsale, et sur la face ventrale une large bouche, entourée d'une lèvre. Au fond de la bouche se trouve une paire de mâchoires latérales, terminées par de petites griffes et une paire d'appendices palpiformes, dans lesquels débouchent des glandes muqueuses fort considérables et qui sont évidemment des pattes transformées en vue d'une fonction spéciale. Le corps est divisé dans un nombre considérable de métamères, variant dans les différentes espèces et qui augmente avec l'âge jusqu'à une limite donnée. Chacune de ces métamères porte une paire d'appendices annelés, mais non articulés, qui ressemblent beaucoup aux parapodes de certains Annélides, mais s'en distinguent par deux griffes chitineuses et terminales, auxquelles s'ajoutent parfois deux petites griffes rudimentaires latérales. Toutes ces griffes sont mises en mouvement par des faisceaux musculaires particuliers qui s'attachent directement aux griffes; structure très différente de celle des parapodes, dont les soies sont implantées dans une poche, au fond de laquelle s'attachent les muscles. A l'extrémité du corps se trouvent, dans la ligne médiane, l'anus et, au-devant, l'orifice sexuel.

Les *téguments* (fig. 37, *b*) sont constitués, du dehors en dedans, par une couche cuticulaire et chitineuse, moulée en mamelons sur une couche de grosses cellules à grands noyaux, au-dessous de laquelle se trouve un tissu de fibres conjonctives, les unes ondulées, les autres placées en angle droit sur la circonférence. A cette dernière couche s'attache directement une enveloppe dermo-musculaire épaisse, formée de couches de fibres musculaires lisses longitudinales, circulaires et diagonales. Ce sont ces dernières couches, avec une couche de fibres sagittales, qui constituent la musculature des pieds. Enfin, cette enveloppe dermo-musculaire est revêtue d'une mince membrane péritonéale, qui se replie sur les organes suspendus dans le cœlôme. — Des organes sensitifs se trouvent dans des mamelons épidermiques, disposés surtout sur le dos; l'on rencontre aussi des glandes cutanées particulières à la base des pieds.

Le *système nerveux central* (fig. 37, *h*) est constitué par deux puissantes masses ganglionnaires, situées dans la partie antérieure de la tête au-devant de la bouche et réunies ensemble par un pont transversal peu étendu. Chacune de ces masses est pyriforme, arrondie en avant et marquée par des sillons transverses, qui indiquent une fusion de plusieurs ganglions successifs, appartenant plus spécialement aux tentacules, aux yeux et aux parties buccales. Le premier ganglion émet deux puissants troncs tentaculaires (*i*), le second porte les nerfs optiques très courts (*k*), les parties suivantes envoient des

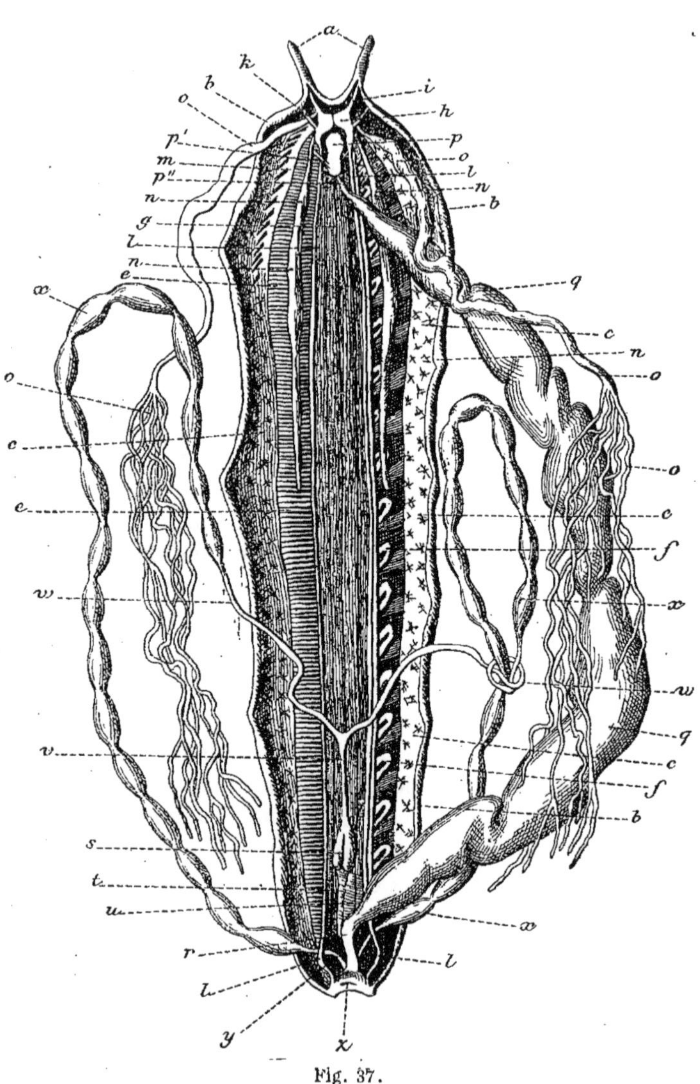

Fig. 37.

Fig. 37. — *Peripatus capensis*. Les téguments ont été fendus sur la ligne médiane dorsale et les organes étalés des deux côtés pour montrer la face interne ventrale. (D'après Moseley.) On voit en place le cerveau avec les deux cordons nerveux latéraux, le pharynx, les canaux latéraux (glandes salivaires), les muscles longitudinaux médians, l'ovaire avec l'oviducte commun et les touffes de trachées fixées sur les téguments. On a conservé à gauche la zone de fentes conduisant du cœlôme aux pattes et l'on a ajouté, à droite (d'après Gaffron), les anses des organes segmentaires correspondant aux pattes. *a*, tentacules;

nerfs aux mâchoires, aux lèvres et aux palpes de la bouche. Après avoir fourni ces branches, les masses se recourbent en s'amincissant vers la face ventrale, et, après s'être rapprochées de la ligne médiane et s'être réunies par deux ponts transverses suscessifs et purement fibrillaires, elles s'écartent de nouveau et continuent leur trajet vers la partie postérieure du corps, sous forme de deux cordons nerveux latéraux sans intumescences ganglionnaires (*l*). Ils émettent de nombreux filaments vers les pieds et tous les organes se relient d'une manière irrégulière par des ponts fibrillaires transverses et se réunissent à la fin par une anse terminale, située dans le dernier segment du corps. Des cellules ganglionnaires sont dispersées, par-ci et par-là, dans toute l'étendue de la couche corticale de ces cordons latéraux. On doit reconnaître qu'il y a une analogie extrêmement rapprochée entre cette structure et celle des Némertiens, tandis que la ressemblance avec les cordons nerveux écartés de plusieurs Annélides, par exemple les Serpuliens, est moins accusée.

Des *yeux* simples, d'une structure assez complète, sont placés sur la face latérale et dorsale de la tête. On y voit une fausse cornée, formée par le tégument aminci, un cristallin relativement petit et sphérique, un grand corps vitré, un iris peu développé, une choroïde et une rétine en forme de cupule ouverte, dont le fond se continue par un très court nerf optique se dirigeant vers le ganglion cérébroïde. Sauf les organes sensitifs de la peau déjà mentionnés, on ne connaît pas, aux Péripatus, d'autres organes des sens.

Le *canal intestinal*, entièrement droit chez les uns, ondulé chez les autres, commence par un pharynx ovoïde et fortement musclé (*p*), garni de muscles protracteurs et rétracteurs (*p'*) et sur lequel se distribuent de nombreuses trachées. Le pharynx se termine par un œsophage court et étroit (*p''*), qui s'élargit en un large boyau stomacal à parois assez épaisses (*q*), revêtues par un endothélium de grandes cellules granuleuses et brunâtres, entre lesquelles se trouvent dispersées des glandes monocellulaires. Le boyau intestinal se termine par un court rectum tubulaire (*r*), retenu dans sa position par de nombreuses brides conjonctives et par des trachées ramifiées sur ses parois (*u*). Chez quelques espèces se trouvent des *glandes anales* latérales, qui chez d'autres paraissent faire défaut. On ne

b, téguments étalés; *c*, *c*, zones des téguments à touffes de trachées; *e*, zone des fentes; *f*, zone des canaux segmentaires; *g*, muscles ventraux médians; *h*, cerveau; *i*, nerfs tentaculaires; *k*, nerfs optiques; *l*, cordons ventraux; *m*, muscle rétracteur des tentacules; *n*, *n*, glandes salivaires; *o*, *o*, glandes mucipares; *p*, pharynx; *p'*, muscle élévateur du pharynx; *p''*, œsophage; *q*, intestin; *r*, rectum; *s*, ovaire; *t*, son ligament suspenseur; *u*, brides du rectum; *v*, oviducte commun; *w*, *w*, oviductes; *x*, *x*, utérus remplis d'embryons; *y*, canaux terminaux des utérus; *z*, anus.

rencontre aucune trace d'autres organes accessoires, tels que foie, canaux de Malpighi, etc.

En revanche, nous devons mentionner ici deux appareils glandulaires, qui ont trait aux fonctions alimentaires et s'ouvrent vers la bouche. Le premier de ces appareils consiste en deux *glandes mucipares* énormes (*o*), dont les tubes sécréteurs ramifiés s'étendent

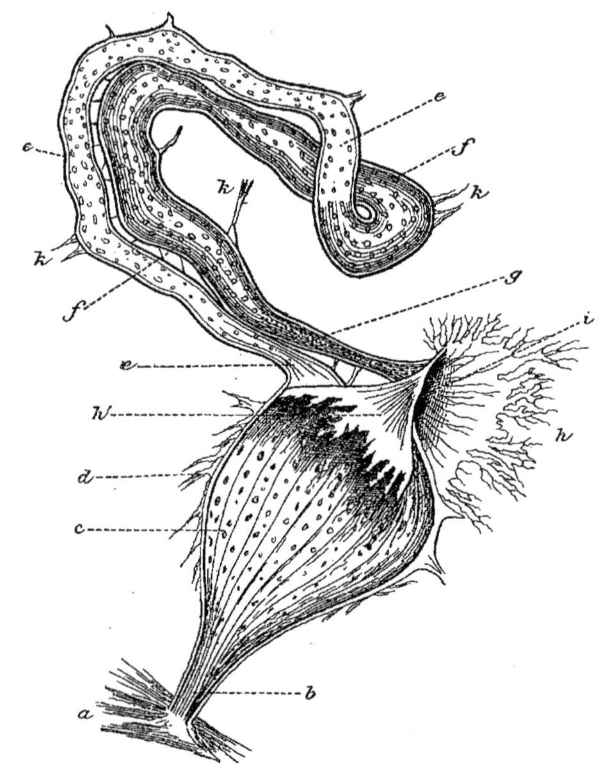

Fig. 38.

jusqu'à l'extrémité du cœlôme et entourent l'estomac en formant un réseau à mailles. Ces tubes se réunissent de chaque côté, vers le tiers antérieur du corps, en un large canal excréteur sinueux et très dilatable, à parois épaisses, transparentes et très musculaires, qui s'amincissent en continuant leur trajet vers la bouche et se terminent, par un petit orifice, à l'extrémité des deux palpes buccaux, lesquels sont,

Fig. 38. — Organe segmentaire du *Peripatus Edwardsii*, considérablement grossi (d'après GAFFRON). *a*, téguments avec faisceaux musculaires; *b*, col de la vessie; *c*, vessie à fibres musculaires et noyaux; *d*, brides d'attache de la vessie; *e*, canal clair entrant dans la vessie; *f*, portion glandulaire du canal; *g*, portion étroite musculaire; *h*, pavillon à franges; *h'*, lèvre du pavillon, réfléchie sur la vessie; *i*, embouchure du pavillon; *k*, brides d'attache du canal.

suivant la plupart des auteurs, des pieds modifiés. Ces glandes fournissent un liquide visqueux et collant, qui se durcit à l'air et que les animaux peuvent lancer à une certaine distance. Ceux-ci s'en servent dans des buts offensifs et défensifs; on les a vus en lancer un jet sur une mouche dont ils voulaient s'emparer.

Outre ces énormes glandes mucipares se trouve encore une paire de boyaux glandulaires, courant parallèlement aux deux cordons nerveux sur les côtés extérieurs de ceux-ci et que l'on a nommés les *canaux latéraux ou glandes salivaires* (*n*). Ces boyaux commencent au dernier tiers du cœlome, où ils se terminent en cul-de-sac; ils sont recouverts, comme les cordons nerveux, par les couches internes des muscles transverses et sont enfoncés dans une rainure longitudinale des muscles, dont des brides passent dans la musculature de leurs parois, revêtues, à l'intérieur, par un haut épithélium colonnaire en palissades. Les deux boyaux se rapprochent, en se rétrécissant, dans le voisinage de la bouche où ils forment ensuite deux larges sacs-réservoirs, revêtus d'un épithélium cylindrique, et se terminent par un seul orifice médian, en forme de fente, au fond de la cavité buccale.

Dans la même rigole musculaire, contenant le cordon nerveux et le canal latéral, mais séparés du premier par une fine membrane conjonctive, sont situés les *organes segmentaires* ou *néphridies*, (*f*, fig. 37) si éminemment caractéristiques pour les Onychophores. A chaque métamère correspond une paire de ces néphridies, construites sur un type assez simple, mais correspondant, en tout, aux organes semblables des Annélides. L'orifice externe de ces organes se trouve à la base des pattes sur la face interne. Cet orifice (*a*, fig. 38), entouré de fibres musculaires, conduit par un col court et étroit (*b*) dans une large vésicule pyriforme, dont les parois montrent des faisceaux musculaires longitudinaux, mais s'anastomosant ensemble. La vésicule (*c*) est fixée par des brides conjonctives (*d*) et est, sans doute, contractile. A l'intérieur se trouve une substance grenue, recélant de gros noyaux et relevée en bourrelets irréguliers qui, sur des coupes, se présentent comme des villosités. Du fond de la vésicule part un canal (*e*) étroit, à parois très transparentes, qui ne laissent reconnaître que des gros noyaux. Ce canal décrit une anse dont la convexité est tournée en avant et s'élargit vers la fin de cette anse pour se continuer dans une partie, recourbée également en une anse, appliquée à la concavité de la première (*f*). Cette partie est sans doute de nature glandulaire, car elle possède un épithélium cellulaire en palissade. Lors de son arrivée vers le fond de la vésicule, le canal se rétrécit considérablement (*g*), devient musculaire et montre un épithélium à petites cellules probablement vibratiles. Enfin, ce canal étroit se termine par un large entonnoir à bords frangés (*h*), revêtu du même épithélium vibratile et dont une partie est attachée à la vésicule même (*i*), de sorte que ce pavillon s'ouvre largement dans la rigole qui, elle, n'est qu'une continuation du cœlome. Nous avons donc dans ces organes, répétés symétriquement sur chaque paire de pattes, tous les caractères typiques des néphridies simples : pavillon vibratile ouvert sur le cœlome, canal en partie glandulaire et orifice externe à vésicule terminale et contractile. Les organes des premiers segments sont construits un peu différemment par suite d'une évolution moins caractérisée du canal en anse, et Kennel (voir *Littérature*) a prouvé que les glandes mucipares ne sont, au fond, que des organes segmentaires modifiés.

Si l'existence de néphridies typiques rapproche les Onychophores des Annélides, l'organisation des *organes respiratoires* les met au contraire dans le voisinage des Trachéates et surtout des Myriapodes. Ils respirent, en effet, par des *trachées* (*c*, fig. 37) disposées d'une manière particulière. L'existence de ces organes, qui avaient échappé aux anciens observateurs, ne pouvait être constatée que par l'examen d'exemplaires vivants, chez lesquels les trachées, remplies d'air, se distinguent immédiatement sous l'eau par leurs reflets nacrés.

Les *stigmates* sont de fins orifices en forme de boutonnières, très nombreux et dispersés irrégulièrement sur toutes les surfaces du corps. Gaffron estime leur nombre à environ 75 pour chaque métamère. Ces stigmates sont formés par une invagination des téguments, recouverte à l'intérieur par l'épiderme et présentant, sur des coupes, une forme de col de bouteille. Du fond de ce col partent des tubes très fins en nombre considérable, réunis d'abord en faisceaux, mais se séparant ensuite sans former de ramifications. Ces tubules sont constitués par une membrane chitineuse, qui résiste à l'action d'une solution de potasse caustique bouillante ; ils atteignent une longueur considérable, égalant deux ou trois fois la longueur du corps et se répandant sur tous les organes, sur le péritoine, sur le pharynx, sur le rectum et surtout sur l'utérus en gestation, à tel point, qu'ils forment, autour de ce dernier organe, une sorte d'enveloppe feutrée. Ils présentent souvent un aspect strié transversalement qui rappelle la fibre en spirale des trachées des insectes. On ne connaît pas leur mode de terminaison, ni leur évolution, car aucun des auteurs n'a pu les observer chez les embryons dans l'utérus, tandis qu'ils sont très visibles immédiatement après la naissance, lorsqu'ils sont remplis d'air.

Le *système circulatoire* possède un *cœur* central, constitué par un tube aplati à parois très minces et situé dorsalement dans la ligne médiane, où il s'étend sur toute la longueur du corps. Ce tube, en tout comparable au vaisseau dorsal des Myriapodes, montre sur chaque métamère une paire de fentes en boutonnières latérales et dorsales, qui sont entourées par des sphincters musculaires disposés en lacet. Le cœur, entouré d'une masse cellulaire développée surtout latéralement, est enfermé dans un péricarde, tendu principalement du côté ventral comme cloison horizontale vis-à-vis du cœlome. Ce péricarde circonscrit un large sinus péricardial, entourant le cœur et communiquant, par des orifices nombreux, avec le cœlome et le système intersticiel lacunaire du corps. Le péricarde est renforcé par des treillis musculaires. Les cellules accumulées dans son sinus, (cellules péricardiales de Gaffron) sont de deux sortes, dont l'une paraît former la terminaison des trachées. On a comparé ces cellules au corps graisseux des Insectes, dont le système circulatoire correspond de même à la structure telle que nous venons de l'exposer d'après Gaffron.

Peripatus a les sexes séparés. Les mâles, beaucoup plus rares que les femelles vivipares (environ un sur quatre), sont aussi plus petits et ont quelques segments de moins. Sauf l'existence, chez les mâles, de glandes particulières à quelques paires de pattes postérieures, mais qui sont très difficiles à constater, il n'y a pas de caractères distinctifs entre les deux sexes.

Les *organes mâles* présentent une structure assez simple. Ils commencent par deux testicules en forme de boyau (*Schlauchhoden* de Gaffron) terminés en cœcum, à parois très minces et remplis de grandes cellules spermatogènes hyalines, qui remplissent toute la cavité sans former un endothélium distinct. Ce boyau s'élargit en un testicule vésiculaire (*Blasenhoden* de Gaffron) à parois plus épaisses, musculaires, et revêtues d'un endothélium en pavé à cellules polygonales. Cette partie vésiculaire est remplie de zoospermes à tous les stades de développement, lesquels finalement sont filiformes, mais montrent toujours, vers le second tiers de leur longueur, une petite masse protoplasmique renfermant un corpuscule très réfringent. Cet appendice protoplasmique ne se perd que dans les organes femelles.

Les deux testicules vésiculaires, situés l'un derrière l'autre, s'ouvrent par des orifices extrêmement étroits dans deux canaux efférents, plus ou moins entortillés, suivant les espèces, en guise d'un épididyme, à endothélium colonnaire, qui ne contiennent, dans leur lumière étroite, que des zoospermes filiformes et se réunissent pour former un *canal déférent commun*, dont la longueur varie considérablement chez les différentes espèces. On peut distinguer, dans ce canal commun, trois régions : une première à parois minces, remplie de zoospermes libres ; une seconde à parois musculaires, portant dans l'intérieur, par places déterminées, un endothélium vibratile à cils très longs et dans les intervalles un endothélium colonnaire à cils plus courts. Ces cellules se transforment petit à petit en glandes monocellulaires. Cette partie contient toujours un seul spermatophore très allongé, pour la description détaillée duquel nous renvoyons à Gaffron. La troisième partie du canal commun, ordinairement déjeté sur un des côtés, a des parois très épaisses à fortes couches musculaires. Le canal s'ouvre, suivant les espèces, dans la ligne médiane entre la dernière ou avant-dernière paire de pattes. Des glandes crurales, terminées sur de petites papilles, se trouvent à la base d'un nombre variable de pattes postérieures du mâle, les deux dernières paires exceptées. Il paraît aussi que les mâles seuls possèdent des glandes anales, s'ouvrant des deux côtés de l'anus sur la face ventrale.

Organes femelles. Les ovaires (*s*, fig. 37), situés dans la partie postérieure du cœlome, sont immédiatement appliqués contre la cloison péricardiale et rattachés à elle par un repli du péritoine, renforcé par des faisceaux musculaires. Ce ligament (*t*) s'étire considérablement et constitue, chez les femelles adultes, deux rubans allongés, qui se rattachent d'un côté à la cloison péricardiale vers le cinquième segment d'arrière, et qui, de l'autre bout, entourent l'ovaire en lui constituant une membrane musculaire propre. Les deux ovaires, en forme de sacs ou de courts tubes cloisonnés, sont réunis ensemble par une enveloppe conjonctive, de telle manière qu'ils constituent antérieurement un seul organe fusiforme, séparé par une cloison longitudinale interne. Les parois internes, plissées transversalement de manière à former les loges successives, sont tapissées par l'épithélium germigène, dont les cellules se développent en deux directions différentes : les unes deviennent, en grossissant, des œufs, tandis que les autres constituent des follicules autour de ces œufs.

Les cavités des deux sacs ovariens confluent ensemble au bout antérieur pour donner naissance, chez les espèces américaines, à deux courts oviductes transverses, lesquels montrent deux appendices en forme de mamelons pointus, sur l'organisation desquels MM. Gaffron et Kennel ne sont pas entièrement d'accord. Tous les deux y trouvent un court canal de communication avec la cavité de l'oviducte, fortement musculaire et se continuant en un large entonnoir à parois minces. Mais tandis que M. Gaffron trouve cet entonnoir ouvert vers le cœlome et rempli de cellules péricardiales, M. Kennel soutient, qu'il ne forme que le col d'une vésicule à parois excessivement minces et facilement destructibles, qui contiendrait des œufs mûrs sortant de l'ovaire et attendant le moment où ils passeront dans l'utérus. M. Kennel, ayant examiné des animaux frais, sera probablement dans le vrai. Toutefois les deux auteurs sont d'accord sur la signification de ces appendices en les homologuant à des néphridies transformées, et cette manière de voir est appuyée par le fait que des néphridies accomplies manquent aux derniers segments. Suivant M. Kennel, ces appendices, appelés par lui réceptacles des œufs, manquent aux espèces chez lesquelles les œufs passent tous à la fois dans l'utérus, tandis qu'ils sont développés chez celles où ce passage a lieu successivement.

Après avoir fourni ces appendices, les oviductes tournent brusquement en avant et montrent deux vésicules assez larges, communiquant chacune avec l'oviducte correspondant par deux courts canaux divergeant vers la lumière de la vésicule. Celle-ci résulte, comme le démontre l'embryogénie, d'un repli en anse de l'oviducte, dont les parois qui se touchaient se sont fusionnées ensemble. Il ne peut y avoir de doute sur la fonction de ces vésicules ; ce sont des réceptacles du sperme, remplis, après la copulation, de zoospermes vivants.

Ces deux sortes d'appendices, réceptacles des œufs et du sperme, font défaut chez le *Peripatus capensis*, décrit par Moseley, chez lequel se trouve d'abord un oviducte commun qui se divise après en deux oviductes latéraux (*v*, *w*, fig. 37).

A dater du point d'attache du réceptacle du sperme, les oviductes s'élargissent considérablement et montrent, chez les femelles en gestation, des nodosités qui correspondent aux embryons contenus dans l'intérieur. On a appelé ces parties utérus (*x*, fig. 37). Ils continuent leur trajet en avant, en contournant irrégulièrement l'intestin, puis retournent en arrière pour se réunir à peu de distance de l'orifice génital, en un court vagin commun fortement musculaire.

Ici aussi se montrent des divergences considérables entre les espèces africaines et américaines. Chez les premières, les œufs et les embryons restent libres et peuvent par conséquent avancer, au fur et à mesure, dans la cavité même de l'utérus jusqu'au vagin ; aussi trouve-t-on, chez ces espèces, tous les embryons contenus dans l'organe sensiblement au même stade de développement. Chez les espèces américaines, au contraire, l'œuf fécondé entre immédiatement en relation intime avec la paroi de l'utérus, à laquelle il se fixe par un pédicule, que l'on peut comparer à un cordon ombilical ; plus tard, lorsque cette connexion s'abolit, l'embryon reste enfermé dans une enveloppe fournie par l'épithélium utérin. Les produits obstruent complètement la lumière de l'utérus, lequel doit s'allonger par accroissement à mesure que d'autres œufs, fécondés par les zoospermes du réceptacle, viennent se fixer à leur tour entre le réceptacle et l'embryon en voie de développement. Il s'ensuit que l'on trouve, chez les espèces américaines, des embryons dans les différentes phases de leur développement, les plus âgés près du vagin, les plus jeunes dans le voisinage du réceptacle et de l'ovaire.

Nous n'avons pas à entrer dans l'embryogénie, fort curieuse du reste, des *Peripatus*. Elle a été traitée d'une façon magistrale par Kennel.

En résumé, la classe des Onychophores offre un type de passage fort instructif entre les Annélides et les Myriapodes, car s'ils possèdent les organes segmentaires des premiers, ils ont les trachées des autres, pour ne citer que ces deux caractères les plus saillants, et l'on peut trouver, dans les dispositions des différents organes, nombre de parallèles entre les deux embranchements.

Littérature.

Ed. Grube, *Ueber den Bau von Peripatus Edvardsii, Müller's Archiv.*, 1853. — H. N. Moseley, *On the structure and development of Peripatus capensis, Philosoph. Transact.*, t. CLXIV, 1874. — F. W. Hutton, *On Peripatus Novæ-Zelandiæ, Annals and Magaz. Nat. Hist.*, IV, 18, 1876. — Fr. Balfour, *On certain points in the anatomy of Peripatus capensis, Quarter. Journ. of microscop. Science*, avril 1883. — J. Kennel, *Entwicklungsgeschichte von Peripatus Edwardsii Bl. und P. torquatus nov. sp., Arbeiten aus dem Zool. Institut von Würzburg, von Semper*, I. Theil., t. VII, 1884. II. Theil., t. VIII, 1886. — Ed. Gaffron, *Beiträge zur Anatomie und Histologie von Peripatus, Zoologische Beiträge von A. Schneider*, t. I, cahier I, 1883, cahier 3, 1885.

CLASSE DES MYRIAPODES

Cette classe, peu nombreuse, présente des caractères nettement tranchés, tout en montrant des variations assez fréquentes dans les détails. Le corps est vermiforme, composé d'un nombre d'anneaux quelquefois excessivement considérable, dans d'autres cas plus limité. Il est aplati ou cylindrique et muni d'appendices articulés sur tous les segments. La tête, bien distincte, est formée par la fusion de plusieurs métamères; elle porte toujours une paire d'antennes simples, placées au front, et à la face inférieure, la bouche entourée de plusieurs paires de pièces articulées, dont le nombre et la disposition varient suivant les ordres. Sur les bords latéraux du bouclier céphalique sont placés des yeux, dans la plupart des cas simples, mais rapprochés, le plus souvent, en groupes divers; on trouve des genres à yeux composés et d'autres auxquels ces organes manquent complètement. On ne peut distinguer, parmi les segments qui suivent, des régions distinctes, thorax et abdomen ; quelquefois les premiers et les derniers segments diffèrent un peu des autres par leur forme et leurs appendices ; dans d'autres cas, il y a des segments alternants, les uns plus petits, les autres plus grands, mais toujours munis de pattes articulées, terminées par des griffes.

Le système nerveux se compose, comme chez les Annélides ou les Insectes, d'une masse sus-œsophagienne (cerveau), innervant les antennes et les yeux, de deux connectifs entourant l'œsophage et se rendant à une masse sous-œsophagienne, d'où rayonnent les nerfs pour les organes buccaux. Cette masse constitue le commencement de la chaîne ventrale ganglionnaire, composée d'autant de ganglions qu'il y a de segments et qui sont reliés ensemble par des connectifs longitudinaux. Cette chaîne ventrale est appliquée immédiatement à la face interne des téguments ventraux dans la ligne médiane. Le collier œsophagien paraît composé de plusieurs paires de ganglions fusionnés, mais séparés dans l'embryon. On a pu constater, chez quelques espèces, que les ganglions desservant les antennes sont plus ou moins indépendants de la masse cérébrale. Le système viscéral ou sympathique paraît généralement assez développé, étant constitué par des nerfs latéraux pairs et un impair, lequel forme un ganglion sur l'estomac. L'intestin est, dans la plupart des cas, un tube droit, divisé en trois parties, intestin buccal, moyen et rectal ; ce dernier finissant par un anus terminal. On observe des glandes salivaires, hépatiques et urinaires, toutes débouchant dans l'intestin et en général de forme tubulaire. Des glandes vénéneuses débouchent, chez les Chilopodes carnivores, dans les forcipules, et presque chez tous se trouvent des glandes cutanées, sécrétant des liquides d'odeur nauséabonde. La respiration se fait par des trachées, dans la plupart des cas chitineuses, qui se distribuent dans le corps, soit par groupes isolés, soit réunies par des troncs latéraux et longitudinaux. Elles prennent l'air par des stigmates, disposés, sauf quelques exceptions, symétriquement sur les flancs de l'animal, en correspondance avec les métamères. La circulation est toujours incomplète ; la cavité générale du corps et les interstices entre les organes y prennent une large part. Le cœur, toujours dorsal, est construit sur le même type comme chez les Insectes ; il se continue sur la ligne médiane, est immédiatement adossé aux téguments, sur toute la longueur du corps et présente, dans chaque segment, un léger renflement et une paire de fentes latérales, par lesquelles entre le sang, revenant des organes. Le système artériel est plus développé que chez les Insectes ; outre des artères latérales et segmentaires, on trouve une aorte céphalique, qui fournit des branches, dont une enveloppe le cordon nerveux comme chez beaucoup d'Annélides. En revanche, des faisceaux de fibres musculaires latéraux, s'attachant aux parois du cœur, rappellent l'organisation des Insectes.

Les sexes sont toujours séparés; les mâles en général plus petits et plus rares que les femelles. On ne connaît pas de cas de parthénogenèse. Les organes internes sont construits sur le même plan; testicule et ovaire forment un tube médian d'où partent, le plus souvent, deux canaux excréteurs. L'organisation de ces canaux, oviductes et spermiductes, l'établissement des organes accessoires, l'emplacement des orifices extérieurs et la disposition des organes copulateurs varient considérablement.

Les Myriapodes posent des œufs. Il se pourrait cependant que quelques Scolopendres exotiques fussent vivipares. L'embryon sort de l'œuf avec un nombre de segments en général peu considérable. On sait que les embryons des Chilognathes n'ont que trois paires de pattes, tandis que celles des jeunes Chilopodes sont plus nombreuses. Les trois premières paires de pattes, comparables à celles des Insectes, sont cependant longtemps plus développées que les autres qui augmentent, comme les métamères, au fur et à mesure de la croissance.

Nous admettons, avec la plupart des auteurs, deux ordres :

1° Les **Chilopodes** n'ont qu'une seule paire de pattes à chaque article. Ils sont carnivores et possèdent une paire de puissantes forcipules, terminées par un fort crochet à glande venimeuse. *Scolopendra*, *Lithobius*, *Scutigera.*

2° Les **Chilognathes** ont une paire de pattes sur chacun des trois premiers anneaux et deux paires sur chaque métamère suivant. Ils sont herbivores. *Polyzonium*, *Julus*, *Polydesmus*, *Glomeris*.

Des formes de Myriapodes, assez rapprochées des Chilognathes, se montrent déjà dans le Silurien supérieur.

Type : **Lithobius forficatus L.** Ce Chilopode est répandu dans toute l'Europe. On le trouve abondamment sous les pierres, les mousses et les feuilles sèches, déjà au premier printemps. Il hiberne dans la terre. On peut le garder longtemps dans des bocaux où l'on a mis de la terre, qu'on recouvre de mousse ténue humide. Il se cache toujours dans des coins sombres et court assez vite. On le nourrit avec des mouches ou, à défaut, avec des petits morceaux de viande, même cuite.

Nous avons été puissamment secondé, dans notre travail, par M. le Docteur M. Jaquet, qui s'est chargé surtout des investigations microscopiques.

Préparation. — Les Lithobes sont assez grands pour être disséqués sous la loupe. On tue l'animal en le plaçant, dans un petit vase fermé, sur un morceau de papier imprégné de chloroforme. Quelques minutes suffisent pour l'immobiliser et le tuer ensuite en pleine extension du corps. Dans cet état, on peut étudier facilement la conformation extérieure. On l'ouvre ensuite sous l'eau, en engageant la pointe d'un fin scalpel ou d'une aiguille à cataracte latéralement sous un écusson dorsal et en continuant l'incision vers la tête. Il faut conduire la pointe de l'instrument de manière à gratter la surface interne des écussons, ce qui se fait facilement, les téguments étant assez translucides pour pouvoir suivre des yeux la marche de l'opération. L'intestin et les tubes des organes génitaux font souvent hernie par la première incision pratiquée; il faut user de précaution pour ne pas les blesser. Après avoir replié les téguments dorsaux et fixé par des épingles, on continue la dissection au moyen de fines aiguilles, sous de fortes loupes lorsqu'il s'agit de mettre à nu des parties délicates, le système nerveux ou le cœur par exemple.

Pour l'examen des parties chitineuses on se servira avec avantage de la potasse caustique, qui dissout tous les organes internes, graisses, muscles, etc., en rendant les parties chitineuses transparentes. On peut employer une solution concentrée et une digestion prolongée dans une cuve chauffée à 60° pendant vingt-quatre heures et plus, lorsqu'il s'agit d'étudier les téguments seuls, qui résistent très longtemps. Mais il faut faire usage de solutions plus faibles, si l'on veut conserver les organes chitinisés internes, tels que les trachées, dont les parois sont dissoutes à la longue. Dans ces cas, il convient aussi de pratiquer, sur les côtés de l'animal, une ou plusieurs petites ouvertures permettant l'accès de la potasse dans l'intérieur. Par de légères pressions, on peut faire sortir, par ces ouvertures, les masses graisseuses ainsi que le contenu de l'intestin, qui ne sont pas toujours clarifiés par la potasse. Nous avons obtenu, de cette manière, des préparations très belles, permettant l'emploi des plus forts grossissements et montrant les détails de structure avec la plus grande netteté. L'application de la méthode des coupes présente des difficultés assez sérieuses. Les liquides fixatifs, durcissants et colorants ne pénètrent qu'à la longue et les organes internes entrent quelquefois en décomposition avant la pénétration complète. En coupant les animaux en plusieurs morceaux ou en pratiquant des orifices, on provoque des déplacements des organes par les contractions. Enfin, les téguments restant très résistants et les organes étant d'une délicatesse extrême, des coupes égales, nécessaires pour la topographie, ne se pratiquent que fort difficilement. On peut cependant arriver à des résultats satisfaisants en traitant les animaux, pendant un temps plus ou moins prolongé, par les différents réactifs ordinaires. Tous les autres réactifs, eau de Javelle, etc., ne nous ont donné que des résultats négatifs. Le sublimé, les carmins, les alcools suffisent, mais leur action ainsi que la digestion dans la paraffine fondue demandent un temps très long, des journées entières.

Description générale. — On distingue, en regardant le Lithobius, du côté dorsal, les parties extérieures suivantes :

1. Un bouclier céphalique, arrondi en avant et sur les côtés, terminé en arrière par une ligne articulaire presque droite. Ce bouclier porte, sur les côtés de la face frontale, les antennes à articles cylindriques très nombreux, garnis tout autour de poils raides ou piquants. Ces segments peuvent, par leurs articulations, rentrer un peu les uns dans les autres. L'article basal, plus fort que les autres qui diminuent successivement, est enfoncé sous le bord du bouclier avec son articulation, sur la face dorsale de laquelle on remarque une fossette à fortes parois chitineuses, garnies de poils raides. Immédiatement derrière l'insertion des antennes se trouve, sur le bord du bouclier, le champ oculaire, occupé par une vingtaine d'yeux simples, réunis ensemble en deux ou trois rangées superposées.

2. Un segment fort étroit, qui porte, à sa face inférieure, les forcipules, se trouve articulé avec le bouclier céphalique.

3. Après ce segment se suivent, les uns derrière les autres, 14 segments pourvus chacun d'une paire de pattes. Ces segments sont couverts de fortes plaques quadrangulaires, dont la largeur augmente à peine vers le milieu du corps, mais diminue successivement vers l'extrémité caudale. Ces plaques ne sont pas d'égale longueur; les 1re, 3e, 5e, 7e, 8e, 10e, 12e et 14e sont plus longues, les intermédiaires plus courtes. Tous ces segments, allongés ou courts, portent des pattes, mais seulement les segments à plaques longues portent, à l'exception du premier, des stigmates sur les côtés.

4. Enfin, le dernier segment, non pédigère, dont nous réservons la description.

Abstraction faite de la tête, du segment à forcipules et du segment terminal postérieur, nous trouvons, sur la face ventrale des anneaux pédigères, des plaques analogues aux plaques dorsales, mais bien plus minces et flexibles. Il faut aussi remarquer, que les différences entre plaques longues et courtes, si sensibles du côté dorsal, sont presque entièrement effacées; les segments sont égalisés et diminuent au fur et à mesure vers l'extrémité caudale depuis le milieu du corps.

Les plaques ventrales et dorsales sont réunies, sur les flancs, par une peau chitineuse très mince et très extensible, plissée de mille manières, s'étendant considérablement lorsque l'intestin est bien rempli ou les organes génitaux développés. C'est dans cette peau des flancs que sont placés les stigmates.

Les *pattes* sont, dans toute la série, organisées de la même manière. Elles augmentent de longueur d'avant en arrière et prennent en même temps une position plus parallèle à l'axe du corps, de manière que les deux ou trois paires postérieures sont franchement dirigées en arrière, tandis que les paires antérieures partent du corps à angle droit. Elles sont articulées, sur les plaques ventrales, très près de la ligne médiane, et sont composées de six articles chacune. Les articulations sont plus ou moins des ginglymes; c'est seulement dans les deux premières articulations que des mouvements latéraux sont possibles. Les pattes sont comprimées, courbées en arc vers le sol et le dernier article porte dans sa concavité une forte griffe. A la base de cette griffe se trouve une petite griffe complémentaire. Les pattes sont garnies de poils clairsemés et de quelques piquants assez forts aux articulations.

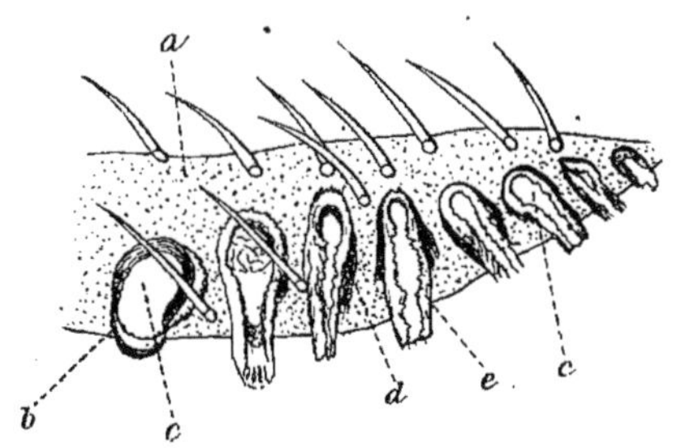

Fig. 39.

Les quatre dernières paires de pattes présentent, dans les deux sexes, une conformation particulière (fig. 39). Sur les bords internes de leurs articles coxaux se trouve une série alignée de cinq à huit enfoncements entourés de circonvallations chitineuses épaisses, se prolongeant en un bord frangé assez délicat. La forme de ces trous est ovalaire, leur grand axe est perpendiculaire à celui de l'article; ils sont entourés, en commun, par un bourrelet épaissi ou par une lame chitineuse plus forte, allongée dans le sens de l'article. Le fond de ces fossettes est uni, constitué par une lame mince de chitine dans laquelle nous n'avons pu voir aucune trace de pores. A l'intérieur, cette lamelle est tapissée par une substance finement granuleuse, vers laquelle se rend toujours une petite trachée fort déliée. Nous nous sommes demandé si ces fossettes ne constituaient pas des *organes auditifs*, analogues à ceux des sauterelles; mais nous n'avons

Fig. 39. — Cette figure, comme toutes les suivantes, se rapporte au *Lithobius forficatus*. La lame criblée d'une coxe postérieure, traitée à la potasse et vue de côté. Zeiss, Oc. 1. Obj. 2. Chambre claire. *a*, la lame portant des poils et des petites glandes cutanées en grande quantité; *b*, bord chitineux d'un trou, vu d'en haut; *c*, fond intérieur; *d*, soutien chitineux; *e*, bord frangé entourant la fente.

pu constater des ramifications nerveuses s'y rendant. En tout cas, ce ne sont point des glandes comme beaucoup d'auteurs l'ont dit.

Sous le bouclier céphalique sont fixés les appendices qui entourent la bouche, placée au milieu de la face ventrale du bouclier. Nous les examinons ici et nous donnons à ces différentes parties les noms employés par Plateau dans son excellente monographie de la diges-

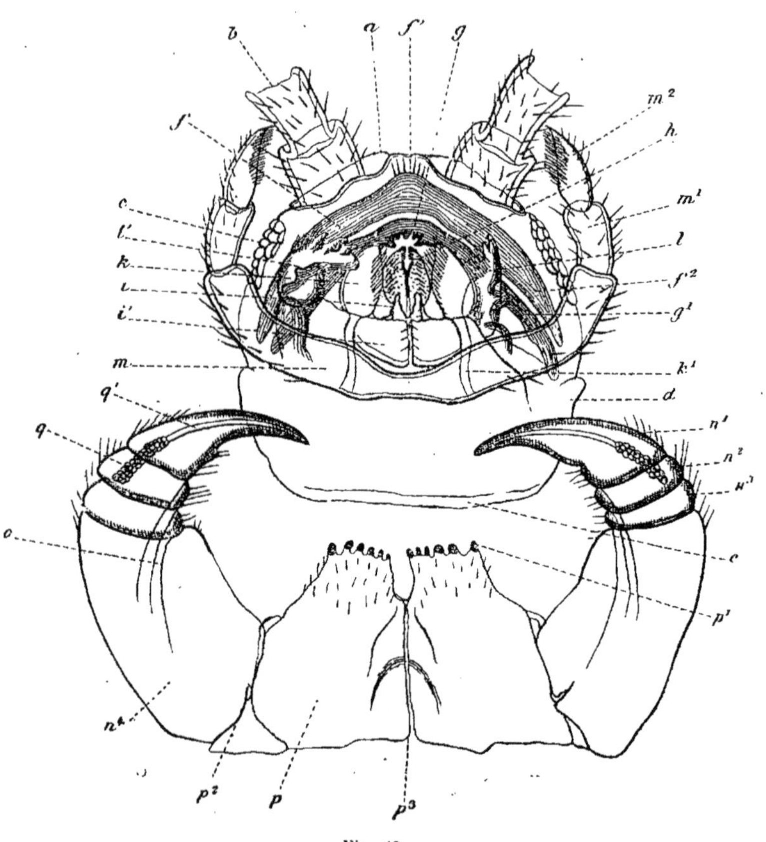

Fig. 40.

Fig. 40. — Préparation à la potasse caustique, vue du côté ventral. Gundl. Oc. 1. Obj. 00. Chambre claire. On a séparé, par un coup de ciseaux, les forcipules avec leurs bases pour les reculer en arrière et mettre ainsi en évidence les autres organes buccaux, qu'ils recouvrent en grande partie. *a*, bord frontal du tégument dorsal; *b*, antenne; *c*, champ oculaire; *d*, segment soudé à la tête et portant les forcipules; *e*, bord postérieur de ce segment, ligne de coupure; *f*, lamelle chitineuse prébuccale; f^1, son bord antérieur, garni de poils; f^2, sa jambe postérieure; *g*, lèvre antérieure ou labre, portant cinq dents chitineuses au centre; *g'*, sa jambe postérieure; *h*, mamelon de la bouche; *i*, deutognathe, partie terminale; *i'*, partie basale des deutognathes; *k*, tritognathe; *k'*, son manche basal; *l*, protognathe ou mandibule; *l'*, mamelon articulaire; *m*, palpe, partie basale; m^1, premier article; m^2, article terminal à soies pinnées; n^1-n^4, articles des forcipules; *o*, arêtes chitineuses internes pour l'insertion des muscles; *p*, hanches des forcipules; p^1, denticules des hanches; p^2, articulation; p^3, suture médiane; *q*, cylindre criblé de la glande à venin *q'*, partie lisse du canal excréteur.

tion chez Lithobius (voir *Littérature*). Ces désignations, empruntées en partie à H. Milne-Edwards, ne préjugent en rien sur la parallélisation de ces appendices avec ceux des Crustacés ou des Insectes, question dont nous n'avons pas à nous occuper ici. Nous suivrons d'avant en arrière ces conformations dans l'ordre dans lequel elles sont placées sous le bouclier (fig. 40).

Immédiatement derrière le bord recourbé de la plaque céphalique, excisée en avant pour recevoir l'insertion des antennes, se trouve une lame chitineuse étroite, courbée en fer à cheval (*f*, fig. 40), que nous nommons la *lame prébuccale*. Elle porte quelques poils raides sur sa partie médiane (*f'*) un peu avancée vers le front et est solidement fixée. Elle sert sans doute à protéger, sur la face ventrale, le cerveau situé au-dessus.

Derrière cet arc se trouve un second, plus étroit, mais aussi plus épais, *le labre* (*g*) ou lèvre antérieure des auteurs. Ce labre est fixé par son bord antérieur, tandis que le bord postérieur est libre, en lame presque tranchante et garni, autour de la bouche, de fines dentelures, trop fines pour pouvoir être exprimées dans notre dessin. Ces dentelures se montrent composées, sous des grossissements plus forts, de deux sortes de poils modifiés. Sur les bords de la pièce sont placés, en plusieurs rangs serrés, des poils barbelés, montrant une tige courte, qui disparaît même totalement vers la circonférence, et une partie plus longue, hérissée d'aspérités pointues, dont l'extrémité libre est dirigée en avant. Ce sont sans doute des poils tactiles, tels que nous les verrons encore sur d'autres pièces de l'appareil buccal. En avant de ces barbules se voit une ligne de filaments raides, disposés en palissades. Au centre de la concavité de ce labre se trouvent, immédiatement devant la bouche, cinq dents très fortes, noires, émoussées à leurs pointes, dont une placée en retraite et les autres par paires aux côtés d'un petit sinus. C'est contre ces dents que peuvent travailler celles des mandibules (*l*). Au fond de l'espace circonscrit par le labre en avant et les pièces paires sur les côtés et en arrière, se trouve la fente buccale, placée sur un mamelon (*h*). Nous décrirons cette conformation à propos des organes digestifs.

Pour les premières pièces qui suivent, nous ne sommes pas entièrement d'accord avec M. Plateau. Nous voyons, au centre, deux petits cônes libres, très fins, garnis de quelques poils sur leurs faces et d'une touffe de barbules à leur pointe, les *deutognathes* (*i*) qui sont articulées sur deux larges plaques basales (*i'*), se touchant sur la ligne médiane.

En dehors de ces parties se voient deux appendices en forme de racloires, les *tritognathes* (*k*) qui nous paraissent indépendants des précédents et qui sont articulés sur un manche (k') allongé et étroit. Ces lames ont le bord externe convexe plus épais et le bord interne garni de fins poils pinnés très allongés, placés sur plusieurs rangs. C'est ici qu'il faut s'adresser pour voir ces barbules dans leur maximum de développement. M. Plateau considère ces lames, qu'il a fort bien vues, comme soudées au deutognathes. Toutes ces parties sont entièrement recouvertes, dans la position normale, par les mandibules. Il faut écarter ces dernières, comme nous l'avons fait dans notre figure, pour les apercevoir.

Les *mandibules* ou *protognathes* (l) sont, comme M. Plateau l'a démontré, les principaux organes masticatoires, dont la fonction est de déchiqueter la proie en morceaux propres à être avalés. Ce sont deux pièces en forme de spatules, larges et arrondies du côté de la bouche, amincies en arrière comme des manches et disposés, à l'état de repos, de telle sorte que leur bord antérieur suit le contour interne du labre et que leurs extrémités élargies se touchent dans la ligne médiane de manière à couvrir la bouche, les deutognathes et les tritognathes. Sur le bord antérieur, très épaissi, se remarque un mamelon saillant (l') qui s'applique, au repos, sur une petite facette correspondante du bord interne du labre. L'élargissement buccal de la mandibule est garni, sur son bord interne et arrondi, de plusieurs dents très fortes, noires, tranchantes et arrondies, qui augmentent de taille d'avant en arrière et s'engrènent, à l'état de repos, avec celles de la mandibule opposée. A l'angle postérieur de la pièce et en continuation de la rangée des fortes dents, on remarque une brosse serrée de denticules fort exigus. Sur la face postérieure de ce même bord libre se trouve un buisson ou plutôt un alignement de longs poils pinnés, minces et flexibles, simulant aussi une brosse. Au bord supérieur et externe de cette brosse est implantée une série d'appendices particuliers, au nombre de vingt environ. Ce sont des bâtonnets très longs un peu courbés, jaunâtres, dont le bout est obtus et qui portent, sur la moitié distale de leur bord interne, des fines dentelures à pointes dirigées en avant. Les deux mandibules peuvent s'écarter et s'élever, comme nous les avons représentées; elles s'abattent, sur l'orifice buccal, comme feraient deux mains humaines réduites aux métacarpes.

En arrière des mandibules et cachant un peu, par leur partie basale, les manches de celles-ci, sont fixés les *palpes* (premières pattes mâchoires M. Edw.). Elles sont constituées par une partie basale (m) unique, étroite, qui se recourbe en arc à concavité tournée en avant et qui prend, sur ses deux branches libres, les allures d'un article de pattes, garni de quelques poils forts. Sur cette extrémité est articulé un segment peu allongé, sétigère, suivi de l'article terminal (m^2) pointu. Cet article porte, sur sa face tournée vers la bouche, des poils pinnés, semblables à ceux des mandibules, tandis que les faces externes sont garnies de piquants raides. A l'extrémité pointue les palpes portent de petites griffes, semblables à celles des pieds et qui constituent, ce nous semble, une preuve évidente que ces organes ne sont que des pattes marcheuses modifiées. Suivant M. Plateau, ces appendices servent en effet à palper continuellement la proie saisie et à mettre les morceaux, déchiquetés par les mandibules, sur l'orifice buccal.

Les *forcipules* (n), constituent une seconde paire de pattes modifiées, qui a conservé encore un segment spécial, séparé du bouclier céphalique, au bord postérieur duquel la partie basale est fortement attachée. Celle-ci (p), appelée aussi *lèvre inférieure*, est formée par deux lamelles assez grandes, quadrangulaires, soudées en arrière sur la ligne médiane chez les adultes, séparées chez les jeunes et incisées en avant par une profonde entaille de leur partie libre. La soudure (p^3) se remarque encore chez les adultes. La partie libre antérieure de chaque lamelle porte des dents noires, coniques, dont le nombre augmente avec l'âge. Nous avons en effet des préparations de jeunes Lithobes, où chaque lamelle ne porte que deux dents, donc quatre en tout, tandis que d'autres, très grands, en ont jusqu'à sept paires, et nous en avons trouvé où il y avait un nombre inégal des deux côtés. Quelques poils assez petits sont disséminés sur la face de la partie libre, qui avance sur la bouche au point de toucher, avec ses dents, les bords dentés du labre.

Cette lèvre basale est articulée, par des côtes chitineuses très fortes (p^2), au *forcipule* proprement dit, composé de quatre articles. Les deux organes sont courbés de manière à embrasser la tête et à présenter leurs crochets au-devant de la bouche. Ils se meuvent surtout latéralement l'un contre l'autre.

L'article basal (n^4) est énorme. Il contient, dans son intérieur, quelques lamelles chitineuses (o) qui se dirigent vers les articles suivants et sur lesquelles s'attachent, en éventail, les faisceaux des muscles puissants qui mettent en mouvement l'organe. Le second et le troisième article (n^3, n^2) sont très courts, larges, en forme de disque; leurs articulations peuvent faire rentrer un peu ces articles les uns dans les autres. L'article terminal (n') est constitué par un très fort crochet courbé en dedans, à parois très épaisses et noires. On voit, sur la face externe du crochet et par des grossissements plus forts, des sillons longitudinaux irréguliers, à bords un peu relevés, qui conduisent généralement à des pores clairs, ronds, plus translucides, au milieu desquels on croit voir un petit orifice circulaire. Les sillons nous paraissent destinés à conduire le venin et les pores semblent être des poils avortés. On remarque, en effet, entre quelques poils placés au commencement du crochet et des pores, quelques moignons de poils écourtés. Dans l'intérieur de ces trois articles se trouve la *glande à venin*, laquelle ne se conserve qu'en partie dans les préparations à la potasse. On n'y voit, en effet, que le canal excréteur chitineux, lequel se divise nettement en deux parties. La première (*q'*) est un canal cylindrique à parois homogènes qui s'ouvre sur la pointe du crochet par un orifice assez étroit. Ce canal lisse se continue en arrière, en suivant la convexité du crochet jusque vers la base de celui-ci, où il change d'aspect, en montrant, sous des grossissements faibles, une apparence grenue. Par de forts grossissements et, mieux encore, sur des coupes longitudinales de l'organe, on voit que cette partie (*q*) est la continuation un peu élargie du canal excréteur, criblé de petits trous à circuit un peu épaissi. Nous appellerons donc cette partie le *cylindre criblé*. A chacun de ces petits trous est attaché un tube transparent à parois très fines, tube glandulaire sans doute, car son extrémité périphérique est fortement granuleuse. Ces tubes partent en rayonnant du cylindre criblé et composent, dans leur ensemble, une grande glande, la *glande à venin*, laquelle remplit tout l'espace intérieur de la base du crochet et des deux articles intermédiaires des forcipules, en ne laissant qu'une place fort étroite pour les tendons des muscles, une branche des trachées et le nerf. On peut vérifier facilement les observations de M. Plateau, qui a prouvé que les Lithobes percent leur proie en enfonçant ces crochets et en les empoisonnant par le liquide sortant par ce canal. Les Lithobes retiennent la proie morte entre les forcipules, jusqu'à ce que le morcellement, opéré par les mandibules, soit achevé.

Téguments. — L'enveloppe du corps est constituée, ainsi que nous l'avons dit, par deux strates, le strate chitineux externe et l'hypoderme interne.

A son tour, le *strate chitineux* est composé de deux couches superposées. L'externe, qu'on peut appeler la *cuticule* (*a*, fig. 41) est la plus mince, mais elle paraît être la plus résistante; les préparations la font apparaître colorée en jaune. Sur les flancs de l'animal, entre les divers anneaux, elle disparaît pour faire place à une substance plus molle, laquelle supporte de nombreux petits mamelons transparents. La couche inférieure de la chitine (*b*, fig. 41) est plus épaisse que la première et plus molle; elle ne manque nulle part; sur les coupes préparées au baume, on aperçoit de nombreuses lignes parallèles à sa surface et un peu plus foncées que le reste de la masse, indices de sa composition par lamelles superposées. Ces lignes sont très fines et interrompues, à espaces très rapprochés, par des canaux qui traversent la couche de part en part. Ces canaux (*f*, fig. 41) décrivent de nombreux zigzags en correspondance avec les lamelles mentionnées plus haut et s'ouvrent au dehors par des pores fins, par lesquels on voit parfois suinter des gouttelettes. La couche externe de chitine présente, lorsqu'on l'examine de face et surtout si on la traite avec de la potasse très diluée,

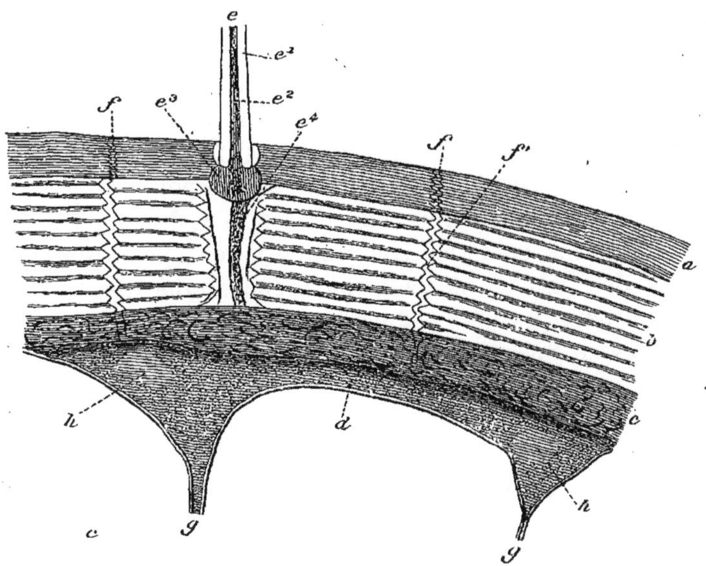

Fig. 41.

des champs polyédriques irréguliers dont les bords sont délimités par des lignes à doubles contours. Au point d'intersection entre deux lignes, il n'est pas rare de trouver un petit orifice, un pore très ténu; il faut diriger spécialement son attention sur ce point pour l'apercevoir. En dessous des deux couches qui composent la chitine proprement dite, on observe *la couche hypodermique* (*c*, fig. 41), que l'on appelle aussi couche matrice de la chitine. Elle se présente sur des coupes comme une masse granuleuse dans laquelle on observe

Fig. 41. — Portion d'une coupe transversale d'une antenne. Verick, Oc. 3. Obj. 7. Chambre claire. *a*, cuticule; *b*, couche chitineuse stratifiée; *c*, hypoderme; *d*, couche nerveuse; *e*, poil; e^1, son enveloppe cuticulaire; e^2, canal rempli de protoplasme homogène; e^3, ampoule articulaire; e^4, prolongement de l'hypoderme granulé; *f*, pores extérieurs; *f'*, canal en zigzag; *g*, filaments nerveux; *h*, noyaux clairs correspondant à leur entrée.

de nombreux noyaux cellulaires de forme ovalaire. Sur les antennes, cette couche forme une masse très fine dans laquelle on aperçoit les noyaux distants les uns des autres. Du reste il existe de grandes variations dans l'épaisseur de la couche hypodermique; parfois elle apparaît seulement comme une fine membrane, d'autres fois, elle forme de puissantes masses tapissant la surface interne de la chitine. Le corps tout entier porte des *poils* répandus d'une manière très inégale et irrégulière. On les observe surtout sur les bords des plaques chitineuses; ils sont plus nombreux sur la face dorsale que sur la face ventrale. Les antennes ainsi que les pattes en sont abondamment pourvues. Dans les endroits où la peau est molle, entre les plaques chitineuses, aux articulations, les poils sont beaucoup plus rares, ou font même défaut. Sur les pièces buccales, on trouve des poils pinnés, que nous avons déjà mentionnés et sur lesquels nous reviendrons en parlant du système digestif. Les pattes portent deux espèces d'appendices, des poils fins en tous points semblables à ceux qui sont répandus sur le reste du corps et des poils beaucoup plus gros, de forme conique. Les premiers se rencontrent sur tous les articles des pattes; ils semblent prendre une disposition régulière dans les deux derniers segments et se disposent les uns à la suite des autres en formant des rangées longitudinales. C'est à l'extrémité de chaque article des pattes que sont disposés les poils beaucoup plus gros que l'on pourrait presque appeler piquants. Le premier article en est dépourvu, sur les autres ils sont disposés en couronne, on en compte généralement cinq; dans le dernier segment ils sont moins nombreux, ordinairement au nombre de trois, un de ceux-ci s'est un peu recourbé et transformé en griffe ou crochet. Quelle que soit la forme ou la grandeur de ces appendices, leur structure est toujours la même. C'est un prolongement de la cuticule plus ou moins conique et creux (*e*, fig. 41) qui, par sa base, est fixé dans un enfoncement spécial de la peau, entouré d'un bourrelet circulaire. Le canal, dont le poil est parcouru jusqu'à son extrémité libre, se prolonge à travers la couche chitineuse pour arriver dans le strate hypodermique. Ce dernier envoie vers le poil de fins prolongements de sa masse, granuleuse encore pendant son passage à travers le tégument, tandis que la masse protoplasmique remplissant le canal du poil paraît parfaitement homogène et dépourvue de granulations.

On remarque dans la couche hypodermique des antennes et des deux longs appendices postérieurs du corps des terminaisons nerveuses, qui aboutissent à une couche finement granuleuse, dans laquelle nous n'avons pu voir des parois cellulaires distinctes. On y voit en revanche de grands corpuscules arrondis, homogènes, lesquels ont l'aspect de lacunes ou de vacuoles creusées dans la substance nerveuse grenue et foncée. A chaque entrée d'un filament nerveux correspond un corpuscule de cette espèce. Nous croyons que ce sont des noyaux et qu'une analyse histologique poussée plus loin démontrerait peut-être certaines analogies entre cette couche interne nerveuse des antennes et les plaques terminales de certains nerfs, constatées chez d'autres espèces animales.

Les quatre derniers articles des deux pattes postérieures portent, sur leur face interne, une quantité innombrable d'ouvertures placées sans ordre et visibles déjà sous un faible grossissement; ce sont les orifices de sortie de *glandes cutanées*. Pour bien étudier leur organisation, il est nécessaire de faire des coupes transversales de ces articles. La figure 42 nous représente la coupe transversale de l'avant-dernier article de la dernière patte. Chaque glande est composée d'une

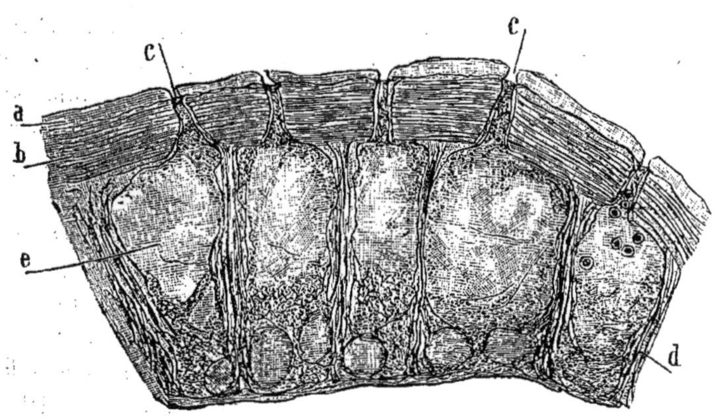

Fig. 42.

poche (*e*, fig. 42), laquelle est creusée dans l'épaisseur de la couche hypodermique; la poche est limitée sur son bord interne par une fine membrane et sa paroi (*d*) est constituée par une trame dans laquelle on aperçoit, sous de forts grossissements, de petites granulations reliées entre elles par des lignes très fines; le tout forme un réticulum à mailles très serrées. Quant au contenu de la glande, il se présente sous forme d'une masse granuleuse; parfois on aperçoit dans son intérieur de petits corps ronds fortement réfringeants et renfermant au centre un corpuscule opaque. Chaque glande débouche au dehors par un seul conduit (*c*, fig. 42) lequel est plus ou moins conique et perfore les couches de chitine.

Fig. 42. — Portion d'une coupe transversale de l'article terminal d'une patte postérieure. Verick, Oc. 3. Obj. 7. Chambre claire. *a*, cuticule; *b*, chitine stratifiée; *c*, pore externe du canal d'excrétion; *d*, cloisons des glandes; *e*, cavité du sac glandulaire.

Système musculaire. — Les muscles des Lithobius, tout en étant séparés en faisceaux très distincts, sont cependant disposés de façon à former une enveloppe autour des viscères; ils sont situés immédiatement sous la peau chitineuse à la face interne de laquelle ils sont fixés. On peut mettre en évidence, de la manière suivante, la disposition des faisceaux musculaires, qui se répète très régulièrement dans chaque segment du corps. Des arrangements particuliers se montrent seulement dans les segments céphaliques et terminaux. Après avoir tué les animaux dans les vapeurs de chloroforme ou simplement dans de l'eau, on introduit l'extrémité d'une canule sous la peau entre deux anneaux. La seringue est remplie d'alcool absolu, qu'on injecte dans la cavité du cœlome. Pour faciliter la pénétration, on coupe les antennes à leur base; on en voit sortir un liquide, lequel contient encore une quantité de globules blancs, et qui n'est autre chose que le sang remplissant toute la cavité du corps. A la fin de l'injection l'alcool s'échappe aussi par ces ouvertures; on laisse alors l'animal tranquille environ une heure avant de l'ouvrir. On pratiquera sur un exemplaire une incision longitudinale, suivant la ligne médiane dorsale; sur un autre suivant la ligne ventrale, et enfin sur un troisième le long des flancs; on étalera l'individu sur le liège d'une cuve de dissection, et avec précaution on enlèvera, sous l'eau ou dans de l'alcool faible, les viscères et la couche graisseuse.

Il existe deux longues bandes musculaires ventrales; elles sont situées de chaque côté de la chaîne nerveuse et sont formées par des faisceaux musculaires distincts les uns des autres. La plupart de ces derniers se rendent à la base des pattes, d'autres aux flancs; en outre, entre chaque ganglion successif, il reste une petite bride musculaire transversale reliant entre eux les deux bords internes des bandes musculaires ventrales et passant par-dessus la chaîne nerveuse. Dans chaque segment, il se trouve, sous la peau de la face dorsale, de puissantes bandes musculaires reliant les segments les uns aux autres; de la face dorsale partent aussi des brides allant s'attacher à la base des pattes. Les différents articles des pattes possèdent leurs muscles longitudinaux destinés à faire avancer la patte d'arrière en avant ou à la plier de manière que l'article terminal touche la face ventrale. Les différentes pièces buccales ont aussi leurs muscles propres qui forment souvent de puissantes masses comme, par exemple, dans les articles basilaires des forcipules.

Tous les muscles du tronc ainsi que ceux des différents appendices sont striés; la striation est très évidente et peut très bien s'étudier sur des coupes colorées au carmin boracique; il en est de même des noyaux.

Tissu graisseux. — Ce tissu, appelé aussi *corps adipeux* chez les Insectes, constitue de puissantes masses irrégulières ou en forme de boyaux courant dans toutes les directions, se coupant les uns les autres. Ces masses tapissent intérieurement les muscles et séparent ainsi ces derniers des différents organes suspendus dans le cœlome. La constitution de ces masses est partout la même; on y distingue une enveloppe externe, laquelle paraît être anhyste, et un contenu formé d'une part de grosses cellules très claires, huileuses, d'autre part d'une quantité de petits corps sphériques, dont la nature graisseuse ne peut pas être établie avec certitude. Dans le tissu courent une très grande quantité de fins tubes trachéens, se ramifiant de plus en plus. Souvent le tissu graisseux se montre coloré en bleu violet; on le rencontre toujours dans le voisinage immédiat de la chaîne nerveuse, sous les bords latéraux des plaques chitineuses dorsales, le long des flancs de l'animal; on en trouve aussi souvent à la base des pattes.

Situation générale des organes. — En ouvrant par le dos l'animal étendu, comme nous l'avons indiqué plus haut, on sacrifie nécessairement le cœur, attaché au tégument dorsal et pour lequel il faut une préparation spéciale. Après avoir enlevé le tégument, opération qui exige beaucoup de soins, surtout aux deux extrémités du corps, on voit tous les organes plus ou moins enveloppés dans des réseaux de trachées et dans les masses du corps adipeux, que l'on enlève avec beaucoup de précautions. Si cette opération a bien réussi, on voit, dans la partie antérieure de la tête et à la face dorsale, le cerveau (*f*, fig. 43), envoyant vers les côtés des nerfs aux antennes et aux champs oculaires, ainsi que des connectifs en arrière, qui entourent l'œsophage (*h*, fig. 43) et se réunissent au-dessous de lui dans le ganglion sous-œsophagien, dont partent les connectifs de la chaîne ganglionnaire ventrale (*g*). Celle-ci est, dans son trajet le long de la ligne médiane, profondément enfoncée entre les masses musculaires, qu'il faut enlever en partie pour la mettre à découvert. Dans la tête se trouvent encore, des deux côtés, les conduits excréteurs et les lobules antérieurs des glandes salivaires (*l*), dont la grande masse est développée dans les premiers anneaux. L'intestin moyen (*i*) occupe le milieu de la cavité générale; il faut le mettre de côté pour découvrir la chaîne nerveuse au-dessous. Il est enveloppé par les deux tubes de Malpighi (*m*), qui débouchent en arrière sur la limite entre l'intestin élargi et le rectum (*k*) plus rétréci. Vers la région de la troisième paire de pattes se montre, chez le mâle, l'extrémité antérieure fermée du tube testiculaire impair (*n*) qui devrait occuper la ligne médiane au-dessous du cœur, mais qui est ordinairement déjeté, soit à droite, soit à gauche de l'intestin. Plus en arrière se montrent les deux tubes testiculaires pairs (*o*). Ces trois tubes, gonflés irrégulièrement, suivant le développement des produits,

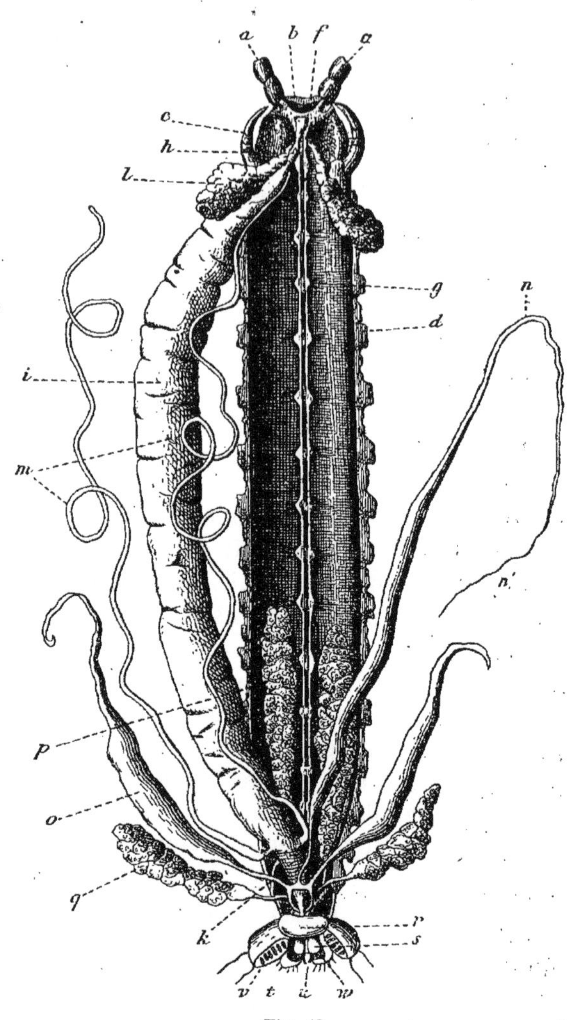

Fig. 43.

Fig. 43. — Préparation grossie environ quatre fois d'un *Lithobius* mâle. L'animal est étendu sur sa face ventrale, les téguments du dos avec le cœur et les parties attenantes ont été enlevés et les principaux organes étalés de manière à laisser deviner facilement leur position réciproque dans la cavité générale. On a entièrement négligé les trachées, les muscles, et indiqué seulement la segmentation par les racines des pieds. *a*, antennes coupées; *b*, bord du bouclier céphalique; *c*, forcipules; *d*, bords du corps avec les racines des pattes coupées; *f*, cerveau; *g*, chaîne nerveuse ventrale; *h*, œsophage; *i*, intestin moyen; *k*, rectum; *l*, glandes salivaires; *m*, tubes de Malpighi; *n*, testicule impair; *n'*, son filament terminal; *o*, testicules pairs; *p*, grandes glandes accessoires; *q*, petites glandes accessoires; *r*, plaque dorsale; *s*, plaques génésiques; *t*, plaques génitales externes; *u*, pénis (?); *v*, lames criblées des pattes postérieures; *w*, plaque périnéale.

se réunissent ensemble dans la région anale, où débouchent aussi les glandes accessoires, constituant deux paires. Ces glandes sont, dans la plupart des cas, si bien accolées, que l'on a de la peine à les séparer. Les grandes glandes (*p*) occupent le fond de la cavité générale des deux côtés de la chaîne nerveuse, tandis que les petites glandes (*q*) embrassent plutôt les côtés de l'intestin. Pour les détails des déterminaisons de ces différents organes, voir le chapitre des organes sexuels.

Chez la femelle, les organes sont disposés de la même manière que chez le mâle, dans la partie antérieure du corps du moins. Des différences s'accusent seulement dans les parties moyennes et postérieures. L'ovaire occupe la position du testicule impair sur la face dorsale de l'intestin, mais, suivant le développement des œufs, il remplit souvent toute la partie moyenne de la cavité générale, en enveloppant l'intestin de toutes parts. En arrière, on trouve deux paires de glandes, exactement dans la même position que les glandes accessoires des mâles, mais plus distinctement séparées, et, enfin, sur la face ventrale, deux sacs-réservoirs qui paraissent être les homologues des deux testicules pairs. Ici aussi, nous renvoyons pour les détails au chapitre traitant des organes génitaux femelles.

Système digestif. — Ce système se compose de trois parties distinctes qui sont : le tube intestinal, les tubes de Malpighi et les glandes antérieures ou salivaires.

Le *tube intestinal* (*h*, *i*, *k*, fig. 43) est rectiligne et ne dépasse pas en longueur celle de l'animal. A première vue, on peut lui distinguer trois parties : une région antérieure peu volumineuse, l'intestin buccal ; une région médiane formant presque la totalité du tube intestinal (*i*), c'est l'intestin moyen, aussi nommé ventricule chylifique par quelques auteurs. Cette partie s'arrête postérieurement à la naissance des tubes de Malpighi (*m*). L'intestin terminal ou rectum (*k*) s'étend des tubes malpighiens à l'anus. Ce dernier s'ouvre à l'extrémité postérieure du corps.

La *bouche* (*h*, fig. 40) est cachée, sous les pièces buccales latérales, au centre de la face ventrale du bouclier céphalique et se présente, à l'état de repos, sous forme d'une fente longitudinale, placée sur un mamelon conique à parois extrêmement délicates et extensibles. Elle peut s'élargir démesurément et nous possédons des préparations où le mamelon se montre sous forme d'un large pavillon ovalaire de trompette à bords un peu flexueux. Le mamelon est constitué d'une fine lamelle de chitine, qui résiste à l'action pas trop prolongée d'une solution de potasse diluée. Sur le sommet élargi de la fente se trouve un épais buisson de barbules très fines. La surface du mamelon est garnie de courtes barbules sans tige, lesquelles passent petit à petit, vers la circonférence, à de petits corpuscules arrondis pigmentés et serrés les uns contre les autres. Sur les deux bords externes du mamelon se trouve, de chaque côté, une rangée d'épines chitineuses jaunes, dont la pointe est tournée obliquement en avant et qui paraissent se renouveler d'arrière en avant. On voit, en effet, sur les bords postérieurs du mamelon, des épines en voie de formation incolores et de moindre taille. Tout ce cône buccal est, nous le répétons, très délicat, transparent et variable dans son extension, de manière qu'il faut une préparation très soignée pour se rendre compte de sa conformation.

L'*intestin buccal* ou *œsophage* (*h*, fig. 43) remonte en courbe vers la face dorsale du bouclier céphalique. C'est un tube un peu plus volumineux en arrière qui présente quelques stries longitudinales, peu accusées. Sur des coupes transversales on remarque que les parois sont relativement épaisses et offrent des bourrelets longitudinaux internes assez prononcés. A l'intérieur, la paroi est tapissée par une lamelle chitineuse facilement visible (*b*, fig. 44), mince et transparente. Les bourrelets longitudinaux sont constitués par la couche cellulaire soulevée et portent, dans la partie moyenne de l'œsophage, de petites dents (*a*) tout à fait comparables à de courts poils tels qu'on en rencontre sur la peau. Ces épines ont leur pointe dirigée du côté de l'intestin et servent probablement à empêcher le retour des aliments vers la bouche.

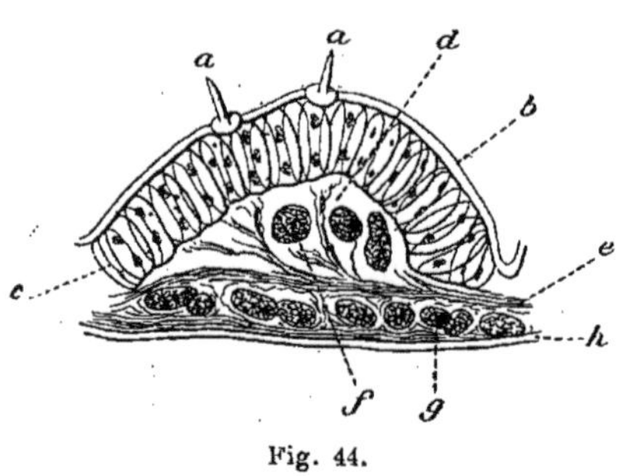

Fig. 44.

Au-dessous de la cuticule se trouve une couche de cellules transparentes nettement séparées les unes des autres (*c*, fig. 44); elles sont dans quelques cas très allongées, cylindriques, dans d'autres elles sont rondes; le nucléus est toujours bien visible et se colore très bien. Cette couche forme dans les bourrelets, par son soulèvement, des lacunes longitudinales (*d*, fig. 44) dans lesquelles on trouve des brides musculaires et conjonctives, ainsi que quelques faisceaux isolés des muscles longitudinaux (*f*). A l'extérieur, l'œsophage est enveloppé d'une mince lamelle péritonéale (*h*) et, en dedans de

Fig. 44. — Coupe transversale d'un bourrelet de l'œsophage. Gundl. Oc. 0. Obj. V Chambre claire. *a*, denticules; *b*, couche chitineuse interne; *c*, couche cellulaire; *d*, lacune, parcourue par des fibres musculaires et conjonctives, contenant des faisceaux coupés (*f*) des muscles longitudinaux; *e*, couche musculaire circulaire; *g*, faisceaux longitudinaux emprisonnés dans la couche circulaire; *h*, lamelle péritonéale externe.

celle-ci, d'une couche musculaire, dans laquelle on distingue des fibres circulaires (*e*) rayonnant dans la lacune et enveloppant des faisceaux musculaires longitudinaux isolés (*g*).

L'*intestin moyen* (*i*, fig. 43) est la partie la plus volumineuse du tube digestif ; à première vue elle se différencie nettement des deux autres régions, antérieure et postérieure. Souvent elle présente des renflements ou des espèces d'ampoules irrégulières et accidentelles qui dépendent du degré de réplétion du canal alimentaire. L'intestin moyen possède une disposition très curieuse de ses cellules. Nous remarquons, en premier lieu, que la paroi interne est très épaisse et dépourvue, en apparence, de la fine lamelle chitineuse que nous avons décrite pour l'intestin buccal. Dans la moitié antérieure de cet intestin on constate, sur des coupes transversales, à l'extérieur, une fine membrane enveloppante composée de fibres musculaires transverses, dans laquelle sont enchâssés par places des faisceaux de muscles longitudinaux très facilement visibles (*d*, fig. 45). En dedans nous avons les cellules endothéliales proprement dites (*b*); elles sont allongées, disposées en palissades sur plusieurs rangs; la membrane de la cellule n'est que difficilement visible, tandis que le noyau apparaît aisément. Cet endothélium intestinal est limité par une couche hyaline à peine perceptible (*a*, fig. 45), qui se détache aisément de la couche des cellules allongées, dont elle entraîne parfois quelques noyaux. Cette couche paraît être la continuation modifiée de la couche chitineuse de l'œsophage. On remarque que dans le voisinage de cette membrane il se forme d'abondants dépôts de granulations (*c*, fig. 45); celles-ci sont très petites, rondes, très réfringeantes; elles pénètrent souvent profondément dans la couche des cellules allongées, et paraissent provenir des tubes de Malpighi. Ces concrétions se trouvent aussi dans les substances que l'animal a ingérées. La région postérieure de l'in-

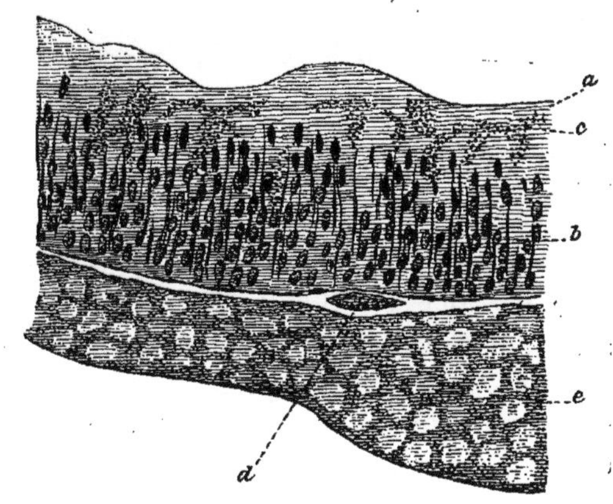

Fig. 45.

Fig. 45. — Portion d'une coupe transversale de l'intestin moyen. Verick, Oc. 1. Obj. 7. Chambre claire. *a*, couche hyaline interne; *b*, cellules de l'endothélium; *c*, granulations; *d*, faisceau de fibres musculaires lisses longitudinales; *e*, tissu adipeux adhérent à l'intestin.

testin présente souvent une structure différente (fig. 46). Les cellules qui composent ses parois sont devenues très grosses, disposées sans ordre et se détachent avec la plus grande facilité, soit isolément, soit en groupes, pour former, avec les substances ingérées et la couche hyaline devenue squameuse (*a*, fig. 46), une masse réticulée (*b'*).

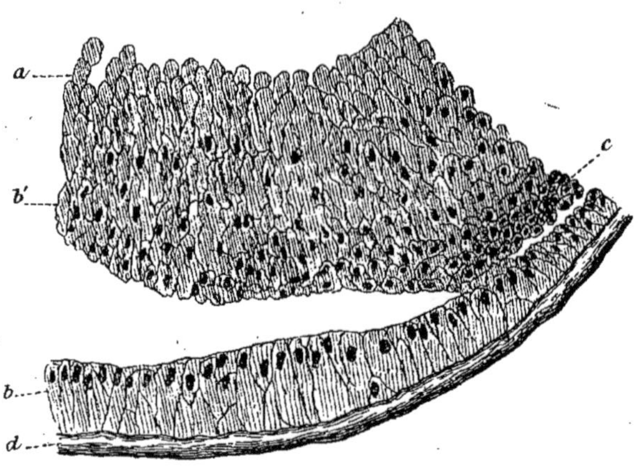

Fig. 46.

Il n'y a que les cellules qui se trouvent près de la couche musculaire qui affectent une disposition un peu plus régulière. Dans ce réticulum on trouve souvent, outre les granulations décrites, des cellules géantes parfaitement distinctes du reste ; elles sont en général ovalaires, possèdent un nucleus et nucléole très visibles et sont chargées de granulations en très grande quantité; elles se trouvent aussi bien près de la couche externe que près de la lumière du canal. En outre, elles paraissent se mélanger aux substances ingérées. On rencontre aussi d'autres formations très curieuses, qui se présentent comme une quantité de petits disques enfermés dans une membrane commune. Tous ces éléments proviennent sans doute des tubes de Malpighi.

L'*intestin terminal* ou *rectum* (*k*, fig. 43) s'étend des appendices de Malpighi à l'anus. Il est un peu conique, la partie large faisant suite à l'intestin moyen. Quelques auteurs ont décrit un cœcum près de sa terminaison anale; nous n'avons pas pu le constater. Souvent cette région de l'intestin est, de même que la partie buccale, colorée en violet; cette coloration persiste encore quelque temps après l'immersion dans l'alcool. A l'extérieur on observe des plissements trans-

Fig. 46. — Portion d'une coupe transversale de l'intestin près de l'entrée des tubes de Malpighi. Verick, 1. Obj. 7. Chambre claire. *a*, couche hyaline modifiée; *b*, cellules de l'endothélium; *b'*, couche endothéliale détachée et modifiée; *c*, granules et cellules contenant des granulations; *d*, couche musculaire à fibres transversales.

versaux de la paroi du rectum. La constitution histologique de cette dernière se rapproche de celle de l'intestin buccal. Les muscles longitudinaux, qui auparavant étaient disposés comme de fins filaments le long du tube, sont devenus très rares, les muscles circulaires plus abondants (*a*, fig. 47). Nous retrouvons aussi la fine couche cuticulaire distincte que nous avons vue exister à l'intérieur de l'intestin buccal (*c*, fig. 47). L'épithélium (*b*) est formé de cellules cylindriques dont le contenu est très transparent; le nucleus très apparent est généralement placé au bout interne et accolé contre la paroi cellulaire nettement accusée. Entre ces cellules se trouvent des glandes monocellulaires en forme de poire (*d*, fig. 47), dont on aperçoit parfois le fin canal de sortie. Comme dans l'intestin buccal, la surface interne du rectum montre des bourrelets longitudinaux, dus uniquement à des soulèvements de l'endothélium, qui se sépare de la couche musculaire en laissant des lacunes (*f*, fig. 47) parcourues par des brides musculaires. Sur ces bourrelets, la couche chitineuse est plus épaisse et dans chaque lacune est logée, près de son sommet, une trachée (*e*, fig. 47). Ce n'est que sur le rectum que nous voyons cette disposition des trachées, logées dans l'épaisseur des parois entre la couche musculaire et l'endothélium. Vers la terminaison du rectum, les bourrelets s'élèvent de plus en plus et portent même, sur leur sommet, de petits piquants. La lumière du rectum prend, en cet endroit et près de l'anus, une forme étoilée sur les coupes.

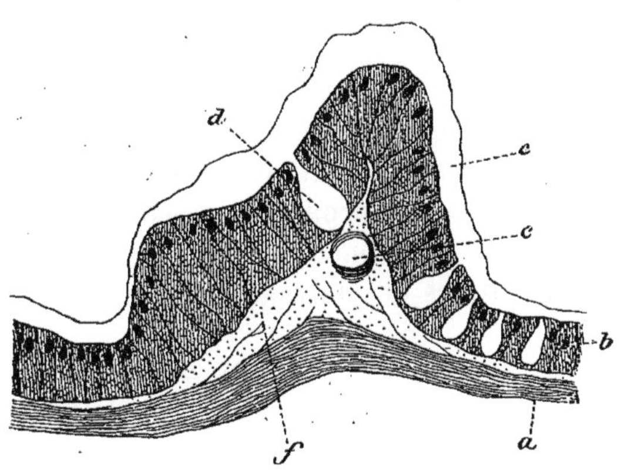

Fig. 47.

Tubes de Malpighi (*m*, fig. 43). — Ils sont au nombre de deux

Fig. 47. — Portion d'un bourrelet du rectum en coupe transversale. Verick, Oc. 1. Obj. 7. Chambre claire. *a*, couche musculaire transversale externe, envoyant des brides dans l'espace lacunaire (*f*); *b*, endothélium avec glandes monocellulaires; *c*, couche chitineuse interne; *d*, glande monocellulaire; *e*, trachée.

et prennent naissance de chaque côté de l'extrémité postérieure de l'intestin moyen. Ils sont renflés à leur naissance sous forme de poches allongées, dont les parois sont relativement minces, mais deviennent plus épaisses dans les canaux mêmes. Ceux-ci se présentent comme deux filaments blanchâtres qui se portent en avant, tout en décrivant de nombreuses sinuosités entre les viscères. Ils sont plus longs que le corps de l'animal et leur extrémité libre, terminée en cœcum, arrive jusque dans le voisinage des glandes antérieures. La composition de leur paroi est différente de celle des parois de l'intestin moyen. A l'extérieur on remarque une couche de muscles circulaire, assez mince, sur laquelle repose l'endothélium, formé de cellules allongées à parois nettement distinctes. Le contenu de ces cellules est fortement granuleux et près du bord externe se trouve un nucleus allongé. La lumière du canal est souvent obstruée par de nombreux amas de corpuscules très petits, ronds, tout à fait semblables à ceux que l'on rencontre dans le canal de l'intestin moyen. Selon Plateau, les tubes de Malpighi contiennent de l'acide urique pur.

Glandes antérieures (*l*, fig. 43). — Elles sont généralement connues sous le nom de *glandes salivaires*. Elles atteignent sept à huit millimètres de longueur. Situées de chaque côté de l'œsophage, les deux glandes antérieures apparaissent sous forme de grappes, plus épaisses en arrière qu'en avant. Elles sont généralement colorées en violet intense. L'issue du canal collecteur a été fortement discutée. Quelques auteurs la voyaient, à tort suivant nous, dans les forcipules, d'autres dans la cavité buccale, sur la face ventrale tout près de l'orifice buccal. Nous nous rangeons à cette dernière opinion. Il en est de même pour leur fonction physiologique ; elles ont été considérées tour à tour comme des glandes venimeuses et comme des glandes salivaires. Leur position est bien celle des glandes salivaires, mais les recherches de Plateau nous ont appris que leur sécrétion diffère de la salive des insectes. Chaque lobe de la glande salivaire est formé d'une quantité de lobules allongés, réunis entre eux par des canaux qui les déversent dans un canal collecteur commun. Chaque lobe contient, dans son intérieur, un canal et est entouré d'une membrane très fine. Les cellules de la glande sont disposées en rayons autour du canal, elles renferment une quantité de petites granulations transparentes rondes et un noyau assez facilement visible. Les deux lobes de la glande sont parcourus par de nombreux tubes trachéens.

Système nerveux. — On se facilitera beaucoup la préparation de ce système en faisant digérer dans l'eau, pendant deux jours au moins, les animaux fraîchement tués et ouverts sur le dos. Le tissu nerveux résiste admirablement, tandis que les autres tissus se ramollissent et entrent en décomposition. En saisissant le moment opportun, on peut retirer toute la chaîne nerveuse, le cerveau compris, avec les nerfs qui en partent, par une simple traction avec les pinces, sans autre préparation.

La même résistance se remarque lorsqu'au lieu de l'eau pure on emploie une solution faible de potasse caustique. Les éléments constitutifs du système nerveux ne sont guère altérés par ces procédés. On peut colorer, durcir et couper les chaînes nerveuses ainsi obtenues.

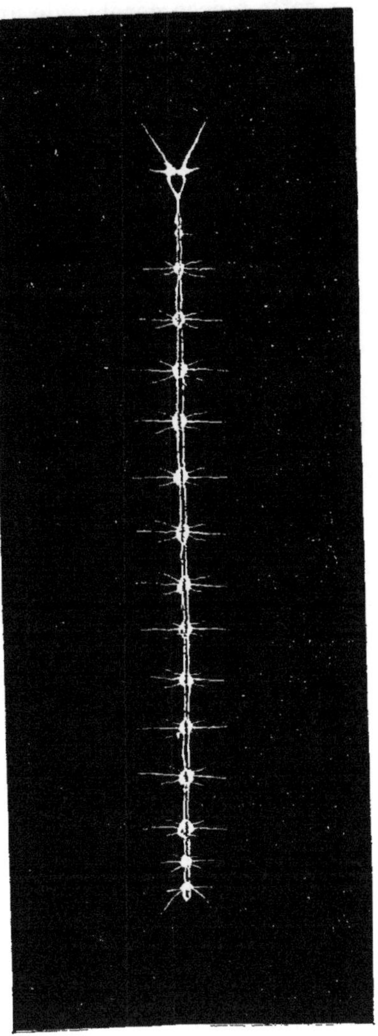

Fig. 48.

Le système nerveux (fig. 48) se compose d'un collier œsophagien et d'une chaîne ganglionnaire. Cette dernière se trouve placée sur la ligne médiane ventrale, immédiatement au-dessus du tégument. Elle se compose de seize ganglions unis entre eux par deux connectifs longitudinaux et par de courtes commissures transversales entre les ganglions qui sont situés chacun au niveau des racines des pattes et présentent, surtout au milieu du corps, une forme très aplatie en bandelette, visible sur les coupes transversales. De chaque ganglion partent latéralement trois nerfs, lesquels se rendent aux pattes et aux muscles. Le dernier ganglion se prolonge en arrière en une petite masse cylindrique, laquelle est peut-être un ganglion réduit, mais dont il ne semble partir aucun nerf. Le premier ganglion ventral est situé au niveau de la base du forcipule et fournit des rameaux à cet organe. Le collier œsophagien est presque vertical ; il se compose de deux connectifs, lesquels deviennent

Fig. 48. — Chaîne nerveuse isolée et grossie environ quatre fois.

de plus en plus renflés à mesure qu'ils arrivent dans le voisinage du ganglion sus-œsophagien. Ce dernier est relativement volumineux, situé au niveau des yeux et très allongé transversalement. On distingue aisément les deux moitiés grâce à une échancrure très prononcée de son bord antérieur sur la ligne médiane. Il part latéralement de cette masse cérébroïde un gros nerf optique. En avant, le cerveau détache deux rameaux très renflés à leur base qui se rendent aux antennes : ce sont les nerfs antennaires.

Dans l'espace laissé par l'écartement des deux commissures longitudinales, ainsi que des sillons médians qui entament les ganglions, courent en serpentant de nombreux tubes trachéens. Des dépôts graisseux accompagnent la chaîne.

Au point de vue histologique nous remarquons, sur des coupes transversales (fig. 49), d'abord une fine membrane d'enveloppe (*a*) qui

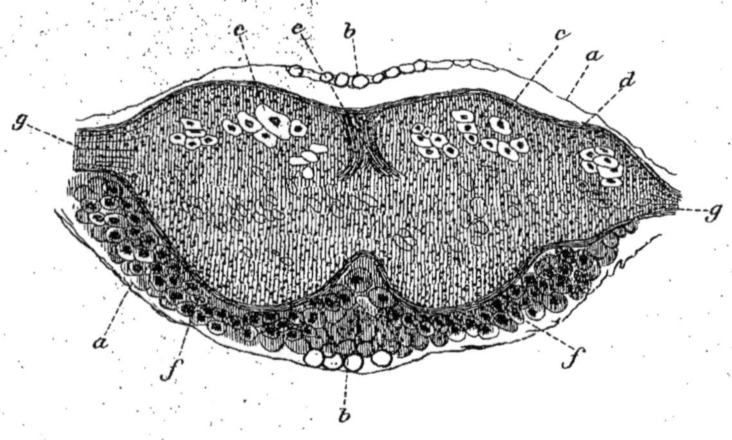

Fig. 49.

s'écarte quelquefois d'une manière considérable de la masse ganglionnaire, surtout dans les parties médianes, où viennent se loger de nombreux ramuscules trachéens (*b*) qui ont en général une direction longitudinale. L'enveloppe se continue sur les nerfs sous forme de gaine.

La grande masse des ganglions est composée de fibres nerveuses extrêmement fines, lesquelles sont en général dirigées longitudinale-

Fig. 49. — Coupe transversale d'un ganglion, pris dans la partie postérieure du corps, Verick, Oc. 3. Obj. 7. Chambre claire. *a*, enveloppe; *b*, trachées; *c*, grandes cellules claires; *d*, masse granuleuse avec fibres nerveuses longitudinales coupées; *e*, groupe de fibres, probablement conjonctives, dans le sillon médian supérieur; *f*, cellules ganglionnaires ordinaires; *g*, racines des nerfs latéraux.

ment et produisent, sur les coupes transversales et conjointement avec une substance particulière, nommée matière granuleuse chez les Insectes, un fin pointillé (*d*). Ce n'est que dans les racines des nerfs qu'on observe une direction transversale des fibres qui se réunissent pour constituer ces racines (*g*). Vers la coalescence des ganglions on voit encore souvent des fibres perpendiculaires (*e*) placées dans le sillon supérieur, mais qui nous paraissent de nature conjonctive et constituent probablement un remplissage.

Dans cette masse granuleuse sont disséminées des cellules de deux sortes. Les premières (*c*) sont accumulées vers la face dorsale des ganglions ; elles sont relativement très grandes, de forme ovalaire ou même allongées transversalement dans les ganglions aplatis et montrent une paroi très fine, de petits noyaux accolés à la paroi et un protoplasme tellement clair et homogène, que, sous de plus faibles grossissements, ces cellules ressemblent à des lacunes vides. Leur protoplasme ne s'est jamais coloré dans nos préparations, tandis que les noyaux se colorent. Les autres cellules (*f*) sont plus petites, rondes, à noyaux très grands et grenus ; elles sont accumulées vers la face ventrale des ganglions et se colorent facilement en entier. Nous n'avons pu constater des prolongements ni sur les unes ni sur les autres de ces cellules.

Nous n'avons pas fait une étude détaillée du cerveau, dans lequel on voit seulement les petites cellules à gros noyaux, qui passent sur les connectifs et les nerfs optiques et antennaires. Les grandes cellules claires y font entièrement défaut. On constate, en outre, des séparations en lobules assez nombreux. Un lobule optique se fait surtout remarquer sur les coupes transversales de la tête.

Nous n'avons pu voir distinctement des nerfs et ganglions viscéraux en connexion avec le cerveau. En tout cas on ne trouve, chez Lithobius, aucune trace de l'appareil viscéral si considérable que Newport (voir *Littérature*) a décrit chez *Julus*.

Organes des sens. — Nous avons à considérer ici seulement les organes localisés dans la tête.

Les *yeux* se trouvent de chaque côté du bouclier céphalique, rassemblés sur un espace allongé, circonscrit en avant par l'insertion de l'antenne et en arrière par le palpe; nous nommons cet emplacement le *champ oculaire* (*g*, fig. 50). Ce champ occupe le bord du bouclier réfléchi vers le côté ventral de manière qu'une partie des yeux se trouve sur le côté ventral, une autre sur le bord même, une troisième sur la face dorsale. On compte trente à quarante yeux, disposés en séries courbes longitudinales; le dernier œil, placé au bout postérieur du champ, est toujours le plus volumineux.

On voit, sur des préparations fraîches ou traitées à la potasse, ainsi que sur des coupes, que les centres bombés et transparents des yeux sont entourés et séparés par la cuticule épaisse et colorée en jaune, comme partout sur le bouclier dorsal ; cet entourage forme une sertissure semblable à celle d'un binocle. En examinant de plus près, et surtout sur des coupes, on peut se convaincre que la cuticule passe, en devenant transparente et extrêmement fine, sur la face externe bombée de l'œil, où elle est en connexion intime avec un gros cristallin presque sphérique, mais cependant plus bombé sur sa face interne ; ce cristallin est évidemment de nature chitineuse, car il se conserve très bien au traitement à la potasse caustique ; il correspond sans doute à la couche interne du tégument chitineux. Le cristallin plonge avec les bords de sa face interne dans une masse fortement pigmentée en noir, qui présente la forme d'une cupule allongée, dont le fond est tourné en dedans et qui entoure une cavité très claire et transparente. Ce pigment disparaît, comme tous les organes internes, par le traitement à la potasse.

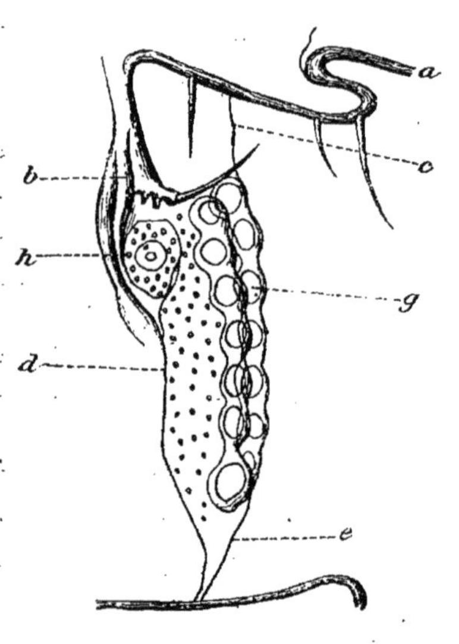

Fig. 50.

Voilà tout ce qu'on voit sur des préparations et sur des coupes faites à la manière ordinaire. Pour arriver à des notions plus précises sur la structure de l'œil, il faut détruire le pigment par des acides, chlorhydrique, nitrique ou mieux encore oxalique. Mais tous les réactifs employés dans ce but ont de graves inconvénients, en détruisant aussi telle ou telle partie des tissus internes. Ce n'est que par la combinaison des résultats obtenus que l'on parviendra à des conclusions satisfaisantes. Aussi les auteurs sont-ils en désaccord complet ; nous suivons ici la description donnée par Grenacher (voir *Littérature*) qui nous

Fig. 50. — Préparation à la potasse caustique. Le bord infléchi du bouclier céphalique est vu du côté ventral, montrant le champ oculaire entre l'articulation de l'antenne en avant et le bord du palpe en arrière. Gundl., Oc. 1. Obj. 4. Chambre claire. *a*, bord postérieur de l'article basal de l'antenne, garni d'épines ; *b*, pièces chitineuses entourant une cavité dans laquelle peut se replier l'antenne et qui est circonscrite, en dehors, par le bord (*c*) du bouclier céphalique, très aminci ; *d*, bord interne de la lamelle infléchie du bouclier céphalique ; *e*, bord externe ; *f*, bord antérieur du palpe ; *g*, champ oculaire montrant deux rangées de cornées, les autres se trouvant sur la face dorsale du bouclier ; *h*, organe de Tömösvary.

paraît répondre le plus à la vérité. Le cristallin repose sur la cupule interne, entourée par une fine lamelle cuticulaire et percée par les fibres du nerf optique. Sur son pourtour et au centre se remarquent quelques cellules isolées, à noyaux, restes de l'hypoderme et d'un corps vitré qui fait complètement défaut. Le goulot cylindrique de la cupule est occupé par de longues cellules à noyaux très grands, dont les parois sont à peine visibles et qui portent, sur leurs bouts internes, de fins poils peu réfringents, dirigés vers l'axe du cylindre. La partie postérieure semi-globulaire de la cupule est remplie par les cellules de la rétine, au nombre de vingt environ, disposées en rayonnant et ressemblant si bien aux cellules à poils, que ces dernières n'en paraissent qu'une modification. Par leurs bouts postérieurs, ces cellules rétiniennes sont en rapport avec les fibres du nerf optique, tandis

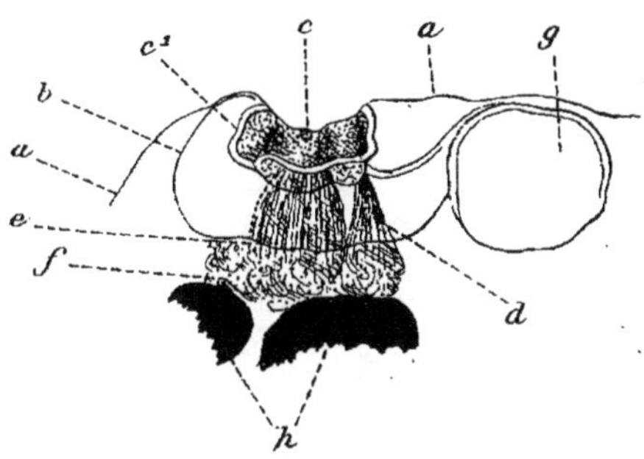

Fig. 51.

que sur leurs bouts libres elles portent des bâtonnets remplissant la cavité, mais tellement délicats, que Grenacher ne veut affirmer que leur existence, sans pouvoir donner des détails sur leur forme et structure.

Un organe très curieux, que nous appelons l'*organe de Tömösvary*, d'après l'auteur qui l'a découvert, se trouve sur le coin antérieur du champ oculaire en dedans, tout près de l'articulation de l'antenne. On le voit à peine sur des préparations à la potasse (*h*, fig. 50) sous la forme d'un disque très mince, au centre duquel se trouve un petit orifice entouré d'un cercle concentrique.

Les petites éminences chitineuses qui se rencontrent partout sur le bouclier céphalique sont particulièrement développées sur le disque de l'organe. Des coupes (fig. 51 et 52) peuvent nous renseigner

Fig. 51. — Coupe sagittale passant près du centre de l'organe de Tömösvary. Gundl., Oc. 1. Obj. 5. Chambre claire. *a*, contour du bouclier céphalique; *b*, contour du bouclier de l'organe; *c*, cintre de la cupule, occupé par un mamelon très grenu; *c'*, bord chitineux de la cupule; *d*, faisceau de fibres sortant à part du fond; *e*, faisceau principal; *f*, substance granuleuse (nerveuse?); *g*, cristallin d'un œil entamé; *h*, *h*, choroïdes entamées.

sur son organisation. Au centre du disque se trouve une cupule enfoncée, à orifice plus étroit, évasée vers le fond et entourée par de fortes parois chitineuses. Le fond de la cupule n'est pas tout à fait égal; il paraît avoir un pourtour plus profond, entourant un enfoncement central, au milieu duquel se trouve un orifice. Les parois de la cupule sont recouvertes par des granulations très serrées, opaques, qui paraissent même alignées et sont peut-être constituées par de petits poils courts et épais. Dans l'orifice central émerge un petit mamelon granuleux (*e*, fig. 52) vers lequel convergent des fibres nerveuses, également granuleuses et ondulées, que l'on peut poursuivre jusque dans la masse granuleuse du lobe optique cérébral.

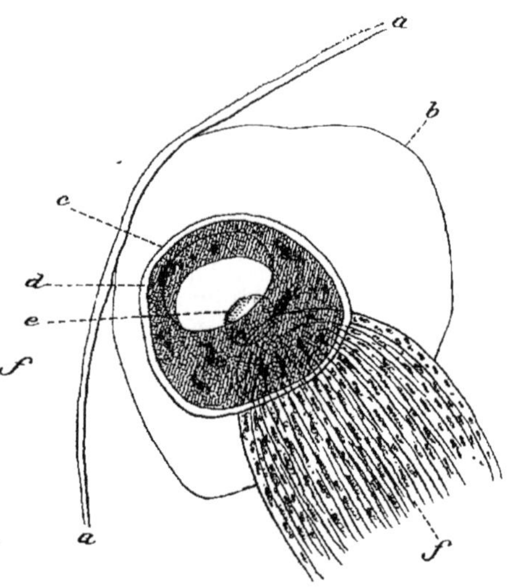

Fig. 52.

Dans une de nos coupes (*d*, fig. 51) nous avons observé un faisceau particulier de ce nerf, se rendant vers la périphérie de la cupule.

Nous croyons que l'organe de Tömösvary est le siège de la fonction *olfactive*.

On ne trouve point d'organes de l'ouïe chez le Lithobius, à moins qu'on ne veuille considérer comme tels les conformations coxales des pattes postérieures décrites page 91.

Les sensations *tactiles* sont perçues par les poils qui ornent les antennes; ils n'ont pas de forme particulière, mais à leur base se trouve du tissu nerveux fourni par le nerf antennaire.

Fig. 52. — Coupe sagittale frisant l'organe de Tömösvary. Verick, Oc. 3. Obj. 7. Chambre claire. *a*, bord chitineux du bouclier céphalique; *b*, contour du bouclier de l'organe; *c*, enveloppe chitineuse de la cupule; *d*, bord de l'orifice de la cupule; *e*, mamelon nerveux (?) central; *f*, faisceau de fibres nerveuses, convergeant vers le mamelon.

Nous avons vu que sur les différentes pièces masticatrices se trouvaient en grand nombre des poils pinnés dont les formes et dimensions sont variables; ils servent probablement à recueillir des impressions *gustatives*. Les poils pinnés des palpes (page 95) n'ont cependant pas de fonctions gustatives, suivant les expériences de *Plateau* (voir *Littérature*).

Système respiratoire. — Les *stigmates*, partout conformés de la même manière, se trouvent sur les faces latérales du corps, dans la mince membrane flexible qui unit les plaques dorsales et ventrales, en correspondance avec les bords postérieurs des insertions des pattes. Pour les voir dans leur situation, on n'a qu'à examiner un Lithobius chloroformé et couché sur le côté. On les aperçoit déjà à l'œil nu, se détachant sur la membrane blanche de réunion comme des petits points brillants de couleur brune.

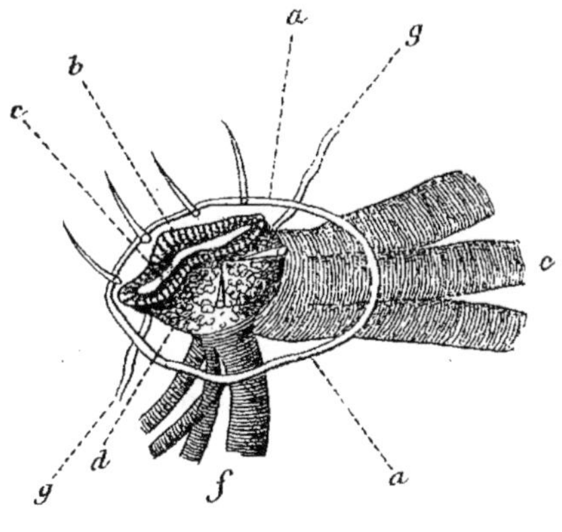

Fig. 53.

Pour étudier le système respiratoire dans son ensemble, nous conseillons de traiter les Lithobius par la potasse caustique. Les stigmates et les trachées, étant de conformation chitineuse, se conservent admirablement, tandis que tous les autres organes internes sont dissous par la potasse. Les téguments devenant translucides, on peut suivre, sous le microscope, toutes les ramifications des trachées dans l'intérieur du corps, et en choisissant des individus de petite taille, où les téguments deviennent transparents, on peut apercevoir les moindres ramifications des trachées, surtout lorsqu'on a soin de

Fig. 53. — Un stigmate détaché, traité à la potasse. Zeiss, Oc. 1. Obj. 2. Chambre claire. *a*, bord épaissi de la lame chitineuse à poils qui porte le stigmate; *b*, lèvre de la fente, à séries de petits crochets; *c*, orifice en fente du stigmate; *d*, sac à granules relevés; *e*, groupe des trachées dorsales partant du sac; *f*, groupe des trachées ventrales; *g*, *g*, fines trachées superficielles, partant presque immédiatement de l'orifice en fente.

laver les préparations soigneusement et de les monter dans la glycérine.

Les stigmates (fig. 53) sont au nombre de six paires, situées, de chaque côté, sur les troisième, cinquième, huitième, dixième, douzième et quatorzième paires de pattes. Ce sont des fentes étroites en boutonnière, dirigées un peu obliquement de haut en bas, le coin supérieur de la fente en avant. Ils sont placés sur un petit écusson ou mamelon (*a*) peu élevé, de forme circulaire, constitué par un épaississement du tégument chitineux, sur lequel s'élèvent quelques poils raides comme organes de protection. La boutonnière elle-même, vue de face, est linéaire et ses lèvres sont constituées par deux bourrelets de chitine très épaisse, presque noire. Aux deux coins de la boutonnière, les deux lèvres se joignent par un cercle, sur lequel on remarque, tout comme sur les lèvres, des stries noires parallèles. Ces stries passent, sur le pourtour des bourrelets, en un petit champ à granulations noires.

La structure se révèle mieux par la vue de face. Chaque bourrelet est relevé au milieu, de manière à former un angle obtus. Les stries parallèles sont des côtes relevées, sur les bords libres desquelles sont placées des denticules émoussées, visibles seulement par un très fort grossissement. Ces côtes denticulées, qui font saillie vers la fente de la boutonnière, constituent évidemment un appareil destiné à retenir des impuretés flottant dans l'air.

La fente s'ouvre dans une sorte de sac ou *réservoir* (*d*) très court, ayant les mêmes dimensions que la fente. Les denticules continuent encore sur la surface interne de ce petit sac, duquel partent presque immédiatement les trachées, en se résolvant en réticulations, qui passent, à leur tour, aux fils spiraliques des trachées. Outre quelques grands troncs (*e*, *f*), qui se subdivisent bientôt en se portant vers l'intérieur, on trouve sur tous les stigmates un certain nombre de trachées minces et déliées (*g*) qui prennent aussi naissance sur le sac, immédiatement derrière la fente du stigmate et se distribuent dans les environs immédiats de celui-ci.

Les *trachées* ont absolument la même constitution, telle qu'on la trouve chez les Insectes. Le fil spiralique y est très visible; quelquefois, sur des ruptures, on le voit plus ou moins déroulé et isolé, tandis que dans sa situation normale il fait des tours très serrés. Il est accolé, comme on sait, à une fine enveloppe chitineuse, laquelle se continue seule dans les plus fines ramifications avec la couche matrice, riche en noyaux, mais qu'il faut examiner sur des individus frais ou éclaircis seulement par la glycérine, la potasse détruisant cette couche à cellules fusionnées.

La distribution des trachées des cinq paires postérieures des stigmates est assez simple. Il se trouve toujours deux groupes de troncs, l'un plus superficiel (*e*, fig. 53) qui se distribue plus transversalement en fournissant des branches, lesquelles s'étendent même jusqu'au bord opposé du segment, et l'autre plus profond (*f*, fig. 53) qui plonge vers le côté ventral en se ramifiant surtout dans la partie postérieure du segment et dans le segment suivant, s'il ne s'y trouve point de stigmate.

Les trachées partant de la première paire de stigmates, situés à la base de la troisième paire de pattes, montrent un trajet plus compliqué, vu qu'elles doivent fournir de l'air non seulement à la tête, au segment des forcipules et aux trois segments pédigères suivants, mais aussi au quatrième segment pédigère, qui n'a point de stigmate. Nous trouvons, outre les fines trachées superficielles, visibles aussi aux autres stigmates (*g*, fig. 53), deux grands troncs céphaliques : l'un dorsal (*b*, fig. 54) et l'autre ventral (*h*, fig. 54). Les deux troncs dorsaux se rapprochent de la ligne médiane en se portant en avant et se touchent presque sur la limite postérieure du premier segment pédigère. De ce point ils s'écartent de nouveau et envoient une branche vers la seconde paire de pattes. En continuant leur trajet parallèlement à la ligne médiane ils se bifurquent bientôt en deux branches, dont l'externe (*c*) se porte aux forcipules, tandis que l'interne (*d*) se résout, au centre de la plaque céphalique, en un pinceau fort compliqué de rameaux (*f*) qui se portent vers les yeux, le ganglion sus-œsophagien et les parties voisines. Un de ces rameaux continue son trajet ondulé vers l'antenne (*e*) qu'il parcourt jusqu'à l'extrémité, conjointement avec un autre rameau (*k*) fourni par le tronc profond (*h*). Celui-ci suit en général le trajet du tronc dorsal, en fournissant des branches à la première paire de pattes, aux forcipules et en se distribuant aussi en pinceau. Mais ce qu'il y a de particulier, c'est que les deux troncs profonds se croisent avant leur ramification céphalique (*i*) de manière que le tronc de droite se porte aux parties céphaliques, système nerveux, organes buccaux, etc., du côté gauche et *vice versa*.

Les trachées se distribuent dans tous les organes, en formant quelquefois des réseaux assez compliqués. Il nous a été impossible de les suivre jusque dans leurs dernières ramifications ; nous ne savons pas comment elles finissent. Nous pouvons seulement dire que nous n'avons observé nulle part des anastomoses ; toutes les ramifications les plus fines restent toujours isolées les unes des autres. Quelques organes internes présentent des réseaux assez compliqués et richement développés ; nous citons parmi ces organes l'intestin buccal, le rectum, les connectifs de la chaîne nerveuse et les petites pinces terminales de l'appareil génital femelle. Dans le rectum, les branches courent entre l'enveloppe péritonéale et la muqueuse, en s'engageant

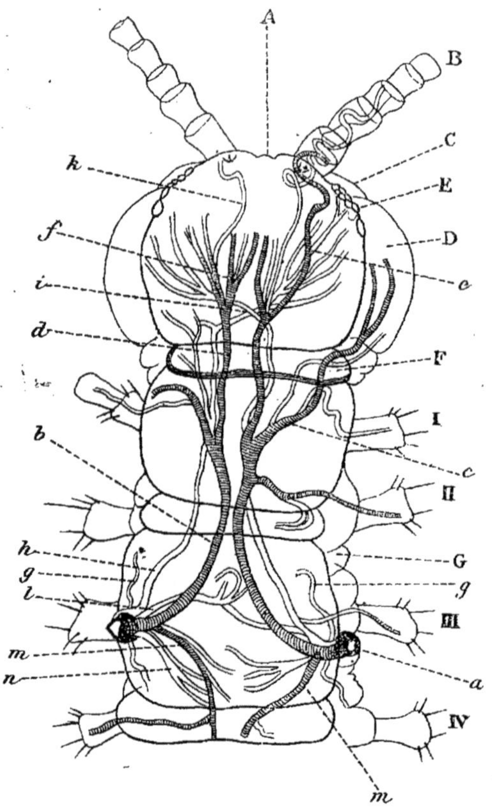

Fig. 54.

Fig. 54. — Préparation à la potasse, vue de la face dorsale, pour montrer la distribution des trachées principales dans la partie antérieure du corps, à partir du premier stigmate. Gundlach, Oc. 1. Obj. 00. Chambre claire. Les segments avec leurs appendices ne sont indiqués que par des contours, en laissant de côté les poils, piquants, etc. Les troncs et les branches principales superficielles des trachées sont ombrées par des hachures transversales; les branches plus profondes, plongeant vers la face ventrale, sont seulement indiquées au trait. On a entièrement négligé les branches fines terminales, et pour ne pas surcharger la figure, on a souvent dessiné les trachées seulement d'un côté. Le système étant absolument symétrique, on peut aisément reconstituer l'ensemble. A, bord du bouclier céphalique; B, antennes; C, bord des palpes dépassant le bouclier; D, forcipules; E, yeux; F, segment post-céphalique des forcipules; G, tégument mou des flancs; I-IV, les quatre premières paires de pattes avec leurs segments correspondants; *a*, premier stigmate; *b*, tronc trachéen céphalique dorsal; *c*, branche externe fournissant les trachées des forcipules; *d*, branche montante fournissant le rameau antennaire (*e*) et se dissolvant en un pinceau (*f*) dont partent des branches pour le système nerveux et les organes buccaux; *g*, fines trachées superficielles, partant directement du stigme; *h*, tronc céphalique profond, se croisant, en *i*, avec celui de l'autre côté, et donnant des ramifications aux organes buccaux, à l'intestin et une branche antennaire (*k*); *l*, tronc fournissant le troisième segment du corps en avant; *m*, tronc récurrent donnant une branche aux pattes de la quatrième paire; *n*, tronc segmentaire postérieur.

dans les plis de cette dernière, de manière qu'on voit, sur des coupes, les petites trachées coupées comme des trous (*e*, fig. 47); sur les connectifs nerveux, les branches passent entre les cordons, tandis que sur les ganglions mêmes elles sont moins nombreuses. Enfin on trouve toujours, entre le cœur et les téguments, de fines trachées longitudinales (*g*, fig. 55) qui suivent le cœur dans sa direction générale.

Système circulatoire. — Le système circulatoire du *Lithobius* est en grande partie lacunaire, c'est-à-dire que le sang ne circule pas toujours dans des canaux à parois propres. Il existe deux canaux longitudinaux, un dorsal et un ventral; le premier, connu depuis longtemps sous le nom de *cœur*, est aussi le plus facile à apercevoir. Chez beaucoup d'exemplaires on le distingue facilement à travers les téguments de la face dorsale; il apparaît comme une ligne claire renflée à certains endroits. Ce canal est contractile; les contractions peuvent très bien s'observer sur un individu très peu chloroformé, juste assez pour qu'il ne fasse plus de mouvements; on voit le vaisseau dorsal se dilater sur toute sa longueur, puis se contracter; le nombre des pulsations est environ de 80 par minute. Le sang qui remplit ce canal est incolore et renferme une grande quantité de globules blancs.

Le *cœur* s'étend à peu près d'une extrémité à l'autre du corps. Il est accolé à la face interne des téguments; il ne se représente pas sous forme d'un tube simple, mais possède plusieurs renflements ou chambres, au nombre de 15; elles sont semblables entre elles à l'exception de la première et de la dernière. Dans la description suivante du trajet et des ramifications du cœur, nous avons recours, pour quelques points, au mémoire de Newport (voir *Littérature*). En arrière du segment céphalique se trouve située la première chambre du cœur; elle se divise antérieurement en trois rameaux, dont un médian et deux latéraux. Le premier est très fin et s'étend, en ligne droite, vers l'extrémité antérieure de la tête; il donne des vaisseaux destinés à porter le sang aux articles buccaux et se réunit, par quelques ramifications, au canal sanguin ventral. Les deux branches latérales émises du cœur se dirigent d'abord à angle droit de celui-ci vers la face dorsale, puis se recourbent vers la face ventrale de manière à former un anneau qui se ferme sur la ligne médiane ventrale pour constituer le *vaisseau sanguin ventral*, très improprement nommé aussi, par quelques auteurs, *artère supra-spinale*. Cette dernière artère a pu être injectée une fois par nous, en poussant la masse dans le cœlome. La masse qui paraît être la plus appropriée à cet usage est l'encre de Chine liquide comme celle dont on se sert pour le dessin. A l'aide d'une petite seringue de Pravaz on introduit l'encre dans le cœlome, sans exercer une pression trop forte sur le piston et en tenant l'instrument à peu près parallèlement au corps de l'animal; on voit ce dernier se raidir et le liquide pénétrer dans les antennes, les forcipules et la base des pattes; une fois le vaisseau supra-spinal s'est trouvé injecté par ce procédé. Ce canal s'aperçoit aussi assez facilement sur des coupes transversales faites à la paraffine; il est situé, au-dessus de la chaîne nerveuse, généralement entre les deux cordons et est constamment entouré par de nombreux tubes trachéens. Le sang, chassé par les contractions du vaisseau dorsal, passe par les bifurcations antérieures dans l'artère supra-spinale et en parcourant celle-ci d'avant en arrière il se répand dans le corps, à travers les muscles et dans le voisinage des tubes trachéens, par de nombreux petits rameaux, que l'artère émet sur son trajet. En arrière du

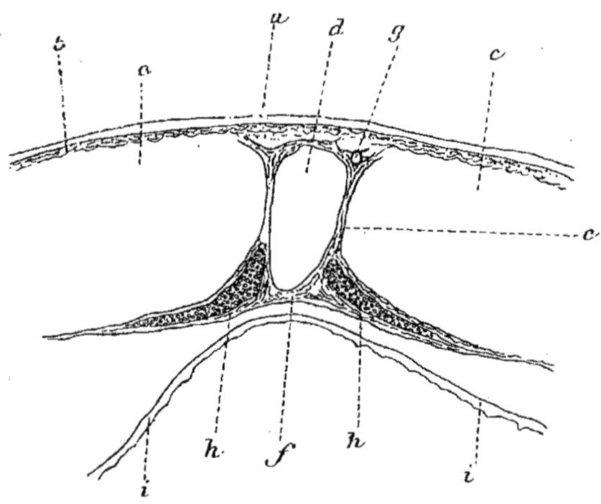

Fig. 55.

14e ganglion de la chaîne nerveuse, l'artère, suivant Newport, se bifurque en deux troncs, lesquels courent parallèlement l'un à l'autre en donnant des ramifications aux organes de la génération. Le sang se répand dans le corps, entoure les organes, baigne les troncs trachéens et leurs ramifications et revient se déverser dans le cœur contractile par des ouvertures situées sur les flancs de ce dernier. Quant à la constitution histologique des canaux sanguins, nous remarquons en premier lieu que, dans le cœur (fig. 55), la paroi est formée par deux membranes souvent intimement soudées ensemble. Elles sont

Fig. 55. — Coupe du cœur. Verick, Oc. 1. Obj. 2. Chambre claire. *a*, cuticule de la face dorsale; *b*, hypoderme; *c*, *c*, espaces occupés par des muscles; *d*, cavité du cœur; *e*, ses parois latérales; *f*, paroi ventrale du cœur; *g*, coupe d'une trachée; *h*, *h*, masses de tissu graisseux; *i*, paroi de l'intestin.

composées par des fibres musculaires extrêmement fines. Au point où les parois latérales passent à la face ventrale du cœur (*f*), on remarque que les deux feuillets membraneux se séparent l'un de l'autre en se dirigeant vers les flancs de l'animal. Après un court trajet ils se réunissent l'un à l'autre et se continuent dans la membrane péritonéale; ces fibres forment ainsi des ailes musculaires latérales au cœur et, par l'écartement des deux lames, déterminent de chaque côté de l'organe un espace triangulaire constamment rempli par du tissu graisseux (*h*). Quelques fibrilles réunissent aussi le cœur à la face intérieure de la cuticule du dos. Tandis que sur des coupes transversales le cœur est toujours maintenu en état de dilatation très prononcée, le vaisseau ventral au contraire présente les parois appliquées l'une contre l'autre; elles sont relativement épaisses et contiennent de nombreuses fibres, lesquelles paraissent seulement conjonctives et nullement musculaires.

Organes génitaux. — *Organes mâles* (fig. 43, 56). — Ces organes se composent, chez Lithobius, de trois tubes testiculaires et de deux paires de glandes accessoires. Ils sont surtout développés au printemps, d'avril et mai jusqu'en juin.

Les *tubes testiculaires* (*n*, *o*, fig. 43) ont la même apparence. Ce sont des boyaux assez raides entortillés autour de l'intestin jusque vers la quatrième paire de pattes en avant, d'un blanc crayeux, qui tranche sur la teinte des autres organes. Leurs lacets sont surtout développés autour de l'extrémité postérieure de l'intestin moyen. Ils sont différents de longueur; le tube médian (*n*) est beaucoup plus long que les tubes latéraux (*o*). Leur volume varie un peu suivant l'état de remplissage.

Les deux tubes latéraux (*o*) se terminent librement dans le cœlome par un bout arrondi, généralement un peu recourbé; ils ne sont retenus dans leur position que par les enlacements des tubes de Malpighi et de quelques rares trachées. Le tube médian (*n*) en revanche s'amincit considérablement en retournant sur lui-même et paraît se terminer, à l'œil nu ou à la loupe, par un filament mince (*n'*), transparent, qui s'insère sur la paroi du corps en se perdant entre les masses des muscles et du corps graisseux. Mais on peut constater facilement sous le microscope que le tube finit en cœcum un peu plus effilé que les cœcums des tubes latéraux, à peu près au niveau de la terminaison antérieure des glandes accessoires et que son apparente continuation n'est constituée que par une trachée et un ligament de tissu conjonctif.

Les deux canaux latéraux se réunissent sur la face dorsale du rectum par un canal transversal, au milieu duquel débouche le tube impair (fig. 43). A partir des points d'insertion dans ce canal transverse, les tubes latéraux continuent leur trajet en embrassant latéralement le rectum et en se portant sur la face ventrale de celui-ci, où se constitue une sorte de poche commune, dans laquelle débouchent aussi les canaux excréteurs des glandes accessoires. Cette poche s'ouvre au dehors manifestement par un orifice médian, placé en avant de l'anus; mais elle est si bien attachée au rectum, qu'il est impossible de l'en séparer et que nous sommes même dans le doute, s'il n'y a pas une communication entre elle et le rectum.

Les deux paires de *glandes accessoires* sont ordinairement tellement accolées ensemble de chaque côté, qu'on pourrait facilement croire qu'il n'en existe qu'une seule paire. Elles sont composées de

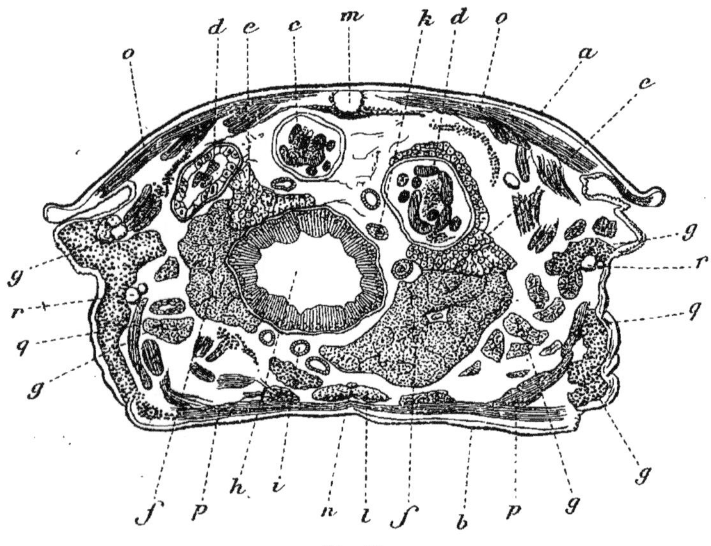

Fig. 56.

lobules rangés autour d'un canal central et on rencontre des exemplaires chez lesquels une ou plusieurs de ces glandes se terminent, en avant, par le canal finissant en cœcum, sur lequel sont implantés des lobules isolés. Suivant leur état de réplétion, les glandes paraissent d'un blanc crayeux ou bien, lorsqu'elles sont moins actives, d'un bleu violacé. Elles forment ensemble deux masses qui embrassent l'intestin des deux côtés et sur la face ventrale. Les grandes glandes (*p*, fig. 43;

Fig. 56. — *Lithobius* mâle. Coupe transversale du corps. Verick, Oc. 1. Obj. 0. Chambre claire. *a*, tégument dorsal; *b*, tégument ventral; *c*, testicule impair; *d*, tubes testiculaires latéraux; *e*, petite glande accessoire; *f*, grosse glande accessoire; *g*, masses graisseuses; *h*, intestin; *i*, canal excréteur des glandes accessoires génitales; *k*, canal de Malpighi; *l*, système nerveux; *m*, cœur; *n*, vaisseau sanguin ventral; *o*, muscles tapissant la face inférieure de la peau du dos; *p*, muscles recouvrant la chitine ventrale; *q*, muscles latéraux; *r*, coupe de tubes trachéens.

f, fig. 56) occupent plutôt la face ventrale sur tout le tiers postérieur de la cavité générale, en se rapprochant de la ligne médiane; les petites glandes au contraire (*g*, fig. 43; *e*, fig. 56) avancent bien moins sur les côtés. Les canaux excréteurs de ces glandes débouchent, de chaque côté, par un orifice commun dans la poche terminale, dans le voisinage immédiat des canaux séminaux.

Pour connaître la structure histologique de ces parties avec toute la précision désirable, il faudrait examiner de jeunes individus ou des hibernants, que nous n'avons pas eus à notre disposition. Pendant l'activité des organes, les dispositions structurales sont plus ou moins changées ou même effacées par le développement considérable des produits.

Nous trouvons, sur les trois tubes testiculaires, une structure semblable. Une fine lamelle péritonéale les entoure, suivie d'une couche de fibres musculaires circulaires. Cette couche est plus épaisse dans le voisinage du débouché cloacal et dans les parties contractées, où il y a peu de produits accumulés dans la lumière du tube; elle devient en revanche très mince sur les parties distendues par des accumulations intérieures. Nous avons remarqué sur le tube impair des fibres longitudinales, isolées les unes des autres et placées sur la face externe de la couche circulaire.

Quant à l'endothélium, il change énormément d'aspect suivant les endroits et suivant le développement des cellules. Sur les parties avoisinantes du cloaque, ordinairement vides, on voit des cellules très allongées, à noyaux très apparents et disposés sur plusieurs rangs, remplies de granulations et présentant quelquefois des vacuoles vers leurs extrémités internes. Nous avons remarqué la même disposition de l'endothélium dans des coupes des tubes pairs (fig. 57), où la lumière ne contenait qu'une masse glaireuse rendue granuleuse par les réactifs et des paquets de zoospermes arrivés à maturité. Dans le tube médian au contraire, où la prolifération des cellules est en pleine activité, la disposition est tout autre. A la couche musculaire adhère

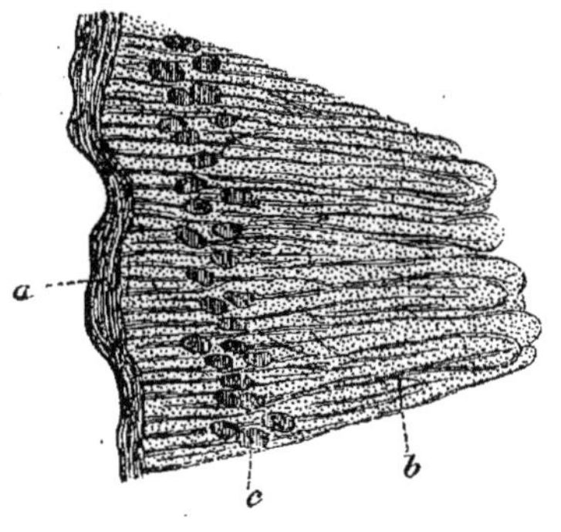

Fig. 57.

Fig. 57. — Portion d'une coupe transversale d'un tube testiculaire latéral. Verick, Oc. 3. Obj. Chambre claire. *a*, couche externe de fibres musculaires circulaires; *b*, cellules endothéliales; *c*, leurs noyaux.

une couche de cellules à gros noyaux, qui passe successivement à d'autres couches de cellules, devenant énormes, lesquelles se détachent petit à petit des parois et passent, par des modifications successives, à des zoospermes réunis en paquets, mais cependant point enfermés en gaines pour constituer des spermatophores, tels qu'on les voit dans d'autres Myriapodes. Nous donnons deux figures de portions de coupes, l'une (fig. 58, *A*) transversale, l'autre (fig. 58, *B*) longitudinale, où le commençant peut se rendre compte de ces dispositions variées, en se rappelant que tout est noyé dans une masse glaireuse devenant granuleuse par les réactifs. L'évolution des spermatocytes, dont nous ne pouvons parler ici, a été exposée très en détail dans les mémoires de Gilson et Pernant (voir *Littérature*). Les zoospermes adultes des Lithobius et en général des Chilopodes

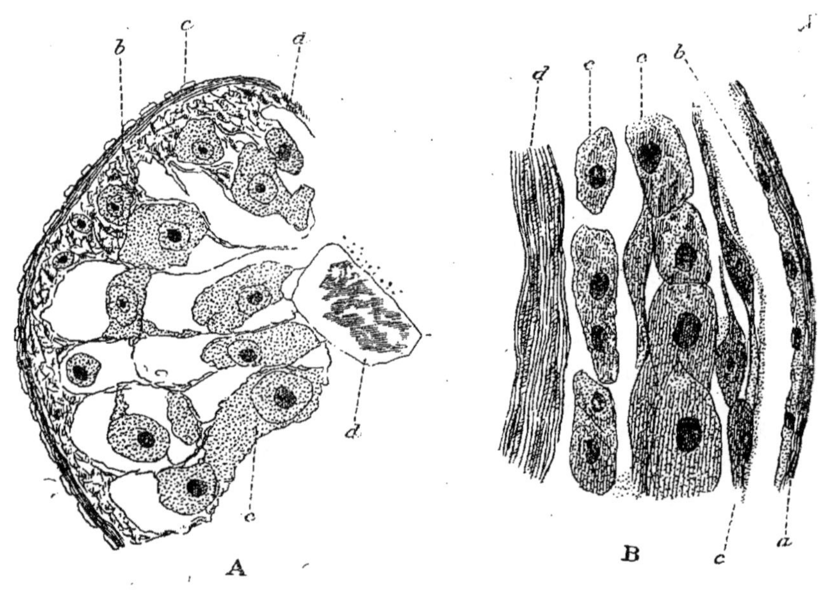

Fig. 58.

sont très longs, filiformes. On peut y distinguer trois régions différentes : une partie antérieure spiralique, une partie moyenne cylindrique et une terminaison en fil fin, mais court.

Les grandes glandes accessoires ne laissent distinguer, sur une fine enveloppe, qu'un épithélium en pavé très aplati, dont les cel-

Fig. 58. — Portions de coupes du tube testiculaire médian. A, coupe transversale; B, coupe longitudinale. Verick, Oc. 3. Obj. 7. Chambre claire. *a*, couche de fibres musculaires transversales; *b*, endothélium adhérent à cette couche; *c*, cellules spermatogènes à différents degrés de développement; *d*, faisceaux de zoospermes; *e*, fibres musculaires longitudinales externes.

lules avec les noyaux sont bien visibles. Toutes les cavités sont remplies de fines granulations qui existent déjà à l'état frais.

Les lobules des petites glandes accessoires sont aussi chacun entouré d'une fine enveloppe, contre laquelle s'appuient les cellules; celles-ci sont de différentes formes; on en trouve de presque rondes avec un nucleus et nucléole parfaitement visibles; d'autres sont coniques avec beaucoup de granulations; d'autres enfin sont tout à fait transparentes et contiennent un noyau accolé contre la paroi. L'intérieur du lobule est occupé par un magma dans lequel on distingue parfois des nucleus. Le canal excréteur de la glande a des parois relativement épaisses, composées de grosses cellules allongées, fortement granuleuses et possédant toutes un noyau ovalaire situé dans le voisinage de l'extrémité de la cellule qui regarde vers la lumière du canal.

Toutes les observations histologiques sont rendues très difficiles par la délicatesse des cellules et l'abondance de cette sécrétion glaireuse, farcie de petits granules, qui obstrue presque toujours les lobules. Ces granules paraissent noirs par la lumière transmise; ils sont doués de mouvements browniens.

C'est ici le lieu de parler de l'article terminal du corps des mâles (fig. 43).

Les différents canaux indiqués débouchent en effet dans une sorte de cloaque tubuliforme qui s'ouvre au dehors par une fente protégée par plusieurs conformations chitineuses. La terminaison du cloaque est recouverte du côté ventral par une plaque, arrondie en arrière, des deux côtés de laquelle s'appliquent, fort étroitement, les articles basaux de la dernière paire des pattes (*v*), de manière que les écussons coxaux à cribles de ces articles embrassent les parties terminales. On trouve alors, au milieu, deux petites plaques chitineuses, munies de quelques poils (*s*), lesquelles sont réunies par une bande molle et translucide. On pourrait les appeler les plaques génésiques. Sur cette réunion s'élève un mamelon central en forme de cône émoussé (*u*), sur lequel sont plantés quelques poils raides et dont les côtés externes sont garnis de deux lamelles chitineuses fortes et courbées (*t*), les plaques génitales externes. A la loupe on croirait voir deux crochets, dont les pointes libres sont tournées vers la ligne médiane. Ce mamelon plein est placé sur le bord ventral de l'orifice génital; on pourrait peut-être le considérer comme organe excitateur, comme un pénis plein.

L'orifice génital est séparé de l'orifice anal par une plaque horizontale noire très forte (*w*) dont la terminaison est coupée presque à angle droit. On pourrait l'appeler la plaque périnéale. Enfin, du côté dorsal, l'orifice anal est recouvert par une plaque unique (r), évasée un peu au milieu, laquelle présente tout à fait les allures d'une plaque dorsale ordinaire.

A l'exception du petit mamelon décrit, il n'y a donc point d'organes qu'on pourrait considérer comme organes copulateurs.

Léon Dufour (v. *Littérature*) a assez bien décrit et figuré l'appareil mâle du Lithobius; il commet seulement l'erreur de considérer les glandes accessoires comme les véritables testicules et les tubes testiculaires comme vésicules séminales.

Organes femelles (fig. 59 et 60). — L'aspect de ces organes varie énormément suivant l'époque où on les examine. Nous les avons étudiés en mai, où les œufs étaient en partie mûrs.

L'ovaire (fig. 59, *a*), placé sur la face dorsale de l'intestin, s'étend, à cette époque, jusque vers la tête, et il est difficile de ne pas le blesser en ouvrant l'animal. Ses parois sont extrêmement délicates, formées par une lame mince du péritoine, dans laquelle le picrocarmin fait distinguer de nombreux noyaux granuleux. Cette enveloppe est tapissée dans l'intérieur d'œufs de toutes les grandeurs. Les plus petits ne se distinguent en rien des cellules épithéliales rondes à protoplasma, noyau et nucléole transparents; pendant la croissance, le protoplasma devient granuleux, d'un blanc laiteux et finalement les autres parties de l'œuf ne peuvent plus être distinguées. Les œufs mûrs font fortement saillie sur les parois en dehors comme en dedans. — En observant, au microscope, des ovaires frais, colorés par le picrocarmin, on voit que les œufs primitifs, qui se rencontrent indistinctement partout sur la face interne de l'ovaire, ont une membrane vitelline très mince, une vésicule germinative assez grande et claire, contenant une vingtaine de nucléoles dispersés, à parois très accusées et fortement réfringents. A mesure que les œufs grandissent, leurs parois semblent devenir plus épaisses en prenant un aspect floconneux. Cet aspect est dû à l'accumulation, sur la membrane vitelline, de masses cellulaires qui se confondent ensemble de manière à ne plus montrer que des noyaux granuleux, lesquels se colorent fortement. Les cellules épithéliales de l'ovaire, qui ne grandissent pas et constituent une sorte de stroma, constituent en conséquence de véritables follicules enveloppant l'œuf. Celui-ci garde sa membrane vitelline homogène, tandis que le protoplasma vitellin se charge de plus en plus de granulations fines. La vésicule germinative reste d'abord claire; mais les nucléoles réfringents se résolvent de plus en plus en granulations très fines ressemblant à celles du vitellus, se colorant très fortement et finissant par remplir entièrement la vésicule germinative.

L'aspect histologique de l'ovaire se modifie beaucoup dans les coupes par suite de l'action des réactifs, qui contractent les différents éléments. Les cellules épithéliales deviennent plus distinctes tout en s'aplatissant, et dans le stroma formé par leurs masses apparaissent des canaux tortueux, qui ne nous semblent que des lacunes,

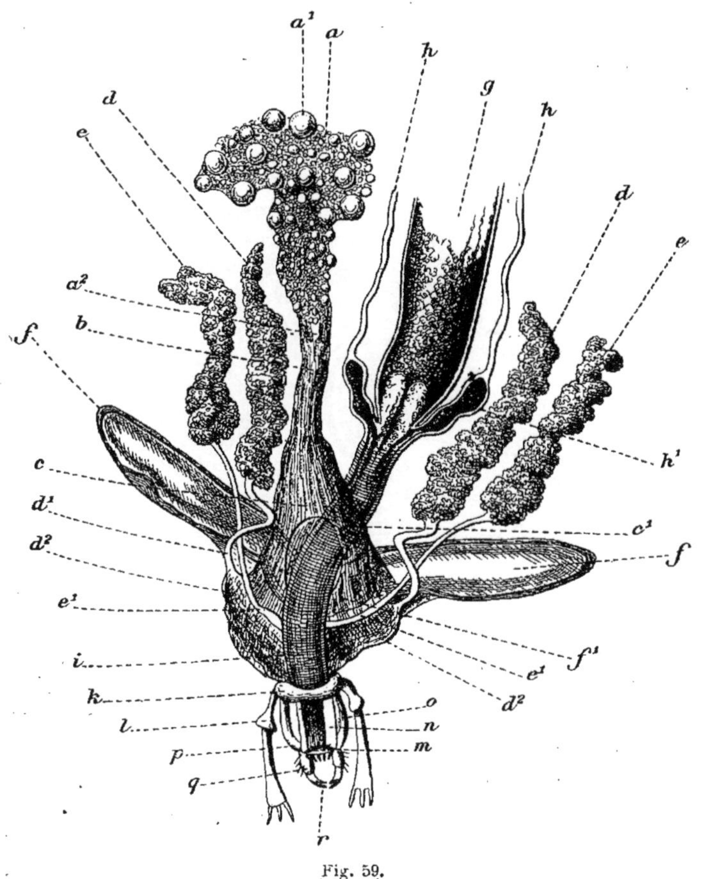

Fig. 59.

Fig. 59. — Organes femelles, vus de la face dorsale et grossis trois fois. On a écarté les différents organes, surtout du côté droit, en rejetant l'intestin, qui, dans la position normale, occupe la ligne médiane. *a*, ovaire; *a*¹, œuf mûr; *a*², extrémité de l'ovaire dans l'oviducte; *b*, oviducte; *c*, son élargissement; *c'*, canal embrassant le rectum et passant au cloaque; *d*, glandes collagènes; *d*¹, canal excréteur; *d*², réservoir; *e*, glandes muciques; *e'*, leurs canaux excréteurs, se rapprochant vers la ligne médiane sous le rectum, pour déboucher dans le cloaque; *f*, réservoirs séminaux; *f'*, col de ces réservoirs; *g*, intestin moyen, rempli en partie de granules noirs; *h*, tubes de Malpighi; *h'*, réservoir à leur extrémité intestinale rempli de granules noirs. (Ce n'est que dans cet exemplaire que nous avons observé ces élargissements en réservoirs.) *i*, rectum; *k*, partie du segment terminal du corps; *l*, dernière paire des pattes; *m*, anus; *n*, fourreau anal; *o*, plaque périnéale; *p*, plaque génésique ventrale; *q*, pince génésique; *r*, crochet bifide terminal de la pince.

produites par la contraction. Les ovules et les œufs prennent des formes irrégulières ; la couche de cellules qui leur constitue une enveloppe folliculaire se détache davantage du stroma environnant ; le contenu devient entièrement opaque et montre, dans les gros œufs mûrs, des masses globulaires de différentes grandeurs, constituées par des granulations très réfringentes avec une gouttelette de graisse au centre. L'enveloppe de l'œuf reste seule transparente, tout en augmentant d'épaisseur.

Le sac ovarien se continue par un col plus étroit, où l'on voit

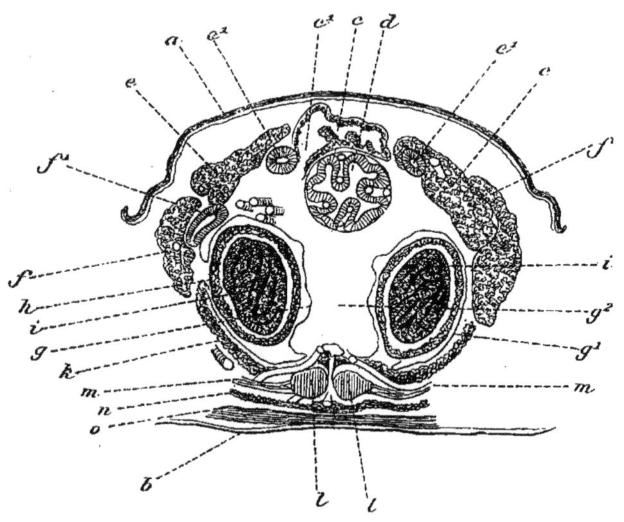

Fig. 60.

encore de jeunes œufs rangés sur des bourrelets peu accusés transverses, et finit, en cul-de-sac fermé, dans l'oviducte (*b* fig. 59). On peut s'assurer de ce fait en examinant des séries de coupes transversales. De l'enveloppe péritonéale de l'ovaire se détache, petit à petit, une lamelle mince, laquelle entoure l'extrémité de l'ovaire en constituant un tube à parois très minces. Les œufs mûrs se trouvent toujours vers l'extrémité céphalique de l'ovaire et celui-ci formant un sac

Fig. 60. — *Lithobius* femelle. Coupe transversale et verticale dans le pénultième segment du corps. Gundlach, Oc. 1. Obj. 0. Chambre claire. On n'a dessiné que le centre de la coupe, en négligeant les masses musculaires latérales. *a*, tégument dorsal ; *b*, tégument ventral ; *c*, oviducte montrant quelques éminences glandulaires du côté de l'intestin et, à gauche, le débouché (*c'*) dans la cavité cloacale ; *d*, rectum montrant les plis intérieurs de sa couche endothéliale, dans lesquels on voit des trachées coupées ; *e*, glande collagène ; *e'*, son canal excréteur coupé ; *f*, glande mucique ; *f'*, son canal excréteur, coupé obliquement ; *g*. enveloppe péritonéale du réservoir séminal, formant la paroi du cloaque ; g^1, partie réfléchie de cette membrane ; g^2, cavité cloacale ; *h*, paroi propre glandulaire du réservoir séminal ; *i*, le contenu smegmatique du réceptacle ; *k*, couche granuleuse du corps adipeux ; *l*, cordons nerveux coupés très près des ganglions ; *m*, nerfs allant aux pattes ; *n*, couche adipeuse inférieure ; *o*, muscle ventral transverse.

clos, ces œufs doivent traverser, entre les œufs naissants, la cavité du sac pour tomber enfin, par rupture du cul-de-sac, dans l'oviducte. Les parois de ce dernier, d'abord très minces, deviennent à mesure plus épaisses et sont, à la fin et vers son élargissement, munies de fibres musculaires longitudinales. On voit, par-ci et par-là, faisant saillie vers la lumière de l'oviducte, de grosses masses glandulaires à contenu glaireux. On peut se convaincre, sur des coupes (fig. 60), que, vers le milieu de son trajet, l'oviducte occupe toute la place entre le cœur en haut et le rectum en bas, au-dessous duquel sont placés les ganglions terminaux de la chaîne nerveuse, tandis que les glandes accessoires remplissent, conjointement avec les masses musculaires et les trachées, les parties latérales du cœlome.

Tout le trajet décrit de l'oviducte se trouve encore sur la face dorsale du rectum. Mais arrivé environ à la moitié de la longueur de ce dernier, l'oviducte se bifurque en deux branches, (c' fig. 59), lesquelles embrassent le rectum en formant un pont au-dessus, pour glisser sur les côtés et finalement sur la face ventrale, où elles constituent un large sac à parois excessivement minces, un cloaque, dans lequel débouchent les canaux des glandes accessoires. Ce sac est, dans ses parties médianes, tellement mince, transparent et adhérent aux parties environnantes, que nous ne pouvons nier, avec certitude, une certaine confluence avec le péritoine, tapissant le cœlome. On voit très bien sur nos coupes les canaux latéraux chevauchant sur le rectum (c' fig. 60), mais on reste dans le doute sur leur continuation, et le fait que l'on trouve chez les femelles fécondées des œufs dans le cœlome, malgré toutes les précautions qu'on pourrait prendre, semble parler pour une communication du cloaque avec la cavité générale du corps dans cette région.

Quoi qu'il en soit, le sac est bien limité sur les côtés, où il reçoit les orifices des diverses glandes appendiculaires, et il finit par la vulve, « flanquée, à droite et à gauche, par une pièce crochue, biarticulée, terminée par une pointe bifide et armée, à sa base, de deux dents courtes » (L. Dufour). Nous analyserons dans la suite cette conformation.

L'étude histologique de l'oviducte présente de nombreuses difficultés. Les parois, très minces aussi longtemps qu'elles embrassent la terminaison de l'ovaire, ne paraissent constituées que par la lamelle péritonéale et un épithélium très aplati. Toute la lumière du canal est remplie d'une glaire mucilagineuse, qui se coagule en granulations graisseuses libres sous l'influence des réactifs. Les parois s'épaississent très vite et montrent alors de nombreux plis longitudinaux, lesquels deviennent quelquefois tellement proéminents, qu'ils touchent la paroi opposée et semblent diviser la lumière du canal en plusieurs compartiments. Sur les coupes, ces plis se montrent comme des villosités et paraissent même, surtout vers la bifurcation du canal, de nature glandulaire. Sauf sur ces parties, les parois de l'oviducte montrent un endothélium composé de cellules ovalaires disposées sur plusieurs rangs, sur lesquelles s'étend, à l'intérieur, une mince couche hyaline, dans laquelle on aperçoit une fine striation circulaire.

Les différentes glandes accessoires s'étalent sur les côtés et sur la face ventrale du rectum.

La glande la plus rapprochée de la ligne médiane (*d*, fig. 59; *e*, fig. 60) est, comme la seconde, très allongée, à lobules irréguliers arrondis. Examinée à l'état frais, elle est translucide, d'une teinte bleuâtre (couleur du sang) et remplie d'un contenu visqueux, qui se coagule déjà par l'influence de l'eau et à plus forte raison par les réactifs. Nous appellerons cette glande la *glande collagène*. Le canal excréteur (*d'*) présente des ondulations et en tout cas une anse tournée vers la ligne médiane; il passe sur le côté externe du cloaque. Formé d'abord par des parois assez épaisses à endothélium relevé, il s'élargit considérablement en constituant une ampoule allongée (*d'*) qui fait bientôt corps avec le cloaque et conflue avec celle de l'autre côté, dans un orifice en forme de fente transversale.

La seconde glande, la *glande mucique* (*e*. fig. 59; *f*, fig. 60) a à peu près la même forme que la précédente et est composée comme elle de lobules arrondis. Mais son contenu a déjà, à l'état frais, l'aspect crayeux et granuleux, que n'acquiert celui de l'autre glande que par les réactifs. Le canal excréteur est plus raide, droit, sans ondulations et à parois plus épaisses d'un blanc jaunâtre. Le canal (*e'*) s'incline vers celui de l'autre côté et s'ouvre conjointement avec ce dernier près de la ligne médiane dans la paroi dorsale du cloaque à quelque distance de l'anus.

Enfin, on trouve, placée entièrement sur la face ventrale, une troisième paire d'organes (*f*, fig. 59; *i*, fig. 60), beaucoup plus volumineux que les glandes proprement dites. Ces corps, très apparents par leur teinte d'un blanc jaunâtre, ont la forme de massues ou de fuseaux à bouts arrondis. Leurs parois sont très épaisses, dures, translucides, tandis que le contenu ressemble à un magma épaissi. Ces deux sacs ou glandes en forme de sacs, que nous appellerons les *réservoirs spermatiques*, se rapprochent vers la ligne médiane et s'ouvrent dans le cloaque sur sa face ventrale, au-devant des canaux excréteurs des glandes précédentes.

La structure histologique des glandes collagènes et muciques est presque identique. Les lobules sont entourés d'une enveloppe péritonéale très fine, sur laquelle est placé un endothélium pavimenteux, mais souvent difficile à apercevoir, grâce au magma finement granulé par l'action des réactifs. On distingue, dans cette masse qui remplit tous les espaces vides des glandes, de nombreuses vacuoles et des noyaux ronds disséminés, quelquefois entourés, dans la glande mucique, d'auréoles transparentes. Les canaux excréteurs sont revêtus d'un haut endothélium à cellules coniques, disposées sur les coupes comme les rayons d'une roue et dont les noyaux sont placés vers l'extrémité interne de la cellule. Dans l'élargissement du canal excréteur de la glande collagène, les cellules de l'endothélium ne présentent plus la même disposition régulière ; elles s'allongent considérablement et leur bord interne ne paraît plus exactement limité; il montre de courtes franges, qui donnent à cette extrémité l'aspect de fines dentelles.

L'enveloppe épaisse et transparente des réservoirs séminaux se colore très difficilement. La masse des parois est formée par des fibres musculaires très fines, sans striation, qui se séparent assez facilement et sont disposées longitudinalement et circulairement. Ces parois musculaires sont enveloppées par une fine lamelle péritonéale. Le contenu se compose de zoospermes mûrs, enchevêtrés et réunis ensemble par une masse collante de telle façon que, par une légère pression, cette masse sort tout d'une pièce. Avant la copulation on ne rencontre, dans le réservoir, que cette colle amorphe.

Quelle est la fonction de ces différents organes appendiculaires? Nous avouons que nous sommes dans le doute sur ce point, au moins quant aux deux glandes proprement dites. Nous appelons cependant provisoirement les premières glandes collagènes, quoique nous ayons trouvé plusieurs fois dans leurs réservoirs (d^2) des paquets de zoospermes, qui témoignaient d'une copulation précédente. Mais nous n'avons jamais trouvé de zoospermes ni dans le canal excréteur (d'), ni dans le corps de la glande même; ces parties doivent donc fournir une sécrétion transparente et visqueuse laquelle sert peut-être à la constitution d'une enveloppe albumineuse de l'œuf lors de sa ponte. Il faut remarquer ici que la présence de zoospermes semble accidentelle, car nous n'en avons trouvé dans les réservoirs que lorsque le cloaque et les réceptacles en étaient remplis.

Le contenu granuleux des secondes glandes (e) ne peut rien nous dire sur le rôle que ces glandes jouent; nous les appellerons donc simplement glandes muciques.

Léon Dufour appelle les dernières glandes en forme de sacs (f) *les glandes sébacées*, et cette dénomination paraît bien justifiée par le contenu qui ressemble, avant la copulation, à un onguent presque solidifié. Mais nous avons constaté, surtout sur des coupes, que ces sacs contiennent toujours, après la copulation, une quantité considérable de zoospermes en paquets, parfaitement développés, semblables à ceux des organes mâles et logés surtout dans leur moitié cloacale. Le contenu smegmatique est alors relégué dans la partie distale du sac et ce fait nous conduit à croire que le smegma se produit seulement avant la fécondation et qu'il est résorbé lorsque l'organe se remplit de zoospermes par suite de la copulation. Les sacs occupent du reste la place où se trouvent, chez la plupart des Insectes femelles, le ou les réservoirs séminaux et paraissent être, par conséquent, homologues aux conformations des Insectes. Nous les appellerons donc *réservoirs séminaux*, pour constater ce fait de la réception de zoospermes en quantité après la copulation.

La partie terminale du corps de la femelle est autrement constituée que celle du mâle. En l'observant depuis la face dorsale telle que nous l'avons dessinée figure 59, on trouve une plaque protectrice (*n*) dont les bords se recourbent en dessous pour constituer ainsi un véritable fourreau autour de l'orifice anal (*m*). Au-dessous de ce fourreau et immédiatement appliquée à sa face ventrale se place une plaque horizontale peu considérable, que nous appellerons la plaque périnéale, puisqu'elle sépare l'orifice génital de l'anus. Enfin, le tout est recouvert, du côté ventral, par une plaque superficielle (*p*). Entre cette plaque et la périnéale se place l'orifice génital, garni de deux pinces latérales (*p*). Ces pinces génésiques sont composées chacune de trois articles; un basal, très large et court, faisant saillie du côté interne et ventral, qui porte, sur son bord postérieur libre, deux dents chitineuses, courtes et arrondies, placées de manière que l'entrée de la vulve est défendue, du côté ventral, par un demi-cercle de quatre dents chitineuses et fortes. Le second article, plus long et moins épais, est garni de forts poils et se distingue par une énorme richesse en trachées très fines, qui forment, dans son intérieur, un lacet très compliqué. L'article terminal enfin (*r*) constitue un fort crochet chitineux à deux pointes émoussées et très rapprochées. Les deux crochets ont leurs faces concaves tournées en dedans et constituent ensemble une pince latérale par laquelle la femelle peut sans doute saisir et tenir la terminaison des organes mâles pendant la copulation.

Nous ne connaissons ni le mode d'accouplement des Lithobius, ni la constitution des œufs pondus, ni le développement de l'embryon dans l'œuf. Les plus jeunes Lithobius que nous avons trouvés en avril et jusqu'au commencement de mai avaient une longueur de

3 1/2 millimètres et une teinte jaune clair transparente. Ils n'avaient que les trois premières paires de pattes formées; les autres pieds étaient des moignons, placés sur la face ventrale près de la ligne médiane.

Si les *Chilopodes* offrent de nombreuses variations de détail, intéressantes surtout pour le classificateur, on peut dire cependant que les traits généraux de leur organisation restent les mêmes et que cet ordre montre une grande uniformité dans sa structure, interne comme externe. Que le corps soit composé par un nombre extrêmement considérable d'anneaux comme chez les *Geophilus*, ou plus écourté, comme chez les *Scolopendra* et *Lithobius*, on trouvera toujours une paire de pattes pour chaque anneau, les mêmes pièces buccales, plus ou moins modifiées dans leurs formes, la même disposition des organes internes. Il n'y a des différences sensibles que pour les yeux; les *Géophilides* en manquent absolument, les *Scolopendrides* n'en ont que quatre isolés; les *Lithobides* les montrent réunis sur plusieurs rangs et les *Scutigérides* ont des yeux composés à facettes comme les Insectes. La réduction des ganglions optiques sur le cerveau marche de pair avec la réduction des yeux. La famille des *Scutigérides* occupe, du reste, une place tout à fait à part, autant pour l'organisation extérieure que pour la disposition de certains appareils internes. Les tarses sont bifides et très longs; sur la bouche se montre, entre les mâchoires, un organe particulier (organe maxillaire), sensitif sans doute, décrit en détail par Haase (voir *Littérature*), mais dont la fonction est encore énigmatique. Le système respiratoire présente les variations les plus considérables. On peut admettre que chaque segment, même les céphaliques, aurait dû avoir sa paire de stigmates; mais des réductions se sont opérées dans différentes parties du corps, de la tête, du thorax et de l'abdomen. Seul, le genre *Scolopendrella* n'a conservé qu'une paire de stigmates située sur le bord latéral et antérieur de la tête; la plupart des autres genres ont perdu les stigmates céphaliques, beaucoup ne montrent que des stigmates plus ou moins alternants, comme notre espèce type, tandis que d'autres en ont sur chaque anneau du corps. *Scutigera* montre une disposition rapprochée de celle des Aranéides. Il y a sept stigmates dorsaux, situés sur la ligne médiane, en forme de boutonnières allongées et conduisant dans une cavité de laquelle partent environ six cents trachées courtes, dichotomisées plusieurs fois, terminées en cœcums et constituant, dans leur ensemble, un organe réniforme qui se fait remarquer dans l'animal vivant par un reflet métallique, dû à la présence de l'air dans ces tubes. (Voir, pour les détails, le mémoire de Haase.)

L'organisation est en général plus variée chez les *Chilognathes*. Les Myriapodes de cet ordre ont toujours trois segments antérieurs ne portant qu'une seule paire de pattes et on peut ainsi distinguer un thorax séparé de l'abdomen, dont chaque anneau porte, dans la plupart des cas, deux paires de pattes. Mais il y a, sous ce dernier rapport, des variations. C'est ainsi que *Polyxenus lagurus* a, suivant Bode (voir *Littérature*), quatre segments antérieurs ne portant qu'une paire de pattes, quatre suivants à deux pattes chacun et un postérieur à une patte. Les organes buccaux montrent une grande variété. Chez les genres masticateurs qui se nourrissent de toutes sortes de substances animales et végétales en décomposition, les forcipules manquent toujours, mais les autres organes, lèvre supérieure, deutognathes et tritognathes sont établis d'après le même type que chez les Chilognathes, tout en présentant des formes et des réductions très variées. Il y a cependant cette différence très marquée, que les mandibules se réunissent, par leurs parties basales très élargies, avec une pièce médiane, la lèvre inférieure, pour constituer un grand opercule couvrant la bouche et dont la structure est souvent très compliquée. Par la réduction successive des mâchoires et mandibules, cette conformation passe à la constitution d'un appareil suceur en forme de tube (*Polyzonides*).

Les organes génitaux offrent les variations les plus grandes, même dans les deux ordres. Les organes mâles des *Chilopodes* sont construits sur le même plan, comme chez Lithobius ; on trouve partout le testicule impair et les deux paires de glandes accessoires, affectant les formes les plus diverses; les tubes testiculaires pairs en revanche font le plus souvent défaut. L'orifice de ces organes est toujours placé à l'extrémité postérieure du corps, en avant de l'anus. Chez les *Chilognathes*, au contraire, se trouvent toujours deux orifices mâles, situés, comme ceux des femelles, à la partie antérieure du corps, tantôt sur l'article basilaire de la seconde patte modifiée en patte génitale (*Polydesmus*), tantôt entre la seconde et la troisième patte (*Iulus*). Les orifices sont toujours situés sur un mamelon spécial. Les canaux déférents se réunissent, dans la ligne médiane, en une partie commune plus ou moins allongée, qui se continue jusque dans la partie postérieure, chez les uns comme un sac simple, sur lequel sont placées, des deux côtés, des vésicules testiculaires (*Glomeris*). Chez d'autres, en revanche, le sac se divise en deux tubes ne portant qu'une seule rangée de vésicules chacun, mais réunis par de nombreuses traverses (*Iulus*). Les glandes accessoires font généralement défaut. Des organes copulateurs, semblables, quant à la fonction, aux palpes des Araignées mâles, ont encore été démontrés par Fabre chez *Polydesmus*, *Craspedosoma*, *Iulus*, sur la septième ou huitième paire de pattes, considérablement modifiée. Ces organes sont chargés de sperme avant la copulation, pendant laquelle ils sont mis en contact avec les orifices femelles. Les organes femelles des *Chilopodes* montrent toujours l'ovaire unique, terminé quelquefois en un seul oviducte (*Scolopendra, Cryptops, Geophilus*), ou en deux branches embrassant le rectum (*Lithobius*, *Scolopendra*), mais finissant toujours à la partie postérieure du corps en un cloaque, auquel aboutissent des réceptacles séminaux de forme variée et au moins une paire de glandes accessoires. Deux paires de ces glandes se trouvent chez *Scolopendra,* comme chez *Lithobius*. Chez les *Chilognathes*, les orifices femelles se trouvent, comme chez les mâles, à la seconde paire de pattes, quelquefois sur une cupule, dans l'intérieur de laquelle on aperçoit des conformations qui pourraient servir de réceptacles séminaux (*Iulus, Polydesmus*), ou en connection avec des réceptacles distincts (*Craspedosoma*). En d'autres cas, les réceptacles font défaut (*Glomeris*). Les deux oviductes se réunissent, comme les canaux déférents, en une partie médiane, dont partent deux sacs séparés (*Craspedosoma*), ou un sac unique (*Polyxenus, Glomeris, Iulus, Polydesmus*), mais dans lequel le stroma ovigère est disposé en deux rangées longitudinales, indiquant la fusion de deux ovaires primitifs. Nous renvoyons, pour les détails, à l'excellent mémoire de Fabre (Voir *Littérature*).

Littérature.

Léon Dufour, *Recherches anatomiques sur le Lithobius forficatus et la Scutigera lineata*, *Ann. scienc. natur.*, t. II, 1824. — Georges Newport, *On the organs of reproduction and the development of Myriapoda*, *Philosoph. Transactions*, 1841. — Idem, *On the structure, relations and development of the nervous and circulatory systems*, ibid., 1843. — Idem, *On the reproduction of lost parts in Myriapoda and Insecta*, ibid., 1844. — Stein, *De Myriapodum partibus genitalibus*, *Arch. de Müller*, 1842. — Fabre, *Recherches sur l'anatomie des organes reproducteurs et sur le développement des Myriapodes*, *Ann. sc. nat.*, 4e série, t. III, 1855. — E. Metschnikoff, *Embryologie der Chilognatha*, *Zeitschr. wissensch. Zool.*, t. XXIV, 1874. — Idem, *Embryologisches über Geophilus*, ibid, t. XXV, 1875. — J. Plateau, *Recherches sur les phénomènes de la digestion et sur la structure de l'appareil digestif des Myriapodes*. *Mém. Acad.*, Bruxelles, t. XLII, 1876. — Idem, *Recherches expérimentales sur la vision chez les Arthropodes*, Bruxelles, 1887-88. — E. Voges, *Beiträge zur Kenntniss des Juliden*, *Zeitschr. f. wissensch. Zool.*, t. XXXI, 1878. — Idem, *Das Respirationssystem der Scutigeriden*, *Zoolog. Anzeiger*, 5. Jahrg., 1882. — J. Bode, *Polyxenus lagurus*,

Beiträge zur Anatomie, Morphologie und Entwicklungsgeschichte der Chilognathen, Halle, 1888. — Grenacher, *Ueber die Augen einiger Myriapoden, Archiv f. mikrosk. Anat.*, t. XVIII, 1880. — Sograf, *Anatomie du Lithobius forficatus, Travaux Mus. Zool. Univ.*, Moscou, t. I, 1880 (en russe). — Idem, *Der Bau der Augen bei den Tausendfüssern, Zoolog. Anzeiger*, 4. Jahrg., 1881. — Idem, *Sur le système nerveux central du Lithobius forficatus, Soc. des amis de la nature de Moscou*, 1881 (en russe). — Passerini, *Sull organo ventrale del Geophilus Gabrielis, Bollet. Soc. Entomol. Italiana*, anno 14, 1882. — Aloïs Humbert, *Études sur les Myriapodes, Archiv. Sc. natur.*, Genève, 1882. — Chatin, *Observations sur les origines de l'artère récurrente chez les Myriapodes, Bull. Soc. Philomath.*, t. VII, 1883. — Karlinski, *Ueber die Giftdrüsen in den Kieferfüssen der Lithobiidae, Kosmos de Lemberg*, 1883 (en polonais). — Meinert, *Caput Scolopendrae*, Copenhague, 1883. — Idem, *De formeentlige Aandetràtsredskaber og deres Mundiger (Stomata) hos Slägten Scutigera, Meddel. Nat. For.*, Kjöbnhavn, 1883. — Erik Haase, *Das Respirationssystem der Symphilen und Chilopoden, Zoolog. Beiträge* v. A. Schneider, t. I, 1884. — Idem, *Schlundgerüst und Maxillarorgan von Scutigera*, ibid. — E. Tömösvary, *Eigenthümliche Sinnesorgane der Myriapoden, Mitth. naturw. Ber. Ungarn*, t. I, 1882. — Idem, *Ueber den Bau der Spinndrüsen der Geophiliden*, ibid., t. II, 1884. — G. Gilson, *Étude comparée de la spermatogenèse chez les Arthropodes. La Cellule, Recueil de Cytologie et d'Histologie générale*, t. I. — A. Pernant, *Obs. cytol. sur les éléments séminaux de Scolopendra morsitans et du Lithobius forficatus*, ibid., t. III.

CLASSE DES HEXAPODES OU INSECTES.

Les Arthropodes constituant la classe des Insectes se distinguent surtout extérieurement par le groupement de leurs somites en trois régions facilement reconnaissables, une *tête*, un *thorax* et un *abdomen*. Les deux régions antérieures seulement portent des appendices articulés; une paire d'antennes et deux paires de mâchoires sur la tête, trois paires de pattes locomotrices sur le thorax. Ils se distinguent en outre de tous les autres Arthropodes par la présence fréquente de deux paires d'ailes dorsales, attachées aux deux anneaux postérieurs du thorax.

Le nombre total maximum de leurs somites est de 17, dont 4 entrent dans la composition de la tête, 3 dans celle du thorax, et 10 dans celle de l'abdomen.

Le système nerveux central consiste en une chaîne ganglionnaire dont le nombre des ganglions est très variable et qui envoie des nerfs aux membres ainsi qu'aux organes des sens. Parmi ces derniers, les yeux sont le plus développés, particulièrement chez les Insectes voiliers, menant une existence très active.

Le canal digestif, accompagné de glandes accessoires parfois très développées, n'est atrophié que chez quelques genres dont la vie à l'état adulte est éphémère. Dans sa partie postérieure, des tubes glandulaires connus sous le nom de *tubes de Malpighi*, y déversent des produits d'excrétion destinés à être expulsés par l'anus.

L'appareil respiratoire est toujours représenté par un certain nombre de troncs trachéens, canalicules remplis d'air, se ramifiant à l'infini entre tous les organes et envoyant leurs branches ultimes jusque dans l'épaisseur de ceux-ci. Les troncs trachéens s'ouvrent à la surface par des orifices particuliers, les *stigmates*.

Il résulte de cette pénétration de l'air dans le corps tout entier que le sang n'ayant pas besoin de se porter vers un organe spécial pour respirer, l'apparail vasculaire présente la plus grande simplicité. Le cœur est représenté par un tube dorsal contractile dans lequel le sang pénètre par des fentes en boutonnières se répétant dans plusieurs segments abdominaux. Il se continue en avant par un seul tronc aortique lequel déverse le sang dans la cavité du corps. Celle-ci remplit le rôle d'un vaste sinus sanguin. Des vaisseaux partant de la partie postérieure du cœur n'existent qu'exceptionnellement; ils sont d'ailleurs toujours très courts.

Tous les Insectes sont dioïques. Les cas de parthénogenèse sont assez fréquents chez eux. Ovaires et testicules sont tubulaires et disposés sur un plan semblable dans les deux sexes. Ils sont accompagnés d'organes accessoires (glandes, réservoirs, etc.) plus ou moins complexes. Les jeunes subissent dans le cours de leur développement des métamorphoses parfois nombreuses et compliquées; elles ne manquent que tout à fait rarement.

Voici la division de la classe en ordres telle qu'elle est adoptée dans le traité de Zoologie de Claus.

1er Ordre. — Les **Orthoptères.** Insectes hémimétaboles, c'est-à-dire subissant des métamorphoses incomplètes. Pièces buccales disposées pour broyer; deux paires d'ailes dont les antérieures (demi-élytres), généralement plus fermes que les postérieures, recouvrent et protègent ces dernières. Prothorax distinct et mobile. Ex. : *Blatta*, *Locusta*, *Termes*, *Ephemera*.

2e Ordre. — Les **Névroptères.** Insectes métaboles (à métamorphoses complètes). Appareil buccal masticateur et suceur. Quatre ailes semblables, membraneuses et réticulées. Prothorax libre. Ex : *Panorpa*, *Hemerobius*, *Myrmeleon*, *Phryganea*.

3e Ordre. — Les **Strepsiptères.** Parasites à l'état larvaire sur le corps des Hyménoptères. Les femelles parasites, durant toute leur vie, dépourvues de membres et d'organes des sens. Pièces buccales rudimentaires. Ex : *Xenos*, *Stylops*.

4e Ordre. — Les **Rhynchotes ou Hemiptères.** Insectes hémimétaboles. Dépourvus d'ailes (Aptères) ou portant 4 ailes tantôt semblables (Homoptères) tantôt dissemblables (Hémiptères). Appareil buccal constituant un rostre disposé pour piquer. Prothorax libre. Ex. : *Pediculus*, *Coccus*, *Aphis*, *Cicada*.

5e Ordre. — Les **Diptères**. Insectes métaboles. Pièces buccales disposées pour sucer et pour piquer. Ailes postérieures atrophiées et transformées en balanciers (haltères). Prothorax soudé. Ex. : *Musca*, *Culex*, *Pulex*.

6e Ordre. — Les **Lépidoptères**. Insectes métaboles. Appareil buccal transformé en une trompe enroulée en spirale, à l'état de repos. Quatre ailes semblables recouvertes d'écailles. Prothorax soudé. Ex. : *Pyralis*, *Geometra*, *Bombyx*, *Vanessa*.

7e Ordre. — Les **Coléoptères**. Insectes métaboles. Appareil buccal masticateur. Ailes antérieures transformées en élytres cornés, recouvrant à l'état de repos, les ailes postérieures pliées en travers. Prothorax libre et très développé (corselet). Ex. : *Cerambyx*, *Geotrupes*, *Hydrophilus*, *Carabus*.

8e Ordre. — Les **Hyménoptères**. Insectes métaboles. Pièces buccales disposées pour broyer et lécher. Quatre ailes membraneuses. Prothorax soudé. Ex : *Sirex*, *Cynips*, *Ichneumon*, *Apis*.

Type : **Melolontha vulgaris**. Fabr., Vulg. Hanneton. — Cet insecte est extrêmement répandu au printemps sur les arbres dont il dévore les feuilles ; il appartient à l'ordre des *Coléoptères* et à la tribu des *pentamères*, caractérisés par des tarses à cinq articles. Son anatomie a été l'objet d'une grande monographie due à un patient observateur, Strauss-Dürckheim, qui lui a consacré plusieurs années de sa vie. Ce travail porte l'empreinte des idées de son époque, il se perd en détails sur la myologie, par exemple, alors qu'il est très succinct sur la plupart des autres appareils et passe sous silence à peu près tout ce qui ressort de l'anatomie microscopique. De longs mois seraient nécessaires pour vérifier les données que ce mémoire nous fournit sur le squelette chitineux et les muscles qui s'y insèrent. Il nous a cependant été utile dans ses grandes lignes pour l'exécution de la présente monographie.

La larve du hanneton connue sous le nom de *ver blanc* vit sous terre pendant trois ans, se nourrissant de racines. Dans le cours de la quatrième année, elle se transforme en nymphe. L'insecte parfait y est renfermé dès l'automne et il arrive exceptionnellement, lorsque cette saison est chaude, qu'il éclot en septembre ou octobre. Dans la règle, il demeure immobile sous terre pendant l'hiver et n'apparaît dans nos régions que du 15 avril au 15 juin. C'est l'époque à laquelle il s'agit de l'étudier à l'état frais, car les réactifs les plus propres à fixer les éléments de ses tissus ne pénètrent que très difficilement dans la cavité du corps. Nous avons vu les organes internes d'individus conservés dans l'acide picrique ou l'acide picro-sulfurique, en pleine décomposition après un séjour de quelques semaines dans ces réactifs.

Pour assurer la pénétration des fixatifs que nous signalerons en traitant des organes, il faudra toujours recourir à leurs solutions alcooliques. Les solutions aqueuses d'acide osmique, de bichlorure de mercure, etc. pénètrent à peine, ce qui limite énormément leur emploi.

Le choix que nous faisons du hanneton comme type de la classe

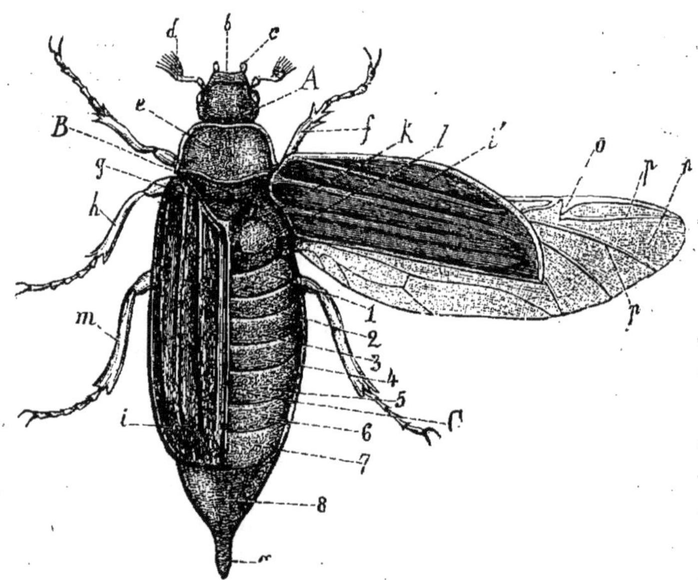

Fig. 61.

des Insectes est dû à sa taille relativement grande qui fait que son anatomie ne présente pas autant de difficultés que celle de la Blatte ou de l'Abeille. Ce dernier Insecte nous eût semblé préférable à cause de son organisation supérieure, mais, outre que sa dissection est plus minutieuse, la difficulté de se procurer des femelles (reines) est un obstacle à l'étude des organes génitaux dans ce sexe.

Fig. 61. — *Melolontha vulgaris.* Individu mâle, grossi deux fois, vu de dos; les deux ailes du côté droit ont été relevées pour montrer les anneaux de l'abdomen (1 à 8), A, la tête portant les yeux latéraux; B, le thorax; C, l'abdomen; *b*, le chaperon; *c*, les palpes maxillaires; *d*, les antennes terminées par sept lamelles; *e*, le corselet ou prothorax; *f*, la première paire de pattes; *g*, l'écusson ou mésothorax; *h*, la deuxième paire de pattes; *i*, l'élytre gauche au repos; *i'*, l'élytre droit relevé à peu près dans la position qu'il occupe pendant le vol; *k*, la gouttière médiane du métathorax; *l*, le clypéus ou métathorax; *m*, la troisième paire de pattes; *n*, l'aile membraneuse droite étalée; *o*, son articulation; *p*, *p*, nervures terminales; *q*, extrémité pointue de l'abdomen.

Anatomie extérieure. — La forme du corps du hanneton est ovoïde. L'extrémité antérieure est émoussée, la postérieure se prolonge en pointe (fig. 61, *q*). Comme c'est le cas chez la grande majorité des Insectes, le corps se divise naturellement en trois régions, la *tête*, le *thorax*, et l'*abdomen* (fig. 61, A, B, C), composées chacune d'un certain nombre de segments ou somites, soudés les uns aux autres (tête) ou, au contraire, plus ou moins mobiles les uns sur les autres (abdomen). Ici le premier segment du thorax est également mobile et si distinct des deux suivants qu'il constitue une quatrième section du corps, le *corselet*, décrite séparément par certains auteurs, comme Strauss. En réalité, quoique ne portant pas d'ailes, elle est parfaitement homologue des autres segments thoraciques et nous ne l'en séparerons pas en en donnant la description.

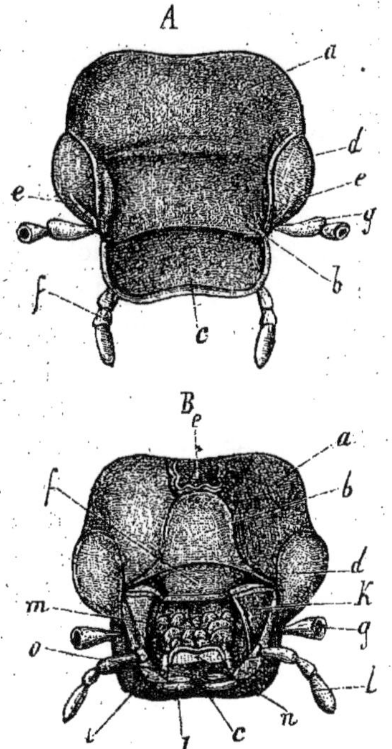

Fig. 62.

Après avoir constaté ces traits généraux, nous isolons au moyen d'un fin scalpel les trois régions et nous les observons attentivement sous la loupe, afin de reconnaître leur forme et les relations des appendices articulés que portent la tête et le thorax.

Cette opération se pratique avantageusement sur des individus bouillis dans une solution de potasse qui dissout les parties molles et ne laisse intactes que les pièces chitineuses.

Tête. La tête est la plus petite des trois régions du corps (fig. 61, A) Elle est composée de quatre segments soudés chez l'adulte en une seule pièce, *le crâne*, auquel on peut distinguer une face supérieure rectangulaire unie au dehors, *l'épicrâne* (fig. 62, A, *a*, *b*) qui se replie en dessous de chaque côté en décrivant une courbe brusque.

Fig. 62. — *Melolontha vulgaris.* La tête grossie six fois. A, vue par-dessus; *a*, portions latérales de l'épicrâne; *b*, portion antérieure de l'épicrâne; *c*, le chaperon; *d*, les yeux; *e*, *e*, arête de la cornée; *f*, les palpes maxillaires; *g*, premiers articles des antennes. B, la même, vue par-dessous; *a*, la face inférieure de l'épicrâne; *b*, la pièce basilaire; *c*, le bord du chaperon; *d*, les yeux; *e*, orifice livrant passage à l'œsophage, à la chaîne nerveuse, etc.; *f*, pièce prébasilaire; *g*, les antennes coupées; *h*, les lobes du labre; *i*, les mandibules; *k*, les mâchoires; *l*, les palpes maxillaires; *m*, la lèvre postérieure; *n*, la languette; *o*, les palpes labiaux. (D'après Strauss-Dürckheim.)

L'épicrâne se prolonge en avant par une lamelle chitineuse, le *chaperon* (fig. 62, A, *c*) qui en est séparée par un léger sillon. Examinée ainsi par-dessus, la tête montre ordinairement les palpes maxillaires en avant (fig. 61, *c*), les antennes, *d*, et les yeux à cornée convexe de côté.

La face inférieure de la tête est plus compliquée. Outre le prolongement des lamelles latérales de l'épicrâne qui occupent la plus grande partie de sa face postérieure (fig. 62, B, *a*), nous y remarquerons une pièce impaire trapèziforme, la *pièce basilaire* (*b*) unie par ses côtés, à l'épicrâne et en avant à une seconde pièce impaire, la *prébasilaire* (*f*) laquelle s'unit directement par son bord antérieur à la *lèvre postérieure* ou *inférieure* (*m*). Cette dernière (fig. 63, B) est une forte lamelle de chitine qui s'applique par son bord antérieur libre contre les mâchoires; elle porte de chaque côté un court appendice composé de trois articles, dont le dernier et le plus long se termine en pointe. Ces appendices sont les *palpes labiaux* (fig. 63, B, *a*); on remarquera à leur surface quelques poils raides. A sa face interne et dans la ligne médiane, la lèvre inférieure est munie d'un appendice conique, couvert d'une touffe de petits poils en forme de bâtonnets sur lesquels on a voulu, sans preuves suffisantes, localiser le sens du goût. Ce prolongement velu, faisant saillie dans la cavité buccale, est connu sous le nom de *langue* ou *languette* (fig. 63, B, *b*). On l'étudiera sous le microscope après avoir détaché la lèvre inférieure au moyen d'une fine aiguille à dissection. Vis-à-vis de la lèvre inférieure et sur le devant de la face ventrale de la tête, se trouve la *lèvre supérieure* ou *labre* (fig. 62, B, *h*) située immédiatement au-dessous du chaperon. Elle limite l'orifice buccal en avant et présente, sur son bord libre, une forte échancrure qui permet de lui distinguer deux lobes arrondis recouverts de grands poils (fig. 63, A, *a*). Le labre se prolonge en dedans par une membrane chitineuse en forme de lancette qui porte une houppe de petits poils (fig. 63, A, *b*).

Dans l'espace compris entre les deux lèvres se meuvent latéralement les pièces masticatrices au nombre de deux paires. Les *mandibules* (fig. 62, B, *i*, et fig. 63, D) sont encore situées au-dessous du chaperon, articulées d'un côté dans une cavité du bord antérieur de l'épicrâne et de l'autre sur le bord antérieur de la pièce basilaire. Chacune d'elles est formée d'une seule pièce très dure en forme de pyramide à trois faces. L'une de ces faces, tournée en dedans, présente un bord antérieur tranchant (fig. 63, D, *a*) et un bord postérieur portant une facette discoïdale, *c*, laquelle se meut en regard de celle du côté opposé. La surface en est couverte de côtes verticales et tranchantes qui servent à broyer les aliments. Strauss lui a donné le nom de *facette molaire ;* elle est entourée d'une sorte de brosse (*b*) dont les poils très courts sont fort serrés les uns contre les autres.

Les *mâchoires* (fig. 62, B, *k*, et fig. 63, C), également mobiles l'une contre l'autre dans le sens horizontal, sont composées de plusieurs pièces qui ont été décrites d'une façon très détaillée par Strauss. L'une d'entre elles (fig. 63, C, *d*) fixe la mâchoire contre la pièce basilaire; elle est articulée avec une pièce triangulaire (*e*) qui constitue le corps de la mâchoire couvert de poils. Celui-ci est relié à une

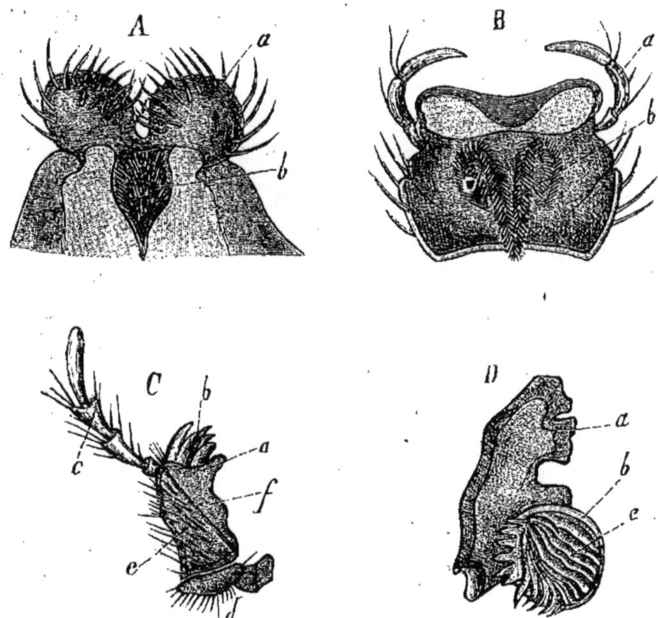

Fig. 63.

troisième pièce (*f*) également triangulaire et terminée sur son bord interne par une sorte de crosse émoussée (*a*). Enfin la mâchoire présente sur son bord libre une dernière pièce légèrement mobile, la *galea* (*b*) portant des dents crochues qui servent à déchirer.

Chaque mâchoire possède un appendice composé de quatre articles arrondis, le *palpe maxillaire* (fig. 63, C, *c*), qui est articulé contre son bord externe et dirigé obliquement en dehors.

Fig. 63. — ***Melolontha vulgaris.*** Les pièces buccales. A, la lèvre antérieure ou labre, vue de sa face interne, montrant ses lobes *a* et sa membrane velue *b*. B, la lèvre postérieure ou inférieure; *a*, les palpes labiaux; *b*, la langue. C, la mâchoire vue par-dessus; *a*, sa crosse; *b*, ses dents; *c*, le palpe maxillaire; *d, e, f*, pièces basilaires. D, la mandibule vue par-dessous; *a*, son bord tranchant; *b*, sa brosse; *c*, sa facette masticatrice.

Les différentes pièces buccales que nous venons de mentionner peuvent aisément être détachées chez les individus traités à la potasse. Le débutant fera bien de les monter au baume de Canada après les avoir étudiées sous leurs différentes faces. Il obtiendra de la sorte une préparation fort intéressante.

Sur ses côtés, au devant des yeux et insérées dans une dépression de l'épicrâne, la tête porte encore comme chez tous les Insectes une paire *d'antennes* (fig. 61, *d*, et fig. 64). Ces appendices qui remplissent, comme nous le verrons plus loin, d'importantes fonctions sensitives, sont composés de dix articles dont le premier, le plus grand et le plus fort, est renflé à son extrémité distale pour offrir

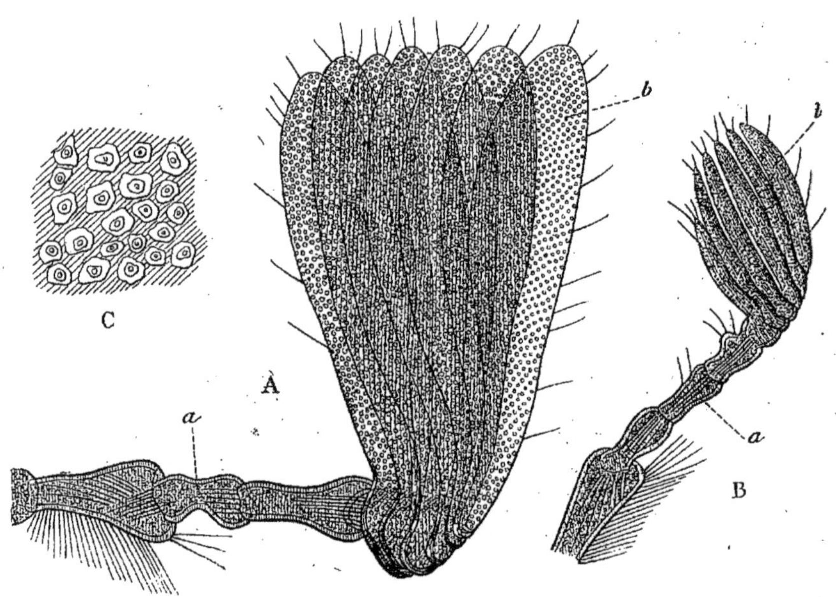

Fig. 64.

une vaste surface d'articulation au second. Les sept derniers articles chez les individus mâles, les six derniers seulement chez les femelles, sont très courts, ils se prolongent en avant en lamelles lancéolées qui vont s'élargissant jusque vers le milieu de leur longueur pour se rétrécir de nouveau vers leur extrémité libre, laquelle est arrondie (fig. 64, A, B, *b*). Ces lamelles peuvent être écartées ou appliquées par leurs faces les unes contre les autres. Elles sont beaucoup plus

Fig. 64. — *Melolontha vulgaris.* Antennes grossies environ quinze fois. A, antenne du mâle; *a*, articles de sa base, *b*, lamelles des sept articles terminaux. B, antenne de la femelle (les petites lettres ont la même signification qu'en A). C, les fossettes olfactives de la surface des lamelles. (GUNDLACH, Obj. V, chambre claire.)

grandes chez les mâles que chez les femelles, caractère qui, outre leur nombre, permet de distinguer le sexe du hanneton, lequel d'ailleurs ne se reconnaît à aucun autre caractère extérieur bien saillant. Chaque lamelle antennaire est criblée d'une infinité de petites fossettes irrégulièrement arrondies (fig. 64, C) dont nous aurons à reparler. Un auteur récent, Hauser, estime leur nombre à 39,000 chez le mâle et à 35,000 chez la femelle pour chaque antenne. Nous ne les avons pas comptées. On remarquera enfin, de chaque côté de la tête, la cornée convexe des yeux composés que nous traiterons à propos des organes des sens.

Thorax. Le thorax dont nous ne donnerons ici qu'une description sommaire, renvoyant au mémoire de Strauss pour les détails fort exactement traités, est constitué par trois segments, le *prothorax*, le *mésothorax* et le *métathorax*.

Le premier et le plus long des trois, est mobile sur les autres. Les entomologistes lui ont donné le nom de *corselet* (fig. 61, *e*). Sa forme générale est celle d'une pyramide triangulaire tronquée, dont la base est tournée en arrière; sa face supérieure ou dorsale (*pronotum*) est large, convexe, lisse à l'extérieur ; elle constitue le *bouclier*. Celui-ci s'infléchit de chaque côté vers la face ventrale pour s'unir à une pièce impaire, étroite et épaisse, le *prosternum*. Les bords inférieurs du bouclier en se réunissant avec le prosternum ménagent de chaque côté une petite fossette, dans laquelle est insérée la première paire de pattes (fig. 61, *f*); à la face postérieure du corselet et dans la membrane chitineuse qui l'unit au mésothorax se rencontrent deux anneaux cornés ovalaires qui limitent les orifices de la première paire de stigmates.

Le mésothorax et le métathorax sont intimement unis entre eux par leurs côtés et leur face inférieure. Mais de la face dorsale on constate fort aisément leur limite, laquelle est indiquée par une ligne courbe dont la convexité est tournée en arrière. Le premier est sensiblement plus court que le second, sa pièce dorsale (*mesonotum*) présente la forme d'un triangle dont l'angle postérieur est arrondi, et la base antérieure concave. C'est *l'écusson* des entomologistes (fig. 61, *g*). Un léger sillon transversal le divise en deux moitiés dont l'antérieure est couverte de poils et la postérieure, entièrement unie, fait saillie entre les deux élytres qui sont articulés sur les bords latéraux de l'écusson.

Sur la face ventrale, les bords arqués de l'écusson se soudent, comme c'est le cas pour le bouclier du prothorax, à une pièce impaire, quadrilatère et très allongée transversalement, le *mésosternum* (fig. 65, *aa*, *bb*). On remarque sur ses côtés une profonde échancrure (*d*), dans laquelle est logée la hanche de la deuxième paire de pattes. Le mésosternum, comme d'ailleurs les autres pièces sternales, porte sur sa face interne des apophyses qui font saillie dans la cavité du corps et servent à l'insertion des muscles thoraciques.

Les cadres chitineux de la seconde paire de stigmates sont situés sur le bord postérieur du mésothorax.

Quant au *métathorax*, il est à peu près le double plus grand que le précédent. Il comprend dix-huit pièces plus ou moins intimement soudées; son métasternum (fig. 65, *c*, *g*) est également quadrilatère, il s'unit postérieurement par une articulation écailleuse avec les hanches de la troisième paire de pattes et porte sur la ligne médiane de sa face interne une grande lame triangulaire dressée verticalement en dedans, et terminée à son sommet par trois apophyses servant à l'insertion des muscles. Le métanotum est une large pièce convexe, velue à l'extérieur, semblable à l'écusson; elle est connue sous le nom de *clypeus* et porte au dehors une rigole médiane (fig. 61, *k*). Ce segment est relié au métasternum par des pièces latérales (*pleurons*) auxquelles sont partiellement articulées les ailes membraneuses, appendices dorsaux du métathorax.

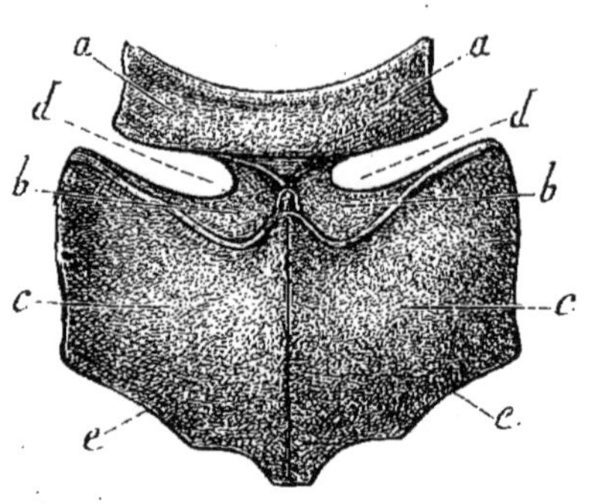

Fig. 65.

Avant de passer à l'étude de l'abdomen, nous considérerons les pattes et les ailes qui sont attachées au thorax comme chez tous les Insectes.

Pattes. Les pattes, au nombre de trois paires, correspondant chacune à l'un des segments thoraciques, servent à la marche. Elles sont composées de 9 articles mobiles les uns sur les autres et sont un peu plus longues chez le mâle que chez la femelle. A l'état de repos la première paire est dirigée en avant, la dernière paire est la plus longue, les deux paires postérieures sont dirigées en arrière (fig. 61, *f*, *h*, *m*); elles ne présentent pas d'ailleurs de différences essentielles. Nous nous contenterons de décrire celles de la première paire, laissant

Fig. 65. — *Melolontha vulgaris.* Le méso- et le métasternum réunis, grossis quatre fois et vus par leur face inférieure. (D'après Strauss-Dürckheim.) *a a*, *b b*, le mésosternum; *c c*, le métasternum; *d d*, échancrures dans lesquelles sont logées les hanches de la deuxième paire de pattes; *e e*, bord le long duquel s'appliquent les hanches de la troisième paire de pattes.

à l'observateur le soin de constater les légères variations, surtout dans la forme du tibia, que présentent les deux autres.

Le premier article de la patte, la *hanche* ou *coxa* (fig. 66, *a*) est cylindrique; il porte sur sa face interne, fixée contre le corselet, une longue ouverture qui met sa cavité en relation avec celle du prothorax; son insertion dans une fossette du prosternum ne lui permet que de légers mouvements de rotation autour de son axe.

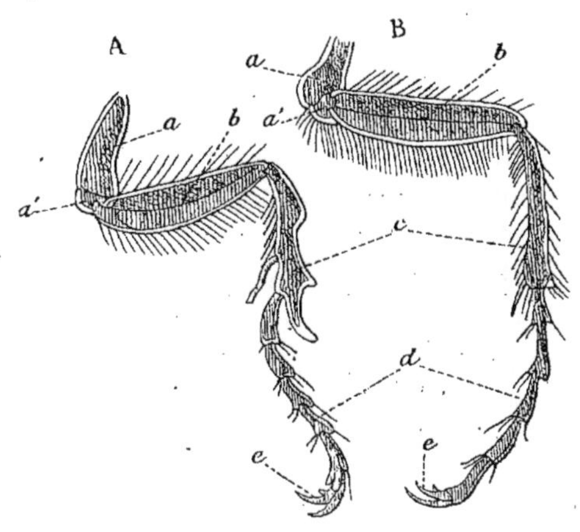

Fig. 66.

Le second article ou *trochanter* (fig. 66, *a'*) est très petit et tellement soudé à l'extrémité distale de la hanche qu'il paraît faire partie de celle-ci.

Vient ensuite un long article, aplati sur sa face interne, c'est la *cuisse* ou *fémur* (fig. 66, *b*) librement articulée au trochanter d'un côté, et de l'autre, au quatrième article, la *jambe* ou *tibia* (fig. 66, *c*) à peu près de même longueur qu'elle. Le tibia de la première paire de pattes est fortement comprimé et porte près de son extrémité distale trois fortes épines. Enfin, la patte se termine par une série de cinq petits articles, les *phalanges*, qui, dans leur ensemble, constituent le *tarse* (fig. 66, *d*). La dernière phalange est terminée par deux griffes, à doubles crochets arqués, *e*, au moyen desquels l'insecte se cramponne aux branches des arbres.

Les articles des pattes sont recouverts en partie de poils simples et canaliculés dont nous reparlerons en traitant des téguments.

Ailes. Les ailes du hanneton sont fort dissemblables. Celles de la première paire sont épaisses, cornées, transformées en *élytres;* elles protègent celles de la seconde paire, seules propres au vol. Une telle différence dans la constitution des ailes est caractéristique des Insectes de l'ordre des Coléoptères.

Les élytres (fig. 61, *i*) sont articulés au mésothorax par l'intermédiaire de petites pièces cornées (*épaulières*) disposées de telle sorte que les *élytres* se meuvent obliquement. Ils consistent en deux

Fig. 66. — *Melolontha vulgaris*. Pattes grossies quatre fois. A, première patte droite; B, deuxième patte droite; *a*, hanche ou *coxa; a'*, trochanter; *b*, cuisse ou *fémur; c*, jambe ou *tibia; d*, tarse composé de cinq phalanges; *e*, griffes.

grandes lames, dures, élastiques, convexes sur leur face extérieure qui, pendant le repos, s'appliquent exactement l'une contre l'autre par leurs bords internes et recouvrent le métathorax et tous les segments de l'abdomen à l'exception du dernier. Elles s'infléchissent latéralement sur les côtés de ces mêmes segments et sont aussi légèrement recourbées sur leur bord postérieur, de manière à s'appliquer exactement pendant le repos sur les contours de l'abdomen. Leur surface extérieure est parcourue de six côtes longitudinales, qui font légèrement saillie sur la face externe, et le long desquelles courent des troncs trachéens d'où partent de nombreux ramuscules arborescents qui vont dans toutes les directions et demeurent très visibles sur les préparations à cause de l'air qu'ils renferment.

L'examen microscopique fait découvrir, à la surface extérieure des élytres, un nombre infini de formations cuticulaires qui sont : à leur base, de très petites aspérités écailleuses, entre lesquelles sont insérés des poils beaucoup plus espacés. Ces derniers sont plus ou moins longs et semblables à ceux que nous rencontrons un peu partout à la surface de la peau du hanneton. Les uns sont coniques, étroits, très pointus et portent vers leur extrémité de petites dents latérales dont la pointe est tournée en avant ; les autres ont la forme de lancettes. Dans les préparations traitées par la potasse, ces poils se détachent facilement, en sorte qu'il peut arriver qu'on n'apercoive plus que la lumière du pore sur lequel ils sont insérés. On remarquera, en outre, un nombre considérable de corpuscules arrondis, irrégulièrement distribués dans l'épaisseur de l'élytre, ornés de fines striations concentriques et semblant porter à leur centre un très petit orifice. Ce sont peut-être là des glandes, mais nous n'avons pu nous en assurer, parce que les coupes que nous avons pratiquées perpendiculairement à la surface de l'élytre ne nous ont rien montré de satisfaisant à cet égard. La consistance des élytres est telle, que les coupes se fendillent sous le rasoir et nous savons déjà que les réactifs qui permettent d'amollir la chitine altèrent si fort les éléments organiques que leur usage n'est d'aucun profit pour l'histologiste. Cependant un certain nombre de coupes faites à la paraffine nous ont permis de constater que la lame cornée qui constitue l'élytre comprend deux lamelles externes chitineuses, entre lesquelles est intercalée une fine couche de tissu hypodermique, couche granuleuse dans laquelle courent les trachées et les nerfs et dans laquelle flottent des noyaux qui se colorent en rouge par la solution alcoolique de cochenille.

Vue de champ, la face interne de l'élytre présente à peu près le même aspect que la face externe ; elle se distingue cependant par la présence de poils denticulés beaucoup plus longs et plus flexibles.

Les *ailes postérieures* ou *ailes membraneuses* (fig. 61, *n*, et fig. 67), insérées entre le métanotum et les métapleurons, sont deux lamelles minces et transparentes, de forme triangulaire, dirigées transversalement pendant le vol. A l'état de repos, elles peuvent se replier de telle sorte que leur portion distale vient se placer obliquement sous la portion basale et qu'elles sont ainsi entièrement dissimulées sous les élytres.

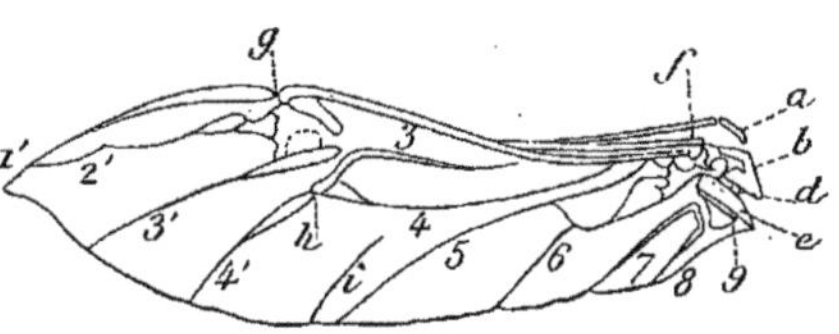

Fig. 67.

Elles sont composées de deux membranes très minces, appliquées l'une contre l'autre et qu'on ne parvient à séparer qu'à la base de l'aile, près de son point d'insertion. Ces lamelles portent de nombreux plis produits par le froissement de l'aile au repos; elles sont soutenues par des tubes chitineux, les *nervures* (fig. 67, *3* à *9*), dont le diamètre diminue progressivement de la base de l'aile vers son extrémité. Quelques nervures émettent des prolongements qui s'anastomosent aux nervures voisines en sorte que la surface de l'aile est divisée en champs aréolaires connus des entomologistes sous le nom de *cellules*. La considération du nombre et de la forme des cellules est utilisée en zoologie pour caractériser les espèces et les variétés. Les nervures prennent naissance à la base de l'aile et courent en divergeant vers sa périphérie. La plus forte ou *nervure costale* occupe le bord antérieur de l'aile (fig. 67, *f*). Les nervures centrales et postérieures sont beaucoup plus faibles. Les trois nervures principales sont articulées vers le tiers externe de l'aile (fig. 67, *g*, *h*), et c'est grâce à ces articulations que celle-ci peut se replier sous l'élytre. A leur extrémité centrale, les nervures sont reliées au métathorax par l'intermédiaire de petites pièces mobiles (pièces axillaires de Strauss, fig. 67, *b*, *d*, *e*).

Des troncs trachéens et des rameaux du nerf des ailes pénètrent dans celles-ci en suivant les grandes nervures longitudinales. Les uns et les autres se ramifient entre les deux membranes de l'aile. On remarquera aussi qu'un liquide granuleux, qui n'est autre que le sang, circule dans des espaces lacunaires situés dans le voisinage de la base des nervures; mais autant que nous avons pu nous en assu-

Fig. 67. — *Melolontha vulgaris.* L'aile gauche étendue, grossie deux fois. *a*, sa première nervure; *b*, *d*, *e*, pièces axillaires par lesquelles l'aile est reliée au métathorax; *g*, *h*, articulation du milieu de l'aile; *3* à *9*, les nervures centrales; *1'* à *4'*, les nervures terminales. (D'après Strauss-Dürckheim.)

rer en examinant des individus vivants, il ne paraît pas s'étendre bien loin vers son extrémité.

La surface de l'aile est partiellement recouverte de très petites épines qui augmentent de taille sur les nervures.

Nous pouvons répéter ici ce que nous avons dit sur la difficulté qu'on rencontre d'obtenir de bonnes coupes transversales des élytres. Les nervures sont fragiles et leur chitine se brise facilement sous l'action du rasoir, même après leur inclusion dans la paraffine.

Abdomen. La troisième et la plus volumineuse région du corps, l'abdomen, dirigé horizontalement en arrière et réuni au métathorax par toute sa circonférence, présente la forme d'une pyramide triangulaire, légèrement courbée sur la face ventrale (fig. 61, C, et fig. 68). Il est composé de huit segments dont le diamètre diminue progressivement d'avant en arrière, le dernier se terminant en pointe. Chaque segment comprend un arceau dorsal, *notum* (fig. 68, *1* à *8*), et un arceau ventral, *sternum* (fig. 68, 1′ à 8′), réunis de chaque côté par une lamelle chitineuse, mince et flexible, permettant des mouvements de dilatation des six premiers segments (mouvements respiratoires). Nous remarquerons que les notum et sternum des deux derniers segments se soudent directement l'un à l'autre. Leurs téguments sont plus consistants que ceux des anneaux qui les précèdent; la différence est surtout sensible à la face dorsale, laquelle se trouve protégée en avant par les élytres.

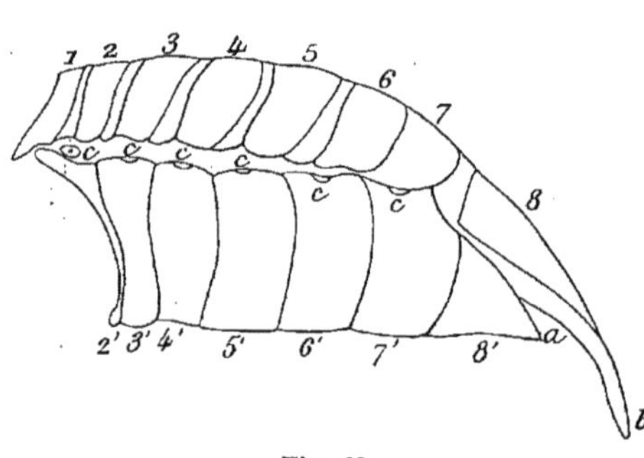

Fig. 68.

Le premier et le deuxième segment (fig. 68, *1* et *2*) sont courts, leurs arceaux sternaux sont soudés en un étroit filet corné, en sorte que, par-dessous, l'abdomen semble formé de sept anneaux seulement. A leur face inférieure, les segments sont légèrement imbriqués les uns sur les autres, grâce aux replis de la membrane mince qui les réunit.

Le dernier segment, *pygidium* (fig. 68, *8*), se prolonge en une longue pointe recourbée en dessous. Chez le mâle, cet anneau porte

Fig. 68. — ***Melolontha vulgaris.*** L'abdomen, vu du côté gauche, grossi trois fois. *1* à *8*, les huit arceaux dorsaux des somites; *2′* à *8′*, les arceaux ventraux des somites (les deux premiers sont soudés en un seul); *a*, l'orifice du cloaque; *b*, extrémité pointue du huitième somite; *c*, *c*, les stigmates. (D'après Strauss-Dürckheim.)

intérieurement un prolongement corné en forme de spatule, fixé contre sa pièce sternale et qui s'étend en avant jusqu'au quatrième anneau, tandis que chez la femelle cet appendice est réduit à deux petites plaques quadrangulaires contenues dans la partie inférieure du cloaque.

La fente anale (fig. 68, *a*), disposée transversalement, s'ouvre entre l'arceau dorsal allongé en pointe et l'arceau ventral du huitième segment.

Les sept premiers anneaux portent à droite et à gauche un stigmate (voir plus loin : *organes respiratoires*) situé dans la membrane qui unit les arceaux dorsaux aux arceaux ventraux ou bien un peu plus bas dans la pièce sternale même (fig. 68, *c*, *c*).

Après le traitement à la potasse, il est facile d'isoler avec les ciseaux les différents anneaux abdominaux. Ils enveloppent chez les mâles l'étui corné de la verge dont il sera question plus loin et qui est constitué par une invagination de la peau du huitième segment.

Téguments. La peau du hanneton est construite exactement de la même manière que celle du *Lithobius*, que nous avons décrite en détail. Cela nous dispensera de nous étendre longuement ici à son égard. L'épaisseur de la peau varie beaucoup selon les points du corps; elle est faible sur les anneaux de l'abdomen et particulièrement à leur face dorsale qui est recouverte par les élytres; elle augmente d'importance sur le pygidium, le thorax et les membres, et devient même si considérable en certaines places de ces régions, le corselet par exemple, qu'il est fort difficile d'y pratiquer des coupes.

Ces différences d'épaisseur et de consistance sont le fait de la couche externe, la *cuticule chitineuse*, laquelle est composée d'un plus ou moins grand nombre de lamelles stratifiées homogènes; les plus superficielles sont presque partout vivement colorées en brun foncé, tandis que les couches profondes sont à peine jaunâtres. Ces lames de chitine sont percées d'un grand nombre de pores cylindriques dont le grand axe est perpendiculaire à leur surface et qu'on aperçoit sur toutes les coupes. Vus de champ, leur orifice est arrondi, rarement ovalaire. Ces pores livrent passage à des poils dont la forme varie beaucoup et qui naissent de la couche sous-dermique. Le notum du métathorax est recouvert d'une véritable toison de poils penniformes longs et flexibles dont la portion terminale porte de petites épines latérales (fig. 69, D). De tels poils se rencontrent en plusieurs points du corps; ils sont particulièrement forts sur le bord antérieur des articles basilaires des antennes; leurs prolongements latéraux sont longs et leur constituent de véritables barbillons. Sur le bord des lamelles antennaires, les poils sont au contraire simples et traversés par un fin canalicule, qui, chez quelques-uns, s'étend jusque près de leur extrémité (fig. 69, F). Aux appendices cutanés se rattachent des formations lamellaires, lancéolées, des sortes d'écailles imbriquées les unes sur les autres ; ce sont elles qui recouvrent les taches blanches, triangulaires, situées de chaque côté de l'abdomen, immédiatement au-dessous du bord des élytres (fig. 69, E). Ces écailles sont couvertes de fines granulations qui réfléchissent une lumière blanc crayeux. On en rencontre quelques-unes éparses à la surface des élytres.

La couche chitineuse, vue de champ, ne présente pas toujours une surface unie. Sur la face dorsale de l'abdomen, on la voit divisée par de fortes lignes foncées, en une infinité d'espaces polygonaux et légèrement bosselés (fig. 69, A). Ailleurs, sur les bords des anneaux

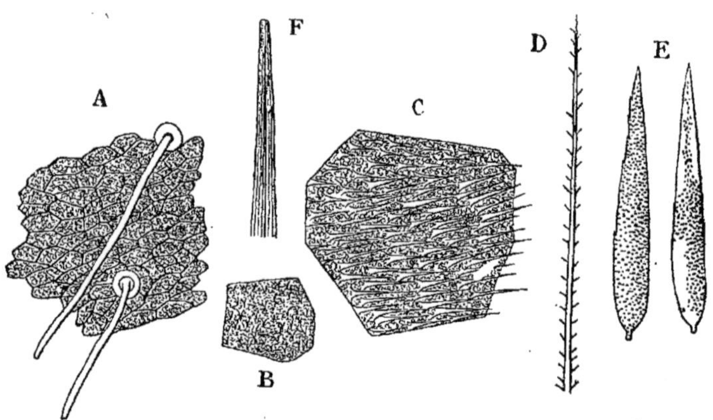

Fig. 69.

de l'abdomen et du thorax, cette couche est recouverte de petites épines pointues qui sont des épaississements de la lamelle chitineuse la plus externe (fig. 69, B, C). Ailleurs encore, la cuticule présente ci et là, lorsqu'on l'examine sous de très fortes lentilles, de fines stries onduleuses et parallèles qui contribuent sans doute à lui donner l'aspect lustré que l'on rencontre chez beaucoup d'individus. Quant à l'hypoderme, sa constitution cellulaire n'apparaît qu'exceptionnellement

Fig. 69. — *Melolontha vulgaris*. Peau et ses appendices. A, fragment de la peau du notum des anneaux de l'abdomen, vu de champ et montrant des espaces polygonaux limités par des lignes fortement colorées en brun ; on aperçoit la base de deux longs poils. (GUNDLACH, chambre claire, Obj. III.) B, petites épines recouvrant le bord des arceaux dorsaux de l'abdomen. C, épines plus grandes de la même région. (GUNDLACH, chambre claire, Obj. V.) D, extrémité de l'un des poils à barbillons recouvrant le notum du métathorax. E, écailles en forme de lance recouvrant les côtés de l'abdomen. (GUNDLACH, chambre claire, Obj. II.) F, extrémité de l'un des poils simples et canaliculés bordant les lamelles des antennes. (GUNDLACH, chambre claire, Obj. IV.)

sur les coupes. Dans la règle il semble être formé d'une couche continue de protoplasma granuleux dans laquelle flottent des noyaux ovoïdes qui se colorent vivement par la teinture de cochenille. Son épaisseur varie avec l'importance de la couche de chitine à laquelle il donne naissance et nous ne saurions mieux faire pour en fournir une idée que de nous reporter à la figure 41, p. 97, représentant la coupe de la peau du *Lithobius*.

Muscles. Le système musculaire est très développé chez le hanneton. Les faisceaux de fibres nettement striées présentent des formes diverses; ils sont coniques, pyramidaux, fusiformes, et s'insèrent contre les lamelles chitineuses après s'être divisés en fibrilles très fines que l'on aperçoit dans l'épaisseur de l'hypoderme. Leur surface d'insertion (plaques tendineuses) est généralement plus large que leur diamètre. Nous n'entrerons pas dans la description des muscles des diverses régions du corps et de leurs appendices; cela demanderait beaucoup de place et l'on en trouvera les détails dans la monographie de Strauss. Leur dissection exige une grande patience. Ceux qui l'entreprendront feront bien de s'adresser à des individus frais, l'alcool et en général les réactifs durcissants rendent les faisceaux musculaires cassants. L'acide picro-sulfurique nous a paru le moins défavorable à cet égard.

Dans une première dissection on remarquera : les grands faisceaux qui unissent la tête au corselet et lui permettent des mouvements d'élévation et d'abaissement; les faisceaux non moins puissants qui relient le corselet aux autres segments thoraciques, puis ceux-ci aux segments abdominaux, enfin les grands muscles longitudinaux qui occupent la face dorsale de l'abdomen. Quant aux membres, nous y rencontrons une série de petits muscles antagonistes destinés à les étendre et à les fléchir.

Sur les coupes, les faisceaux musculaires se présentent comme des cylindres parallèles et bien distincts, séparés les uns des autres par des couches d'un tissu conjonctif lâche. Les coupes transversales du thorax montrent fort nettement les grands muscles dorsaux et les faisceaux dorso-ventraux obliques qui s'attachent aux lamelles apophysaires du thorax.

Disposition générale des organes internes. Pour en prendre connaissance, nous fixons par de fines épingles le hanneton sur une plaque de liège immergée, puis, avec les petits ciseaux, nous coupons les élytres, les ailes, et faisons sauter un à un les arceaux dorsaux des trois régions du corps, de manière à pénétrer dans sa cavité. Des précautions spéciales sont nécessaires pour ménager le vaisseau dorsal qui est appliqué contre la ligne médiane des téguments. Après avoir écarté celui-ci, on remarque l'intestin, replié sur lui-même dans l'abdomen (fig. 76); les troncs trachéens, les muscles thoraciques. Dans la tête, le cerveau, de couleur blanche et les larges nerfs optiques qui en émanent. Nous déroulons l'intestin et le retenons sur la droite avec des épingles. Alors apparaissent les masses ganglionnaires appliquées contre la face ventrale du thorax et les longs filets nerveux auxquels elles donnent naissance et qui se rendent aux divers segments abdominaux. Dans l'abdomen, au-dessous de l'intestin, apparaissent les organes génitaux; la verge, avec son volumineux étui chitineux, frappera surtout l'attention chez le mâle. Les divers organes que nous venons de mentionner sont enveloppés de tissu conjonctif et de tissu adipeux blanchâtre, plus ou moins abondant selon les individus. Nous allons procéder successivement à la description détaillée de ces organes.

Système nerveux. La chaîne ganglionnaire occupe chez le hanneton la ligne médiane de la face ventrale, comme chez tous les Arthropodes. Elle est relativement très réduite en ce sens que tous les ganglions abdominaux sont fusionnés en une seule masse (fig. 70, *r*) qui est refoulée dans le métathorax, immédiatement à la suite du ganglion métathoracique avec lequel elle conflue par son bord antérieur. L'abdomen n'est parcouru que par de longs nerfs qui émanent de cette masse ganglionnaire.

La préparation du système nerveux ne peut se faire que sous la loupe; elle exige beaucoup de patience, surtout pour suivre les filets nerveux qui sont fort grêles. Après avoir enlevé l'intestin et fait sauter avec de fins ciseaux la lamelle chitineuse qui recouvre la tête, on aperçoit le cerveau et les ganglions très apparents de la région thoracique. Les nerfs sont blancs et passablement résistants. Comme nous l'avons dit pour les Myriapodes, on réussit parfois mieux à les découvrir en s'adressant à des individus qui ont macéré quelque temps sous l'eau et dont les autres tissus se désagrègent plus facilement. La dissection des nerfs périphériques est très pénible chez les individus conservés dans l'alcool.

Le *cerveau* ou *ganglion sus-œsophagien* (fig. 70 et 72, *a*) repose directement sur l'œsophage. Il est bien visible à l'œil nu et occupe près de la moitié de la largeur de la tête. Examiné sous la loupe, on constate qu'il est bilobé, chaque lobe faisant une saillie hémisphérique sur la face dorsale. Il se continue de chaque côté par de gros nerfs optiques qui paraissent en être les prolongements latéraux.

Le cerveau donne, d'avant en arrière, naissance à trois paires de nerfs.

La première paire, les *nerfs antennaires* (fig. 70 et 72, *b*), partent de la face antérieure et se dirigent obliquement vers la base des antennes en passant sur les muscles adducteurs des mandibules. Ils se prolongent à travers les articles antennaires et se ramifient extrêmement dans les lamelles terminales qui sont, comme nous le verrons bientôt, des organes sensitifs de premier ordre.

La seconde paire, la plus volumineuse, comprend les *nerfs optiques* (fig. 70 et 72, *c*). Ils se rendent directement aux yeux composés situés dans le voisinage immédiat du cerveau, en sorte que ces nerfs sont fort courts. Nous en reparlerons en traitant de l'organe visuel.

La troisième paire des nerfs cérébraux prend naissance à la partie antérieure de la face inférieure du cerveau; ce sont les *nerfs du labre*, très petits, difficiles à découvrir et se distribuant dans l'épaisseur de la

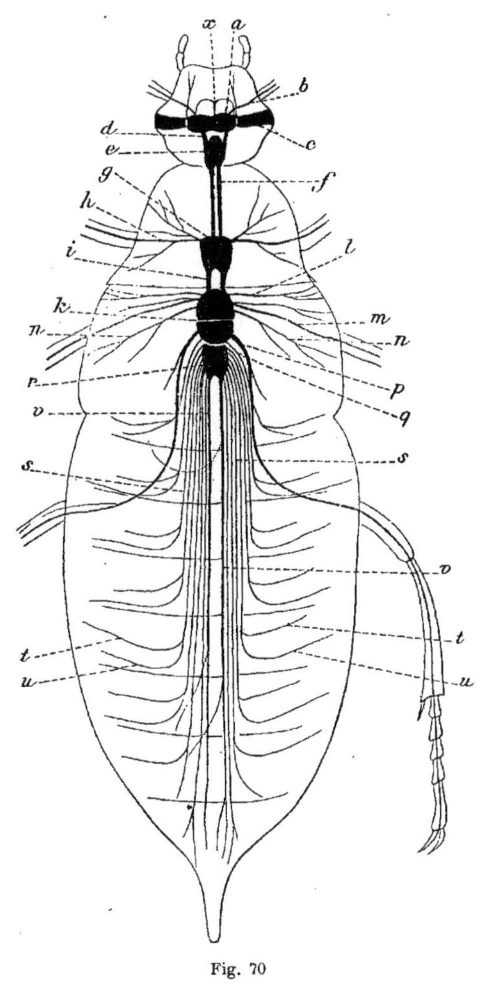

Fig. 70

Fig. 70. — *Melolontha vulgaris.* Système nerveux central et les principaux nerfs auxquels il donne naissance. *a*, cerveau; *b*, nerfs antennaires; *c*, nerfs optiques; *d*, connectifs périœsophagiens; *e*, ganglion sous-œsophagien; *f*, connectifs unissant le ganglion sous-œsophagien au ganglion prothoracique; *g*, ganglion prothoracique; *h*, nerfs de la première paire de pattes; *i*, connectifs unissant le ganglion prothoracique aux ganglions méso- et métathoraciques; *k*, ganglions méso- et métathoraciques, séparés par un léger sillon transversal qui est exagéré dans la figure; *l*, nerfs des élytres; *m*, nerfs de la deuxième paire de pattes; *n*, nerfs des ailes membraneuses; *p*, nerfs de la troisième paire de pattes; *q*, première paire de nerfs abdominaux, naissant du ganglion métathoracique; *r*, ganglion abdominal; *s*, nerfs abdominaux se distribuant aux divers segments de l'abdomen où ils se bifurquent en deux branches, l'une antérieure (*t*), l'autre postérieure (*u*); *v*, troncs nerveux se rendant aux organes génitaux; *x*, ganglion frontal.

lèvre supérieure. Entre eux, on aperçoit un filet impair qui unit le cerveau au ganglion frontal (fig. 70, *x*). Le cerveau est relié par deux courts connectifs (fig. 70, *d*) au ganglion sous-œsophagien (fig. 70, *e*), petite masse ovoïde, des faces inférieure et antérieure de laquelle prennent naissance les nerfs au nombre de quatre paires qui se ramifient dans les pièces buccales (fig. 71).

La première paire, la plus grêle (*nerfs labiaux*), (fig. 71, *g*), se rend à la lèvre inférieure et dans ses palpes; la seconde paire, les *nerfs maxillaires*, se rend aux mâchoires (fig. 71, *f*); la troisième paire, aux mandibules (*nerfs mandibulaires*, fig. 71, *c*). Quant à la dernière, elle paraît aboutir aux muscles masticateurs entre lesquels il est fort difficile de la poursuivre. Du bord postérieur du ganglion sous-œsophagien naissent deux longs connectifs (fig. 70, *f*) qui le relient au *ganglion prothoracique* ou ganglion du corselet (fig. 70, *g*). Celui-ci présente la forme d'un cône tronqué dont la pointe serait tournée en arrière; il est facile à découvrir et bien distinct des ganglions suivants dont il est cependant fort rapproché. De la base du cône part une paire de nerfs (fig. 70, *h*) qui ne tardent pas à se bifurquer. Leurs branches antérieures se portent vers les muscles latéraux du prothorax et envoient des ramuscules aux muscles rétracteurs de la tête. Les branches postérieures, les plus fortes, pénètrent dans les pattes de la première paire, aux muscles desquelles elles fournissent, jusqu'à leur extrémité, de nombreux rameaux.

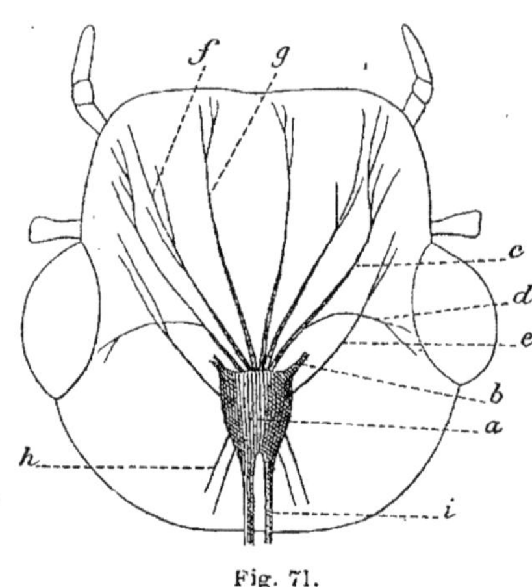

Fig. 71.

Le ganglion prothoracique est uni par deux courts connectifs (fig. 71, *i*) à une grosse masse ovoïde qui représente les *ganglions méso- et métathoraciques* fusionnés. C'est à peine si on aperçoit sur leur ligne de réunion un léger sillon transversal (fig. 70, *k*). Les nerfs qui en partent se distribuent dans les appendices du méso- et du métathorax.

Fig. 71. — ***Melolontha vulgaris.*** Portion antérieure du système nerveux central, montrant le ganglion sous-œsophagien et les nerfs qui en partent. *a*, ganglion sous-œsophagien; *b*, connectifs (coupés) qui le relient au cerveau; *c*, nerfs mandibulaires; *d*, rameau se rendant aux muscles masticateurs; *e*, nerfs se rendant aux muscles des mandibules et des mâchoires; *f*, nerfs des mâchoires; *g*, nerfs de la lèvre inférieure. (D'après BLANCHARD.)

La première paire se rend aux élytres (fig. 70, *l*). Elle prend naissance au bord antérieur de la masse ganglionnaire et monte immédiatement vers la base de la première paire d'ailes.

La deuxième paire (fig. 70, *m*) se rend aux pattes correspondantes et aux muscles latéraux du mésothorax.

La troisième paire (fig. 70, *n*) se dirige vers les ailes membraneuses, et la quatrième paire (fig. 70, *p*) se rend aux pattes postérieures. Les nerfs de cette dernière s'infléchissent fortement en arrière et fournissent, le long de leur parcours, d'importants rameaux aux muscles moteurs des ailes et aux muscles latéraux du métathorax.

Enfin, nous rencontrons, appliquée contre la face postérieure des ganglions méso- et métathoraciques, une masse nerveuse à peu près hémisphérique, un peu plus longue cependant que large, et qui représente à elle seule toute la chaîne abdominale (fig. 70, *r*). Chez le ver blanc, la larve du hanneton, cette dernière serait constituée de six ganglions distincts, du moins cela ressort de la figure qu'en a donné Blanchard (voir Littérature). Mais chez l'imago, ces ganglions sont entièrement réduits, fusionnés, et l'on n'aperçoit plus aucune trace de leur segmentation primitive. A en juger par les points d'où part la première paire de nerfs abdominaux (fig. 70, *q*) qui innervent les muscles du premier segment de l'abdomen, il semble même qu'une partie des ganglions abdominaux de la larve soient soudées à la masse nerveuse du métathorax, car ces nerfs paraissent y prendre naissance. Des recherches histologiques pratiquées au moyen de coupes seraient nécessaires pour déterminer leur origine réelle.

Mais tous les autres nerfs, au nombre de sept paires, qui se portent vers les divers anneaux de l'abdomen, naissent, à n'en pas douter, sur les côtés de la masse fusionnée des ganglions abdominaux. Ces nerfs (fig. 70, *s*, *s*), très minces dès leur point de départ, se dirigent parallèlement en arrière et sont d'abord si voisins les uns des autres qu'ils paraissent constituer un seul faisceau. Ils ne tardent pas à s'écarter pour se rendre respectivement aux divers segments abdominaux. Le plus externe de ces grêles filets nerveux peut être suivi jusqu'au deuxième segment, et, de l'extérieur vers l'intérieur, les autres aboutissent aux anneaux suivants, comme le montre notre figure. Chacun d'eux se bifurque d'abord en deux branches, lesquelles se ramifient dans les muscles de chaque anneau de l'abdomen (fig. 70, *t*, *u*).

La masse ganglionnaire représentant les ganglions abdominaux émet en outre, à sa partie postérieure, deux gros troncs nerveux (fig. 70, *v*) qui courent directement en arrière jusqu'aux organes génitaux et copulateurs, dans lesquels ils se ramifient.

Si nous remontons maintenant vers la tête, nous constaterons l'existence, au voisinage du cerveau et sur la partie antérieure de l'intestin, de trois petits ganglions impairs qui représentent le *système nerveux viscéral* ou *de la vie organique*. Le premier ou *ganglion frontal* (fig. 70, *x*, et fig. 72, *e*) est de forme triangulaire et placé sur l'œsophage en avant du cerveau. De ses angles antérieurs partent deux grêles filets qui se dirigent en dehors et en arrière, émettant chacun un ramuscule pour le pharynx. On peut les suivre sous une forte loupe jusqu'à la face inférieure du cerveau avec laquelle ils paraissent se fusionner. De l'angle postérieur du ganglion frontal naît un seul nerf, le *nerf récurrent* des anciens auteurs, qui court directement en arrière passant entre l'œsophage et la face inférieure du cerveau. Ce nerf (fig. 72, *g*) rejoint en arrière les ganglions du vaisseau dorsal, mais auparavant il se renfle en un petit ganglion œsophagien, lequel est appliqué à la face dorsale de l'œsophage. Derrière le ganglion œsophagien, le nerf récurrent se bifurque en deux filets très grêles qui suivent la face supérieure de l'œsophage jusqu'au jabot où ils aboutissent à un *ganglion stomato-gastrique* (fig. 72, *f*), triangulaire comme le ganglion frontal et fournissant aux parois de l'intestin des filets si ténus qu'on ne peut les suivre que sous le microscope.

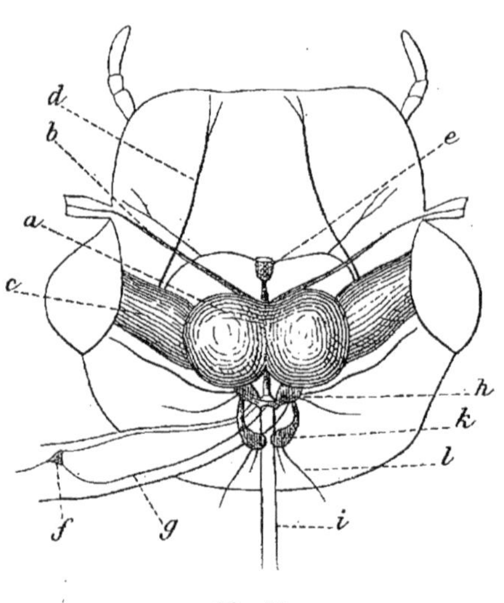

Fig. 72.

Outre les ganglions minuscules que nous venons de citer, on rencontre encore deux paires de ganglions destinés à innerver le vaisseau dorsal et les troncs trachéens de la tête.

Les premiers (fig. 72, *h*) sont situés immédiatement en arrière du cerveau, qu'ils touchent par leur face antérieure ; ils sont réunis par une courte commissure transversale. Les rameaux qui en naissent se rendent à l'aorte céphalique. Blanchard décritet figure, en outre,

Fig. 72. — *Melolontha vulgaris.* Portion antérieure du système nerveux central, montrant les principaux ganglions viscéraux. *a*, cerveau; *b*, nerfs antennaires; *c*, nerfs optiques; *d*, nerfs de la lèvre supérieure; *e*, ganglion frontal; *f*, ganglion œsophagien; *g*, filets du nerf récurrent après sa bifurcation; *h*, ganglions du vaisseau dorsal; *i*, nerfs qui se prolongent en arrière sur le vaisseau dorsal; *k*, *l*, ganglions et nerfs se rendant aux troncs trachéens de la tête. (D'après BLANCHARD.)

comme partant de ces ganglions deux nerfs latéraux qui entreraient en connexion avec les nerfs mandibulaires du ganglion œsophagien; nous n'avons pas réussi à les voir. Par contre, on découvre très bien que ces ganglions sont réunis par deux courts connectifs qui contournent l'œsophage à une seconde paire de ganglions, à peu près de même grosseur qu'eux (fig. 72, *k*, *l*) et situés à la face inférieure du canal intestinal. Les filets nerveux qui en partent se rendent sur les trachées céphaliques.

En somme, par conséquent, le système nerveux viscéral localisé dans la tête du hanneton comprend trois ganglions impairs, en relations avec l'intestin antérieur, et deux ganglions pairs innervant le vaisseau dorsal et les trachées. Il est vraisemblable que des ganglions de même nature se retrouvent plus bas dans le voisinage de la chaîne thoracique, mais l'absence de hannetons vivants au moment où nous écrivons ces lignes nous empêche d'en faire la recherche. Les individus conservés que nous avons à notre disposition ne nous montrent rien à cet égard.

Organes des sens. La localisation des sens du goût et de l'audition chez le hanneton n'est pas encore démontrée. Autrefois, à la suite de Léon Dufour et surtout de Lespès, on attribuait aux antennes une fonction auditive que les recherches ultérieures n'ont nullement confirmée. Nous verrons tout à l'heure que les fossettes dont les lamelles antennaires sont creusées et au fond desquelles Lespès avait cru reconnaître l'existence d'un otolithe ne renferment en réalité rien de semblable.

D'autre part, il est fort possible que les nombreux poils canaliculés qui recouvrent les différentes régions des lèvres reçoivent des filaments nerveux susceptibles de recueillir des impressions gustatives, mais il nous faut reconnaître que, dans l'état actuel de nos connaissances, aucune preuve indiscutable n'en a été donnée et qu'il est sage de se tenir à cet égard dans une juste réserve.

Tout autre est notre certitude sur le siège du *sens olfactif*. Ici les déductions anatomiques, autant que des expériences physiologiques variées, s'accordent pour le placer sur les lamelles antennaires. Un hanneton auquel on a coupé les deux antennes demeure insensible aux odeurs. Nous devons donc revenir avec quelques détails sur la structure intime des lames supportées par les derniers articles des antennes.

Examinées sous une forte lentille, on constate sur les deux faces de chaque lamelle l'existence d'un grand nombre de petites fossettes à contours irréguliers, au fond desquelles on aperçoit deux cercles concentriques qui ne sont autres, comme nous le verrons bientôt, que les contours d'un renflement du plancher de la fossette et de la base d'un poil sensitif central.

Pour se représenter la disposition exacte de ces *fossettes olfactives* (fig. 64, C, et fig. 73), il est indispensable de recourir à des coupes pratiquées perpendiculairement à la surface des lamelles antennaires, après avoir détaché celles-ci d'un animal vivant, les avoir fixées dans l'acide picro-sulfurique ou dans l'acide osmique et incluses dans la paraffine.

On remarquera sur de telles coupes que la cuticule chitineuse est creusée d'excavations (fig. 73, *a*) librement ouvertes au dehors; leur

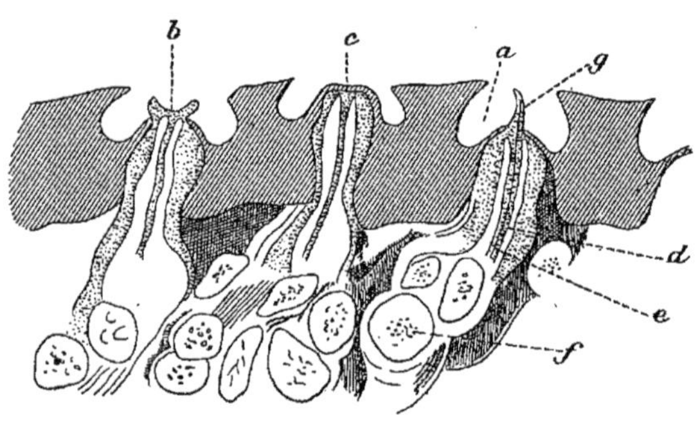

Fig. 73.

orifice est plus étroit que leur fond, leur profondeur varie d'ailleurs légèrement de l'une à l'autre. Le plancher de ces excavations est toujours relevé en un mamelon plus ou moins conique dont le sommet est parfois creusé d'une petite cupule (fig. 73, *b*, *c*). L'axe de ce mamelon est percé d'un tube poreux dans lequel s'engage un filament granuleux probablement de nature nerveuse (fig. 73, *d*, *e*). On rencontre en effet dans la couche conjonctive sous-jacente des cellules (fig. 73, *f*) semblables aux cellules ganglionnaires. Nous devons avouer cependant qu'aucune de nos coupes ne montre une relation de continuité entre ces cellules et le filet axial des mamelons. Ces derniers présentent quelquefois à leur sommet un poil raide, une sorte de bâtonnet pointu (*Nervenstäbchen*) qui est resté inaperçu de plusieurs auteurs, probablement à cause de son extrême fragilité. Il manque en effet sur la plupart de nos coupes. Quelques-unes cependant le montrent tel que l'ont représenté en dernier lieu Kræpelin

Fig. 73. — ***Melolontha vulgaris.*** Coupe verticale à travers une lamelle antennaire, grossie quatre cent cinquante fois. La figure a été combinée par F. Ruland. *a*, fossette olfactive; *b*, mamelon central portant à son sommet une petite dépression en forme de cupule; *c*, mamelon plus saillant et non comprimé; *d*, filament nerveux; *e*, fibre axiale; *f*, cellules ganglionnaires; *g*, poil sensitif.

et Ruland (fig. 73, *g*). L'axe du filet nerveux se continue dans celui du poil rigide en question.

Tels sont les organes qui paraissent remplir les fonctions olfactives. Nous devons rappeler en outre que les bords des antennes portent de longs poils canaliculés (fig. 68, F) qui, peut-être, fonctionnent comme organes tactiles, mais le sens du toucher n'est pas exclusivement localisé sur les antennes. Il est probable que les appen-

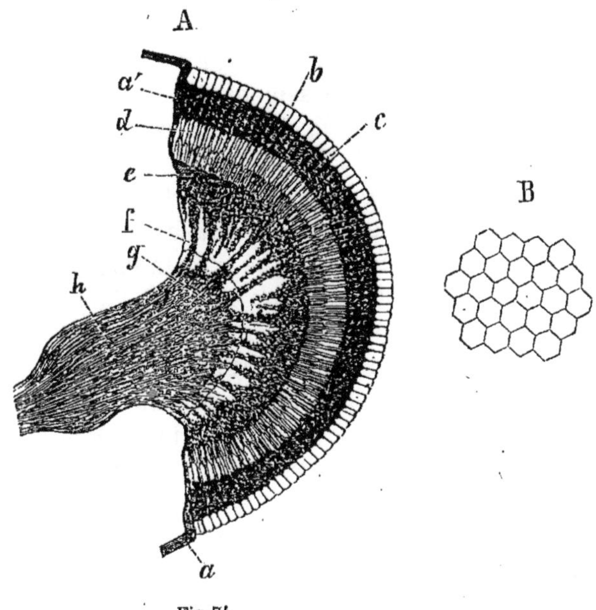

Fig 74.

dices pileux, dispersés un peu partout à la surface du corps du hanneton reçoivent, en partie du moins, des prolongements des nerfs cutanés susceptibles de remplir une telle fonction.

Yeux. Le hanneton porte deux yeux composés, munis de cônes cristallins bien développés (type *eucons* de Grenacher). Ils sont situés dans des fossettes de l'épicrâne, immédiatement derrière les antennes ; un repli de la cuticule leur constitue une sorte de sclérotique (fig. 74, *a*, *a'*). Chaque œil est recouvert par une cornée convexe à contour ovalaire, taillée en facettes, au nombre de 8,820

Fig. 74. — *Melolontha vulgaris*. A, coupe antéro-postérieure de l'œil, grossie trente fois. *a*, *a'*, replis tégumentaires constituant la sclérotique; *b*, cornée; *c*, couche des cônes cristallins entourés de pigment; *d*, rétinule; *e*, portion profonde de la rétinule enveloppée de pigment; *f*, faisceaux de fibres émanant du ganglion optique, *g*; *h*, nerf optique. B, facettes hexagonales de la cornée.

environ, d'après l'estimation de Strauss. Vue de face, chaque facette présente la forme d'un hexagone (fig. 74, B).

L'étude des éléments de l'œil à l'état frais est rendue fort difficile par le pigment qui les entoure; il est rare qu'à la suite d'une simple dilacération on rencontre les cônes cristallins et les bâtonnets de la rétinule isolés de pigment. Il s'agit, par conséquent, pour connaître leur structure autant que leurs rapports, de recourir à la méthode des coupes, en ayant soin de diriger celles-ci dans l'axe optique de l'œil. Cette dernière condition n'est pas aisée à réaliser, car, après l'inclusion dans la paraffine, on distingue à peine la position exacte de l'œil qui se confond par sa noirceur avec les téguments voisins. Quant au durcissement des éléments nerveux, voici le procédé qui nous a fourni les meilleurs résultats :

On détache d'un coup de ciseaux la tête du hanneton vivant et, après avoir éloigné les antennes, on la partage longitudinalement en deux moitiés qu'on laisse tomber soit dans l'acide chromique à 1 pour 100, soit dans l'acide osmique à la même dose. Un séjour de trois à quatre heures suffit; puis on reprend à l'alcool. Chaque moitié est alors incluse à la paraffine et coupée aussi fin que possible. Un séjour un peu prolongé dans la paraffine fondue est nécessaire pour assurer sa pénétration. La cornée est souvent interrompue, elle saute sous le rasoir; mais un tel accident ne doit pas empêcher de recueillir la coupe, car il suffit d'un bon segment pour permettre la reconstitution de la coupe entière.

Nous avons représenté (fig. 74, A), une coupe longitudinale de l'œil passant à peu près dans son axe. La périphérie est occupée par la cornée transparente (*b*) au-dessous de laquelle est la couche des cônes cristallins généralement très noircie par un pigment abondant (*c*). Au-dessous de cette couche sombre vient une zone claire (*d*) correspondant aux bâtonnets de la rétinule dont la base est plongée dans une nouvelle couche de pigment (*e*). Cette dernière reçoit des faisceaux de fibres nerveuses (*f*) depuis le ganglion optique (*g*). Ces faisceaux se montrent dans toutes nos coupes sous forme de colonnettes, séparées les unes des autres par des espaces vides. Plusieurs sont cassés et leur disjonction est sans doute un défaut de la préparation. Selon les coupes, le ganglion optique paraît plus ou moins renflé; dans la région médiane, le nerf qui le relie au cerveau est presque aussi large que ce dernier.

Si l'on veut bien se reporter à la description que nous avons donnée de l'aspect général d'une coupe d'œil d'écrevisse (voir page 33, fig. 13), on remarquera l'analogie très grande qui rapproche sa structure de celle de l'œil du hanneton. La distribution du pigment est à peu près la même; ajoutons cependant que celle-ci varie sensiblement d'un individu à l'autre chez le hanneton aussi bien que chez l'écrevisse.

Entrons maintenant dans quelques détails, très brefs d'ailleurs, sur les diverses parties d'un œil simple, chacun des yeux composés ayant été considéré comme l'assemblage d'un grand nombre d'yeux simples juxtaposés et rayonnant d'un centre qui est représenté par le ganglion optique. Il y aurait autant de ces yeux simples que de facettes à la cornée.

C'est là du moins l'interprétation classique des yeux composés. Nous indiquerons plus loin, dans les généralités, pourquoi elle n'est pas conforme à ce que nous ont appris les travaux récents sur l'œil des Arthropodes. Si nous la conservons provisoirement ici, c'est que nous ne sommes pas en état de contrôler sur l'œil du hanneton les faits qui viennent à l'appui de la nouvelle théorie défendue en dernier lieu, surtout par Patten.

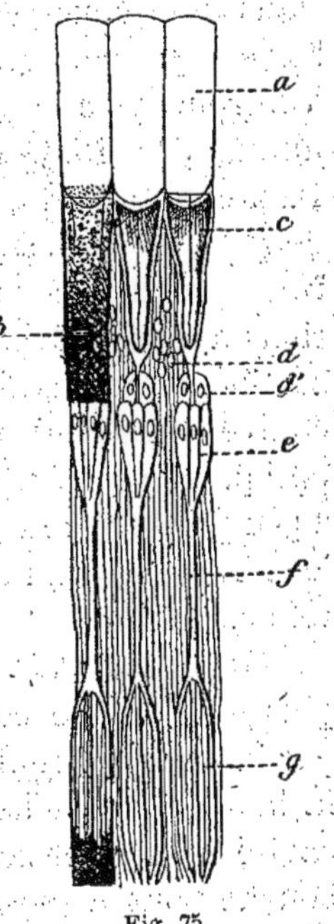

Fig. 75.

En allant de la périphérie vers le centre, nous rencontrons d'abord le *prisme hexagonal cornéen* (fig. 75, *a*) très transparent et constitué d'une couche de chitine résistant aux alcalis. Sa face externe est légèrement convexe, sa face interne, beaucoup plus bombée, est parabolique. Cette dernière est déjà entourée du pigment qui enveloppe les cônes cristallins et se présente sur les coupes, qui ne sont pas très minces, comme une couche sombre continue (fig. 74, *c*). En réalité, les cellules pigmentaires constituent une gaine (fig. 75, *b*) autour des *cônes cristallins*. Ces derniers sont de petits corps très réfringents situés immédiatement derrière les prismes de la cornée. Leur forme (fig. 75, *c*) est celle d'un cône dont la pointe tournée en dedans est émoussée et dont la base concave s'applique contre la face convexe du prisme cornéen. Ils sont entourés de fibrilles qui les maintiennent au devant de l'extrémité antérieure de la *rétinule*, celle-ci correspond

Fig. 75. — *Melolontha vulgaris.* Trois yeux simples coupés longitudinalement (Zeiss, Oc. II. Obj. E. Grossissement 350). Celui de gauche a été dessiné avant sa dépigmentation par l'acide azotique, les deux autres ont été préalablement décolorés. *a*, prismes cornéens; *b*, pigment enveloppant le cône cristallin; *c*, cônes cristallins débarrassés de leur pigment; *d*, petites cellules pigmentaires; *d'*, grandes cellules pigmentaires; *e*, *f*, *g*, rétinule. (D'après Grenacher.)

aux bâtonnets optiques de l'œil des Crustacés. Nous lui distinguerons, avec Grenacher, trois portions; une portion antérieure (fig. 75, *e*), renflée en massue, montre de longues cellules transparentes renfermant chacune un noyau; une portion moyenne, la plus longue (*f*), est rétrécie et homogène; enfin, une portion postérieure ou interne (*g*) a la forme d'un cylindre cannelé dont les côtes sont brillantes et convergent les unes vers les autres aux deux extrémités du cylindre. Nous renvoyons pour les détails histologiques concernant la rétinule au Mémoire de Grenacher.

Tandis que les deux portions, antérieure et moyenne, de la rétinule, sont dépourvues de pigment, sa portion postérieure plonge de nouveau dans une couche pigmentaire abondante, mais de couleur moins foncée que celle qui entoure les cônes cristallins. Nous l'avons souvent vue rougeâtre ou brune, plutôt que noire; elle se continue en arrière autour des fibres nerveuses rayonnant depuis le ganglion optique. Dans celui-ci, elles sont entremêlées de nombreux noyaux cellulaires, de petites masses granuleuses et de fines gouttelettes réfringentes. Nos coupes ne nous y montrent pas de cellules bien définies en relations avec les éléments fibreux; il est possible cependant que des sections plus soignées en fourniraient la démonstration, car on rencontre des cellules dans le produit de la dilacération du ganglion optique. Le nerf très volumineux qui relie ce dernier au cerveau est à peu près aussi large que le cerveau lui-même. On peut en poursuivre les fibres jusqu'au centre cérébral sur des coupes transversales de la tête entière.

Canal digestif. L'intestin est un tube cylindrique, six à sept fois plus long que le corps. Il commence à la face inférieure de la tête par la bouche, limitée antérieurement par la lèvre supérieure dont la lamelle chitineuse se replie en dedans pour tapisser la voûte de la cavité buccale et se prolonge dans l'œsophage. De chaque côté de la bouche sont disposées les mandibules et les mâchoires, dont nous avons parlé en traitant des organes extérieurs (fig. 63). Les premières servent à couper et broyer les aliments, les secondes à maintenir ceux-ci sous l'action des mandibules, puis à les pousser vers le pharynx. Les mâchoires sont aidées dans cette double fonction par la langue, appendice de la lèvre inférieure, mobile dans tous les sens et pouvant faire saillie entre les deux mandibules.

Depuis la bouche, l'intestin court, droit en arrière, à travers le thorax et se replie plusieurs fois sur lui-même dans l'abdomen. Sa portion antérieure, courte et étroite, l'*œsophage* (fig. 76, *a*) traverse l'anneau nerveux et se renfle à son extrémité postérieure en une sorte de *jabot*, tandis que son extrémité antérieure, légèrement évasée, a été distinguée par Strauss sous le nom de *pharynx;* des muscles spéciaux permettent à cette dernière région d'exécuter de petits mouvements de protraction au moment de l'introduction des aliments.

A partir du corselet, l'intestin augmente de largeur et conserve à peu près le même diamètre sur une grande longueur; il pénètre ainsi dans l'abdomen où il effectue plusieurs circonvolutions. Cette portion importante est caractérisée par une coloration brunâtre; elle est le siège principal de la digestion et a reçu plusieurs noms des auteurs (*ventricule chylifique* de Léon Dufour; *jabot succenturié* de Strauss). Nous l'appellerons l'*intestin moyen* (fig. 76, *b*). Ses parois plissées longitudinalement, du moins près de son origine, sont tapissées intérieurement de cellules renfermant des granulations brunâtres sur lesquelles nous ne pouvons donner aucun détail, n'ayant pu les observer que sur des exemplaires conservés dans l'alcool. Extérieurement, l'intestin moyen est recouvert sur toute sa longueur par de fins canalicules brunâtres et penniformes, les tubes de Malpighi (fig. 76, *h*), dont nous parlerons plus bas. A son extrémité postérieure, l'intestin moyen se continue en une portion rétrécie à laquelle nous conserverons la dénomination d'*intestin grêle* que lui a donnée Léon Dufour (fig. 76, *c*). C'est là que débouchent les tubes de Malpighi.

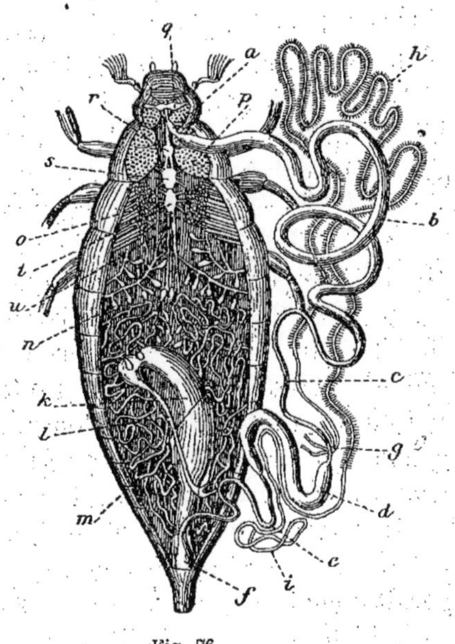

Fig. 76.

Enfin, à l'intestin grêle fait suite l'*intestin terminal*, auquel nous

Fig. 76. — *Melolontha vulgaris*. Anatomie interne. Le cœur a été enlevé avec les arceaux de la face dorsale. L'intestin est déroulé et porté sur la droite. Un seul des quatre tubes de Malpighi a été dessiné; pour plus de clarté, on a un peu exagéré ses dimensions par rapport à celles de l'intestin : *a*, œsophage; *b*, intestin moyen; *c*, intestin grêle; *d*, portion large de l'intestin terminal; *e*, portion rétrécie du même; *f*, rectum; *g*, région où les tubes de Malpighi se déversent dans l'intestin; *h*, portion empennée des tubes de Malpighi (tubes bruns); *i*, portion simple des tubes de Malpighi (tubes blancs); *k*, la verge; *l*, le canal déférent; *m*, les tubes testiculaires formant de nombreux lacets de chaque côté de la verge; *n*, trachées portant des vésicules; *o*, muscles obliques du thorax; *p*, faisceaux musculaires du thorax; *q*, cerveau; *r*, *s*, *t*, ganglions thoraciques et abdominaux; *u*, nerfs qui en partent.

pouvons distinguer une première portion très renflée, à parois charnues, de couleur brunâtre; elle se remarque tout d'abord au-dessus des organes génitaux lorsqu'on ouvre l'abdomen dont elle occupe les quatre derniers segments, étant arquée de manière à tourner son côté concave obliquement à droite et en arrière. Cette région (*gésier*, de Strauss; *colon*, de Léon Dufour) se distingue en ce qu'elle est ornée intérieurement de six rangées longitudinales de bourrelets triangulaires qui servent probablement à retarder l'écoulement des produits de la digestion et à assurer leur absorption (fig. 76, *d*).

La seconde portion de l'intestin terminal est plus étroite (fig. 76, *e*); elle constitue une sorte de rectum qui débouche à la face supérieure d'une poche musculaire arrondie, le *cloaque*, dans lequel aboutissent également les canaux excréteurs des glandes génitales (fig. 76, *f*).

Nous n'avons pas procédé à l'examen histologique du tube intestinal. Nous dirons cependant que les coupes transversales que nous en possédons le montrent recouvert à ses deux extrémités d'une fine lamelle chitineuse interne, protégeant une couche épithéliale indistinctement cellulaire, autour de laquelle se trouvent des fibres musculaires circulaires et longitudinales. Le jeu de ces dernières a sans doute pour effet la progression du bol alimentaire. Ces faisceaux musculaires sont surtout puissants au rectum.

Le hanneton est dépourvu de glandes salivaires ou autres glandes digestives telles qu'on en rencontre chez beaucoup d'Insectes. Il serait donc intéressant de procéder à une étude soignée de la structure histologique des différentes régions de son intestin et d'attribuer à chacun de leurs éléments les fonctions que M. F. Plateau nous a fait connaître dans son important Mémoire sur la digestion des Insectes.

Tubes de Malpighi. Ces organes sont excréteurs et n'exercent aucune fonction digestive (biliaire), comme on le croyait autrefois. Tous les auteurs modernes sont d'accord sur ce point. Nous les décrirons cependant à cette place à cause de leurs étroites relations avec le canal intestinal qu'ils embrassent sur la plus grande partie de sa longueur. Ils se présentent chez le hanneton sous la forme de quatre longs tubes très grêles et onduleux, appliqués contre la face externe de la paroi intestinale d'une façon si intime qu'il n'est pas facile de les isoler sans les rompre. Le plus simple est de les dérouler, sous la loupe, à partir de leur point d'insertion sur l'intestin grêle (fig. 76, *g*). Ils se dirigent de là en avant sur tout l'intestin moyen, vers l'extrémité antérieure duquel ils se replient en arrière pour se prolonger jusque sur l'intestin terminal.

Dans cette dernière portion de leur parcours, les tubes de Malpighi présentent une couleur blanchâtre; dans la première portion, ils sont bruns et, par cela même, beaucoup moins apparents. Toutefois, leur coloration peut varier d'un individu à l'autre; chez les uns, ils possèdent partout la même couleur; chez d'autres, ils sont partiellement blancs dans la région antérieure de l'intestin. Nous n'accorderons donc pas à la couleur de ces organes l'importance que lui ont donnée les anciens observateurs. Pour ceux-ci, qui, d'ailleurs, n'avaient pas reconnu la continuité des tubes bruns et blancs, les premiers devaient remplir une fonction hépatique, les seconds une fonction urinaire, opinion soutenue en dernier lieu par Leydig, mais dont toutes

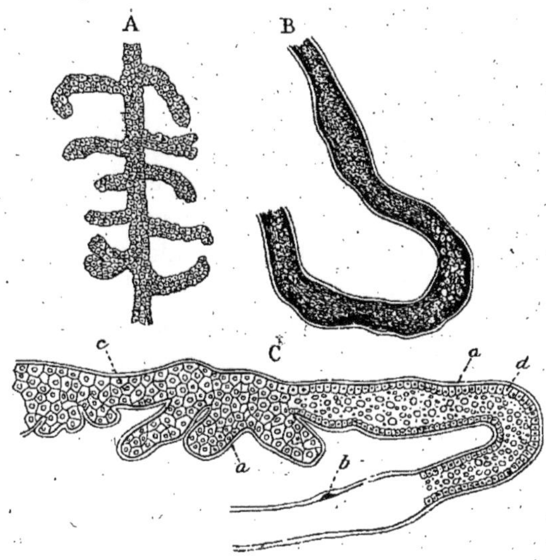

Fig. 77.

les recherches récentes ont prouvé la fausseté (voir les Mémoires de F. Plateau et de Schindler).

Anatomiquement, on peut distinguer chez les tubes de Malpighi, une portion le long de laquelle ils portent un grand nombre de petits cœcums latéraux (fig. 76, *h*, et 77, A). Ces prolongements sont de longueur inégale et quelquefois ramifiés, on les rencontre surtout dans la région des tubes, contiguë à l'intestin moyen, celle-là même dont la coloration est brunâtre. Ils lui donnent un aspect penniforme

Fig. 77. — *Melolontha vulgaris*. Tubes de Malpighi. A, fragment d'un tube ramifié (tube brun); B, fragment d'un tube simple (tube blanc), Gundlach, chambre claire. Obj. II; C, Fragment d'un tube de Malpighi, montrant le passage de la portion ramifiée (tube brun) à la portion simple (tube blanc), d'après Schindler. *a*, tunique propre; *b*, noyaux de la tunique; *c*, cellules épithéliales de la portion brune; *d*, revêtement épithélial de la portion blanche.

(*tubes empennés*, de Leydig). Au contraire, la portion blanchâtre des tubes de Malpighi, appliquée contre l'intestin terminal (fig. 76, *g*, et 77, B), est simplement tubulaire, dépourvue de cœcums latéraux; seulement, elle présente parfois un aspect noduleux par le fait de l'accumulation des produits d'excrétion.

Les tubes de Malpighi possèdent une tunique propre (fig. 77, C, *a*) dans laquelle on aperçoit çà et là des noyaux, *b*. Dans la portion empennée des tubes, cette tunique est tapissée intérieurement d'un épithélium formé de grandes cellules polyédriques à noyaux ronds et dont le protoplasma est plus ou moins chargé de granulations brunâtres que l'on retrouve dans la lumière du tube, mêlées à des globules réfringents qui flottent dans un liquide visqueux (fig. 77, C, *c*).

L'épithélium de la portion non ramifiée des tubes de Malpighi est formé de cellules plus petites (fig. 77, C, *d*). Le contenu des tubes est épais, opaque, composé de concrétions brunes et de nombreux globules d'apparence graisseuse. Nous n'y avons pas rencontré de cristaux définis, permettant, ainsi que cela a été fait chez d'autres Insectes, d'affirmer la présence de l'acide urique.

Vaisseau dorsal ou *cœur*. L'appareil circulatoire est réduit à un seul vaisseau situé sur la ligne médiane de la face dorsale. Dans la région abdominale, il est placé immédiatement au-dessous des téguments, auxquels il est relié par des brides musculaires. Aussi sa dissection est-elle fort délicate. Par précaution, nous conseillons de le découvrir depuis la face ventrale, en enlevant successivement tous les organes qui le recouvrent.

A partir du premier anneau abdominal, le vaisseau dorsal s'infléchit légèrement en bas et se continue en un canal aortique (fig. 78, A, B, *a*) qui pénètre dans le thorax et se dirige tout droit en avant, longeant la face supérieure de l'intestin, jusque dans la tête où il se termine brusquement, sans se ramifier. En arrière, *b*, il est clos, se termine en une pointe émoussée et ne fournit aucun vaisseau secondaire.

Nous avons donc affaire à un simple tube cylindrique à parois très minces et contractiles, du moins dans toute la région abdominale. Nous pouvons le considérer comme un *cœur* destiné à propulser le liquide nourricier. Le vaisseau dorsal est étranglé latéralement par une invagination de ses parois au niveau de chaque segment. On compte huit paires de ces étranglements, en sorte que le cœur se trouve divisé en une série de chambres (fig. 78, *c*, *c*) placées à la suite les unes des autres et susceptibles de s'engainer partiellement pour suivre les mouvements de l'abdomen.

La portion invaginée des parois vasculaires (fig. 78, *d*, *d*) présente la forme d'une double lamelle en demi-lune, à l'extrémité interne de laquelle est ménagé un orifice par où le sang passe de la cavité péricardiaque dans celle du cœur à chaque diastole de celui-ci. Il existe par conséquent autant de paires d'orifices que d'étranglements, et les parois invaginées faisant saillie dans la cavité du vaisseau y constituent un appareil valvulaire qui, dans le sens indiqué par une flèche dans notre figure, dirigent le cours du sang et s'opposent à son retour en arrière.

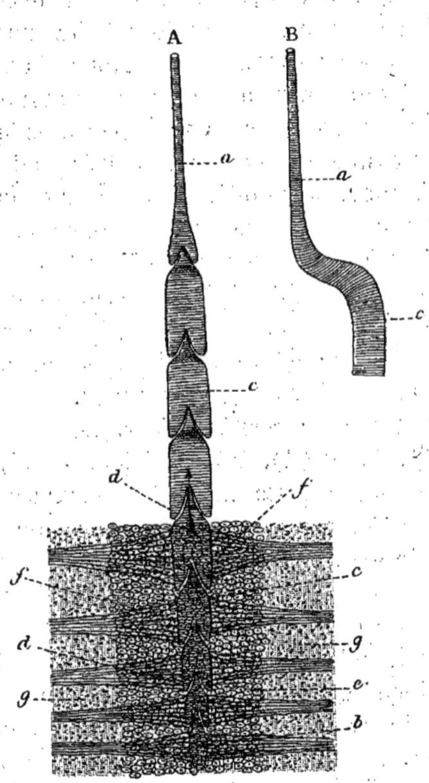

Fig. 78.

Graber reconnaît l'existence de trois couches dans l'épaisseur des parois vasculaires : une *intima* mince et sans structure à l'intérieur ; une couche moyenne formée de fibres musculaires longitudinales et annulaires, et une couche externe, l'*adventitia*, de nature conjonctive. Nous renvoyons à son Mémoire pour tout ce qui concerne l'histologie du cœur et du tissu particulier à grandes cellules à deux noyaux (*Pericardialgewebe*), qui l'environne et constitue le péricarde (fig. 78, *e*). Nous ajouterons seulement que le vaisseau dorsal repose sur une lamelle péritonéale parcourue par une série de faisceaux musculaires dont les fibres se terminent d'un côté contre la face latérale des chambres cardiaques et de l'autre sur le bord antérieur des arceaux supérieurs de l'abdomen. Ces fibres convergent entre elles vers la périphérie, en sorte que les faisceaux qu'elles constituent présentent une forme triangulaire, d'où leur vient le nom de *muscles aliformes* sous lequel ils ont été décrits par les anciens auteurs

Fig. 78. — *Melolontha vulgaris*. A, vaisseau dorsal vu par la face dorsale. B, son extrémité antérieure vue de profil, montrant l'inflexion de l'aorte à son origine. *a*, aorte ; *b*, dernière chambre fermée à son extrémité postérieure ; *c*, les chambres cardiaques séparées par les invaginations des parois ; *d*, *e*, grandes cellules du tissu péricardial ; *f*, muscles aliformes ; *g*, lamelle péritonéale.

(fig. 78, *f*, *f*). Les recherches de Graber nous ont appris que les muscles aliformes ne jouent aucun rôle dans la diastole cardiaque, ainsi que le croyait Strauss, et qu'on le trouve répété dans nombre de traités.

De l'extrémité antérieure de l'aorte, le sang se déverse dans la cavité générale, comme on peut le constater en poussant une injection dans le vaisseau dorsal. La masse injectée passe de ce vaisseau dans le corps tout entier. Nous n'avons pas réussi à voir quel est le trajet du sang dans ce vaste sinus; mais, par analogie avec ce qui a lieu chez les larves transparentes qui peuvent être observées vivantes, nous sommes autorisés à admettre que le sang suit un cours régulier, de manière à arroser chaque organe et à circuler autour des nombreux troncs trachéens dont nous allons parler. Le sang revient à travers le tissu péricardial troué de lacunes, autour du cœur, dans lequel il pénètre par les fentes interventriculaires que nous avons mentionnées. Le liquide nourricier est incolore, il charrie des globules amœbiformes dont on rencontre parfois des amoncellements dans les chambres cardiaques.

Organes respiratoires. Le hanneton respire par des *trachées* (fig. 80 et 81), tubes aériens extrêmement ramifiés dans tous les organes et prenant naissance sur les côtés du corps à la face interne des *stigmates*, orifices que nous avons déjà signalés en traitant du squelette externe (fig. 68, *c c*.)

Les stigmates, au nombre de huit paires, sont limités extérieurement par un anneau de chitine (fig. 79, *a*) de forme ovale, d'où partent des baguettes chitineuses, *a'*, d'épaisseur variable, réunies par une membrane mince limitant une petite cavité cupuliforme, *c*, au fond de laquelle se trouve la fente qui introduit l'air dans la trachée. Cette fente (fig. 79, A, *b*) est fort étroite, ses lèvres sont bordées de poils courts et fins, destinés à retenir les poussières; elle est orientée selon le grand axe du stigmate. La paroi de la cupule montre des dessins polygonaux formés par de petites nervures chitineuses. Nous examinerons la structure des stigmates sur des exemplaires préalablement traités par la potasse et nous aurons soin, en les détachant, d'entraîner avec eux les troncs trachéens qui y prennent naissance. Nous choisirons les stigmates thoraciques ou les abdominaux antérieurs, qui sont les plus grands. Ceux des derniers anneaux de l'abdomen présentent un orifice plus petit, à contour à peu près rond (fig. 79, B). Chaque stigmate porte contre sa face interne un appareil de fermeture composé essentiellement d'une lame chitineuse en forme de croissant (fig. 79, C, *e*) appliquée contre la trachée d'origine et articulée par ses deux extrémités à la base de deux lamelles coniques, *d*, servant de points d'insértion au muscle d'occlusion. Celui-ci est disposé de telle façon qu'en se contractant, il abaisse les lamelles coniques auxquelles il est inséré, sur la fente du stigmate et provoque le rapprochement des deux lèvres de cette dernière. Lorsque le muscle se relâche, la seule élasticité de la chitine rouvre l'orifice trachéen. Le muscle n'est donc actif que pendant l'occlusion de cet orifice. Nous renvoyons d'ailleurs pour les détails de cet appareil au mémoire de Landois et Thelen (voir *Littérature*). Il va sans dire que pour constater les rapports du muscle avec les pièces chitineuses des-

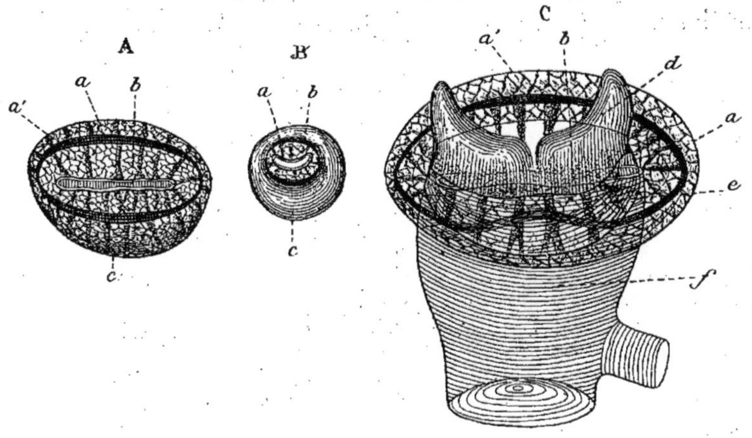

Fig. 79.

tinées à la fermeture du stigmate, il faut éviter de se servir de la potasse.

Quant au parcours des trachées, de leurs principaux troncs, du moins, on l'observe sans grande difficulté sous la loupe, grâce à l'air qu'elles renferment et qui leur donne sous l'eau un aspect nacré. Nous ne mentionnerons ici que les plus importantes d'entre elles, leurs ramuscules se multipliant à l'infini. On trouvera dans la monographie de Strauss, une description du système trachéen beaucoup plus complète que nous ne pouvons la donner dans cet ouvrage.

Si, après avoir fixé l'animal de côté, nous fendons délicatement les téguments thoraciques au-dessus du stigmate de la première paire, situé dans la membrane flexible qui relie le prothorax au mésothorax, et que, du même coup, nous éloignons les arceaux dorsaux des seg-

Fig. 79. — *Melolontha vulgaris.* Stigmates. A, un stigmate thoracique; B, le dernier stigmate abdominal; C, le premier stigmate de l'abdomen vu par sa face interne et montrant son appareil d'occlusion. *a*, cadre chitineux; *a'*, baguettes chitineuses; *b*, orifice en forme de fente du tronc trachéen; *c*, paroi de la cupule du stigmate; *d*, lames chitineuses servant de surface d'insertion au muscle d'occlusion; *e*, *f*, tronc trachéen.

ments du métathorax et de l'abdomen, nous mettons à découvert les troncs trachéens longitudinaux qui s'étendent de chaque côté du corps. Il est indifférent d'ailleurs de commencer à droite ou à gauche, leur disposition étant sensiblement symétrique.

Chaque stigmate conduit dans une trachée d'origine (fig. 80, C, c) qui ne tarde pas à se diviser en troncs secondaires.

La trachée d'origine correspondant au premier stigmate thoracique est très spacieuse (fig. 80, *a*) en forme de poche arrondie d'où partent plusieurs troncs importants. Deux de ceux-ci traversent le corselet et se portent vers la tête. L'un, supérieur (fig. 80, *b*), s'unit immédiatement après son entrée dans la cavité céphalique avec le

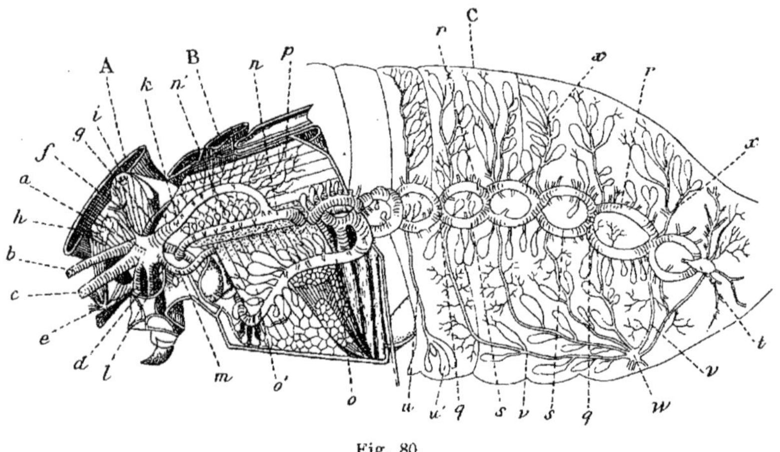

Fig. 80.

tronc correspondant du côté opposé pour s'en séparer un peu plus loin et se diriger obliquement vers l'œil. De la face dorsale du point d'anastomose de ces deux troncs naît une trachée impaire qui se dirige vers le cerveau, émettant de nombreuses branches latérales qui se ramifient à leur tour dans les muscles et autres organes voisins de la face supérieure de la tête.

Fig. 80. — *Melolontha vulgaris.* La moitié droite du corps (à l'exception de la tête) vue de l'intérieur pour montrer les principaux troncs trachéens. Grossie 4 fois. A, le prothorax ou corselet; B, le méso- et le métathorax; C, l'abdomen. *a*, renflement de la trachée d'origine du premier stigmate; *b*, trachée céphalique supérieure; *c*, trachée céphalique inférieure; *d*, *e*, trachées se rendant dans la première paire de pattes; *f*, trachée se distribuant dans les muscles fléchisseurs de la hanche; *g*, trachée des élytres; *h*, *i*, muscles fléchisseurs de la hanche; *k*, *l*, *m*, trachées de communication avec celles du deuxième stigmate; *n*, *o*, trachées de communication portant de nombreuses vésicules trachéennes *n'*, *o'*; *p*, muscles thoraciques; *q*, *q*, les trachées d'origine de l'abdomen; *r*, *r*, et *s*, *s*, leurs trachées de communication; *t*, trachée des organes génitaux; *u*, branche descendant le long de l'arceau inférieur et terminée par une grappe de vésicules *u'*; *v*, *v*, branches de communication transversale se réunissant toutes en *w*; *x*, *x*, branches supérieures montant le long des arceaux dorsaux et portant de nombreuses vésicules (réduction d'un dessin de Strauss-Dürckheim).

Le tronc céphalique inférieur, qui part de la face antérieure de la trachée d'origine *c*, pénètre dans la tête au-dessous de l'œsophage. Il est réuni à celui du côté opposé par une grosse branche transversale, puis il continue sa route en avant jusque vers l'antenne à qui il fournit ses trachées. Chemin faisant, ce tronc envoie des rameaux plus ou moins importants aux pièces masticatrices et à leurs muscles.

Un troisième tronc, *d*, la *trachée crurale* de Strauss, se rend dans la première paire de pattes où il se subdivise en de nombreux ramuscules jusque dans le tarse. Il naît de la face inférieure de la trachée d'origine; il est sensiblement plus petit que les deux précédents. Huit autres troncs de moindre importance, dont deux seulement sont visibles dans notre figure 80 (*e*, *f*), se rendent également dans la jambe et les muscles moteurs de celle-ci (*h*, *i*).

De la face supérieure du renflement trachéen d'origine, part une forte trachée, *g*, qui se dirige en haut et en arrière, pénètre dans le mésothorax et va s'ouvrir dans la trachée d'origine du deuxième stigmate, formant ainsi une sorte d'anse de communication entre les deux premiers stigmates. Ce tronc porte plusieurs vésicules aériennes appliquées contre la face postérieure du corselet et fournit des branches au nombre de trois à l'élytre.

Enfin, de la face postérieure de la trachée d'origine, naissent trois troncs, (*k*, *l*, *m*) qui courent en arrière portant des vésicules trachéennes et se rendent dans le mésothorax où ils établissent de nouvelles communications avec son stigmate. L'un d'eux, *l*, s'infléchit vers la face ventrale et s'insinue dans la hanche de la deuxième paire de pattes, d'où il s'étend, en se ramifiant, aux autres articles de cet appendice.

En passant du premier stigmate à celui situé entre le mésothorax et le métathorax et à ceux de l'abdomen, nous remarquerons que les trachées d'origine sont moins spacieuses et fournissent un nombre plus restreint de troncs. Ce qui donne à la première trachée son importance est le fait qu'elle doit fournir des branches, non seulement au corselet, mais aussi à la tête qui est dépourvue de stigmates. Le champ parcouru par les trachées émanant des autres stigmates est plus limité; nous serons très brefs à leur égard.

Les troncs naissant du second stigmate courent longitudinalement; ils contractent des relations avec les troncs des stigmates voisins (*n*, *o*) et portent de nombreuses vésicules aériennes (*n'*, *o'*). Ils fournissent des branches secondaires qui se ramifient dans les muscles thoraciques, dans les parois de l'intestin antérieur, les muscles des deux dernières paires de pattes et les ailes membraneuses.

Les trachées qui naissent des six paires de stigmates abdominaux présentent un trajet fort semblable; elles sont à peine renflées à leur origine, *q*, et se divisent presque immédiatement en deux branches courtes et arquées, l'une supérieure, *r*, l'autre inférieure, *s*. Chacune de ces branches s'unit à ses voisines venant du stigmate qui précède et du stigmate qui suit. Les branches postérieures de la trachée du dernier stigmate abdominal se prolongent en arrière jusque dans le huitième segment où elles s'anastomosent entre elles. De leur point de réunion naît une forte branche, *t*, qui se distribue dans les organes génitaux; cette branche est coupée près de sa naissance dans notre figure.

Nous avons, par conséquent, de chaque côté de l'adomen, deux trachées longitudinales, superposées, décrivant une série de courbes ou d'arceaux, lesquelles se réunissent au niveau de chaque stigmate. L'air qui pénètre par l'un quelconque de ces derniers peut donc se répandre dans le système trachéen tout entier, puisque nous avons vu que les stigmates thoraciques, ou, plus exactement, les trachées d'origine qui leur correspondent, communiquent entre elles, ainsi qu'avec celle du premier stigmate abdominal par des branches longitudinales.

Chaque tronc trachéen de l'abdomen produit de huit à dix branches flottantes qui se dirigent vers l'intérieur du corps et se ramifient dans les viscères. La deuxième trachée inférieure fournit une longue branche, *u*, qui part tout près du premier stigmate abdominal, s'infléchit le long de l'arceau ventral du second segment de l'abdomen jusque vers sa ligne médiane où elle porte un bouquet de grosses vésicules, *u'*.

Les six trachées longitudinales suivantes produisent chacune également une branche semblable, *v*; ces branches convergent toutes vers la partie postérieure du cinquième anneau où elles s'anastomosent entre elles sur la ligne médiane du ventre, *w*, où viennent aussi aboutir les branches correspondantes du côté opposé. Il s'établit de la sorte des communications entre les stigmates des deux côtés de l'abdomen. Toutes les branches dont il vient d'être question portent des vésicules.

Les trachées longitudinales supérieures, *r*, produisent à leur tour une branche, *x*, qui suit l'arceau dorsal de chaque segment jusque vers la ligne médiane de l'abdomen. Mais ces branches demeurent libres et sont munies de nombreuses vésicules flottantes, de couleur claire, qui sont ce qui apparaît tout d'abord du système trachéen lorsqu'on ouvre un hanneton par la face dorsale.

Les trachées (fig. 79, C, *f*, et fig. 81) sont essentiellement composées d'un tube cylindrique chitineux transparent, produit par la sécrétion d'une membrane chitinogène qui l'enveloppe de toutes parts, sauf autour de ses ramifications terminales. La lame chitineuse interne, ou *intima*, est parcourue par un fil spiral très fin qui donne à la trachée son aspect caractéristique et qui n'en est qu'un épaississement. Ce fil spiral a pour effet d'augmenter l'élasticité de la trachée et de maintenir celle-ci toujours dilatée. Lorsqu'on dilacère une trachée, le fil spiral se déroule sur une certaine longueur comme un ressort à boudin, cela provient de ce que l'intima, plus mince, se déchire plus facilement entre les fils spiraux qu'au niveau de

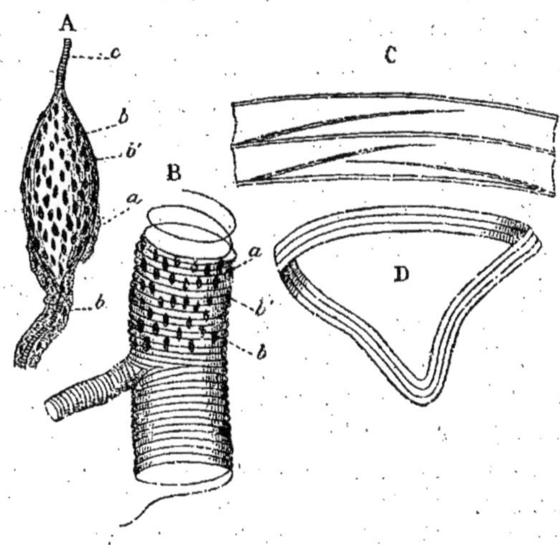

Fig. 81.

ceux-ci (fig. 81, B, *a*). Du reste, le fil spiral n'est pas simple sur toute sa longueur. Çà et là, il se ramifie et les rameaux se terminent en pointe. On remarque cette particularité sur les gros troncs trachéens (fig. 81, C). La potasse amollit la chitine de l'intima sans la détruire, les portions de trachées qui ont subi son action perdent leur élasticité, leurs parois se déforment facilement (fig. 81, D).

L'enveloppe chitinogène ou *tunique péritonéale* des auteurs est composée de plusieurs couches de cellules aplaties dont les noyaux ovalaires se colorent fort bien dans les solutions carminées (fig. 81, A et B, *b*). Ces noyaux sont épais et font saillie au dehors de la trachée, ainsi qu'on peut le constater en les examinant sur le bord de

Fig. 81. — *Melolontha vulgaris*. Trachées. A, vésicule trachéenne de l'abdomen ; *a*, tunique péritonéale ; *b*, ses noyaux faisant saillie en *b'* ; *c*, tube trachéen. B, trachée montrant son fil spiral déroulé en *a* ; *b*, *b'*, noyaux. *C*, le fil spiral d'une grosse trachée, montrant ses bifurcations. *D*, portion de trachée plissée, après traitement à la potasse.

celle-ci, de manière à ce qu'ils se présentent de profil (fig. A et B, *b'*). La tunique péritonéale, avons-nous dit, paraît faire défaut à l'extrémité des ramuscules trachéens; en cet endroit on ne distingue plus que le tube chitineux de l'intima qui se termine en pointe et qui semble dépourvu de fil spiral. Autour de la tunique péritonéale se rencontre une membrane très mince (la *membrane basale* de Graber) ou membrane limitante externe, si fine et si parfaitement homogène, qu'il est difficile de l'apercevoir lorsqu'elle n'est pas soulevée par l'action des réactifs.

Les vésicules trachéennes ne sont, à proprement parler, que des renflements des trachées tubulaires, des dilatations généralement ovoïdes (fig. 81, A) présentant la même structure que les trachées; leurs parois sont amincies et nous avons vainement cherché le fil spiral sur quelques-unes d'entre elles. Par contre, les noyaux de la couche péritonéale sont en général fort distincts à leur surface. Les vésicules trachéennes ne terminent nullement les trachées, elles sont placées sur leur parcours et la trachée se continue au delà.

Quant au mécanisme de la respiration du hanneton, il a été étudié par F. Plateau dans son beau travail sur les mouvements respiratoires des Insectes. (Voir *Littérature*.)

Organes génitaux. Les sexes sont séparés chez le hanneton comme chez tous les Insectes. Nous savons déjà que le mâle, semblable à la femelle sur tous les autres points, s'en distingue par la grandeur de ses antennes terminées chacune par sept lamelles sensitives au lieu de six.

Organes mâles. Ils sont logés dans l'abdomen et comprennent deux groupes de très petits testicules (fig. 82, *a*) et leurs canaux excréteurs, par deux glandes accessoires, *e*, *e*, et un organe copulateur compliqué et volumineux, *m*.

Les testicules sont au nombre de six, de chaque côté des quatrième et cinquième segments abdominaux. Ils présentent l'aspect de petites masses aplaties à contours irrégulièrement ronds, ressemblant beaucoup, ainsi que l'a remarqué Léon Dufour à des graines de Malvacées. Leur surface est sillonnée de stries rayonnantes qui correspondent aux limites de nombreuses petites vésicules oblongues qui convergent vers un point central d'où part le canal excréteur. Chaque testicule est, en effet, composé d'un assemblage de follicules allongés contre la paroi interne desquels naissent les cellules spermatiques. L'extrémité aveugle de ces follicules est tournée vers la périphérie du testicule, l'extrémité opposée débouche vers le centre, à l'origine du canal testiculaire.

D'ailleurs, l'apparence de ces organes varie selon leur état de maturité. Lorsqu'ils sont très actifs et produisent beaucoup de sperme, ils sont blancs, distendus, ainsi que leurs canalicules excréteurs. Leur dissection est assez délicate chez les individus qui renferment encore beaucoup de corps adipeux. Chez ceux qui ont été conservés dans l'alcool, les testicules sont ratatinés. Il est donc avantageux de procéder à leur étude chez l'animal frais.

Du centre de la face inférieure de chaque testicule, naît un canal excréteur très grêle, à parois minces et dont le contenu blanchâtre est semi-liquide. Nous avons donc, de chaque côté, six de ces *canaux testiculaires* (fig. 82, *b*) reconnaissables à leur couleur claire et con-

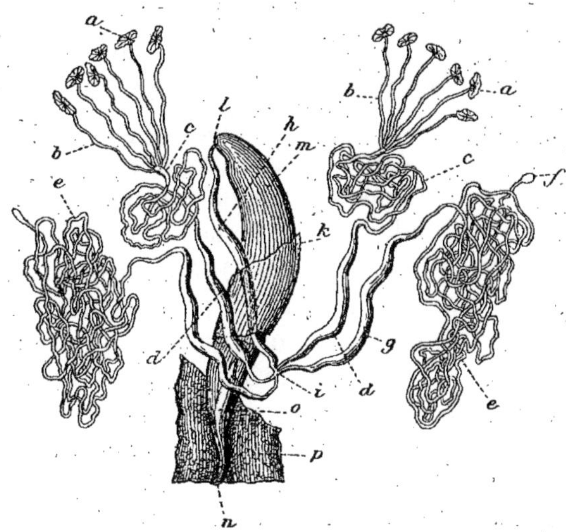

Fig. 82.

vergeant tous vers un canal commun, le *canal déférent* dans lequel ils déversent leur contenu.

Le canal déférent (fig. 82, *c*) est un tube étroit, très long, entortillé plusieurs fois sur lui-même et constituant de la sorte un peloton qu'on ne réussit à dérouler qu'avec beaucoup de précautions. A son extrémité postérieure, *d*, il augmente considérablement de diamètre et constitue une sorte de vésicule séminale fusiforme à parois extensiles, que l'on rencontre ordinairement gonflée de sperme.

Fig. 82. — *Melolontha vulgaris*. Organes génitaux du mâle, dessinés sous la loupe. *a*, testicules; *b*, canalicules testiculaires; *c*, canaux déférents empelotonnés; *d*, portion terminale dilatée des précédents (vésicules séminales); *e*, glandes accessoires; *f*, leur origine légèrement renflée; *g*, leur portion terminale élargie; *h*, le canal éjaculateur recevant en *i* les canaux déférents et ceux des glandes accessoires; *k*, portion de la gaine de la verge; celle-ci a été fendue et étalée en *p*, à l'extrémité de la verge; *l*, sommet de la verge par lequel pénètre le canal éjaculateur; *m*, l'étui de la verge; *n*, son orifice terminal, situé à l'extrémité de la rigole, *o*.

Chaque canal déférent débouche très près de son congénère à la base du canal éjaculateur.

A peu près au même point, ce dernier canal reçoit les produits de deux *glandes accessoires* qui s'étendent du quatrième au septième segment. Chacune d'elles est constituée par un tube grêle dont la longueur égale dix fois celle du corps de l'animal. Aussi ce tube est-il fortement empelotonné et plus difficile encore à dérouler que le canal déférent. Les glandes accessoires, *e*, sont légèrement renflées à leur extrémité aveugle, *f*; leur portion terminale est très élargie, *g*. Elles sécrètent un liquide blanchâtre qui se mêle au sperme dans le canal éjaculateur et sert peut-être à le diluer.

La structure histologique des canaux déférents et des glandes accessoires paraît être fort semblable. Leur paroi, légèrement fibreuse, est enveloppée d'une fine lamelle péritonéale et tapissée intérieurement d'un endothélium cellulaire. Nous ne pouvons nous livrer à une étude histologique de ces organes, n'ayant pas à notre disposition d'individus frais au moment où nous écrivons ces lignes. Les individus conservés ne montrent rien de net à cet égard.

Le *canal éjaculateur* (fig. 82, *h*) fait suite aux quatre tubes précédents qui y aboutissent tous à peu près au même point, *i*. Il court obliquement en avant, de droite à gauche, en croisant l'étui de la verge, *i*, dont la gaine, *k*, l'emprisonne. Il pénètre dans la verge à son bout antérieur, *l*, et la traverse dans toute sa longueur. Ses parois sont épaisses, son diamètre est irrégulier; il augmente à l'intérieur de la verge où les parois du canal sont d'ailleurs plus ou moins fortement plissées pour lui permettre de suivre les mouvements de l'organe copulateur.

La *verge* (fig. 76, *k*, et 82, *l m*) est un volumineux organe, semi-cylindrique, à double courbure et rétréci à ses deux extrémités. Elle occupe la plus grande partie de l'abdomen où elle se trouve entourée par les circonvolutions de l'intestin et de nombreuses trachées. Elle est enveloppée d'une gaine membraneuse, *k*, qui renferme par dessous deux pièces chitineuses, dépendances du sternum du huitième segment, et destinées à soutenir la verge. En avant, la gaine membraneuse s'épaissit et devient chitineuse.

D'ailleurs, les diverses enveloppes qui constituent la verge, emboîtées les unes dans les autres comme le tube d'une lunette, peuvent être considérées comme formées par les replis d'un même canal qui naît de l'invagination des téguments du dernier segment de l'abdomen. Le repli externe, chitineux, brunâtre et lisse, constitue l'*étui* de la verge, le second repli interne, membraneux, a été désigné par Strauss sous le nom de *prépuce*.

Dans les espaces compris entre ces divers replis sont logés de petits faisceaux musculaires, les *muscles éjaculateurs*, dont on trouvera la description détaillée dans la monographie de Strauss.

A l'état de repos, l'étui de la verge est complètement rentré dans l'abdomen, contre la paroi inférieure duquel il repose par sa face latérale droite, en sorte que son ouverture, qui est réellement inférieure, est tournée à gauche (fig. 82, *m*). Mais au moment du coït, il est redressé par le jeu des muscles extracteurs de la verge, lesquels sont insérés vers l'extrémité antérieure de celle-ci.

La verge débouche dans le cloaque, en avant du rectum. Pendant la copulation, l'extrémité du canal éjaculateur est projetée au dehors jusque dans la poche copulatrice de la femelle.

Organes femelles. Ces organes comprennent les ovaires, leurs canaux excréteurs, une poche copulatrice, un réservoir séminal et deux glandes accessoires.

Les *ovaires* (fig. 83, *a*, *a*) consistent en deux faisceaux pyramidaux de tubes ovariens, réunis ensemble par une lamelle péritonéale et de nombreuses trachées, provenant pour la plupart du tronc impair (fig. 81, *t*). Souvent aussi on les trouve enveloppés de vésicules graisseuses, vestiges du corps adipeux. Les ovaires reposent sur la face ventrale de la cavité abdominale et s'étendent du premier au sixième segment.

Les extrémités pointues des tubes ovariens réunis en faisceaux, convergent vers le sommet de l'espèce de pyramide formée par ces faisceaux. Les deux pyramides sont reliées à la face dorsale du premier anneau abdominal par un filament fibreux, le *ligament suspenseur*, *b*.

Chaque ovaire est composé de six tubes simples, que l'on peut aisément isoler au moyen de l'aiguille, ainsi que nous l'avons représenté à gauche de notre figure 83. Ces tubes ou *ovariules* sont tous construits sur le même type. Ils sont effilés à leur extrémité antérieure, *a'*, fermée en cœcum. C'est dans cette portion du tube, décrite souvent sous le nom de *chambre germinative* ou *germigène*, que naissent les germes des œufs, par différenciation de l'endothélium qui tapisse la paroi de l'ovariule. Les germes se détachent, tombent dans la cavité du tube et s'accroissent à mesure qu'ils avancent vers l'oviducte par l'addition de substance vitelline nutritive, sécrétée par les parois de chaque tube ovarien. En grossissant, ces œufs, ainsi formés successivement, dilatent les susdites parois. Il semble même que l'endothélium de ces dernières se replie autour de chacun d'eux de manière à l'enfermer dans une sorte de follicule cellulaire, mais nous n'avons pas étudié spécialement cette phase de l'ovogenèse et nous nous contentons d'appeler sur elle l'attention des observateurs. Entre deux œufs successifs, les parois du tube sont étranglées, ce qui donne à l'ensemble l'aspect d'un chapelet dont les grains, représentés par les œufs, diminuent de diamètre d'arrière en avant. Un même ovariule contient quatre à cinq œufs à la fois (fig. 83, *c*, *c*), autour de chacun desquels on aperçoit des amas de cellules nutritives.

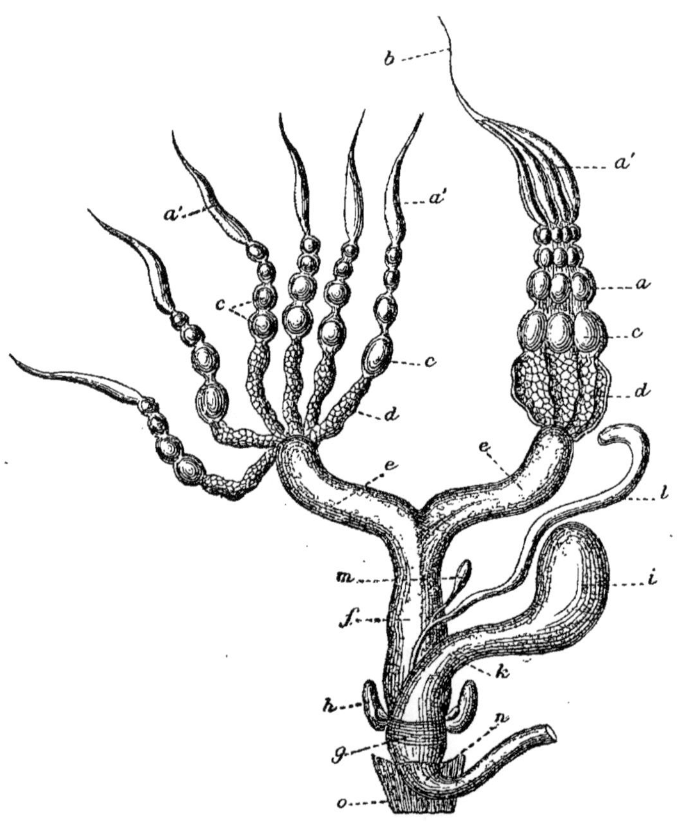

Fig. 83.

La portion inférieure de l'ovariule est remplie d'une substance grisâtre et granuleuse, sa surface présente un aspect réticulé (fig. 83, *d*). Peut-être est-ce dans cette portion que l'œuf s'enveloppe de sa coque, ainsi que le pensaient les anciens observateurs?

Fig. 83. — *Melolontha vulgaris*. Organes génitaux de la femelle, dessinés sous la loupe. A droite, l'ovaire est représenté sous son aspect normal; à gauche, on a séparé et étalé les ovariules. *a*, ovaire; *a'*, portion germinative ou *germigène*; *b*, ligament suspenseur des ovaires; *c*, œufs en chapelet; *d*, portion réticulée des ovariules; *e*, oviductes; *f*, vagin; *g*, muscle sphincter de la vulve; *h*, glandes accessoires; *i*, poche copulatrice; *k*, son canal excréteur; *l*, réservoir séminal; *m*, vésicule pyriforme; *n*, rectum; *o*, portion de la paroi dorsale du cloaque.

Les six tubes ovariens se réunissent de chaque côté, pour former un canal arrondi à parois épaisses et musclées, l'*oviducte* (fig. 83, *e*). Celui-ci est légèrement arqué, sa convexité étant tournée en dehors.

Les deux oviductes convergent vers la ligne médiane de l'abdomen et se réunissent en un seul canal, le *vagin*, *f*, qui court droit en arrière et débouche dans le cloaque, au-devant du rectum, par une fente transversale, la *vulve*.

En ce point, le vagin est entouré d'un muscle sphincter, *g*, qui ferme la vulve. Il est recouvert, en outre, de quatre muscles décrits par Strauss qui, au moment de la ponte, lui impriment un mouvement de recul par lequel l'orifice vulvaire approche de l'orifice cloacal.

La lèvre inférieure de la vulve renferme deux petites pièces chitineuses dont l'extrémité postérieure fait saillie dans le cloaque. De chaque côté du sphincter, on remarque une petite glande ovalaire qui proémine dans la cavité du corps et débouche par un canal large et court à l'intérieur de la vulve. Ces *glandes accessoires* (fig. 83, *h*) sont recouvertes supérieurement d'une lamelle faiblement cornée. Elles sécrètent une substance onctueuse, destinée vraisemblablement à lubréfier l'orifice de la vulve et à faciliter par là l'écoulement des œufs. Strauss présumait que cette substance a pour but d'appeler les mâles par son odeur.

Au-devant de la vulve et sur sa face dorsale, le vagin porte une grosse vésicule réniforme de couleur blanche; son volume varie selon les individus. C'est la *poche copulatrice* (fig. 83, *i*) dans l'intérieur de laquelle s'engage l'extrémité de la verge du mâle pendant la copulation, ainsi qu'on peut le constater en coupant l'arrière-train de celui-ci alors qu'il est accouplé.

La poche copulatrice *in situ*, est inclinée sur la droite et recouverte de circonvolutions de l'intestin; son canal excréteur, *k*, est très gros et débouche sur le vagin par un large orifice. Ses parois sont épaisses et comprennent une double couche de muscles circulaires à l'extérieur et longitudinaux à l'intérieur; elles sont tapissées d'une épaisse muqueuse fortement plissée en long et recouverte d'une fine lamelle de chitine, continuation de celle du cloaque. La cavité en est remplie d'une substance blanchâtre ou grisâtre.

Devant la poche copulatrice, et toujours sur la face dorsale du vagin, se trouve un second appendice, le *réceptacle séminal* (fig. 83, *l*). C'est un tube long, cylindrique, arrondi à son extrémité fermée, laquelle est recourbée. Il est relié au vagin par un pédoncule étroit percé d'un canal; c'est là que lui est attachée une petite vésicule pyriforme, *m*, qui n'en est qu'un cœcum. Les parois du réceptacle séminal, de même que celles de la poche copulatrice, sont composées d'une couche musculaire externe et d'une muqueuse cellulaire interne plissée longitudinalement. Nous n'avons pas pu nous assurer qu'il renfermât du sperme, sa cavité est ordinairement occupée par un coagulum blanchâtre.

La diversité des formes extérieures des Insectes, aussi bien que celle de la disposition des organes internes, est très grande. Toutefois, à l'exception de quelques genres parasites, fortement modifiés, nous rencontrons entre les divers représentants de cette Classe, un air de famille qui en fait l'un des groupes zoologiques les mieux définis que nous connaissions.

La réunion des anneaux ou somites permet toujours de distinguer trois régions au corps; la tête, le thorax et l'abdomen, comme chez le hanneton. Seulement, les dimensions relatives de ces trois régions sont très variables. En général, la tête est plus petite que les deux autres; cependant elle peut atteindre un volume plus considérable que le thorax, comme c'est le cas chez *Lucanus cervus*, par exemple.

Si nous en jugeons par le nombre de ses appendices, la tête serait formée de quatre segments. Elle porte, en effet, toujours une paire d'antennes, une paire de mandibules composées d'un seul article, une paire de mâchoires relativement plus compliquées et une seconde paire de mâchoires, réduites dans la plupart des cas, par soudure de leurs pièces constituantes, en une plaque impaire : la lèvre inférieure (*labium*). Cette dernière conserve quelquefois ses deux pièces distinctes (*Orthoptères*).

Au-devant des mandibules, on rencontre en outre une pièce impaire : la lèvre antérieure (*labrum*).

Le thorax est régulièrement composé de trois segments : le prothorax, réuni à la tête par une pièce étroite, le mésothorax et le métathorax. Ces deux derniers portent les ailes et tous les trois portent chacun une paire de pattes. Ce sont là des caractères qui sautent aux yeux et permettent de distinguer les Insectes de tous les autres Arthropodes.

Parfois, le premier segment de l'abdomen est soudé au métathorax et entre, par conséquent, dans la composition de la région thoracique (Hyménoptères, Diptères). Par contre, le prothorax demeure souvent libre et mobile; on le distingue alors sous le nom de *corselet*, comme nous l'avons vu chez le hanneton. C'est le cas chez les Coléoptères, les Névroptères, les Orthoptères et un certain nombres de Rhynchotes.

Quant à l'abdomen, il est composé de neuf à onze anneaux fort distincts et ordinairement mobiles les uns sur les autres. Ses téguments, plus mous et flexibles que ceux du thorax, peuvent s'étendre et céder à l'action des muscles respiratoires pour exécuter les mouvements rhythmiques si habilement étudiés par M. Félix Plateau. Ils se dilatent énormément chez les femelles (*Termes*) à l'époque de la maturité des œufs.

L'abdomen ne porte qu'exceptionnellement des appendices locomoteurs (*Japyx*), du moins à l'âge adulte, car chez les larves de Lépidoptères (chenilles), et de quelques Hyménoptères, il existe normalement des *fausses pattes* sur les segments postérieurs du corps. Ces organes, qui rappellent par leur conformation les parapodes des Annélides, ne subsistent jamais chez l'adulte.

Sur le dernier anneau de l'abdomen *(anneau anal)* ou sur l'avant-dernier, *(anneau génital)*, on rencontre souvent des prolongements chitineux très diversement développés. Ce sont tantôt des sortes de pinces préhensiles (*Forficula*), des appendices copulateurs chez les mâles, des tarières ou des oviscaptes destinés à enfoncer des œufs dans la terre, dans le bois, etc., chez les femelles. L'homologie de ces organes avec les membres est très problématique ; dans la grande majorité des cas, ce ne sont que de simples formations cutanées.

Les appendices articulés de la tête et du thorax subissent d'importantes modifications en rapport avec leur mode de fonctionnement.

Les antennes, toujours au nombre d'une seule paire, sont composées au moins de trois ou au plus de trente et quelques articles, semblables ou dissemblables, plus ou moins mobiles les uns sur les autres. Elles sont filiformes, sétacées, pectinées, noueuses, etc. (fig. 84), et sont insérées sur les côtés ou sur la face supérieure de la tête, dans le voisinage des yeux.

Les pièces buccales des Insectes masticateurs (Coléoptères, Névroptères) plus ou moins semblables à celles du hanneton, sont considérablement modifiées chez les Insectes suceurs (Lépidoptères), lécheurs (Hyménoptères) ou perforants (Rhynchotes). Mais, ainsi que Savigny l'a démontré le premier : « *Quelque forme qu'affecte la bouche des Insectes, elle est toujours composée des mêmes éléments.* » Cet anatomiste a fait voir que les papillons possèdent deux lèvres, l'une supérieure, l'autre inférieure, portant des palpes; deux mandibules très petites; deux

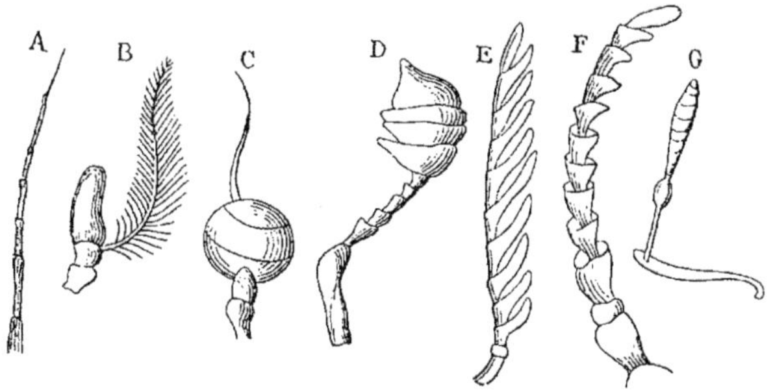

Fig. 84.

mâchoires, allongées chacune en une lame grêle et flexible, arrondie au dehors, creusée d'une gouttière en dedans et dont les bords se rapprochent pour former un cylindre creux qui est la *trompe*, susceptible de s'enrouler en spirale. Ces lames (fig. 85, A, *d*) sont munies de palpes à deux ou trois articles, lesquels sont insérés exactement au même point que sur les mâchoires des Insectes broyeurs. Chez les Rynchotes, les mandibules et les mâchoires sont filiformes, transformées en stylets propres à piquer; la lèvre inférieure est métamorphosée en suçoir. Chez les Hyménoptères (*Anthophora*), la lèvre supérieure et les mandibules (fig. 85. C, *b*) sont conformées à peu près comme chez les Coléoptères, la lèvre inférieure et les mâchoires, *c*, sont allongées, ainsi que la languette, *f*. (Voir les mémoires de Savigny et Gerstfeld). D'ailleurs certains types, tels que les Phryganes, établissent le passage de l'appareil buccal masticateur à l'appareil suceur.

Les pattes se modifient également beaucoup selon les fonctions qu'elles doivent accomplir. Ces modifications sont surtout sensibles sur celles de la première et de la troisième paire. Le nombre des articles est relativement constant, mais leur développement relatif est très variable. C'est ainsi que la cuisse (*femur*) et la jambe (*tibia*) s'allongent outre mesure chez les Insectes sauteurs (*Locusta*, *Pulex*); ils sont courts, au contraire, et aplatis chez les fouisseurs (*Gryllotalpa*, *Ateuchus*). Chez les nageurs (*Dytiscus, Gyrinus, Notonecta*), ce sont les tarses qui s'aplatissent en forme de disques garnis de poils fins, pour servir de rames. Enfin, chez

Fig. 84. — Diverses formes d'antennes. A. *Aeschna* (Pseudo-névroptères). B. *Volucella* (Diptère). C. *Sargus* (Diptère). D. *Necrophorus* (Coléoptère). E. *Ctenocerus*. F. *Prionus*. G. *Curculio* (Coléoptères).

les mouches, les tarses sont terminés par de petits éperons, des sortes de pelotes recouvertes de ventouses microscopiques qui leur permettent de marcher sur les corps les plus lisses.

Les ailes ne font défaut que chez les Thysanoures et les Aptères. Dans la règle, il en existe deux paires qui ne se développent que chez l'imago; exceptionnellement, on en trouve déjà des rudiments chez les larves d'Orthoptères, sous forme de simples replis de la peau (*Blatta*, *Termes*). Les quatre ailes ne sont semblables que chez les Névroptères, les Hyménoptères et les Lépidoptères. Chez les Diptères, la paire postérieure est atrophiée, elle n'est représentée que par deux balanciers (*haltères*); chez *Cloe*, *Hemerobius* femelles, elle fait même entièrement défaut. Au contraire, chez les Strepsiptères, elle est la seule développée, et nous savons que

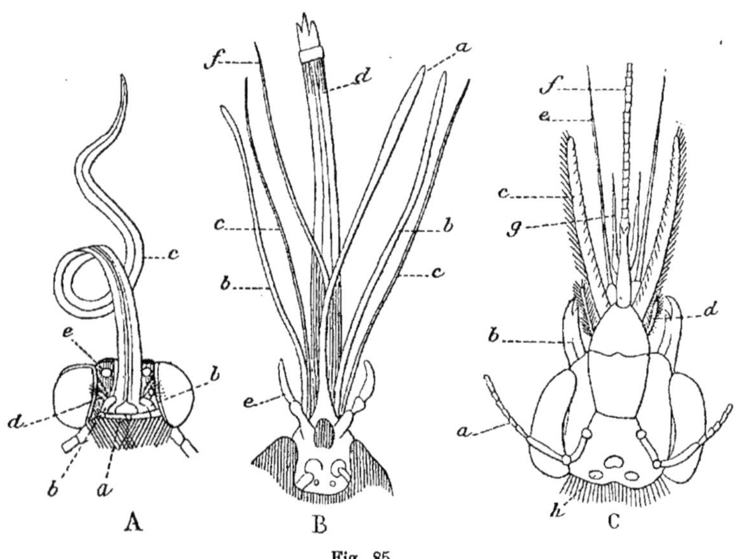

Fig. 85.

chez les Coléoptères, les ailes postérieures sont beaucoup plus grandes que les antérieures et sont articulées de manière à pouvoir se replier sous ces dernières.

Quant aux ailes antérieures, elles sont tantôt membraneuses, minces et transparentes, finement réticulées (Névroptères); tantôt parcheminées, plus épaisses et consistantes, ce sont des demi-élytres (Orthoptères, Rhynchotes); tantôt cornées, inutiles au vol, ce sont les élytres proprement dits, semblables à ceux que nous avons rencontrés chez le hanneton et formant pendant le repos un étui protecteur aux ailes postérieures. Chez quelques Coléoptères (*Gibbium*), les deux élytres sont soudés par leurs bords internes pendant que les ailes postérieures sont atrophiées en sorte que les premiers constituent une toiture solide à l'abdomen. Rappelons enfin que chez les Lépidoptères et les Phryganides, les ailes sont recouvertes d'appendices chitineux sous forme d'écailles plus ou moins finement striées.

Fig. 85. — Pièces buccales de divers Insectes, montrant les transformations qu'elles peuvent subir par adaptation. A. tête de *Noctua*, privée de ses palpes labiaux et vue en-dessous (d'après Savigny); *a*, lèvre supérieure; *b*, mandibules; *c*, lames maxillaires ou trompe; *d*, palpes maxillaires; *e*, points d'insertion des palpes labiaux, lesquels ont été coupés. B, Appendices buccaux de *Culex nemorosus*, femelle (d'après Becher); *a*, lèvre supérieure; *b*, mandibules; *c*, mâchoires; *d*, lèvre inférieure ou trompe; *e*, palpes labiaux; *f*, hypopharynx. C, Appendices buccaux de *Anthophora retusa* (d'après Newport); *a*, antennes; *b*, mandibules; *c*, mâchoires; *d*, palpes maxillaires; *e*, palpes labiaux; *f*, languette (*glossa*); *g*, paraglosses; *h*, stemmates ou ocelles.

Les nervures des ailes livrent passage aux nerfs et aux trachées, leur distribution est toujours constante pour une même espèce, en sorte qu'elles fournissent de précieux caractères à l'entomologiste classificateur.

Un grand nombre d'Insectes produisent des sons en frottant l'un contre l'autre tel ou tel segment de leur corps (Coléoptères). Chez les Sauterelles et les Grillons, ces sons résultent du jeu des pattes sur le bord des élytres. Les rapides vibrations des ailes sont, en partie du moins, la cause du bourdonnement des mouches. Mais chez un certain nombre de types, l'appareil vocal est en relation avec le système trachéen, (nous en reparlerons plus loin), et les Cigales possèdent, sur les premiers anneaux de l'abdomen, un appareil musical complexe décrit en détail par Réaumur et plus récemment par Carlet. (Voir Littérature.)

Les téguments de tous les Insectes présentent une grande analogie de structure. Nous y rencontrons toujours une couche externe de chitine et un hypoderme chitinogène. Ce dernier n'est pas toujours constitué par des cellules distinctes, mais simplement par une couche continue de protoplasma renfermant de nombreux noyaux. Il n'est pas rare que certains éléments de cette couche se différencient en organes glandulaires, composés tantôt d'une seule cellule en forme de bouteille, dont le col traverse la chitine et remplit le rôle de canal excréteur, tantôt d'un petit groupe de cellules. Ces glandes dermiques sécrètent une sorte de duvet laineux chez les Pucerons; elles acquièrent une grande importance chez les Abeilles et quelques autres Hyménoptères *(Bombus)*, où elles sont localisées sur des lames minces et transparentes dépendant des anneaux de l'abdomen; elles fabriquent la cire *(glandes cirières)*. Au même tissu se rattachent les glandes anales, dont il sera question à propos de l'intestin.

La cuticule chitineuse varie beaucoup d'épaisseur. Fine et transparente chez les larves aquatiques, elle est composée de plusieurs lamelles très dures et résistantes chez certains Coléoptères, tels que les Charançons. Nous n'y rencontrons jamais d'incrustations calcaires, semblables à celles des Crustacés et de quelques Myriapodes, sauf peut-être chez les larves des *Stratiomys* (Leydig.) Par contre, des dépôts pigmentaires qui contribuent à la coloration de l'insecte y sont fréquents.

La surface du corps est d'ailleurs souvent ornée de stries, de fines cannelures, sur lesquelles joue la lumière. Elle porte presque toujours des appendices également chitineux, sous forme de poils (chenilles), d'écailles (*Lepisma*), etc. Chez les Papillons, l'intérieur des écailles qui recouvrent les ailes reçoit les prolongements des grandes cellules hypodermiques de forme particulière. (Voir le mémoire cité de Semper). Ajoutons que la cuticule est percée de pores remplis d'air chez les Insectes aquatiques (*Notonecta, Hydrometra*), aidant par là à la flottaison.

Nous pourrions reproduire ici, à propos du *système nerveux*, ce que nous en avons dit chez les Crustacés. La chaîne ganglionnaire ventrale, primitivement paire, varie d'un ordre et même d'une famille à l'autre, par suite du fusionnement plus ou moins accusé de ses ganglions. Elle est tantôt très étalée et compte jusqu'à douze paires de ganglions distincts (*Carabus* et en général chez les larves); tantôt, au contraire, tous ses ganglions sont réunis en une seule masse située dans le thorax (*Pupipares, Strepsiptères*). La figure 86 représente ces divers cas.

On peut presque toujours suivre la réduction du nombre des ganglions, de la larve à l'imago; elle se produit par la fusion des trois ganglions thoraciques en un seul, et par celle des ganglions abdominaux, qui, dans les cas extrêmes, viennent se réunir au précédent. Cependant le fusionnement s'effectue parfois déjà pendant la phase larvaire. C'est le cas chez beaucoup de Coléoptères. Les onze ganglions de la larve de *Calandra*, par exemple, sont très serrés les uns contre les autres et concentrés dans le premier anneau du corps.

Le cerveau ou *ganglion cérébroïde* présente chez les Insectes un haut degré de complication, surtout chez les Hyménoptères sociaux (Abeilles). Son développement est en relation avec celui des nerfs optiques, lesquels sont, à leur tour, proportionnés à la grandeur des yeux. C'est pourquoi il est particulièrement gros chez les Libellules, beaucoup de Diptères et de Lépidoptères qui ont de grands yeux. Les remarquables études de Viallanes nous ont appris que le cerveau est formé de trois segments, le *protocérébron*, le *deutocérébron* et le *tritocérébron*, homologues de ceux du cerveau des Crustacés décapodes et donnant chacun naissance à des nerfs spéciaux (nerfs optiques, nerfs antennaires ou olfactifs, etc.). Ils sont reliés aux ganglions sous-œsophagiens par deux connectifs. Les ganglions sous-œsophagiens, fournissant des nerfs aux appendices buccaux, sont ordinairement distincts de ceux qui les suivent, ils n'y sont réunis que chez les Parasites (Pupipares, Strepsiptères).

Les ganglions thoraciques demeurent plus souvent distincts chez les Insectes dont le prothorax est mobile. Ils sont réduits à deux chez les Hyménoptères et

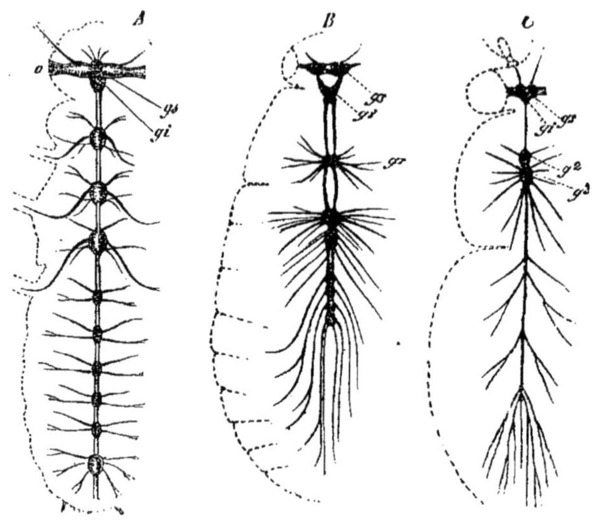

Fig. 86.

chez quelques Coléoptères (Lamellicornes). Ils émettent les nerfs qui se rendent aux pattes et aux ailes et sont naturellement d'autant plus gros que ces appendices sont plus développés.

En règle générale, les ganglions abdominaux sont d'autant plus distincts que l'abdomen est plus allongé. On peut en compter de cinq à neuf chez les Orthoptères et les Pseudo-Névroptères et jusqu'à douze chez certains Thysanoures (*Lepisma*). Chez les Diptères et Hyménoptères, il n'est pas rare de rencontrer jusqu'à six ganglions abdominaux; chez les Coléoptères leur nombre est très variable, tandis qu'on en trouve jusqu'à huit chez les Carabes et les *Cerambyx*. Ils sont tous réunis en un seul, qui suit de près les ganglions thoraciques, chez les Curculionides et les Lamellicornes. Enfin, chez beaucoup d'Hémiptères, il en est comme des Strepsiptères, les ganglions abdominaux ont disparu : ils sont fusionnés aux ganglions du thorax.

Chaque ganglion produit une paire de nerfs, en sorte que le nombre des nerfs qui émanent d'une masse fusionnée peut servir à reconnaître le nombre de gan-

Fig. 86. — Divers systèmes nerveux d'Insectes : A, *Termes* (d'après Lespès). B, *Dytiscus*; C, d'une Mouche (d'après Blanchard); *gs*, ganglion œsophagien supérieur (ganglion cérébral); *gi*, ganglion œsophagien inférieur; *gr*, g^2, g^3, ganglions soudés à la chaîne ventrale; *o*, yeux. (Figures empruntées à Gegenbaur.)

glions qui entrent dans sa constitution, à moins cependant que la réduction ne soit poussée au degré où nous la trouvons chez les Parasites.

Le *système nerveux sympathique* ou *viscéral* paraît être double chez la plupart des Insectes. L'une de ses parties comprend deux troncs qui émanent de la région postérieure du cerveau et courent en arrière, parallèlement à l'œsophage, formant, à droite et à gauche, une chaîne simple de ganglions (fig. 87, *s*, *s*). L'autre partie (système impair) prend naissance dans un *ganglion frontal*, situé au-devant du cerveau et qui est en relations avec ce dernier par un certain nombre de ramuscules. Le nerf impair qui en part (fig. 87, *r*) se dirige en arrière, sur la face dorsale de l'œsophage, jusqu'à l'estomac, où il s'unit à un ou plusieurs ganglions stomacaux en relations avec les ganglions du système pair.

En outre, lorsqu'on examine sous le microscope la chaîne ganglionnaire, on remarque un nerf impair très fin qui court le long de sa face dorsale et qui se divise en deux branches au niveau de chaque ganglion. Ces branches se rendent aux troncs trachéens et aux muscles des stigmates des segments correspondants. Elles sont connues sous le nom de *nerfs accessoires transverses* ou *nerfs respiratoires* de Newport (fig. 88, *d.*).

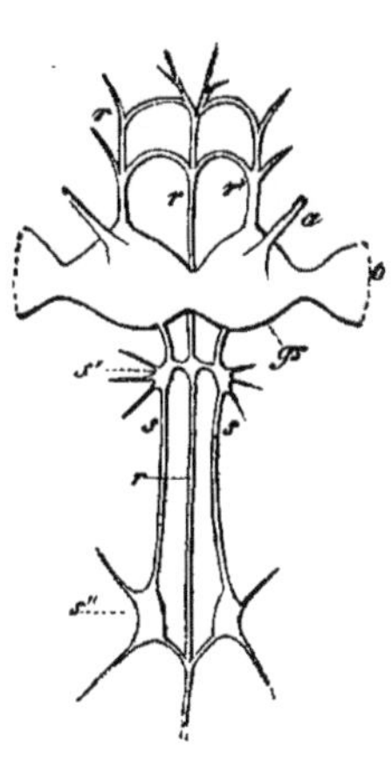

Fig. 87.

Presque tous les Insectes offrent sur leur peau des poils de formes variées, des sortes de bâtonnets dans l'axe desquels s'engage un filet nerveux provenant des nerfs tégumentaires. Ces appendices, évidemment sensitifs, transmettent sans doute des impressions qui varient selon leur situation; mais c'est beaucoup plus par conjectures qu'à la suite d'expériences méthodiques, que l'on considère comme organes tactiles ceux qui ornent les antennes par exemple, tandis qu'on attribue des fonctions gustatives à ceux qui tapissent les pièces buccales. Malgré le nombre considérable de travaux publiés dans ces dernières années sur ces poils sensitifs, nous ne sommes pas définitivement fixés sur la nature des impressions qu'ils transmettent à l'Insecte. Nous voulons bien admettre, comme vraisemblable, l'opinion qui attribue aux formations cuticulaires velues décrites par Wolff sur les bords de la cavité buccale de l'Abeille, et aux terminaisons nerveuses qui se rencontrent dans l'hypopharynx des Orthoptères et des Coléoptères, une fonction gustative; mais les preuves expérimentales, qui seules peuvent entraîner la conviction, n'ont pas été fournies.

En revanche, des expériences multiples nous assurent que, chez certains Insectes du moins, tels que les Papillons, les Fourmis, etc., le sens olfactif est localisé sur les antennes.

Beaucoup d'Insectes sont parfaitement sourds (Fourmis), d'autres entendent (Orthoptères). Chez ces derniers, on considère comme organes de l'ouïe des appareils spéciaux *(appareil tympanal)* situés derrière le métathorax, sur le premier anneau de l'abdomen (*Acridium*) ou sur les tibias des pattes antérieures (*Locusta*, *Gryllus*). Ils consistent essentiellement en une membrane, tendue sur un anneau chitineux. La face interne de cette membrane, qui fonctionne à la manière d'un tympan, est ornée de saillies coniques auxquelles aboutissent des terminaisons nerveuses. Une grosse vésicule trachéenne appliquée contre le tympan remplit le rôle d'appareil résonnateur. Nous renvoyons pour les détails de ces organes, dont

Fig. 87. — Ganglion œsophagien supérieur, avec système nerveux viscéral d'un Lépidoptère (*Bombyx mori*); *gs*, ganglion céphalique supérieur (cerveau); *a*, nerf antennaire; *o*, nerf optique; *r*, tronc impair du système nerveux viscéral; *r'*, ses racines naissant du cerveau; *s*, nerfs pairs avec leurs renflements ganglionnaires *s'*, *s''* (d'après Brandt).

la structure histologique est fort compliquée, au mémoire de Graber (voir Littérature). Le même auteur a décrit sous le nom d'*organes chordotonaux* (*chordotonale Sinnesorgane*) des formations de nature nerveuse qui se rencontrent dans le voisinage de la peau chez un grand nombre d'Insectes, et qui seraient également des organes auditifs. Enfin, aux mêmes organes se rattachent les plaques porifères situées à la base des haltères des Diptères et qui reçoivent des filets nerveux du nerf haltérien. Ces plaques sont en relations avec des prolongements de cellules sensitives. C'est avec raison que Bolles Lee, le dernier auteur qui en a minutieusement décrit l'histologie, ne se prononce pas sur leur fonction et les range dans la catégorie très vague des organes aéroscopiques, destinés à recueillir des vibrations de l'air, sans que, dans l'état actuel de nos connaissances, nous puissions dire quelle est la nature de ces vibrations.

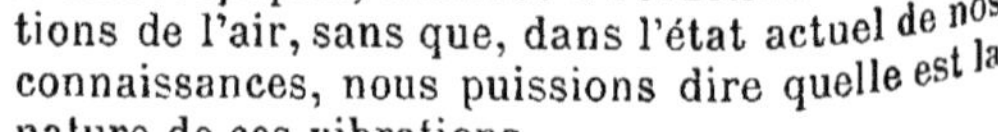

A l'exception de quelques genres cavernicoles (*Anophthalmus*), tous les Insectes adultes possèdent des yeux sessiles, incrustés dans les téguments de la tête. Chez *Diopsis*, cependant, ils sont portés à l'extrémité de deux prolongements céphaliques en forme de pédoncules.

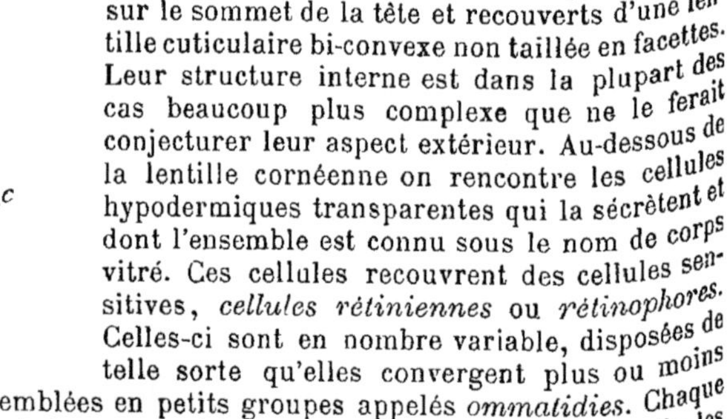

Fig. 88.

Ces organes sont parfois simples, ils sont connus alors sous les noms d'*ocelles* ou de *stemmates*, et se distinguent des yeux composés que nous avons exclusivement rencontrés chez notre espèce-type en ce qu'ils sont très petits, placés sur le sommet de la tête et recouverts d'une lentille cuticulaire bi-convexe non taillée en facettes. Leur structure interne est dans la plupart des cas beaucoup plus complexe que ne le ferait conjecturer leur aspect extérieur. Au-dessous de la lentille cornéenne on rencontre les cellules hypodermiques transparentes qui la sécrètent et dont l'ensemble est connu sous le nom de corps vitré. Ces cellules recouvrent des cellules sensitives, *cellules rétiniennes* ou *rétinophores*. Celles-ci sont en nombre variable, disposées de telle sorte qu'elles convergent plus ou moins vers l'axe optique et rassemblées en petits groupes appelés *ommatidies*. Chaque cellule rétinienne est terminée par un bâtonnet auquel paraissent aboutir les ramuscules ultimes du nerf optique, en sorte que les bâtonnets rempliraient le rôle d'organes récepteurs.

Les ocelles sont surtout répandus chez les larves pourvues de pattes. Ils existent le plus souvent au nombre de trois; concurremment avec les yeux composés, chez beaucoup d'Insectes adultes (Orthoptères, Hyménoptères, Névroptères, Diptères). Mais les ingénieuses expériences de Plateau démontrent que, tandis que chez les chenilles les ocelles permettent encore de voir distinctement à de petites distances (un centimètre), leur utilité est à peu près nulle chez les Insectes adultes. Ces derniers, privés par artifice de leurs ocelles, se comportent absolument comme des individus normaux.

Quant aux *yeux composés* ou *à facettes*, ils sont latéraux et relativement grands. Leur cornée est taillée comme chez le Hanneton en un nombre de facettes toujours considérable et pouvant dépasser vingt mille. La théorie classique qui faisait considérer les yeux composés comme une réunion d'yeux simples tend, de nos jours, à

Fig. 88. — *Locusta viridissima* (larve). Portion de la chaîne ventrale (d'après Leydig). *a*, connectifs longitudinaux; *b*, ganglions; *c*, nerfs latéraux; *d*, nerf sympathique.

être abandonnée. La genèse de l'œil composé paraît en effet avoir lieu selon les mêmes procédés que celle de l'œil simple, et Patten a parfaitement fait voir dans son travail comparatif (voir Littérature) que les éléments fondamentaux de l'œil composé se retrouvent dans l'ocelle. Le premier ne différerait du second que par une division plus accusée et un nombre plus grand des éléments rétiniens; les cônes cristallins correspondraient aux bâtonnets dans lesquels aboutissent les fibrilles du nerf optique et au lieu de fonctionner comme des organes de réfraction, ainsi que le veut l'opinion courante, ils représenteraient, aussi bien que les bâtonnets des ocelles, les éléments récepteurs des ondulations lumineuses.

Quoi qu'il en soit, l'œil composé paraît toujours construit sur le même plan chez la majorité des Insectes. Nous renvoyons au grand travail de Grenacher le lecteur curieux de connaître les différences secondaires qui se manifestent chez les différents ordres. Signalons seulement, d'après cet auteur, que la couche des cônes cristallins paraît quelquefois faire défaut (Cousins, Punaises).

Il résulte d'ailleurs des expériences de Plateau, portant sur un grand nombre

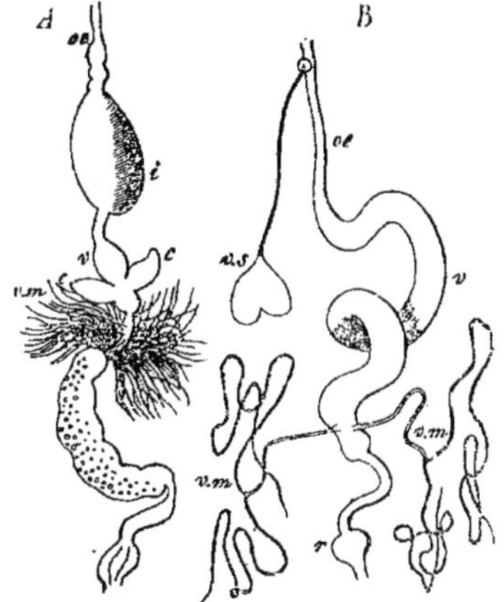

Fig. 89.

d'Insectes, que les yeux composés ne permettent pas à ces animaux de distinguer la forme précise des objets à proximité desquels ils se trouvent, mais seulement leurs mouvements. Leur vision est donc très imparfaite, si on la compare à celle des Vertébrés.

Le *canal digestif* présente les plus grandes différences chez les Insectes, selon la nature de leur alimentation et la période de leur vie pendant laquelle on le considère. Il est plus long chez les Herbivores que chez les Carnassiers. Il est atrophié chez quelques Insectes adultes dont l'existence est brève. Chez les *Éphémères* et les *Aphides* mâles, par exemple, ainsi que chez les larves de *Dytiscus*, *Myrmeleo*, *Hemerobius*, etc., l'orifice buccal fait défaut. Chez les Hyménoptères porte-aiguillons et chez les Pupipares, l'intestin moyen se termine en cœcum, de sorte qu'il ne communique plus avec l'intestin terminal. Celui-ci ne sert alors qu'à l'expulsion des produits excrétés par les tubes de Malpighi.

Lorsque l'intestin est complet, on peut toujours y reconnaître trois régions plus ou moins différenciées : un intestin antérieur, un intestin moyen et un intestin terminal (fig. 89). Il se présente dans sa plus grande simplicité chez les Pseudo-névroptères.

Fig. 89. — Canal digestif. A, d'un *Grillon*; B, d'une *Mouche* ; *œ*, œsophage; *i*, jabot; *v*, estomac; *c*, cœcums; *r*, rectum; *vm*, vaisseaux de Malpighi; *vs*, estomac suceur. (Figure empruntée à Gegenbaur.)

L'œsophage, généralement étroit, est très court chez les Hémiptères, long au contraire chez les Papillons. Il reçoit les produits de sécrétion des glandes salivaires lorsque celles-ci existent et il porte fréquemment un renflement vésiculaire, développé tantôt de côté, tantôt à son extrémité. Ce renflement vésiculaire, décrit souvent sous le nom d'*estomac suceur* (fig. 89 B, *vs*), est parfois double (*Chrysis*); une partie au moins des aliments y séjournent, pour subir l'action prolongée de la salive. Ses parois sont minces. Chez *Musca*, *Hemerobius* et plusieurs Lépidoptères, il est pédiculé et se présente alors comme un appendice de l'intestin. Lorsque les glandes salivaires font défaut, elles sont remplacées par un revêtement épithélial de l'œsophage qui sécrète un liquide digestif.

Dans certains cas, l'œsophage est renflé sur tout son pourtour; cette expansion de ses parois conduit à la formation d'un *jabot*, tel qu'on le rencontre chez de nombreux Orthoptères et Coléoptères (fig. 89 A, *i*). Chez *Gryllotalpa*, le jabot est séparé de l'œsophage par un étranglement très marqué, et chez certains Hyménoptères tels que les Abeilles et les Guêpes, il est musclé et paraît remplir des fonctions de succion.

Chez les Insectes carnassiers, le jabot est suivi d'un renflement dont les parois sont tapissées intérieurement de bourrelets ou de crêtes chitineuses. Cet appareil triturateur est connu sous le nom d'*estomac broyeur* ou *gésier*. Il est développé surtout chez les Coléoptères (*Carabus*, *Dytiscus*), les Névroptères, Orthoptères et quelques Hyménoptères (*Formica*, *Cynips*).

L'intestin moyen, souvent appelé *estomac chylifique*, est surtout le siège de la digestion commencée dans le jabot. Le recouvrement chitineux interne y fait toujours défaut; il est tapissé d'un épithélium glandulaire dont l'action digestive n'est pas partout la même (Plateau). Chez beaucoup de Coléoptères ces glandes sont logées dans une multitude de petits cœcums. Chez les Orthoptères, elles sont localisées dans des expansions qui font saillie dans la cavité du corps à l'origine de l'intestin moyen. Ces expansions sont au nombre de deux (*Gryllotalpa*, *Locusta*), de six (*Acridium*) ou davantage (*Mantis*, *Blatta*). L'intestin moyen est parfois si long qu'il fait plusieurs circonvolutions (Diptères, Hémiptères).

L'intestin terminal commence au point où débouchent, dans la règle, les tubes de Malpighi. Les auteurs lui ont souvent distingué plusieurs régions, intestin grêle, gros intestin, rectum. Il est généralement renflé vers son extrémité et quelquefois (*Dytiscus*, *Nepa*, *Ranatra*) accompagné d'un gros cœcum, dans lequel s'accumule le produit sécrété par les tubes de Malpighi. Dans certaines circonstances celui-ci y dépose de volumineux calculs (Plateau).

La portion terminale de l'intestin est parfois ornée de bourrelets ou de papilles glandulaires (glandes rectales) tapissés de cellules cylindriques, qui font défaut ailleurs. La présence de paquets de trachées dans l'épaisseur de ces papilles indique une certaine analogie avec les branchies trachéennes dont nous parlerons plus loin (Chun). Chez les larves aquatiques de Libellules, le rectum en effet est plissé en lamelles longitudinales qui servent comme appareil respiratoire.

A l'intestin antérieur sont souvent réunies des *glandes salivaires*, absentes chez notre espèce-type de même que chez beaucoup d'autres (*Ephemera*, *Libellula*, *Aphis*). Elles sont d'ailleurs très diversement développées; très petites chez *Sialis*, *Myrmeleo*, elles sont volumineuses chez *Blatta*, *Apis*, etc., tantôt tubulaires (Coléoptères, Diptères), tantôt en forme de grappes (Orthoptères, Hémiptères). Chez les Hémiptères (*Punaises*) et chez les Hyménoptères, on en compte plusieurs paires. Parfois leurs conduits excréteurs qui débouchent, avons-nous dit, toujours dans l'œsophage, portent des dilatations, des sortes de réservoirs plus ou moins spacieux (*Mantis*, *Blatta*). Leur produit de sécrétion agit sur les féculents, comme la salive des animaux supérieurs. Nous verrons plus loin que les glandes salivaires sont parfois modifiées en glandes venimeuses ou séricigènes.

Les *tubes de Malpighi* qui débouchent dans l'intestin n'ont rien à faire avec la digestion. Leur fonction purement excrétoire nous paraît être définitivement démontrée. Les expériences variées de F. Plateau et les observations de Schindler, étendues à tous les ordres d'Insectes, ont mis fin aux discussions relatives au rôle multiple qu'on attribuait autrefois à ces organes. Par leur situation à la partie postérieure de l'intestin, en un point où la digestion des aliments est déjà achevée, par leur structure glandulaire et la nature chimique des substances qu'ils renferment, les canaux de Malpighi doivent être considérés comme des organes urinaires.

Ils se présentent constamment sous la forme de tubes plus ou moins longs, simples ou ramifiés, blancs ou jaunes. Ils aboutissent généralement à la partie postérieure de l'intestin moyen, comme c'est le cas chez le Hanneton. Cependant chez certains Hémiptères ils débouchent à l'extrémité même du rectum.

Leur existence n'est douteuse que chez les *Podurides;* en règle générale, leur nombre est en raison inverse de leur longueur (Schindler). On en compte tantôt deux paires (Diptères, Hémiptères), tantôt trois paires (Lépidoptères, quelques Coléoptères), tantôt un beaucoup plus grand nombre, plus de cent (Hyménoptères, Orthoptères) (fig. 89 A, *vm*). Dans ce dernier cas, ils se réunissent parfois tous en un seul conduit excréteur *(uretère)* lequel déverse leur sécrétion dans l'intestin (*Gryllotalpa*).

La structure des canaux de Malpighi est partout fondamentalement la même; leur revêtement épithélial varie seulement par la forme et les dimensions de ses cellules, ainsi que par la couleur des concrétions qui s'accumulent dans le protoplasma. Les cellules secrétoires sont déhiscentes, elles déversent leurs produits dans la cavité des tubes, d'où ils passent dans le rectum pour être expulsés par l'anus. Leur activité est grande pendant la phase de chrysalide, alors que le travail organique est très intense. (Voir pour le mécanisme de l'excrétion, les observations de Schindler sur les Grillons.)

Aux organes excréteurs se rattachent un certain nombre de glandes fonctionnant comme appareils défensifs. Telles sont les *glandes odoriférentes* des Fourmis, de quelques Papillons mâles et de beaucoup de Coléoptères, les *glandes thoraciques* des Punaises, dont le liquide puant et corrosif suinte entre les pattes de la troisième paire.

Un grand nombre de larves possèdent des *glandes séricigènes,* tubulaires dans la plupart des cas, placées dans le voisinage de la bouche, et qui ne sont pas autre chose que des glandes salivaires modifiées. Elles fonctionnent surtout à l'époque de la transformation de la larve en nymphe, sécrétant abondamment la soie dont l'animal enveloppe son cocon. Chez les larves de *Myrmeleo* et *Hemerobius* de telles glandes sont logées dans les parois du rectum. Nous savons déjà que la matière blanche et laineuse qui fait des touffes considérables autour de l'abdomen de certains pucerons (*Schizoneura lanigera*) est un produit de glandes cutanées. Il en est de même des glandes cirières chez les Hyménoptères et de celles qui produisent la poussière cireuse chez *Flata limbata.*

Signalons enfin les *glandes à venin* d'un certain nombre d'Hyménoptères; elles sont tubulaires, logées dans l'abdomen et aboutissent à la base de l'aiguillon que portent les individus femelles.

Autour de l'intestin et entre les viscères, le tissu conjonctif de tous les Insectes renferme, particulièrement pendant l'état larvaire, de grandes cellules dont le protoplasma est chargé de globules graisseux et qui, dans leur ensemble, constituent le *corps adipeux.* Il n'y a pas de doute que ce tissu ne joue un très grand rôle au point de vue nutritif. Il représente une réserve nutritive en grande partie consommée par la chrysalide pour l'élaboration des organes de l'imago et peut être considéré comme un *vitellus postembryonnaire* (Künckel d'Herculais). Chez l'adulte il en subsiste toujours quelque trace, mais chez les larves il est parfois en une telle abondance que la dissection des organes internes en est rendue extrêmement difficile.

C'est également à des substances particulières sécrétées par le protoplasma photogène de certaines cellules qu'est dû le phénomène de la *phosphorescence*, si intense chez quelques Insectes (*Elater, Lampyris, Fulgora*). Les cellules qui produisent la matière phosphorescente sont localisées dans différentes régions du corps, tantôt sur le thorax (*Pyrophorus*), tantôt sur des lamelles spéciales disposées par paires à la face inférieure de l'abdomen et parcourues par de nombreux ramuscules trachéens et par des nerfs (*Lampyrides*). La fonction photogène est en relation avec des actions chimiques étudiées récemment avec beaucoup de succès par M. Raphaël Dubois.

De même que chez les autres Arthropodes, le sang des Insectes est ordinairement incolore. Il tient en suspension des corpuscules amœboïdes. La réduction du *système vasculaire* est plus accusée chez eux que dans les autres classes. Le cœur dorsal, logé dans l'abdomen, est toujours représenté comme chez le Hanneton par un vaisseau contractile, étranglé par des invaginations de sa paroi au niveau de chaque segment, en sorte qu'on peut y reconnaître une série de chambres au nombre maximum de huit, séparées les unes des autres par des replis valvulaires, dirigeant le cours du sang toujours dans le même sens, d'arrière en avant. Chaque chambre est percée latéralement d'une paire de fentes également munies de valvules par lesquelles le sang passe de la cavité du corps dans la cavité cardiaque à chaque mouvement de diastole.

Le vaisseau dorsal est suspendu aux arceaux dorsaux de la paroi du corps par de courtes brides musculaires. Il est entouré d'un tissu particulier (*Pericardialgewebe* de Graber) au sein duquel courent des muscles aliformes; ceux-ci constituent dans leur ensemble, selon Graber, une sorte de diaphragme au-dessous du cœur, une cloison séparant la chambre viscérale de la chambre cardiaque. Par leur contraction, ces muscles comprimeraient les organes sous-jacents et feraient affluer le sang dans l'espace péricardiaque, tandis qu'au contraire en se relâchant ils diminueraient ce dernier sinus et faciliteraient ainsi le passage du liquide nourricier dans le cœur. On trouvera dans les mémoires cités de Graber les faits qui viennent à l'appui de cette manière de voir.

La chambre antérieure du vaisseau cardiaque se prolonge en avant par un tube étroit, l'aorte, qui possède la même structure, mais ne présente ni fentes latérales, ni étranglements. Cette aorte court tout droit jusqu'au cerveau, où elle paraît se ramifier chez quelques Insectes. Exceptionnellement, il existe en outre chez certaines larves (*Ptychoptera, Ephemera*) des vaisseaux très courts à la partie postérieure du corps.

Le sang s'écoule par l'aorte à l'extrémité antérieure de la cavité générale qui remplit l'office d'un vaste sinus sanguin. Le liquide nourricier paraît y circuler selon des voies déterminées, du moins c'est ce qu'il est facile de constater directement sur les larves transparentes. Un courant est dorsal; un autre, ventral, suit la chaîne ganglionnaire, deux autres courants sont parallèles à l'intestin, des courants secondaires conduisent le sang dans les membres, etc.

On comprend la raison d'une telle simplicité de l'appareil vasculaire lorsqu'on connaît la disposition des organes respiratoires. Chez tous les Insectes, ces organes sont représentés par des *trachées* constituant un système de tubes aériens, tantôt complètement clos (larves aquatiques), tantôt mis en communication avec l'extérieur par des orifices spéciaux, les stigmates, tels que nous en avons rencontrés chez le Hanneton.

Dans la grande majorité des cas, les troncs trachéens, relativement gros au voisinage des stigmates, vont se rétrécissant et se ramifiant à l'infini, s'insinuant entre tous les organes et jusque dans l'intimité des tissus. Ils portent ainsi de l'air dans le corps tout entier, en sorte que le sang n'a pas besoin d'être conduit à travers des vaisseaux vers un organe respiratoire localisé pour recevoir de l'oxygène, comme cela a lieu chez la plupart des animaux. Cuvier avait déjà justement remarqué que chez les Insectes le sang ne va pas chercher l'air, mais c'est l'air qui va à la rencontre du sang.

La distribution des trachées varie naturellement beaucoup selon le genre de vie de l'Insecte, sa plus ou moins grande aptitude au vol, par exemple. Chez les espèces dont le vol est puissant et soutenu, les trachées portent des dilatations le long de leur parcours : ce sont les *vésicules trachéennes*, comparables, quant à leur fonction, aux sacs aériens des Oiseaux. Ces vésicules, dont le nombre est d'autant plus grand qu'elles sont moins volumineuses, sont très abondantes chez certains Coléoptères (*Lamellicornes*), tandis que chez quelques Diptères on n'en rencontre que deux, qui occupent la plus grande partie de la cavité abdominale.

Chez les Insectes qui plongent dans l'eau (*Hydrophilus*), les vésicules trachéennes remplissent une fonction hydrostatique comme chez les larves aquatiques dont le

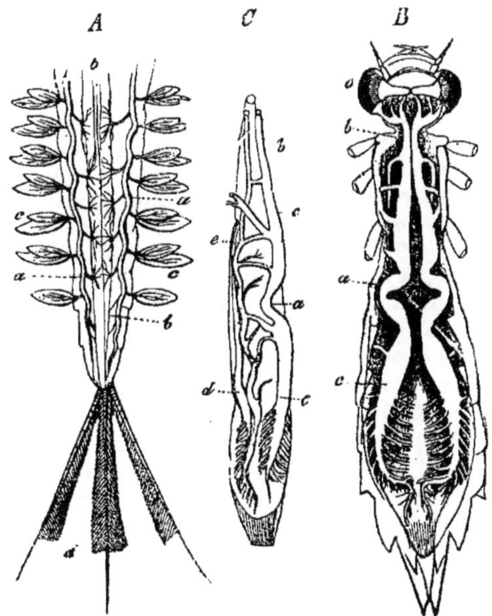

Fig. 90.

système des trachées est clos. Chez ces dernières, qui représentent un état organique inférieur, la fonction hydrostatique aurait eu primitivement la plus grande importance, selon Gegenbaur, et ce n'est que secondairement, par suite d'une adaptation spéciale, que les trachées, analogues en cela à la vessie natatoire des poissons, auraient passé de la fonction hydrostatique à la fonction respiratoire.

Le réseau trachéen des larves aquatiques est tantôt étalé sous la peau à la surface du corps (*Tipulides*), tantôt il est plus concentré de chaque côté de l'abdomen sur des appendices lamelleux (*Ephemera*, fig. 90 A, *c*.) ou filiformes (*Sialis*). De telles évaginations ou replis de la peau, dans lesquels se répartissent des paquets de trachées et à travers les minces parois desquels s'opèrent les échanges gazeux, sont

Fig. 90. A, Région postérieure du corps de la larve d'*Ephemera vulgata*; *a*, tronc trachéen longitudinal; *b*, canal intestinal; *c*, branchies trachéennes; *d*, appendices penniformes de la queue; B, Larve d'*Aeschna grandis* (la partie dorsale des téguments a été enlevée); *a*, troncs trachéens longitudinaux supérieurs; *b*, leur extrémité antérieure; *c*, leur portion postérieure se ramifiant sur le rectum; *o*, yeux. La figure C, du milieu, représente l'intestin de la même larve vu de côté; *d*, tronc trachéen latéral inférieur; *e*, communications avec le tronc supérieur; *a*, *b*, *c*, comme dans la figure B. (Figure empruntée à Gegenbaur).

connus sous le nom de *branchies trachéennes*. Chez les larves d'Éphémères on en compte une paire sur chacun des sept premiers anneaux de l'abdomen, tandis que chez les Perlides on n'en compte que trois ou quatre paires réparties sous forme de touffes sur les côtés du thorax et à l'extrémité de l'abdomen.

Mentionnons encore une disposition particulière des trachées se présentant chez quelques larves vivant dans l'eau (*Libellula*, *Aeschna*). Ici, le rectum est considérablement élargi, il est tapissé d'expansions foliacées dans l'épaisseur desquelles se distribuent de nombreux ramuscules trachéens; ses parois musculaires en se dilatant périodiquement pompent de l'eau au dehors, en sorte que l'intestin terminal fonctionne comme organe respiratoire, ainsi que l'avait déjà très bien vu Réaumur (fig. 90, *c.*).

A l'exception de quelques formes embryonnaires de Papillons qui en portent des rudiments sur la tête, les *stigmates* font défaut sur cette région du corps chez tous les Insectes. Il en est de même sur le premier anneau thoracique. Chez les Insectes *holopneustiques*, on compte généralement deux paires de stigmates sur les anneaux postérieurs du thorax et huit paires sur les segments de l'abdomen, le dernier segment en étant toujours dépourvu. Mais les orifices peuvent n'être représentés que sur l'abdomen, Insectes *péripneustiques* (larves de Coléoptères et de Lépidoptères), ou seulement au contraire sur le thorax, Insectes *hémipneustiques*. D'ailleurs, le nombre des stigmates abdominaux est très réduit chez certains Hémiptères aquatiques (*Nepa*, *Ranatra*); les deux seules paires qui subsistent sont portées par les anneaux postérieurs, et l'air y est conduit à travers un tube chitineux formé par le rapprochement de deux gouttières, que l'insecte maintient ordinairement à fleur d'eau. (Voir pour plus de détails le mémoire de Palmen.)

Le mode de fermeture des stigmates varie beaucoup. Chez les mouches, leur orifice est recouvert par des lamelles vibrantes qui contribuent à produire le bourdonnement; chez les Orthoptères et les Névroptères, ces lamelles fonctionnent à la manière de valvules qui se ferment au-dessus de l'orifice du stigmate. Chez les Coléoptères elles sont situées en arrière de cet orifice, lequel est alors fréquemment protégé par des houppes de soies chitineuses. Le lecteur trouvera dans les mémoires de Landois beaucoup de détails sur ces particularités et leur signification.

Quant à la structure des trachées elle est partout à peu près la même. On y rencontre dans la règle trois couches, dont l'interne, l'intima, est la plus importante au point de vue fonctionnel. Elle consiste en un tube de chitine sécrété par la couche cellulaire moyenne (*couche chitinogène*). Ce tube n'est homogène qu'à l'extrémité des trachées. Sur tout le reste de leur longueur la chitine s'épaissit en un fil spiral, plus résistant et plus réfringent, parfois pigmenté de noir (*Dytiscus*), qui varie d'ailleurs par sa longueur, son épaisseur, sa forme : il est tantôt cylindrique, tantôt aplati et rubané, etc. Chez beaucoup d'Insectes (*Lampyris*, les Longicornes etc.) le fil spiral présente des prolongements en forme de soies ou d'épines qui font saillie à l'intérieur de la trachée. La couche externe (*membrane basale*, *cuticule externe* de Graber) enveloppe la couche chitinogène. Elle est toujours très mince et homogène.

Ces trois couches se retrouvent dans la paroi des vésicules trachéennes, l'intima se distingue souvent de celle des trachées proprement dites en ce qu'elle est beaucoup plus mince et que le fil spiral devient si ténu qu'on l'aperçoit à peine.

Les trachées se terminent généralement en pointe dans les tissus et, tout à fait à leur extrémité, on ne rencontre plus que la couche intima lisse et dépourvue de fil spiral.

Les Insectes sont tous dioïques. Les cas d'hermaphrodisme recueillis par Westwood et de Siebold chez des Lépidoptères et des Hyménoptères peuvent être considérés comme accidentels. Le dimorphisme sexuel est très fréquent, il existe même chez quelques espèces de Papillons, plusieurs formes de femelles (polymorphisme). Les mâles se distinguent généralement par de vives couleurs, des organes des sens et de locomotion bien développés. Les femelles de *Lampyris*, des Coccides,

des Strepsiptères, etc., conservent à l'état adulte un facies larvaire; elles n'ont jamais d'ailes.

Les Insectes sont ovipares, à l'exception de quelques Aphides, des Staphylins parmi les Coléoptères et des Strepsiptères qui sont vivipares. Les cas de parthénogenèse ne sont pas rares. On en a signalé chez *Psyche*, *Solenobia*, chez les Coccides, les Chermes, les Abeilles, les Guêpes, les Cynips, etc. Chez les Hyménoptères sociaux, les œufs non fécondés donnent naissance exclusivement à des mâles. Chez les Pucerons, nous rencontrons dans la même espèce des générations parthénogénétiques (pendant l'été) alternant avec des générations sexuées (en automne). D'ailleurs, les espèces sont nombreuses dont les mâles sont rares ou même inconnus.

Les *organes génitaux* sont construits sur un même plan dans les deux sexes. Ils n'arrivent à maturité que chez l'imago; cependant on connaît des cas où les larves engendrent directement des jeunes larves semblables à elles-mêmes (*Cecidomya*, *Miastor*); ailleurs ce sont les nymphes qui produisent des jeunes (*Chironomus*). D'autre part, les ouvrières des Fourmis et des Abeilles demeurent stériles pendant toute leur vie.

Les *testicules* sont formés de longs tubes aveugles, empelotonnés, dont le nombre est très variable. Ils constituent généralement de chaque côté de la cavité abdominale des masses compactes, quelquefois réunies en une seule (Lépidoptères) qui se prolongent dans des canaux déférents plus ou moins sinueux et dont l'extrémité terminale est souvent renflée en une vésicule séminale. Dans la règle, les deux canaux déférents se réunissent pour former, comme chez le Hanneton, un canal impair, le canal éjaculateur, dont l'extrémité est entourée d'une gouttière cornée destinée à introduire le sperme dans l'orifice génital de la femelle. Au moment de la copulation le canal éjaculateur fait saillie au dehors; il s'adapte alors à des pièces chitineuses externes, appendices des segments du post-abdomen qui le consolident ou sont destinées à réunir intimement les deux individus.

Chez les Libellules, les organes copulateurs sont situés à distance de l'orifice génital, sur la face ventrale du deuxième anneau de l'abdomen.

Chez beaucoup d'Insectes, le sperme est enveloppé par le produit de sécrétion, une sorte de mucus, de tubes glandulaires annexes qui déversent leur contenu à la naissance du canal éjaculateur. Le sperme est alors expulsé sous la forme de petites masses compactes, de spermatophores. Les *ovaires* sont également tubulaires, leurs parois produisent des ovules au lieu de cellules spermatiques. Leur nombre et leur disposition varient à l'infini, c'est chez les Rhynchotes et les Lépidoptères qu'ils affectent la plus grande simplicité. Les ovaires se continuent toujours dans des oviductes, canalicules de longueur variable, se dilatant près de leur extrémité en une sorte de vagin dans lequel se déverse fréquemment le produit de glandes sébacées destiné à agglutiner les œufs.

L'oviducte est souvent pourvu en outre d'un réceptacle séminal, simple ou double, dans lequel le sperme peut être conservé actif pendant très longtemps jusqu'à plusieurs années (reine des Abeilles).

L'orifice génital femelle débouche exceptionnellement sur le dos (Strepsiptères). Les anneaux abdominaux situés dans son voisinage présentent des prolongements pairs et impairs, constituant une armure génitale (oviscapte, aiguillon, tarière, etc.) dont la complication varie beaucoup, mais qui est toujours construite sur un même plan (Lacaze-Duthiers).

Les œufs, généralement entourés d'une membrane consistante (chorion), possèdent un ou plusieurs micropyles, par lesquels passent les spermatozoïdes.

Le développement des Insectes varie beaucoup. Il est rare qu'il soit direct comme c'est le cas chez les Aptères, c'est-à-dire que les jeunes sortent de l'œuf avec leur forme définitive (*Insectes amétaboles*). En général, l'Insecte passe par une série de formes intermédiaires (*larve*, *nymphe*), avant d'atteindre l'état parfait (*imago*). D'ailleurs, les phases de la métamorphose présentent des degrés divers de complication. Ainsi, chez les Insectes dits *hémimétaboles* (Rhynchotes, Orthoptères), la phase de nymphe est supprimée; le passage de l'état larvaire à celui d'imago s'effectue par des mues successives, à la suite de chacune desquelles les organes locomoteurs et génitaux se rapprochent de leur état définitif. Chez les Hémiptères, la larve présente dès le début une telle ressemblance avec l'Insecte parfait, que les métamorphoses qu'elle doit subir pour lui être identique sont insignifiantes.

Chez les Insectes *métaboles*, c'est-à-dire à métamorphoses complètes, la forme larvaire, caractérisée par une segmentation homonome du corps, passe par une forme intermédiaire (nymphe, chrysalide ou pupe) avant de se transformer en Insecte parfait. L'état de nymphe est accompagné de profondes modifications des organes internes, lesquelles s'effectuent en l'absence de toute prise de nourriture et de tout mouvement apparent. Cependant, chez *Tipula, Phryganea* et quelques autres genres, la larve est mobile pendant une partie ou toute la durée de son existence.

Un petit nombre d'Insectes (*Meloïdes, Ptéromaliens*) subissent des métamorphoses encore plus compliquées, leurs larves revêtant successivement plusieurs formes très différentes.

Littérature.

Savigny, *Mémoires sur les Animaux sans Vertèbres* (*Théorie de la bouche des Insectes hexapodes*), Paris, 1816. — Audouin, *Recherches anatomiques sur le thorax des Insectes, Ann. des sc. nat.*, 1re série, t. I, 1824. — Léon Dufour, *Recherches anatomiques sur les Carabiques*, ibid., t. III, 1824, et *Recherches sur les Hémiptères, les Orthoptères, les Hyménoptères, les Névroptères et les Diptères, Mémoires de l'Acad. des sc. de Paris*, t. IV, 1833; t. VII, 1841; t. XI, 1851. — Idem, *De nombreuses Monographies dans les Annales des Sciences naturelles*. — Strauss-Dürckheim, *Considérations générales sur l'Anatomie comparée des animaux articulés* et *Anatomie descriptive du Melolontha vulgaris*, Paris in-4°, avec atlas, 1828. — Westwood, *Hermaphrodite Insects, London Magaz. Nat. Hist.*, t. IV, 1831. — R. Wagner, *Ueber den Kreislauf des Blutes und den Bau des Rückengefässes bei den Insecten*, Isis, 1832. — Mac Leay, *Exposition de l'anatomie comparée du thorax dans les Insectes ailés, accompagnée de notes par Audouin, Ann. des sc. nat.*, 1re sér., t. XXV, 1832. — F. J. Pictet, *Recherches pour servir à l'histoire et à l'anatomie des Phryganides*, Genève, 1834. — V. Siebold, *Ueber das Stimm- und Gehörorgan der Orthopteren, Arch. für Naturgesch.*, 1844. — Blanchard, *Du Système nerveux des Insectes, Ann. des sc. nat.*, 3° sér., t. V, 1846, et « *Les Insectes* » *dans le Règne Animal de Cuvier*. — Lacaze-Duthiers, *Recherches sur l'armure génitale des Insectes, Ann. des sc. nat.*, 3e sér., t. XII, XIV et XIX, 1849 à 1854. — Stein, *Die weiblichen Geschlechtsorgane der Käfer*, Berlin, 1847. — Dujardin, *Mémoire sur le système nerveux des Insectes*, ibid, 1850. — Gerstfeld, *Ueber die Mundtheile der saugenden Insekten*, Leipzig, 1853. — Leuckart, *Ueber die Mycropyle und den feinern Bau der Schalenhaut bei den Insekten, Müller's Archiv*, 1855. — Idem, *Die Fortpflanzung und Entwickelung der Pupiparen*, Halle, 1858. — Brullé, *Recherches sur les transformations des Appendices dans les Articulés, Ann. des sc. nat.*, 3e sér., 1854. — J. Lubbock, *On the ova and pseudova of Insects, Philos. Transact.*, 1857. — Idem, *On the Distribution of the Tracheae in Insects, Trans. Linn. Soc.*, t. XXIII. — Semper, *Ueber die Bildung der Flügel, Schuppen und Haare bei den Lepidopteren, Zeitschr. f. w. Zool.*, t. VIII, 1857. — Leydig, *Zur Anatomie der Insecten, Müller's Archiv*, 1851. — Idem, *Zum feinern Bau der Arthropoden*, ibid., 1855. — Idem, *Anatomisches und Histologisches über die Larve von Corethra plumicornis, Zeitschr. f. w. Zool.*, t. III. — Idem, *Der Eierstock und die Samentasche der Insecten*, Dresden, 1866. — Idem, *Bemerkungen über Farben der Hautdecken und Nerven der Drüsen* bei Insecten, *Arch. f. mikrosk. Anat.*, t. XII, 1876. — Kölliker, *Zur feinern Anatomie der Insecten, Verhandlg. d. medicin. Gesellsch. in Würzburg*, t. III, 1857. — Ed. Claparède, *Sur les prétendus organes auditifs des Coléoptères lamellicornes et autres insectes, Ann. des sc. nat.*, 4e sér., t. X, 1858. — H. Rathke, *Anatomisch-physiologische Untersuchungen über den Athmungsprocess der Insecten, Schriften der Phys. Gesellsch. Königsberg*, 1re année, 1861. — Weissmann, *Die Entwickelung der Dipteren*, Leipzig, 1864. — Idem, *Die Metamorphose der Corethra plumicornis*, ibid., 1866. — Landois, *Die Ton- und Stimmapparate der Insecten, Zeitschr. f. w. Zool.*, t. XVII, 1867. — Idem, *Thierstimmen*, Freiburg, 1874. — Landois et Thelen, *Der Tracheenverschluss bei den Insecten, Zeitschr. f. w. Zool.*, t. XVII, 1867. — Hensen, *Ueber das Gehörorgan von Locusta*, ibid., t. XVI, 1866. — Ch. Lespès, *Recherches anatomiques sur quelques Coléoptères aveugles, Ann. des sc. nat.*, t. IX, 1868. — Bütschli, *Ueber den Bau und Entwicklung der Samenfäden bei Insecten und Krebsen, Zeitschr. f. w. Zool.*, t. XXI, 1871. — V. Graber, *Ueber den propulsatorischen Apparat der Insecten, Arch. f. mikrosk. Anat.*, t. IX, 1873. — Idem, *Ueber eine Art fibrilloïden Bindegewebes der Insectenhaut und seine locale Bedeutung als Tracheensuspensorium*, ibid., t. X, 1874. — Idem, *Ueber den pulsirenden Bauchsinus der Insecten*, t. XII, 1876. — Idem, *Ueber neue Otocystenartige Sinnesorgane der Insecten*, ibid., t. XVI., 1878. — Idem, *Das unicorneale Tracheatenauge*, ibid., t. XVII, 1879. — Idem, *Die chordotonalen Sinnesorgane und das Gehör der Insecten*, ibid., t. XX, 1882. — Idem, *Die tympanalen Sinnesorgane der Orthopteren, Denkschr. d. k. Akad. Wien*, 1875. — Idem, *Die Insekten*, Munich, 1877. — Gerstäcker, *Ueber das Vorkommen von Kiementracheen bei ausgebildeten Insekten, Zeitschr. f. w. Zool.*, t. XXIV, 1874. — De la Valette St-Georges, *Ueber die Genese der Samenkörper, Arch. f. mikrosk. Anat.*, t. X, 1874. — Rabl-Ruckhard, *Studien über Insectengehirne, Müller's Archiv*, 1875. — Wolff, *Das Riechorgan der Biene, Nova Acta Leop. Carol. Acad.*, t. XXXVIII, 1875. — C. Chun, *Ueber den Bau der Rectaldrüsen bei den Insecten, Inaug. Dissert.*, Frankfurt, 1875. — C. Grobben, *Ueber bläschenförmige Sinnesorgane von Ptychoptera, Sitzb. d. k. k. Akad. Wien*, 1875. — F. Plateau, *Recherches sur les phénomènes de la digestion chez les Insectes, Mém. de l'Academie des Sciences de Belgique*, t. XLI, 1875. — Idem, *Recherches expérimentales sur les mouvements respiratoires des Insectes*, ibid., t. XLV, 1884. — Idem, *Palpes des Insectes broyeurs, Bulletin de la Soc. zoologique de France*, t. X, 1885. — Idem, *Recherches sur la vision chez les Arthropodes* (3e, 4e et 5e parties), *Bulletins de l'Académie royale de Belgique*, 3e sér., t. XV et XVI, 1888. — J.-A. Palmén, *Zur Morphologie des Tracheensystems*, Helsingfors, 1877. — Carlet, *Mémoire sur l'appareil musical de la Cigale, Ann. des sc. nat.*, 6e sér., t. V, 1877. — J. Dietl, *Organisation des Arthropodengehirns, Zeitschr. f. w. Zool.*, t. XXVII, 1877. — E. Schindler, *Beiträge zur Kenntniss der Malpighischen Gefässe der Insecten*, ibid., t. XXX, 1878. — A. Forel, *Der Giftapparat u. die Analdrüsen der Ameisen*, ibid., t. XXX, suppl., 1878. — Flögel, *Ueber den einheitlichen Bau des Gehirns in den verschiedenen Insectenordnungen*, ibid., t. XXX, suppl., 1878. — E. Berger, *Untersuchungen über den Bau des Gehirns und der Retina der Arthropoden, Arb. aus d. Zool. Instit. Wien*, t. I, 1878. — H. Grenacher, *Untersuchungen über das Sehorgan der Arthropoden*, Göttingen, 1879. — Ed. Brandt, *Une série de mémoires sur le système nerveux des Insectes* (en allemand), *Horae Soc. Entom. rossic.*, Pétersbourg, 1879 et suiv. — G.-E. Adolph, *Ueber Insectenflügel, Nova. Acta. Leop. Carol. Acad.*, t. XLI, 1880. — J. Mac Leod, *La structure des trachées*, Bruxelles, 1880. — G. Hauser, *Physiologische und Histologische Untersuchungen über das Geruchsorgan der Insecten, Zeitschr. für w. Zool.*, t. XXXIV, 1880. — G. Dimmock, *The Anatomy of the Mouth-Parts and of the Sucking Apparatus of some Dipters, Inaug. Dissert.*, Boston, 1881. — O. Krancher, *Der Bau der Stigmen bei den Insecten, Zeitschr. f. w. Zool.*, t. XXXV, 1881. — H. Viallannes, *Recherches sur l'histologie des Insectes, Ann. des sc. nat.*, 6e sér, t. XIV, 1882, et *Différents mémoires sur le cerveau des Insectes (Libellule, Guêpe, Criquet) dans le même recueil jusqu'en 1887*. — Bolles Lee, *Bemerkungen über den feineren Bau der Chordotonal-Organe, Arch. für mikrosk. Anat.*, t. XXIII, 1883. — Idem, *Les balanciers des Diptères, Recueil zoologique suisse*, t. II, 1885. — K. Kraepelin, *Ueber die Geruchsorgane der Gliederthiere*, Hamburg, 1883. — Will, *Das Geschmacksorgan der Insecten, Zeitschr. f. w. Zool.*, t. XLII, 1885. — Ritter von Wielowiejski, *Ueber das Blutgewebe der Insekten*, ibid., t. XLIII, 1886. — J. Frenzel, *Einiges über den Mitteldarm der Insekten, Arch. f. mikrosk. Anat.*, t. XXVI, 1886. — Faussek, *Beiträge zur Histologie des Darmkanals der Insekten, Zeitschr. f. w. Zool.*, t. XLV, 1887. — Knüppel, *Ueber Speicheldrüsen von Insecten, Inaug. Dissert.*, Berlin, 1887. — Ruland, *Beiträge zur Kenntniss der antennalen Sinnesorgane der Insekten, Zeitschr. f. w. Zool.*, t. XLVI, 1888. — O. vom Rath, *Ueber die Hautsinnesorgane der Insekten*, ibid., 1888.

CLASSE DES ARACHNIDES

Au premier coup d'œil, tous les membres de cette classe se distinguent facilement des quatre autres classes des Arthropodes par l'absence d'antennes proprement dites, placées sur la face frontale de la tête. L'absence de membres abdominaux sépare les Arachnides des Crustacés, des Onychophores et des Myriapodes et les rapproche des Insectes, dont ils s'éloignent par de nombreux caractères, parmi lesquels le plus apparent est la réduction complète de la tête, toujours confondue avec la région suivante.

Sauf les Acariens, chez lesquels le corps ne présente qu'une seule masse, dépourvue de segmentation, on peut toujours distinguer deux régions principales du corps : un céphalothorax, portant les yeux dorsaux, la bouche et les appendices articulés, placés sur la face ventrale; et un abdomen, sur lequel se trouvent l'anus terminal et les orifices sexuels et respiratoires.

Les membres sont au nombre de six paires. Les trois dernières paires sont, dans la plupart des cas (quelques Acariens exceptés) très semblables entre elles, constituées par un nombre assez considérable d'articles (jusqu'à sept), organisées pour la marche et armées de griffes terminales. La paire de membres précédente est déjà plus variable; elle peut avoir la forme d'organes préhensiles, d'antennes ou de palpes, terminés sans griffes et impropres à la locomotion. Mais dans la plupart des cas, elle présente une organisation semblable à celle des trois paires suivantes et se prête aux mêmes fonctions, à tel point que l'on peut dire que la plupart des Arachnides ont quatre paires de pattes-marcheuses.

La variabilité est très grande chez les deux premières paires d'appendices.

La première paire est placée à front du céphalothorax, mais à sa face ventrale. Suivant son innervation, elle serait comparable aux antennes des autres Arthropodes, puisqu'elle reçoit ses nerfs directement du cerveau ; mais ses fonctions se rapportent uniquement à l'alimentation et par sa position elle ressemble aux mandibules des Insectes. Nous appellerons ces appendices, avec la plupart des auteurs, les *chélicères*. Ils constituent tantôt des griffes puissantes, tantôt des pinces horizontales ou verticales ou même des stylets.

La seconde paire, toujours en relation intime avec la bouche par son article proximal d'insertion, n'est pas moins variable dans sa forme. Cette partie proximale joue dans beaucoup de cas le rôle d'une *mâchoire* (Araignées); tandis que la partie terminale, plus ou moins indépendante et que nous appellerons le *palpe*, peut avoir la forme de pinces d'écrevisses, s'armer de griffes ou bien se présenter comme un organe tactile, semblable à une antenne simple. Chez les Araignées mâles, ce palpe devient un organe copulateur.

Enfin, dans quelques cas, se trouve encore une lèvre inférieure médiane, fermant la bouche comme un chambranle, qui peut être représenté par deux lamelles latérales non soudées ensemble.

Les autres organes varient à l'infini. Nous les passerons en revue après avoir exposé l'anatomie du type choisi.

Les sexes sont toujours séparés et souvent de taille et de formes différentes.

Nous adopterons la classification suivante, basée en grande partie sur l'ordonnance des parties extérieures.

1er Ordre. — **Aranéides**. Céphalothorax d'une seule pièce, abdomen non segmenté. Chélicères en forme de griffes, munies de glandes venimeuses, mâchoires à brosses, distinctes des palpes sétiformes, copulateurs chez les mâles. Quatre paires de pattes semblables. Poumons trachéens et encore des trachées. Filières à l'extrémité de l'abdomen.

Sous-ordre des *Tetrapneumones*. Quatre poumons et quatre, rarement six filières : Ex. *Mygale*, *Cteniza*.

Sous-ordre des *Dipneumones*. Deux poumons, six filières. Ex. *Salticus*, *Lycosa*, *Tegenaria*, *Epeira*, *Segestria*.

2e Ordre. — **Arthrogastres**. Abdomen toujours articulé. Point de filières, à l'exception des Pseudoscorpions.

Sous-ordre des *Pédipalpes*. Céphalothorax uni ; chélicères à griffes ; palpes sous forme de griffes ou de pinces ; troisième paire d'appendices antenniformes constituant un long fouet ; trois paires de pattes marcheuses. Quatre poumons. Ex. *Thelyphonus*, *Phrynus*.

Sous-ordre des *Phalangides*. Céphalothorax non articulé, chélicères en forme de pinces, palpes longs à petites griffes, quatre pattes marcheuses très longues. Trachées aboutissant à deux stigmates. Ex. *Phalangium, Gonyleptus.*

Sous-ordre des *Pseudoscorpions*. Céphalothorax uni, chélicères à pinces horizontales, palpes grands à pinces, quatre pattes marcheuses, abdomen sans aiguillon. Trachées. Ex. *Chelifer*, *Obisium*.

Sous-ordre des *Scorpions*. Appendices comme chez les précédents. Céphalothorax uni; abdomen divisé en deux régions: antérieure plus large, postérieure cylindrique, terminée par un aiguillon venimeux. Huit poumons. Ex. *Scorpio*, *Buthus*.

Sous-ordre des *Solifuges*. Céphalothorax segmenté, chélicères en pinces verticales; palpes pédiformes, très longs, sans griffes, comme la paire suivante de pattes courtes; trois paires de pattes marcheuses à griffes. Trachées. Ex. *Solpuga* (*Galeodes*).

3e Ordre. **Acariens.** Corps en une seule masse. Chélicères et palpes variables. Respiration par la peau ou par des trachées. Ex. *Demodex*, *Sarcoptes*, *Gamasus*, *Trombidium*, *Hydrachna*, *Oribates*.

Type: **Epeira diadema. L.** Nous avons choisi cette espèce des Aranéïdes dipneumones et orbitélaires parce qu'elle est très commune, vers la seconde moitié de l'été et jusqu'en automne, dans toute l'Europe centrale. On trouve partout, et de préférence dans les jardins et dans les vignes, les toiles verticales de ces grosses araignées, attachées par des fils de soutien souvent fort longs et formées de fils concentriques réunis par des fils radiaires. L'animal se tient au milieu de sa toile pendant le jour. C'est la plus grosse de nos araignées communes; l'abdomen rond peut atteindre le volume d'une noisette. Les mâles sont beaucoup plus petits, sveltes, à pattes relativement beaucoup plus longues et bien plus rares que les femelles. Ils se tiennent ordinairement en dehors de leurs toiles sous des feuilles, vers lesquelles mènent des fils conducteurs. C'est là qu'il faut les chercher. Dans notre travail, nous avons été puissamment secondé par M. le Dr M. Jaquet.

Organisation extérieure. L'examen des parties extérieures est assez facilité par le traitement à la potasse caustique, dont nous parlerons plus tard.

Toutes les parties du corps portent des poils, mais ces organes sont plus rares sur l'abdomen et sur le bouclier céphalothoracique, tandis qu'ils sont très abondants sur le plastron, sur les palpes et très particulièrement développés sur les mâchoires.

Le *céphalothorax* pyriforme, plus étroit en avant et de consistance considérable, est composé essentiellement de deux parties, un *bouclier* dorsal (*a*, fig. 91) et un *plastron* ventral (*g*), entre lesquels sont insérés les différents appendices. Le *bouclier* se recourbe sur tous ses bords vers la face ventrale en formant des parois latérales, lesquelles, sur des coupes transversales, se présentent comme deux ailerons libres. Il porte, sur sa face antérieure, les huit yeux, dont quatre sont placés en carré près de la ligne médiane, deux exactement sur le bord infléchi (*k*, fig. 91), les deux autres un peu en arrière sur la hauteur du front (*h*). Les paires latérales (*i*), occupent le bord du bouclier; chaque paire est entourée, en haut et en arrière, d'un relèvement chitineux en demi-cercle.

Sur la face ventrale du céphalothorax se remarquent en premier

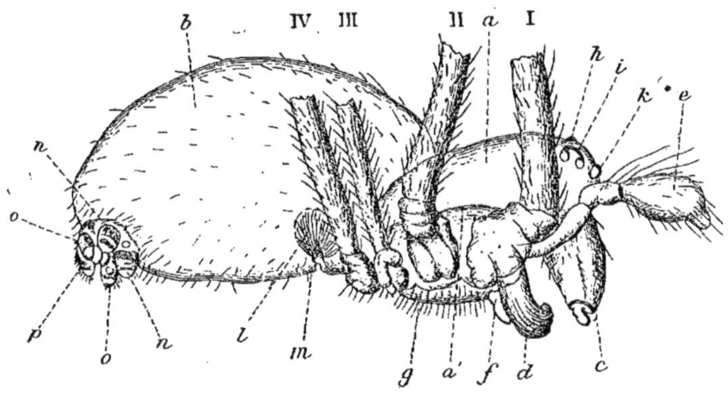

Fig. 91.

lieu les *chélicères* (*c*, fig. 91 et 92), deux masses très volumineuses, plus sveltes et plus allongées chez le mâle, dont l'article basilaire puissant dépasse un peu le bord du bouclier à la vue d'en haut. Ces articles basilaires descendent, en s'arquant un peu, vers le bas, et sur leur extrémité libre est insérée une griffe courbée en sabre à pointe effilée, noirâtre, qui s'applique, au repos, sur l'article basilaire comme la lame d'un canif et se meut du dehors en dedans. La base de cette griffe est articulée sur une rainure chitineuse épaissie, sur les bords de laquelle s'élèvent des dents chitineuses émous-

Fig. 91. — *Épeira diadema*. Jeune mâle, vu de profil. Le champ anal avec les filières est un peu tourné de manière à être vu de trois quarts. Préparation à la potasse. Gundl. Oc. 1. Obj. 00. Chambre claire. I-IV, les quatre paires de pattes, tronquées. *a*, céphalothorax, bouclier dorsal; *a'*, son bord inférieur; *b*, abdomen; *c*, chélicère; *d*, mâchoire; *e*, palpe; *f*, lèvre postérieure; *g*, plastron ventral du céphalothorax; *h*, œil médian supérieur ou postérieur; *i*, yeux latéraux réunis; *k*, œil antérieur; *l*, poumon; *m*, fente génitale; *n*, *n*, filières antérieures; on voit, entre leurs bords antérieurs, le mamelon du cribellum rudimentaire; *o*, *o*, filières postérieures. Dans l'espace entre les quatre filières antérieures et postérieures se voient les filières moyennes; *p*, opercule anal.

sées, quatre plus grosses sur le bord externe, cinq sur le bord interne.

Les *mâchoires* (*d*), moins puissantes, se composent aussi de deux articles et sont recourbées, avec leur extrémité libre, sur la bouche,

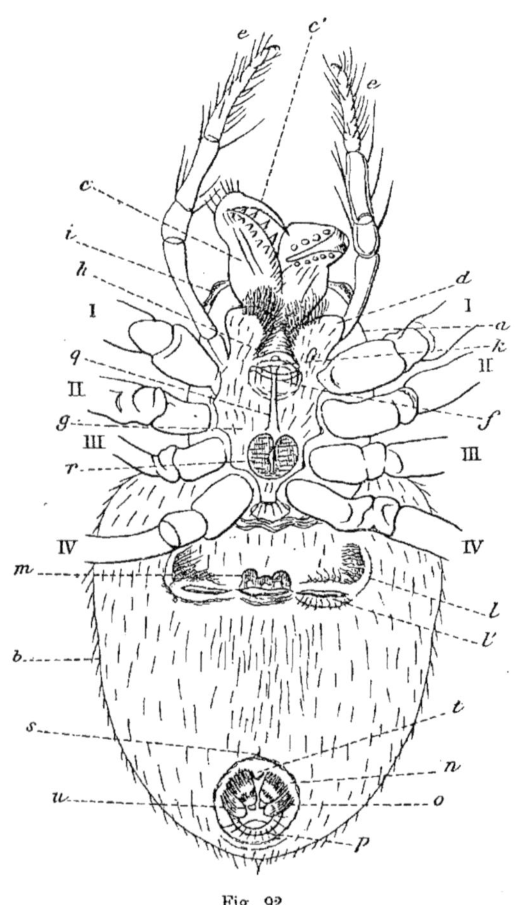

Fig. 92.

qu'elles couvrent complètement. Cette extrémité, triangulaire par la vue d'en bas, est garnie, comme une brosse, de poils gros et courbes en grande quantité, dont les antérieurs sont simples, tandis que

Fig. 92. — *Ep. d.* Jeune femelle vue de la face ventrale. Préparation à la potasse. Gundl. Oc. 1. Obj. 00. Chambre claire. I-IV, les quatre pattes, numérotées d'avant en arrière. *a*, bord du céphalothorax; *b*, abdomen; *c*, chélicère, article basal; *c'*, son crochet; *d*, mâchoires; *e*, palpes; *f*, lèvre postérieure; *g*, plastron ventral du céphalothorax; *h*, lèvre antérieure ou rostre; *i*, yeux latéraux; *k*, mamelon buccal; *l*, poumon; *l'*, stigmate; *m*, organes génitaux externes; *n*, filières antérieures; *o*, filières postérieures; *p*, opercule anal; *q*, gouttière de l'œsophage; *r*, estomac suceur; *s*, épine du champ anal; *t*, cribellum rudimentaire; *u*, filières moyennes.

les postérieurs, s'appliquant particulièrement sur la bouche, ont l'apparence de plumes allongées à pinnules courtes et pointues.

Sur sa face inférieure, l'article terminal des mâchoires est, sur une étendue assez grande, dégarnie de poils et présente un aspect finement pointillé. Le bord antérieur de ce champ est tranchant et garni, dans toute sa longueur, de denticules chitineux très serrés et trop petits pour être représentés sur notre dessin (fig. 92).

Derrière l'article basilaire des mâchoires partent, mais entièrement distincts des mâchoires, les *palpes* (*e*), très différemment constitués chez les deux sexes. Les palpes de la femelle (fig. 92) sont allongés, composés de six articles presque cylindriques. Leur bout, garni de gros poils allongés et d'une égale venue, porte une seule griffe en forme de peigne, exactement semblable à celles que portent les pieds. Le nombre des articles et leurs dimensions relatives ainsi que cette griffe terminale prouvent bien que le palpe n'est, chez les Epeires femelles, qu'un pied très peu modifié, et nullement un appendice des mâchoires. Les femelles portent en général ces organes étendus en avant. Le palpe des mâles (fig. 91) est très différemment construit. Il est très renflé en forme de bouton épais et poilu, ordinairement assez foncé de couleur. Chez les jeunes mâles (fig. 91) le bout est simplement renflé en massue, mais chez les adultes il cache une organisation très compliquée, dont nous parlerons à propos des organes de reproduction. Les mâles portent ordinairement ces palpes repliés vers la bouche.

Il faut écarter considérablement les mâchoires, pour voir entre elles une pièce médiane, bordant la bouche en avant, la lèvre antérieure ou le *rostre* (*h*, fig. 92). C'est un moignon charnu faisant saillie et présentant, vu d'en bas, une forme triangulaire. La face postérieure du rostre, qui borde le pharynx montant (fig. 93) est garnie d'une très forte lamelle chitineuse, tandis que les faces antérieure et inférieure présentent un tégument mou et mince. Le rostre contient des muscles et des glandes.

La bouche est fermée d'en bas par une lame chitineuse, mince, triangulaire, à pointe plus solide tournée en avant et articulée sur la partie antérieure du plastron. Cette *lèvre inférieure* (*f*) occupe l'intervalle laissé en arrière entre les bouts des mâchoires ; elle porte, sur sa face interne, des conformations qui entourent l'entrée de l'œsophage, et sur lesquelles nous reviendrons en parlant du système digestif.

Le *plastron* (*g*), très poilu, a la forme d'un écusson héraldique, couvrant la face ventrale entre la lèvre, les pattes et l'abdomen. Il présente des excisions latérales, correspondant aux articles basilaires des pattes, et comme celles-ci se rapprochent de la ligne médiane d'avant en arrière, il est plus large du côté de la bouche et se termine en arrière par une pointe garnie de quelques dentelures chitineuses.

Les *pattes* (I à IV), au nombre de quatre paires symétriques, sont construites d'une manière conforme et ne diffèrent que par leur grosseur et leur longueur. La troisième paire est la plus courte et la plus mince. Chaque patte porte à son extrémité distale deux griffes latérales en forme de peigne, armées d'une série de dentelures sur leur bord tranchant concave, qui diminuent de longueur d'avant en arrière. Entre les bases de ces peignes latéraux et un peu en arrière s'élève une griffe médiane recourbée en crochet, qui ne porte qu'une seule dentelure à sa base. Toutes ces griffes sont entourées de forts poils épineux, parmi lesquels se distinguent deux paires plus allongées, élégamment recourbées en S, et garnies de dentelures très fines, que l'on a désignées sous le nom de griffes auxiliaires.

L'*abdomen*, globuleux ou ovalaire, attaché au thorax par un isthme étroit et tout d'une venue, a un tégument mou et extensible, lequel résiste cependant bien à l'action de la potasse caustique. On voit sur sa face ventrale et sur la ligne médiane, à peu de distance du plastron, l'*orifice génital* (*m*) fort différemment construit chez les deux sexes et dont nous donnerons la description à propos des organes reproducteurs.

Sur la même ligne transversale, occupée par cet orifice, on voit des deux côtés, dirigées obliquement, les larges fentes qui conduisent dans les *sacs pulmonaires* (*l*).

Enfin, sur l'extrémité postérieure de la face ventrale se trouve une conformation considérable, le *champ anal*, constitué par les *filières* (*n*, *o*, *u*) et l'*anus*. Les premières, au nombre de six, sont des mamelons arrondis au bout, allongés et recourbés.

L'*orifice anal*, placé en arrière, est recouvert par un mamelon de structure assez compliquée (*p*), garni de poils courts, mais serrés, et qui peut fermer l'anus comme un chambranle.

Préparation. Pour la dissection microscopique on ouvre, sous l'eau, par une incision latérale, l'abdomen de l'araignée fraîchement tuée et on détache successsivement, à l'aide de fins ciseaux, le tégument dorsal. On ménage le cœur médian enfoui superficiellement dans le foie en repliant le tégument, et on met ainsi à nu les viscères. On agit de même sur le bouclier thoracique en le coupant de manière à laisser intacts les yeux. Après avoir enlevé tout le tégument dorsal, on cherche à déployer les viscères avec des aiguilles et des fins pinceaux. Ces opérations doivent être faites sous la loupe. — Les individus conservés à l'alcool ne se prêtent à ce genre de dissection que lorsqu'ils ont été plongés, pendant un jour au moins, dans de l'eau mélangée de quelques gouttes d'ammoniaque. Sans ce traitement préalable, on ne peut débrouiller les viscères collés ensemble et rendus friables par l'esprit de vin. — Nous ne pouvons assez recommander, pour l'étude des parties chitineuses, la préparation par la potasse à chaud et dans des solutions concentrées. Il faut toutefois, lorsqu'on veut préparer ainsi des animaux entiers, faire une ou plusieurs incisions latérales sur l'abdomen pour faciliter l'action dissolvante de la potasse et la sortie des substances réduites en bouillie. On continue le traitement avec du liquide renouvelé jusqu'à ce que celui-ci ne se colore plus. On lave après soigneusement à l'eau distillée et on monte les préparations dans de la glycérine. — La méthode des coupes, précédées ou suivies de coloration, rencontre ici les mêmes difficultés que chez les autres Arthropodes; chaque opération demande des temps prolongés. La coloration au carmin boracique nous a le mieux réussi. — Nous indiquerons, en parlant de la circulation, les procédés d'injection.

Situation générale des organes internes. Après avoir enlevé les téguments dorsaux, on ne voit, dans le céphalothorax, qu'un fouilli de faisceaux musculaires, attachés en partie à quelques apodèmes internes, qui se croisent dans tous les sens, et dans les interstices desquelles se trouvent les bouts des glandes à venin, des cœcums intestinaux et des vaisseaux sanguins. Il faut enlever un à un soigneusement ces faisceaux, qui se rendent aux différents appendices, au système digestif, etc., pour mettre à nu le système nerveux, enchevêtré avec les dépendances du système digestif et les vaisseaux à tel point, que l'on ne peut suivre un de ces systèmes sans détruire les autres en partie. Des difficultés semblables se rencontrent dans l'étude des organes contenus dans l'abdomen. Le foie recouvre toute la surface dorsale, et ses lobules extrêmement délicats remplissent tous les interstices des autres organes. Après avoir enlevé le foie toujours brunâtre, on verra, dans le fond de la cavité abdominale, les organes génitaux, l'intestin et le rectum en dessus, les glandes fileuses en arrière et tout à fait au fond, appliqués au tégument ventral, les sacs pulmonaires. Ici aussi, l'étude du système circulatoire demande une préparation toute spéciale.

Pour comprendre la disposition et l'enchevêtrement des organes dans le thorax, on s'adressera utilement à des coupes bien réussies, dont on peut combiner les résultats. C'est ainsi qu'on voit sur une coupe sagittale et médiane du céphalothorax (fig. 93) l'entrée de la bouche (d) presque au centre de la face ventrale, limitée par le rostre (h) en avant et la lèvre inférieure en arrière (f) et conduisant dans le pharynx vertical, lequel s'infléchit brusquement en angle droit, pour se continuer par l'œsophage (d^1), l'estomac suceur (g') et l'intestin (g), placés presque horizontalement. Un des grands cœcums dorsaux de l'estomac (l) est frisé par la coupe. Sur la face ventrale, on aperçoit les cœcums stomacaux, se rendant aux pattes (m), accompagnés des nerfs (b') et des vaisseaux (r) de ces appendices. Au-dessus de ces cœcums s'étale la grande masse centrale sous-œsophagienne (b) du système nerveux, qui se continue

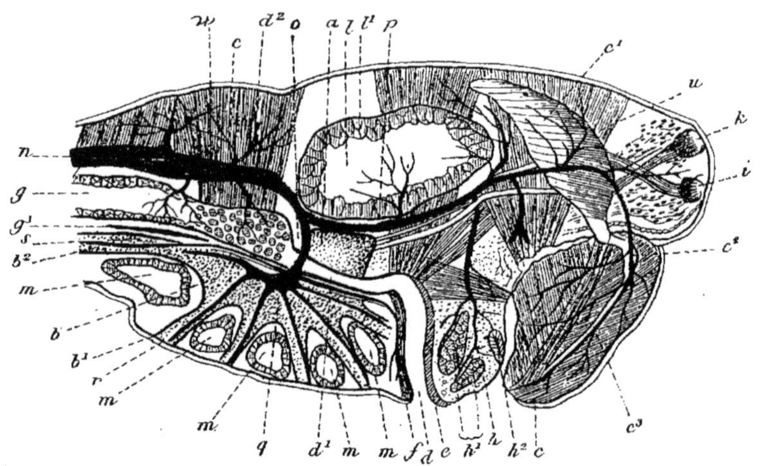

Fig. 93.

en arrière par le nerf abdominal (b^2) accompagné de son artère (s). Celle-ci naît du tronc recourbé en anse de l'aorte (o), et du sommet de l'arc prend naissance l'aorte céphalique (p), laquelle donne des branches à tous les organes et appendices situés en avant. Entre le grand cœcum dorsal et l'œsophage se montre la masse nerveuse sus-

Fig. 93. — *Ep. d.* Coupe sagittale du céphalothorax, frisant la ligne médiane. Gundlach, Oc. 1. Obj. 00. Chambre claire. a, le cerveau (masse sus-œsophagienne), traversé à sa base par l'œsophage; b, masse sous-œsophagienne, envoyant latéralement les nerfs des pattes b' et le tronc abdominal b^2 en arrière; c, chélicère coupé en long, montrant la disposition des muscles et des apophyses chitineuses dans son intérieur; c', la glande à venin, enveloppée de fibres musculaires en spirale; c^2, le coude d'entrée du canal vénénifère; c^3, sa continuation dans le chélicère; d, la bouche; d', œsophage; d^2, estomac suceur; e, lame chitineuse antérieure du pharynx, appliquée au rostre h; f, lame chitineuse postérieure du pharynx; g, continuation postérieure de l'intestin, depuis l'estomac suceur; g', lame aponévrotique; h, rostre; h', muscles; h^2, glande du rostre; i, œil inférieur; k, œil postérieur médian, avec les nerfs qui s'y rendent; l, grand cœcum dorsal; l', paroi du cœcum dorsal; o, thorax; m, cœcums ventraux, se rendant dans les pattes; n, aorte céphalique; o, crosse aortique; p, artère céphalique antérieure, donnant des branches au cerveau et à toutes les parties situées en avant; q, branche recourbée de la crosse, envoyant des rameaux à la masse sous-œsophagienne et r, aux pattes; s, artère recurrente.

œsophagienne (*a*), des branches de laquelle on ne voit que deux nerfs optiques se terminant dans les yeux médians (*i*, *k'*). Dans le rostre on aperçoit, outre des faisceaux musculaires coupés (*h'*), la glande du rostre (h^2), et dans le chélicère, placé en avant, le conduit excréteur (c^3) de la glande à venin (*c'*), qui s'étale dans la partie antérieure et supérieure du céphalothorax.

Une coupe transversale menée par les racines de la seconde paire des pattes (fig. 94) laisse voir, entre les faisceaux de muscles, les

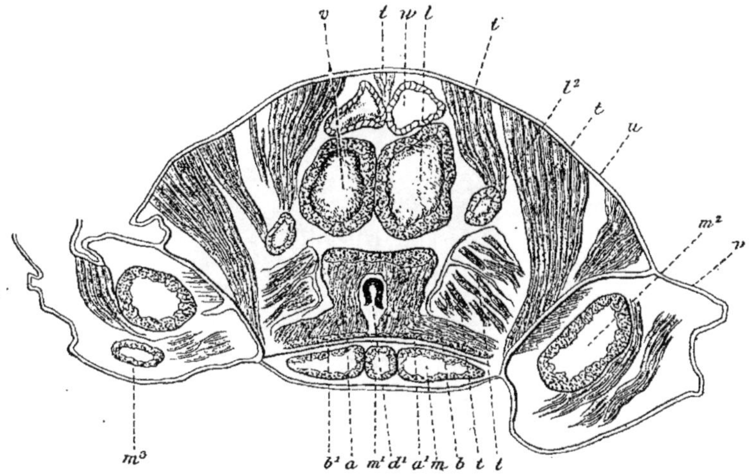

Fig. 94.

lumières des glandes à venin (*w*), ainsi que de deux paires de cœcums stomacaux dorsaux (*l*, *l'*) et, à la face ventrale, celles d'une paire de cœcums (*m*) avec un cœcum médian, (*m'*) ainsi que les cœcums dans la base des pattes (m^2, m^3). Au centre de la coupe et dans sa moitié ventrale, on voit la masse nerveuse entourant étroitement la gouttière de l'œsophage (*d'*) entourée de son revêtement chitineux, et on distingue fort bien la couche corticale à cellules ganglionnaires (*a'*) qui couvre la portion sus-œsophagienne, ainsi que celle de même nature qui tapisse la face inférieure de la grande masse sous-œsophagienne (*b'*) étalée latéralement vers les pattes (*b*).

Le *pédoncule*, très court et très resserré, héberge la continuation

Fig. 94. — *Ep. d.* Coupe transversale du céphalothorax, menée par le ganglion sus-œsophagien. Même grossissement que la figure précédente, dont on a conservé, autant que possible, les mêmes lettres de désignation. *a*, cerveau; *a'*, sa couche supérieure cellulaire; *b*, masse sous-œsophagienne, s'étendant des deux côtés vers les pattes; *b'*, sa couche inférieure de cellules; *d'*, coupe transversale de l'œsophage, perçant la masse nerveuse; *l*, grands cœcums dorsaux, coupés; l^2, cœcums dorso-latéraux; *m*, cœcums ventraux; *m'*, cœcum ventral médian; m^2, cœcums des pattes; m^3, cœcum recurrent de la patte; *t*, muscles; *u*, tégument dorsal; *v*, tégument des pattes; *w*, glandes à venin.

de l'aorte vers le cœur, situé dans l'abdomen, l'intestin tubulaire, les deux nerfs abdominaux et des muscles avec une plaque aponévrotique, dont nous parlerons à propos du système musculaire.

Comme nous l'avons dit plus haut, l'étude des organes situés dans *l'abdomen* devient assez difficile à cause du foie, dont les lobes enveloppent tous les organes et remplissent tous les interstices jusqu'à la face ventrale. Après avoir enlevé les téguments dorsaux on ne voit que ces lobules bruns, recouverts sur des places correspondantes aux dessins extérieurs d'une substance blanche, composée de fins granules réfringeants et brillants. Après avoir enlevé cette substance et une certaine épaisseur de lobules du foie au moyen de petits jets d'eau, dirigés par une pipette à caoutchouc, et par des frictions de pinceau, on aperçoit, dans la ligne médiane, le cœur courbé suivant la voussure de l'abdomen, et envoyant ses vaisseaux latéraux et terminaux. Des deux côtés on voit, en arrière comme en avant, surgir entre les lobules du foie les faisceaux des muscles dorso-ventraux, se dressant comme des piliers. On enlève par une légère traction le cœur après l'avoir coupé près du pédoncule, et on entraîne de cette manière ordinairement la mince couche de lobules hépatiques qui le sépare de l'intestin, courbé comme lui, suivant la ligne médiane. En nettoyant suivant la manière indiquée, autour de l'intestin, on

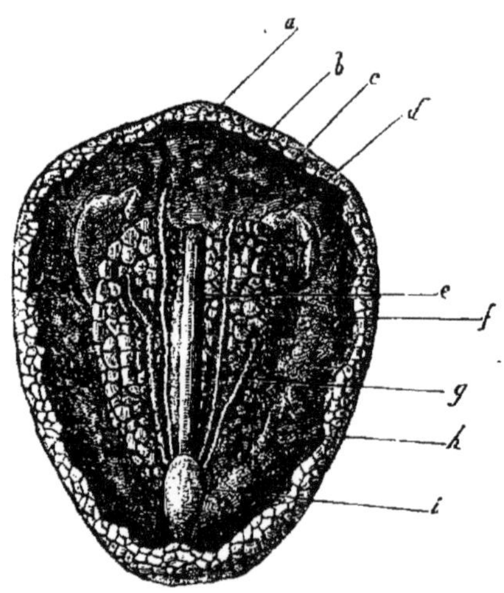

Fig. 95.

Fig. 95. — *Ep. d.* Face dorsale de l'abdomen. Le cœur a été enlevé avec les parties du foie qui l'entourent, de manière à mettre à nu l'intestin et les organes environnants. Dessin à la loupe, chambre claire. *a*, tégument; *b*, *h*, foie, englobant tous les autres organes; *c*, tubes de Malpighi internes; *g*, id. externes; *d*, glandes de soie cylindriques *e*, intestin; *f*, ovaire; *i*, cloaque.

a l'aspect que présente notre figure 95. Au milieu, l'intestin blanchâtre (*e*) voûté et se terminant dans un cloaque postérieur (*i*) souvent énormément gonflé par des masses fusiformes d'excréments bruns. Des deux côtés s'aperçoivent les tubes de Malpighi, dont la paire interne plus longue (*c*) atteint presque le bord antérieur de l'abdomen. Tout ce système repose sur les ovaires (*f*), dont le volume devient, à la fin de la saison, énorme. Il faut enlever les ovaires ou, chez les mâles, les testicules et le système intestinal pour

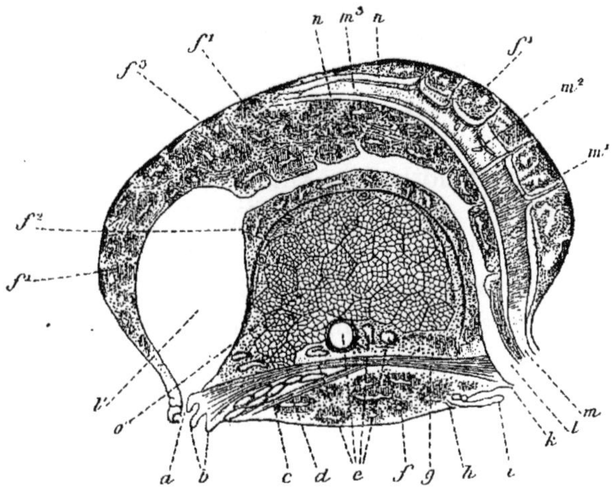

Fig. 96.

pouvoir étudier les glandes fileuses et les muscles inférieurs de l'abdomen. Quelquefois on voit surgir, par dessous l'intestin, quelques lacets des grandes glandes fileuses cylindriques (*d*). Pour faciliter l'intelligence des rapports de position entre les organes de l'abdomen, nous donnons une coupe sagittale et médiane de cette partie du corps (fig. 96). On y voit toutes les parties indiquées et en outre, limitées presque par un plancher musculaire longitudinal (*g*), les glandes fileuses de différentes sortes (*c*, *e*), noyées dans des lobules du foie qui s'étendent sur la face ventrale. On y aperçoit également en avant le réservoir séminal (*i*) placé au-devant de la fente génitale. Des deux

Fig. 96. — *Ep. d.* Coupe sagittale et médiane de l'abdomen. Dessin à la loupe et à la chambre claire. *a*, orifice anal; *b*, filières; *c*, glandes de soie pyriformes; *d*, faisceau musculaire aux filières; *e*, coupes de glandes cylindriques; *f*, partie inférieure du foie; *f'*, masses supérieures du foie; *f²*, masses moyennes entre le cœur et l'ovaire; *g*, muscle abdominal inférieur et longitudinal; *h*, fente génitale; *i*, réservoir du sperme; *k*, pointe du pédoncule abdominal; *l*, intestin; *l'*, cloaque; *m*, aorte entrant dans le pédoncule; *m'*, partie du cœur où la coupe a frisé ses parois, en mettant à nu les muscles circulaires; *m²*, fentes latérales du cœur; *m³*, aorte postérieure; *n*, cavité péricardiale *o*, ovaire.

côtés de cette fente se trouvent les poches pulmonaires aplaties et s'ouvrant, à l'extérieur, par des stigmates en boutonnières transversales.

Téguments. La peau de l'Epeire se compose, comme chez les autres Arthropodes, de trois couches, qui sont : une couche de chitine externe (ou cuticule), une couche de chitine profonde et une couche hypodermique. La cuticule est jaunâtre, réfractaire aux colorations; suivant les régions où on l'examine, on la voit formée par deux strates dont l'externe, très mince, contribue à la formation des relèvements de la peau. Ces derniers déterminent sur les mâchoires, les palpes, les pattes, la face dorsale du céphalothorax et l'abdomen des losanges plus ou moins réguliers. Sur le plastron, ces relèvements tendent à former des lignes parallèles entre elles. La cuticule est, relativement aux couches sous-jacentes, fortement épaissie sur la face dorsale du céphalothorax, sur les pattes ainsi que sur les chélicères; elle atteint son minimum d'épaisseur aux articulations. A la base des poils, elle se relève pour former une cupule, sur le fond de laquelle repose la base un peu renflée du poil. La moitié inférieure de cette cupule repose sur une seconde cupule perforée à sa base pour livrer passage à la substance qui remplit le canal central du poil ou piquant. Cette substance, finement grenue, se continue dans l'hypoderme, et nous avons quelquefois constaté un fin filament qui la continuait vers l'intérieur. Nous ne doutons pas que ce soit un filament nerveux, mais nous n'avons pu le suivre plus loin.

La couche chitineuse interne se laisse colorer faiblement par le carmin boracique ou la cochenille. Sur des coupes, on y distingue des stries longitudinales parallèles entre elles, indication de structure lamelleuse. Cette couche est perforée de part en part en dessous de l'insertion d'un piquant ou d'un poil; on y aperçoit aussi, mais rarement, des canaux transversaux ayant la forme de zigzags.

La couche chitinogène ou hypoderme est facile à mettre en évidence chez l'Epeire. Elle est loin de présenter partout les mêmes caractères; à certains endroits, on ne la distingue que comme une traînée de noyaux disposés sans ordre; autre part, les cellules plus visibles s'allongent et forment une espèce de palissade; elles peuvent, dans quelques cas, comme nous le verrons plus tard, acquérir un développement énorme et revêtir une forme glandulaire. Lorsque les muscles viennent s'insérer contre les téguments, on aperçoit une fine membrane, laquelle semble se détacher de l'hypoderme, pénétrer entre les fibres musculaires et les entourer en leur constituant une sorte de gaine.

Les poils et les piquants, insérés sur le tégument, ne diffèrent entre eux que par la grosseur. Les premiers se rencontrent principalement sur l'abdomen, au céphalothorax et aux pattes; les seconds ornent les différents articles des pattes, ils portent de nombreuses stries. Les différentes pièces de l'appareil buccal sont garnies de poils pinnés. Sur les palpes, les poils portent sur toute leur longueur de nombreuses aspérités très ténues et disposées sans ordre. Il en est de même pour quelques poils du plastron.

Les poils et surtout les piquants raides se cassent ou se désarticulent très facilement. On trouve alors, de préférence sur les pattes, les doubles cupules mentionnées de la racine et souvent aussi des piquants en régénération, encore peu apparents. Ces conformations plus ou moins cicatrisées ont été prises par M. F. Dahl (voir *Littérature*) pour des organes auditifs.

En revanche, on peut aisément vérifier une autre trouvaille de M. Dahl, savoir l'existence de fines fissures, qui se trouvent sur toutes les articulations des pattes et même des chélicères, et aussi sur les palpes. Ces fines fentes, un peu sinueuses en S et présentant souvent un petit élargissement au milieu, sont groupées, à la face dorsale des pattes, au nombre de douze au plus, limitées par un champ faiblement accusé et dirigées, parallèlement, dans des directions diverses, tantôt transversalement ou obliquement et le plus souvent parallèlement à l'axe du membre. Elles traversent la chitine de part en part, comme on peut s'en convaincre sur des coupes, et ne sont séparées du vaisseau de la patte que par l'hypoderme, fort mince du reste, autour de l'articulation. Seraient-elles des organes auxiliaires de la respiration, permettant un échange de gaz entre le sang du vaisseau des pattes et l'air?

Système musculaire. La disposition des muscles de l'Épeire, toujours constitués de fibres striées transversalement, peut être en partie étudiée par la dissection. A cet effet, après avoir fait séjourner un gros exemplaire dans de l'alcool absolu, on enlèvera avec un fin scalpel les téguments dorsaux en promenant sur leur face interne la lame du scalpel afin d'en séparer les insertions musculaires. Si cette opération est bien conduite, aucun des gros muscles du céphalothorax ne se trouve déplacé et on peut les étudier avec assez de facilité. Après un court examen on voit que plusieurs de ceux-ci vont s'attacher contre une lame aponévrotique (g', fig. 93) très large, située au-dessous de l'estomac suceur et de la partie rectiligne de l'intestin. Isolée et vue d'en haut, elle apparaît comme un bouclier dont la pointe est dirigée en arrière; de ses bords antérieurs et latéraux partent des fibres disposées en faisceaux; ce sont les apodèmes ou extrémités tendineuses des muscles et, en définitive, la lame résulte uniquement de la coalescence de ces tendons et n'a aucun rapport avec les téguments, dont dépend en revanche un repli, situé dans la partie dorsale et postérieure du céphalothorax, qui avance sur l'aorte et auquel se rattachent directement les muscles.

A la grande lame thoracique se rattache, par des fibres épaisses et courtes, une lame aponévrotique située dans le pédoncule au côté dorsal. Étant moulée sur la surface interne des téguments, elle sert de toit à l'aorte, et l'interstice entre elle et le tégument est rempli par les terminaisons des muscles dorsaux postérieurs du céphalothorax.

Les principaux muscles du céphalothorax et de ses appendices sont les suivants :

Les muscles des chélicères (*c*, fig. 93) forment une grosse masse remplissant presque complètement l'article basal de cet organe; on en distingue en tout six, plus ou moins nettement séparés les uns des autres, qui s'insèrent obliquement à une lame aponévrotique médiane, en prenant naissance sur la face dorsale.

Les muscles du rostre sont en général petits, les uns sont disposés dans le sens horizontal, d'autres sont placés obliquement; suivant quelques auteurs la fonction des uns est de presser sur la glande pour en faire sortir le contenu, tandis que les autres fermeraient l'ouverture de cette même glande.

Les muscles des mâchoires, bien visibles sur les coupes, ont pour but d'écarter ces deux pièces l'une de l'autre et de les rapprocher; un de ces derniers s'attache sur la lame aponévrotique.

Muscles du pharynx. Sur les coupes longitudinales (fig. 93) du céphalothorax, on distingue à première vue un gros muscle de forme triangulaire venant s'insérer sur la partie supérieure du pharynx; quelques-unes de ses fibres s'attachent sur la lame chitineuse antérieure, les autres sur la lame postérieure; c'est le muscle dilatateur du pharynx.

Muscle du labre (*h'*, fig. 93). En arrière de la lame postérieure chitineuse pharyngienne, on aperçoit sur une coupe longitudinale une longue bride musculaire s'étendant de la partie antérieure de l'œsophage à l'extrémité du labre.

Nous traiterons des autres muscles, rattachés aux organes intérieurs et qui souvent sont très considérables, comme par exemple de ceux de l'estomac suceur, à propos des organes mêmes.

Le système musculaire de l'abdomen commence, pour ainsi dire, dans le pédoncule, où nous trouvons, longeant l'intestin, deux faisceaux considérables qui s'attachent en avant à la grande lame aponévrotique du céphalothorax et se confondent, en arrière, avec le muscle dorsal antérieur de l'abdomen. Des fibres beaucoup plus minces se rattachent, sur la face inférieure, au muscle correspondant de l'abdomen (fig. 96, *g*).

Dans l'abdomen, nous trouvons trois tendons musculaires, résultant de la coalescence des extrémités antérieures de différents muscles. Ils sont situés l'un à la suite de l'autre sur la ligne médiane longitudinale. Les deux premiers sont voisins du pédoncule, le troisième se trouve près des filières. Ils jouent le même rôle que les lames aponévrotiques du céphalothorax, sans avoir cependant la même composition que ces derniers. A ces tendons se rattachent les principaux muscles suivants.

Un muscle de la paroi antérieure. Il est court, épais et a une direction oblique; il tapisse les téguments dans la partie de l'abdomen située immédiatement au-dessus du pédoncule.

Un muscle oblique très allongé et très grêle. Il décrit quelques sinuosités et s'étend d'avant en arrière; son point d'attache antérieur se trouve sur l'extrémité postérieure dorsale du pédoncule, son point d'insertion postérieur est placé contre les téguments dorsaux de l'abdomen, à peu près au tiers de sa longueur.

Un muscle de l'extrémité postérieure du pédoncule. Il entoure pour ainsi dire ce dernier; en prenant naissance d'une part sur les téguments de la face ventrale du pédoncule, il va s'insérer de l'autre part contre le bord supérieur du pédoncule. Ce muscle est très large.

Un muscle oblique assez court s'étend de la partie postérieure du pédoncule jusqu'à la lèvre antérieure de l'orifice génital.

Contre le tendon antérieur vient se terminer le muscle qui longe le pédoncule en arrivant du céphalothorax.

Du tendon antérieur partent trois brides se dirigeant obliquement vers la face ventrale de l'abdomen; l'une, l'antérieure, est la plus grosse, elle se dirige dans la direction des poumons; les deux autres avoisinent la fente génitale.

Le tendon antérieur est relié au médian par des muscles relativement petits et très courts qui souvent sont confondus ensemble. Il en part trois catégories de muscles : des dorsaux, des longitudinaux et des ventraux. Les premiers sont très gros et ont l'aspect de tendons; ils sont cylindriques et vont directement s'insérer contre les téguments de la face dorsale de l'abdomen. La chitine de la peau modifie sa structure à ces points d'insertion; par des relèvements parallèles, elle apparaît sous forme de taches plus ou moins rondes, couvertes d'épaississements qui s'entrecroisent de façon à déterminer une quantité d'espaces aréolaires. C'est ce que les anciens appelaient des stigmates. On en distingue deux gros placés symétriquement de chaque côté de la ligne médiane longitudinale dorsale.

Les muscles longitudinaux qui partent du tendon médian sont les plus visibles dans la dissection de l'abdomen. Ils s'étendent sous forme d'une bande épaisse sur la ligne médiane ventrale et vont jusqu'aux filières. Dans le voisinage de ces dernières, ils se ramifient en un certain nombre de faisceaux, dont chacun se rend à son mamelon respectif. Les muscles ventraux se dirigent obliquement d'avant en arrière pour s'insérer directement sur les téguments; ils sont au nombre de cinq ou six et ont pour mission d'élever la face ventrale de l'abdomen, en produisant ainsi, sur les glandes fileuses, une pression qui facilite l'expulsion de la soie.

Il existe près de l'extrémité postérieure du corps un troisième tendon, analogue aux deux autres, placé sur le trajet des muscles longitudinaux; deux muscles dorso-ventraux viennent s'y terminer, lesquels ont tout à fait le même aspect et le même mode d'attache contre les téguments du dos de l'abdomen que les antérieurs.

Muscles des pattes. Dans l'article basal de chaque patte se rendent les extrémités tendineuses des muscles, lesquels s'insèrent en partie contre la face dorsale du céphalothorax ou proviennent de la lame aponévrotique. Ceux qui ont leur point d'attache contre le céphalothorax sont volumineux et surtout bien visibles sur les coupes transversales. Ils affectent la forme de triangles dont le sommet fortement aminci s'attache contre la base du premier article de la patte. Ces muscles sont au nombre de deux pour chaque membre. Il existe deux muscles partant de la lame aponévrotique pour chaque patte. Beaucoup plus petits que les précédents, ils ont pour mission de soulever et d'abaisser les pattes.

En outre, chaque article possède ses muscles propres, qui se présentent sous la forme de faisceaux dont une des extrémités s'insère près de l'extrémité distale de l'article précédent. Ces muscles servent, les uns à fléchir les articles de la patte, les autres à les relever.

La musculature des palpes de la femelle est absolument semblable à celle des pattes. Il en est un peu autrement des palpes du mâle, transformés en organes de copulation. Ici en effet nous trouvons, dans l'appareil terminal, une quantité assez notable de petits muscles, qui abaissent et relèvent l'appareil en entier, des faisceaux qui servent aux mouvements des cuillers et un large épanouissement de fibres circulaires qui peuvent resserrer les réservoirs séminaux. Nous ne pouvons entrer ici dans les détails de ces conformations.

La structure histologique des muscles est relativement facile à constater sur les coupes, les colorations se faisant généralement bien.

On constate que le muscle est composé de fibres, lesquelles sont toutes isolées les unes des autres par une gaîne ou sarcolemme. Ce dernier forme une membrane très mince, transparente, laquelle possède des noyaux disséminés sans ordre. On les rencontre de préférence au point d'intersection des différentes parois du sarcolemme. La fibre musculaire elle-même présente une striation toujours bien marquée; les zones foncées sont un peu plus larges que les claires, celles-ci portent sur leur centre une ligne foncée visible sous un fort grossissement. Sur une coupe transversale des muscles, nous apercevons les sections des différentes fibres séparées les unes des autres par le sarcolemme. Au centre de chaque fibre se trouve un espace rempli par une substance grenue; de cet espace rayonnent, vers la superficie de la fibrille, de fines stries serrées les unes contre les autres.

Système nerveux (fig. 93, 94, 97, 98). La partie centrale de ce système est entièrement concentrée dans la moitié postérieure du céphalothorax et de préférence du côté ventral (fig. 93, *a*, *b*). Il n'est en réalité composé que d'une seule masse assez aplatie, mais grâce à sa perforation par l'œsophage, qui la traverse de part en part d'avant en arrière, on peut y distinguer une masse plus petite supérieure, le ganglion sus-œsophagien, lequel se recourbe en bas autour de l'œsophage, pour se joindre à la masse sous-œsophagienne, beaucoup plus volumineuse.

La *masse sus-œsophagienne* (*a*, fig. 93, 94, 98) a une forme presque cubique à pans latéraux un peu inclinés, tandis que la surface est horizontale. Elle est limitée supérieurement par les grands cœcums dorsaux de l'intestin (*l*, fig. 93 et 94), antérieurement par le muscle supérieur de l'œsophage (*t*, fig. 93), inférieurement par l'œsophage (d', fig. 93 et 94) et postérieurement par l'estomac suceur (d^2, fig. 93). En avant elle présente un léger sillon, des deux côtés duquel sont placées deux protubérances pyriformes, desquelles partent les nerfs optiques en haut, et un peu plus bas ceux des chélicères.

Les masses entourant l'œsophage des deux côtés et qui représenteraient les connectifs existant chez d'autres Arthropodes, ne sont que des continuations très épaisses de la masse supérieure et ne donnent pas naissance à des nerfs périphériques.

La masse *sous-œsophagienne* (fig. 97; fig. 93 et 94, *b*) a la forme d'un gros gâteau, échancré sur ses bords entre les racines des nerfs qui en partent. Elle est limitée supérieurement par l'œsophage et l'estomac suceur, antérieurement par le pharynx, et repose en grande partie, par sa face inférieure, sur les cœcums ventraux de l'estomac se rendant aux pattes. De ses faces latérales partent cinq paires de nerfs : la première (*a*, fig. 97) assez grêle, se rend aux mâchoires, au labre et aux palpes; les quatre suivantes (1-4, fig. 97), renflées à leur base, suivent les cœcums pour se rendre aux pattes. Enfin, de la partie postérieure partent deux nerfs (*b*, fig. 97) qui s'engagent dans le pédoncule et pénètrent dans l'abdomen. Ces deux nerfs s'accolent si bien, qu'ils ne paraissent former qu'un seul pendant leur trajet dans le pédoncule.

Le système central est entouré par un *névrilemme* très mince, présentant par ci et par là des noyaux aplatis. Ce nevrilemme se continue sur les racines des nerfs et envoie en même temps des prolon-

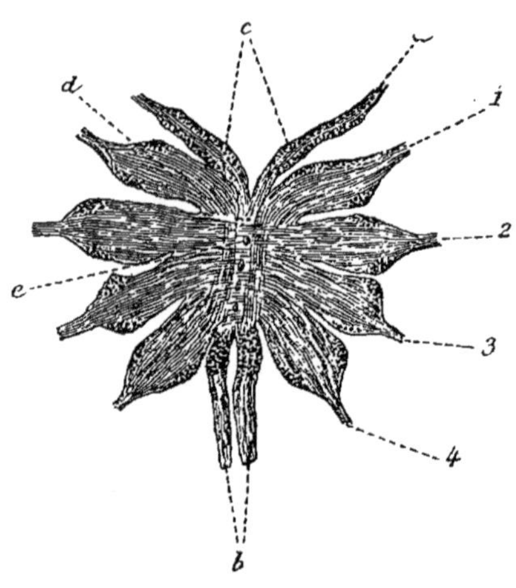

Fig. 97.

gements vers l'intérieur de la masse nerveuse, de manière que sur certaines coupes horizontales, la masse sous-œsophagienne paraît divisée par des cloisons, partant des interstices entre les racines des nerfs. Il s'infléchit en outre sur les vaisseaux sanguins (*e*, fig. 97) qui percent de haut en bas dans la ligne médiane la masse sous-œsophagienne, et vers la partie postérieure de cette masse, il pénètre même entre les parties superficielles ganglionnaires et les centres fibreux de la masse et des nerfs qui en partent, de manière que sur des coupes menées par l'estomac suceur (fig. 102) ces masses (*p'* et *q'*) paraissent entièrement séparées des parties fibreuses (*p* et *q*).

Les éléments qui composent le système nerveux sont de deux sortes : des cellules ganglionnaires logées dans la masse centrale, et des fibres se rencontrant dans la masse et formant les nerfs.

Fig. 97. — *Ep. d.* Coupe horizontale de la masse nerveuse inférieure du céphalothorax. Gundl. Oc. 1. Obj. 0. Chambre claire. *a*, nerfs des palpes; I-IV, nerfs des quatre paires de pattes; *b*, nerfs abdominaux; *c*, couche externe de cellules, entourant aussi les racines des nerfs; *d*, masse centrale fibreuse, rayonnant dans les nerfs; *e*, coupes de vaisseaux sanguins, traversant le ganglion de haut en bas.

Les cellules nerveuses varient considérablement sous le rapport de leurs dimensions. On en distingue deux sortes : des grandes et des petites. Les premières (*f*, fig. 98) se rencontrent à la base du ganglion sous-œsophagien et autour des racines des nerfs qui se rendent aux pattes et aux palpes buccaux. Elles n'ont pas toutes exactement les mêmes dimensions, montrent en général une forme ovalaire ou ronde et possèdent un noyau central bien visible. Par le carmin boracique, elles se colorent assez faiblement. Leur contenu est uniformément granuleux et se prolonge sous forme d'un filament dans l'intérieur de la masse sous-œsophagienne. On ne peut distinguer qu'un prolongement par cellule. Les petites cellules nerveuses (*e*, fig. 98) sont excessivement nombreuses ; serrées les unes contre les autres, elles entourent complètement les deux ganglions. Elles se colorent vivement par le carmin boracique. On les rencontre en grande quantité sur les faces supérieure et latérales du ganglion sus-œsophagien, tandis qu'elles sont moins nombreuses sur les faces antérieure et postérieure de ce dernier ainsi que sur les racines des nerfs auxquels il donne naissance. Ces mêmes éléments nerveux sont disposés en abondance sur la face ventrale du ganglion sous-œsophagien (*é*) et revêtent aussi les racines des nerfs qui en partent, mais on en trouve peu sur la face dorsale. A l'aide d'un fort grossissement, on distingue une mince membrane entourant chacune des cellules, la substance interne est fortement grenue et ne pousse aucun prolongement, le noyau est cen-

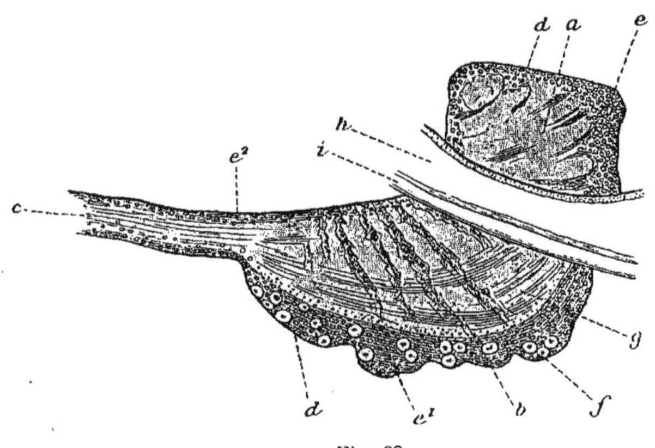

Fig. 98.

Fig. 98. — *Ep. d.* Coupe sagittale, menée par la ligne médiane de la masse nerveuse centrale. Verick, Oc. 1. Obj. 0, tube étiré. Chambre claire. *a*, masse sus-œsophagienne; *b*, masse sous-œsophagienne ; *c*, tronc abdominal; *d*, *d*, enveloppe membraneuse; *e*, couche de petites cellules ganglionnaires sur les faces du cerveau ; *e'*, id. sur la masse sous-œsophagienne; *e²*, id. sur le tronc abdominal ; *f*, grandes cellules ; *g*, traînées de fibres longitudinales; *h*, œsophage; *i*, vaisseau qui l'accompagne.

tral, arrondi et prend des proportions énormes vis-à-vis de la cellule elle-même.

Les fibres nerveuses, visibles dans l'intérieur de la masse centrale (*g*, fig. 98), sont extrêmement ténues et groupées par faisceaux qui se croisent dans différentes directions, et dont nous n'avons pas poursuivi l'étude détaillée.

Le *système nerveux périphérique* ne se laisse poursuivre qu'assez difficilement, ses fibres et faisceaux étant très déliés. D'un autre côté, les nerfs suivent en général le trajet des artères.

La première paire, les *nerfs optiques*, naissent par deux faisceaux sur la masse sus-œsophagienne par deux intumescences pyriformes. La racine a, au sortir de ce ganglion, la forme d'un ruban aplati latéralement; elle se divise presque immédiatement en quatre branches, dont deux, pour les yeux latéraux, sont plus fines. Les deux branches pour les yeux moyens sont très rapprochées de la ligne médiane, de manière que nous avons pu représenter leur trajet sur la coupe fig. 93. Les deux branches passent entre les faisceaux du muscle éleveur du pharynx et de celui des chélicères, et glissent en dedans du sac de la glande vénéneuse pour se porter vers les yeux médians de leur côté. Mais, pendant ce trajet, les branches chevauchent l'une sur l'autre; en effet, le nerf de l'œil médian postérieur est d'abord inférieur à celui qui se porte vers l'œil antérieur, placé plus bas sur le front. Il nous a semblé que de ce dernier se détachait un fin rameau pour le muscle rotateur de cet œil, mais nous n'avons pu suivre assez distinctement sa continuation. En entrant dans le bulbe de l'œil, les nerfs optiques s'étalent un peu, sans montrer un véritable ganglion optique.

Les *nerfs des chélicères* partent immédiatement au-dessous des nerfs optiques des mêmes intumescences pyriformes, suivent le trajet de ces nerfs vers en avant, donnent dans leur parcours des branches aux muscles des chélicères, entrent dans la base de ces organes et suivent le canal vénimeux en donnant des fines branches aux glandes. Cette origine de la seconde paire correspond, comme on le voit, à la naissance des nerfs antennaires des Insectes.

Le ganglion sus-œsophagien n'émet pas d'autres nerfs.

Nous avons déjà mentionné les cinq paires de nerfs antérieurs et latéraux, qui émergent de la masse sous-œsophagienne et se rendent aux différents appendices ainsi qu'aux organes internes du céphalothorax.

Les deux *troncs abdominaux*, qui prennent naissance sur le bord postérieur de la masse sous-œsophagienne, se rendent immédiatement au pédoncule, qu'ils traversent pour entrer dans l'abdomen.

Sur tout ce trajet, ils sont si bien accollés ensemble qu'on croirait ne voir qu'un seul nerf médian. Ils sont placés sur les grands muscles longitudinaux de l'abdomen, donnent une branche assez importante aux poumons, des rameaux plus fins aux autres organes et se laissent poursuivre jusque dans le voisinage des filières. Nous n'avons pas retrouvé, chez l'Épeire, un ganglion placé sur ces nerfs à leur entrée dans l'abdomen et signalé par Treviranus chez la Tégénaire. Le nerf est tout d'une venue et diminue progressivement à mesure qu'il envoie des branches aux organes du voisinage.

Organes des sens. Les Épeires, de même que les autres Araignées, n'ont d'autres organes des sens bien définis que les yeux et les organes du tact. L'ouïe, le goût et l'odorat, dont l'existence a été affirmée, puis niée par différents auteurs, sont pour le moment encore tout à fait problématiques. Nous avons vu (p. 209) que nous ne pouvons accepter les organes auditifs décrits par Dahl. On ne peut cependant pas nier d'un autre côté que les poils pinnés, disposés en si grande quantité sur les différentes pièces qui avoisinent l'ouverture buccale, n'aient des rapports avec les appréciations olfactives et gustatives. Mais nous ne pouvons absolument pas, dans l'état actuel de nos connaissances, localiser ces fonctions sur des conformations déterminées. La sensibilité générale s'effectue par les poils répartis sans ordre sur les téguments et plus spécialement sur les palpes et les pattes. De même que chez les Myriapodes, ces poils sont en relation avec une terminaison nerveuse.

Les *yeux* (fig. 99) sont placés sur le bord antérieur du céphalothorax. Ils sont assez gros pour être visibles à l'œil nu. On en distingue quatre médians disposés en carré et deux latéraux de chaque côté. Les deux du même côté sont tellement unis l'un à l'autre qu'à première vue on les confond en un seul œil. Quant à la structure histologique de l'organe visuel, nous distinguons différentes parties.

Le tégument se continue par-dessus l'œil en s'épaississant considérablement. Il constitue ainsi une masse peu bombée au dehors, très saillante avec une face convexe vers le fond de l'œil et qui passe sur tout son pourtour au tégument même (*a'*). Cette masse globulaire constitue en même temps une cornée et un cristallin; elle résiste, comme toutes les conformations chitineuses, à l'action de la potasse et ne se colore pas par les réactifs. On distingue, dans la partie postérieure de cette masse (*b*), des stries concentriques, indiquant sa constitution lamelleuse, et semblables à celles que l'on rencontre aussi dans d'autres conformations chitineuses épaissies.

La couche hypodermique (*c*) se laisse facilement reconnaître. Elle tapisse la conformation chitineuse sur sa face interne et se continue manifestement avec l'hypoderme des téguments environnants. C'est cette couche de séparation entre la cupule rétinienne et le cristallin, qu'on a appelée aussi le *corps vitré*. Les cellules qui la composent n'ont rien perdu du caractère qu'elles possèdent d'ailleurs; on les retrouve ici allongées, possédant chacune un noyau bien visible qui se colore facilement, comme c'est le cas pour cette couche dans d'autres parties du corps.

Pour la cupule rétinienne il convient de traiter séparément les

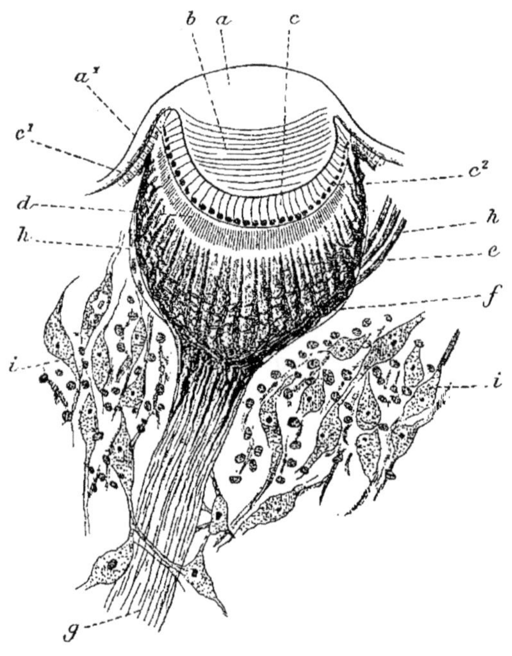

Fig. 99.

yeux, dimorphes suivant la découverte de Grenacher. *L'œil médian antérieur*, dont nous donnons la coupe fig. 99, est conforme, quant à la structure intime, avec les yeux latéraux; l'œil médian postérieur présente des différences.

On voit dans notre coupe (fig. 99), immédiatement au-dessous du

Fig. 99. — *Ep. d.* Coupe sagittale d'un œil médian antérieur. Verick. Oc. 3. Obj. 2. Chambre claire. Nous avons préféré donner cette coupe telle qu'elle se présente sur des préparations faites à la manière habituelle, sans enlèvement préalable du pigment qui enveloppe les bases des rétinules et cache leurs noyaux ainsi que leur continuation dans les faisceaux du nerf optique. *a*, partie bombée du cristallin (tégument chitineux); *a'*, sa continuation sur le corps; *b*, partie interne lamelleuse; *c*, couche hypodermique (corps vitré); *c'*, sa continuation sur le corps; *c²*, zone de ses noyaux; *d*, couche de bâtonnets; *e*, cupule des rétinules; *f*, pigment; *g*, nerf optique; *h*, muscle rotateur; *i*, amas de cellules conjonctives entourant le nerf optique et le fond du bulbe oculaire.

corps vitré, une couche, plus épaisse au fond de la cupule que sur les côtés et très finement striée (*d*). C'est la couche des *bâtonnets*. Suivant Grenacher, les bâtonnets seraient divisés longitudinalement en deux moitiés et enveloppés par des prolongements des rétinules. A une rétinule correspondraient donc cinq fines lignes de striation. Nous n'avons pu vérifier l'assertion de Grenacher avec une entière certitude, mais le fait de la striation beaucoup plus serrée que celle de la couche rétinienne se laisse facilement constater.

La *couche rétinienne* (*e*) est composée de grandes cellules allongées, plus longues au centre qu'aux bords, plongées dans des gaînes de pigment, lesquelles enveloppent complètement leurs prolongements postérieurs qui se continuent dans les fibres du nerf optique. C'est dans cette partie postérieure que se trouvent les noyaux assez grands et ovalaires, placés dans une petite intumescence des rétinules. Les extrémités distales des rétinules sont presque exemptes de pigment.

L'œil médian antérieur seul possède un *muscle rotateur* composé de quelques fibres manifestement striées, qui s'insèrent au tégument dans l'intervalle séparant l'œil postérieur et contournent le bulbe en devenant très minces. Suivant toute sa disposition, ce muscle doit faire tourner le bulbe autour de son axe.

L'œil médian postérieur se distingue par l'absence de ce muscle et par la structure des éléments perceptifs, qui sont, en général, plus massifs et plus courts. La couche correspondante à celle des bâtonnets finement striés des autres yeux, est composée des extrémités distales à peine amoindries des rétinules et contient les noyaux de ces dernières. Une seconde zone concentrique renferme les bâtonnets larges et courts. La zone basale des rétinules, seule entourée de pigment, montre des éléments courts et nettement séparés. On a appelé les rétines ainsi constituées *post-bacillaires*; tandis que les autres, où les noyaux sont placés à la base, ont été nommées *pré-bacillaires*.

Les yeux sont entourés, dans leurs pourtours postérieurs, de grosses cellules conjonctives (*i*) qui émettent des prolongements, tantôt épais et courts, tantôt très longs et ténus, dont les bouts se réunissent et se confondent souvent ensemble. Le contenu de ces cellules est finement granuleux.

Système digestif. Considéré dans son ensemble, ce système se compose en premier lieu d'un certain nombre d'appendices pairs, savoir les chélicères et les mâchoires, dont nous avons déjà décrit la forme et l'organisation extérieure, mais que nous devons reprendre pour leurs parties internes en rapport avec la nutrition. Le canal intestinal commence par la bouche, limitée en avant par le rostre, en arrière par le labre, pourvus encore de conformations particulières, et se compose de deux régions distinctes, dont l'une est située dans le céphalothorax, l'autre dans l'abdomen.

Les *chélicères* (c, fig. 91-93) contiennent les canaux excréteurs des *glandes à venin* (c^3, fig. 93). Le canal, débouchant près de la pointe du crochet par un pore rond et étroit, remonte par le crochet et l'article basal du chélicère, accompagné d'un vaisseau sanguin, jusqu'à l'articulation, où il forme un crochet (c^2, fig. 93) et se continue, en s'élargissant, dans le corps de la glande, situé à la face dorsale du céphalothorax (c^1) et près de la ligue médiane. L'extrémité postérieure de ce sac fusiforme touche le tégument dorsal. Le sac est entouré, extérieurement, d'une membrane conjonctive très fine, à noyaux rares, qui envoie vers l'intérieur des fines lamelles, séparant les fibres musculaires et se reliant, en dedans de la couche musculaire, à une expansion qui sert de soutien à l'endothélium glandulaire. La couche musculaire est formée de fibres enroulées en spirale et montrant, outre des stries très fines longitudinales, des stries transversales et des noyaux en assez grande quantité. Les fibres s'enchevêtrent par des bouts pointus, de manière que toute la couche paraît composée d'une seule fibre enroulée en spirale autour du sac. La couche ne recouvre pas toute la surface du sac, l'extrémité distale de ce dernier, près du passage au canal excréteur, en est dépourvue. Mais sur le canal lui-même on trouve quelques rares fibres musculaires enroulées aussi en spirale.

Les cellules glandulaires sont très irrégulières de forme; souvent elles diffèrent énormément quant à la forme et à leur groupement. En général, elles sont très longues, cylindriques et remplies de granulations à leur base, où se trouve le noyau, transparentes dans leur partie libre. Elles peuvent former par leur assemblage des saillies papilliformes s'avançant dans la lumière du sac, lequel sert de réservoir pour le venin liquide. Dans ces saillies affectant sur les coupes tranversales la forme de triangles, on remarque souvent deux cellules centrales allongées, aux côtés desquelles viennent s'accoler d'autres cellules, lesquelles deviennent de plus en plus courtes à mesure qu'elles s'éloignent des cellules centrales; d'autres fois, on a un axe autour duquel sont groupés des éléments glandulaires. Un endothélium semblable, mais à cellules plus rapetissées, revêt les parois du canal excréteur.

On remarque encore une conformation particulière sur la paroi postérieure de l'article basal des chélicères. Le tégument est perforé ici d'une multitude de pores fins, qui traversent la couche chitineuse de part en part. L'hypoderme est composée, au-dessous de cet endroit poreux, de grandes cellules cylindriques homogènes, qui paraissent jouer le rôle de glandes. Nous retrouvons une conformation analogue sur les mâchoires.

Mâchoires (*d*, fig, 91 et 92). Nous avons mentionné dans la description générale la forme de ces organes, leur revêtement par des longs poils pinnés, et signalé l'existence, sur leur bord antérieur, d'une bande étroite de denticules chitineux très serrés, constituant une scie semblable à celle qui se trouve sur les mâchoires des sangsues. Les Araignées entament sans doute par cette scie demi-circulaire la peau de leur proie, percée par les crochets des chélicères, pour pouvoir sucer le contenu.

Autour de cette bande dentaire, les mâchoires sont dégarnies de poils, et ce champ dégarni s'étend encore assez loin en arrière. Sur toute l'étendue de cet espace nu, la chitine est traversée, comme sur le champ mentionné des chélicères, d'une multitude de pores. Au-dessous on voit l'hypoderme composé de longues cellules cylindriques, placées les unes à côté des autres comme des palissades et se terminant en dedans par un fin filet, peut-être nerveux. Une seule de ces cellules correspond à plusieurs pores. Malgré l'avis de M. Dahl, qui considère cette conformation comme *organe olfactif*, nous persistons à croire que c'est une glande, qui fournit peut-être un produit visqueux. Les cellules qui composent cette glande dermique ne présentent aucune structure analogue à celle de cellules sensitives; des poils ou bâtonnets extérieurs notamment font absolument défaut.

En faisant des coupes longitudinales des mâchoires, on aperçoit à l'intérieur de ces dernières des sacs un peu renflés à une de leurs extrémités et dont l'autre s'ouvre au dehors au bord antérieur de cet article. Ces sacs ou acini sont au nombre de 4 ou 5, et leurs extrémités fermées en cœcum décrivent plusieurs contours en s'entourant les unes les autres; les cellules qui composent leurs parois sont allongées et cylindriques. L'organe est connu sous le nom de *glande maxillaire*.

Le *rostre* (*h*, fig. 92, 93) renferme dans son intérieur une glande volumineuse, la *glande du rostre* (h^2, fig. 93), laquelle, sur une coupe longitudinale, se présente sous la forme d'un ⊏ (fig. 100). C'est une modification de la couche chitinogène qui tapisse le bord antérieur du rostre. Ici les cellules se sont fortement allongées et affectent une forme cylindrique très régulière; le contenu est finement granuleux et les noyaux ovalaires se colorent fortement. Les cellules atteignent leur maximum de hauteur à la courbure du fond (f^1) de la glande, et deviennent de plus en plus basses à fur et à mesure que l'on se rapproche de l'orifice du sac glandulaire (c).

La partie antérieure du système digestif, comprise dans le céphalothorax, peut être très facilement isolée en masse en opérant de la manière suivante : On coupe le pédoncule qui unit l'abdomen au céphalothorax, on enlève soigneusement avec un rasoir bien tranchant la chitine dorsale de ce dernier, et on plonge le reste du céphalothorax dans une solution aqueuse de potasse caustique très diluée et un peu chauffée; au bout d'une heure environ, les muscles sont dissous et l'on aperçoit dans toute sa netteté la partie antérieure du canal alimentaire. La *bouche* (d, fig. 93) est ventrale, elle se présente, lorsqu'elle est fermée, sous forme d'une fente transversale limitée anté-

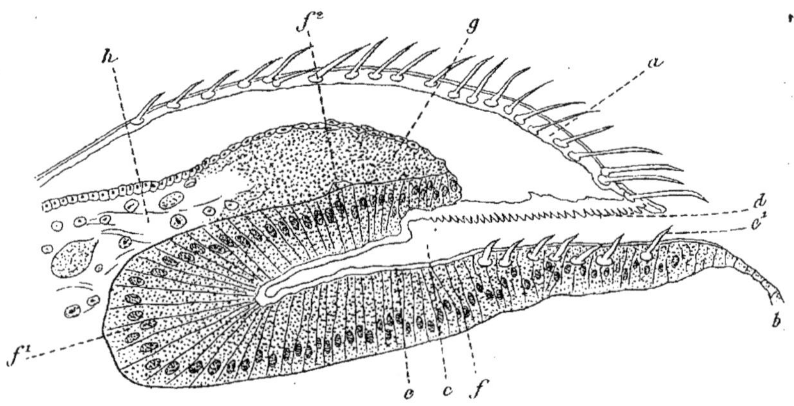

Fig. 100.

rieurement par le rostre, latéralement par une portion des mâchoires, postérieurement par la lèvre inférieure. Elle mène dans un *pharynx* en forme de fente transversale dont les parois antérieure et postérieure sont des lamelles chitineuses réunies entre elles sur leurs bords par une mince membrane transparente. Ce pharynx très spacieux se dirige verticalement en haut (fig. 93); il se prolonge en arrière en un œsophage avec lequel il forme un angle droit. Cet *œsophage* (d^1) chitineux constitue, sur les préparations à la potasse, un canal fendu longitudinalement dans toute sa longueur sur la face ventrale; il traverse la masse nerveuse (fig. 95). A la suite, nous trouvons *l'estomac suceur* (d^2, fig. 93), également chitineux, dont nous décri-

Fig. 100. — *Ep. d.* Coupe sagittale de la glande du rostre. Verick. Oc. 3. Obj. 2. Chambre claire. a, tégument extérieur du rostre, garni de piquants; b, continuation du tégument au-dessous de la glande; c, cavité interne de la glande; d, tégument infléchi dans cette cavité, lame supérieure, finement dentelée en avant; e, lame inférieure, portant des piquants e' en avant; f, endothélium, couche inférieure; f^1, couche du fond; f^2, couche supérieure; g, tissu conjonctif granuleux et contracté; h, tissu conjonctif à grandes cellules.

rons la structure assez compliquée à la suite. Cet estomac suceur débouche par son extrémité postérieure dans le véritable *estomac*. Ce dernier est relativement petit; il envoie des *cœcums*, lesquels occupent une grande partie de la cavité de céphalothorax. Parmi ces cœcums, nous en distinguons deux dorsaux énormes (*l*, fig. 94), qui se dirigent en s'amincissant de plus en plus d'arrière en avant et passent sous les glandes à venin. Les cœcums ventraux (*m*) partent des côtés de l'estomac, leur nombre est égal à celui des pattes, dans le premier article desquelles ils pénètrent; après y avoir décrit un coude très vif, ils rebroussent chemin en s'intercalant entre le ganglion sous-œsophagien et la face dorsale du plastron. L'estomac se continue postérieurement en un *intestin* cylindrique (*g*, fig. 93), lequel passe par le pédoncule pour arriver dans l'abdomen; il y décrit un arc à convexité dorsale, émet plusieurs ramifications, lesquelles s'étendent dans le foie, et débouche à la fin dans une vaste *poche* cloacale, laquelle s'ouvre à l'extérieur par *l'anus*, situé à l'extrémité postérieure du corps.

Après cet aperçu de la position et de la forme des différentes parties du tube digestif, nous allons entrer dans quelques détails histologiques.

L'examen des pièces chitineuses sera beaucoup facilité par l'emploi de la potasse caustique à chaud. Des coupes dans les trois directions, mais surtout sagittales, faites après enlèvement des téguments, permettront de se rendre compte de la constitution des parties molles ainsi que des glandes.

La *lame antérieure* et la lame postérieure formant le pharynx ont les mêmes dimensions, mais elles sont fort différentes dans leur composition. La première (fig. 101) est creusée par un sillon longitudinal médian (*f*), lequel devient de plus en plus profond à mesure qu'il s'approche de l'œsophage (*i*), auquel il ne tarde pas à se joindre. Les bords de cette lame antérieure dans sa région la plus large portent des petits piquants chitineux (*g*). La surface elle-même est formée par une quantité de petites aspérités, lesquelles par leur arrangement déterminent des champs losangiques (*c*). Sur une coupe transversale, nous voyons que ces aspérités sont formées par de petits crochets reposant sur une couche de chitine. Contre cette dernière vient s'appliquer un strate épais, assez pigmenté (*d*), formé de cellules allongées, de nature glandulaire; les noyaux sont ovales et facilement visibles. Cette couche n'est autre chose qu'un épaississement considérable de l'hypoderme.

La *lame postérieure* pharyngienne est plus simple dans sa composition; elle ne porte aucun sillon, est très mince, transparente et porte sur sa surface une quantité de lignes transversales paraissant formées par de petits traits se suivant les uns les autres. La lame postérieure repose sur un strate de cellules glandulaires, dérivant de la couche hypodermique; ce strate renferme plus de granulations pigmentées que celui de la lame antérieure.

L'*œsophage* (d', fig. 93) est un sillon chitineux paraissant ouvert sur toute sa longuenr vers la face ventrale. Sur une coupe transversale (d', fig. 94), nous voyons que ses deux parois se rapprochent l'une de l'autre ventralement et qu'elles sont reliées entre elles par une membrane très mince et plissée, laquelle n'est pas de nature chitineuse. On remarque également que, du côté dorsal, la paroi de la voûte n'est pas continue, mais fendue longitudinalement; mais ici les deux lèvres se touchent. Les parois œsophagiennes sont striées longitudinalement et recouvertes par une membrane très mince dont les noyaux sont facilement visibles. Par la disposition de ses parois, l'œsophage est propre à la dilatation, laquelle doit être très accentuée dans la région antérieure de cet organe, où il n'y a que la face dorsale du canal qui soit chitineuse, le reste étant membraneux.

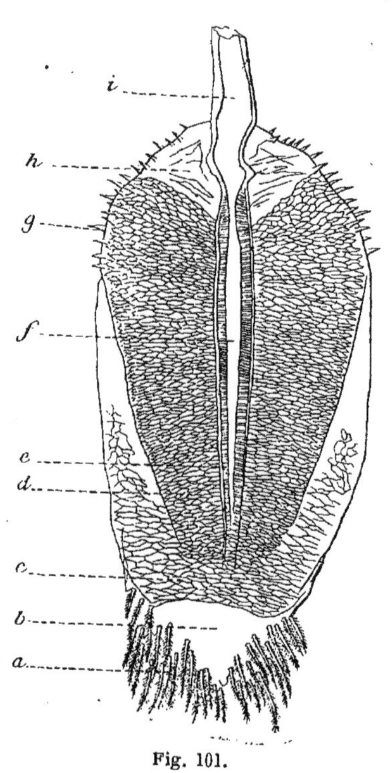

Fig. 101.

Dans le voisinage du commencement du tube œsophagien, on rencontre en assez grande abondance des grosses cellules à aspect glandulaire. Leur contenu est fortement granuleux, le noyau est rond et facilement visible; elles se colorent d'une manière plus intense que les cellules voisines, et se réunissent souvent par petits groupes de trois ou quatre.

L'*estomac suceur* (d^2, fig. 93), faisant suite à l'œsophage immédiatement après la sortie de ce dernier du cerveau, a une structure

Fig. 101. — *Ep. d.* La lame pharyngienne antérieure, vue de sa face interne. Verick. Oc. 3. Obj. 0. Chambre claire. *a*, poils pinnés, garnissant l'extrémité *b* de la lame; *c*, surface âpre à losanges; *d*, champ occupé en dessous par des cellules hypodermiques pigmentées; *e*, parois chitineuses du sillon *f*; *g*, petits piquants postérieurs; *h*, champ uni sans losanges; *i*, œsophage.

analogue, mais beaucoup plus compliquée. Ses parois chitineuses très fermes sont constituées, comme on peut le voir sur des coupes transversales (fig. 102), de quatre pièces distinctes : deux médianes, supérieure et inférieure, et deux latérales. La pièce supérieure (*a*, fig. 102) présente une rigole médiane et deux voûtes allongées latérales, qui se recourbent brusquement en crochets sur les flancs.

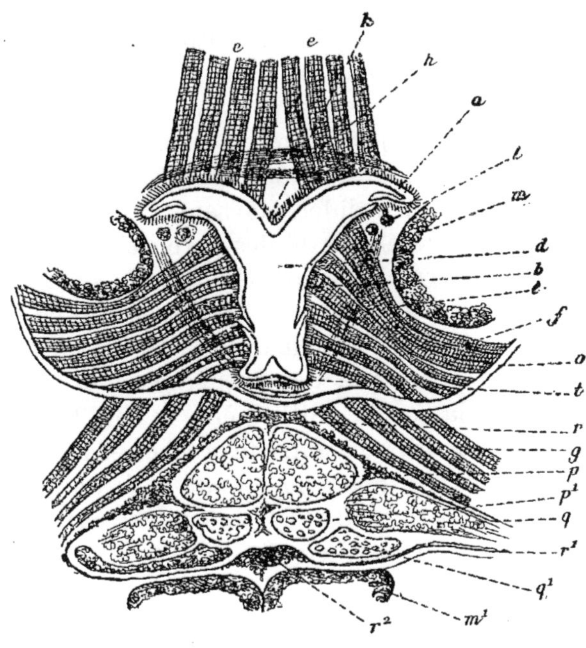

Fig. 102.

Sur ces crochets sont appliquées, de manière à pouvoir glisser, les deux pièces latérales (*b*), qui entourent un isthme vertical et se terminent, en pointe, sur les bras montants de la pièce inférieure (*c*),

Fig. 102. — *Ep. d.* Portion d'une coupe verticale et transversale, menée par l'estomac suceur. Gundlach. Oc. 1. Obj. 4. Chambre claire. *a*, lame chitineuse supérieure de l'estomac suceur, recourbée en crochet des deux côtés; *b*, lames latérales; *c*, lame inférieure; *d*, cavité de l'estomac suceur; *e*, muscles élargisseurs supérieurs, rattachés au tégument dorsal; *f*, muscles élargisseurs latéraux, fixés à la grande lame chitineuse interne *o*; *g*, muscles attachés à la même lame et se rendant aux pattes; *h*, muscles supérieurs transverses; *i*, muscles latéraux obliques de l'estomac suceur; *k*, cellules chitinogènes entourant les pièces de l'estomac du côté externe; *l*, petites glandes des angles; *m*, cœcums stomacaux supérieurs; *m'*, cœcums inférieurs; *o*, grande lame chitineuse interne et horizontale; *p*, ganglions médians de la grande masse nerveuse sous-œsophagienne; *p'*, couche corticale à grandes cellules de ces ganglions, séparée par une lamelle de l'enveloppe; *q*, parties latérales de la même masse, se continuant en nerfs des pattes; *q'*, couche corticale des masses latérales; *r*, enveloppe conjonctive à noyaux de la masse nerveuse, tuméfiée dans la ligne médiane et s'insérant dans le sillon de séparation des ganglions; *r'*, lamelle inférieure de l'enveloppe, épaissie en r^2.

très étroite et relevée dans la ligne médiane. Toutes ces pièces, mobiles les unes sur les autres, sont entourées, à l'extérieur, d'une couche de cellules chitinogènes assez relevées (k) et garnies de puissants muscles striés et séparés en faisceaux. A la pièce supérieure s'attachent de gros muscles (e), qui s'insèrent au tégument dorsal (w, fig. 93) et peuvent, en attirant celle-ci vers le tégument, élargir la cavité. Sur les pièces latérales et les branches montantes de la pièce inférieure s'attachent des faisceaux obliques (f, fig. 102), qui s'insèrent sur la grande lame chitineuse interne et fonctionnent aussi pour l'élargissement. On trouve encore, plus profondément, des faibles muscles transverses supérieurs, allant d'un flanc à l'autre de la pièce supérieure (h) et des muscles obliques se rendant du crochet vers la pièce inférieure (i, fig. 102). Tous ces muscles servent à élargir la cavité dans différents sens; leur action est sans doute contrebalancée par l'élasticité des parois chitineuses qui reviennent à leur position normale lorsque les muscles se relâchent.

Dans un espace laissé libre entre les muscles latéraux (f, fig. 102), les cœcums dorsaux de l'estomac (m) et le crochet de la pièce supérieure (a), on remarque des petites *glandes monocellulaires* (l) dépendantes de la couche chitinogène, et dont la sécrétion sert peut-être à lubréfier le glissoir entre le crochet et la pièce latérale.

Les parois de l'*estomac proprement dit*, ainsi que des cœcums qui s'en détachent (fig. 93 et 94, l; fig. 102, m), sont blanchâtres et molles; elles se déchirent avec une grande facilité, et sont formées à l'extérieur par une couche de cellules polyédriques constituant une enveloppe; les cellules endothéliales sont très grandes, irrégulières, à parois très minces et à contenu transparent; le noyau est situé à la base de la cellule. A la naissance des diverticules et dans le voisinage du cerveau, on remarque entre ce dernier et la paroi externe des cœcums d'énormes cellules à formes rondes ou légèrement ovales, remplies d'une quantité de granulations; elles paraissent être de nature glandulaire.

La partie rectiligne du tube digestif, c'est-à-dire celle qui fait immédiatement suite à l'estomac et pénètre dans le pédoncule, possède des cellules endothéliales très hautes, cylindriques et granuleuses avec des noyaux ovales situés à la base de chaque cellule; cette couche repose sur une tunique formée de fines fibres musculaires.

Dans l'abdomen, l'*intestin* (e, fig. 95) forme un tube à parois blanchâtres situé au-dessous du cœur, dont il est séparé par une mince couche de tissu hépatique. Il décrit antérieurement une courbure en forme d'arc à convexité supérieure, puis il a un court trajet rectiligne et enfin décrit une seconde courbure à convexité inférieure, pour glisser sous la poche stercorale, qu'il longe pendant un certain temps. Ses parois sont de place en place distendues par les bols de substances ingérées. L'intestin est en relation directe avec le foie; il émet en effet des diverticules, lesquels s'étendent dans la masse du foie et s'y ramifient. Le nombre de ces diverticules est très difficile à délimiter, on en aperçoit facilement quatre latéraux de chaque côté.

La *poche stercorale* (*i*, fig. 95) est une énorme cavité occupant environ le sixième de la masse abdominale; elle a la forme d'une poire, c'est-à-dire allongée d'avant en arrière, et dont l'extrémité antérieure est arrondie et beaucoup plus volumineuse que l'extrémité postérieure, qui se termine insensiblement en pointe. L'intestin ne débouche pas au sommet de l'extrémité antérieure de la poche, comme certains auteurs l'ont prétendu, mais près de son extrémité postérieure et sur la face ventrale; l'intestin longe donc la poche stercorale et y est intimement soudé; on ne peut pas les séparer l'un de l'autre sans en endommager un. Dans la poche stercorale se trouvent souvent des excréments, lesquels sont noirs et fusiformes.

Le *rectum*, prolongement des parois de la poche stercorale, est très court; ses dimensions sont très restreintes; il vient s'ouvrir au dehors par *l'anus* (*a*, fig. 96), situé au milieu de l'aire occupée par les mamelons fileurs.

La structure histologique de ces différentes parties du tube digestif n'est pas partout la même. La paroi intestinale est formée par une couche de cellules cylindriques; elles sont toutes d'égale hauteur, leur paroi est surtout bien visible du côté de la lumière du canal; l'intérieur est rempli de très fines granulations noirâtres, lesquelles empêchent souvent de distinguer le noyau. D'après Schimkevitsch, les noyaux contiendraient chacun plusieurs nucléoles.

La paroi de la poche stercorale présente des cellules cylindriques, mais bien plus basses que celles de l'intestin; elles sont supportées par des fibres allongées que l'on regarde comme étant de nature musculaire.

Quoique la paroi du rectum ne soit qu'un prolongement de celle de la poche stercorale, néanmoins les cellules endothéliales sont fort différentes. Elles sont excessivement allongées, et disposées sur plusieurs rangs; les noyaux sont ovoïdes et nettement distincts. Autour de cette couche de cellules se trouvent des fibres musculaires. Avec les grossissements ordinaires on ne voit aucune trace d'une intime chitineuse dans le rectum.

Le *foie* (*b*, fig. 95), décrit aussi par plusieurs auteurs sous le nom de glande abdominale ou glande digestive, est une grosse masse de couleur brunâtre qui remplit une grande partie de l'abdomen. Il entoure tous les organes de cette région du corps, à l'exception des poumons, qu'il ne recouvre qu'en partie. Si, sur des exemplaires frais, on fait une légère incision aux téguments, on voit immédiatement une partie du foie faire hernie et s'épancher au dehors, tant il paraît à l'étroit dans son enveloppe. Cette pression est aussi en relation avec la grosseur des œufs. Examiné sous un faible grossissement, le foie se montre composé par un grand nombre de petits lobes; les extrémités de ceux qui sont situés sous les téguments sont couverts d'un pigment blanc, lequel, disposé suivant certaines zones, donne à l'abdomen cette coloration particulière dessinant une espèce de croix. Ce pigment d'un blanc crayeux est composé par une quantité énorme de petits corpuscules extraordinairement fins, ronds et fortement réfringeants. Délayés dans un peu d'eau, ils exécutent des mouvements browniens bien visibles.

Les lobes du foie sont creux; les cavités internes, communiquant les unes avec les autres, débouchent comme nous l'avons vu plus haut dans le tube digestif. Les contours des lobes sont toujours ondulés; entre les lobes serpentent les ramifications des tubes de Malpighi; un tissu conjonctif semblable à un réseau sépare les acinis les uns des autres.

Quant à la structure histologique du foie, nous trouvons les éléments suivants : 1° une substance finement granuleuse, dont les granulations ressemblent à celles qui composent le pigment blanc de la surface du foie; 2° des corpuscules généralement ronds et fortement colorés en brun, dont quelques-uns présentent dans leur intérieur un noyau très sombre; 3° des corpuscules jaunâtres ronds, ressemblant un peu à des gouttelettes d'huile; leur grandeur varie beaucoup, leur intérieur paraît tout à fait homogène et uniforme.

Schimkewitsch, comparant ces trois éléments du foie de l'Araignée à ceux de l'Écrevisse, en a tiré la conclusion que le foie des Araignées doit être regardé comme une glande hépato-pancréatique.

Les *tubes de Malpighi* sont au nombre de deux paires; ils apparaissent comme de fins filaments blancs, lesquels s'unissent au système digestif au point où l'intestin débouche dans la poche stercorale. Ils s'étendent d'arrière en avant, en longeant les côtés de l'intestin, puis se ramifient entre les lobes du foie. Les ramifications, trop déliées pour être représentées dans notre dessin (fig. 95), sont fort nombreuses et on les aperçoit facilement en disséquant sous l'eau une Épeire. Lorsqu'on a enlevé les téguments de la face dorsale, on voit, si l'on a laissé séjourner l'animal quelque temps dans l'eau, une foule de petits filaments blanchâtres terminés en cœcum qui émergent de la surface de la glande digestive. Ce sont les extrémités des ramifications des tubes de Malpighi. A l'examen microscopique, les tubes de Malpighi montrent une paroi composée de cellules plates possédant un noyau ovalaire. La lumière du tube est remplie par une quantité de petites granulations rondes de couleur rouge brun fortement refringeantes.

Organes de respiration. Ils sont de deux sortes, des poumons et des trachées, tous les deux placés sur l'abdomen. Le céphalothorax en est entièrement dépourvu.

Les *poumons* (*l*, fig. 91, 92), au nombre de deux, sont placés symé-

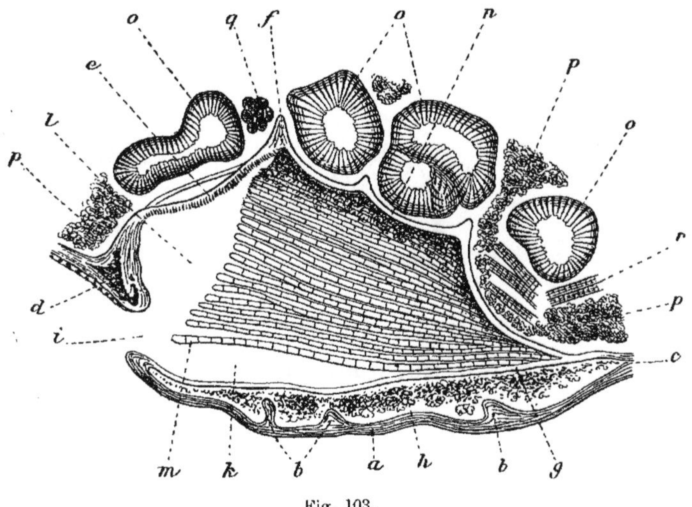

Fig. 103.

triquement sur la face ventrale de l'abdomen dans le voisinage du pédoncule et des deux côtés des organes génitaux médians. Ils ont la forme de deux cavités aplaties, présentant les contours d'un œuf coupé par le milieu, avec l'extrémité arrondie tournée en avant, la

Fig. 103. — *Ep. d.* Portion d'une coupe sagittale de l'abdomen, passant par le poumon. Gundl. Oc. 1. Obj. II. Chambre claire. *a*, tégument ventral de l'abdomen antérieur; *b*, épaississements chitineux de soutien, avançant dans le sinus sanguin; *c*, point de rencontre, vers le pédoncule, du tégument et de la lamelle chitineuse formant la chambre pulmonaire; *d*, tégument avec pigment, formant la lèvre postérieure du stigmate; *e*, repli formant la paroi postérieure de la chambre pulmonaire, garni de denticules; *f*, continuation de ce repli, constituant le toit de la chambre pulmonaire; *g*, repli chitineux formant une cloison entre le sinus sanguin et la chambre pulmonaire; *h*, sang coagulé dans le sinus; *i*, stigmate, entrée de la cavité pulmonaire *l*; *k*, compartiment antérieur de cette cavité; *m*, lamelles du poumon, coupées transversalement et un peu écartées par hasard; *n*, partie supérieure du poumon, obstruée par du sang coagulé; *o*, *o*, coupes de glandes fileuses cylindriques; *p*, lobules du foie, intercalés entre les organes; *q*, muscle transversal coupé; *r*, portions du muscle longitudinal de l'abdomen.

coupure étant représentée par deux fentes transversales un peu obliques, les *stigmates*, qui donnent un libre accès à la cavité. Les stigmates sont interrompus, dans la ligne médiane, par l'écusson génital, au-dessus duquel les cavités communiquent par un canal transversal dont les lèvres présentent des plis engrenés. La cavité est entourée de toutes parts, sauf aux rebords de l'orifice, par une lamelle chitineuse propre, réfléchie depuis les téguments et constituant, par suite de l'aplatissement, un plafond (*f*, fig. 103) séparant la cavité des viscères abdominaux, et un plancher (*g*) parallèle au tégument ventral et limitant un sinus sanguin.

Le tégument présente sur toute l'étendue des poumons des conformations particulières. Vues de face, ces conformations ressemblent à des bourrelets arqués, de contours ondulés, quelquefois bifurqués et présentant des lignes parallèles aux contours, qui pourraient faire croire qu'on a à faire à des fentes entourées de lèvres

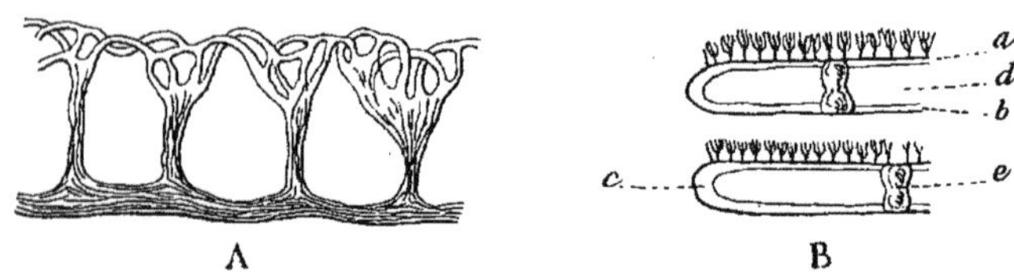

Fig. 104.

chitineuses épaissies. Quelques auteurs se sont laissé tromper par cet aspect, mais en faisant des coupes (fig. 103), on s'aperçoit que ces boudins correspondent à des épaississements faisant saillie dans le sinus sanguin (*b*, fig. 103) et protégeant sans doute ce sinus contre la pression exercée par les viscères.

La lamelle chitineuse réfléchie depuis l'orifice du stigmate et tapissant la paroi postérieure de la chambre à air (*e*, fig. 103) présente, sous de faibles grossissements, une apparence raboteuse, comme si elle était garnie de denticules. Examinés sous un fort grossissement (A, fig. 104), ces denticules se présentent comme des buissons, surgissant d'une tige et se divisant en rameaux étendus dans toutes les directions et se soudant quelquefois d'une tige à l'autre. Ces mêmes conformations se retrouvent, quoique bien moins développées, sur la lèvre antérieure du stigmate. Sur tout le reste du pourtour, les lamelles chitineuses sont simples ; on remarque seule-

Fig. 104. — *Ep. d.* Détails des organes respiratoires. Verick. Oc. 3. Obj. 7. Chambre claire. A, formations arborescentes de la paroi postérieure de la chambre respiratoire. B, coupe longitudinale de l'extrémité libre de deux feuillets. *a*, lame dorsale couverte de poils ramifiés ; *b*, lamelle ventrale lisse ; *c*, leur réunion au bout ; *d*, cavité sanguine ; *e*, pont de réunion des deux lames.

ment, sur le plafond, des petits prolongements (*f*, fig. 103) qui s'engagent entre les viscères de l'entourage.

La cavité pulmonaire est occupée sur ses deux tiers environ par les *feuillets respiratoires* (*m*, fig. 103). Ceux-ci dirigés horizontalement sont au nombre d'environ 50 et placés les uns au-dessus des autres. Ils sont attachés au bord antérieur de la cavité pulmonaire ainsi qu'aux parois latérales. Postérieurement ces lames sont libres et, arrivant toutes au même niveau, déterminent le bord antérieur de la chambre à air du poumon. Cette dernière occupe à peu près le tiers de la totalité d'un poumon. Outre son développement postérieur, elle présente encore vers la partie inférieure une sorte d'antichambre (*k*, fig. 103) où les feuillets ne touchent pas le plancher. C'est dans cet endroit que les feuillets avoisinants se séparent facilement sous l'action du rasoir.

La constitution histologique des lames respiratoires du poumon est la suivante : chaque lame respiratoire est composée par deux feuillets très fins, paraissant être de nature chitineuse, dans lesquels on ne peut pas distinguer de conformations cellulaires (B, fig. 104). Ces deux feuillets sont réunis l'un à l'autre par leurs extrémités postérieures. Le feuillet dorsal porte sur sa face externe une grande quantité de petits poils ramifiés, dont les extrémités libres se touchent presque toutes de manière que les ramifications s'enchevêtrent les unes dans les autres. Le feuillet ventral est complètement lisse. Ces petits poils disposés seulement sur un feuillet servent probablement à empêcher l'accolement des lames respiratoires entre elles, et assurent ainsi la circulation de l'air dans les intervalles. Les deux feuillets sont reliés l'un à l'autre par des petits ponts transversaux (*e*, fig. 104, B) placés sans ordre ; ils s'élargissent un peu au moment où ils s'attachent contre les feuillets. Les deux feuillets de la lame déterminent donc une cavité fortement aplatie de haut en bas et dans laquelle circule le sang. On aperçoit dans les préparations de nombreux corpuscules sanguins accrochés contre les ponts transversaux.

La musculature du poumon est assez simple. On distingue un muscle qui s'insère contre la lèvre postérieure du stigmate, longe les téguments de l'abdomen pendant un court trajet et s'attache contre la chitine abdominale par son extrémité postérieure. Contre la paroi dorsale de la chambre à air vient s'accoler un petit muscle, lequel entre en relation avec le tendon médian de la musculature abdominale. Enfin, la paroi dorsale du poumon est longée transversalement par une bride, laquelle est aussi en relation avec le tendon musculaire abdominal.

Les *trachées* de l'Épeire (*a*, *b*, fig. 109) sont formées par quatre tubes droits, très grêles et délicats, lesquels prennent naissance sur une poche centrale (*c*), située immédiatement au-devant des filières antérieures, en face de la pointe chitineuse qui soutient l'écusson à filières. Le stigmate qui mène dans le sac a la forme d'une fente transversale assez longue, mais très étroite. Il est difficile à voir entre les plis du tégument épaissi qui se trouve autour de l'écusson. Le sac lui-même peut être considéré comme formé d'une partie médiane pyramidale, dont la pointe tournée en avant se termine par les deux trachées médianes (*a*, fig. 109), et de deux ailes latérales dont procèdent les trachées latérales (*b*). Celles-ci sont évasées en trompette courbées à leur racine et leurs orifices dans le sac sont soutenus par des supports chitineux assez forts, ayant l'air d'être articulés ensemble. Le sac et ses dépendances sont très aplatis de haut en bas; les trachées, au contraire, paraissent arrondies.

On peut suivre les trachées, étroitement appliquées aux téguments, dans leur trajet droit jusque dans le voisinage des poumons, où elles paraissent s'oblitérer. Nous ne leur avons vu aucune ramification latérale; les tubes restent droits et uniformes sur tout leur parcours.

Quant à la structure histologique des trachées, nous voyons que ses éléments sont en partie chitineux. D'après Mac-Leod, dont le mémoire (voir *Littér.*) ne peut être assez recommandé pour l'étude des organes respiratoires, la paroi de la trachée comprend trois couches : une tunique interne, une couche chitinogène et une tunique externe; la paroi interne ne serait qu'un prolongement de la tunique externe. La couche de chitine ainsi que la cavité dans laquelle débouchent les trachées portent sur leur pourtour une quantité de petites aspérités. Près des extrémités libres existent de légers renflements plus sensibles dans les trachées latérales; ils se terminent en pointe avec l'extrémité de la trachée. Contre les appendices chitineux latéraux entourant l'ouverture dont il a été question plus haut, s'insèrent quelques brides musculaires, lesquelles, d'autre part, se relient aux téguments du corps.

Organes de la circulation. Le *cœur* (*m*, fig. 96) est un tube conique situé dans l'abdomen. Il repose sur l'intestin, duquel il n'est séparé que par une faible couche de la glande digestive. Il est logé entièrement dans la masse de cette glande, de sorte qu'il ne se trouve pas accolé aux téguments de la face dorsale, comme c'est le cas pour d'autres Arachnides. La portion la plus élargie est l'antérieure; postérieurement le cœur devient de plus en plus grêle, pour finir presque en pointe en se ramifiant en plusieurs canaux très fins. Au niveau de la paire des muscles dorso-ventraux, le cœur décrit une courbe très accentuée pour venir rejoindre l'extrémité postérieure du pédoncule, dans lequel il pénètre. Pendant cette partie de son trajet que l'on pourrait appeler vertical, il est accompagné latéralement par ces deux muscles. Avant de pénétrer dans le pédoncule, il réduit considérablement son diamètre et forme ainsi antérieurement l'*aorte céphalothoracique*. En arrière, le cœur donne à droite et à gauche plusieurs petites branches, dont nous parlerons plus loin.

Dans sa position normale et vu par-dessus, le cœur présente de chaque côté trois proéminences coniques, dont une paire située au

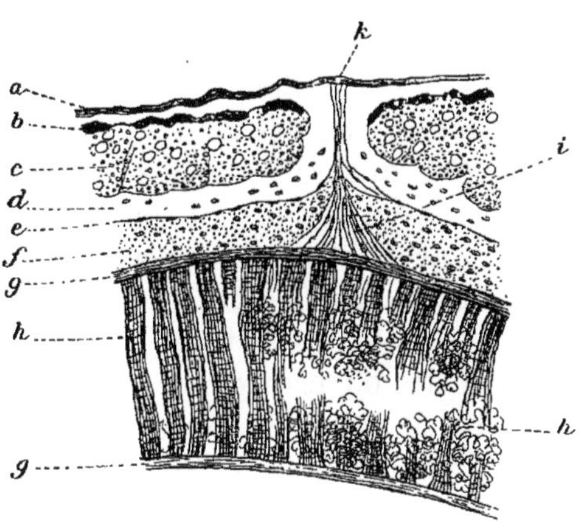

Fig. 105.

sommet de la courbe antérieure et les deux autres dans le voisinage du tiers postérieur du cœur. Dans chacune de ces proéminences est ménagée une ouverture, garnie de petites valvules semi-lunaires, par laquelle le sang passe de la cavité péricardiaque dans celle du cœur pour être ensuite poussé dans les artères.

Le cœur est logé dans une cavité péricardiaque (*f*, fig. 105); le péricarde (*e*) lui-même est entouré par un espace lacunaire (*d*) limité extérieurement par les lobes du foie. Cette disposition, qui se remarque surtout dans les coupes longitudinales, est représentée par la figure 105. L'espace lacunaire est souvent très restreint; les lobes du foie sont alors presque en contact avec le péricarde.

La paroi péricardiaque est très fine et porte de place en place

Fig. 105. — *Ep. d.* Portion d'une coupe longitudinale du cœur. Verick. Oc. 1. Obj. 3. Chambre claire. *a*, tégument dorsal; *b*, pigment; *c*, foie; *d*, espace lacunaire; *e*, péricarde; *f*, sinus péricardial, rempli de sang coagulé; *g*, couche musculaire longitudinale du cœur; *h*, muscles circulaires; *i*, faisceau musculaire montant depuis le cœur pour s'insérer en *k* sur le tégument.

quelques noyaux allongés. Des bords supérieurs de la paroi musculaire du cœur partent des fibres très ténues, quelquefois réunies en faisceaux (*i*); elles traversent la cavité péricardiaque, passent dans l'espace lacunaire et s'intercalent entre les lobes du foie. Elles vont s'insérer les unes contre les téguments de la face dorsale de l'abdomen (*k*), les autres passent entre les acini du foie; sur leur parcours, elles sont renforcées par quelques brides provenant de la paroi même du péricarde.

La paroi du cœur se compose de quatre couches, qui sont : une tunique externe, une couche de muscles longitudinaux, une couche de muscles circulaires et une mince membrane interne. Cette disposition s'observe à l'examen de coupes faites dans différentes directions.

La tunique externe se compose de fibres très ténues entre lesquelles on remarque quelques noyaux allongés. La couche des muscles longitudinaux est très mince, elle est continue et envoie dans l'épaisseur de la paroi du cœur quelques fibrilles. Les muscles circulaires forment une couche très épaisse et sont souvent déjà visibles à l'œil nu sur un cœur sorti de l'abdomen. Ils sont striés et forment des anneaux serrés les uns contre les autres. Aux trois paires d'éminences coniques, ces muscles s'écartent un peu les uns des autres, de manière à ménager des ouvertures en forme de losanges par lesquelles le sang pénètre de la cavité péricardiaque dans le cœur proprement dit. Sur des coupes longitudinales frisant la paroi du cœur, on remarque entre les muscles circulaires des espaces aréolaires, lesquels ont l'air de grands réseaux à mailles très lâches; les parois sont épaisses et reliées à la couche de muscles longitudinaux. On aperçoit des globules du sang à l'intérieur des mailles. Cet aspect, que nous mentionnons parce qu'il pourrait induire en erreur, est dû sans doute aux contractions inégales provoquées par les réactifs et qui sont la cause que le rasoir coupe les couches à des niveaux différents. La couche interne du cœur est très mince et à peine visible.

Le cœur est maintenu en place par des brides musculaires ou muscles aliformes. Ceux-ci servent aussi à sa dilatation et à sa contraction. On les aperçoit facilement sur les coupes transversales de l'abdomen. Ils s'insèrent d'une part sur les faces latéro-supérieures du cœur et de l'autre contre les téguments du dos.

L'étude du *système circulatoire périphérique* présente beaucoup de difficultés, surtout dans l'abdomen, où les vaisseaux, à parois très délicates, se perdent dans les tissus mous des organes ou bien forment des sinus spacieux mal délimités. Les artères du céphalothorax se laissent suivre plus facilement. On ne peut observer que d'une manière incomplète les courants sanguins sur de très jeunes

Araignées encore un peu transparentes. Si le système artériel est beaucoup plus développé que chez les Insectes, grâce surtout à la localisation de la respiration, on ne peut cependant pas nier que le système veineux fait défaut et que les cavités générales ainsi que les lacunes entre les organes y suppléent dans une large mesure.

Le sang lui-même est incolore; il charrie des cellules rondes et claires en petite quantité et beaucoup de corpuscules à prolongements amiboïdes, dont le protoplasme est obstrué de nombreuses petites granulations opaques, Ces corpuscules se colorent vivement.

L'*aorte céphalo-thoracique* (*n*, fig. 93) n'est que la prolongation en avant du tube du cœur, dont elle a la structure histologique sans présenter toutefois des orifices latéraux. Elle parcourt le pédoncule, étroitement appliquée à la face dorsale de l'intestin, et est recouverte en partie par la lame aponévrotique postérieure. Elle émet, en sortant du pédoncule, quelques petites branches qui vont se ramifier dans les muscles de la partie postérieure du céphalothorax. Puis le vaisseau s'avance jusque sur l'estomac suceur, où il se bifurque. Les deux nouvelles crosses (*o*, fig. 93), peu écartées l'une de l'autre, décrivent une grande courbe en arrière du ganglion sus-œsophagien, puis retournent en arrière en s'appuyant sur la masse nerveuse sous-œsophagienne. Du sommet de la courbe les deux crosses détachent des troncs, lesquels s'avancent dans la direction de la partie antérieure du céphalothorax en passant entre les deux sacs à venin. Chemin faisant, ces *artères céphaliques* (*p*) donnent des ramifications, lesquelles serpentent entre les muscles et se rendent jusque dans le voisinage des yeux; elles nourrissent le rostre, les mâchoires et les chélicères.

Une fois arrivées sur la face dorsale du ganglion sous-œsophagien, les deux crosses détachées de l'aorte unique se continuent en arrière en suivant une marche parallèle (*q*, fig. 93); des bords externes elles fournissent des branches, lesquelles s'accolant pour ainsi dire au tissu nerveux suivent les nerfs dans les pattes (*r*); les deux rameaux deviennent alors de plus en plus étroits au fur et à mesure qu'ils se prolongent dans la partie postérieure du céphalothorax; ils suivent pendant un court trajet les deux nerfs abdominaux (b^2, fig. 93). Les différentes branches dont nous venons de voir le cours ne nourrissent pas le ganglion sous-œsophagien. Ce dernier organe reçoit son sang d'un canal unique lequel dépend de l'aorte et est appelé *artère recurrente* (*s*, fig. 93). Son cours est longitudinal; elle est placée exactement sur le milieu du ganglion sous-œsophagien. De sa face ventrale partent plusieurs branches, lesquelles s'enfoncent dans la substance nerveuse et s'y ramifient en pénétrant dans les cloisons dorso-ventrales (*e*, fig. 97). L'artère se poursuit antérieurement dans un canal, lequel s'engage sous l'œsophage pour venir se ramifier dans la lèvre postérieure et dans les cœcums intestinaux ventraux.

Suivant Claparède, dont les études faites sur des jeunes Lycoses encore transparentes (voir *Littérature*) se confirment aussi pour les Épeires, toutes les artères mentionnées ont des parois propres et finissent par se déverser dans des lacunes interorganiques, lesquelles ramènent finalement le sang dans deux sinus longitudinaux, l'un dorsal, l'autre ventral, qui entrent dans le pédoncule et déversent le sang dans un grand sinus situé à la base de l'abdomen. On peut suivre, dans les pattes, l'artère à parois propres jusqu'au milieu du troisième segment, occupant le centre de la patte et entourée de tous côtés par le courant veineux. A partir de ce point, on ne voit plus de parois propres du vaisseau artériel; le courant artériel passe du côté de la flexion, le courant veineux occupe le côté de l'extension où se trouvent les fentes cutanées mentionnées page 209.

Les deux courants sont séparés par une fine membrane amorphe qui présente, en des endroits déterminés, des orifices juste assez larges pour laisser passer un globule sanguin. (Voir, pour les détails, le mémoire de Claparède.)

Le *système circulatoire de l'abdomen* est séparé par le pédoncule de celui du céphalothorax et se distingue par le fait que tous les vaisseaux, sauf ceux des poumons, partent directement du cœur et vont se distribuer, par paires, dans les organes environnants. Il est difficile de suivre ces vaisseaux, dont on compte trois ou quatre paires, parce qu'ils sont très ténus, s'engagent immédiatement dans les lobules du foie brunâtres et se perdent probablement dans des lacunes. L'extrémité postérieure du cœur se dissout, pour ainsi dire, en un pinceau de petits vaisseaux, lesquels partent sous des angles aigus à différents niveaux pour se rendre vers les filières et la poche stercorale. Entre ces fines branches, la pointe du cœur médiane présente un orifice, par lequel le sang est projeté dans une lacune, située à la base dorsale du mamelon anal.

En revanche, la circulation pulmonaire semble se comporter d'une façon particulière. On peut constater, par la dissection comme par des coupes, l'existence de deux canaux assez larges, qui naissent de l'aorte près de sa courbure, suivent le contour du tégument et se déversent dans de vastes sinus, lesquels entourent le poumon, depuis son point antérieur, sur tous les pourtours des attaches lamellaires. Nous avons indiqué et figuré, à propos des poumons (fig. 103), les sinus supérieurs et inférieurs, ce dernier étant soutenu par des piliers tégumentaires. Or, suivant Claparède, le sinus terminal, dans lequel se déverse l'extrémité du cœur, constitue deux sinus longitudinaux, reposant exactement sur les muscles longitudinaux de l'abdomen et dans lesquels le sang coule d'arrière en avant. A l'angle interne et postérieur du poumon, ce courant en rencontre un autre coulant en sens inverse, venant des parties antérieures, et les deux se jettent dans un sinus pulmonaire postérieur et transversal, qui longe le bord postérieur du poumon et se combine avec le sinus longeant le bord externe du poumon. Ce sinus latéral s'infléchit vers le haut de l'abdomen, pour s'ouvrir dans la lacune péricardiale au niveau de la première paire d'orifice. Le poumon plonge donc sur toutes ses attaches dans ces sinus ne formant qu'un seul, et presque la totalité du sang passe par ces sinus et leurs prolongements, les feuillets pulmonaires, pour retourner au cœur.

L'APPAREIL FILATEUR. — A. *Parties externes*. Pour connaître la constitution extérieure de l'appareil filateur, on se servira avec avantage de la potasse caustique, en choisissant de préférence de jeunes individus, chez lesquels les poils et les tubes fileurs sont moins nombreux et le pigment moins abondant que chez les adultes.

Nous avons déjà dit plus haut (p. 202), que le *champ anal* (fig. 106) comprend les six filières et le mamelon anal. Mais il faut rendre attentif le commençant au fait que, dans l'état de repos et sans manipulation préalable, il ne verra dans la plupart des cas, et cela ni de profil, ni de face, que quatre filières, les antérieures et les postérieures, ainsi que le mamelon anal. Ces cinq mamelons se recourbent vers le milieu à tel point qu'ils cachent entièrement les filières moyennes, beaucoup plus basses et rapprochées de la ligne médiane.

Le champ anal est entouré, sur tout son pourtour, par une bande chitineuse renforcée du tégument général. On y remarque, du côté antérieur, deux conformations particulières : en premier lieu une forte épine interne (A, fig. 106) constituant une courte arête, saillante vers la cavité abdominale, et en second lieu, entre les bases des filières antérieures, un écusson en apparence troué au centre (C, fig. 106). C'est un fort disque chitineux, évasé comme une sous-tasse vers la cavité abdominale et portant, sur son centre, un espace clair, entouré par un rebord cordiforme relevé. Sur les deux coins de ce cadre sont placés deux poils et quelques autres en garnissent le bord supérieur. Vu de profil, ce corps se présente comme un mamelon un peu pointu et court, garni de quelques poils. Comme cette papille occupe exactement la place où se trouve, chez d'autres Aranéides, la lame criblée appelée *cribellum*, laquelle fournit, par mille petits trous, une soie feutrée excessivement fine, nous sommes portés à croire qu'ici l'organe se trouve en état rudimentaire, réduit à une simple papille chitineuse médiane, sur laquelle on ne peut constater aucune trace de fins pores ou de tubes fileurs.

Les *filières antérieures* (D, fig. 106) et les *filières postérieures* (F, fig. 106) sont construites sur le même plan fondamental. Ce sont des cônes tronqués et arrondis au sommet, constitués par des anneaux alternants d'une chitine très épaisse, guillochée et garnie de forts poils et d'une chitine molle, transparente, flexible, sans poils. L'anneau foncé basal de la filière antérieure (*a*) est, comme tout l'organe, plus large et plus haut que celui de la filière postérieure (*k*); en

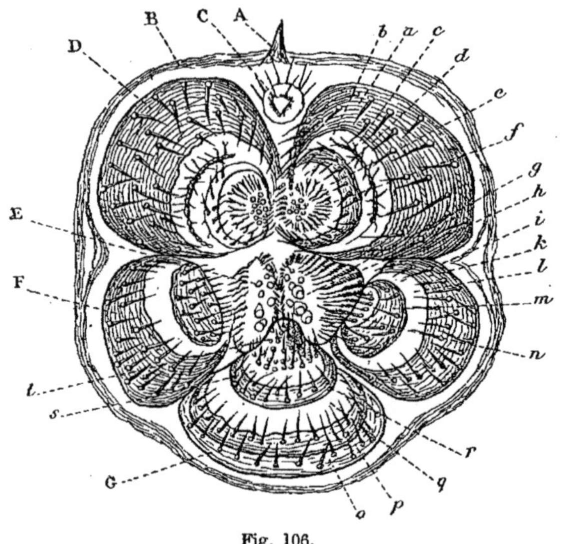

Fig. 106.

revanche, l'anneau terminal de la filière postérieure (*m*) est plus large du côté externe que celui de la filière antérieure (*e*), le sommet de la filière postérieure étant tronqué obliquement. Le premier anneau clair inférieur (*b*) est très large dans la filière antérieure et soutenu, dans sa partie externe, par un demi-cercle chitineux très fort, mais très étroit (*c*), qui porte des forts poils ordinairement courbés en crochet; ce demi-cercle fait défaut dans le cercle clair corres-

Fig. 106. — *Ep. d.* Champ anal d'une femelle, vu de la face ventrale. Préparation à la potasse. Gundl. Oc. 1. Obj. 2. Chambre claire. A, épine de soutien; B, circumvallation du champ ; C, cribellum rudimentaire ; D, filières antérieures; E, filières moyennes; F, filières postérieures; G, opercule anal; *a*, base de la filière antérieure; *b*, anneau clair inférieur; *c*, demi-cercle chitineux dans cet anneau; *d*, anneau clair supérieur; *e*, anneau chitineux supérieur; *f*, sommet à tubes fileurs; *g*, base de la filière moyenne; *h*, anneau clair; *i*, champ à tubes fileurs; *k*, base de la filière postérieure; *l*, anneau clair; *m*, anneau chitineux supérieur; *n*, champ à tubes fileurs; *o*, anneau extérieur; *p*, anneau intérieur de la base de l'opercule anal; *q*, anneau clair inférieur; *r*, anneau chitineux supérieur; *s*, anneau clair supérieur; *t*, mamelon terminal de l'opercule anal.

pondant (*l*) de la filière postérieure. L'anneau chitineux supérieur des deux filières est séparé du champ à tubes fileurs par un second anneau clair, assez large dans la filière antérieure (*d*), peu apparent dans la filière postérieure.

Il est remarquable que l'opercule anal (*g*) est construit absolument sur le même plan. Nous y retrouvons les deux anneaux chitineux guillochés, portant des poils (*o*, *p*, *r*,) et les deux anneaux clairs interposés (*q* et *s*), avec cette différence seulement que l'anneau basal est séparé en deux anneaux concentriques (*o* et *p*). Une différence tranchée ne s'accuse que dans le mamelon terminal (*t*), correspondant au champ à tubes fileurs, mais qui est ici chitineux et couvert de poils.

Les *filières moyennes* (E, fig. 106) sont autrement construites. A l'état d'érection, elles se montrent comme deux cônes sveltes, à base chitineuse et peu poilue, et sans anneaux foncés ultérieurs. Mais on les voit rarement sous cet aspect; dans la règle, ces filières sont couchées dans l'espace laissé libre entre les autres conformations, avec leurs sommets dirigés en arrière, de sorte qu'elles apparaissent alors comme des triangles, dont les côtés correspondants se touchent dans la ligne médiane. Dans cette position, reproduite dans notre figure 106, le champ à tubes fileurs se présente sur la face ventrale de ces filières, tandis que dans la position érigée il occupe la face tournée vers la ligne médiane.

Les champs à tubes fileurs présentent des arrangements fort différents, décrits avec beaucoup d'exactitude par Buchholz et Landois (voir *Littérature*).

Celui des *filières antérieures* (*f*, fig. 106) est presque circulaire, légèrement bombé à sa surface et placé directement au sommet de la filière, de manière qu'on l'aperçoit presque en entier dans la position normale et verticale. Des très courts tubes fileurs, au nombre de 60 à 70, y sont placés d'une manière régulière suivant des lignes rayonnantes du centre. Du côté interne, le champ présente une petite échancrure, taillée dans le cercle foncé supérieur, et dans cette échancrure se place un gros cône fileur, à base fortement chitinisée, à côté duquel nous avons toujours trouvé un cône de remplacement, de forme analogue, mais beaucoup plus petit. On peut très bien suivre, sur des préparations qui n'ont pas séjourné trop longtemps à la potasse, le canal excréteur d'une glande cylindrique, qui se termine dans ce cône. Il est flanqué par le tendon en ruban d'un gros muscle situé dans la base de la filière et qui infléchit, par sa contraction, la filière en arrière et vers la ligne médiane, de manière à toucher celle de l'autre côté.

Toute la face ventrale des *filières moyennes* (fig. 107) n'est qu'un seul champ, occupé par un nombre considérable (environ 150 suivant Buchholz et Landois) de tubes fileurs, entre lesquels nous n'avons pu distinguer que deux cônes isolés. Les tubes insérés sur tout le pourtour du champ sont très longs, sveltes et dirigés, avec leurs pointes également longues et effilées, vers le milieu du champ, où les tubes sont plus clairsemés et plus courts. Le sommet tourné en arrière de la filière en est seul dépourvu et porte, en revanche, quelques poils pinnés courts. Vers le rétrécissement de ce sommet, mais encore

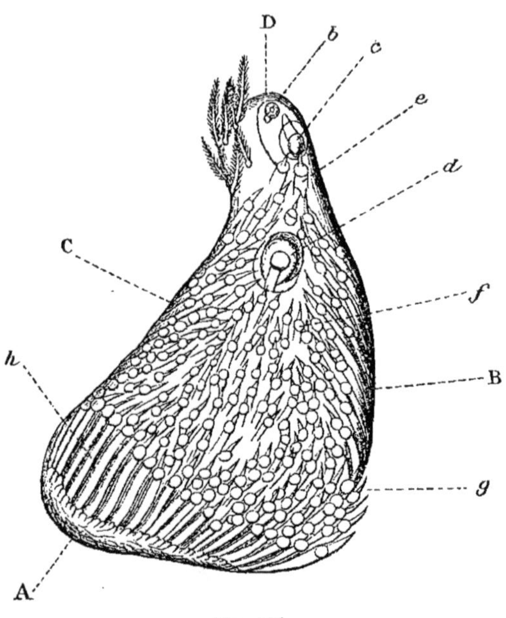

Fig. 107.

entouré par des tubes, se trouve un énorme cône fileur (*d*), à base fortement chitinisée, avec sa pointe dirigée en bas et contenant la terminaison d'un canal excréteur d'une glande arborescente, dont on peut très bien suivre le trajet sur des préparations à la potasse. Sur le bord interne du sommet se trouve un autre cône plus petit (*c*, fig. 107), à côté duquel se trouve un cône de remplacement (*b*). Nous n'avons pu voir deux cônes parfaits, indiqués par Buchholz et Landois. On voit, du reste, dans le voisinage de ce cône, comme terminaisons de

Fig. 107. — *Ep. d.* Filière moyenne gauche, vue de sa surface ventrale. Préparation à la potasse. Gundl. Oc. 1. Obj. IV. Chambre claire. A, bord antérieur de la base attachée; B, bord externe; C, bord interne, appliqué contre la filière du côté opposé; D, sommet; *a*, poils pinnés au sommet; *b*, cône de remplacement; *c*, cône postérieur; *d*, grand cône fileur médian; *e*, tubes fileurs courts et épais, formant le passage vers les papilles; *f*, champ moyen de tubes fileurs minces à base courte; *g*, pointes de tubes fileurs longs; *h*, séries serrées de tubes fileurs très longs.

glandes cylindriques, deux tubes fileurs plus volumineux (*e*), courts et épais, qui forment le passage entre les tubes et les cônes.

La meilleure position pour examiner les champs des *filières postérieures* est celle de trois quarts. On voit, dans cette position de l'abdomen, le champ de l'une des filières en entier, tandis que l'autre filière présente sa face externe chitinisée et poilue. Le champ de cette filière (fig. 108) est taillé en biseau et seulement développé sur la face interne de manière qu'il s'applique entièrement, à l'état de repos, sur le champ de la filière moyenne correspondante. On

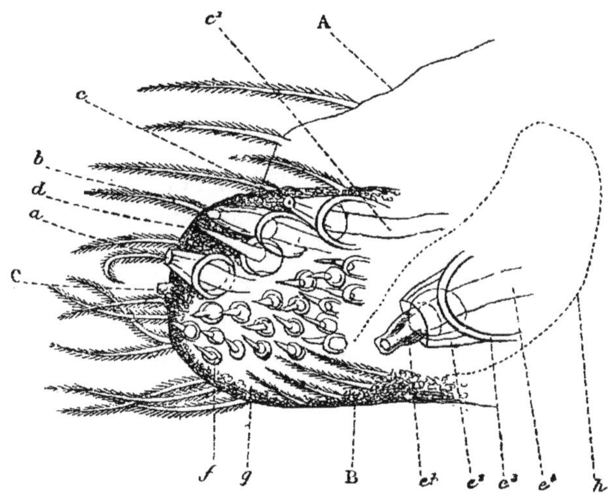

Fig. 108.

distingue, dans ce champ, des cônes, des tubes courts et des tubes longs : ces derniers, en très grande quantité, ne paraissent se constituer qu'à la dernière mue. Nous avons en effet rencontré des exemplaires d'Épeires où ils faisaient complètement défaut, de manière qu'on pouvait analyser, avec la plus grande facilité, l'ordonnance des deux autres sortes d'organes fileurs. Notre dessin représente un champ pareil (fig. 108). On remarque, sur le milieu de ce champ, dix-neuf papilles fileuses, à base assez large, à pointe courte, ayant à peu près la même hauteur que la base et enchâssée dans

Fig. 108. — *Ep. d.* Filière postérieure droite d'un jeune animal, vue par sa face interne. Préparation à la potasse. Gundl. Oc. 1. Obj. 5. Chambre claire. A, bord antérieur; B, bord postérieur ; C, sommet avec un cône de remplacement; *a*, *b*, *c*, les trois cônes écourtés, placés vers le bord antérieur; *c'*, canal excréteur se portant vers un cône; *d*, cône à pointe effilée; *e*, grand cône près du bord postérieur; *e'*, sa pointe; e^2, manchon basal; e^3, cercle d'insertion de la base; e^4, canal excréteur aboutissant au cône; *f*, papilles fileuses; *g*, espace occupé, chez des individus adultes, par des tubes fileurs longs; *h*, ligne ponctuée, indiquant approximativement l'extension de cet espace vers l'insertion de la filière.

celle-ci par un rebord assez accusé. Ces papilles sont rangées, un peu irrégulièrement, en trois lignes, parallèles à l'axe longitudinal de la filière. Sur le bord antérieur du champ sont placés quatre cônes fileurs assez grands, dont trois (*a*, *b*, *c*) ont un bout émoussé et réfléchi en dedans, tandis que le troisième en rang depuis la ligne médiane (*d*) a une extrémité beaucoup plus longue, svelte et pointue. C'est à ce cône qu'aboutit (suivant Buchholz et Landois), le canal d'une glande arborescente, tandis que les trois autres forment les terminaisons de glandes cylindriques, dont les canaux assez larges sont bien visibles.

En arrière de l'accumulation des papilles et près du bord postérieur de la filière se trouve encore un énorme cône à base embrassante et à terminaison écourtée, dans lequel aboutit un large canal excréteur d'une glande cylindrique.

Telle est l'organisation extérieure des filières postérieures chez des exemplaires n'ayant pas encore subi la dernière mue. Mais après cette mue se trouve une quantité considérable de longs tubes fileurs, semblables à ceux des filières moyennes et occupant un espace courbé autour du cône mentionné, d'où ils s'étendent encore en avant, autour de l'emplacement des papilles. Ces tubes sont si nombreux et tellement serrés, qu'ils cachent entièrement le grand cône, qu'on n'aperçoit plus qu'avec peine. Nous avons indiqué par une ligne pointillée le contour de l'espace occupé par ces tubes, mais nous répétons que sur l'exemplaire dessiné, ainsi que sur plusieurs autres jeunes, nous n'avons vu aucune trace de ces tubes longs, qui étaient cependant bien visibles sur les filières moyennes placées à côté.

MM. Buchholz et Landois (*l. c.*) distinguent trois sortes d'organes fileurs : les *tubes* de forme ordinaire (*Spinnröhrchen gewöhnlicher Form*), les *tubes* écourtés, que nous nommerons des *papilles* et les *cônes* (*Spinnkegel* ou *Spinnzapfen*). On peut bien accepter ces divisions, tout en faisant remarquer que les formes offrent des passages.

Les *tubes fileurs*, que l'on trouve, comme nous l'avons dit, sur les deux filières postérieures aux places indiquées, se composent, comme tous les autres, de deux parties, une basale et l'autre terminale. La base des tubes ressemble entièrement à un tube de verre à parois épaisses et rigides; on voit dans la lumière de ce tube la continuation du canal d'une glande pyriforme. Le tube, plus ou moins long, finit brusquement en cercle et porte ici la pointe terminale posée sur la chitine réfléchie en forme d'écran. La lumière de cette pointe constitue la continuation du canal glandulaire, qui s'ouvre par un trou extrêmement fin au bout de la pointe. La partie basale peut se raccourcir considérablement, et au milieu du champ de la filière moyenne on trouve des petits tubes dont la base est un simple anneau.

Cette base, en s'élargissant et devenant conique, constitue le principal caractère des *papilles*, placées sur la filière antérieure et sur le centre du champ de la filière postérieure. La base forme un fort anneau conique, l'écran portant la pointe est un peu infléchi en dedans et la pointe elle-même, au lieu d'être droite comme celle des tubes, est souvent un peu courbée. On voit, sur le bord de la filière moyenne, quelques rares conformations qui tiennent le milieu entre les tubes et les papilles.

Les *cônes* enfin présentent l'organisation des papilles plus développées. La base est un cône tronqué très épais, l'écran est infléchi en dedans de manière à former une sorte de suspensoir circulaire pour la pointe massive, dont le bout est tronqué circulairement. En employant des lentilles à immersion, on croit voir que ce bout est plus ou moins infléchi en dedans en forme d'entonnoir. Nous ne mettons pas en doute, suivant cette conformation, que les différentes parties des cônes peuvent être, dans une certaine mesure, invaginées les unes dans les autres; que la pointe peut rentrer, par sa base, dans le cône, et que le sommet de la pointe peut aussi être infléchi en dedans.

Nous comptons, en tout, un cône sur chaque filière antérieure, deux sur chaque filière moyenne, cinq sur chaque filière postérieure; donc seize cônes en tout sur l'appareil entier, dans lesquels se partagent les glandes cylindriques et arborescentes. Les autres parties, tubes et papilles, correspondent à autant de glandes pyriformes. Les cônes supplémentaires, que nous avons signalés sur les filières antérieures et moyennes, ne paraissent pas être en rapport avec des canaux excréteurs.

B. *Parties internes* (fig. 109). Les glandes à soie constituent une part très importante des organes abdominaux. Elles remplissent entièrement l'espace entre le plancher ventral et les grands muscles longitudinaux et s'étendent en avant jusqu'au voisinage du pédoncule, entrelacées d'une manière presque inextricable. Buchholz et Landois les ont fort bien étudiées (*l. c.*). Nous distinguons, avec ces auteurs, trois sortes de ces glandes.

Les *glandes pyriformes* ou *aciniformes* (*k*, *l*, *m*, fig. 109) forment trois paquets de chaque côté, un pour chaque filière, composé d'une centaine environ de ces petites glandes. Elles sont en effet pyriformes, arrondies au bout distal et passant par leur bout aminci à un canal très fin, qui se rend, après un court trajet, à un tube ou papille des filières. Les canaux forment ensemble un écheveau et sont revêtus de membranes excessivement fines. Le corps de ces glandes se montre plus élargi ou allongé suivant l'état de remplissage; l'épithélium, relativement assez épais, forme une sorte de capuchon et s'arrête brusquement à la naissance du canal. La soie

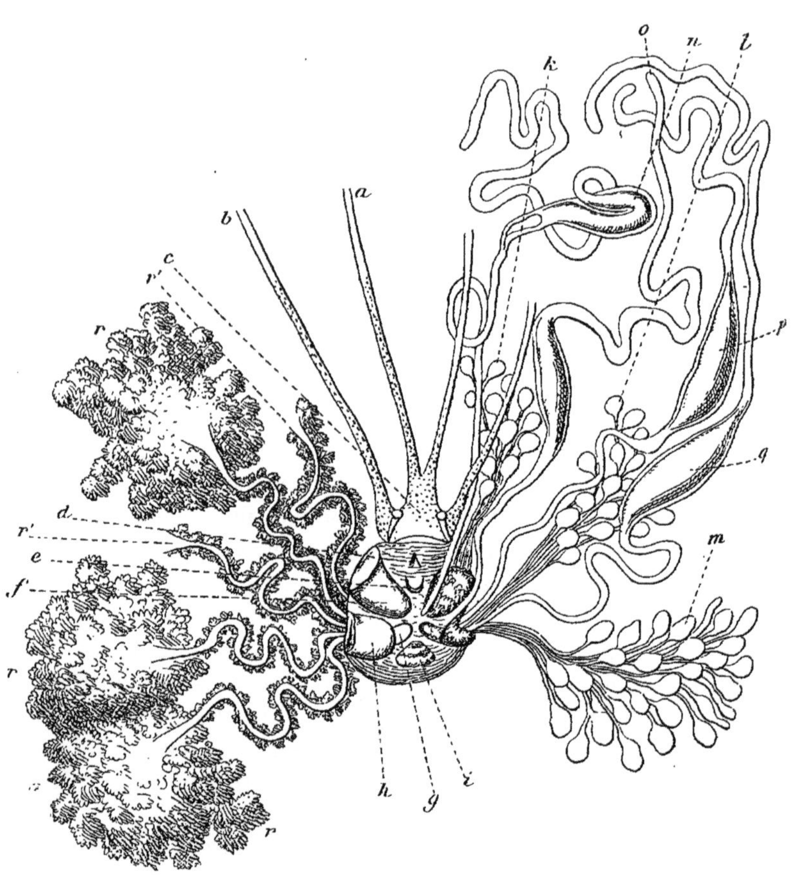

Fig. 109.

Fig. 109. — *Ep. d.* Préparation de l'ensemble des filières et des trachées. Gundl. Oc. 1. Obj. 00. Figure combinée. Les organes sont vus depuis la face ventrale; on n'a laissé, des téguments, que l'écusson anal et on a déployé les organes internes. Pour faciliter l'intelligence, on n'a dessiné, du côté droit de la figure, que les glandes cylindriques et des groupes réduits des glandes pyriformes, en ombrant de ce côté les filières. Du côté gauche, on a dessiné trois glandes arborescentes seulement en entier, en indiquant, pour les deux autres, les canaux excréteurs seuls, et on a laissé les filières en blanc. *a*, trachées médianes; *b*, trachées latérales; *c*, vestibule trachéen, avec ses supports latéraux et l'orifice en fente transversale; *d*, épine chitineuse; *e*, mamelon du cribellum rudimentaire; *f*, filière antérieure; *g*, filière moyenne; *h*, filière postérieure; *i*, mamelon anal; *k*, groupe antérieur des glandes pyriformes; *l*, groupe moyen; *m*, groupe postérieur (les groupes sont beaucoup plus fournis, mais on n'a dessiné qu'un petit nombre de glandes, pour ne pas embrouiller la figure); *n*, glande cylindrique, se portant à la première filière; *o*, *p*, *q*, glandes cylindriques aux filières moyenne et postérieure; *r*, glandes arborescentes; *r'*, canaux excréteurs de deux glandes arborescentes coupées.

qui remplit la cavité interne et le fin canal se présente sous le microscope comme une substance homogène, fortement réfringente. Nous devons prémunir ici le commençant contre une erreur dans laquelle il pourrait tomber. L'épithélium se détache facilement du corps de la glande, et il ne reste alors de ce corps qu'un moulage interne de la cavité, formé par la soie durcie. Ces moulages sont hérissés de petites aspérités mamelonnées; preuve que l'épithélium présente, à sa surface interne, des petits creux. Souvent ces moulages ont une forme allongée, telle que nous l'avons représentée dans quelques-unes des glandes formant le paquet de la filière postérieure (*m*, fig. 109).

Les *glandes cylindriques* (*n*, *o*, *p*, *q*, fig. 109) sont au nombre de quatre de chaque côté, une pour la filière antérieure, une pour la moyenne, deux pour la postérieure. Les glandes, très longues, spacieuses dans leur partie distale, sont très tortueuses dans leur trajet et entrelacées ensemble. On ne peut faire une coupe de l'abdomen sans en rencontrer quelques lacets. Elles commencent par un bout arrondi, restent cylindriques pendant la plus grande partie de leur trajet et se boursouflent, avant de passer au canal excrétoire, en un réservoir fusiforme, plus ou moins élargi suivant son état de remplissage et quelquefois tordu sur lui-même (*n*, fig. 109). Nous avons toujours vu ce réservoir, mais quelquefois si peu développé, que le tube glandulaire semblait tout d'une venue. L'épithélium s'arrête aussi, chez ces glandes, au point où le col du réservoir passe au canal excréteur. Celui-ci présente une particularité frappante. Enveloppé d'une fine membrane conjonctive, il descend jusque dans le voisinage de la filière, forme ici une anse, remonte dans la même enveloppe jusque vers son origine, forme une seconde anse et redescend vers la filière, pour entrer dans son cône fileur. Sauf aux deux extrémités, l'enveloppe du canal excréteur, simple en apparence par des petits grossissements, recèle donc toujours trois canaux, et le canal en entier est, par conséquent, démesurément long.

Les *glandes arborescentes ou agrégées* (*r*, *r'*, fig. 109) sont au nombre de cinq de chaque côté, dont quatre attachées à la filière postérieure et une à la moyenne. Elles sont assez volumineuses et présentent un aspect fort différent de celui des précédentes. Ce sont des glandes agglomérées, formées d'acinis creux, lesquels sont groupés autour d'une cavité assez spacieuse interne, dans laquelle prend naissance, d'une manière brusque, un canal excréteur assez spacieux et élargi en trompette à ce bout. Le canal excréteur assez large est entouré, sur tout son trajet, de la continuation de l'épithélium glandulaire, présentant des bosselures et des petits mamelons de couleur brun-jaunâtre. Par la présence de ce révêtement, les canaux excréteurs des glandes arborescentes se laissent facilement distinguer des autres.

Bien que sous le point de vue de leur forme extérieure les glandes à soie soient fort différentes entre elles, on reconnaît cependant à peu près partout trois couches dans la structure de leurs parois. A l'extérieur se trouve une membrane très mince, dans laquelle on peut quelquefois reconnaître des noyaux aplatis. La couche moyenne varie énormément d'épaisseur. On la rencontre fortement épaissie sur les extrémités libres des glandes cylindriques, ainsi que sur les glandes pyriformes, lesquelles ont encore une forme allongée et dont le canal interne n'est pas encore gonflé par la substance secretée. La

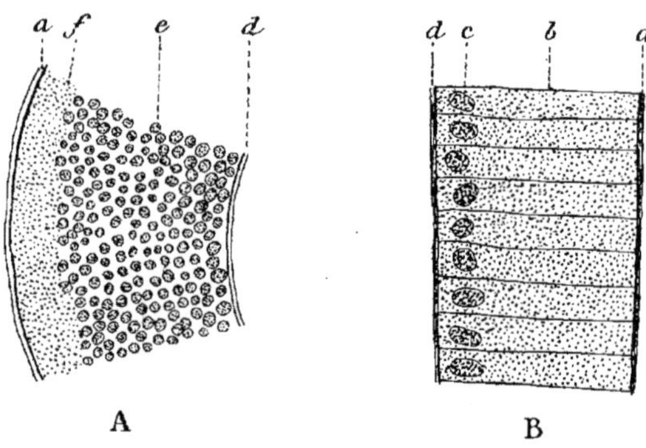

Fig. 110.

plupart du temps, cette couche (A, fig. 110) se montre obstruée par une quantité de petites conformations rondes, ayant à peu près toutes le même diamètre et se colorant vivement sous l'action du carmin boracique; elles sont rangées les unes à la suite des autres, suivant des lignes disposées en rayonnant de la lumière du canal vers sa paroi externe. Ainsi la véritable structure cellulaire de cette couche médiane (B, fig. 110) est masquée par ces formations globulaires. Mais lorsqu'elles font défaut, on voit que les cellules sont très allongées, disposées en rayonnant, séparées les unes des autres par des limites très tranchées. Le protoplasma est granuleux, et vers l'extrémité de la cellule voisine de la lumière de la glande se trouve un gros noyau ovalaire dont le grand axe est parallèle à celui de la cellule. La couche interne de la paroi est de nature chitineuse, on n'y distingue aucune modification histologique quelconque. Souvent elle présente

Fig. 110. — *Ep. d.* Portions de la paroi d'une glande cylindrique. A, état rempli; B, état vide. Leitz. Oc. 1. Obj. 7. Chambre claire. *a*, tunique externe; *b*, couche cellulaire; *c*, noyaux; *d*, tunique interne; *e*, gouttelettes remplissant les cellules; *f*, granulations plus fines.

des anfractuosités dans lesquelles vient se mouler la substance secrétée qui remplit le canal. Dans les glandes en forme de poire, l'intima chitineuse s'arrête au tiers environ de la longueur de la glande du côté du canal excréteur. C'est ce que l'on peut très bien observer en plongeant ce paquet glandulaire dans de la potasse peu concentrée. Celle-ci dissout les parois externe et moyenne et l'intima reste sous forme d'un entonnoir, se continuant avec le canal excréteur. Un canal ainsi traité ressemble au canal excréteur d'une glande arborescente non traité et abstraction faite du revêtement extérieur de ce dernier, qui consiste en cellules épithéliales rapetissées, arrondies et remplies de granulations brunâtres.

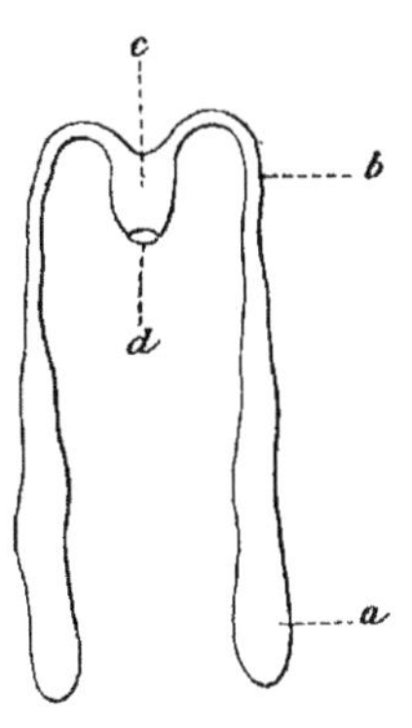

Fig. 111.

H. Meckel (voir *Litt.*) a encore mentionné des *glandes noueuses*, une de chaque côté, formées d'un gros boyau ramifié et boursouflé par place. Buchholz et Landois nient l'existence de ces glandes. Nous devons dire que, sur une cinquantaine d'exemplaires examinés, nous avons rencontré une fois une paire de gros boyaux noueux sans ramifications, qui frappaient par leur grosseur et leur teinte d'un jaune brunâtre sale. Nous croyons que c'étaient des glandes cylindriques altérées par maladie.

ORGANES GÉNITAUX MALES. — A. *Organes internes*. Les *testicules* (fig. 111) forment deux sacs allongés, situés dans la partie antérieure de l'abdomen, entre le tégument en bas et les muscles ventraux longitudinaux en haut. Leur extrémité postérieure, fermée en cul-de-sac et élargie en forme de massue (*a*), arrive jusqu'au tiers environ de la longueur de l'abdomen. Les deux sacs, très distincts l'un de l'autre, se dirigent parallèlement en avant en s'amincissant et passent, sans démarcation marquée, aux canaux déférents (*b*) qui se continuent jusqu'au niveau des stigmates pulmonaires. Arrivés en cet endroit, ils s'infléchissent brusquement vers la ligne médiane et débouchent dans une petite poche commune par son côté antérieur. La poche (*c*), en forme de flacon bas, s'ouvre en arrière par un orifice médian ovalaire, entouré de fortes lèvres chitineuses (*d*), sous un pli du tégument, qui réunit transversalement les stigmates pulmonaires.

Dans les parois du testicule, on distingue trois couches, dont deux sont bien visibles, l'externe et l'interne. La première est une enveloppe péritonéale; elle est formée par des cellules plates renfermant

Fig. 111. — *Ep. d.* Esquisse au trait des organes mâles internes, huit fois grossis. *a*, testicule; *b*, canal déférent; *c*, poche commune; *d*, orifice externe.

quelques granulations, la seconde épithéliale possède des cellules plus élevées, rondes, dont quelques-unes sont fortement granuleuses. La troisième couche est intermédiaire entre les deux autres, elle apparaît comme une ligne très fine homogène. Dans beaucoup d'endroits, elle disparaît au point qu'on n'aperçoit plus que les deux autres couches. Suivant Bertkau (voir *Litt.*), on peut distinguer dans la couche épithéliale deux sortes de cellules : les unes claires, spermatogènes, seraient placées au fond du cul-de-sac testiculaire; elles auraient, suivant Schimkewitsch (voir *Litt.*), un noyau et deviendraient par places gigantesques, montrant plusieurs noyaux. Les autres cellules à granulations se trouveraient par préférence dans les parties antérieures du testicule et formeraient seules l'épithélium interne des canaux déférents.

D'après Bertkau, les spermatozoïdes de l'Épeire ont la forme d'un filament assez court, renflé à une de ses extrémités en une petite boule.

La musculature du système génital mâle est facile à étudier sur les coupes; les muscles n'atteignent pas de très grandes dimensions et sont souvent réduits à quelques fibres. On distingue sur les côtés de la poche commune un muscle court, qui s'attache contre la paroi ventrale de l'abdomen en avant de la fente génitale. Les deux lèvres de l'orifice génital servent de point d'attache à de fines brides musculaires; celle de la lèvre antérieure vient s'accoler par son autre extrémité contre les téguments, celle de la lèvre postérieure va se confondre avec les grosses fibres longitudinales ventrales.

Organes de copulation. Des palpes du mâle (fig. 112). Nous n'avons pas besoin de revenir sur les palpes de la femelle, qui ne jouent aucun rôle dans la copulation. Les palpes du mâle au contraire sont transformés en vue du transport du sperme dans les organes femelles et méritent une description plus détaillée.

On peut être dans le doute si ces palpes sont composés de cinq ou six articles. Chez les jeunes mâles, n'ayant pas encore subi la dernière mue (fig. 91), ils sont manifestement constitués, comme les palpes de la femelle, de six articles, dont le dernier est en forme de poire, très renflé à sa base, brusquement aminci en avant et terminé par une sorte de mamelon court, un peu courbé et dépourvu de griffe. Cet article est couvert de toutes parts de poils courts, assez épais. Il ne montre aucune trace des conformations compliquées, visibles sur les palpes des mâles adultes; ces conformations n'apparaissent, comme Bertkau l'a fort bien mis en lumière, qu'avec la dernière mue. Or, ces conformations envahissent, après la dernière mue, les deux articles terminaux, qui se confondent si bien qu'on pourra les envisager comme un seul. Nous les appellerons, en conséquence, *l'appareil copulateur*.

Le premier article (I, fig. 112), implanté sur le thorax entre la mâchoire et la première paire de pattes, est très court et presque sphérique. Le second (II), en revanche, est très long, cylindrique, garni de quelques rares poils sur sa face externe. Il montre, à l'intérieur, une lamelle chitineuse longitudinale pour l'insertion des muscles. Le troisième (III) est court, courbé, avec le côté convexe en arrière; le quatrième (IV), un peu plus grand, plus poilu, est courbé en sens inverse.

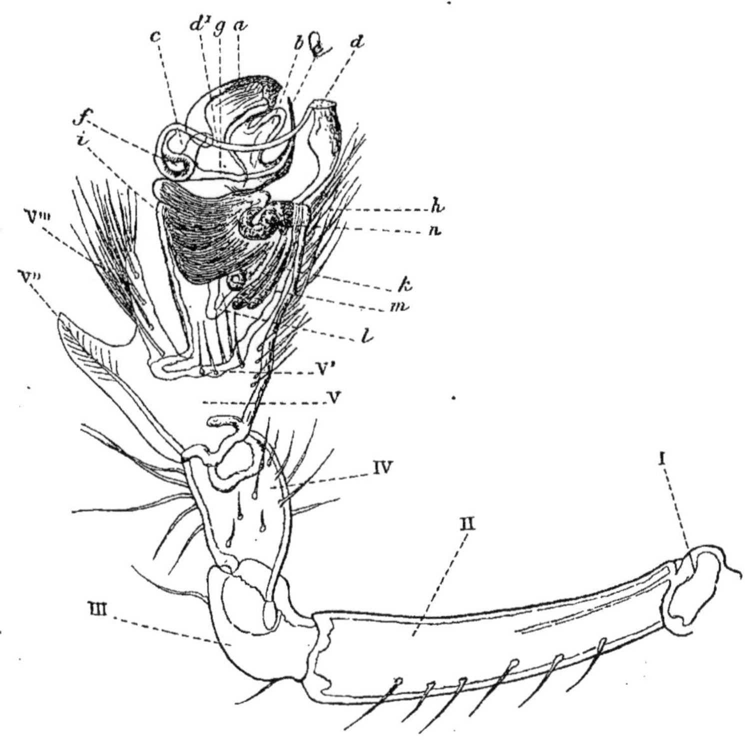

Fig. 112.

Sur ce quatrième article est implanté, par une base très étroite,

Fig 112. — *Ep. d.* Palpe gauche du mâle, vu du côté ventral. Préparation à la potasse. Gundl. Oc. 1. Obj. 2. I-IV. Les quatre premiers articles, numérotés à partir du céphalothorax; V, segment basal de l'appareil copulateur (cinquième article); V', articulation avec la région suivante; V'', lame; V''', épine, garnie de poils; *a*, cuiller externe, ongle; *b*, languette; *c*, articulation; *d*, cuiller interne; *d'*, son bord, joignant l'articulation de *a*; *e*, crochet; *f*, orifice externe du canal *g*; *h*, buisson de poils sur le réservoir; *i*, partie externe du réservoir; *k*, partie interne; *l*, canal en hameçon entre les deux parties; *m*, son orifice; *n*, orifice supérieur entouré d'un bourrelet grenu.

l'appareil copulateur, lequel présente, dans son ensemble, une poire très épaisse, qui serait articulée, par sa tige, sur le quatrième article et auquel nous distinguons trois régions; la région de la base, la région moyenne du réservoir et enfin celle terminale, des cuillers.

Nous décrirons d'abord l'organisation, telle qu'elle se présente sur des palpes traités à la potasse. Il faut une digestion assez prolongée pour enlever complètement la grande quantité de pigment brun, qui empêche un examen soigné. Après avoir étudié le palpe sur des préparations ainsi faites, on complètera l'étude par l'observation de coupes faites en différents sens. L'examen du vivant ne peut donner des résultats précis sur les détails de l'organisation, mais il peut démontrer la présence de zoospermes et le retroussement pendant la copulation.

La *région des cuillers* est en effet composée de deux conformations chitineuses, articulées ensemble et avec la région du réservoir et qui ressemblent, dans leur forme générale, à des cuillers. La *cuiller externe* (*a*), le *tegulum* des auteurs, est de beaucoup la plus volumineuse. Elle a la forme d'un ongle courbé et creux; elle est constituée par une lame chitineuse très forte, ornée à sa surface de stries longitudinales noirâtres, lesquelles se présentent, sous de forts grossissements, comme des côtes relevées et garnies de petits tubercules. Sous sa face creuse s'élève un coussinet arrondi, à parois fortes mais transparentes, qui conflue avec la base de l'ongle et que l'on pourrait appeler la *languette* (*b*, fig. 112). La cuiller entière avec la languette est articulée, vers la face externe, avec la région du réservoir et peut s'abaisser dans la cavité de la *cuiller interne* (*d*). Celle-ci est membraneuse, assez fine, et sa paroi, en se continuant des deux côtés autour de la base de l'ongle jusque vers l'articulation de celle-ci, embrasse ainsi une vaste cavité, donnant accès au réservoir et qui peut être fermée, comme par un couvercle, par l'abaissement de la cuiller externe.

Celle-ci est encore renforcée, à sa base, par un *crochet* chitineux à parois presque noires (*e*), qui est courbé en double sens de manière à s'appliquer exactement à la courbure de la cuiller interne. Ce crochet, l'*embolus* des auteurs, est uni, par sa base, à celle de la languette. Il est parcouru, dans toute sa longueur, par un canal (*g*) qui se continue, depuis sa base, en arrière et forme le véritable *réceptacle séminal*. Il nous a semblé que ce canal, assez élargi, débouche au dehors par un orifice (*f*) situé immédiatement au-dessous de l'articulation de l'ongle. Suivant Wagner (voir *Litt.*), le réceptacle serait fermé au bout interne et ouvert seulement par le fin canal traversant le crochet, à travers duquel il pomperait par capillarité le sperme dans la poche génitale du mâle. Il nous semble que l'orifice signalé doit servir à ce but et qu'il doit se fermer par l'élévation de l'ongle lors du retroussement du réservoir pendant la copulation.

La *région du réservoir* (*cymbium*) présente les plus grandes difficultés à l'étude. Tandis que les cuillers sont entièrement dépourvues de poils, cette région est hérissée, surtout sur sa face interne, de poils très longs et épais, qui empêchent un examen ultérieur. Elle a la forme d'un cône, sur la base duquel sont implantées les cuillers. La partie distale du cône présente, dans ses parois, des épaississements en forme de fils, (*i*) tournés en spirales et ayant l'aspect des filaments spiraliques qui se trouvent dans les trachées des insectes. Mais ce sont réellement des fibres musculaires chitinisées. Entre ces filaments groupés en faisceaux et près de la base de la cuiller interne, on remarque vaguement un organe pointillé, lobé, entourant un orifice (*n*). A la partie proximale des fibres émerge, vers la face dorsale, un canal (*l*,) courbé en hameçon qui se porte vers la face ventrale et s'ouvre, par un orifice entouré d'un bourrelet (*m*), dans l'intérieur de la partie interne des faisceaux fibrillaires.

Le réservoir serait donc composé, suivant ces observations faites sur des palpes traités à la potasse, de deux parties — une dorsale, plus vaste, s'ouvrant largement au fond de la cavité creusée entre les cuillers et communiquant, par un canal recourbé, avec la seconde partie interne. Toute cette partie est, suivant Wagner, une vaste lacune sanguine, séparée en plusieurs compartiments par des cloisons chitineuses, laquelle servirait, par la pression, à faire retrousser le crochet et les parties avoisinantes lors de la copulation.

Le réservoir repose, avec sa base amincie, sur la partie basale (*V*, fig. 112), laquelle joue évidemment le rôle d'une lame protectrice. Cette base se projette en avant, par une lame extrêmement mince (*V″*) transparente et creuse et par une épine (*V‴*) très forte, également courbée et garnie de gros poils. Cet appareil s'applique, lorsque les régions antérieures sont un peu rétirées, étroitement sur leur face externe dépourvue de poils et complète ainsi, avec les poils insérés sur la face interne du réservoir et sur l'articulation, l'armature hérissée du palpe.

Organes génitaux femelles. — A. *Organes internes*. L'*ovaire* (fig. 95, 96) a la forme d'un sac un peu aplati de haut en bas, placé entre l'intestin en haut et les muscles ventraux en bas; de côté, il est entouré par les glandes fileuses cylindriques et par le foie. L'extrémité postérieure s'amincit de plus en plus et se termine en cul-de-sac. La face dorsale de l'ovaire présente une légère dépression longitudinale, qui s'accentue toujours davantage en s'avançant du côté antérieur. La face ventrale, un peu bombée, repose sur les muscles ventraux. La face antérieure se prolonge en deux avancements arrondis, séparés l'un de l'autre sur la ligne médiane ventrale.

Le volume de l'ovaire varie énormément suivant les saisons; à l'époque de la maturité des œufs il remplit en grande partie l'abdomen et comprime les viscères à tel point que la masse du foie est considérablement diminuée. Il se raccornit et devient friable par les réactifs durcissants, opposant ainsi des obstacles sérieux à la réussite des coupes.

Les parois de l'ovaire s'infléchissent souvent en dedans de la masse de la glande et la séparent en plusieurs compartiments, mais jamais ceux-ci ne sont distincts les uns des autres. Dans la paroi on distingue, à l'extérieur de l'enveloppe péritonéale, une couche de cellules cylindriques ayant à peu près toutes la même hauteur; elles recouvrent une masse grenue composée par une quantité de petites granulations rondes colorées un peu en brun. Ce sont ces cellules qui pénètrent dans les glandes pour y déterminer des cloisons. Cette couche est limitée à l'intérieur par une fine membrane, et souvent elle est fortement colorée en brun par une quantité de petites granulations. Les ovules prennent naissance de la paroi et s'individualisent en y restant cependant attachés un certain temps par un large pédoncule. On distingue dans les ovules une paroi propre, et au centre généralement un nucléus muni d'un nucléole central le plus souvent chargé de granulations noirâtres, ou contenant un ou deux espaces ronds et clairs. La masse protoplasmique de l'ovule est finement granuleuse. Un noyau vitellaire (*Dotterkern*), tel qu'on le rencontre chez beaucoup d'Araignées, n'existe pas dans les œufs de l'Épeire.

Le système excréteur est assez compliqué.

Les *oviductes* très courts sont des prolongements de la paroi ovarienne; ils prennent naissance de la face inférieure et antérieure de la glande, arrivent après un court trajet dans un *utérus* (*a*, fig. 113) disposé transversalement, et débouchent dans la cavité de cet organe sur ses coins latéraux et à la face postérieure. De cet utérus part inférieurement un canal, le *conduit vaginal* (*b*); celui-ci se dirige vers la face ventrale du corps, après avoir formé un petit recessus médian de nature glandulaire (*c*), et au bout d'un court trajet se bifurque. Une branche, le *canal vaginal* (*e*), continue directement son chemin vers la face ventrale et, après avoir frisé la pelote chitineuse rayonnée (*i*) dont nous parlerons plus bas, il s'ouvre au dehors dans un mamelon chitineux (*g*). Suivant Schimkewitsch, ce canal s'ouvrirait latéralement dans la pelote. Nous n'avons pas réussi à nous convaincre de cette communication.

La seconde branche, très courte, se dirige en arrière et s'ouvre dans le *vagin* (*f*), à peu près à la moitié du trajet de ce canal, qui débouche par son extrémité inférieure dans la fente génitale transversale et médiane. Le vagin se continue, en effet, après avoir reçu cette branche, verticalement en haut en s'engageant profondément dans les tissus. Au début cette partie supérieure du vagin (*d*) est une fente fort étroite, bordée par des lèvres chitineuses plissées, mais vers son extrémité supérieure la fente s'élargit pour se terminer à la fin en

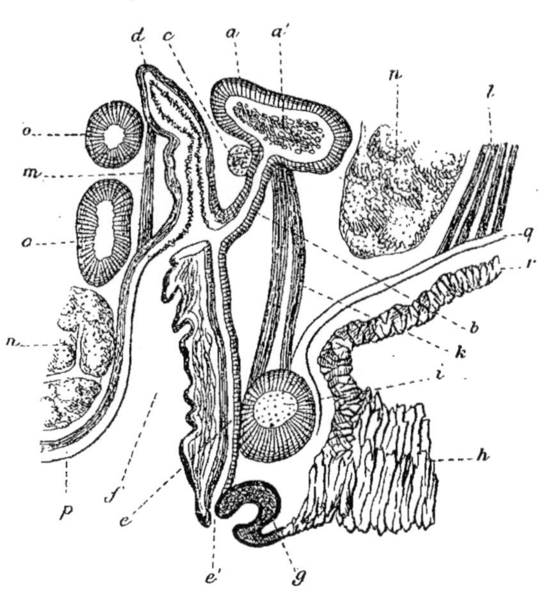

Fig. 113.

pointe. Les parois de cet élargissement vaginal (*d*) présentent une structure particulière, dont nous parlerons plus bas.

La paroi de l'utérus (*a*) est formée par un rang de cellules cylindriques très hautes (A, fig. 114); elles forment une membrane très épaisse et ayant partout la même épaisseur. Les limites des cellules sont nettement visibles ainsi que les nucléus de forme un peu allongée, placés suivant le grand axe de la cellule et au milieu de cette dernière. Le protoplasme cellulaire est un peu granuleux. Quant au

Fig. 113. — *Ep. d.* Coupe sagittale des organes femelles. Leitz. Oc. 1. obj. 0. Chambre claire. *a*, utérus; *a'*, granules brun-rouges dans sa cavité; *b*, conduit vaginal; *c*, récessus médian frisé par la coupe; *d*, élargissement vaginal; *e*, canal vaginal; *e'*, son orifice; *f*, fente génitale (vagin); *g*, mamelon chitineux; *h*, réceptacle spermatique frisé; *i*, pelote radiée; *k*, *l*, *m*, muscles; *n*, *n*, lobes du foie; *o*, glandes cylindriques coupées; *p*, tégument postérieur de l'abdomen; *q*, tégument antérieur; *r*, couche externe détachée par la pression du rasoir.

contenu de l'oviducte et de l'utérus (a'), on remarque qu'il se compose de globules ronds colorés en rouge brun et à peu près tous d'égale grosseur. L'utérus est entouré par une enveloppe de nature musculaire. Les fibres forment de petits faisceaux espacés les uns des autres à intervalles égaux.

Les canaux du système vaginal ont des parois variant d'aspect suivant les endroits où on les examine. Sur une coupe longitudinale

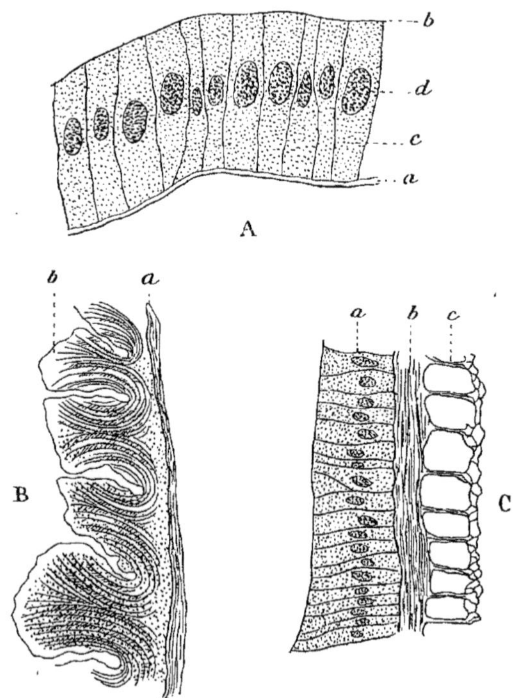

Fig. 114.

du conduit vaginal (B, fig. 114), la paroi antérieure est plissée et décrit plusieurs sinuosités profondes recouvertes extérieurement par une lame chitineuse; les cellules sous-jacentes sont très allongées et disposées parfois en éventail. Dans ces replis de la chitine viennent probablement se loger les zoospermes. La paroi postérieure est aussi recouverte d'une membrane chitineuse, mais elle est lisse et ne décrit pas de sinuosités. La couche située en arrière est formée par des cel-

Fig. 114. — *Ep. d.* Détails des organes femelles. Leitz. Oc. 3. Obj. 7. Chambre claire. A, paroi de l'utérus, coupe transversale; *a*, enveloppe externe; *b*, membrane limitante interne; *c*, cellules; *d*, noyaux. B. Conduit vaginal. Coupe longitudinale. *a*, couche chitinogène; *b*, plissements internes; C, élargissement vaginal, coupe transversale; *a*, couche chitinogène; *b*, chitine lamelleuse; *c*, végétations arborescentes internes.

lules allongées à peu près toutes égales en hauteur, dont le noyau est parfaitement visible ; il est allongé et disposé au milieu de la cellule dans le sens horizontal.

L'élargissement vaginal (C, fig. 114) est tapissé de tous les côtés par une cuticule chitineuse très épaisse supportant des conformations tout à fait analogues à celles que l'on rencontre dans la chambre à air du poumon ; elles sont ramifiées à leurs extrémités et les ramifications s'unissent entre elles. La chitine est supportée par une couche de hautes cellules cylindriques.

Les muscles du système génital sont peu nombreux. Quelques auteurs ont décrit des fibres musculaires dans la paroi de l'ovaire lui-même. Nous avons vu que l'utérus était contenu dans un sac de nature musculaire. Une longue bride musculaire relie l'extrémité de l'élargissement vaginal à la paroi ventrale de l'abdomen ; elle borde pour ainsi dire la paroi postérieure de la fente génitale. Dans la paroi antérieure de la fente génitale on distingue deux muscles : un transversal et un vertical, qui s'insère par son extrémité supérieure contre le canal vaginal à sa sortie de l'utérus et par son extrémité inférieure contre la plaque génitale.

Les *organes génitaux externes de la femelle* (fig. 115) sont situés sur la face ventrale de l'abdomen, à peu de distance de la dernière paire de pattes, entre les coxes desquelles s'avance l'extrémité antérieure du réservoir séminal lorsqu'il est en pleine érection. Ils forment un mamelon conique et saillant dans la ligne médiane de l'abdomen, entre les deux fentes respiratoires, dont les bouts avancent jusqu'aux bords de ce mamelon.

Pour examiner ces organes, on choisira des femelles ayant subi la dernière mue vers la mi-août et plus tard. Avant cette époque les organes sont rudimentaires. Les organes étant fortement pigmentés, on aura recours au traitement à la potasse.

Le mamelon génital est entouré, à sa base, d'une forte lame chitineuse (*D*, fig. 115) dont le rebord épaissi fait le tour, sauf à la partie postérieure, où le rebord se recourbe en deux anses arrondies (*g*), qui laissent entre elles un espace triangulaire (*i*) donnant accès au réservoir séminal, et recouvert, en avant, par une sorte de lèvre (*h*) arrondie, fort épaisse, élargie par deux petites ailes latérales et se continuant en plongeant des deux côtés vers les centres des pelotes rayonnées (*f*). Celles-ci paraissent, en effet, constituées par une grosse masse, composée de courts canaux poreux et dirigés suivant les rayons du centre à la périphérie. Vus de face, ces canaux produisent, sur la partie centrale de la sphère, un aspect pointillé. Le tour de la sphère n'est pas complet ; au centre s'attache, par une sorte d'incision, le bras correspondant du bourrelet labial. En regardant les préparations de profil, on voit la sphère décrite placée à l'intérieur et un peu en arrière de l'appareil qui entoure les orifices des oviductes. La lèvre et les sphères nous paraissent constituer un appareil élastique, lequel tient close la fente triangulaire menant vers le réservoir séminal. Celui-ci (*l*, fig. 115) constitue un long boyau à parois assez épaisses, plus large à la base (*k*), plus étroit vers son

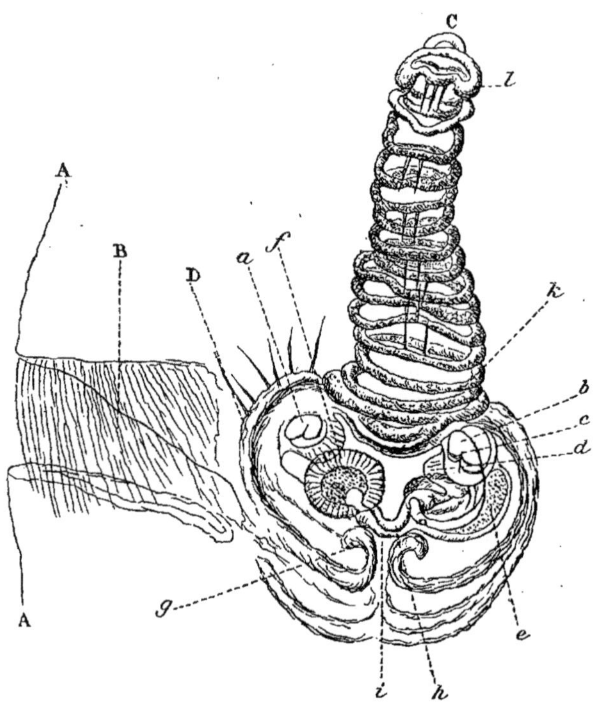

Fig. 115.

extrémité fermée (*l*), qui est ordinairement un peu courbée sur elle-même. Les parois sont fortement plissées en travers et ces plis se montrent, sur les préparations, sous la forme de bandes circulaires

Fig. 115. — *Ep. d.* Organes femelles extérieurs, vus de la face ventrale. Préparation à la potasse. Gundl. Oc. 1. Obj. 2. Chambre claire. On a dessiné, sur la partie gauche de l'écusson génital, les parties qui se montrent lorsqu'on abaisse le foyer du microscope, tandis que sur le côté droit on voit les parties superficielles. A, contours de la paroi du ventre; B, fente respiratoire, largement ouverte, avec indication du poumon; C, réservoir séminal; D, écusson génital, entouré d'une forte lame chitineuse; *a*, orifice de l'oviducte; *b*, plaque chitineuse de recouvrement, avec une aile interne *d* et une partie réfléchie en dedans, portant une proéminence *c* en forme de dent; *e*, plaque semi-lunaire pointillée; *f*, pelote rayonnée interne; *g*, anses recourbées du rebord chitineux de l'écusson, entourant la fente d'accès *i* du réservoir séminal; *h*, forte bande chitineuse, couvrant d'en avant la fente d'accès, munie de deux petites ailes latérales et se reliant, sur les côtés, aux pelotes rayonnées; *k*, base du réservoir séminal; *l*, son extrémité recourbée.

épaisses, dont on aurait cerclé le boyau. Sur la face de l'organe tournée vers le ventre et sur son sommet sont insérés quelques rares poils raides. Le volume et l'extension du boyau sont infiniment variables; nous l'avons vu très court et large en forme d'éteignoir, ou très long s'avançant jusque entre les dernières pattes avec son extrémité tournée en avant, comme nous l'avons représenté. Quelquefois l'extrémité libre est tournée en arrière, et dans un cas nous avons trouvé l'organe si bien plié en deux, qu'on croyait voir deux réservoirs réunis par la base et que la figure ressemblait, à s'y méprendre, à celle donnée par Bertkau (voir *Littérature*) de Linyphia macrognatha (pl. 7, fig. 16).

Les deux orifices des oviductes (*a*) sont situés en avant de la fente du réservoir et de forme circulaire. Ils sont entourés d'un échafaudage chitineux très compliqué, lequel est en relation avec celui du réservoir. Le cercle, assez accusé, qui entoure l'orifice, s'élargit en lame chitineuse transparente (*b*), qui recouvre l'orifice en grande partie et se réfléchit en dedans en formant une espèce de poche, dont le bord porte un denticule (*c*) fortement accusé et pointu. Le cercle s'élargit encore, vers la ligne médiane, en une lame mince arrondie (*d*) et s'appuie, en arrière et au dehors, sur une plaque semi-circulaire pointillée (*e*) dont le rebord est en continuité directe avec lui. Il fait corps, en outre, par son bord interne et postérieur, avec l'anse du pourtour, dont nous avons donné la description. Cette jonction, effectuée par une forte branche chitineuse courbée, est surtout saillante dans la vue de profil de l'appareil tout entier.

Les différentes mues apportent, sans doute, des modifications très considérables à la construction de cet appareil. Nous ne l'avons pas trouvé chez des jeunes femelles, où il n'y avait qu'un fente transversale confluente presque, sur ses deux extrémités, avec les fentes respiratoires; nous avons ensuite vu, sur le bord antérieur de cette fente, des épaississements chitineux, dont celui du milieu, flexueux, correspondait à la lèvre de la fente d'accès au réservoir, lequel lui-même faisait défaut, tandis que des deux côtés deux cercles indiquaient, l'un l'orifice de l'oviducte, l'autre la pelote rayonnée; enfin, nous avons vu cette conformation surmontée par le réservoir en forme de capuchon conique à parois très minces, mais déjà plissées. Dans ce cas, le réservoir était vide ; chez les femelles qui le montrent dans l'état où il est dessiné (fig. 115), il est rempli de zoospermes courts en forme d'épingles.

Les *Aranéïdes*, dont notre espèce typique fait partie, montrent en général peu de différences anatomiques importantes. Dans la plupart des cas, on peut ramener les variations que présentent les différents organes au type décrit. Le fait que les crochets des chélicères se replient du dehors en dedans, comme chez l'Épeire et tous les Dipneumones, ou de bas en haut, comme chez les Mygales, ne comporte pas de grands changements dans leur organisation, pas plus que le développement plus ou moins considérable des glandes vénéneuses. Les mâchoires, les palpes et les pieds offrent partout la même structure fondamentale, avec des variations dictées par le genre de vie. C'est ainsi que les Orbitèles à toiles régulières ont, comme l'Épeire, deux peignes supplémentaires aux pieds, tandis que d'autres à toiles feutrées présentent à leur place une brosse à poils raides. Des différences plus considérables se présentent pour l'appareil à filer. Les Mygalides n'ont, en général, qu'une paire de grandes filières et une paire de petites. Chez beaucoup de Dipneumones (*Filistata*, *Amaurobius*, *Eresus*, etc.) se trouve, entre la première paire de filières et en avant, une double lame, criblée de pores nombreux très fins, appelée *cribellum*, qui sécrète sans doute un duvet de fils extrêmement fins et se trouve surtout développé chez les femelles. Chaque pore est placé sur un tube fileur cylindrique court et fin et à ces tubes aboutissent les canaux excréteurs de petites glandes globulaires, semblables aux glandes pyriformes. Le cribellum se compose donc de deux filières aplaties et réunies en une plaque entourée d'un anneau chitineux. Comme le mamelon impair, que nous avons constaté chez l'Épeire, occupe la même place, nous considérons ce mamelon comme homologue au cribellum. Chez les espèces à cribellum se trouve encore une modification particulière de l'avant-dernier segment de la dernière patte, qui porte, sur sa face supérieure, une rigole, bordée des deux côtés par des poils forts, courbés, aplatis et garnis de barbules. Quelquefois (*Dictyna*, *Diotima*, etc.) la rigole est remplacée par une côte saillante, portant une seule rangée de poils particuliers. On a appelé cette conformation le *calamistrum*. Le développement du calamistrum est toujours en rapport direct avec celui du cribellum.

Le système nerveux se présente toujours construit de la même manière : une masse centrale, composée sans doute de plusieurs ganglions primitifs fusionnés, percée par l'œsophage, envoyant des nerfs à tous les organes situés dans le céphalothorax, fournissant quelques fins rameaux à l'estomac et se terminant par un tronc médian qui se rend vers l'abdomen, où il se bifurque pour donner des branche aux organes respiratoires, génitaux et jusqu'aux filières. Les yeux présentent des différences plus notables. Outre celles signalées chez l'Épeire entre les yeux médians, nous trouvons encore, chez les sauteuses (*Salticus*, *Lycosa*, etc.), un tapetum à éclat métallique comparable à celui de beaucoup de Mammifères.

L'appareil digestif avec ses organes appendiculaires, estomac suceur, glandes digestives, tubes de Malpighi, ne présente pas des différences notables. Il n'en est pas de même des organes de la respiration. Nous trouvons, chez les Tetrapneumones (*Mygale*, *Cteniza*), deux paires de poumons au lieu d'une, situées les unes derrière les autres, mais du reste construites sur le même type et possédant chacune un stigmate transversal indépendant. En revanche, ces mêmes Tétrapneumones ne possèdent point de trachées en tubes, qui se trouvent chez toutes les autres Aranéïdes. Ces trachées présentent, suivant Bertkau (voir *Littérature*) des degrés de développement fort divers. Chez la plupart ce sont, comme chez notre espèce type, de simples tubes à granulations internes et débouchant dans un stigmate très fin transversal commun, qui se trouve situé immédiatement devant les filières. Ordinairement il y a, de chaque côté, deux trachées qui se ramifient peu dans l'abdomen seul ; quelquefois la paire médiane se fusionne et s'élargit vers l'extrémité antérieure. Ce système trachéen très réduit est plus compliqué chez les Thomisides, où les tubes se ramifient sous forme d'arbres, et chez les Attisides, où ils forment des pinceaux latéraux terminés par des tubules très fins et nombreux. Enfin chez les Dysdérides et chez l'Argyronète, on trouve deux stigmates séparés, placés plus en avant derrière les orifices des sacs pulmonaires et dont partent des tubes antérieurs et postérieurs, se terminant en pinceaux de tubules très nombreux. Chez ces genres, les tubes trachéens antérieurs se ramifient jusque dans la partie antérieure du céphalothorax. — L'appareil circulatoire n'a guère été examiné comparativement jusqu'à présent; ce que nous en savons se réduit à peu près aux recherches de Claparède sur la Lycose, dont l'arrangement est fait sur le même type que chez l'Épeire (voir *Littérature*).

Les organes génitaux internes présentent des modifications de peu d'importance. Les boyaux terminaux des testicules passent insensiblement, en se rétrécissant, aux spermiductes, comme chez notre espèce type, ou bien, dans la plupart des cas, le boyau testiculaire se rétrécit brusquement pour constituer le spermiducte. Les zoospermes sont généralement en forme d'épingles courtes et grosses, à queue ordinairement courbée; ils sont globuleux chez *Pholrus*, *Oleterus*, *Tetrognatha*. Chez les Segestries seules on a trouvé des spermatophores globuleux. — Les ovaires présentent partout le même type d'organisation; leurs parties ovigères sont réunies en anneau chez *Oleterus* et *Segestria*. — Les organes de copulation, palpes des mâles et réceptacles séminaux des femelles, présentent au contraire les variations les plus étonnantes, sur les détails desquelles nous renvoyons aux descriptions de Menge, Bertkau et Hermann (voir *Littérature*).

L'évolution des œufs et des embryons a été étudiée par Herold, Claparède, Balbiani, Barrois, Balfour (voir *Littérature*).

Le grand groupe multiforme des *Arthrogastres* présente des modifications nombreuses qui se rapportent, en général, au développement inégal de l'abdomen sessile, distinctement segmenté et réuni au céphalothorax par une base large. Les organes intérieurs, système nerveux, cœur, intestin etc., s'allongent en effet à mesure que l'abdomen prend une forme allongée. Chez les Solifuges et les Phalangides, qui sous ce rapport ressemblent aux Aranéïdes, les organes sont courts et ramassés, tandis que chez les autres ils s'étendent en longueur et atteignent, chez les Scorpionides, des formes qui ressemblent à celles des Crustacés macroures. Les Pédipalpes ont encore des chélicères armés de crochets, semblables à ceux des Aranéïdes, et il est probable que ces organes recèlent aussi des glandes venimeuses, la morsure de ces animaux étant très redoutée dans leur patrie; chez les autres, les chélicères sont transformées en pinces horizontales, sauf chez les Solifuges, où les pinces sont placées verticalement. Nous devons laisser à la zoologie la description des parties extérieures; nous mentionnerons ici seulement les faits, que les Arthrogastres, sauf les Pseudoscorpions, sont dépourvus de filières et que les palpes des mâles ne servent jamais d'organes copulateurs.

L'organisation intérieure des *Pédipalpes* est peu connue et mériterait d'être étudiée en détail. L'intestin est droit, dépourvu de cœcums; le système nerveux, en revanche, se rapproche par sa concentration de celui des Araignées. Chez le genre *Thelyphonus*, le rectum se continue dans le postabdomen tubuleux formé de trois anneaux. Des tubes de Malpighi se rencontrent chez eux, comme chez tous les Arthrogastres. Ils ont deux paires de sacs pulmonaires, comme les Tetrapneumones; les stigmates sont situés sur le second et le troisième anneaux de l'abdomen, et les poumons eux-mêmes sont composés d'un très grand nombre de tubes aplatis. On ne sait rien de précis sur l'organisation des organes de circulation et de reproduction; les *Phrynus* sont vivipares.

Grâce à leur répartition en nombre considérable dans les pays tempérés, les *Phalangides* ont été l'objet de nombreuses recherches. Les chélicères sont des pinces didactyles; les pattes, excessivement longues et grêles, se détachent facilement. Les palpes sont longs, pédiformes et souvent armés de griffes. On remarque, dans les téguments, deux sortes de glandes, dont une paire, assez grande et de couleur foncée, est située sur les bords du céphalothorax, et a été prise, par quelques auteurs, pour des yeux supplémentaires. Ces glandes fournissent une sécrétion odorante et ont été appelées, par quelques auteurs, les glandes puantes (*Stinkdrüsen*). Les autres glandes cutanées se trouvent sur la base de la dernière paire de pattes; elles sont dépourvues de canaux excréteurs. Le système nerveux est concentré comme chez les Araignées; il est composé d'une paire de ganglions fusionnés, situés sur l'œsophage et réunis à la masse thoracique par des connectifs très courts, le passage pour l'œsophage étant très étroit. Ces ganglions fournissent un gros nerf bientôt dichotomisé pour les deux yeux, et deux autres nerfs pour les glandes thoraciques latérales. La masse thoracique sous-œsophagienne est assez volumineuse, arrondie; elle fournit par son bord antérieur les nerfs pour les pièces buccales, par ses faces latérales les nerfs des pattes, et par sa face postérieure trois nerfs pour les instestins, un médian et deux latéraux, qui se divisent bientôt et présentent, outre un réseau de branches entrelacées, des petits ganglions à contours irréguliers sur leur trajet. — La cavité buccale, assez spacieuse, est revêtue de fins poils; elle se continue, suivant Plateau (voir *Littérature*), dans un pharynx vertical étroit, composé d'une couche musculaire, d'une membrane propre, d'une couche épithéliale et d'une cuticule interne, montrant six bourrelets longitudinaux épaissis, auxquels s'attachent des muscles rayonnants dilatateurs. Le pharynx est enveloppé d'une couche musculaire épaisse et circulaire qui rétrécit son volume en se contractant. Cette couche diminue sur l'œsophage assez long et finit là où ce dernier, entouré de glandes monocellulaires, passe par le centre nerveux. Les autres couches ainsi que les bourrelets longitudinaux se soutiennent sur l'œsophage très étroit, qui passe avec un petit élargissement à l'intestin moyen, constitué par une large poche pyriforme, sur les faces supérieure et latérales de laquelle sont implantés de nombreux cœcums, débouchant par six paires d'orifices dans la poche. Ces cœcums, dépourvus de couches musculaires, sont revêtus par un endothélium cylindrique à plusieurs strates. Ces cellules se remplissent de granulations et de gouttelettes graisseuses et finissent par se détacher pour tomber dans la cavité du cœcum. L'endothélium de la poche commune est semblable, mais moins haut; ses cellules crèvent et leur contenu forme, dans la partie postérieure de la poche, des amas d'excréments. Le rectum est un sac spacieux, à parois musculaires minces. Les cellules endothéliales y sont réunies en touffes. Il est réuni à l'intestin moyen par un canal étroit, se dirige d'abord obliquement et ensuite perpendiculairement vers la face ventrale; l'anus débouche dans une involvure chitineuse du tégument. Les tubes de Malpighi se trouvent entre les cœcums antérieurs de l'intestin moyen sur le côté dorsal, des deux côtés du cœur, et débouchent, après avoir formé de nombreux lacets, dans deux sacs pyriformes, situés du côté ventral, et qui se terminent en deux canaux plus étroits, que l'on peut poursuivre jusque dans le voisinage des glandes puantes du céphalothorax. Leur terminaison n'a pas encore été déterminée; Loman ainsi que Rössler ont échoué dans cette recherche (voir *Littérature*). — L'appareil respiratoire correspond à celui des Insectes. On ne trouve qu'une seule paire de stigmates, situés sous les hanches de la dernière paire de pattes. Ces stigmates peuvent être fermés par un opercule; ils conduisent dans deux troncs trachéens, qui courent le long de la ligne médiane, se réunissent par de nombreuses anastomoses et se distribuent, en se ramifiant, à tous les organes du corps, notamment aux organes génitaux, où les trachées forment des réseaux assez étroits. — Le cœur, assez allongé, présente trois chambres avec des fentes latérales correspondantes; il s'ouvre en avant dans les lacunes entre les organes où circule le sang, comme chez les Insectes. — Les organes génitaux se distinguent par des parties chitineuses externes relativement très considérables, placées dans la ligne médiane entre les hanches de la dernière paire de pattes, un pénis chez les mâles, un oviscapte chez les femelles. Les organes internes sont construits sur le même plan général des Araignées. Le testicule impair en forme de croissant s'étend transversalement dans la cavité ventrale; ses deux extrémités se continuent dans deux canaux efférents très fins, qui se réunissent dans la ligne médiane dans une pelote semblable à un épididyme, dont part un canal déférent tortueux, d'abord étroit, mais qui s'épaissit bientôt par des fortes couches musculaires et constitue ainsi un canal éjaculateur du sperme. Ce canal s'insère, en devenant très étroit, dans le pénis chitineux, où débouchent aussi, en avant, des glandes accessoires arborescentes. Nous renvoyons, pour les détails de structure, au travail de R. Rössler (voir *Littérature*). Les zoospermes sont globulaires et ne montrent guère des mouvements. — L'ovaire forme, comme chez beaucoup d'Araignées, un anneau à grappes; l'oviducte s'élargit d'abord considérablement en une sorte d'utérus et débouche, par un canal étroit, à la base de l'oviscapte, construit sur le même plan que le pénis (Voir Rössler, l. c.). On a trouvé assez communément des grappes ovariques sur les testicules des mâles.

Malgré leur ressemblance extérieure avec les Scorpions, due surtout à la conformation de leurs chélicères et de leurs palpes en forme de pinces, les *Pseudoscorpions* se rapprochent cependant, par leur anatomie, des Aranéïdes et des Opilionides. L'abdomen annelé est raccourci, dépourvu d'aiguillon vénimeux, mais muni de deux filières, situées en avant sur le second article abdominal. Le système nerveux est construit sur le type des Araignées; les stemmates sont en petit nombre, une ou deux paires au plus. L'intestin ressemble à celui des Scorpions; il n'y a point de cœcums, mais un foie lobé qui entoure l'intestin, lequel forme une anse avant de déboucher dans un rectum élargi en sac. Ces petits animaux carnivores, qui se nourrissent surtout d'Acariens, respirent par des trachées peu ramifiées, partant de deux paires de stigmates situées sur les deux premiers anneaux de l'abdomen. La circulation est fort incomplète suivant V. Daday (voir *Littérature*). Le cœur, longitudinal en avant, montre sur cette étendue quatre paires de fentes latérales et se termine, au cinquième anneau abdominal, par une rosette composée de quatre paires d'élargissements, munis de fentes, qui correspondent aux quatre segments suivants. Il fournit, dans le céphalothorax, une courte aorte qui déverse le sang dans le cœlôme. L'ovaire est simple, mais muni de deux oviductes, débouchant dans la ligne médiane du second anneau abdominal entre les filières. Les testicules sont construits sur le plan des Aranéïdes. Les femelles portent les œufs sous le ventre jusqu'au développement complet du jeune. Ces œufs subissent un fractionnement total.

Les *Scorpionides* frappent par la configuration extérieure et par leurs téguments très résistants, semblables, sous ce rapport, à la carapace des Écrevisses. Le céphalothorax, relativement petit, en forme de losange plus étroit en avant, porte sur la face dorsale deux grands stemmates rapprochés du centre et un nombre variable de petits stemmates latéraux, réunis par paires. En avant sont placés deux chélicères courts et massifs en forme de pinces, dont les branches sont dentées et qui servent à découper la proie vivante dont ces animaux se nourrissent. Derrière ces organes sont implantées cinq paires d'appendices, dont la première porte des pinces assez fortes, tandis que les quatre suivants constituent des pattes marcheuses, armées au bout d'une double griffe. Entre les cuisses de la dernière paire se trouve l'orifice génital, couvert de deux petits battants chitineux et flanqué de deux appendices énigmatiques en forme de peigne, sur lesquels sont implantés en série des dents ou plutôt des lames allongées, en nombre variable chez les deux sexes. L'abdomen est sessile et composé de sept anneaux très courts, mais larges. Sur la face ventrale du troisième, quatrième, cinquième et sixième anneau, se trouvent les quatre paires de stigmates, obliquement transversales, qui conduisent dans des sacs pulmonaires correspondants. Le septième anneau se rétrécit considérablement en arrière et donne insertion au postabdomen aminci, composé de cinq anneaux presque égaux et d'un sixième, gonflé en boule, qui porte dans son intérieur la double glande venimeuse et se termine par un aiguillon très pointu et courbé. A l'extrémité du cinquième anneau se trouve l'orifice anal. Les Scorpions portent, en marchant, le postabdomen recourbé sur le dos et lancent le dard en avant pardessus la tête pour piquer.

Sauf leur épaisseur et rigidité relative, les téguments ne diffèrent pas, quant à leur structure intime, de ceux des autres Arachnides. Mais on doit remarquer qu'il y a de nombreux apodèmes et processus intérieurs, s'avançant dans le coelôme et disposés régulièrement, qui donnent attache aux faisceaux musculaires puissants, présidant aux mouvements des anneaux et des différents appendices.

Conformément à l'allongement du corps, le système nerveux présente une concentration beaucoup moins grande que chez les Araignées. La masse céphalothoracique montre, au-dessus de l'œsophage, deux ganglions cérébroïdes fort exigus et fournissant les nerfs oculaires et ceux des chélicères. Des connectifs très courts relient ces ganglions à une masse sous-œsophagienne, composée au moins de deux paires de ganglions fusionnés ensemble et donnant des branches aux organes du thorax et aux appendices. Du cerveau partent quelques fins nerfs, formant un ganglion sur l'œsophage, très rétréci à son passage entre le cerveau et la masse sous-œsophagienne. Cette dernière envoie en arrière deux connectifs longitudinaux très rapprochés et fusionnés ensemble dans sept ou huit ganglions, dont quatre sont situés dans l'abdomen et fournissent des branches à tous les organes, et notamment aux quatre paires de poumons. Les ganglions suivants ne se trouvent que dans les premiers segments du postabdomen; les derniers articles sont seulement parcourus par les connectifs, dont les terminaisons se laissent poursuivre jusque dans les glandes venimeuses. Les yeux sont construits sur le type des Araignées. On ne connaît pas d'autres organes des sens. L'œsophage très étroit, monte verticalement depuis la bouche pour passer à travers la masse nerveuse, s'élargit après ce passage en une sorte de pharynx, entouré de toutes parts des glandes salivaires, qui remplissent la cavité céphalothoracique, montrent en arrière des réservoirs musculeux et débouchent, par plusieurs canaux latéraux, dans le pharynx. Le canal, de nouveau rétréci, parcourt l'abdomen sur la face dorsale immédiatement au-dessous du cœur et reçoit, sur ce parcours, de nombreux canaux provenant d'un foie ou glande digestive très volumineuse, qui remplit tous les espaces laissés libres par les autres organes en constituant une glande lobée. En arrière débouchent, dans cette partie, deux minces tubes de Malpighi. La partie postabdominale de l'intestin est plus large, un peu gonflée dans les segments, et débouche par l'anus à la racine du segment venimeux sur la face ventrale. Les quatre paires de poumons se distinguent de ceux des Araignées par le petit nombre de tubes élargis dont ils sont composés. La circulation est hautement développée, à tel point que Newport prétend même qu'elle est close de toutes parts. On ne comprendrait cependant pas dans ce cas l'existence de fentes sur le cœur, par lesquelles entre le sang depuis la cavité du cœlôme. Quoi qu'il en soit de ces terminaisons des artérioles, nous trouvons un cœur dorsal, occupant toute la longueur de l'abdomen, composé de huit chambres successives, et retenu dans sa position par des faisceaux musculaires horizontaux. Le cœur est entouré d'un péricarde et montre autant de fentes linéaires, garnies de valvules, qu'il y a de chambres. Les valvules sont disposées de sorte qu'elles permettent l'entrée du sang et s'opposent à son refoulement par les contractions. Des petites branches, naissant du cœur directement, se distribuent dans le foie et les organes voisins. Le cœur émet deux troncs aortiques en se prolongeant en avant et en arrière. L'aorte postérieure suit le postabdomen dans toute sa longueur sur la ligne médiane de la face dorsale, en donnant des branches aux organes. L'aorte antérieure a un parcours beaucoup plus compliqué. Arrivée, après un fort court trajet, vers le centre nerveux, l'aorte se bifurque et forme un anneau autour de l'œsophage, duquel partent des branches importantes pour les organes et les appendices du céphalothorax. Outre ces branches, elle fournit un tronc récurrent, l'artère supra-spinale des auteurs, qui s'applique étroitement à la chaîne ganglionnaire ventrale, la suit jusqu'à l'extrémité du postabdomen et fournit, sur son parcours dans l'abdomen, des branches aux sacs pulmonaires. Le sang revient par des veines médianes, céphaliques et abdominales, vers les sacs pulmonaires, se distribue dans les feuillets et revient au cœur par sept vaisseaux qui suivent, dans leur parcours, les jointures des anneaux de l'abdomen. Voir, pour les détails, les mémoires de Newport et de Blanchard (*Littérature*). Les organes mâles et femelles sont construits suivant le même plan. Ce sont deux tubes latéraux situés dans l'abdomen et enfouis dans les lobes du foie, qui convergent vers l'orifice mentionné entre les coxes de la dernière paire de pattes. Ces tubes latéraux fournissent des branches transversales, qui se combinent, dans le sexe mâle, avec deux tubes parallèles, rapprochés dans la ligne médiane, tandis que chez les femelles les traverses se réunissent dans un seul tube médian. Chez le mâle on trouve, sur la partie convergente des spermiductes, des glandes annexes tubuliformes. L'extrémité près de l'orifice est renflée en forme de fuseau et présente une armure chitineuse spéciale. On a considéré ces deux renflements comme des pénis (Blanchard) ou comme des vésicules séminales, probablement protractiles. Tous les tubes ovariens, latéraux, médians et transverses, portent des œufs en saillie, enveloppés d'un follicule. Les oviductes sont renflés aux endroits correspondant aux pénis et se terminent dans un court vagin en forme de pavillon double. Les Scorpions sont vivipares; l'abdomen des femelles est souvent démesurément distendu vers l'époque de la ponte. Les œufs parcourent toutes les phases de l'évolution jusqu'au complet développement des embryons, soit dans les follicules ovariens mêmes, soit dans les tubes ovariens. Les jeunes naissent avec les formes des adultes.

Les *Solifuges* (Solpugides ou Galéodides) se distinguent de tous les autres Arachnides par la segmentation du céphalothorax, nettement séparé par une articulation en deux parties distinctes. La première porte sur le front deux grands ocelles, en avant des chélicères, très renflés à leur base et terminés par une pince verticale fortement dentée, et deux paires d'appendices pédiformes, mais qui n'ont pas de griffes au bout. Le premier de ces appendices, appelé aussi le palpe, a une extrémité renflée en forme de poire, qui recèle dans son intérieur un appareil chitineux. Cet appareil, étant commun aux deux sexes, ne peut être comparé à celui des palpes des Araignées mâles. La seconde partie, comparable au thorax des Insectes aptères, est composée de trois anneaux indiqués par des lignes de séparation, mais soudés ensemble d'une manière immobile. Chacun de ces anneaux porte une paire de pieds très longs, terminés par des griffes. Les coxes de la dernière paire sont munies de lamelles en forme de raquettes, dont la tige surtout est riche en muscles et en trachées, tandis que les lamelles sont très minces et délicates. Ces raquettes coxales sont probablement homologues aux peignes des Scorpions. L'abdomen arrondi et sessile, dépourvu de filières, est composé de dix segments. Le corps, ainsi que les membranes, sont couverts de longs poils rigides. Le système nerveux se rapproche de celui des Aranéïdes. La masse centrale, située dans la partie antérieure du thorax, est trouée par le passage étroit de l'œsophage ; le ganglion sus-œsophagien est relativement petit, donnant des branches aux yeux, aux chélicères et peut-être aussi des racines au système sympathique; les connectifs, très courts et massifs, aboutissent à une grosse masse sous-œsophagienne, dont rayonnent les nerfs pour les appendices et les organes de l'abdomen, et qui se termine par un mince filet médian sur lequel est placé un renflement fusiforme, qui représente un très petit ganglion abdominal. La bouche est située sur la face ventrale entre les bases des chélicères; elle a une forme de cône comprimé latéralement et est entourée de différentes petites pièces, sur lesquelles les auteurs ne sont pas d'accord. L'œsophage est très étroit, presque capillaire. Il s'élargit après le passage par la masse nerveuse, où il reçoit, par sa face inférieure, les conduits d'une conformation glandulaire très singulière composée de boyaux, dont une paire s'avance jusque vers la peau et a sa terminaison aveugle dans un petit mamelon situé entre le chélicère et la base du palpe. Cette partie élargie envoie en outre trois paires de longs boyaux latéraux. Elle devient ensuite cylindrique, est entourée ici d'un foie peu volumineux et se termine en un rectum fort court, débouchant dans l'anus terminal par un cloaque en forme de sac. Les tubes de Malpighi, entièrement blancs, constituent deux paires de groupes répandus dans tout l'abdomen. Ces groupes, très ramifiés, débouchent par deux paires de conduits dans l'intestin. Les Solifuges respirent par des trachées ramifiées dans tout le corps. Une paire de grands stigmates est placée sur le thorax; deux autres paires, beaucoup plus petites, sur l'abdomen, où se trouve aussi un stigmate impair, fournissant un tronc trachéen dorsal. En correspondance avec cette organisation des organes respiratoires, le système circulatoire est restreint, comme chez les Insectes, à un cœur dorsal divisé en chambres à fentes latérales et qui déverse le sang par une courte aorte antérieure dans le cœlôme. L'orifice génital externe est conforme dans les deux sexes et entouré d'un bourrelet charnu. Les organes femelles sont composés de deux sacs ovariens assez larges, sur les bords externes desquels sont placés des follicules isolés et sessiles, contenant chacun un œuf. Les femelles sont vivipares comme les Scorpions; les embryons se développent sur place, arrivent dans le sac ovarien et sont expulsés par deux courts canaux qui se réunissent à l'orifice externe même. Les organes mâles se composent, suivant L. Dufour, de quatre testicules tubulaires fort longs, décrivant de nombreux lacets dans la cavité abdominale, continués par autant de spermiductes, munis chacun d'une vésicule séminale et aboutissant à un canal éjaculateur, lequel peut probablement se retrousser au dehors. Dans tous les pays chauds, habités par les Solifuges, ils ont la réputation que leur morsure est éminemment venimeuse. Des glandes venimeuses n'existent certainement pas dans les chélicères; elles se trouvent peut-être dans la partie terminale renflée des palpes, dans laquelle se trouve un appareil chitineux compliqué. De nouvelles recherches sont nécessaires pour éclaircir ce sujet.

Le corps des *Acarides* ou *Mites*, dans la plupart des cas globulaire ou ovoïde. peut pourtant s'étirer considérablement de manière à présenter un véritable céphalothorax, auquel sont attachés les organes buccaux et les quatre paires de pattes, tandis que l'abdomen allongé ne montre point d'appendices (*Demodex*). Mais ordinairement toutes les régions du corps sont confondues en une seule masse, sur laquelle les dernières pattes sont fort reculées en arrière, de sorte qu'il est impossible de distinguer un abdomen. Quelquefois aussi, on aperçoit un léger sillon qui semble séparer la tête du thorax ou bien le céphalothorax de l'abdomen. — Les femelles adultes ont toujours quatre paires de pattes, construites très différemment, souvent terminées par des soies ou des griffes chez les espèces courantes ou nageantes, ou munies, chez les formes parasites, de pelotes adhésives ou de véritables suçoirs pédonculés. — Les téguments, toujours chitineux, présentent tous les degrés de dureté, depuis des peaux excessivement molles chez beaucoup de parasites jusqu'à la constitution de carapaces très dures et cassantes, divisées en plusieurs boucliers, qui sont quelquefois disposés de façon que l'animal peut se rouler en boule en cachant tous les appendices sous sa carapace (*Hoplophora*). Ces boucliers peuvent parfois être élargis sous forme d'ailes latérales (*Oribates*). Dans la plupart des cas, les téguments sont couverts de poils, parmi lesquels les uns paraissent seulement protecteurs, tandis que d'autres seraient plutôt sensitifs. Les muscles, disposés suivant le plan général des Arthropodes, sont composés de fibres nettement striées en travers. Le système nerveux consiste en une seule masse ganglionnaire, quelquefois assez considérable (*Atax*), située dans la partie antérieure du corps sur la face dorsale. On n'a pu suivre les nerfs qui en rayonnent, mais il n'y a, en tous cas, aucune trace de chaîne ventrale ni d'un ganglion sous-œsophagien. On constate, chez les larves et les adultes vivant librement, la présence d'ocelles simples, jusqu'au nombre de trois paires rapprochées des bords de la tête et présentant, dans les formes les plus élevées, une cornée bombée, un cristallin et une masse pigmentaire souvent colorée en rouge. Les yeux manquent chez tous les parasites et chez beaucoup de genres vivant dans des endroits obscurs. Un organe de l'ouïe, que Haller veut avoir constaté dans l'article terminal de la première patte des Ricins (*Ixodes*), est encore douteux. — Suivant Haller (voir *Littérature*), les pièces buccales sont construites d'après le même plan fondamental. Un épistome, qui n'est autre chose que le bord infléchi du bouclier dorsal, enveloppe les pièces mobiles d'en haut et sur les flancs; une lèvre inférieure, composée de deux moitiés soudées au milieu et munie de palpes labiaux, correspond à l'épistome et ferme le cercle du côté ventral. Dans ce camérostome, comme on l'a appelé, sont établies trois paires de pièces buccales mobiles : une antérieure, ordinairement la plus puissante, sur laquelle on aperçoit la lèvre antérieure rudimentaire et que l'on parallélise aux chélicères des autres Arachnides; une seconde paire, portant des palpes maxillaires et des parties basales variées, et enfin une troisième paire, ordinairement rudimentaire. Si tel est le plan général, il faut convenir qu'il y a les variations les plus étonnantes quant à la conformation et le développement relatif des pièces. La nourriture des Acarides est très variée. Les uns rongent et broient des substances végétales, comme du bois *(Oribatides)*, et les chélicères forment alors des pinces courtes et très puissantes; les autres saisissent des proies vivantes avec des chélicères armés de griffes; d'autres sucent le sang après avoir blessé avec les chelicères transformés en stylets rétractiles. Chez les suceurs, les parties basilaires des palpes maxillaires forment généralement, en se recourbant, une gaine ou trompe autour des stylets. Des glandes antérieures, s'ouvrant dans les chélicères, sont probablement venimeuses, tandis que d'autres, ayant leurs orifices dans la bouche, peuvent être considérées comme glandes salivaires. Dans d'autres cas (*Tetranychus*), ces glandes antérieures s'ouvrent dans les palpes et paraissent être des filières. L'œsophage, souvent pourvu de mécanismes particuliers pour la succion, mais toujours court et étroit, se dilate bientôt dans un large estomac, souvent séparé par un sillon transversal en deux portions successives. Cet estomac montre dans la plupart des cas des cœcums latéraux larges et glandulaires (*Ixodes*), des poches peu considérables (*Proctophyllodes*), ou bien aussi se présente comme un élargissement sans diverticules (*Atax*). Un foie ou glande digestive semble être développé en raison inverse des cœcums stomacaux; il est énorme chez *Atax*, nul chez *Ixodes*. L'intestin postérieur est droit et débouche, par un rectum, à une fente anale, souvent protégée et entourée de conformations chitineuses particulières et située généralement près de l'extrémité du corps du côté ventral. Chez *Trombidium*, l'intestin moyen semble en discontinuité avec le rectum; il y débouche en réalité par deux pores très étroits. Souvent se trouve un corps adipeux ou des glandes plutôt cutanées à sécrétion grasse. Des organes excréteurs sont très répandus, tantôt sous forme de deux tubes de Malpighi débouchant dans le rectum (*Gamasides*), tantôt comme un sac dorsal fort considérable, en forme d'y, débouchant dans un élargissement du rectum et distingué par la couleur d'un blanc crayeux des concrétions qu'il contient (*Atax*). Des canaux superficiels, remplis d'un liquide transparent, que Claparède (voir *Littérature*) a signalé chez *Atax*, sont peut-être en rapport avec la fonction d'excrétion. Chez la plupart, on n'a jamais trouvé ni cœur, ni vaisseaux. Le liquide nourricier, dans lequel nagent en quantité des corpuscules à mouvements amœboïdes, remplit le cœlôme et les interstices des organes. Dans ces derniers temps on a cependant observé un cœur dorsal, uniloculaire, à deux fentes et une aorte, chez certains *Gramasides* et *Ixodides* (Winkler). Des organes de respiration font défaut aux formes parasitaires; lorsqu'ils sont développés, ce sont des courtes trachées, quelquefois vésiculaires, dépourvues de fil spiral, qui aboutissent généralement à une seule paire de stigmates situés sur la partie antérieure du corps, au-devant ou en arrière des coxes de la dernière paire de pattes, quelquefois aussi entre les pattes antérieures ou même à la base des chélicères. Chez *Tetranychus*, il n'y a qu'un seul stigmate impair, situé sur le dos près du bord antérieur. Des vésicules transparentes, accolées à la peau, mais dont on n'a pu voir des orifices, servent peut-être à la respiration chez les Hydrachnides aquatiques dépourvues de trachées. — Les sexes sont séparés. Les mâles, toujours plus petits que les femelles, conservent dans beaucoup de cas des caractères larvaires (absence de trachées, etc.). Généralement chez les mâles, mais aussi quelquefois chez les femelles, se trouvent sur la face ventrale des ventouses chitineuses, qui servent à la fixation pendant l'accouplement. Il y a ordinairement une paire de testicules (trois paires chez *Atax*) qui se continuent dans des spermiductes tortueux, présentant quelquefois des élargissements, et se terminent, près de l'orifice génital, en un canal ou sac, auquel adhèrent des glandes souvent fort développées (*Argas*). L'orifice se trouve toujours du côté ventral, fort éloigné de l'anus en avant, quelquefois entre les bases des pattes. Un pénis peut souvent être poussé hors de l'orifice. Les zoospermes sont globulaires et immobiles. Les deux ovaires sont quelquefois confondus en une seule masse, de laquelle partent deux oviductes qui se réunissent dans un sac ou canal commun et souvent très élargi, pour former une matrice, dans laquelle séjournent les œufs et à laquelle sont attachées des glandes accessoires et un réceptacle séminal. Quelquefois (*Sarcoptes*) le réceptacle séminal est séparé des autres organes et montre un orifice particulier, situé derrière la fente de la vulve, laquelle affecte des positions aussi variées que l'orifice mâle. Exceptionnellement, chez *Myobia*, la vulve se trouve sur la partie postérieure de la face dorsale (Claparède). Suivant le même auteur, les canaux vecteurs feraient entièrement défaut dans les deux sexes chez *Atax*, où les orifices terminaux déboucheraient simplement dans le cœlôme, réceptacle des œufs et des zoospermes détachés des organes générateurs. Les Acarides sont ovipares et posent les œufs séparément. Mais tandis que les œufs des *Oribatides*, dont l'embryon s'est développé pendant le séjour dans la matrice, éclosent immédiatement après la ponte, ceux des autres Acarides demandent un temps plus ou moins long pour leur développement.

Les Acarides se distinguent des autres Arachnides par les formes larvaires, souvent fort disparates, qu'ils revêtent après l'éclosion. Ces formes sont adaptées à des conditions de vie variées. Il y a quelquefois une succession de trois ou quatre formes différentes, mais dont une est presque toujours hexapode. Ces évolutions, étudiées par beaucoup d'observateurs modernes, n'entrent pas dans le cadre de notre ouvrage.

Littérature.

Treviranus, *Ueber den inneren Bau der Arachniden*, *Zeitschr. f. Physiol.*, 1812. — Id., *Vermischte Schriften anat. und physiol. Inhalts*, Gœttingue, 1816. — Id., *Ueber das Nervensystem des Scorpions und der Spinne*, *Treviranus u. Tiedemanns Zeitschrift*, vol. 4, 1831. — A. Dugès, *Recherches sur l'ordre des Acariens*, *Ann. sc. nat.*, IIe série, vol. 1, 1834. — J. van der Hoeven, *Bijdragen tot de Kennis van het geslacht Phrynus*, *Tijdskrift v. natur. Geschied.*, vol. 9, 1842. — Newport, *On the structure etc. of the nervous and circulatory systems in Myriapoda and macrurus Arachnida*, *Philos. Transact.*, 1843. — Dujardin, *Mém. sur les Acariens*, *Ann. sc. natur.*, IIIe sér., vol. 3, 12 et 15, 1843-1855. — H. Meckel, *Mikrographie einiger Drüsenapparate der niederen Thiere*, *Müllers Archiv*, 1846. — E. Blanchard, *Organisation du Règne animal. Arachnides*, Paris, 1853-1860. — L. Dufour, *Anatomie, physiologie et hist. nat. des Galéodes*. *Compte rendu*, vol. 46, 1858. — C. Heller, *Zur Anatomie von Argas persicus*, *Wiener Sitzungsberichte*, vol. 30, 1858. — Leydig, *Ueber Haarsackmilben und Krätzmilben*, *Arch. f. Naturgeschichte*, 1859. — Id., *Ueber das Nervensystem der Afterspinne (Phalangium)*, *Arch. für Anatom.*, 1862. — Ch. Robin, *Mémoire sur la famille des Sarcoptides*, *Bullet. soc. imp.*, Moscou, 1860. — Id. et Fumouse, *Sur les Acariens des genres Cheyletus, Glyziphagus et Tyroglyphus*, *Journ. Anat. Physiol.*, vol. 4, 1867. — Id. et Megnin, *Mém. sur les Sarcoptides plumicoles*, ibid., vol. 14, 1877. — Pagenstecher, *Beiträge zur Anatomie der Milben*, Leipzig, 1860 et 1861. — Fürstenberg, *Die Krätzmilben der Menschen und der Thiere*, Leipzig, 1861. — J. Lubbock, *Notes on the generative organs of Annulosa*, *Philos. Transact.*, 1861. — Claparède, *Études sur la circulation du sang chez les Aranées du genre Lycose*, Genève, 1862. — Id., *Recherches sur l'évolution des Araignées*, Genève, 1862. — Id., *Studien an Acariden*, *Zeitschr. wissensch. Zoologie*, vol. 18, 1868. — Gudden, *Beitrag zur Lehre von der Scabies*, Würzburg, 1863. — Krohn, *Zur näheren Kenntniss der männlichen Zeugungsorgane von Phalangium*, *Archiv f. Naturgesch.*, 1865. — Id., *Ueber die Anwesenheit zweier Drüsensäcke im Cephalothorax der Phalangiden*, ibid., 1867. — Buchholz und Landois, *Ueber den Spinnapparat von Epeira diadema*, *Müllers Archiv*, 1868.

— Donnadieu, *Recherch. anat. et physiol. sur le genre Trichodectes*, *Ann. sc. nat.*, 3e sér., vol. 10, 1868. — Ph. Bertkau, *Ueber die Respirationsorgane der Araneen*, *Arch. f. Naturg.*, 38e année, 1872. — Id., *Ueber den Generationsapparat der Spinnen*, ibid., 41e année, 1875. — Id., *Ueber das Cribellum und Calamistrum*, ibid., 48e année, 1882. — Id., *Ueber den Bau und die Function der sog. Leber bei den Spinnen*, *Arch. Mikrosk. Anat.*, vol. 23, 1882. — Id., *Ueber den Verdauungsapparat der Spinnen*, ibid., vol. 24, 1883. — Id., *Entomologische Miscellen*, *Verhandl. d. naturw. Vereins der Rheinlande*, Bonn, 41. Jahrg., 1885. — P. Mégnin, *Mém. sur les métamorphoses des Acariens, etc.*, *Ann. sc. nat.*, 6e sér., t. 4, 1876. — Id., *Sur le Demodex folliculorum*, *Journ. de l'Anat. et d. la Physiologie*, 1877. — F. Plateau, *Sur les phénomènes de la digestion et sur la structure de l'appareil digestif chez les Phalangides*, Bruxelles, 1876. — O. Hermann, *Ungarns Spinnenfauna*, Budapest, 1876-79. — Croneberg, *Ueber den Bau v. Trombidium*, *Bull. soc. imp. Moscou*, 1879. — Id., *Ueber die Mundtheile der Arachniden*, *Arch. f. Naturgesch.*, 46. Jahrg., 1882. — Csokor, *Ueber Haarsackmilben, etc.*, *Verhandl. zool. botan. Gesellsch.* Wien, vol. 29, 1879. — Grenacher, *Untersuch. über das Sehorgan der Arthropoden*, Göttingen, 1879. — Graber, *Ueber das unicorneale Tracheatenauge etc.*, *Arch. f. mikrosk. Anat.*, vol. 17, 1879. — E. von Daday, *Ueber den Circulationsapparat der Pseudoscorpione*. *Naturhist. Hefte*, 4 vol., Budapest, 1880. — Blanc, *Anat. et Physiol. de l'appareil sexuel mâle des Phalangides*, *Bull. soc. Vaudoise*, vol. 17, 1880. — G. Haller, *Zur Kenntniss der Tyroglyphen*, *Zeitschr. f. wiss. Zool.*, vol. 34, 1880. — Id., *Acarinologisches*, *Arch. f. Naturgesch.*, 46. Jahrg., 1880. — Id., *Vorläufige Bemerkungen über das Gehörorgan der Ixodiden*, *Zoolog. Anzeiger*, 4. Jahrg., 1881. — Id., *Die Mundtheile und system. Stellung der Milben*, ibid. — Id., *Ueber den Bau der vögelbewohnenden Sarcoptiden*, *Zeitschr. f. wissenschaft. Zool.* vol. 36, 1881. — E. Ray-Lankester, *Limulus an Arachnid*, *Quarterly Journ. Microsc. soc.*, n° 83 et 84, 1881. — J.-C. Loman, *Bijdrage tot de Anatomie der Phalangiden*, Amsterdam, 1881. — H.-W. de Graaf, *Sur la construction des organes génitaux chez les Phalangides*, Leide, 1882. — Richard Rössler, *Beiträge zur Anatomie der Phalangiden*, *Zeitschr. f. wissensch. Zool.*, vol. 36, 1882. — Schimkevitsch, *Sur l'anatomie de l'Epeire*, *Zool. Anzeiger*, 4. Jahrg., 1881. — Id., *Idem*, *Ann. sc. nat.*, 5e sér., vol. 17, 1884. — Id., *Sur un organe des sens des Araignées*, *Zool. Anz.*, 8. Jahrg., 1885. — H. Henking, *Beiträge zur Anat. etc. von Trombidium*, *Zeitschr. f. wissenschaftl. Zool.*, 37e vol., 1882. — Mac-Leod, *Notice sur l'appareil venimeux des Aranéides*, *Arch. de Biol.*, vol. 1, 1880. — Id., *Plusieurs mémoires dans le Bulletin de l'Acad. de Belgique*, t. 3, 7 et 8, 1884-85. — Id., *Recherches sur la structure et la signification de l'appareil respiratoire des Arachnides*, *Arch. de Biologie*, vol. 5, 1884. — Trouessart et Mégnin, *Sur le polymorphisme sexuel et larvaire des Sarcoptides*, *Comptes rendus*, vol. 97, 1883. — Michael, *Observat. on the Anatomy of Oribatidae*, *Journ. microsc. soc.*, vol. 3. 1883. — Kraepelin, *Ueber die Geruchsorgane der Gliederthiere*, Hamburg, 1883. — Ray-Lankester and G. Bourne, *The minute structure of the central and lateral eyes of Scorpio and Limulus*, *Quarterl. Journ. microsc. soc.*, vol. 23, 1883. — Dahl, *Das Gehör- und Geruchsorgan der Spinnen*, *Arch. mikrosk. Anat.*, vol. 24, 1884. — Id., *Zur Anatomie der Araneen*, *Zool. Anz.*, 8. Jahrg., 1885. — Natepa, *Die Anatomie des Tyroglyphen*, *Sitzungsber. Acad. Wien*, vol. 90, 1884 et 1885. — Kramer, *Ueber Halarachne Halichoeri*, *Zeitschr. f. Naturwiss.*, Halle, vol. 58, 1885. — W. Winkler, *Das Herz der Acarinen*, *Arbeiten a. d. Zool. Institut v. Wien u. Triest*, vol. 7, 1888. — Wol. Wagner, *La mue des Araignées*, *Ann. sc. nat.*, VIIe sér., vol. 6, 1888.

EMBRANCHEMENT DES TUNICIERS (TUNICATA)

Nous sommes d'accord avec la plupart des auteurs modernes sur ce point, que les Tuniciers doivent former un embranchement particulier, ayant des rapports plus étroits avec les Vertébrés et seulement des ressemblances peu importantes avec les Bryozoaires et les Brachiopodes, auxquels on les réunissait autrefois sous le nom de Molluscoïdes.

Le corps primitivement symétrique et de forme variable est entouré d'une enveloppe externe, tantôt molle et presque diffluente, tantôt résistante comme du cartilage, composée d'une substance voisine de la cellulose des plantes et formée primitivement par des cellules, qui se fusionnent ordinairement pour constituer une substance anhiste, dans laquelle on trouve quelquefois des dépôts divers, restes des cellules constituantes. Ce *manteau externe*, comme on est convenu de l'appeler, présente deux orifices externes, un d'entrée, un de sortie, lesquels sont tantôt rapprochés (Ascidiens), tantôt opposés (Thaliades). Au pourtour de ces orifices, souvent bordés de lobes échancrés, le manteau se soude à la paroi propre du corps, nommé aussi le *manteau interne*, dans l'épaisseur de laquelle on distingue le *système nerveux central*, formé, chez les adultes, d'une seule masse ganglionnaire, d'où rayonnent les nerfs et portant, chez les formes nageant librement, un ou plusieurs yeux. Dans cette même paroi se trouvent encore les *muscles*, tantôt en couches continues (Ascidiens) tantôt en bandes séparées (Thaliades). La plus grande partie du corps est constituée par une vaste cavité, dans laquelle se trouve l'*organe respiratoire*, dont la conformation présente les variations les plus considérables, sur lesquelles nous nous étendrons en parlant des différents types. Au fond de cette cavité est placée la *bouche*, qui conduit dans un canal intestinal toujours recourbé en anse, le plus souvent replié de manière à former un *nucléus*, et terminé par un orifice anal, lequel s'ouvre dans une chambre cloacale plus ou moins séparée de la grande cavité du corps, mais toujours en communication avec cette dernière. Sur la ligne médiane ventrale de la cavité respiratoire est placée une rigole vibratile et glandulaire, l'*endostyle*, qui s'étend de l'orifice d'entrée vers la bouche. La circulation est toujours nettement établie. Il se trouve un *cœur* musculaire en boyau, qui montre la particularité, unique dans tout le règne animal, que ses contractions changent périodiquement de direction, de manière qu'après avoir été chassé, pendant quelques pulsations, d'arrière en avant, le sang est poussé, après un moment de repos, dans la direction opposée. Le sang, toujours incolore, contient des corpuscules à mouvements amœboïdes. Si dans certains Tuniciers, on peut distinguer des vaisseaux, il y en a d'autres chez lesquels la circulation semble entièrement lacunaire.

Tous les Tuniciers sont *hermaphrodites*, mais ne possèdent que des organes reproducteurs internes, testicules et ovaires, lesquels entourent ordinairement l'intestin dans sa partie recourbée, pour former avec lui le nucléus. Dans la plupart des cas, les produits de ces organes, zoospermes et œufs, ne mûrissent pas à la même époque. Les rapports des œufs sont très variés; les Ascidiens en produisent le plus souvent beaucoup, les Thaliades, dans la plupart des cas, n'en montrent qu'un seul. Chez ces derniers, l'œuf reste en communication avec la mère par des conformations particulières (placenta), jusqu'au développement définitif du jeune individu; chez les autres il est expulsé, soit à l'état d'œuf, encore enveloppé de ses membranes, soit à l'état de larve, plus ou moins mobile et nageante, le plus souvent, au moyen d'un appendice caudiforme.

Outre la génération sexuelle, nous trouvons encore le *bourgeonnement* sous différentes formes. Dans les uns le bourgeonnement, qu'il se fasse par des stolons placés sur le corps ou en forme de racines, a pour résultat la formation d'individus semblables à l'individu mère, qui peuvent rester libres ou être enveloppés dans un manteau commun (Synascidies, Pyrosomes), constituant ainsi des colonies multiples à formes diverses. Dans tous ces cas, les individus bourgeonnants sont en même temps sexués. Chez d'autres au contraire, bourgeonnement et reproduction sexuelle sont départis à des individus différents, les individus sexués produisant des individus bourgeonnants et ceux-ci des individus sexués. Dans certains cas encore, ces alternances peuvent être compliquées par l'apparition de plusieurs générations bourgeonnantes et par la formation d'individus hétéromorphes, chargés seulement de la nutrition de la colonie.

Tous les Tuniciers sont marins; les Ascidiens sont, dans la plupart des cas, fixés au sol, tandis que les Thaliades nagent dans la mer. Ils se nourrissent de petits organismes flottants.

Nous admettons, avec la plupart des auteurs, deux classes, tout en nous permettant de les délimiter autrement. Nous plaçons, en effet, les Pyrosomes, que l'on met ordinairement parmi les Ascidiens à cause de l'organisation de leurs branchies, nous plaçons les Pyrosomes, disons-nous, parmi les Thaliades, où ils correspondent aux Synascidiens.

CLASSE DES THALIADES

Tuniciers pélagiques transparents, solitaires, agrégés ou en colonies, présentant les deux orifices d'entrée et de sortie opposés aux deux extrémités du corps. Muscles du corps en bandes séparées. Système nerveux hautement développé avec des yeux implantés dessus. Organes sensitifs (fossettes olfactives) au devant du centre nerveux, organes respiratoires variables. Bourgeonnement sur un stolon primitivement interne. Dans la plupart des cas un seul œuf.

1er Ordre. *Salpes.* Branchie en forme de cylindre, traversant obliquement la cavité du corps, fixée en avant vers la face dorsale derrière le système nerveux et en arrière vers la bouche du côté ventral. Yeux diversement conformés chez les deux formes, sexuée et bourgeonnante. La forme sexuée naissant par séries sur un stolon ventral placé près du cœur et conservant la réunion en chaînes pendant toute la vie. La forme asexuée et bourgeonnante reste solitaire. Muscles en bandes, entourant la cavité du corps; souvent disjoints du côté ventral et réunis sur le côté dorsal en un ou plusieurs centres. Ordinairement un seul œuf et un nucléus; l'intestin est rarement déroulé (*S. pinnata*). L'embryon reste en connexion intime avec la mère jusqu'à la maturité. Les chaînes, en doubles rangées obliques ou en cercle, sont composées d'individus parfaitement isolés et seulement accolés ensemble. Ex. : *Salpa democratica-mucronata*, *africana-maxima*, *pinnata*.

2e Ordre. *Barillets* (*Doliolida*). Branchies n'occupant qu'une partie de la cavité du corps, de forme membraneuse et présentant des fentes. Le corps entouré de cercles musculaires complets ou seulement d'un faible lacet de chaque côté. Otocyste latéral, chez l'un des genres. Intestins courbés, non en nucléus, ovaire contenant plusieurs œufs. Génération alternante compliquée; chez le genre Doliolum, seul connu sous ce rapport, se trouvent chez les individus libres sexués des organes hermaphrodites. Les œufs donnent naissance à des larves à queue dont le corps en forme de barillet engendre successivement des individus hétéromorphes par des procédés compliqués, dont nous parlerons plus tard. Ex. : *Doliolum*, *Anchinia*.

3e Ordre. *Pyrosomes*. Colonies en forme de pomme de sapin creuse, nageantes. Les individus sont placés en cercles, les orifices d'entrée au dehors, les orifices de sortie débouchant dans la cavité de la pomme; ils sont réunis par un manteau commun. Sac branchial à fentes occupant presque toute la cavité du corps. Muscles en bandes, très faiblement développés du côté dorsal. Intestins en nucléus. Les individus sexués possèdent, outre les organes réproducteurs, un stolon prolifère ventral. De l'œuf naît un individu (Cyathozoïde) lequel périt, après avoir donné naissance à quatre bourgeons (Ascidiozoïdes) qui constituent une nouvelle colonie, agrandissant celle-ci par bourgeons naissant sur un stolon ventral. Ex. : *Pyrosoma*.

Type. **Salpa democratica-mucronata**. Forsk. Nous avons choisi cette petite Salpe, dont la taille n'excède guère un centimètre, parce qu'elle est commune, non seulement dans la Méditerranée, mais aussi dans la mer du Nord, tandis que les autres espèces plus grandes sont plus localisées. On se la procure en pêchant au filet fin. On la distingue immédiatement par la belle couleur bleu de ciel de son nucléus. Dans des bocaux un peu grands, elle se maintient assez longtemps en vie, lorsqu'on a soin de renouveler l'eau. Les deux formes étant très différentes, nous allons les décrire d'abord sommairement.

Forme asexuée, bourgeonnante, solitaire (*Salpa democratica*) (fig. 116). Le corps est presque cylindrique, allongé, mais cependant un peu aplati, de manière que les faces dorsales et ventrales sont plus larges que les côtés. Le bout antérieur est occupé par l'*orifice d'entrée* (*h*) très large, entouré de deux lèvres, une dorsale et une ventrale, à sphincters puissants. En arrière, le corps s'amincit et se termine par une large pointe ventrale, contenant à sa base le nucléus (*s*) allongé de couleur jaune-paille. A cette pointe ventrale correspond une petite éminence dorsale. Sur les flancs de la partie postérieure surgissent deux paires d'appendices flexibles, les antérieurs (*e*) plus courts, les postérieurs (*é*) atteignant une longueur égale au moins à la moitié du corps. Ces appendices sont formés par le manteau extérieur (*a*) peu considérable, mais assez résistant. On remarque, sur la paroi du corps et en dedans de ce manteau, six *bandes musculaires* aplaties et indépendantes (*g*) qui se continuent depuis la face dorsale en s'incurvant sur les flancs vers la face ventrale, où elles finissent en laissant libre un champ médian entièrement dépourvu de muscles et bordé de plis longitudinaux (*d*) lors de la contraction. La première bande musculaire est située à la hauteur du *système nerveux*, qui consiste en un seul ganglion (*l*) presque globulaire, portant sur sa face antérieure une tache pigmentaire d'un rouge foncé et courbée en fer à cheval. Au devant de ce ganglion est placé un *organe sensitif* (*k*), qui se fait remarquer, sur le vivant, par ses puissants cils vibratiles. Il est surmonté d'un petit capuchon en forme d'éteignoir. La *branchie* cylindrique (*n*) prend naissance presque immédiatement derrière le ganglion par la réunion de deux lignes vibratiles (*m*) entourant l'orifice d'entrée. La branchie est très longue; elle s'attache, du côté ventral, au début du nucléus. L'*endostyle* (*o*) placé du côté ventral, s'étend depuis le voisinage immédiat de l'orifice d'entrée jusque vers la quatrième bande musculaire. L'*orifice de sortie* (*i*) courbé en demi-lune, dont la convexité regarde en arrière, se trouve presque à l'extrémité postérieure du corps, mais vers la face dorsale. Le *nucléus*, très faiblement coloré (*s*), est allongé; de lui surgit un *stolon* (*r*), très considérable sur les individus mûrs, qui porte des bourgeons en plusieurs suites de développement, rangés sur

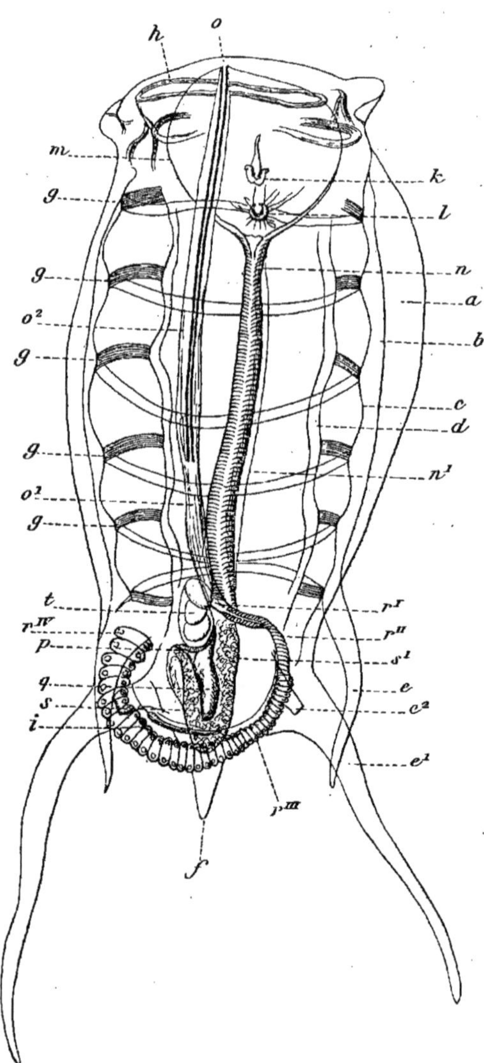

Fig. 116.

Fig. 116. — *Salpa democratica*, dessinée sur le vivant et vue de la face de l'endostyle. Grossissement de six fois, chambre claire. *a*, manteau externe ; *b*, espace interpalléal; *c*, manteau interne; *d*, pli longitudinal, limitant le champ privé de muscles; *e*, appendices latéraux antérieurs ; *e'*, appendices postérieurs dans la base desquels entre l'évolvure et du manteau interne; *f*, pointe postérieure médiane; *g*, *g*, bandes musculaires circulaires (les continuations dorsales de ces bandes, vues par transparence, n'ont été indiquées qu'au trait); *h*, orifice d'entrée; *i*, orifice de sortie; *k*, organe sensitif; *l*, ganglion nerveux; *m*, ligne vibratile, allant de la branchie à l'endostyle; *n*, branchie; *o*, endostyle glandulaire ; *o'*, sa continuation vers la bouche intestinale *p* ; o^2, sa bande latérale; *q*, intestin; r^{I}, r^{IV}, les séries successives du stolon ; *s*, nucléus, *t*, cœur.

deux séries. Le stolon développé entoure le nucléus de manière à former une double couronne très élégante. L'animal nage librement dans la mer, en avalant, comme toutes les Salpes, de l'eau en quantité et en l'expulsant par l'orifice de sortie. Il est assez agile.

Forme agrégée, sexuée (*S. mucronata*) (fig. 117). La forme du corps est ovalaire, étirée en arrière en une pointe mousse récélant le nucléus d'une belle teinte bleue, laquelle s'étend souvent encore sur la branchie, l'endostyle et l'organe vibratile. Le *manteau externe* (*a*) est très épais, mais d'une consistance très molle, lubréfié et presque collant à sa surface. Des avances en forme de languettes (*d*), servant à rattacher les membres d'une chaîne les uns aux autres, se trouvent en avant et sur le flanc droit ou gauche de l'animal, suivant sa position dans la chaîne. L'*orifice d'entrée* transversal (*h*) est reculé sur la face dorsale ; dans la position horizontale l'*endostyle* (*o*) se projette par dessus en avant. Le *ganglion nerveux* (*l*), placé comme dans l'autre forme, porte sur sa face antérieure trois taches pigmentaires parfaitement isolées les unes des autres. Il n'y a que quatre bandes musculaires circulaires (*g*) dont trois se réunissent en un point commun situé derrière le bout antérieur de la branchie, tandis que la postérieure est indépendante. Du point de réunion, la première bande se dirige en avant, la seconde transversalement, la troisième en arrière vers la face ventrale. Cette dernière bande s'infléchit fortement en avant; ses bouts ne se réunissent pas. L'*endostyle* (*o*) est beaucoup plus court relativement que dans la forme solitaire; il s'étend en arrière jusque vers le point de réunion des bandes musculaires. La *branchie* (*n*) est aussi beaucoup plus courte. Le *nucléus* (*s*) est plus volumineux que dans la forme solitaire. A sa droite, dans le prolongement de la bouche, on aperçoit, chez les jeunes individus, l'*ovaire* formé d'un seul œuf (*u*). Dans les individus plus âgés, on voit des embryons plus ou moins développés, dont les plus grands remplissent presque entièrement la cavité du corps de la mère.

La forme sexuée se rencontre toujours en chaînes, nageant par saccades; les individus ne se décollent même pas dans l'alcool; ils sont placés obliquement par rapport à l'axe de la chaîne, les orifices d'entrée tournés tous en avant et vers les côtés. On les pêche au filet fin.

Les deux formes sont phosphorescentes; mais c'est le nucléus seul qui émet une lumière bleuâtre.

Préparation. Pour les Salpes de la dimension de notre type, le principal moyen est l'observation de l'animal vivant. En s'arrangeant des cellules assez spacieuses et assez hautes, on peut tenir ces animaux sous le microscope pendant des heures entières sans que les mouvements respiratoires ou les battements du cœur cessent. La transparence des tissus presque absolue permet de suivre les cou-

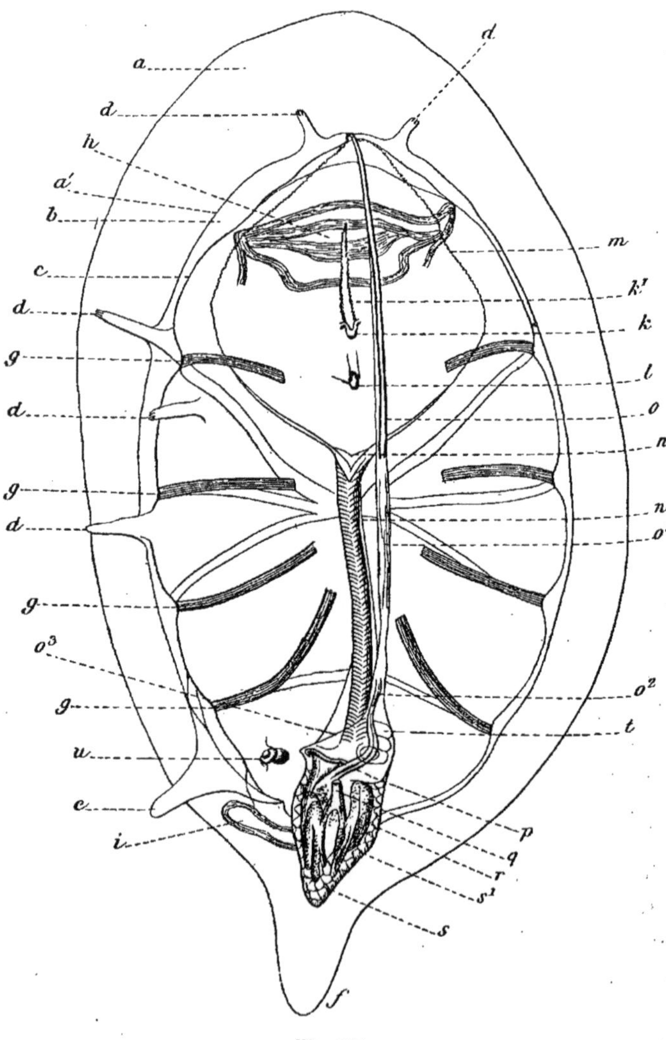

Fig. 117.

Fig. 117. — *Salpa mucronata*, grossie neuf fois et vue dans la même position que la figure précédente. La plupart des lettres ont la même signification. *a*, manteau externe; *a'*, sa limite interne; *b*, espace interpalléal: *c*, manteau interne; *d*, languettes d'attache; *e*, appendice latéral; *f*, pointe postérieure; *g*, bandes musculaires; *h*, orifice d'entrée; *i*, orifice de sortie; *k*, organe sensitif; *k'*, son capuchon; *l*, ganglion nerveux; *m*, ligne vibratile; *n*, branchie; *n'*, point de rencontre des lignes vibratiles à son commencement; *o*, endostyle; *o'* sa continuation vers la bouche; o^2, rigole antébuccale; o^3, pli réunissant la rigole à la bouche; *p*, bouche intestinale; *q*, intestin terminal; *r*, testicule; *s*, nucléus; *s'*, lacune sanguine du nucléus; *t*, cœur; *u*, œuf.

rants sanguins, par exemple, jusque dans les moindres ramifications. Certains détails peuvent être complétés par la méthode des dilacérations et celle des coupes, très applicables sur des animaux préparés par les différents fixatifs. Les grandes espèces (*S. maxima*, *pinnata*, etc.) peuvent être disséquées macroscopiquement. Ce sont aussi ces espèces qui peuvent être injectées assez facilement. On plonge une fine canule en verre dans le cœur de l'animal vivant et on pousse la masse avec précaution. Le cœur se charge lui-même d'injecter les masses dans les ramifications. M. le Dr Jaquet nous a fait de fort belles préparations par cette méthode. L'animal vit encore des journées entières après avoir tout son système vasculaire rempli de chromate de plomb.

Notre travail, commencé par l'un de nous en 1851 à Villefranche, y a été repris à nouveau au printemps 1889 et complété par des études sur des exemplaires supérieurement bien conservés par la station zoologique de Naples.

Le *manteau externe*, plus mince mais plus ferme dans la forme solitaire, plus mou et plus épais dans la forme agrégée, où se collent à sa surface des impuretés, est complètement transparent et anhiste. Ni chez les vivants, ni sur des exemplaires soumis à divers traitements, nous ne lui avons jamais trouvé la moindre trace de structure. Il n'adhère à la paroi du corps, qu'on est convenu de nommer le *manteau interne* (*c*), qu'aux pourtours des deux orifices, partout ailleurs il en est séparé par un espace (*b*), que rendent surtout visible les contractions des muscles circulaires. Cet espace ne contient, en apparence, que de l'eau de mer, entrée par osmose; jamais on n'y voit circuler du sang. Ordinairement même, les deux faces palléales entourant cet espace sont collées ensemble. Dans la forme agrégée, on remarque, en avant de l'orifice d'entrée, deux languettes adhésives (*d*, fig. 117), et trois autres du côté gauche ou droit, suivant la position qu'occupait la Salpe dans la chaîne. Elles semblent déchirées aux bouts; dans la chaîne, les individus voisins sont réunis par ces bouts.

Le *manteau interne* (*c*) est assez mince et ferme, très élastique, puisqu'il constitue l'antagoniste des muscles constricteurs de la paroi du corps. Il est anhiste comme le manteau extérieur; sa face interne, limitant la grande cavité, est tapissée d'un épithélium mince à cellules rondes en pavé. On peut juger de son épaisseur en étudiant la forme solitaire, où se forme un pli longitudinal (*d*, fig. 116), par la contraction des *muscles*.

Ceux-ci sont appliqués immédiatement à la face externe du manteau interne et se présentent sous la forme de rubans très aplatis, dans lesquels les fibres, également aplaties, sont placées côte à côte.

Les fibres sont finement striées transversalement et on y voit, sur le vivant, des petits granules alignés dans l'axe de la fibre.

En détaillant les caractères qui différencient les deux formes, nous avons déjà mentionné la disposition différente des bandes musculaires, qui ont cependant ce caractère commun de ne pas se rencontrer sur la face ventrale où reste un champ libre du manteau interne le long de l'endostyle. Dans la substance du manteau même, mais plus rapprochés de sa face interne, sont creusés les nombreux canaux ramifiés, simulant un réseau de vaisseaux capillaires, dans lesquels circule le sang et dont nous parlerons à propos du système circulatoire.

En observant des Salpes vivantes, on peut très bien se rendre compte du jeu alternant du manteau interne et des muscles, jeu qui sert en même temps à la locomotion, à la nutrition et à la respiration. Les muscles rétrécissent, en se contractant, la grande cavité et chassent l'eau contenue par l'orifice de sortie, pendant que l'orifice d'entrée se ferme. L'animal avance par le recul dû au courant d'eau expulsée. Lors du relâchement musculaire, le manteau interne tend à reprendre son volume par son élasticité, l'orifice d'entrée s'ouvre et la cavité se remplit de nouveau d'eau chargée d'oxygène et charriant des aliments suspendus et flottants.

Le manteau interne est évidemment la paroi du corps même, car outre les muscles et les vaisseaux, il renferme encore tous les autres viscères du corps, sauf la branchie, qui lui est cependant attachée par les deux bouts. Il délimite ainsi la grande cavité du corps et, par des recoquillements, entoure le cœur et les intestins contenus dans le nucléus.

Les deux orifices d'entrée et de sortie de la cavité sont construits de manière un peu différente chez les deux formes. Tous les deux sont entourés de faisceaux musculaires d'occlusion, arrangés comme des sphincters, et de faisceaux rétracteurs qui ouvrent l'orifice. Celui d'entrée de la forme solitaire (*h*, fig. 116) est en fente transversale, situé presque au bout du corps et les deux lèvres de cette fente se retroussent vers l'intérieur, faisant ainsi office de valvules. L'orifice d'entrée de la forme agrégée (*h*, fig. 117), est plus ouvert, considérablement reculé vers la face dorsale. Les orifices de sortie, surtout celui de la forme agrégée, peuvent être projetés en tube lors d'une expulsion d'eau violente ; les fibres circulaires prédominent ici.

Système nerveux. Comme nous l'avons dit plus haut, les Salpes ne possèdent qu'un seul ganglion central, placé dans l'épaisseur du manteau interne, à peu de distance de l'origine antérieure de la branchie (*l*, fig. 116 et 117). On peut distinguer, dans chaque ganglion, deux parties étroitement liées ensemble; une partie visuelle antérieure et supérieure, de forme presque globulaire, et une partie essentiellement nerveuse située en dessous et en arrière de l'autre partie. C'est cette dernière partie qui émet seule les racines nerveuses; mais les deux parties sont si intimement fusionnées ensemble, qu'il est impossible de les séparer.

Organe nerveux central de la forme solitaire (fig. 116 et 118). L'organe est situé (*A*, fig. 118) au centre d'un triangle, dont la base antérieure est constituée par la première bande musculaire (*h*), tandis que les deux côtés sont représentés par les deux plis vibratiles (*i*), qui se réunissent dans la ligne médiane pour former le

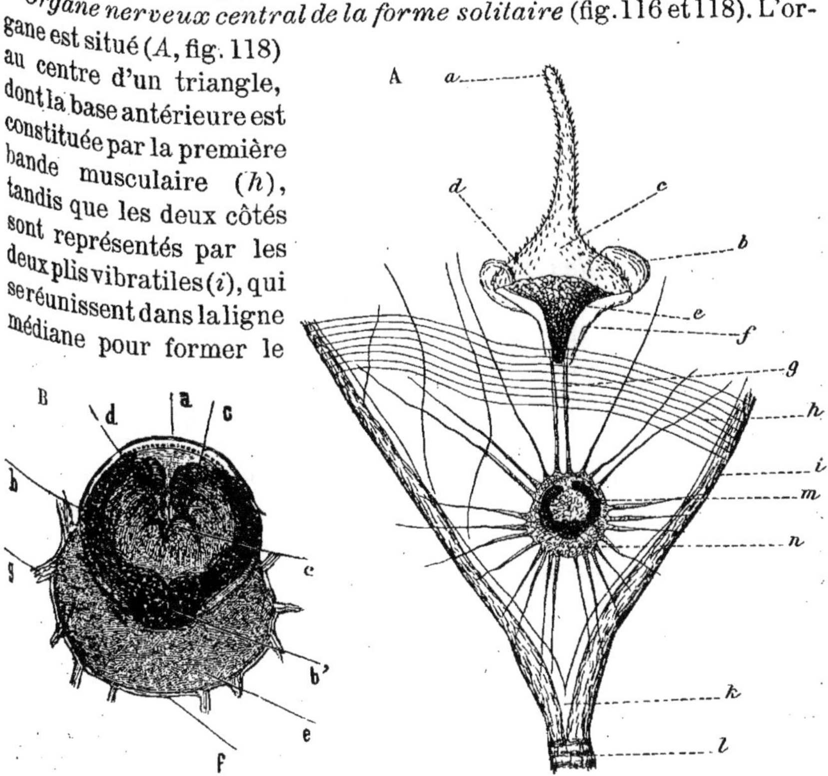

Fig. 118.

commencement de la branchie (*l*). Le ganglion proprement dit a une forme circulaire et aplatie de haut en bas; sur son centre repose la partie visuelle. On y voit difficilement, soit sur le vivant, soit sur des coupes

Fig. 118. — *Salpa democratica.* A, le ganglion central et ses environs, vus d'en haut. Gundl. Oc. 1, Obj. 2. Chambre claire. *a*, pointe du sac sensitif; *b*, ses oreillettes; *c*, son évasement; *d*, bord vibratile de la cupule; *e*, sa cavité remplie de poils; *f*, sa paroi; *g*, première paire de nerfs se rendant vers la bouche au-delà de l'organe; *h*, bande musculaire circulaire; *i*, bande vibratile; *k*, point de jonction des deux bandes vibratiles; *l*, commencement de la branchie; *m*, partie visuelle du ganglion central avec pigment en fer à cheval; *n*, ganglion proprement dit. B, coupe horizontale du ganglion. Gundl. Oc. 1, Obj. V. Chambre claire. *a*, cornée; *b*, branches du fer-à-cheval pigmentaire; *b'* le fond plus dense; *c*, *c*, mamelons intérieurs; *d*, cavité interne; *e*, substance nerveuse du ganglion; *f*, enveloppe du ganglion; *g*, nerfs médians sortant du ganglion.

(*B*, fig. 118) des éléments constituants; nous avons cru apercevoir, avec de forts grossissements, des fibres très fines courant transversalement à la surface, tandis que dans l'intérieur la présence de cellules se trahit seulement par des espaces arrondis plus clairs à contours indécis, qui apparaissent au milieu d'une substance finement granuleuse. On remarque en outre, sur des coupes plus superficielles, une couche corticale de petites cellules, munies de noyaux relativement gros et qui s'avancent jusque dans les racines des nerfs. Du ganglion partent en rayonnant douze paires de nerfs dont les plus antérieurs et médians (*g*, fig. 118, *A*) se laissent poursuivre jusque vers l'organe sensitif et au-delà. Tous ces nerfs sont d'une extrême finesse et nous avouons, que ni sur le vivant, ni sur des préparations aux acides osmique ou chromique, nous n'avons pu les poursuivre dans leurs trajets bien au-delà du triangle indiqué.

La *partie visuelle* (fig. 118) est nettement séparée du ganglion par une enveloppe transparente (*a*, fig. 118, *B*) que l'on pourrait comparer à une cornée. Une petite éminence du ganglion empiète un peu sur la partie postérieure de cette cornée, à la face interne de laquelle s'adosse immédiatement la masse pigmentaire d'une belle couleur brun-rouge foncée et en forme de fer-à-cheval, ouvert en avant. Cette masse est plus épaisse en arrière; les deux branches courbées s'amincissent successivement en avant. Sur des organes détachés par un coup de ciseaux rapide chez le vivant, nous avons vu cette masse composée par des amas globulaires, indiquant sans doute les cellules pigmentaires qui la constituent. Sur les coupes, la masse pigmentaire paraît uniforme par suite de l'action contractante des réactifs. Dans son ensemble, le pigment constitue une cupule répétant les contours de la cornée et ouverte sur la face antérieure. Dans l'intérieur de cette cupule surgissent des masses mamelonnées transparentes (*c*, fig. 118, *B*) et finement granulées, qui se recourbent vers une cavité centrale (*d*). Nous avons cru apercevoir, dans ces mamelons, des stries parallèles à leur courbure externe, ce qui pourrait faire croire, qu'ils sont constitués par des cellules allongées, semblables à des cellules rétiniennes; mais dans d'autres cas il nous a été impossible d'observer cette structure. Si le fait se confirmait, nous aurions ici un œil simple composé d'une cornée, d'une choroïde pigmentaire et d'une rétine massive en forme de cupule.

L'*organe nerveux central de la forme agrégée* (fig. 119), occupe exactement la même position relative que celui de la forme solitaire; il montre le même nombre de nerfs et la même constitution interne. La forme du ganglion proprement dit semble, suivant le point de vue, un peu différente, moins aplatie et un peu étranglée au point de réunion avec la partie visuelle. Cette dernière est, en revanche, très différemment construite. Il y a trois masses pigmentaires, visibles à la loupe et situées, l'une en avant, l'autre en arrière et la troisième sur la face de droite; chacune de ces masses est surmontée d'une cornée bombée, dans laquelle nous avons vu, sur quelques-unes de nos coupes, des stries perpendiculaires distancées d'une manière égale (*d*, fig. 119) et indiquant probablement une structure cellulaire. Vues de champ, les masses pigmentaires présentent des globules ou cellules arrondies très distinctes (*e*). A chacune de ces cellules paraît correspondre, dans la partie sous-jacente, une cellule allongée très transparente, mais nettement séparée de ses voisines (*f*, *h*). Dans leur ensemble ces cellules, convergeant vers l'amas pigmentaire, paraissent en constituer des supports. A leur base, on remarque une ligne de démarcation nettement tracée. Nous avons donc, dans la forme agrégée, trois yeux nettement séparés et posés immédiatement sur la masse nerveuse avec des directions visuelles différentes.

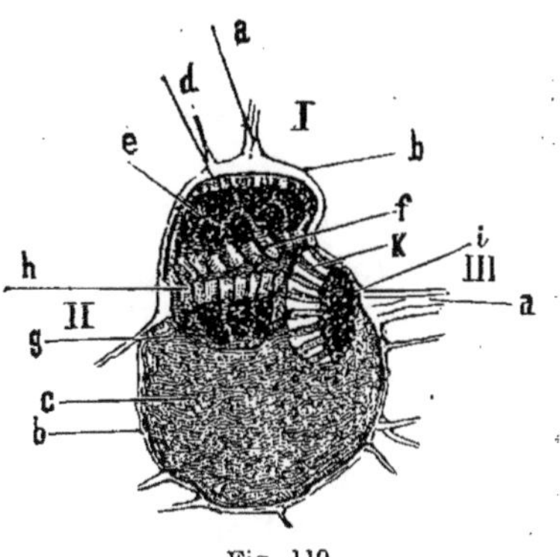

Fig. 119.

Organe sensitif. Au devant du système nerveux central et dans la ligne médiane, se trouve adossé à la paroi dorsale un organe particulier (*k*, fig. 116 et 117) qui se montre composé de deux parties : une postérieure en forme de cupule étroite ou d'entonnoir, à parois calleuses et à ouverture évasée tournée en avant et un capuchon ou sac pointu à parois membraneuses, dont la pointe effilée est tournée vers l'orifice d'entrée et flotte librement dans la cavité du corps. La seule différence que l'on peut constater dans la conformation de cet organe chez les deux formes, consiste dans le fait que le sac est beaucoup plus allongé dans la forme agrégée (fig. 117) que dans la forme solitaire (fig. 116); sauf cette différence peu importante, la structure de l'organe est identique chez les deux formes.

La *cupule ou l'entonnoir* (*e*, fig. 118, *A*) est constituée, comme nous venons de le dire, par un épaississement calleux du manteau interne. Les parois, très évasées en avant, se referment en arrière

Fig. 119. — *Salpa mucronata*. Coupe horizontale du ganglion. Gundl. Oc. I, Obj. V. Chambre claire. I, œil antérieur; II, œil postérieur; III, œil latéral; *a*, nerfs sortant du ganglion; *b*, enveloppe du ganglion; *c*, masse nerveuse; *d*, cornée; *e*, pigment; *f*, couche de cellules de l'œil antérieur; *g*, masse pigmentaire; *h*, couche de cellules de l'œil postérieur; *i*, pigment; *k*, couche de cellules de l'œil latéral.

complètement et circonscrivent ainsi une cavité interne, dans laquelle on aperçoit des stries longitudinales, comme doivent les produire des poils raides, convergeant vers le centre de la cavité. Entre ces poils se trouvent des granulations très petites, mais fortement accusées, qui sont peut-être des poils naissants. Ces poils ne présentent aucun mouvement; on voit, en revanche, une bande vibratile très fine, qui garnit le pourtour évasé de l'entonnoir (*d*). Sur ce bord est placé le sac (*a*) qui montre deux évasements latéraux en forme d'ailes ou d'oreillettes, largement ouvertes vers la cavité centrale du corps (*b*, fig. 118, *B*). Les parois du sac lui-même sont très transparentes, peu épaisses mais assez rigides et élastiques. On y voit des dessins qui ont l'air d'être produits par des plis ou par des aspérités irrégulières.

Quelle est la fonction de cet organe ? Nous ne saurions la préciser. Il est certain que la première paire des nerfs, sortant du ganglion central et longeant la ligne médiane (*A*, fig. 118), se laisse facilement poursuivre jusqu'au fond de la cupule, mais il est tout aussi certain que ces nerfs continuent leur trajet vers la bouche en passant sous la cupule, sans qu'on puisse distinguer un rameau qui s'y distribue. Les poils dans l'intérieur de la cupule, les cils vibratiles sur le pourtour de son embouchure parlent pour une fonction sensitive. Nous avons tenu des Salpes pendant plusieurs heures dans du carmin finement pulvérisé et suspendu dans l'eau de mer; les particules colorantes s'accumulaient sur le bord vibratile de l'organe en plus grande quantité encore que sur l'endostyle; mais nous n'avons vu pénétrer aucune matière colorante ni dans la cupule, ni dans le sac. On peut présumer que l'organe doit transmettre des fonctions olfactives, mais des doutes sont bien permis.

Système digestif. On peut distinguer, dans ce système, deux parties essentielles, une adductrice et préhensile, l'autre digestive.

L'orifice d'entrée donne, en effet, accès à un courant d'eau qui remplit entièrement la grande cavité du corps et apporte pêle-mêle une quantité de particules, animaux et plantes monocellulaires, qui tourbillonnent dans la cavité et sont rassemblés petit à petit dans un organe particulier, dessinant déjà à l'œil nu la ligne ventrale médiane et qu'on est convenu de nommer l'*endostyle* (*o*, fig. 116 et 117). Cet organe, plus allongé dans la forme solitaire, avance chez les deux formes au-delà de l'orifice d'entrée jusqu'au bord de la lèvre ventrale. C'est une profonde rigole, portée sur une sorte de carène longitudinale, saillante vers la cavité du corps et rattachée au manteau interne par des bandes latérales (o^2, fig. 116), dans lesquelles courent des vaisseaux et qui se réunissent en arrière de l'endostyle proprement dit, pour continuer son trajet vers la bouche.

« On peut distinguer dans cet organe, disait l'un de nous dans son Mémoire sur les Tuniciers nageants (Voir *Littér.*), plusieurs formations indépendantes en quelque sorte l'une de l'autre, savoir : le revêtement vibratile, la formation des vaisseaux sanguins et la rigole interne qui se remarque surtout par sa couleur blanchâtre ». Comme le démontrent l'observation du vivant et des coupes, cette distinction est exacte. Les lèvres de la gouttière sont garnies de longs cils vibratiles très actifs. « Par l'application des deux lèvres de la gouttière, ces cils vibratiles en tapissent entièrement le fond en le séparant du reste du sillon. » Celui-ci est évidemment glandulaire, revêtu de grandes cellules claires, lesquelles, dans la profondeur, forment des bourrelets longitudinaux saillants vers la cavité de la gouttière. Ces cellules sécrètent un mucus transparent et gluant. La gouttière s'évase à ses deux extrémités, où elle est taillée presque en bec de plume ; c'est surtout sur les planchers de ces évasements, que le mouvement vibratile est considérable.

Les deux bandes latérales transparentes, qui accompagnent l'endostyle glandulaire sur toute sa longueur, résultent de la réunion de deux *bandes vibratiles* (*m*, fig. 116 et 117), lesquelles naissent au commencement de la branchie, s'écartent pour faire le tour de l'orifice d'entrée et se réunissent de nouveau à l'endostyle un peu au-dessous de l'entaille terminée en biseau. Le mouvement est dirigé, dans ces bandes vibratiles, de la branchie vers l'endostyle et sur cet organe même il se continue d'avant en arrière. Les petits corpuscules qui peuvent exister dans le liquide remplissant la cavité du corps se meuvent avec vitesse dans cette direction et sont enveloppés, chemin faisant, par le mucus abondant sécrété par les bourrelets glandulaires du fond. Par l'action des cils, ces masses sont comme filées ou tordues en cordes. Les recherches récentes ont donc confirmé ce que l'un de nous disait en 1854 (*l. c.*), « que ce courant constant dirigé d'avant en arrière, sert à amener les aliments vers la bouche intestinale ».

Il y a cependant, chez notre espèce, un espace assez considérable entre la terminaison de l'endostyle glanduleux et la bouche ; cette distance est même relativement énorme chez la forme agrégée (o^1, fig. 117). Ici se continuent les deux lèvres ciliées de la rigole, réunies ensemble, mais considérablement aplaties. On peut donc dire, en définitive, que l'endostyle est une rigole ciliée médiane, laquelle est glanduleuse sur une partie de son parcours.

A l'extrémité postérieure de cette bande vibrante, sur laquelle glissent les boudins glaireux destinés à l'alimentation, se trouve sur le col du nucléus pointu, la *bouche intestinale* (*p*, fig. 116 et 117), en forme de pavillon de trompette aplati et tordu. Chez la forme agrégée (fig. 117), les bourrelets épaissis qui constituent les lèvres de la bouche, s'avancent encore assez en avant sur le sillon. La bouche, garnie sur tout son pourtour de cils vibratiles, mène dans un œsophage en forme d'entonnoir comprimé et assez court, (*c*, fig. 123), mais encore vibrant à l'intérieur. La forme solitaire se prête le mieux pour l'étude de l'intestin, qui seul remplit le nucléus, tandis que dans la forme agrégée, il est enchevêtré avec les lobes du testicule. L'*œsophage*, formé de parois résistantes qui montrent des cellules en palissades (*c*, fig. 123), s'ouvre dans un *sac stomacal* assez vaste, en forme de flacon comprimé et pointu en arrière, sur la face antérieure duquel seraient fixés deux goulots, l'œsophage et le rectum. Cette conformation ressemble assez à celle de l'intestin des Bryozoaires. En dedans de sa membrane propre, l'estomac est entouré d'une couche glandulaire assez épaisse, formée de longues cellules juxtaposées, entre lesquelles se voient des glandes monocellulaires rondes (*d*, fig. 123). Le *rectum* montre des plis longitudinaux peu accusés et s'ouvre directement, sans intermédiaire d'une chambre cloacale, dans la cavité du corps au commencement du prolongement tubulaire constituant l'orifice de sortie. Après avoir nourri des Salpes avec du carmin, on peut voir sortir les masses colorées. Les parois du rectum (*e*, fig. 123) sont composées de fines cellules cylindriques, qui paraissent avoir un revêtement intérieur, peut-être composé de très fins cils vibratiles collés ensemble. Il n'y a point d'organes accessoires.

Organes de la respiration. Ces organes se composent de deux parties : des *lignes vibratiles* (*m*, fig. 116 et 117) et de la *branchie* (*n*), tendue obliquement à travers la cavité générale et attachée à la face dorsale à peu de distance du système nerveux et à la face ventrale au début du nucléus.

Les *lignes vibratiles* montrent la même disposition chez les deux formes. Elles commencent, comme nous avons dit, sur l'extrémité antérieure de l'endostyle, s'écartent pour entourer les coins de l'orifice d'entrée et se rapprochent sur la face dorsale pour se réunir au point d'attache antérieur de la branchie. Celle-ci étant plus allongée dans la forme solitaire, le circuit décrit par ces lignes est presque circulaire (fig. 116), tandis que chez la forme agrégée il est plus allongé (fig. 117). Dans la plus grande partie de leur trajet, les cils reposent sur une mince bande de fibres très fines. Mais sur les deux extrémités, vers l'endostyle comme vers la branchie, ce substratum s'élève pour former un pli saillant, qui s'accuse toujours davantage, de manière que nous trouvons vers la branchie (fig. 118, A, *k*) deux plis très accentués, un peu recoquillés, qui se réunissent en constituant une sorte de creux triangulaire, dans lequel le mouvement vibratile est des plus prononcés. Le courant vibratile est dirigé de la branchie vers l'endostyle; il suit la même direction que sur la branchie même. La branchie paraît résulter, suivant cette disposition, de la soudure de ces deux lignes vibratiles en une seule masse. Cette soudure paraît se faire remarquer sur toute la longueur de la branchie par la disjonction des bandes vibratiles transversales de cet organe.

La *branchie* elle-même se compose de deux parties essentielles : d'un cylindre solide, creusé sur sa face dorsale à tel point, qu'il ressemble, sur les coupes, à une bande épaisse courbée en circonflexe, et d'une bande d'attache, qui s'adapte aux bords de cette face dorsale et s'élargit considérablement aux points de fixation de la branchie. Le cylindre est formé d'une substance tout aussi transparente et homogène que le manteau, mais sur sa face tournée vers la cavité, on remarque des bandes transversales, relevées en côtes, de cils vibratiles, alternant avec des intervalles plus larges et légèrement évasés. Les bandes ciliées sont disposées un peu obliquement à l'axe de la branchie en arcs à convexité postérieure; elles s'amincissent vers la ligne ventrale médiane du cylindre et n'atteignent pas entièrement cette ligne relevée en carène sur les coupes transversales, de manière à y laisser l'espace libre dont nous parlions tout à l'heure. Vues de profil (fig. 120) ces bandes font saillie. Les cellules vibratiles qui les composent sont cylindriques, fortement accusées; elles portent sur les bouts libres un bouquet de cils courts, mais assez épais. Les vallons (*l*) entre ces bandes sont revêtus d'un épithélium en pavé, dont les noyaux, de forme irrégulière, se colorent facilement. Le mouvement spécial de chacun des bourrelets vibratiles court dans leur longueur vers la ligne médiane ventrale; le mouvement général va le long de la branchie du nucléus vers l'orifice d'entrée, donc dans un sens opposé à la direction du mouvement sur l'endostyle.

La bande d'attache est composée de deux membranes excessivement minces et soudées ensemble tout près de leur lisière tournée vers le manteau. Ces deux feuillets sont étroitement appliqués l'un contre l'autre; ils s'épaississent du côté du cylindre en formant sa continuation. Nous avons pu constater cette constitution avec la plus grande netteté sur des coupes, ainsi que sur des Salpes injectées à l'encre de Chine ou même à l'air et nous avons acquis, par ces injections, la certitude que la bande d'attache est le véritable organe de respiration, où se fait l'échange entre le sang et le milieu ambiant, tandis que le cylindre à bandes vibratiles n'est qu'un organe accessoire, destiné à provoquer un courant d'eau continuel. Pour comprendre cette disposition, il nous faut entrer dans quelques détails sur une branchie injectée à l'encre de Chine, dont nous avons représenté un morceau dans notre figure 120. Cette préparation est faite sur la *Salpa maxima*, forme agrégée dont *Salpa africana* est la forme solitaire; mais les dispositions sont exactement les mêmes chez notre espèce type.

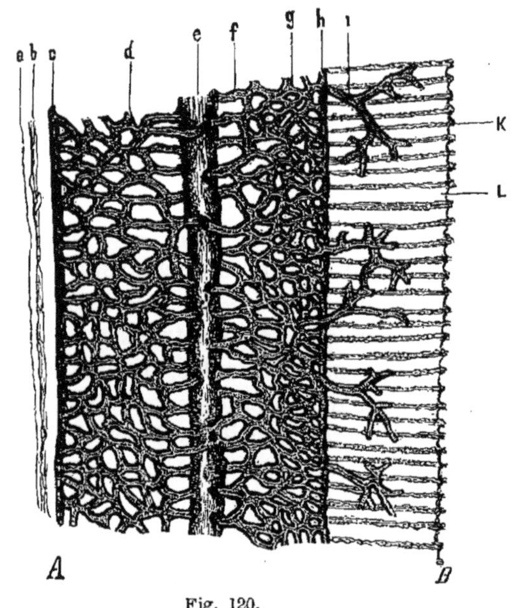

Fig. 120.

On voit sur cette préparation, que sur le cylindre vibratile ne se trouvent que quelques vaisseaux nourriciers (*i*) prenant leur naissance sur un réseau à mailles très serrées, développé dans le voisinage du cylindre (*g*) et aboutissant dans un mince canal collecteur (*h*) qui court le long des bouts des bourrelets vibratiles. Le réseau présente des mailles plus grandes dans le voisinage du grand canal collecteur médian (*e*), sur lequel naissent les nombreux troncs qui

Fig. 120. — Portion de la branchie de *Salpa maxima* (*africana*) injectée à l'encre de Chine. Verick, Oc. 1, Obj. 0. Chambre claire. A, bord membraneux dorsal; B, bord ventral du cylindre; *a* et *b*, lignes de soudure des deux feuillets, constituant la bande d'attache; *c*, petit canal collecteur dorsal; *d*, réseau capillaire sur les feuillets; *e*, grand canal collecteur médian; *f*, réseau vasculaire à mailles lâches; *g*, idem à mailles serrées; *h*, petit canal collecteur longeant le cylindre; *i*, vaisseaux nourriciers du cylindre; *k*, bourrelets vibratiles; *l*, intervalles à épithélium pavimenteux.

s'anastomosent dans le réseau. Ce grand canal collecteur se trouve sur la ligne où commencent à se séparer les deux feuillets mentionnés, constituant le ruban d'attache de la branchie et il est flanqué d'un double réseau, développé dans chacun de ces feuillets et dont nous n'avons représenté qu'un seul, pour ne pas embrouiller la figure. Mais en haussant et baissant le foyer du microscope, on peut se convaincre de l'existence d'un réseau étalé dans chacun de ces deux feuillets superposés. Les vaisseaux composant ces réseaux se réunissent finalement dans un canal collecteur longitudinal (*e*) qui court le long du bord du ruban et l'existence même de ce canal uni que prouve que les feuillets sont soudés ici intimement. Leurs bords extrêmes libres, bien visibles sur des coupes (*a*, *b*), se distinguent par une ligne de démarcation.

En observant une Salpe vivante, on voit fort bien les corpuscules sanguins courir dans le grand canal médian ; mais nous n'avons jamais pu en voir pénétrer ni dans les vaisseaux constituant les réseaux, ni dans les deux petits canaux collecteurs. Il paraît, que ces canaux ne laissent pas passer ces corpuscules, pas plus que des masses d'injection un peu grossières, telles que le chromate de plomb, et que le plasma du sang seul les parcourt en s'oxygénant.

De la circulation. On peut étudier la circulation de deux manières, par transparence sous le microscope sur des petites espèces, telle que notre espèce type ou par injection. La première méthode offre des difficultés par la limpidité parfaite du plasma et des corpuscules sanguins et par la rareté relative de ces derniers. Les corpuscules sont relativement très grands, irréguliers de forme, mais plus ou moins sphériques et souvent plusieurs de ces petites sphères sont réunies en ligne pour former des boudins allongés. On suit alors facilement le trajet de ces corpuscules, mais comme ils n'entrent pas dans les ramifications et les réseaux capillaires, on ne peut se rendre compte que de la distribution des grands troncs.

Chez les grandes espèces, on peut recourir à l'injection qui se fait assez bien sur les individus vivants. On plonge le bout d'une fine canule en verre, munie d'un tube de caoutchouc, dans le cœur et on fait passer la masse par une insufflation très graduée. Le cœur se charge du reste; il continue à battre et nous avons vu vivre des *Salpa maxima* pendant trois ou quatre jours, malgré que tous les gros vaisseaux et même les capillaires étaient remplis de masses injectées. Mais il y a des différences quant aux masses employées. Le chromate de plomb, fraîchement précipité, convient admirablement à tous les vaisseaux dépendant de l'endostyle, mais il entre fort difficilement dans le système vasculaire de la branchie. On éprouve une certaine résistance, comme s'il y avait, à l'embouchure des vaisseaux branchiaux, un appareil valvulaire, dont nous n'avons pas cependant pu constater l'existence. L'encre de Chine, en revanche, entre facilement dans le réseau branchial; les fines particules s'attachent aux parois et rendent ainsi appréciables les ramifications les plus fines. On peut même, pour une injection passagère, insuffler de l'air dans le cœur et remplir ainsi tout le système; mais l'air insufflé disparaît bien vite, sans doute par osmose.

Nous maintenons absolument, ce que l'un de nous disait dans son mémoire (voir *Littér.*), savoir que toute la circulation se fait dans des lacunes, creusées dans la substance du manteau interne et que malgré la grande régularité des vaisseaux, des branches et des réseaux capillaires, on ne peut trouver des parois propres aux canaux sanguins. On peut aisément se convaincre de ce fait en examinant la grande lacune creusée dans le nucléus et dans laquelle baignent l'intestin et le testicule. On y voit des brides conjonctives, dessinant des espaces irréguliers (*h*, fig. 123) dans lesquels glissent les corpuscules sanguins en contournant les obstacles constitués par ces brides.

Le *cœur* (*t*, fig. 116, 117, 121; *p*, fig. 122) est situé sur la face dorsale dans une cavité creusée dans une continuation de la substance presque cartilagineuse du nucléus et qui lui sert de péricarde. C'est un boyau court, assez large, attaché seulement par ses deux bouts au péricarde, de nature éminemment musculaire. Nous devons cependant avouer, que nous n'avons pu mettre en évidence des fibres musculaires; on peut seulement se rendre compte de leur existence en fixant le profil des parois du boyau; on voit alors se former comme des crénelures sur ces bords. Les contractions sont vermiculaires, avançant tantôt d'arrière en avant, tantôt en sens inverse et ces alternances de direction, entre lesquelles est intercalé un moment de repos, se suivent à des intervalles assez réguliers. Il ne peut donc être question d'artères et de veines; dans chaque vaisseau que l'on fixe sous le microscope, on peut voir les corpuscules courir dans une direction donnée, puis s'arrêter avec quelques balancements et ensuite courir en sens inverse. Mais pour faciliter l'intelligence de notre description, nous saisissons le moment où le sang, sortant du cœur, est poussé dans la branchie pour retourner au cœur par l'endostyle; la direction du courant est en effet, toujours opposée dans ces deux organes.

Le *courant branchial* sort du bout antérieur du cœur (fig. 121, 122) et entre directement dans le bout postérieur de la branchie en suivant le pli, par lequel cet organe est relié au nucléus. Dans le vivant, on ne peut apercevoir que le grand canal médian (x, fig. 122) par la quantité de corpuscules qui s'y pressent; nous avons vu, lors de la description de la branchie, qu'il y a encore deux canaux collecteurs

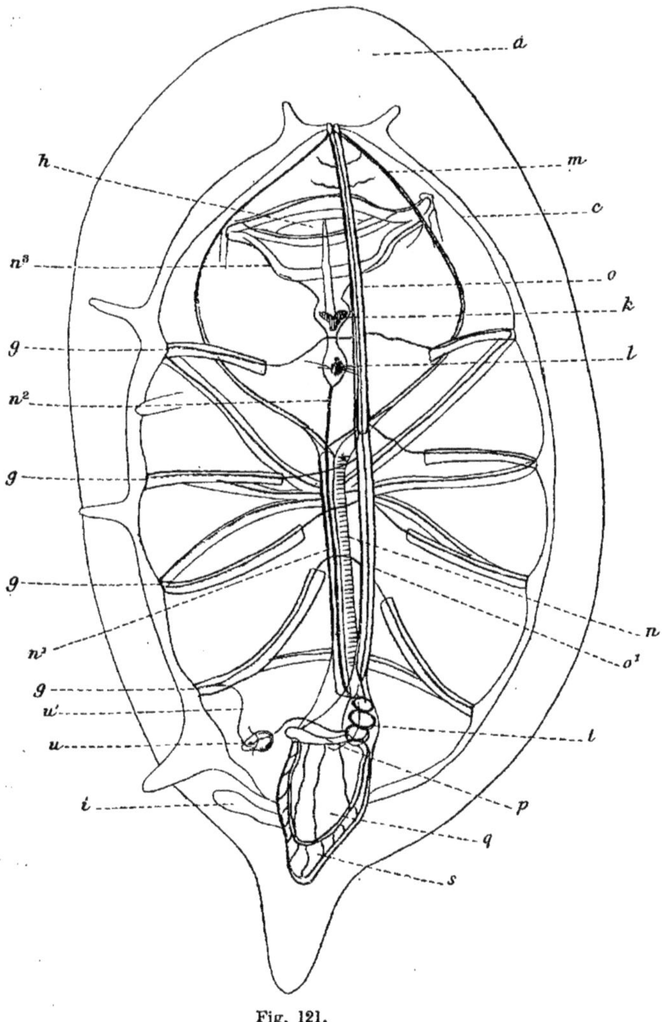

Fig. 121.

Fig. 121. — *Salpa mucronata*. Schéma de la circulation, combiné d'après des observations sur le vivant. On a pris, pour établir ce dessin, les contours de la figure 117 et on a employé les mêmes lettres pour désigner les différentes parties. On n'a indiqué que les troncs vasculaires principaux laissant entièrement de côté les ramifications et les réseaux capillaires. a, manteau externe; c, manteau interne; g, muscles du corps; h, orifice d'entrée; i, orifice de sortie; k, fossette vibratile; l, système nerveux central; m, ligne vibratile; n, branchie; n', sa bande d'attache; n^2, tronc branchial central, se portant vers le ganglion central; n^3, bifurcation de ce tronc pour entourer l'orifice d'entrée; o, endostyle glandulaire; o' continuation de l'endostyle vers la bouche; p, bouche intestinale; q, nucléus; s, lacune du nucléus; t, cœur; u, œuf; u', branche vasculaire pour l'œuf.

parallèles, résultant de la réunion des réseaux capillaires (fig. 120) et nous renvoyons à la description donnée pour ce sujet.

A l'extrémité antérieure de la branchie les deux canaux collecteurs secondaires se réunissent au médian qui continue seul son trajet vers le ganglion central (fig. 121). Celui-ci, ainsi que la fossette vibratile, sont entourés de tous côtés par un large sinus, où les corpuscules courent à droite et à gauche. Avant de former ce sinus, le tronc envoie des branches, creusées dans la lame d'attache de la branchie (*i*, fig. 122) et qui se rendent vers les muscles circulaires, réunis en ce point. Du sinus autour de la fossette vibratile le courant se bifurque en deux branches (n^3, fig. 121) qui montent vers les coins de l'orifice d'entrée et forment un cercle complet autour de cet orifice. Mais au moment de sortir de la branchie le grand canal collecteur envoie deux autres branches latérales, qui décrivent un cercle plus vaste en suivant les lignes vibratiles (*m*, fig. 121) jusqu'à l'extrémité antérieure de l'endostyle, où ces deux courants se joignent aux courants de l'endostyle et retournent ainsi au cœur.

On peut voir, sur l'endostyle glandulaire, deux courants latéraux et un médian, mais qui n'est bien prononcé que par place. En descendant le long de l'endostyle, ces courants latéraux donnent des branches aux languettes d'attache (*d*, fig. 122) ainsi qu'aux muscles. Arrivés au bout postérieur de l'endostyle glanduleux (*m'*, fig. 122) les courants se continuent, dans la partie membraneuse, sous forme d'un véritable *rete mirabile*, en se subdivisant à l'infini. On pourrait peut-être distinguer encore deux courants parallèles principaux (*o*, fig. 122), mais ils ne sont guère accusés et les injections démontrent un lacis, aussi serré que les réseaux capillaires dans le poumon d'un Vertébré. Enfin, tous ces courants se réunissent et entrent dans l'extrémité antérieure du cœur, à côté du tronc branchial. Nous avons souvent vu glisser des corpuscules sanguins presque immédiatement du courant branchial au courant de l'endostyle, en passant seulement par le bout du cœur. Sur tout ce trajet, le *rete mirabile* (indiqué sur notre figure 122 seulement par quelques traits) envoie des branches aux muscles, qui n'en suivent le trajet que d'une manière générale et forment, sur toute la surface du manteau interne, un réseau à mailles très larges, mais toujours plus ou moins irrégulier. Le réseau est complété par des anastomoses nombreuses avec les branches fournies par la branchie.

Nous devons mentionner ici une particularité de structure, concernant l'œuf. Celui-ci se trouve toujours sur le flanc droit du côté ventral et peut servir de guide pour la position d'une Salpe, qui sera vue par la face ventrale lorsque l'œuf apparaît du côté gauche comme dans nos figures 117 et 121. Or, en observant notre Salpe vivante sous le microscope, on aperçoit aisément un courant (u', fig. 121) qui se détache du courant appliqué au dernier muscle circulaire, se dirige sur l'ovaire (u), entre dans le goulot de cet organe, fait un coude

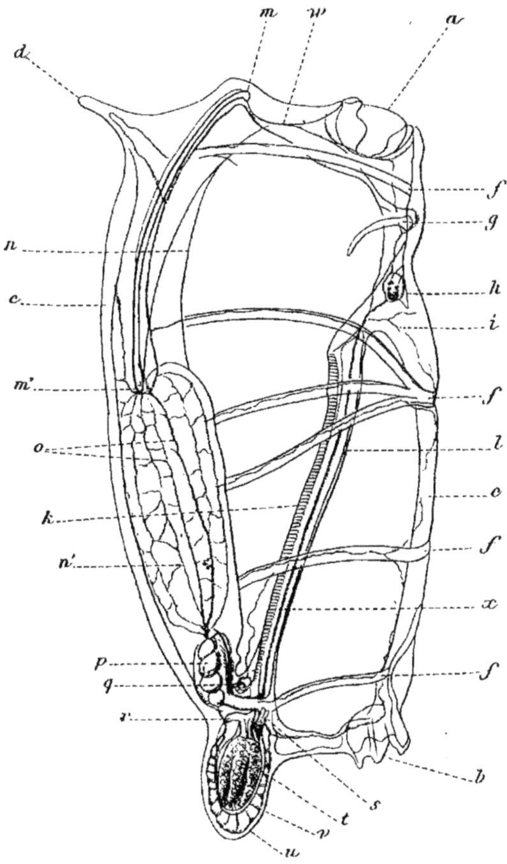

Fig. 122.

Fig. 122. — *Salpa mucronata*, vue de profil. Verick, Oc. 1, Obj. 0. Chambre claire. On n'a dessiné que le manteau interne et inscrit les principaux courants sanguins d'après le vivant, en négligeant les ramifications. *a*, orifice d'entrée; *b*, orifice de sortie; *c*, manteau interne, montrant son épaisseur; *d*, appendice de fixation; *f*, *f*, muscles circulaires; *g*, fossette vibratile avec son capuchon flottant dans la cavité du corps; *h*, système nerveux central; *i*, point de fixation de la branchie; *k*, cylindre vibratile de la branchie; *l*, bord de la lame d'attache de la branchie; *m*, bout antérieur; *m'*, bout postérieur de l'endostyle glanduleux: *n*, pli d'attache de l'endostyle; *n'*, sa continuation vers la bouche; *o*, vaisseaux principaux dans cette partie; *p*, cœur; *q*, œuf; *r*, bouche intestinale; *s*, rectum; *t*, testicule; *u*, enveloppe du nucléus; *v*, lacune nucléolaire; *w*, lacet vasculaire, entourant l'orifice d'entrée et mettant en communication la circulation de la branchie avec celle de l'endostyle.

brusque pour pénétrer dans la chambre de l'œuf et en ressort par son extrémité bombée tournée vers le cœur, dans la partie postérieure duquel il débouche. Cette branche ovarienne réunit donc la partie antérieure de la circulation avec la partie nucléolaire.

On peut, en effet, distinguer cette dernière partie de celle que nous venons de décrire, parce qu'elle se borne presque entièrement au nucléus et prend naissance de la partie postérieure du cœur, dont on voit sortir plusieurs grands courants, qui entrent immédiatement dans la vaste lacune creusée autour des viscères. Que le courant général du sang entre dans la partie antérieure du cœur depuis la branchie ou depuis l'endostyle, on voit toujours la plus grande quantité du sang parcourir le cœur et entrer dans cette lacune, où les courants s'entrecroisent pour revenir finalement par une partie des canaux vers le cœur. Nous n'avons pu établir avec certitude s'il y a une opposition constante des directions de ces courants entre ceux des faces ventrale ou dorsale, mais il nous a semblé que la face dorsale est plutôt en rapport avec la branchie, la face ventrale au contraire avec l'endostyle. Il y aurait donc, chez les Salpes, une sorte de petite circulation comprenant le nucléus et ses dépendances et une grande circulation pour le reste du corps.

Mais ces deux parties ne sont pas complètement séparées. Le courant nucléolaire donne en effet des branches, qui font le tour de l'orifice de sortie et s'anastomosent avec les courants des muscles, et, en outre, chez la forme solitaire, il fournit le courant qui parcourt le stolon prolifère.

Sauf cette particularité, la circulation de la forme solitaire est exactement semblable, dans ses traits généraux, à celle que nous venons d'exposer pour la forme agrégée. Il y a quelques différences, dues aux proportions de l'endostyle et de la branchie, ainsi qu'à la disposition différente des muscles circulaires, mais ces différences sont d'une importance fort secondaire.

Des organes reproducteurs. Ainsi que nous l'avons dit dans la description générale des deux formes, sous lesquelles se montre notre espèce type, comme toutes les autres Salpes, la forme agrégée est sexuée et hermaphrodite, la forme solitaire au contraire est asexuée et bourgeonnante. Il y a donc lieu de les tenir entièrement séparées.

Forme solitaire. Le stolon, sur lequel se forment les bourgeons sexués, se présente, sur le vivant, comme un tube entièrement transparent, constitué de parois assez épaisses, fermé au bout distal et en connexion, par son bout proximal, avec l'extrémité de la branchie, le cœur et le nucléus. Il apparaît de fort bonne heure chez l'embryon, où, suivant Seeliger (voir *Littér.*), il se compose d'une évolvure de la paroi du corps, d'une continuation de l'intestin branchial postérieur et ventral et entre ces deux couches, représentant l'ectoderme et l'entoderme, de cellules indifférentes immigrées, lesquelles représenteraient le mésoderme. Quoi qu'il en soit, il est de fait que les parois du stolon sont parfaitement solides à l'époque où il commence à entrer en fonction, qu'il est creux et parcouru par un puissant courant sanguin, lequel semble sortir, chez beaucoup de Salpes, directement de l'extrémité postérieure du cœur, mais qui chez d'autres se détache du courant nucléolaire dans le voisinage immédiat du cœur sur la face ventrale.

Le développement des bourgeons n'entre pas dans le cadre de notre ouvrage; nous renvoyons à ce sujet, encore très discuté, aux nombreux mémoires indiqués dans le chapitre *Littérature*. Nous dirons seulement que les bourgeons se développent, chez notre espèce, sur deux rangs par rapport au stolon et en trois séries qui formeront trois chaînes et qu'à mesure que les bourgeons grandissent, le stolon s'allonge en décrivant une courbe élégante autour du nucléus (r, fig. 116). Un stolon ainsi développé se montre composé de quatre sections : une première très courte, attenant immédiatement au cœur, parfaitement lisse, comme le stolon d'un embryon (r^1) et de trois séries de bourgeons, d'autant plus grands qu'ils sont plus éloignés du manche initial. La série distale (r, ^{IV}) se détache, en sortant par une fente dorsale du manteau et forme une chaîne qui nage dans la mer, et dans laquelle les individus qui la composent sont réunis seulement par les languettes d'attache mentionnées.

Forme agrégée. L'œuf (fig. 117, u) est situé sur le flanc droit de l'animal, à proximité de l'entonnoir buccal. Il est engagé dans la couche interne de la paroi du corps, sur laquelle il fait une petite saillie vers la cavité du corps, il se montre déjà de fort bonne heure sur les bourgeons, mais reste stationnaire jusqu'au moment où la chaîne se détache du stolon. L'appareil entier est alors composé, chez notre espèce, d'une capsule ou follicule fermé vers la ligne médiane et se continuant, vers le côté, dans un col étroit d'abord, évasé ensuite, au bout duquel s'aperçoit un orifice rond, par lequel entre le torrent sanguin décrit plus haut. Sauf ce canal sanguin, qui fait un coude lors de son passage du col à la capsule, les parois de l'appareil entier sont fermées et constituées par des cellules cylindriques. L'appareil lui-même est implanté dans un enfoncement du manteau, entouré de deux lèvres en boutonnière, dans lesquelles les cellules en pavé, qui tapissent la paroi du corps, sont plus relevées. Dans l'intérieur de l'œuf, contenu dans la capsule, on peut remarquer la vésicule germinative ronde et claire avec quelques nucléoles peu apparents.

Nous n'entrerons pas dans les différentes phases, telles que fractionnement, formation des feuillets embryonnaires et constitution des différents organes, que parcourent l'œuf et l'embryon qui en résulte et au sujet desquelles on consultera les nombreux mémoires de Todaro, Salensky, Barrois, etc. (voir *Littér.*). Nous dirons seulement qu'arrivé au terme de sa croissance, l'embryon devenu énorme et remplissant en grande partie la cavité du corps de la mère, montre, outre les organes de la *Salpa democratica*, deux organes provisoires, situés tous les deux sur la face correspondant à l'endostyle, tandis que la face contenant le système nerveux et les deux orifices d'entrée et de sortie est parfaitement libre. Le premier de ces organes, le *placenta*, est attaché directement à la paroi du corps de la mère; il forme un gâteau creux, dans lequel pénètrent deux larges courants sanguins, provenant de la division du courant primitif, nourrissant l'œuf et qui se distribuent dans tout l'organe, rempli de cellules fusiformes. L'organe reçoit aussi, de la part de l'embryon même, un large courant provenant du système endostylaire. Les deux courants, maternel et filial, se distribuent en larges réseaux, mais ne communiquent pas directement ensemble, des brides constituées par les cellules fusiformes mentionnées les séparant l'un de l'autre. Derrière le placenta et enveloppé, comme lui, d'un épaississement du manteau interne de l'embryon, qui se confond avec celui de la mère, est situé l'*élæoblaste*, un organe pyriforme, constitué de cellules à contenu graisseux. Cet organe, qui se développe beaucoup plus tard que le placenta, n'a aucune communication directe avec la mère; c'est probablement un réservoir nutritif. Primitivement, l'embryon est largement fixé au manteau interne de la mère par l'entourage de ces deux organes, mais pendant sa croissance la base d'attache se rétrécit successivement en commençant par l'élæoblaste, dont l'entourage s'arrondit successivement de manière à le détacher complètement de la mère. Finalement, l'embryon est seulement fixé par le placenta dont l'enveloppe s'étire autour des vaisseaux sanguins en une sorte de tige creuse, sur laquelle l'embryon se balance et peut même changer de position à tel point, que son orifice d'entrée regarde l'orifice de sortie maternel. A la fin, cette tige se rompt, la plaie se cicatrise immédiatement et la jeune *Salpa democratica* est expulsée. Mais elle porte encore longtemps, sur sa face endostylaire, les deux organes provisoires qui ne sont résorbés que petit à petit, à mesure que le stolon, d'abord rudimentaire, développe ses bourgeons.

Le testicule (*r*, fig. 117) est entièrement confiné au nucléus, qu'il remplit conjointement avec l'intestin. Il consiste en une partie plus large, qui s'étend autour du rectum et de l'entonnoir buccal et s'ouvre, par un canal à parois membraneuses très minces (*g*, fig. 123), continué par un goulot relativement large, à côté du rectum dans la cavité de l'orifice de sortie. Nous avons réussi, dans une de nos coupes, à mettre à nu le *spermiducte* dans toute sa longueur. Les zoospermes accumulés dans un élargissement terminal (*g'*, fig. 123) et devant l'orifice ne pouvaient laisser aucun doute sur sa signification. Ce canal, ayant l'apparence d'une fente, court horizontalement et prend naissance dans la partie antérieure des masses testiculaires (*f*). De cette partie

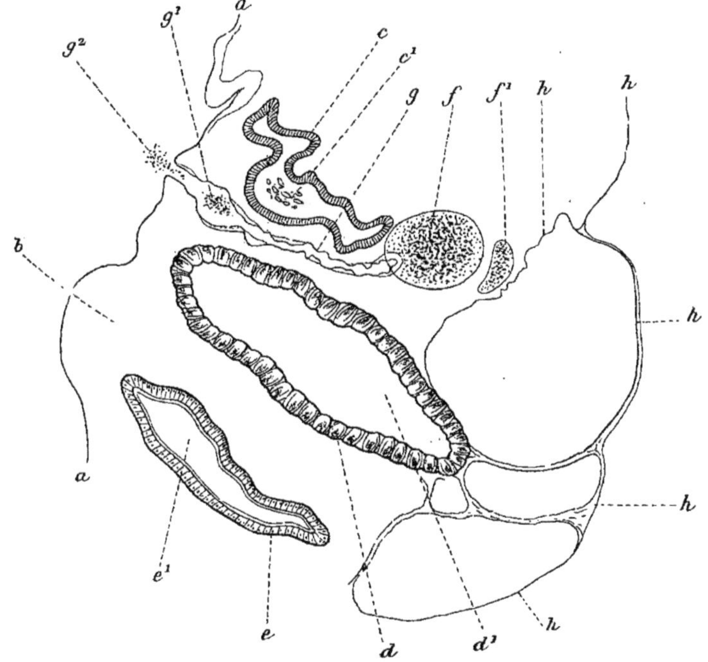

Fig. 123.

antérieure et centrale partent des diverticules allongés, terminés en cœcums un peu pointus et dirigés vers la pointe postérieure du nucléus. Ces diverticules, en nombre variable suivant le développement de l'organe, et dont nous avons compté jusqu'à onze dans nos coupes,

Fig. 123. — *Salpa mucronata*. Portion d'une coupe transversale, menée à travers le nucléus un peu en arrière de la bouche intestinale. Gundl., Oc. 1, Obj. 4. Chambre claire. *a*, paroi interne de la grande cavité du corps ; *b*, substance du nucléus ; *c*, œsophage, sa paroi ; *c'*, substances ingérées dans sa cavité ; *d*, estomac, paroi ; *d'*, id., sa cavité ; *e*, rectum, paroi ; *e'*, id., cavité ; *f*, boyau testiculaire, rempli de zoospermes, coupé en plein ; *f'*, id., frisé ; *g*, spermiducte ; *g'*, zoospermes dans son élargissement ; *g²*, zoospermes expulsés devant son orifice ; *h*, *h*, brides et membranes conjonctives, délimitant les lacunes sanguines du nucléus.

entourent de toutes parts l'appareil intestinal et leurs bouts avancent dans la grande lacune périnucléale, dont le sang les baigne sur tous leurs pourtours. Examinés sur des individus vivants, les cœcums comme le réservoir central se montrent composés par des parois assez épaisses, rigides et constituées par des cellules apparentes en couche continue. Pendant les premiers temps le contenu des cœcums se montre formé par des cellules rondes, transparentes, qui nagent dans un liquide visqueux. Une couche de cellules semblables tapisse la surface interne de la paroi. A l'état de maturité, la paroi est excessivement mince.

Le testicule n'entre en activité que lorsque le développement de l'embryon est presque achevé. Ce n'est que sur des individus à embryon mûr, ou mieux encore sur ceux dont l'embryon s'était déjà détaché, que nous avons vu sortir du goulot une matière blanchâtre nuageuse qui suivait la paroi du tube de sortie comme un mince filet et se répandait au dehors, où le nuage se dissipait bientôt. Examinée au microscope, cette matière se montrait composée de myriades de zoospermes, animés d'un mouvement vacillant. Ces zoospermes étaient formés de deux parties, une antérieure plus épaisse, cylindrique, qui ressemblait à un petit bâtonnet, et un long filet postérieur excessivement mince, ayant à peu près trois fois la longueur du bâtonnet. Pour bien voir cette queue filiforme, il faut des grossissements très forts ou des lentilles à immersion.

Nos observations, faites sur des animaux vivants, nageant en pleine liberté et qui nous avaient frappés par la matière blanchâtre attachée en partie à la surface du manteau extérieur, confirment donc celles des autres auteurs, suivant lesquelles le testicule n'entre en fonction que lorsque la formation de l'embryon est très avancée. L'auto-fécondation est, en conséquence, absolument impossible chez les Salpes; la fécondation doit se faire par des zoospermes provenant d'autres individus et avalés avec l'eau respiratoire. Peut-être la fécondation ne se fait-elle que par les individus dont l'embryon est déjà expulsé et dont on trouve toujours un certain nombre, entièrement détachés de leur chaîne, nageant isolément entre les autres chaînes composées d'individus jeunes à œuf encore inactif.

Les *Salpes* montrent une très grande uniformité dans leur organisation. Les différents organes s'y trouvent toujours dans les mêmes relations réciproques, tout en présentant de nombreuses variations de détail. Ces variations se font surtout remarquer dans la disposition des muscles, la forme et l'arrangement de l'organe sensitif et des yeux. Elles deviennent plus marquées quant à la conformation de l'intestin, lequel ne forme plus un nucléus chez *Salpa pinnata*, mais montre seulement un estomac auprès de la bouche, auquel sont attachés deux cœcums aplatis, après quoi l'intestin, devenu droit, remonte le long de la cavité du corps vers l'orifice d'entrée pour s'ouvrir dans un anus en forme de fente, situé, chez la forme solitaire, du côté dorsal près de l'insertion de la branchie, tandis que chez la forme agrégée, l'intestin et l'anus sont placés du côté ventral. Une conformation analogue se voit chez *Salpa virgula*, mais ici l'intestin, muni également d'un cœcum, ne se porte pas autant en avant. Ces deux espèces se distinguent aussi par le port de leur stolon, dont les bourgeons ne forment pas, en devenant libres, une chaîne en séries obliques, mais une couronne, où les individus, placés en cercle à la périphérie, sont réunis au centre par des attaches uniques. Nous notons encore, comme différences plus essentielles, la conformation du testicule chez *Salpa virgula*, montrant une grosse massue composée d'une quantité de petits boyaux et munie d'un long spermiducte, et la présence, chez *Salpa zonaria*, de plusieurs œufs, placés séparément dans des follicules isolés les uns des autres.

Le genre *Doliolum*, type du second ordre, nous est assez bien connu surtout par les dernières recherches de Grobben et d'Uljanine (voir *Littér.*). La forme sexuée a le manteau externe très mince; le manteau interne laisse reconnaître, dans son tissu, des fibres et montre 8 cercles musculaires étroits dont les deux extrêmes servent en même temps de sphincters aux deux orifices opposés du corps et sont entourés de lobules. Le ganglion central sphérique se continue en avant par un mamelon, qui se change en canal pour aboutir à la fosse vibratile (organe sensitif). Sur la peau se trouvent, surtout aux bases des lobules entourant les orifices, des groupes de cellules sensitives, montrant un noyau, une vacuole et un mince poil raide. Les arcs ciliés s'enroulent en spirales, avant d'entourer l'orifice d'entrée. Ils se rendent vers l'endostyle, dont la portion glandulaire est fort courte et qui se continue en une rigole vibrante dirigée obliquement vers la bouche intestinale, située au fond d'une sorte d'entonnoir constitué par la branchie. Cette membrane en entonnoir constitue une cloison qui sépare la cavité d'entrée (pharyngéale) de la cavité cloacale postérieure. La branchie asymétrique et pliée en angle s'avance avec l'une de ses moitiés jusque près de l'orifice d'entrée, tandis que l'autre moitié reste en arrière. On compte, à l'âge adulte, environ 45 fentes en boutonnière, qui mènent dans une chambre cloacale postérieure et portent, sur le pourtour des fentes, des bouquets de cils vibratiles. La rigole endostylique vibrante se continue par la bouche, au devant de laquelle elle forme un lacet, jusque dans l'estomac et l'intestin, lequel se courbe en hameçon et montre, à son début, une glande accessoire. Le cœur est un sac allongé, muni de fibres musculaires simples et présentant deux orifices opposés soudés avec le péricarde, par lesquels le sang s'échappe dans des lacunes creusées entre le manteau interne et les membranes qui revêtent la cavité antérieure (pharyngéale) et postérieure (cloacale), séparées par le plancher des branchies. Testicule et ovaire sont séparés; le premier est en forme de massue allongée, le second montre des follicules cellulaires autour des œufs, lesquels, suivant Grobben, se développeraient en même temps que les zoospermes. Uljanine soutient au contraire que ces deux organes mûrissent l'un après l'autre, comme chez les Salpes.

Les œufs se transforment en une *larve* semblable à celles des Ascidiens; le corps antérieur est en forme de barillet; la queue, très élargie au début et munie, dans sa partie étroite, d'un cylindre cellulaire (chorde), mais dépourvue de système nerveux, est implantée du côté ventral. Le tout est enveloppé d'une capsule membraneuse (*Dotterhaut* de Uljanine). Après la délivrance et la résorption de la queue, le barillet, nageant librement, constitue, d'après la nomenclature de Grobben, la *nourrice de première génération*, la *nourrice* d'Uljanine.

Celle-ci est plus allongée que la forme sexuée. Elle possède neuf bandes musculaires plus larges et un manteau externe plus épais, des cellules sensitives en plus grand nombre et sur le côté gauche du corps un organe auditif, composé d'un otocyste avec otolithe et relié, par un nerf assez long, au ganglion central, constitué comme dans la forme sexuée. L'endostyle et les arcs ciliés, ainsi que la fossette vibratile et la rigole buccale ne présentent guère des différences notables.

En revanche, la branchie est beaucoup plus incomplète, le cœur court, l'intestin réduit, la glande accessoire longue. Les organes génitaux absents sont remplacés par deux appendices, dont l'un, ventral, situé près du cœur, produit des *bourgeons terminaux* qui se détachent successivement du bout et sont munis de pseudopodes. C'est un véritable stolon ventral prolifère, composé, suivant Uljanine, de sept cordons cellulaires, à la formation desquels concourent des évolvures des cavités pharyngienne et cloacale, ainsi que le mésoderme et l'ectoderme, de sorte que les *bourgeons primordiaux* (Urknospen), qui se détachent successivement du bout, sont munis de ces trois éléments. Les anciens observateurs avaient appelé ce stolon l'*organe en rosette*.

Les bourgeons primordiaux détachés rampent, au moyen de leurs pseudopodes, sur la face externe de la nourrice vers l'appendice dorsal, qui peut devenir démesurément long et n'est composé, suivant Uljanine, que des téguments et d'une cavité sanguine, séparée par une cloison longitudinale en deux canaux, dans lesquels s'établit une circulation très vive. Les bourgeons primordiaux se fixent, au moyen de leurs pseudopodes, sur les faces dorsale et dorsolatérales de l'appendice, où les cellules épithéliales, de pavimenteuses qu'elles sont ailleurs, deviennent hautes et cylindriques; mais ils ne font jamais corps avec l'appendice et ne sont nourris que par osmose. Ils se multiplient par division spontanée. Les auteurs qui avaient considéré cet appendice dorsal comme un stolon prolifère ont fait erreur suivant Uljanine.

Pendant que l'appendice dorsal s'allonge et se couvre de bourgeons primordiaux, émigrés du stolon ventral et multipliés par division, le corps de la nourrice subit une rétrogradation remarquable. Le système nerveux avec ses dépendances reste tel quel, les bandes musculaires s'élargissent de manière à se toucher par leurs bords, mais les organes de la vie végétative, branchie, endostyle, arcs vibratiles et intestin se reforment de plus en plus et disparaissent à la fin totalement ou ne laissent que des vestiges méconnaissables. Finalement, la nourrice n'est qu'un animal moteur et sensitif, mais incapable de se nourrir, traînant à sa suite un stolon prolifère et un appendice incubateur dorsal, si l'on peut s'exprimer ainsi.

Les premiers bourgeons primordiaux arrivés se fixent sur les deux côtés de l'appendice et constituent des individus particuliers, les *individus nourriciers* (Uljanine) ou *bourgeons latéraux* (Grobben). Plus tard, des bourgeons primordiaux se fixent aussi sur la ligne médiane et deviennent les *individus soignants* (*Pflegethiere* (Uljanine), *bourgeons médians, nourrices de seconde génération* (Grobben).

Les *bourgeons latéraux* ou *individus nourriciers* adultes ont une forme de cuillers à long orifice comprimé, avec une carène opposée à cet orifice. Ils sont collés à l'appendice par une tige et ne montrent ni orifice de sortie, ni cavité cloacale, l'anus s'ouvrant directement au dehors du côté dorsal au-dessous de la carène. Le ganglion, les arcs vibratiles, les cellules sensitives existent. Il n'y a pas d'organe auditif. La branchie occupe le fond de la cavité du corps; on compte dix-huit très grandes fentes en boutonnière, lesquelles, suivant Grobben, percent les parois du corps de part en part et s'ouvrent directement au dehors. L'intestin, courbé en hameçon, est bien développé ainsi que le cœur. Ces bourgeons sessiles, privés d'organes génitaux et de stolons, sont considérés comme des individus nourriciers et respiratoires, non seulement pour toute la colonie des bourgeons, mais aussi pour l'individu-mère, auquel le stolon est fixé.

Les *individus soignants*, engendrés par des bourgeons primordiaux attachés à la ligne médiane et dorsale de l'appendice, deviennent, par une suite de phases successives, des animaux semblables, pour la forme et l'organisation, aux individus sexués, avec cette différence capitale qu'ils sont entièrement privés d'organes génitaux. Ils sont munis, en revanche, d'une tige de fixation, comme les individus latéraux nourriciers, et cette tige est construite, suivant Uljanine, de la même manière que l'appendice sanguin dorsal de la nourrice. Aussi un bourgeon primordial migrateur vient-il se fixer sur cette tige, lequel fournit d'autres bourgeons par division, et c'est ainsi que cette tige prend l'apparence d'un stolon prolifère. Les auteurs, y compris Grobben, ont en effet considéré cette tige comme un véritable stolon. Enfin, les bourgeons primordiaux et leurs descendants fixés sur cette tige d'adhésion des individus médians deviennent des individus sexués.

Nous n'entrerons pas dans des détails concernant le genre *Anchinia*. On en connaît jusqu'à présent deux formes principales : une sexuée, distinguée par deux fouets colorés aux orifices du corps et par des taches de pigment sur les flancs, produisant de gros œufs en petit nombre, observée à Villefranche et décrite par Kowalewsky et Barrois (voir *Littér.*). Cette forme paraît devenir, en certains cas, stérile par une réforme précoce des organes génitaux engendrés dans le bourgeon (Korotneff). La seconde forme globulaire et entièrement stérile, sans fouet et à entonnoir pigmenté au fond de la cavité du corps, a été observée par Vogt et Barrois à Villefranche et par N. Wagner à Naples (voir *Littér.*). Ici aussi on a retrouvé des bourgeons primordiaux mobiles et migrateurs, mais on n'a, jusqu'à présent, que des conjectures sur les relations qui peuvent rattacher entre elles ces différentes formes. La disposition des organes offre beaucoup de ressemblance avec les Barillets, dont les Anchinia diffèrent cependant considérablement par un développement énorme du manteau externe, très mou et presque gluant, et par la réduction de la musculature du corps à une seule faible bande en S, située sur les flancs du corps, et à quelques fibres éparses autour des orifices lobés de la cavité du corps.

La formation de colonies dans toute la valeur du mot distingue les *Pyrosomes* des autres ordres de la classe. Ces colonies ont la forme d'un cône de sapin ouvert au bout plus large. Les individus assemblés dans la colonie ont l'orifice d'entrée rond et muni d'un écran lobé à la surface externe du cône, tandis que l'orifice de sortie donne dans la cavité du cône. La substance transparente et assez résistante, qui empâte tous les individus, montre dans un substratum amorphe de petites cellules étoilées et brillantes, des fibres très fines, probablement musculaires, dirigées en divers sens, et des cavités et canaux, partant de certains individus, qui nous semblent des creusements en vue des bourgeons qui vont s'y loger. Les individus, surtout lorsqu'ils sont encore jeunes et à branchies incomplètement développées, ressemblent à des Anchinies; la branchie envahit plus tard presque toute la cavité interne, sauf une partie un peu étirée en tube vers l'orifice d'entrée, tandis que le corps plus large est un peu comprimé latéralement. Le ganglion nerveux, l'endostyle, le cœur, l'intestin, occupent les mêmes positions comme partout. Sur la face postérieure du ganglion est placée une tache pigmentaire rouge en forme de fer à cheval épais (œil?) dont la convexité est tournée en arrière, et directement dessous, sur sa face ventrale, se trouve la fossette ciliée, ouverte en arrière, et donnant naissance aux lignes vibratiles très courtes qui se rendent vers la branchie. Celle-ci occupe toute la paroi de la cavité du corps et consiste en deux moitiés, séparées par un intervalle correspondant au ganglion et soudées le long de l'endostyle. Les parois de la branchie montrent de fort nombreuses fentes et sont séparées de la paroi du corps par deux larges espaces péribranchiaux, par lesquels l'eau de respiration se déverse dans la cavité cloacale. On distingue dans l'intestin un œsophage courbé, un large estomac et un rectum également courbé. Comme organes particuliers il convient encore de signaler deux amas cellulaires, situés sur les flancs au niveau du ganglion, lesquels sont le siège principal de la phosphorescence si vive des Pyrosomes.

Les individus sont en même temps sexués et prolifères. Au-dessous de l'intestin, immédiatement au-dessus de l'orifice de sortie, est situé l'ovaire qui produit des œufs nombreux dont l'un, devançant les autres, devient énorme. Aux dépens de son vitellus nourricier considérable, se développe d'abord un seul individu médian, le *Cyathozoïde* suivant Huxley et Kowalevsky, lequel produit à sa base, avant d'être complètement achevé, quatre bourgeons, les *Ascidiozoïdes*, qui grandissent et mûrissent aux dépens du vitellus, tandis que le Cyathozoïde dégénère et disparaît à la fin complètement. Les quatre Ascidiozoïdes, réunis dans leur manteau commun, sont expulsés et constituent la base d'une nouvelle colonie. Au-devant de l'ovaire se trouve le testicule, composé de grands cœcums, lequel paraît être en fonction aussi longtemps que l'ovaire mûrit de nouveaux œufs. Au-devant du testicule, entre lui et le cœur, se trouve un court stolon prolifère externe, constitué comme celui des Salpes, qui fournit des bourgeons, lesquels se logent dans le manteau commun et augmentent la colonie. Pour les détails, on consultera les mémoires de Kowalevsky, Joliet et Seeliger (voir *Littér.*).

Littérature.

A. de Chamisso, *De animalibus quibusdam e classe Vermium*, Berlin, 1819. — H. Milne-Edwards, *Sur la circulation du sang chez les Pyrosomes. Ann. scienc. nat.*, 2e série, vol. 12, 1839. — Id., *Règne animal de Cuvier, Mollusques.* — Eschricht, *Anat. physiol. Undersögelser over Salperne. Acad. danoise*, Copenhague, vol. 8, 1841. — Krohn, *Obs. sur la génération et le développement des Biphores (Salpa). Ann. scienc. nat.*, 3e série, vol. 6, 1841. — Id., *Ueber die Gattung Doliolum und ihre Arten. Arch. für Naturgesch.*, 1852. — Huxley, *Observ. upon the anatomy and physiol. of Salpa and Pyrosoma. Philosoph. Transact.*, 1851. — H. Müller, *Ueber die anatomische Verschiedenheit der zwei Formen bei den Salpen. Verhandl. Würzburger med.-zool. Gesellsch.*, vol. III, 1853. — Id., *Id. Zeitschr. f. wissenschaftl. Zoologie*, vol. 4, 1853. — C. Vogt, *Les Tuniciers nageants de la mer de Nice. Mém. de l'Institut genevois*, 1854. — R. Leuckart, *Zoologische Untersuchungen*, Giessen, 1854. — C. Gegenbaur, *Ueber den Entwicklungscyclus von Doliolum, Zeitschr. f. wissenschaftl. Zoologie*, vol. 7, 1855. — Huxley, *Anatomy and develop. of Pyrosoma. Transact. Linnean Soc.*, vol. 23, 1859. — Keferstein et Ehlers, *Zoologische Beiträge (Doliolum)*, Leipzig, 1861. — A. Hancock, *Anatomy and physiol. of Tunicata. Journ. Linnean Soc.*, vol. 9, 1867. — Kowalevsky, *Entwicklungsgeschichte der Tunicaten. Abhandl. d. Gesellschaft der Wissenschaften*, Göttingen, 1868. — Id., *Ueber die Entwicklungsgeschichte der Pyrosomen. Arch. f. mikroskop. Anatomie*, vol. 11, 1875. — Id. et J. Barrois, *Matériaux pour servir à l'histoire de l'Anchinie. Journ. de l'Anatom.*, 19e année, 1883. — Pavesi, *Intorno alla circolazione nel Pyrosoma. Rendiconti, Accad. Napolit*, 1872. — Todaro, *Sopra lo sviluppo e l'anatomia della Salpe*, Roma, 1875. — Id., *Id. Ricerche fatte nel laboratorio di notomia normale, Roma*, vol. 2, 1878. — Id., *Sui primi fenomeni dello sviluppo delle Salpe. Accad. dei Lincei*, sér. 3a, vol. 4, 1880. — Id., *Id.*, *ibid.*, vol. 6, 1882, et vol. 7, 1883. — Id., *Sopra i canali e le fessure branchiali delle Salpe*, ibid., vol. 8, 1884. — Id., *Studi ulteriori sullo sviluppo delle Salpe. Atti Accad. Lincei Memor.*, vol. 1, 1886. — Id., *Sull' omologia della Branchia delle Salpe. Rendiconti Accad. Lincei*, vol. 4, 1888. — W. Salensky, *Neue Untersuchungen über die embryonale Entwicklung der Salpen. Zoolog. Anzeiger*, 4. Jahrg., 1881. — Id., *Id., Mittheilungen. Zool. Station Neapel*, vol. 4, 1883. — Id., *Folliculäre Knospung d. Salpen. Biolog. Centralblatt*, vol. 5, 1885. — B. Uljanine, *Ueber die embryonale Entwicklung des Doliolum, Zool. Anzeiger*, 4. Jahrg., 1881. — Id., *Zur Naturgeschichte des Doliolum*, ibid., 5. Jahrg., 1882. — Id., *Die Arten der Gattung Doliolum. Fauna u. Flora des Golfes v. Neapel*, Xme Monogr., 1884. — J. Barrois, *Mém. sur les membranes embryonnaires des Salpes. Journ. de l'Anatomie*, vol. 17, 1881. — Id., *Recherches sur le cycle génétique et le bourgeonnement de l'Anchinie, ibid.*, 21e année, 1885. — W.-K. Brooks, *The origin of the eggs of Salpa. Stud. biol. Labor. John Hopkins' Univ. Baltimore*, vol. 2, 1882. — Id., *The anatomy and development of the Salpa-Chain.*, ibid., vol. 3, 1886. — C. Grobben, *Doliolum und sein Generationswechsel. Arbeit. Zool. Instit. Wien*, vol. 4, 1883. — L. Joliet, *Sur le Pyrosome. Comptes rendus*, 1881, 82 et 83. — Id., *Études anatom. et embryogén. sur le Pyrosoma giganteum*, Paris, 1888.

— A. Korotneff, *Die Knospung der Anchinia. Zeitschr. wissenschaft. Zool.*, vol. 40, 1884. — O. Seeliger, *Die Knospung der Salpen. Jenaische Zeitschr.*, vol. 19, 1885. — Id., *Die Entstehung des Generationswechsels der Salpen*, ibid., vol. 22, 1888.— Id., *Zur Entwicklungsgeschichte der Pyrosomen. Jena. Zeitschr. für Naturw.*, vol. 23, 1889. — N. Wagner, *Sur quelques points de l'organisation de l'Anchinie. Arch. Zool. expérim.*, 2e sér., vol. 3, 1885. — Dolley, *On the histology of Salpa. Proc. Acad. Nat. Scienc.*, Philadelphia, 1887.

CLASSE DES ASCIDIACÉS

Les Tuniciers compris dans cette classe se distinguent généralement par leur corps en forme de sac, fixé par l'une de ses extrémités contre les rochers, au fond de la mer. Ils possèdent deux orifices : l'un, antérieur terminal, sert à l'entrée de l'eau dans une vaste cavité branchiale, c'est l'orifice buccal ; l'autre, dorsal, sert à l'expulsion de l'eau respiratoire, des substances excrémentitielles et des produits génésiques, c'est l'orifice cloacal.

Entre ces deux orifices, sur la ligne médio-dorsale du corps, est situé le système nerveux, ordinairement réduit à un seul ganglion d'où rayonnent des nerfs.

Le corps est enveloppé d'un manteau formé de deux couches : une tunique externe, généralement consistante et hyaline, pouvant atteindre une assez grande épaisseur, et un derme sous-jacent parcouru par de nombreux faisceaux musculaires entrecroisés. Toute la région antérieure du corps est occupée par la branchie qui précède toujours l'intestin digestif. Ce dernier est situé, de même que le cœur et les organes génitaux, en arrière ou sur le côté du sac respiratoire. Le tube digestif est presque toujours recourbé sur lui-même, de sorte que le rectum est dirigé en avant. D'ailleurs, la disposition générale des organes varie légèrement selon que les individus demeurent isolés (*Ascidies simples*) ou qu'ils se réunissent en colonies (*Synascidies*). A l'exception des Appendiculaires la portion antérieure de l'intestin, transformée en branchie, est entourée d'une cavité péribranchiale.

Le cœur, placé en arrière, au coude de l'intestin, est un simple tube dont les pulsations intermittentes envoient le sang tantôt dans une direction tantôt dans la direction opposée. Il n'existe jamais de système vasculaire complet. Le sang incolore et charriant des corpuscules amœbiformes se répand dans une infinité de lacunes étroites et serrées, creusées dans le tissu conjonctif qui abonde partout.

L'hermaphrodisme est la règle. Les canaux excréteurs des testicules et de l'ovaire débouchent dans la cavité cloacale où a lieu, le plus souvent, la fécondation.

Les Ascidies passent par une forme larvaire durant laquelle elles possèdent un appendice caudal qui leur sert à nager librement dans la mer. L'axe de cette queue est occupé par une rangée de cellules qui ont été homologuées avec la corde dorsale des Vertébrés et sur la face dorsale desquelles se prolonge le tube nerveux. La larve seule possède des organes des sens, de la vue et de l'ouïe.

La classe des Ascidies se subdivise naturellement en trois ordres :

1er ordre : les **Appendiculaires**. Ascidies de petite taille, à queue natatoire persistante, pourvues d'une chaîne nerveuse et d'organes des sens. Leur sac respiratoire ne possède que deux fentes branchiales, s'ouvrant directement au dehors. L'ensemble de leur organisation les rapproche des larves des autres Ascidies. Ex. : *Appendicularia*, *Fritillaria*.

2e ordre : les **Ascidies simples**. Cet ordre comprend toutes les Ascidies qui vivent solitaires ou qui s'associent le long d'un stolon en un nombre restreint d'individus distincts. Ex. : *Ascidia*, *Molgula*, *Clavellina*.

3e ordre : les **Ascidies composées**, ou *Synascidies*. Ascidies formant des colonies composées d'un grand nombre d'individus enfermés dans un manteau commun. Ex. : *Botryllus*, *Didemnum*, *Amaroecium*.

Type. — **Ciona intestinalis**, L. L'Ascidie simple, que nous allons décrire comme type de ce groupe, appartient à la famille des Phallusiadées; elle a été l'objet, il y a quelques années, d'une excellente monographie de M. Roule dont nous empruntons quelques figures très claires et à laquelle nous aurons fréquemment l'occasion de renvoyer le lecteur pour les détails d'anatomie microscopique dans lesquels nous ne pouvons entrer ici.

La Ciona est répandue partout dans la Méditerranée : on la rencontre dans les golfes tranquilles. Ses larves pénètrent et s'établissent dans les aquariums avec une telle facilité qu'elles y deviennent parfois un obstacle au développement d'autres animaux et qu'on a peine à s'en débarrasser. C'est ce qui a lieu à la station zoologique de Naples, par exemple, d'où nous avons reçu des individus en parfait état de conservation. La plupart de nos préparations ont été faites sur des individus de grande taille, pêchés dans la baie de Villefranche et fixés au sublimé par les soins de M. le Dr Jaquet.

L'existence d'une cavité générale postérieure du corps chez la Ciona, caractère qui rapproche cette espèce des Ascidies composées, la facilité de sa dissection, l'aisance que l'on rencontre à se la procurer, la transparence des jeunes individus qui permet de les étudier en entier, sont autant de motifs qui nous ont fait choisir cette espèce comme modèle.

Description générale. — Le corps de la Ciona (fig. 124 et 125) est un cylindre limité par une peau hyaline, la tunique, fixé par une de ses bases et se prolongeant à l'extrémité opposée par deux siphons, dont l'un, le plus gros, est situé à peu près dans l'axe du corps, tandis que l'autre est déjeté sur le côté dorsal.

Le premier de ces prolongements, le *siphon buccal*, est bordé de huit languettes arrondies entre lesquelles on aperçoit de petites taches pigmentaires d'un rouge vif. Il sert à l'inspiration de l'eau respiratoire et des particules alimentaires. Lorsqu'on le fend longitudinalement, on remarque l'existence, sur la ligne où la branchie lui est insérée, d'un sillon circulaire, la *gouttière péricoronale* (fig. 129, *c*) au devant de laquelle est un bourrelet orné de filaments et connu sous le nom de *couronne tentaculaire* (fig. 129, *b*). Le second siphon ou *siphon cloacal* (fig. 124, *d*, et 125, *k*), plus court que le précédent, est également frangé sur le bord de son ouverture par six petites languettes entre lesquelles se retrouvent des taches rouges identiques aux premières. Il sert à la sortie de l'eau qui a circulé dans la branchie, ainsi qu'à l'expulsion des excréments et des produits génitaux.

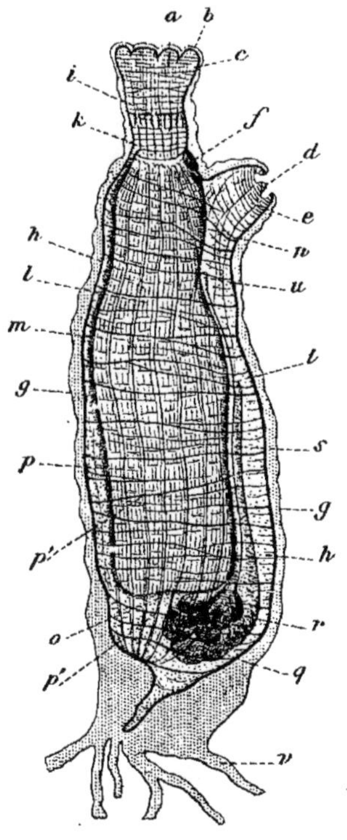

Fig. 124.

Entre les deux siphons on aperçoit facilement le *ganglion nerveux* (fig. 124, *f*, et 125, *o*) qui surmonte un organe glandulaire, la *glande hypoganglionnaire*, non loin de laquelle se trouve l'*organe vibratile*, très visible chez les jeunes individus placés vivants sous le compresseur. Toute la région antérieure du corps est occupée par un vaste *sac branchial* (fig. 124, *l*) percé d'un grand nombre de fentes à travers lesquelles s'écoule l'eau respiratoire, pour tomber dans la *cavité péribranchiale* qui l'entoure (fig. 125, *k'*).

Fig. 124. — *Ciona intestinalis.* Jeune individu dessiné sous la loupe d'après une préparation au baume de Canada. Tous les organes sont vus par transparence. *a*, siphon buccal; *b*, franges qui bordent le siphon; *c*, taches ocellaires du pigment rouge; *d*, siphon cloacal portant aussi des taches ocellaires *e*; *f*, ganglion nerveux et glande hypoganglionnaire; *g*, tunique transparente; *h*, derme musculaire de la paroi du corps; *i*, couronne tentaculaire; *k*, gouttière péricoronale; *l*, sac branchial ; *m*, raphé ventral (endostyle); *n*, raphé dorsal; *o*, lame péritonéale; *p*, muscles longitudinaux; *p'*, muscles transversaux; *q*, masse intestinale (estomac, courbure de l'intestin); *r*, glande génitale (ovaire); *s*, rectum; *t*, anus; *u*, orifices génitaux; *v*, prolongements pédieux par lesquels est fixé l'animal.

La région postérieure du corps, la moins spacieuse, loge l'intestin recourbé sur lui-même, le cœur et les glandes génitales. Tout cela est suspendu dans la cavité du corps proprement dite, laquelle est séparée de la cavité péribranchiale par un repli hyalin du derme, la *lame péritonéale* (fig. 124, *o*, et 125). Sur le côté de cette lame se rencontre la *bouche œsophagienne* par laquelle le sac branchial communique avec l'intestin proprement dit. Nous remarquons encore sur les parois du sac respiratoire deux sillons longitudinaux sur lesquels nous aurons à revenir, ce sont les *raphés*, dont l'inférieur, le plus accusé, est connu sous le nom d'*endostyle* (fig. 124, *m*, *n*, et 125, *d*, *e*).

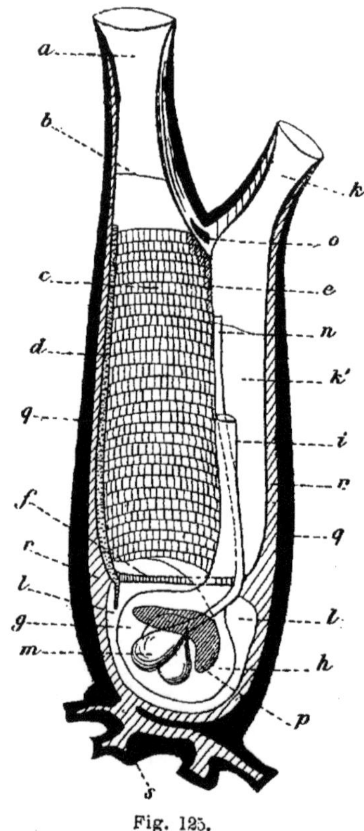

Fig. 125.

Avec la plupart des auteurs contemporains nous orienterons la Ciona en plaçant le siphon buccal en avant, l'intestin et la surface de fixation en arrière, le siphon cloacal en haut. De la sorte les deux raphés occupent la ligne médiane du corps : l'un est ventral (endostyle), l'autre dorsal. Le ganglion nerveux est donc dorsal : un plan vertical qui passerait par les deux raphés diviserait le corps en deux moitiés, droite et gauche, symétriques.

Préparation. — La fixation de l'animal entier n'est pas difficile : les réactifs ordinaires, sublimé, acide chromique, acide picrosulfurique, donnent de fort bons résultats. Ordinairement, toutefois, la Ciona se contracte légèrement, mais pas assez pour gêner la dissection chez les individus adultes. Ceux-ci seront ouverts sous l'eau ; nous les couchons généralement sur le côté droit comme le montrent les figures 124 et 125. Avec de petits ciseaux on enlève la tunique, puis on détache le derme, afin de voir le sac branchial, l'intestin, etc. Nous parlerons plus loin de la préparation des organes en particulier,

Fig. 125. — *Ciona intestinalis*. Coupe longitudinale schématique (d'après ROULE). *a*, siphon buccal ; *b*, couronne tentaculaire ; *c*, sac branchial ; *d*, raphé ventral (endostyle) ; *e*, raphé dorsal ; *f*, lame péritonéale constituant un plancher vertical qui sépare la cavité péribranchiale antérieure *k'* de la cavité générale postérieure *l* ; *g*, intestin dont les parois renferment les acini testiculaires ; *h*, estomac ; *i*, rectum ; *m*, ovaire ; *n*, conduits sexuels ; *o*, ganglion nerveux ; *p*, cœur ; *q*, tunique ; *r*, derme.

pour l'étude desquels il est souvent nécessaire de pratiquer des coupes fines. Nos coupes ont toujours été faites sur des animaux préalablement fixés à l'acide picrosulfurique ou au sublimé, colorés par le carmin boracique et inclus dans la paraffine. Les jeunes individus, colorés au picro-carmin et préalablement comprimés entre deux lames de verre, peuvent être montés au baume de Canada. Leur tunique devient alors assez transparente pour laisser voir tous les organes internes. On obtient de la sorte de très belles préparations, qui, observées sous la loupe, montrent tous les principaux organes.

Téguments. — Le corps de la Ciona est entouré de toutes parts d'une peau musculaire désignée souvent sous le nom de *manteau interne* et composée de deux couches, l'*épiderme* et le *derme*, que l'on étudiera sur des coupes verticales après leur fixation dans l'acide osmique ou l'acide picrique, Cette peau est elle-même recouverte extérieurement par une *tunique* de cellulose qui peut être considérée comme un produit de sécrétion de l'épiderme au même titre que l'enveloppe chitineuse des Arthropodes, mais elle est plus molle : sa consistance est semblable à celle de la gélatine ou du blanc d'œuf coagulé.

Le *derme* (fig. 126, *B*), ou couche profonde de la peau, est essentiellement constitué par un tissu conjonctif lâche, creusé comme le tissu conjonctif du corps tout entier, de très nombreuses lacunes (*g*). On y aperçoit une abondance de corpuscules figurés, amœbiformes pour la plupart, et une substance fibrillaire, intercellulaire. En outre, et c'est ce qui frappe tout d'abord l'observateur, le derme est parcouru par des faisceaux musculaires à fibres lisses, entrecroisés dans toutes les directions et anastomosés les uns aux autres. Les muscles externes sont longitudinaux (*d*), les plus internes sont transversaux (*e*); les premiers sont en général plus épais et plus faciles à dilacérer, ils courent parallèlement au grand axe du corps; leur grand développement explique la remarquable contractilité de l'animal et comment il se fait que, la tunique n'étant pas contractile par elle-même, le derme s'en détache chez les individus brusquement jetés dans l'alcool, par exemple. Nous ne décrirons pas leur distribution dans les diverses régions du corps, elle a été minutieusement traitée par Roule; un examen sommaire permet d'ailleurs d'en prendre connaissance. On remarquera en particulier que les muscles longitudinaux sont plus serrés le long des siphons; il en est de même des muscles transversaux près de la couronne tentaculaire, ils constituent en cet endroit une sorte de sphincter qui peut fermer la cavité siphonale. Cette occlusion est d'autant plus complète que le muscle circulaire porte sur toute sa face interne les tentacules digitiformes perpendiculaires au grand axe du corps, lesquels sont de nature conjonctive et assez longs pour s'entrecroiser les uns sur les autres.

L'*épiderme*, qui tapisse partout le derme à l'extérieur, consiste en une simple couche de cellules pavimenteuses ou cubiques (fig. 126, c) dont les noyaux sphériques se colorent vivement dans les solutions carminées. Le protoplasma de ces cellules, toutes semblables entre elles, renferme de fines granulations et par places, sur le bord des siphons, des dépôts de pigment rouge, les taches ocellaires, dont nous aurons à reparler.

La *tunique* (fig. 126, A), sécrétée par la couche cellulaire précédente, est relativement épaisse et flexible. Cette dernière qualité lui

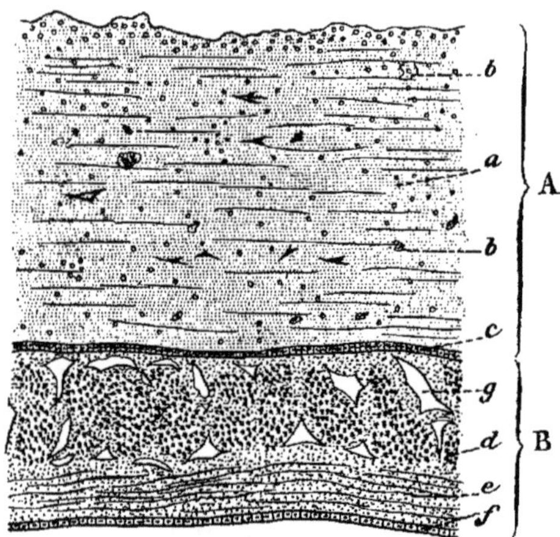

Fig. 126.

permet de suivre en se plissant les mouvements de contraction du derme, à moins, comme nous l'avons dit, que ceux-ci soient trop brusques. La transparence de la tunique est assez grande chez les jeunes pour laisser voir les organes internes; mais à mesure qu'elle s'épaissit avec l'âge, elle s'opacifie par l'addition de corpuscules étrangers, de petits grains de sable, des algues, etc., qui en même temps la colorent en vert ou jaunâtre. En règle générale, elle est plus épaisse dans la région postérieure du corps que dans la région antérieure; c'est là par conséquent qu'on pratiquera les coupes destinées à montrer la structure de cette enveloppe, ou plus exactement son défaut de structure.

Fig. 126. — *Ciona intestinalis*. Coupe verticale et transversale de la peau (Gundlach, Oc. I, Obj. 5). A, tunique de cellulose translucide renfermant ci et là des noyaux isolés *a* et des débris de cellules *b*; B, derme; *c*, épiderme cellulaire sécrétant la tunique; *d*, coupe des muscles longitudinaux du derme; *e*, couche des muscles transversaux; *f*, épithélium péritonéal tapissant la cavité du corps; *g*, lacunes du derme.

En effet, la tunique est formée d'une substance homogène, parcourue par quelques fibrilles très fines. Les éléments figurés, noyaux, cellules étoilées en dégénérescence, qu'on y rencontre çà et là, ne sont que des débris de l'épiderme, entraînés avec le produit de sécrétion. Ils apparaissent nettement sur les coupes colorées; eux seuls se teintent, car la substance homogène fondamentale n'accepte que peu ou pas les réactifs colorants. On remarque encore sur les coupes non colorées des corpuscules jaunâtres qui sont peut-être des globules sanguins morts extravasés des lacunes du derme prolongées dans la tunique (fig. 126, *b*).

Celle-ci reçoit en effet du derme des prolongements creux, des sortes de tubes qui font autant de points d'adhérence entre la peau membraneuse et la tunique et qu'il s'agit de couper pour les détacher l'une de l'autre. Ils sont nombreux, surtout dans la région postérieure du corps, et ne présentent nulle part une grande résistance.

Lorsque la jeune Ciona se fixe, sa tunique émet des villosités irrégulières qui s'adaptent aux sinuosités des rochers. Ces villosités naissent à l'extrémité postérieure du corps; elles sont produites, comme les autres régions de la tunique, par la sécrétion de l'épiderme.

Système nerveux. — Le cordon nerveux d'origine ectodermique qui court sur la ligne médio-dorsale de la larve, s'atrophie à tel point chez l'adulte qu'il se résume en un ganglion unique situé au-dessous de l'épiderme dans le tissu conjonctif, au point de rencontre du siphon buccal et du siphon cloacal. C'est là, avec les nerfs qui en émanent, tout le système nerveux de la Ciona. A l'œil nu, le ganglion se confond sous forme d'une petite masse blanchâtre et opaque avec la glande hypoganglionnaire placée immédiatement au-dessous de lui (fig. 124, *f*). Sous le microscope, il est reconnaissable à sa forme oblongue, son grand axe étant dirigé longitudinalement (fig. 127); il donne naissance à quatre troncs nerveux, deux antérieurs et deux postérieurs (fig. 127, A) qui ne tardent pas à se subdiviser. Les deux nerfs antérieurs fournissent chacun trois rameaux, dont l'un s'engage en avant dans le siphon buccal où il se divise en plusieurs ramuscules; le second se distribue à la base du même siphon, et le troisième se rend dans la paroi dermique de la cavité péribranchiale. Les deux nerfs postérieurs émettent également trois rameaux chacun, lesquels se comportent vis-à-vis du siphon cloacal comme les précédents par rapport au siphon buccal.

D'ailleurs, le parcours des nerfs à travers le tissu conjonctif et leur distribution aux organes paraissent varier légèrement d'un individu à l'autre. Du moins il est difficile d'obtenir deux préparations identiques sous ce rapport; les rameaux se subdivisent si vite en fibrilles microscopiques qu'on ne peut les suivre bien loin de leur point de départ. L'acide osmique seul permet de faire quelques observations utiles à cet égard et de poursuivre jusqu'à leur terminaison autour des fibres musculaires les branches qui achèvent leur trajet au voisinage du ganglion, dans le derme des siphons par exemple.

Les coupes pratiquées dans le ganglion après sa fixation par l'acide chromique comprendront nécessairement la glande hypoganglionnaire qui lui est adhérente (fig. 128); elles permettent de reconnaître sa structure histologique, laquelle, du reste, devra être également étudiée par dilacération. Les cellules nerveuses sont relativement grandes, ovales ou rondes, souvent munies d'un prolongement; leur protoplasma est granuleux et le noyau réfracte fortement la lumière (fig. 127, C). Nous n'en avons pas rencontré de multipolaires; celles qui paraissent dépourvues de prolongement peuvent l'avoir perdu dans la dilacération; nous inclinons à croire cependant, à cause de la parfaite régularité de leurs contours qui ne montrent aucune déchirure, qu'il existe ici des cellules apolaires, ainsi que c'est le cas chez d'autres Invertébrés. Les cellules sont toujours disposées à la périphérie du ganglion; la région centrale de ce dernier est occupée par une infinité de fibrilles entrecroisées entre lesquelles on aperçoit des cellules étoilées plus petites que celles de la périphérie dont elles sont fort distinctes par leur forme (fig. 127, C, *b*).

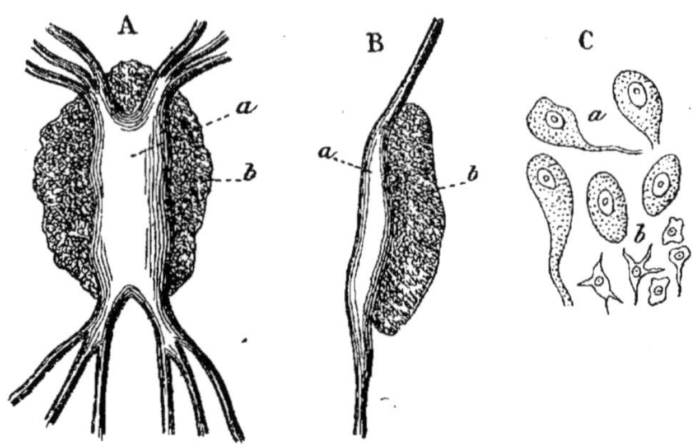

Fig. 127.

Quant aux nerfs, ils sont formés par des fibres élémentaires, du type des fibres nerveuses des embryons de Vertébrés (fibres de

Fig. 127. — *Ciona intestinalis.* Ganglion nerveux et glande hypoganglionnaire. A, vu de la face supérieure. B, vu du côté droit; *a*, ganglion; *b*, glande. C, *a*, cellules nerveuses de la périphérie; *b*, cellules étoilées de la région centrale du ganglion (Gundlach, Oc. I, Obj. 5.)

Remak). Les nerfs proprement dits, c'est-à-dire les faisceaux de ces fibres étant très courts, on ne rencontre plus à quelque distance du centre ganglionnaire que des fibrilles isolées qui courent en ondulant dans les tissus, où il est très difficile de les distinguer.

Organes des sens. — Nous ne connaissons chez Ciona adulte aucun organe des sens différencié. Les taches de pigment rouge, de forme triangulaire, situées aux points de rencontre des languettes qui frangent les bords des siphons buccal et cloacal (fig. 124, *c* et *e*) ont été considérées comme des *ocelles*, à cause de leur présence en avant du corps, dans une région où les fibrilles nerveuses sont abondantes. Il est remarquable, en effet, qu'elles soient aussi constantes et répandues chez un grand nombre d'Ascidies. Le pigment rougeâtre n'y est pas exclusivement ramassé, on le rencontre encore chez beaucoup d'individus, dispersé tout autour des ocelles sous forme de petites taches microscopiques, en sorte que, s'il est en rapport avec des perceptions visuelles, il faut convenir que la localisation de celles-ci sur des organes définis est loin encore d'être réalisée.

L'*organe vibratile* placé au devant de la glande hypoganglionnaire, et souvent cité comme organe olfactif, paraît, ainsi que nous l'exposerons plus loin, remplir de tout autres fonctions. Les tentacules coronaux du siphon buccal, de nature conjonctive, semblent constituer au devant de l'orifice du sac branchial, beaucoup plus un tamis destiné à retenir les corps volumineux qu'un appareil sensitif délicat. Roule a réussi à les toucher de la pointe d'une aiguille passant à travers la bouche largement ouverte et s'est assuré qu'ils sont beaucoup moins sensibles que les parties voisines, les languettes buccales par exemple. Quant à l'otocyste qui existe chez la larve, on n'en rencontre plus trace chez l'adulte.

Glande hypoganglionnaire et organe vibratile. — Nous placerons ici, à cause de son voisinage immédiat avec le ganglion nerveux, la description d'un organe glandulaire, la *glande hypoganglionnaire*, découverte par Hancock et à laquelle les travaux de Julin surtout ont donné une grande importance au point de vue phylogénique de la parenté des Tuniciers et des Vertébrés. Cet auteur la nomme glande hypophysaire et l'homologue avec l'hypophyse de l'embryon des Vertébrés. (Voir pour les détails ce que nous en disons plus loin dans les Généralités.)

La *glande hypoganglionnaire* (fig. 127, A et B, *b*) est une masse globuleuse, mamelonnée à la surface, intercalée entre le ganglion nerveux et la paroi de la branchie, à l'endroit même où le raphé dorsal se termine dans la gouttière péricoronale. Nous savons déjà qu'elle est si intimement appliquée au ganglion nerveux qu'il n'est pas possible d'isoler celui-ci sans la léser. Aussi comprend-on le ganglion dans les coupes de la glande. Ces coupes, longitudinales et transversales, sont indispensables pour comprendre sa structure. De simples dilacérations ne suffisent pas, et des préparations de la glande entière, si transparentes soient-elles, ne permettent pas une interprétation complète. Le mieux, pour obtenir de bonnes coupes, est de détacher d'un coup de ciseaux toute la région interosculaire d'un individu vivant et de la plonger dans l'acide picro-sulfurique, après quoi on colore au carmin boracique et on inclut dans la paraffine.

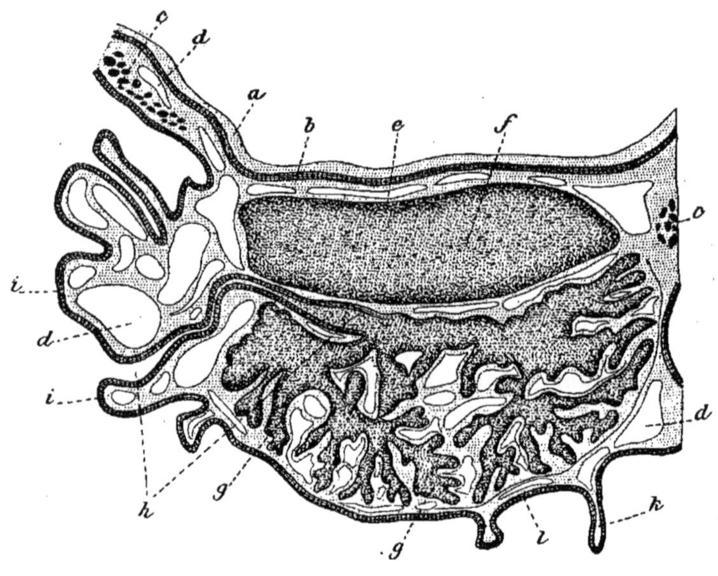

Fig. 128.

La glande hypoganglionnaire appartient au type des glandes tubulaires. Elle est composée de plusieurs petits tubes ramifiés (fig. 128, *g*) creusés dans une charpente de tissu conjonctif et tapissés intérieurement de petites cellules cubiques qui se détachent et tombent dans la cavité des tubes. Cette dernière est ordinairement entièrement remplie de cellules à divers degrés de dégénérescence; leurs noyaux colorés par le carmin gênent parfois la vue sur les coupes de l'épithélium glandulaire devenu indistinct.

Fig. 128. — *Ciona intestinalis*. Coupe longitudinale du ganglion nerveux et de la glande hypoganglionnaire (grossie 50 fois, d'après Roule). *a*, tunique; *b*, épiderme; *c*, fibres musculaires; *d*, lacunes du derme; *e*, couche corticale cellulaire du ganglion nerveux; *f*, région centrale fibreuse du même ganglion; *g*, glande hypoganglionnaire; *h*, conduit excréteur de la glande hypoganglionnaire dont les parois élargies et recroquevillées forment l'organe vibratile *i*; *k*, languette du raphé dorsal; *l*, épithélium branchial.

Tous les tubes convergent vers un canal collecteur (fig. 128, *h*) placé sur la ligne médiane et supérieure de la glande, du côté du ganglion nerveux et qui, à ses débuts, est recouvert intérieurement d'un épithélium semblable à celui des tubes. Mais ce canal, dont la lumière a la forme d'un cylindre aplati de haut en bas, se prolonge en avant au delà de la glande. Il est alors tapissé de petites cellules cylindriques couvertes de longs cils vibratiles dont le mouvement est dirigé du dedans au dehors et assure l'expulsion de son contenu.

Le canal excréteur vibratile ne tarde pas à déboucher au devant de la glande sur la ligne médio-dorsale du siphon buccal, près d'une petite dilatation que subit en cet endroit la gouttière péricoronale. Il existe là une papille conique (fig. 128, *i''*) dont la pointe est implantée du côté de la glande et la base, tournée en avant, est ornée d'une fente, dont la forme, variable d'ailleurs selon son état de contraction, ressemble toujours à un croissant. Cette fente est limitée par des lèvres, saillantes dans la cavité du siphon et recouvertes de cils très actifs. La papille en question est connue généralement aujourd'hui sous le nom d'*organe vibratile;* elle a été considérée par beaucoup d'auteurs comme organe olfactif, quoique ses cellules ne présentent guère les caractères de cellules sensitives. Ses parois conjonctives sont épaisses, farcies de lacunes (fig. 128, *d*) et couvertes extérieurement du même épithélium qui tapisse le siphon buccal *i*. En réalité, elle ne paraît être que l'extrémité considérablement élargie du canal excréteur de la glande hypoganglionnaire; du moins, dans l'état actuel de nos connaissances, nous ne saurions l'envisager autrement.

Telles sont la disposition et la structure d'un appareil dont on a beaucoup discuté. Quant à ses fonctions, nous n'en savons rien de positif. Ed. van Beneden en parle comme d'un rein, et Roule comme d'une glande essentiellement muqueuse. Ce dernier auteur, considérant ses relations d'étroit voisinage avec la gouttière péricoronale et par elle avec les raphés, admet qu'elle pourrait être chargée de la sécrétion de tout ou partie du mucus qui s'écoule le long de ceux-ci, agglutinant les particules alimentaires et les conduisant vers la bouche œsophagienne.

Sac branchial et intestin. — Nous savons déjà que le siphon buccal conduit dans le sac branchial. Ce dernier est la partie antérieure de l'intestin, très dilatée et remplissant des fonctions principalement respiratoires; cependant les substances alimentaires tenues en suspension dans l'eau le traversent et sont conduites en arrière dans l'intestin proprement dit, tandis que l'eau s'en écoule par un grand nombre de fentes qui débouchent dans la cavité péribranchiale, espace compris entre la face externe du sac et la face interne de la paroi du corps.

Le sac branchial est suspendu à la base du siphon buccal, suivant une ligne circulaire indiquée par la gouttière péricoronale. Celle-ci est circulaire, elle s'élargit aux endroits où les raphés y aboutissent. Comme ces derniers, elle est tapissée de cils vibratiles. Elle marque précisément la limite entre le sillon buccal et le commencement de la branchie (fig. 129, *c*). Le sac respiratoire adhère en outre à la paroi du corps, le long de sa ligne médio-ventrale. Il y a en cet endroit une bande épaisse de tissu conjonctif creusée d'un important sinus sanguin, le sinus *branchio-cardiaque*, dont nous reparlerons bientôt, et

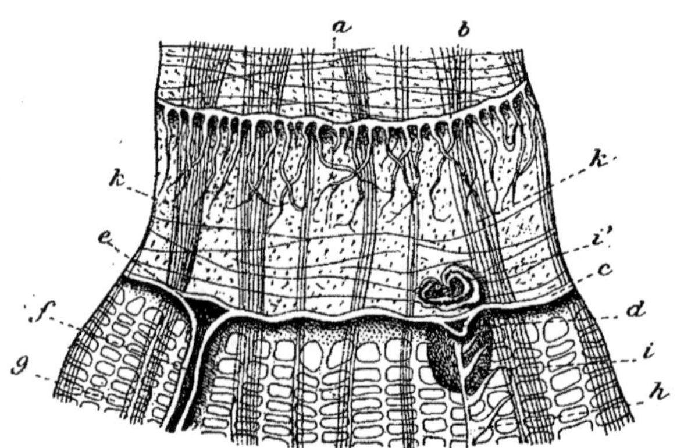

Fig. 129.

qui se présente sous l'aspect d'une baguette hyaline (fig. 124, *m*). Enfin, le sac branchial est soutenu par un grand nombre de petites brides conjonctives, creusées de lacunes, dans lesquelles passe le sang et qu'il s'agit de couper une à une lorsqu'on veut détacher la branchie de la paroi du corps; ce sont les *sinus dermato-branchiaux* (fig. 132, *r*). Après avoir constaté ces rapports, nous fendons largement le sac branchial de manière à voir sa face interne. Nous remarquerons immédiatement un sillon qui court sur toute la longueur de sa ligne médio-ventrale, c'est le *raphé ventral* ou *endostyle* (fig. 124, *m*, et 129, *f*); il s'étend en avant jusqu'à la gouttière péri-

Fig. 129. — *Ciona intestinalis.* Face interne du siphon buccal et du commencement du sac branchial, vue sous la loupe. *a*, siphon buccal; *b*, couronne tentaculaire; *c*, gouttière péricoronale; *d*, dilatation de la gouttière péricoronale vers l'extrémité antérieure du raphé dorsal; *e*, prolongement du raphé ventral dans la gouttière péricoronale; *f*, raphé ventral; *g*, fentes branchiales; *h*, raphé dorsal orné de languettes; *i*, glande hypoganglionnaire vue à travers la paroi branchiale; *i'*, organe vibratile; *k*, faisceaux de muscles longitudinaux.

coronale où il se termine par un petit cœcum (fig. 129, *e*). Les lèvres du raphé ventral saillantes dans la cavité de la branchie sont bordées d'un épithélium à cils vibratiles courts, tandis que le fond du raphé est tapissé de cils remarquablement longs. Les uns et les autres battent d'ailleurs d'avant en arrière, dans le sens de la longueur du sillon; celui-ci est rempli d'un mucus sur l'origine duquel les auteurs ne sont pas d'accord, les uns le faisant provenir d'une sécrétion du raphé lui-même, les autres le considérant comme un produit de la glande hypoganglionnaire.

En opposition avec le raphé ventral on constate l'existence, sur la ligne médio-dorsale du sac branchial, d'une sorte d'étroit bourrelet, le *raphé dorsal* (fig. 124, *n*, et 129, *h*), qui supporte une série de languettes proéminant dans la cavité branchiale.

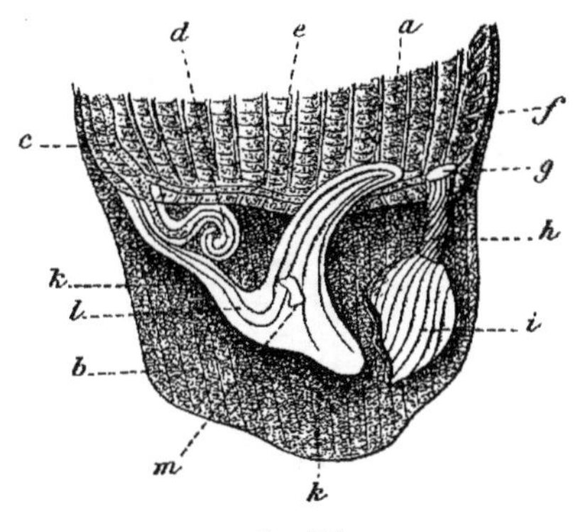

Fig. 130.

Les deux raphés divisent le sac branchial en une moitié droite et une moitié gauche. Le raphé dorsal s'atténue en avant au voisinage de la gouttière péricoronale. Les languettes y deviennent très courtes et disparaissent même complètement. En arrière, le raphé se termine à la bouche œsophagienne, donnant entrée dans l'intestin proprement dit. Quant au raphé ventral, il se termine postérieurement par un cœcum beaucoup plus prononcé qu'en avant et qui fait même saillie dans la cavité postérieure du corps sous forme d'une petite languette contractile (fig. 130, *d*). Les deux raphés sont réunis sur le fond du sac branchial par une courte gouttière, le *raphé postérieur;* celui-ci court, parallèlement à la lame péritonéale, du cœcum dont il vient d'être question jusqu'à la bouche œsophagienne (fig. 130, *e*). Gouttière péricoronale, raphés dorsal, ventral et postérieur, constituent donc tout autour du sac branchial un circuit qui aboutit, au fond du sac, à l'orifice de l'intestin digestif.

Quant à la paroi du sac branchial, elle est constituée par une lame

Fig. 130. — *Ciona intestinalis.* Extrémité postérieure du sac branchial et portion antérieure de la cavité viscérale. Le derme du côté gauche a été enlevé, ainsi que la portion moyenne de l'intestin et la glande génitale, afin de montrer le cœur. *a*, branchie; *b*, derme de la paroi du corps; *c*, raphé ventral; *d*, cœcum postérieur du raphé ventral, faisant saillie sous forme de languette dans la cavité viscérale; *e*, raphé postérieur; *f*, raphé dorsal; *g*, bouche œsophagienne; *h*, œsophage; *i*, estomac coupé transversalement; *k*, péricarde; *l*, cœur; *m*, corpuscule flottant dans la cavité péricardiaque.

de tissu conjonctif recouverte sur ses deux faces d'une couche de cellules épithéliales. Cette lame est creusée d'un grand nombre de sinus longitudinaux et transversaux se coupant à angle droit et dont les parois, constituées par un tissu conjonctif semblable à celui du reste du corps, font saillie dans la cavité branchiale. Quelques-uns de ces sinus, les plus larges parmi les transversaux, sont assez épais pour faire en même temps saillie dans la cavité péribranchiale. L'ensemble des sinus se présente comme des baguettes dessinant sur la trame fondamentale très mince de la branchie des séries de quadrilatères, dont le fond est percé de fentes en forme de boutonnières

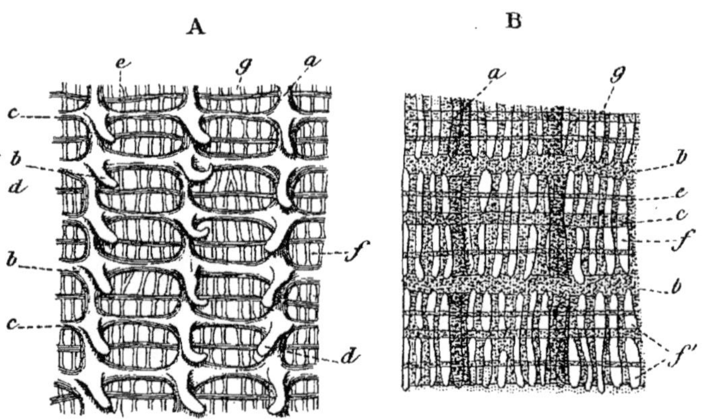

Fig. 131.

(fig. 131, *f*), par lesquelles l'eau contenue dans la branchie s'écoule dans la cavité péribranchiale.

Les sinus longitudinaux (fig. 131, *a*) s'étendent sans discontinuité de la gouttière péricoronale à l'extrémité postérieure de la branchie. Les transversaux (fig. 131, *b*, *c*), placés plus en dehors, s'étendent d'un raphé à l'autre, de chaque côté de la paroi branchiale. Ils n'ont pas tous la même largeur. Les plus larges, ou *sinus transversaux de premier ordre* (Roule), font seuls saillie dans la cavité péribranchiale (fig. 131, *b*). Ils alternent avec les plus étroits ou *sinus transversaux de second ordre* (fig. 131, *c*). Outre ces deux sortes principales de sinus transversaux on en remarque encore de plus fins (fig. 131, *e*) qui ne dépassent pas en épaisseur la lame conjonctive de la paroi branchiale proprement dite, mais qui se montrent fort

Fig. 131. — *Ciona intestinalis*. Structure de la paroi branchiale. A, vue de la face interne; B, de la face externe (Gundlach, Ch. cl. Obj. 0). *a*, sinus longitudinaux; *b*, sinus transversaux de premier ordre; *c*, sinus transversaux de deuxième ordre; *d*, languettes papilliformes proéminant dans la cavité branchiale; *e*, sinus transversaux de troisième ordre; *f*, fentes branchiales; *g*, interstices entre les fentes.

bien sur les préparations colorées au carmin et compliquent l'aspect réticulé de cette paroi que l'on ne peut mieux comparer qu'à celui d'un damier.

A chaque point de rencontre des sinus longitudinaux avec les transversaux, les premiers portent un prolongement en forme de languette, ou papille linguiforme, qui proémine dans la cavité branchiale (fig. 131, *d*). Ces languettes sont creuses, leur cavité communique avec celle des sinus longitudinaux en sorte qu'elles augmentent encore la surface respiratoire, très considérable d'ailleurs.

Par sa face externe, la branchie est reliée à la face interne du derme par de nombreux sinus dermato-branchiaux (fig. 132, *r*) qui partent des sinus transversaux larges et traversent la cavité péribranchiale, mettant ainsi en communication vasculaire l'organe de la respiration et la paroi du corps. Ces sinus sont simples pour la plupart, étroits et courts; leur lumière est très restreinte.

Les fentes branchiales, connues aussi sous le nom de *trémas*, sont de petites fentes longitudinales, ovalaires, s'étendant d'un sinus transversal de premier ordre à l'autre, ou seulement d'un sinus transversal de premier ordre à un de second ordre (fig. 131 B, *f*); leur nombre est très considérable (30,000 à 40,000 chez une Ciona adulte, d'après Roule); elles sont serrées les unes contre les autres, en sorte que les portions de la paroi branchiale qui les séparent ressemblent à une quantité de petits cylindres longitudinaux (fig. 131, *g*). La paroi branchiale et les sinus sont recouverts d'un épithélium formé de cellules de deux catégories : les unes, petites, aplaties ou cubiques, sont dépourvues de cils vibratiles; les autres, plus grandes, cylindriques, sont ciliées. Ces dernières se rencontrent surtout sur les côtés des sinus et sur les bords des fentes branchiales. Le jeu des cils a pour but d'entretenir un courant continu de l'eau. En somme la structure de la branchie réalise au plus haut degré les conditions propices à la respiration. Le sang y est répandu sur une surface relativement énorme, entièrement arrosée d'eau, et les parois des sinus sont partout assez minces pour que les échanges gazeux s'effectuent facilement à travers leurs tissus.

Toute la portion que nous venons de décrire est donc essentiellement respiratoire ; toutefois c'est dans son intérieur que pénètrent les aliments destinés à être digérés plus loin, dans l'intestin proprement dit. Les particules alimentaires sont agglutinées par le mucus apparemment sécrété par le raphé ventral et qui se répand sous forme de filaments hyalins sur toute la face interne de la branchie, principalement dans la région antérieure. Il est rare de ne pas rencontrer, lorsqu'on fend la cavité branchiale, un de ces filaments muqueux plus gros que les autres et coloré en jaune ou en brun, sur le bord droit du raphé dorsal. Il s'achemine en suivant la direction de ce raphé vers la bouche œsophagienne. L'examen microscopique y démontre l'existence de nombreux infusoires, de diatomées et de débris cellulaires englués par le mucus, aussi bien que dans les cordons plus déliés qui passent directement du raphé ventral à la bouche œsophagienne par le raphé postérieur. Les particules alimentaires ramassées par le mucus sont donc dirigées vers l'intestin, grâce au jeu des cils vibratiles, par deux voies principales, par le raphé dorsal et par le raphé ventral.

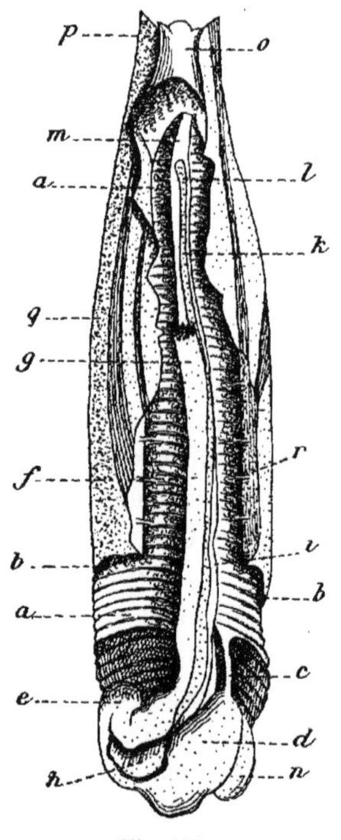

Fig. 132.

L'*intestin digestif* (fig. 132) est logé pour sa plus grande partie dans la cavité de la région postérieure du corps, ou *cavité viscérale*, en arrière de la lame péritonéale. Il débute par un orifice circulaire contractile, la *bouche œsophagienne* (fig. 130, *g*), située sur la ligne médiane et dorsale de la lame péritonéale et sur les bords de laquelle se terminent les raphés dorsal et postérieur qui y amènent, ainsi que nous venons de le dire, les cordons muqueux chargés de substances nutritives. La paroi de la branchie se continue au delà de l'orifice, directement avec celle de l'*œsophage*. Ce dernier (fig. 132, *c*) est un tube court, étroit et transparent, légèrement recourbé en arc de cercle et tordu sur lui-même autour de son grand axe comme le montrent les stries contournées en spirale qui dessinent sa surface (fig. 130, *h*). Il se dilate brusquement en arrière pour former un vaste sac ovoïde et recourbé, l'*estomac* (fig. 132, *d*), dont il est séparé sur sa face interne par un léger repli cardiaque. L'estomac se reconnaît, outre sa forme, à sa couleur jaunâtre; sa région postérieure est tachetée de blanc par les acini testiculaires qui se déve-

Fig. 132. — *Ciona intestinalis*. Dépouillée de sa tunique et vue par la face dorsale; le derme fendu est rabattu des deux côtés sur la branchie et enlevé autour des viscères renfermés dans la cavité générale (figure empruntée à Roule). *a*, branchie suspendue dans la cavité péribranchiale *b*; *c*, œsophage; *d*, estomac; *e*, courbure intestinale; *f*, rectum; *g*, cône anal; *h*, ovaire; *i*, canal déférent; *k*, oviducte; *l*, terminaison des conduits sexuels; *m*, sinus viscéro-branchial; *n*, péricarde; *o*, siphon cloacal; *p*, base du siphon buccal; *q*, derme; *r*, sinus dermato-branchiaux.

loppent contre sa paroi et pénètrent dans la couche conjonctive de toute la portion intestinale qui fait suite à l'estomac. A l'époque de leur maturité, ces tubes testiculaires sont très nombreux et si gonflés du produit de leur sécrétion qu'ils font saillie dans la cavité de l'intestin, colorant celui-ci en blanc. Immédiatement après l'estomac, l'intestin se recourbe sur lui-même, de gauche à droite, décrivant dans la cavité générale un arc de cercle et formant une *courbure intestinale*, *e*, à partir de laquelle il franchit la lame péritonéale et se dirige droit en avant dans la cavité péribranchiale.

Cette dernière portion de l'intestin ou *rectum*, *f*, longe le sinus viscéro-branchial sur la face dorsale de la paroi branchiale. Les conduits sexuels marchent parallèlement au rectum, mais ils se prolongent au delà de l'anus comme le montre la figure 132, *i*, *k*, *l*. Lorsqu'ils sont remplis des produits génésiques, ils augmentent considérablement de diamètre et pressent contre la paroi de l'intestin, à tel point, qu'ils la font saillir à l'intérieur et que la lumière du rectum présente sur les coupes transversales la forme d'un croissant. Les parois du rectum sont minces et transparentes de sorte qu'on voit à travers les matières excrémentitielles de couleur brunâtre. Tout près de son extrémité, le rectum se sépare des conduits génitaux et se redresse dans la cavité cloacale; il se termine par un petit *mamelon anal* de forme conique portant à son sommet l'*anus* (fig. 132, *g*) entouré de quelques fibres musculaires, une sorte de sphincter qui peut clore complètement l'orifice.

La structure histologique des parois de l'intestin ressort fort distinctement sur des coupes transversales. Les cellules épithéliales seront étudiées à la suite de dilacérations de la muqueuse préalablement fixée par l'acide osmique. La membrane fondamentale est une lame de tissu conjonctif tapissée sur ses deux faces par des cellules épithéliales; des cellules aplaties à l'extérieur, semblables à celles qui tapissent la cavité péritonéale et à l'intérieur des cellules cylindriques ciliées ou caliciformes de dimensions diverses. La lame conjonctive est creusée de nombreuses lacunes dont les dimensions varient selon les régions; elles sont plus vastes au niveau de l'œsophage que dans la région postérieure où elles présentent un aspect réticulé. On trouvera dans la monographie de Roule les détails désirables sur les éléments histologiques des quatre principales régions de l'intestin : œsophage, estomac, courbure intestinale et rectum. Nous nous contenterons de mentionner ici le fait que les fibres musculaires font défaut dans toute la portion antérieure de l'intestin, qui par conséquent n'est pas contractile. La progression des aliments est seulement assurée par le jeu des cils vibratiles. Par contre, on rencontre des fibrilles musculaires le long du rectum et autour de l'anus. Quant aux sucs digestifs, ils sont vraisemblablement sécrétés par les cellules de l'épithélium interne, car il n'existe aucune glande accessoire à qui on puisse les attribuer.

Circulation et système lacunaire. Le liquide nourricier de Ciona est blanchâtre ; le microscope y montre de nombreux corpuscules amœbiformes très petits, ainsi que des éléments figurés, colorés en brun ou en jaune et qui ne sont que des corpuscules sanguins en voie de dégénérescence.

La circulation est, comme chez tous les autres Tuniciers, lacunaire pour la plus grande partie. Le sang est lancé par les pulsations du cœur dans un ensemble complexe de lacunes creusées au sein du tissu conjonctif du corps tout entier, mais indépendantes de la cavité du cœlôme. Il y circule en divers sens, sans que sa direction présente rien de constant. Les lacunes ne possèdent pas de parois propres ; en plusieurs endroits, dans la peau et la paroi branchiale, par exemple, elles sont disposées si régulièrement qu'elles pourraient être prises pour des vaisseaux proprement dits, mais partout ailleurs elles varient de forme d'un moment à l'autre pendant la vie, et leur disposition change selon la manière dont on les injecte, aussi échappent-elles à une description bien précise. La plupart sont maintenues ouvertes, grâce à l'élasticité du tissu conjonctif ; les coupes les montrent béantes dans tous les organes. On peut les comparer aux canaux lymphatiques épars entre les faisceaux du tissu conjonctif des Vertébrés.

Le *cœur* (fig. 130, *l*) est tubulaire, courbé sur lui-même en forme de V, cette courbure est plus prononcée chez l'adulte que chez les jeunes ; il est situé dans la région postérieure de la cavité viscérale, entre l'anse intestinale et l'ovaire, du côté droit de l'estomac ; il est enveloppé d'une membrane péricardiaque *k*, mince et transparente qui fait autour de lui une sorte de sac rempli d'un liquide hyalin dans lequel flotte, outre de nombreux corpuscules microscopiques, un corps opaque blanchâtre d'un millimètre de diamètre environ, qui change de place pendant les contractions du cœur et qui se rencontre généralement appliqué contre ce dernier chez les individus morts (fig. 130, *m*). Les deux branches du cœur, dirigées en avant, traversent la paroi du péricarde et se prolongent sur les côtés du sac branchial. En ce point seulement s'établit un contact entre la paroi du cœur et celle du péricarde ; sur tout le reste de son pourtour, le tube cardiaque est parfaitement libre et flottant dans le liquide environnant.

Les parois du cœur, recouvertes sur leurs deux faces d'un épithélium cellulaire, sont éminemment contractiles; elles sont formées d'une couche externe de fibres musculaires longitudinales, striées transversalement. Ce sont les seuls muscles du corps qui présentent cette particularité. La couche interne est formée d'un tissu élastique grâce auquel le cœur reprend sa forme après chaque systole, celle-ci étant due uniquement au jeu des muscles longitudinaux.

Une singularité du cœur de Ciona, comme de celui des autres Ascidiens, est qu'il bat alternativement et périodiquement, tantôt dans un sens, tantôt dans le sens opposé, ainsi qu'il est facile de le constater, par transparence, chez les jeunes individus. Les durées des courants alternatifs ne sont pas égales, les contractions sont plus rapides lorsque le sang circule dans la direction branchio-cardio-viscérale, que lorsqu'il circule dans la direction contraire, viscéro-cardio-branchiale (Roule). La différence est moins sensible chez les adultes que chez les jeunes.

Il résulte de là une assez grande irrégularité dans le cours du sang, irrégularité accusée encore par l'absence de vaisseaux afférents et efférents proprement dits. Impossible de distinguer des artères et des veines, et, à l'exception des principaux sinus, la direction du sang dans les lacunes peut varier d'un instant à l'autre, aussi est-il fort difficile de se faire une idée exacte de l'ensemble de la circulation. Les injections de matières colorées depuis le cœur ne fournissent pas deux fois de suite les mêmes résultats, et le mieux est encore de suivre directement le cours du sang sur l'animal vivant par le mouvement des corpuscules qu'il tient en suspension. On peut de cette dernière manière reconnaître l'existence d'un certain nombre de courants principaux, suivant de grands sinus, allant du cœur à la branchie, du cœur aux viscères et des viscères à la branchie, ou inversement.

C'est ainsi qu'il n'est pas difficile de distinguer un grand *sinus ventral* (fig. 133, *p*) s'étendant sur toute la longueur de la branchie au-dessous du raphé ventral; son aspect hyalin permet tout de suite de le reconnaître. Cet aspect l'a fait considérer comme une tige pleine et consistante destinée à soutenir la gouttière ventrale et décrite sous le nom d'*endostyle*. Ce sinus est creusé dans une bande de tissu conjonctif qui, sur la ligne médio-ventrale, unit la paroi branchiale au derme. Sa cavité est en relations avec les lacunes du siphon buccal, du derme de la région voisine de la paroi du corps et des sinus transversaux de la branchie dont il reçoit le sang. En arrière, il traverse la lame péritonéale, la paroi péricardiaque et aboutit au cœur après avoir encore reçu du sang depuis la lame péritonéale et depuis les villosités pédieuses par lesquelles est fixé l'animal. Le cours général

ral du sang y est ordinairement centripète, c'est-à-dire dirigé de la branchie vers le cœur (*sinus branchio-cardiaque*); il charrie du sang pour la plus grande part fraîchement oxygéné, mais par le fait du renversement des contractions du cœur, c'est par moment le contraire qui a lieu.

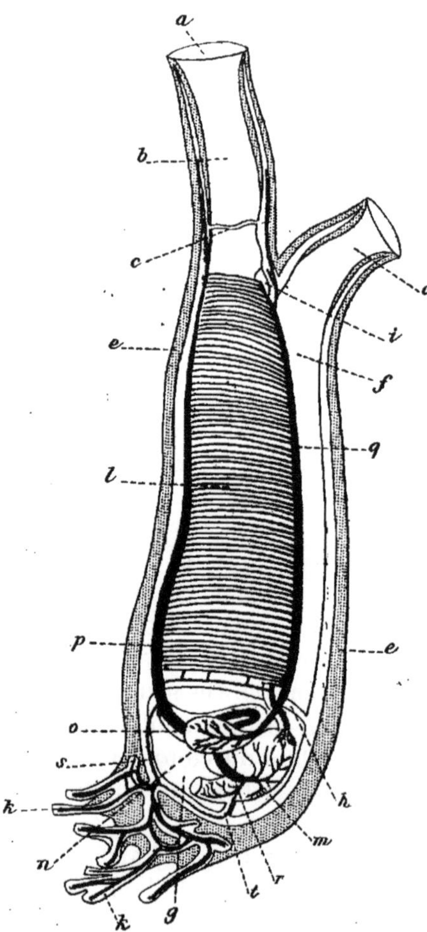

Fig. 133.

Un second sinus beaucoup plus court que le précédent est le *sinus cardio-viscéral* (fig. 133, *r*). Il s'étend à travers la lame du péricarde, depuis le cœur jusqu'à la masse viscérale, communiquant avec les lacunes de l'estomac, de l'œsophage, de la glande génitale, etc. Il peut être considéré comme la prolongation au delà du cœur du sinus branchio-cardiaque; le cours du sang y est généralement centrifuge : aussi est-il encore connu sous le nom d'*aorte viscérale* (Lacaze-Duthiers). Cependant, lorsque le courant sanguin est renversé et dirigé des viscères à la branchie en passant par le cœur, il ne reçoit des premiers que du sang veineux.

Le troisième sinus principal ou *sinus viscéro-branchial* (fig. 133, *q*) conduit à la branchie le sang qui a circulé dans les viscères, c'est-à-dire qu'il fait parcourir au sang un chemin inverse de celui des deux systèmes précédents. Son tronc principal est situé au-dessus du raphé dorsal, communiquant sur tout son parcours avec les lacunes branchiales. Il collecte le sang qui vient de

Fig. 133. — *Ciona intestinalis*. Appareil circulatoire (figure schématique d'après Roule). L'intestin et les conduits sexuels ne sont pas représentés, le cœur et le sinus cardio-viscéral sont placés sur le côté gauche de l'estomac et non à droite comme dans la réalité. *a*, bouche ; *b*, siphon buccal; *c*, couronne tentaculaire; *d*, siphon cloacal; *e*, tunique; *f*, cavité péribranchiale ; *g*, cavité viscérale; *h*, lame péritonéale ; *i*, ganglion nerveux; *k*, villosités tunicales; *l*, branchie ; *m*, estomac; *n*, ovaire; *o*, cœur; *p*, sinus ventral; *q*, sinus dorsal; *r*, sinus (aorte) cardio-viscéral; *s*, sinus tunico-cardiaque; *t*, sinus stomaco-tunical.

la glande génitale, ainsi que celui apporté de l'intestin et des organes voisins par de petits sinus collatéraux.

Le sang engagé dans le réseau lacunaire de la branchie y séjourne plus ou moins longtemps avant de revenir au sinus branchio-cardiaque et par celui-ci au cœur.

Les trois sinus que nous venons de signaler constituent les grandes voies circulatoires, auxquelles se rattachent les systèmes lacunaires particuliers à chacun des organes. La description de ces derniers nous entraînerait dans trop de détails, aussi renvoyons-nous le lecteur désireux de les connaître à la monographie de Roule. Nous nous bornerons à insister encore une fois sur l'irrégularité du cours du sang à travers tout le système lacunaire, conséquence du caprice des pulsations cardiaques. L'indétermination de la marche du sang est particulièrement accusée dans le derme, lequel est littéralement criblé de lacunes interposées entre ses faisceaux de fibres musculaires et qui reçoivent leur sang de l'intestin, de la branchie, etc., par une infinité de tractus, traversant la cavité générale et l'espace péribranchial. Ceux-ci fonctionnent tantôt comme vaisseaux afférents, tantôt comme vaisseaux efférents du derme, et le sang y circule par saccades, tantôt dans un sens, tantôt dans l'autre.

Excrétion. Rein. — Il n'existe pas chez les Ascidies de rein différencié. Les cellules chargées de produits d'excrétion sont dispersées en divers points du tissu conjonctif ou accumulées dans certaines lacunes où elles forment de petits amas brunâtres et jaunâtres. Chez Ciona de telles cellules peuvent se rencontrer un peu partout, mais elles abondent particulièrement au-dessous de l'épithélium de la portion terminale renflée du canal déférent et, davantage encore, dans la paroi des papilles cylindriques que nous décrirons plus loin, à l'extrémité même du canal déférent (fig. 132, *l*). Lorsqu'on ouvre la cavité cloacale, ces papilles frappent le regard par leur vive couleur rouge; nous verrons bientôt qu'elles sont percées de petits orifices par lesquels s'écoule le sperme et qu'elles sont recouvertes d'un épithélium en arrière duquel on aperçoit les cellules orangées excrétoires, disposées sur plusieurs couches. On peut isoler ces dernières par dilacération; leur forme ordinairement arrondie est assez variable, leur protoplasma est entièrement chargé de granulations colorées. On y a reconnu, au moyen de procédés micro-chimiques, l'existence d'acide urique, d'urates, d'oxalates et de phosphates; il paraît donc qu'elles représentent une sorte de rein. Mais leur ensemble ne possède pas de canal excréteur; il est à supposer que les substances excrétoires que renferment ces cellules sont éliminées par diffusion à travers l'épithélium du canal déférent jusque dans les pores des papilles qui le terminent et de là dans la cavité cloacale. Ajoutons qu'elles sont entourées d'un riche plexus lacunaire, en sorte que le sang y apporte sans cesse de nouveaux produits de désassimilation. Des amas colorés de même nature, mais beaucoup moins importants, se retrouvent ci et là dans le système lacunaire; nous n'avons pas réussi à voir l'amas signalé par Roule dans l'organe vibratile. Celui qui est annexé au canal déférent est seul important à noter à cause de sa constance.

Organes génitaux.— La Ciona est hermaphrodite : testicules et ovaires sont situés dans le voisinage les uns des autres. La masse ovoïde ou pyriforme appliquée contre la courbure intestinale

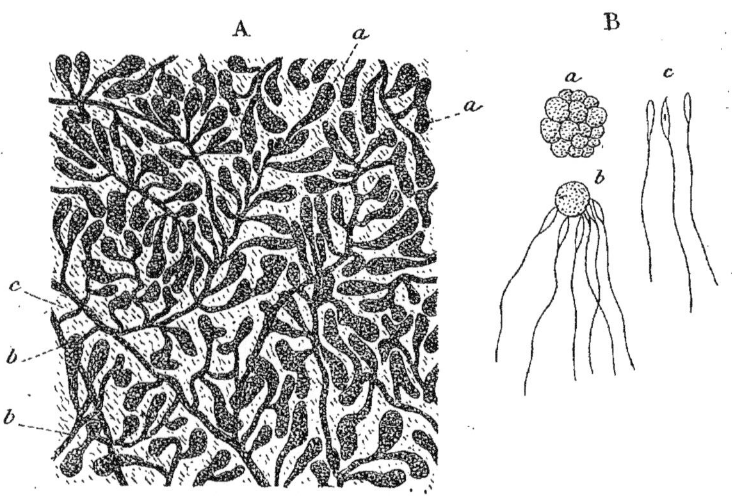

Fig. 134.

(fig. 132, *h*), mais toujours très distincte chez l'adulte, est l'ovaire. Les testicules, par contre, sont diffus; ils sont creusés dans la paroi de l'intestin; on n'aperçoit à l'œil nu ou sous la loupe que leurs canalicules excréteurs, à la condition encore qu'on dispose d'un individu produisant du sperme; la blancheur de celui-ci les rend très visibles. Les uns et les autres peuvent être considérés comme des lacunes du tissu conjonctif, semblables aux lacunes sanguines, mais dont l'épithélium se différencie en cellules spermatiques ou en ovules.

Les *testicules* (fig. 134, A) seront étudiés sur des lambeaux de la paroi intestinale suffisamment transparente pour permettre de les

Fig. 134. — *Ciona intestinalis.* A, fragment de la paroi intestinale vu de champ et montrant par transparence les tubes testiculaires compris dans son épaisseur (Gundlach, Oc. I, Obj. 0). *a*, acini testiculaires; *b*, canalicules spermatiques; *c*, tissu conjonctif de la paroi de l'intestin. B, éléments spermatiques. *a*, cellule spermatique segmentée; *b* et *c*, spermatozoïdes fixés par le sublimé (Gundlach, Oc. I, Obj. 6. Immers.).

voir et sur des coupes de la courbure intestinale fixée et incluse dans la paraffine. Ils se présentent sous la forme de nombreux acini, ordinairement remplis et dilatés par leur contenu ; leur forme varie d'ailleurs ; l'extrémité aveugle en est ordinairement renflée ; ils sont logés dans l'épaisseur de la couche conjonctive de l'intestin depuis la région pylorique jusqu'à la base du rectum ; on en rencontre parfois encore le long du rectum, mais ils y sont rares, tandis qu'ils abondent, superposés et pressés les uns contre les autres, dans la portion de la courbure intestinale. Vus de champ, ils se distinguent par leur contenu granuleux et opaque, des lacunes sanguines également très nombreuses, qui leur sont intercalées. Les acini communiquent les uns avec les autres, les produits génésiques naissent et s'accumulent dans leur extrémité renflée ; ils passent de là dans leurs portions effilées qui se prolongent en fins *canalicules spermatiques* (fig. 134 A, *b*, et 136, *d*). Ces derniers n'ont pas partout le même diamètre, ils se dilatent par places et présentent un aspect variqueux ; ils cheminent dans les couches superficielles du tissu conjonctif de l'intestin, immédiatement au-dessous des épithéliums, interne et externe, et ils se réunissent les uns aux autres en augmentant graduellement de diamètre. A l'état de réplétion, les plus gros font même saillie dans la cavité intestinale.

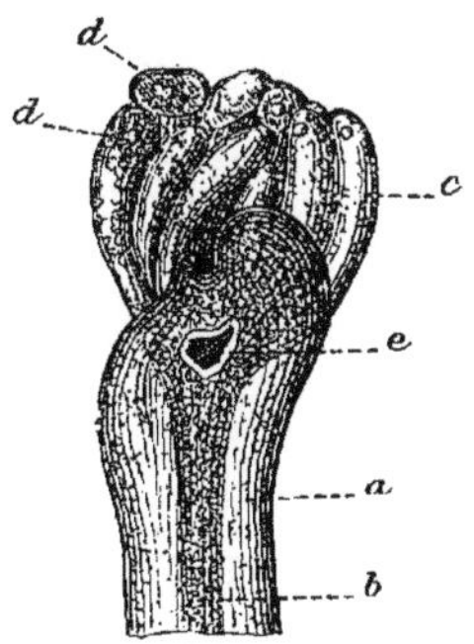

Fig. 135.

Finalement, tous les canalicules spermatiques charriant les éléments produits par l'ensemble des acini testiculaires aboutissent à un tronc collecteur unique qui sort de la paroi intestinale, s'approche du sommet de l'ovaire et, depuis là, continue sa marche en avant, conjointement avec l'oviducte auquel il ne tarde pas à s'unir intimement (fig. 132, *i*, et 136, *c*).

Le canal déférent suit dès lors le rectum et le sinus viscéro-dorsal avec lesquels il traverse la lame péritonéale pour pénétrer dans la cavité péribranchiale. Le tout fait saillie dans cette cavité (bourrelet rectal). Mais les conduits génitaux se prolongent au delà de l'anus. Vers son extrémité, le canal déférent se dilate sensiblement et se termine par un mouchet d'une douzaine de petites papilles cylindriques (fig. 135, *c*) dans l'épaisseur desquelles se ren-

Fig. 135. — *Ciona intestinalis*. Extrémité grossie des canaux excréteurs des glandes génitales (papille génitale). *a*, oviducte ; *b*, canal déférent ; *c*, papilles rougeâtres qui terminent le canal déférent ; *d*, leurs orifices ; *e*, ouverture débouchant sur la cavité cloacale et par laquelle sortent les œufs.

contrent les cellules rénales de couleur rouge dont nous avons parlé. Chaque papille porte à son sommet un orifice, *d*, par lequel s'écoule le sperme. La portion terminale du canal déférent est, par moments, tellement gonflée par le sperme qui s'y accumule, qu'elle presse fortement contre les parois de l'oviducte, les refoulant l'une contre l'autre.

Les canalicules spermatiques sont tapissés d'un endothélium cubique, directement appliqué contre le tissu conjonctif dans lequel ils sont creusés. A l'époque de la maturité sexuelle, la cavité des acini testiculaires est remplie de cellules à protoplasma transparent, renfermant un gros noyau; leurs dimensions varient beaucoup. Elles sont disposées sur plusieurs couches concentriques, et sont le siège

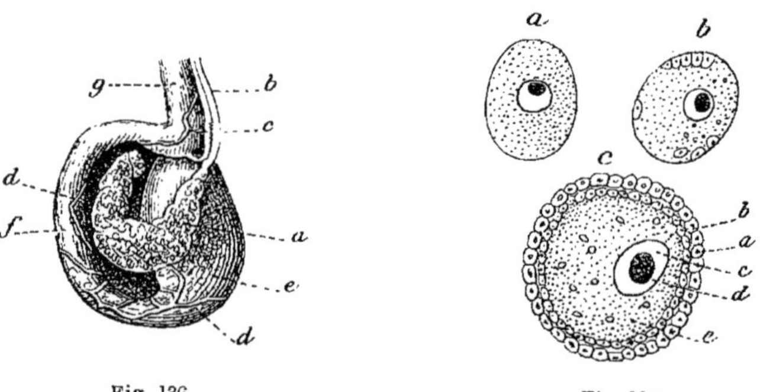

Fig. 136. Fig. 137.

d'une active prolifération (fig. 134 B). La plupart sont mamelonnées et en train de se segmenter. Ces cellules, après une évolution assez compliquée, donnent naissance à des spermatozoïdes dont la queue est très allongée et la tête ovoïde, du moins après qu'ils ont été fixés, car pendant la vie ils ont été décrits comme possédant une tête en forme de bâtonnet cylindrique (fig. 134 B).

L'*ovaire* (fig. 132, *h*, et 136, *a*) est toujours distinct, sauf pendant le jeune âge. Il consiste en une masse arrondie de tissu conjonctif, de couleur jaunâtre, creusée de vastes lacunes remplies d'œufs à tous les degrés de croissance. Sa surface extérieure, framboisée, est recouverte par l'épithélium péritonéal, ses cavités externes sont tapissées par un endothélium qui ressemble beaucoup au précédent, mais dont les cellules sont destinées à fournir les œufs.

La dilacération de l'ovaire mûr montre un nombre immense d'œufs

Fig. 136. — *Ciona intestinalis*. Courbure intestinale et ovaire. *a*, ovaire; *b*, oviducte; *c*, canal déférent; *d*, canalicules spermatiques blanchâtres courant à la surface de l'intestin; *e*, estomac; *f*, courbure intestinale; *g*, intestin.

Fig. 137. — *Ciona intestinalis*. *a* et *b*, œufs en voie d'évolution; *c*, œuf mûr; *a*, follicule; *b*, testa; *c*, vésicule germinative; *d*, nucléole; *e*, vitellus. (Gundlach, Oc. I, Obj. 4.)

de toutes les dimensions; mais pour se faire une idée de la structure de cet organe, il est indispensable de recourir aux coupes. Roule recommande à cet effet la méthode suivante : l'ovaire fixé d'abord dans l'acide osmique, puis durci par l'acide chromique et coloré au carmin de Grenacher, est coupé dans la paraffine. Nous avons obtenu également de bonnes préparations en coupant des ovaires fixés par le sublimé et colorés en bloc au carmin boracique. Les coupes montrent que les cavités renfermant les œufs sont séparées par de minces travées conjonctives tapissées par l'endothélium germinatif.

Les œufs des Ascidiens présentent une particularité très remarquable et bien visible chez ceux de notre espèce. Ils sont entourés d'une double enveloppe cellulaire. L'externe (fig. 137, *c*, *a*) est généralement connue sous le nom de *follicule;* l'intérieure, *b*, sous celui de *testa*. Les cellules de cette dernière sont granuleuses et plus petites que celles du follicule.

Ces enveloppes de l'œuf sont des formations secondaires sur l'origine desquelles les auteurs sont loin d'être d'accord. Il nous paraît cependant très vraisemblable, d'après les plus récents travaux, qu'elles proviennent du vitellus, mais nous ne pouvons insister ici, malgré son importance, sur cette question de l'ovogenèse qui concerne l'embryogénie. (Voir les Mémoires de Sabatier, Fol, Roule, Davidoff, etc., cités dans la *Littérature*.)

Lorsque les œufs sont mûrs, ils tombent dans la cavité de l'ovaire et en sont expulsés par un canal relativement large, l'*oviducte* (fig. 136, *b*), qui part de son extrémité antérieure et se prolonge en avant, uni au canal déférent, le long du rectum, puis du sinus viscéro-branchial. Il se distingue au premier abord, du canal déférent, par son plus grand diamètre et par les œufs qu'on aperçoit à travers ses parois. Ces dernières sont composées, de même que celles du canal déférent, par une lame de tissu conjonctif dépourvu de fibrilles musculaires, sauf auprès de son extrémité où quelques faisceaux contractiles facilitent l'expulsion des œufs. Elles sont recouvertes intérieurement par un endothélium pavimenteux portant des cils vibratiles lesquels font défaut dans le canal déférent.

L'oviducte débouche en avant du mamelon anal et à la base du siphon cloacal, très près de l'extrémité du canal déférent; il débouche par un seul orifice (fig. 135, *e*) situé un peu en arrière des papilles rougeâtres, *c*, que nous avons citées. La fécondation peut s'accomplir dans la cavité cloacale même, où le développement de l'œuf commence immédiatement. Nous n'avons cependant jamais rencontré de larves avancées dans cette cavité, ainsi que c'est souvent le cas chez d'autres espèces.

Les Ascidiens constituent un groupe très homogène, leur architecture repose toujours sur le même plan fondamental, aussi n'avons-nous à mentionner ici que de légères différences. Un type, tel que celui que nous venons de décrire, étant connu, il est facile de retrouver chez les autres les organes homologues.

Le corps est toujours plus ou moins semblable à un sac, pourvu de deux orifices : l'un, servant à l'entrée de l'eau et des aliments, c'est l'orifice d'entrée ou buccal ; l'autre, servant à leur sortie, c'est l'orifice cloacal. Cependant la forme générale varie beaucoup selon le degré du développement de la tunique de cellulose, laquelle peut atteindre une grande épaisseur, s'accroître inégalement, se mamelonner à l'extérieur ou même se replier sur elle-même, de manière à envelopper complètement l'animal, comme dans une coquille bivalve (*Chevreulius*). L'aspect extérieur se modifie aussi selon la position relative des deux siphons, l'étendue du sac branchial, etc.

Tantôt le corps est tout d'une venue, à peu près aussi large que long (*Phallusia*) ; tantôt, au contraire, il est cylindrique ou filiforme, large en avant et rétréci en arrière; il est alors possible de lui distinguer plusieurs régions, comme c'est le cas, par exemple, chez *Clavellina* et un grand nombre d'Ascidies composées, lesquelles présentent une région thoracique ou branchiale (*Didemnum*, *Amaroecium*), une région intestinale ou abdomen, et une région pédieuse ou post-abdomen, plus ou moins allongée.

D'ailleurs, toutes les Ascidies, après avoir été libres et nageantes pendant leur âge larvaire, se fixent plus tard, à l'exception des *Appendiculaires* qui se meuvent pendant toute leur vie au moyen d'un appendice caudal permanent. Ceux-ci présentent alors la plupart des particularités qui distinguent les larves urodèles des autres Ascidiens. Nous aurons souvent à les citer comme des types exceptionnels, à cause de l'absence chez eux de chambre cloacale et de cavité péribranchiale. L'eau respiratoire sort du sac branchial par deux ouvertures immédiatement pratiquées sur les parois de leur corps ; l'anus débouche directement au dehors sur la face ventrale.

Mais le fait qui influe le plus sur l'aspect extérieur des Ascidiens est la tendance à la formation de colonies, par bourgeonnement ; tendance indiquée déjà chez les *Ascidies sociales*, groupées en petit nombre d'individus sur un même prolongement radiciforme ou *stolon* et accusée à son maximum chez les *Ascidies composées* ou *Synascidies*. Ces dernières comprennent un nombre plus ou moins grand d'individus, soudés les uns aux autres par leur tunique ou, plutôt, incrustés dans une masse palléale commune, laquelle est tantôt aplatie et lamelleuse (*Botryllus*), tantôt globuleuse (*Polyclinum*), en forme de corbeille à fleurs (*Fragarium*), etc.

La structure de la peau est partout sensiblement la même. Une couche cellulaire épidermique produit la tunique de cellulose ou manteau, en général hyalin et transparent, dont l'épaisseur et la consistance varient beaucoup. Il est quelquefois mamelonné, chagriné, couvert d'aspérités plus ou moins développées ; il est tantôt ferme comme du cartilage (*Synoecum*), tantôt mou et comme gélatineux (*Botryllus*). La tunique est souvent colorée de nuances très vives, grâce aux dépôts pigmentaires qu'elle contient et surtout aux algues parasites qui s'y rencontrent parfois en nombre extrêmement considérable. On y trouve aussi, de même que chez notre espèce type, des cellules en dégénérescence qui parfois se creusent de vacuoles plus ou moins volumineuses (*Phallusia*) et des cellules amoebiformes. Il paraît résulter des observations récentes de Charles Maurice, que ces dernières remplissent un rôle actif chez les Ascidies coloniales, où elles fonctionneraient comme de véritables phagocytes. Elles seraient le siège de phénomènes digestifs intracellulaires et seraient chargées d'enlever, en les digérant, les corps des individus morts qui, sans cela, amèneraient par leur putréfaction la mort de la colonie. Chez les Synascidies on rencontre encore dans la tunique des concrétions calcaires, abondantes surtout chez *Leptoclinum, Didemnum*, et dont la forme est assez constante chez une même espèce pour qu'on en ait pu tirer parti en systématique (Giard).

Le derme est toujours constitué par une lame de tissu conjonctif creusé de nombreuses lacunes et renfermant des faisceaux de fibres musculaires longitudinales et transversales.

Le *ganglion nerveux interosculaire* ou *cerveau* est constant chez toutes les Ascidies et les nerfs antérieurs et postérieurs auxquels il donne naissance sont généralement disposés comme nous l'avons décrit chez *Ciona*. Ils se rendent aux siphons; leur longueur varie naturellement selon la distance qui sépare ces derniers. D'ailleurs ils sont très fins et difficiles à poursuivre à travers les tissus.

Kowalewski nous a fait connaître, chez *Didemnum styliferum* et quelques autres Synascidies, un système nerveux viscéral qui a été retrouvé par Van Beneden et Julin chez *Molgula ampulloïdes*, *Clavellina Rissoana*, etc. Il consiste en un cordon ganglionnaire (cordon viscéral) qui, partant de l'extrémité postérieure du cerveau, s'étend sur toute la longueur du raphé dorsal, s'incline ensuite sur la droite et se termine brusquement dans la masse viscérale. Nous n'avons pas su le voir chez *Ciona*; son existence paraît être cependant assez générale, quoique dans beaucoup de cas il soit réduit à un très petit nombre de cellules seulement (*Perophora*, *Clavellina*). Il témoigne que chez beaucoup d'Ascidies, sinon chez toutes, une portion (la moyenne) de la chaîne nerveuse larvaire persiste, et que la portion caudale de cette chaîne s'atrophie seule sans laisser de trace.

Chez les *Appendiculaires*, dont la queue est très mobile, le système nerveux comprend au moins deux ganglions; l'un, antérieur, est situé sur le côté dorsal, en arrière de la bouche; l'autre, postérieur, est placé sur le côté gauche de la corde, non loin de la base de la queue. Ce dernier émet par son extrémité postérieure un gros nerf caudal qui présente un nombre variable de renflements ganglionnaires. Les deux ganglions sont réunis par un nerf principal d'où partent divers rameaux. Un fin canal parcourt le nerf et les deux ganglions dans toute leur longueur (Fol).

Quant aux *organes des sens*, absents chez les Ascidies adultes, on en rencontre chez les larves et chez les Appendiculaires. Aux organes tactiles se rattachent les grandes cellules situées sur les bords de l'orifice buccal des Appendiculaires. Ces cellules portent chacune un cirre raide et aplati ressemblant beaucoup aux rames des embryons des Cténophores; c'est chez elles que se terminent les filets nerveux issus de l'extrémité antérieure du cerveau (Fol).

Chez les mêmes animaux, ainsi que chez les larves des autres Ascidies, il existe régulièrement un otocyste sphérique tapissé intérieurement de soies raides qui maintiennent en place un gros otolithe, également sphérique. Il est situé sur le côté gauche du ganglion antérieur.

Jusque dans ces dernières années, on considérait comme un organe olfactif la fossette vibratile creusée dans la paroi du sac pharyngien, au-devant du ganglion. Nous savons aujourd'hui qu'elle doit être considérée comme le prolongement modifié du canal excréteur de la glande hypoganglionnaire. La forme de cette fossette est fort diverse, elle varie même d'un individu à l'autre chez une même espèce, en sorte qu'on ne peut lui accorder la valeur zoologique que lui avaient donnée quelques auteurs (Traustedt).

Quant au sens de la vue, il faut lui rattacher la tache de pigment munie d'une sorte de lentille réfringente qui repose sur le ganglion cérébral des larves. La difficulté de poursuivre les nerfs à quelque distance du ganglion, jusqu'aux taches pigmentaires existant sur les lèvres des grands orifices du corps des adultes, ne permet pas de décider si ces taches sont vraiment sensitives. Toutefois, quelques auteurs ont constaté une telle relation. De là vient la conjecture, généralement admise, que ce sont des taches oculaires.

L'existence de la *glande hypoganglionnaire* est constante, chez les Ascidies composées, aussi bien que chez les Ascidies simples et l'on a beaucoup discuté sur sa signification, ainsi que sur celle de l'organe vibratile. Depuis la publication du mémoire de Julin, on admet son homologie avec la glande pituitaire du cerveau des Vertébrés craniotes. Sa situation, toujours la même, à une exception près (*Molgula ampulloïdes*), immédiatement au-dessous du ganglion nerveux, ses rapports avec la cavité buccale qui sont tels que ceux du saccule hypophysaire avec la bouche primitive chez les embryons de Vertébrés, sa structure tubulaire, dans les deux cas, constituent autant de points de ressemblance. Il est vrai que l'origine ectodermique de la glande des Ascidies n'est pas aussi certaine que celle du cœcum de l'hypophyse des Vertébrés. Il y a là un fait important qu'il faudra élucider.

Nous ne pouvons nous étendre ici sur les considérations théoriques qui ont engagé quelques auteurs à modifier, tantôt dans un sens, tantôt dans l'autre, l'argumentation de Julin. Nous voulons noter seulement que les études embryogéniques de MM. Van Beneden et Julin sur *Clavellina lepadiformis*, confirmées sur une espèce d'Ascidie composée, *Fragaroïdes aurantiacum*, par M. Ch. Maurice, ont démontré la communauté d'origine de la glande hypoganglionnaire et de l'organe vibratile. Tous deux proviennent d'un diverticulum de la paroi branchiale, première ébauche de la glande et de son canal excréteur, de même que l'hypophyse des Vertébrés se présente d'abord comme un diverticule de la cavité buccale primitive. Ce diverticule pénètre à travers le crâne primordial membraneux de ces derniers, dans lequel finalement l'hypophyse se trouve enfermée après s'être complètement détachée de la paroi pharyngienne.

La glande hypoganglionnaire a généralement la forme d'un ovoïde dont le volume est à peu près égal à celui du ganglion nerveux. Tubuleuse et ramifiée dans la grande majorité des cas, elle peut être réduite, chez certaines Synascidies à un simple amas de cellules granuleuses (*Fragaroïdes*). Son canal excréteur court toujours à sa partie supérieure, parallèlement au grand axe du ganglion cérébral auquel il est intimement uni. Il commence au-dessus de la glande par une sorte de gouttière qui ne se ferme en un tube complet qu'à quelque distance et se continue ainsi jusqu'à l'organe vibratile dans lequel il débouche. Ce dernier doit son nom à la couverture de longs cils portés par les cellules épithéliales qui tapissent sa cavité.

Le *sac branchial* présente des particularités importantes à noter. Il fait toujours suite au siphon buccal et, à l'exception des Appendiculaires, il est toujours séparé des parois du corps par une cavité péribranchiale plus ou moins vaste. Chez les Appendiculaires, avons-nous dit, les fentes branchiales, au nombre de deux seulement, débouchent directement au dehors. Ce sont deux canaux étranglés vers leur milieu en une sorte d'anneau bordé de cils vibratiles et qui résultent d'une double invagination de la paroi du corps et du pharynx, marchant à l'encontre l'une de l'autre.

Chez tous les autres Ascidiens, la branchie est un sac distinct s'étendant sur toute (*Phallusia*) ou une partie (*Clavellina*) de la longueur du corps. Elle est reliée aux parois de ce dernier par des brides conjonctives creuses (*sinus dermato-branchiaux*), à travers lesquelles circule le sang; elle est toujours maintenue en outre par des bandes conjonctives le long des deux raphés dorsal et ventral, en sorte qu'un plan vertical passant par ces deux raphés la divise en deux moitiés symétriques. Les parois du sac branchial sont formées d'une trame fondamentale ordinairement mince, creusée d'une grande quantité de lacunes, comme nous l'avons rencontrée chez *Ciona*, et parcourue par des sinus simples se coupant à angles droits chez les Synascidies et les Ascidies sociales. Ces sinus se multiplient et se compliquent chez les Ascidies simples où ils se distinguent en plusieurs catégories selon leur épaisseur (*Cynthia*, *Phallusia*). Ils prennent l'aspect de véritables vaisseaux fins et déliés, et atteignent leur plus grande complexité chez les Molgulides, où ils ont été minutieusement décrits par Lacaze-Duthiers (voir *Littér.*).

La paroi fondamentale de la branchie est d'ailleurs fréquemment plissée elle-même, ondulée et toujours percée d'un nombre considérable de fentes branchiales le plus souvent ovalaires, mais dont l'arrangement et les dimensions sont très variables; aussi les zoologistes en tirent-ils parti dans la description des espèces.

Le raphé ventral (*endostyle, gouttière ventrale*) est toujours creusé dans la paroi de la cavité respiratoire; c'est une gouttière médiane terminée en cul-de-sac à ses deux extrémités (voir pour ses variations de forme le mémoire de Dohrn). Chez les Appendiculaires, ses lèvres, sans être soudées ensemble, sont en contact sur toute leur étendue, en sorte que l'endostyle constitue un canal, ouvert à ses extrémités seulement, et tapissé de cils vibratiles. Ces derniers sont constants chez tous les Ascidiens; ils servent à entretenir le mouvement des mucosités qui remplissent le raphé et qui paraissent bien décidément sécrétées, chez beaucoup d'espèces du moins, par des cellules glandulaires alternant avec les cellules vibratiles de son épithélium. Ces mucosités servent, ainsi que nous le savons déjà, à fixer et retenir les particules alimentaires qu'elles dirigent vers la bouche œsophagienne.

Le raphé dorsal (*gouttière dorsale, épibranchiale*, etc.) est très constant aussi; mais tandis qu'il se présente comme un simple bourrelet, orné d'une rangée de languettes chez la *Ciona*, nous le trouvons chez la plupart des autres Ascidies simples (*Cynthia*, *Molgula*) creusé d'une gouttière comme le raphé ventral. Chez les Ascidies composées, la disposition du raphé dorsal est très semblable à celle qu'il affecte chez notre espèce type, avec cette différence toutefois que les languettes qu'il porte sont moins longues et moins saillantes dans la cavité branchiale. Le rôle de cet organe nous est connu depuis les recherches de Fol, généralement confirmées par les auteurs subséquents; il consiste à pousser vers l'intestin digestif le cordon muqueux parti du raphé ventral.

Quant au raphé postérieur (*bande rétro-pharyngienne*, etc.), son existence, sur le fond du sac branchial, depuis le cœcum postérieur du raphé ventral jusqu'à la bouche œsophagienne, est également très générale.

Le canal digestif, dont le sac branchial est le vestibule, n'est pas toujours situé dans le prolongement de celui-ci, ainsi que nous l'avons vu chez *Ciona*. Cette disposition, fréquente cependant, puisqu'elle se rencontre encore chez la plupart des Ascidies sociales et des Synascidies, n'est plus possible chez les Ascidies simples dont le sac branchial occupe toute la longueur du corps. On conçoit que, dans ce dernier cas, l'intestin, ne pouvant être placé en arrière de la branchie, s'étend sur l'une de ses faces latérales, tantôt à gauche (*Ascidia*, *Phallusia*), tantôt à droite (*Corella*). D'ailleurs, quelle que soit sa situation par rapport à la branchie, l'intestin est toujours plus ou moins recourbé sur lui-même.

Chez les Ascidies allongées telles que *Clavellina*, *Amaroecium*, etc., on peut distinguer au moins cinq régions à l'intestin, l'œsophage, l'estomac, le duodénum, le ventricule chylifique et le rectum (Milne-Edwards); régions que, à l'exception du ventricule chylifique, nous avons rencontrées chez la *Ciona;* le duodénum de la Clavelline correspond à ce que nous avons appelé la courbure intestinale chez notre espèce type.

Chez les Appendiculaires, l'œsophage est très court et largement ouvert en entonnoir sur le sac branchial dont il n'est pas distinctement séparé; il débouche dans un estomac tapissé de très grandes cellules; l'intestin ainsi que le rectum en forme de poire sont entièrement ciliés, et l'anus s'ouvre sur la ligne médiane de la face ventrale.

Chez les autres Ascidiens, l'œsophage débute par un orifice, la *bouche œsophagienne*, situé au fond de la branchie sur la ligne médio-dorsale du corps. La forme de cet orifice est tantôt ronde, tantôt ovale; il est généralement béant. Le canal œsophagien qui lui fait suite est étroit et tapissé de cils vibratiles, mais il ne tarde pas à se dilater et à s'élargir en un estomac tantôt cylindrique, tantôt globuleux, souvent coloré en jaune ou en brun par les cellules qui tapissent sa paroi. Cette dernière est rarement tout à fait lisse (*Phallusia*); elle est ordinairement plissée longitudinalement. Chez les Ascidies composées, ces plis sont très accusés et constituent de véritables cannelures (*estomac cannelé* de Giard) qui, rapprochant leurs lèvres intérieures, les soudent parfois sur une partie de leur longueur, en sorte que la cavité de la cannelure ne communique plus avec celle de l'estomac que par un orifice situé en leur milieu (*Fragaroïdes*). C'est là un acheminement à la formation de cœcums stomacaux glandulaires distincts, de diverticules de la paroi intestinale, tapissés de cellules colorées et qui ont été décrits chez les Molgulides et les Cynthiadées, par exemple, sous le nom de *foie*. C'est une tendance à la spécialisation de glandes digestives différenciées, lesquelles font défaut chez notre espèce type, où leurs éléments sécréteurs sont mêlés à l'endothélium de la paroi stomacale.

Le ventricule chylifique, qui fait également défaut chez *Ciona*, n'est autre qu'une dilatation de l'intestin dans la région où celui-ci se recourbe en avant; sa fonction glandulaire affirmée autrefois par Milne-Edwards, a été contestée dans ces derniers temps par Maurice. Le ventricule chylifique, nous le répétons, se rencontre surtout dans l'intestin des Ascidies sociales et composées.

Enfin le rectum est toujours relativement large, son diamètre étant plus considérable que celui de l'intestin moyen. Il se dirige en avant et débouche par l'anus dans la cavité péribranchiale à la base du siphon cloacal (*chambre cloacale*). L'anus est un orifice de forme variable, généralement rond ou ovale comme la bouche œsophagienne. Ses bords font souvent saillie dans la chambre cloacale (*papille anale*); ils sont découpés en fines languettes (*Phallusidées*) ou terminés obliquement en « bec de flûte » (*Molgula*). Chez *Fragaroïdes* l'anus présente une forme d'entonnoir.

Avant de quitter l'intestin, nous devons mentionner l'existence, dans ses parois, ou dans son voisinage immédiat, de glandes qui, chez certains genres, atteignent une grande importance. Il s'agit en premier lieu d'un appareil tubulaire simple ou ramifié, fréquent chez les Ascidies sociales et les Synascidies. Il a été décrit sous des noms divers (*organe réfringent*, *glande intestinale*, *glande hépato-pancréatique*, etc.); il débouche dans l'estomac ou dans la région pylorique de l'intestin, sa fonction digestive ne paraît pas douteuse.

Il s'agit en outre des *organes rénaux* que l'on rencontre, chez beaucoup d'Ascidies, en relation intime avec le tube digestif. Ce sont des amas de cellules chargées de concrétions et logées dans l'épaisseur des parois de l'intestin à l'exception du rectum et de l'œsophage. Chez les Phallusidées, ces amas cellulaires se reconnaissent facilement à leur teinte jaune verdâtre. On ne leur distingue pas de canal excréteur; leur masse augmente avec l'âge des individus et paraît s'accumuler de plus en plus dans les parois intestinales, ce qui a fait donner à ces masses concrétionnées le nom de *rein d'accumulation*.

Elles ne doivent pas être confondues avec l'organe, indépendant de l'intestin, encore imparfaitement connu, décrit par Lacaze-Duthiers, chez les Molgules, comme organe de Bojanus et qui, vraisemblablement, fonctionne, lui aussi, à la manière d'un rein. Ce soi-disant organe de Bojanus est un corps cylindrique creux à extrémités arrondies, de couleur verdâtre; il est situé dans le voisinage du cœur, à gauche et au-dessus de l'ovaire; sa cavité dépourvue d'orifices est remplie de liquide et de concrétions cristallines renfermant de l'acide urique.

L'*appareil circulatoire* présente une complication en rapport surtout avec celle de la branchie. Sa plus grande simplicité se rencontre chez les Appendiculaires où le cœur (il ne fait défaut que chez *Kowalewskaïa*) transversal, placé à la base de la queue, possède deux orifices par lesquels le sang s'écoule directement dans le système lacunaire comprenant la cavité du corps. On peut reconnaître chez eux une certaine fixité dans la position relative des courants sanguins et distinguer par transparence : un courant médio-ventral autour de l'endostyle; deux courants entourant l'entrée du pharynx et se rejoignant en un seul sur la ligne médio-dorsale; un courant qui entoure les viscères et les organes génitaux, et un courant caudal qui suit l'espace compris entre la corde et la peau. Le sens du mouvement du sang le long de ces différentes voies varie naturellement selon la direction des battements du cœur, qui est intermittente comme chez tous les autres Tuniciers. Chez les Ascidies composées, le cœur tubulaire recourbé en arc de cercle est situé au fond du post-abdomen; il est enveloppé d'un péricarde également tubulaire et se prolonge, par ses extrémités, dans les deux moitiés dorsale et ventrale du post-abdomen où le sang se répand dans une multitude de sinus creusés dans le tissu conjonctif.

Chez les Phallusies, les traits généraux de la circulation sont tels que nous les avons décrits chez la *Ciona*, avec cette différence seulement que le rejet des viscères sur un des côtés du corps modifie la longueur relative des différents sinus. Mais, chez les Molgules, la circulation atteint un très haut degré de complication. Le cœur est placé sur le côté gauche et logé dans l'épaisseur de la membrane palléale; il se présente sous la forme d'un tube cylindrique, accolé à l'organe de Bojanus. Ses parois sont minces et transparentes. Il est entouré d'un péricarde également transparent. Selon la description très détaillée qu'en a donnée Lacaze-Duthiers, le cours du sang s'effectuerait dans un système vasculaire clos. Nous avons vu que chez *Ciona* les lacunes sanguines affectent par places l'aspect de véritables canalicules. Cette disposition est très remarquable chez les Molgules, elle y est générale; toutefois les observateurs sont toujours partagés sur la question de savoir si ces canalicules doivent être considérés comme ayant la valeur des vaisseaux sanguins des animaux supérieurs. Nous devons dire que ce que nous savons de leur structure histologique n'est guère favorable à cette thèse.

Le sang renferme toujours (sauf chez les Appendiculaires) un nombre plus ou moins considérable de globules, de formes extrêmement variées et présentant des colorations parfois très vives (*Botryllus*).

L'hermaphrodisme est la règle chez toutes les Ascidies, mais la disposition des organes mâles et femelles montre la plus grande diversité. D'ailleurs les testicules arrivent fréquemment à maturité avant l'ovaire, ce qui exclut l'autofécondation de ces animaux.

Chez les Appendiculaires, on peut distinguer un testicule et un ovaire, tantôt pairs et composés de deux parties symétriques et distinctes, tantôt impairs; quelquefois même l'ovaire est impair, et le testicule pair (Fol). Ils occupent toujours la partie postérieure du corps, en arrière des viscères et de l'insertion de la queue. C'est également dans la région postérieure du corps, que se rencontrent les organes reproducteurs des Ascidies composées; ils sont ordinairement distincts et possèdent chacun un canal excréteur intimement uni à son congénère avec lequel il débouche dans la chambre cloacale. Oviducte et canal déférent courent le long de la ligne médio-dorsale du corps; ils sont très fins, le dernier surtout. Le testicule est composé de plusieurs lobes remplis de cellules spermatiques. L'ovaire est globuleux; il se présente d'abord comme un renflement de l'oviducte à son extrémité postérieure, mais il ne tarde pas à se déformer à mesure que croissent les œufs. Il est double chez *Botryllus*.

La disposition des organes génitaux des Phallusidées est très semblable à celle des mêmes organes chez *Ciona*. Les testicules sont représentés par de nombreux tubes inclus dans la paroi intestinale, qu'ils dépassent quelquefois pour pénétrer jusque dans le derme avoisinant. L'ovaire est une petite masse multilobée, placée entre les deux branches de la courbure intestinale. Les conduits sexuels longent le rectum et débouchent avec lui dans la cavité péribranchiale.

Chez les Molgulides et les autres Ascidies supérieures, les glandes reproductrices sont doubles et symétriques. Elles forment deux masses ovales; celle de droite est placée en arrière de la courbure de l'intestin, celle de gauche en arrière et un peu au-dessous de l'organe de Bojanus. Dans chacune d'elles, le testicule enveloppe l'ovaire qui s'en distingue à l'œil nu par sa coloration plus foncée jaune, brunâtre, etc. Le testicule se compose de plusieurs lobules rangés tout autour de l'ovaire et dont les acini se gonflent beaucoup à l'époque de la maturité. Chaque lobule possède un court canal déférent qui se termine, au niveau de l'ovaire, par une petite papille cylindrique munie d'un orifice. Il n'y a donc ici aucune relation entre les canaux déférents et l'oviducte, ils sont complètement indépendants. L'ovaire inclus dans le testicule déverse ses œufs dans un canal relativement long, l'oviducte, adhérent à la face interne du manteau et débouchant du côté du siphon cloacal. Son orifice est bordé par un bourrelet dont la forme est un bon caractère spécifique.

Les organes génitaux ne sont que peu distincts chez les jeunes; parfois même ils sont si temporaires qu'ils ne deviennent visibles qu'au moment de la ponte.

Dans la règle, les œufs mûrs s'accumulent, sont fécondés et commencent à se développer dans la chambre cloacale.

L'embryogénie sortant du cadre de cet ouvrage, nous nous contenterons de rappeler l'importance qu'a prise l'étude du développement des Ascidiens, depuis les travaux de Kowalewsky. A l'exception des Molgules qui sont anoures, les larves des Ascidies possèdent une queue temporaire, dans l'axe de laquelle se rencontre primitivement une rangée de cellules; on l'a homologuée avec la corde dorsale des Vertébrés. Comme chez ces derniers, le tube nerveux en occupe la face dorsale. Cet appendice caudal, susceptible de se replier contre la face ventrale du corps, sert à la natation; il s'atrophie plus tard (sauf chez les Appendiculaires) quand la larve se fixe pour subir les métamorphoses en partie régressives (système nerveux, organes des sens) qui la conduiront à l'état adulte. La reproduction asexuelle par bourgeonnement se rencontre chez les Ascidies sociales et composées. Le bourgeonnement commence quelquefois déjà à l'état larvaire (*Didemnum*). Tantôt les animaux produisent des stolons sur lesquels se développent les bourgeons (*Clavellina, Perophora*). Tantôt le bourgeonnement donne naissance à des cormes réguliers, étoilés, etc., dont les individus sont englobés dans un manteau commun (*Synascidies*).

Littérature.

G. Cuvier, *Mémoire sur les Ascidies. Mém. du Muséum*, Paris, t. II, 1815. — Savigny, *Mémoires sur les Animaux sans vertèbres*, t. II, 1816, et *Tableau systématique des Ascidies*, Paris, 1830. — H. Milne-Edwards, *Observations sur les Ascidies composées des côtes de la Manche. Mém. Acad. des sciences de Paris*,

t. XVIII, 1841. — C. Löwig et A. Kölliker, *De la composition et de la structure des enveloppes des Tuniciers. Ann. sc. nat.*, 3e sér., t. V, 1845. — Van Beneden, *Recherches sur l'embryogénie, l'anatomie et la physiologie des Ascidies simples, Mém. Acad. de Belgique*, t. XX, 1846. — A. Krohn, *Ueber die Entwicklung von Phallusia mammillata, Müller's Archiv*, 1852. — Idem, *Ueber die Fortpflanzungsverhältnisse bei den Botrylliden und über die früheste Bildung der Botryllusstöcke*, t. XXXV, 1869. — Leuckart, *Zoologische Untersuchungen*, Giessen, 1854. — Gegenbaur, *Bemerkungen über die Organisation der Appendicularien, Zeitschrift f. w. Zool.*, t. VI, 1855. — Idem, *Ueber Didemnum gelatinosum, Müller's Archiv*, 1862. — F. E. Schulze, *Ueber die Structur des Tunicatenmantels, Zeitschr. f. w. Zool.*, t. XII, 1863. — Lacaze-Duthiers, *Sur un nouvel Ascidien (Chevreulius). Ann. des sc. nat.*, 5e sér., t. IV, 1865. — Idem, *Les Ascidies simples des côtes de France. Arch. de Zool. expérim.*, t. III, 1874, et t. VI, 1877. — Kowalewsky, *Entwicklungs-Geschichte der einfachen Ascidien. Mém. de l'Acad. de St.-Pétersbourg*, t. VII, 1866. — Idem, *Weitere Studien über die Entwicklung der einfachen Ascidien. Arch. mikr. Anat.*, t. VII, 1871. — Idem, *Ueber die Knospung der Ascidien*, ibid., t. X, 1874. — Hancock, *Anatomy and Physiology of Tunicata. Journ. Linn. Soc.*, t. IX, 1867. — Kupffer, *Die Stammesverwandtschaft zwischen Ascidien und Wirbelthieren. Arch. f. mikrosk. Anat.*, t. VI, 1870. — Idem, *Zur Entwicklung der einfachen Ascidien*, ibid., t. VIII, 1872, et *Arch. de Zool. exp.*, 1874. — H. Fol, *Études sur les Appendiculaires du détroit de Messine, Mém. Soc. de phys. et d'hist. nat. de Genève*, t. XXI, 1872. — Idem, *Note sur un nouveau genre d'Appendiculaires. Arch. Zool. exp.*, t. III, 1874. — Idem, *Ueber die Schleimdrüse der Tunicaten. Morphol. Jahrb.*, t. I, 1875, et *Arch. de Zool. exp.*, t. III, 1874. — Idem, *Sur la formation des œufs des Ascidies. Journ. de Micrographie*, t. I, 1877. — Idem, *Sur l'œuf et ses enveloppes chez les Tuniciers. Recueil zool. suisse*, t. I, 1884. — Giard, *Étude critique des travaux d'embryogénie relatifs à la parenté des Vertébrés et des Tuniciers. Arch. de Zool. exp.*, t. I, 1872. — Idem, *Recherches sur les Synascidies*, ibid., t. I, 1872, et t. II, 1873. — R. Hertwig, *Beiträge zur Kenntniss des Baues der einfachen Ascidien. Jen. naturw. Zeitschr.*, t. VII, 1873. — O. Hertwig, *Untersuchungen über Bau und Entwicklung des Cellulose-Mantels der Ascidien*, ibid., 1873. — C. Heller, *Untersuchungen über die Tunicaten des Adriatischen Meeres. Denkschr. d. k. k. Acad. Wien*, 1874, 75 et 77. — Chandelon, *Recherches sur une annexe du tube digestif des Tuniciers. Bullet. Acad. de Belgique*, t. XXXIX, 1875. — C. Semper, *Ueber die Entstehung der geschichteten Cellulose-Epidermis der Ascidien. Arb. aus d. Inst. Würzburg*, t. II. 1875. — Ch. Julin, *Recherches sur les Ascidies simples (sur l'hypophyse). Arch. de Biologie*, t. II, 1881. — Ray-Lankester, *The Vertebration of the tail of Appendiculariæ. Quart. Journ. mikrosc. Soc.*, t. XXII, 1882. — W. A. Herdmann, *On individual variations in the branchial sac of simple Ascidians. Linn. Soc. Journ.*, t. XV, 1882, et *Arch. de Zool. exp.*, t. X, 1882. — Sabatier, *Recherches sur l'œuf des Ascidiens. Rev. des sc. nat.*, Montpellier, 1883, et *Recueil zool. suisse*, t. I, 1884. — Della Valle, *Recherches sur l'Anatomie des Ascidies composées. Arch. italiennes de biologie*, t. II, 1883. — Traustedt, *Die einfachen Ascidien des Golfes v. Neapel. Mitth. aus d. zool. Stat. Neapel*. t. IV, 1883. — E. Van Beneden et Julin, *Recherches sur la Morphologie des Tuniciers. Arch. de biologie*, t. VI, 1884. — Idem, *Le système nerveux des Ascidies adultes et ses rapports avec celui des larves urodèles*, ibid., t. V, 1884. — Bolles-Lee, *Recherches sur l'ovogenèse et la spermatogenèse chez les Appendiculaires. Recueil zool. suisse*, 1884. — L. Roule, *Recherches sur les Ascidies simples des côtes de Provence (Phallusiadées). Ann. du Mus. d'hist. nat. de Marseille*, t. II, 1884. — A. Dohrn, *Die Thyroïdea bei Petromyzon, Amphioxus und Tunicaten. Mitth. aus d. zool. Stat. Neapel*, t. VI, 1886. — Ch. Maurice, *Étude monographique d'une Ascidie composée (Fragaroïdes aurantiacum). Arch. de biologie*, t. VIII, 1888. — M. v. Davidoff, *Untersuchungen zur Entwicklungsgeschichte der Distaplia magnilarva. Mitth. aus d. zool. Stat. Neapel*, t. IX, 1889.

EMBRANCHEMENT DES VERTÉBRÉS

Sous le point de vue purement anatomique, les Vertébrés se distinguent par plusieurs particularités fort importantes, réalisées chez tous, sauf quelques exceptions dues probablement à une dégradation successive. Nous mettons, au nombre de ces caractères essentiels, l'individualisation, la position réciproque des organes principaux, la constitution des organes locomoteurs, ainsi que des organes buccaux, le rôle des téguments et la segmentation.

Il ne peut être question, chez les Vertébrés, de la formation de colonies par des individus réunis ensemble. Le bourgeonnement et toutes les formes de reproduction asexuelle sont, en conséquence, entièrement exclus; la reproduction sexuelle est seule admise, et elle produit toujours des individus de deux sexes parfaitement indépendants. Les rares cas d'hermaphrodisme paraissent être des cas isolés. Nous ne trouvons pas non plus des Vertébrés fixés par état, pas plus que des parasites; on n'observe que rarement une sorte de commensalisme pour habitat temporaire (*Myxinoïdes*, *Fierasfer*). Il ne se présente donc pas, chez les Vertébrés, des dégradations si nombreuses, comme on en observe chez les Invertébrés par suite de la fixation ou du parasitisme; les modifications, que l'on constate, ne peuvent avoir leur cause dernière que dans les vicissitudes d'une vie libre.

Les relations réciproques des organes essentiels sont toujours les mêmes. Il y a toujours un système nerveux central, situé à la face dorsale de l'animal et divisé, dans la plupart des cas, en deux portions reliées ensemble : une partie plus tuméfiée en avant, le cerveau, et une partie postérieure allongée, la moelle épinière. Le système central, dérivé de l'ectoderme, est toujours parfaitement indépendant des autres organes, avec lesquels il n'est en relation que par les nerfs périphériques; il n'est notamment jamais perforé par le canal intestinal, comme c'est le cas chez beaucoup d'Invertébrés, chez les Annélides et les Arthropodes en particulier, où les deux parties essentielles du système nerveux central sont situées sur des faces différentes du corps et réunies ensemble par les connectifs du collier œsophagien. Les principaux organes des sens, olfactif, optique et acoustique, sont toujours reliés intimement au cerveau et ne se trouvent que par paires, placées dans le même ordre sur la tête. Les cas de dégradation de ces organes sont très rares et presque exclusivement limités à l'organe de la vue.

Au-dessous du système nerveux central et appliqué immédiatement à sa face inférieure, se trouve l'axe du squelette interne, la corde dorsale, constituant également l'axe du corps entier et occupant presque toute sa longueur, sauf une partie déterminée et antérieure de la tête chez les Craniotes. Cette base primitive du squelette, existant chez tous les embryons, ne se conserve, dans son entier et pendant toute la vie, que chez les Acraniens, les Cyclostomes et quelques Poissons; elle est remplacée, chez les autres, par des conformations vertébrales segmentaires, qui se développent successivement jusqu'à former une colonne vertébrale osseuse complète avec ses dépendances, destinées à servir de leviers pour les mouvements et d'agents protecteurs pour les différents organes.

A la face ventrale de l'axe squelettaire, se trouve, dans la ligne médiane, le grand vaisseau artériel du corps, l'aorte, qui distribue le sang dans les différents organes et est accompagnée de canaux veineux, dont cependant la distribution varie dans des limites assez étendues. A l'aorte, ou plutôt à son revêtement péritonéal, sont suspendus les organes sexuels et les reins, occupant le plafond d'une vaste cavité ventrale, dans laquelle se trouve enfermé le canal intestinal avec ses dépendances. Ce canal débouche, chez l'adulte, à l'extrémité antérieure du corps, mais plutôt sur sa face ventrale, et son commencement porte, chez tous les embryons, des conformations branchiales, soutenues par un squelette particulier. Des branchies proprement dites ne se développent pas, chez les Sauropsides et les Mammifères, sur les arcs branchiaux, lesquels n'exercent jamais des fonctions respiratoires, tandis que chez tous les autres ces fonctions leur sont départies, soit pendant toute la vie, soit temporairement. Le cœur occupe toujours une position ventrale et médiane à l'extrémité postérieure de la corbeille branchiale. Les branchies, qu'elles aient fonctionné de fait ou seulement existé virtuellement, sont remplacées successivement, dans la fonction respiratoire, par des dépendances du canal intestinal, que nous appelons poumons. L'anus est rarement terminal; les téguments, les muscles du corps, la moelle épinière, l'axe du squelette et l'aorte se continuent presque toujours en arrière de la cavité ventrale sous forme de queue.

Sauf les cas assez fréquents où la position des organes sexuels et excréteurs se trouve changée par suite de migrations ultérieures, des coupes transversales d'un Vertébré, faites au milieu du corps à peu près, nous montreront donc toujours le système nerveux central occupant la face dorsale et au-dessous de lui l'axe du squelette, le principal tronc artériel, les organes sexuels et excréteurs, le canal intestinal avec ses dépendances, suspendus d'une façon particulière dans la vaste cavité viscérale, et enfin, sur la face ventrale, le cœur. Les organes cités font défaut dans les parties céphalique et caudale, le canal intestinal dans la partie caudale, et le cœur n'occupe qu'une place restreinte.

La constitution des organes locomoteurs présente plusieurs différences notables vis-à-vis des Invertébrés. En premier lieu, il n'existe jamais chez les Vertébrés plus de deux paires de membres, une antérieure et une postérieure, et on peut soutenir avec avantage l'opinion suivant laquelle ce nombre est normal à tel point, que les cas où les deux paires, ou seulement une paire, font défaut, présentent des états de dégradation. Il est vrai que dans beaucoup de cas (Amphioxus, Cyclostomes, la plupart des Serpents), on n'a jamais pu démontrer des vestiges de membres, ni à l'état adulte, ni chez les embryons; mais dans d'autres cas (Cétacés, quelques Serpents), ces vestiges peuvent être démontrés et apparaissent comme derniers résultats d'une dégradation précoce, subie déjà à l'état embryonnaire. Les deux paires de membres paraissent prendre leur origine dans des plis cutanés latéraux et être construits d'après un même plan, commun aux deux paires; mais leurs parties terminales offrent des différences profondes. Chez les uns, les Poissons, les membres se terminent par un nombre indéfini de rayons; chez les autres, il n'y a pas plus de cinq doigts ou rayons terminaux.

On n'a pas encore réussi à établir une homologie évidente entre les membres polydactyles des Poissons et les membres pentadactyles des autres Vertébrés supérieurs. Mais quel que soit le résultat des recherches ultérieures à ce sujet, il faut cependant reconnaître comme des faits que jamais un Vertébré ne peut avoir plus de quatre membres et que, si ce membre est pentadactyle, le nombre de cinq doigts ne peut être transgressé normalement.

Un second état plus général encore et qui se lie intimement au rôle des téguments résulte du fait que les éléments actifs de la locomotion, les muscles volontaires, toujours disposés en faisceaux et composés de fibres striées, se rattachent à des leviers fournis par le squelette interne. Cette fonction physiologique est échue, chez les Invertébrés, aux téguments, qui souvent se durcissent pour constituer des points fixes aux différentes parties de l'enveloppe musculaire générale, que nous trouvons plus ou moins développée chez tous les Invertébrés. Chez les Vertébrés, au contraire, nous ne trouvons que des vestiges de ce fourreau musculaire tégumentaire dans les muscles peauciers, et on peut encore soulever la question, si ces muscles sont réellement des vestiges de cette enveloppe générale des Invertébrés, ou si ce ne sont que de nouvelles acquisitions, car ils n'existent guère chez les Vertébrés inférieurs. Quoi qu'il en soit, il n'en reste pas moins établi que le squelette intérieur, composé de tissu conjonctif ou de ses dérivés, tissu cartilagineux et osseux, sert de point d'attache aux muscles locomoteurs, qui se trouvent, par conséquent, rangés autour de leurs leviers, dans la plupart des cas solides, tandis que, chez les Invertébrés à téguments durcis, les leviers sont creux et enveloppent plus ou moins complètement les muscles agissant sur eux.

Si la grande majorité des conformations tégumentaires protectrices des Vertébrés appartiennent à la couche épithéliale ou épidermique de la peau (écailles des Reptiles, plumes, poils, etc.), il n'en est pas moins vrai que certaines de ces conformations, engendrées dans le derme, constituent un squelette extérieur ou dermique, qui peut rester indépendant, mais qui dans bien des cas entre en relations intimes avec le squelette interne et finit par se fusionner avec ce dernier, surtout dans la région de la tête. Les écailles des Poissons, les plaques osseuses développées dans le derme de plusieurs Amphibiens, Reptiles et Mammifères, enfin un certain nombre d'os de la tête même, fournissent des exemples de ce dermo-squelette, soit indépendant, soit plus ou moins fusionné.

La symétrie bilatérale est absolue dans les premières ébauches embryonnaires des organes, qui se trouvent dans le plan médian vertical, lorsqu'ils sont simples ou disposés par paires des deux côtés. Si cette symétrie se maintient pendant toute la vie, chez le système nerveux et ses dépendances, dans le squelette et le système musculaire, elle subit de nombreuses déviations secondaires chez les autres organes.

La segmentation par somites placés à la suite les uns des autres ne se manifeste jamais clairement sur la portion antérieure de la tête, ni à l'état adulte, ni à l'état embryonnaire. La corde dorsale, le système nerveux central, le centre circulatoire et le canal intestinal, ne la montrent pas non plus ; mais elle se manifeste sur le système squelettaire primitif dans l'arrangement des cloisons intermusculaires et, plus tard, par le développement du squelette vertébral cartilagineux et osseux, dans la disposition des masses musculaires du tronc et de la queue, d'une grande partie des systèmes périphériques nerveux et circulatoires, ainsi que dans l'arrangement primitif du système excrétoire, où elle est cependant presque toujours masquée par le développement ultérieur des reins. L'existence primitive d'organes segmentaires, semblables à ceux des Annélides, est d'une haute importance pour les recherches phylogéniques. Il ne faut pas oublier non plus que les parties appartenant au système branchial ou viscéral, tout en montrant une segmentation manifeste, obéissent cependant à un autre ordre et que les segments dont elles se composent ne correspondent point aux segments du corps et notamment du squelette interne.

Nous observons, chez les Vertébrés, une marche de la segmentation analogue à celle que nous voyons chez les Arthropodes et qui consiste à former des régions composées de segments similaires. Le fait le plus constant sous ce rapport est la distinction d'une queue, prolongement du corps au delà de la cavité viscérale et formant, chez les animaux aquatiques, un puissant organe de locomotion. Vient ensuite la démarcation de la tête, réceptacle du cerveau et des principaux organes des sens et montrant, en outre, à sa face ventrale, l'orifice buccal avec les parties qui l'entourent. Mais il faut remarquer que la délimitation de la tête et du tronc, comme réceptacle des viscères, qui en est la conséquence, si elle se manifeste toujours par les organes internes, est effacée extérieurement dans beaucoup de cas et que l'on ne saurait pas, d'après l'examen extérieur seul, indiquer la limite entre la tête et le tronc chez un Cyclostome ou une Raie, par exemple. Chez les Vertébrés supérieurs, au contraire, la tête est non seulement délimitée distinctement, mais encore séparée du tronc par une région intermédiaire, le cou, dans lequel n'entre pas la cavité viscérale ou cœlôme. Cette dernière cavité, tapissée d'une membrane séreuse particulière, le péritoine, et entourée des côtes et autres conformations squelettaires, constitue le caractère essentiel de la région que l'on peut appeler le tronc ; elle recèle les viscères les plus importants de la vie végétative. Chez les Mammifères surtout, on peut constater une subdivision de plus en plus évidente de cette cavité en deux sous-régions, le thorax et l'abdomen, séparées par le diaphragme et recélant, l'une, les poumons et le cœur, la seconde les autres viscères. Pour certaines régions, le nombre des somites entrant dans leur constitution paraît fixé au moins dans l'une ou l'autre des classes, comme c'est le cas aussi dans certaines classes des Arthropodes, les Insectes, par exemple.

Un dernier caractère distinctif de la grande majorité des Vertébrés réside dans l'organisation de la bouche. Chez tous les Gnathostomes, comprenant les Poissons, Amphibiens, Reptiles, Oiseaux et Mammifères, l'orifice buccal est cerclé, du côté ventral, par un seul arc mobile, composé de deux moitiés latérales et constituant la mâchoire inférieure. Les deux moitiés sont rarement disjointes, comme chez les Serpents, mais, dans la plupart des cas, elles sont solidement attachées ou même fusionnées dans la ligne médiane et leur mouvement se fait de haut en bas. Pour ouvrir sa bouche, le Vertébré gnathostome abaisse la mâchoire inférieure ; pour la fermer, il la relève en la pressant contre la mâchoire supérieure. Les arcs viscéraux suivants, hyoïdiens et branchiaux, ne servent que chez les Gnathostomes inférieurs pour la clôture de l'orifice buccal, sur les côtés et à la face ventrale; l'arc mandibulaire seul constitue le chambranle d'occlusion. Or, chez les Invertébrés munis de pièces buccales solides, ces pièces sont, dans la plupart des cas, plus nombreuses, disposées à la suite les unes des autres, et, pour ouvrir la bouche, elles s'écartent latéralement et se rapprochent de la ligne médiane pour fermer cet orifice. Même dans les cas où une paire postérieure de ces appendices buccaux est soudée au milieu pour constituer la lèvre inférieure, laquelle ne peut se mouvoir que de haut en bas, les pièces principales précédentes sont disposées par paires et agissent latéralement dans le plan horizontal. Le mouvement vertical de la mâchoire inférieure constitue donc un caractère saillant des Vertébrés gnathostomes. Il est vrai que les Acraniens et les Cyclostomes montrent une constitution différente de la bouche, mais aussi ces deux classes sont-elles privées de mâchoires ou de pièces homologues.

Nous n'entrerons pas ici dans l'énumération d'autres caractères plus ou moins restreints, qui trouveront leur place dans les exposés des différentes classes.

Nous adoptons, pour la disposition zoologique des Vertébrés, les sept classes suivantes, dont nous indiquerons les caractères essentiels et la subdivision en sous-classes et ordres, à propos de chacune d'elles: **Acraniens, Cyclostomes, Poissons, Amphibiens, Reptiles, Oiseaux, Mammifères.**

Mais ces sept classes peuvent encore être groupées de différentes manières, suivant les caractères essentiels que nous venons d'exposer.

Par l'absence d'un crâne, d'un cerveau, d'organes auditifs, d'un cœur, d'organes segmentaires et de sang rouge, les *Acraniens* sortent entièrement du cadre des autres Vertébrés, que l'on peut leur opposer comme *Craniotes*.

Les *Agnathes*, Acraniens et Cyclostomes, privés de mâchoires, forment un groupe à part vis-à-vis des autres Vertébrés, que l'on peut désigner comme *Gnathostomes*.

Chez les quatre classes inférieures, les arcs viscéraux portent, soit pendant toute la vie, soit pendant un temps déterminé, des conformations chargées effectivement de la respiration; on peut les comprendre sous le grand groupe des *Branchiés*, opposé au groupe des *Abranchiés*, comprenant les Reptiles, les Oiseaux, les Mammifères, chez lesquels les arcs viscéraux n'exercent jamais de fonction respiratoire et où cette fonction est accomplie, pendant la vie embryonnaire, par une évolvure spéciale de l'intestin terminal, l'allantoïde.

Parmi les Branchiés, on peut établir deux groupes secondaires : le premier constitué par les Acraniens et les Cyclostomes, privés de mâchoires, et l'autre par les Branchiés gnathostomes, les Poissons et les Amphibiens, groupe que Huxley a désigné depuis longtemps sous le nom d'*Ichthyopsides*. Dans les Abranchiés, les Reptiles et les Oiseaux montrent une affinité très grande par une foule de caractères anatomiques et embryogéniques, que nous ne pouvons énumérer ici ; on les oppose donc avec raison, comme *Sauropsides* (Huxley), aux Mammifères.

Un dernier groupement des Gnathostomes, très important aussi pour la Paléontologie, peut être fondé sur la constitution des membres. Ces appendices, s'ils sont développés, sont *polydactyles* chez les Poissons, *pentadactyles* chez les autres classes, et cette constitution différente établit une ligne de démarcation très accentuée dans le groupe des Ichthyopsides entre les Poissons et les Amphibiens. Nous résumons ces caractères différentiels dans le tableau suivant :

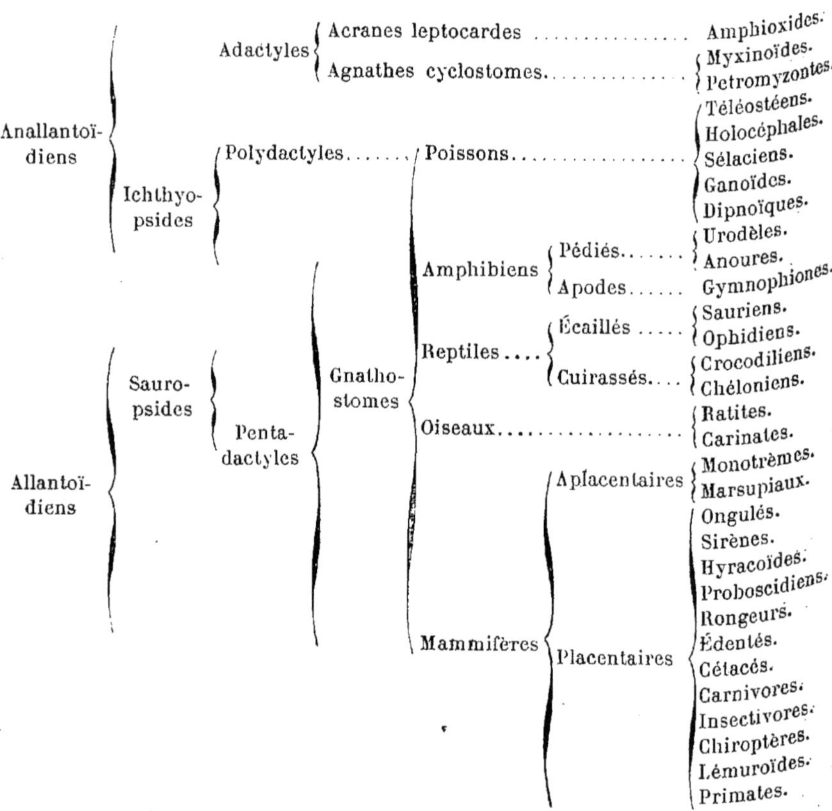

Littérature.

Pour n'avoir pas à nous répéter, nous donnons ici la liste des ouvrages récents sur l'Anatomie comparée de l'ensemble des Vertébrés.

R. Owen, *On the Anatomy of Vertebrates*. 3 vol., London, 1866-68. — H. G. Bronn, *Klassen und Ordnungen des Thierreichs*. Leipzig, 1873-88. — Huxley, *A manual of the Anatomy of vertebrated animals*. London, 1871, traduit en français par Mme Brunet. Paris, 1875. — R. Wiedersheim, *Lehrbuch der vergleichenden Anatomie der Wirbelthiere*. Jena, 1886. — G. Pouchet et H. Beauregard, *Traité d'Ostéologie comparée*. Paris, 1889.

CLASSE DES ACRANIENS OU LEPTOCARDES

Ce sont de petits animaux marins à corde dorsale non segmentée et persistante, ne possédant que des nageoires impaires. Un crâne séparé renfermant un cerveau, des organes de la vue et de l'ouïe, des mâchoires, et, en général, toutes les conformations cartilagineuses ou osseuses du squelette font défaut. Des troncs vasculaires pulsatiles remplacent le cœur. Le sang est incolore, les sexes séparés. On ne connaît bien qu'un seul genre, qui est l'Amphioxus, et qu'une seule espèce, qui se trouve sur les côtes de la mer du Nord, de la Méditerranée et de l'Amérique du Sud.

Les deux localités voisines où l'on trouve l'Amphioxus en grande abondance, et dont nous avons tiré les exemplaires nécessaires pour

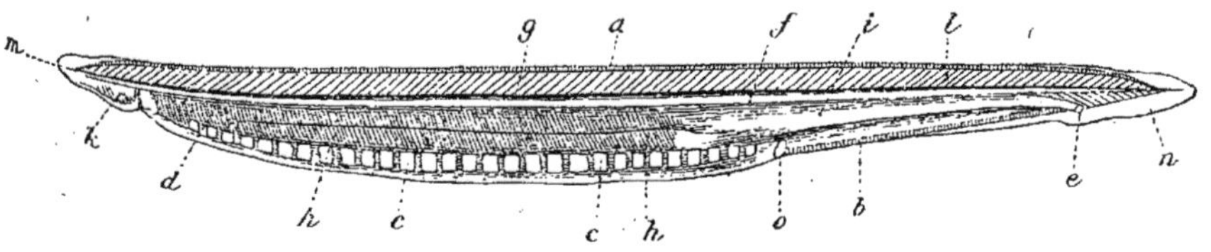

Fig. 138.

notre étude, sont les golfes de Messine et de Naples. Constamment enfoncé dans le sable, l'Amphioxus ne laisse sortir qu'une des extrémités de son corps. Lorsqu'il est tourmenté, il exécute des bonds très hauts et nage à la manière des anguilles. Nous devons une très grande partie de notre monographie à M. le Dr M. Jaquet.

Type : **Amphioxus lanceolatus** (Yarrel). (*Branchiostoma lubricum*, Costa.) On l'appelle vulgairement *lancelet*. C'est un petit

Fig. 138. — *Amphioxus* vu de profil et grossi environ trois fois. Les muscles du flanc gauche sont enlevés et le cœcum est supposé vu par transparence à travers la corbeille branchiale. *a*, rayons supérieurs des nageoires; *b*, rayons inférieurs des nageoires; *c*, masses génitales; *d*, corbeille branchiale; *e*, anus; *f*, corde dorsale; *g*, moelle nerveuse; *h*, cœcum hépatique; *i*, intestin; *k*, bouche; *l*, muscles du tronc; *m*, nageoire terminale antérieure; *n*, nageoire terminale postérieure; *o*, pore abdominal.

animal long d'environ 4 à 5 centimètres. Son corps est aplati latéralement, mais plus large sur la face ventrale que sur la face dorsale; il est étiré en pointe aux deux extrémités. Chacune de celles-ci est entourée par une nageoire extrêmement mince (*m*, *n*, fig. 138). Le corps tout entier de l'Amphioxus est lisse; la couleur générale de la peau est d'un blanc jaunâtre.

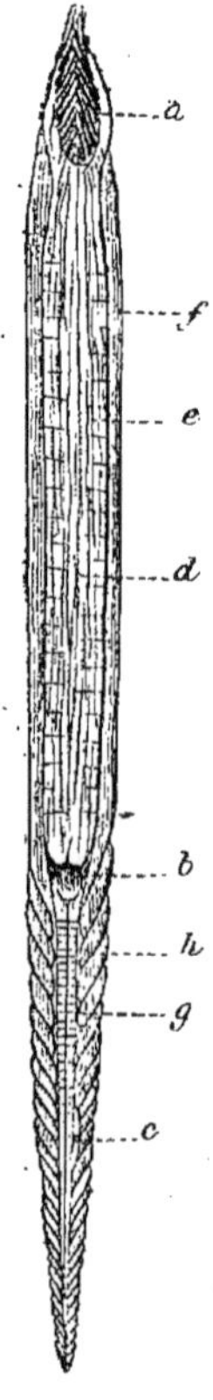

Fig. 139.

En examinant la face ventrale de l'animal, on y distingue trois orifices (fig. 139). L'antérieur est le plus vaste (*a*), c'est la bouche ; elle n'est pas située tout à fait à l'extrémité du corps. Ses parois sont renforcées par une couronne supportant plusieurs filaments non contractiles : c'est la *couronne tentaculaire*. Environ aux deux tiers de la longueur du corps, on aperçoit le *pore abdominal* (*b*), vaste orifice béant par lequel sort l'eau qui a traversé la corbeille branchiale. L'*anus* se trouve situé près de l'extrémité postérieure du corps (*c*); il offre cette particularité de ne pas s'ouvrir sur la ligne médiane ventrale, mais un peu sur le côté; tantôt c'est sur le côté droit du lobe inférieur de la nageoire caudale, tantôt sur le côté gauche; il n'y a pas de régularité à ce sujet.

Préparation. — Les individus vivants se conservent très bien plusieurs jours dans des bocaux dont on a soin de renouveler l'eau assez souvent. Ils sont utilisés avec grand avantage dans les recherches sur la circulation, ainsi que sur les terminaisons du système nerveux aux extrémités antérieure et postérieure. Pour tuer et fixer les exemplaires, on se sert du sublimé, de l'acide osmique ou de l'acide picro-sulfurique. Les échantillons dont on a l'intention de se servir ultérieurement sont conservés, après fixation, dans de l'alcool à 70 pour 100. Si l'on veut examiner par la dissection les organes *in situ* d'un individu qui a séjourné pendant plusieurs semaines dans l'alcool, on fera bien de le transporter pendant quelques heures dans de l'eau additionnée de quelques gouttes d'ammoniaque. Les tissus redeviennent mous et se laissent disséquer sans se briser. La dissection doit se faire sous l'eau.

Pour cette dissection macroscopique, l'animal est fixé dans une petite cuvette placée sur la platine d'une loupe montée. Il est couché sur le flanc droit; la région céphalique étant à gauche de l'obser-

Fig. 139. — *Amphioxus* vu par la face ventrale, grossi environ trois fois. *a*, bouche; *b*, pore abdominal; *c*, anus; *d*, muscles ventraux; *e*, masses génitales vues par transparence à travers les muscles ventraux; *f*, replis latéraux; *g*, rayons des nageoires inférieures; *h*, muscles latéraux du tronc.

vateur, de sorte qu'on aura devant les yeux le flanc gauche de l'animal. On fixe ce dernier par quatre épingles, dont deux à l'extrémité antérieure, deux à l'extrémité postérieure, se croisant en forme d'X, de façon à ne pas entamer le corps de l'animal. Avant d'enlever la peau, on sera attentif au fait que, sur le bord inférieur des flancs, se trouve un bourrelet longitudinal transparent, lequel s'étend de la bouche au pore abdominal; il est creux à son extrémité. C'est le *repli latéral* (*f*, fig. 139), il renferme le *canal latéral*. Avec de fines pinces, on enlève la peau, opération très facile; parfois, les téguments se détachent par larges lambeaux. On met ainsi à nu les *muscles latéraux* (*l*, fig. 138) divisés en soixante-deux faisceaux ou myomères; ces derniers ont la forme d'un V à branches très écartées, dont le sommet se trouve dirigé en avant et situé un peu au-dessus de la demi-distance dorso-ventrale. La face dorsale de l'animal présente, sur toute sa longueur, une quantité de petites masses jaunâtres, disposées les unes à la suite des autres, en palissade (*a*, fig. 138), et affectant une forme plus ou moins cubique. On les retrouve sur la face ventrale, depuis le pore abdominal jusqu'à l'anus (*b*). Ce sont les *rayons des nageoires*. A la limite inférieure des myomères, depuis le pore abdominal jusque un peu en arrière de la bouche, on aperçoit les *organes génitaux* (*c*, *c*, fig. 138). Ils se trahissent sous forme de petits blocs nettement séparés les uns des autres et au nombre d'environ vingt-cinq.

Pour continuer l'étude de la disposition topographique des divers organes, nous devons enlever les muscles latéraux, opération qui se fait facilement au moyen d'épingles. On remarquera la disposition longitudinale des fibres musculaires, par rapport à l'axe du corps de l'Amphioxus, ainsi que les membranes intermusculaires qui emprisonnent complètement chaque myomère. Ces cloisons, les *myocommes*, s'étendent depuis la gaine de la corde jusqu'à la couche sous-cutanée. Au-dessous des muscles et en arrière de la couronne tentaculaire, s'étend la *corbeille branchiale* (*d*, fig. 138). Elle se termine postérieurement dans le voisinage du pore abdominal. Sa paroi est composée par une grande quantité de petits bâtonnets, de consistance cartilagineuse, courant obliquement d'avant en arrière et de haut en bas.

Leurs extrémités supérieures viennent se terminer contre la corde dorsale, tandis que les inférieures arrivent jusque sur la ligne médiane ventrale. L'*intestin*, qui fait immédiatement suite à la corbeille branchiale, est rectiligne et à peu près cylindrique; il est accolé à la corde dorsale; son diamètre diminue insensiblement en arrivant près de l'anus, lequel s'ouvre, au dehors, sur l'un des côtés du lobe inférieur de la nageoire caudale (*e*, fig. 138). Presque au niveau du pore abdominal, l'intestin détache un cœcum, remontant dans la corbeille branchiale.

Ce *cœcum hépatique* (*h*, fig. 138) est situé du côté droit de la corbeille branchiale; il est donc nécessaire d'enlever cette dernière pour l'apercevoir. L'opération est très difficile, car, presque dans tous les cas, le cœcum est intimement accolé à la corbeille. C'est un boyau aplati, de couleur blanchâtre, lequel se soude à l'intestin un peu en avant du pore abdominal, et, de là, s'étend en avant jusqu'au niveau de la troisième masse génitale, où il se ferme en cul-de-sac (*h*, fig, 138). Son intérieur est creux et en continuation directe avec la cavité intestinale.

La *corde dorsale* (*f*, fig. 138) est un cylindre mou, situé un peu au-dessus du milieu de la hauteur du corps. Il se termine, à ses deux extrémités, en pointes, lesquelles pénètrent dans les nageoires. Au-dessus de la corde, se trouve le *système nerveux central* (*g*, fig. 138) sous forme d'un long cordon emprisonné dans une gaine émanant de celle de la corde dorsale. Ses deux extrémités se trouvent situées dans les nageoires. Une petite tache noire, placée tout à fait à l'extrémité antérieure du système nerveux, présente peut-être un rudiment d'un *organe visuel;* en dessus, se distingue une fossette cupuliforme; c'est l'organe généralement considéré comme *cupule olfactive* (*a*, fig. 153). En dessous de la corde, on voit, chez des exemplaires vivants, l'aorte.

Situation réciproque des organes. — L'Amphioxus est un animal dont la symétrie bilatérale est à peu près parfaite. Si nous le divisons par un plan longitudinal et vertical, nous trouvons, de chaque côté, une moitié de la corde dorsale, une moitié du système nerveux, une moitié d'aorte, une moitié des rayons des nageoires, une moitié du système digestif et respiratoire; en outre, nous avons une rangée complète de masses génitales, de muscles latéraux, ainsi qu'un repli latéral avec son canal. La fossette olfactive, le cœcum hépatique, l'anus et les racines des nerfs spinaux ne répondent pas à cette symétrie.

L'étude de l'organisation interne de l'Amphioxus se fait presque en totalité sur des coupes dirigées dans les trois directions. La coloration au carmin boracique donne de très bons résultats. On inclut les exemplaires destinés à être coupés dans la paraffine. On réussit facilement à couper un animal entier en plus de 2,000 coupes transversales et à mettre celles-ci en séries au baume sans en perdre une seule, si l'on emploie, pour le collage sur le porte-objet, le collodion additionné d'essence de girofle.

Pour mieux faire comprendre les relations entre les différents organes, nous donnons ici une série de coupes transversales et verticales, faites toutes sur le même individu femelle adulte, dessinées à la chambre claire sous le même grossissement, et dans lesquelles nous avons désigné les organes par les mêmes lettres. En comparant ces coupes, on pourra se rendre compte des dimensions de l'animal dans les différentes régions et des relations des organes entre eux. La première de ces coupes (fig. 140) est menée par le fond de la cavité buccale; la seconde (fig. 141), au premier commencement de la corbeille branchiale, derrière le velum; la troisième (fig. 142), par le milieu de la corbeille branchiale; la quatrième (fig. 143), immédiatement en arrière de l'extrémité de la corbeille branchiale, où se

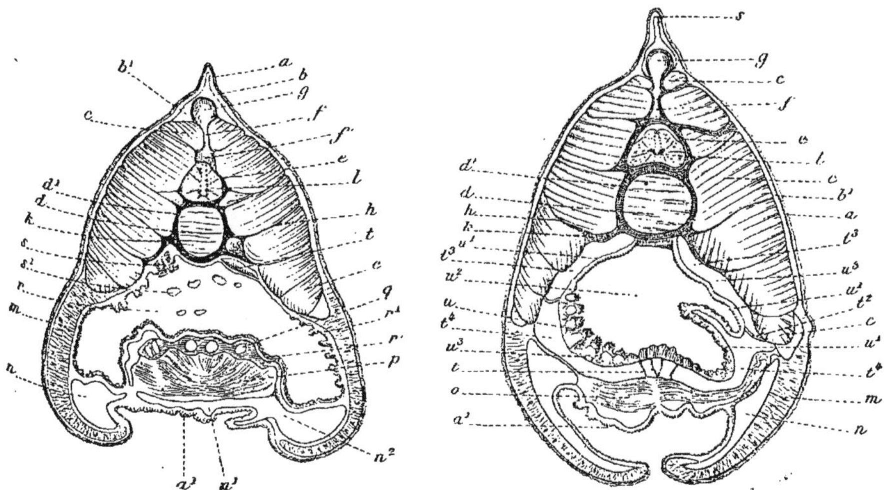

Fig. 140. Fig. 141.

Fig. 140. — Coupe transversale et verticale d'un individu femelle près du fond de la cavité buccale. Gundl., Oc. 2, Obj. 0. Chambre claire. (*N. B.* Toutes les coupes suivantes, jusqu'à fig. 146 inclusivement, sont faites sur le même individu, dessinées au même grossissement, et les différentes parties désignées par les mêmes lettres, dont on ne répétera pas l'indication sur les coupes suivantes, où l'on ne mettra que la signification des lettres nouvelles.) *a*, épiderme; *a'*, épiderme frangé de la face ventrale; *b*, derme; *b'*, tissu sous-dermique; *c*, myomères; *d*, corde dorsale, noyau; *d'*, sa gaine; *e*, gaine de la moelle; *f*, soutien vertical dorsal; *f'*, son bouton; *g*, rayon de la nageoire; *h*, myocommes; *k*, lamelle costale; *l*, moelle épinière; *m*, repli latéral; *n*, canal latéral; *n'*, son isthme transversal; n^2, orifice de communication entre le canal et l'isthme; *p*, coussinet musculaire de la couronne tentaculaire; *q*, pièces de cette couronne coupées; *r*, cavité buccale; *r'*, son épithélium; *s*, bourgeons internes de l'espace latéral; *s'*, franges coupées de l'épithélium buccal; *t*, espace correspondant à *s*.

Fig. 141. — Coupe au commencement de la corbeille branchiale. Les lettres de la figure précédente et en outre : *o*, muscle ventral; *t*, péritoine; t^2, cloison péritonéale entre l'espace épibranchial t^3 et péribranchial t^4; *u*, corbeille branchiale; *u'*, sa partie initiale sans fentes; u^2, sa cavité interne; u^3, baguettes branchiales; *s*, nageoire cutanée dorsale.

détache le cœcum; la cinquième (fig. 144), par le pore abdominal; la sixième (fig. 145), par l'anus, et la septième (fig. 146), par l'extrémité caudale.

Chacune de ces coupes présente des particularités, mais toutes montrent aussi des systèmes généraux, modifiés dans différentes régions. On voit partout l'épiderme (*a*), le derme (*b*), la disposition

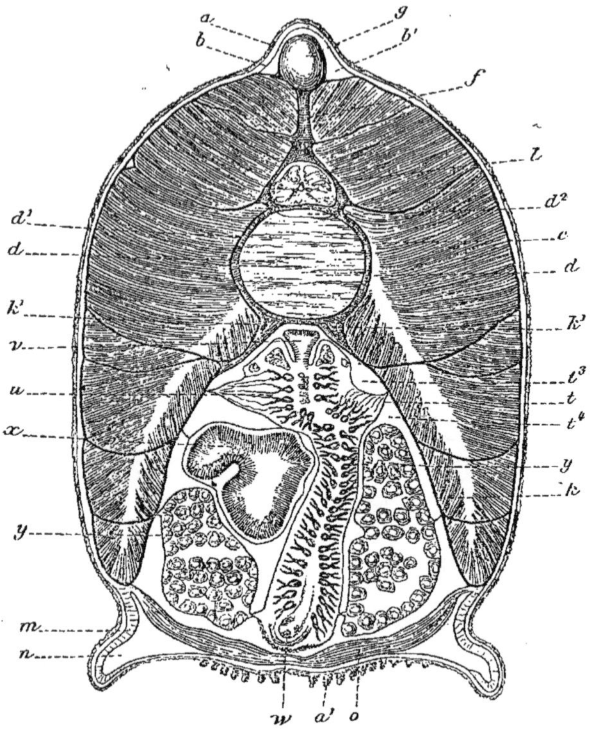

Fig. 142.

des myomères du corps (*c*), ainsi que celle du squelette, tenu, dans les dessins, sur des tons plus sombres qu'ils ne sont en réalité. On remarque partout le noyau moelleux de la corde dorsale (*d*) avec sa gaine (*d'*) d'où rayonnent les différentes parties du squelette, membraneuses en grande partie; la gaine du système nerveux (*e*) qui se ferme dorsalement, pour faire naître un échafaudage de soutiens verticaux (*f*) se terminant dans les rayons de la nageoire (*g*) et four-

Fig. 142. — Coupe par le milieu du ventre. Les lettres comme dans les deux figures précédentes et en outre : d^2, espace et tissu de Müller; *k'*, attaches des lamelles costales à la gaine de la corde; *v*, rigole épibranchiale; *w*, rigole hypobranchiale; *x*, cœcum hépatique; *y*, ovaires.

nissant, dans la région caudale (fig. 146), un échafaudage vertical inférieur semblable (*i*). On voit également, rayonnant depuis ces systèmes verticaux et les gaines de la corde et de la moelle, les cloisons des myomères, les myocommes (*h*), parmi lesquelles se font remarquer, le long de la cavité abdominale, des renforcements intérieurs (*k*) qui dessinent, pour ainsi dire, des côtes. On peut donc se

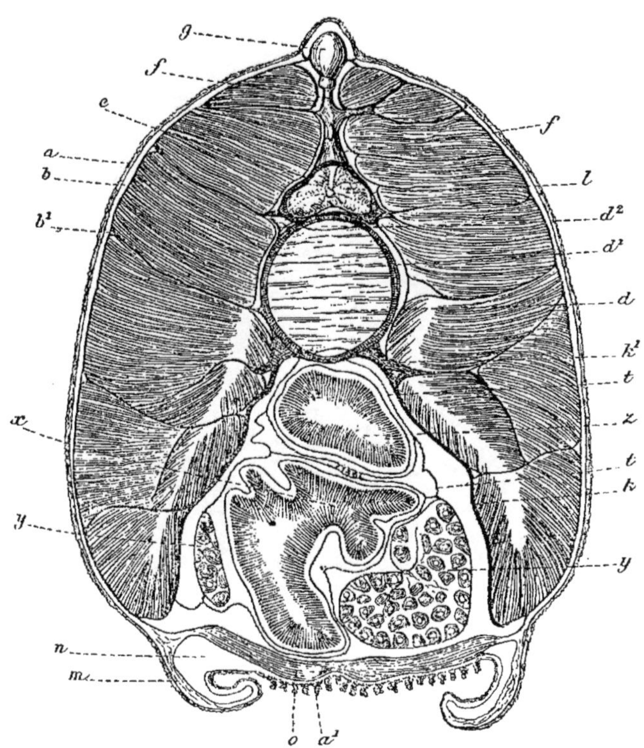

Fig. 143.

rendre compte, sur ces coupes, de la disposition du squelette dans son ensemble, ainsi que de la moelle épinière (*l*) qui règne sur toute la longueur du corps et qui ne manque dans aucune de nos coupes. Les coupes 140 à 144, enfin, font voir le développement successif des replis latéraux (*m*) avec les canaux latéraux (*n*) y inclus, ainsi que le muscle obturateur ventral (*o*).

La coupe, figure 140, montre le fond de la cavité buccale (*r*) largement ouverte, avec son épithélium (*r'*) étiré en franges (*s*) dont on

Fig. 143. — Coupe derrière la corbeille branchiale. Lettres comme dans les trois figures précédentes et en outre : *x*, intestin.

voit encore quelques-unes coupées. Un épais coussinet musculaire (p) entourant les bâtonnets de la couronne tentaculaire (q) en forme le fond. Le coussinet est flanqué, des deux côtés, par les replis latéraux (m), dont les canaux (n) communiquent ensemble par un isthme transversal (n'), établi entre le coussinet et les téguments. La communi-

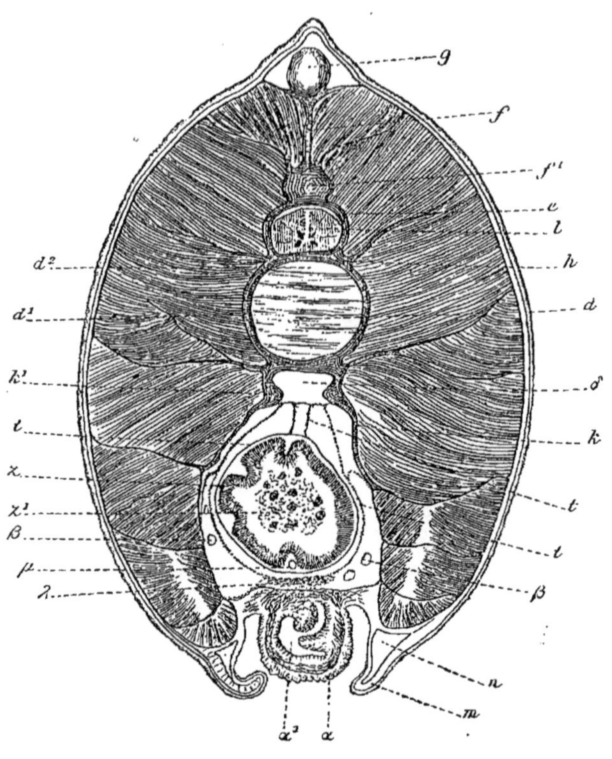

Fig. 144.

cation entre le canal et l'isthme n'a été ouverte, par la coupe, que du côté droit de la figure.

La seconde coupe, figure 141, passe à travers la cavité abdominale, montrant le péritoine (t), attaché à la corde dorsale, entourant le commencement de la corbeille branchiale (u), dont les arcs commencent à s'accentuer à la face ventrale, et se rattachant ensuite de nouveau, à la ligne médiane ventrale, par quelques replis à la lamelle externe tapissant les parois du corps. Les replis latéraux, avec leurs

Fig. 144. — Coupe à travers le pore abdominal. Lettres comme dans les quatre figures précédentes et en outre : x', grains de sable dans l'intestin; α, mamelon du pore abdominal; α', son canal; β, parasites coupés dans la poche péritonéale inférieure; δ, aorte, λ, épithélium péritonéal épaissi; μ, vaisseau sanguin appliqué à l'intestin.

canaux, ainsi que le muscle obturateur ventral, se montrent bien développés.

La coupe, figure 142, menée par le milieu environ de la cavité ventrale, montre les viscères abdominaux en plein développement. La corbeille branchiale (u) munie des rigoles épibranchiale (v) et hypobranchiale (w) est fortement comprimée, entre le cœcum hépatique (x) et les ovaires (y), dont les enveloppes péritonéales se rattachent au feuillet tapissant les parois du corps.

La coupe, figure 143, passe entre la fin de la corbeille branchiale

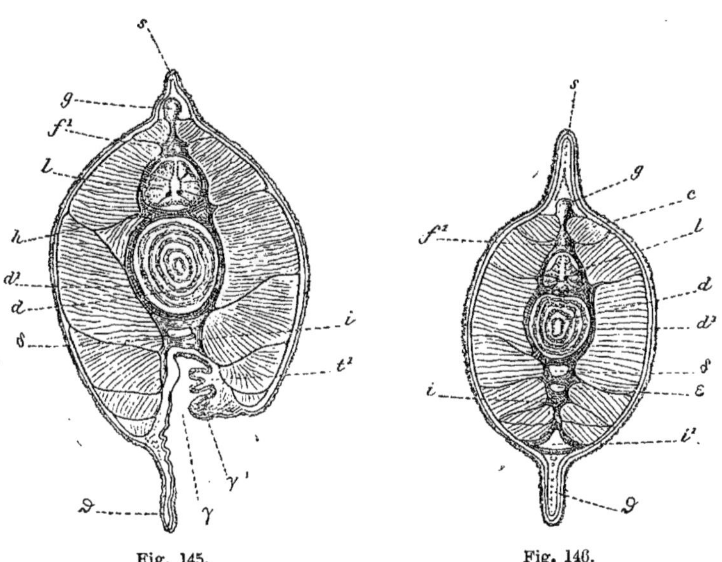

Fig. 145. Fig. 146.

et l'origine du cœcum (x). Ce dernier, fortement plissé, occupe la partie inférieure de la cavité abdominale entre les deux ovaires (y), tandis que le tube intestinal proprement dit (z), qui résulte de la fermeture de la rigole épibranchiale, occupe la partie supérieure de la cavité abdominale.

Les ovaires ont trouvé leur fin un peu avant la coupe figure 144, menée par le pore abdominal (α). L'intestin, rempli de grains de sable et de restes d'organismes digérés, occupe seul la cavité abdominale; dans les poches péritonéales latérales se trouvent quelques para-

Fig. 145. — Coupe par l'anus. Lettres comme dans les cinq figures précédentes et en outre : i, soutien vertical inférieur ; t', poche péritonéale anale; γ, anus; γ', son sphincter; ϑ, nageoire cutanée inférieure.

Fig. 146. — Coupe par la région caudale. Lettres comme dans les six figures précédentes et en outre : i', terminaison du soutien inférieur; ε, canal de la veine cave.

sites (β); des deux côtés du mamelon, recélant le canal du pore abdominal, finissent les replis et canaux latéraux.

L'anus a été entamé dans la coupe figure 145, qui montre la nageoire verticale inférieure, développée à côté d'une profonde rigole, dans la paroi droite de laquelle se voient les derniers plis de l'intestin rectal, avec le sphincter de l'anus (γ). L'appareil de soutien ventral du squelette s'est fortement consolidé et entoure le canal, par lequel passe l'aorte (δ). Enfin, dans la coupe passant par la queue (fig. 146), cet appareil de soutien atteint son plus haut développement et montre encore un canal pour la veine (ε).

Téguments. — La peau de l'Amphioxus se compose de trois parties qui sont : l'*épiderme*, le *derme* et la *couche sous-cutanée.*

L'*épiderme* (*a*, fig. 147) se compose de cellules cylindriques

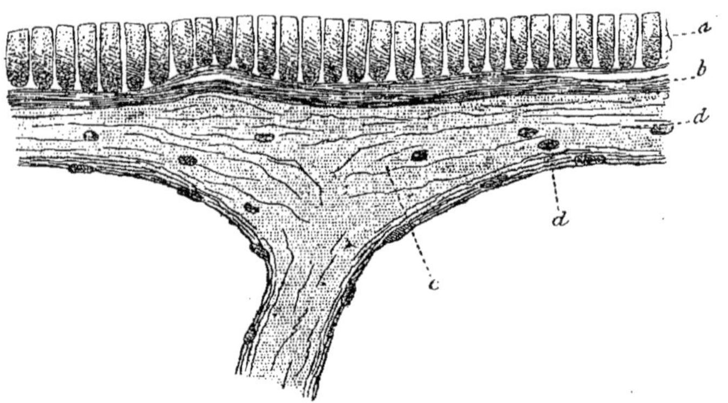

Fig. 147.

disposées sur un seul rang. Elles se colorent facilement et laissent apercevoir une quantité de granulations, dans la région avoisinant le derme. Le bord libre est souvent épaissi, de manière à simuler un plateau. Ces cellules atteignent leur plus grande hauteur sur le dos de l'animal. Sur la face ventrale, entre les replis latéraux, elles diminuent parfois tellement de hauteur, qu'elles deviennent cubiques. L'épiderme vu de face, sous un fort grossissement, montre les parois cellulaires, décrivant des figures hexagonales. D'après Langerhans, on aperçoit sur n'importe quelle partie du corps d'un individu vivant, mais surtout dans le voisinage de la région antérieure, des cellules épidermiques de forme allongée, dont l'extrémité interne se prolonge en un fin filament, et dont le bord libre porte un poil plus ou moins rigide. Nous n'avons pas réussi à apercevoir ces cellules sensi-

Fig. 147. — Coupe transversale de la peau. Verick, Oc. 3, Obj. 6. *a*, cellules épidermiques; *b*, derme; *c*, couche sous-cuticulaire avec noyaux *d*.

tives, n'ayant eu à notre disposition que des individus conservés depuis plusieurs mois dans l'alcool. Ces cellules seraient en relation directe avec les terminaisons des nerfs périphériques. Par places, l'épiderme est le siège de dépôts de pigment un peu jaunâtre, se trahissant, sous le microscope, comme de petites concrétions rondes fortement réfringentes lesquelles, sous l'influence de traces minimes de potasse caustique, noircissent subitement. Un épithélium, cilié par places, a été décrit sur de jeunes individus; on n'en trouve plus trace chez les adultes.

Le *derme* (*b*, fig. 147) forme un strate toujours intimement soudé à l'épiderme. Il offre dans toutes les parties du corps la même structure. C'est une lame dans laquelle il est impossible de constater la présence de noyaux; on y découvre seulement de fines stries horizontales, indiquant une structure lamelleuse. Le derme se colore fortement sous l'influence du carmin boracique.

La *couche sous-cutanée* (*c*, fig. 147) offre de profondes modifications, suivant les endroits où on l'examine. Elle est surtout fortement développée sur les replis latéraux, la face ventrale, la région céphalique et les nageoires. En général, elle est plus épaisse que le derme et apparaît, sur les coupes, comme une substance en gelée, dans laquelle on aperçoit des lignes disposées sans ordre, paraissant être le produit de l'action des réactifs durcissants plutôt que de fibres propres au tissu ou de parois cellulaires. L'existence de noyaux peut être contrôlée, chez de jeunes individus, dans les endroits où la couche sous-cutanée est épaisse, comme dans les replis latéraux. Ils ont une forme ovalaire, et sont disséminés sans ordre (*d*, fig. 147). Chez les individus adultes, on ne peut plus les apercevoir. En outre, dans la couche sous-cutanée, rampent de nombreux nerfs très facilement visibles sur les coupes colorées au carmin boracique.

Les téguments de la face ventrale de l'Amphioxus sont plissés longitudinalement, depuis la bouche jusqu'au pore abdominal (*d*, fig. 139). Ces plis sont, en général, très serrés et très profonds, et reposent sur la couche des muscles ventraux, mais n'y sont pas intimement unis. La couche sous-cutanée émet une foule de prolongements, lesquels montent directement vers la face ventrale du muscle obturateur (*o*, fig. 143) auquel ils s'accolent. De la sorte, ils déterminent entre eux des espaces ou canaux longitudinaux, dont les parois sont tapissées par des membranes à noyaux très distincts.

C'est dans la couche sous-cutanée que se trouve un système d'*espaces lacunaires*, dont la signification physiologique n'est pas encore connue. Il est surtout développé dans les deux nageoires antérieure et postérieure, où il se prête très bien à l'observation. Dans ce but, on plonge un individu pendant quelque temps dans une solution de potasse très diluée, puis, après l'avoir soigneusement lavé, on isole la nageoire antérieure, que l'on examine dans l'eau sous un faible grossissement. Le système lacunaire apparaît alors dans toute sa netteté. Il est situé sur le plan médian et longitudinal de la nageoire et s'étend de son extrémité antérieure jusque sur les faces dorsale et latérales de l'animal où, par des canaux flexueux et très ténus, il s'unit aux ramifications du réticulum de la nageoire postérieure. Dans la région céphalique (*c*, fig. 148), on voit que les espaces sont allongés et disposés obliquement d'avant en arrière ; ils deviennent de plus en plus étroits, diminuent de nombre en passant sur les faces dorsale et latérales,

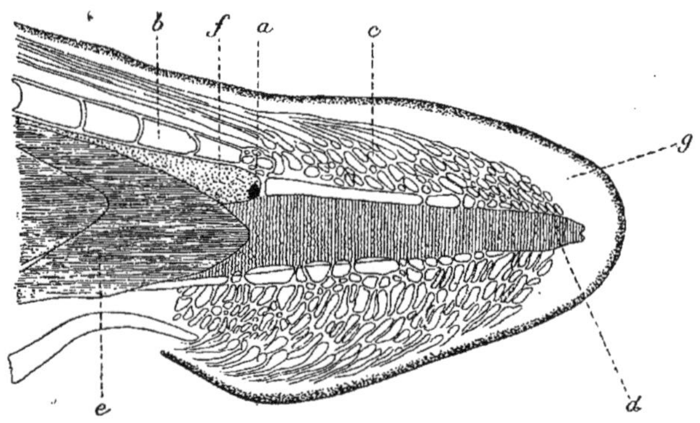

Fig. 148.

et décrivent entre eux des anses et anastomoses irrégulières, dont les parois sont très fines et montrent des noyaux allongés.

Replis latéraux (*m*, fig. 140-144). — Nous avons déjà vu dans la description générale du corps de l'Amphioxus, que sur les bords inférieurs des flancs se trouvent des replis plus ou moins transparents, lesquels courent depuis la bouche jusqu'au pore abdominal. Les replis eux-mêmes (*m*) sont formés par un épaississement de la couche sous-dermique, dans lequel on voit très bien des fibres, surtout transversales, et des noyaux. Ils contiennent dans leur intérieur un *canal longitudinal* (*n*) au sujet duquel les opinions les plus diverses ont été émises. Les coupes transversales sont d'une très grande utilité dans leur étude. Chaque canal latéral court de la bouche au pore abdominal en s'amincissant à ses deux extrémités. Sur les coupes, il affecte la forme d'un triangle dont la base reposerait sur les muscles

Fig. 148. — Partie antérieure d'un *Amphioxus* préparée pour montrer le système d'espaces lacunaires. *a*, tache oculiforme; *b*, rayons des nageoires; *c*, espaces lacunaires *d*, corde dorsale; *e*, muscles; *f*, moelle nerveuse; *g*, nageoire antérieure.

ventraux, les côtés seraient formés par les pans externe et interne du repli latéral, lesquels, en se soudant l'un à l'autre, emprisonnent le sommet du triangle. Du côté ventral, la base du triangle se soude au côté latéral au moment où les téguments commencent à devenir ondulés; du côté dorsal, la réunion s'opère au point d'attache du muscle ventral, contre l'extrémité ventrale de l'enveloppe squelettaire des muscles du corps. La paroi externe du repli latéral est beaucoup plus épaisse que l'interne, et cet épaississement est dû au grand développement de la couche sous-cutanée.

Les canaux latéraux (*n*), disions-nous, diminuent de diamètre au fur et à mesure qu'ils s'avancent vers les deux extrémités du corps de l'animal. Ici, s'élève la question de savoir : s'ils sont fermés en cœcum, ou s'ils débouchent au dehors ? Il se trouve des auteurs pour défendre les deux opinions. Voici ce que nous avons observé sur plusieurs séries de coupes dirigées dans les trois directions. Les canaux latéraux sont clos en arrière, et ne débouchent ni au dedans du corps, ni au dehors (fig 144). En avant, ils communiquent l'un avec l'autre par une petite ouverture en forme d'isthme, qui se trouve entre la face ventrale de la masse musculaire, à laquelle est attachée la partie postérieure arquée de la couronne tentaculaire et les téguments de la face ventrale (*n'*, fig. 140). De cet isthme partent des branches qui se distribuent dans la couronne tentaculaire et que nous décrirons en parlant de celle-ci. Mais toutes ces branches sont fermées aux bouts, et nous n'avons pas pu entrevoir d'orifices faisant communiquer l'extrémité antérieure des canaux latéraux, soit avec la cavité buccale, soit directement avec l'extérieur. C'est donc un système de lacunes entièrement closes et communiquant ensemble dans la région buccale par un isthme transversal.

Système squelettaire. — En abordant l'étude de ce système, le commençant doit toujours se rappeler qu'il est composé de tissu conjonctif à divers degrés de solidité, et que les distinctions si aisées entre les pièces osseuses et cartilagineuses, auxquelles on peut se rattacher dans l'étude des Vertébrés supérieurs, ne sauraient être faites ici. Nous pouvons distinguer, chez l'Amphioxus, deux sortes de conformations servant de soutien : celle du corps, constituée par un axe, la corde dorsale ou notochorde et ses rayonnements, et les appareils de soutien spéciaux, tels que celui de la corbeille branchiale, de la couronne tentaculaire et de l'anneau frangé. Nous ne parlerons ici que de la corde et de ses rayonnements; les autres appareils de soutien seront traités en même temps que les organes auxquels ils appartiennent.

La *corde dorsale* est une tige cylindrique située dans l'axe médian du corps, un peu plus haut que le milieu de la distance dorso-ventrale; elle s'étend d'une extrémité à l'autre (*f*, fig. 138). Elle est entourée latéralement par les masses musculaires du corps; contre sa face ventrale vient s'accrocher le système intestino-respiratoire; sur sa face dorsale s'étend la moelle nerveuse. Ses deux extrémités se terminent en pointe et pénètrent antérieurement, bien en avant de la bouche, jusque dans la nageoire, et postérieurement jusque dans la nageoire caudale. L'extrémité antérieure s'amincit rapidement de manière à simuler un cône, lequel porte souvent un petit appendice cylindrique (*f''*, fig. 153). L'extrémité postérieure, au contraire, diminue son diamètre petit à petit. Les coupes transversales que nous avons données (fig. 140-146) montrent les formes peu variées du cylindre cordal dans sa longueur; dans la nageoire antérieure, en avant de la moelle, il est verticalement ovalaire; dans la région buccale (fig. 140), sa paroi ventrale s'allonge vers le bas, puis les coupes reprennent leur aspect rond pour devenir plus tard ovalaires dans la nageoire caudale; sous l'influence des réactifs, les contours de la corde sont souvent profondément modifiés, de sorte que sa véritable forme doit être reconstituée d'après des exemplaires intacts; mais, d'une manière générale, on peut dire que les coupes transversales sont rondes, à l'exception des deux extrémités où elles sont ovalaires.

Nous distinguons deux parties constituantes essentielles de la corde : le contenu ou noyau, assez mou (*d*, fig. 140-146), et la gaine, élastique et ferme (*d'*), d'où partent les différents rayonnements, et qui se colore assez vivement par les différentes teintures.

Le *noyau* de la corde (*d*, fig. 140-146) est formé par une suite de disques très minces placés verticalement et transversalement par rapport à l'axe du cylindre; ils adhèrent sur leurs pourtours à la gaine de la corde, sont mous comme de la gelée, et mis en relation entre eux par de petits ponts transverses. Si l'on considère une des extrémités d'un Amphioxus préparé au baume (*d*, fig. 148), on voit que la corde présente une quantité de lignes verticales plus ou moins régulières; elles apparaissent très nettement sur des coupes longitudinales, sous forme de filaments constituant un réticulum à mailles allongées et plus grosses au milieu de la coupe que sur les bords. Chaque filament montre toujours des stries parallèles longitudinales, puis il se sépare en petites fibrilles très fines allant à la rencontre des fibres voisines. Vers la gaine de la corde, tous ces filaments deviennent plus fins par dédoublement, et, par là même, beaucoup plus nombreux. Sur des coupes transversales, nous voyons que la substance interne molle, avec ses stries transversales, très fines et très accusées sur les bords, dans le voisinage de la gaine surtout, ne remplit pas entièrement l'espace interne et laisse deux espaces libres, dont l'un occupe la ligne médiane dorsale (fig. 148), tandis que l'autre, beaucoup plus petit et moins constant, se trouve sur la ligne médiane ventrale. Ces espaces, variables de forme, sont remplis par un tissu très lâche, auquel on a donné le nom de *tissu de Müller* (*f*, fig. 149). Appliqué à la face interne de la paroi dorsale de la gaine, on aperçoit un revêtement de petites cellules très peu visibles (*e*), desquelles se détachent des filaments très allongés (*f*), courant directement vers l'intérieur. Ces filaments peuvent s'anastomoser les uns aux autres et former un réticulum; sur leur trajet, on aperçoit nettement un noyau allongé. Les extrémités inférieures paraissent être en rapport avec de grosses masses situées dans le tissu mou de la corde et ayant tout à fait l'aspect de glandes composées (*d*, fig. 149); elles se colorent beaucoup plus vivement que le reste

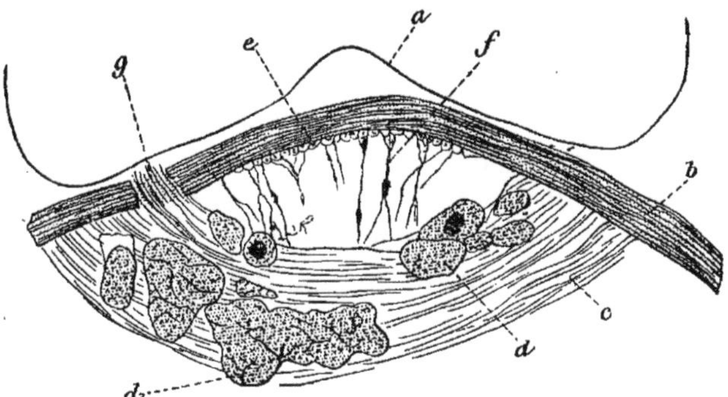

Fig. 149.

de la corde, sont disséminées sans ordre, ne se présentent pas sur toute la longueur de la corde et sont très variables de forme comme de grosseur. On distingue, dans leur intérieur, une quantité de fines granulations, et, parfois, une concentration plus vivement colorée, semblable à un gros noyau. Quelques-unes de ces masses possèdent des prolongements qui sortent par les ouvertures de la gaine de la corde. Dans l'espace inférieur laissé libre entre la corde et la gaine, se trouve aussi un tissu de Müller, mais en moins grande abondance; il est en relation avec le tissu supérieur par les espaces situés entre les disques.

On a beaucoup discuté la question de savoir si les disques de la

Fig. 149. — Coupe transversale de la région supérieure de la corde. Verick, Oc. 3, Obj. 6. *a*, contour de la moelle; *b*, gaine de la corde; *c*, stries de la corde; *d*, grosses cellules avoisinant le tissu de Müller; *e*, couche de petites cellules tapissant le plafond de la cavité de Müller; *f*, tissu de Müller; *g*, tissu passant par le pore situé dans la gaine de la corde.

corde avaient des noyaux. Sur la coupe transversale de l'extrémité de la corde d'un individu adulte, nous avons constaté la présence d'un assez grand nombre de noyaux situés dans le voisinage d'un des côtés de la gaine. Ces noyaux étaient très nettement visibles, allongés dans le sens des stries transversales. En outre, sur la corde dorsale d'un jeune Amphioxus, n'importe dans quelle région, on aperçoit de gros noyaux faiblement colorés, finement granuleux, et possédant, dans leur centre, un nucléole rond bien visible. Ces gros noyaux sont disposés en un rang sur la ligne dorso-ventrale.

Avant de terminer la description du noyau de la corde dorsale, nous voulons encore dire quelques mots au sujet d'un aspect fort curieux que l'on observe sur des coupes transversales faites aux extrémités de la corde. Les figures 145 et 146 nous en donnent une reproduction. Cet aspect consiste en zones concentriques parallèles à la gaine de la corde et un peu plus colorées que les tissus environnants. Ces lignes sont souvent reliées les unes aux autres par de petits ponts transversaux déterminant entre eux des espaces losangiques. Peut-être est-il possible d'interpréter ces zones comme les points d'attache des disques les uns aux autres.

L'étui de la corde, nommé aussi *couche squelettogène* (d^1, fig. 140-146; *b*, fig. 148), est une gaine entourant de toutes parts la substance molle interne. On peut lui distinguer deux couches concentriques: une externe, mince, se colorant facilement, et une interne, plus épaisse. Celle-ci est partout accolée à la substance interne de la corde, sauf dans les deux endroits mentionnés, où se trouve le tissu de Müller. La couche interne montre des stries concentriques irrégulières indiquant une structure lamelleuse. Quant à la couche externe, elle est beaucoup plus lâche ; elle présente souvent des lacunes dans son intérieur, et de fines granulations indiqueraient peut-être la présence de fibres longitudinales. C'est elle qui participe à la formation des apophyses; sa surface externe montre des noyaux, lesquels appartiennent à une membrane tapissant les deux faces de chaque apophyse.

La gaine de la corde présente une particularité digne de remarque, et sur laquelle les derniers auteurs ont attiré spécialement l'attention. Elle consiste en ce que la face dorsale de la gaine, celle qui sert de plancher au cordon médullaire, est perforée de deux rangées de trous disposés longitudinalement. Ces trous, vus de face, se présentent sous forme de boutonnières placées vis-à-vis les unes des autres, et transversalement, par rapport à la longueur de la corde; ils sont remplis par la substance interne de celle-ci. Pour bien comprendre l'organisation de ces ouvertures, il faut avoir recours à des coupes transversales et sagittales. Nous avons donné (fig. 149) le dessin d'une coupe transversale de la région dorsale de la corde. Tout en haut (*a*), se trouve indiqué le contour du système nerveux, en dessous (*b*), vient la couche squelettogène, dont on voit à gauche la perforation (*g*); l'animal a été atteint un peu obliquement par le rasoir, cela nous explique le fait que nous ne voyons qu'une seule ouverture. Celle-ci livre passage à de nombreuses fibres, lesquelles vont de la masse interne de la corde vers l'extérieur; il est difficile de les suivre, on peut seulement constater qu'elles n'ont pas de relations directes avec le système nerveux. Sur une coupe sagittale, nous voyons la suite de ces orifices; ils ne sont pas régulièrement espacés et possèdent tous à peu près le même diamètre. Ils sont revêtus par une membrane qui est la continuation de celle qui entoure la corde. Quelques auteurs ont pensé que ces ouvertures permettent le passage aux liquides nourriciers se rendant à l'intérieur de la corde; d'autres y voient une relation directe entre les systèmes nerveux et squelettaire.

Nous pouvons distinguer, dans le *système apophysaire* de la couche squelettogène, deux parties plus ou moins distinctes : les apophyses verticales et les rayonnements latéraux. Au premier système prennent part les deux couches de la gaine cordale; la couche fibrillaire externe forme presque seule les rayonnements latéraux. Parlons d'abord du système vertical, où nous reconnaissons deux parties, les soutiens dorsaux et les soutiens ventraux. Les premiers sont établis sur toute la longueur du corps; les seconds ne se développent que dans la partie postérieure. Les coupes transversales (fig. 140-146) serviront à l'intelligence de la description.

Le plafond de la gaine cordale et le plancher du *canal neural*, contenant la moelle, ne forment qu'un tout. Sur les bords latéraux de la corde, les couches squelettogènes se relèvent pour se joindre au sommet, en constituant ainsi un tube longitudinal, renfermant la moelle. Les angles du relèvement sont remplis par la couche squelettogène fibreuse, et, de ces points, partent deux apophyses musculaires importantes. Sur la jonction supérieure de la voûte neurale se trouve un épaississement (*f*, fig. 140-146), qui, sur les coupes, se présente, surtout au milieu du corps, comme un gros bouton. Sur cet épaississement s'élève une cloison verticale médiane, plus haute et plus épaisse au milieu du corps (fig. 142, 143), qui, sur les coupes, apparaît comme une épine, d'où partent également, suivant la direction de la coupe, une ou deux myocommes. Arrivée dans le voisinage du tégument dorsal, cette cloison envoie, à droite et à gauche, les dernières lamelles myocommaires, qui se rattachent aux téguments et se termine en une série de renflements appelés les *rayons des nageoires* (*g*) et qui sont logés directement sous la peau dans une carène peu relevée.

Ce système vertical, que l'on peut comparer aux neurapophyses du squelette osseux, mais qui présente une cloison verticale continue courant d'un bout de l'animal à l'autre, est formé par un tissu conjonctif que quelques auteurs ont nommé *tissu élastique*. On distingue dans ce tissu, lequel paraît entièrement homogène et transparent, chez les animaux vivants, des stries dirigées dans toutes les directions; tantôt on en voit de transversales, tantôt d'obliques, ou bien elles sont remplacées par un fin pointillé; tout cela donne à penser que nous avons à faire ici à un résultat artificiel produit par l'action des agents fixateurs.

Nous venons de dire que le système de soutien vertical se termine par les conformations auxquelles on a donné le nom de *rayons des nageoires*. Ces conformations méritent une description spéciale.

Si l'on examine, même à l'œil nu, un Amphioxus couché sur le flanc, on remarque sur la face dorsale, dans le repli des téguments, une série ininterrompue de petites masses opaques reposant pour ainsi dire sur les muscles du tronc, et séparées les unes des autres par des cloisons transversales (*a*, fig. 138). Ces masses diminuent rapidement aux deux extrémités; elles commencent antérieurement avec les muscles du tronc et se terminent près de l'extrémité postérieure du corps. On les retrouve également dans l'espace qui sépare le pore abdominal de l'anus. Les premières masses de la rangée dorsale sont doubles et placées l'une à côté de l'autre. Les coupes transversales et sagittales nous font comprendre les relations des rayons des nageoires avec l'axe squelettaire. Dans les premières, nous voyons que la couche externe de la gaine de la corde, après avoir formé le système vertical décrit, et après avoir détaché les deux cloisons supérieures limitant les masses musculaires, s'écarte totalement au même niveau, pour aller se souder à la face interne des téguments, en constituant ainsi, avec ces derniers, une espèce de cage ou capsule, ronde en haut, avec un plancher presque plat. C'est dans ces capsules (*g*, fig. 140-146) tapissées intérieurement par une membrane propre, à noyaux distincts, que se trouve le tissu formant les rayons des nageoires. Il n'est aucunement semblable à celui de la gaine de la corde; il est beaucoup plus homogène, ne se colore presque pas et montre dans son intérieur des noyaux en grande quantité, ainsi que des lacunes provenant évidemment de déchirures occasionnées par le retrait. Les cloisons qui séparent les capsules présentent des stries très visibles, serrées les unes contre les autres, dirigées de haut en bas, et des noyaux fortement colorés et allongés. Chez de jeunes exemplaires, on observe seulement les cloisons des capsules, mais la substance élastique y fait défaut. Chez les adultes, il est rare que la substance interne remplisse complètement la capsule ; il persiste toujours entre elle et les parois capsulaires supérieure et latérales un espace plus ou moins considérable. Chaque capsule est traversée par de fins canaux longitudinaux qui mettent en communication les deux systèmes de canaux des nageoires antérieure et postérieure.

Un système de soutiens verticaux analogue à celui de la région dorsale se développe aussi du côté ventral, mais seulement dans la partie postérieure du corps. On voit, en effet, dans les coupes menées au-devant du pore abdominal (fig. 140-143), que la face ventrale de la gaine cordale constitue le plafond de la cavité abdominale sans intermédiaire, et que sa surface est revêtue seulement soit par l'épithélium buccal (fig. 140), soit par le péritoine (fig. 141-143). Ce n'est qu'au niveau du pore abdominal (fig. 144) que commencent à se montrer, sur les apophyses costales, dont nous parlerons plus bas, des saillies internes, lesquelles limitent un espace médian (δ), fermé du côté ventral par le péritoine, et qui donne passage à l'aorte. Ces deux saillies se rapprochent bientôt, se joignent au milieu et circonscrivent ainsi l'aorte. Au niveau de l'anus (fig. 145), la réunion est accomplie, et, immédiatement derrière l'anus (fig. 146), et sur toute la longueur de la queue, nous voyons un soutien vertical complet (*i*, fig. 146) qui forme des canaux pour les vaisseaux sanguins et se termine, à la base de la nageoire, en un canal à coupe triangulaire, correspondant au rayon dorsal de la nageoire. Si les soutiens verticaux de la région dorsale sont homologues aux neurapophyses, il est évident que ces soutiens ventraux correspondent aux hémapophyses des autres Vertébrés, et, en effet, la coupe transversale d'une queue de poisson est disposée absolument de la même manière, abstraction faite de la différence des tissus qui constituent les soutiens réciproques.

Les rayonnements latéraux de la couche squelettogène fibreuse externe constituent les *myocommes* ou cloisons intermusculaires. Nous parlerons de la disposition générale de ces cloisons à propos du système musculaire, mais il faut dire ici que ce sont des lamelles fibreuses, séparant les masses musculaires ou myomères et se rendant, depuis la corde et les soutiens verticaux, vers le tégument où elles confluent ensemble et avec la couche sous-cutanée. On peut suivre ces myocommes sur les coupes transversales (*h*, fig. 140-146) et on peut remarquer qu'il y a une certaine régularité dans les points de départ, laquelle, cependant, ne s'observe pas toujours, les coupes n'étant pas exactement à angle droit sur le plan longitudinal de l'animal. On voit en général une paire de cloisons, la terminale, partant de la base du rayon dorsal de la nageoire; une seconde, qui se détache au milieu du soutien; une troisième, au point d'intersection du bouton avec la gaine de la moelle; une quatrième, à l'angle entre la gaine de la moelle et celle de la corde même, et, enfin, une cinquième, aux bords inférieurs de la corde.

Ces dernières lamelles méritent une attention spéciale. Nous les appellerons *lamelles costales* (*k*, fig. 140-144), car elles ont les mêmes relations que la cage des côtes avec ses continuations fibreuses chez les Vertébrés à squelette osseux. On voit, en effet, partir des deux coins inférieurs de la corde des relèvements épais, ayant souvent, sur les coupes, l'apparence d'épines triangulaires, qui se continuent en bas, pour délimiter la grande cavité du corps. Elles s'écartent l'une de l'autre au fur et à mesure qu'elles gagnent la face ventrale de l'animal et déterminent, jusqu'au pore abdominal, avec l'aide des muscles ventraux, une vaste cavité dans laquelle sont logés les viscères. Ces deux lamelles costales portent, sur leurs faces externes, des ligaments intermusculaires au nombre de trois ou quatre qui s'étendent jusqu'aux téguments des flancs. Au niveau de l'anus, les deux lamelles se soudent au système vertical inférieur, et ainsi disparaît la cavité du corps.

Système musculaire. — Le système musculaire de l'Amphioxus est composé par un ensemble de masses fort distinctes les unes des autres, dont les deux plus volumineuses sont les muscles latéraux et les muscles ventraux. Les autres muscles faisant partie des différents organes seront décrits en même temps que ces derniers. Nous ne faisons que les mentionner ici, ce sont : le muscle annulaire de la cavité buccale; ceux des tentacules, des branchies; le sphincter anal et la masse de la lèvre antérieure du pore abdominal.

Les *muscles latéraux* sont de beaucoup les plus considérables. Ils recouvrent le dos et les flancs de l'animal et s'étendent d'une extrémité du corps à l'autre (*l*, fig. 138). C'est vers le milieu de la longueur du tronc qu'ils atteignent leur plus grande épaisseur. Ils forment ainsi deux bandes situées immédiatement sous la peau et recouvrant tous les systèmes d'organes. Ces deux bandes s'amincissent aux deux extrémités, mais n'arrivent pas jusqu'aux deux bouts du corps; les deux extrémités de la corde ne sont pas, en effet, recouvertes par les muscles, mais les dépassent.

En enlevant soigneusement la peau des flancs de l'animal, opération qui, comme nous l'avons vu plus haut, se fait très facilement, on met à nu les muscles latéraux. Au premier coup d'œil, on voit qu'ils sont formés de segments semblables entre eux pour la forme, mais dont la grosseur diminue de plus en plus à mesure que l'on se rapproche des deux extrémités. Ces segments sont appelés *myomères* (*c*, fig. 140-146). Sur un individu adulte, on en compte soixante-deux. Chaque myomère a la forme d'un cornet aplati, dont le sommet est tourné du côté de la région céphalique, au niveau du milieu de la corde dorsale. Nous avons donc, dans chaque myomère, deux branches, une dorsale, une ventrale ; cette dernière est la plus longue. Les extrémités de ces branches, tournées vers la peau, sont larges, tandis que le sommet est assez pointu. Les myomères se succèdent de telle sorte qu'ils ne laissent pas de lacunes entre eux. Ils sont séparés les uns des autres, comme nous l'avons dit, par des lames de tissu résistant, émanant de la gaine de la corde et faisant partie du système squelettaire, les *myocommes* (*h*). Toutes ces cloisons déterminent, par leur ensemble, la formation d'une quantité de chambres en nombre équivalent au nombre des myomères et dans lesquelles ces derniers sont logés. Les coupes transversales nous montrent que l'aménagement des fibres musculaires de la région superficielle des troncs musculaires latéraux n'est pas le même que celle des couches profondes. On remarque une ligne de démarcation courant de la base de la corde parallèlement à la lame costale jusqu'à la partie ventrale du muscle ; les fibres musculaires situées d'un côté de cette cloison ont une autre direction que celles situées de l'autre côté ; elles se coupent sous un angle aigu.

Si, après l'examen d'une coupe transversale, nous retournons à notre exemplaire, dont nous avons enlevé la peau, nous verrons, en nous aidant d'une loupe, que chaque myomère est composé par une quantité de faisceaux serrés les uns contre les autres et disposés dans le sens de la longueur de l'animal. Ils s'attachent par leurs deux extrémités contre les myocommes. Chacun de ces faisceaux est composé par un grand nombre de fibres que l'on peut facilement séparer les unes des autres par des aiguilles. Ces fibres ainsi obtenues ont un contour sinueux ; elles ne sont pas simples, mais sont la réunion de plusieurs plaquettes en forme de parallélogramme soudées horizontalement les unes aux autres et sur lesquelles on aperçoit des stries. Déjà, à l'examen simple sous une forte lentille, on aperçoit que le muscle est strié. L'existence d'un sarcolemme est niée par la plupart des auteurs. Les noyaux des fibres musculaires existent, mais sont très difficilement visibles.

Le *muscle ventral* (*o*, fig. 140-143) règne de la partie antérieure de la corbeille branchiale jusqu'au pore abdominal. Il est limité latéralement par les bords internes des replis latéraux, et est recouvert inférieurement par les téguments, lesquels forment, en cet endroit, une quantité de replis longitudinaux se dessinant en franges sur les coupes (*a'*). Antérieurement, ce muscle s'attache contre l'extrémité postérieure du muscle de la couronne tentaculaire; en arrière, il se renfle pour former la lèvre antérieure du pore abdominal. Examiné sous un faible grossissement, le muscle se montre composé de deux longs faisceaux longitudinaux parallèles, séparés l'un de l'autre par une ligne blanchâtre, le *raphé*. En outre, chaque faisceau est le résultat d'une succession ininterrompue de fibres transversales, lesquelles ont pour limite externe la partie supérieure de la paroi interne du repli latéral. Le raphé est quelquefois à peine visible sur des coupes transversales; alors l'ensemble des fibres musculaires sur une coupe transversale figure une masse courbée en arc et soutenant les organes internes. D'autres fois, la distance entre les deux brides longitudinales est très grande, et ces dernières forment deux masses distinctes entre lesquelles se trouve la région ventrale du tube digestif, faisant pour ainsi dire hernie au dehors et n'ayant pour enveloppe protectrice que les téguments, lesquels, dans ce cas, ne présentent que peu de replis. Chaque bande longitudinale est donc composée par une quantité de faisceaux transverses, dépourvus de sarcolemme, et, au dire de certains auteurs, striés transversalement. Cette striation, d'après Marcusen (voir *Littér.*), serait observable sur un nombre restreint d'individus, et elle est difficile à établir. Il y a toujours eu discussion au sujet de la question de savoir s'il n'entrait pas dans l'organisation des muscles ventraux des fibres longitudinales. Les auteurs ne sont pas tombés d'accord sur ce point, et ceux qui n'en veulent pas voir ont reproché à leurs adversaires d'avoir pris pour des fibres musculaires longitudinales les replis des téguments de la face ventrale. Il est cependant remarquable que si l'on considère d'en haut, sous le microscope, une portion du muscle ventral après avoir enlevé les téguments, on distingue nettement, en mettant la vis micrométrique au-dessus du champ optique des muscles transversaux, de longues lignes longitudinales très fines, mais dont la nature musculaire ne peut être définie avec précision.

La partie postérieure du muscle ventral se renfle énormément pour constituer la *papille abdominale* (α, fig. 144). Cette dernière forme une demi-sphère creuse dont les parois sont presque uniquement composées de fibres musculaires se croisant dans tous les sens. Elle est recouverte supérieurement par l'épithélium de la cavité péribranchiale, lequel dans cette région s'est considérablement épaissi de manière à présenter des cellules cylindriques. Le muscle ventral, par ses contractions rythmiques observées par plusieurs auteurs, a pour fonction de renouveler l'eau de la cavité péribranchiale, ainsi que d'en expulser les produits génésiques par le pore abdominal. C'est le muscle respiratoire par excellence.

Système nerveux. — Nous lui distinguons deux parties, le système central et les nerfs périphériques.

L'étude du système nerveux sur des animaux conservés à l'alcool

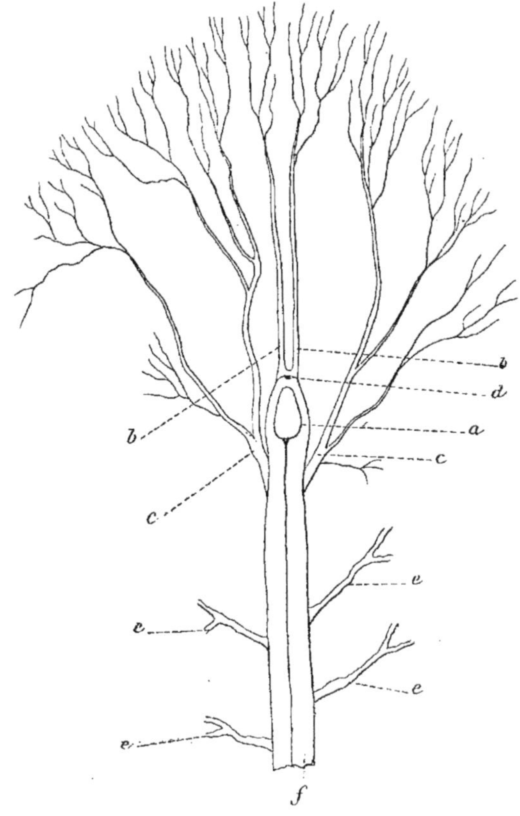

Fig. 150.

peut se faire de différentes manières. Si l'on veut examiner les extrémités antérieure et postérieure, on plongera l'animal dans une solution faible de potasse; on le lave à l'eau distillée et on le monte à la glycérine; il est possible alors de suivre le trajet des nerfs jusque

Fig. 150. — Partie antérieure du système nerveux central, isolée, étalée et vue du côté dorsal. *a*, extrémité antérieure avec sa cavité; *b*, première paire de nerfs; *c*, seconde paire de nerfs; *d*, tache oculaire; *e*, nerfs sensibles; *f*, moelle.

dans leurs plus fines ramifications. Pour l'étude topographique de la moelle, l'immersion complète de l'animal pendant deux jours dans de l'acide nitrique donne de bons résultats. Après un lavage minutieux, on peut, par la dissection avec les aiguilles, isoler la moelle avec les racines sensibles. Les éléments histologiques ainsi que les racines et nerfs moteurs s'étudient sur des coupes.

Le *système nerveux central* (moelle épinière) est situé tout entier au-dessus de la corde dorsale (fig. 140-146), et logé dans un canal dont les parois sont formées par des dépendances de la gaine de la corde. Il remplit exactement la lumière de cet étui et atteint son plus grand diamètre vers le milieu du corps; il diminue insensiblement vers les deux extrémités pour se terminer, en avant, dans un petit évasement et dans la nageoire postérieure, en un petit bouton généralement un peu relevé en haut, et creusé aussi par une petite cavité.

Nous avons vu que dans la nageoire antérieure, un peu en arrière de la terminaison de la corde, se trouve l'évasement initial du système nerveux central. Il a la forme d'une petite cuiller à oreille creuse dont la tige se continue avec la moelle (*a*, fig. 150). Sa cavité ou ventricule n'est qu'un élargissement du canal central de la moelle. Les parois sont formées par des cellules à noyaux ronds bien distincts. La tache oculaire est placée sur le milieu du bord antérieur (*d*, fig. 150). Ses parois comprennent plusieurs couches de cellules. En arrière, les parois latérales de la cavité se resserrent de manière à limiter une fente dorso-ventrale très mince, bordée de nombreuses cellules.

Dans la partie postérieure de l'évasement, au niveau où les bords se continuent dans la moelle, on trouve des cellules fort curieuses, groupées sur la région dorsale et formant un amas volumineux de grosses cellules multipolaires, lequel occupe à peu près un tiers du champ de la coupe de la moelle. Leur noyau est toujours très fortement coloré et ovalaire.

La moelle épinière est composée de fibres et de cellules. Ces dernières se trouvent au centre et avoisinent le canal en formant ses parois. Sur une coupe transversale (fig. 151) on distingue à première vue les cellules disposées sur la ligne dorso-ventrale, et les fibres qui occupent la plus grande partie de l'aire de la coupe. La moelle est entourée par une membrane excessivement mince de laquelle partent des prolongements, convergeant vers le canal central. Ce dernier est tapissé par la continuation de cette pellicule fort mince dans laquelle on aperçoit des noyaux aplatis. Les auteurs qui l'ont étudiée à l'état frais y décrivent des cils vibratiles sur toute sa longueur. Les cellules nerveuses se laissent grouper en plusieurs catégories, suivant leur forme et leur position. On distingue les petites, les moyennes et les cellules géantes. Les premières se trouvent dans la paroi du canal central où elle se confondent souvent avec celles de la membrane elle-même; elles n'ont pour la plupart qu'un seul prolongement. Les moyennes diffèrent des précédentes par la grosseur (*e*, fig. 151) et sont souvent mélangées à elles; leur noyau est rond et excentrique. Ces cellules sont à plusieurs prolongements, parmi lesquels certains s'enfoncent dans l'intérieur de la moelle, tandis que d'autres relient par des ponts transversaux (*f*, fig. 151) les deux parois du canal médullaire dans sa partie supérieure. La partie inférieure du canal (*b*, fig. 151) ne montre pas de ponts transverses;

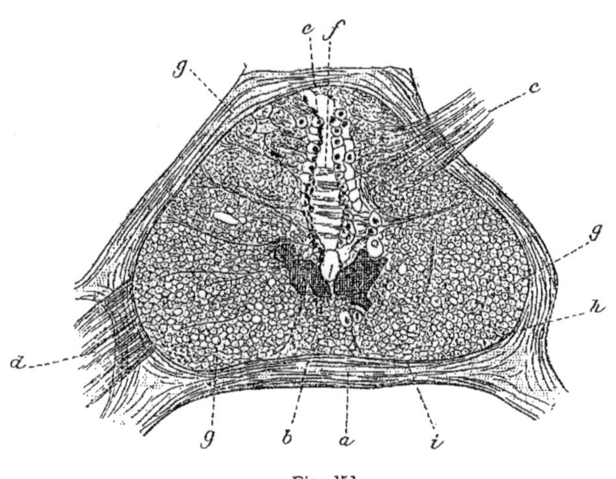

Fig. 151

elle se voit toujours, sur les coupes, comme un trou rond. Les cellules géantes sont disposées sans ordre dans la moelle; nous avons déjà vu plus haut que, dans la région antérieure de la moelle, elles formaient au-dessus du canal un amas considérable. Un groupe moins volumineux se trouve également en dessous du canal et ses prolongements sont en rapports directs avec ceux des cellules supérieures, de sorte que, dans cette région, il existe comme un anneau de prolongements cellulaires autour du canal central. Ces cellules sont toujours multipolaires et souvent on en rencontre en travers du canal neural; leurs

Fig. 151. — Coupe transversale de la moelle au tiers antérieur de sa longueur. *a*, gaine de la corde; *b*, canal central; *c*, racine d'un nerf sensible; *d*, racine d'un nerf moteur; *e*, cellules moyennes; *f*, prolongement des cellules moyennes dans le canal neural; *g*, fibres géantes; *h*, fibres longitudinales; *i*, pigment.

prolongements courent dans l'épaisseur de la masse fibreuse et forment les fibres nerveuses géantes (*g*, fig. 151).

Les fibres nerveuses de la moelle sont pour la plupart très fines et se présentent sur une coupe transversale de la moelle comme un fin pointillé englobé dans une substance conjonctive réticulée. Ce sont les fibres longitudinales. Quant aux fibres transversales émises par les prolongements des cellules environnant les parois du canal central (*c*, fig. 151), elles sont très étroites et rayonnent vers la périphérie pour former les racines des nerfs. Les fibres géantes apparaissent sur des coupes transversales comme de gros espaces clairs (*g*, fig. 151) dispersés dans l'épaisseur de la substance nerveuse ; il y en a presque toujours plusieurs groupées ensemble. On leur distingue une paroi très fine et un contenu fortement coloré. En outre, de chaque côté de la moelle, on aperçoit sur les coupes transversales la section de fibres longitudinales (*h*, fig. 151), dont les contours sont nettement arrêtés. La signification de ces fibres, peu nombreuses, n'est pas encore nettement établie.

Sur presque toute la longueur de la moelle, on trouve des amas de pigment disséminés sans ordre, de chaque côté du plancher du canal médullaire (*i*, fig. 151); ils sont espacés à intervalles très irréguliers et font défaut aux deux extrémités de la moelle. Examinées au microscope, ces accumulations de pigment n'ont aucune forme déterminée; elles sont très noires et composées d'un nombre considérable de petits corps ronds serrés les uns contre les autres. Rohon, qui les a étudiés à l'état frais, les décrit comme composés en grande partie par des cellules multipolaires à protoplasme fortement granuleux et possédant un noyau. Il est surtout remarquable que le pigment manque dans la partie antérieure de la moelle et ne se trouve plus que sur l'extrémité de l'évasement terminal sous forme d'une grosse masse centrale, appelée tache oculaire.

Système nerveux périphérique. — On peut faire d'abord deux distinctions principales : les nerfs de l'extrémité antérieure qui sont pairs et partent à la même hauteur et les nerfs de la moelle qui alternent de niveau. Ces derniers se divisent en sensibles et moteurs. Les nerfs sensibles sont au nombre de 62. Leurs racines naissent du bord supérieur de la région latérale de la moelle (*c*, fig. 151) et alternent entre eux au niveau de chaque myomère. La racine du nerf est étroite.

En alternance avec les nerfs sensitifs, se trouvent les racines des nerfs moteurs. Ils naissent par une base très élargie du bord inférieur de la face latérale de la moelle (*d*, fig. 151). La première racine motrice se trouve immédiatement en arrière du cerveau.

Nerfs sensibles. — Ils sont faciles à étudier sur les coupes horizontales et transversales ainsi que sur de petits exemplaires que l'on a fait séjourner pendant quelques instants dans de l'eau contenant de la potasse caustique en faible proportion. Après quelques minutes, l'animal devient complètement transparent, et l'on peut sous un faible grossissement suivre le trajet de ces nerfs, jusque dans leurs plus fines ramifications. Sur des coupes transversales, on voit qu'au niveau des myomères part, en alternant à droite et à gauche, du bord supérieur de la moelle, un nerf sensible généralement accolé à une cloison intermusculaire. Ce nerf suit la cloison jusque dans la couche sous-cuticulaire où il se divise en deux branches fort inégales de grosseur. La branche dorsale monte directement

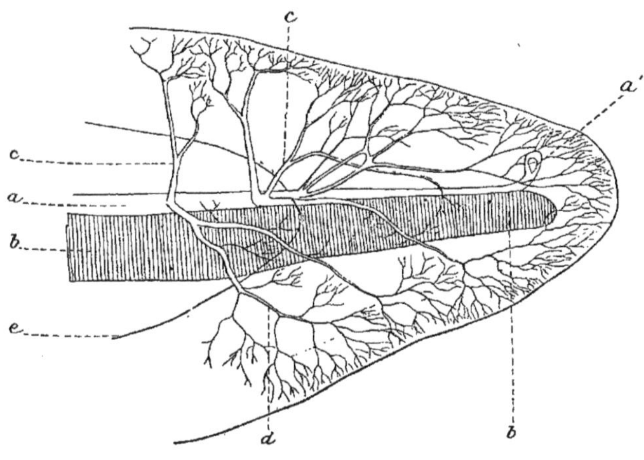

Fig. 152.

vers le dos de l'animal en se ramifiant beaucoup dans la peau et les rayons des nageoires. La branche inférieure, plus grosse, s'étend verticalement du côté ventral de l'animal, plonge dans la couche profonde des téguments et donne deux rameaux principaux : un dans les parois externes des canaux latéraux que l'on retrouve très distinct dans toutes les coupes transversales, et un autre allant innerver la peau de la face ventrale. Cette disposition est surtout bien visible dans la nageoire postérieure (*c*, *d*, fig. 152). Les premiers nerfs sensibles alternent peu entre eux, ils partent presque

Fig. 152. — Nageoire postérieure d'un *Amphioxus*. *a*, moelle épinière; *a'*, sa terminaison en un bouton relevé; *b*, corde dorsale; *c*, nerfs sensitifs, branches supérieures; *d*, nerfs sensitifs, branches inférieures; *e*, dernier myocomme indiquant la terminaison des muscles latéraux enlevés.

au même niveau; l'alternance s'accentue dans le tiers antérieur de la moelle.

Nerfs moteurs. — Dans chaque segment correspondant à un myomère, naît, de l'angle formé par les côtés latéral et basal de la moelle, un nerf moteur. Ces nerfs alternent de côté dans leur succession. Sur les coupes transversales (fig. 151), on trouve toujours sur une même coupe un nerf moteur et un nerf sensible; si le premier part du côté droit et supérieur de la moelle, le second part du côté gauche et inférieur. Dans le segment suivant, ces rapports seront renversés. Les nerfs moteurs, ainsi que nous l'avons dit plus haut, sont très difficiles à préparer *in toto;* ils se détachent à leur naissance, et on aperçoit sur la surface de la moelle tout au plus quelques petites aspérités qui trahissent leur emplacement. Il faut les étudier sur des coupes transversales et horizontales. Chaque nerf moteur part de la moelle par une base très allongée d'avant en arrière (*d*, fig. 151). Il est composé par une grande quantité de fibrilles lesquelles traversent la gaine du canal par de petites ouvertures spéciales. Ces fibres s'étalent bientôt en pinceau et chacune d'elles se met en relation avec l'extrémité interne d'une fibre musculaire du tronc. Entre les fibrilles de la racine en dehors de la gaine de la corde, on aperçoit une quantité de noyaux ovalaires disposés sans ordre. Les fibrilles postérieures de la racine motrice descendent d'abord le long du bord interne des myomères et vont se rendre à la partie ventrale des muscles du tronc.

Nerfs antérieurs. — De l'extrémité tout à fait antérieure de l'évasement central, prennent naissance deux nerfs par une racine commune (*b*, fig. 150 et 153). Ils s'avancent dans la nageoire en suivant un cours parallèle entre eux; ce n'est qu'au bout d'un certain trajet qu'ils émettent des ramifications qui courent en se divisant de plus en plus jusqu'au bord libre de la nageoire. Ces nerfs constituent la première paire. Un peu en arrière, nous voyons les racines de la seconde paire (*c*, fig. 150 et 153); elles sont très épaisses, et déjà un peu recouvertes par les muscles. Après un court trajet, elles se bifurquent pour aller innerver les côtés de la nageoire et les bords de l'ouverture buccale. Par leur disposition, ces deux nerfs correspondent à un seul nerf sensible disjoint de la moelle, dont la première paire représenterait la branche dorsale, la seconde la branche ventrale.

Rohon décrit et figure dans son mémoire une troisième paire de nerfs qui suivrait immédiatement la seconde; il nous a été impossible de la retrouver.

Organes des sens. — Les organes des sens de l'Amphioxus sont très simples dans leur composition. On distingue les cellules du tact disséminées sur la région céphalique, les organes du goût situés sur les papilles de l'anneau musculaire qui sépare la cavité buccale de la corbeille branchiale; un organe visuel réduit à une tache pigmentaire et une fossette olfactive impaire. L'organe de l'audition manque complètement. Nous allons entrer dans quelques détails au sujet de chacun de ces organes.

Cellules tactiles. Nous avons déjà vu plus haut, en parlant des téguments, que certaines cellules de l'épiderme de la nageoire antérieure supportent des cils raides ; ces cellules sont en relation directe avec les dernières extrémités d'un nerf périphérique. On en trouve aussi, mais en moins grand nombre, sur la queue de l'Amphioxus. Ce sont évidemment des cellules du tact. Les extrémités nerveuses

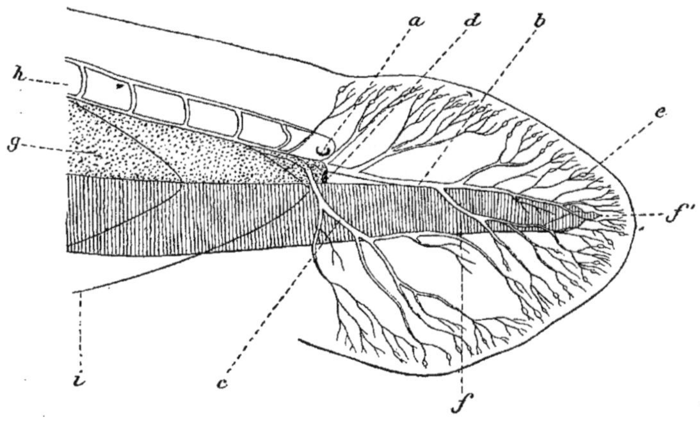

Fig. 153.

dans la nageoire antérieure sont très curieuses à étudier. Le séjour de l'animal dans de l'eau tenant en dissolution un peu de potasse caustique facilite beaucoup les observations en donnant à l'animal une très grande transparence. On voit déjà, sous un faible grossissement, sur le pourtour de la nageoire, de petites masses rondes ou ovalaires transparentes (*e*, fig. 153), situées souvent sur la bifurcation d'un nerf. Ce sont des cellules ganglionnaires, dans lesquelles on distingue presque toujours un gros noyau ovalaire. Souvent aussi, mais sous un très fort grossissement, on remarque, près de l'extré-

Fig. 153. — Extrémité antérieure d'un *Amphioxus* pour montrer les terminaisons des nerfs. *a*, fossette olfactive ; *b*, première paire de nerfs ; *c*, seconde paire de nerfs ; *d*, tache oculaire ; *e*, cellules ganglionnaires de l'extrémité des nerfs ; *f*, corde dorsale ; *g*, moelle nerveuse ; *h*, rayons des nageoires ; *i*, lignes indiquant la position des premiers myomères.

mité d'une fibrille nerveuse, un croisement de deux lignes très fines et très courtes qui déterminent une sorte d'X à cheval sur le nerf.

Cellules gustatives. Le principal siège des cellules gustatives se trouve sur les languettes fixées contre le bord postérieur de l'écran musculaire établissant la limite entre la bouche et l'œsophage (*d*, fig. 154). Il existe aussi quelques cellules d'apparence gustative sur les cirres de la couronne tentaculaire; leur bord libre supporte un cil raide et leur base se prolonge en un long fil en relation avec des extrémités nerveuses qui circulent dans l'épaisse couche sous-cuticulaire des téguments enveloppant la couronne tentaculaire. Sur les filaments de l'anneau musculaire, les cellules gustatives sont disposées en couronne sur de petites élévations.

Organe visuel. On regarde généralement comme rudiment d'un œil, chez l'Amphioxus, une petite tache pigmentaire placée à l'extrémité antérieure du système nerveux central et immédiatement accolée à celui-ci (*a*, fig. 148; *d*, fig. 153). Ses contours sont très irréguliers; elle est généralement unique; plusieurs auteurs en ont cependant, à maintes reprises, décrit deux. Le pigment qui représente la tache oculaire est formé par une quantité de petites granulations rondes très serrées les unes contre les autres. De Quatrefages (voir *Littér.*), dans sa description de l'Amphioxus, a décrit et figuré un nerf optique et un cristallin. De nos jours, on a abandonné cette manière de voir; il y a même une tendance à considérer cet amas de pigment comme analogue à tous ceux qui se trouvent le long de la moelle nerveuse. Sur les coupes transversales, on observe que le pigment est implanté dans le tissu nerveux qui forme la paroi antérieure de la cavité cérébrale. Sur les coupes d'un jeune individu, la tache oculaire est complètement entourée par les parois du cerveau et logée même près de sa cavité.

C'est ici le moment de parler de l'organe que Hasse (voir *Littér.*) considère comme un organe visuel. Cet auteur décrit sur des Amphioxus venant de la mer du Sud, des deux côtés de l'extrémité antérieure du corps, deux taches pigmentaires, lesquelles, examinées à la loupe, se présentent comme des enfoncements en forme de cupule. Nous n'avons pu retrouver cette conformation sur nos exemplaires. Ceux-ci présentent souvent, il est vrai, dans les téguments des flancs et des deux extrémités des dépôts de pigment jaunâtre, mais qui n'auraient aucun rapport avec un organe visuel.

Organe de l'olfaction. Cet organe, découvert par Kölliker, s'aperçoit comme une petite fossette située généralement du côté gauche de la région céphalique et en dessus de l'œil (*a*, fig. 153). Elle est ciliée, et sa base est en relation avec le cerveau par un nerf; le nerf olfactif. Sur les coupes transversales, nous voyons que l'organe considéré comme olfactif est un enfoncement très profond des téguments, dont l'extrémité inférieure est presque juxtaposée au cerveau; quelques fibres nerveuses les relient l'un à l'autre. La fonction olfactive est très incertaine. Quelques auteurs regardent même, et peut-être à bon droit, cette fossette comme le dernier reste du pore dorsal de l'embryon, qui donne accès au tube neural primitif.

Système digestif et respiratoire. — Ce système se trouve entièrement situé en dessous de la corde dorsale. Il est formé par un long boyau, lequel s'ouvre en avant par une fente longitudinale, c'est la bouche; en arrière, l'intestin débouche au dehors par un anus placé asymétriquement à gauche ou à droite de la ligne médiane longitudinale ventrale, à la base de la nageoire caudale. Dans le système

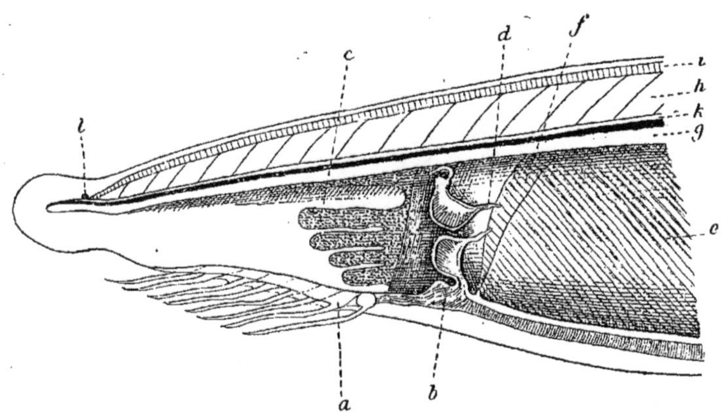

Fig. 154.

digestif, on peut distinguer les parties suivantes : la cavité buccale, avec sa couronne tentaculaire et son anneau frangé; la corbeille branchiale, atteignant à peu près la longueur de la moitié du corps; le cœcum hépatique, prenant naissance en arrière de la corbeille branchiale et s'étendant à gauche de celle-ci jusqu'au fond de la cavité buccale; l'intestin, courant en ligne droite jusqu'à l'anus, tout en diminuant de plus en plus son diamètre. Nous voyons donc qu'une partie très notable du système digestif est affectée à la respiration; il s'ensuit que nous devons naturellement traiter ces systèmes conjointement.

Fig. 154. — Partie antérieure de l'*Amphioxus* dont on a enlevé les muscles du flanc gauche, grossie environ trente fois. *a*, couronne tentaculaire; *b*, muscle annulaire; *c*, languettes digitiformes; *d*, filaments fixés sur le pourtour de l'orifice de l'anneau musculaire; *e*, corbeille branchiale; *f*, partie imperforée de la corbeille branchiale; *g*, corde dorsale; *h*, muscles latéraux; *i*, rayons des nageoires; *k*, moelle; *l*, tache oculaire.

La *cavité buccale* de l'Amphioxus est un entonnoir ouvert sur la face ventrale par une fente longitudinale, la bouche (*a*, fig. 139), qui est protégée par un certain nombre de petites baguettes fixées sur un anneau incomplet de nature cartilagineuse, (*a*, fig. 154). Cet anneau ou couronne tentaculaire est placé horizontalement et ouvert en avant, tandis qu'en arrière il s'épaissit fortement et se soude au muscle frangé (*b*, fig. 154). La voûte de la cavité buccale est formée en partie par la face ventrale de la corde dorsale et par les extrémités antérieures des muscles latéraux. Les parois latérales sont très minces et ne sont constituées que par les téguments. La cavité est tapissée intérieurement par une muqueuse épithéliale.

La *couronne tentaculaire* a donc la forme d'un fer à cheval

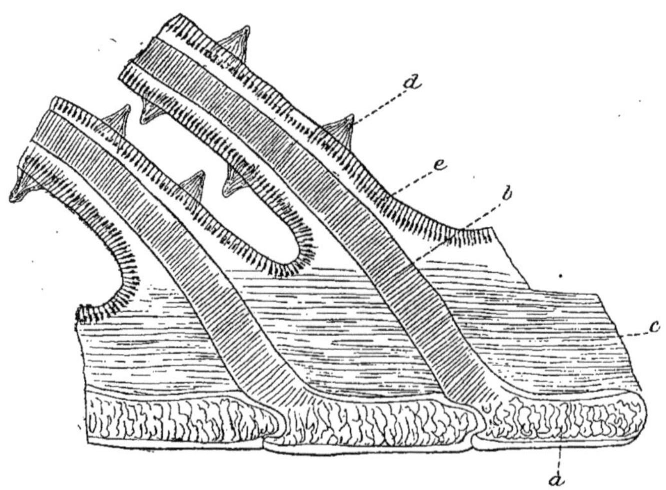

Fig. 155.

ouvert en avant. Les parois buccales l'entourent, en lui formant une espèce de gaine. Les pièces squelettaires qui la composent sont semblables entre elles pour la forme; elles diminuent insensiblement de grandeur d'arrière en avant. Chaque article se compose d'une pièce cylindrique de nature semi-cartilagineuse (*a*, fig. 155) dont l'extrémité postérieure est convexe, tandis que l'antérieure est concave; dans cette concavité vient s'emboîter l'article précédent. En outre, du côté interne et antérieur de chaque segment, part une longue baguette cylindrique s'amincissant à son extrémité libre (*b*, fig. 155). On en compte trente-quatre chez un exemplaire de grande taille.

Fig. 155. — Portion de la couronne tentaculaire. Verick, Oc. 1, Obj. 2. *a*, pièce squelettaire basale; *b*, son prolongement; *c*, muscle reliant les bases de tous les filaments; *d*, relèvements coniques de l'épithélium *e*.

Leur nombre est sujet à varier. La base de tous ces appendices est réunie par une lame musculaire faisant ainsi le tour de la couronne tentaculaire (*c*, fig. 155); elle atteint son maximum d'épaisseur dans la courbe postérieure.

Si nous étudions sous un fort grossissement la structure des articles squelettaires de la couronne, nous sommes frappés de leur ressemblance avec la corde dorsale. En effet, nous y rencontrons une substance centrale avec des stries transversales et une enveloppe se colorant peu et comparable à la gaine de la corde. A l'extérieur, se trouvent les téguments, en continuation avec ceux du corps. On y reconnaît des cellules allongées cylindriques. De temps en temps, l'enveloppe des baguettes se soulève latéralement en éminences coniques (*d*, fig. 155) dans lesquelles les cellules atteignent une très grande longueur et sont disposées en convergeant vers le sommet du cône. On compte environ trente-cinq proéminences sur chaque filament. Sur des individus frais, on y découvre des cils vibratiles et des poils tactiles en relation avec des extrémités nerveuses que Langerhans (voir *Littér.*) a figurés; ils ont probablement un rôle gustatif.

Si maintenant nous considérons une coupe transversale d'un article basilaire de la couronne, nous voyons qu'il forme un renflement limité du côté externe par les téguments, du côté interne par l'épithélium buccal. Au centre de ce renflement se trouve la masse musculaire et la coupe de la pièce squelettaire; entre ces deux derniers et les parois, on aperçoit un espace vide tapissé de toutes parts par une fine membrane à noyaux excessivement aplatis. Nous avons ici un aspect qui nous rappelle en tous points le revêtement des canaux latéraux, et, en réalité, ces lacunes n'en sont que la continuation. Il y a plus : en suivant sous le microscope ces espaces creusés sur les articles basilaires vers les baguettes, nous voyons qu'ils se continuent le long des axes des baguettes, et, sur les coupes transversales de ces dernières, nous retrouvons ces cavités, sous forme d'espaces triangulaires appliqués contre les pièces cartilagineuses.

Les parois de la cavité buccale présentent des régions d'aspect bien différent sous le rapport de la constitution histologique des éléments qui les composent. Dans la partie antérieure de la paroi, les cellules ont une forme cubique et sont disposées sur une seule couche; elles sont semblables à celles des téguments. Plus en arrière, nous trouvons une pigmentation assez forte de couleur rouge brun. Les cellules de la face dorsale acquièrent des dimensions énormes, elles deviennent très allongées, et ressemblent plutôt à des filaments. Ce sont elles aussi qui, rangées en plusieurs séries, déterminent des bandes que l'on remarque sur les parois latérales du fond de la cavité (*c*, fig. 154). Suivant les auteurs, les cellules de ces bandes digitiformes portent de très longs cils vibratiles, et serviraient principalement à faire entrer l'eau dans l'œsophage. Il est à remarquer que toute l'étendue du tube digestif de l'Amphioxus est ciliée.

Pour terminer l'étude de la cavité buccale, il reste encore à parler d'une disposition fort curieuse que l'on trouve du côté externe de la paroi droite de la bouche dans le voisinage de la corde (*s*, fig. 140). Dans cet endroit, sur une assez grande longueur, on remarque que, entre la face interne de la lamelle costale, issue de la corde dorsale, et la paroi buccale, se trouve un espace tapissé sur toutes ses faces par une mince membrane à noyaux aplatis. Sur la paroi interne de la cavité on rencontre des excroissances en forme de bourgeons souvent ramifiés faisant saillie à l'intérieur. L'épithélium buccal sous-jacent atteint des dimensions tout à fait extraordinaires qu'il est loin d'atteindre dans d'autres régions. Quant à la cavité qui renferme ces appendices, nous voyons qu'elle est fermée en cœcum, en avant, et que, en arrière, au niveau de l'anneau musculaire qui sépare la corbeille branchiale de la bouche, elle se continue directement avec les canaux latéraux. Il règne une obscurité complète au sujet de la signification physiologique de ces appendices. Tandis que Langerhans les considère comme une branche de l'aorte, Rolph les regarde comme des glandes. Ce sont peut-être des restes dégénérés du rein céphalique, du pronephros des autres Vertébrés, dont l'existence chez la larve a été démontrée par M. Hatschek. D'après l'aspect extérieur, elles rappellent du tissu glandulaire, et dans leur voisinage immédiat se trouve un gros vaisseau sanguin que l'on doit considérer comme une branche de l'aorte. Du côté gauche de la base de la corde, on remarque seulement un espace peu large et sans bourgeons internes (†), qui correspond à celui de l'autre côté.

L'*anneau musculaire buccal* forme une ligne de démarcation entre la bouche et la corbeille branchiale. C'est une vaste masse charnue (*b*, fig. 154), limitée en haut par la corde dorsale et de côté par les muscles latéraux du tronc. Sa face inférieure repose sur l'extrémité antérieure de la bande musculaire ventrale avec laquelle il entre en connexion (*d*, fig. 154), ainsi qu'avec le muscle de la couronne tentaculaire. Cette masse charnue est percée à son centre d'un orifice dont les lèvres portent des languettes ou filaments très longs faisant la plupart du temps saillie dans la corbeille branchiale (*d*, fig. 154). La paroi antérieure de l'anneau est tapissée par une couche de cellules pigmentée de brun. Cet anneau est renforcé intérieurement par un cartilage circulaire qui se prolonge en filaments dans les petits tentacules postérieurs. Ces derniers sont de longueur variable et sont composés d'une tige centrale, cartilagineuse, recouverte par un épithélium de cellules cylindriques. Il semble qu'à l'aide de fortes lentilles, on distingue dans la coupe des gros tentacules des éléments musculaires. On a évidemment affaire ici à des organes jouant un rôle dans la perception des impressions gustatives. On a trouvé dans leur épithélium des cellules à bâtonnets en relation avec un filament nerveux. Souvent ces tentacules font saillie dans la cavité buccale.

La *corbeille branchiale* (*d*, fig. 138; *e*, fig. 154) s'étend depuis le muscle annulaire jusqu'à la naissance du cœcum hépatique. Elle se présente comme un tube aplati latéralement par le cœcum et les organes génitaux, et accroché à la face ventrale de la corde dorsale. Elle montre deux rigoles internes : une dorsale ou *sillon épibranchial* et une ventrale ou *sillon hypobranchial* (*v* et *w*, fig. 142). Déjà, à l'œil nu, on aperçoit des lignes obliques courant de haut en bas et d'avant en arrière, formées par de petits bâtonnets cartilagineux entourés de tissu cellulaire et reliés entre eux par de petits ponts transversaux (fig. 156). Ils forment la charpente de la corbeille, et laissent entre eux un nombre de fentes déterminé, par lesquelles l'eau qui a pénétré par la bouche dans la corbeille passe dans la cavité péribranchiale pour ressortir par le pore abdominal. La région tout à fait antérieure de la corbeille n'a pas les parois perforées (*f*, fig. 154); une membrane continue recouvre ici tous les bâtonnets. Nous reviendrons plus loin sur cette disposition.

L'étude des bâtonnets est beaucoup simplifiée si, après avoir placé sur le porte-objet une portion de la corbeille, on verse dessus, très doucement, de la potasse fortement diluée; au bout d'un certain temps, les axes cartilagineux demeurent seuls débarrassés de leur enveloppe. On voit alors que le squelette de l'appareil respiratoire est composé par environ 240 baguettes allongées, reliées entre elles par des ponts transversaux. On peut distinguer deux espèces d'axes alternant les uns avec les autres : les uns, que nous nommerons simples (*a*, fig. 156), et les autres que nous nommerons bifides (*b*). L'extrémité supérieure de chaque baguette se dédouble en deux branches, lesquelles décrivent une ogive en se soudant aux axes voisins. Les axes bifides sont plus longs que les autres et leur extrémité inférieure en se dédoublant donne naissance à deux branches qui s'écartent l'une de l'autre. Les axes simples sont plus courts et terminés en pointe inférieurement. Le système squelettaire de la corbeille branchiale est le même dans toute son étendue; aux extrémités antérieure et postérieure, les axes deviennent de plus en plus courts.

La disposition des muscles qui assujettissent entre eux les différentes pièces de l'appareil respiratoire est assez compliquée. On remarque facilement, en regardant une corbeille branchiale de côté, une bande musculaire longitudinale qui court sur toute la longueur de sa face ventrale. Langerhans décrit des fibrilles musculaires qui s'étendent depuis l'extrémité ventrale libre d'un axe simple aux deux branches courbées en ogive des axes bifides voisins. De chaque côté de la corbeille et sur la face dorsale, court aussi un muscle allongé. Rohon, dans son mémoire, mentionne des éléments musculaires qui s'étendraient le long des axes, d'autres entre les axes, et enfin quelques fibres qui descendraient dans les espaces entre les axes dans la région dorsale de la corbeille. Nous n'avons pu découvrir ces derniers muscles sur nos individus conservés à l'alcool.

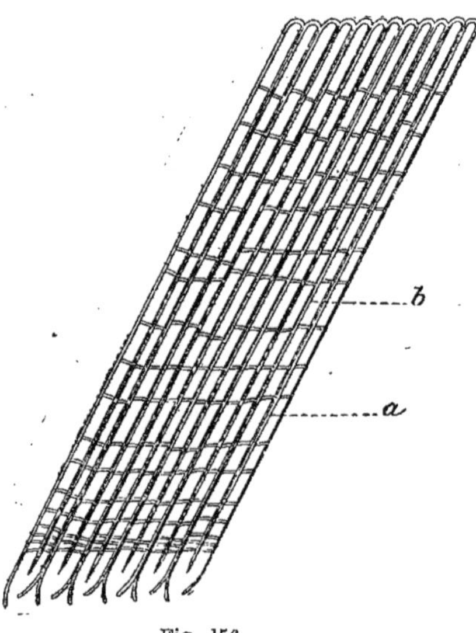

Fig. 156.

Nous allons maintenant étudier la structure de la corbeille branchiale sur des coupes pratiquées à différentes hauteurs. Dans la région tout à fait antérieure, on voit qu'elle présente une particularité déjà mentionnée plus haut, savoir qu'elle est imperforée. La figure 141 nous fait comprendre cette disposition. L'endothélium de la paroi appliqué à la face inférieure de la corde dorsale est composé de petites cellules cylindriques possédant chacune un noyau rond fortement coloré et situé à l'extrémité inférieure de la cellule. Cette couche revêt seulement la partie médiane de la gaine de la corde et s'en détache bientôt (u^2, fig. 141) en décrivant une courbe; les cellules endothéliales deviennent alors très hautes et leurs parois très épaisses; elles reposent sur un strate dans lequel on distingue des fibres dirigées de haut en bas; ce strate est limité extérieurement par une fine membrane à noyaux très aplatis. Il s'étend d'une façon ininterrompue sur toute la surface des flancs de la corbeille branchiale. Les cellules qu'il supporte ont toujours une très grande hauteur, mais ne sont pas

Fig. 156. — Une portion du squelette de la corbeille branchiale. La tête est censée tournée du côté droit. *a*, bâtonnets simples; *b*, bâtonnets bifides.

partout égales entre elles, de sorte que la surface endothéliale est fortement ondulée. L'enveloppe externe, arrivée dans le voisinage de la région ventrale de la corbeille, quitte celle-ci et va se souder contre le muscle ventral (t^2, fig. 141) ; elle forme ainsi une cloison horizontale, limitant de chaque côté de la corbeille une cavité dans laquelle ne peut pénétrer l'eau de l'œsophage. Comme il existe deux de ces ligaments, un à droite, un à gauche, et que le péritoine est attaché à la face ventrale de la corde, ainsi qu'au muscle obturateur ventral en bas, nous avons de la sorte quatre poches entourant la corbeille, deux supérieures à parois closes et deux inférieures dans lesquelles peut pénétrer l'eau passant par les fentes de la corbeille branchiale.

En effet, les espaces inférieurs limités par les deux cloisons horizontales comprennent la partie ventrale de la corbeille formée par la région hypobranchiale et par les bâtonnets entourés de leur épithélium et séparés par les fentes. Comme cette coupe le montre, le sillon épibranchial n'est pas encore formé au moment où la gouttière hypobranchiale commence à se dessiner. On pourrait donner avec raison aux deux cavités supérieures le nom de *poches épibranchiales* (t^3) et réserver celui de *poches péribranchiales* aux autres (t^4). Les poches épibranchiales diminuent en effet d'importance d'avant en arrière et disparaissent à la fin presque entièrement.

Dans l'examen d'une coupe passant plus en arrière du corps (fig. 142) nous voyons un changement dans la disposition du système respiratoire. Les deux sillons, épi- et hypobranchial (*v* et *w*), sont complètement organisés. Toute la paroi de la corbeille est renforcée par des bâtonnets cartilagineux entre lesquels il existe des intervalles. Les cloisons séparant les poches indiquées naissent maintenant presque au niveau des bords inférieurs du sillon épibranchial (*v*); les cloisons médianes inférieures ont disparu, de sorte que les deux poches péribranchiales (t^4) ont conflué en un seul espace, subdivisé par des replis inconstants, reliant les enveloppes péritonéales des ovaires et de l'intestin à la lamelle costale du corps.

Si nous considérons, sur une préparation au baume, une portion de la corbeille branchiale vue de côté, nous voyons que chaque bâtonnet présente sur le milieu de son épaisseur une ligne longitudinale, laquelle donnerait à croire que nous avons affaire à deux bâtonnets soudés l'un à l'autre. Mais des coupes transversales (fig. 157) nous apprennent qu'il n'en est rien et que cette ligne n'est en réalité que l'expression d'une cavité interne dans l'arc squelettaire (*e*). Ce dernier, coupé transversalement, présente l'aspect d'un triangle dont une des bases regarde vers l'extérieur, le sommet opposé émoussé renferme une petite anfractuosité. La cavité médiane (*e*) répète la forme du bâtonnet; contre ce dernier se trouve le vaisseau sanguin (*b*). Le revêtement cellulaire de chaque arc branchial se laisse diviser en deux parties, une partie externe (*d*), composée de cellules cubiques transparentes dont les noyaux sont disposés sans ordre et une partie qui tapisse les flancs et la face interne du bâtonnet (*c*); ces cellules sont très allongées, ciliées et portent à leur base plusieurs rangées de noyaux ronds. Ce revêtement subit des modifications dans sa disposition, sur la partie supérieure de la région antérieure de la corbeille branchiale. Comme le montre la figure 142, il entre en relation avec la membrane péritonéale, celle-ci passe sur la corbeille branchiale et s'insère à tous les deux arcs; en laissant un espace libre entre deux, elle décrit ainsi une ligne ondulée (*c*) et rétrécit la cavité du corps; puis, plus bas, cette membrane vient se souder aux flancs et former la paroi supérieure de la cavité péribranchiale.

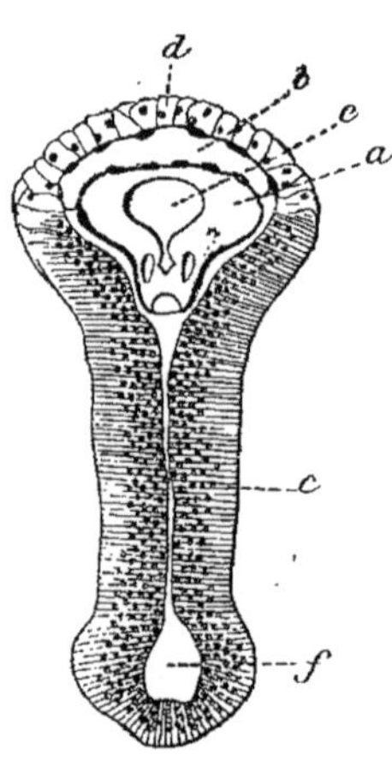

Fig. 157.

Le *sillon épibranchial* (*v*, fig. 142) est une gouttière située à la face dorsale de la corbeille branchiale; il est appliqué à la corde et s'étend sur presque toute la longueur de la partie respiratoire de l'intestin. Ses parois très épaisses le font reconnaître à première vue sur des coupes transversales. Dans son développement complet (fig. 158), c'est une profonde rigole, ouverte ventralement dans la cavité branchiale. On lui remarque trois côtés : un dorsal (*a*) et deux latéraux (*b*, *c*), se réunissant à angle droit. Le côté dorsal est appuyé contre la gaine de la paroi ventrale de la corde; il est plus juste de dire qu'il existe en cet endroit un tissu particulier (*d*) qui sépare cette partie de la corde. Ce tissu n'est pas de même nature que la couche squelettogène; on y distingue une quantité de fines granulations limitées par une paroi très mince. Le bord dorsal du sillon est formé par des cellules allongées plus longues au milieu que sur les bords et portant des cils vibratiles. Les cellules vibratiles deviennent très grosses et très longues dans les parois latérales, qui sont protégées extérieurement par une lame (*e*) dans laquelle on ne peut remarquer aucune structure histologique; on y voit çà et là des lacunes rondes ou ovalaires. Cette masse est limitée de tous côtés par une paroi très mince à noyaux bien visibles; elle se termine inférieurement

Fig. 157. — Coupe transversale d'un arc branchial. Verick, Oc. 1, Obj. 6. *a*, squelette; *b*, canal sanguin; *c*, épithélium latéral : *d*, épithélium externe; *e*, fissure interne; *f*, prolongement du canal sanguin *b*.

très brusquement en se reliant par un petit pont à la paroi supérieure de la corbeille branchiale. Le bord supérieur de cette lame vient s'accoler à la gaine de la corde et se souder à la lame costale. Les bords inférieurs des parois s'infléchissent du côté dorsal et en dehors, diminuent de plus en plus la hauteur de leurs cellules et passent à la partie respiratoire de la corbeille.

Il est à remarquer que, dans le sillon épibranchial, se trouve presque toujours une assez grande abondance de substances nutritives et de petits grains de sable, ce qui démontre que c'est le chemin de préférence des aliments et qu'il constitue en réalité l'œsophage, ouvert ventralement par un sillon. Peut-être ce sillon peut-il se fermer, vis-à-vis de la cage respiratoire, par le rapprochement de ses lèvres, comme par exemple la gouttière cardiaque de l'estomac des Ruminants. Ceci est d'autant plus admissible que, comme nous le verrons

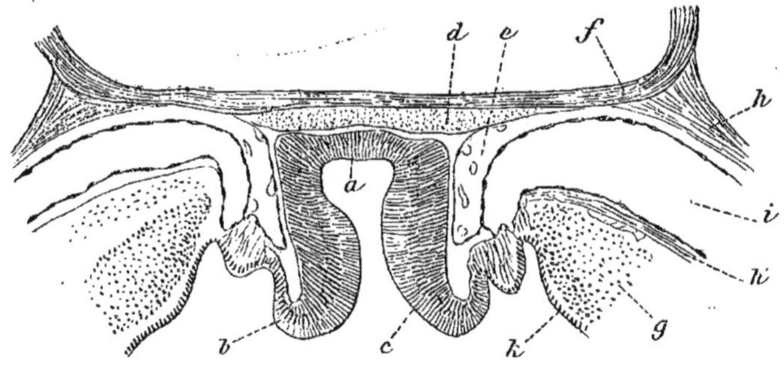

Fig. 158.

dans la suite, le sillon se continue directement dans l'intestin proprement dit.

Voyons maintenant quelles sont les modifications du sillon dans ses parties antérieure et postérieure; il faut d'abord dire qu'à part ces deux extrémités il est partout semblable à lui-même. A l'origine, alors que la corbeille branchiale se laisse diviser en deux régions, une supérieure imperforée et une inférieure perforée, il n'existe pas encore de sillon épibranchial, l'épithélium buccal passe sous la corde sans montrer de profondes modifications dans sa constitution. On ne remarque pas qu'il soit cilié sur les individus conservés depuis longtemps. Plus en arrière, l'aspect général change, les bords latéraux s'accusent, se rapprochent l'un de l'autre, deviennent très épais et,

Fig. 158. — Coupe transversale de la région dorsale de la corbeille branchiale. Verick, Oc. 3, Obj. 2. *a*, paroi dorsale du sillon épibranchial; *b*, *c*, parois latérales du même sillon; *d*, tissu sur lequel repose le sillon; *e*, lame protectrice du sillon; *f*, gaine de la corde; *g*, partie dorsale de la corbeille.

réduisant la lumière du sillon, ils se coiffent de cils vibratiles. Dans leur épaisseur, on distingue plusieurs rangées de noyaux disposés sur le fond externe de la cellule; les bouts internes et libres des cellules en étant complètement dépourvus apparaissent comme une zone transparente.

Dans la région postérieure de la corbeille branchiale, le sillon modifie sa structure intime. Les cellules diminuent un peu de hauteur, ses bords s'écartent de plus en plus et atteignent à peu près le tiers de la hauteur de la corbeille branchiale laquelle se réduit graduellement; l'élargissement du sillon s'accentue toujours davantage au fur et à mesure que la partie inférieure de la corbeille, celle qui porte encore des bâtonnets chitineux, diminue, et, à la fin, l'intestin se constitue complètement sur les côtés de l'appendice hépatique. Nous voyons donc que l'intestin n'est que la suite du sillon épibranchial dont les lèvres se sont fortement élargies et se sont soudées entre elles sur la face ventrale. La structure histologique est aussi identique. Les parois sont entourées par une membrane très fine à noyaux aplatis.

Le *sillon hypobranchial* (*w*, fig. 142) est une rigole largement ouverte qui s'étend sur la ligne médiane ventrale de la corbeille branchiale; elle est supportée par les extrémités inférieures recourbées des baguettes de l'appareil squelettaire de la corbeille. Les coupes transversales montrent très bien sa constitution (fig. 159). Les bords inférieurs des deux parois latérales de l'appareil respiratoire s'incurvent de bas en haut et font que le sillon se trouve presque toujours un peu surélevé. Cette surélévation atteint son maximum dans la région antérieure de la corbeille où le sillon prend plutôt une disposition arquée vers le haut. Outre les extrémités inférieures des baguettes cartilagineuses qui soutiennent le sillon, ce dernier possède encore son squelette à lui, composé d'une lame cartilagineuse un peu bombée inférieurement (*a*) dont le milieu est notablement plus épaissi que les bords, et qui s'appuie sur les extrémités inférieures des arcs branchiaux. Sur ses deux faces se trouve un rang de noyaux aplatis clairsemés. Reposant sur la lame squelettaire, nous avons un épithélium dans lequel on distingue deux modifications très tranchées. Il existe quatre bandes longitudinales semblables entre elles, séparées les unes des autres par cinq autres bandes dont les deux externes se continuent avec l'épithélium de la paroi de la corbeille branchiale. Les premières bandes (*b*) se trouvent rapprochées de la ligne médiane du sillon; sur des coupes transversales, elles apparaissent comme de petites masses à peu près rondes, les cellules qui les composent sont très allongées et possèdent plusieurs rangs de noyaux;

l'extrémité libre de chacune de ces cellules paraît isolée de celle de ses voisines et flotter librement dans le sillon. Les cinq autres bandes ont des cellules autrement organisées (*c*); les plus grandes sont sur la ligne médiane du sillon; elles diminuent de hauteur sur les bords et sont exactement semblables aux cellules du sillon épibranchial. Ces cellules possèdent plusieurs rangs de noyaux placés sur le bord externe de la cellule, le bord interne en est complètement dépourvu et porte de nombreux cils vibratiles.

Nous allons examiner quelles sont les modifications que présente le sillon dans ses régions antérieure et postérieure. Bien avant l'apparition du sillon épibranchial, alors que les coupes transversales nous montrent une corbeille branchiale imperforée, nous voyons déjà l'épithélium de la paroi ventrale de cette dernière présenter quelques

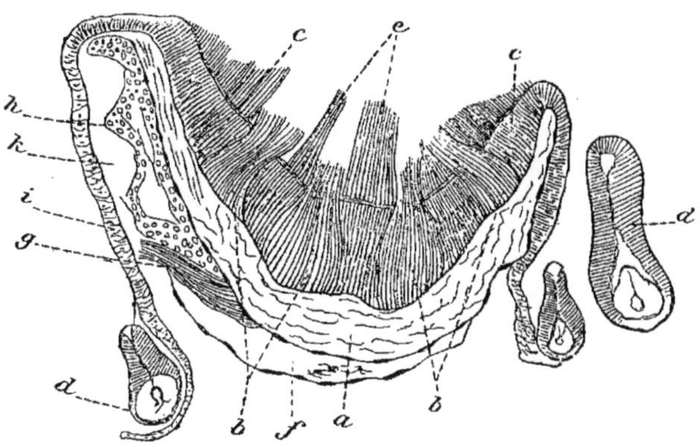

Fig. 159.

différenciations, indices de la naissance du sillon hypobranchial. Les cellules sur un endroit déterminé augmentent un peu en longueur, les cloisons intercellulaires deviennent plus distinctes, l'épithélium est uniformément cilié, puis peu à peu se différencient les quatre zones dont nous avons parlé plus haut. En arrière, le sillon hypobranchial se perd avec les arcs de la corbeille; les cellules qui le composent perdent leur caractère différentiel, et la lamelle de soutien disparaît complètement.

Comme il a été dit plus haut, le *cœcum hépatique* (*x*, fig. 142 et 143) se détache de l'intestin, situé sous l'extrémité de la corbeille branchiale au niveau où celle-ci finit et se dirige en avant en passant entre

Fig. 159. — Coupe transversale de la région ventrale de la corbeille branchiale. Verick, Oc. 3, Obj. 2. *a*, squelette du sillon hypobranchial; *b*, zones de longues cellules; *c*, zones de cellules ciliées; *d*, arcs branchiaux; *e*, cils vibratiles de la zone de cellules *c*; *f*, canal sanguin; *g*, nerf; *h*, membrane enveloppant la pièce squelettaire du sillon; *i*, paroi de la corbeille; *k*, espace péribranchial.

le flanc droit de la corbeille et la paroi abdominale. Sa position souffre parfois des exceptions, et quelques auteurs l'ont vu à gauche. C'est un boyau aplati, fermé en avant, ouvert dans l'intestin et revêtu de toutes parts par une membrane péritonéale très fine, à un rang de cellules. Ses parois sont extraordinairement épaisses, et réduisent la lumière interne. Les parois offrent la même structure histologique que le sillon épibranchial et l'intestin lui-même. Les parois cellulaires sont peu visibles et le protoplasma finement granuleux. Tous les noyaux étant situés à la même hauteur et se colorant très bien forment sur une coupe transversale une zone très foncée; parfois on distingue encore une zone interne, mais plus mince et composée d'un seul rang de cellules. Le cœcum hépatique ne montre aucune trace de conformations glandulaires, qui pourraient lui faire attribuer une fonction de sécrétion; on dirait qu'il est là pour augmenter la longueur du canal digestif et remplacer ainsi la partie qui lui est enlevée par l'appareil respiratoire, ou pour suppléer à l'estomac absent. On n'y trouve cependant point de restes d'aliments.

L'*intestin terminal*, ou la partie qui s'étend de la jonction du cœcum à l'anus, est rectiligne et présente peu de variations dans ses détails histologiques. C'est dans ce trajet (*i*, fig. 138) que l'on trouve en général accumulées les matières ingérées. Les parois sont parfois très tourmentées (*z*, fig. 144), elles présentent de profonds replis et décrivent de fortes sinuosités. Cet aspect est probablement dû à l'action des réactifs durcissants, car on remarque que les matières ingérées, indifférentes à l'action de ces réactifs, se présentent comme un cylindre à contours réguliers. L'endothélium est tapissé par des cils vibratiles encore visibles sur des coupes. En arrière du niveau du pore abdominal, l'intestin diminue assez rapidement de diamètre et quitte la corde dorsale à laquelle il était accolé pour s'approcher des téguments de la face ventrale du corps. Comme nous l'avons vu plus haut, l'*anus* vient s'ouvrir asymétriquement à la base du lobe ventral de la nageoire caudale. L'intestin terminal est entouré par une membrane péritonéale laquelle lui forme une gaine complète (*z*, fig. 143 et 144). Entre elle et l'intestin courent de nombreux vaisseaux sanguins. Cette membrane est dans sa région dorsale composée de plusieurs couches de cellules et forme au-dessous de la corde des replis très accentués. En descendant le long des flancs du tube intestinal, elle devient plus mince et ne comprend plus que deux ou trois rangs de cellules. Elle est reliée en plusieurs points à la lame costale et maintient l'intestin dans une position stable. La paroi intestinale elle-même présente partout la même structure histologique; elle est très épaisse, les cellules qui la composent sont démesurément longues, ciliées, et reposent sur une enveloppe membraneuse très mince. Un peu en avant de l'ouverture anale, l'intestin s'aplatit latéralement, décrit des sinuosités plus marquées, se place un peu de côté de la ligne médiane et laisse ainsi un espace libre entre lui et l'extrémité inférieure des muscles du tronc; cet espace (γ, fig. 145) s'ouvre directement au dehors et c'est dans lui que débouche l'intestin. On remarque en avant de l'anus un muscle transversal (γ', fig. 143) qui s'étend dans l'espace compris entre les extrémités inférieures des muscles latéraux. Ce muscle sur lequel repose le rectum dans sa région terminale constitue donc la lèvre inférieure de l'ouverture anale. C'est ce que l'on a appelé le *sphincter ani;* nous voyons qu'il ne forme pas un anneau complet, mais seulement une portion du bord marginal de l'ouverture anale.

Système circulatoire. — L'étude complète de ce système nécessite l'emploi d'animaux vivants de petite taille, sur lesquels on peut voir par transparence le sang circuler dans les vaisseaux, dont les troncs principaux sont contractiles et présentent des mouvements ondulatoires comme chez les Annélides. Le sang est incolore et tient en suspension des corpuscules blancs assez rares. Comme nous n'avons eu pour notre travail que des individus conservés à l'alcool, nous devons nécessairement nous en rapporter aux travaux des auteurs. Les coupes montrent encore la lumière des gros canaux, mais il est impossible de suivre sur elles les trajets des ramifications. Une préparation de la face ventrale de la corbeille branchiale montre le vaisseau abdominal et les bulbilles des artères branchiales. Parmi les auteurs qui se sont principalement occupés du système circulatoire de l'Amphioxus, nous mentionnons J. Müller et Schneider.

Nous devons dire en premier lieu qu'il existe un *système lymphatique* chez l'Amphioxus. Il est très diffus, en ce sens qu'il n'a pas de parois propres et ne forme pas de canaux; partout où le péritoine se détache des tissus environnants pour former une cavité, cette dernière est remplie par du liquide lymphatique, lequel se distingue d'ailleurs fort peu du sang.

D'après Schneider, le *cœur* prendrait naissance d'un canal lymphatique très étroit, sortant de l'arc branchial le plus rapproché de l'extrémité antérieure du cœcum hépatique; il se dirigerait en arrière en suivant la face du cœcum qui regarde l'œsophage. Il posséderait une paroi propre avec des fibres musculaires transversales, mais ses parois seraient intimement soudées avec la membrane basale de l'épithélium intestinal. Tant que le cœur côtoie le cœcum, il recevrait au niveau de chaque arc branchial un fin canal lymphatique et aurait, en outre, des diverticulums aveugles en forme de poche.

A l'endroit où le cœcum hépatique se relie à l'intestin, le cœur décrirait une courbe et cheminerait ensuite vers la région céphalique en longeant la face ventrale de la corbeille branchiale; il formerait ainsi l'*artère branchiale*. Celle-ci, connue depuis J. Müller, a un cours onduleux et détache à droite et à gauche de petits rameaux lesquels montent le long des arcs branchiaux; ce sont les *arcs aortiques*, ayant chacun à sa base un petit renflement contractile, *le bulbille*. Ce dernier renferme dans ses parois des muscles transversaux. Les arcs aortiques montent le long des baguettes cartilagineuses de la corbeille et passent de l'une à l'autre par les petits ponts transversaux. De l'extrémité supérieure de chaque arc aortique part un petit canal sanguin qui se courbe un peu en arrière et se jette dans l'*aorte*. Suivant Schneider, il existerait, sur toute la longueur de la corbeille branchiale, deux aortes, une de chaque côté de la paroi ventrale de la corde dorsale; elles seraient dépourvues de muscles. Suivant Müller, l'aorte ne se composerait pas seulement des arcs branchiaux, mais aussi de deux arcs antérieurs contractiles, qui seraient presque aussi volumineux que l'artère branchiale elle-même, et se trouveraient vers l'écran de la cavité buccale, appliqués à la face postérieure de celui-ci. Ainsi composées, les aortes s'étendent en arrière en longeant la corde dorsale; mais, à l'extrémité de la corbeille branchiale, elles se réunissent dans un seul tronc, emprisonné le long de la partie caudale, dans le squelette même. De l'aorte se détachent trois espèces de rameaux: les artères pour les muscles du tronc; les artères pour la face interne de la cavité du corps, et les capillaires de l'intestin. Ces derniers décrivent sur la partie digestive de l'intestin un système de réseaux qui ressemble à l'aire vasculaire du poulet.

Tous ces capillaires se rendent dans une veine qui court le long du bord inférieur de l'intestin (μ, fig. 144) en commençant à sa partie postérieure par environ cinq canaux parallèles réunis par des anastomoses. Environ au premier tiers de sa longueur, la veine devient plus étroite par diminution des anastomoses qui se réduisent à trois, puis à deux, et enfin il reste la veine unique; celle-ci, dans son cours antérieur, porte des ramifications qui ne sont pas remplies de sang et qui, d'après l'opinion de Schneider, s'ouvriraient dans les espaces lymphatiques de la paroi intestinale. L'extrémité antérieure de cette veine se trouverait au niveau de l'origine du cœcum hépatique où elle s'éteindrait peu à peu; elle ne se continuerait en aucune manière dans l'artère branchiale, comme l'a prétendu J. Müller. L'extrémité antérieure de l'artère branchiale se continue en avant en passant sous le muscle annulaire qui porte les filaments sensitifs et va se ramifier dans les parois de la cavité buccale. Pour ce qui concerne le cœur, ce dernier se continuerait en un grand canal aortique droit, pendant que du côté gauche il n'y aurait rien de semblable. Cet arc monterait en arrière du muscle annulaire en étant accolé à lui et s'unirait à l'aorte droite; l'aorte gauche se continuerait en avant en un canal que l'on peut suivre jusqu'au milieu de la cavité buccale.

Des recherches ultérieures, basées sur l'inspection directe et sur des injections, sont évidemment nécessaires pour mettre d'accord les observations faites jusqu'ici. Nous avouons franchement que le prétendu cœur de Schneider nous laisse des doutes, d'autant plus fondés que sur des coupes nous n'en avons pu découvrir aucune trace.

Système spécial. — En considérant un Amphioxus par la face ventrale, on remarque souvent, mais pas toujours, dans le voisinage du pore abdominal et en avant de ce dernier, des boyaux blanchâtres situés sous les téguments et disposés en séries longitudinales; ils sont inégaux en longueur, ont un cours flexueux et naissent à des niveaux différents. Ces bourrelets, nous les considérons comme des parasites lesquels ont pénétré dans la cavité péribranchiale par le pore abdominal et se sont fixés sur le muscle ventral. Plusieurs de ces parasites coupés transversalement sont dessinés dans la figure 144 (β).

En outre, si l'on considère sous un fort grossissement la coupe transversale du muscle ventral d'un individu femelle, on voit sur la face supérieure de ce muscle une couche claire, dont la surface est garnie de nombreux noyaux cellulaires disposés sur un rang, tandis qu'en dessous se trouvent les parois des cellules disposées transversalement (κ, fig. 144). Ce strate tapisse uniformément le muscle dans sa région antérieure. Au niveau des premières masses génitales, on voit ces cellules s'allonger et se disposer sur plusieurs rangs; elles forment une sorte de palissade dans laquelle on distingue deux rangs de noyaux, un supérieur et un inférieur, à chaque extrémité de cellule. Par places, cette couche se soulève et forme des traînées longitudinales dans lesquelles on remarque des cellules allongées présentant sur leur bord libre un noyau rond; par sa partie profonde, la cellule repose sur le muscle ventral. Il n'est pas possible de voir si ces relèvements possèdent des cils vibratiles. Bientôt ils augmentent de largeur, recouvrent complètement le muscle ventral et supportent les ovaires. Dans le voisinage du pore abdominal, cette couche augmente tellement en largeur qu'elle ne tarde pas à décrire de nombreuses sinuosités. On distingue alors parfaitement une bande sur laquelle reposent les ovaires et qui se continue latéralement avec la bande plissée, laquelle se trouve en connexion avec le muscle ventral. En arrière des dernières masses génitales, ce tissu, loin de s'amoindrir, gagne encore en épaisseur; les anses qu'il forme sont beaucoup plus volumineuses et arrivent à toucher la paroi ventrale de l'intestin. Ainsi se constitue, entre les viscères et le muscle ventral, un tissu très lâche creusé de nombreuses lacunes. Sur la papille du pore abdominal, ce revêtement diminue considérablement de hauteur et forme un strate de cellules cylindriques.

Dans les coupes transversales d'un individu mâle, les choses se présentent fort différemment. On distingue le même revêtement épithélial du muscle ventral, comme chez la femelle, mais il est moins développé; puis on aperçoit, espacés les uns des autres, de petits mamelons peu nombreux, et qui conservent jusqu'au pore abdominal le même aspect. Ils n'augmentent pas de volume, ne se mettent jamais en rapport avec les organes génitaux, mais deviennent un peu plus volumineux en se soudant à la papille abdominale. Ces bourrelets (fig. 160) présentent, sur une coupe transversale, la même structure que ceux de la femelle; ils s'étendent en avant jusque dans la région antérieure de l'animal.

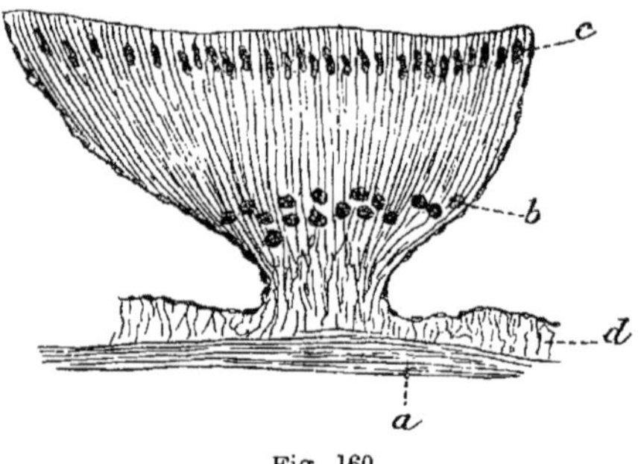

Fig. 160.

De la description qui précède, il résulte que ces organes considérés par quelques auteurs comme des reins sont variables suivant les sexes. Chez des individus adultes, et d'après ces caractères, on serait en droit de conclure que ces organes ne sont nullement des reins, mais plutôt des accessoires ou des supports des glandes génitales. Si l'on jette un coup d'œil sur la disposition topographique des organes rénaux dans la série des Vertébrés, nous voyons qu'ils sont placés en dessous de la colonne vertébrale et non pas sur la face ventrale du corps. Sous ce rapport, les conformations décrites page 372 correspondent seules au type général. Quant aux mouvements amiboïdes, que certains auteurs ont décrits dans ces soi-disant reins, il est permis de supposer que ce sont des mouvements d'organismes parasites.

Système génital. — L'Amphioxus a les sexes séparés. On ne peut

Fig. 160. — Coupe transversale d'un soi-disant bourrelet rénal d'un individu mâle. Verick, Oc. 3, Obj. 7. *a*, muscle ventral; *b*, noyaux cellulaires externes; *c*, noyaux cellulaires internes du bourrelet; *d*, épithélium tapissant le muscle ventral supérieurement.

pas faire de distinction extérieure entre un mâle et une femelle. Les deux sont absolument identiques. Les masses génitales sont placées sur la face ventrale; elles sont à peu près cubiques (*c*, fig. 138). C'est en couchant l'animal sur le côté dorsal qu'on pourra le mieux se rendre compte de leur disposition. Après avoir enlevé avec précaution la peau du ventre et les muscles, on mettra à nu les deux rangées de testicules ou d'ovaires, qui s'avancent jusque vers le commencement de la corbeille branchiale, tandis qu'en arrière elles atteignent le pore abdominal. Le volume des glandes diminue considérablement vers chaque bout. Sur un exemplaire long de cinq centimètres, nous comptons sur chaque rangée vingt-six masses génitales. Les masses, d'un côté, alternent de niveau avec celles de vis-à-vis. En les examinant par leur face interne, celle qui s'applique à la corbeille branchiale, on voit que les masses médianes sont plus hautes que larges, et un peu étranglées sur le milieu de leur hauteur; les masses antérieures et postérieures sont à peu près cubiques. Elles sont réunies entre elles par un petit canal blanchâtre qui est le vaisseau sanguin chargé de les nourrir. C'est là tout ce qu'un examen macroscopique nous apprendra des organes génitaux. Entrons dans les détails en nous aidant des coupes.

Chaque *sac ovarien* (*y*, fig. 142 et 143) est entouré de deux parois; l'externe ou péritonéale, assez épaisse, renferme, outre de nombreux noyaux allongés, des fibres longitudinales. C'est elle qui maintient l'ovaire dans sa position, en le fixant d'un côté aux parois latérales du corps, de l'autre au muscle ventral. Cette membrane entoure de toutes parts chaque masse ovarienne, de sorte que les ovules mûrs doivent en sortir par déhiscence. La paroi interne ou paroi propre de l'ovaire est beaucoup plus mince et ne montre pas de conformations fibrillaires; elle s'enfonce par place dans l'intérieur de la masse et la divise en plusieurs parties distinctes. Les ovules qui remplissent l'ovaire sont de toute grandeur. Les plus volumineux, visibles à l'œil nu, en occupent généralement la surface; les plus petits sont groupés dans les espaces laissés libres par les autres et sont surtout massés au centre de la glande. Ils sont ronds, tandis que les grands, par la pression, deviennent polyédriques. On leur distingue une fine membrane entourant un protoplasma fortement granuleux, au centre duquel se trouve le nucléus sous forme d'une grosse vésicule claire, ronde ou ovalaire, et renfermant un nucléole excentrique à parois très épaisses dont l'intérieur contient souvent des granulations noirâtres.

La constitution histologique des *testicules* (fig. 161) est difficile à constater. A l'extérieur se trouvent deux enveloppes membraneuses, une externe péritonéale, qui maintient la glande en place, l'autre interne ou tunique propre du testicule. Sur les coupes, on aperçoit que l'intérieur de la glande se compose de deux parties distinctes, une externe (*a*) ou couche corticale, laquelle est composée par une énorme quantité de granulations rondes semblables à des noyaux cellulaires. La partic centrale, plus volumineuse que la première, contient, outre de nombreuses granulations, disposées en boyaux irréguliers (*b*) des espaces vides rayonnant vers le centre (*c*). Entre ces espaces se trouvent des traînées accusées de zoospermes ayant leur complet développement; ils sont allongés; la tête, suivant Langerhans, a la forme d'un cœur de carte à jouer, dans l'échancrure duquel s'insère la queue. Souvent, à la base de celle-ci, on trouve une petite masse protoplasmatique globulaire qui n'est autre chose qu'un reste de la cellule-mère du zoosperme. Pas plus que pour les ovaires, on ne peut trouver chez les testicules de canaux vecteurs des produits élaborés par la glande. Ces derniers, par déhiscence, tombent dans la cavité péribranchiale et sont évacués par le pore abdominal.

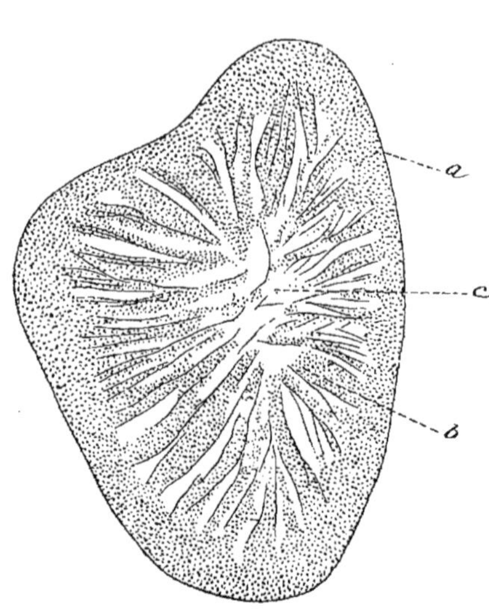

Fig. 161.

Les phénomènes du développement de l'Amphioxus ont été étudiés surtout par Kowalewsky et Hatschek. L'œuf fécondé subit un fractionnement total; puis, aux dépens de la blastosphère, se forme une gastrée par invagination. La larve est couverte de cils vibratiles qui disparaissent plus tard.

Littérature.

Yarrel, *History of British Fishes*, London, 1836. — Couch, *Observations on the Lancelet*, *Charlesworth's Magazine of Natural history*, vol. 2, 1838. — Costa, *Notice sur le Branchiostome*, *Comptes rendus*, t. XIII, 1841. — Rathke, *Bemerkungen über den Bau des Amphioxus lanceolatus*, Königsberg, 1841. — Goodsir, *On the anatomy of Amphioxus lanceolatus*, *Transact. of the Roy. Society of Edinburgh*, vol. XV, 1841. — Sundewall, *Ueber Amphioxus lanceolatus*, Isis,

Fig. 161. — Coupe transversale d'un testicule. Verick, Oc. 3. Obj. 0. *a*, couche corticale; *b*, couche centrale avec espaces canaliculiformes; *c*, cavité interne.

1843. — Kölliker, *Ueber das Geruchsorgan des Amphioxus, Müller's Archiv*, 1843. — J. Müller, *Ueber den Bau und Lebenserscheinungen des Branchiostoma lubricum*, Berlin, 1844. — Quatrefages, *Mémoire sur le système nerveux et l'histologie du Branchiostome ou Amphioxus*, *Annales des Sc. nat.*, 1845. — Martino, *Sull anatomia del Branchiostoma lubricum, Giornale del Instituto Lombard*, t. VII, 1846. — Huxley, *Examination of the corpuscles of the blood of Amphioxus, Transact. Brit. Assoc.*, 1847. — Max Schultze, *Beobachtung junger Exemplare von Amphioxus, Zeitschr. f. Zoologie*, t. III, 1851. — Lindsay, *Annales and magazine of nat. hist.*, 2e série, XX, 1857. — Leuckart und Pagenstecher, *Untersuchungen über niedere Seethiere, Müller's Archiv*, 1858. — Marcusen, *Sur l'anatomie et l'histologie du Branchiostome, Comptes rendus*, 1864. — Owen, *Comparative anatomy and physiology of Vertebrates*, 1866. — Bert, *Comptes rendus*, LXV, 1867. — Kowalewsky, *Entwicklungsgeschichte des Amphioxus lanceolatus, Mém. de l'Acad. imp. d. sc. de St-Pétersbourg*, 7e série, t. XI, 1867. — Id., *Zur Entwicklung des Amphioxus, Schriften der Naturforschergesellschaft in Kiew*, Bd. I, 1870. — Owsjannikow, *Ueber das Centralnervensystem des Amphioxus lanceolatus, Bull. de l'Acad. de St-Pétersbourg*, t. VI, 1867. — Grenacher, *Musculatur der Cyclostomen und Leptocardier, Zeitschrift f. Zoologie*, t. XVII, 1867. — Reichert, *Zur Anatomie des Branchiostoma lubricum, Reichert's Archiv*, 1870. — W. Müller, *Ueber den Bau der Chorda dorsalis, Zeitschr. f. Med. und Naturw.*, 1871. — Id., *Die Hypobranchialrinne des Amphioxus und der Cyclostomen, Jenaische Zeitschr.*, t. VII, 1873. — Id., *Das Urogenitalsystem des Amphioxus und Leptocardier, Jenaische Zeitschr.*, t. IX, 1875. — Stieda, *Studien über den Amphioxus lanceolatus, Mém. de l'Acad. de St-Pétersbourg*, série VII, t. XIX, 1873. — Huxley, *Quarterly Journal*, LVII, 1875. — Langerhans, *Zur Anatomie des Amphioxus lanceolatus, Arch. f. mikr. Anat.*, Bd. XII, 1876. — Rolph, *Untersuchungen über den Bau des Amphioxus lanceolatus, Morphol. Jahrbuch*, Bd. I, 1876. — Hasse, *Zur Anatomie des Amphioxus lanceolatus, Morphol. Jahrbuch*, Bd. I, 1876. — Nusslin, *Zur Kritik des Auges des Amphioxus lanceolatus*, 1877. — Schneider, *Beiträge zur vergleich. Anat. und Entwicklungsgeschichte der Wirbelthiere*, Berlin, 1879. — Balfour, *On the spinal nerves of Amphioxus, Quaterly Journal of microscopical Science*, 1880. — Rice, *Observations upon the habits, structure and development of Amphioxus lanceolatus, The American naturalist*, 1880. — Hatschek, *Studien über Entwicklung des Amphioxus, Arbeiten aus dem Zool. Institut von Wien und Triest*, 1882. — Rohon, *Untersuchungen über Amphioxus lanceolatus, Denkschriften der Kais. Acad. d. Wiss., Wien*, 1882. — Rohde, *Histologische Untersuchungen über das Nervensystem von Amphioxus lanceolatus, Zoologische Beiträge von Schneider*, 1888.

CLASSE DES CYCLOSTOMES

Craniotes agnathes à corde dorsale persistante sans vertèbres, à crâne et autres conformations squelettaires cartilagineux et même en grande partie membraneux, dépourvus de membres pairs, mais munis d'une nageoire verticale à rayons, enveloppant la partie postérieure du corps et diversement découpée. Bouche sans mâchoires, appuyée de cartilages labiaux et conformée pour la succion; sac nasal simple et médian, débouchant chez les uns dans l'œsophage, fermé en arrière chez les autres; oreilles internes bien conformées; yeux quelquefois rétrogradés. Peau nue, sans écailles. Poches branchiales séparées, à orifices externes et internes variables. Cœur concentré, à oreillette et ventricule simples; sang rouge. Intestin droit, foie glandulaire assez considérable. Reins diversement conformés. Organes génitaux sans conduits excréteurs. Développement larvaire constaté chez un des ordres, seul connu sous ce rapport.

Ce qui intéresse surtout dans l'organisation des Cyclostomes, ce sont les énormes différences qu'ils présentent vis-à-vis de l'Amphioxus. Si nous reconnaissons dans les Cyclostomes un type dégradé qui peut se rattacher, quoique avec quelque peine, aux Poissons et surtout aux Sélaciens, nous devons convenir que la régression a atteint des degrés bien plus considérables chez l'Amphioxus. Ce ne sont, en fin de compte, que quelques caractères, tels que la corde persistante, l'organisation des myomères et l'absence de membres pairs qui rattachent les Cyclostomes à l'Amphioxus : tout le reste accuse des différences profondes.

La présence de petites pièces cartilagineuses dans la gaine de la corde accuse un acheminement vers la formation de vertèbres. La moelle épinière, aplatie en forme de ruban, évolue en avant en un véritable cerveau, enveloppé d'un crâne en partie cartilagineux, en partie membraneux et qui porte les trois organes céphaliques des sens, organes olfactif, visuel et auditif. Le premier est toujours médian et simple, tout en accusant, dans sa conformation, la composition par deux moitiés symétriques. Les yeux restent rudimentaires et enfoncés dans les chairs chez les Myxinoïdes; ils sont cachés sous la peau chez les larves des Petromyzontes (*Ammocœtes*) et n'arrivent à la surface que chez les Lamproies adultes; les organes de l'ouïe sont entièrement enfermés dans des capsules cartilagineuses, dépendances du crâne, et sont construits sur le plan général des Vertébrés, tout en se montrant bien différents, surtout par rapport aux canaux semi-circulaires. On peut distinguer, dans le système nerveux périphérique, des nerfs cérébraux, spinaux et même un système viscéral. Ce qui rapproche encore les Cyclostomes des autres Vertébrés, en les éloignant de l'Amphioxus, c'est l'existence d'un cœur musculeux, composé d'une oreillette, d'un ventricule et d'un bulbe aortique à deux valvules, placé à l'extrémité postérieure de la corbeille branchiale et mettant en mouvement un sang limpide, dans lequel nagent des corpuscules colorés en rouge comme chez les autres Vertébrés.

Le tube intestinal, simple et droit dans sa partie centrale, où il n'offre que des complications valvulaires internes, montre des conformations très diverses dans ses parties antérieures. La bouche, fonctionnant comme ventouse, est entourée de pièces cartilagineuses qui ne peuvent être homologuées avec l'appareil maxillaire des autres Vertébrés, et l'appareil lingual, transformé en piston pour la succion, offre des modifications toutes spéciales. Les différentes pièces qui concourent à la constitution de la bouche sont armées de dents cornées, disposées de manières diverses. L'appareil branchial, développé autour de l'œsophage, offre des modifications nombreuses. Le seul fait constant est l'existence de poches branchiales isolées et presque toujours symétriques, au nombre maximum de sept paires, nombre excessivement restreint si l'on considère la multiplicité des fentes branchiales chez l'Amphioxus. Mais le nombre ainsi que la structure des poches branchiales rapproche les Cyclostomes de certains Requins. En revanche, le mode de constitution des orifices externes et internes des poches branchiales et leurs relations avec la partie œsophagienne de l'intestin sont infiniment variables; nous les mentionnerons en parlant des différents groupes.

Si l'on n'a pu démontrer, avec quelque vraisemblance, des organes urinaires chez l'Amphioxus, nous en trouvons en revanche chez les Cyclostomes, développés d'une manière différente chez les deux groupes, il est vrai, mais cependant construits d'après le plan général commun aux autres Vertébrés et qui correspond aux organes segmentaires des Annélides. Il y a cependant à noter que nous ne trouvons, chez les Cyclostomes, aucune trace de ces combinaisons si variées qui prennent place, chez les autres Vertébrés, entre les conduits excréteurs des organes urinaires d'un côté et reproducteurs de l'autre; ces organes restent séparés pendant toute la vie et dès leurs premières ébauches.

En thèse générale, les sexes sont séparés. Il y a cependant des réserves à faire, dans ce sens que certains genres (*Myxine*) seraient mâles pendant un temps donné et femelles durant le reste de leur vie. Des recherches ultérieures sont encore nécessaires à ce sujet. Quoi qu'il en soit de cette anomalie, il est certain que les organes sexuels des deux sexes sont toujours impairs, suspendus à un mésentère spécial et dépourvus de canaux excréteurs. Œufs et sperme sont déversés, par déhiscence, dans la cavité abdominale, et expulsés de celle-ci par des canaux dits péritonéaux.

Nous ne possédons aucune donnée positive sur le développement des Cyclostomes marins. Quant aux Cyclostomes d'eau douce, ils parcourent un stadium larvaire, assez différent de l'état adulte et pendant lequel ils sont privés d'yeux. Les larves sont connues sous le nom de Lamproyons (*Ammocœtes*). La métamorphose se fait d'une manière très rapide.

On distingue deux ordres, caractérisés surtout par l'organisation différente du sac nasal.

1er ORDRE. Les **Myxinoïdes** (Hyperotreta). Tous marins. Le sac nasal se prolonge en arrière sous le crâne et s'ouvre dans la voûte palatine. Il sert, par cette communication, à la respiration. Point de nageoire dorsale. Ex. *Myxine*, *Bdellostoma*.

2e ORDRE. Les **Petromyzontes** (Hyperoartia). Le sac nasal est fermé en arrière. Nageoires dorsales distinctes de la caudale. On ne connaît, en Europe, que deux espèces, une grande marine, *Petromyzon marinus*, et une plus petite vivant dans les eaux douces, dont les différentes variétés ont été désignées par des noms spécifiques différents, *P. fluviatilis*, *Planeri*, etc.

Type : **Petromyzon fluviatilis.** — La *Lamproie commune* est répandue, par places, dans les eaux douces de l'Europe entière. Nos exemplaires proviennent en partie des « frische et kurische Haffs » de la Baltique, où l'on pêche la Lamproie en quantités fort considérables pendant la saison d'automne, en partie d'un bras mort du Rhône près de Culoz (Jura). Ces animaux vivent enfouis dans la vase sablonneuse du fond, qu'ils ne quittent que pendant leurs migrations. Ils se nourrissent de larves d'insectes, de petits vers, de crustacés, de corps en décomposition qu'ils sucent, et ont souvent l'intestin farci de grains de sable. Il faut les faire dégorger en les tenant, pendant quelque temps, dans un aquarium à eau claire et à courant continu, si l'on veut en faire des coupes. Notre travail a été fortement secondé par d'excellentes coupes, que nous devons à MM. le docteur M. Jaquet et Paul Bujor, étudiant.

Préparation. — La Lamproie étant le premier Vertébré d'une taille convenable pour une dissection macroscopique complète, nous indiquerons ici, une fois pour toutes, les règles générales pour cette dissection, quitte à indiquer à l'occasion des méthodes spéciales d'investigation pour certains organes.

En premier lieu, il faut toujours avoir à sa disposition un squelette monté de l'animal dont on veut faire l'anatomie. On est forcé de consulter à chaque moment la charpente solide du corps, quel que soit le système d'organes dont on s'occupe. Ces squelettes sont faits de la manière ordinaire, par macération, etc. ; nous n'insistons pas sur ces procédés usités pour les charpentes osseuses. La macération ne doit pas être poussée trop loin, lorsqu'il s'agit de la conservation des ligaments et des parties cartilagineuses importantes. Pour les squelettes composés presque uniquement de cartilages et même de parties membraneuses, il faut user d'autres moyens. Les Cyclostomes sont dans ce cas ; la préparation avec le scalpel, autrefois en usage, est très difficile. Mais en plongeant l'animal tout entier dans des solutions plus ou moins concentrées d'acide nitrique, on réussit parfaitement et avec peu de peine. La peau et les muscles se désagrègent et se laissent enlever avec un pinceau; les expansions membraneuses et tendineuses résistent un peu plus longtemps; les cartilages et les tissus nerveux en revanche se durcissent davantage et se conservent bien. Une solution à 20 pour 100 d'acide nitrique fumant nous a donné les meilleurs résultats pour les Lamproies adultes; pour les jeunes, il faut une solution moins concentrée. Le même procédé peut être mis en usage lorsqu'il s'agit de poursuivre, chez les Vertébrés à squelette osseux, des nerfs dans leur trajet à travers les os ou de faire des coupes intéressant à la fois des parties osseuses et nerveuses.

Les squelettes cartilagineux doivent être conservés dans l'esprit de vin; les autres sont desséchés et montés.

La préparation des animaux se fait de la manière usitée dans les amphithéâtres d'anatomie humaine, à l'air libre pour les animaux d'une certaine taille, sous l'eau, lorsqu'il s'agit de disséquer des animaux de petite taille ou des organes isolés, des expansions membraneuses délicates, etc. Nous croyons inutile d'insister ici sur les détails de ces manipulations. Les injections sont nécessaires pour suivre le trajet des vaisseaux; sur les animaux à appendice caudal fortement développé, on peut les faire, après avoir coupé la queue, par l'aorte et la veine principale, appliquées toutes les deux à la colonne vertébrale; sur les autres on choisira les artères et les veines du cou et des membres, de manière à laisser intactes les viscères, dont on n'ouvrira les cavités que lorsque la masse injectée s'est consolidée.

La méthode des coupes n'est applicable en plein qu'aux Cyclostomes, lesquels s'y prêtent admirablement après durcissement et coloration préalable par les moyens ordinaires. On coupe après inclusion dans la paraffine. Les autres Vertébrés à squelette osseux ne se laissent couper qu'après traitement préalable à l'acide nitrique; mais il faut toujours choisir des animaux aussi jeunes que possible et, dans la plupart des cas, on ne pourra employer cette méthode que sur des organes isolés pour faire des recherches histologiques. Nous ne pourrons entrer dans des détails sur la structure histologique et nous nous bornerons à indiquer les principaux résultats, en laissant de côté les détails.

Situation générale des organes. — Après avoir enlevé la peau, on trouve le corps entier enveloppé, jusqu'au niveau des yeux, par la masse du grand muscle latéral, sur lequel on distingue des lignes tendineuses blanches, qui se suivent avec une grande régularité (fig. 162). Cette masse musculaire n'offre des écartements que

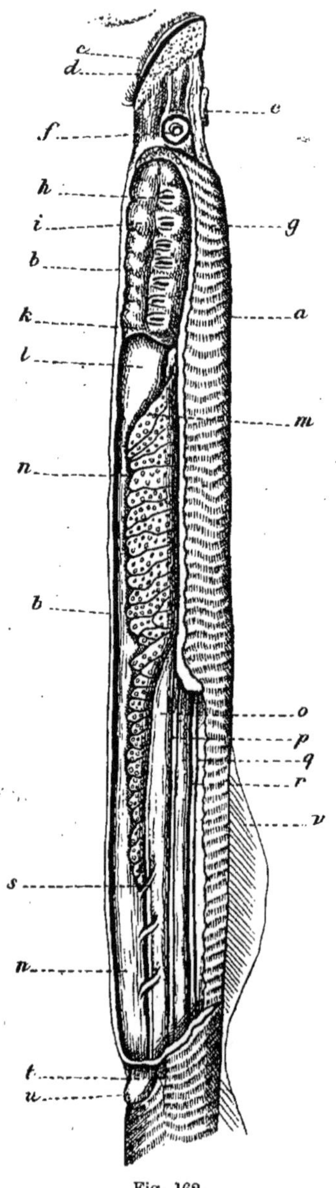

Fig. 162.

pour les sept paires d'orifices branchiaux (spiracules) et pour l'anus médian situé dans la partie postérieure du corps. Pour étudier la situation des organes principaux, on enlèvera les masses musculaires le long d'une ligne de séparation faiblement indiquée depuis l'œil jusqu'à l'anus, ce qui se fait sans difficulté sur toute la partie ventrale, tandis qu'il faut user de quelque précaution pour enlever les parties qui couvrent la corbeille branchiale. On obtient de cette manière une préparation telle que nous l'avons représentée dans la figure 162. On y aperçoit le bord de la bouche garni de franges (*c*), entouré par un tissu conjonctif lâche (*d*) et derrière cette bordure la partie antérieure de la tête avec l'orifice nasal (*e*) et l'œil (*f*). Les cartilages, les muscles, nerfs et vaisseaux de cette partie céphalique sont encore enfouis dans le même tissu conjonctif et ne peuvent être disséqués qu'à l'aide de la loupe. La corbeille branchiale commence dans le voisinage de l'œil; elle montre les spiracules (*h*) au nombre de sept, alignés horizontalement, et les délimitations superficielles des sacs branchiaux (*i*) dont la dissection plus intime ne peut aussi se faire qu'à la loupe. La corbeille branchiale contient encore dans sa partie postérieure (*k*) le cœur, entouré par un péricarde cartilagineux, qui fait corps avec le squelette branchial et est recouvert encore latéralement par le septième sac branchial. Le cœur n'est

Fig. 162. — *Petromyzon fluviatilis*. Grandeur naturelle. La peau a été enlevée sur toute la longueur du flanc gauche; le muscle latéral également sur la corbeille branchiale, la cavité abdominale et, en arrière, sur une partie de la corde dorsale et du système nerveux. *a*, tégument du dos; *b*, paroi ventrale; *c*, bord frangé de la ventouse buccale; *e*, orifice nasal; *f*, œil; *g*, muscle latéral avec ses myocommes et myomères; *h*, spiracules; *i*, poches branchiales recouvertes de muscles; *k*, bord postérieur de la corbeille branchiale contenant le cœur; *l*, foie; *m*, ovaire; *n*, intestin; *o*, rein; *p*, aorte; *q*, corde dorsale *r*, moelle épinière; *s*, brides vasculaires allant de l'intestin vers le rein; *t*, poche péritonéale postérieure; *u*, anus; *v*, première nageoire dorsale.

donc pas visible dans notre préparation; la corbeille branchiale semble se terminer immédiatement en arrière par une surface ondulée à laquelle s'adapte la partie antérieure du foie (*l*) entouré, comme les autres organes abdominaux, par un péritoine très mince et translucide, appliqué à la face interne des muscles latéraux et qu'il faut enlever pour voir les organes *in situ*. On ne voit, dans la partie antérieure de la cavité abdominale, qu'une petite partie du foie, le lobe gauche, et la cavité ne paraît remplie, chez les individus parvenus à maturité sexuelle, dans presque la moitié de sa longueur, que par les organes génitaux, ovaires (*m*) ou testicules. En examinant de plus près ces organes, on voit qu'ils sont attachés, par un repli du péritoine, à la ligne médiane ventrale de la corde, mais que leurs lobes diversement contournés s'écartent pour constituer deux masses latérales entre lesquelles est emprisonné l'intestin (*n*) qui court en droite ligne sur la face de la cavité ventrale vers l'anus. Les organes sexuels diminuent de volume dans la moitié postérieure de la cavité abdominale, et ici s'intercalent, entre eux et les parois du corps, les reins (*o*) sous forme de deux rubans aplatis, à bord inférieur libre et attachés, par leur bord dorsal, à un pli du péritoine. Celui-ci forme un repli assez épais vers l'anus (*u*), où il constitue une sorte d'entonnoir (*t*) dans lequel sont cachées les extrémités des canaux excréteurs. Pour faire voir les relations avec le squelette, nous avons mis à nu dans notre préparation la corde dorsale (*v*) avec sa gaine, l'aorte (*p*) et la moelle épinière (*r*), cachée dans le canal dorsal dont elle tapisse le fond.

Une préparation telle que nous venons de la décrire ne peut donner qu'une idée fort incomplète des relations entre les organes internes, surtout dans la partie antérieure du corps. C'est pourquoi nous donnons ici une figure, grossie du double et représentant une coupe sagittale, menée par le plan médian de la partie céphalique et branchiale jusqu'au commencement de la cavité abdominale. Des coupes semblables se font facilement, sur des individus conservés à l'alcool, avec un rasoir assez long et bien aiguisé, mais il est assez difficile de les maintenir exactement dans le plan longitudinal et médian, et on ne peut guère éviter de légères déviations, motivées par la résistance inégale que présentent les cartilages, les muscles et les autres organes.

On voit sur cette coupe (fig. 163) les téguments (*a*) s'étendant uniformément sur la partie dorsale ainsi que sur la partie ventrale jusque vers l'entonnoir buccal, où ils font un pli rentrant très profond (*f*) qui sépare l'entonnoir du corps. Le bord de l'entonnoir porte des franges tentaculiformes (*b*) qui deviennent très considérables dans le voisinage du pli mentionné. Au-dessous des téguments s'étend la couche musculaire, divisée par les myocommes,

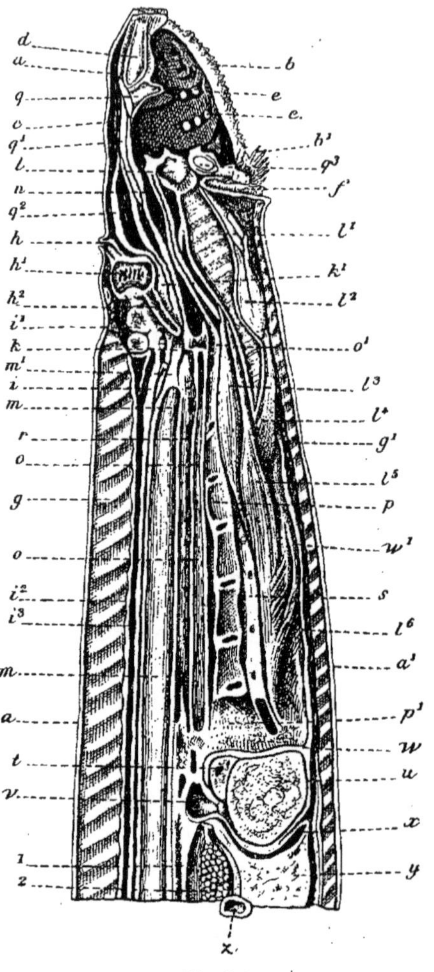

Fig. 163.

très épaisse du côté dorsal (g) où elle s'étend jusque sur la partie postérieure du crâne, tandis qu'elle est très mince sur la face ventrale (g^1) où elle se prolonge jusque vers le point de séparation. Les myocommes confluent (i^2) avec la paroi supérieure du canal rachidien (i^3), laquelle se continue dans la voûte supérieure du crâne, tandis que la partie inférieure de ce même canal constitue en même temps la gaine de la corde (m), dont la paroi inférieure et antérieure (m^1) fait corps, en avant, avec la base du crâne (k). Le canal rachidien renferme la moelle épinière (i), fort mince en arrière, mais qui se renfle pour constituer, dans la cavité crânienne, le cerveau (i^1). Au-devant du cerveau et relié avec lui par le nerf olfactif, se trouve le vaste sac nasal (h^1) communiquant au dehors par son tube d'entrée (h) et entouré par une capsule cartilagineuse mince, percée par le canal naso-palatin (h^2) qui traverse la lacune mé-

Fig. 163. — Coupe sagittale et médiane, grossie du double, d'un ***Petromyzon fluviatilis***, dessinée à la loupe. *a*, tégument du dos ; *a'*, id. du ventre ; *b*, franges du bord buccal ; *b'*, franges plus grandes vers l'extrémité postérieure de l'entonnoir buccal ; *c*, lacunes lymphatiques ; *d*, muscle annulaire du toit du suçoir ; *e*, dents de la paroi buccale ; *f*, pli rentrant séparant le suçoir ; *g*, muscle latéral, partie dorsale ; *g'*, id., couche ventrale ; *h*, orifice du nez ; h^1, poche nasale entourée de son cartilage ; h^2, canal nasopalatinal ; *i*, moelle épinière ; i^1, cerveau ; i^2, gaine du canal rachidien i^3 ; *k*, base du crâne, plaque occipitale ; *k'*, id., plaque faciale ; *l*, piston lingual, son extrémité antérieure armée ; l^1, cartilage du piston ; l^2-l^5, muscles du piston ; *m*, corde dorsale, son noyau ; *m'*, id., son extrémité antérieure ; *n*, canal œsophagien commun ; *o*, œsophage ; *o'*, valvule antérieure de l'œsophage et de l'aqueduc ; *p*, aqueduc avec ses boutonnières aux poches branchiales ; *p'*, tissu fibreux terminal de l'aqueduc ; *q*, cartilage annulaire ; *r*, aorte ; *s*, artère branchiale ; *t*, oreillette du cœur ; *u*, ventricule ; *v*, entrée de la veine cave ; *w*, péricarde cartilagineux ; *w'*, tige médiane de la corbeille branchiale ; *x*, péritoine ; *y*, foie ; *z*, intestin ; *1*, cavité abdominale ; *2*, ovaire.

diane de la base du crâne et se termine en cœcum sur la paroi supérieure de l'intestin buccal. La corde (m), cylindre épais et tout d'une venue, s'amincit en avant pour se terminer dans la partie postérieure de la base crânienne. Au-dessous d'elle se voit, dans la partie moyenne de la préparation, un canal horizontal percé de nombreux trous. C'est l'aorte (r), et les trous sont ou les entrées des veines branchiales, dont elle se constitue, ou bien les orifices des branches qu'elle donne aux parties voisines. En arrière, la continuation de l'aorte est cachée, aux environs du cœur, par du tissu fibreux (p^1) qui enveloppe la face antérieure du péricarde. En avant, vers le crâne, l'aorte disparaît du plan médian par suite de bifurcation. Au-dessous de l'aorte s'étend l'œsophage (o) fort étroit, mais uniforme. En passant sur le cœur il dévie un peu à gauche et reparaît en arrière, sur la face supérieure du foie (g), sous forme d'intestin (z). En avant et au-dessous de la pointe antérieure de la corde, il paraît fermé par une valvule (o^1), qui est percée au centre (la coupe a un peu dévié à droite), mais il se continue en avant vers un second isthme (n) situé sur le piston lingual (l), pour déboucher dans le fond de l'entonnoir buccal. Au-dessous de l'œsophage court un canal beaucoup plus large, marqué de sept boutonnières et fermé en cœcum du côté du cœur, c'est l'aqueduc (p); les boutonnières sont les entrées des sept poches branchiales du côté gauche. En avant, l'aqueduc devient plus étroit et s'ouvre, dans l'isthme mentionné de l'œsophage, par un mince orifice, défendu par des conformations digitiformes. Enfin, et toujours dans la partie moyenne de la préparation, un peu en arrière, se voit l'artère branchiale (s) frisée dans sa partie moyenne où elle présente les entrées de trois arcs branchiaux coupés, se portant aux poches branchiales droites postérieures. Sa lumière est ouverte jusque vers sa sortie du péricarde; en avant, elle se bifurque entre la quatrième et cinquième poche branchiale; la branche droite est coupée, la branche gauche glisse entre les muscles du piston lingual et l'aqueduc. Enfin, entre l'isthme œsophagien en avant, l'aqueduc au milieu et l'artère branchiale en arrière d'un côté et les téguments et les muscles latéraux en bas, se voient les puissants muscles rétracteurs (l^2-l^5) du piston lingual (l) qui s'attachent en avant à la gaine du cartilage lingual, coupé dans toute sa longueur (l^1); le piston se termine, du côté de l'entonnoir buccal, par une armature cornée puissante (l). Cette armature clôt l'entonnoir buccal dans les parois duquel on voit des dents saillantes (e) et la coupe de la conformation cornée semi-circulaire, qu'on a désignée sous le nom de mâchoire inférieure (m). Dans le toit du suçoir on voit la coupe de la mâchoire supérieure, du muscle annulaire antérieur (d) et les grandes lacunes lymphatiques (c), entre les cartilages labiaux (q) et les téguments. Enfin, dans la partie postérieure de la préparation, se présentent le ventricule (u) et l'oreillette (t) du cœur, entourés par le péricarde cartilagineux (w) qui se continue en avant en un mince filet médian (w^1) engagé entre les muscles rétracteurs du piston lingual en haut, le tégument et l'expansion ventrale du muscle latéral en bas et qui constitue l'axe de la corbeille branchiale. Le péricarde est percé, en haut, par l'entrée, dans l'oreillette, de la grande veine cave (v). Derrière le péricarde, on aperçoit, du côté ventral, le pli du péritoine (x), qui enveloppe l'extrémité antérieure du foie (y), ainsi que de l'ovaire (r), mais qui s'applique si étroitement au péricarde qu'il est impossible de l'en distinguer sans des grossissements plus forts. Au-dessus du foie se montre la terminaison antérieure de l'ovaire (r) et en arrière l'intestin (z) émergeant du foie.

Nous donnerons, pour compléter ces démonstrations topographiques, quelques coupes transversales formant une série, comme nous l'avons fait pour l'Amphioxus; mais nous intercalerons ces coupes lorsque nous traiterons des organes qui y sont particulièrement intéressés.

Téguments. — La peau de la Lamproie, assez résistante, mais lubrique à sa surface, se compose de plusieurs couches d'épaisseur variable. La couche superficielle, l'*épiderme*, est composée de cellules à plusieurs types; en dessous se trouve le *derme* fibreux, à la base ou dans l'épaisseur duquel s'établit un *strate pigmentaire*, qui recouvre plus ou moins le *tissu hypodermique* essentiellement conjonctif. Il n'existe aucune trace d'un squelette dermique. Nous allons examiner ces différentes couches.

Épiderme (fig. 164 et 165). — Le substratum général de cette couche est formé par des cellules à protoplasme finement granuleux, à noyaux très distincts et sphériques, contenant un nucléole fortement réfringent (a, e, f, fig. 164; B, fig. 165). Ces cellules se colorent, ainsi que les noyaux, assez fortement par les solutions de carmin; leurs parois sont nettement accusées et on observe, déjà par de faibles grossissements, des minces espaces intercellulaires entre ces parois. Elles s'accumulent en couches multiples et présentent des formes différentes suivant le niveau où elles se trouvent.

On voit, en effet, à la base et immédiatement appliquées au derme, une série de cellules allongées et *prismatiques*, placées comme des palissades les unes à côté des autres (f, fig. 164). Ces cellules sont évidemment en prolifération; on en voit à noyaux étranglés, à doubles noyaux ou bien étranglées elles-mêmes. Elles passent, dans les couches moyennes, à des formes *polyédriques* (*e*), sur lesquelles on voit quelquefois un filament mince, élargi à sa base (cellules *stipitées*, Foettinger; voir *Littér.*). Vers les couches superficielles, les cellules deviennent plus aplaties et le strate le plus externe les montre aplaties, à noyaux moins apparents, à protoplasme moins granuleux et présentant, à leurs surfaces, des plateaux finement crénelés (*a*). Cet aspect serait dû, d'après Foettinger, à des fins canalicules poriques, suivant F. E. Schultze (voir *Littér.*), à des relèvements et plissements (*Riffzellen* des Allemands), ou à des

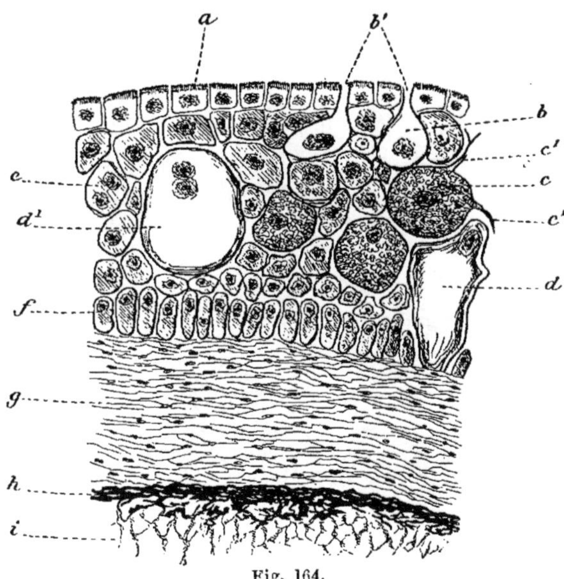

Fig. 164.

stries verticales (Pogojeff). Quoi qu'il en soit, il est un fait que, sur des cellules dissociées après macération dans le liquide de Müller, on voit quelquefois le plateau comme formé de gros cils séparés les uns des autres. Vues de face, ces cellules sont presque régulièrement hexagonales et les aspérités du plateau se présentent comme de fins points noirs.

Les cellules décrites, sur les détails desquelles on consultera Foettinger, forment presque à elles seules l'épiderme du museau et de la cornée; dans les autres parties du corps, on y trouve mêlées d'autres conformations cellulaires.

En premier lieu, ces cellules passent à des glandes monocellu-

Fig. 164. — *Petromyzon fluviatilis*. Coupe verticale de la peau de la tête entre les yeux. Gundl., Oc. 1, Obj. 6. Chambre claire. *a*, cellules à plateau; *b*, cellules caliciformes; *b'*, leurs orifices; *c*, cellules granuleuses; *d*, cellules en massue; *e*, cellules moyennes; *f*, cellules prismatiques; *g*, couche fibreuse du derme; *h*, couche pigmentaire; *i*, tissu conjonctif sous-dermique.

laires, appelées *cellules caliciformes* (*b*). Le protoplasme avec le noyau est refoulé au fond; le reste de la cellule est rempli d'un liquide transparent et visqueux. A la fin se forme un orifice de sortie, étiré ordinairement en col de bouteille chez les individus jeunes (dont est prise notre figure) ou en large goulot chez les

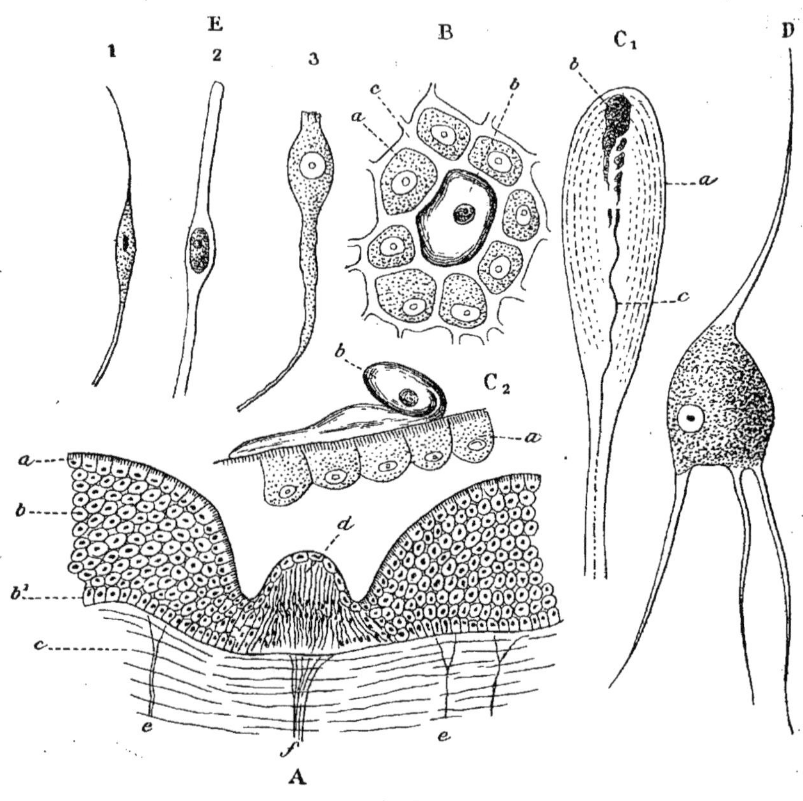

Fig. 165.

individus plus grands. On trouve ces cellules, qui fournissent un mucus transparent, surtout dans les environs des lèvres.

Un élément entièrement différent est constitué par les *cellules en massue* (*Kolben* des Allemands, *d*, fig. 164; C, fig. 165). Ces élé-

Fig. 165. — ***Petromyzon fluviatilis.*** Éléments dissociés de l'épiderme. A, coupe transversale d'une fossette sensitive. *a*, cellules superficielles à plateau; *b*, cellules moyennes; *b'*, cellules basales; *c*, derme fibreux; *d*, mamelon central; *e*, fibres nerveuses, traversant le derme; *f*, filet nerveux se rendant vers le mamelon central. B, coupe horizontale de l'épiderme. *a*, cellules moyennes entourant la cellule en massue *b*, dont le noyau est entamé; *c*, substance intercellulaire. C, cellules en massue. C^1, id., intacte. *a*, massue; *b*, noyau et protoplasme, se continuant par le filament *c* dans le col. C^2, cellule déformée, sortie de l'épiderme. *a*, cellules à plateau; *b*, cellule en massue. D, cellule granuleuse; E, cellules sensitives; E^1, à prolongements très fins; E^2, à prolongements plus épais; E^3, à bâtonnet mutilé. (B, C^2 et E^2 d'après Foettinger, le reste d'après Pogojeff, sauf E^3.)

ments sont particulièrement transparents et on les reconnaît déjà sous de faibles grossissements comme des lacunes brillantes, faiblement colorées en jaune par le picro-carminate, incolores par le carmin boracique. Ils ont, dans la plupart des cas, la forme d'une massue, dont la base étroite est implantée sur le derme, tandis que la partie élargie est tournée vers l'épiderme (*d*, fig. 164; C^1, fig. 165). Leur forme est assez variable; les réactifs paraissent exercer une certaine influence. Le contenu est visqueux, mais cohérent, et on aperçoit souvent de doubles contours, dus à la contraction inégale de ce contenu. Presque toujours on y aperçoit deux noyaux à nucléoles comme nous les avons dessinés dans la figure d^1; quelquefois on voit les noyaux enveloppés d'un protoplasme très coloré (d^1) qui les cache et qui s'étire souvent dans un fil médian, allant dans le col (C^1, fig. 165). Les noyaux sont toujours situés dans la partie élargie, près de l'extrémité. Sur toutes, on aperçoit de fines stries, assez accusées dans le col étroit, concentriques dans la partie élargie, transversales sur le col; mais nous croyons que cette striation, sur laquelle les auteurs ont beaucoup discuté, n'est causée que par les réactifs; nous n'avons pu l'apercevoir sur des éléments dissociés à l'état frais.

L'histoire de ces cellules a été élucidée par Foettinger, dont nous pouvons confirmer les résultats. Elles naissent sous la forme de petites vésicules claires, attachées au derme et s'agrandissant petit à petit pour prendre la forme en massue, sous laquelle elles restent pendant longtemps. A la fin elles s'élèvent de plus en plus vers l'épiderme, le col se rétrécit successivement pour former une mince tige qui se détache du derme et souvent disparaît totalement (d^1, fig. 164). Les cellules déformées par la pression des cellules épithéliales environnantes, qu'elles écartent, montent à la surface, passent par la couche corticale et s'étalent sur cette couche où on les aperçoit encore sous forme de boudins irréguliers, qui disparaissent finalement (C^2, fig. 165).

On a beaucoup discuté la fonction de ces cellules, sans arriver à une conclusion précise. Pogojeff, le dernier auteur, les croit analogues aux corpuscules de Pacini, et par conséquent de nature nerveuse. Nous croyons qu'il faut leur attribuer une fonction défensive et les mettre peut-être en parallèle avec les organes urticants, dont elles diffèrent cependant beaucoup.

Les *cellules granuleuses* (*c*, fig. 164; D, fig. 165) sont très distinctes. Elles sont nombreuses dans les couches moyennes de l'épiderme, grandes, rondes ou ovalaires, ont une enveloppe très fine et contiennent un protoplasme peu transparent, dans lequel sont disséminées de grosses granulations. Le noyau unique présente des contours peu arrêtés et un seul nucléole fortement réfringent. De la périphérie de ces cellules partent un ou plusieurs prolongements filiformes, très délicats, dirigés, dans la plupart des cas, vers le derme, auquel ils paraissent s'attacher par un petit élargissement. Ces prolongements sont fort difficiles à suivre dans les coupes; nous en avons cependant vu quelquefois dirigés vers la surface et même bifurqués (c^1, fig. 164). Nous ne savons absolument rien de leur fonction; nous devons cependant dire que, dans des préparations obtenues par dissociation dans le liquide de Müller (D, fig. 165), ces cellules ressemblent, à s'y méprendre, à des cellules ganglionnaires telles qu'on les trouve dans les centres nerveux. Pogojeff les considère comme des glandes monocellulaires.

Enfin, nous trouvons encore des *cellules sensitives* (E, fig. 165; fort improprement nommées *cellules gustatives* par Foettinger) qui sont répandues partout dans l'épiderme, mais accumulées surtout dans des conformations particulières dont nous parlerons plus bas. Ce sont de longues cellules filiformes, attachées au derme, dans l'épaisseur duquel se continue probablement leur tige basale, très mincé, renflée au milieu par un protoplasme finement granuleux, entourant un noyau clair et sphérique, muni d'un nucléole. Ces cellules se continuent vers la surface de l'épiderme, par un fin prolongement, qui paraît assez raide, car dans la plupart des cas il se trouve détaché de manière que la cellule paraît se terminer à quelque distance du noyau, par un plateau lobé. Nous avouons que, même dans les coupes les plus fines, nous n'avons pu distinguer, avec une certitude entière, ces cellules au milieu des autres conformations cellulaires de l'épiderme; mais en revanche on les retrouve, quoique en nombre restreint, dans toutes les préparations faites par dissociation.

Ces cellules sensitives forment des accumulations cachées dans des fossettes circulaires. Langerhans (voir *Littér.*) a fort bien décrit la disposition de ces fossettes, visibles à la loupe, surtout dans les parties blanches et argentées de la peau. Elles commencent, dit-il, avec une simple série sur la lèvre supérieure. Après une courte interruption sur les flancs du nez, cette série simple se départit en deux branches, dont l'une passe vers l'œil, devant lequel elle suit le bord inférieur de la cornée par un arc convexe en avant et se continue depuis le bord postérieur de la cornée le long de la corbeille branchiale, à quelque distance des spiracules, pour former une ligne latérale irrégulière que l'on peut poursuivre jusqu'au commencement de la seconde nageoire dorsale. A cette ligne latérale se joignent deux autres; une inférieure composée de peu de fossettes (6-8) situées immédiatement sur les spiracules. La ligne latérale dorsale est la plus considérable; elle commence par deux séries transversales dont l'antérieure se trouve à 7,5 millim. derrière le nez et continue le long de la ligne médiane dorsale jusque près de l'extrémité caudale. En général, une fossette correspond à deux myocommes; la ligne, dans son ensemble, est ondulée. Il y a encore, sur la tête, une série de fossettes qui entoure en demi-cercle la lèvre inférieure.

En faisant des coupes (A, fig. 165) on voit que l'épithélium ordinaire, dépourvu de cellules granuleuses et en massue, s'élève comme une circonvallation autour de la fossette, au centre de laquelle surgit un mamelon formé par des cellules sensitives étroitement réunies ensemble. Pogojeff (voir *Littér.*) a vu des faisceaux nerveux se rendre, à travers le derme, jusqu'à la base de ces mamelons, mais il n'a pu se rendre compte de la terminaison des fibrilles dans les cellules.

Évidemment, les conformations décrites constituent la forme la plus simple des organes de sens cutanés si répandus chez les Vertébrés aquatiques.

Immédiatement en contact avec les cellules basales de l'épiderme se trouve la couche du *derme* (*g*, fig. 164), très variable en épaisseur suivant les régions. Très épaisse sur le dos, elle s'amoindrit considérablement vers le ventre et encore davantage sur l'extrémité du museau et sur la cornée. Le derme est essentiellement composé de fibres conjonctives onduleuses, parsemées de nombreux petits noyaux ovalaires et aplatis, lesquels forment souvent une couche presque continue à sa base. On constate presque partout des lacunes irrégulières entre les fibres croisées par couches, qui deviennent plus nombreuses vers les deux surfaces de la peau et dans lesquelles courent des nerfs et des vaisseaux.

Ces lacunes sont souvent si nombreuses vers la base du derme, que celle-ci se détache aisément de la *couche pigmentaire* (*h*) plus épaisse sur le dos, plus mince sur le bas des flancs et le ventre. Sur les coupes, on voit cette couche comme un tout continu, avec ramifications vers l'intérieur. Vue de face, la couche se présente composée de cellules à granulations noires, avec un noyau clair et des ramifications fort nombreuses et compliquées. Elles sont exactement semblables aux cellules pigmentaires étoilées et noires, qu'on retrouve dans la peau des Batraciens, par exemple. Il y a en outre, dans les parties argentées du ventre, des petites paillettes minces qui réfléchissent la lumière.

Enfin, le *tissu sous-dermique* (*i*) montre une trame de fibres conjonctives, présentant de nombreuses lacunes irrégulières, remplies de graisse et parcourues par des plexus nerveux et vasculaires; ces

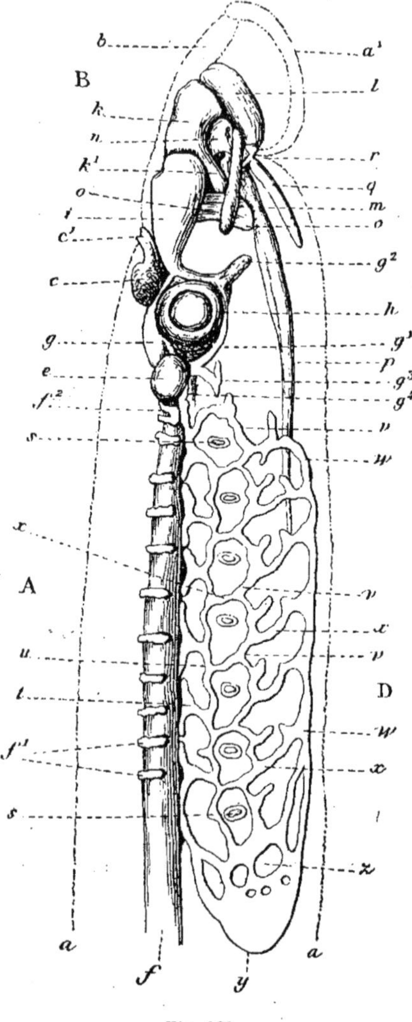

Fig. 166.

lacunes sont surtout très spacieuses au bout du museau.

Squelette. — Nous ne trouvons chez les Cyclostomes qu'un squelette interne, mais qui peut être divisé, suivant les points de vue différents, en plusieurs catégories.

Histologiquement, nous voyons trois formations distinctes : le tissu cellulaire du noyau de la corde, le tissu conjonctif proprement dit, fibrillaire ou même lamelleux, et le tissu cartilagineux. Ces deux derniers tissus prennent une part plus ou moins importante dans la constitution de toutes les parties squelettaires.

Morphologiquement, nous pouvons distinguer le système cordal avec ses différents appendices, le crâne (A, fig. 166), les rayons des nageoires, les systèmes branchial (D), labial (B) et lingual (C), constituant dans leur ensemble le système viscéral.

1. *La corde et ses dépendances.* — Le *noyau* de la corde (*m*, fig. 163) est constitué par un cylindre, situé dans l'axe du corps, pointu aux deux bouts et atteignant sa plus grande épais-

Fig. 166. — *Petromyzon fluviatilis.* Le squelette dans son ensemble, préparé à l'acide nitrique, deux fois grossi. On a indiqué, par une ligne ponctuée, les contours du corps et conservé le nez et l'œil dans leur position naturelle. On a laissé également les cartilages mobiles dans leur position, sans les disjoindre. A, système cordal; B, système labial; C, système lingual; D, système branchial. *a*, contour du corps; *a'*, contour de l'entonnoir buccal; *b*, muscle annulaire du même; *c*, sac nasal; *c'*, son orifice; *e*, capsule de l'oreille; *f*, corde dorsale; f^1, apophyses vertébrales; f^2, apophyse antérieure double; *g*, paroi latérale du crâne; g^1, anse du crâne; g^2, pointe antérieure de l'anse; g^3, apophyse hyoïdienne et os carré; g^4, attache de la corbeille branchiale; *h*, globe de l'œil; *i*, plaque dite ethmoïdale; *k*, cartilage semi-annulaire; k^1, son apophyse; *l*, cartilage annulaire; *m*, apophyse épineuse; *n*, cartilage rhomboïde; *o*, cartilage en plaque; *p*, tige linguale; *q*, copula; *r*, pli post-buccal; *s*, spiracules; *t*, traînée dorsale de la corbeille branchiale; *u*, traînée branchiale supérieure; *v*, traînée inférieure; *w*, traînée ventrale; *x*, travées verticales; *y*, péricarde; *z*, trous vasculaires.

seur au milieu du dos. L'extrémité pointue antérieure commence, en se relevant un peu, dans le crâne sur la limite postérieure de la lacune basale. Des coupes transversales menées par la partie postérieure de l'œil atteignent cette pointe qui traverse, en suivant la ligne médiane, la base du crâne entre les capsules auditives et se continue en arrière en s'épaississant considérablement à sa sortie du crâne, vers la région branchiale. Entourée de sa gaine, la corde continue, en servant de plancher à la moelle épinière, jusque dans la nageoire postérieure, où elle se termine en pointe mousse en s'élevant un peu.

Le noyau de la corde constitue, dans la vie, un tissu gélatineux assez ferme, transparent et un peu bleuâtre. Il se montre composé d'une masse intercellulaire abondante, dans laquelle sont établies des cellules en général sphériques sans noyaux apparents. Ce tissu est énormément défiguré par tous les réactifs durcissants ou autres. On le voit sur les coupes comme formé d'alvéoles disposées en général suivant des lignes rayonnant du centre et séparées les unes des autres par des parois minces, ce qui lui donne l'aspect d'un tissu végétal, de la substance médullaire du bois, par exemple. Les aréoles sont plus grandes et plus allongées vers le centre, plus petites vers la circonférence où les parois semblent se rattacher quelquefois à la gaine. Dans le voisinage immédiat de la gaine, se trouve une couche protoplasmique avec de nombreux petits noyaux, qui semble presque indépendante, car elle se détache souvent, soit de la gaine, soit du tissu cellulaire. C'est cette couche que quelques auteurs semblent avoir considéré comme une membrane limitante interne de la gaine. On remarque souvent, dans les parties épaisses de la corde, une lacune centrale ou, dans d'autres cas, des rapprochements constituant une espèce de ligament central. Tous ces aspects différents nous semblent résulter de contractions inégales du tissu; nous n'en avons vu aucune trace dans des cordes extraites d'animaux vivants. Les apparences de canalicules poriques dans les parois des cellules ou plutôt des aréoles, que quelques auteurs ont signalées, sont également produites par les réactifs.

La *gaine de la corde* mérite une attention spéciale. Indépendamment du tissu conjonctif fibrillaire, qui la recouvre et la relie avec les parties environnantes, elle est composée de deux strates très distinctes, d'une épaisse couche fibrillaire interne et d'une couche élastique plus mince externe. La couche fibrillaire se colore fort peu; les fibrilles qui la composent sont feutrées, très serrées, longitudinales, obliques ou transversales et ondulées. On remarque, disséminés dans ce feutrage, des petits noyaux. La couche élastique, jaunâtre dans la vie, paraît homogène; elle se colore facilement et montre, sous de très forts grossissements, des petits pores au fond d'enfoncements, autour desquels se voit une sculpture de fossettes transverses.

Les deux couches, fibreuse et élastique, se continuent sur toute la longueur de la corde en s'amincissant graduellement vers les deux bouts. A l'extrémité céphalique en particulier, dans la base du crâne, elles se réduisent finalement à une fine membrane, qui paraît surtout résulter de la couche élastique.

Le tissu conjonctif, appliqué à la face extérieure de la couche élastique, rayonne à peu près de la même manière que chez l'Amphioxus. C'est lui surtout qui compose le tube contenant la moelle; c'est lui aussi qui fournit les cloisons intermusculaires, disposées en doubles cornets plissés, dont la pointe est tournée en avant; c'est lui encore qui constitue la couche interne des parois du ventre, ainsi que les cloisons longitudinales et verticales, soutiens supérieurs et inférieurs, et c'est dans ce tissu que se développent les pièces cartilagineuses, que l'on peut considérer comme les premiers rudiments des neurapophyses.

On trouve, en effet, sur la face latérale de la corde et dans sa ligne supérieure, des petites pièces triangulaires (*f*, fig. 166), à contours très irréguliers, pointues en haut, qui dépassent avec cette pointe le niveau supérieur de la corde. Ces pièces correspondent en général aux myocommes; elles ne se développent que pendant la croissance de la Lamproie transformée et sont à peine indiquées chez des exemplaires ayant encore les dimensions d'un Ammocœtes. Situées dans le voisinage des orifices pour la sortie des nerfs, elles en sont, chez les jeunes, complètement distinctes; mais en croissant elles embrassent, avec leurs bases, la racine du nerf moteur et avec leur pointe la branche montante de ce dernier. Les deux premières pièces (*f'*) situées immédiatement derrière le crâne, sont toujours soudées ensemble. Elles diminuent de grandeur après la douzième pièce et finissent par disparaître vers la nageoire caudale. Pour les détails nous renvoyons au mémoire de Schneider (voir *Littér.*).

Nous mentionnons ici, pour en finir avec les dépendances apparentes de la corde, les *rayons des nageoires* (fig. 169), tout en déclarant d'avance que ces rayons, appelés par Schneider *apophyses épineuses* (*processus spinosi*), ne nous paraissent être que des conformations cutanées. On voit, en effet, apparaître déjà chez les Ammocœtes en train de se transformer et chez les petites Lamproies, des îlots cartilagineux situés dans l'épaisseur des nageoires, au milieu du tissu conjonctif entre les deux lamelles cutanées; ces îlots s'accroissent rapidement et finissent, chez les grosses Lamproies, par former des rayons, bifides au bout distal, mais qui à la fin se confondent au bout proximal pour former un cartilage continu. Ces rayons se développent sur toute l'étendue des nageoires, en haut comme en bas, et les deux lames cartilagineuses, appliquées en haut sur le toit du tube nerveux, en bas sur le canal de l'aorte, se confondent au bout de la queue. Le tissu cartilagineux qui forme ces rayons est absolument semblable à celui des autres pièces du squelette. Chez des Lamproies en voie de croissance, on voit encore, entre les rayons déjà formés, des îlots isolés, qui plus tard formeront de nouveaux rayons. Nous ne voyons aucune raison pour les homologuer avec des apophyses vertébrales; ces rayons sont, comme les rayons des nageoires verticales des Poissons, des conformations cutanées naissant dans le tissu sous-dermique. Ils ne correspondent pas d'ailleurs aux myocommes, et ont leurs muscles spéciaux, au moins dans la partie dorsale.

Le crâne (fig. 167 et 168). — Nous pouvons distinguer, en premier lieu, le crâne cartilagineux et les parties membraneuses, formées d'un tissu fibreux, mais assez ferme.

Considéré isolément, le *crâne cartilagineux* forme une boîte d'une seule venue, mais fort incomplète. Sa base commence en arrière par deux prolongements latéraux qui entourent la corde et se continuent, sur la face ventrale, en une sorte de plaque transversale (*k*), placée entre les bords internes des *capsules auditives* (*b*). Celles-ci paraissent intimement soudées aux parties latérales de la plaque; elles ont une couleur jaunâtre plus foncée, une forme un peu ovalaire et sont complètement fermées sur tout leur pourtour, à l'exception d'une petite fente interne, donnant accès dans la cavité du crâne et par laquelle passent les nerfs et les vaisseaux de l'oreille interne. En avant, la capsule auditive est séparée du relèvement latéral de la plaque, par une fente (b^1, fig. 167) par laquelle passe le nerf trijumeau.

La plaque, que nous pouvons appeler la *plaque occipitale*, en se relevant sur les côtés se recourbe en haut pour former un pont au-dessus de la moelle allongée. Dans les jeunes Lamproies, ce pont est encore formé par deux épaississements séparés dans la ligne médiane; dans les Lamproies adultes, la voûte est complète, mais on aperçoit encore une rigole médiane (k^1, fig. 167, B, et fig. 168).

Sur la face ventrale, la plaque se continue par deux côtes latérales, circonscrivant une lacune ovalaire assez vaste (*n*) dans laquelle passe le canal naso-palatin et sur le plancher fibreux de laquelle repose l'hypophyse du cerveau (*g*). Ces deux prolongements inférieurs et latéraux correspondent aux poutres latérales du crâne (*seitliche*

Schädelbalken) qui se trouvent chez tous les embryons et aussi chez l'Ammocœtes.

Les poutres latérales se réunissent en avant en une plaque antérieure (*m*), large et assez longue, dont les deux faces présentent des conformations différentes et que nous appellerons la *plaque faciale*. A la face inférieure (C, fig. 167) les deux poutres marquent leur

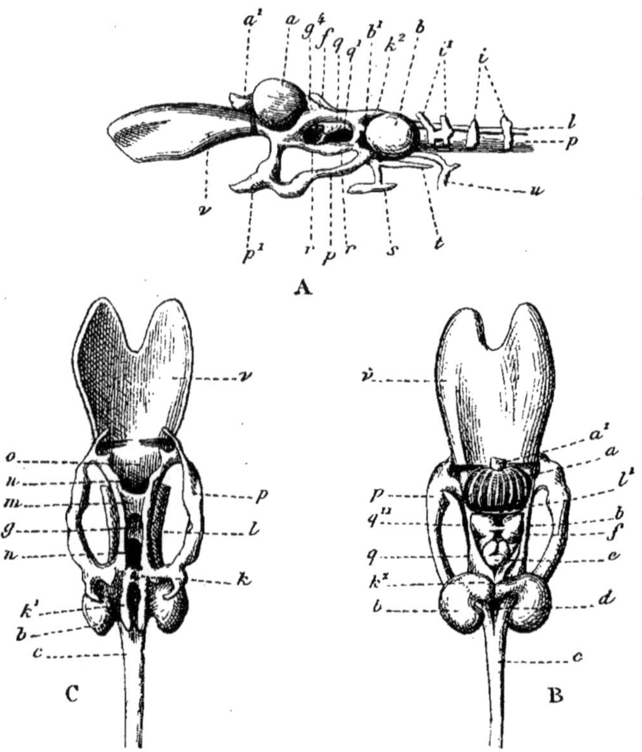

Fig. 167.

réunion par une traverse relevée, puis s'écartent de nouveau pour passer à l'insertion des anses latérales du crâne. Ainsi se forme une

Fig. 167. — *Petromyzon fluviatilis*. Préparation du squelette céphalique à l'acide nitrique, grossie environ trois fois. On a conservé l'organe olfactif, ainsi que les parties du système nerveux central, visibles après l'action de l'acide ; mais, pour ne pas embrouiller le dessin, on n'a pas représenté les racines des nerfs. A, crâne vu de profil ; B, vu de la face dorsale ; C, de la face ventrale. *a*, sac nasal ; *a'*, son tube d'entrée ; *b*, capsules auditives ; *b'*, fissure de passage pour le nerf trijumeau ; *c*, moelle épinière ; *d*, sinus rhomboïdal ; *e*, mésencéphale ; *f*, prosencéphale ; *g*, plancher de l'hypophyse ; *h*, corde dorsale ; *i*, apophyses vertébrales ; *i'*, les deux premières apophyses réunies ; *k*, plaque occipitale ; k^1, ses prolongements latéraux ; k^2, pont occipital ; *l*, poutres latérales ; *m*, plaque faciale ; *n*, sa fossette ; *o*, partie plane antérieure ; *p*, anse latérale ; *p'*, son apophyse antérieure ; *q*, paroi latérale du crâne ; *q'*, lacune latérale ; *q''*, pointe antérieure de la paroi ; *r*, partie inférieure de la paroi ; *s*, os carré ; *t*, épine postérieure *u*, attache de la corbeille branchiale ; *v*, plaque ethmoïdale.

fossette centrale (n) et un plateau antérieur (o), auquel s'attache, par une suture fibreuse transversale, la première plaque labiale, faussement appelée plaque ethmoïdale par quelques auteurs. En arrière de cette suture se voient deux petits trous de passage pour des vaisseaux sanguins (m^1, fig. 168).

Sur la plaque faciale reposent le sac nasal et la partie antérieure du cerveau. C'est à cette plaque que se réunissent encore les parois latérales et supérieures qui embrassent latéralement le cerveau et sont séparées des poutres inférieures par une vaste lacune latérale (g', fig. 167), fermée par du tissu fibreux et par laquelle passent les nerfs optique, oculo-moteur, trochléaire et abducteur de l'œil, ainsi que les vaisseaux de l'œil.

La capsule cérébrale ainsi constituée est donc fort incomplète. Elle présente une vaste lacune supérieure entre le sac nasal et le pont postérieur mentionné, qui laisserait à découvert tout le cerveau, sauf le cervelet, si elle n'était pas fermée par une voûte fibreuse; elle montre une lacune inférieure correspondant au milieu de la base, laissant sans plancher la partie moyenne du cerveau, et elle est percée en outre par les lacunes et fentes latérales mentionnées qui livrent passage aux nerfs et aux vaisseaux, indépendamment du trou occipital postérieur, occupé par la moelle épinière.

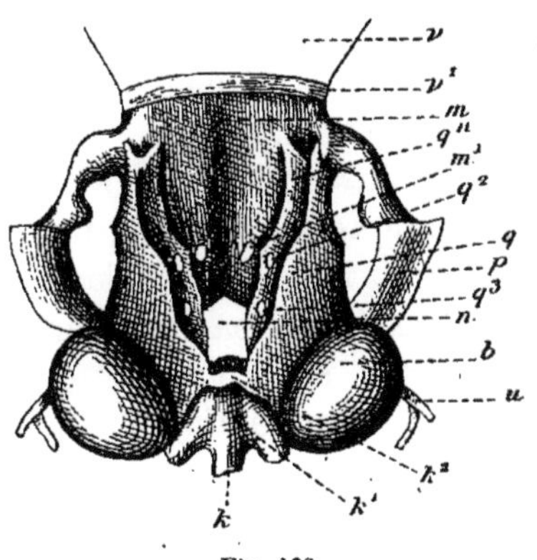

Fig. 168.

Mais il y a des parties cartilagineuses qui se soudent plus ou moins intimement avec cette boîte cranienne décrite.

En premier lieu, en avant, une large lamelle en forme de cuiller ou de spatule, profondément échancrée au bord antérieur, creuse d'en bas, soudée avec son bout étroit au bord antérieur de la plaque faciale et portant ici, sur sa face dorsale, la capsule olfactive en partie. La suture avec la capsule cranienne se fait toujours distinguer par une ligne fibreuse blanche. Cette pièce, fort improprement appelée *ethmoïde* par Fürbringer et d'autres auteurs, est le *premier cartilage labial* (i, fig. 166); c'est à sa face creuse antérieure que s'appliquent, d'en dessous, les autres cartilages labiaux.

Sur les côtés de la capsule cranienne s'attachent en avant sur

Fig. 168. — *Petromyzon fluviatilis.* Le crâne entièrement débarrassé, vu d'en haut et grossi quatre fois. Même signification des lettres que dans la figure précédente. v', suture de la plaque ethmoïdale. q^2, q^3, trous pour le passage des nerfs.

l'extrémité de la plaque antérieure, en arrière immédiatement au-devant des capsules auditives, les deux bouts d'un arc considérable (g', fig. 166 ; p, fig. 167) lequel, en somme, fait le pourtour d'une vaste lacune ovale, en s'abaissant vers son milieu, et supporte, dans toute son étendue, le globe de l'œil (h, fig. 166). Cette bordure de l'orbite se prolonge en avant avec une pointe. On a homologué cet arc à l'arc ptérygo-palatin des Vertébrés à squelette osseux. Sans vouloir préjuger de leur signification, nous appellerons ces arcs les *anses latérales* du crâne.

Immédiatement derrière cet arc part une tige latérale, se portant directement en bas et finissant dans une apophyse horizontale et longitudinale (g^3, fig. 166 ; s, fig. 167). On l'a homologué à l'*os carré* et la partie horizontale à un morceau d'*arc hyoïdien* rudimentaire, sans pouvoir donner des raisons péremptoires pour ce rapprochement.

Enfin, tout à fait en arrière, partent une fine pointe et une *apophyse longitudinale* (t, fig. 167), à laquelle se soude l'arc antérieur de la corbeille branchiale (u).

Toutes ces parties sont intimement soudées à la boîte cranienne et ne s'en séparent pas, comme les autres parties cartilagineuses de la tête, par l'action prolongée de l'acide nitrique à 20 p. 100. Il en résulte que le crâne est en continuation directe avec le système des cartilages labiaux ainsi qu'avec le squelette de la corbeille branchiale, tandis que les cartilages du piston lingual en sont complètement indépendants. Il faut cependant dire que, sur des coupes de Lamproies jeunes, on voit très distinctement des lignes de démarcation, non seulement entre ces pièces et la boîte cranienne, mais aussi entre les parties constituant la boîte elle-même, et que les poutres latérales, par exemple, sont très nettement limitées vis-à-vis des parties cartilagineuses qui les emprisonnent en partie.

Les autres parties squelettaires seront traitées ici à cause de la liaison intime qu'elles présentent avec le crâne.

Le *squelette buccal* des Lamproies (B, fig. 166) se compose, d'avant en arrière, des pièces suivantes, placées à la suite de la première plaque labiale, dite ethmoïdale.

1° Le *cartilage annulaire* (l, fig. 166). C'est un anneau très solide, d'une couleur jaune foncé, qui est profondément enchâssé dans le tissu fibreux de la lèvre, à quelque distance du pourtour extérieur, faisant le tour entier du fond de la cavité buccale et s'appuyant, avec sa partie ventrale, contre le repli des téguments qui sépare la lèvre d'avec la continuation des téguments en arrière. Cet anneau est un peu comprimé de côté de manière que son diamètre transversal est plus court que le diamètre sagittal. Le bord tranchant antérieur de cette pièce porte en bas sept dents coniques, dont les deux latérales sont les plus proéminentes, tandis que les cinq médianes sont plus petites. Chez les jeunes Lamproies, ces dents sont moins pointues. L'anneau s'enchâsse en haut, avec son bord postérieur, sous la pièce suivante et y est fixé par du tissu fibreux. Sur son bord postérieur et inférieur est fixée une paire d'épines latérales qui s'écartent considérablement et dont la pointe est dirigée en dehors et en arrière. C'est l'*apophyse épineuse* de Fürbringer (*m*).

2° Le plafond de la cavité buccale est constitué, entre le cartilage annulaire en avant et la lamelle dite ethmoïdale du crâne en arrière, par un cartilage en voûte, aussi large que long, dont le bord postérieur glisse profondément sous la lamelle ethmoïdale à laquelle il est fixé par du tissu fibreux. Les bords inférieurs et postérieurs de cette voûte s'étirent en une courte apophyse dirigée en arrière (k^1). C'est le *cartilage semi-annulaire* de Fürbringer (*k*).

Le plafond en voûte de la cavité buccale est donc d'en haut constitué par trois pièces, la lamelle ethmoïdale en arrière, le cartilage semi-annulaire au milieu, le cartilage annulaire en avant. Mais en bas s'ajoutent encore d'autres pièces, qui descendent vers les flancs de la cavité buccale.

Ce sont les *cartilages rhomboïdes* pairs de Fürbringer (*n*) et les petits *cartilages en plaques* (*o*).

Les deux premiers sont appliqués à la face inférieure creuse de la lamelle ethmoïde; ils ont une forme allongée, plate et courbée, et descendent des deux côtés vers la tige linguale de manière à enserrer l'œsophage. Les cartilages en plaques, minces, allongés et un peu tordus, s'appliquent d'une manière analogue sous le cartilage semi-annulaire.

Le *piston lingual*, situé sur la face ventrale de la cavité buccale, est appuyé par deux cartilages impairs et médians, et une paire de petits cartilages soudés presque dans la ligne médiane.

Le centre du piston est occupé par la *tige linguale* (*p*), longue pièce en forme de sabre aplati, qui s'étend fort loin en arrière jusque vers le niveau de la troisième fente branchiale, entourée des muscles du piston, lesquels lui forment une espèce de gaine. Sur son extrémité antérieure, immédiatement sous l'armature cornée, s'appliquent deux petits cartilages *prélinguaux* à peine visibles dans notre figure.

Sur la face ventrale de la tige linguale s'étend un cartilage allongé, un peu courbé, semblable dans sa forme à la tige linguale mais beaucoup plus court, la *copula* de Fürbringer (*q*, fig. 166). Dans sa partie antérieure, ce cartilage s'élargit en une extrémité élargie horizontalement par deux ailes cordiformes.

Tout ce système de cartilages linguaux fournit non seulement des appuis aux nombreux muscles du piston lingual, mais resserre aussi l'entrée de l'œsophage, rejeté vers la voûte, à tel point qu'il est difficile d'y faire passer une sonde.

La *corbeille branchiale* (D, fig. 166) est un treillage assez compliqué d'une seule pièce, qui s'étend depuis les capsules auditives jusqu'au cœur, mais dans lequel on peut distinguer des parties longitudinales et verticales, qui sans doute seraient plus ou moins distinctes,. si le tissu commençait à s'ossifier, ce qui n'est le cas nulle part. Telle qu'elle est constituée, la corbeille cartilagineuse n'est nullement superficielle; ses pièces aplaties, étroites, diversement courbées et dentelées, sont cachées, non seulement sous les téguments, mais aussi sous une couche continue du muscle latéral, dont les fibres longitudinales s'écartent seulement en boutonnières autour des spiracules. En arrière, la corbeille se ferme complètement pour constituer le péricarde.

On peut distinguer quatre traînées longitudinales aboutissant toutes à la poche terminale du péricarde et des travées verticales, établies entre les spiracules.

La *traînée dorsale* (*t*, fig. 166) est incomplète. Elle se compose de travées verticales, bifurquées en haut en deux branches longitudinales, qui s'appliquent en bas contre la corde et dont la première se confond avec la tige occipitale (*u*, fig. 167) mentionnée à propos du crâne (*p*).

Les tiges de cette traînée se réunissent à la *traînée branchiale supérieure* (*u*, fig. 166) dans les intervalles correspondant aux spiracules. La traînée finit entre le premier et second spiracule.

La *traînée branchiale inférieure* (*v*) passe, en formant des zigzags, au-dessous des spiracules, se continuant au delà du premier de manière à constituer, avec les travées verticales, un anneau complet autour du premier spiracule.

Enfin, la *traînée ventrale* (*w*) s'étend exactement dans la ligne médiane du ventre jusqu'au niveau du premier spiracule. Elle est plus large et plate que les autres, et, en l'examinant de face, on y voit une légère rigole longitudinale, dans laquelle se trouvent, par-ci par-là, quelques lacunes ovalaires, indices certains que cette pièce est formée de deux tiges latérales soudées dans la ligne médiane.

Les *travées verticales* (*x*) établies entre les spiracules se continuent sans interruption depuis la traînée branchiale supérieure jusqu'à la traînée ventrale.

Le *péricarde* (*y*), où se réunissent les traînées, enveloppe de toutes parts le cœur. Le fond du sac est complet, faisant une saillie bombée vers la cavité abdominale; sur la partie antérieure du sac se voient quelques lacunes (*z*) par lesquelles passent les différents vaisseaux en communication avec le cœur.

Système musculaire. — Comme chez l'Amphioxus, et davantage même, le système musculaire du corps est composé de deux grandes masses, étendues sur les flancs depuis la tête jusqu'à l'extrémité postérieure (*g*, fig. 162). Ces masses commencent en avant, en laissant une entaille large et profonde, dans laquelle est logé l'œil, de manière qu'elles avancent en haut sur le crâne comme en bas sur l'appareil lingual, par deux extensions en forme de lames arrondies, qui se joignent sur les lignes médianes ventrale et dorsale. Les masses se touchent aussi sur la ligne latérale médiane derrière l'œil, mais laissent, en se continuant en arrière, des boutonnières pour les orifices branchiaux ou spiracules (*h*, fig. 162; *s*, fig. 166). Sur toute la longueur de la corbeille branchiale et de la cavité abdominale, le muscle (g^1, fig. 163) est beaucoup plus mince que du côté dorsal au delà du niveau de la corde (*g*, fig. 163); mais, derrière l'anus, où il s'applique directement sur les soutiens verticaux, l'épaisseur est presque la même en bas comme en haut. Un muscle obturateur, tel que nous l'avons rencontré chez l'Amphioxus, fait absolument défaut; les masses se touchent des deux côtés du plan vertical médian en haut comme en bas, séparées seulement par une cloison fibreuse longitudinale et verticale.

Comme chez l'Amphioxus, ces masses musculaires sont divisées en un nombre considérable de *myomères* par des *myocommes* fibreux qui se rattachent à la corde et aux soutiens verticaux en dedans, à l'hypoderme fibreux au dehors. Ces myocommes sont très irréguliers dans les deux lames céphaliques mentionnées; nous n'avons pas trouvé deux exemplaires chez lesquels ils fussent disposés de la même manière. Ils se régularisent à des distances peu considérables sur la corbeille branchiale et forment ici, lorsqu'on regarde le corps de profil, un simple arc à convexité tournée en arrière. Derrière la corbeille branchiale, cet arc présente une inflexion au milieu, et l'inflexion des jambes de l'ogive devient toujours plus considérable à mesure qu'on approche de la queue, où la partie moyenne s'accuse de manière à faire presque une partie distincte (fig. 169). Outre cette inflexion externe, les myocommes sont encore imbriqués comme des tuiles; leurs insertions sur les soutiens internes se trouvent bien en avant de leurs rattachements à la peau. Par suite de cette disposition, ils forment des cornets successifs, de manière que, sur des coupes verticales, on en voit le plus souvent trois ou deux dessinant des cercles concentriques et parallèles au contour du corps, tandis que, sur des coupes horizontales frisant la moelle ou la corde, on les voit comme des lignes distancées régulièrement et inclinées sur l'axe médian sous un angle aigu de 25 à 30°, avec la pointe en avant. Entre les myocommes sont placées des cloisons très minces, fibreuses également, courant dans le sens longitudinal et s'attachant aux myocommes mêmes. Chaque intervalle de myocommes est donc séparé en une multitude de cassettes aplaties et superposées, dans lesquelles sont logées les fibres musculaires, aplaties également et courant parallèlement à l'axe du corps. Nous renvoyons, pour l'histologie, aux mémoires de Langerhans, Grenacher et Schneider (voir *Littér.*). Par suite de la disposition des bandes musculaires, on les voit coupées transversalement ou obliquement dans les coupes

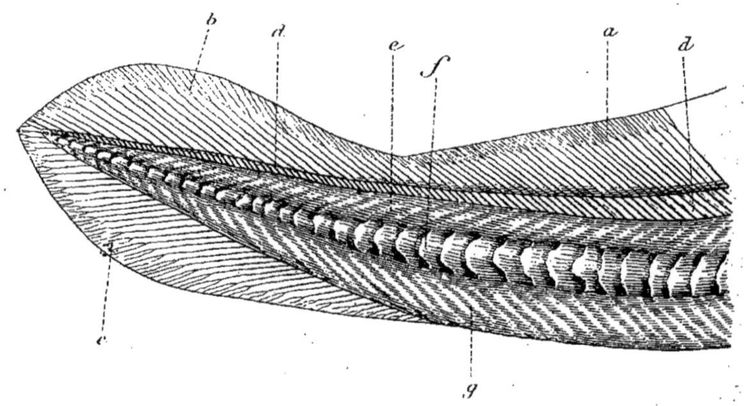

Fig. 169.

transversales, tandis qu'elles apparaissent dans toute leur longueur sur des coupes sagittales ou horizontales.

Un système musculaire particulier s'observe dans le domaine des nageoires dorsales, depuis leur commencement jusqu'à l'extrémité de la queue; il fait complètement défaut sur l'insertion de la nageoire ventrale. A la vue de profil (fig. 169), on voit, après l'enlèvement de la peau, une mince bande (*d*) qui s'amincit graduellement en arrière et montre des myocommes beaucoup plus rapprochés que ceux du muscle latéral. Ces myocommes sont inclinés en sens inverse à ceux du muscle latéral et dirigés comme les rayons des nageoires, à la base desquels les muscles se fixent. Ordinairement, cette partie est

Fig. 169. — *Petrom. fluv.* Extrémité caudale d'un individu de grande taille, grossie quatre fois. La peau a été enlevée. *a*, nageoire dorsale; *b*, partie dorsale de la nageoire caudale; *c*, partie ventrale de la même nageoire. Toutes ces nageoires sont munies de rayons cartilagineux bifurqués. *d*, muscles propres des nageoires dorsale et caudale, partie supérieure; *e*, partie dorsale du muscle latéral; *f*, partie moyenne; *g*, partie inférieure.

tellement enveloppée de pigment qu'on ne voit rien de plus. Sur des coupes transversales, on peut constater des caissons tellement rapprochés, que toute cette masse musculaire, intercalée dans un écartement des muscles latéraux, paraît composée d'aréoles carrées, disposées en rangs horizontaux et contenant chacune un faisceau musculaire. Nous devons insister sur le fait que ces muscles font entièrement défaut dans le domaine des nageoires verticales inférieures, lesquelles ne sont cependant que la continuation directe des nageoires dorsales et munies de rayons cartilagineux comme celles-ci.

Enfin, nous devons mentionner ici des petites masses musculaires disposées autour de l'anus et que Schneider (voir *Littér.*) et Dohrn (IXe étude) considèrent comme des homologues ou des rudiments des muscles du bassin et de la nageoire ventrale des Poissons. Les deux auteurs cités sont d'accord sur leur conformation, que Schneider décrit de la manière suivante : « Les muscles de la nageoire anale sont assez minces. Ils sont formés de trois ou quatre caissons primaires, dont les ligaments courent horizontalement. Les fibres sont dirigées obliquement de haut en bas et en arrière. Des cloisons secondaires constituent des caissons secondaires, remplis de faisceaux pariétaux et centraux. Ces faisceaux n'ont point de sarcolemme. Ces muscles ne se trouvent que chez Petromyzon ; ils font défaut chez l'Ammocœtes. » Ces muscles se trouvent dans l'intérieur de la cavité abdominale, et séparés des extrémités des masses musculaires latérales par un vaste espace, lymphatique suivant Dohrn, contre la paroi interne duquel ils s'attachent, tandis qu'avec leur autre extrémité, ils s'insèrent à la masse fibreuse qui entoure la partie anale du rectum et des canaux vecteurs urinaires et sexuels. Ils sont striés transversalement, et le nombre des caissons est, comme Dohrn le dit avec raison, plus considérable que ne l'indique Schneider. Nous ne voyons, dans ces muscles, que des élargisseurs des canaux vecteurs indiqués, et si Dohrn ne veut pas les considérer comme des muscles dépendant du système intestinal, parce qu'ils sont striés et évidemment volontaires, nous dirons que c'est justement autour de l'anus que nous trouvons, presque chez tous les Vertébrés, des muscles volontaires, et que nous voyons même, dans certains cas (*Cobitis*), des muscles striés et volontaires dans les parois de l'intestin même. Ici, ces muscles paraissent même, par leur situation, plutôt rattachés aux canaux vecteurs des organes génito-urinaires qu'à l'anus, et on ne peut s'étonner qu'ils se développent à mesure que les Lamproies progressent pour arriver à la maturation génésique.

Nous ne pouvons guère entrer dans les détails sur le système musculaire, extrêmement compliqué, qui met en mouvement les diverses pièces cartilagineuses de l'entonnoir buccal, de l'appareil lingual et de l'entrée du pharynx. La fonction essentielle de toutes ces parties, la succion suivie de déglutition, n'étant possible que sous des conditions mécaniques combinées de diverses manières, on comprend que l'appareil musculaire doit se ressentir de cette complication. La préparation des parties n'est pas toujours facile, les animaux étant relativement petits; il faut s'aider, pour comprendre les préparations au scalpel et à la loupe, des coupes faites dans les trois directions. Nous devons à Fürbringer (voir *Littér.*) une monographie magistrale, fort détaillée et très exacte; nous y renvoyons pour tous les détails et nous facilitons cette recherche en indiquant les chiffres et les noms appliqués par Fürbringer aux différents muscles. Sur la plupart de nos coupes, nous désignons ces muscles par les numéros adoptés par Fürbringer. Nous nous bornons ici à grouper ces muscles suivant leur fonction.

Groupe des rétrécisseurs. — L'action de ces muscles assez nombreux consiste à rapetisser les diamètres de l'appareil buccal. Se rattachant soit aux téguments, soit aux cartilages, ils trouvent leur antagonisme, pour la plupart des cas, dans l'élasticité des parties plus ou moins solides auxquelles ils se fixent. Les cartilages sont remarquables sous ce rapport; mais aussi les régions intéressées du tégument, comme par exemple le pourtour de l'entonnoir buccal, tissé de fibres tendineuses, doivent jouir d'une élasticité analogue. Nous trouvons, appartenant à ce genre, en allant d'avant en arrière : l'*annulaire* (n° 7) occupant le pourtour de l'entonnoir, naissant du cartilage annulaire et composé de trois strates : un externe, à fibres longitudinales; un moyen, à fibres verticales; un interne, à fibres circulaires; le *semi-annulaire* (n° 12), naissant du cartilage du même nom et rétrécissant la partie buccale correspondante; l'*hyo-mandibulaire semi-annulaire* (n° 13) retirant le cartilage semi-annulaire en arrière; le *lingual propre* (n° 23), fronçant la muqueuse de l'entrée du pharynx, et enfin le *tendinoglosse* (n° 24), rapprochant les ailes latérales du piston lingual.

Comme *élargisseur*, il n'y a, suivant Fürbringer, que le muscle *basilaire* (n° 14) de structure très compliquée, étendu entre les cartilages ethmoïde et annulaire et jouant en même temps, par sa partie postérieure, le rôle de compresseur de la glande salivaire, qu'il entoure comme d'une gaine.

Groupe des muscles protracteurs, tirant le piston lingual en avant. — On peut compter dans ce groupe : l'*annuloglosse* (n° 8), inséré au cartilage annulaire en avant, à la tige linguale en arrière;

l'*hyoglosse* (n° 18), naissant à l'apophyse hyoïde du crâne; deux *copuloglosses*, antérieur et postérieur (n°s 20 et 21), allant de la copule au piston ; deux *hyo-hyoïdiens* (n°s 15 et 16).

Les *rétracteurs du piston* sont au nombre de deux : l'*hyo-mandibulari-glosse* (n° 19), naissant à l'apophyse hyomandibulaire du crâne et se portant en avant, et l'énorme muscle *longitudinal de la langue* (n° 22) enveloppant la tige linguale dans toute sa longueur sur la ligne ventrale médiane de la corbeille branchiale, s'insérant, en arrière, sur le péricarde cartilagineux et finissant, en avant, par deux tendons sur les ailes antérieures du piston lingual.

Contracteurs du pharynx. — Il y en a deux : un plus considérable, le *pharyngien* (n° 28), qui enserre toute l'étendue du pharynx entre les cartilages semi-annulaire et hyo-mandibulaire et un plus petit, le *pharyngien postérieur* (n° 29), qui s'étend entre le bord postérieur du précédent et le vélum.

Le vélum lui-même a des petits muscles particuliers : deux *élargisseurs*, savoir : le *vélo-pharyngien* (n° 25) et le *vélo-hyo-mandibulaire externe* (n° 27), et un *constricteur*, le *vélo-hyo-mandibulaire interne* (n° 26), antagoniste des précédents.

Système nerveux. — Nous rencontrons chez les Cyclostomes un véritable cerveau comme expansion antérieure de la moelle épinière et composant, avec cette dernière, le système nerveux central. Nous voyons aussi s'établir, dans le système nerveux périphérique, deux parties essentielles, la partie cérébro-spinale, dont les racines naissent directement du système central et la partie sympathique en relation seulement indirecte avec le système central. Enfin, nous voyons dans les nerfs cérébro-spinaux une division s'établir entre les nerfs spinaux, présentant un caractère assez uniforme, quant à leur mode d'origine sur la moelle et les nerfs cérébraux, dont plusieurs ne se laissent ramener que fort difficilement au type général des nerfs spinaux.

Système nerveux central. — La *moelle épinière* des Lamproies et des Cyclostomes en général présente, par rapport à sa forme, un caractère particulier, que nous ne retrouverons guère chez les autres Vertébrés : elle est, dans sa plus grande longueur, aplatie en ruban (A, fig. 170). Les deux faces de ce ruban ne sont cependant point planes ; la face supérieure ou dorsale est légèrement convexe, la face inférieure ou ventrale, par laquelle la moelle repose sur la gaine de la corde, légèrement concave, de manière que, sur des coupes transversales, la moelle montre la forme d'un croissant à angles peu tranchants, et disposé horizontalement, la cavité en bas. Cette forme s'accuse surtout sur la plus grande partie du dos ; en avant (B, fig. 170) la moelle s'épaissit et s'arrondit davantage pour passer à la moelle allongée, qui présente une coupe presque circulaire. Vers l'extrémité du corps, au niveau de l'anus à peu près, les angles s'arrondissent et la convexité dorsale s'accuse davantage tandis que la concavité ventrale s'efface progressivement.

La structure de la moelle peut être étudiée sur des coupes transversales, traitées préalablement à l'acide osmique, lorsqu'il s'agit de fins détails histologiques dont nous n'avons à nous occuper ici.

La moelle est percée au centre par un *canal médullaire* (*f*) très fin, dont le diamètre est beaucoup plus petit que celui des fibres géantes dont nous parlerons bientôt. Le canal central échapperait facilement

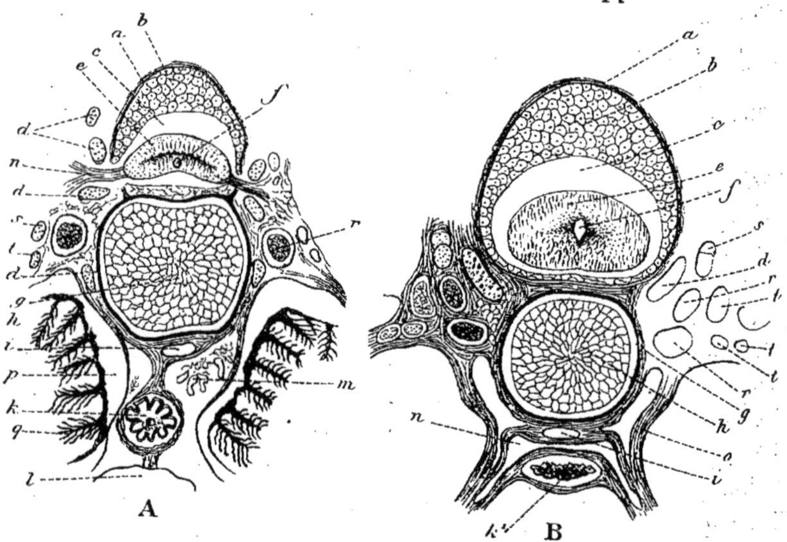

Fig. 170.

à l'observation s'il n'était entouré de cellules, en apparence épithéliales, disposées en rayonnant, dont les petits noyaux se colorent très fortement. Ces cellules passent par plusieurs couches concentriques aux cellules de la substance grise, sans qu'on puisse trouver

Fig. 170. — *Petrom. fluv.* Cette figure, comme les suivantes, jusqu'à la figure 180 et à l'exception des figures 171 et 172, sont choisies sur une série de coupes transversales, faites sur un individu jeune, ayant tous les caractères d'une Lamproie, mais présentant encore, dans quelques organes intérieurs, des stades de transformation inachevée. Toutes ces figures ont été dessinées à la chambre claire. Figure 170. Portions de coupes de la moelle épinière. Verick, Oc. 1, Obj. I. A, coupe prise au milieu de la seconde branchie ; B, coupe prise vers l'extrémité postérieure de la première branchie. Les signes conventionnels sont les mêmes. *a*, enveloppe membraneuse du canal dorsal ; *b*, remplissage cellulaire supérieur du canal ; *c*, cavité du canal ; *d*, pièces cartilagineuses (neurapophyses) ; *e*, moelle ; *f*, canal de la moelle ; *g*, gaine de la corde ; *h*, noyau de la corde ; *i*, aorte ; *k*, œsophage ouvert ; *k'*, œsophage incomplètement percé (sur B) ; *l*, aqueduc ; *m*, restes du thymus (sur A) ; *n*, terminaison du canal naso-palatin (B) ; *o*, enveloppe musculaire du sac branchial ; *p*, sa cavité ; *q*, franges branchiales ; *r*, veines ; *s*, nerf latéral ; *t*, nerfs branchiaux ; *u*, racine motrice d'un nerf spinal.

une délimitation exacte. Le canal lui-même paraît tapissé à l'intérieur par une fine membrane, qui porte peut-être des cils vibratiles.

Des deux côtés du canal s'étend la *masse grise* de la moelle, répétant, à l'intérieur, la forme de la moelle elle-même et entourée, de toutes parts, par la substance blanche, dont la masse est cependant plus épaisse du côté dorsal.

Indépendamment d'une fine trame aréolaire générale et commune aux deux substances, le noyau gris est constitué de deux sortes de cellules ganglionnaires, ayant tous les caractères des cellules nerveuses connues. La plus grande masse est formée de *petites cellules* multipolaires à noyaux granuleux, dont les prolongements passent manifestement dans les racines nerveuses dorsales ou sensitives et peut-être aussi aux racines ventrales ou motrices des nerfs. Il y a, en outre, des *cellules* appelées *gigantesques;* elles sont multipolaires, très grandes, à gros noyaux très granuleux ou presque framboisés, dont les unes, les *moyennes* ou *internes*, sont situées des deux côtés de la ligne médiane sur la face dorsale de la masse grise, les autres, les *externes*, aux deux bouts latéraux de la même masse. Les prolongements de ces cellules sont très apparents, diversement contournés, mais on n'a pas encore pu leur constater des relations directes avec les racines nerveuses. Sur chaque coupe on ne voit qu'une ou tout au plus deux paires de ces grandes cellules internes et externes.

La *substance blanche* est séparée, dans le plan vertical médian, par des conformations particulières se reliant au canal central. Dans la partie dorsale, on ne voit qu'une sorte d'écartement de la substance aréolaire de la trame, formant, sur les coupes, une ligne claire verticale peu accusée; dans la partie ventrale, c'est un faisceau de fibres verticales, très fines et très serrées, qui occupe le plan médian. Des séparations moins saillantes sont indiquées par les faisceaux des racines nerveuses, qui partent de la masse grise en traversant obliquement la substance blanche, dont ils émergent en haut et en bas à peu près au milieu de la distance qui sépare le plan médian des deux bouts. On a appelé, fort inutilement du reste, les parties blanches qui s'étendent entre ces racines, les *funicules dorsaux* et *ventraux*. Pour être conséquent, on devrait distinguer deux funicules dorsaux et deux funicules ventraux séparés par le plan médian. Les parties blanches qui entourent les côtés ont été appelées les *funicules latéraux*.

Quoi qu'il en soit, il est manifeste que la substance blanche montre, outre les fibres longitudinales qui se présentent sur les coupes de diverses manières, une quantité de fibres fines, de préférence verticales, qui forment surtout dans les funicules dorsaux un réseau très serré. Parmi les fibres longitudinales se distinguent des *fibres géantes* ou *fibres de Müller*, distribuées surtout dans les funicules ventraux, mais aussi, en moins grand nombre, dans les funi-

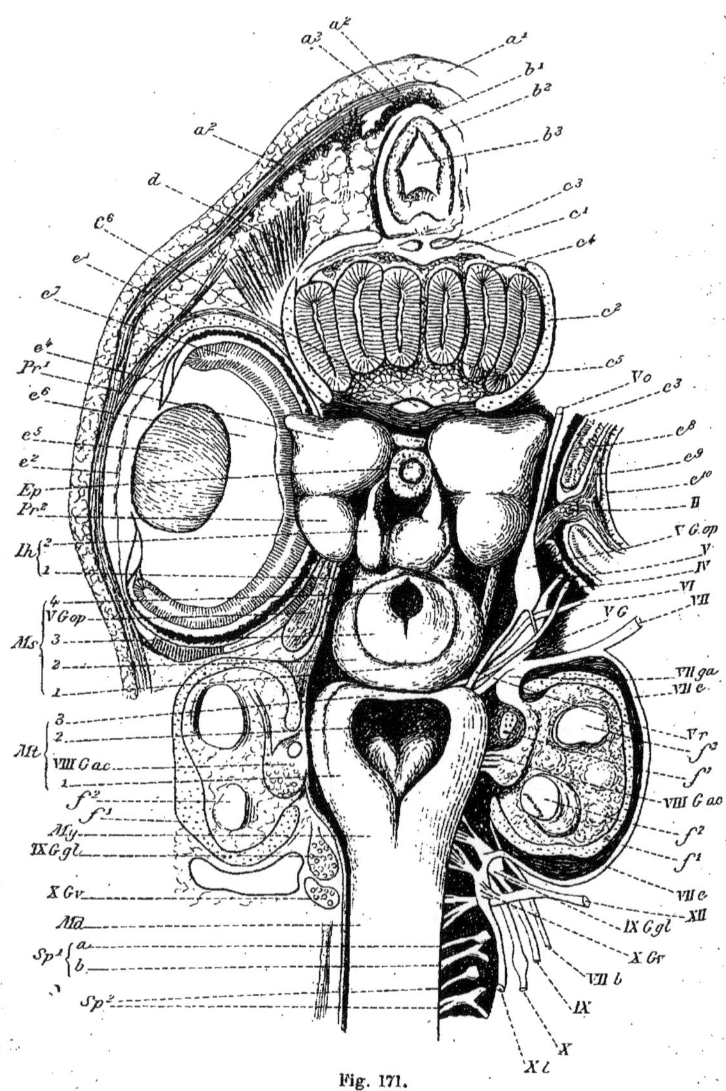

Fig. 171.

Fig. 171. — *Petrom. fluv.* Figure combinée, grossie neuf fois. On a représenté le cerveau tel qu'il se présente par sa face supérieure, dépouillée de ses enveloppes. Pour rendre appréciables les rapports avec les trois organes des sens, on a figuré ceux-ci tels qu'on les voit sur des coupes horizontales, prises à différents niveaux et on a ajouté, à droite, une représentation quelque peu schématique de la distribution des nerfs craniens, telle qu'elle résulte des derniers travaux de MM. Ahlborn et Julin. *a*, téguments; *a*¹, épiderme; *a*², derme; *a*³, pigment; *b*, canal nasal; *b*¹, enveloppe propre; *b*², épiderme in-

cules latéraux. Les coupes de ces fibres se présentent comme des espaces ovalaires entourés par la trame et dans lesquels on voit ordinairement, accolées à la paroi, des masses un peu granuleuses, de sorte que la coupe se présente comme une cellule très claire ayant un noyau pariétal. Cet aspect est dû, sans doute, à la coagulation, par les réactifs, de la substance remplissant entièrement l'espace circonscrit par la trame, et ce qu'on pourrait prendre pour un noyau n'est que la substance coagulée même. On voit, dans chaque funicule ventral, six à huit de ces fibres géantes rapprochées du plan médian et deux ou trois au plus dans chaque funicule latéral.

Les fibres longitudinales ordinaires ne se montrent, sur les coupes, que comme un fin pointillé. Mais il faut dire aussi que l'on trouve, par-ci par-là, des fibres dont le diamètre se rapproche davantage de celui des fibres géantes.

Nous reparlerons des fibres se rendant aux racines des nerfs spinaux à propos de ces derniers. Il convient seulement de faire remarquer ici, que l'on ne rencontrera, sur des coupes verticales et transversales, que les racines dorsales ou les ventrales, mais jamais les deux ensemble, ces racines n'étant pas situées dans le même plan vertical.

Le *cerveau* forme l'épanouissement antérieur de la moelle. Il est divisé, chez la Lamproie, en cinq parties successives, très bien séparées dans la vue d'en haut, mais plus ou moins confluentes à la face ventrale, appliquée à la base du crâne, où le *tronc cérébral* les réunit ensemble. S'il existe, chez les embryons des Vertébrés, une division primitive en trois parties, prosencéphale, mésencéphale et postencéphale, qui se subdivisent plus tard plus ou moins, nous ne retrouvons pas cette subdivision primitive chez les Cyclostomes, où

fléchi (muqueuse); b^3, cavité interne; c, sac nasal; c^1, enveloppe membraneuse; c^2, capsule cartilagineuse; c^3, vaisseaux sanguins; c^4, plis nasaux internes; c^5, masse compacte centrale; c^6, canal naso-palatin; d, muscle droit postérieur; e, œil; e^1, cartilage ethmoïde; e^2, membrane de Descenet; e^3, choroïde; e^4, son prolongement constituant un iris; e^5, cristallin; e^6, corps vitré; e^7, rétine dans son ensemble; e^8, couche externe, e^9, couche moyenne; e^{10}, couche interne de la rétine; f, oreille; f^1, capsule cartilagineuse; f^2, canaux semi-circulaires; Pr, prosencéphale; Pr^1, lobes olfactifs; Pr^2, hémisphères; Ep, épiphyse; Th, thalamencéphale; Th^1, chiasma optique; Th^2, ganglions habénulaires; Ms, mésencéphale; Ms^1, partie médiane; Ms^2, lobes optiques; Ms^3, corps quadrijumeaux; Ms^4, fente supérieure; Mt, métencéphale; Mt^1, faisceaux latéraux; Mt^2, fosse rhomboïdale; Mt^3, pont du cervelet; My, myélencéphale; Md, moelle. Les nerfs cérébraux et leurs dépendances sont désignés par leurs chiffres usités. *II*, nerf optique; *III*, nerf oculo-moteur; *IV*, nerf trochléaire; *V*, nerf trijumeau; *Vo*, branche ophthalmique; *V Gop*, ganglion de cette branche; *V G*, ganglion de Gasser; *Vr*, racine du trijumeau; *VI*, nerf abducteur; *VII*, nerf facial; *VII g*, son ganglion; *VII e*, branche récurrente, contournant la capsule auditive; *VII b*, rameau branchial du facial; *VIII*, nerf acoustique; *VIII Gac*, son ganglion; *IX*, nerf glosso-pharyngien; *IX Ggl*, son ganglion; *X*, nerf vague; *X Gv*, son ganglion principal; *Xl*, nerf latéral; *XII*, nerf hypoglosse; Sp^1, premier nerf spinal; a, racine sensible à ganglion; b, racine motrice; Sp^2, second nerf spinal.

elle est déjà considérablement modifiée Nous distinguons, en conséquence, à partir de la moelle, un myélencéphale (*My*, fig. 171 et 172), un métencéphale (*Mt*), un mésencéphale (*Ms*), un thalamencéphale (*Th*) et un prosencéphale (*Pr*). Dans toutes ces différentes parties, on peut

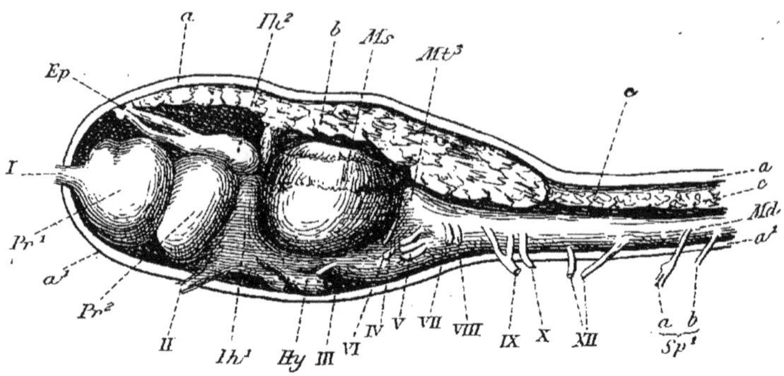

Fig. 172.

encore distinguer la masse basale ou le tronc étendu sur la face supérieure de la base du crâne et les masses voûtées, qui se relèvent le long des parois internes du crâne pour se joindre plus ou moins sur la ligne médiane dorsale et qui renferment, à l'intérieur, un système continu de cavités, dans lesquelles s'enfoncent les enveloppes avec leurs plexus vasculaires.

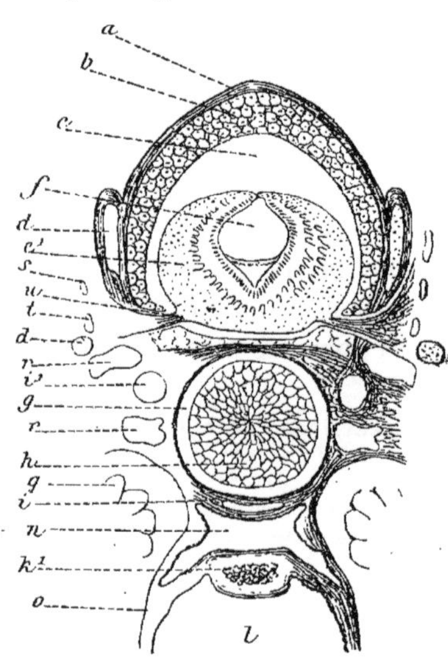

Fig. 173.

En se continuant vers le crâne pour constituer le *myélencéphale* (fig. 172), la moelle change de forme : la masse s'épaissit en s'arrondissant, de manière que la coupe transversale montre un contour ovalaire à base légèrement aplatie. Le canal central (*f*), en devenant plus spacieux, prend la forme d'une fente verticale et s'élève de plus en plus vers la surface dorsale. Les cellules qui constituent son revête-

Fig. 172. — *Petrom. fluv.* Le cerveau enfermé dans le crâne et vu de profil, grossi neuf fois. On a conservé, autant que possible, les enveloppes du cerveau. Les chiffres et lettres ont la même signification que dans la figure précédente. En outre : *Hy*, hypophyse du cerveau; *a*, crâne, partie supérieure; a^1, base du crâne; *b*, sac d'enveloppement supérieur; *c*, tissu cellulaire, remplissant la voûte du canal rachidien.

Fig. 173. — Coupe prise par le milieu de la première branchie. Verick, Oc. 1, Obj. 0. Chambre claire. Les lettres désignent les mêmes objets. En outre : e^1, ailes latérales du canal médullaire élargi; i^1, carotides.

ment deviennent plus allongées et montrent manifestement des cils vibratiles. L'évasement et le relèvement vers la face dorsale s'accusant toujours davantage (fig. 173), le canal se transforme à la fin en une fente ouverte en haut, laquelle s'élargit immédiatement pour constituer une vaste ouverture en forme de cœur de carte, au fond de laquelle on voit les funicules de la moelle allongée comme des saillies longitudinales. Cette cavité est la *fosse rhomboïdale* (Mt^2, fig. 171), appelée aussi, par analogie avec le cerveau des Mammi-

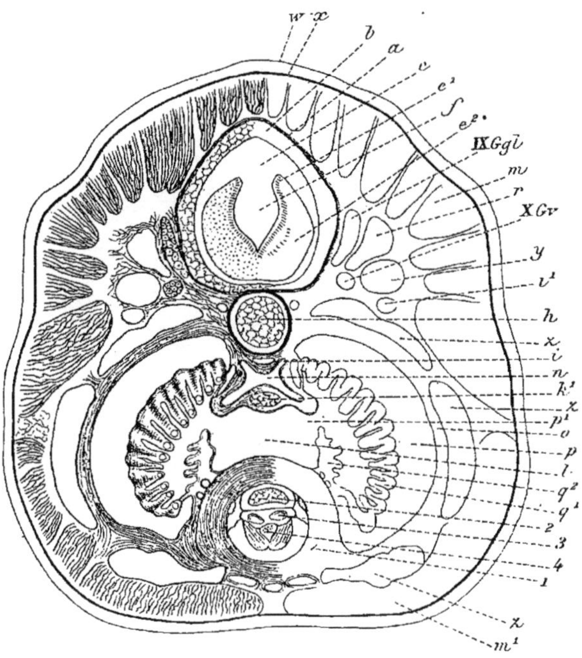

Fig. 174.

fères, le *quatrième ventricule*. En faisant des coupes transversales de cette partie (fig. 174), on voit que les lèvres de la fosse se relèvent comme les piliers latéraux d'une voûte incomplète. C'est dans les environs de cette fosse rhomboïdale, constituant le *métencéphale*

Fig. 174. — Coupe transversale entière, frisant l'extrémité postérieure de la capsule auditive et passant par l'extrémité antérieure de la première branchie. Même grossissement. *a*, *b*, *c*, e^1, *f*, *h*, *i*, i^1, k^1, *l*, *n*, *o*, *p*, *q*, *r*, ont la même signification que dans les deux figures précédentes. En outre; e^2, tronc basal du cerveau; *m*, muscle latéral, partie dorsale; m^1, partie ventrale; p^1, communication entre l'aqueduc et la cavité interne des branchies; q^1, lamelle frangée externe de la branchie; q^2, lamelle interne; *w*, tégument; *x*, couche de pigment; *y*, tissu conjonctif entourant l'extrémité postérieure de la capsule auditive; *z*, espaces lacunaires (cavité abdominale); *1*, muscle lingual (22); *2*, muscle pharyngien (28); *3*, cartilages latéraux; *4*, cartilage lingual; *IX Ggl*, ganglion du nerf glosso-pharyngien; *X Go*, ganglion du nerf vague.

proprement dit, que naissent les principaux nerfs cérébraux postérieurs, facial, acoustique, glosso-pharyngien et vague. Sur la face ventrale, cette partie élargie montre une légère dépression longitudinale.

Au fond de la fosse rhomboïdale s'élèvent deux mamelons latéraux bombés (e^4, fig. 175), séparés au fond par une fente étroite et montrant deux cellules gigantesques (e^3), tandis que sur les flancs émergent les racines des nerfs facial (*VII*) et acoustique (*VIII*), dont

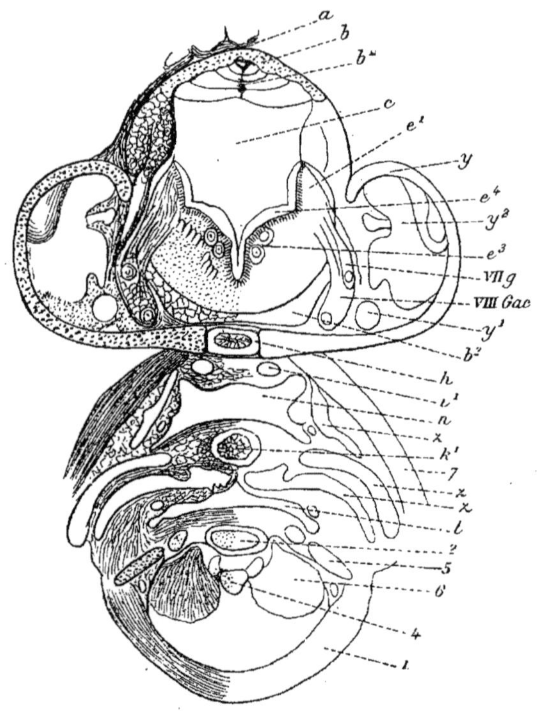

Fig. 175.

les fibres se laissent poursuivre jusque dans les minces lèvres de la fosse (e^1). En avant, la fosse se ferme en haut par un mince pont transversal (*d*, fig. 176), incisé légèrement sur sa face supérieure et qui constitue le rudiment d'un *cervelet* (Mt^3, fig. 171). Il est à noter que le cervelet acquiert un développement considérable chez toutes

Fig. 175. — Portion centrale d'une coupe transversale, menée par la partie moyenne de la capsule auditive et de la fosse rhomboïdale. *a*, *b*, *c*, e^1, *h*, i^1, k^1, *l*, *n*, *z*, *1*, *2*, *3*, *4*, comme dans les figures précédentes; en outre; b^1, sac de l'enveloppe cérébrale; b^2, partie inférieure du remplissage cellulaire de la cavité crânienne; e^3, cellules gigantesques dans les mamelons e^4 de la fosse rhomboïdale; *VII g*, ganglion du facial; *VIII Gac*, ganglion du nerf acoustique; *y*, cartilage de la capsule auditive; y^1, canal semi-circulaire; y^2, cavité interne du labyrinthe; *5*, copula, ailes; *6*, m. hyoglosse (18); *7*, apophyse hyoïdienne.

les autres classes des Vertébrés, à l'exception des Amphibiens, avec lesquels les Cyclostomes montrent, sous ce rapport comme sous beaucoup d'autres, une analogie considérable.

Sous le cervelet, la fosse rhomboïdale est réduite à un simple canal en fente verticale et étroite (*f*, fig. 176), lequel se continue en avant vers le mésencéphale en constituant l'*aqueduc de Sylvius* des anciens anatomistes. A la base, cette partie de transition est légèrement pincée transversalement; mais elle s'élargit immédiatement pour constituer le *mésencéphale* (*Ms*, fig. 171 et 172).

Celui-ci a la forme d'une boule, laquelle, vue d'en haut, présente une intumescence circulaire annulaire (*Ms*³), appelée *corps quadrijumeaux* et percée par un orifice supérieur presque circulaire (*Ms*⁴)

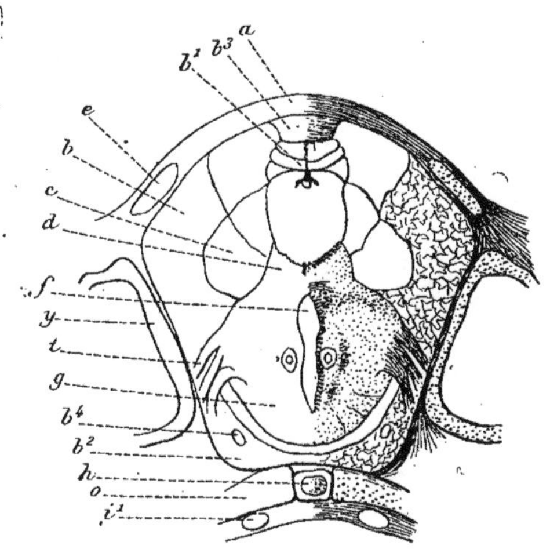

Fig. 176.

qui se continue en avant et en arrière par une dépression simulant des fentes longitudinales. Les faces latérales du mésencéphale sont considérablement bombées; sur la face inférieure se présente une dépression longitudinale bordée de deux lèvres saillantes, mais peu accusées. Mais sous cette base se glisse l'appendice en forme de cœcum de l'hypophyse dont nous parlerons tout à l'heure.

Une coupe menée par la partie postérieure du mésencéphale (fig. 177) montre celui-ci plus haut que large, avec la fente centrale

Fig. 176. — Portion cranienne d'une coupe transversale, menée par le pont cérébelleux. *a*, crâne membraneux; *b*, tissu cellulaire de remplissage; *b*¹, sac supérieur; *b*², partie basale du remplissage; *b*³, tissu granuleux de remplissage; *b*⁴, vaisseau sanguin (artère des méninges); *c*, cavité cranienne; *d*, pont cérébelleux; *e*, cartilage cranien; *f*, fente cérébrale postérieure; *g*, partie basale du cerveau; *h*, corde dorsale; *i*¹ carotides; *o*, plaque occipitale du crâne; *t*, racines du trijumeau; *y*, capsule auditive.

limitée à la moitié inférieure, tandis que la partie supérieure montre deux ailerons latéraux arrondis, dessinant la coupe de l'intumescence annulaire (Ms^2). Ces ailerons semblent s'amincir; la cavité s'élargit en s'ouvrant en haut, et c'est ainsi qu'on arrive à la forme, dessinée en coupe (fig. 178, A), où la fente est devenue une vaste cavité à coupe rhombique ouverte en haut dans la cavité cranienne par l'orifice mentionné et couverte au pourtour par des lèvres amincies. On voit encore ici, dans les parois de la fente, des cellules gigantesques, qui font défaut dans le cerveau antérieur. Mais comme fait nouveau apparaît, sous la base du mésencéphale et parfaitement séparé par

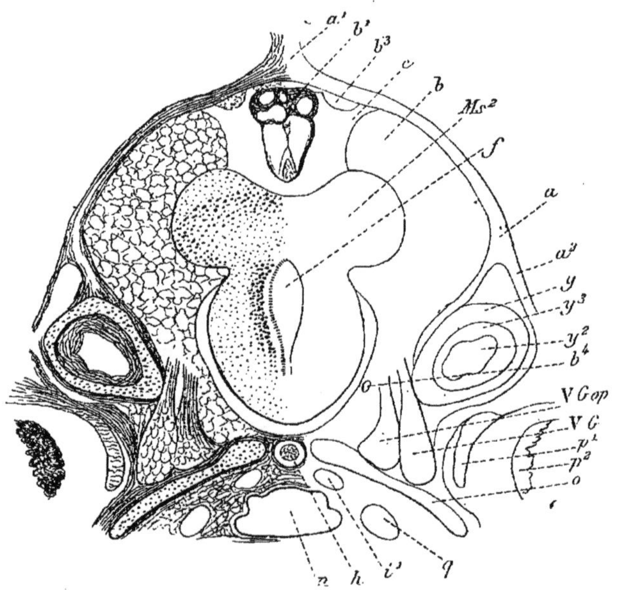

Fig. 177.

une mince couche de substance conjonctive, le sac de l'*hypophyse* (*h*, fig. 178), dont la cavité interne, presque circulaire, est tapissée de cellules épithéliales. Le sac se confond avec la base du mésencéphale, la cavité s'élargit par le retrait des lèvres de recouvrement et c'est ainsi que, dans une coupe suivante (B, fig. 178), nous voyons le mésencéphale formé de deux moitiés largement écartées en haut,

Fig. 177. — Portion cranienne d'une coupe transversale menée par l'extrémité antérieure de la capsule auditive, le bout postérieur de l'œil et la partie postérieure du mésencéphale. *a*, crâne membraneux; a^1, continuation supérieure vers le tégument; a^2, continuation vers l'orbite; *b*, tissu de remplissage; b^2, sac supérieur; b^3, tissu granuleux; b^4, vaisseau sanguin; *c*, cavité cranienne; *f*, fente cérébrale fermée; *h*, corde dorsale; *i*, carotides; *n*, canal naso-palatin; *o*, base du crâne; p^1, muscle droit de l'œil; *q*, veine; p^2, choroïde; *y*, capsule auditive; y^2, cavité interne; y^3, labyrinthe membraneux; Ms^2, base du mésencéphale (lobe optique); *V Gop*, ganglion ophthalmique du trijumeau; *V G*, ganglion de Gasser.

et réunies seulement par deux planchers au-dessus et au-dessous de la cavité de l'hypophyse, séparée encore de la fente médiane.

Mais cette fente débouche sur la partie antérieure du mésencéphale, dans le sac de l'hypophyse, par un orifice médian appelé l'*entonnoir* (infundibulum), lequel est fort peu accusé chez la Lamproie. Le plancher du sac hypophysaire disparaît de plus en plus en se confondant avec l'enveloppe cellulaire du cerveau et à la fin il n'existe qu'une rainure ouverte, laquelle s'égalise de plus en plus en se continuant en avant. Les deux moitiés du mésencéphale, par la disparition du pont séparant le sac de l'hypophyse, seraient divisées entiè-

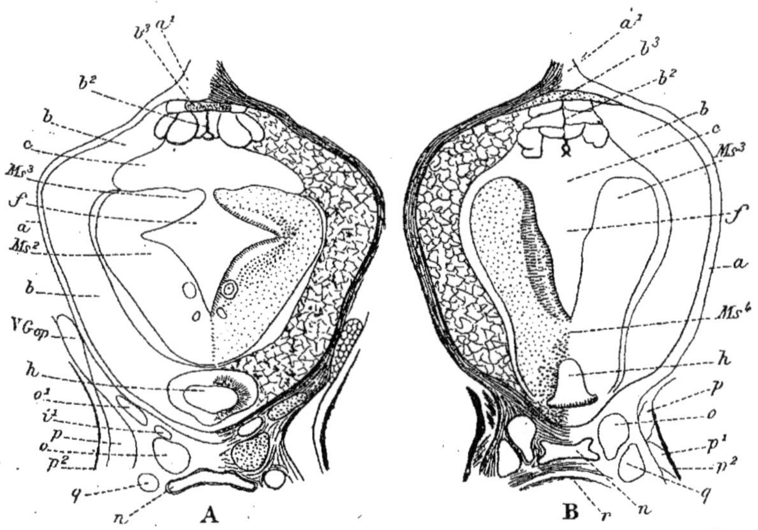

Fig. 178.

rement dans la partie antérieure, si les lèvres de la fente ne se réunissaient en haut, pour la fermer et constituer le commencement du thalamencéphale (A, fig. 179). Les parois latérales massives, mais très pincées, se continuent en avant en circonscrivant une cavité médiane ovoïde et placée verticalement (B, fig. 179).

Considéré en lui-même, le *thalamencéphale* (*Th*, fig. 171 et 172) est une courte partie de rajustement, en forme de tube, aplatie latéralement entre le mésencéphale et le prosencéphale ; mais il acquiert

Fig. 178. — Coupes semblables aux précédentes. A, menée par la partie postérieure des corps quadrijumeaux et l'hypophyse ; B, un peu en avant par l'orifice largement béant. *a, b, c, f, i*¹ *n, o, p, q, VGop*, comme dans la précédente figure; en outre : *h*, hypophyse; *Ms*³, corps quadrijumeaux; *Ms*⁴, commissure inférieure du mésencéphale; *r*, muqueuse buccale.

une certaine complication par cette rainure inférieure, conduisant en arrière dans le sac de l'hypophyse, aplati et terminé en cœcum (*Hy*, fig. 172), lequel est placé sur le plancher fibreux de la lacune basale du crâne au-devant de la terminaison en pointe de la corde. Cette complication est encore augmentée par la naissance des nerfs optiques sur la base, au point de jonction avec le prosencéphale et par le développement, en haut, de l'appareil épiphysaire considérable (Th^2, fig. 171, 172, 179 B, et 180). Nous réservons la description de cet appareil ici, pour y revenir après celle du *prosencéphale*.

Cette partie du cerveau (*Pr*, fig. 170 et 171), la plus large et la

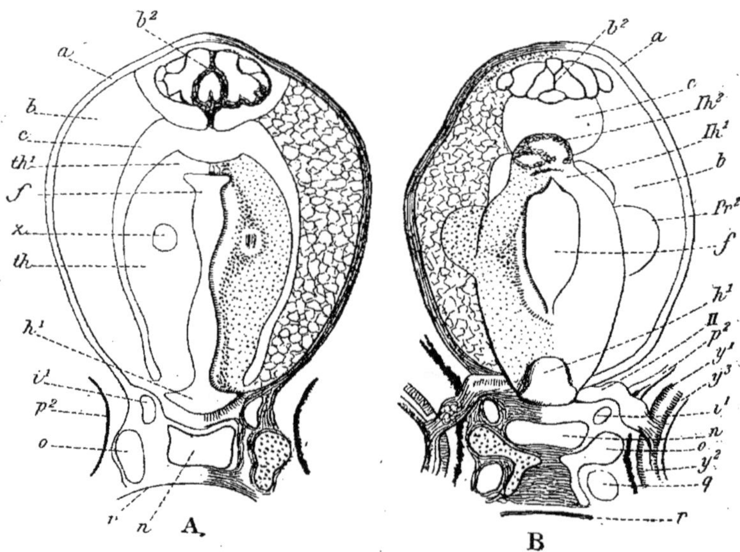

Fig. 179.

plus longue de toutes, se compose de deux lobes latéraux, séparés eux-mêmes par une dépression transversale en une partie postérieure, les *hémisphères* (Pr^2), et une antérieure, les *lobes olfactifs* (Pr^1). Les premières sont presque globulaires, les seconds plus irréguliers de forme, avec un prolongement latéral obtus. En étudiant le prosencéphale sur des coupes, on voit que les deux moitiés sont séparées par

Fig. 179. — Coupes semblables aux précédentes. A, menée par la commissure antérieure des corps quadrijumeaux; B, par l'extrémité antérieure des ganglions habénulaires. *a*, *b*, *c*, *f*, i^1, *n*, *o*, *p*, *q*, *r*, comme dans les figures précédentes; en outre : *Th*, thalamencéphale; Th^1, sa commissure supérieure; Th^2, ganglion habénulaire; Pr^2, hémisphère du prosencéphale; *II*, nerf optique; y^1, couche externe de la rétine; y^2, couche moyenne; y^3, couche interne; h^1, canal de l'hypophyse, confluant en A avec la fente cérébrale, séparé en B; *x*, cellule gigantesque (en A).

une large fente, ouverte en haut dans sa partie postérieure (*f*, fig. 180) vers la cavité cranienne, mais recouverte ici par les ganglions habénulaires de l'appareil épiphysaire, qui sont couchés dessus (Th^2, fig. 172). Dans cette partie postérieure, les hémisphères ne sont réunis que par la partie basale, dans laquelle se trouve enfoui le chiasma des nerfs optiques. En avant, l'ouverture se ferme par le toit des hémisphères, devenant très massif. La fente centrale, ainsi fermée en haut, s'ouvre latéralement dans deux sinus, lesquels creusent l'intérieur du prosencéphale et dont le commencement se voit déjà dans les coupes de la partie postérieure (Pr^3, fig. 180). En faisant une coupe plus en avant (fig. 182) on voit les *sinus latéraux* (*n*) communiquant

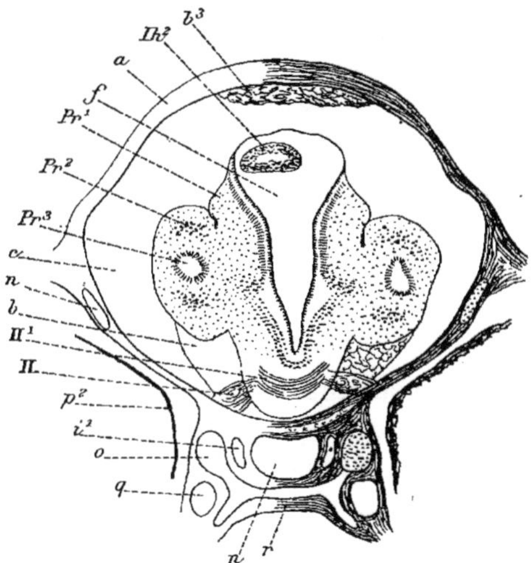

Fig. 180.

largement avec la fente médiane, de manière que ce système de sinus, revêtu par un épithélium, présente la figure d'une feuille de trèfle. Ce système de cavités se rétrécit en pénétrant dans les lobes olfactifs, lesquels deviennent entièrement massifs dans leur partie antérieure et se continuent, sans interruption appréciable, dans les deux nerfs olfactifs (*f*, fig. 181) qui entrent immédiatement dans le sac nasal.

L'*appareil épiphysaire* (Th^2, fig. 171 et 172) mérite une atten-

Fig. 180. — Coupe menée par le chiasma des nerfs optiques et les hémisphères. *a*, crâne membraneux; *b*, tissu cellulaire de remplissage; b^3, tissu granuleux de remplissage; *c*, cavité cranienne; Th^2, terminaison des ganglions habénulaires; *f*, fente cérébrale; Pr^1, lobe olfactif commençant; Pr^2, hémisphère; Pr^3, son sinus latéral; *n*, paroi cartilagineuse latérale du crâne; *II*, nerfs optiques; II^1, leur chiasma; p^2, choroïde; i^1 carotide; *n*, canal naso-palatin; *o*, base du crâne, plaque antérieure; *q*, veine; *r*, plafond buccal.

tion particulière. Il est constitué, à sa base, par deux ganglions asymétriques, continuations du plafond du thalamencéphale, dont le ganglion droit est toujours beaucoup plus considérable, tandis que celui du côté gauche est plus ou moins rudimentaire. Nous les nommons les *ganglions habénulaires.* Nous devons cependant noter que la réduction du ganglion gauche se présente dans des limites très variables; il nous a semblé qu'elle progresse avec l'âge. Quoi qu'il en soit, les deux ganglions ont la même structure. A leur base, soudée au plafond du thalamencéphale, ils paraissent réunis en une seule masse, mais dans laquelle on peut distinguer, par la disposition des cellules de la couche corticale grise, les deux ganglions, dont le gauche est presque supprimé par le développement du ganglion droit, qui se jette sur la ligne médiane et au delà (Th^2, fig. 179, B). Les deux ganglions piriformes, bientôt devenus indépendants, se dirigent avec leurs pointes obliquement en avant et en haut et se terminent, le droit en un cordon peu épais, le gauche en un filament très fin, lesquels se portent sur les flancs de l'épiphyse proprement dite (fig. 182) pour se confondre avec les parois de la vésicule moyenne de cette dernière.

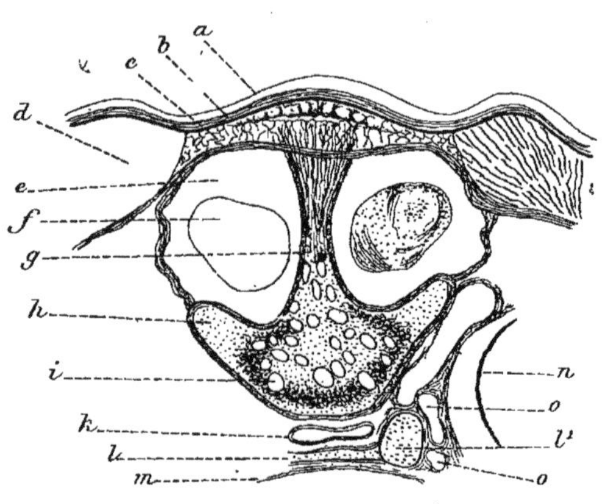

Fig. 181.

L'*épiphyse* elle-même (*Ep*, fig. 171 et 172) est appliquée immédiatement à la face interne du plafond cranien, à peu de distance derrière le sac nasal. Dans des préparations macroscopiques, on trouve facilement sa place par une petite tache blanchâtre, qui se fait remarquer sur les téguments. C'est l'insertion, à la peau, d'un cordon tendineux (*d*, fig. 182), dont la direction oblique continue exactement celle de l'appareil épiphysaire à l'intérieur. Hâtons-nous de dire, cependant, que ce cordon n'a aucune communication directe avec l'épiphyse que l'on peut facilement séparer de la face interne de la paroi cranienne, à la face externe de laquelle s'insèrent les fibres du cordon. L'ébauche de l'épiphyse étant appliquée, chez

Fig. 181. — Coupe menée par la base du sac nasal et prise dans la même série que les figures 172-180. Verick, Oc. 1, Obj. 1. Chambre claire. *a*, épiderme; *b*, derme et pigment; *c*, tissu hypodermique; *d*, muscle; *e*, cavité cranienne; *f*, nerf olfactif; *g*, cloison nasale verticale; *h*, ailes latérales; *i*, lacunes dans la base; *k*, canal naso-palatin; *l*, base du crâne; *l*¹, épaississement latéral; *m*, plafond buccal *n*, choroïde; *o*, vaisseaux sanguins.

les embryons, immédiatement à la face interne des téguments et l'enveloppe du crâne ne s'intercalant que plus tard, on peut considérer ce cordon comme un reste de l'épiphyse primitive séparé de l'organe par cette intercalation du plafond cranien et ayant subi une transformation complète.

L'épiphyse intracranienne est composée de trois parties en forme de gâteau, qui diminuent de grandeur de l'extérieur vers l'intérieur.

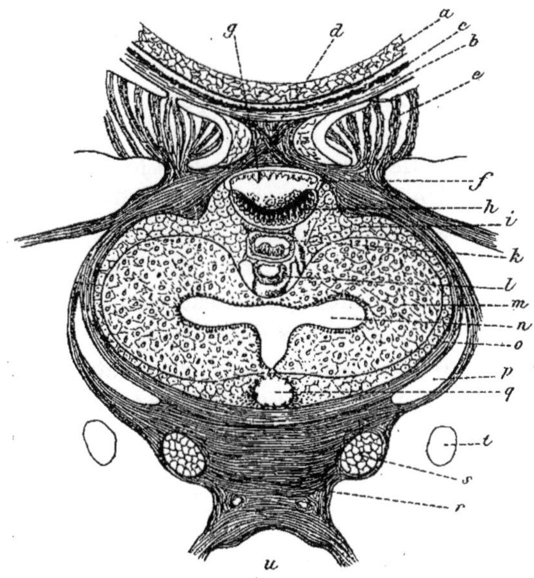

Fig. 182.

La partie proximale, la plus petite (l, fig. 182) s'engage dans la rainure médiane du toit du prosencéphale. La moyenne (k) s'élève au-dessus de cette rainure; elle est rejointe, sur ses flancs, par les prolongements des ganglions habénulaires; la partie distale (f), la plus considérable, s'applique au plafond de la voûte cranienne. Sur des coupes, ces trois parties paraissent creuses à l'intérieur; elles sont composées, en réalité, par des parois cellulaires diversement consti-

Fig. 182. — Coupe verticale et transversale du cerveau, menée par l'épiphyse. La coupe est prise dans une autre série que les précédentes, sur un individu très adulte. Verick, Oc. 1, Obj. 2. Chambre claire. a, épiderme; b, derme; c, couche de pigment; d, faisceau fibreux, continuant la direction de l'épiphyse vers la peau; e, faisceaux du muscle latéral du corps; f, cavité oculaire de l'épiphyse; g, processus saillant dans cette chambre; h, couche de pigment; i, tissu cellulaire de remplissage dans la cavité cranienne; k, second gâteau de l'épiphyse; l, gâteau basal; m, lobe olfactif; n, sinus médian à compartiments latéraux; o, crâne membraneux; p, lacune à tissu conjonctif gélatineux; q, canal naso-palatin; r, épaississement fibreux de la base du crâne; s, parois cartilagineuses; t, vaisseau sanguin; u, cavité buccale.

tuées et par un noyau gélatineux, coagulé par les réactifs, et dans lequel on observe de fines trames d'apparence fibrillaire qui paraissent résulter d'une construction confusément cellulaire, analogue à celle du corps vitré de l'œil.

La boule proximale (*l*) ainsi que la moyenne (*k*) sont construites de la même manière. Elles ont une mince enveloppe d'apparence fibrillaire, tapissée à l'intérieur par des cellules ovoïdes à gros noyaux grenus, mais qui sont disposés sur des niveaux différents, de manière à faire paraître le revêtement comme composé de plusieurs couches. Les fines trames qui entrent dans la masse gélatineuse centrale paraissent être des continuations des parois cellulaires.

Le plafond de la boule distale (*g*) paraît être constitué de cellules analogues; seulement elles forment plusieurs couches, dont la plus interne fait des saillies irrégulières vers le centre gélatineux. Mais le plancher de cette boule est constitué différemment; il est revêtu de longues cellules prismatiques ou fusiformes, dont les noyaux granuleux sont disposés sur des niveaux alternants; les bouts internes de ces cellules se continuent manifestement dans le noyau gélatineux. Ces cellules paraissent taillées, en outre, par des pans prismatiques, de manière à ressembler aux bâtonnets d'une rétine ou aux rétinules des Invertébrés. Ce qui augmente encore cette ressemblance, c'est la présence d'un pigment, composé de granules très distincts, mais fort petits, qui entoure les cellules surtout vers leurs extrémités internes. Ce pigment est, dans tous les exemplaires examinés par nous, parfaitement noir, plus ou moins abondant, tantôt un peu plus rapproché des bouts cellulaires, tantôt plus retiré vers la base (ce qui pourrait dépendre de l'influence de la lumière sur les animaux encore en vie), mais il ne nous a paru manquer en aucun cas. Ahlborn (voir *Littér.*) mentionne encore un pigment composé de granulations blanches, que nous n'avons pu trouver sur nos exemplaires.

La concavité du plancher de la boule distale étant tournée en haut, les coupes de cette partie donnent absolument l'image d'un œil imparfait, composé d'une rétine pigmentée cupuliforme, d'un corps vitré et surmonté par une cornée cellulaire. On sait que les recherches récentes tendent en effet à démontrer que l'épiphyse n'est autre chose qu'un troisième œil impair et dorsal, mais qui dans la plupart des cas reste rudimentaire et ne se développe que très rarement.

Nous avons déjà indiqué, en parlant de la moelle épinière (page 417), les différents éléments constitutifs du système nerveux central, savoir : les grandes et petites cellules, constituant avec une substance spongieuse peu déterminée, les masses grises, les fibres fines et les fibres géantes de Müller, composant la substance blanche, les cellules épithéliales à cils vibratiles tapissant le canal central et passant, par des modifications insensibles, aux petites cellules de la substance grise. Tous ces éléments se retrouvent dans le cerveau, avec cette différence cependant que les fibres de Müller ne se laissent constater que dans le myencéphale et le métencéphale, dans lequel une portion de ces fibres, constituant un faisceau distinct, se croise avec celui de l'autre côté. Les cellules géantes sont encore très nombreuses dans les parties encéphaliques mentionnées, mais rejetées sur les bords de la fente centrale; on en voit encore, quoique en fort petit nombre (une ou deux paires) dans le mésencéphale et même sur la limite postérieure du thalamencéphale (*z*, fig. 179, A); mais elles font entièrement défaut dans les parties antérieures. Les petites cellules, constituant des masses imparfaitement limitées et fort improprement appelées des ganglions, dont partent les nerfs cérébraux, montrent de nombreuses variations de détail sur lesquelles nous renvoyons, comme sur tout ce qui concerne l'ordonnance des éléments, au mémoire d'Ahlborn (voir *Littér.*). Les faisceaux des fibres blanches ont en général une direction longitudinale. Le revêtement épithélial des cavités cérébrales n'est que la continuation de celui du canal médullaire; mais les cellules qui le constituent deviennent cylindriques et l'épithélium lui-même est nettement séparé de la substance nerveuse et ne montre aucune trace de transition vers les cellules grises.

On ne peut établir, dans les *enveloppes* du système nerveux central, les distinctions admises pour les Vertébrés supérieurs et que l'on a l'habitude de désigner comme *dure-mère*, *arachnoïde* et *pie-mère*.

Nous trouvons, dans le canal rachidien, un tissu essentiellement conjonctif, composé de cellules étoilées et de fines fibres chez les jeunes individus. Mais, avec l'âge, les cellules deviennent graisseuses et déjà, chez les individus de moyenne taille, le tissu est devenu absolument semblable à celui que l'on trouve presque partout dans le corps. Il est alors composé de cellules vésiculeuses claires, contenant des gouttes d'huile et un noyau granuleux. Les cellules étoilées et les fibres sont considérablement réduites; ces dernières se trouvent surtout sur la face limitante du tissu. Dans la partie moyenne du corps, on trouve même une double délimitation par laquelle la partie supérieure, plus graisseuse, est séparée de la partie inférieure plus mince.

Le tissu ainsi constitué remplit surtout la voûte supérieure du canal rachidien sur toute la longueur de la moelle, où il forme une accumulation considérable (b, fig. 170), mais il s'étend aussi, quoique en couche beaucoup plus mince, sur les flancs et sur le plancher du canal rachidien. Il n'est interrompu que par les racines des nerfs qui passent à travers. La masse supérieure s'amincit à mesure qu'on approche de la fosse rhomboïdale (fig. 173, 174) et se réduit considérablement sur la fosse elle-même, où les accumulations latérales deviennent même plus considérables que la masse du plafond (fig. 175). Les expansions latérales s'attachent, par des fibrilles très déliées, aux bords de la fosse rhomboïdale et se continuent en avant sur les flancs du cerveau, en remplissant, plus ou moins complètement, les interstices entre les parties cérébrales et les parois latérales du crâne (fig. 176-179). Partout, sur les bords des orifices supérieurs du mésencéphale et du thalamencéphale, des fibrilles semblables à celles de la fosse rhomboïdale relient le tissu à l'épithélium cérébral et d'autres de ces fibrilles se rendent encore vers les différentes rainures séparant les parties centrales. Le tissu n'entre en communication directe avec la substance cérébrale que dans les environs de l'infundibulum; ici, il nous a été impossible de trouver une limite tranchée entre le tissu tapissant en couche mince le plancher cranien et les bords inférieurs des parois de l'entonnoir (B, fig. 178).

Mais si ce tissu se maintient tel quel dans toute la cavité cranienne sur les flancs et sur le plancher, il éprouve une modification considérable au plafond de cette cavité. En préparant soigneusement le cerveau en son entier, on enlève facilement ce tissu des flancs de l'organe, mais on se trouve alors en face d'une masse considérable, ayant la forme d'un sac diversement plissé, sac à parois assez résistantes, qui montre une séparation profonde, médiane, ainsi qu'une dépression transversale au niveau de la limite entre le mésencéphale et le thalamencéphale. Ce sac (b, fig. 172) commence au niveau de sortie de la dixième paire de nerfs (nerf vague); il est très épais au-dessus du métencéphale, diminue de volume sur le mésencéphale et s'étend, devenu très mince, jusque vers l'épiphyse. Vers la ligne médiane supérieure, on trouve presque toujours du pigment noir, qui quelquefois devient très abondant, et, dans ce cas, on voit aussi des cellules pigmentaires étoilées éparses dans le tissu cellulaire des flancs. On voit également des coupes de vaisseaux sanguins dans ce tissu (b^1, fig. 176, 177).

Les parois du sac sont essentiellement fibreuses. Il y a une trame aréolaire, qui offre une grande résistance à cause de l'épaisseur des faisceaux des fibres; entre ces trames se trouvent des fibres moins denses et partout on rencontre une quantité de petits noyaux granulés appliqués aux parois des aréoles. Sur les coupes transversales (b^1, fig.

175-179), vues sous de petits grossissements, la poutraison seule apparaît sous des formes variées, que les figures feront mieux comprendre que de longues descriptions. A la ligne médiane on observe, tantôt en haut (fig. 175), tantôt en bas (fig. 176), la coupe d'un vaisseau sanguin médian. Le sac lui-même s'attache au tissu cellulaire surtout aux environs du thalamencéphale et c'est dans ces environs aussi que commence une modification des parties attachées au plafond du crâne, où se montre un tissu composé de petits grains jaunâtres (b^3, fig. 176-180).

Système nerveux périphérique. — Comme partout chez les Vertébrés supérieurs, ce système est composé de deux éléments constitutifs, de fibres nerveuses et de cellules ganglionnaires. Ces éléments se réunissent pour former des nerfs et des ganglions ; ce n'est que vers les terminaisons extrêmes que l'on trouve des fibres ou des cellules isolées. Sauf ces terminaisons, les éléments constitutifs se distinguent de ceux des parties centrales par leur structure plus solide ; les fibres ont, dans la plupart des cas, des gaines, les cellules, des enveloppes résistantes et fermes. C'est surtout dans les ganglions dépendant des nerfs cérébraux que nous rencontrons des cellules, de préférence bipolaires, qui par le volume, la paroi résistante, le protoplasma clair, le noyau granuleux nettement délimité et par le développement des filaments nerveux qui en partent, sont des véritables modèles pour les études histologiques. Dans les plexus des nerfs sympathiques on trouve, en revanche, des cellules qui, par l'absence d'enveloppes et par les fins filaments qui en partent en différents sens, ressemblent à celles que l'on trouve dans les organes centraux. Nous ne pouvons entrer dans des détails à ce sujet.

On peut distinguer le *système cérébro-spinal*, dont les racines émergent directement des organes centraux, et le *système sympathique*, qui ne s'y relie qu'indirectement. Mais ce dernier système n'ayant pas encore acquis l'indépendance qu'il montre, chez les autres Vertébrés, par le développement d'un cordon longitudinal, nous le traiterons comme appendice du système cérébro-spinal et en particulier des nerfs spinaux. On n'a pas encore démontré, en effet, des conformations nerveuses qui relieraient, chez les Cyclostomes, les nerfs cérébraux avec le système sympathique, comme cela a lieu chez les Vertébrés supérieurs.

Les *nerfs spinaux* (fig. 171, 172) naissent, comme chez tous les autres Vertébrés, par deux racines, une dorsale sensible, une ventrale motrice. La première est munie d'un ganglion de petite taille. Un fait constant chez les Cyclostomes et qui les distingue des autres Vertébrés, est que les deux racines se trouvent séparées sous tous les rapports et à tel point, qu'on ne trouvera ensemble les deux racines d'un côté dans aucune coupe sagittale, horizontale ou verticale. Les racines dorsales sont en effet situées en avant des racines ventrales, tout en occupant un niveau supérieur, et dans leur ensemble elles alternent d'un côté à l'autre d'une manière semblable à celle de l'Amphioxus, quoique pas autant prononcée. « Les racines mo-« trices (ventrales), dit Goette (voir *Littér.*), naissent de la face infé-« rieure de la moelle; elles ne possèdent point de ganglion, mais « envoient un rameau dorsal. Les racines sensibles (dorsales) naissent, « au milieu entre deux racines motrices, de la face supérieure de la « moelle, forment en dehors des enveloppes un ganglion à grosses « cellules et se réunissent ensuite, sur le flanc de la corde, avec la « racine motrice la plus rapprochée en arrière. » Les trous de sortie séparés des deux racines se trouvent presque sur le même niveau, les fibres dorsales s'incurvant, dans le canal même, vers la face ventrale. Tout en se réunissant après la formation du ganglion sensible, les fibres motrices et sensibles ne se mêlent pas; les dernières se rendent directement vers la peau, en passant le long des myocommes; les premières se divisent en deux branches: un rameau ventral qui longe le myocomme correspondant, en s'appliquant à la face externe du péritoine, tandis que la branche dorsale, moins importante, court dans le myocomme vers la face dorsale. Les deux branches donnent, sur leur parcours, des rameaux aux muscles.

Le *système sympathique* est composé, suivant Julin (voir *Littér.*), de petits ganglions de forme ovoïde, dont le grand axe est dirigé verticalement; ils sont constitués par des cellules ganglionnaires assez petites, sans enveloppe. Chaque ganglion se continue en haut et en bas en un filament nerveux. Ces ganglions sont situés sur toute la longueur de l'abdomen comprise entre le cœur et l'anus, des deux côtés de l'aorte, entre celle-ci et les veines cardinales, et il y a au moins une paire de ganglions correspondant à chaque paire de nerfs spinaux tant dorsaux que ventraux. Les nerfs spinaux ventraux et dorsaux sont en relation, par de fins filets, avec ces ganglions, appelés superficiels par Julin. Il y a, en outre, des ganglions profonds, cardiaques, hépatiques, pour la description desquels nous renvoyons au mémoire cité de Julin.

Les *nerfs cérébraux* (fig. 171, 172) laissent reconnaître, par l'emplacement de leurs racines et leurs anastomoses entre eux, plusieurs groupes, lesquels sont encore en relations plus ou moins intimes. On peut distinguer d'arrière en avant, suivant leur position et abstraction faite des deux nerfs optique et olfactif, essentiellement destinés aux deux organes des sens : un *groupe post-auriculaire*, situé dans l'angle postérieur de la capsule auditive et composé de trois paires de nerfs, l'hypoglosse (*XII*), le vague ou pneumo-gastrique (*X*) et le glosso-pharyngien (*IX*). L'accessoire de Willis (*XI*) qu'on distingue chez les Vertébrés supérieurs, à partir des Reptiles, n'est pas différencié chez les Cyclostomes, les Poissons et les Amphibiens. On peut distinguer un second *groupe auriculaire*, composé du nerf acoustique (*VIII*) et du facial (*VII*), et enfin un *groupe pré-auriculaire*, constitué par le nerf trijumeau (*V*) et les trois nerfs moteurs de l'œil, l'abducteur (*VI*), le pathétique (*IV*) et l'oculo-moteur commun (*III*).

Ce groupement est purement anatomique. Nous n'entrerons pas dans les discussions interminables sur les qualités physiologiques des différentes racines quant à leur nature motrice et sensitive, sur leurs ressemblances avec des nerfs spinaux, ni dans la discussion sur leurs rapports avec les métamères, plus ou moins présumés, du crâne et de la tête en général. Nous renvoyons à ce propos aux travaux de Van Wijhe, Dohrn, Julin, Born, Beard, Froriep, Wiedersheim et autres. Aucune des questions se rattachant à ces sujets n'est élucidée définitivement, et on peut bien dire ici : *Quot capita, tot sensus*.

Groupe post-auriculaire. — Ce groupe appartient entièrement, lorsqu'on ne considère que les racines sortant du cerveau, au myélencéphale (fig. 171).

L'*hypoglosse* (*XII*) a deux racines, l'une postérieure et assez reculée vers le premier nerf spinal, l'autre plus avancée, qui sortent de l'encéphale à un niveau très ventral, correspondant à celui des nerfs spinaux moteurs et ventraux. Chaque racine se divise en deux branches, qui se réunissent bientôt et reçoivent ou donnent de fines branches au nerf vague. Après ces anastomoses, le tronc de l'hypoglosse s'avance vers le premier sac branchial, en fournissant des rameaux aux muscles et notamment au muscle contracteur du premier spiracule et il se ramifie finalement dans les muscles du piston lingual sous-jacent.

Au-devant de l'hypoglosse surgissent trois faisceaux de fibres, qui se laissent poursuivre, dans le tissu cérébral, jusque vers les bords postérieurs du sinus rhomboïdal. Le gros faisceau postérieur est considéré, par Julin, comme la racine du nerf vague (*X*); des deux autres faisceaux attribués au glosso-pharyngien, l'un se trouve sur le même niveau, tandis que l'antérieur surgit beaucoup plus dorsalement en avant et rejoint l'autre racine en se portant obliquement en arrière. Tous ces faisceaux sont, comme ceux de l'hypoglosse, étalés en forme de pinceaux de manière que leur distinction, dans la masse cérébrale comme au dehors, est souvent assez difficile.

Quoi qu'il en soit, les trois racines forment, immédiatement à la sortie du crâne, un groupe de trois ganglions enchevêtrés ensemble par des filaments nerveux et rejoints encore par d'autres filaments provenant de l'hypoglosse et du facial. Le groupe ganglionnaire se trouve sur toutes les coupes passant dans l'angle que forme la capsule auditive avec la base du crâne; les ganglions sont composés de grandes cellules bipolaires ou unipolaires, nettement circonscrites, à gros noyaux, et leurs prolongements se laissent facilement poursuivre dans les fibres nerveuses.

La racine du *nerf vague* ou *pneumo-gastrique* (*X*, fig. 171, 172) envoie, suivant Julin, dont nous pouvons confirmer les résultats, immédiatement à sa sortie du crâne une petite branche de communication au ganglion glosso-pharyngien sous-jacent. Après avoir fourni ce rameau, la racine envoie une forte branche à un autre ganglion, le *ganglion latéral* ou *ganglion du vague* (*XGv*). Le nerf qu'elle constitue reçoit une branche du facial récurrent et forme dans son décours le troisième petit ganglion, dont nous avons dû négliger la représentation à cause de son exiguïté et de sa position inférieure cachée. Julin nomme ce petit amas le *ganglion antérieur du pneumo-gastrique*.

Le *ganglion latéral* (*XGv*) joue un rôle assez indépendant; allongé dans le sens de l'axe du corps et situé dorsalement, il est composé de peu de cellules. Il reçoit les branches indiquées provenant du facial et du vague et fournit le *nerf latéral* (*XI*), auquel se joignent, à son origine, encore des rameaux fort minces de l'hypoglosse. Le nerf latéral est un gros nerf, qui court profondément entre les muscles, appliqué à la paroi externe du canal rachidien, et se laisse poursuivre jusqu'à l'extrémité de la queue. Ce nerf se distingue par plusieurs particularités. Il reçoit, dans toute son étendue et jusqu'à l'extrémité de la queue, des rameaux de communication de toutes les branches dorsales des nerfs spinaux, soit dorsaux, soit ventraux, et établit ainsi une communication longitudinale entre tous les nerfs spinaux et les groupes post-auriculaire, auriculaire et pré-auriculaire des nerfs cérébraux. Il est extrêmement difficile de constater les ramifications du nerf latéral, qui cependant diminue de volume d'avant en arrière; s'il envoie des rameaux vers la peau, comme il est probable, ils sont composés seulement de fibres isolées. Le nerf correspond évidemment au nerf latéral des Poissons, mais n'est pas si intimement lié au vague que chez ces derniers, où il ne forme qu'une branche du vague sans ganglion particulier.

Le *nerf vague* ou *pneumo-gastrique* proprement dit (*X*, fig. 171) se distingue des autres nerfs du groupe post-auriculaire par des cellules ganglionnaires disséminées entre ses fibres et aglomérées surtout, comme le remarque avec raison Julin, au niveau des points d'émergence des différents rameaux branchiaux que fournit le nerf. Ces branches étant au nombre de cinq, on trouve cinq de ces petits ganglions distancés sur le parcours du nerf. Le premier de ces *ganglions branchiaux* est le ganglion antérieur mentionné. De tous petits ganglions se trouvent encore sur le nerf fort réduit après la corbeille branchiale. Après sa sortie de l'amas ganglionnaire, le nerf se dirige en arrière sur la corbeille branchiale, où il se trouve en dehors de la veine jugulaire entre les masses du muscle latéral dorsal et les muscles branchiaux propres, sur la face dorsale de ces derniers. Outre les rameaux mentionnés de l'hypoglosse, il reçoit encore, pendant ce trajet sur la corbeille branchiale et au niveau des petits ganglions mentionnés, des faisceaux de communication des onze premiers nerfs spinaux ventraux. Pendant ce trajet branchial, le nerf fournit à chacun des derniers cinq sacs branchiaux une branche sortant au niveau du ganglion correspondant. Chaque *nerf branchial* se divise bientôt en deux branches, l'une interne, l'autre externe, lesquelles se subdivisent encore pour entourer le spiracule et pénétrer dans les muscles du sac. Par ces branches, le vague préside à l'innervation des cinq dernières branchies seules, les deux premières étant innervées par le facial et par le glosso-pharyngien. Après avoir fourni les nerfs branchiaux, le vague, considérablement réduit, passe dans la cavité abdominale et fournit des plexus, munis de cellules ganglionnaires, au cœur et à l'intestin, pour la description détaillée desquels nous renvoyons au travail de Langerhans (voir *Littér.*).

Les deux racines du *glosso-pharyngien* constituent, comme nous l'avons vu, le ganglion du même nom (*IXGgl*, fig. 171), le plus considérable du groupe post-auriculaire. Il frappe sur toutes les coupes intéressant cette région par son volume et ses cellules nettement accusées. En partant de ce ganglion, le nerf se divise en deux branches, une antérieure très grêle, qui se porte aux muscles du vélum et des environs (rameau pharyngien) et une postérieure plus volumineuse (rameau branchial), qui se porte en arrière et envoie des ramifications au second sac branchial, ainsi qu'à la lamelle postérieure du premier sac.

Groupe auriculaire. — Ce groupe est composé, comme nous l'avons dit, des nerfs acoustique (*VIII*) et facial (*VII*), si intimement liés à l'origine qu'il est fort difficile d'en distinguer les racines. Celles-ci occupent, en effet, la paroi du quatrième ventricule et forment, à la sortie du cerveau, deux ganglions intimement liés et caractérisés, chacun, par une cellule beaucoup plus grosse que les autres, qui en occupe le fond (fig. 175).

Le *nerf acoustique* (*VIII*) naît de deux faisceaux peu distincts dans la partie moyenne de la paroi du quatrième ventricule. Il est composé de deux sortes de fibrilles, de fibres très fines, composant en grande partie la région supérieure et antérieure de la paroi, et de fibres plus larges, naissant dans des cellules ganglionnaires très grandes, situées sur le fond du ventricule. Les fibres, disposées en éventail, se réunissent pour passer par la lacune interne de la capsule auditive dans l'intérieur de celle-ci, et forment, sur le fond de cette capsule et en dehors du labyrinthe membraneux, le *ganglion acoustique* (*VIII Gac.*, fig. 171, 175), composé de cellules fusiformes, duquel partent les rameaux pour les différentes parties du labyrinthe (Rohon, voir *Littér.*), dont nous parlerons à propos de cet organe.

Les fibrilles du *nerf facial* (*VII*) occupent la lèvre du quatrième ventricule au-dessus de celles de l'acoustique et forment comme celui-ci un ganglion (*VIIG*, fig. 175), situé dans l'échancrure interne de la capsule auditive. Le nerf sort de la capsule par un orifice placé dans l'angle antérieur et interne et vient aboutir à un ganglion (*VIIGa*, fig. 171) appliqué contre la face antérieure de la capsule. Après avoir traversé ce ganglion, le nerf facial se dirige en dehors et à peu près transversalement; il se divise, en avant de la capsule auditive, en deux branches, le facial proprement dit et le *rameau récurrent*. Ce dernier (*VIIe*, fig. 171) contourne la face externe de la capsule auditive, en se dirigeant en arrière. Arrivé au niveau du ganglion latéral, le rameau se divise en deux branches, dans l'angle de bifurcation desquelles se trouve le ganglion latéral. La branche qui passe au-dessus du ganglion va s'unir au nerf latéral, tandis que celle qui passe en dessous aboutit au nerf pneumo-gastrique ou vague (Julin). De cette manière, une double communication est établie entre le facial et les deux troncs importants du vague.

A peu de distance de la bifurcation, le tronc du *facial* émet une branche postérieure qui court entre les portions ventrale et dorsale du muscle latéral vers la peau, donne, suivant Fürbringer, des rameaux à la peau, entre l'œil et le premier spiracule, et devient, suivant Julin, le *nerf de la première branchie* (*VIIb*, fig. 171). Appliqué à la face interne de la veine jugulaire superficielle, il arrive à la première fente branchiale, où il se divise en deux branches pour chacune des lames du sac branchial de la même manière que les nerfs branchiaux du vague.

Après avoir fourni ce nerf branchial, le facial proprement dit croise, sur la circonférence de l'orbite, le rameau externe du trijumeau et montre une intumescence peu accusée, aplatie et fusiforme, caractérisée comme ganglion par la présence de cellules caractéristiques. En quittant l'orbite, le nerf se distribue dans les téguments et son rameau le plus antérieur rejoint une branche du nerf ophthalmique.

Groupe pré-auriculaire. — Nous pouvons distinguer, dans ce groupe, deux sous-groupes, le trijumeau d'un côté et les trois nerfs musculaires de l'œil de l'autre.

Le *trijumeau* (*V*) naît de la partie antérieure du métencéphale et presque sur le commencement du mésencéphale, par trois racines si bien situées dans le même plan vertical que des coupes transversales de cette partie (fig. 176) les montrent sortant du cerveau (*t*). La racine supérieure, après avoir traversé le crâne, se porte obliquement en avant et en haut et constitue un grand ganglion fusiforme (*VGop*, fig. 171), situé dans l'angle postérieur de l'orbite et dont émane le *nerf ophthalmique* (*Vo*, fig. 171). Outre cette branche très considérable, le ganglion émet un fin rameau de communication avec le ganglion de la seconde racine. Le nerf ophthalmique se dirige en avant, en longeant l'espace étroit entre l'orbite et le crâne, et plus tard la face latérale du cartilage ethmoïde, puis, en continuant sa course horizontale en avant, il arrive, après avoir donné quelques rameaux à l'organe olfactif, sur la face externe de l'entonnoir buccal, où il se ramifie dans les téguments et les filaments des lèvres. Un de ces rameaux de terminaison se joint, comme nous l'avons dit, à une branche du facial.

La racine moyenne forme également, à sa sortie du crâne, un ganglion (*VG*, fig. 171) qu'on peut appeler le *ganglion de Gasser*. Mais à ce ganglion participe encore la troisième racine, la plus ventrale et probablement motrice. Le ganglion serait donc un ganglion mixte, tandis que celui de l'ophthalmique serait purement sensible. Le ganglion de Gasser envoie un tronc nerveux fort considérable, le *nerf maxillaire*, qui se divise immédiatement en deux branches, une externe et une interne. Le *nerf maxillaire externe* se ramifie sur les parties inférieures et dans les filaments postérieurs de l'entonnoir buccal de la même manière que le nerf ophthalmique dans les parties supérieures; il envoie en outre une fine branche au palais et des ramifications aux muscles. Le *nerf maxillaire interne* est essentiellement moteur; il se distribue aux muscles du pharynx et du piston lingual, à la muqueuse de la bouche et aux muscles annulaire et semi-annulaire. Voir pour les détails le mémoire cité de Fürbringer.

Les trois nerfs moteurs de l'œil, si constants dans leur répartition singulière, sont assez distincts par leur origine. Les fines fibres de la racine de l'*abducteur* (*VI*) se mêlent presque avec celles de la racine inférieure du trijumeau. Le nerf passe, avec les autres nerfs oculaires, par la lacune interne de l'orbite et se divise en deux branches, une courte supérieure pour le muscle droit postérieur et une plus longue inférieure innervant le muscle droit inférieur, lequel, chez les autres Vertébrés, reçoit un rameau de l'oculo-moteur.

Le nerf *pathétique* ou *trochléaire* (*IV*) prend naissance vers le bord supérieur du cervelet, entre dans l'orbite sous forme d'un nerf très grêle et se rend au muscle oblique postérieur ou supérieur.

Le nerf *oculo-moteur* (*III*) prend naissance du bout avancé du tronc du métencéphale au-dessous du mésencéphale. Les fibres radiculaires forment, en cet endroit, un chiasma transversal dans la substance encéphalique même. Après être entré dans l'orbite, le nerf assez gros forme deux branches, une antérieure, dont une partie se ramifie dans le muscle oblique antérieur, tandis que l'autre partie, perçant ce muscle, se rend au muscle droit antérieur. La branche postérieure, beaucoup plus courte, se rend directement au muscle droit supérieur.

Les *nerfs optiques* (*II*) appartiennent à la base du thalamencéphale où l'on voit, sur des coupes transversales (fig. 180), un fort faisceau de fibres, inclus dans la substance cérébrale même et constituant une forte commissure transversale. C'est le *chiasma* des nerfs optiques, dont les racines cérébrales prennent leur origine dans des amas de cellules situées vers les bords de la fente centrale. Nous devons avouer que nous n'avons pas vu, dans ce chiasma, un croisement total des fibres, mais il y en a certainement une certaine quantité qui passent de droite à gauche et vice versa constituant ainsi un faisceau transversal sans attache apparente avec des cellules ganglionnaires dans la substance du cerveau. De chaque côté, les fibres se réunissent en un nerf très considérable, qui passe par l'échancrure latérale du crâne pour s'étaler dans la rétine. Le nerf est creux et contient un cylindre central, constitué de substance conjonctive serrée avec de nombreux petits noyaux. Vers son entrée dans la rétine, le cylindre axial se tuméfie en simulant un ganglion sur lequel les fibres du nerf s'entrelacent en se croisant, comme si l'on avait plongé un fuseau dans un amas de fibres en le tournant autour de son axe. Il ne se trouve point de cellules nerveuses dans ce simulacre de ganglion, duquel rayonnent immédiatement les fibrilles nerveuses en se distribuant dans la rétine.

Les *nerfs olfactifs* (*I*) constituent la continuation directe du lobe olfactif en avant. On constate dans leur épaisseur des glomérules (fig. 180) formés d'une substance ferme, finement aréolaire et contenant des granulations noirâtres. Ces glomérules entourés d'un halo plus clair, dans lequel se trouvent des cellules ganglionnaires, émettent les fibres olfactives qui se rendent immédiatement à l'organe correspondant.

Organes des sens. — Nous n'avons à nous occuper ici que des trois organes céphaliques, ayant déjà traité des organes tactiles à propos de la peau. Nous avons aussi fait remarquer qu'on ne peut distinguer des organes gustatifs particuliers; les cellules sensitives, dispersées dans l'épithélium de la bouche, ne se distinguent en effet aucunement de celles établies dans l'épiderme du corps.

Organe olfactif. — Comme nous l'avons déjà indiqué dans l'énumération des caractères généraux des Cyclostomes, cet organe est toujours simple, situé dans la ligne médiane. Chez les Lamproies, l'orifice nasal se trouve à une distance assez considérable du bord de la lèvre antérieure sous forme d'une boutonnière faisant saillie par des lèvres relevées qui l'entourent et constituent un tube d'entrée assez court.

Nous distinguons, dans l'appareil nasal, quatre parties : le tube d'entrée, le sac nasal, seul siège de la perception olfactive, le canal naso-palatin et la glande accessoire.

Considéré dans son ensemble, l'organe olfactif se présente sous la forme d'un tube qui, de son entrée supérieure, plonge obliquement en bas et en arrière (tube d'entrée), devient horizontal dans sa partie postérieure (tube naso-palatin) et porte, attachée à la face postérieure du tube, une grande poche entourée d'une enveloppe cartilagineuse particulière et contenant le sac et la glande accessoire. On voit très bien cette disposition générale sur des coupes sagittales et médianes (fig. 185). Nous allons considérer ces parties en détail.

Le *tube d'entrée* (*c*, fig. 184) est formé par une involvure de la peau. On suit très bien, sur des coupes sagittales, les couches de l'épiderme (*a*) et du derme (*b*) qui s'infléchissent pour constituer les parois internes du tube, autour duquel l'hypoderme (*c*) devient très fibreux, ferme et rempli de cellules pigmentaires. Dans l'intérieur du tube, auprès de l'endroit où il s'ouvre dans le sac, se trouve un *appareil valvulaire* (*a*, fig. 183, A et B) assez remarquable. Il est formé par un repli de la paroi, qui commence sur la face dorsale et postérieure, se relève de plus en plus en contournant le tube vers sa face ventrale et antérieure, et finit par constituer une lame semi-lunaire placée de telle façon qu'elle doit s'opposer à l'entrée de l'eau dans le canal naso-palatin, tandis qu'elle laisse le passage libre aux courants se dirigeant de l'intérieur vers l'extérieur. L'appareil ressemble aux valvules semi-lunaires en poche placées à l'origine des grandes artères du cœur; il a sans doute une action seulement passive, car il n'est formé que par un repli de la peau; des fibres musculaires y font absolument défaut.

Un orifice postérieur conduit au niveau de cette valve dans le *sac nasal*. Ce sac, très volumineux, est enfermé dans une capsule cartilagineuse peu épaisse (*d*, fig. 184) qui entoure surtout la face supérieure, mais présente, en avant et en bas, une large échancrure,

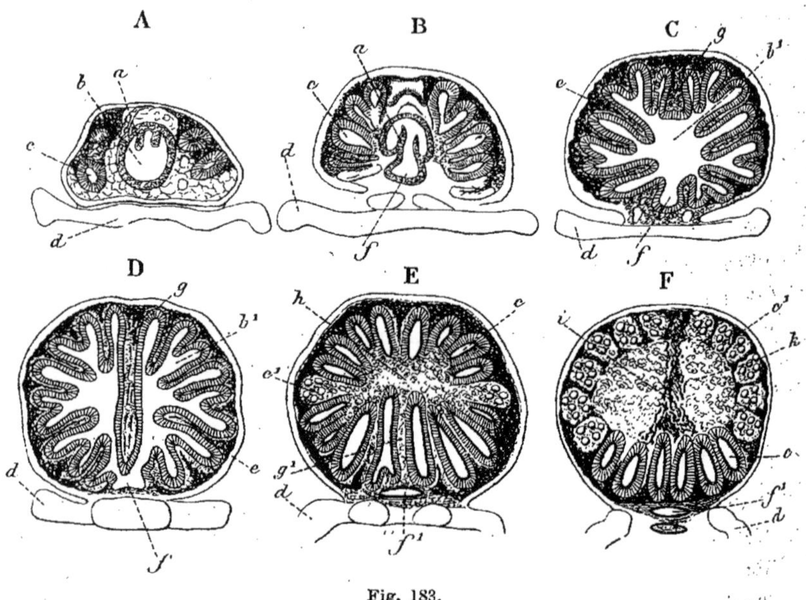

Fig. 183.

fermée par du tissu conjonctif (*e*), et, en arrière, deux grands orifices en lunette par lesquels passent les nerfs olfactifs (*f*, fig. 184).

La muqueuse du sac, très épaisse et plissée profondément, est séparée de la capsule par du tissu conjonctif entièrement rempli de cellules pigmentaires noires ; ce pigment noir entre dans les plis et en obstrue complètement le tissu interstitiel. Il est très rare de trouver des individus où le pigment se réduit à une simple couche

Fig. 183. — *Petr. fluv.* Série de six coupes verticales et transversales de l'organe nasal. Les coupes se suivent d'avant en arrière. Verick, Oc. 1, Obj. 0. Chambre claire. *a*, appareil valvulaire de l'entrée du sac nasal; *b*, cavité du canal d'entrée; b^1, cavité centrale du sac; *c*, plis de la muqueuse, fermés en tubes; c^1, dernière terminaison des tubes; *d*, cartilage ethmoïde; *e*, plis libres de la muqueuse; *f*, recessus, devenant en f^1, le canal naso-palatin; *g*, pli médian supérieur, devenant en g^1, la cloison médiane; *h*, plateau central; *i*, centre du plateau; *k*, parties latérales du plateau.

tapissant la capsule seulement; nous en avons cependant rencontré un sur lequel est prise la coupe sagittale figure 184.

Les plis sont disposés radiairement et dans le sens de l'axe du corps, comme on peut s'en convaincre facilement sur des coupes transversales. Mais ce n'est que vers le milieu du sac (fig. 183, C) qu'ils sont entièrement libres par leurs bords internes, laissant entre eux une grande cavité centrale (b', fig. 183, C); vers leurs bouts, en avant comme en arrière, les bords libres se soudent petit à petit, de manière à transformer les intervalles qui les séparent en tubes, lesquels, sur des coupes transversales, prennent l'apparence de boutonnières (fig. 183, B, E). Les dernières terminaisons postérieures de ces tubes

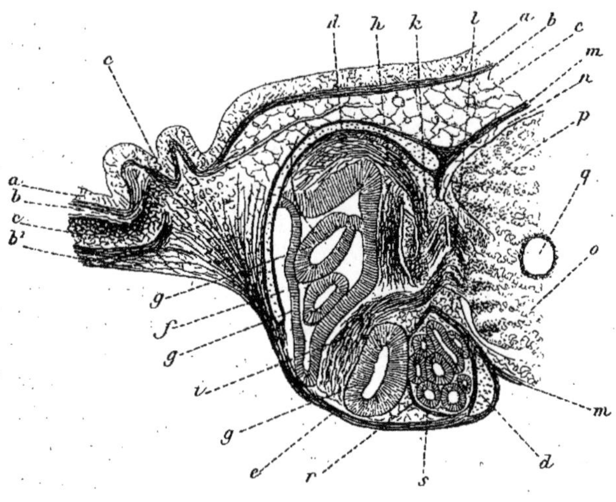

Fig. 184.

paraissent rondes et sur le fond se voient de petits enfoncements (c', fig. 183, F).

Parmi les plis, on en remarque de prime abord un supérieur médian (g, fig. 183, C et D) qui joue un rôle considérable. Il s'allonge successivement et constitue, à la fin, une cloison médiane qui atteint le fond du sac, séparant celui-ci en deux moitiés symétriques. Les bouts libres des autres plis se coalisant entre eux et avec cette

Fig. 184. — *Petr. fluv.* Portion d'une coupe sagittale et latérale de la tête, pour montrer l'entrée d'un nerf olfactif dans l'organe. Zeiss, Oc. 1, Obj. 1. Chambre claire. *a*, épiderme; *b*, derme; *b'*, trames fibreuses intérieures du museau; *c*, hypoderme; *c'*, entrée externe du canal nasal, frisée par la coupe; *d*, cartilage nasal; *e*, enveloppe fibreuse commune du sac et de l'organe de Jacobson; *f*, cavité du sac; *g*, plis de la muqueuse, ouverts ou fermés en tubes; *h*, traînée nerveuse supérieure; *i*, idem, inférieure; *k*, chiasma; *l*, sortie du nerf du cerveau; *m*, crâne membraneux; *n*, enveloppe cérébrale interne; *o*, substance du lobe olfactif; *p*, ganglions olfactifs de cette partie; *q*, sinus latéral du prosencéphale ouvert; *r*, tubes de l'organe de Jacobson; *s*, enveloppe propre de l'organe.

cloison, il est formé un plateau médian (E) entouré par les plis fermés en tubes, et, à la fin, se constitue par ces coalescences la paroi postérieure du sac (F), divisée en deux moitiés par du tissu conjonctif pigmenté.

Un sillon médian et ventral assez profond se dessine de prime abord entre les plis, en opposition au pli médian dorsal (*f*, B, C). Le pli médian s'étant abaissé jusqu'à lui (D) se soude latéralement avec deux plis secondaires et transforme ainsi le sillon en un tube (*f*″) constituant le commencement du tube naso-palatin.

On peut suivre le trajet des nerfs olfactifs au moyen de coupes sagittales, faites sur des individus sans pigment. Les fibres des nerfs forment, en sortant du lobe olfactif, des chevrons superposés (*l*, fig. 184) et se divisent ensuite en deux faisceaux, dont l'un (*h*) suit la courbure dorsale du sac, l'autre la face ventrale, pour rayonner dans la substance interstitielle des plis, où l'on peut suivre leurs ramifications jusqu'au bout (*i*).

La *glande accessoire* (*r*, fig. 184) est située dans la partie postérieure et inférieure du sac nasal, au-dessous des plis de la muqueuse et des entrées des deux nerfs olfactifs. Elle est formée de deux masses latérales presque globulaires, réunies au milieu par une mince commissure. Elle a son enveloppe fibreuse propre (*s*, fig. 184) qui la sépare nettement du sac à plis et se compose de paquets de tubes courts, diversement contournés, qui montrent un vide peu considérable et un épithélium à palissades, comme on en voit ordinairement dans les tubes excréteurs des glandes. Les cellules de cet épithélium se distinguent aisément de celles des plis beaucoup plus hautes et garnies de cils vibratiles. Pas plus que M. Scott (voir *Littér.*) nous n'avons pu voir des orifices de communication de ces tubes, ni avec les intervalles entre les plis nasaux, ni avec la cavité buccale en dessous ou l'hypophyse du cerveau situé en arrière; ils paraissent aveugles aux deux bouts. On a homologué cette glande accessoire à l'organe de Jacobson des autres Vertébrés, sans qu'on puisse alléguer des preuves péremptoires pour cette manière de voir.

Le tube *naso-palatin* (*f*″, fig. 183, E et F; *Np*, fig. 185) commence, comme nous l'avons dit, par la fermeture en tube aplati du sillon médian et inférieur situé entre les plis du sac nasal. Continuant à longer la face ventrale de ce dernier, il entre dans la cavité cranienne, où il se trouve placé dans la rainure inférieure du prosencéphale. Arrivé vers l'infundibulum, il traverse le plancher fibreux fermant la lacune inférieure du crâne et s'applique à la face inférieure de la corde dorsale et de la plaque occipitale, de manière qu'il se trouve placé entre celle-ci et l'œsophage. Dans cette partie de son trajet, il est flanqué, des deux côtés, par les carotides et les veines jugulaires (*Np*, fig. 185). Il continue alors ce trajet horizontal jusqu'au niveau de la première branchie, où il se termine par un bout très mince. En étudiant le canal sur des coupes sagittales, on y constate deux élargissements, entre lesquels il est considérablement rétréci et aplati : le premier au niveau de l'hypophyse, le second, plus considérable, au-dessus du vélum. On constate, au moyen de coupes transversales, qu'il présente en ce dernier point une figure très bizarre; sa lumière constitue une espèce de croix double, avec une tige médiane, ayant deux bras latéraux supérieurs qui embrassent

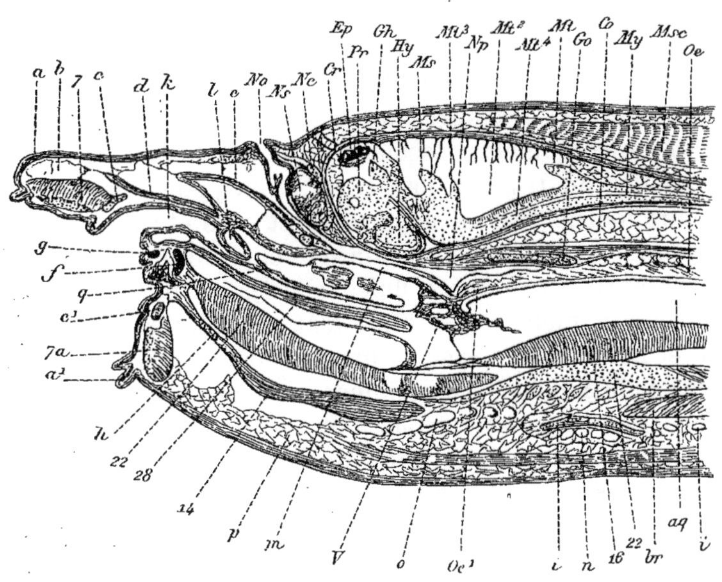

Fig. 185.

Fig. 185. — *Petr. fluv.* Coupe sagittale et presque médiane de la tête d'un individu, dont la transformation intérieure n'était pas encore complète. Verick, Oc. 1, Obj. 0. Chambre claire. *A*¹, aqueduc; *Co*, corde; *Cr*, crâne, en grande partie fibreux; *Cro*, plaque occipitale du crâne; *Ep*, épiphyse; *Gh*, ganglion habénulaire; *Hy*, hypophyse; *Ms*, mésencéphale; *Mt*, métencéphale; *Mt*², sinus rhomboïdal; *Mt*³, cervelet; *Mt*⁴, tronc du métencéphale; *Mu*, muscle latéral; *My*, myélencéphale; *Nc*, cartilage nasal; *No*, orifice nasal; *Np*, canal naso-palatin; *Ns*, sac nasal; *Oe*, œsophage se creusant; *Oe*¹, œsophage encore solide; *V*, vélum; *a*, tégument; *a*¹, frange buccale; *b*, espace lymphatique *c*, partie supérieure du cartilage annulaire; *c*¹, partie inférieure du même; *d*, cartilage semi-annulaire; *e*, cartilage ethmoïde; *f*, tête du cartilage lingual; *g*, cartilage lingual latéral; *h*, copula; *i*, cartilage branchial; *k*, cavité buccale; *l*, rangée où vont se développer des dents; *m*, canal pharyngien; *n*, restes de la glande thyroïde; *o*, lacunes lymphatiques; *p*, tissu hypodermique; *q*, gaine du muscle hyo-mandibulaire 13 de Fürbringer. Les muscles ont été désignés par les chiffres de Fürbringer, notés dans le texte : 7, muscle annulaire, portion supérieure; 7 *a*, id., portion inférieure; 14, muscle basilaire; 16, muscle hyo-hyoïdien postérieur; 22, muscle lingual; 28, muscle pharyngien; *br*, muscles branchiaux.

la corde et les vaisseaux et deux bras frangés inférieurs qui entourent l'œsophage d'en haut et de côté, en laissant libre seulement le quart inférieur de ce tube. A partir de ce point, la tige médiane du canal disparaît petit à petit de sorte qu'il présente vers sa fin et sur les coupes transversales la figure d'une croix de Saint-André simple.

Les bras latéraux de cette croix se rapetissant de plus en plus, le canal a, sur sa fin, une lumière excessivement réduite.

L'*épithélium* qui couvre les plis du sac nasal sur leur face interne est tel que l'a décrit Retzius (voir *Littér.*). Ce sont de hautes cellules cylindriques, groupées par buissons et présentant un mouvement vibratile très énergique. Isolés par dilacération après fixation par l'acide osmique, ces cylindres se montrent coupés transversalement aux deux bouts : au bout libre se trouvent les cils placés sur une lisière étroite et transparente; au bout implanté dans le tissu conjonctif on voit un élargissement formé par des fibres qui se mêlent avec celles du tissu conjonctif de la muqueuse basale. Le tiers du cylindre tourné vers la muqueuse est plus étroit et porte dans un élargissement le noyau ovalaire, entouré de granulations très réfringentes. Entre ces cellules placées comme des palissades se trouvent, en moindre quantité, d'autres cellules, dont le tiers antérieur et libre est en forme de flacon allongé; elles portent au fond de ce flacon le noyau et se terminent par un long fil très mince, qui pénètre dans le tissu conjonctif et ne s'y laisse pas poursuivre plus loin. Il est cependant probable que ces filaments, quelquefois variqueux, se continuent dans de fines fibrilles nerveuses et que ce sont là les véritables *cellules olfactives*. Leur bout libre est arrondi, ne porte pas de cils, mais quelques soies raides, que Retzius a vues dans quelques cas rares, mais qui ordinairement se perdent.

Tout autre est l'épithélium du canal naso-palatin. Dès que ce canal commence à se différencier du sac nasal et sur la courbure de la muqueuse saillante vers l'intérieur, on voit apparaître des cellules arrondies, un peu aplaties ou cubiques, contenant un protoplasme transparent et un petit noyau rond. Il n'y a point de formes transitoires entre ces cellules et celles du sac nasal; elles commencent brusquement dans les vallons entre les plis par des couches triples ou quadruples, constituant ainsi une membrane assez épaisse. Ces couches multiples se maintiennent sur toute la longueur du canal jusqu'au moment où celui-ci a passé à la face inférieure de la corde dorsale, là où nous avons signalé son rétrécissement considérable qui a été pris pour son extrémité postérieure. Dans la continuation du canal élargi de nouveau et présentant, sur les coupes, une figure de croix de Saint-André, les couches de cellules diminuent rapidement et il n'en reste bientôt qu'une simple couche de cellules en pavé, qui tapisse les parois intérieures de toute cette continuation.

La formation par deux moitiés symétriques de l'organe, manifeste chez tous les autres Vertébrés, n'est indiquée dans le sac nasal que par la disposition des plis, par la cloison médiane et par les deux nerfs olfactifs; elle ne se montre pas dans les tubes d'entrée et naso-palatin. Elle est du reste un phénomène secondaire chez les Cyclostomes, dont les embryons montrent la première ébauche du nez simple et sans division.

Organe de la vue. — L'œil de la Lamproie (fig. 171) est relativement assez grand ; il occupe une place considérable sur chacun des côtés de la tête et présente ici une figure absolument circulaire, marquée seulement par la transparence de la peau, qui passe sans aucune inflexion et laisse apparaître l'iris doré et au centre la pupille noire et ronde. Ce qui distingue l'œil des Cyclostomes, c'est, outre la structure de la rétine, l'absence d'une capsule particulière constituée par la cornée au dehors et la sclérotique en dedans. Le globe sphérique, légèrement aplati à la face extérieure, n'est délimité que par une mince couche de tissu conjonctif fibreux. A l'exception des muscles, tous les autres organes accessoires, paupières, appareil glandulaire, etc., manquent complètement.

La peau formant *cornée* est constituée, comme la peau du corps, de l'épiderme et du derme assez épais. Ces deux couches passent au pourtour de l'œil directement à celles de la peau du corps; dans l'épiderme les cellules granuleuses et en massue font défaut; le derme ne montre pas de couche pigmentaire. A la face interne de cette fausse cornée s'applique une seconde membrane fibreuse, séparée du derme par du tissu conjonctif lâche et recouverte, sur sa face interne, par un mince épithélium en pavé. Cette membrane s'incurve en dedans, s'applique à la face extérieure de la choroïde et se laisse poursuivre, très amincie, jusqu'à l'entrée du nerf optique. Langerhans (voir *Littér.*) l'appelle la *membrane de Descemet* (e^2) ; elle délimite réellement en avant la chambre antérieure de l'œil, mais elle joue aussi, vis-à-vis du globe et des muscles qui s'y attachent, le rôle d'une sclérotique non différenciée.

En dedans de cette membrane se trouve la *choroïde* (e^3) assez épaisse et se dédoublant facilement en deux couches concentriques qui se montrent surtout à son pourtour externe. Elle s'infléchit en effet en dedans pour former l'écran de l'*iris* (e^4), lequel se présente, sur toutes les coupes horizontales et transversales, comme formé de deux couches assez écartées et soudées au pourtour de la pupille.

L'écran ainsi formé touche le pourtour antérieur du cristallin et semble rattaché à la capsule de ce dernier, par des filaments extrêmement fins et visibles seulement sous de très forts grossissements. Le *cristallin* lui-même (e^5) est sphérique, composé de longues bandes aplaties et minces à bords lisses et qui sont disposées d'une façon assez compliquée, sur laquelle nous ne pouvons entrer. La capsule est plus épaisse sur la face externe, où elle est composée de deux strates de cellules aplaties en pavé. Le fond du globe, entre la rétine et le cristallin, est rempli par le *corps vitré* (e^6), substance visqueuse comme du blanc d'œuf, dans laquelle des traitements appropriés font reconnaître une fine réticulation.

La *rétine* (e^7) a, comme chez tous les Vertébrés, la forme d'une cupule ouverte, dont la tige serait constituée par le nerf optique. Elle est très épaisse, beaucoup plus épaisse relativement que chez tous les autres Vertébrés et s'amincit seulement vers son pourtour antérieur. Étroitement appliquée à la face interne de la choroïde, elle s'étend jusqu'à la ligne suivant laquelle la choroïde s'infléchit en dedans pour former l'iris. Sur les coupes, la rétine se termine dans l'angle ainsi constitué assez brusquement, en présentant un bord terminal ressemblant à la coupe d'un fer de hache.

En regardant les coupes de la rétine au moyen de faibles grossissements, elle semble composée de trois couches, une médiane qui se colore fortement par le carmin, tandis que les deux autres, interne et externe, restent assez pâles. En examinant l'entrée du nerf lui-même, dont nous avons parlé (page 440), on peut se convaincre aisément que les fibres nerveuses rayonnent dans la couche médiane. Des grossissements plus forts employés sur des coupes préparées soigneusement, décomposent encore ces couches et surtout la médiane. La couche interne (e^{10}), qui manque à tous les autres Vertébrés, chez lesquels l'étalement des fibres nerveuses touche immédiatement le corps vitré, est composée de longues cellules en rangées simples ou doubles, montrant des noyaux distincts et des plateaux internes un peu épaissis, qui ont l'air de constituer une membrane limitante. La couche externe (e^8) qui touche immédiatement la choroïde est composée, comme chez tous les autres Vertébrés, de bâtonnets, parmi lesquels on a voulu distinguer aussi des cônes. Nous avons vu tant de formes de passage, où nous ne pouvions nous décider de donner à ces éléments l'un ou l'autre de ces noms, que nous sommes arrivés à la conclusion de n'y voir qu'un seul élément variable dans de certaines limites. Langerhans, auquel nous renvoyons pour les détails histologiques concernant l'œil, distingue dans la couche moyenne (e^9) six strates différentes, dont les plus importantes sont : la strate des fibres nerveuses, occupant la face interne, deux strates de cellules ganglionnaires, entourées de strates granuleuses et une strate de grains. Ces strates correspondent assez bien à celles adoptées par Merckel pour les Vertébrés en général et dont la figure classique se trouve répétée dans tous les manuels d'anatomie comparée. La différence ne consiste ni dans ces strates, ni dans la couche externe des bâtonnets, mais dans cette couche interne épaisse qui sépare les fibres nerveuses du corps vitré et se montre composée de cellules manifestes, ressemblant à des cellules épithéliales cylindriques.

Nous avons déjà décrit la structure du nerf optique à son entrée; les fibrilles nerveuses très fines, qui rayonnent de la pelote initiale, forment dans la rétine des plexus très compliqués.

Les *muscles* de l'œil sont au nombre de six, quatre droits et deux obliques. Ce sont des petites lames plates qui naissent sur la paroi du crâne et se portent en divergeant vers la circonférence. Les fibres de ces muscles ont une structure particulière, qui les rapproche des muscles de l'appareil branchial. (Voir sur les détails Langerhans et Schneider.) Les quatre muscles droits naissent autour de l'entrée du nerf optique et s'étalent, en se portant vers les parties correspondantes de la circonférence du bulbe, de telle façon que cette circonférence en est presque entièrement occupée, sauf une lacune du côté antérieur. L'oblique antérieur, le plus grand de tous ces muscles, naît en avant du trou optique, passe en bas et au dehors en couvrant le muscle droit antérieur et s'insère, avec une large aponévrose très mince, sur le bord antérieur et inférieur du bulbe. Il fait tourner le bulbe en avant et en bas. L'oblique postérieur est fort petit, antagoniste du précédent. Ce muscle a un nerf particulier, le trochléaire; le nerf abducteur se porte vers le muscle droit postérieur et, par exception, aussi vers le droit inférieur; le nerf oculo-moteur ne donne des rameaux qu'aux muscles droits supérieur et antérieur, ainsi qu'à l'oblique antérieur. (Voir pour les détails Fürbringer, *loc. cit.*)

Organe de l'ouïe. — L'oreille (*f*, fig. 171; *y*, fig. 175) est réduite au seul labyrinthe interne et enfermée complètement dans une *capsule ovalaire*, qui fait partie du crâne et est soudée à la plaque basilaire de ce dernier de manière à ne laisser qu'une fente interne longitudinale, quelquefois divisée en deux trous, par laquelle entrent les vaisseaux et les nerfs venant du cerveau. La capsule se montre de fort bonne heure chez l'embryon; elle est déjà complète chez la larve et ne prend aucune part au moule interne du labyrinthe, en entrant dans les anfractuosités qui séparent ses différentes parties, comme c'est le cas chez les autres Vertébrés; sa face interne est lisse et unie comme sa surface externe; on peut la séparer facilement du labyrinthe membraneux. Les espaces fort restreints entre le labyrinthe et la capsule sont remplis d'un tissu conjonctif très lâche, baigné par un liquide visqueux, la *périlymphe*. Il n'y a aucun organe accessoire ni communication avec l'extérieur; la capsule, hermétiquement fermée, est entourée par les masses du muscle latéral du corps.

L'étude du *labyrinthe* est assez difficile à cause de l'exiguïté de l'organe et de sa complexité interne. Les coupes faites dans les trois directions sont d'une interprétation difficile, les différentes parties étant disposées obliquement par rapport aux axes du corps. Leur homologation avec le labyrinthe des autres Vertébrés n'est faite que pour certaines parties; pour d'autres elle est assez indécise. On ne peut comparer ce labyrinthe avec celui des autres Poissons; mais, en revanche, il offre plus de ressemblances avec celui des Amphibiens.

La plus grande partie du labyrinthe est constituée par un *vestibule* de forme ovalaire irrégulière, dont le grand axe est à peu près parallèle à celui du corps et qui est divisé en deux chambres symétriques, une antérieure et une postérieure, par un pli saillant vertical en forme de faucille, appelée la *crête frontale*. Cette crête, terminée en haut comme en bas par un bouton renflé, se divise en haut et sur la face cérébrale en deux plis latéraux peu saillants, qui se ferment pour constituer une cavité supérieure peu considérable, presque globulaire, posée comme un bouton sur le vestibule et appelée la *commissure*. C'est dans cette partie, au milieu de laquelle pend le bouton terminal de la crête, que débouchent aussi les canaux semi-circulaires. Le bouton terminal ventral de la crête fait saillie dans un orifice étroit, placé un peu en arrière, qui conduit dans le *sac appendiculaire*, vésicule ovalaire, sur la paroi intérieure de laquelle se trouve une petite plaque garnie de cellules auditives. Une autre plaque semblable se trouve vers l'orifice même du sac. Deux *canaux semi-circulaires*, un antérieur et un postérieur, naissent des coins externes du vestibule; ils ne sont indiqués d'abord que par des plis, qui laissent de larges communications avec le vestibule, se différencient seulement en contournant les deux extrémités antérieure et postérieure du vestibule dans une direction montant obliquement vers la face cérébrale, et se réunissent ici dans la commissure mentionnée, qui s'ouvre largement dans le vestibule. Ce n'est donc que sur une petite partie de leur parcours que ces canaux, assez larges et situés à leur commencement entre le vestibule en haut et le sac appendiculaire en bas, sont indépendants; leurs extrémités se montrent, sur des coupes, comme des plis saillants vers la cavité du vestibule.

Celle-ci est revêtue intérieurement, et sur toute sa circonférence, par un épithélium singulier, composé de cellules très étroites en forme de courts bâtons avec un noyau brillant fort exigu et portant chacune un seul fouet vibratile très long et fin. Ces fouets sont ordinairement ondulés et terminés par une anse recourbée, ce qui a fait croire à Shipley (voir *Littér.*) qu'ils portaient un petit bouton au bout. Ils doivent mettre en mouvement de petits otolithes sphériques, formés de couches concentriques, qui nagent dans le liquide visqueux (*endolymphe*) du vestibule et dont le nombre et le volume nous paraissent augmenter avec l'âge.

Cet épithélium caractéristique est fort utile pour reconnaître, sur des coupes, les parties appartenant au vestibule. Il n'existe, en effet, que sur les parois de la cavité de ce dernier et manque entièrement sur les surfaces appartenant aux canaux semi-circulaires et au sac appendiculaire revêtus seulement par un épithélium en pavé. Cette différence est rigoureuse à ce point que sur les plis par lesquels commencent à se dessiner les canaux semi-circulaires, la surface tournée vers ces canaux a un épithélium en pavé, tandis que celle tournée vers le vestibule porte l'épithélium à longs cils.

Les commencements des deux canaux semi-circulaires sont boursouflés de manière à former des *ampoules*, largement ouvertes vers le vestibule et divisées, par des plis peu saillants, chacune en trois compartiments. Le pli inférieur, qui sépare l'ampoule du sac appendiculaire, est fortement accusé et porte, sur son bord, une *crête acoustique*, placée horizontalement dans le sens de l'axe du corps. C'est sur les coupes sagittales que l'on peut le mieux se rendre compte de l'organisation de ces deux crêtes, qui avancent sous forme de deux bandes horizontales, pour resserrer la communication du sac avec le vestibule. Ces coupes atteignent les crêtes dans leur longueur; les coupes transversales et horizontales les font apparaître comme des boursouflures du bord des plis. On constate, dans ces crêtes, entre des cellules fusiformes simples, dites cellules d'appui, des cellules fusiformes placées en palissades et portant, sur leur extrémité tronquée, un cil raide assez court. Ces cellules sont évidemment les véritables *cellules auditives* et ce qui semble confirmer cette opinion, c'est le fait qu'on peut voir dans le tissu de remplissage, entre les crêtes et la capsule cartilagineuse, des plexus très compliqués de fibres nerveuses, qui se rendent finalement aux crêtes.

Nous devons encore mentionner deux conformations assez énigmatiques quant à leur signification. Dans l'espace triangulaire, laissé en haut entre la commissure et les deux chambres du vestibule, se trouve un petit orifice, conduisant dans un tube court qui s'ouvre dans l'intérieur de la commissure près de l'orifice vestibulaire. Au-dessous de ce canal, qui pourrait constituer le reste d'un canal embryonnaire, s'ouvrant au dehors, est implanté, sur la paroi du vestibule, un petit sac en forme de massue, qui s'ouvre dans la cavité du vestibule par une fente ovalaire, et que l'on a désigné sous le nom de *sac endolymphatique*.

Nous avons déjà parlé (page 438) du *nerf acoustique* qui se rend depuis le cerveau dans l'intérieur de la capsule auditive et y forme un ganglion à cellules, en général bipolaires, très nettement accusées. Le ganglion est, pour ainsi dire, serré entre le labyrinthe et la cloison membraneuse qui sépare ce dernier du cerveau ; en continuant par la pensée la capsule cartilagineuse, il serait situé entièrement dans cette dernière. Il envoie trois faisceaux en pinceau de fibres, dont deux rayonnent vers les crêtes, tandis que le troisième se porte vers le vestibule, dans l'entourage de l'orifice de communication avec le sac appendiculaire. Ce dernier pinceau est en relation avec des cellules auditives peu nombreuses qui se trouvent placées sur des plaques situées à l'entrée et dans la paroi du sac appendiculaire.

Nous renvoyons, pour les détails, à l'ouvrage classique de G. Retzius, *Das Gehörorgan der Wirbelthiere*, tome I.

Appareil digestif. — Nous distinguons, dans cet appareil, le canal intestinal proprement dit et les organes accessoires. Le canal se compose, d'avant en arrière, de la bouche, du pharynx, de l'œsophage, de l'intestin et du rectum ; nous comptons parmi les organes accessoires les glandes salivaires, la rate ébauchée et le foie.

La préparation macroscopique est assez facile. Un coup de scalpel ouvrant longitudinalement la cavité abdominale mettra à nu la plus grande longueur de l'intestin, dont la partie rectale offre quelque difficulté à cause de sa réunion avec les uretères et les canaux péritonéaux. La partie de l'appareil longeant la corbeille branchiale offre des difficultés sérieuses, surtout dans le voisinage du cœur et du pharynx. — Pour toutes ces parties, des coupes sagittales et transversales sont nécessaires.

La *bouche* (fig. 162 et 163), située entièrement sur la face ventrale de la tête, présente un contour circulaire, lorsque la Lamproie est attachée par elle. Mais sur la Lamproie nageante elle prend une forme ovalaire à grand axe dirigé longitudinalement. Elle est entourée de plusieurs rangées de *barbillons*, plus courts en avant, assez longs sur la partie postérieure, et conduit dans un vaste entonnoir, dont l'orifice buccal forme la base, tandis que le sommet en est dirigé en haut et en arrière, vers la base du crâne. Le *pharynx*, dans lequel se termine la cavité buccale, est en effet étroitement appliqué à la face inférieure du crâne, et le fond de l'entonnoir est rempli par le *piston lingual*, qui peut être avancé jusqu'au delà du bord de l'orifice buccal. En regardant la cavité buccale depuis son orifice, on voit sur son plafond lisse des petites dents placées irrégulièrement et au fond une conformation semi-circulaire cornée, à deux éminences coniques latérales, appelée par les zoologistes la *mâchoire supérieure* et à laquelle correspond, du côté ventral, une lame cornée à sept dents, la *mâchoire inférieure*. Ces deux lames sont implantées fixement dans la muqueuse, ne présentent aucune mobilité et embrassent d'en haut et d'en bas le piston lingual, qui se meut dans la concavité laissée par eux et est également garni de petites dents très pointues.

Le revêtement de la cavité buccale est formé par une membrane exactement constituée comme la peau extérieure. Les barbillons ne sont que des prolongements cutanés contenant au centre du tissu conjonctif, et on y distingue, comme dans la membrane buccale elle-même, les couches épidermique et dermique. La strate pigmentaire fait défaut, ainsi que, dans l'épiderme, les cellules granuleuses et en massue ; on y trouve des cellules sensitives, peut-être un peu plus nombreuses que dans l'épiderme du corps. Les mâchoires et les dents sont constituées exactement comme les conformations analogues des larves des Batraciens ; ces parties résultent de la transformation de cellules épithéliales, qui se raccornissent et se superposent par couches. Nous renvoyons, pour le développement de ces parties, au mémoire de Kieffer sur les larves d'Alytes obstetricans (*Arch. de Biologie*, vol. IX, 1889). Sur des coupes, les dents, de couleur jaune foncée, paraissent formées de cornets superposés et emboîtés les uns sur les autres.

Nous avons déjà indiqué (page 409) les éléments cartilagineux et (page 414) les muscles qui composent le *piston lingual*. Considéré dans son ensemble, cet organe présente la forme d'un cylindre allongé (*l*, fig. 163), qui s'étend sur la ligne médiane ventrale depuis le fond de la cavité buccale jusqu'au péricarde en diminuant successivement et s'attache, en arrière, par des ligaments fibreux au péricarde même. Les muscles forment une gaine autour du cartilage central, lequel à son tour est enveloppé par une membrane fibreuse assez épaisse, à laquelle s'attachent les fibres musculaires. L'appareil ainsi constitué se montre, sur des coupes transversales (1-4, fig. 174 ; 1-6, fig. 175), sous la forme d'un cercle musculaire, au centre duquel se présente le noyau cartilagineux et sur la face dorsale duquel repose l'aqueduc donnant accès aux poches branchiales. L'extrémité antérieure élargie du piston (fig. 163) est garnie de denticules et attachée, sur sa circonférence presque entière, aux parois de la cavité buccale par des fibres musculaires. Ces attaches ne laissent libre que l'entrée du pharynx, situé immédiatement sous la base du crâne. Le piston en entier peut être poussé en avant jusqu'au bord de l'entonnoir buccal et les dents sont aptes à blesser même la peau de l'homme.

A la cavité buccale succède une seconde section que l'on peut appeler le *pharynx* et qui s'étend depuis l'extrémité antérieure du piston lingual jusqu'au niveau de la capsule auditive. On peut le mieux étudier cette partie sur des coupes sagittales (*m*, fig. 163, *m*, fig. 185). C'est un canal très étroit, dont la paroi supérieure est appliquée immédiatement à la base du crâne, la paroi inférieure au piston lingual. Cette partie ne montre aucune complication de structure ; elle est revêtue, à l'intérieur, par un épithélium en pavé à deux couches, où se montrent des cellules sensitives très rares.

Le pharynx aboutit, par son extrémité postérieure, à deux canaux. l'œsophage en haut et l'aqueduc en dessous. Cette partie montre un épaississement annulaire (*o'*, fig. 163), développé de manière qu'il entoure complètement l'entrée supérieure de l'œsophage et que l'entrée de l'aqueduc est seulement embrassée latéralement, tandis que la paroi ventrale du pharynx passe immédiatement à celle de l'aqueduc. Les épaississements latéraux se réunissent dans la ligne médiane, formant ainsi la paroi ventrale de l'œsophage, et séparant ce tube de l'aqueduc sous-jacent, dont l'entrée est défendue, à son tour, par une *nasse* particulière. La ligne de réunion constitue une légère saillie interne vers la lumière de l'œsophage, donnant peut-être naissance au commencement de la valvule spirale que nous trouverons plus tard très développée dans l'intestin.

L'*œsophage* de la Lamproie adulte se forme, comme on sait, pendant le stade de transformation, aux dépens d'un cordon solide, appliqué à la face ventrale de la corde. Il se présente, après son creusement, sous forme d'un tube étroit occupant la position indiquée (*o*, fig. 163) et se continuant sur toute l'étendue de la corbeille branchiale jusqu'au péricarde. Sur ce décours, il montre, à l'œil nu, de fines stries longitudinales internes, formées, comme le montrent des coupes (*h*, fig. 170 ; *l*, fig. 186) par des plis saillants de la muqueuse. Celle-ci est recouverte de hautes cellules cylindriques, sans cils vibratiles.

Arrivé vers le péricarde (fig. 186), l'œsophage se jette à gauche en contournant ainsi le cœur. Il entre immédiatement dans un repli du foie, en s'éloignant de la corde pour arriver vers la face ventrale de la cavité abdominale, que l'*intestin* occupe jusqu'à l'anus (*n*, fig. 162). Pendant une partie de ce trajet, il est complètement entouré du foie, auquel il adhère sur une ligne correspondante au pli spiralique. Dès que l'intestin a quitté le foie, il s'élargit considérablement et est embrassé, dans une grande partie de son cours, par les lobes de l'organe génital qui s'écartent ventralement pour constituer une rainure profonde. On ne peut distinguer dans le tube

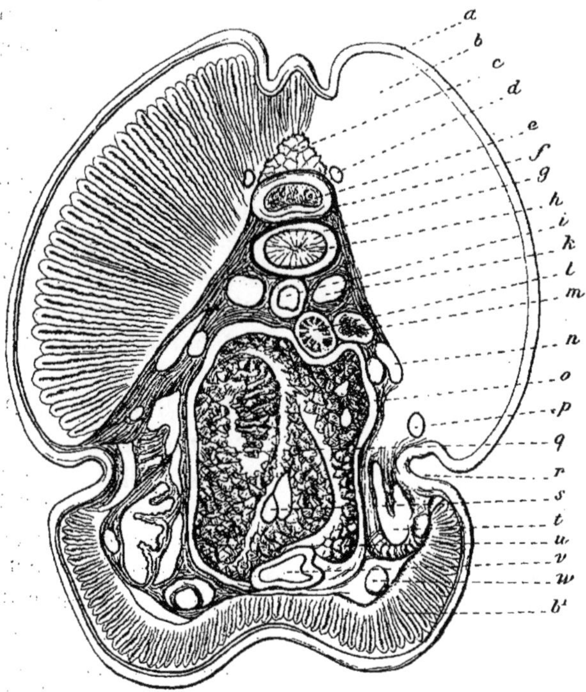

Fig. 186.

intestinal de la Lamproie un élargissement caractérisé par des conformations épithéliales particulières et qu'on pourrait appeler *estomac*. L'œsophage se continue immédiatement dans le tube à valvule spiralique accusée.

Le passage de l'œsophage à l'intestin, situé entre le bord anté-

Fig. 186. — *Petrom. fluv.* Coupe transversale entière à travers le cœur et la dernière poche branchiale. Verick, Oc. 1, Obj. 0. Chambre claire. *a*, tégument; *b*, muscle latéral, partie dorsale; *b'*, partie ventrale; *c*, remplissage graisseux du canal dorsal; *d*, nerf latéral; *e*, moelle épinière; *g*, gaine de la corde; *h*, noyau de la corde; *i*, aorte; *h*, veines céphaliques; *l*, œsophage; *m*, reste du pronéphros ; *n*, espaces lymphatiques; *o*, péricarde; *p*, veine branchiale; *q*, ventricule du cœur; *r*, spiracule; *s*, bulbe artériel; *t*, cavité du dernier sac branchial ; *u*, oreillette du cœur ; *v*, veine hépatique; *w*, artère branchiale.

rieur du péricarde et la corde, est marqué par une conformation analogue à celle de l'entrée du pharynx dans l'œsophage. Le pli spiralique qui se dessine depuis ici d'une manière marquée dans l'intestin, s'élargit, comme dit Schneider, en piliers pour former une voûte, laquelle fermerait entièrement l'intestin en avant, si la lumière de l'œsophage ne se continuait dans le pli naissant, pour ressortir par une sorte de fente dans la lumière de l'intestin.

Dans les parois de l'œsophage se montrent, à l'endroit du passage, quelques follicules granuleux que Schneider considère comme une ébauche de la *rate*.

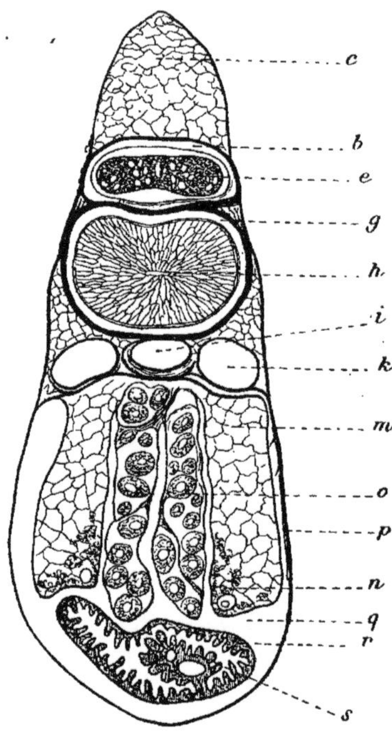

Fig. 187.

Les parois de l'intestin montrent deux couches de fines fibres musculaires, une externe plus longitudinale, une interne plutôt transversale. Mais ces fibres, très minces et éparses, ne se laissent pas distinguer sur des coupes, vu qu'elles sont entourées de tissu conjonctif cellulaire très épais.

Le *pli spiralique* se maintient sur toute la longueur de l'intestin jusqu'au point où finit l'organe génital (en *s*, fig. 162). C'est une invagination longitudinale (*s*, fig. 187) de la muqueuse, qui contient dans son intérieur une quantité considérable de tissu conjonctif et deux vaisseaux, une artère (artère cœliaque) et une veine qui se jette dans le foie et constitue ainsi la veine porte. Le fond du pli est attaché par du tissu conjonctif et par les branches des vaisseaux, au foie, et sur ce trajet le pli reste assez simple, montrant seulement de faibles crénelures de la muqueuse. Mais après la sortie du foie, le pli, situé maintenant sur la face ventrale, devient très considérable; les crénelures de sa muqueuse se transforment en longs plis, comme ceux du reste de la paroi intestinale, et l'organe devient tellement volumineux qu'il remplit presque la lumière de l'intestin (fig. 187).

Fig. 187. — *Petrom. fluv.* Portion centrale d'une coupe menée par le milieu du ventre. Verick, Oc. 1, Obj. O. Chambre claire. *c*, *e*, *g*, *h*, *i*, *k*, comme dans fig. 186; en outre : *l*, enveloppe du canal dorsal; *m*, corps graisseux des reins; *n*, rein; *o*, ovaire; *p*, paroi de la cavité abdominale; *q*, cavité péritonéale; *r*, intestin; *s*, valvule spiralique.

Ces plis sont, comme ceux de l'intestin même, couverts d'un haut épithélium cylindrique, dont les bouts internes portent des cils vibratiles très courts et fins. Au-dessous de cet épithélium se montrent, dans le tissu conjonctif de la paroi, de nombreuses lacunes, en apparence lymphatiques.

En approchant du *rectum*, le pli spiralique diminue successive-

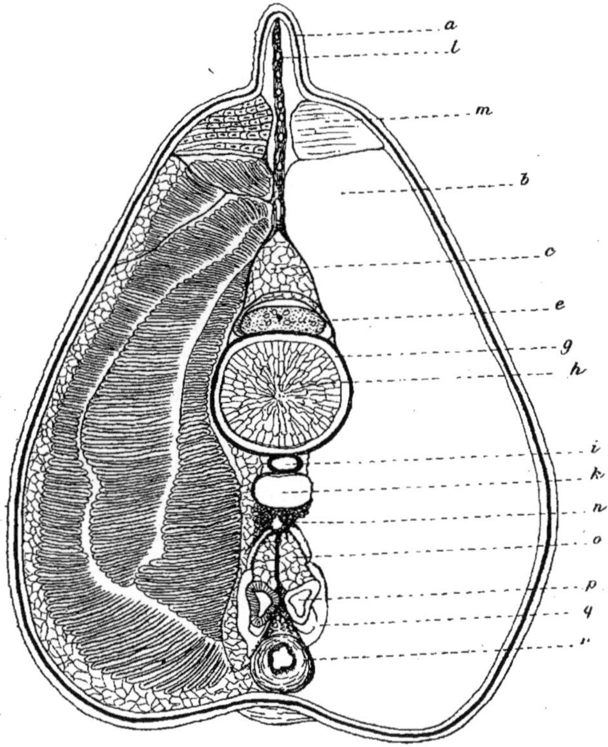

Fig. 188.

ment, et, sur la première partie du rectum, la lumière de l'intestin est devenue circulaire, avec de faibles plis disposés en rayonnant à la circonférence, lesquels s'évanouissent à la fin complètement (*r*, fig. 188).

Nous parlerons du rectum terminal ou *cloaque* à la suite des chapitres qui concernent les reins et les organes génitaux.

Fig. 188. — *Petrom. fluv.* Coupe transversale entière menée par la fin de la cavité abdominale. Verick, Oc. 1, Obj. O. Chambre claire. *a, b, c, e, g, h, i, k,* comme dans la fig. 186; en outre : *l*, rayons coupés de la nageoire dorsale; *m*, muscles de la nageoire; *n*, tissu conjonctif entourant la veine rénale; *o*, tissu adipeux des reins; *p*, uretères; *q*, cavité péritonéale; *r*, rectum.

Organes accessoires. — Outre les follicules mentionnés, considérés comme rate, nous avons deux glandes accessoires de l'intestin, les glandes salivaires et le foie. Chez les individus très jeunes ou en voie de transformation, on trouve encore, sur l'étendue ventrale de la corbeille branchiale, des follicules en voie de régression (*n*, fig. 185) comme restes de la thyroïde puissante de l'Ammocœtes ; mais ces follicules disparaissent entièrement chez les adultes.

La *glande salivaire* est entièrement enveloppée par le muscle basilaire (nº 14 de Fürbringer), au niveau du bord orbitaire inférieur, où on la constate facilement sur des coupes. « C'est un corps glandulaire, dit Fürbringer, ovalaire dans sa totalité, à surface lobuleuse, dont l'enveloppe paraît formée, dans ses parties centrales en haut et en bas seulement par la fascie du basilaire. Le canal excréteur de cette glande se dirige directement en avant, et perce enfin la fascie, pour continuer son trajet sur la face externe de la partie antérieure du basilaire. Il s'ouvre dans la cavité buccale par une petite papille qui se trouve en dehors et ventralement du lobe inférieur lingual sur le bord antérieur et inférieur du cartilage annulaire. »

Le *foie* (*l*, fig. 162 ; *y*, fig. 163) est une glande très volumineuse, qui remplit presque entièrement la partie antérieure de la cavité abdominale. Sur de grands exemplaires il atteint une longueur de quatre centimètres. On peut le comparer à un bonnet ou un cornet à parois très épaisses, dont les faces ventrale et latérales sont moulées sur les parois abdominales, tandis que la face dorsale se replie dans sa partie antérieure, autour de l'intestin, qu'elle enveloppe d'abord en entier. L'extrémité antérieure du foie présente un creux rond et profond, étant moulée sur la face postérieure du péricarde, auquel le bord du creux est attaché par un repli de l'enveloppe péritonéale. Celle-ci, très fine sur toutes les faces du foie, s'épaissit considérablement sur le premier tiers de sa face ventrale où elle passe vers l'expansion péritonéale couvrant les parois de la cavité abdominale. Le repli forme ainsi un ligament d'attache ventral et médian. Sur la face dorsale, là ou le foie entoure étroitement le canal intestinal, celui-ci est attaché aussi étroitement à une rainure profonde, dans laquelle passent les vaisseaux et à laquelle correspond, dans l'intérieur du canal intestinal, le pli spiralique.

La structure intime du foie est encore bien énigmatique. C'est un organe assez compact, composé de grandes cellules d'une teinte jaune tirant sur le rouge et remplies de graisse. Ces cellules sont assez bien limitées les unes vis-à-vis des autres et on voit, dans la masse, et autant sur des coupes sagittales que transversales, des lacunes, dues en grande partie à des vaisseaux sanguins ramifiés. Mais on ne pourrait attribuer aucune de ces lacunes à des canaux biliaires qui font entièrement défaut. Pas plus que les autres observateurs, et en dernier lieu Schneider (voir *Littér.*) nous n'avons pu constater ni des canaux biliaires et cholédoques, ni une vessie biliaire, si manifestes pourtant chez l'Ammocœtes. On aperçoit, à leur place, des traînées de tissu conjonctif. Les lacunes convergent vers la veine hépatique ou vers le pli spiralique de l'intestin et passent d'une manière évidente aux vaisseaux courant dans ce dernier. Schneider a constaté que la couleur jaune se trouve souvent dans les plis de la muqueuse de l'intestin; nous l'avons vue d'une manière constante dans les plis de la valvule spiralique. Il paraît donc que le contenu des cellules hépatiques passe à l'intestin, sans doute par transfusion, au moyen des vaisseaux sanguins, et qu'on ne peut parler, chez la Lamproie adulte, d'une véritable sécrétion biliaire. La glande est cependant volumineuse et ne montre aucune autre trace de dégénérescence. Comme Schneider, nous avons vainement cherché des orifices de canaux biliaires dans l'intestin étalé sous le microscope.

Organes respiratoires. — L'appareil respiratoire occupe une partie assez considérable du corps, depuis le bord postérieur de l'œil jusqu'au commencement de la cavité abdominale. Il enveloppe latéralement les vésicules auditives et le cœur et se compose de deux parties essentielles, des sept paires de sacs branchiaux avec leurs spiracules extérieurs, placés sur une ligne presque horizontale, et de l'aqueduc médian intérieur présentant des séries latérales de boutonnières, les oscules qui conduisent dans les sacs branchiaux. L'animal respire dans la plupart des cas et surtout lorsqu'il est fixé par son entonnoir buccal, en faisant entrer et sortir alternativement l'eau par les spiracules, et c'est dans l'intérieur des sacs que se fait l'oxygénation du sang.

L'*aqueduc* (*p*, fig. 163; *b*, fig. 174) est un tube assez spacieux, droit, situé à peu près dans la ligne médiane du cou, accolé à l'œsophage en haut et à l'artère branchiale en bas (*p*, fig. 163). Son entrée antérieure, décrite page 454, porte une conformation particulière, constituée par un anneau cartilagineux presque complet, sur lequel sont placées cinq épines longues et grêles, une médiane ventrale et une paire accouplée de chaque côté. Ces épines sont dirigées, avec leurs pointes convergentes, en avant, de manière qu'elles forment une *nasse*, qui s'oppose au passage de corpuscules venant de la bouche. Elles sont composées d'un fin filament cartilagineux entouré de tissu conjonctif, auquel se mêlent, à la base, des fibres musculaires qui s'insèrent sur l'anneau basal. L'épithélium en pavé de l'aqueduc montre deux couches; il se continue sur ces épines flexibles de la nasse; nous n'y avons pas vu de cellules vibratiles. Les auteurs que nous avons pu consulter ne mentionnent guère les caractères particuliers de cette nasse, dont nous n'avons pu figurer qu'une épine (figure 163), vu la petitesse de notre dessin.

Derrière cet organe, l'*aqueduc* continue tout droit, jusque vers le péricarde où il finit par un fond aplati et fermé. Sur son trajet, se voient, sur des coupes sagittales (fig. 163), les sept boutonnières, placées transversalement de chaque côté et dont le grand axe est dirigé de haut en bas. Elles sont entourées par des lèvres un peu épaissies, mais dans lesquelles nous n'avons vu que des fibres conjonctives, reliant les boutonnières aux sacs respiratoires. Sur des coupes transversales (fig. 174) on peut souvent voir les orifices (*p'*) qui conduisent immédiatement dans la cavité des sacs depuis l'aqueduc médian (*l*).

Les *sacs branchiaux* (fig. 189) ont une structure assez compliquée. Ils sont complètement isolés les uns des autres par des cloisons auxquelles ils adhèrent à leur fond intérieur et autour des deux orifices, spiracules extérieurs et oscules intérieurs, de manière que ces cloisons forment, de chaque côté, une série de sept poches hermétiquement fermées. On trouve, dans les cavités qui séparent les cloisons des sacs proprement dits, un liquide visqueux, qui se coagule par l'esprit-de-vin en masses jaunâtres grenues. C'est probablement de la lymphe.

Les sacs respiratoires sont considérablement aplatis et dirigés, dans leur ensemble, du dehors et d'arrière, vers l'intérieur et en avant. Après avoir enlevé la peau et incisé les cloisons, on les voit imbriquées comme de grosses tuiles creuses; les spiracules se trouvent aux sommets des sacs, dont le contour extérieur est arrondi conformément aux parois du corps qui les entourent. La même direction obliquement imbriquée se remarque sur des coupes sagittales de la région, placées au niveau de l'artère branchiale (fig. 189). Les oscules internes se trouvent des deux côtés de l'aqueduc, et, après avoir enlevé ce dernier sur des coupes sagittales, on les voit alignés au-dessus de l'artère branchiale et au sommet des ogives que forment les sacs dans leur ensemble vers l'intérieur.

En ouvrant les sacs sur ce pourtour intérieur et en repliant une des parois, on voit les plis intérieurs au nombre de vingt environ (*i*, fig. 189), lesquels convergent vers l'oscule intérieur et aussi vers le spiracule extérieur, où cependant ils s'insèrent en grande partie sur une côte un peu relevée verticale, au milieu de laquelle se trouve le spiracule. Les plis sont fixés aux deux parois du sac aplati; leur bord libre fait saillie dans la cavité du sac (*k*, fig. 189). A l'œil nu, comme par des grossissements faibles, les parois libres des plis paraissent unies ; mais par des grossissements plus forts on voit que ces surfaces présentent encore des petits plis parallèles, placés à angles droits sur les plis et qui donnent aux plis coupés, tels qu'on les voit sur des coupes transversales (fig. 170, A, et fig. 174), l'aspect de plumes à barbillons peu développés.

Chaque pli primaire ainsi que les plissatures secondaires montrent, dans leur intérieur, un espace rempli de tissu conjonctif et de vaisseaux, capillaires dans les plissatures. On peut donc considérer le sac comme formé par une muqueuse doublement plissée et qui a deux

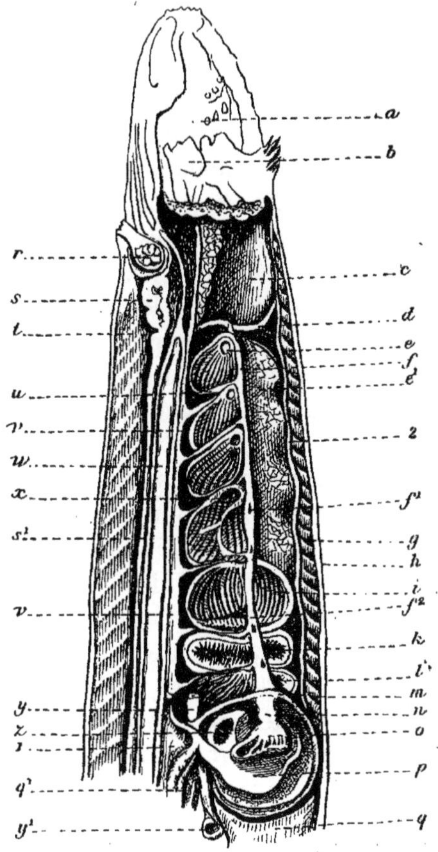

Fig. 189.

Fig. 189. — *Petrom. fluv.* Préparation pour montrer la disposition de l'appareil branchial. Continuation de la préparation représentée fig. 163. On a enlevé de la coupe sagittale l'œsophage, l'aqueduc et le piston lingual pour mettre à nu l'artère branchiale et les sacs branchiaux et on a approfondi la préparation du cœur pour montrer le bulbe artériel et les communications entre le ventricule et l'oreillette. On voit les sacs branchiaux gauches par leurs faces internes. Aux quatre sacs branchiaux antérieurs on a conservé l'enveloppe fibreuse de la paroi ventrale; on a ouvert dans toute sa longueur le cinquième sac et rasé transversalement le sixième. Le septième est presque entièrement couvert par le péricarde. *a*, cavité buccale; *b*, extrémité antérieure du piston lingual; *c*, cavité occupée par le piston enlevé; *d*, diaphragme branchial; *e*, oscule du sac branchial, menant à l'aqueduc enlevé; *e'*, partie du sac branchial couverte par l'enveloppe du piston; *f*, extrémité de la branche gauche de l'artère branchiale; *f'*, branche droite coupée; *f*², tronc commun de l'artère branchiale; *g*, diaphragme ventral de l'appareil branchial; *h*, tégument; *i*, cinquième sac branchial ouvert; *k*, sixième sac coupé; *l*, septième sac, recouvert en partie par le péricarde *m*; *n*, bulbe artériel; *o*, partie cardiaque du bulbe; *p*, oreillette; *q*, extrémité antérieure du foie; *q'*, lambeau du foie, enveloppant l'œsophage; *r*, sac nasal; *s*, cerveau; *s'*, moelle épinière; *t*, muscle latéral; *u*, diaphragme entre les sacs branchiaux; *v*, aorte; *w*, corde dorsale; *x*, oscule du quatrième sac; *y*, œsophage coupé; *y'*, intestin sortant du foie, coupé; *z*, partie dorsale réfléchie de l'oreillette; 1, entrée de la veine cave dans le péricarde; 2, veine jugulaire impaire.

orifices, le spiracule externe en arrière, l'oscule interne en avant.

Les *cloisons* qui séparent les sacs (*u*, fig. 189) sont attachées à la peau et à l'intérieur à une membrane verticale qui sépare les deux séries de sacs latéraux. Ces cloisons sont doubles; elles s'attachent intimement aux deux orifices et présentent encore une duplicature interne, qui part de leur insertion ventrale et s'insère au sac au milieu de sa surface postérieure. Dans les interstices de ces cloisons courent les vaisseaux principaux, les troncs venant de l'artère branchiale et les troncs se rendant vers l'aorte accolée à la corde dorsale. Les branches de ces troncs se rendent vers les plis primaires du sac de la manière que nous décrirons en parlant de la circulation.

L'*épithélium* des sacs présente deux formes. Sur les plis primaires et secondaires se trouvent des cellules en pavé, quelquefois à plusieurs couches, dont les internes présentent des formes plus arrondies. Les fonds entre les plis et les parties non plissées des sacs sont en revanche couverts par un épithélium à plusieurs couches plus compliqué. La couche interne est formée de cellules globulaires à gros noyaux; la couche moyenne montre des cellules cylindriques, dont le noyau se trouve au fond, tandis que les extrémités plus minces et tournées vers la cavité du sac convergent souvent de manière à présenter l'aspect d'une glande. Ces cellules sont remplies d'une glaire transparente. Une couche de petites cellules grenues recouvre partiellement les cellules cylindriques.

Les *muscles* de l'appareil respiratoire sont constitués, comme ceux des yeux, de fibres creuses en grande partie. Nous rencontrons, en allant du dehors en dedans, en première ligne, un muscle orbiculaire, sphincter du spiracule, qui entoure cet orifice et s'attache au tissu hypodermique ainsi qu'au cartilage de la traînée horizontale. Il ferme le spiracule qui est sans doute ouvert par l'élasticité de l'anneau cartilagineux dont il est entouré. Sur les sacs mêmes nous trouvons : un constricteur externe composé de deux couches superposées et sous lequel on voit encore des fibres contractiles peu différenciées; une très fine couche constituant un constricteur particulier, inséré dans la paroi même du sac, et enfin une couche de fibres verticales assez puissante, appelée le muscle adducteur. Toutes ces fibres s'attachent soit à la corbeille cartilagineuse, soit à la cloison qui entoure l'appareil; les muscles du premier sac s'attachent à l'apophyse crânienne appelé l'os hyo-mandibulaire et ceux du dernier au péricarde cartilagineux.

Reins (*o*, fig. 162; *m*, *n*, fig. 187). — Le système urinaire des Cyclostomes ne présente aucun rapport avec les organes génitaux, comme il en existe chez les autres Vertébrés.

La Lamproie adulte montre, sur toute la longueur de l'abdomen, deux bandes longitudinales appliquées aux parois latérales et suspendues à la face ventrale de la corde. Ces bandes sont très exiguës dans la partie antérieure et ne se développent que dans la moitié postérieure de la cavité abdominale (*o*, fig. 162) où elles embrassent l'organe génital. Elles sont souvent réduites, en avant, à une légère saillie composée de tissu conjonctif à larges mailles. Ces traînées se continuent jusque vers le cœur et l'on trouve, au-dessus de l'extrémité postérieure de cet organe, une petite cavité contenant quelques flocons adhérant à la corde, qui sont les derniers restes du *rein précurseur*, développé chez l'Ammocœtes, mais qui dépérit successivement après la transformation (*m*, fig. 186). Le bord ventral de la saillie longitudinale paraît un peu épaissi. C'est le reste oblitéré du canal de Wolf, lequel ne se maintient, comme *uretère*, que dans le *rein primordial*, occupant la dernière moitié de la bande rénale décrite.

Dans cette partie se montrent, vers le bord ventral de la bande, les tubes glandulaires du rein entortillés et présentant, sur des coupes, des lumières manifestes et un endothélium vibratile, formé de cellules cylindriques. Ces *canaux urinaires* débouchent dans *l'uretère*, lequel occupe le bord même de la bande et se maintient seul sur la partie anale du rein, où les canaux ont disparu. Dans cette partie, l'uretère est assez volumineux et montre sur des coupes (*p*, fig. 188) un épithélium cylindrique très puissant.

Les canaux urinaires avec l'uretère n'occupent qu'un espace fort restreint de la bande, attachée à la corde et composée de grandes cellules graisseuses. Sur des coupes (fig. 187), ce tissu présente un aspect aréolaire à larges mailles. La partie à canaux correspond au rein primordial, qui disparaît chez les Vertébrés supérieurs, après s'être constitué pendant la vie embryonnaire, tandis qu'il persiste pendant la vie entière chez d'autres, les Poissons par exemple.

Vers l'extrémité postérieure de la cavité abdominale, les uretères s'enfoncent, en se rapprochant, dans le bouchon anal où ils entrent en relation avec l'intestin et les canaux péritonéaux. Nous parlerons de cette partie après avoir traité les organes génitaux en faisant seulement observer que, jusqu'à cette entrée, les bandes avec les canaux et les uretères sont enveloppés d'une mince couche péritonéale laquelle se réfléchit sur les organes génitaux aussi loin que ceux-ci s'étendent (fig. 187) et vers l'extérieur, sur les parois abdominales (fig. 188) en délimitant ainsi la cavité péritonéale (*q*, fig. 188). Sur la partie postérieure des bandes, où les organes génitaux font défaut, on remarque quelques brides péritonéales (*r*, fig. 162) qui rattachent les bandes à l'intestin, en enveloppant des vaisseaux.

Organes génitaux (*n*, fig. 162; *o*, fig. 187). — Les sexes sont séparés et l'on n'a jamais observé, chez les Lamproies, un hermaphrodisme normal comme chez les Myxines. Mais les organes sont construits absolument de la même façon chez les deux sexes, qu'on ne peut distinguer qu'au moyen d'un examen microscopique aussi longtemps que les produits, sperme et œufs, ne sont développés. A l'époque de la maturité on distingue facilement les testicules par leur teinte blanche uniforme et les ovaires par les œufs accumulés dans le parenchyme. A l'époque du frai, on trouve les produits libres dans la cavité abdominale.

L'organe génital est simple et ressemble à une grosse étoffe diversement plissée et attachée, le long de la cavité abdominale, à la face inférieure de l'aorte par un tissu fibreux assez lâche. L'organe commence au niveau du cœur et avance même, avec sa pointe antérieure, au-devant de la pointe du cœur dans l'espace compris entre le péricarde en bas et la corde en haut (*r*, fig. 163). Ses masses les plus grosses se développent dans la moitié antérieure de la cavité abdominale, où elles ne laissent à découvert que l'extrémité antérieure du foie, en enveloppant complètement l'intestin. Celui-ci ne surgit que dans la moitié postérieure de la cavité abdominale, où l'organe devient plus étroit pour finir avec une pointe émoussée, à quelque distance du rectum (fig. 162).

L'organe, testicule ou ovaire, est enveloppé par un repli du péritoine, duquel partent des faisceaux de fibres assez fermes se rendant dans l'intérieur. Il forme une quantité de replis passant de droite à gauche et vice versa de la ligne médiane. Sur certaines coupes (fig. 187) il paraît strictement symétrique; sur d'autres, on voit les masses transversales réunissant les replis, dont les bords libres s'écartent pour embrasser l'intestin. Le stroma, dans lequel sont dispersés les follicules séminaux et oviques, paraît entièrement fibreux.

Il n'y a aucune trace de canaux efférents pour les produits, lesquels sont vidés dans la cavité abdominale par ramollissement des follicules qui les contiennent, comme c'est aussi le cas chez les Salmones parmi les Poissons téléostiens.

Bouchon anal. — Nous appelons ainsi la région terminale de la cavité abdominale où se trouvent la portion anale de l'intestin et les canaux conduisant au dehors l'urine et les produits génésiques.

En ouvrant la cavité abdominale par le côté (fig. 162) on rencontre, à son extrémité postérieure, un épaississement devant lequel paraît finir la cavité abdominale. Le péritoine s'est épaissi vers cette partie qui ressemble à un bouchon (*t*, fig. 162). Son épithélium est changé. Au lieu d'un simple pavé, on trouve des cellules cylindriques en palissade, qui s'étendent encore sur la partie postérieure de l'organe génital et des reins et qui portent des cils vibratiles extrêmement délicats et courts.

Le bouchon lui-même est formé d'un tissu fibreux dans lequel il est très difficile de suivre, avec le scalpel, les différents canaux. Des coupes transversales en série peuvent seules guider l'observateur dans ce labyrinthe.

Le *bouchon feutré* (*g*, fig. 190) présente sur les coupes un aspect pointillé, résultant des fines fibres coupées. Il est suspendu dorsalement par une bande longitudinale laquelle, sur les coupes, ressemble à un faisceau de fibres conjonctives très fermes (*c*), dans l'épaisseur duquel on aperçoit souvent des lacunes remplies de tissu graisseux (*e*). Une bande (*i*) de ces fibres descend de chaque côté vers les flancs du bouchon et délimite ainsi deux canaux formés par une évolvure du péritoine (*f*), à lumière très aplatie. Ces *canaux péritonéaux* se trouvent au commencement sur les flancs du bouchon. Le péritoine pariétal, tapissant les parois de la cavité abdominale (*b*), sur lequel sont fixées les insertions du grand muscle latéral du corps (*e*), s'écarte considérablement du bouchon, en laissant un espace rempli d'abord de tissu conjonctif à larges mailles (*d*), mais qui disparaît petit à petit pour laisser cet espace entièrement vide (*k*). C'est sans doute un espace lymphatique. Quelques auteurs donnent, à ces lacunes, des communications avec le système veineux; nous devons dire que nous n'y avons jamais vu de corpuscules sanguins. Au centre du bouchon se trouvent les deux *uretères* (*h*) sous forme de canaux aplatis latéralement. Leurs parois font si bien corps avec la masse du bouchon, qu'on pourrait considérer celle-ci comme un développement de leurs parois. Du côté ventral est attaché au bouchon le *rectum* (*m*), à coupe ronde, tapissé d'un épithélium clair en palissades et entouré d'une forte couche de fibres musculaires circulaires.

Telle est la constitution de la région dans sa partie antérieure. Mais à mesure que tous les canaux et espaces se continuent horizontalement d'avant en arrière, des changements surviennent. Les deux uretères confluent ensemble dans un seul canal, l'*urèthre* (*h'*, B), de coupe bizarre; les deux canaux péritonéaux (*f*) sont emprisonnés dans le bouchon; vers le rectum s'avance un pli profond des téguments, la *fente anale* (*q*), et autour du bouchon se développent les *muscles uro-génitaux* (*o*) insérés d'un côté aux flancs du bouchon, de l'autre à une expansion fibreuse, qui les délimite contre l'espace lymphatique (*k*) considérablement agrandi.

A mesure que les canaux se prolongent en arrière, ils se rapprochent et, finalement (C, fig. 190), les deux canaux péritonéaux vecteurs des produits génésiques, confluent avec l'urèthre, pour constituer un seul canal, le *canal uro-génital* (h^2). Celui-ci présente

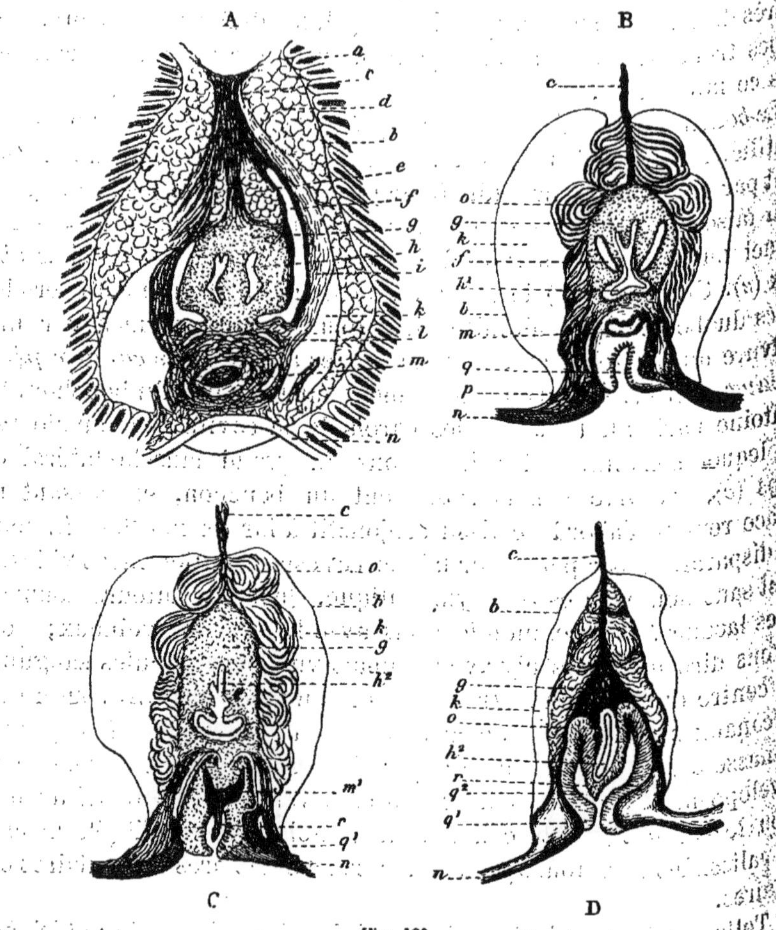

Fig. 190.

d'abord une coupe très bizarre (C), pour devenir à la suite une fente simple (D), logée dans un mamelon allongé (*r*), du côté dorsal de

Fig. 190. — *Petrom. fluv.* Quatre coupes transversales de la région anale, prises de la même série, d'avant en arrière. On a dessiné, dans la coupe A, les insertions du muscle latéral, qu'on a négligé dans les autres. Gundlach, Oc. 1, Obj. 1. Chambre claire. *a*, insertions du muscle latéral; *b*, membrane où se fixent ces insertions (feuillet externe du péritoine); *c*, attache fibreuse du bouchon feutré; *d*, tissu conjonctif lâche; *e*, tissu graisseux; *f*, canal péritonéal; *g*, bouchon feutré; *h*, uretère; *h'*, urèthre; h^2, canal uro-génital; *i*, faisceaux fibreux; *k*, sinus lymphatique; *l*, lacunes entourant la masse anale; *m*, rectum; *m'*, anus; *n*, tégument ventral; *o*, muscles uro-génitaux; *p*, hypoderme fibreux; *q*, fente anale; *q'*, ses lèvres; q^2, ses cornes; *r*, mamelon uro-génital.

l'anus et emprisonné entre les lèvres de la fente anale (q'), qui l'entoure par deux plis comme des cornes (q^2) et se continue en arrière comme une rainure jusque vers la nageoire inférieure. Ce mamelon, développé également dans les deux sexes, a été fort improprement appelé « pénis » par quelques auteurs. Le tissu feutré du bouchon a presque entièrement disparu dans cette région (D). Les lèvres de la fente anale sont revêtues d'un épiderme infléchi, très riche en glandes unicellulaires.

Nous insistons ici encore sur le fait que nous ne pouvons considérer en aucune façon les muscles uro-génitaux, dont les fibres sont diversement contournées, sur toutes nos coupes, entre les membranes qui les emprisonnent, comme des homologues des muscles du membre postérieur (nageoire ventrale) des Poissons. Ils servent sans doute à l'élargissement et à la compression du bouchon feutré et des canaux qu'il contient, tandis que l'espace lymphatique, qui sépare ces muscles du grand muscle latéral, assure leur jeu.

Circulation. — L'étude de ce système est plus difficile que chez la plupart des autres Vertébrés. Le sang, charriant de nombreux corpuscules aplatis et arrondis, se fige avec une extrême facilité et obstrue les vaisseaux. Quelques gouttes de sang sortent à peine, si l'on coupe la queue d'une Lamproie et avec elle l'aorte et la veine cardinale, toutes les deux assez spacieuses pour y introduire des canules un peu larges. La masse injectée ne pénètre guère loin, le sang figé formant bouchon. Il en est de même lorsqu'on injecte par le cœur où le bulbe artériel. On est donc souvent réduit à suivre les vaisseaux par la reconstruction de coupes faites dans les directions normales.

Le *cœur* (fig. 191) est étroitement renfermé dans le péricarde cartilagineux, qui ne laisse des orifices que pour les vaisseaux et présente la forme d'une poche à pointe arrondie tournée en arrière. Les diamètres des trois dimensions sont presque égaux et le remplissage du péricarde est si complet que les séparations des trois parties essentielles du cœur, oreillette, ventricule et bulbe artériel, sont à peine marquées à l'extérieur. Après l'enlèvement du péricarde il faut les écarter un peu les unes des autres.

Les veines, ramenant le sang du corps, se réunissent dans un *sinus veineux commun* (*o*, fig. 192), lequel s'intercale si bien entre le ventricule et l'oreillette, qu'il n'est visible, après l'enlèvement du péricarde, qu'en soulevant le ventricule ou, mieux encore, après avoir rasé ce dernier jusqu'à la racine du bulbe. Sur des exemplaires à l'esprit-de-vin, ce sinus se présente comme une membrane falciforme, ses parois étant très minces et la cavité vide de sang. Le sinus reçoit, par des grands *conduits de Cuvier*, du côté droit, les veines *jugulaire* et *cardinale droites*, et du côté gauche également deux troncs, dont l'antérieur est formé par la *jugulaire inférieure impaire*, tandis que le tronc postérieur se compose de la veine *jugulaire gauche* et de la veine *cardinale gauche* dans laquelle débouche, près de la jonction, la *veine hépatique*. Le sinus lui-même débouche par un grand orifice dorsal et central, dans l'oreillette. Cet orifice est garni de deux valvules membraneuses, placées horizontalement. Des fibres musculaires ne se laissent guère apercevoir au sinus.

L'*oreillette* (*f*, fig. 191) tapisse la face interne du péricarde,

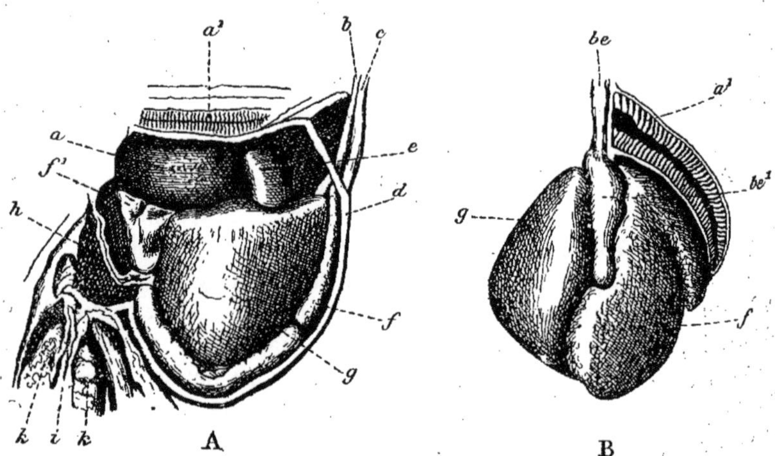

Fig. 191.

à tel point qu'elle ne laisse libre que la face droite du ventricule, tandis qu'elle se recourbe autour de toutes les autres faces. Pas plus que pour le ventricule, on ne peut parler d'une cavité intérieure délimitée; les deux parties sont constituées de trabécules musculaires entrelacés et ramifiés à tel point que des coupes présentent l'aspect d'une éponge à mille canaux ramifiés. En enveloppant la face gauche du ventricule, l'oreillette envoie un prolongement plus creusé sur la partie dorsale du ventricule et c'est par ce prolongement que le sang entre, au moyen de la *valvule atrio-ventriculaire*, dans le ventricule même. Nous avouons franchement que nous n'avons pu apercevoir des lobes distincts à cette valvule; c'est une membrane dont

Fig. 191. — *Petrom. fluv.* Le cœur, trois fois grossi. A, vu de profil du côté droit; B, vu de la face ventrale. *a*, place occupée par le dernier sac branchial, coupé en *a'*; *b*, veine jugulaire impaire; *c*, tige cartilagineuse médiane de la corbeille branchiale; *d*, péricarde; *e*, bulbe artériel; *be*, tige conjonctive enveloppant la veine *b* et l'artère branchiale *e*; *be'*, sa continuation dans l'espace entre l'oreillette *f* et le ventricule *g*; *f'*, aileron de l'oreillette; *h*, entrée des veines caves et cardinales; *i*, intestin; *k*, foie.

la lacune est découpée en franges, auxquelles s'attachent, du côté du ventricule surtout, de nombreux fins fils tendineux, aboutissant à des trabécules musculaires.

Le *ventricule* (*g*, fig. 191) a la forme d'une pyramide trièdre à arêtes émoussées, dont la base est tournée en avant. Il ne s'applique au péricarde, comme nous venons de le dire, que du côté droit ; sur sa base s'élève le bulbe artériel. Sa masse est encore plus charnue que celle de l'oreillette, les trabécules sont plus serrés, les canaux représentant la cavité plus compliqués. On remarque cependant que, dans le voisinage du bulbe, profondément enfoncé dans sa masse, les trabécules se rangent de manière à laisser des espaces allongés plus considérables qui convergent vers la base du bulbe. On aperçoit très bien cette convergence en enlevant le ventricule jusqu'au niveau du bulbe par une coupe sagittale ou horizontale.

Le *bulbe artériel* lui-même (*e*, fig. 191 ; *k*, fig. 192) surgit dans le voisinage du coin antérieur et ventral du ventricule ; sa racine charnue s'enfonce dans la masse du ventricule. Il a la forme d'un oignon de tulipe ; sa partie postérieure renflée est encore entourée par le ventricule. Il se distingue immédiatement par la couleur blanchâtre de ses parois épaisses, qui sont tissées de tissu conjonctif à fibres très serrées et de fibres élastiques jaunâtres et ondulées à l'intérieur. Au pourtour de la racine du bulbe s'attachent de tous côtés les trabécules de la façon mentionnée. A l'intérieur, le bulbe est entièrement lisse ; à sa base, à la limite vers la partie charnue entourée de trabécules, se trouvent deux petits clapets membraneux en poche, qui s'appliquent aux parois, lorsque le sang est chassé du ventricule, et s'opposent à son retour. A l'état d'extension, ces clapets laissent entre eux une fine fente verticale, comme on peut s'en convaincre sur des coupes transversales.

Le cœur de la Lamproie est en conséquence entièrement veineux. C'est une pompe musculaire insérée uniquement dans le circuit sanguin venant du corps et qui ne possède qu'un seul tuyau de sortie, fourni par le bulbe et sa continuation.

Circulation branchiale. — L'*artère branchiale*, prolongement du bulbe à parois plus amincies (*r*, fig. 163 ; *f*, fig. 189 ; *l*, fig. 192), s'avance dans la ligne médiane de la corbeille branchiale, emprisonnée entre l'aqueduc en haut et le piston lingual en bas. Arrivé au niveau du quatrième oscule branchial interne, le tronc se bifurque en deux troncs latéraux, qui poursuivent le trajet en avant sur les bords supérieurs du piston lingual et continuent, en divergeant très peu, jusqu'au niveau du premier oscule. Les deux branches diminuent successivement d'épaisseur et se terminent en se déversant dans la cloison qui enveloppe le premier sac. Le trajet des branches semble se continuer encore en avant par un faisceau fibreux, qui s'attache à la base du crâne, mais ne présente aucune lumière intérieure.

Le tronc commun fournit au niveau de chacun des trois derniers sacs branchiaux, autant de paires de *branches branchiales* qui se rendent aux cloisons des sacs situés des deux côtés. En faisant une coupe sagittale et exactement médiane (fig. 163), on voit les orifices de ces artères. Les troncs bifurqués (m, m', fig. 192) fournissent seulement une branche aux sacs de leur côté; la première de ces artères part tout près de la bifurcation et se rend dans la partie postérieure du quatrième sac branchial.

Toutes ces artères branchiales, qu'elles partent du tronc commun ou des deux branches, se comportent de la même manière. Arrivées aux cloisons des sacs en dessous des oscules, elle se rendent aux bords internes des feuillets, fournissent une petite branche courant dans le pli décrit plus haut (p. 462) aux derniers feuillets et se continuent en une seule branche le long du feuillet entouré d'un tissu squameux parsemé de granules pigmentaires. De ce tissu caverneux naît, pour chaque pli, une artériole, qui en parcourt la base dans toute sa longueur et s'ouvre dans les cavités des plissatures, séparées par des ponts membraneux juste assez largement distancés pour laisser passer un corpuscule sanguin. Le tissu spongieux ou caverneux de la cloison constitue par conséquent une intercalation entre les troncs afférents et le système capillaire des feuillets branchiaux, et l'on peut dire que ces derniers nagent par leur base fixée dans le sang.

Des capillaires constitués dans les plis naissent de très courtes veines, qui débouchent presque immédiatement dans les *veines des feuillets*, lesquelles courent sur les bords libres des feuillets en augmentant de volume du dehors en dedans. Ces veines se rassemblent dans des troncs communs établis dans le diaphragme, de sorte que ces troncs reçoivent des branches des feuillets de deux sacs branchiaux contigus. Les *veines branchiales* ainsi constituées débouchent presque immédiatement dans la face ventrale de l'aorte, appliquée contre la corde dorsale.

La première veine branchiale, qui ne reçoit du sang que du feuillet antérieur de la poche, communique directement avec la carotide correspondante ; cette communication reste seule chez les Lamproies adultes, tandis que chez les jeunes des communications existent encore avec les veines suivantes.

En étudiant des coupes verticales et transversales, on rencontre, entre deux sacs branchiaux, des places où l'on peut voir ensemble les artères sortant du tronc branchial et les veines branchiales se rendant vers l'aorte, embrassant toutes les deux le plan médian, dans lequel se trouvent l'œsophage en haut et l'aqueduc en dessous. Le vaisseau débouchant en haut dans l'aorte, caractérisé par de nombreuses boutonnières correspondant aux feuillets du sac, est immédiatement appliqué au plan médian ; la branche sortant de l'artère branchiale est située en dehors, entre la branche aortique et les feuillets. Elle constitue un sinus assez large, se courbant en haut, et présente des parois excessivement minces, tandis que les parois des vaisseaux boutonnés sont très fermes.

Circulation artérielle. — Comme nous l'avons dit, l'aorte se compose de toutes les veines branchiales dont les débouchés à droite et à gauche de la ligne médiane sont si rapprochés, que sur des coupes l'aorte ressemble à une pince à fixer la lessive.

Depuis l'extrémité de la plaque basilaire du crâne jusqu'à l'extrémité de la queue, l'*aorte* (*a*, fig. 192) forme

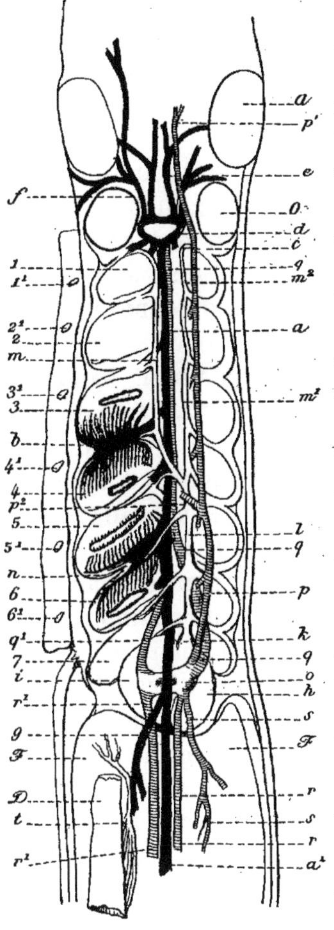

Fig. 192.

Fig. 192. — *Petrom. fluv.* Figure schématique grossie pour montrer l'ensemble de la circulation. L'animal est censé être vu du côté ventral, un peu de trois quarts, pour pouvoir montrer à la fois les vaisseaux superficiels, veine jugulaire impaire et artère branchiale sur la droite de la figure et l'aorte avec les veines caves au fond. Plusieurs organes, tels que le piston lingual, l'aqueduc, l'œsophage, etc., ont été enlevés, d'autres ont été seulement indiqués par des contours (œil, oreille, sacs branchiaux, cœur, foie, intestin). On a indiqué, au troisième et quatrième sac branchial, la ramification des racines aortiques, au cinquième et sixième celle des branches de l'artère branchiale. Le système aortique est coloré en rouge, le système veineux guilloché en travers; le système de l'artère branchiale et celui de la veine porte sont laissés en blanc avec contours. *A*, œil; *O*, oreille; *D*, intestin; *F*, foie. 1-7, les sept sacs branchiaux; 1'-6', les spiracules correspondants sur la peau rejetée. *a*, aorte céphalique; *a'*, aorte dorsale; *b*, racines branchiales aortiques. *c*, carotide ventrale coupée; *d*, cercle des carotides; *e*, carotide interne; *f*, carotide externe; *g*, artère cœliaque; *h*, oreillette; *i*, ventricule du cœur; *k*, bulbe artériel; *l*, tronc branchial commun; *m*, artère branchiale droite; *m'*, artère branchiale gauche; *m²*, dernière branche; *n*, ramifications branchiales; *o*, sinus veineux commun; *p*, veine jugulaire impaire; *p'*, branche droite de cette veine; *p²*, branche gauche coupée; *q*, veine cardinale gauche; *q'*, veine cardinale droite (pour ne pas embrouiller la figure, on a supprimé la continuation de cette veine en avant, ainsi que toutes les ramifications de celles-ci et des suivantes); *r*, veine cave gauche; *r'*, veine cave droite; *s*, veine hépatique; *t*, veine porte,

un seul tube médian exactement appliqué à la face ventrale de la corde et entouré d'une gaine assez épaisse. Si l'on peut distinguer une aorte céphalique, s'étendant du cœur au crâne et une aorte dorsale, se portant aux parties situées derrière la corbeille branchiale, il faut cependant convenir que nous ne saurions indiquer dans ce tube unique le point où se départagent les deux courants antérieur et postérieur. Il est fort probable que ce point se trouve assez en avant dans la région branchiale, la partie postérieure du corps étant plus considérable.

Sur tout son trajet, depuis sa bifurcation céphalique jusqu'à l'extrémité de la queue, l'aorte donne de chaque côté des branches minces, qui montent dans les myocommes en entourant la corde et le système nerveux, envoient de fins rameaux à la moelle et le tissu de remplissage du canal rachidien, et se distribuent finalement aux muscles et à la peau. La circulation artérielle du corps est par conséquent essentiellement métamérique.

La *circulation céphalique* est plus compliquée. Arrivée au niveau du bout antérieur de la première branchie et au tiers environ de la capsule auditive, l'aorte (*a*, fig. 192), toujours appliquée à la face ventrale du squelette, se sépare en deux branches situées entre l'extrémité de la corde et les coins supérieurs du canal naso-palatin. Ces branches se réunissent au niveau de l'extrémité pointue de la corde par une branche de communication transversale (*d*), de manière à former un cercle complet. Au point de bifurcation de l'aorte débouche la première veine branchiale; du *cercle carotidique* lui-même naissent trois branches de chaque côté. En arrière, tout près de la bifurcation, naît une forte branche (*c*) qui descend vers la face ventrale pour se distribuer surtout au piston lingual et aux parties environnantes de celui-ci. Nous appelons cette branche la *carotide ventrale*. De l'arc antérieur et latéral du circuit naissent, en arrière, les *carotides externes* (*f*) et en avant les *carotides internes* (*e*). Ces dernières, longeant la pointe terminale de la corde entre celle-ci et la plaque basilaire, entrent dans la cavité cranienne à la terminaison de la plaque, envoient un rameau peu considérable à l'organe auditif et se divisent à la fin chacune en deux branches principales, une pour l'œil, l'autre pour le cerveau et ses dépendances. Vers le coin antérieur de la capsule auditive, la *carotide externe* (*f*) s'applique si étroitement à la précédente, qu'elles ne semblent séparées que par une cloison ; mais la carotide externe reste en dehors de la cavité cranienne et se divise, au coin postérieur de l'œil, en plusieurs branches, dont deux entourent le globe de l'œil, en haut et en bas, pour rayonner dans les parties supérieures et latérales de l'entonnoir buccal, tandis que deux autres tournent du côté ventral de ce même entonnoir et au commencement du piston lingual, fournissant les muscles et la peau de cette région.

La *circulation abdominale* de l'aorte (a') fournit les viscères. A la face dorsale du cœur et au niveau du sinus veineux commun naît une forte branche, l'*artère cœliaque* (g), qui entre presque immédiatement dans la rainure du foie, occupée par l'intestin, et se divise en deux branches, une qui se distribue dans le foie et une autre qui s'engage dans le pli spiral de l'intestin. Sur toutes les coupes de ce pli (fig. 187) on voit la coupe de cette artère intestinale, qui longe ainsi tout le canal intestinal jusque vers la région anale et fournit, sur le tiers postérieur de ce canal, quelques branches qui se rendent vers la bande rénale en remplaçant ainsi le pli péritonéal de suspension de l'intestin (s, fig. 162).

Les artères des organes génitaux et rénaux naissent par intervalles de l'aorte abdominale, pour se rendre dans ces organes. Elles ne correspondent pas aux myocommes et entrent immédiatement dans les plis mésentériques suspendant ces organes.

Circulation veineuse. — On peut dire qu'en général les veines se comportent de la même manière que les artères, en les accompagnant dans tous leurs trajets et leurs ramifications. C'est ainsi que nous trouvons partout des veines à côté des artères myomériques et, dans la tête, étroitement liées aux artères correspondantes, des veines jugulaires internes, externes et ventrales, ayant le même parcours. Des différences commencent dans la région occipitale; nous n'avons en effet pas pu constater un cercle veineux analogue au cercle artériel et toutes les veines mentionnées se rendent dans deux *veines cardinales* (q, q', fig. 192), qui longent l'aorte, étroitement appliquées à ses flancs, jusque dans la région du cœur. Ces veines ont, comme toutes les autres, des parois excessivement minces; elles reçoivent des veinules innombrables des organes environnants. En ouvrant ces veines, on voit leurs parois réticulées comme un tricot par les petits orifices de ces veinules. Chaque veine cardinale se rend dans le sinus commun, que nous avons déjà signalé, à son coin antérieur, mais la disposition est de telle sorte qu'elles ont l'air de continuer directement dans les deux *veines caves* abdominales (r, r'), qui se maintiennent des deux côtés de l'aorte jusqu'au niveau de la région anale, présentant toujours les mêmes allures. Au niveau de l'anus, les deux veines caves se confondent en un seul tronc médian (k, fig. 188) situé immédiatement sous l'aorte, recevant les veinules disposées métamériquement comme les artérioles, et entouré, dans la queue, d'une gaine plus épaisse.

A ces veines cardinales et caves s'en ajoutent encore trois autres, plus ou moins indépendantes.

La première est la *jugulaire impaire* (*p*, fig. 192). Elle naît dans la région occipitale de deux branches, dont nous n'avons représenté que la branche gauche (*p'*), tandis que sur notre figure la branche droite (*p'*) est coupée près de la bifurcation. Ces deux branches longent le piston lingual des deux côtés, recevant des branches de lui et à chaque sac branchial une branche nourricière du sac. Arrivées au niveau du cinquième sac, un peu en arrière de la bifurcation de l'artère branchiale, ces deux branches se réunissent dans un tronc commun (*p*), étroitement appliqué à la face interne de la tige cartilagineuse de la corbeille branchiale, et enveloppé, avec le tronc de l'artère branchiale, dans un tissu fibreux très serré (*bc*, fig. 191, B). La veine arrive ainsi sur la face antérieure du cœur, où elle tourne en arrière pour déboucher directement dans le sinus commun, en intime connexion avec la veine cardinale gauche.

La *veine hépatique* (*s*), naît dans le tissu du foie. Les veinules de cet organe se rassemblent dans un tronc qui débouche dans la veine cave gauche, mais tellement rapproché de l'embouchure de cette dernière dans le sinus, que souvent on pourrait croire qu'elle y débouche directement.

Nous n'avons indiqué sur notre dessin la *veine porte* (*t*) que par quelques contours absolument schématiques. En réalité, cette veine est enfermée, conjointement avec l'artère intestinale, dans le pli spiral qu'elle parcourt dans toute sa longueur, recevant les veinules venant de l'intestin. Arrivée sous la rainure du foie dans laquelle est caché le commencement de l'intestin, la veine porte se distribue, le long de cette rainure, en veinules qui se ramifient dans le tissu du foie et s'y comportent à la manière des artères, en formant des capillaires qui se continuent dans la veine hépatique. C'est, comme on sait, le régime habituel de la veine porte chez tous les vertébrés suivants.

Un système *veineux rénal*, semblable à celui de la veine porte, n'existe pas; les reins se comportent, par rapport à la circulation, exactement comme tous les autres organes.

Un système de canaux ou *lacunes lymphatiques* existe certainement. Nous trouvons des espaces assez vastes remplis d'un liquide clair et dans lequel nagent des corpuscules protoplasmiques, dans la partie antérieure et supérieure de l'entonnoir buccal, autour du piston lingual, sur la partie dorsale des branchies et des bandes rénales et autour des muscles uro-génitaux. Des petites lacunes se rencontrent presque dans tous les organes. Dans presque toutes ces lacunes mal déterminées nous trouvons en outre des quantités plus ou moins considérables de corpuscules sanguins, témoins irrécusables de communications avec le système veineux. Mais nous avouons que nous n'avons pu constater des communications, qui doivent exister certainement, ni entre ces lacunes mêmes, ni avec les vaisseaux sanguins. Des recherches ultérieures sont nécessaires à ce sujet.

Tout en offrant des ressemblances considérables avec les Lamproies, l'ordre des *Myxinoïdes* présente cependant des différences dont nous noterons les principales.

Le tégument, constitué d'une manière analogue, montre deux séries de grands sacs latéraux, appelés sacs muqueux et remplis de corpuscules qui ont une certaine analogie avec les organes urticants. — Les apophyses cartilagineuses, développées dans la couche squelettogène de la chorde chez les Lamproies, manquent entièrement. — Le crâne est en grande partie membraneux; il n'y a guère que les plaques occipitale et frontale, ainsi que les poutres et les capsules auditives qui sont cartilagineuses; il ressemble au crâne du Lamproyon ou à celui des Têtards à une époque peu avancée. — Les cartilages entourant la bouche ne se laissent pas réduire comme ceux des Lamproies. Les dents cornées ont un noyau rudimentaire de dentine. — Le cerveau est très large, le système des canaux intérieurs est fort réduit et les sinus du prosencéphale font défaut. Le cervelet est beaucoup plus développé que chez les Lamproies; séparé par une rainure longitudinale en deux moitiés et de forme triangulaire, il couvre presque entièrement la fosse rhomboïdale. Les lobes latéraux du mésencéphale, contenant les racines de trijumeau, forment des saillies coniques. Le mésencéphale est très réduit, de même que l'hypophyse; le prosencéphale est très large et solide à l'intérieur. — L'organe olfactif se distingue par deux particularités : le tube d'entrée est prolongé en avant jusqu'au bout de la lèvre supérieure et protégé par des anneaux cartilagineux minces, qui se continuent sur le sac nasal. Le canal naso-palatin, très large, s'ouvre au-devant de l'extrémité de la corde dans la cavité buccale. — L'œil est entièrement rudimentaire. Il est caché sous une épaisse couche du muscle latéral, dépourvu de muscles, d'iris et de cristallin et formé par un corps vitré entouré de tissu fibreux dans lequel courent de nombreux vaisseaux. — La capsule auditive est en forme d'anneau; le labyrinthe constitue aussi un anneau à partie basilaire plus épaisse, le vestibule, et un arc semi-circulaire unique, débouchant dans ce vestibule avec deux ampoules, lesquelles montrent des crêtes acoustiques. Le canal endolymphatique est à peine accusé. Le nerf acoustique se ramifie dans une tache acoustique du vestibule et les deux crêtes. — La valvule spirale manque dans l'intestin. — Le foie, peu volumineux, possède une vésicule biliaire, dans le conduit excréteur de laquelle débouchent des deux côtés les conduits hépatiques, appartenant aux deux lobes du foie. — L'appareil branchial présente des rapports avec celui du Lamproyon. Il n'existe pas d'aqueduc; les sacs respiratoires en nombre variable (6 chez les Myxines, 7 chez les Bdellostomes ou 6 d'un côté et 7 de l'autre) débouchent directement dans l'œsophage. Des différences se présentent quant à l'ordonnance des spiracules. Chez les Bdellostomes, il s'en trouve un extérieur pour chaque sac, comme chez le Lamproyon; chez les Myxines (fig. 193), les spiracules s'étirent en canaux, diminuant de longueur d'avant en arrière et débouchant en un canal commun, qui s'ouvre par un seule spiracule médian derrière le cœur sur la face abdominale. Vers ce spiracule chez les Myxines ou vers le dernier spiracule chez les Bdellostomes, se porte encore un canal, venant de l'œsophage, le canal œsophago-cutané de Müller, sur lequel n'est développé aucune trace d'organes respiratoires, mais qui pourrait bien être le reste d'un sac branchial reformé. — Les reins sont constitués d'une manière tout à fait différente et fort primitive (fig. 194). Un canal commun collecteur (*a*) court tout le long de la cavité abdominale des deux côtés de la corde et se termine en une papille anale. Sur ce canal latéral débouchent de temps en temps des canaux secondaires courts (*b*) dont l'extrémité fermée constitue une vésicule globulaire (*c*). Dans chaque vésicule est établie un glomérule de Malpighi, constituant un *rete mirabile* globulaire, dont le vaisseau afférent (*d*) est fourni par l'aorte, tandis que l'artère sortante (*e*) se ramifie sur les canaux. Il n'y a pas de veines dans cet appareil, lequel présente, comme on voit, des analogies frappantes avec les canaux segmentaires de certains Vers. — Les organes sexuels sont asymétriques, développés seulement du côté

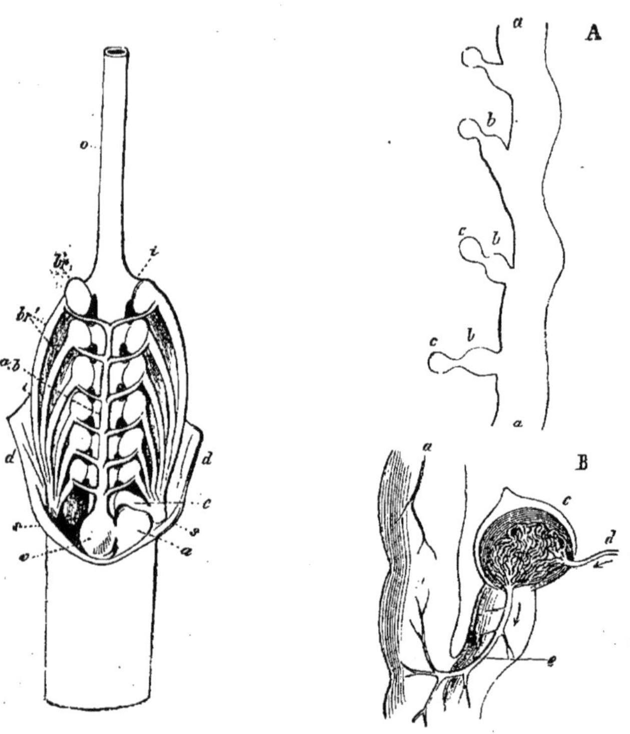

Fig. 193. Fig. 194.

Fig. 193. — *Myxine glutinosa*. La peau autour de la corbeille branchiale est ouverte et repliée des deux côtés, de manière à montrer le cœur, l'artère branchiale, l'appareil respiratoire et l'œsophage. *o*, œsophage; *i*, canaux branchiaux internes; *br*, sacs branchiaux; *br'*, canaux spiraculaires, se réunissant de chaque côté en un canal commun s'ouvrant par le spiracule *s*; *c*, canal œsophago-cutané; *a*, oreillette du cœur; *v*, ventricule; *ab*, artère branchiale, envoyant un rameau à chaque branchie; *d*, téguments rejetés en dehors. (Gegenbaur, d'après Joh. Müller.)

Fig. 194. — *Bdellostoma heptatrema*. Partie du rein. A, grandeur naturelle; B, section de A, grossie. *a*, canal excréteur; *b*, canal du glomérule; *c*, glomérules; *d*, artère afférente; *e*, artère efférente. (Gegenbaur, d'après Joh. Müller.)

droit, où se voit, sur la ligne d'attache intestinale du mésentère, un pli de ce dernier, mésoaire ou mésorchium, qui suit l'intestin sur toute sa longueur et dans la partie libre et ventrale duquel se constituent les produits. Dans le jeune âge, les organes mâles et femelles sont identiques; on y trouve des cellules semblables, mais qui se différencient bientôt. Chez les mâles, les cellules ou capsules, constituées par un épithélium folliculaire, se remplissent de cellules, dans lesquelles se développent les zoospermes. Nous renvoyons, sur les détails de cette constitution, au travail de Nansen (voir *Littér.*). Pendant le développement de ses produits, le bord libre du testicule s'épaissit, devient festonné et se distingue par sa couleur blanche. On trouve toujours les produits beaucoup plus développés dans la partie postérieure, près de l'anus; dans la partie antérieure, l'organe est moins festonné, moins blanc, et les capsules spermatogènes sont dans un état primitif. Les individus ainsi constitués, que Nansen appelle des « vrais mâles », sont excessivement rares, mais peuvent atteindre la taille ordinaire des Myxines (32 centim.), tout en restant ordinairement plus petits. Dans la plupart des cas, au contraire, ce n'est que dans le tiers postérieur de l'organe que se développent des zoospermes, tandis que les deux tiers antérieurs montrent des ovules en voie de formation. On trouve ainsi des « mâles hermaphrodites » où le tiers postérieur contient, dans sa lisière festonnée, proéminente et blanche, des zoospermes mûrs, tandis que les deux tiers antérieurs à bord droit et plus reculé, montrent des œufs manifestes. A mesure que les œufs se développent et que cette partie antérieure devient plus large, le tiers postérieur mâle dépérit, les capsules spermatogènes disparaissent et il ne reste, de cette partie mâle, qu'un pli insignifiant du mésoaire. Ce sont alors de « vraies femelles ». Nous aurions donc chez les Myxines seules parmi les Vertébrés, un procédé analogue à celui qu'on rencontre chez beaucoup d'Invertébrés hermaphrodites, où les testicules se développent et dépérissent, avant que les ovaires entrent en fonction. Les œufs se développent aussi, suivant Cunningham (voir *Littér.*), sur le bord libre du mésoaire, ils sont contenus dans une capsule folliculaire et montrent une membrane vitellaire, percée à un des pôles par une micropyle. Elle s'épaissit considérablement à mesure que les œufs, de sphériques qu'ils étaient, deviennent très allongés et relativement très longs (2 centim.). Sur les pôles de ces œufs, suspendus par des festons très élargis du mésoaire, se développent des prolongements en forme d'ancres, par lesquels les œufs peuvent s'accrocher. A l'intérieur, se trouvent un vitellus nutritif très volumineux et un disque germinatif placé près de l'un des pôles, différence capitale d'avec les Petromyzontes dont les œufs sont petits et holoblastes, tandis que ceux des Myxinoïdes sont méroblastes. Le développement embryonaire est absolument inconnu.

Littérature.

H. Rathke, *Bemerkungen über den Bau der Pricke*, Danzig, 1826. — Id., *Bemerkungen über den inneren Bau des Querders*, Halle, 1827. — Joh. Müller, *Vergleichende Anatomie der Myxinoïden. Mémoires Acad. Berlin*, 1834-1843. I. *Osteologie und Myologie*, 1834. II. *Gehörorgan*, 1837. III. *Neurologie*, 1838. IV. *Gefässsystem*, 1839. V. *Splanchnologie*, 1843. — Max Schultze, *Die Entwicklung des Petromyzon Planeri*, Haarlem, 1856. — F. Leydig, *Ueber Organe eines sechsten Sinnes. Nov. Act. Acad. Leopold. Nat. Curios.*, vol. 34, 1865. — Id., Plusieurs mémoires sur le même sujet dans *Arch. Anat.*, *Zeitschr. f. wissensch. Zool.*, etc. — Id., *Neue Beiträge zur anatomischen Kenntniss der Hautdecke und Hautsinnesorgane der Fische*, Halle, 1879. — Ketel, *Ueber das Gehörorgan der Cyclostomen. Hasse's Anat. Studien*, III, 1872. — P. Langerhans, *Untersuchungen über Petromyzon Planeri. Abh. Naturforsch. Gesellsch. Freiburg im*

Breisgau, 1875. — C. Semper, *Die Stammesverwandtschaft der Wirbelthiere und Wirbellosen. Arbeit a. d. zool.-zootom. Institut zu Würzburg*, vol. II, 1875. — W. Müller, *Ueber das Urogenitalsystem des Amphioxus und der Cyclostomen. Jena. Zeitschr.*, vol. 9, 1875. — P. Fürbringer, *Untersuch. z. vergl. Anat. der Musculatur des Kopfskelets der Cyclostomen. Jena. Zeitschr.*, vol. 9, 1875. — Id., *Zur vergl. Anat. und Entwickl. der Excretionsorgane der Vertebraten. Morphol. Jahrb.*, vol. 4, 1878. — A. Foettinger, *Recherches sur la structure de l'épiderme des Cyclostomes. Bullet. Acad. Bruxelles*, 2e sér., vol. 12, 1876. — L. Edinger, *Ueber die Schleimhaut des Fischdarmes. Arch. f. mikrosk. Anat.*, vol. 13, 1877. — E. Calberla, *Der Befruchtungsvorgang am Ei von Petromyzon Planeri. Zeitschr. f. wissensch. Zoologie*, vol. 30, 1877. — Id., *Ueber die Entwicklung des Medullarrohres a. d. Chorda dorsalis. Morphol. Jahrb.*, vol. 3, 1877. — S. Freud, *Ueber den Ursprung der hinteren Nervenwurzeln im Rückenmark von Petromyzon. Sitzungsberichte Acad. Wien*, 1877. — Id., *Ueber Spinalganglien und Rückenmark v. Petromyzon*, ibid., 1878. — A. M. Marshall, *Morphology of the Vertebrate Olfactory Organ. Quarterly Journ. Microsc. Science*, vol. 19, 1879. — A. Schneider, *Beiträge z. vergl. Anat. und Entwickl. der Wirbelthiere*, Berlin, 1879. — Id., *Ueber die Nerven von Amphioxus, Ammocoetes und Petromyzon. Zool. Anzeiger*, III. Jahrg., 1880. — R. Wiedersheim, *Das Gehirn von Ammocoetes und Petromyzon Planeri. Jena. Zeitschr.*, vol. 14, 1880. — Id., *Die spinalartigen Nerven von Ammocoetes und Petromyzon. Zool. Anz.*, III. Jahrg., 1880. — G. Retzius, *Das Riechepithel der Cyclostomen. Arch. f. Anat. u. Physiol.*, 1880. — Id., *Das Gehörorgan der Wirbelthiere. I. Das Gehörorgan der Fische und Amphibien*, Stockholm, 1881. — A. Dohrn, *Studien zur Urgeschichte des Wirbelthierkörpers. Mitth. zool. Station Neapel*, vol. 3-8, 1881-89. — J.-P. Nuel, *Quelques phases du développement du Petromyzon Planeri. Arch. de Biologie*, vol. 2, 1881. — W. B. Scott, *Beiträge zur Entwicklung der Petromyzonten. Morphol. Jahrb.*, vol. 7, 1881. — Id., *Notes of the development of Petromyzon. Journal of Morphology*, vol. I, 1888. — F. Ahlborn, *Zur Neurologie der Petromyzonten. Göttinger Nachrichten*, 1882. — Id., *Untersuch. über das Gehirn der Petromyzonten. Zeitschr. wissensch. Zoologie*, vol. 39, 1883. — Id., *Ueber den Ursprung und Austritt der Hirnnerven von Petromyzon. Zeitschr. wissensch. Zoologie*, vol. 40, 1884. — J. E. Blomfield, *The Threat-cells and Epidermis of Myxine. Quart. Journ. Microscop. Science*, vol. 22, 1882. — E. Berger, *Beiträge z. Anat. d. Sehorgans der Fische. Morphol. Jahrb.*, vol. 8, 1882. — J. V. Rohon, *Ueber den Ursprung des Nervus acusticus bei Petromyzonten. Sitzungsberichte k. k. Academie Wien*, vol. 85, 1882. — Ph. Owsjannikow, *Ueber das sympathische Nervensystem der Flussneunaugen. Bullet. Acad. St. Petersbourg*, vol. 25, 1884. — Id., *Id., Mélanges biolog. St-Petersbourg*, vol. 11, 1885. — H. Ayers, *Untersuchungen über Pori abdominales. Morphol. Jahrb.*, vol. 10, 1884. — W. Welden, *On the head-kidney of Bdellostoma. Studies. Morphol. Laborat. Univers. Cambridge*, vol. II, 1884. — Cleland, *On the tail of Myxine glutinosa. Meeting. British Association*, 1886. — J. F. Cunningham, *On the structure and development of the reproductive elements in Myxine glutinosa, Quart. Journ. Microsc. Science*, vol. 27, 1886. — Id., *Herr Max Weber and the genital organs of Myxine. Zool. Anz.*, 10. Jahrg., 1887. — Id., *The reproduction of Myxine*, ibid. — W. Krause, *Die Retina der Fische. Internat. Monatschr. f. Anat. und Histol.*, vol. 3, 1886. — Schiefferdecker, *Studien z. Anat. der Retina. Arch. f. mikrosk. Anat.*, vol. 28, 1886. — Fr. Nansen, *Forelöbig Meddelelse om Undersögelser over Centralnervesystemets, etc. Bergens Museum Arsberetning for 1885*, Bergen, 1886. — J. Beard, *The parietal Eyes of the Cyclostome Fishes. Quarter. Journ. of Microscopical Science.* — W. B. Ranson and d'Arcy W. Thompson, *On the spinal and visceral nerves of Cyclostomata. Zool. Anz.*, 9 Jahrg., 1886. — A. E. Shipley, *On the development of the nervous system in Petromyzon fluviatilis. Proceed. Cambridge Philos. Soc.*, vol. 5, 1886. — Id., *On the formation of the Mesoblaste, etc., in the Lamprey. Proceed. Royal Soc. London*, vol. 39, 1885.

— Id., *On some points in the development in Petromyzon. Quart. Journ. Microsc. Science*, vol. 27, 1887. — Ch. Julin, *Le système nerveux grand sympathique de l'Ammocoetes. Anat. Anzeiger*, 2. Jahrg., 1887. — Id., *Des origines de l'aorte et des carotides chez les Poissons Cyclostomes*, ibid. — Id., *Recherches sur l'anatomie de l'Ammocoetes. Bullet. scientif. du dép^t du Nord*, 2e sér., 10e année, 1887. — Id., *De la signification morphologique de l'épiphyse (glande pinéale) des Vertébrés*, ibid. — L. Pogojeff, *Ueber die feinere Structur des Geruchsorganes des Neunauges. Arch. f. mikrosk. Anat.*, vol. 31, 1887. — Id., *Ueber die Haut der Neunaugen*, ibid., vol. 34, 1889. — J. Beard, *The teeth of Myxinoid fishes. Anat. Anz.*, 3. Jahrg., 1888. — K. Nestler, *Beiträge zur Anatomie und Entwicklungsgeschichte der Neunaugen. Archiv f. Naturgesch.*, 1890. — C. Boie, *Beiträge zur vergl. Anatomie der Wirbelthiere. Morphol. Jahrbuch*, 1890.

CLASSE DES POISSONS

Ichthyopsides aquatiques, polydactyles, à respiration branchiale persistante, à squelettes dermique et intérieur. Système vertébral formé au moins d'apophyses, dans la plupart des cas de corps de vertèbres. Nageoires impaires et paires. Cœur uniquement veineux, à l'exception des Dipnoïques.

Nous rencontrons dans cette classe un *squelette dermique*, appartenant tantôt seulement à la couche dermique ou aux deux couches du tégument à la fois et se présentant, dans ce dernier cas, comme une conformation dentaire. Ce squelette dermique peut entrer en coalition avec le squelette intérieur, en formant des plaques protectrices, qui se confondent plus ou moins avec le squelette du crâne et des membres. — Sauf quelques cas particuliers, le *tégument* des Poissons ne renferme ni muscles, ni glandes analogues à ceux des autres Vertébrés. L'épiderme est formé de cellules, le derme de couches conjonctives simplement croisées; des conformations pigmentaires abondent. Les organes du *sens cutané* sont beaucoup plus développés que chez les Cyclostomes; ils sont dans la plupart des cas réunis entre eux et entrent souvent en connexion avec le squelette dermique. — Le *squelette interne* présente des modifications importantes. On peut suivre, chez les Poissons adultes, des séries de développement des corps des vertèbres, depuis des rudiments autour d'une corde dorsale persistante, par des vertèbres biconcaves, jusqu'à des vertèbres articulées entre elles par des têtes et cavités glénoïdales; on trouve également des étapes dans la constitution des apophyses vertébrales, d'abord isolées, plus tard soudées avec les corps des vertèbres. Il en est de même du crâne, où l'on peut suivre les complications de structure depuis un crâne primordial, simple et cartilagineux, en partie même membraneux, jusqu'à une conformation osseuse complète, à laquelle prennent part des os provenant du squelette dermique. Il est à remarquer que ce développement n'est nullement en rapport avec celui des organes internes, comme le prouvent les Dipnoïques, les Ganoïdes et les Sélaciens. — Deux points distinguent le squelette interne de celui des Cyclostomes; nous trouvons une appareil maxillaire complet, conformé au moins de deux arcs, un supérieur, la mâchoire, un inférieur, la mandibule, lesquels, dans tous les cas, se meuvent dans la direction de haut en bas. Les arcs buccaux sont suivis de plusieurs autres arcs qui se rattachent de plus en plus au système viscéral, rarement composé de sept arcs branchiaux, mais dans la plupart des cas seulement de quatre. — Le second point consiste dans l'existence de membres pairs, appelés nageoires pectorale et ventrale. Un de ces membres, dans la plupart des cas le postérieur, peut faire défaut; il est probable qu'il existait comme ébauche chez les embryons. Le membre antérieur possède presque toujours une ceinture scapulaire qui le rattache à l'occiput; le membre postérieur, qui peut avancer jusque sous la gueule, n'est, dans la plupart des cas, point relié au reste du squelette. Ces deux nageoires paires peuvent se terminer en un nombre indéterminé de rayons fibreux, cartilagineux ou osseux. Suivant l'insertion des rayons, on distingue les *Crossoptérygiens*, où les rayons bisériaux s'attachent à un axe longitudinal, des autres Poissons, où les rayons sont fixés sur plusieurs pièces se suivant de haut en bas. Les nageoires impaires résultent d'un seul pli cutané entourant le corps depuis la nuque jusqu'à l'anus et qui se découpe ordinairement en plusieurs tronçons restants, nageoires dorsale, caudale et anale; l'insertion des rayons de la caudale en une série inférieure ou en deux lobes a donné lieu à la distinction des *nageoires hétérocerques* et *homocerques;* mais les extrêmes de ces deux conformations sont reliés par de nombreuses structures intermédiaires. Toutes ces nageoires impaires, avec leurs rayons, tantôt formés en piquants (*Acanthoptérygiens*), tantôt articulés et divisés (*Malacoptérygiens*), avec leurs supports, apophyses et muscles, ne dépendent que du système tégumentaire et n'ont pas de rapports déterminés avec le système vertébral et ses métamères. — Le grand muscle latéral du corps, divisé par des myocommes, prédomine encore dans le *système musculaire;* mais les muscles de l'appareil buccal et ceux des membres constituent une apparition nouvelle vis-à-vis des Cyclostomes. — La *moelle épinière* n'est jamais aplatie comme chez les Cyclostomes; dans beaucoup de cas, elle est considérablement raccourcie et présente des nodosités correspondant à la sortie des nerfs importants. — Les conformations typiques du *cerveau* diffèrent tellement chez les ordres des Poissons, qu'il est impossible d'en donner un résumé général. On peut, dans la plupart des cas, distinguer les différentes régions établies sur le même plan horizontal, mais le développement de ces régions présente des différences trop notables pour être ramenées à un seul type. Nous notons seulement, comme différences par rapport aux Cyclostomes, que le cervelet est presque toujours très volumineux et que l'épiphyse ne présente jamais des conformations rappelant un œil impair. — Le défaut de symétrie entre les racines des *nerfs rachidiens*, maintenu encore chez quelques ordres, quoique d'une manière peu accusée, disparaît finalement chez la plupart des Poissons, où ces racines se comportent de la façon ordinaire. Mais, par suite du développement et du déplacement des membres, nous trouvons ici, pour la première fois, des entrelacements de plusieurs nerfs rachidiens, appelés des *plexus*, et fort variables suivant l'importance des causes déterminantes. — Les *nerfs crâniens* sont en même nombre que chez les Cyclostomes, mais on peut dire qu'en général ils sont plus indépendants les uns des autres. Les nerfs optiques s'échangent d'un côté à l'autre par croisement ; quelquefois même l'un perce l'autre. Le nerf latéral, branche distincte du vague, se trouve dans la plupart des cas immédiatement sous la peau. Le système sympathique présente des cordons longitudinaux de réunion et ses relations avec les nerfs crâniens sont bien établies. — L'*organe nasal*, toujours pair, est situé, dans la plupart des cas, sur la face dorsale de la tête; dans quelques ordres les orifices se trouvent sur la face ventrale; chez les Dipnoïques seuls on trouve un squelette nasal extérieur et des orifices communiquant avec la partie antérieure de la cavité buccale. Chez tous, l'appareil olfactif est fermé en arrière et il n'y a aucune trace du canal naso-palatin des Cyclostomes. — Sauf l'*œil* des Dipnoïques, qui se rapproche, sous bien des rapports, de l'œil des Pétromyzontes, l'œil des Poissons présente une étape de progrès par l'établissement d'un pli falciforme de la choroïde, d'une cornée et d'une sclérotique distinctes, ainsi que d'un réseau admirable appelé la glande choroïdienne. Nous trouvons en même temps dans quelques cas des ébauches de paupières, surtout de la troisième, appelée la membrane nictitante. — L'*organe de l'ouïe* se différencie davantage. Nous trouvons toujours une partie supérieure du labyrinthe, composée de l'utricule et de trois canaux semi-circulaires, et une inférieure, contenant dans la plupart des cas des otolithes solides et pourvue d'une lagénule rudimentaire.

Le *canal digestif* présente des variations à l'infini, dont nous ne pouvons indiquer que les plus saillantes en différence avec les Cyclostomes. Nous rencontrons, pour la première fois, de véritables dents de formes très diverses, pouvant être implantées sur tous les os faisant partie des voies alimentaires et qui jouent, comme nous l'avons dit, un rôle important dans la constitution de certains os dermiques. La langue ne forme jamais un piston; elle est la plupart du temps rudimentaire. La glande thyroïde et le thymus sont également rudimentaires chez les adultes; les divisions en intestin antérieur, moyen et postérieur sont souvent effacées, dans d'autres cas très marquées. Une valvule spirale, développement du pli des Cyclostomes, est caractéristique pour les Sélaciens, Ganoïdes et Dipnoïques. En revanche, se développent en beaucoup de cas des appendices pyloriques. Le *foie* a un canal excréteur; on trouve toujours une *rate* et presque toujours une *glande pancréatique*. — L'*appareil respiratoire* est toujours composé d'un nombre variable de branchies, fonctionnant pendant toute la vie, et soutenues par autant d'arcs branchiaux, en grande partie indépendants les uns des autres. Chez les Sélaciens se trouvent des sacs branchiaux, ouverts isolément sur la peau; chez tous les autres, les fentes séparant les branchies sont couvertes par un appareil operculaire très diversement modifié. A ces branchies fonctionnelles s'ajoutent souvent des conformations branchiales rudimentaires, connues sous les noms d'évents ou pseudobranchies et branchies operculaires ou même des branchies externes (*Protopterus*). Enfin, un dernier organe important est la *vessie natatoire*, primitivement en communication avec l'intestin (*Physostomes*), mais dont le canal s'oblitère chez beaucoup d'adultes (*Physoclistes*). Cet organe, hydrostatique dans la plupart des cas peut entrer en communication avec l'organe de l'audition et devient, par une série de passages, un véritable *poumon* chez les Dipnoïques. — Les *organes urinaires* sont constitués par le rein primitif, qui reste indépendant chez la plupart, mais dont une partie, ainsi que les canaux efférents, entrent en communication intime avec les organes génitaux chez les autres. Dans la plupart des cas, les canaux efférents s'ouvrent au dehors isolément derrière la face dorsale de l'anus. — Les *organes génitaux* sont primitivement pairs; leurs canaux excréteurs manquent dans quelques cas et sont remplacés par des canaux péritonéaux. Chez la grande majorité, la propagation se fait au moyen d'œufs; mais il y a, dans plusieurs ordres, des espèces vivipares. Quelquefois on trouve des organes d'accouplement ou des conformations spéciales pour la ponte des œufs et pour l'incubation. — Le système général de la *circulation* est celui des Cyclostomes; le cœur est intercalé dans le circuit veineux et toute la masse du sang revenant du corps passe par lui aux branchies. Il y a une circulation rénale spéciale, analogue à celle de la veine porte. Le bulbe artériel présente des modifications dont on s'est servi pour la classification. Chez les uns il est musculaire et à valvules multiples, chez les autres fibreux avec une seule paire de valvules. Une exception dans la structure générale du cœur est fournie par les Dipnoïques, où, par suite de l'établissement de la respiration pulmonaire, le cœur commence à se diviser en cœur artériel et cœur veineux.

Nous admettons, avec la plupart des zoologistes modernes, les grandes sections suivantes :

1. **Téléostéens.** Poissons à squelette osseux, à vertèbres amphicœles, ayant la bouche terminale, un appareil operculaire à rayons branchiostèges très développé, presque toujours muni d'une branchie operculaire ; avec des écailles dermiques diversement constituées et deux valvules au bulbe artériel fibreux. Ni valvule spirale, ni évents, mais presque toujours une vessie natatoire. On distingue plusieurs ordres : les *Lophobranches* (*Hippocampus*), à branchies en houppe et édentés ; les *Plectognathes* (*Balistes*, *Orthagoriscus*), à maxillaires et intermaxillaires soudés et à dents en plaques ; les *Physostomes* (*Anguilla*, *Gymnotus*, *Clupea*, *Mormyrus*, *Esox*, *Salmo*, *Cyprinus*, *Silurus*), Malacoptérygiens à canal aérien ouvert, dépourvus, dans le premier groupe des *Apodes* seulement, de nageoires ventrales ; les *Anacanthines* (*Fierasfer*, *Gadus*, *Pleuronectes*, *Exocœtus*), Malacoptérygiens physoclistes ; les *Acanthoptères* (*Chromis*, *Labrus*, à os pharyngiens soudés, *Perca*, *Gasterosteus*, *Mullus*, *Sparus*, *Trigla*, *Trachinus*, *Sciœna*, *Scomber*, *Gobius*, *Blennius*, *Mugil*, *Anabas*, *Lophius*), Acanthoptérygiens physoclistes. Ce groupe, le plus nombreux, se rattache à certains Ganoïdes.

2. **Holocéphales.** Squelette cartilagineux à corde dorsale persistante, à arc maxillaire soudé au crâne, avec quelques plaques dentaires seulement. Ce groupe se rattache aux Téléostéens par sa bouche terminale, son appareil operculaire et les branchies libres, aux Sélaciens par la structure du bulbe artériel, la valvule spirale de l'intestin et les organes copulateurs du mâle (*Chimaera*, *Callorhynchus*).

3. **Sélaciens.** Bouche inférieure ventrale, armée de nombreuses dents placées seulement sur les mâchoires. Appareil maxillaire librement suspendu au crâne cartilagineux. Vertèbres amphicœles non ossifiées. Cinq (rarement six ou sept) fentes branchiales ouvertes au dehors et conduisant dans des poches branchiales isolées. Souvent des évents. Organes mâles copulateurs. Bulbe artériel musculeux à nombreuses valvules. Valvule spirale dans l'intestin. Deux grandes sections : les *Raies*, à corps aplati, pectorales énormes, ceinture scapulaire soudée au crâne (*Raja*, *Trygon*, *Myliobates*, *Torpedo*, *Pristis*) et les *Requins* à corps fusiforme et ceinture non soudée au crâne (*Squatina*, *Scyllium*, *Lamna*, *Carcharias*, *Spinax*, *Cestracion*). Groupe primitif le plus ancien dans l'histoire.

4. **Ganoïdes**. Écailles ou plaques le plus souvent osseuses et émaillées, squelette très variable, depuis une corde persistante (*Esturgeons*) jusqu'à des vertèbres articulées (*Lépidostée*), ayant en commun avec les Téléostéens l'écaillure, les branchies libres et l'appareil operculaire, avec les Sélaciens le bulbe à valvules multiples et la valvule spirale intestinale (*Acipenser*, *Spatularia*, *Polypterus*, *Lepidosteus*, *Amia*). Groupe très ancien en voie d'extinction.

5. **Dipnoïques**. Squelette cartilagineux à corde persistante, ayant en commun avec les Holocéphales les rares plaques dentaires et avec les Ganoïdes presque tous les caractères anatomiques, à l'exception de ceux de la vessie natatoire, débouchant au pharynx et transformée en poumon. *Monopneumones* (*Ceratodus*), n'ayant qu'un seul poumon et des nageoires paires très développées, et les *Dipneumones* (*Protopterus*, *Lepidosiren*), ayant deux poumons et des membres pairs styliformes.

Type : **Perca fluviatilis**. L. La Perche commune se trouve en abondance dans toutes les eaux douces de l'Europe centrale. On peut se la procurer sur tous les marchés. Nous devons à M. le Dr M. Jaquet les préparations, les dessins et une grande partie du texte de notre monographie.

La Perche est un Téléostéen acanthoptérygien et physocliste, à os pharyngiens non soudés et revêtu d'écailles cténoïdes. Elle est thoracique en ce sens que les nageoires ventrales sont avancées jusque sous les nageoires pectorales, un peu en arrière de celles-ci. Les nageoires verticales se composent de deux dorsales, une antérieure épineuse, une postérieure à rayons articulés, d'une caudale homocerque et d'une anale à deux piquants antérieurs. Les nageoires ventrales portent un piquant antérieur; les autres rayons, comme ceux des pectorales, sont mous. Les écailles ne s'étendent ni sur la tête, ni sur le préopercule garni de piquants. C'est le type de la grande famille des *Percides*, que Cuvier avait déjà traité comme représentant de la classe.

Situation générale des organes (fig. 195 et 196). — Pour observer les organes dans leur position respective, on fend la peau et les masses musculaires près de la ligne médiane ventrale depuis l'anus jusqu'à la bouche; une incision relie ensuite les deux bouts en décrivant une courbe depuis l'anus au sommet de la ceinture scapulaire. Le lambeau ainsi circonscrit est enlevé en prenant soin de ne pas crever la vessie natatoire, laquelle adhère aux parois abdominales On détache ensuite les différents os de l'appareil operculaire, la ceinture scapulaire ainsi que les deux demi-mâchoires du même côté (côté gauche dans la figure) en respectant les arcs branchiaux.

Du premier coup d'œil on aperçoit que la cavité générale est divisée en deux par une cloison transversale (d), formée par le péritoine épaissi, qui se réfléchit sur la face postérieure du péricarde et sépare ainsi la cavité abdominale d'une partie antérieure, contenant

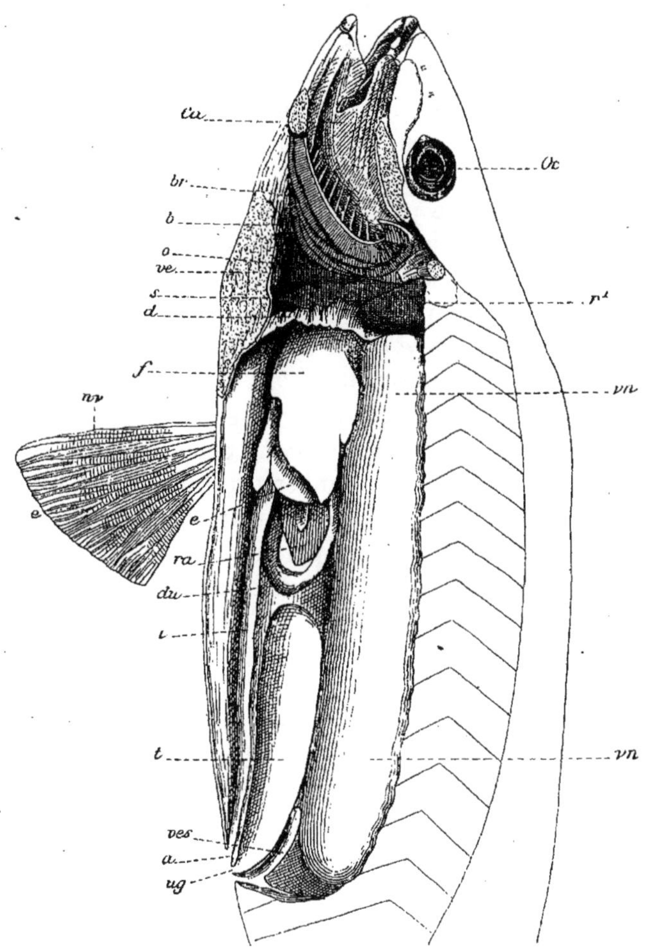

Fig. 195.

les organes de la circulation et de la respiration. Les branchies se présentent sous forme d'arcs osseux (br) portant sur leur bord

Fig. 195. — *Perca fluviatilis.* L'animal mâle est ouvert par le flanc gauche, pour montrer la position naturelle des organes. Grandeur naturelle. *ca*, cavité buccale; *br*, arcs branchiaux; *b*, bulbe artériel; *o*, oreillette; *vc*, ventricule du cœur; *s*, sinus veineux; *d*, cloison péritonéale; *f*, foie; *nv*, nageoire ventrale; *e*, estomac; *ra*, rate; *du*, duodénum; *i*, intestin; *t*, testicule; *ves*, vessie urinaire; *a*, anus; *ug*, pore uro-génital; *vn*, vessie natatoire; *r'*, rein, partie antérieure; *oc*, œil.

antérieur des épines, et sur leur bord postérieur des lamelles colorées en rouge plus ou moins vif, suivant l'état de fraîcheur du poisson. Ces arcs sont séparés les uns des autres par les fentes branchiales. L'eau pénètre par la bouche, passe par les fentes, baigne les filaments branchiaux et ressort par les ouïes ou ouvertures ménagées entre les opercules et la ceinture scapulaire. De l'appareil circulatoire on aperçoit le *sinus veineux* (*s*), accolé à la face antérieure de la cloison péritonéale; *l'oreillette* (*o*), colorée en brun noir de même que le sinus; en dessous le *ventricule* (*ve*), plus clair, ses parois étant plus épaisses; en avant, faisant suite, le *bulbe artériel* (*b*), de forme conique. La partie ventrale de la partie branchio-cardiaque est occupée par le prolongement des muscles du tronc.

La cavité abdominale très vaste est tapissée de toutes parts par le *péritoine*. Ce dernier se replie au niveau des différents organes et leur forme une gaîne externe. La partie dorsale de la cavité loge la *vessie natatoire* (*vn*), immense réservoir rempli de gaz et s'étendant depuis la cloison jusqu'au dessus de l'anus. Elle est close de toutes parts et ne présente pas de séparation en deux chambres, comme cela s'observe dans beaucoup de cas. En dessous nous trouvons l'*estomac* (*e*), lequel, suivant son état de replétion, peut s'étendre jusqu'au niveau de la nageoire ventrale ou s'avancer dans le voisinage de l'anus; il masque en partie la *rate* (*ra*), logée dans l'anse du *duodénum* (*du*). La partie postérieure de l'intestin (*i*) court en ligne droite jusqu'à l'anus (*a*). Le *foie* (*f*), volumineux, est situé immédiatement en arrière du cœur; il est multilobé et cache la région antérieure de l'estomac. Les *organes génitaux* mâles et femelles (*t*) occupent respectivement la même position. Très volumineux au printemps chez la Perche et occupant alors la plus grande partie de la cavité abdominale, ils sont assez réduits en été et placés au-dessous de la moitié postérieure de la vessie natatoire. Ils s'ouvrent dans le pore uro-génital (*ug*), sur un mamelon situé immédiatement en arrière de l'anus. C'est aussi le point d'arrivée de la *vessie urinaire* (*ves*), réservoir contenant le produit d'excrétion des reins et s'avançant sur la face dorsale des masses génitales. Pour voir les reins, il faut enlever la vessie natatoire. C'est ce que nous avons représenté dans la figure 196, dans laquelle on a aussi déroulé l'intestin et coupé les arcs branchiaux du côté gauche. Les *reins* (*r*) sont deux masses allongées, de couleur brun rouge, accolées à la face ventrale de la colonne vertébrale et recouvertes par le péritoine seulement sur leur face ventrale. L'*aorte descendante* court entre eux deux; ils sont longés par une veine cave. Antérieurement, ils se renflent en une grosse masse placée un peu en arrière des arcs branchiaux et ayant la forme d'une selle retournée. En arrière, ils décrivent un arc en suivant la courbe de la cavité abdominale et émettent chacun un canal, *l'uretère*, débouchant dans la vessie urinaire.

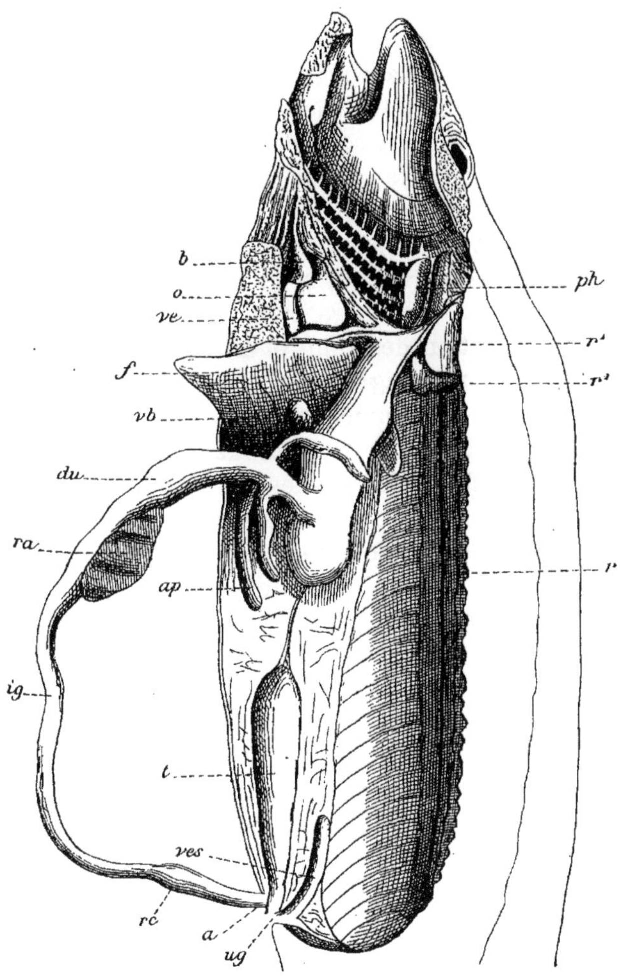

Fig. 196.

Téguments. — La peau se compose essentiellement de deux couches, l'épiderme et le derme, au-dessous duquel s'étend le tissu conjonctif hypodermique. Ce n'est que sur la tête et sur les nageoires

Fig. 196. — *Perca fluviatilis*. La préparation précédente poussée plus loin. On a enlevé la vessie natatoire et déployé les autres organes. Les lettres ont la même signification; en outre : *ap*, appendices pyloriques; *vb*, vésicule biliaire; *r*, rein, partie moyenne; *rc*, rectum; *vn'*, vessie natatoire coupée.

que les différentes couches se montrent sans complications; sur tout le reste du corps sont développées les écailles constituant un véritable squelette dermique mobile.

L'*épiderme* est constitué par des rangées de cellules dont les superficielles sont complètement aplaties, tandis que les profondes, moins serrées les unes contre les autres, affectent des formes ovalaires ou rondes. Le *derme*, formé d'un tissu assez lâche, est traversé par des nerfs et des vaisseaux; il acquiert par place, comme dans la région dorsale de la tête, une grande épaisseur. Les strates aplatis de ses fibres se croisent sous des angles obliques; les fibres ne sont pas feutrées, mais parallèles et ne passent pas d'un strate à l'autre. Entre le derme et l'épiderme se trouvent répandues en de nombreuses places et très irrégulièrement des cellules pigmentaires. Ces dernières se rencontrent du reste dans beaucoup d'autres endroits, notamment dans le voisinage du cerveau, au fond de la cavité orbitaire, sur le pourtour des reins et à la face dorsale de la vessie natatoire. Sur la peau, le pigment se trouve surtout accumulé dans les bandes noirâtres, alternant avec des bandes plus claires et descendant du dos vers le ventre en diminuant. Les petites masses pigmentées sont fort différentes les unes des autres tant au point de vue de la forme qu'au point de vue du ton de leur couleur. Dans la plupart des cas, on les aperçoit comme formées d'un centre très foncé duquel rayonnent dans toutes les directions des branches ramifiées et remplies à divers degrés de fines granulations noirâtres.

Par suite du développement des écailles dans les couches superficielles du derme même, celles-ci sont soulevées conjointement avec l'épiderme et forment un repli sur le bord postérieur de l'écaille, lequel, en s'enfonçant davantage à mesure que l'écaille grandit, finit par constituer une véritable poche dans laquelle l'écaille est logée. Les couches dermique et épidermique couvrant la partie libre de l'écaille deviennent très minces; elles sont percées par les dentelures du bord postérieur et souvent usées de manière qu'on n'en trouve plus que des lambeaux.

Ecailles. — Pour étudier les écailles isolément, on traite à froid un morceau de peau avec une faible solution de potasse caustique. Le derme et l'épiderme avec leurs pigments sont ainsi détruits. En poussant plus loin le traitement, on attaque l'écaille elle-même, qui se divise en une quantité de lamelles superposées, parallèles à la surface et semblables à des plans de clivage. Les plus petites écailles se trouvent sur la face ventrale, à la base des nageoires paires et de l'anale; les plus grandes sont sur les flancs. Toutes ont la même conformation; celles de la ligne latérale montrent seules une structure un peu différente, étant adaptées au passage des tubes sensoriels. Elles sont imbriquées comme des tuiles suivant des lignes longitudinales et surtout obliques, qui se croisent; le bord postérieur seul n'est pas recouvert par les écailles voisines.

Chaque écaille se présente sous la forme d'un disque à bord antérieur lisse un peu élargi et à bord postérieur libre, plus étroit, hérissé de spinules. Elle est composée de deux couches superposées : une inférieure, constituée par du tissu conjonctif sclérosé, se rapprochant du tissu osseux, par la présence de petits corpuscules de forme variable, tantôt isolés, tantôt réunis en groupes, et une couche superficielle, bien plus dure et d'apparence homogène. Sur la face externe de cette couche se font remarquer en premier lieu des *sillons*, rainures profondes dans lesquelles la substance de la couche paraît souvent manquer et qui partent, ordinairement au nombre de sept ou de huit, d'un champ central situé un peu en arrière du centre de l'écaille, pour se porter en rayonnant vers le bord antérieur, lequel se montre découpé en lobes correspondant aux sillons. Sur la surface de toute l'écaille se montrent en outre des lignes un peu irrégulières, mais décrivant en général des courbes parallèles aux bords de l'écaille et constituées par de fines crêtes hérissées de dentelures que l'on ne peut voir que par des grossissements assez forts. Sur le champ postérieur et libre, presque triangulaire, qui occupe environ la cinquième partie de l'écaille, les sillons et les crêtes font défaut, mais on y trouve en revanche des spinules, plus ou moins rangés en lignes parallèles aux bords et dont les plus grands et les plus acérés garnissent la tranche même, tandis qu'ils diminuent de grandeur vers le champ central et se montrent en même temps émoussés, comme si la pointe en avait été usée. Les grands spinules montrent quelque ressemblance avec des dents de requin, la pointe repose sur une base à deux ailes, laissant un espace arqué médian, dans lequel s'engage la pointe du spinule précédent. Sauf cette échancrure de la base, les spinules sont entièrement homogènes et dépourvus de cavités internes. Dans une solution faible d'acide chlorhydrique, l'écaille laisse échapper une quantité de bulles de gaz, prend une teinte bleuâtre et devient plus transparente; les petites concrétions mentionnées plus haut disparaissent ainsi que les rugosités du bord libre des crêtes. En revanche, des stries apparaissent dans les sillons du champ antérieur. Le dégagement de gaz carbonique prouve bien la présence de carbonate de chaux dans les parties sclérosées de l'écaille.

Sens latéral. — Nous avons constaté, chez la Lamproie (page 400), des collines isolées se trouvant sur la peau à nu, et commençant déjà à se ranger suivant certaines lignes. On trouve encore des collines éparses semblables sur la peau de la Perche, à la tête comme sur le corps; mais la grande masse des organes sensitifs est cachée dans un système de canaux qui ont leur centre de réunion au-dessus de l'articulation des appareils operculaire et scapulaire. Le corps ne possède qu'un seul canal, connu sous le nom de la *ligne latérale*. Cette ligne commence au-dessus de l'opercule et s'étend jusqu'à la base de la nageoire caudale en décrivant un arc dont la courbure est à peu près parallèle à celle formée par le dos de l'animal. Dans les zones foncées, elle est peu visible, mais elle apparaît comme une traînée blanchâtre dans les espaces clairs. Les écailles qui recouvrent

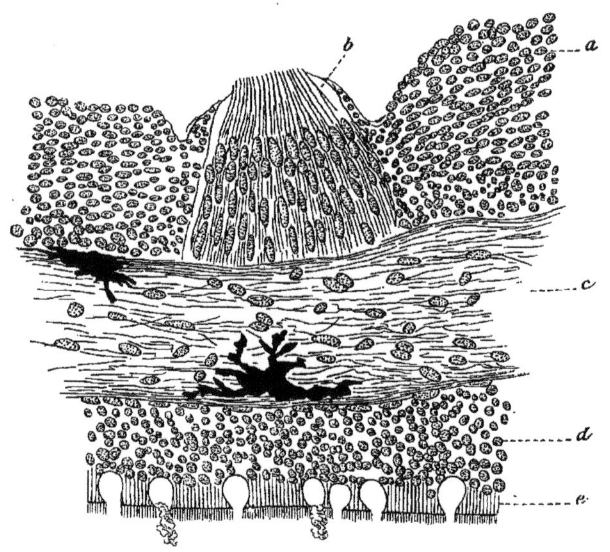

Fig. 197.

la ligne latérale portent un petit canal ouvert au dehors au bord postérieur et par lequel s'échappe un mucus transparent. En avant, les canalicules des écailles débouchent dans un canal collecteur longitudinal, qui se porte dans la direction indiquée vers le point central au-dessus de l'opercule. De ce point rayonnent les canaux de la tête. Le premier est un canal transversal, qui gagne le sommet de l'occiput pour se réunir à celui de l'autre côté. Ensuite, il y a trois canaux latéraux : le premier se porte vers l'orbite, s'enfonce dans les osselets sous-orbitaires qu'il suit jusqu'à l'antérieur, où ses canalicules efférents sont très marqués (fig. 201), et envoie encore quelques

Fig. 197. — Coupe verticale de la peau d'une jeune Perche au niveau des fossettes olfactives. Verick. Oc. 1. Obj. 7. Chambre claire. *a*, cellules de l'épiderme; *b*, bouton sensitif de la ligne latérale; *c*, couche dermique avec cellules pigmentaires; *d*, muqueuse des fossettes nasales; *e*, épithélium vibratile avec cellules glandulaires.

rameaux sur le bord du museau; le second longe le bord antérieur du préopercule et se porte sur le bord du maxillaire et du prémaxillaire; le troisième enfin suit le bord antérieur de l'opercule pour arriver sur la mandibule. On voit partout sur le trajet de ces canaux des canalicules efférents à petits orifices pleins de mucus gélatineux. Les canaux et canalicules sont tapissés d'un haut épithélium cylindrique qui sécrète sans doute le mucus. Les cellules sensitives, très allongées, cylindriques, à noyaux allongés, ne forment pas, dans les canaux, des boutons déterminés; elles sont établies dans les canalicules, plus courtes et épaisses vers l'orifice, mais serrées les unes contre les autres vers l'embouchure dans le canal collecteur; en cet endroit elles ne laissent qu'un petit lumen intérieur. Dans les boutons isolés (fig. 197), les cellules sensitives constituent le centre relevé et sont protégées tout autour par des cellules de soutien plus ou moins rondes à gros noyaux centraux. Les cellules sensitives placées au centre du bouton (*b*) sont allongées, un peu renflées à leur base, laquelle renferme le noyau; l'extrémité libre et effilée a des contours beaucoup plus nets et est terminée souvent par un petit prolongement très hyalin difficilement visible même sous de forts grossissements.

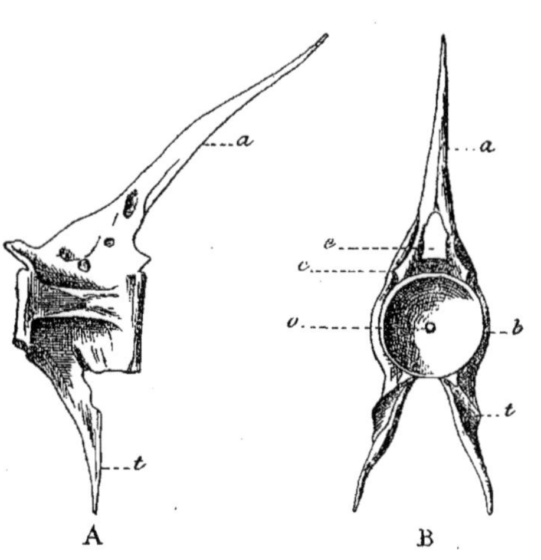

Fig. 198.

Squelette interne. — Chez la Perche, comme chez tous les autres Vertébrés, on peut distinguer le *squelette central* ou *neural* composé de la colonne vertébrale et de sa continuation, le crâne avec ses différents rayonnements, tels que côtes, apophyses et rayons des nageoires impaires; le *squelette des membres pairs* et le *squelette viscéral*, formé d'arcs qui embrassent plus ou moins le canal alimentaire. Sous le rapport de la genèse, on peut distinguer les *os enchondriques*, résultant de l'ossification d'ébauches cartilagineuses, et les *os protecteurs* ou de *recouvrement*, provenant de

Fig. 198. — *Perca fluv.* Vertèbre abdominale, grossie deux fois. A, de profil; B, de face. *a*, neurapophyse; *b*, corps de la vertèbre; *c*, apophyse oblique; *e*, canal rachidien (neural); *t*, apophyse haemale; *o*, trou de communication au fond de la cavité du corps vertébral.

l'ossification directe de tissus fibreux et appartenant, dans la plupart des cas, au système dermique.

Colonne vertébrale (fig. 198-200). — Dans une Perche de grande taille, le nombre des vertèbres atteint le chiffre de 41. Elles sont biconcaves, c'est-à-dire que le corps de la vertèbre est creusé en cône à ses deux bouts et que ces cavités sont en relation l'une avec l'autre par un petit canal passant par le milieu du corps de la vertèbre (*o*). Les vides sont remplis d'une substance gélatineuse. Les corps des vertèbres ne se touchent que par la circonférence et sont réunis ensemble par un tissu fibreux très ferme. Il y a des arcs apophysaires supérieurs et inférieurs. Les supérieurs (*neurapophyses*) (*a*, fig. 198) forment par leur réunion le canal enserrant la moelle épinière et se continuent ainsi réunis en une forte *apophyse épineuse supérieure*. Les arcs inférieurs (*hémapophyses*) (*t*) naissent à la cinquième vertèbre; les premiers sont très courts, les suivants augmentent de plus en plus en longueur, tout en s'écartant par leurs bouts. Au niveau de la nageoire anale ils descendent sur la face ventrale de la vertèbre et déterminent par leur rencontre la formation d'un canal, renfermant les vaisseaux sanguins et absolument semblable au canal rachidien supérieur. C'est le canal *haemal* (*h*, fig. 200). On remarque encore, sur toutes les vertèbres, de très courtes apophyses obliques, dépendances des bases des deux arcs, qui servent d'attaches aux faisceaux musculaires.

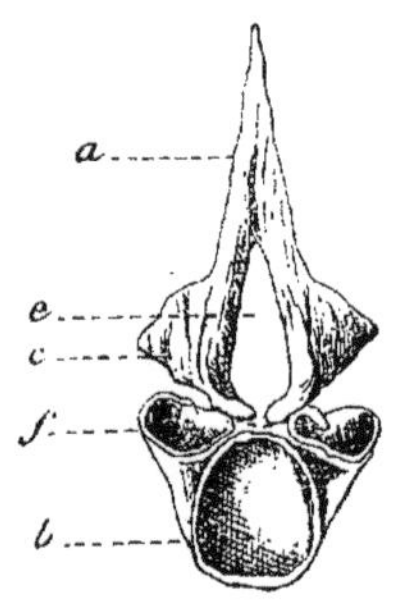

Fig. 199.

Quelques vertèbres méritent une mention spéciale. La première, l'*atlas* (fig. 199), présente, sur les coins antérieurs et supérieurs de son corps biconcave, deux profondes fosses articulaires (*f*) pour les condyles de l'occiput. — La 21e vertèbre possède de longues apophyses haemales (fig. 200), du bord desquelles part de chaque côté une petite pièce osseuse. Chacune d'elles se soudant à sa voisine forme un espace ovalaire d'assez grande dimension. Il en est de même pour la vertèbre 22. La vertèbre caudale porte quatre plaques triangulaires disposées en éventail vertical; elles sont aplaties, très larges. Sur ces plaques vont s'attacher les bases des rayons de la nageoire caudale, absolument homocerque.

Les *côtes* se trouvent depuis la région du cou jusqu'au niveau de l'anus (*c*, fig. 201). Les premières, très courtes, s'attachent directement contre la face inférieure du corps de la vertèbre; les suivantes

Fig. 199. — *Perca fluv.* L'atlas vu de sa face antérieure. Deux fois grossi. Mêmes lettres. *f*, cavités articulaires.

s'allongent de plus en plus et se soudent au bord postérieur de la base des arcs inférieurs ; les dernières redeviennent courtes. Les côtes sont des baguettes osseuses courbées ; elles ne se réunissent jamais sur la face ventrale et ne possèdent qu'une tête d'articulation ; elles portent environ au tiers supérieur de leur longueur de petites épines très ténues et dirigées en arrière s'enfonçant entre les couches des muscles du tronc. Ce sont les épines ou arêtes musculaires (*ar*, fig. 201).

Membres impairs. — Nous avons vu, dans la description générale, que la Perche possède deux nageoires dorsales placées l'une à la suite de l'autre : une caudale et une anale. Toutes ces nageoires sont en relation plus ou moins directe avec la colonne vertébrale, mais présentent sous ce rapport des différences.

La première dorsale est entièrement constituée de piquants ; la seconde dorsale porte, au début, deux piquants, l'anale un seul. Les piquants sont très durs et acérés. La base de chacun d'eux est élargie et forme deux renflements mousses ou têtes d'articulation. Les rayons mous, qui constituent la plus grande partie de la seconde dorsale et de l'anale, ainsi que la caudale en entier, sont formés d'une quantité de petites pièces plates, disposées en éventail, qui font suite à une base plus forte, également munie de deux têtes articulaires. Tous les rayons des deux dorsales et de l'anale, qu'ils soient durs ou mous, sont supportés par des lamelles triangulaires, dites *os inter-épineux* (*in*, fig. 201), dont la pointe dirigée en bas s'intercale entre deux extrémités d'apophyses épineuses. Ces lamelles sont très minces, transparentes, et portent sur le milieu de leurs deux faces un relèvement proéminent longitudinal, ce qui donne au tout l'aspect d'une bayonnette à quatre pans. La partie articulaire de chaque os inter-épineux est élargie et se prolonge en arrière en deux petites apophyses. Au devant du premier rayon dorsal se trouve enchâssé,

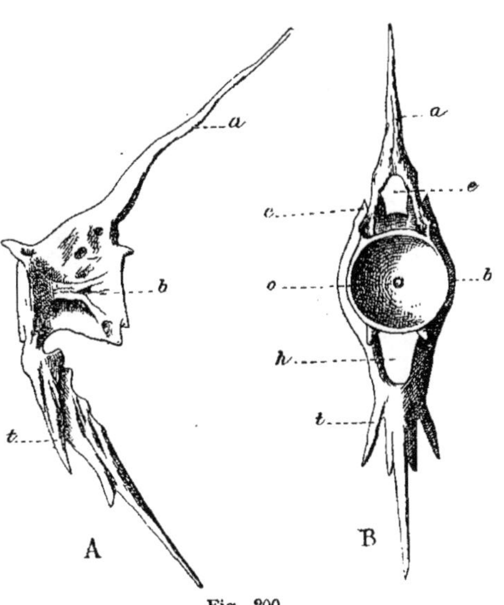

Fig. 200.

Fig. 200. — *Perca fluv.* La 21e vertèbre grossie deux fois. A, de profil ; B, de face. Mêmes lettres. *h*, canal haemal.

derrière la crête occipitale, un os inter-épineux arrondi, qui ne porte pas de rayon (*in'*).

La nageoire caudale est formée par des rayons mous qui sont identiques dans ses deux lobes; les antérieurs sont très courts et s'articulent sur les extrémités des apophyses épineuses; les suivants deviennent de plus en plus longs, puis vers le milieu de la nageoire

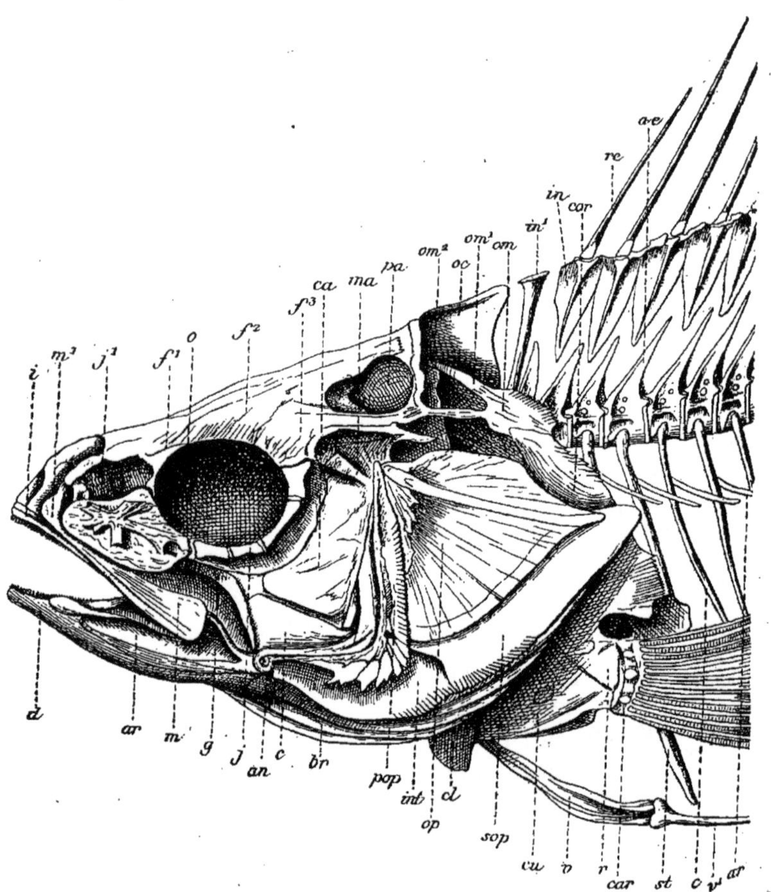

Fig. 201.

Fig. 201. — *Perca fluv.* Partie antérieure du squelette, vue de profil. Grandeur naturelle. *i*, intermaxillaire; *m'*, apophyse montante du maxillaire; *j'*, jugal principal avec canaux latéraux; f^1, préfrontal; f^2, frontal principal; f^3, postfrontal; *o*, orbite; *ca*, métaptérygoïde; *ma*, hyo-mandibulaire; *pa*, cavité pariétale pour muscle; *om*, omoplate; om^1, om^2, apophyses pour la fixation de l'omoplate à l'occiput; *oc*, crête de l'occipital; *in*, osselets inter-épineux; *in'*, premier inter-épineux; *cor*, coracoïde; *re*, rayon épineux; *ae*, apophyses épineuses; *d*, dentaire; *ar*, articulaire; *an*, angulaire de la mandibule; *m*, maxillaire; *g*, transverse; *c*, carré; *br*, rayons branchiostèges; *pop*, préopercule; *int*, inter-opercule; *op*, opercule; *sop*, sous-opercule; *cl*, clavicule; *cu*, basal inférieur; *r*, basal moyen; *car*, carpe; *st*, apophyse styloïde; *c*, côtes; *ar*, arêtes musculaires; *v*, bassin; *v'*, rayon de la ventrale.

diminuent de longueur et forment ainsi l'échancrure du bord libre. Ils s'attachent directement sur les os en éventail de la dernière vertèbre.

Le *squelette céphalique* (fig. 201) avec ses dépendances occupe environ le quart de la longueur totale du corps. Il est constitué, comme nous l'avons dit, par deux parties essentielles : le crâne neural et le crâne facial, qui se laissent séparer assez facilement. Le tout n'est

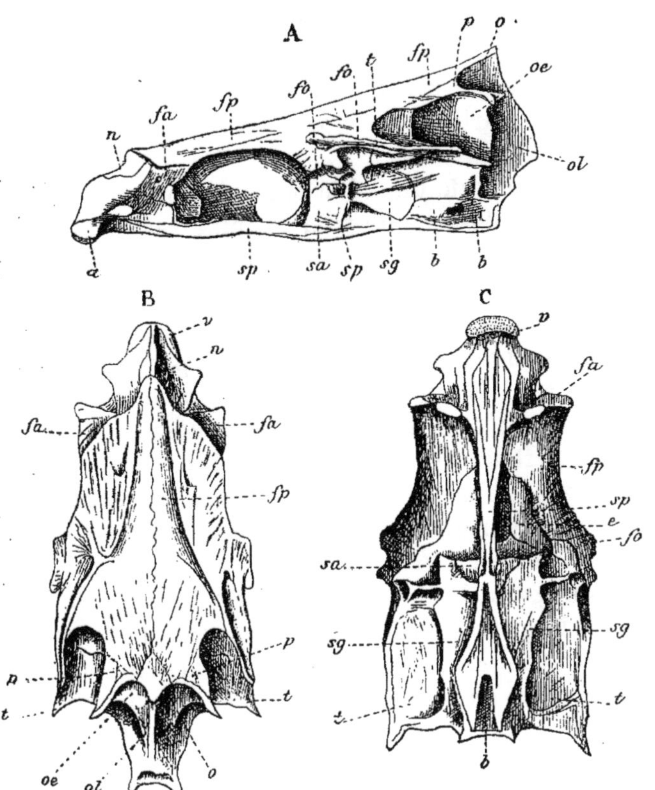

Fig. 202.

réuni à la colonne vertébrale que par l'articulation entre l'occiput et la première vertèbre.

Le *crâne* proprement dit ou *crâne neural* (fig. 202) constitue une boîte en forme de pyramide à trois pans très diversement fouillée, dont la base se trouverait dans la région occipitale, la pointe tronquée et

Fig. 202. — *Perca fluv.* Le crâne, grandeur naturelle. A, de profil ; B, face supérieure ; C, face inférieure. *fo*, frontal postérieur ; *fp*, frontal principal ; *fa*, frontal antérieur ; *e*, ethmoïde ; *p*, pariétal ; *b*, basilaire ; *o*, occipital supérieur ; *oe*, occipital externe ; *ol*, occipital latéral ; *sa*, orbito-sphénoïde ; *sg*, prooticum ; *sp*, parasphénoïde ; *n*, nasal ; *v*, vomer ; *t*, temporal.

arrondie au museau et dont un des pans est constitué par la surface frontale, tandis que l'une des arêtes se trouve à la ligne médiane ventrale, formant le plafond de la bouche. Les différentes pièces osseuses, paires ou impaires, sont ou soudées directement les unes aux autres par des sutures, ou réunies par du cartilage ou par du tissu conjonctif.

Le cartilage primordial qui entre dans la composition de la boîte crânienne est hautement développé dans la partie centrale et antérieure du museau, où il forme une grosse masse englobant les cavités nasales. Un petit cartilage antérieur de forme ovalaire est situé au-dessus et un peu en arrière du vomer. On trouve aussi des restes du crâne cartilagineux primitif dans les parois de la cavité auriculaire.

La partie occipitale du crâne présente une certaine analogie avec une vertèbre. Au-dessous du trou occipital se trouve le *basilaire* (*b*), constituant le commencement de la base du crâne et creusé, en arrière, par une cavité conique. Dans la ligne médiane supérieure lui correspond le *sus-occipital* ou *occipital supérieur* (*o*) très large, lamelleux en avant et prolongé, en arrière, par une haute crête mince, perpendiculaire. Les parois latérales du grand trou sont constituées par les *occipitaux latéraux* (*ol*) qui présentent, à leur bord inférieur, les surfaces articulaires auxquelles s'adapte la première vertèbre. A ces os, en grande partie enchondriques, se joignent en avant les os, également enchondriques, qui recèlent partiellement l'organe auditif, les *épioticums* ou *occipitaux externes* (*oe*) en haut et en arrière, les *prooticums* ou *grandes ailes du sphénoïde* (*sg*), facilement reconnaissables par le large trou qui livre passage au nerf trijumeau. Les parois du crâne sont complétées, en avant, dans la région orbitaire, par les *orbito-sphénoïdes* ou *ailes orbitaires* (*sa*), constituant le bord postérieur de l'orbite. Enfin, la cavité cérébrale est fermée, en avant des orbites, par le cartilage crânien, au centre duquel sont développées deux lames osseuses verticales : les *ethmoïdes* (*e*).

A ces os enchondriques se joignent des lames protectrices ou de recouvrement. Ce sont, à la face supérieure et d'arrière en avant, les *pariétaux* (*p*), petits os triangulaires latéraux, recouverts partiellement en avant par les *frontaux principaux* (*fp*), grandes lames élargies en arrière et rétrécies en avant qui constituent le plafond de la cavité cérébrale et des orbites; les *frontaux postérieurs* ou *post-frontaux* (*fo*) formant l'angle postérieur de l'orbite en dedans et offrant une surface articulaire pour l'hyomandibulaire. La partie antérieure des orbites est constituée par les *frontaux antérieurs* ou *préfrontaux* (*fa*) et enfin une petite pièce médiane reposant sur le cartilage qui entoure les fosses nasales et qu'on a appelée *nasal* ou *ethmoïde médian* (*n*).

Sur la base du crâne et enchâssées dans la muqueuse de la cavité buccale, dont elles forment le plafond, nous trouvons deux plaques de recouvrement. Ce sont : en arrière, le *parasphénoïde* ou *sphénoïde principal* (*sp*), os en forme de fer de lance et recouvrant, en arrière, le bord antérieur du basilaire, et, en avant, la pointe postérieure styliforme du *vomer* (*v*), dont la partie antérieure élargie et arrondie porte de nombreuses petites dents acérées.

Des os en apparence purement cutanés et protecteurs des canaux latéraux se joignent, à l'extérieur, au crâne. Ce sont : en arrière, sur l'angle externe de l'occiput, le *temporal* (*t*) formant une crête à sillon ouvert en haut et les cinq écailles *sous-orbitaires* ou *jugaux* (*j* et *j'*, fig. 201), lesquels constituent ensemble une chaîne entourant la circonférence inférieure du globe oculaire. La première de ces écailles est fort considérable et laisse rayonner quelques canaux secondaires.

On peut encore considérer, comme os purement cutanés et servant au jeu d'un organe sensitif, mais sans rapport avec les canaux latéraux, les *os olfactifs* (*o*, *o*, fig. 203) situés sur les bords de l'orifice nasal.

Le *crâne facial* se compose, comme nous l'avons dit, d'une multitude de pièces disposées en arcs, dont les deux premiers sont appliqués entièrement à la base du crâne, tandis que les autres font le tour du canal alimentaire en se joignant dans la ligne ventrale médiane. Les bouts supérieurs des arcs sont reliés au crâne tantôt seulement par des ligaments, tantôt par de véritables articulations. Nous distinguons les arcs et pièces suivants :

1° *Arc maxillaire*, formant le contour de la bouche et composé de deux os pairs, l'intermaxillaire et le maxillaire. Le *prémaxillaire* ou *intermaxillaire* (*i*, fig. 201) est une pièce arquée portant des dents sur son bord inférieur. Placés en dessous et en avant des maxillaires, ces os en sont recouverts en partie. Chaque os intermaxillaire possède deux prolongements supérieurs, un antérieur arrondi, un postérieur tranchant.

Maxillaires (*os mystacis* des anciens auteurs) (*m*, fig. 201). — Chaque maxillaire est une lamelle allongée disposée obliquement, dépourvue de dents, superposée en partie à l'intermaxillaire, qu'elle longe dans toute son étendue sans prendre part à la constitution du bord de la bouche. Son extrémité antérieure épaissie présente un relèvement dorsal venant s'appliquer contre le sac nasal, auquel il est réuni par une bride demi-cartilagineuse; des fibrilles très résistantes fixent le maxillaire à l'intermaxillaire. C'est également contre lui que vient s'attacher la longue bride tendineuse du muscle de la mâchoire qui, le longeant sur toute son étendue, décrit une courbe pour s'insérer postérieurement contre l'articulaire. Un prolongement osseux de la partie antérieure du maxillaire le relie à l'intermaxillaire.

2° *Arc ptérygo-palatin.* — On sait, par l'embryogénie, que cet arc est primitivement un prolongement démembré de l'arc suivant, auquel il reste encore uni en arrière, mais dont il est devenu assez indépendant par l'ossification. Il est disposé en dedans de l'arc

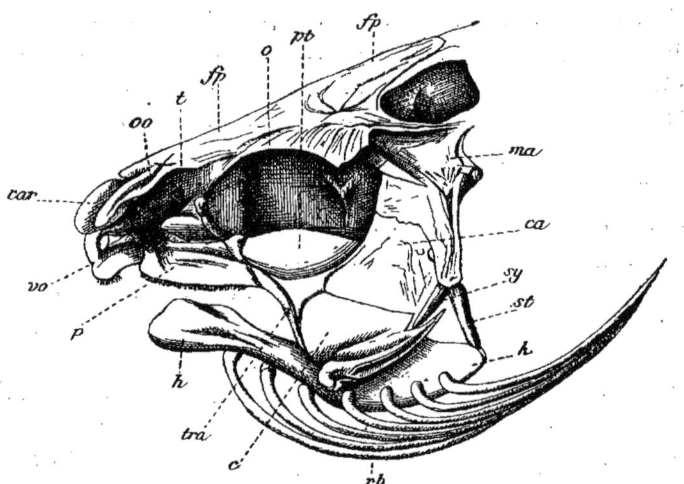

Fig. 203.

maxillaire, complétant la voûte du palais, et il se montre composé, d'avant en arrière, des os suivants :

Le palatin (*p*, fig. 203). — C'est un os très irrégulier de forme. Il constitue une partie de la région antérieure du palais, son bord inférieur est garni d'une quantité de petites dents. Antérieurement, il se soude au vomer, et se prolonge en un bec recourbé au dehors. Le *ptérygoïdien* (*pt*), aussi nommé *entoptérygoïde*, est une fine lamelle transparente formant une partie du plafond de la bouche. *L'os transverse* (*tra*), aussi connu sous le nom d'*ectoptérygoïde*, est une petite pièce osseuse, mince, allongée, courbée presque à angle droit et reliant le palatin à l'os carré. Le *métaptérygoïde*, que l'on

Fig. 203. — *Perca fluv.* Squelette de la tête, vu de côté après avoir enlevé les appareils maxillaires et operculaires. *car*, cartilage antérieur; *oo*, os olfactif; *t*, trou de passage du nerf olfactif; *fp*, frontal principal; *o*, orbite; *pt*, ptérygoïdien; *vo*, vomer; *p*, palatin; *h*, hyoïde; *tra*, transverse; *c*, carré; *rb*, rayons branchiostèges; *st*, styliforme; *sy*, symplectique; *ca*, métaptérygoïde; *ma*, hyo-mandibulaire.

nomme quelquefois la *caisse* (*Ca*), est situé au dessus de l'os carré. C'est une lame qui concourt à la formation du bord postérieur de l'orbite. C'est le *lympanal* de Cuvier.

3° L'*arc mandibulaire*, constituant la mâchoire inférieure et formé primitivement, au moins dans sa plus grande partie distale, d'un seul cartilage, dit *de Meckel*, se fractionne également en plusieurs os et montre en outre des liaisons avec les deux arcs qui l'avoisinent. Il est suspendu au crâne par une pièce puissante et de forme très irrégulière, l'*os carré* (*c*), qui se prolonge inférieurement en une masse condyliforme, laquelle vient s'engager dans l'anfractuosité de l'articulaire et constitue ainsi l'articulation de la mâchoire. Son bord postérieur présente une rainure longitudinale dans laquelle s'engage une partie du préopercule. — La mandibule proprement dite est composée de trois pièces : l'antérieur, l'*os dentaire* (*d*, fig. 201), est très irrégulier de forme. A son côté interne se trouve une rainure, dans laquelle est logé encore un reste du cartilage de Meckel. Son bord supérieur est garni de nombreuses dents. Le bord postérieur est découpé en forme de V; et c'est dans cette échancrure que vient se loger l'extrémité antérieure de l'*articulaire* (*ar*, fig. 201), lequel, comme son nom l'indique, s'articule à l'os carré; il possède sur son bord postérieur un enfoncement dans lequel vient jouer la poulie d'articulation du carré. L'*angulaire* (*a*, fig. 201), toujours petit et de forme triangulaire, fait immédiatement suite à l'articulaire.

4° La principale pièce de suspension de l'*arc hyoïdien* est l'*hyomandibulaire* (*ma*, fig. 203). Son extrémité supérieure très élargie s'articule largement avec le frontal postérieur. En arrière, il présente une protubérance qui vient jouer dans la cavité articulaire de l'opercule. Inférieurement cet os s'amincit pour se souder au symplectique et au styliforme. Il est limité postérieurement par le préopercule. La suspension est renforcée par deux os, divergents en bas, le *symplectique* (*sy*, fig. 203), pièce cylindrique oblique qui se place au dessus de l'os carré et s'articule en haut avec le hyo-mandibulaire, en bas avec le *styliforme* (*st*, fig. 203), petit bâtonnet qui relie l'hyo-mandibulaire à l'extrémité postérieure de l'*hyoïde* (*h*, fig. 203). Celui-ci est courbé en arc et formé de quatre pièces qui se font suite. Les deux supérieures (*d*, *c*, fig. 204), reliées par une large bande cartilagineuse transversale, ont ensemble la forme d'une spatule allongée, creusée en dedans, contre l'extrémité supérieure de laquelle s'articule le styliforme (*st*), tandis que le manche ventral de la spatule est formé par deux petits os triangulaires (*b*, *a*), qui s'articulent sur les flancs du corps ventral de l'hyoïde, situé dans la ligne médiane. Ce *corps de l'hyoïde* est composé de cinq ossicules (*copulae* c^1-c^4) se faisant suite et recevant, sur leurs flancs, les articulations de l'hyoïde et des arcs branchiaux qui lui font suite. La pièce antérieure du corps, le *lingual* ou *entoglosse* (*en*), s'avance librement dans le bourrelet charnu, qu'on appelle la langue. La pièce terminale du corps, également dépourvue d'articulations latérales, est une petite lame verticale.

5°-8° Les *arcs branchiaux* (fig. 204) font suite à l'arc hyoïdien. Ceux qui portent des lamelles respiratoires sont au nombre de quatre, disposés symétriquement de chaque côté. Chaque arc est formé de plusieurs articles se suivant et portant des mamelons hérissés de petits piquants; le premier est en outre orné de prolongements très

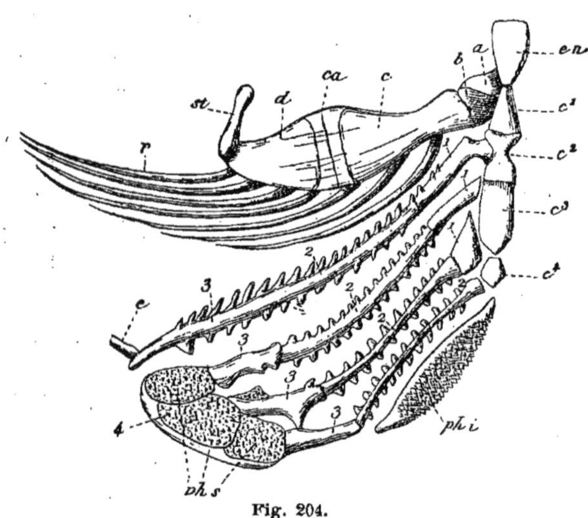

Fig. 204.

pointus sur son bord antérieur; il est relié au crâne par une petite pièce cylindrique (*e*). Chaque arc comprend un article inférieur qui l'unit au corps de l'os hyoïde, une branche médiane allongée, dirigée obliquement d'avant en arrière et de bas en haut (*2*), et un article supérieur plus court (*3*) disposé presque horizontalement, formant en partie le plafond de l'arrière bouche. Les 2ᵉ, 3ᵉ et 4ᵉ arcs, après s'être recourbés supérieurement, s'étalent en différents os, lesquels portent sur leur face inférieure des plaques dentées (*4*). Cet ensemble

Fig. 204. — *Perca fluv.* Une moitié de l'appareil branchial et de l'arc hyoïdien déployée et vue de la face supérieure interne. *en*, os entoglosse; *a*, *b*, pièces articulaires de la branche latérale de l'arc hyoïdien; *c*, *d*, pièces aplaties de la même branche; *ca*, cartilage reliant *c* à *d*; *e*, pièce cylindrique reliant le premier arc branchial au crâne; 1, article inférieur de l'arc; 2, article médian; 3, article supérieur; *st*, os styliforme; *r*, rayons branchiostèges; *phi*, os pharyngiens inférieurs; *phs*, os pharyngiens supérieurs; 4, pièces osseuses portant les dents pharyngiennes supérieures; c'-c^4, copulae.

constitue ce que l'on a nommé les os *pharyngiens supérieurs* (*phi*, fig. 204).

9° Un dernier arc, fort incomplet du reste, est constitué par les os *pharyngiens inférieurs* (*phs*, fig. 204), deux pièces osseuses allongées faisant suite aux arcs branchiaux. Ils sont dépourvus de lamelles respiratoires et sont un peu élargis; leur face interne est garnie de nombreuses dents très serrées les unes contre les autres.

A l'ensemble de ces arcs viscéraux, qui passent de la fonction alimentaire à la fonction respiratoire et dont le dernier incomplet se rattache de nouveau à la déglutition, se joint un appareil primitivement cutané, propre aux poissons seuls et de première importance pour la fonction respiratoire.

L'*appareil operculaire* est un assemblage de pièces plates protégeant les branchies contre les chocs venant de l'extérieur, et jouant comme un chambranle de chaque côté de la région postérieure de la tête, pour ouvrir et fermer la fente branchiale. Il se compose des pièces suivantes :

Le *préopercule* (*pop*, fig. 201) supporte seul tout le reste de l'appareil. C'est un os aplati, courbé à peu près à angle droit et intimement uni à l'os carré, au symplectique et au hyo-mandibulaire; la branche ascendante se termine en haut dans le voisinage du frontal postérieur, elle est finement dentelée sur son bord postérieur, et creusée en rainure pour recevoir le bord antérieur de l'opercule; la branche horizontale se termine en avant près de la tête d'articulation de l'os carré; son bord inférieur porte des dentelures très pointues et dont les antérieures sont les plus longues.

L'*opercule* (*op*, fig. 201) est une large lamelle osseuse, transparente, tapissée en dedans par une membrane argentée; elle présente un bord droit vertical, s'articulant contre le préopercule; le bord supérieur décrit une courbe en forme d'arc dont l'extrémité postérieure se continue en une pointe acérée. Le bord postérieur, par une courbe en forme d'S, vient rejoindre l'extrémité inférieure du bord antérieur. La face externe est lisse; l'interne possède un relèvement horizontal contre lequel viennent s'attacher les muscles. L'extrémité supérieure du bord antérieur possède une cavité d'articulation dans laquelle vient s'engager la poulie du hyo-mandibulaire.

L'*inter-opercule* (*int*, fig. 201) est une lame osseuse placée sous le préopercule; son bord postérieur est denté, une membrane blanchâtre le relie à l'opercule et au sous-opercule. Le *sous-opercule* (*sop*, fig. 201) fait suite à l'inter-opercule. Il est allongé, son bord antérieur est tranchant, tandis que le postérieur est dentelé sur une partie de son parcours. Ces deux dernières pièces osseuses recouvrent en partie les *rayons branchiostèges* (*rb*, fig. 201). Ceux-ci, au nombre de sept, sont des lamelles en forme de sabre, qui s'articulent, avec une tête un peu épaissie, sur la face externe de l'arc hyoïde inférieur et remplissent, profondément enchâssées dans les téguments épais, l'espace de la gorge compris entre les mandibules.

Squelette des membres pairs. — Nous rappelons que la Perche est un poisson thoracique, que par conséquent le membre postérieur est situé sous la nageoire pectorale et que les pièces terminales des deux sont des rayons mous. Le membre antérieur seul possède une ceinture en arc, attachée à l'occiput et constituant le bord postérieur de la fente branchiale pour la fermeture de laquelle l'appareil operculaire s'abat sur le bord arqué.

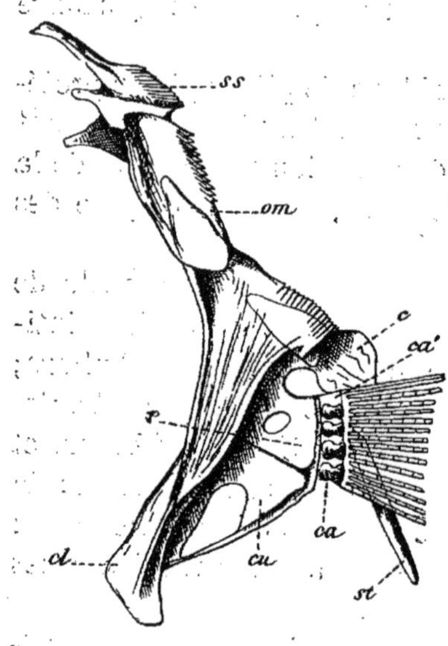

Fig. 205.

Membre antérieur ou nageoire pectorale. — Chaque demi-arc de la ceinture se compose de trois os se faisant suite et accompagnés, en arrière, de plusieurs pièces intermédiaires entre la ceinture et les rayons. Nous donnons à ces pièces les noms usuels, sans vouloir indiquer par cela qu'elles sont homologues aux pièces portant les mêmes noms chez les Vertébrés supérieurs. La *ceinture* est composée des pièces suivantes :

L'*os scapulaire* (*ss*, fig. 205) relie la ceinture thoracique au crâne. C'est une pièce dentelée postérieurement et possédant en avant trois prolongements venant s'accoler contre les bords postérieurs et latéraux du crâne. — Le *coracoïde* (*om*), qui lui fait suite, est une lame allongée dentelée sur son bord postérieur. Il est relié à l'extrémité inféro-postérieure du crâne par un très fort tendon. — Le *claviculaire* (*cl*) est la pièce la plus volumineuse; de courtes fibres tendineuses réunissent les parties inférieures de celui de droite à celui de gauche. Cet os est très irrégulier de forme et présente une arête saillante contre laquelle s'attache une partie des muscles du tronc. Dans une cavité médiane inférieure, formée par la réunion des deux clavicules, est logée une partie du cœur.

Fig. 205. — *Perca fluv.* La ceinture thoracique, grandeur naturelle et vue par sa face externe. *ss*, scapulaire; *om*, coracoïde; *cl*, clavieulaire; *c*, basal supérieur; *r*, basal moyen; *cu*, basal inférieur; *ca*, carpe; *ca'*, espace rempli de tissu fibreux; *st*, baguette styliforme.

Le *membre pectoral* lui-même commence par trois *pièces basales* (*c*, *r*, *cu*) ajustées au bord postérieur de la partie ventrale de la clavicule. La plus supérieure de ces pièces est séparée des autres par une large lacune remplie d'une lamelle cartilagineuse et porte, attachée à son coin inféro-postérieur, une longue baguette styliforme (*st*) qui s'enfonce obliquement dans les muscles jusque près de la nageoire ventrale. Chacune des deux autres pièces soudées ensemble par du cartilage (*r*, *cu*) montre un trou ovalaire. On les a comparées au *radius* et au *cubitus;* on désigne aussi les trois pièces sous les noms de *pro-*, *méso-* et *méta-ptérygium*. Au radius ou métaptérygien est attachée une série de quatre petits os (*ca*) renflés aux deux extrémités, comparés aux os du *carpe* et qui portent les rayons mous tous semblables entre eux.

Membre postérieur ou *nageoire ventrale* (fig. 206). Il est formé de deux os placés côte à côte et soudés l'un à l'autre dans leur région postérieure. Chaque os se compose en réalité de deux moitiés intimement unies l'une à l'autre. La portion postérieure épaisse se prolonge en avant sur la face ventrale en un éperon. C'est contre le bord postérieur que s'attachent les rayons de la nageoire. La partie antérieure lamellaire devenant de plus en plus mince au fur et à mesure qu'elle s'avance vers la ceinture scapulaire attache ses deux extrémités par des fibres tendineuses aux clavicules.

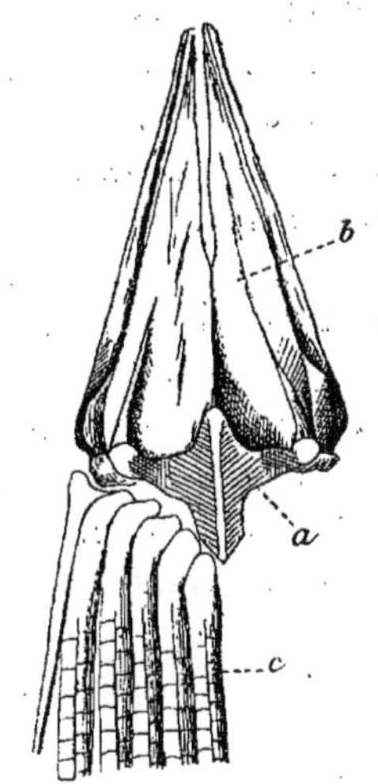

Fig.206.

Système musculaire. — Le grand *muscle latéral* du tronc (*l*, fig. 207) est arrangé d'une façon analogue à celui des Pétromyzontes, montrant les mêmes myomères et myocommes courbés en zigzags obliques. Nous n'avons pas besoin de revenir sur ces dispositions; il n'y a de différences que dans les insertions. Antérieurement, les faisceaux se soudent au crâne et à la ceinture scapulaire; ils sont interrompus par l'os styliforme ou *stylet* dépendant du membre thoracique et s'écartent pour entourer la nageoire ventrale; quelques fibres ventrales s'attachent contre la région inférieure de l'os claviculaire, les autres passent sous la gorge, s'amincissent de plus en plus pour aller se terminer en pointe contre l'extrémité inférieure de l'os hyoïde; ils forment ainsi le muscle appelé *sterno-hyoïdien*.

Un nouvel élément vient s'ajouter au grand muscle par la diffé-

Fig. 206. — *Perca fluv.* Squelette du membre ventral, vu par sa face externe, grandeur naturelle. *a*, bord postérieur épaissi; *b*, lamelle antérieure de l'os; *c*, rayons.

renciation de *muscles longitudinaux* pairs, dont le supérieur ou *dorsal* (*ld*, fig. 207), très grêle et dépourvu de myocommes, s'étend de l'occiput à la queue, en s'écartant un peu de la ligne médiane là où se trouvent les nageoires impaires. — Le muscle longitudinal *ventral* est interrompu dans son trajet depuis la nageoire ventrale à la queue par l'anus et la nageoire anale. La première moitié montre, sur sa partie antérieure, des inscriptions correspondant aux myocommes du latéral.

Muscles des nageoires impaires. — Dans les *nageoires dorsales* et *anale* on distingue, pour chaque rayon, des faisceaux superficiels et profonds. Les premiers adhèrent fortement à la peau, s'étendent par-dessus les masses du latéral et s'insèrent obliquement à la base des rayons; les seconds, enfouis entre les masses du latéral, se portent d'un os inter-épineux à l'autre et peuvent être divisés en quatre faisceaux, deux antérieurs et deux postérieurs, qui relèvent et abaissent les rayons. Il n'y a aucune différence entre la musculature des dorsales et de l'anale, comme il devrait y en avoir, si cette dernière était constituée par la réunion médiane de deux plis cutanés latéraux.

Les *muscles de la nageoire caudale*, tout en laissant reconnaître l'homologie, diffèrent cependant en concordance avec la disposition du squelette de cette partie. Après avoir enlevé l'aponévrose du muscle du tronc, on met à découvert une épaisse masse charnue qui se laisse facilement diviser en deux moitiés semblables ; ce sont les *muscles profonds supérieur et inférieur*. Ils s'insèrent d'un côté contre le flanc des dernières vertèbres, de l'autre contre la base des rayons de la nageoire. En dessous de cette masse se trouve une couche musculaire dont les faisceaux disposés en éventail partent de la dernière vertèbre et s'attachent à la base des rayons. C'est le *muscle caudal profond moyen*. — Ces masses s'adressent plutôt à l'ensemble de la nageoire, dont les rayons sont spécialement attachés à l'aponévrose du muscle latéral et aux apophyses de la dernière vertèbre par les faisceaux du muscle *caudal superficiel* et reliés entre eux par des petites brides obliques.

Vu l'enchevêtrement des différents arcs sur la tête, nous préférons mentionner les muscles de cette partie par couches, en allant de la superficie à la profondeur, comme on les rencontre dans la dissection successive.

Face latérale de la tête. — Après avoir enlevé la peau et la chaîne des petits os sous-orbitaires, on rencontre en premier lieu des muscles appartenant aux appareils masticateurs et operculaires, tels qu'ils ont été représentés fig. 207.

Tout le creux des joues compris entre l'orbite, les mâchoires et le bord antérieur du préopercule est rempli par une grosse masse charnue, l'*adducteur de la mâchoire* (*am*, fig. 207), appelé aussi *masseter*. Cette masse à fibres serrées et obliques peut se séparer en trois parties. La supérieure (*am'*) est insérée en arrière au préopercule et se termine par deux tendons, dont l'un se fixe à l'apophyse dorsale antérieure du maxillaire, tandis que l'autre se confond avec la masse charnue qui tapisse la face interne de la mandibule. Les parties inférieures se confondent souvent, mais forment toujours

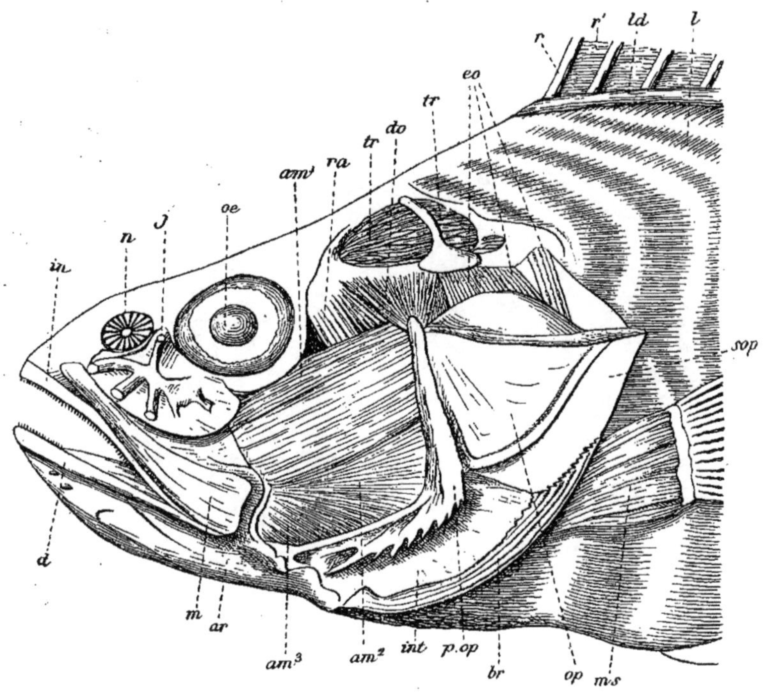

Fig. 207.

deux tendons, dont l'un s'attache particulièrement à l'articulaire de la mandibule.

Sur la limite supérieure de l'adducteur surgissent quelques muscles, attachés à la crête latérale du crâne. Pour voir la continuation de la plupart d'entre eux, il faut enlever le masseter et l'appa-

Fig. 207. — *Perca fluv.* Préparation de la tête dont la peau et la chaîne des petits osselets jugulaires ont été enlevées. *in*, intermaxillaire; *n*, sac nasal; *j*, premier jugulaire; *oc*, œil; am^1, am^2, am^3, les trois parties du masseter; *ra*, releveur de l'arc palatin; *eo*, élévateurs de l'opercule; *do*, dilatateur de l'opercule; *tr*, trapézoïde; *r*, rayons épineux de la dorsale; *rp'*, membrane intermédiaire; *l*, muscle latéral; *d*, os dentaire; *ar*, articulaire de la mandibule; *m*, maxillaire; *int*, inter-opercule; *pop*, préopercule; *br*, rayons branchiostèges; *op*, opercule; *ms*, muscle superficiel de la pectorale; *sop*, sous-opercule; *ld*, muscles superficiels des rayons des nageoires.

reil operculaire. Ce sont, d'avant en arrière : le *releveur de l'arc palatin* (*ra*, fig. 207), gros muscle triangulaire, attaché en haut au post-frontal, en bas au métaptérygoïde ainsi qu'au bord du préopercule et constituant le bord postérieur de l'orbite; le *dilatateur de l'opercule* (*do*), étendu entre le postfrontal et le coin supérieur et antérieur de l'opercule; les *élévateurs de l'opercule* (*eo*, fig. 207) qui s'insèrent sur le scapulaire d'un côté et l'opercule de l'autre et dont le postérieur est le plus distinct; enfin l'*adducteur de l'opercule*

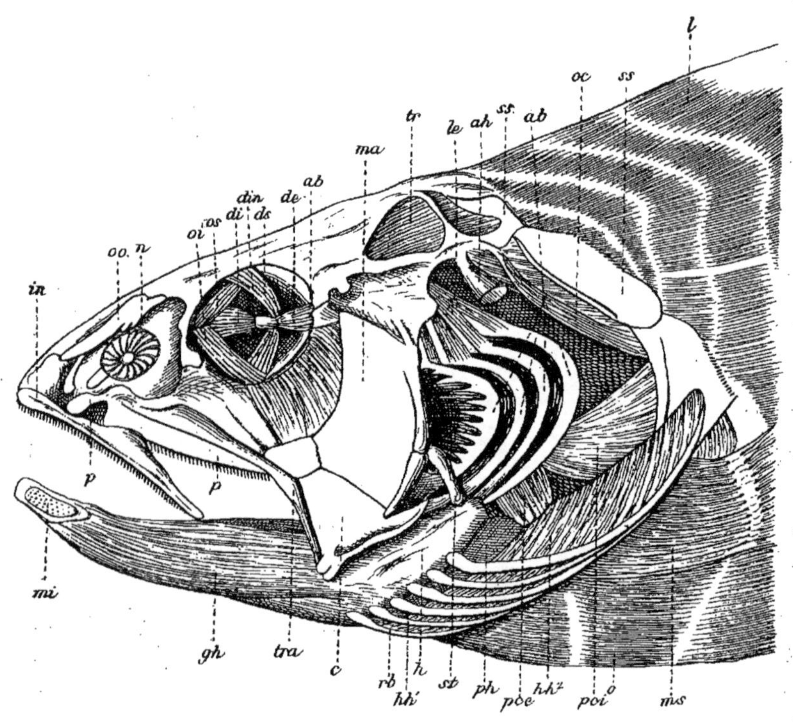

Fig. 208.

entre le frontal postérieur et la face interne de l'opercule, sur laquelle il s'étend en s'élargissant considérablement.

Après avoir enlevé l'appareil operculaire, le maxillaire et les

Fig. 208. — *Perca fluv.* La précédente préparation poussée plus loin. L'appareil operculaire, le globe de l'œil, la mandibule et le maxillaire de gauche ont été enlevés. *in*, inter-maxillaire ; *p*, palatin ; *tra*, os transverse ; *oo*, os olfactif ; *ss*, scapulaire ; *a*, muscle adducteur de l'arcade palatine ; *ah*, adducteur de l'hyo-mandibulaire ; *gh*, muscle genio-hyoïdien ; *h*, h^1, h^2, muscles hyo-hyoïdiens ; *o*, muscle sterno-hyoïdien ; *tr*, muscle trapézoïde ; *oc*, occipito-claviculaire ; *ms*, muscle antérieur superficiel ; *mi*, muscle inter-mandibulaire ; *rb*, rayons branchiostèges ; *h*, os hyoïde ; *st*, os styloïde ; *ph*, muscle pharyngo-hyoïdien ; *pce*, pharyngo-claviculaire externe ; *pci*, pharyngo-claviculaire interne ; *t*, muscle du tronc ; *ab*, arcs branchiaux ; *le*, élévateurs externes des arcs branchiaux ; *n*, capsule nasale ; *oi*, muscle oblique inférieur de l'œil ; *os*, oblique supérieur ; *di*, droit interne ; *de*, droit externe ; *din*, droit inférieur ; *ds*, droit supérieur ; *c*, os carré ; *ma*, os hyo-mandibulaire.

couches musculaires superficielles et constitué ainsi une préparation analogue à celle de la fig. 208, on trouve, outre les muscles de l'appareil branchial dont nous parlerons plus tard, quelques autres qui s'appliquent aux arcs ptérygo-palatin et hyoïde, ainsi qu'à la ceinture scapulaire. Nous comptons parmi ces muscles : l'*adducteur de l'arc palatin* (*a*), grosse masse située sous le releveur au bord postéro-inférieur de l'orbite, s'insérant à l'os carré et au métaptérygien ; le *trapézoïde* (*tr*) fixant le scapulaire à l'occiput ; l'*occipito-*

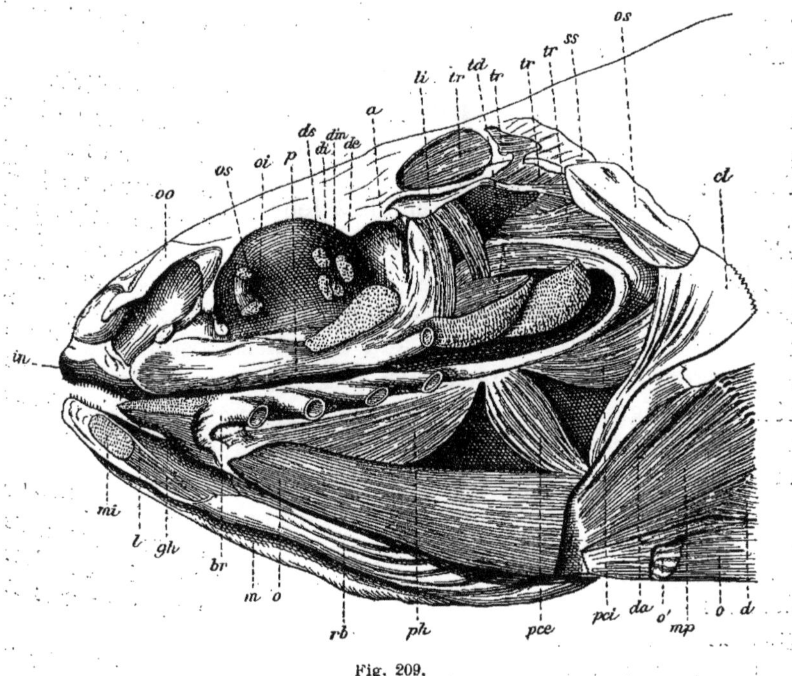

Fig. 209.

claviculaire (*oc*) entre l'occiput, le pharyngien supérieur et la ceinture scapulaire.

A la face ventrale de la tête se trouvent les muscles suivants,

Fig. 209. — *Perca fluv.* La préparation précédente poussée plus loin. On a coupé jusqu'aux arcs branchiaux du côté gauche pour mettre à nu les parties profondes. *li*, élévateurs internes des arcs branchiaux ; *td*, transverses dorsaux ; *mi*, muscle inter-mandibulaire ; *gh*, génio-hyoïdien ; *ph*, muscle pharyngo-hyoïdien ; *pce*, muscle pharyngo-claviculaire externe ; *pci*, muscle pharyngo-claviculaire interne ; *o*, muscle sterno-hyoïdien ; *de*, droit externe de l'œil ; *di*, droit interne ; *ds*, droit supérieur ; *din*, droit inférieur ; *os*, oblique supérieur ; *oi*, oblique inférieur ; *mp*, muscle antérieur profond ; *da*, dilatateur antérieur ; *d*, muscle s'étendant du bord inférieur de la nageoire au stylet ; *in*, os intermaxillaire ; *oo*, os olfactif ; *p*, plafond de la bouche ; *a*, muscle adducteur de l'arcade palatine ; *tr*, muscle trapézoïde ; *cl*, os claviculaire ; *ss*, scapulaire ; *rb*, rayons branchiostèges ; *m*, mâchoire inférieure ; *l*, langue ; *br*, arcs branchiaux coupés ; *o'*, muscle sterno-hyoïdien coupé.

intéressés aux arcs mandibulaires et hyoïdien : le *sterno-hyoïdien* (*o*) qui n'est que la continuation de la partie ventrale du muscle latéral, où les myocommes sont devenus distancés. Il relie la base de la ceinture scapulaire à l'os hyoïde et aux branches de la mandibule; l'*inter-mandibulaire* (*mi*), reliant les deux branches de la mandibule en avant; le *génio-hyoïdien* (*gh*), couvrant la face externe de l'arc hyoïdien et se fixant, en avant, sur les branches de la mandibule, en arrière aux rayons branchiostèges inférieurs, et le *hyo-hyoïdien* (*hh*), composé de lames plates qui relient entre elles et avec l'interopercule les rayons branchiostèges et dont le faisceau le plus inférieur se rattache encore à l'os hyoïde.

Les muscles propres des arcs branchiaux peuvent se diviser en deux groupes, ceux des quatre arcs respiratoires et ceux de l'arc pharyngien incomplet. Nous comptons parmi les premiers et du côté dorsal : les *élévateurs externes* au nombre de quatre, un pour chaque arc, se fusionnant ensemble à leur insertion sur l'occiput; les *élévateurs internes* (*li*) beaucoup plus gros, au nombre de deux, se portant de la base du crâne aux second et troisième arcs branchiaux; les *transverses dorsaux* (*td*), au nombre de trois, s'étendant horizontalement de la base du crâne aux trois arcs postérieurs, et enfin le *rétracteur des arcs branchiaux*, puissante masse étendue des deux côtés de la ligne médiane, se fixant en arrière aux flancs de la colonne vertébrale et en avant, par quatre faisceaux, aux os suspenseurs des quatre arcs branchiaux.

A la face ventrale des arcs branchiaux on compte quatre *muscles obliques*, reliant les arcs aux os copulaires médians, et un gros muscle *transverse*, de forme triangulaire, qui remplit l'interstice entre les derniers arcs, envoie des faisceaux aux bases de tous les arcs et quelques fibres croisées aux pharyngiens inférieurs.

Ces os se relient avec l'arc hyoïdien par le muscle *pharyngo-hyoïdien* (*ph*), longue lame oblique, à la ceinture thoracique et notamment à la clavicule par deux muscles *pharyngo-claviculaires*, un externe (*pce*) et un interne (*pci*), et la lacune médiane existant entre eux est complétée par une lame *transverse*, qui fait suite au transverse branchial.

Nous traiterons des muscles de l'œil à propos de cet organe.

Muscles des membres. — Dans chaque membre nous pouvons toujours distinguer deux groupes de muscles, les uns étant appliqués à sa face externe, les autres à sa face interne.

Muscles de la nageoire pectorale. — A la face externe nous avons le *muscle antérieur superficiel* (m^5 fig. 208). C'est une grosse masse dont les fibres forment autant de faisceaux distincts qu'il y a de rayons à la nageoire et qui s'insèrent contre la base de chacun d'eux. Antérieurement, le muscle s'épaissit considérablement et va se fixer à la face postérieure de l'os claviculaire. En dessous nous trouvons le *muscle antérieur profond* (*mp*, fig. 209). Il recouvre la face extérieure des os du bras; il est volumineux, de forme triangulaire. Son extrémité postérieure élargie se résout en autant de tendons qu'il y a de rayons à la nageoire; ces tendons s'attachent à la base de chacun de ces derniers; l'extrémité antérieure se soude à l'os claviculaire. En dessus de ce muscle on en observe un autre plus grêle, le *muscle dilatateur antérieur* (*da*, fig. 209). Il est disposé obliquement de bas en haut. Son tendon postérieur s'insère sur le bord supérieur de la nageoire, l'inférieur s'attache à la face postérieure de l'os claviculaire. Il écarte les rayons les uns des autres.

Dans les muscles postérieurs nous avons : le *muscle postérieur superficiel*. Il s'étend verticalement sous forme d'une lame peu épaisse dont l'insertion supérieure se fait contre le bord de la branche montante de l'os claviculaire, l'inférieure contre la base des rayons de la nageoire; il se résout en autant de lames tendineuses qu'il y a de rayons. Le *muscle postérieur profond* est le plus volumineux de ceux qui revêtent la face postérieure de la nageoire. Il s'étend longitudinalement en une grosse masse aplatie et s'attache antérieurement contre l'extrémité inférieure de l'os claviculaire et postérieurement contre la base des rayons de la nageoire. Le *muscle dilatateur postérieur* est dirigé obliquement; son insertion antérieure se fait contre le bord de l'os claviculaire; puis il passe sous le postérieur superficiel et va s'attacher à la base du rayon supérieur de la nageoire. Enfin le muscle *stylo-claviculaire* réunit l'os styliforme au bord inférieur de la ceinture.

Muscles de la nageoire ventrale. Face externe. *Muscles inférieurs* ou *abaisseurs*. — Après l'enlèvement de la peau recouvrant la nageoire ventrale, on met à nu ces muscles dont l'externe de forme triangulaire s'insère par son extrémité antérieure amincie à l'extrémité antérieure de l'os coxa, tandis que son extrémité postérieure élargie se convertit en une lamelle tendineuse s'attachant à la base des rayons à l'exception de l'externe. Ce dernier possède son muscle propre, le *dilatateur*, dont l'extrémité antérieure se soude à l'os coxa. Il écarte les rayons les uns des autres. De même que dans la nageoire pectorale, nous trouvons sur la nageoire ventrale un *muscle profond* qui recouvre la plus grande partie de l'os du bassin et dont l'extrémité postérieure s'attache à la base des rayons de la nageoire.

Muscles supérieurs ou releveurs. — Nous en trouvons également trois : un superficiel, un profond et un rapprocheur. Le *muscle su-*

perficiel dont les fibres sont dirigées un peu obliquement s'attache, en arrière, à la base des rayons, en avant, contre le bord interne de l'os coxa qu'il recouvre. Le *muscle profond* est immédiatement appliqué sur l'os coxa qu'il recouvre complètement. C'est une large lame, dont le gros tendon postérieur s'attache à la base des rayons de la nageoire. Le *muscle rapprocheur* est une bride s'attachant par son extrémité postérieure à la base du rayon interne, et dont le tendon antérieur se soude au bord externe de la partie antérieure étirée de l'os coxa.

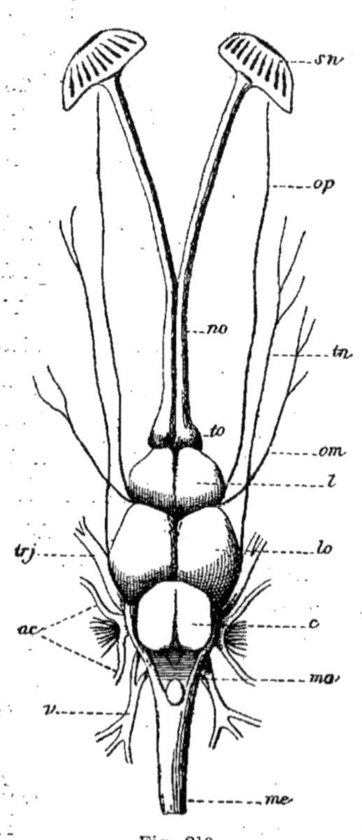

Fig. 210.

Système nerveux. — Le système central se compose de la moelle et du cerveau; le système périphérique des nerfs cérébro-spinaux et du sympathique.

La *moelle épinière* (*me*, fig. 210, 212) est un peu aplatie dans le sens vertical et couchée sur le plancher du canal rachidien. L'intervalle entre sa face supérieure et le plafond du canal est rempli par du tissu graisseux comme chez les Cyclostomes. Elle s'étend en s'amincissant insensiblement jusqu'à la base de la nageoire caudale, où elle finit en pointe. Sur des coupes transversales, on distingue deux moitiés latérales séparées l'une de l'autre presque complètement par un sillon dorso-ventral. Un pont de fibres centrales les unit l'une à l'autre. Ces fibres sont disposées en forme d'une croix couchée et sortent de la moelle en faisceaux constituant les racines nerveuses supérieures (sensibles ou postérieures) et les racines inférieures (motrices ou antérieures). Les premières quittent la moelle sur la face dorsale, les secondes sur la face ventrale. Les racines aboutissent à un noyau gris, composé de petites cellules et disposé aussi en croix. Les interstices et la périphérie sont formés de substance blanche, constituée par des fibres longitudinales très fines, lesquelles, sur des coupes transversales, montrent un pointillé très serré. — La *moelle allongée* ou *myélencéphale* (*ma*, fig. 210) s'élargit de plus en

Fig. 210. — *Perca fluv.* Cerveau vu en dessus, dépouillé de ses enveloppes. *l*, prosencéphale ; *lo*, lobes optiques ; *c*, cervelet ; *no*, nerf olfactif ; *to*, tubercules olfactifs ; *tr*, nerf trochléaire ; *ac*, nerf acoustique ; *trj*, trijumeau ; *om*, nerf oculo-moteur ; *op*, branche ophthalmique du trijumeau ; *sn*, sac nasal ; *ma*, moelle allongée ; *me*, moelle épinière ; *v*, nerf vague.

plus au fur et à mesure que l'on avance d'arrière en avant; ses deux faisceaux supérieurs (*cr*, fig. 211) s'écartent une première fois pour former une ouverture losangique à travers laquelle on aperçoit le plancher du canal rachidien; en avant de cette ouverture (*o*) s'en trouve une autre, en partie recouverte par le cervelet (*c*). Elle est de forme triangulaire, à contours nettement définis; on peut par elle pénétrer dans la cavité du quatrième ventricule, au fond duquel on touche directement les faisceaux inférieurs de la moelle. Cette ouverture porte le nom de *fosse rhomboïdale* (*f*, fig. 211). Les deux cordons supérieurs de la moelle, qui par leur écartement déterminent la formation de la fosse rhomboïdale, se nomment les *corps restiformes*. Ils se recourbent en avant à peu près à angle droit pour former les *pédoncules du cervelet*. Ceux-ci sont de gros piliers se rejoignant au-dessus et en avant de la fosse rhomboïdale et formant là une sorte de pont transversal. Ces pédoncules supportent le *cervelet* (*c*), lequel n'en est pour ainsi dire qu'un renflement supérieur. C'est une masse assez volumineuse en forme de bouton et s'élevant à angle droit à l'extrémité postérieure des lobes optiques. Sa paroi (c^1-c^3, fig. 212) est composée de deux sortes d'éléments. A l'extérieur se trouve une couche de fibres verticales qui se continue en avant directement dans la couche superficielle des tubercules quadrijumeaux, en laissant seulement dans la ligne médiane un étroit canal de communication avec la cavité du mésencéphale; à l'intérieur se rencontrent des cellules réunies en une masse compacte au centre de laquelle est ménagé un étroit espace pour le parcours des vaisseaux sanguins. En dessous du cervelet se trouvent les prolongements des faisceaux inférieurs de la moelle allongée; ils restent constamment unis ensemble et se continuent en avant dans les lobes inférieurs.

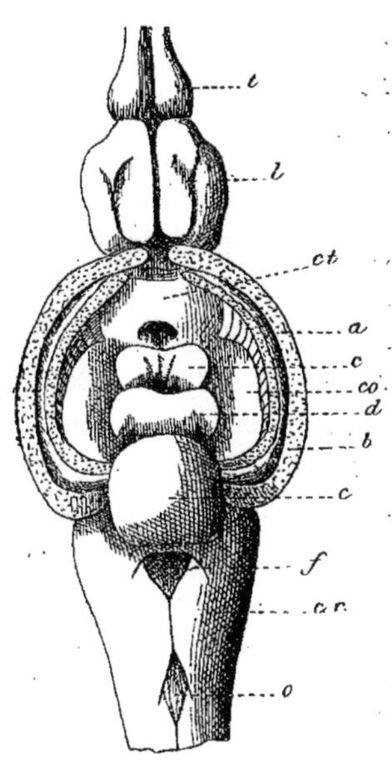

Fig. 211.

En avant de l'épencéphale et du post-encéphale constitués par le cervelet et la moelle allongée, on peut distinguer le mésencéphale,

Fig. 211. — *Perca fluv.* Vue supérieure du cerveau dont on a enlevé le toit des lobes optiques, grossie au double. *a*, couche externe du toit; *b*, couche interne du toit; *c*, *d*, tubercules quadrijumeaux; *co*, couches optiques; *cr*, faisceaux supérieurs du cervelet; *f*, fosse rhomboïdale; *t*, tubercules olfactifs; *l*, prosencéphale; *ct*, commissure transversale; *o*, écartement des faisceaux supérieurs; *c*, cervelet.

l'inter-encéphale, le prosencéphale et les lobes ou tubercules olfactifs. Toutes ces différentes parties se suivent alignées sur le même plan horizontal du plancher du crâne.

Le *mésencéphale* est la partie la plus volumineuse du cerveau. A la vue d'en haut (fig. 210) il se présente sous la forme de deux éminences ovalaires, qui se touchent sur la ligne médiane (*lo*, fig. 210) et dont l'écartement postérieur est surplombé par le cervelet, tandis que dans l'écartement antérieur se placent les lobes du prosencéphale. Ces deux éminences, appelées aussi *lobes optiques*, sont deux masses creuses, dont la paroi dorsale ou toit est assez mince et partagée en deux moitiés par un sillon longitudinal. Cette paroi se laisse par la dissection facilement séparer en deux couches nettement distinctes l'une de l'autre (*a*, *b*, fig. 211). Sur une coupe transversale on remarque dans la couche superficielle, en allant de l'extérieur à l'intérieur, les strates suivants. Une couche mince, fibrillaire dans laquelle on distingue des noyaux épars sans ordre; une couche de fibres longitudinales peu épaisses dont les faisceaux coupés transversalement apparaissent comme de gros espaces irréguliers et très clairs; en dessous vient un strate très épais d'une substance grisâtre, en tous points semblable à la couche superficielle et à laquelle les auteurs ont donné le nom de substance fondamentale (Grundsubstanz), puis nous retrouvons un strate de fibres longitudinales reposant sur quelques fibres transversales. La couche interne du toit des lobes optiques est principalement composée de cellules et tapissée en dedans par un épithélium de cellules aplaties. La face interne du plafond des lobes optiques examinée sous un faible grossissement montre des lignes parallèles disposées obliquement d'arrière en avant et de bas en haut.

Le toit des lobes optiques s'incurve un peu, comme nous l'avons vu, sur la ligne médiane longitudinale et détermine ainsi un sillon, supporté par un faisceau de fibres longitudinales que l'on appelle *torus longitudinal* (*to*, fig. 212). Ce faisceau commence très petit en arrière au niveau des tubercules quadrijumeaux et présente en cet endroit une coupe triangulaire; en s'avançant il grossit de plus en plus, tandis qu'un sillon longitudinal se creuse sur sa face inférieure; il se soude enfin au plancher de la partie antérieure de la cavité des lobes optiques. Ce torus est toujours en relation directe avec la couche de fibres transversales qui soutient le strate de la substance fondamentale.

Le plancher de la cavité des lobes optiques est loin d'être lisse; il présente quelques voussures dont deux plus saillantes se trouvent en avant du cervelet. Elles sont placées l'une devant l'autre et se présentent, vues d'en haut, comme deux boursoufflures superposées (*c*, *d*, fig. 211) dont la postérieure (*d*) recouvre en partie l'antérieure (*c*).

Elles sont un peu déprimées par un sillon longitudinal. Ce sont les *tubercules quadrijumeaux* (*tu*, fig. 212). Pour bien comprendre leur structure, il faut avoir recours aux coupes longitudinales (fig. 212). On voit que la paroi antérieure du cervelet dans sa partie ventrale s'engage longitudinalement dans la cavité des lobes optiques en formant le plafond de l'aqueduc de Sylvius; arrivée au milieu de cette cavité, elle décrit une courbe de bas en haut, revient en arrière puis décrit une seconde courbe en avant, de sorte qu'elle se plisse deux fois. Son extrémité est couverte de cellules, tandis que les fibres forment le

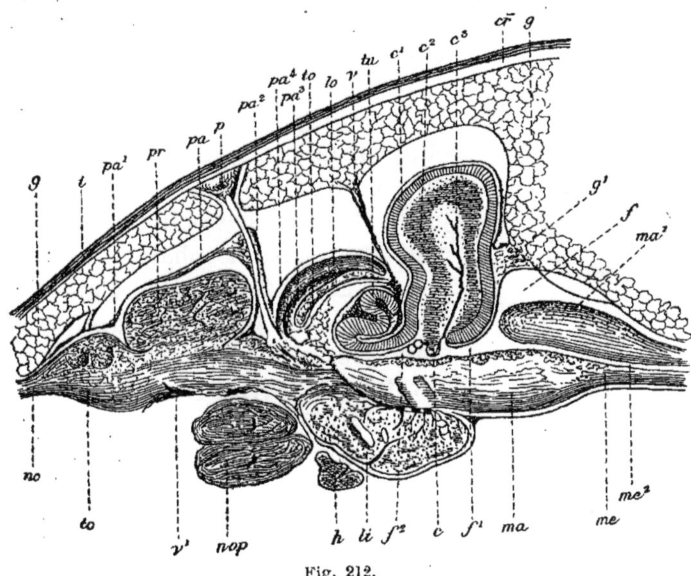

Fig. 212.

reste des couches optiques; quelques-unes forment des faisceaux longitudinaux volumineux.

Les deux lobes optiques sont réunis entre eux par une large commissure transversale située dans la région antérieure (*ct*, fig. 211).

Les lobes inférieurs (*li*, fig. 213) forment au-dessous des tubercules quadrijumeaux deux masses ovoïdes un peu aplaties par dessous

Fig. 212. — *Perca fluv.* Coupe sagittale du cerveau et des parties supérieures de la tête, frisant la ligne médiane. Gundl. Oc. 0, Obj. 00. Dessin pris à la chambre claire, mais réduit considérablement. *g*, tissu graisseux de remplissage; *t*, tégument; *pa*, pallium; pa^1, pont sur le sillon séparant le prosencéphale *pr* des tubercules olfactifs *to*; *p*, épiphyse; pa^2, partie du pallium entourant la tige de l'épiphyse; pa^3, id., entourant le mésencéphale à l'intérieur; pa^4, id., à l'extérieur; *to*, torus; *v*, vaisseau; *tu*, corps quadrijumeaux; c^1-c^3, les couches de la masse du cervelet; *cr*, crâne osseux; g^1, pont du tissu graisseux au cervelet; *f*, sinus rhomboïdal; f^1, f^2, aqueduc de Sylvius; *me*, moelle; me^2, son canal; *ma*, moelle allongée; ma^1, cordons supérieurs; *c*, base du cervelet; *li*, lobe inférieur; *h*, hypophyse; *nop*, nerfs optiques; v^1, vaisseaux; *to*, tubercules olfactifs; *no*, nerf olfactif.

et que l'on aperçoit dans toute leur étendue en regardant le cerveau par en bas, après l'avoir sorti de la boîte crânienne. Un sillon les sépare l'un de l'autre; ils sont réunis ensemble dans leur région antérieure et inférieure. L'intérieur de chaque lobe possède une cavité assez restreinte dont les parois sont en grande partie constituées par des fibres provenant des faisceaux inférieurs de la moelle, ainsi que des tubercules quadrijumeaux.

Le *sac vasculaire* (*s*, fig. 213) s'aperçoit chez la Perche sous forme d'une petite tache rougeâtre placée entre les deux lobes inférieurs et sur leur face ventrale; il ne renferme aucun élément nerveux, mais une grande quantité de vaisseaux sanguins et il est réuni aux lobes par du tissu conjonctif.

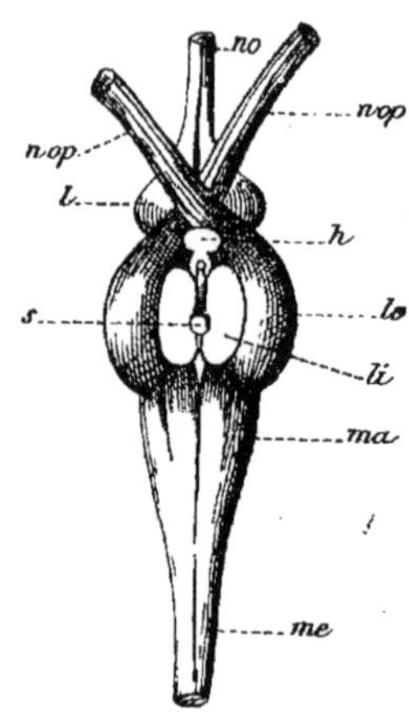

Fig. 213.

Le corps du *cerveau intermédiaire* ou *thalamencéphale* n'existe pour ainsi dire pas, ou, pour mieux dire, il forme la continuation inférieure et médiane du tronc du mésencéphale. Les couches optiques transgressent en effet sur l'entrencéphale, que l'on aperçoit comme une masse percée d'un orifice, lequel conduit dans l'*infundibulum*, entonnoir conique très court et s'ouvrant directement en bas dans la cavité close de l'*hypophyse* (*h*). Cette dernière est une masse rougeâtre remplie de cellules conjonctives et située au devant des lobes inférieurs de manière à cacher le corps de l'entrencéphale à la vue d'en dessous. — A la face supérieure de l'entrencéphale s'élève *l'épiphyse* (*p*, fig. 212), organe de dimensions très restreintes et extrêmement difficile à préparer. C'est sur des coupes sagittales de la tête entière décalcifiée (fig. 212) qu'on peut le mieux l'étudier. La tige mince mais cependant creuse sort du cerveau entre les lobes optiques et le prosencéphale; la mince substance nerveuse est en connexion avec le toit incurvé des lobes optiques; la tige monte obliquement en décrivant une légère courbe contre la voûte du crâne où elle se termine par un renflement creux généralement entouré d'un pigment abondant. On n'y trouve point d'éléments constitutifs rappelant un organe visuel.

Nous reviendrons sur le rôle que jouent dans sa formation les enveloppes cérébrales.

Fig. 213. — *Perca fluv.* Cerveau vu par dessous. *nop*, nerfs optiques; *lo*, mésencéphale; *li*, lobes inférieurs; *h*, hypophyse; *s*, sac vasculaire; *l*, prosencéphale; *ma*, moelle allongée; *me*, moelle; *no*, nerf olfactif.

Le *prosencéphale* (*l*) a une structure assez simple. Il est composé de deux lobes beaucoup moins volumineux que ceux du mésencéphale et séparés l'un de l'autre par un profond sillon à parois exclusivement cellulaires. A leur partie inférieure seule, ces lobes sont réunis entre eux par une très légère commissure transversale. Les fibres forment une très grande partie de la masse du lobe et proviennent des régions inférieures des lobes optiques. On peut les homologuer aux *corps striés* des Vertébrés supérieurs.

Les *tubercules ou lobes olfactifs* (*to*) appartiennent aux nerfs olfactifs; ils sont séparés du prosencéphale par une inflexion profonde des enveloppes.

C'est ici qu'il y a lieu de parler des *enveloppes de l'organe central*. Le canal rachidien, beaucoup plus spacieux que ne le nécessiterait la moelle épinière, est rempli au-dessus de cette dernière par un tissu spongieux et graisseux tel que nous l'avons trouvé chez les Cyclostomes. Contre les parois du canal on remarque une lame fibreuse, contenant des cellules pigmentaires éparses, qui s'applique aux os et dans l'angle supérieur; où les neurapophyses se rencontrent pour former les épines s'étend un fort ligament tendineux qui relie toutes les vertèbres et s'attache à la voûte de l'occiput, où il finit. La surface de la moelle est entourée par une membrane épithéliale très ténue, qui s'applique étroitement à toutes les sinuosités et entre jusque dans le canal médullaire. Nous retrouvons toutes ces parties dans le crâne, dont le cerveau est loin de remplir la cavité, formée en grande partie par le cartilage primordial; nous trouvons la lame appliquée à l'os qu'on peut comparer à la dure-mère, le tissu graisseux remplissant les interstices, mais l'enveloppe cellulaire interne se comporte d'une manière différente. Elle naît sur les tubercules olfactifs, passe par dessus le pli qui sépare ceux-ci du prosencéphale (pa^1, fig. 212), mais au lieu de s'appliquer étroitement à la surface des corps striés, elle se relève en voûte (*pa*), suit la surface à quelque distance, et atteint la tige de l'épiphyse environ au milieu de sa longueur. Elle enveloppe cette tige de toutes parts, rentre avec la racine sous la voûte du mésencéphale, en tapisse la face interne, constitue un paquet épais dans la cavité de celle-ci (pa^2), paquet riche en vaisseaux, et se continue tout le long des cavités internes, dans l'infundibulum, sur les corps quadrijumeaux, jusque dans la fosse rhomboïdale. On a appelé la partie antérieure étendue au-dessus des corps striés le *manteau* (*pallium*). Il est évident qu'elle correspond à la voûte nerveuse du prosencéphale, qui se développe chez les Vertébrés supérieurs et en constitue même la masse principale, tandis que chez la Perche comme chez les autres Téléostéens cette partie voûtée n'existe pas et est indiquée seulement par la configuration décrite, à la face interne de laquelle se dépose, chez les Vertébrés supérieurs, la substance nerveuse.

Système nerveux périphérique (fig. 214). — Les deux racines : sensitive et motrice, de chaque *nerf spinal* sont situées dans le même plan vertical; elles marchent à la rencontre l'une de l'autre et arrivent à se souder immédiatement après avoir traversé la gaîne de la moelle ; elles constituent alors le nerf spinal. Chaque nerf spinal est donc mixte, étant constitué par des fibres motrices et des fibres sensitives. La racine supérieure, avant de se joindre à l'inférieure, se renfle en une petite masse ganglionnaire visible sur des coupes seulement.

Les nerfs spinaux sont au nombre de 43 ou 44 et sont semblables entre eux à l'exception des antérieurs et des postérieurs. Nous parlerons des premiers à propos du plexus brachial formé avec le concours de l'hypoglosse. Chaque nerf spinal se divise en deux branches : une supérieure (*b*) se dirigeant vers les muscles du dos, et une inférieure (*c*) destinée aux flancs et à la face ventrale. La branche supérieure ne tarde pas à se diviser immédiatement après sa naissance en deux rameaux, un antérieur (*d*) plus court qui monte verticalement et, arrivé au niveau du quart inférieur de la longueur de la neurapophyse, rencontre le rameau postérieur (*e*) du nerf spinal précédent, auquel il se soude. Le rameau postérieur se dirige obliquement en arrière, et au moment où il passe sur la neurapophyse suivante se soude au rameau antérieur du nerf spinal suivant. Il en résulte que la branche montante de chaque nerf spinal contient des fibres provenant de deux nerfs spinaux successifs. Cette branche monte en suivant les neurapophyses jusqu'aux muscles inter-épineux, dans lesquels elle se ramifie ainsi que dans les muscles propres des nageoires. — La constitution de la branche inférieure de chaque nerf spinal est plus simple. Elle constitue un nerf assez volumineux qui, dans la région thoracique, descend le long des flancs de l'animal en étant accolé à la côte correspondante. Dans la région caudale, les branches se rapprochent de la ligne médiane et s'accolent aux haemapophyses. Au point où le nerf spinal se sépare en ses deux branches part un fin rameau qui va rejoindre le nerf de la ligne latérale.

Les rameaux destinés à la nageoire caudale affectent une disposition particulière. Chaque branche dorsale et ventrale des cinq dernières paires de nerfs spinaux envoie un rameau d'assez fortes dimensions à la nageoire. Tous ces rameaux se réunissant les uns aux autres constituent deux nerfs parallèles allant se ramifier dans les muscles de la nageoire.

Les *nerfs cérébraux* (fig. 214) sont disposés suivant le même plan général que chez les Cyclostomes, tout en montrant des différences notables. Nous les suivons aussi d'arrière en avant.

Le *nerf hypoglosse* (22, fig. 214) est si intimement enchevêtré avec les premiers nerfs spinaux qu'il est impossible de l'en séparer complètement. Il naît au niveau du trou occipital de la moelle allongée par deux racines accolées l'une à l'autre, qui pendant le trajet intercrânien se fusionnent complètement pour former un gros

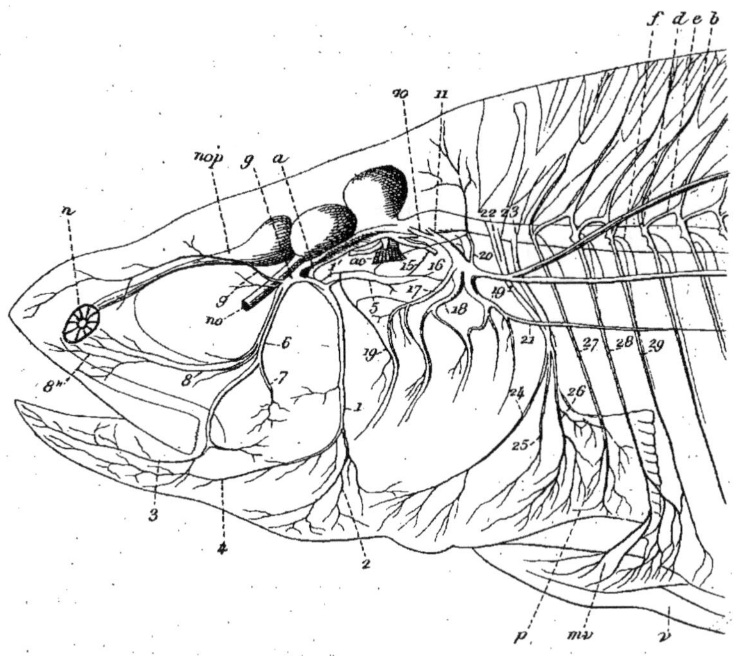

Fig. 214.

ruban aplati, lequel se dirige un peu obliquement en arrière après sa sortie du crâne par un petit trou de l'occipital.

Fig. 214. — *Perca fluv.* Figure semi-schématique représentant le système nerveux de la partie antérieure du corps et de la tête; *no*, nerf optique; 1, branche operculaire du trijumeau; 2, rameau inférieur de la branche operculaire; 6, branche mandibulaire du trijumeau; 3, sa terminaison sur la mandibule; 7, rameau du muscle masseter; 8, branche maxillaire supérieure; 8'', sa terminaison sur la mâchoire supérieure; 9, branche ophtalmique du trijumeau; *g*, ganglion de Gasser; *a*, racine supérieure du trijumeau; 15, nerf glosso-pharyngien; 10, racine dorsale antérieure du vague; 11, racine ventrale postérieure du vague; 17, branche antérieure du vague; 21, branche stomacale du vague; 20, rameau dorsal du vague; 22, hypoglosse; 23, première paire des nerfs spinaux; 24, branche antérieure; 25, branche moyenne; 26, branche postérieure du plexus brachial; 27, seconde; 28, troisième; 29, quatrième paire des nerfs spinaux; *n*, narine; *f*, nerf allant d'un spinal au latéral; *d*, rameau antéro-supérieur de chaque spinal; *e*, rameau postéro-supérieur de chaque spinal; *b*, branche dorsale de chaque nerf spinal; *p*, nageoire pectorale; *mv*, muscles de la nageoire ventrale; *v*, son premier rayon.

Après un court trajet, suivant à peu près la courbure de la ceinture thoracique, le tronc de l'hypoglosse s'unit intimement ou plutôt se fusionne avec le premier nerf spinal (*23*) et constitue ainsi le plexus brachial. Du point d'union partent trois branches. Une branche antérieure (*24*) se dirige franchement en avant et passe dans la grosse masse charnue du genio-hyoïdien; elle s'y résout dans de nombreux ramuscules. Elle paraît être le véritable homologue de l'hypoglosse des Vertébrés supérieurs. La branche moyenne (*25*) se divise en un nombre restreint de rameaux qui courent dans les muscles de la face externe de la nageoire pectorale. La branche postérieure enfin (*26*) va rejoindre le bord supérieur de la nageoire pectorale, descend sans se ramifier le long de sa face interne, passe dans un orifice ménagé dans les os du bras et vient ainsi rejoindre les muscles de la face externe de la pectorale où elle se ramifie.

Le second nerf spinal (*27*) descend directement vers la face postérieure de la pectorale, où il se ramifie sans avoir pris aucune part à la formation du plexus brachial.

Les troisième (*28*) et quatrième (*29*) nerfs spinaux desservent la nageoire ventrale; ils forment un plexus seulement par leurs terminaisons, tandis qu'ils restent parfaitement séparés pendant leurs parcours.

Revenons aux nerfs cérébraux.

Le *nerf vague* (*v*, fig. 210) naît sur les côtés de la moelle allongée par deux racines : une dorsale antérieure (*10*, fig. 214) qui part un peu plus en arrière que le point d'attache du nerf acoustique; une ventrale postérieure (*11*), laquelle se bifurque à sa sortie de la moelle, puis rejoint l'antérieure après un court trajet. Le nerf se dirige ensuite en arrière et se renfle bientôt en un gros ganglion, duquel partent plusieurs branches, dont les trois premières se rendent aux arcs branchiaux et constituent ainsi des *nerfs respiratoires*. Chacun des trois arcs antérieurs reçoit deux rameaux parallèles, logés dans la gouttière de son bord postérieur et qui sont fournis par des branches différentes; l'un de ces rameaux est logé dans la profondeur de la gouttière, l'autre court plus superficiellement près de la peau qui réunit les feuillets branchiaux. Le quatrième arc ne reçoit qu'un seul nerf. La *branche antérieure* (*17*), premier nerf respiratoire du vague, se bifurque bientôt; le premier rameau fournit le nerf superficiel du premier arc branchial, dont le nerf profond (*19*) est constitué par le nerf glosso-pharyngien. Le second rameau donne le nerf profond du second arc branchial. — La *branche moyenne* (*18*) se bifurque également en fournissant, en avant, le nerf superficiel du second arc branchial, tandis que le rameau postérieur constitue le nerf profond du troisième arc. La *branche postérieure* (*19*') se dirige un peu en arrière, et se résout en trois rameaux, un antérieur se rend au troisième arc, dont il forme le nerf superficiel; le médian court le long du quatrième arc et le postérieur descend en arrière de l'appareil branchial, fournissant quelques ramifications à ce dernier et va innerver les muscles pharyngo-claviculaires internes et externes. C'est de cette troisième branche que part, en arrière, un rameau s'étendant jusqu'à la partie postérieure de l'estomac dont il innerve les parois (*21*). C'est encore du ganglion du nerf vague que partent plusieurs nerfs en général très ténus se rendant dans les muscles dorsaux de l'appareil respiratoire.

Du ganglion du nerf vague se détachent encore trois autres rameaux à parcours fort différents. Un de ceux-ci (*20*) se sépare du bord postérieur du ganglion, s'avance en ligne directe vers la face dorsale, donne plusieurs branches sur son parcours, dont une va s'unir au rameau (5) émis par le nerf (*19*). Un autre rameau plus volumineux que le précédent, le *nerf latéral*, se détache également du bord postérieur du ganglion et s'étend directement en arrière jusqu'à la queue de l'animal en longeant les flancs. A son début, ce nerf détache une grosse branche dorsale, que l'on peut suivre obliquement en arrière jusqu'au niveau de l'anus. Les deux nerfs dont il vient d'être question sont réunis l'un à l'autre par quelques brides nerveuses courant immédiatement sous la peau. Le nerf principal envoie de fins ramuscules aux canaux du sens latéral; il est probable que la branche dorsale innerve les collines sensitives isolées.

Le *nerf glosso-pharyngien* (*15*) est un nerf très grêle qui prend naissance entre l'acoustique et le vague et fait le tour de l'organe auditif pour aller rejoindre le nerf de la mâchoire inférieure à son origine. Sur le milieu de son parcours il détache un rameau (*16*), lequel court en arrière en fournissant le nerf profond du premier arc branchial.

Le *nerf acoustique* (*ac*, fig. 214) prend naissance dans un sillon longitudinal situé sur les flancs de la moelle allongée immédiatement en dessous du cervelet. Le nerf se divise tout desuite en trois rameaux, tous de fort peu de longueur et dont le plus volumineux est le rameau médian; il se présente comme une large lame blanchâtre dont les fibres vont s'épanouir dans le saccule. Les deux autres rameaux, l'antérieur et le postérieur, sont beaucoup plus grêles et se rendent : l'antérieur à l'ampoule antérieure, le postérieur à l'ampoule postérieure de l'organe auditif.

Le *nerf trijumeau* est un des plus volumineux qui partent du système nerveux central. On lui distingue deux cordons initiaux parallèles entre eux et accolés l'un à l'autre d'une façon si complète qu'ils semblent soudés. Il n'en est rien, car par la traction on voit qu'ils sont complètement indépendants l'un de l'autre, à l'exception d'une petite travée transversale qui court entre eux deux. Ils quittent le cerveau latéralement, à la base du cervelet, et s'avancent en s'engageant dans la rainure ménagée entre les lobes optiques et les lobes inférieurs. Un peu en arrière de la naissance des nerfs optiques, les deux cordons, comparables à deux racines, s'écartent l'un de l'autre, le postérieur se renfle en une grosse masse blanchâtre, le *ganglion de Gasser* (*g*), duquel partent trois ramifications, la branche ophtalmique, la branche maxillaire supérieure et la branche maxillaire inférieure. La racine antérieure décrit une légère courbe en arrière et descend le long du préopercule. C'est la branche operculaire du trijumeau. Une commissure transversale la relie au ganglion de Gasser (*g*). Cette branche operculaire a été, par plusieurs auteurs, détachée du groupe du trijumeau pour en former un nerf spécial, le *facial*. Nous avons donc quatre branches innervant les flancs de la tête. Nous les traiterons séparément en allant d'arrière en avant.

Branche operculaire ou *nerf facial* (*1*, fig. 214). — C'est un nerf volumineux longeant le préopercule. Tout en étant recouvert par ce dernier, il se divise bientôt en deux rameaux d'inégale grosseur; le postérieur (*2*) continue sa marche en arrière pour se ramifier dans le muscle qui recouvre l'os hyoïde de chaque côté, ainsi qu'aux muscles des rayons branchiostèges; quelques petites ramifications se terminent sur le préopercule et le sous-opercule. Un rameau (*5*) parti de la base de cette branche operculaire se dirige en arrière et un peu n haut pour aller innerver le muscle adducteur de l'os hyo-mandibulaire. La branche antérieure (*4*) s'étend directement en avant, passe en dedans de l'articulation de l'os carré, et va se terminer par de nombreuses ramifications dans la masse charnue qui tapisse intérieurement la mâchoire inférieure.

Branche maxillaire inférieure (*6*). — Elle suit, pendant un court trajet, le nerf maxillaire supérieur, puis s'en détache, continue sa course en bas en donnant postérieurement un rameau à la partie profonde de l'adducteur mandibulaire; le tronc (7) pénètre dans la partie inférieure de ce muscle, tapissant la mâchoire inférieure, s'y ramifie et se termine enfin dans le muscle inter-mandibulaire, dans les dents et la muqueuse avoisinante.

Branche maxillaire supérieure (*8*). — Elle longe le plancher de la cavité orbitaire et est unie sur une partie de son trajet à la branche maxillaire inférieure. Après avoir donné un rameau à la membrane qui relie les os sous-orbitaires, le nerf se ramifie en trois branches dont l'inférieure innerve l'intermaxillaire et le maxillaire (8''), tandis que les deux autres supérieures vont se terminer dans le tissu qui forme l'enveloppe postérieure de la cupule olfactive.

Branche ophtalmique (9, fig. 214). — Cette branche passe par le plafond de la cavité orbitaire en innervant les tissus environnants, puis descend au-dessus du sac nasal, dans la paroi antérieure duquel elle se ramifie.

Le *groupe des nerfs oculo-moteurs* se compose des trois paires habituelles. Le *nerf abducteur* (*ab*) sort par une racine unique de la face inférieure de la moelle allongée près de la ligne médiane. Il va directement innerver le muscle droit interne de l'œil. Le *nerf trochléaire* ou *pathétique*, fin et très allongé, sort par une racine déliée du cerveau au point où la paroi dorsale des lobes optiques passe à la lame antérieure du cervelet. Ce nerf longe le globe oculaire en passant sous le muscle droit supérieur et va se ramifier dans le muscle oblique supérieur. Le *nerf oculo-moteur* part par une racine simple de l'intervalle entre la face ventrale des lobes optiques et des lobes inférieurs et ne tarde pas à se diviser. Une première branche monte dans le muscle droit supérieur; la seconde, plus volumineuse, s'enfonce dans le muscle droit interne; un autre rameau plus long (om^2) passe sous le muscle droit inférieur pour aller innerver le muscle oblique inférieur. C'est encore de l'oculo-moteur que se détache un nerf assez gros, le *nerf ciliaire*. Il traverse la sclérotique et se ramifie au pourtour de l'iris.

Les *nerfs optiques* (*no*), les plus volumineux de tous les nerfs cérébraux, naissent chacun sur la face ventrale des lobes optiques, entre ces derniers et les lobes inférieurs, puis passent au devant des lobes et de l'hypophyse pour former le *chiasma*. Le chiasma (fig. 213) se fait de telle sorte que le nerf qui naît du lobe optique gauche s'en va à l'œil droit en passant sous le nerf partant du lobe optique droit pour se rendre à l'œil gauche. Chacun des nerfs paraît cylindrique à première vue, mais est formé en réalité par une bandelette plissée sept ou huit fois sur elle même comme un éventail fermé et que l'on peut aisément étendre.

Les *nerfs olfactifs* (*nop*) commencent par deux renflements pyriformes, les tubercules olfactifs, séparés du prosencéphale par un léger étranglement. A leur sortie des tubercules les deux nerfs olfactifs sont accolés l'un à l'autre et logés dans l'épaisseur du cartilage; plus loin ils s'écartent petit à petit et chacun se rend à l'organe de l'olfaction correspondant. Avant d'y entrer, le nerf laisse distinguer à la loupe les différents faisceaux qui le composent.

Nerf grand sympathique. — Il est assez difficile à mettre en évidence vu son extrême ténuité. Son cours sinueux longe les côtés de la colonne vertébrale. Il est renflé en rapport avec les métamères par de petites masses ganglionnaires blanchâtres, lesquelles entrent en communication avec les nerfs spinaux par des branches excessivement fines. C'est lui qui fournit des rameaux aux viscères, rameaux très grêles que l'on peut poursuivre sur presque tout leur parcours, grâce à l'emploi de l'acide nitrique. Dans la région céphalique, l'extrême finesse du sympathique en rend l'étude particulièrement difficile; ses fibres se confondent avec celles des tissus environnants. D'après les auteurs qui se sont occupés de la constitution du sympathique, ce dernier s'unirait chez les Poissons par quelques fibres au glosso-pharyngien, au trijumeau et au vague.

Organes des sens. — Nous avons parlé du sens latéral à propos de la peau. Quant aux impressions gustatives, elles ne doivent pas être bien marquées, les organes faisant presque défaut. En effet, la langue, si mobile chez les autres Vertébrés, est ici très rudimentaire; manquant complètement de muscles, elle est immobile et réduite à un petit prolongement faisant saillie au devant du cartilage hyoglosse. Quelques rares boutons gustatifs s'aperçoivent sur sa face supérieure; ils ont à peu près le même arrangement que les boutons tactiles de la peau de la tête, c'est-à-dire qu'ils sont composés de cellules allongées avec un noyau central dont la base est en relation avec un fin filament nerveux et dont l'extrémité libre, faisant légèrement saillie dans la cavité buccale, est garnie de poils courts.

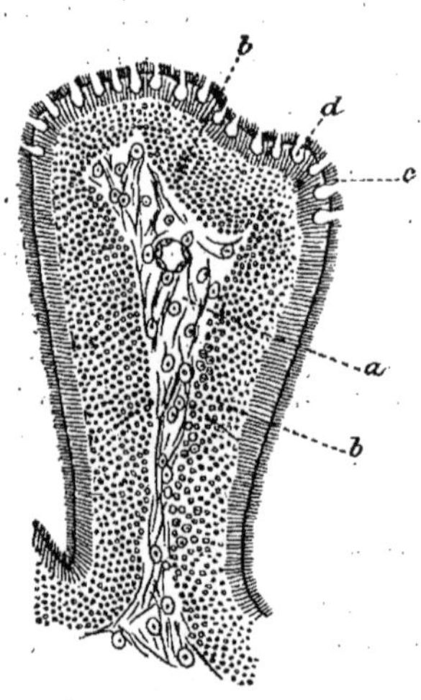

Fig. 215.

Organe de l'olfaction (*n*, fig. 207). — Les narines de la Perche, au nombre de deux, sont placées symétriquement de chaque côté de la ligne médiane dorsale dans la région antérieure de la tête. Chaque organe en forme de sac est entouré par des pièces osseuses et cartilagineuses. Chaque sac nasal communique au dehors par deux petites ouvertures supérieures, une antérieure, une postérieure. Le plancher du sac (fig. 207) porte au centre un mamelon ovalaire, surélevé, vers lequel convergent des lignes foncées, constituées par des

Fig. 215. — *Perca fluv.* Coupe transversale d'un repli de la muqueuse olfactive. Verick, Oc. 1. Obj. 2. *a*, tissu conjonctif central; *b*, bords latéraux du repli; *c*, cellules vibratiles; *d*, glandes monocellulaires ovalaires.

fentes plus larges inférieurement qu'au sommet, entre lesquelles s'élèvent des plis rayonnants. Le plafond de la cavité est tapissé par deux sortes de cellules : les unes, des glandes monocellulaires, (*e*, fig. 197), disposées sans ordre, déversent constamment par un large pore un mucus plus ou moins gluant; les autres sont allongées, cylindriques et ornées de cils vibratiles. Sur des coupes transversales, les plis (fig. 215) apparaissent comme des proéminences à bord libre dans la cavité olfactive et partant tous d'un centre commun. Le centre de chaque pli est occupé par du tissu conjonctif (*a*) dans lequel se ramifient les nerfs et les vaisseaux sanguins; les bords latéraux (*b*) fort épais sont constitués par des séries superposées de cellules dont les profondes sont rondes et les superficielles allongées, cylindriques et chargées de cils vibratiles (*c*). Les cellules vibratiles se continuent sur toutes les surfaces; mais aux sommets des plis s'y mêlent des cellules claires et ovalaires de nature glandulaire qui laissent toujours échapper une substance faiblement granuleuse (*d*).

Organe de la vue. — Les *yeux* de la Perche placés de chaque côté de la tête sont dépourvus de paupières, indiquées seulement par un petit repli de la peau. Ils sont à fleur du crâne et assez volumineux, logés dans l'orbite, qu'ils ne remplissent pas complètement; ils reposent sur une couche de tissu graisseux, plus ou moins liquide. L'œil lui-même a la forme d'une cupule, dont la face externe, occupée par la cornée, est aplatie. Nous y distinguons comme parties essentielles, en premier lieu, trois systèmes d'enveloppes, composées de la sclérotique et de la cornée, de la choroïde et de ses dépendances et de la rétine; ensuite le contenu, cristallin, humeur vitrée et humeur aqueuse; enfin comme parties accessoires, la glande choroïdienne et les muscles.

La *sclérotique* (*a*, fig. 216) constitue l'enveloppe externe de la section postérieure du globe. C'est une cupule transparente qui chez les gros exemplaires devient entièrement cartilagineuse; chez ceux de petite taille, la couche de cartilage est très mince et enveloppée par du tissu conjonctif fibreux. La sclérotique, percée en arrière par les faisceaux du nerf optique, passe au devant de l'œil à la *cornée;* celle-ci est très aplatie, transparente, composée de plusieurs rangées de cellules dont les postérieures ou internes sont cylindriques, les superficielles aplaties.

En dedans de la sclérotique se trouve la *choroïde*, bornée, dans son extension, à l'étendue de celle-ci et s'infléchissant, sur la lisière de la cornée, pour former l'écran de l'iris. Elle est composée de trois couches : 1° une externe argentée (*b*, fig. 216), se détachant très facilement à l'aide d'un pinceau; dilacérée et examinée au microscope, on la voit composée d'une quantité de petits bâtonnets aplatis et transparents enchevêtrés les uns dans les autres; 2° un strate de vaisseaux sanguins (*f*) rampant dans toutes les directions; 3° des traînées de pigment noirâtre (*g*), s'unissant intimement aux couches externes de la rétine. Cette dernière couche choroïdienne est aussi très vascularisée, des canalicules sanguins s'insinuent dans les plus petits intervalles entre les masses granulées de pigment et forment souvent un strate sanguin sur la face interne.

Outre l'iris et ses dépendances, dont il sera question plus loin, la choroïde forme encore, dans l'intérieur de la chambre postérieure, un

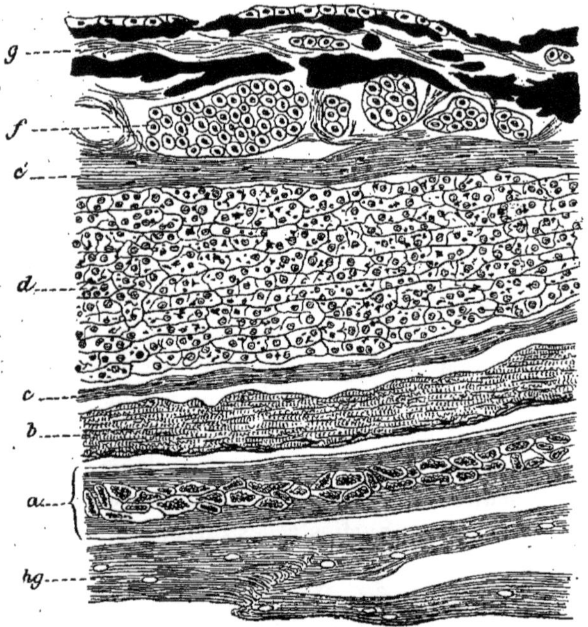

Fig. 216.

pli longitudinal, muni dans son intérieur de vaisseaux, de nerfs et de quelques fibres musculaires longitudinales. Le *ligament falciforme*, comme on a appelé ce pli, prend son origine dans le voisinage du point d'épanouissement du nerf optique. C'est une lame très fine, blanchâtre. Logé dans un des plis radiaires de la rétine, le ligament s'avance depuis le fond de l'œil jusque près de l'iris, où il se relève un peu pour se souder à la *cloche* (*campanula Halleri*), élargissement de forme triangulaire, dont l'extrémité antérieure amincie s'ac-

Fig. 216. — *Perca fluv.* Coupe transversale de la sclérotique et de la choroïde. Verick Oc. 3. Obj. 2. Chambre claire. *a*, sclérotique; *b*, couche argentée; *c*, membrane d'enveloppe externe de la glande choroïdienne; *c'*, enveloppe interne; *d*, glande choroïdienne; *f*, couche vasculaire; *g*, strate de pigment; *hg*, muscles de l'œil.

cole au bord inférieur de la capsule du cristallin; sa face postérieure est recouverte de pigment. Tout cet appareil, servant à l'accommodation par le retrait du cristallin, provient, comme le peigne de l'œil des oiseaux, de la fente embryonnaire de l'œil, dont il suit la direction primitive.

La choroïde accompagnée de la couche argentée se replie en dessous du point où la sclérotique passe à la cornée; elle forme ainsi un écran vertical, l'*iris*, qui sépare la cavité interne du globe en deux chambres : une antérieure, très petite, renfermant l'humeur aqueuse, limitée antérieurement par la cornée; une postérieure plus spacieuse logeant le cristallin, la cloche, le ligament falciforme et l'humeur vitrée. L'iris est percé au centre d'une ouverture, la *pupille*. Cette dernière est plus allongée horizontalement et le bord inférieur est plus excavé que le supérieur. L'iris est composé de deux couches membraneuses, une externe, l'argentée, dont les reflets sont loin d'être exactement les mêmes chez tous les individus. La membrane interne, repli de la choroïde, est tapissée intérieurement par une épaisse couche de pigment noir. L'iris de la Perche comme celui des Poissons en général est peu dilatable. Le cristallin étant soutenu par un organe spécial aux Poissons, le ligament falciforme, les procès ciliaires si développés chez les Vertébrés supérieurs sont rudimentaires, réduits à quelques fibres connues sous le nom de *ligament ciliaire*.

La couche interne de la coupe de l'œil, celle qui tapisse la chambre postérieure, est la *rétine*. Vue de dedans, elle présente de nombreux plis partant du centre, c'est-à-dire du point d'entrée du nerf optique et rayonnant vers le pourtour. Elle est plus ou moins épaisse suivant les régions et se recourbe en avant de même que la choroïde pour tapisser la face postérieure de l'iris. Sur des coupes, la rétine présente des couches nombreuses d'éléments variés, que nous énumérons du dedans au dehors (fig. 217).

La limitante interne (*a*). — C'est une fine membrane qui, dans le voisinage de l'épanouissement du nerf optique, montre des noyaux aplatis; en dessous se trouvent des cellules à noyaux assez gros et dont les parois poussent des prolongements, les *fibres radiées*, dans l'épaisseur de la couche suivante (*b*).

Fibres du nerf optique (*c*). — Elles forment une couche plus épaisse dans le fond de l'œil que dans le voisinage de l'iris; dans leur masse on distingue nettement des noyaux ovalaires disposés sans ordre.

Cellules multipolaires (*d*). — Disposées sur un seul rang, elles poussent en dedans de la rétine quelques prolongements qu'il est difficile de suivre bien loin.

Plexus cérébral (*e*, *e'*). — Il forme une zone très large, transparente, dépourvue de noyaux et composée de deux strates; un interne (*e*) plus clair à mailles très lâches, un externe (*e'*) dont les mailles sont plus petites et plus serrées.

Cellules unipolaires, cellules de soutènement et cellules bipolaires (*f*, *f'*, *f''*). — Ces trois espèces de cellules sont confondues entre elles dans une zone très colorée; les cellules de soutènement envoient leurs prolongements jusque dans l'épaisseur du plexus cérébral.

Cellules basales interstitielles (*g*). — Elles sont très grosses, à peu près rondes, à noyaux très nettement visibles. Dans le voisinage de l'entrée du nerf optique, elles forment un seul rang, plus loin elles deviennent plus nombreuses et sont disposées en rangées successives.

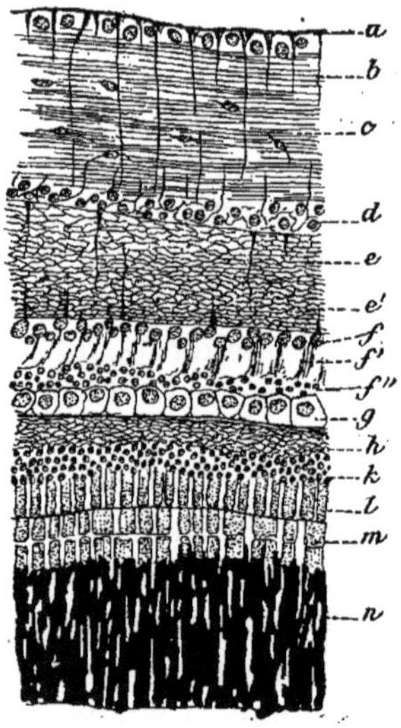

Plexus basal (*h*). — Beaucoup plus mince que le précédent, il se trahit comme une traînée de fibres peu colorées.

Cellules basales externes (*k*). — Elles sont très petites et rondes, toujours mélangées aux noyaux des cônes et des bâtonnets.

Noyaux des cônes et des bâtonnets (*l*). — Ils sont allongés, fortement granuleux, se colorent très facilement et sont séparés des cônes et des bâtonnets par une fine ligne noire très nettement accusée.

Cônes et bâtonnets (*m*). — Ils sont très allongés, espacés les uns des autres; leur extrémité postérieure est envahie et entourée par l'épais tapis de substance pigmentée (*n*) qui se rattache au pigment de la choroïde.

Fig. 217.

Les substances réfringentes de l'œil, remplissant les cavités entre les enveloppes décrites, sont au nombre de trois. En avant l'*humeur aqueuse*, occupant la chambre antérieure de l'œil et fort réduite par suite de l'aplatissement de la cornée et son rapprochement vers l'iris et le cristallin. Vient ensuite le *cristallin* volumineux, presque complètement sphérique; il remplit la presque totalité de la chambre postérieure. Il est composé par une enveloppe cellulaire (capsule) et un contenu, gélatineux à la périphérie et plus

Fig. 217. — *Perca fluv.* Coupe transversale de la rétine. Verick, Oc. 3. Obj. 2. Chambre claire. *a*, limitante interne; *b*, fibres radiées; *c*, fibres du nerf optique; *d*, cellules multipolaires; *ee'*, plexus cérébral; *f*, *f'*, *f''*, cellules unipolaires, de soutènement et bipolaires; *g*, cellules basales interstitielles; *h*, plexus basal; *k*, cellules basales externes; *l*, noyaux des cônes et des bâtonnets; *m*, cônes et bâtonnets; *n*, tapis pigmenté.

dur au centre. L'*humeur vitrée* qui remplit le reste de la chambre postérieure est très transparente, de consistance sirupeuse et très adhérente au cristallin.

Organes accessoires de l'œil. — Entre la couche argentée et le strate sanguin de la choroïde se trouve un organe spécial aux Poissons : c'est la *glande choroïdienne* (*d*, fig. 216), masse volumineuse colorée en rouge-brun, affectant la forme d'un arc dont le centre de courbure toucherait le nerf optique à son entrée dans la choroïde. Avec quelques précautions on réussit parfaitement à l'isoler de la choroïde. Elle est enveloppée de toutes parts d'une membrane fibreuse mince (*c*, *c'*, fig. 216). Sur le bord interne de la courbure on aperçoit un gros vaisseau sanguin se ramifiant dans plusieurs canaux, lesquels pénètrent dans la masse de l'organe; ils s'y résolvent dans une énorme quantité de canalicules parallèles les uns aux autres et perpendiculaires au grand axe de la glande. Le bord formant la grande courbe est garni d'une quantité de languettes creuses en relation avec les canalicules sanguins. C'est un réseau admirable.

Muscles des yeux (fig. 209). — Les yeux de la Perche sont mis en mouvement chacun par six muscles dont quatre droits et deux obliques. *Muscle droit externe* (*de*). C'est le plus long de tous, très mince à sa partie postérieure. S'insérant contre la face ventrale du plancher du crâne dans le voisinage de l'os basilaire, il s'étale un peu après son entrée dans la cavité orbitaire, décrit un angle à peu près droit et s'attache contre le bord postérieur du globe oculaire. *Muscle droit interne* (*di*). Ce muscle longe l'œil en dessous; son extrémité antérieure se soude au globe oculaire en avant, la postérieure s'attache au crâne dans le voisinage du point de sortie du nerf optique. *Muscle droit supérieur* (*ds*). Il prend aussi naissance au voisinage du trou d'entrée du nerf optique, se dirige obliquement d'arrière en avant en montant pour s'attacher sur le bord supérieur de l'œil; son point d'attache se croise avec celui de l'oblique supérieur. *Muscle droit inférieur* (*d in*). Il prend également naissance dans le voisinage du trou d'entrée du nerf optique, marche obliquement pour venir se souder à la face inférieure du globe oculaire. Les fibres à ce moment très étalées croisent celles de l'oblique inférieur. *Muscle oblique supérieur* (*os*). Sa base élargie se soude contre le cartilage ethmoïdien; son extrémité postérieure se soude au bord supérieur de l'œil. *Muscle oblique inférieur* (*oi*). Il prend naissance sur le cartilage ethmoïdien tout près du précédent et se dirige de dedans en dehors, un peu obliquement, pour venir se souder au bord inférieur de l'œil.

L'oreille (fig. 218) est enfermée dans une vaste cavité latérale du crâne, laquelle n'est qu'une dépendance de la cavité cérébrale, avec laquelle elle communique par toute sa face interne. Pour mettre facilement à découvert et isoler le *labyrinthe membraneux* sans rompre ses différentes parties, on fend la région postérieure d'un crâne décalcifié par l'acide nitrique de haut en bas, en faisant passer la lame du rasoir exactement par la ligne médiane longitudinale. On obtient ainsi deux moitiés renfermant chacune une oreille. Après avoir soigneusement enlevé au moyen d'un pinceau très fin le cerveau, on met à découvert une partie des canaux membraneux; on peut ensuite mettre à nu le reste de l'organe en enlevant le tissu graisseux qui remplit l'espace compris entre les parois de la cavité et les différentes parties du labyrinthe. Une fois ce dernier isolé, on remarque la disposition suivante (fig. 218) :

L'utricule (*u*) est un sac disposé horizontalement dans lequel

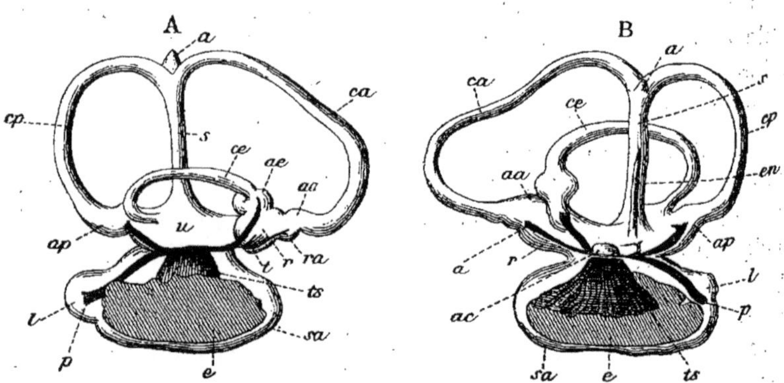

Fig. 218.

débouchent les différents canaux; du milieu de sa face dorsale s'élève du côté interne le *sinus supérieur* ou *canal commun* (*s*), tube cylindrique courant en droite ligne vers la voûte du crâne et s'unissant en haut aux canaux semi-circulaires antérieur et postérieur. Presque à son sommet il présente une petite proéminence conique, *l'apex* (*a*), qui se trouve située juste au point de réunion des trois canaux. L'apex est fermé en cœcum à son extrémité libre et touche le plafond de la cavité contenant l'oreille. Au bord antérieur de l'utricule fait suite un petit sac (*r*), lequel contient un otolithe blanchâtre de très petite taille; en dessus, deux petits évasements forment

Fig. 218. — *Perca fluv.* Le labyrinthe grossi quatre fois. A, vu de sa face externe; B, de sa face interne. *u*, utricule; *s*, sinus supérieur; *a*, apex; *r*, renflement de l'utricule; *aa*, ampoule antérieure; *ae*, ampoule extérieure; *ca*, canal semi-circulaire antérieur; *ce*, canal semi-circulaire externe; *ap*, ampoule postérieure; *cp*, canal semi-circulaire postérieur; *sa*, saccule; *l*, lagena; *rn*, ramus neglectus; *t*, tache utriculaire; *ts*, tache du saccule; *e*, otolithe; *ra*, rameau de l'ampoule antérieure; *p*, papille de la lagena; *en*, ductus endolymphaticus.

l'*ampoule antérieure* (*aa*) et l'*ampoule externe* (*ae*), desquelles partent les *canaux semi-circulaires antérieur* (*ca*) et *externe* (*ce*). Le premier, le plus long, court pendant une partie de son trajet horizontalement, puis remonte pour venir s'unir à l'extrémité du sinus supérieur; le second a un cours horizontal et sa courbe s'enfonce vers la paroi externe cartilagineuse de la cavité de l'oreille; il débouche par son autre extrémité dans l'utricule au voisinage de l'endroit où se trouve l'*ampoule postérieure* (*ap*). C'est de cette dernière que part le troisième canal semi-circulaire, le *postérieur* (*cp*), qui se prolonge dans le cartilage de la paroi de la cavité auditive et en ressort pour venir se souder à l'extrémité du sinus supérieur.

En dessous de l'utricule et soudée à lui se trouve une grosse poche membraneuse, le *saccule* (*sa*); il est aplati latéralement et contient un otolithe énorme (*e*) également aplati, un peu allongé, dont le bord supérieur est fortement dentelé. Sur le bord antérieur du saccule se trouve une petite poche membraneuse en relation avec le saccule : c'est la *lagena* (*l*); elle contient aussi un petit otolithe. De son bord

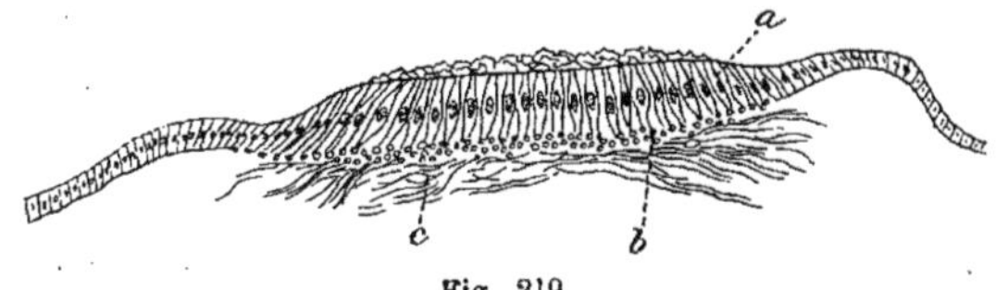

Fig. 219.

supérieur et sur sa face interne monte un canal droit collé à la face du sinus supérieur, qui s'ouvre dans le saccule près de la *macula neglecta* et se termine en cœcum environ à la moitié de la hauteur du sinus supérieur : c'est le *ductus endolymphaticus* (*en*).

Plusieurs branches du nerf acoustique pénètrent dans l'organe auditif et s'y ramifient; elles sont facilement visibles dans la dissection des gros exemplaires. Les nerfs se terminent, à l'intérieur des ampoules, dans des crêtes acoustiques saillantes; dans les autres parties, les éléments auditifs constituent des plaques ou taches acoustiques. Dans l'ampoule antérieure pénètre le *rameau de l'ampoule antérieure* (*ra*), dans l'ampoule externe le *rameau de l'ampoule externe* (*re*). La cavité (*r*) avec son otolithe recèle un épanouissement nerveux portant le nom de *tache utriculaire* (*t*). Le saccule est extrêmement riche en nerfs; ils y forment une grosse masse, connue sous le nom de *tache du saccule* (*ts*). La lagena renferme la *papille de la lagena* (*p*); en outre, un petit nerf, le *ramus neglectus* (*rn*) de Retzius, vient

Fig. 219. — *Perca fluv.* Coupe d'une crête acoustique. Verick, Oc. 3, Obj. 2. Chambre claire. *a*, cellules nerveuses allongées; *b*, cellules de soutien; *c*, terminaison du nerf.

se terminer vers la base du ductus endolymphaticus en une petite plaquette, la *macula neglecta*.

Des coupes fines nous renseignent sur le mode de terminaison des nerfs à l'intérieur de l'organe auditif. Chaque crête acoustique (fig. 219) est composée de deux sortes de cellules : les unes allongées (*a*), un peu renflées à leur centre, contenant un noyau, supportent à leur extrémité libre, celle qui regarde dans l'intérieur du canal, des cils raides plus ou moins longs. En dessous de cette rangée unique de cellules s'en trouvent d'autres beaucoup plus petites disséminées sans ordre apparent et servant de cellules de soutien (*b*); enfin en dessous rampent les terminaisons nerveuses (*c*).

Système digestif. — Le système digestif commence par la bouche, vaste cavité limitée extérieurement par les mâchoires, à l'intérieur et au plafond par le vomer, le parasphénoïde et les palatins, inférieurement par l'os hyoïde. La *langue* fait à peine saillie sur le plancher de la cavité buccale; elle n'est qu'une intumescence formée de tissu conjonctif sans muscles. Les *dents*, en général très petites et très serrées les unes contre les autres, recouvrent les faces internes de l'intermaxillaire, du dentaire mandibulaire et du vomer. — L'arrière bouche ou *pharynx* est formée en grande partie par les arcs branchiaux suivis des os pharyngiens inférieurs et supportant les os pharyngiens supérieurs. Ces derniers sont aussi garnis de dents. L'*œsophage* qui fait suite est en forme d'entonnoir; des plis longitudinaux sillonnent sa paroi interne. Il est dirigé obliquement en arrière et descend dans l'*estomac* (*e*, fig. 196), large boyau cylindrique fermé en cœcum à son extrémité postérieure et variable de grosseur suivant son état de réplétion. Au milieu de sa longueur et de sa face dorsale; part l'*intestin* (*i*), qui décrit d'abord une courbe à gauche, une espèce de crosse. Il reforme ensuite une nouvelle courbure, se renfle un peu et court en ligne droite à l'anus. Ces différentes parties sont reliées entre elles par le *péritoine*, très épaissi là où il tapisse la face postérieure de l'appareil branchial, mais réduit ensuite à des brides chargées de tissu graisseux et contenant de nombreux vaisseaux sanguins. Comme dépendances directes du tube intestinal, nous trouvons les *appendices pyloriques* (*ap*, fig. 196), au nombre de trois; ce sont des boyaux fermés en cœcum et s'ouvrant vis-à-vis les uns des autres dans l'intestin un peu après sa sortie de l'estomac. La partie entre l'estomac et les appendices a été aussi appelée *duodénum*.

Reprenons quelques-unes de ces différentes parties pour en détailler les éléments constitutifs.

Les *dents* de la Perche sont de petites aspérités creuses, coniques, à base élargie implantée dans l'os qui les supporte. Elles sont toutes semblables et constituent ce que l'on appelle des *dents en brosse.* Elles montrent sur leur couronne libre un revêtement mince d'émail transparent et homogène, un corps formé de dentine à canalicules et à l'intérieur une cavité remplie d'une pulpe mucilagineuse pourvue de vaisseaux et de nerfs.

L'estomac contient dans son intérieur des relèvements longitudinaux et parallèles jusqu'au niveau de l'ouverture stomaco-intestinale (*pylore*); dans le cul-de-sac ces plis sont disposés sans ordre et sont beaucoup plus saillants. La membrane externe de l'estomac est formée d'une mince lamelle péritonéale, dont les cellules sont très aplaties, espacées les unes des autres et ne formant qu'un seul strate. En dedans se trouve une couche assez mince de muscles longitudinaux à cellules ovalaires nettement distinctes. Dans ce strate serpentent des vaisseaux sanguins en très grand nombre. En dedans nous trouvons une épaisse couche de muscles circulaires ou transverses apparaissant sur des coupes transversales comme de petites brides auxquelles sont accolés des noyaux. La muqueuse interne recouvrant les saillies longitudinales de l'intestin repose sur du tissu conjonctif, lequel se relève au niveau de chaque saillie et en forme pour ainsi dire l'axe. Sur ce dernier sont groupées les cellules digestives dans un arrangement fort singulier. On aperçoit de gros espaces aréolaires limités par des parois très nettes et très fines de tissu conjonctif. Au point de rencontre des parois des différentes loges se trouvent en général quelques noyaux aplatis. Le centre de chacune de ces loges est occupé par un groupe de cellules allongées formant sur des coupes transversales une masse ronde dont le pourtour renferme les noyaux.

La muqueuse des *appendices pyloriques* est relevée en une quantité de petits replis se croisant dans tous les sens et formant un réseau à mailles très serrées. La constitution histologique est la même que celle des parois de l'intestin.

L'intestin sur une coupe transversale (fig. 220) nous montre une séreuse externe extrêmement fine à noyaux espacés et aplatis (*a*) entourant immédiatement la couche de muscles longitudinaux (*b*) dans la profondeur de laquelle rampent de nombreux vaisseaux (*c*), puis vient l'épais strate des muscles circulaires (*d*); ceux-ci sont lisses, à noyaux épais, ovalaires, à long axe parallèle à la direction des fibres, puis en dedans nous trouvons du tissu conjonctif, à petits noyaux cellulaires ronds (*e*). L'intestin présente intérieurement des papilles, de différentes formes. Les extrémités libres des papilles les plus allongées viennent se rencontrer au centre de l'aire. Sur une coupe transversale, elles sont filiformes ou triangulaires, composées de cellules très allongées (*g*), disposées perpendiculairement à l'axe longitudinal de la papille. Parfois, ces cellules s'écartent les unes des autres et laissent un espace libre semblable à la coupe d'une glande monocellulaire. Le bord libre des cellules est épaissi en plateau, et souvent ce dernier paraît être composé par une accumulation de cils. Le noyau de la cellule en général allongé se trouve à l'extrémité interne de la cellule.

Le *rectum* (*re*, fig. 196) est séparé de l'intestin grêle par une évagination de la muqueuse qui forme à l'intérieur une duplicature d'environ deux millimètres et dirigée en arrière.

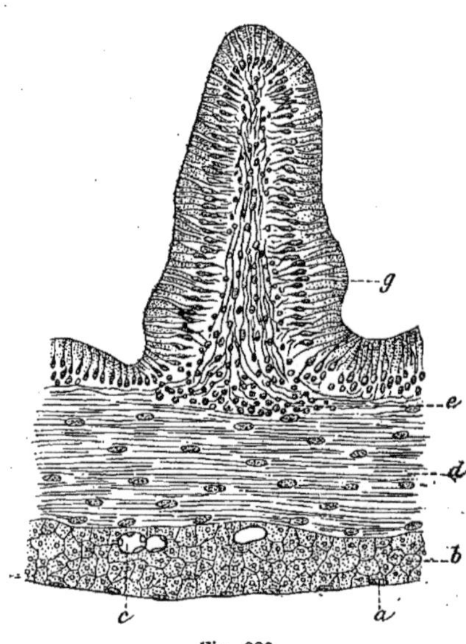

Fig. 220.

Glandes digestives. — Le *foie* (*f*, fig. 195, 196) est une glande volumineuse brunâtre appliquée contre la face postérieure du péritoine revêtant la fin de la corbeille branchiale. Il s'étend d'ordinaire jusqu'au niveau de l'extrémité postérieure de l'estomac et occupe la face ventrale de cette région de la cavité abdominale. Vu par dessous il présente un bord antérieur à peu près semi-circulaire dont le côté droit est beaucoup plus long que l'autre. Le bord postérieur du foie est donc oblique et très irrégulièrement sinueux. Dans une profonde rainure de ce bord est logé un des appendices pyloriques. Le foie de la Perche ne présente pas cette division en lobes que l'on remarque constamment chez les Vertébrés supérieurs. La *vésicule biliaire* (*vb*, fig. 196) est accolée contre le milieu de la face postérieure du foie et logée en partie dans un enfoncement de ce dernier. Elle est facilement visible, étant généralement colorée en brun. Elle affecte la forme d'une poire dont le pédoncule représenté par le canal cholédoque débouche dans l'intestin immédiatement après le pylore. L'ouverture du canal cholédoque se trouve ainsi en regard des trois appendices pyloriques. Les canaux hépatiques chargés de conduire la bile au dehors du foie ne débouchent

Fig. 220. — *Perca fluv.* Coupe transversale d'une papille de l'intestin; *a*, séreuse externe; *b*, muscles longitudinaux; *c*, coupes de vaisseaux; *d*, muscles circulaires; *e*, tissu conjonctif; *g*, cellules allongées de la papille.

pas tous dans la vésicule biliaire; un seul débouche à sa base, les autres se déversent dans le canal cholédoque.

Le *pancréas* manque chez la Perche.

La *rate* (*ra*, fig. 195, 196) est un organe allongé aplati, de couleur rouge brun, et extraordinairement riche en vaisseaux sanguins. Elle est logée (*r*, fig. 196) dans la courbure postérieure de l'intestin.

Vessie natatoire (*vn*, fig. 195). — Après avoir enlevé les muscles du tronc on voit en dessous de la colonne vertébrale un sac allongé, brillant, fortement gonflé, s'étendant depuis l'extrémité postérieure du crâne jusqu'au fond de la cavité abdominale. C'est la vessie natatoire; elle est close de toutes parts, sans communication avec l'intestin et tout d'une venue, un peu amincie antérieurement. La face ventrale de la région antérieure présente quelques conformations particulières. Ce sont des épaississements généralement colorés en rouge et en forme de plaques. Le sang y arrive par de nombreux vaisseaux et s'y répand dans une quantité de petits canaux tellement serrés les uns contre les autres que ces organes apparaissent comme des taches colorées après une injection. Les vaisseaux y forment ce que l'on a appelé des réseaux admirables.

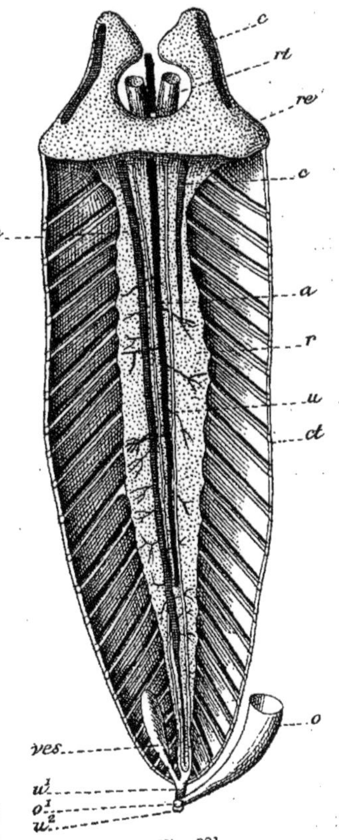

Fig. 221.

Reins (fig. 221). — Ce sont deux bandes réunies l'une à l'autre et placées en dessous de la colonne vertébrale dans la région abdominale; elles sont très amincies à leur extrémité postérieure et leurs bords sont plus ou moins échancrés au niveau de chaque côté. Leurs bouts antérieurs, soudés ensemble, forment une masse volumineuse : le *rein céphalique* (*re*, fig. 221). Cette masse, traversée par les veines cardinales (*c*), est échancrée en avant pour laisser passer l'aorte et les deux

Fig. 221. — *Perca fluv.* Les reins vus par la face ventrale. *r*, reins; *re*, extrémité antérieure épaissie du rein; *rt*, muscles rétracteurs dorsaux des arcs branchiaux; *c*, veines cardinales; *a*, aorte; *ct*, côtes; *ves*, vessie; *u'*, urèthre; *u*, uretère; *u²*, orifice urinaire; *o*, canal vecteur de l'organe génital; *o'*, son orifice.

muscles suspenseurs des arcs branchiaux. Les *uretères* (u) sont au nombre de deux, longeant le rein du côté interne dans toute sa longueur; ils se ramifient dans le renflement antérieur, et reçoivent de nombreux ramuscules sur leurs parcours. A l'extrémité postérieure ils se réunissent l'un à l'autre pour former un court canal commun (u'), dans lequel débouche la vessie par son col étroit. Cette dernière, blanchâtre et à parois assez résistantes, est allongée entre les organes génitaux et les reins. Le canal de sortie commun, l'*urèthre* (u'), vient déboucher au dehors par un petit orifice (u^2) placé immédiatement en arrière de l'orifice de sortie de la glande génitale (o').

Organes génitaux (t, fig. 195, 196). — Les Perches manquent d'organes génitaux externes et d'organes accessoires d'accouplement, de sorte qu'on ne peut pas, à première vue, connaître le sexe de l'animal. Les masses génitales, ovaire et testicules, sont toujours placées dans des individus différents et occupent respectivement la même position. L'*ovaire* simple est un sac allongé, renflé en avant, aminci en arrière et débouchant par un petit orifice derrière l'anus. Il est placé entre le rectum en bas, la vessie urinaire et la partie postérieure de la vessie natatoire en haut. On ne distingue pas d'oviducte proprement dit; les parois de la glande en s'allongeant en remplissent les fonctions. Les parois assez épaisses supportent à l'intérieur des lamelles en très grande quantité, plus ou moins triangulaires, formées de tissu conjonctif lacunaire et sillonnées de vaisseaux sanguins. C'est sur ces lamelles que les œufs se développent. Arrivés à maturité, ils tombent dans la cavité de l'ovaire et sont évacués au dehors. Suivant les saisons, l'ovaire est plus ou moins volumineux. C'est au premier printemps qu'il atteint sa plus grande taille; il s'avance alors jusque dans le voisinage de l'estomac et est gonflé d'œufs. Dans une Perche de 30 centimètres de long on compte environ 70,000 œufs.

Les *testicules* sont deux masses allongées, d'un blanc laiteux, réunies l'une à l'autre par de nombreuses brides de tissu connectif, plus minces à l'extrémité postérieure qu'à l'extrémité antérieure et débouchant au dehors par un petit orifice commun situé immédiatement en arrière du pore anal. Les parois envoient dans l'intérieur du testicule des plis membraneux très allongés, sur lesquels se développent les zoospermes. Sur des coupes des testicules, ces derniers se présentent comme de petites granulations auxquelles on ne peut distinguer des filaments en queue, qui cependant existent sur les zoospermes évacués.

Organes respiratoires. — L'appareil respiratoire de la Perche est représenté par les filaments branchiaux supportés par les arcs branchiaux. Nous avons déjà vu plus haut que les arcs branchiaux proprement dits, c'est-à-dire ceux qui sont pourvus de lamelles respiratoires, sont au nombre de quatre paires et qu'ils vont en diminuant de longueur d'avant en arrière. En parlant du squelette nous avons indiqué (page 500) la situation de ces arcs, leur constitution et leurs relations avec les os pharyngiens et avec la tige médiane inférieure formée par les copulæ.

Le premier arc porte sur son bord antérieur des épines fixées contre le squelette de l'axe par deux petits prolongements. Ces épines sont elles-mêmes garnies de nombreuses petites arêtes, servant à empêcher l'introduction de particules étrangères dans l'appareil respiratoire. Les arcs suivants sont garnis sur leurs bords antérieurs de proéminences mousses chargées d'aspérités. Le bord postérieur des arcs, creusé en rigole, porte les lamelles respiratoires, disposées en deux rangées parallèles sur toute la longueur de l'arc; les plus courtes sont les supérieures et les inférieures. Ces deux rangs de lamelles sont réunis à leur base par des fibrilles musculaires longitudinales. Chaque lamelle possède un squelette sous forme d'un petit axe longitudinal cartilagineux, et porte une quantité de petits feuillets transverses très fins, placés les uns à la suite des autres et devenant de plus en plus ténus au fur et à mesure que l'on se rapproche de l'extrémité libre de la lamelle. C'est dans ces feuillets que se ramifient les capillaires respiratoires. La trame est constituée par un tissu conjonctif très fin, recouvert des deux côtés par des cellules arrondies de deux sortes. Les unes sont grosses et transparentes; les autres très petites et remplies de granulations.

La *pseudo-branchie* est un petit organe accolé contre le mastoïdien. Elle a la même structure que les branchies elles-mêmes, en ce sens que l'on distingue des petits axes cartilagineux supportant des lamelles dans lesquelles circule le sang provenant d'un rameau de l'artère céphalique.

Système circulatoire (fig. 222). — Le *cœur* (fig. 196) est situé dans la région du cou, un peu en avant des nageoires pectorales, dans un espace de forme triangulaire, limité en dessous par la masse du muscle sterno-hyoïdien, latéralement par les muscles pharyngo-claviculaires externe et interne, en haut par le muscle pharyngien transverse et postérieurement par le péritoine épaissi. Cet espace ainsi limité et assez spacieux est tapissé par une mince membrane, le *péricarde*. Le cœur est composé de trois parties dont une antérieure et deux postérieures; elles forment un tout ayant un peu la forme d'une pyramide couchée dont le sommet est situé antérieurement et se continue dans le *bulbe artériel*. Ce dernier est un tube conique (*b*, fig. 196) blanchâtre, à parois fibreuses très épaisses, dont la base est recouverte par le ventricule et l'oreillette. Sa surface interne est plissée longitudinalement, et il possède deux valvules en forme de poches, placées l'une à côté de l'autre dans le voisinage de l'orifice de passage du ventricule et qui s'opposent au retour du sang en arrière. Le *ventricule* (*ve*, fig. 196), de couleur rougeâtre, est inférieur; il est très irrégulier de forme et pointu postérieurement. Ses parois sont très épaisses et formées de forts faisceaux musculaires entrecroisés. L'*oreillette* (*o*, fig. 196) située sur le ventricule est toujours d'une coloration rouge-brun. C'est une poche musculaire à parois minces et molles, la plus volumineuse des trois parties du cœur, qui présente deux courts prolongements postérieurs, se continuant vers le sinus veineux. Le courant du sang dans la direction d'arrière en avant est réglé, dans l'intérieur du cœur, par des valvules qui s'opposent au reflux. Celle située entre le sinus veineux et l'oreillette, la *valvule sinu-auriculaire*, est incomplète: elle consiste en un repli circulaire, une sorte d'écran largement percé et placé sur la limite un peu étranglée des deux cavités; la *valvule atrio-ventriculaire*, entre l'oreillette et le ventricule, est en revanche très complète, formée de deux lobes opposés et attachés, par des fibres et des trabécules musculaires, à la paroi charnue du ventricule. L'appareil valvulaire est complété par les clapets mentionnés entre le ventricule et le bulbe.

Circulation artérielle (fig. 222). — Le bulbe artériel se continue en avant dans la grande *artère branchiale commune* (*a br*, fig. 222). C'est un vaisseau à cours sinueux placé sous la chaîne des osselets copulæ et se ramifiant à droite et à gauche en autant de branches qu'il y a d'arcs branchiaux. Les artères des arcs charrient du sang veineux et sont situées dans la rigole longeant la courbure externe de l'arc. Chaque artère branchiale diminue de diamètre au fur et à mesure qu'elle s'élève vers la face dorsale de l'arc qu'elle longe; elle est plus superficielle que la veine et se termine vers les derniers feuillets branchiaux. Au bord externe de l'arc sont attachés les feuillets branchiaux unis deux à deux; vis-à-vis de chacun de ces feuillets, l'artère détache un rameau qui longe un des bords du feuillet, détache, chemin faisant, plusieurs ramuscules qui rampent dans l'épaisseur du feuillet et à travers les parois desquels se fait l'oxygénation du sang. Ces ramuscules se réunissent dans une veinule branchiale, laquelle vient déverser le sang oxygéné dans *la veine branchiale*, située de même que l'artère dans le sillon de l'arc, mais plus profondément; il y a donc autant de veinules que de feuillets respiratoires. La veine de l'arc augmente de diamètre à l'inverse de l'artère, au fur et à mesure qu'elle gagne la face supérieure de l'arc.

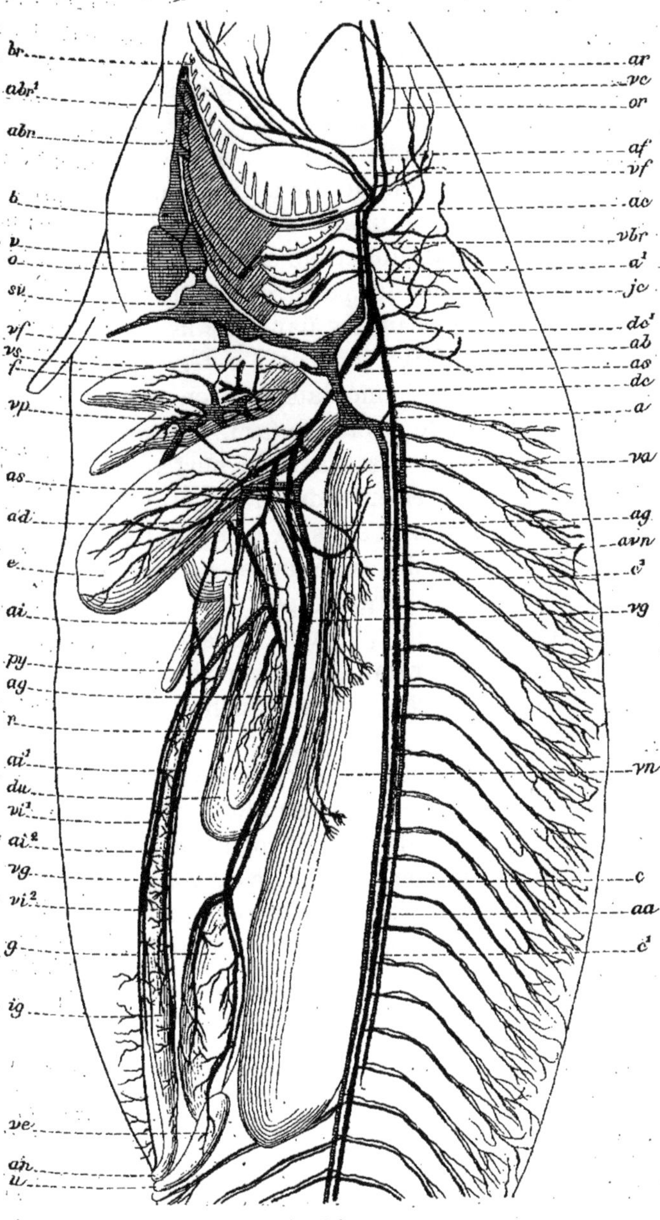

Fig. 222.

Fig. 222. — *Perca fluv.* Figure semi-schématique de la circulation. L'animal est censé ouvert, de manière que les principaux organes de l'abdomen et les branchies soient visibles. Le bout de la tête et la queue sont coupés. Du côté gauche : *br*, premier arc branchial; *abr'*, son artère; *abr*, artère branchiale commune; *b*, bulbe artériel; *v*, ven-

Les veines des arcs vont se jeter dans l'aorte située sous la colonne vertébrale. Tout le sang que reçoit l'aorte provient donc de ces veines; il est complètement oxygéné et va se déverser ensuite dans les différents organes. Le mode d'union des veines branchiales avec l'aorte est soumis quelquefois à de légères variations.

Les artères qui se distribuent dans la tête proviennent de la veine du premier arc branchial; elles s'en détachent à peu près au point où la veine s'unit à celle de vis-à-vis pour constituer les premières racines de l'aorte. Cette *artère céphalique* (*ac*) s'avance sur les côtés de la région occipitale du crâne et ne tarde pas à se diviser en deux rameaux, un superficiel qui pénètre dans la grosse masse charnue du masseter, nourrit la peau des flancs de la tête et se poursuit jusque dans la mâchoire inférieure. C'est l'*artère faciale* (*af*). La branche profonde se subdivise immédiatement en deux rameaux, dont l'un pénètre dans la cavité orbitaire (*ar*), est accolé à la cloison séparatrice des deux yeux, passe avec le nerf olfactif à travers le cartilage de la région antérieure du crâne et vient se terminer en de nombreuses ramifications dans la capsule nasale et dans la région antérieure de la mâchoire supérieure. Le second rameau, issu de la branche profonde, est chargé de porter le sang au cerveau; il pénètre dans la cavité cérébrale par une ouverture placée au-dessous des lobes inférieurs et se ramifie à la surface et à l'intérieur des différentes parties du cerveau; cette branche porte le nom d'*artère cérébrale*.

L'*aorte* longe la colonne vertébrale sur toute son étendue en étant attachée à sa face ventrale; elle devient de plus en plus grêle au fur et à mesure qu'elle se rapproche de l'extrémité caudale. Dans la région abdominale elle est à nu, c'est-à-dire qu'après avoir enlevé la vessie natatoire on l'aperçoit directement, tandis que dans la région caudale elle est logée dans le canal formé par les apophyses haemales. Elle distribue sur son passage du sang aux viscères et aux muscles du tronc. Parmi ces artères musculaires, la plus importante

tricule du cœur; *o*, oreillette; *sv*, sinus veineux; *vf*, veine hépatique; *vs*, veine scapulaire coupée; *f*, foie; *vp*, veine porte; *as*, artère stomacale; *ad*, artère duodénale; *e*, estomac; *ai*, artère intestinale commune; *py*, appendice pylorique; *ag*, artère génitale; *r*, rate; *ai*[1], artère intestinale inférieure; *du*, duodénum; *vi*[2], veine intestinale inférieure; *ai*[2], artère intestinale supérieure; *vg*, veine génitale; *vi*[1], veine intestinale supérieure; *g*, organe génital; *ig*, intestin grêle; *ve*, vessie urinaire; *an*, orifice anal; *u*, orifice génito-urinaire. Du côté droit : *ar*, artère ophtalmique; *vc*, veine céphalique; *or*, contour de l'orbite; *af*, artère faciale; *vf*, veine faciale; *ac*, carotide; *vbr*, veine branchiale; *a'*, aorte céphalique; *jc*, veine jugulaire commune; *dC'*, *ductus Cuvieri* descendant; *ab*, artère abdominale; *as*, artère stomacale; *dC*, *ductus Cuvieri*, partie horizontale; *a*, aorte; *va*, veine abdominale: *ag*, artère génitale; *avn*, artère de la vessie natatoire; *c'*, veine cave droite; *vg*, veine génitale; *vn*, vessie natatoire; *c*, veine cave gauche; *aa*, aorte abdominale; *e'*, veine cave droite.

est l'*artère scapulaire* (*as*), que nous avons dû représenter dans notre figure comme coupée. Elle fournit du sang à toutes les parties du membre pectoral. Après s'être détachée de l'aorte peu après la naissance de l'artère abdominale, elle descend le long des faces internes des différentes pièces osseuses de la ceinture, gagne les muscles internes de la nageoire, où elle se ramifie, et donne enfin un rameau qui passe par l'ouverture ménagée entre les os du carpe pour aller nourrir les muscles de la face externe de la nageoire.

L'*artère abdominale* (*ab*) est celle qui charrie le sang dans les différents organes renfermés dans la cavité abdominale. Elle se détache de l'aorte un peu après la jonction de la dernière veine branchiale. C'est un gros vaisseau, qui émet les branches suivantes : L'*artère stomacale* (*as*) longe l'estomac sur toute son étendue, s'y ramifie énormément et passe de là à l'intestin et à la rate ainsi qu'aux appendices pyloriques. A peine arrivée à l'estomac elle fournit, à la face droite, une branche peu importante pour cette face et pour le foie (*artère hépatique*), puis une grosse branche, l'*artère génitale* (*ag*), laquelle longe l'anse du duodénum, donne en passant une branche à la *vessie natatoire* (*a vn*) qui se distribue surtout dans les pelottes vasculaires de cette dernière et arrive ainsi à l'organe *génital*, où elle se bifurque en deux branches, une supérieure, une inférieure. Une troisième branche, l'*artère duodénale* (*ad*), naît bientôt après la précédente; elle se distribue surtout à l'anse duodénale et à la rate. — Enfin une quatrième branche, l'*artère intestinale* (*ai*), se bifurque en gagnant l'intestin grêle. Les deux branches (ai^1 et ai^2) longent les bords inférieur et supérieur de l'intestin grêle jusqu'à l'anus.

L'*aorte abdominale* en continuant son chemin en dessous de la colonne vertébrale distribue le liquide sanguin aux muscles du tronc par les artères inter-vertébrales; les unes montent obliquement en arrière, en suivant les apophyses épineuses, pour se ramifier entre les myomères et dans les muscles des nageoires; les autres se portent dans le rein et se divisent à l'intérieur de cet organe en une foule de canalicules.

Système veineux. — Les veines suivent en général le cours des artères. Le sang qui a été amené dans la tête est collecté de nouveau par des veines correspondant aux artères céphaliques mentionnées et charrié dans un tronc commun : la *veine jugulaire commune* (*jc*). Il y en a une de chaque côté de la tête; elles se déversent bientôt dans le canal de Cuvier (*ductus Cuvieri*, *dC*) et de là dans le sinus sanguin qui pousse le sang dans l'oreillette.

Le sang revenant du corps et des viscères suit des chemins plus compliqués. Il y a d'abord deux *veines cardinales* (c et c^1) qui longent l'aorte des deux côtés, enfoncées en partie dans la masse des reins et toujours, après la mort, gonflées de sang, de sorte qu'on les aperçoit aisément. La plus volumineuse est celle de gauche (c); elle commence à l'extrémité postérieure du corps, s'avance en augmentant de plus en plus de diamètre, est logée dans l'espace compris entre les apophyses hæmales, et arrive dans la cavité viscérale où elle reçoit les différentes veines des muscles du flanc gauche et les veines rénales. Celle de droite (c^1) est plus courte; elle se termine à l'extrémité postérieure de la cavité abdominale.

Les deux veines réunies forment, avec la veine abdominale, la partie horizontale du *canal de Cuvier* (dC), large sinus placé sous le sommet de la ceinture scapulaire et qui reçoit en avant la jugulaire commune. Ces deux veines se jettent chacune dans le sinus veineux correspondant (sv). La *veine abdominale* (va), dont le cours est parallèle à celui de l'artère abdominale, recueille le sang de la glande sexuelle, lequel à sa sortie de la glande est ramassé dans deux canaux, un supérieur et un inférieur, qui se réunissent en un seul au devant de l'organe et forment ainsi la *veine génitale*. Cette dernière (vg) longe la face ventrale de la vessie natatoire et est attachée par de nombreuses brides aux parois du corps. La veine prend une partie du sang des parois de l'estomac pour le verser dans la veine abdominale; un rameau descendant perpendiculairement de la vessie natatoire s'y jette également. Cette veine de la vessie reçoit son sang de six canalicules provenant des taches rougeâtres de réseaux admirables qui tapissent la face inférieure de la région antérieure de la vessie. — L'intestin grêle est accompagné de deux veines qui recueillent le sang de ses parois (vi); ces canaux s'unissent à ceux venant de la rate (r), des appendices pyloriques, et d'une partie de ceux des parois stomacales. Tous ces vaisseaux se réunissent en un seul : la *veine porte* (vp), qui pénètre dans le foie par sa face postérieure. Elle se ramifie dans l'intérieur de l'organe à la manière d'une artère, puis les canalicules se réunissent de nouveau pour former des vaisseaux de plus fortes dimensions, lesquels à leur tour se rassemblent en une *veine hépatique* (vf) qui sort du foie par sa face antérieure, traverse la cloison transversale du péritoine et se jette dans le sinus veineux.

Système lymphatique. — On a décrit sous ce nom chez beaucoup de Poissons osseux un système de canaux clos à parois molles, charriant un liquide incolore. Ce système se compose de deux canaux longitudinaux situés sous la peau du milieu des flancs et aboutissant à une poche située dans le voisinage de la dernière vertèbre. En avant, ces canaux communiquent par quelques anastomoses avec le système veineux.

Les *téguments* des Poissons ont partout la même structure fondamentale. Ils sont composés d'un *épiderme* en général assez épais, dans la plupart des cas à couches nombreuses de cellules, qui se régénèrent continuellement à partir de la couche basale. A ces cellules, souvent développées sous forme de cellules calyciformes à la surface, se joignent des cellules rondes, claires (cellules muqueuses), qu'on peut assimiler aux cellules en massue des Cyclostomes. Elles manquent chez les Plagiostomes. Nulle part on n'observe des cellules analogues aux cellules granuleuses des Cyclostomes. Les glandes cutanées manquent, à moins qu'on ne puisse leur assimiler les glandes vénéneuses, développées à la base des piquants chez des Téléostéens (*Trachinus*) ou des Raies (*Trygon*). Chez la plupart, des conformations pigmentaires (granulations, chromatophores) pénètrent dans l'épiderme. — Le *derme* est composé de couches plus ou moins nombreuses de fibres conjonctives, en général aplaties, et qui ne sont pas feutrées, les différentes couches superposées ayant chacune une direction oblique des faisceaux fibreux et croisant celle des couches attenantes. Ces couches sont traversées souvent par des faisceaux fibreux verticaux et par des lacunes, contenant des vaisseaux et des nerfs. Des pigments y sont souvent répandus en grande quantité; aux cellules et aux chromatophores se mêlent des petites paillettes, auxquelles sont dus les reflets métalliques.

Les conformations solides (écailles, plaques, piquants, etc.) intéressent surtout. On peut poser, en principe, que toutes les pièces composant l'écaillure naissent dans l'épaisseur du derme; elles constituent donc un véritable squelette dermique. Cette partie basale peut rester à l'état fibreux ou dans la plupart des cas se durcir par l'intervention de cellules, lesquelles s'approchent successivement des cellules osseuses des Vertébrés supérieurs, avec leurs ramifications caractéristiques. Primitivement isolées les unes des autres, les pièces se joignent souvent pour constituer de véritables carapaces (*Sclérodermes*, *Lophobranches*, certains *Siluroïdes*). Les conformations superficielles varient beaucoup. Chez les *Plagiostomes* se développent de véritables dents, composées d'émail, sécrété par la couche profonde de l'épiderme, de dentine à tubes fins souvent ramifiés, et d'une cavité pulpaire intérieure, contenant des vaisseaux et des nerfs, lesquels montent ordinairement par une ouverture creusée dans la partie basale. Ces conformations dentaires, qui percent finalement la peau, et procèdent primitivement de la calotte de l'émail épidermoïdal, forment aussi les piquants et constituent la peau de chagrin; elles passent par des modifications aux dents de la bouche et aux fibres cornées constituant les nageoires. Les parties basales peuvent confluer ensemble, tout comme les dents qui leur sont superposées peuvent se multiplier sur une seule plaque basale. Ces dents se retrouvent aussi, considérablement diminuées, sur les écailles de quelques Téléostéens (*Callichthys*). Elles existent encore sur les écailles des jeunes *Ganoïdes* (*Lepidosteus*) à écailles rhomboïdales, où elles sont revêtues d'une petite calotte d'émail, qui se perd plus tard, tandis que les bases de ces nombreux denticules confluent et couvrent l'épaisse plaque osseuse de l'écaille par une couche assez homogène, qu'on a appelée *ganoïne*, pour la distinguer de l'émail proprement dit. — Les écailles des *Dipnoïques* et des *Téléostéens* diffèrent foncièrement de celles des Plagiostomes et des Ganoïdes rhombifères; la base sclérosée en est lamelleuse, et laisse encore souvent reconnaître, chez les Téléostéens, une structure fibreuse, ou cellulaire chez les Dipnoïques. La couche supérieure, diversement sculptée, se forme ou d'une seule pièce, sans discontinuité, ou bien se dépose par places déterminées, en laissant à nu les sillons ou les dessins réticulés de la surface. Chez les Dipnoïques, cette couche extérieure possède encore de nombreuses perforations rondes à circonvallation. Cette couche extérieure est constituée par un tissu osseux modifié, assez homogène et contenant du carbonate de chaux. Les épines des *Cténoïdes* ne sont que des aspérités de cette couche, lesquelles restent souvent à l'état primitif (*Beryx*) ou se détachent plus ou moins, comme dans notre espèce type. Des formes de passage entre les écailles des Cténoïdes et des Placoïdes se trouvent chez beaucoup de *Plectognathes* et d'*Acanthoptérygiens* (*Centriscus, Monacanthus*). Elles paraissent prouver que le foyer de l'écaille correspond à la place de la dent que porte la plaque basale chez les Plagiostomes. Nous renvoyons, pour les détails, au Mémoire de Klaatsch (Voir Litt.). D'après ce que nous venons de dire, tous ces éléments sclérosés sont enveloppés, au moins à leur base, par les couches du derme et recouverts par l'épiderme; mais quant aux conformations dentaires perçant l'épiderme, dont elles proviennent en partie (l'émail), ce n'est que leur base qui reste fixée dans le derme, tandis que, chez les autres, les téguments forment une poche qui recouvre le tout. Mais cette poche est souvent usée et détruite sur les parties libres de l'écaille.

Les organes du *sens latéral* subissent des modifications importantes. Constitués primitivement comme de simples collines composées de cellules nerveuses, entourées de cellules d'appui ou basales, ces organes s'enfoncent graduellement dans la peau, sont reliés d'abord par des rainures ouvertes, qui se ferment en tubes, pourvus de tubules de sortie et deviennent à la fin strictement métamériques, en ce sens qu'à chaque myomère du corps correspond un bouton nerveux. Des boutons libres, comme chez notre espèce type, se retrouvent encore chez certains *Gobioïdes*, *Épinoches* et *Brochets* sur la tête ; chez les premiers, la calotte gélatineuse transparente qui couvre le bouton (cupule terminale) est élevée en une sorte de cylindre plein ou creux dépassant la peau. Chez les *Holocéphales* les boutons sont reliés au moyen de sillons ouverts, revêtus d'un épithélium indifférent; ces sillons se retrouvent sur le corps d'*Echinorhinus* et de *Tetrodon*. Enfin, chez tous les autres, les sillons sont fermés en tubes, réunis ensemble sur un point situé à l'angle de la fente branchiale vers la pointe latérale de l'occiput. De ce point partent dans la règle : à la tête, et en avant, une branche sus-orbitaire, une sous-orbitaire et une branche mandibulaire; une branche transversale, passant sur l'occiput et reliant les systèmes des deux côtés, et enfin, en arrière, une branche horizontale, la ligne latérale, qui se laisse ordinairement poursuivre jusqu'à la queue. Les dispositions et les anastomoses de ces branches varient beaucoup. Les canaux sont remplis d'une gélatine transparente; ils montrent souvent des évasements simples (sacs chez les *Ganoïdes*) ou multiples (ampoules des *Sélaciens*) aux endroits où se trouvent placées les collines sensitives. Les orifices extérieurs peuvent se trouver directement sur les grands tubes mentionnés, mais sont placés le plus souvent sur des canaux secondaires, lesquels traversent des écailles déterminées ou, sur la tête, des os d'origine dermique. La division du travail, entre la fonction sensorielle et la fonction excrétoire de la gélatine transparente, est poussée au plus haut point chez la *Torpille*, où l'on trouve trois sortes d'organes : un système de canaux, munis d'ampoules dites *organes de Lorenzini*, qui ne possèdent pas de cellules sensitives et ne sécrètent que de la gélatine ; à la face dorsale de la tête un second système de canaux portant des boutons nerveux et sécrétant aussi de la gélatine, et à la face ventrale des *vési-*

cules closes, dites *de Savi*, contenant seulement des boutons nerveux et reliées ensemble par un cordon basal fibreux, reste du canal commun oblitéré. (Voir, pour les détails, le livre de Fritsch, intitulé : *Die Torpedineen*. Leipzig, 1890.)

Les modifications du *squelette*, pris dans son ensemble, sont excessivement nombreuses dans la classe des Poissons et montrent des étapes successives, marquées surtout par la suppression de la corde, par la formation de pièces indépendantes, soit cartilagineuses, soit osseuses, et par l'englobement de pièces, primivement dermiques, dans le système du squelette interne. Si nous avons trouvé, chez l'Amphioxus et les Cyclostomes, un système de soutien membraneux unique, répandu par tout le corps, nous voyons chez les Poissons des pièces plus dures, cartilagineuses ou osseuses, enchâssées dans ce système général de soutien, qu'elles envahissent petit à petit. Il est vrai que chez les Cyclostomes ce dernier processus a déjà commencé par la chondrification du crâne, du système viscéral et des apophyses vertébrales, mais il s'accentue bien plus chez les Poissons. Ici aussi on peut faire la remarque que le nombre des pièces composant une certaine partie augmente par l'ossification et que la base cartilagineuse, aux dépens de laquelle se forment les os plus ou moins séparés ou articulés ensemble, constitue souvent un tout uni. Ce fait n'empêche pas une coalition des pièces osseuses primitivement séparées ou une réduction de celles-ci.

La *corde dorsale* persiste, dans l'état où elle se trouve chez les Cyclostomes, pendant toute la vie chez les *Holocéphales*, les *Ganoïdes cartilagineux* (*Sturionides*) et les *Dipnoïques*, mais chez tous ces Poissons s'y ajoutent des arcs supérieurs (*neurapophyses*) et inférieurs (*hémapophyses*) qui naissent isolément dans la couche squelettogène et dont les bases, encore reconnaissables chez beaucoup de *Sélaciens* et *Téléostéens* (Brochet), sont souvent même reliées seulement par des masses ligamenteuses aux corps des vertèbres où elles sont implantées dans des trous. Les corps des vertèbres eux-mêmes constituent des anneaux autour de la corde. Ces anneaux, s'épaississant au milieu vers l'intérieur, y compriment et absorbent finalement la corde (étranglement vertébral) dont les restes se conservent dans les interstices de manière que chaque corps de vertèbre est biconcave, montrant deux cavités coniques, antérieure et postérieure, dont les sommets se touchent au centre du corps de la vertèbre, tandis que les bords circulaires sont reliés par du tissu fibreux. Un seul genre, les *Lépidostées*, fait exception à ce type général de conformation ; ici, l'étranglement de la corde, dont un reste se conserve encore au milieu des vertèbres caudales, est intervertébral, et comme conséquence de l'épaississement se montre sur chaque vertèbre une tête glénoïdale antérieure, articulée dans une cavité de la vertèbre opistocœle précédente. Neurapophyses et hémapophyses, tout en restant séparées souvent en deux moitiés latérales, se ferment en arcs dans la ligne médiane autour de la moelle et de l'aorte et se prolongent souvent d'une manière exorbitante dans les apophyses épineuses dorsales et caudales. Les apophyses transversales et obliques sont très variables ; elles sont des rayonnements des arcs. Les côtes, ossifications dans les myocommes du ventre, font défaut chez les *Chimères*, beaucoup de *Raies*, les *Lophobranches* et les *Spatulaires* ; elles suivent les myocommes dans la couche costale jusqu'en bas, mais ne se joignent jamais sur la ligne ventrale médiane, ni entre elles, ni aux ceintures des membres. On remarque souvent des pièces intercalaires des Vertèbres (*Sélaciens*) ou des épines dans les myocommes latéraux (arêtes) chez les *Téléostéens*, qui n'ont pas d'homologues dans les autres classes des Vertébrés.

La séparation du crâne en une boîte cérébrale et un crâne facial est, en général, beaucoup plus nettement accusée que chez les Vertébrés supérieurs ; les pièces constituant le dernier restent presque toujours mobiles ou au moins distinctes et il ne se produit que rarement des fusions absorbant le crâne facial.

Le *crâne cérébral cartilagineux* persiste pendant toute la vie sous forme d'une boîte ou capsule d'une seule pièce chez les *Sélaciens*, les *Holocéphales*, les *Ganoïdes cartilagineux* et les *Dipnoïques*. On y reconnaît toujours les trois régions correspondant aux organes des sens. Il n'est jamais complet et présente toujours, outre les différents orifices destinés aux nerfs et aux vaisseaux, une large fontanelle à la face supérieure. Soudé à la corde persistante (*Chimères*, *Esturgeons*, *Dipnoïques*) ou aux premières Vertèbres (*Requins*), il est articulé à la première chez les *Raies*. Chez les *Sélaciens* et les *Holocéphales*, la boîte n'est complétée par aucune conformation dermique; chez les autres, ces compléments se montrent, mais ne présentent pas encore les relations constantes observées chez les autres Vertébrés.

Le crâne cartilagineux constitue, par ossification interne (*os enchondraux*), les différentes pièces occipitales et otiques, une partie des sphénoïdes et l'éthmoïde; il est complété en haut et en bas par des os provenant du système dermique, appelés *plaques protectrices* ou *de recouvrement*. Ce sont, en haut, les nasaux, les frontaux, les orbitaires, les pariétaux et les temporaux; en bas, dans la cavité buccale, le parasphénoïde et le vomer. Chez la plupart des Poissons on peut séparer, par une macération prolongée, ces plaques protectrices du noyau formé par la capsule cartilagineuse primitive en partie ossifiée, dont les restes, souvent assez considérables, se conservent chez beaucoup de Téléostéens (*Salmonides* p. e.), pendant toute la vie. Il nous est impossible de mentionner ici les innombrables modifications que présentent ces différentes pièces chez les Poissons osseux.

Abstraction faite des cartilages labiaux, développés d'une manière variée et irréductible à un type commun et qui se trouvent encore chez les *Sélaciens*, les *Holocéphales*, les *Ganoïdes* cartilagineux et les *Dipnoïques*, le *crâne facial* se compose, chez les Poissons adultes, d'un certain nombre d'arcs, dont deux au plus sont appliqués à la base du crâne, tandis que les autres embrassent l'entrée du canal alimentaire. Les ébauches cartilagineuses de ces arcs sont toutes d'une venue; leurs subdivisions s'établissent par l'ossification.

On ne trouve, chez les *Sélaciens*, qu'un seul arc maxillaire appliqué à la base du crâne et articulé avec l'arc mandibulaire inférieur. Ces deux pièces, formant cercle autour de la bouche, sont suspendues au crâne par un seul os, aboutissant d'un côté à l'articulation maxillaire, de l'autre au coin postérieur de la région occipitale du crâne (hyo-mandibulaire). Chez les *Holocéphales*, le demi-arc maxillaire et la pièce de suspension sont soudés au crâne; la mandibule s'articule directement à ce dernier. — Aux dépens de l'arc maxillaire et de la pièce de suspension se forment, chez les autres poissons et notamment chez les *Téléostéens* et les *Ganoïdes osseux*, une quantité de pièces, l'arc maxillaire composé de l'intermaxillaire et du maxillaire (os mystacis), ordinairement rejeté au-dessus de l'intermaxillaire qui borde seul la bouche, puis l'arc ptérygo-palatin, disposé vers la ligne médiane de la base du crâne. — Par ossification enchondrique de la pièce de suspension se constituent l'os carré et une partie de la mandibule (articulaire), les arcs maxillaire et ptérygo-palatin; les pièces qui les suspendent au crâne (jugal et quadrato-jugal), ainsi que les pièces antérieures de la mandibule (dentaire, angulaire, sus-angulaire) sont des os de recouvrement. Au devant de l'hyo-mandibulaire se trouve, chez les *Sélaciens*, une petite pièce protégeant une fente (l'évent) dans laquelle se voit un rudiment de branchie. — Derrière l'arc mandibulaire, et en connexion intime avec son appareil de suspension, se trouve une série d'arcs, tous primitivement branchifères, mais dont le premier et le dernier ne portent guère des franges respiratoires. Ces arcs font le tour du canal alimentaire et se réunissent dans la ligne ventrale médiane par une série longitudinale de pièces (*copulae*), dont la première est souvent indépendante en forme de langue (*os linguae*). Le premier de ces arcs est l'arc hyoïdien, suspendu par une pièce particulière, le symplectique; le dernier, l'arc pharyngien, reste souvent rudimentaire et réduit à sa moitié crânienne. Sur tous ces arcs peuvent se développer, outre les franges branchiales, des conformations purement cutanées, qui se montrent, chez les *Sélaciens*, sous formes de cartilages digités et se développent, chez les autres, comme appareil operculaire. Le pli operculaire, encore cutané chez les *Chimères*, y est soutenu par un arc cartilagineux d'où rayonnent des filets cartilagineux digitiformes; chez les autres Poissons osseux se développent aux dépens de l'arc du préopercule, dans le pli cutané, les pièces composant l'opercule et les rayons branchiostèges. Des pièces cutanées se développent aussi chez les mêmes, surtout aux environs de l'orbite, où elles servent de protection aux canaux du sens latéral.

Les *nageoires impaires* sont, dans la règle, soutenues par des rayons, dont la disposition se range, dans la plupart des cas et par des os interépineux, sur les métamères indiqués par les apophyses épineuses, mais qui, dans d'autres cas, n'y correspondent pas. Avec les rayons se développent des muscles spéciaux.

Les *membres pairs* varient quant à leur position et quant à leur nombre, le membre postérieur étant souvent rudimentaire ou supprimé. Ils peuvent porter des rayons en nombre indéfini, mais de même nature comme ceux des nageoires impaires et disposés, ou suivant un type bisérial primitif (*Ceratodus*) ou d'une manière unisériale. Le membre antérieur, la nageoire pectorale, est conformé, chez les *Sélaciens*, par une seule pièce latérale arquée, formant la ceinture thoracique, à laquelle sont attachées ventralement trois plaques, pro-, méso- et méta-ptérygium, auxquelles sont attachés les rayons fibreux par des pièces intermédiaires cartilagineuses, dont celle formant la continuation du métaptérygium est la plus importante. Ici aussi on peut suivre la séparation successive, par l'ossification, de cette conformation primitive par les *Dipnoïques* et les *Ganoïdes* jusqu'aux *Téléostéens*, où la ceinture se compose, par l'intervention de plaques protectrices, de trois pièces et où la partie intermédiaire subit de nombreuses réductions ou fusions. Le membre postérieur, nageoire ventrale, situé toujours à l'extrémité de la cavité ventrale chez les *Sélaciens*, *Holocéphales*, *Ganoïdes* et *Dipnoïques*, peut manquer chez les *Téléostéens* apodes, ou se placer au milieu du ventre (abdominaux), sous la pectorale (thoraciques) ou en avant de celle-ci (jugulaires). Une ceinture lui fait toujours défaut; les pièces osseuses correspondent à la partie intermédiaire de la pectorale. Chez les mâles des *Sélaciens* et des *Holocéphales*, elle se combine avec des pièces particulières copulatrices.

La *musculature* est développée sur le même plan que chez la Perche. Les modifications qui s'observent portent surtout sur les muscles de la bouche, de l'appareil respiratoire et des membres; nous ne pouvons entrer dans ces détails.

Les *organes électriques* sont, suivant les recherches récentes, des dérivés de la substance musculaire. Les *Torpilles* parmi les Raies, le *Gymnote* (*Anguillides*) et le *Malaptérure* (*Siluroïdes*) parmi les Téléostéens sont les poissons électriques par excellence, redoutés des pêcheurs; beaucoup d'autres *Raies*, des *Mormyres* et des *Gymnarchus* possèdent encore des organes électriques rudimentaires à la base de la queue. Les organes des Torpilles sont développés aux dépens des muscles masticateurs; ceux des autres aux dépens du grand muscle latéral. Nous renvoyons pour l'organisation de ces organes au livre de Fritsch (Voir *Littérature*).

Système nerveux. La *moelle* est construite en général comme dans notre espèce type. Elle est encore aplatie chez les *Chimères* et les *Dipnoïques*, ne remplit jamais le canal rachidien, où se trouvent, en haut, du tissu graisseux et un cordon fibreux longitudinal, qui relie les vertèbres entre elles et avec l'occiput. On y remarque quelquefois des raccourcissements ou des intumescences ganglionnaires, correspondant aux plexus nerveux des membres. Les *nerfs spinaux* se comportent comme dans notre espèce type; il y a cependant des variations insignifiantes quant aux rapports entre les vertèbres et les racines à la sortie de ces dernières. Les plexus et leurs arrangements sont en rapport avec la position et le développement des membres pairs; nous signalons ces rapports sans entrer dans les détails.

Si le *cerveau* de la Perche représente, jusqu'à un certain point, la conformation propre aux Téléostéens, il est loin de nous donner un résumé des variations infinies que montre cet ordre quant au développement relatif de ses différentes parties constituantes. Il faut même dire que ces différences ne sont pas toujours en correspondance avec la classification adoptée. Toutefois, elles se bornent à la prépondérance de certaines parties qui cachent les autres souvent peu reconnaissables, mais que cependant un examen attentif fait découvrir. Le cervelet est presque toujours considérablement développé; les noyaux du prosencéphale, dépourvu de couche palléale nerveuse, laquelle est représentée seulement par l'épithélium, sont au contraire souvent très réduits ainsi que l'épiphyse, presque toujours rudimentaire. Le mésencéphale, les lobes inférieurs, l'hypophyse et le sac vasculaire sont presque toujours grands et accusés; le cerveau intermédiaire est le plus souvent considérablement réduit. — Parmi les Ganoïdes, l'*Amia* et le *Lépidostée* ressemblent aux Téléostéens, tandis que chez les autres le cervelet est réduit à une bande transversale, le cerveau moyen élevé en tube et l'épiphyse considérable, de manière à aboutir à une fosse du plafond crânien et à couvrir, chez le *Polyptère*, sous forme d'un grand sac médian, tout le cerveau moyen et les parties attenantes en avant. Toutefois cette épiphyse ne montre aucune trace des conformations qui la rapprocheraient d'un œil. Les *Dipnoïques* forment le passage aux Amphibiens par le cervelet fort réduit, par le développement du manteau palléal du prosencéphale plus considérable, constituant une voûte nerveuse, et par un coude entre le cerveau intermédiaire et le mésencéphale; on peut toutefois signaler des différences assez notables entre le *Ceratodus* d'un côté, où les hémisphères ne sont pas séparés par un sillon médian, et les *Protoptères* de l'autre. Les *Sélaciens* montrent un cerveau beaucoup plus volumineux que les autres Poissons: le cerveau antérieur très considérable dont la séparation en deux moitiés est à peine indiquée; le cerveau intermédiaire élevé avec une épiphyse prolongée en un long tube, qui pénètre dans la voûte crânienne et le cerveau postérieur avec le cervelet énormément développé de manière à couvrir presque entièrement le mésencéphale. Il faut signaler, chez les *Holocéphales*, des lobes olfactifs situés au fond du sac nasal et réunis au prosencéphale par de longues tiges en forme de nerfs. L'épiphyse et l'hypophyse ne présentent guère de variations importantes chez les autres ordres.

Les *nerfs cérébraux* ainsi que le *sympathique* rentrent partout dans le plan indiqué par l'espèce type. Les relations entre l'hypoglosse et les premiers nerfs spinaux, entre le facial, l'acoustique et le trijumeau varient quelquefois. Les nerfs optiques sont rudimentaires chez les rares espèces aveugles. Les nerfs latéraux présentent quelques différences peu considérables. Parmi les nerfs spinaux, il y a surtout à noter des variations du plexus brachial, qui peut comprendre un nombre plus considérable de nerfs en proportion du développement du membre.

Organes des sens. Si la structure de l'*organe olfactif* proprement dit est presque partout la même au fond, il n'en est pas ainsi des voies qui y amènent l'eau. Chez les *Sélaciens* seuls, l'orifice nasal se trouve à la face ventrale sous la forme d'une fente, confluant superficiellement avec la fente buccale; chez tous les autres les orifices sont dorsaux, quelquefois élevés en tubes et assez distants l'un de l'autre. Chez les *Dipnoïques*, le sac nasal est couvert par un treillis cartilagineux et présente deux orifices, l'un au bord labial même, l'autre plus en arrière en communication avec la cavité buccale. Le sac nasal est très compliqué chez le *Polyptère;* chez certains Gymnodontes (*Tetrodon*), il est réduit et remplacé par des lobes saillants de différentes formes, présentant des éminences nerveuses. — Par la structure des *yeux*, les *Dipnoïques* se placent en dehors de tous les autres Poissons chez lesquels ces organes sont comme ceux de la Perche. Il n'y a ni ligament falciforme avec campanule, ni procès ciliaires. L'organe de *l'ouïe* présente partout les mêmes parties fondamentales, sauf chez les *Holocéphales*, où la lagena est encore confondue avec le saccule. Chez les *Holocéphales* et les *Sélaciens* le conduit endolymphatique, fermé chez tous les autres, s'ouvre à la face supérieure du crâne et établit ainsi une communication avec le milieu ambiant. Chez certains Téléostéens (*Cyprinoïdes*, *Siluroïdes*, *Characins*, *Gymnotus*) existe une chaînette d'osselets situés dans une cavité tubiforme, ouverte dans la cavité crânienne et remplie de tissu graisseux, qui met en communication la cavité auditive avec la vessie natatoire, à laquelle le dernier de ces osselets est attaché par du tissu fibreux.

Organes digestifs. La cavité buccale, tantôt terminale, tantôt ventrale, est presque toujours garnie de *dents*, et lorsque celles-ci font défaut à l'âge adulte, elles paraissent avoir existé à l'état d'ébauches dans le jeune âge. Chez les *Téléostéens* et les *Ganoïdes osseux*, il peut y en avoir non seulement sur tous les os prenant part à l'entrée du canal intestinal, mais aussi sur les arcs branchiaux et pharyngiens; chez les *Sélaciens*, les *Holocéphales*, les *Dipnoïques* elles sont bornées aux arcs maxillaires ou à la partie du crâne qui remplace l'arc supérieur. Aucune classe des Vertébrés ne présente une variété aussi riche de formes dentaires que les Poissons; nous en laissons la description à la Zoologie descriptive. Il en est de même de la structure; on rencontre, dans certains genres, des dents cornées dépourvues de dentine et d'émail. La *langue*, tout en étant un peu libre chez les *Sélaciens* et les *Dipnoïques*, ne devient pas un organe nettement délimité. Un *estomac* est presque toujours marqué, sauf chez les *Holocéphales* et les *Dipnoïques;* il est tantôt en forme de sac (*Sélaciens*), dans la plupart des cas courbé en anse. L'entrée du canal cholédoque indique la limite vers l'intestin moyen, dont le commencement est marqué, chez la plupart des *Téléostéens* et des *Ganoïdes*, par des *appendices pyloriques* en nombre très variable. Une *valvule spirale* plus développée que chez les Cyclostomes se trouve chez les *Sélaciens*, les *Ganoïdes* et les *Dipnoïques*, surtout dans la partie postérieure de l'intestin moyen; cette valvule est énorme chez *Ceratodus*. Le rectum, toujours droit, est rarement séparé de l'intestin par un étranglement. Le *foie* avec sa vésicule biliaire n'offre pas de différences importantes; le *pancréas* manque aux *Dipnoïques* comme à la Perche et à quelques autres Téléostéens; lorsqu'il existe, il est situé dans l'anse du duodénum à côté de la *rate*.

Les *organes génito-urinaires* sont disposés sur le type décrit chez la Perche dans la plupart des Téléostéens; chez la plupart aussi, les ovaires sont paires comme les testicules. Dans quelques cas (*Serranus*) on a observé un hermaphrodisme normal ; chez les *Salmonides* et les *Anguillides* les oviductes font défaut, et les œufs tombés dans la cavité abdominale sont évacués par un pore situé dorsalement derrière l'anus. En revanche, chez les Téléostéens vivipares (*Zoarces*, quelques *Cyprinodontes*) un élargissement de l'oviducte héberge les œufs et embryons libres. Des complications s'établissent chez les autres groupes par une coalescence plus intime entre les canaux vecteurs, surtout ceux des organes mâles. Les *Sélaciens* ont la structure la plus compliquée. Les *reins* se divisent chez eux en deux portions, une antérieure et une postérieure, et montrent, chez la plupart des *Requins*, des pavillons ouverts (*nephrostomes*) pendant toute la vie. Les reins débouchent par des canaux isolés chez la femelle dans le cloaque terminal de l'intestin, un peu en avant des oviductes. Ceux-ci sont entièrement séparés de l'ovaire toujours simple; ils se réunissent en un pavillon médian, situé immédiatement derrière le cœur, décrivent de chaque côté un arc le long des flancs de la cavité abdominale et se réunissent de nouveau au débouché dans le cloaque. Dans leur partie antérieure, chacun des oviductes présente une *glande coquillière*, quelquefois énorme chez les ovipares, où se sécrète la coque cornée contenant l'œuf et qui est ordinairement quadrilatère à filaments aux quatre coins. La glande est réduite chez les vivipares, chez lesquels se développe en revanche une dilatation de la partie postérieure des oviductes, servant d'*utérus*, où dans la plupart des cas l'œuf et l'embryon, entourés d'une mince pellicule cornée, nagent librement dans un liquide mucilagineux abondant. Dans quelques cas seulement (*Mustelus laevis, Carcharias*) se développe un placenta utérin à villosités pénétrant dans la muqueuse de l'utérus. Les *testicules* des Sélaciens, toujours pairs, ressemblent à des raisins; les zoospermes se développent dans des grosses capsules rondes très nombreuses. De ces vésicules partent de fins canalicules, qui portent les zoospermes dans un canal commun (canal déférent, canal de Wolff), dans lequel débouchent aussi les canaux urinaires provenant de la partie antérieure du rein, de sorte que ce canal fonctionne en même temps comme spermiducte et uretère. Les canaux urinaires de la partie postérieure du rein débouchent dans un uretère séparé, qui n'a rien à faire avec les organes génitaux, mais se réunit au premier au moment où les canaux débouchent, par un orifice commun, dans le cloaque. Entre les conformations extrêmes des Téléostéens d'un côté, des Sélaciens de l'autre, se trouvent chez les autres groupes des conformations intermédiaires sur lesquelles nous ne pouvons entrer en détail. Chez les *Sélaciens* et *Holocéphales*, ainsi que chez quelques rares Téléostéens se trouvent des *organes copulateurs* destinés à conduire le sperme dans l'intérieur des organes femelles et soutenus, dans les groupes nommés, par des pièces cartilagineuses. Quelquefois aussi se trouvent des conformations particulières pour poser les œufs (*Rhodeus*).

L'appareil branchial, qui existe partout, offre des modifications importantes. Quelques Sélaciens (*Notidanus*) ont six ou sept poches branchiales, aboutissant à autant de spiracules extérieurs ; la plupart en ont cinq. Dans les autres groupes se trouve un appareil operculaire réduisant l'orifice externe à une seule fente branchiale, au fond de laquelle se trouve un nombre variable d'arcs portant des franges branchiales. Le nombre habituel est de quatre, mais chez quelques Dipnoïques et Téléostéens (*Ceratodus, Amphipnous*) ce nombre peut être réduit à deux, les autres arcs n'étant pas respiratoires. Sur la convexité des arcs cartilagineux s'élèvent, chez les Sélaciens, des cloisons membraneuses qui s'attachent à la peau extérieurement et auxquelles sont fixées, des deux côtés, les lamelles branchiales. Chaque poche correspond donc à une fente; la première étant formée, en arrière, par la cloison partant du premier arc branchial; l'arc hyoïdien, qui la limite en avant, montre souvent des lamelles respiratoires sur sa face postérieure; ces poches s'ouvrent dans le pharynx par de larges fentes. — L'appareil operculaire montre des modifications importantes pour la vie des Poissons. Constituant une cavité branchiale spacieuse et, dans la plupart des cas, largement ouverte par la fente operculaire qui s'étend depuis le sommet de la ceinture scapulaire jusque sous la gorge, l'appareil operculaire peut être attaché plus ou moins largement aux téguments du corps de manière à former à la fin un véritable sac à eau, communiquant avec le milieu ambiant de chaque côté seulement par une petite fente que l'animal peut ouvrir et fermer à volonté (*Lophobranches*, *Anguillides*). Cette ouverture peut même être placée sur la ligne médiane ventrale (*Symbranchus*). Cette cavité à eau peut être agrandie encore par des cavités accessoires, s'étendant en arrière le long de la colonne vertébrale ou en avant, dans le pharynx, et dont les parois contiennent souvent un réseau capillaire respiratoire (*Labyrinthobranches, Amphipnous, Saccobranchus*, certains *Clupéïdes*). De pareilles conformations rendent les animaux capables de se maintenir en vie pendant longtemps hors de l'eau. — La forme des franges est, dans la plupart des cas, celle d'une feuille mince aplatie et pointue; elles peuvent être réunies ensemble en une seule membrane plissée (*Xiphias*) ou au contraire énormément divisées en filaments cylindriques (*Spatularia, Polypterus*), réunies en lamelles courtes se couvrant comme des tuiles (*Protopterus*) ou constituées en forme de cornets plissés (*Lophobranches*). Des conformations branchiales accessoires et rudimentaires ayant conservé encore quelquefois en partie la fonction respiratoire, mais l'ayant perdue dans la plupart des cas, se trouvent dans l'*évent* des Sélaciens et de quelques Ganoïdes (*Sturionides, Polypterus*), dans la branchie operculaire (*Sturionides, Lépidostée*, quelques *Téléostéens*) et dans la pseudobranchie céphalique (*Téléostéens*).

La *vessie natatoire*, évolvure du canal intestinal, appelle une attention particulière par le changement de fonction qu'elle éprouve dans la série en devenant, d'organe hydrostatique, organe de respiration. Elle fait défaut chez les *Sélaciens* et les *Holocéphales* et existerait dans tous les autres ordres si elle n'était pas, chez quelques Téléostéens, reformée à l'âge adulte. Chez tous les Ganoïdes et le plus grand nombre des Téléostéens d'eau douce, le canal primitif qui la réunit à la face dorsale de l'intestin antérieur reste ouvert pendant toute la vie (*Physostomes*); chez le plus grand nombre de Téléostéens marins le canal s'oblitère comme chez notre espèce type (*Physoclistes*). Il y a presque toujours des pelotes de réseaux admirables à la face interne de la vessie. Les variations de sa forme ne se comptent pas, depuis un simple sac jusqu'aux formes les plus bizarres, à appendices, séparés en plusieurs compartiments, suivant la direction longitudinale ou transversale, tout s'y trouve. Ce qui intéresse surtout, ce sont les formes de passage vers un organe respiratoire (poumon) simple (*Ceratodus*) ou double (*Lépidosiren*, *Protopterus*) qui conserve toujours la même position en dehors du péritoine sur la face ventrale de la colonne vertébrale. Ces formes de passage se révèlent, abstraction faite de la circulation, par deux sortes de conformations, celles du canal d'entrée et celles du sac lui-même. L'orifice du conduit pneumatique toujours membraneux devient ventral chez le *Polyptère* et les *Dipnoïques* et conduit dans une sorte d'antichambre, première ébauche d'un larynx, mais qui ne montre pas de conformations cartilagineuses particulières. Celles-ci existent cependant chez *Lepidosteus*, où elles entourent une cavité à poches latérales et conduisant par une fente (glotte) dans la vessie natatoire. Les complications intérieures se rapprochant de la construction des poumons des Amphibiens se montrent chez quelques Téléostéens (*Siluroïdes*), sont poussées plus loin chez *Amia* et atteignent leur plus grand développement chez les *Lépidostées* et les *Dipnoïques*, où de grandes poches enfoncées montrent encore une structure aréolaire. Sous le point de vue de la forme, l'aspect de la surface intérieure de la vessie natatoire du Lépidostée ne se distingue guère de celle des Dipnoïques; il existe en revanche une différence physiologique considérable, la première recevant du sang artériel et rendant du sang veineux, tandis que l'organe des Dipnoïques est un véritable poumon, recevant du sang veineux et rendant du sang artériel oxygéné.

La *circulation* se ressent nécessairement du changement de fonction de la vessie natatoire, une partie du sang étant détournée des branchies pour aller au poumon. Sauf cette exception réalisée chez les *Dipnoïques*, la circulation est réglée partout de la même manière comme chez notre espèce type, c'est-à-dire que tout le sang veineux se rassemble dans le cœur pour être poussé de là dans les branchies, où il s'oxygène. Nous faisons abstraction ici des variations peu importantes qui peuvent se présenter dans la distribution des artères et des veines, disposées d'après le plan de notre espèce type, et nous nous bornons aux différences que présente le *cœur*. Celui-ci est construit, chez tous les Téléostéens, d'après le même plan fondamental — sinus veineux — oreillette — ventricule, — bulbe artériel — artère branchiale avec branches aux arcs respiratoires. Les parties postérieures se maintiennent à peu près de la même manière chez les autres groupes; le ventricule et le bulbe avec les gros vaisseaux présentent des différences qui consistent, chez les *Sélaciens, Holocéphales* et *Ganoïdes*, dans le développement d'une portion initiale charnue du bulbe, le *cône artériel*, qui est en relation intime avec les trabécules du ventricule et porte, dans son intérieur, des valvules en poche, plus ou moins nombreuses, disposées en séries, qui se rattachent finalement à la couronne de valvules placée sur la limite entre le cône charnu et le bulbe fibreux et qui correspond aux deux valves placées en cet endroit chez les Téléostéens. Ces valvules sériales, très nombreuses chez le *Lépidostée*, moins nombreuses chez les *Sélaciens*, se réduisent à quelques petites valvules et à deux grandes valves en rideau chez *Amia*; on en trouve encore un reste en une seule paire de valves supplémentaires chez quelques Téléostéens (*Butirinus*). De cette manière sont établis des passages vers les conformations des Dipnoïques, où par la torsion du cône et par la prédominance d'une série longitudinale de valvules chez *Ceratodus*, transformée en cloison presque complète chez *Protopterus*, s'établit une séparation du cœur en moitié droite ou veineuse et moitié gauche ou artérielle. Cette séparation marche du cône artériel vers le ventricule, où se mélangent encore les deux sangs, mais il en résulte une disposition mécanique par laquelle les deux arcs branchiaux antérieurs reçoivent du sang mélangé, tandis que les deux postérieurs ne reçoivent que du sang veineux. L'aorte naît des deux veines branchiales antérieures séparées, tandis que les deux veines postérieures se réunissent, à leur entrée dans l'aorte, dans un tronc commun très court. Avant cette réunion, la quatrième veine branchiale déverse la plus grande partie de son sang dans l'artère pulmonaire. Après avoir circulé dans le poumon, le sang oxygéné retourne par la veine pulmonaire dans le sinus veineux. Voir, pour les détails, *Boas* (Litt.).

Littérature.

Kuntzmann, *Bemerkungen über die Schuppen der Fische; Verhandl. der Gesell. Naturf. Freunde in Berlin*, 1824. — Cuvier et Valenciennes, *Histoire naturelle des poissons*, Paris, 1829. — H. Rathke, *Zur Anatomie der Fische, Archiv f. Anat. und Physiol.*, 1837. — Breschet, *Recherches anatomiques et physiologiques sur l'organe de l'ouïe des poissons*, 1838. — Mandl, *Recherches sur la structure intime des écailles des poissons*, Annales des Sc. nat., 2e série, T. II, 1839. — J. Müller, *Ueber das Gefässsystem der Fische*, Abhandl. der Berlin. Acad., 1839. — L. Agassiz, *Observations sur la structure et le mode d'accroissement des écailles des poissons*, Annales des Sc. nat., 2e série, T. XIV, 1840. — Peters, *Bericht über den mikroscopischen Bau der Fischschuppen*, Müller's Archiv, 1841. — J. Hyrtl, *Ueber den Kopf- und Caudalsinus der Fische, etc.*, Archiv f. Anat. und Physiol., 1843. — Id., *Beitr. zur Morphol. der Urogenitalorgane der Fische*, Denksch. d. Wiener Acad. d. Wiss., 1850. — Agassiz et Vogt, *Anatomie des Salmones*, 1845. — Williamson, *On the micros. struct. of the scales, etc.*, Phil. Trans., London, 1849. — Id., *Investigation into the structure and development of the scales*, Phil. Trans., London, 1851. — Leydig, *Ueber die äussere Haut einiger Süsswasserfische*, Zeitsch. f. wiss. Zool., Bd. III, 1851. — Id., *Anat. u. Histol. über Fische und Reptilien*, Berlin, 1853. — Id., *Ueber die Schleimcanäle der Knochenfische*, Archiv de Müller, 1860. — Id., *Ueber die Organe eines sechsten Sinnes*, Dresden, 1868. — Id., *Neue Beiträge zur anatomischen Kenntniss der Hautdecke und Sinnesorgane der Fische*, Halle, 1879. — Stannius, *Handbuch der Zootomie*, 1854. — Steeg, *De anatomia et morphologia squamarum piscium*, 1857. — Vogt et Pappenheim, *Rech. sur l'anat. comp. des organes de la génération chez les animaux vertébrés*, Annales des Sc. nat., IV. série, T. XII, 1859. — Steenstrup, *Différences entre les poissons osseux et cartilagineux au point de vue de la formation des écailles*, Annales des Sc. nat., IV. série, T. XV, 1861. — F. Schulze, *Ueber die Nervenendigungen in den sog. Schleimcanälen der Fische, etc.*, Arch. f. Anat. et Physiol., 1861. — Id., *Zur Kenntniss der Endigungsweise der Hörnerven bei Fischen und Amphibien*, Arch. f. Anat. et Physiol, 1862. — Id., *Ueber die becherförmigen Organe der Fische*, Zeitschr. f. wiss. Zool., Bd. XII, 1863. — Id., *Ueber die Sinnesorgane der Seitenlinie bei Fischen und Amphibien*, Arch. f. mikros. Anat., vol. VI, 1870. — Gegenbaur, *Untersuchung zur vergl. Anatomie der Wirbelthiere*, Leipzig, 1865. — Salbey, *Ueber die Structur und das Wachsthum der Fischschuppen*, Arch. f. Anat. et Physiol., 1868. — Fée, *Système latéral du pneumogastrique des poissons*, 1869. — W. Müller, *Ueber Entwicklung und Bau der Hypophysis und des Processus infundibuli cerebri*, Jenaische Zeitschr., Bd. VI., 1871. — Jobert, *Etudes d'anatomie comparée sur les organes du toucher chez les divers mammifères, oiseaux, poissons et insectes*, Annales des Sc. nat., VII. série, T. 16, 1872. — G. Retzius, *Das Gehörlabyrinth der Knochenfische*, Stockholm, 1872. — Stieda, *Studien über das Centralnervensystem der Knochenfische*. Zeitschr. f. wiss. Zool., Bd. XXIII, 1873. — Baudelot, *Ecailles des poissons*, Archiv de Zool. expérim., t. II, 1874. — O. Hertwig, *Ueber das Hautskelet der Fische*, Morph. Jahr., Bd. VII, 1876. — Solger, *Zur Kenntniss der Seitenorgane der Knochenfische*, Centralblatt f. d. med. Wissenschaft, 1877. — Edinger, *Ueber die Schleimhaut des Fischdarmes*, Arch. f. mikros. Anat., Bd., XIII, 1877. — Götte, *Beiträge zur vergl. Morph. des Skeletsystems der Wirbelthiere*, Arch. f. mikr. Anat., Bd. XIV, 1877. — F. Boll, *Zur Anatomie und Physiologie der Retina*, Arch. f. Anat. und Physiol., 1877. — Kuhn, *Ueber das häutige Labyrinth der Knochenfische*, Arch. f. mikr. Anat., Bd. XIV, 1877. — Fritsch, *Untersuchung über den feineren Bau des Fischgehirns*, Berlin, 1878. — J. Brock, *Beiträge zur Anat. und Hist. der Geschlechtsorgane der Knochenfische*, Morph. Jahr., Bd. IV, 1878. — Davidoff, *Beitr. zur vergl. Anat. der hinteren Gliedmasse*, Morph. Jahr., Bd. VI, 1880. — J. E. V. Boas, *Herz u. Arterienbogen bei Ceratodus u. Polypterus*, Ibid. — Id., *Conus arteriosus bei Butirinus*. Ibid. — Solger, *Ueber den feineren Bau der Seitenorgane der Fische*, Halle, 1880. — Sappey, *Etude sur l'appareil mucipare et sur le système lymphatique des poissons*, Paris, 1880. — Sabatier, *Comparaison des ceintures et des membres antérieurs et postérieurs dans la série des vertébrés*, Montpellier, 1880. — P. Mayser, *Vergl. anat. Studien über das Gehirn der Knochenfische*, Zeitschr. f. wiss. Zool.

Bd, XXXVI, 1881. — C. Emery, *Zur Morphologie der Kopfniere der Teleostier, Biol. Centralbl.*, Bd. I, 1881. — C. Retzius, *Das Gehörorgan der Wirbelthiere*, vol. I, Stockholm, 1881. — Virchow, *Ueber Fischaugen, Verhdl. der phys.-med. Gesellsch. zu Würzburg*, 1881. — E. Berger, *Beiträge zur Anatomie des Sehorganes der Fische, Morph. Jahr.*, Bd. VIII, 1882. — Cattie, *Ueb. die Epiphyse d. Fische, Arch. de Biol.*, vol. III, 1882. — H. Rabl-Rückard, *Das Grosshirn der Knochenfische und seine Anhangsgebilde, Arch. f. Anat. u. Physiol.*, 1883. — Walther, *Die Entwicklung der Deckknochen am Kopfskelet des Hechtes, Jenaisch. Zeitschr.*, Bd. XVI, 1883. — F. Maurer, *Ein Beitrag zur Kenntniss der Pseudobranchien der Knochenfische, Morph. Jahrb.* IX, 1883. — Sagemehl, *Beiträge zur vergl. Anat. der Fische, Morph. Jahrb.* X, 1884. — Blaue, *Unters. über den Bau der Nasenschleimhaut bei Fischen, Arch. f. Anat. und Physiol.*, 1884. — J. Beard, *On the segmental sense organs of the lateral linie and the morphology of the vertebrate auditory organe, Zool. Anz.* VII, Nr. 1611-62, 1884. — Id., *On the cranial ganglia and segmental sense organs of Fishes, Zool. Anz.* VIII, 1885. — Klein, *Beiträge zur Bildung des Schädels der Knochenfische, Janresb. des Vereins für vaterländ. Naturkunde in Würtemberg*, 1884. — F. Maurer, *Schilddrüse und Thymus der Teleostier, Morph. Jahrb.*, Bd. XI, 1885. — S. Grosglick, *Zur Morphologie der Kopfniere der Fische, Zool. Anz.* VIII, Nr. 207, 1885. — Id., *Zur Frage über die Persistenz der Kopfniere der Teleostier, Zool. Anz., Jahrb.* IX, 1886. — W. Krause, *Die Retina der Fische, Internat. Monatsschrift f. Anat. und Physiol.*, Bd. III, 1886. — H. Klaatsch, *Zur Morphologie der Fischschuppen, Morphol. Jahrb.*, vol. XVI, 1890.

CLASSE DES AMPHIBIENS

Rapprochés des Poissons par l'absence d'amnios et d'allantoïde chez leurs embryons, les Amphibiens se distinguent des Vertébrés dont nous venons de nous occuper par trois caractères principaux : la nudité de leur peau, la pentadactylie de leurs extrémités et les progrès de leur système circulatoire qui résultent de la division de la portion auriculaire du cœur en deux chambres latérales, acheminement vers l'établissement d'une double circulation.

Toutefois, il faut reconnaître que par leur organisation à l'âge adulte, autant que par leur développement embryonnaire, les Amphibiens présentent de bien plus grandes affinités avec les Poissons qu'avec les Reptiles auxquels ils ont été longtemps réunis. La peau nue et glanduleuse ne se rencontre jamais chez ces derniers, pas plus que les deux condyles occipitaux par lesquels le crâne des Amphibiens est toujours articulé à la colonne vertébrale, ou que les métamorphoses qui accompagnent leur évolution en dehors de l'œuf. Huxley attachant à ces caractères une importance prépondérante s'est donc cru, avec raison, autorisé à grouper Poissons et Amphibiens sous le nom général d'*Ichthyopsides* en une grande classe qu'il oppose à sa classe des *Sauropsides* (Reptiles et Oiseaux) caractérisée, entre autres, par un seul condyle occipital, c'est-à-dire par une seule tête d'articulation du crâne sur la colonne vertébrale.

Ajoutons aux caractères saillants que nous venons d'indiquer, l'ossification plus prononcée du crâne et des vertèbres, dont la corde dorsale n'est plus représentée que par des vestiges; la présence d'une ceinture scapulaire et d'une ceinture pelvienne qui existent alors même que les membres ne sont pas développés; des conduits excréteurs constants pour les produits génésiques, une vessie urinaire qui est un diverticule de l'intestin, la séparation régulière des sexes (unisexualité), enfin une période larvaire à respiration branchiale, précédant l'établissement de la respiration pulmonaire, une existence aquatique précédant par conséquent la vie aérienne et nous aurons achevé la diagnose de cette classe, dans laquelle nous distinguerons avec la plupart des auteurs les trois ordres suivants :

1er Ordre : Les **Apodes** ou **Gymnophiones.** Corps vermiforme, dépourvu de membres. Vertèbres bi-concaves. Peau renfermant de petites écailles. Ex.: *Coecilia*, *Siphonops*.

2e Ordre : Les **Urodèles.** Peau entièrement nue. Quatre ou deux membres. Queue persistante. Branchies parfois pendant toute la vie. Vertèbres amphicoeles ou opisthocoeles. Ex. : *Siren*, *Proteus*, *Salamandra*.

3e Ordre : Les **Anoures**. Peau nue. Corps ramassé, dépourvu de queue à l'état adulte. Quatre membres bien développés. Vertèbres procoeles. Respiration pulmonaire chez les adultes. Ex. : *Rana*, *Bufo*, *Hyla*.

Type : **Rana esculenta** L. La grenouille verte est tout naturellement désignée pour nous servir de type. Elle est partout répandue dans les régions marécageuses; elle est très commune par conséquent. Depuis deux siècles les biologistes l'étudient : elle a servi à de grandes découvertes physiologiques, sa connaissance anatomique indispensable au physiologiste est aussi près d'être achevée que celle de l'anatomie humaine; elle est l'animal de laboratoire par excellence. Ecker et Wiedersheim lui ont consacré une monographie complète qui est entre les mains de tous les biologistes et à laquelle nous renverrons le lecteur pour une multitude de détails dans lesquels nous ne pouvons entrer. Nous nous bornerons à une description succincte des appareils intéressant l'anatomie comparée.

Une espèce voisine, la *Rana temporaria L.* ou grenouille rousse, est également abondante en Europe, portant une grande tache noire sur la région temporale. Elle est moins exclusivement aquatique que la grenouille verte, elle abandonne l'eau au printemps et se répand dans les lieux ombragés des bois et des prairies. Son museau est plus arrondi que celui de la grenouille verte; ses dents vomériennes sont moins nombreuses et moins solides, les sacs vocaux du mâle sont internes, mais son organisation intérieure diffère si peu de celle de sa congénère que la description que nous allons donner de cette dernière s'applique à peu près exactement aux deux espèces.

Les grenouilles mâles se distinguent extérieurement des femelles par l'épaisseur beaucoup plus considérable des pouces aux membres antérieurs; cet épaississement est dû à une modification de la peau destinée à faciliter la préhension de la femelle pendant la copulation. Ils sont en général plus petits et plus étroits, en sorte qu'on pourra toujours les reconnaître.

Pendant l'hiver, les grenouilles s'ensevelissent dans la vase et tombent dans une sorte de sommeil hivernal; il est alors très difficile de s'en procurer. On fera donc bien d'en approvisionner le laboratoire en automne.

Préparation. La grenouille tuée dans de l'eau à 40° où elle ne tarde pas à périr asphyxiée ou dans de l'eau à laquelle on ajoute quelques gouttes de chloroforme sera disséquée, fraîche, sous l'eau. On la fixe, sur le dos, au moyen d'épingles plantées dans ses quatre pattes et dans son museau, puis on fend longitudinalement la peau du ventre depuis le pubis jusqu'au menton au moyen de fins ciseaux. La peau n'adhère aux parois musculaires du corps que par quelques muscles peauciers sur lesquels on portera son attention à mesure qu'on les coupe. Ces muscles minces et transparents se prêtent fort bien à l'observation histologique; l'un d'eux, le peaucier thoracique qui s'insère sur le sternum, a servi à Reichert et sert encore à tous les histologistes pour mettre en évidence les terminaisons nerveuses. On détache par le même procédé la peau qui recouvre les membres, ce qui donne une vue d'ensemble du système musculaire, lequel sera disséqué par les moyens ordinaires.

Pour pénétrer dans la cavité du corps, on saisit avec les pinces la masse des muscles abdominaux où l'on pratique une petite incision à partir de laquelle on fend longitudinalement la paroi du corps d'arrière en avant. Arrivé au niveau du sternum dont l'ossification partielle n'offre pas grande résistance, on l'enlève d'un coup de ciseaux et l'on continue à fendre la peau le long des muscles hyoïdiens. Les lèvres de la fente ainsi formée sont écartées et retenues au moyen d'épingles. On aperçoit alors l'ensemble des viscères, que pour plus de clarté on peut écarter comme le montre notre figure 223. En avant les lobes du foie (*r*) entre lesquels on voit le cœur (*2*) recouvrent la plupart des organes; il suffit de les soulever pour découvrir les poumons (*q*) et au-dessous de ceux-ci la trompe de l'oviducte (*z*). En arrière on voit surgir la région pylorique de l'estomac suivie du peloton intestinal (*m*, *n*), lequel débouche dans le rectum élargi (*o*). De chaque côté on aperçoit chez les femelles les masses ovariennes dont le volume varie selon leur degré de maturité (x). Au-dessus du rectum, la vessie urinaire (p); au-dessous, les reins (v) et entre ceux-

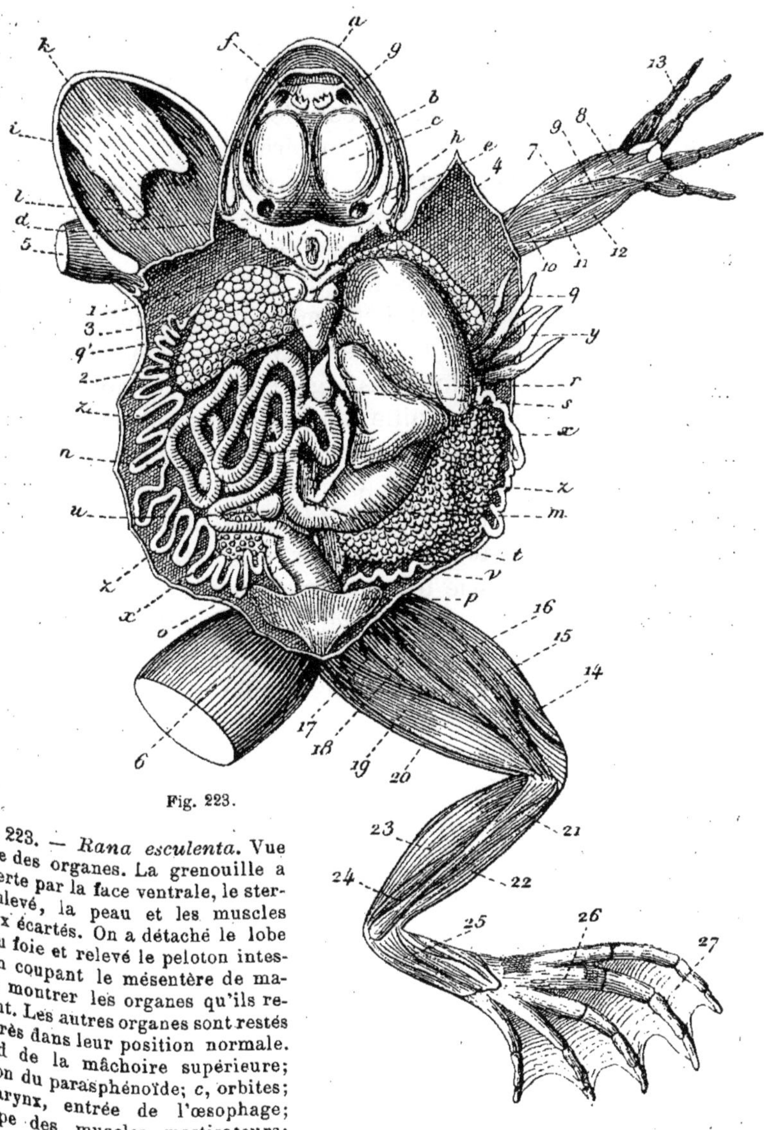

Fig. 223.

Fig. 223. — *Rana esculenta.* Vue générale des organes. La grenouille a été ouverte par la face ventrale, le sternum enlevé, la peau et les muscles ventraux écartés. On a détaché le lobe droit du foie et relevé le peloton intestinal en coupant le mésentère de manière à montrer les organes qu'ils recouvrent. Les autres organes sont restés à peu près dans leur position normale. *a*, bord de la mâchoire supérieure; *b*, région du parasphénoïde; *c*, orbites; *d*, pharynx, entrée de l'œsophage; *e*, coupe des muscles masticateurs; *f*, dents vomériennes; *g*, orifices internes des narines; *h*, orifices des trompes d'Eustache; *i*, maxillaire inférieur; *k*, bord antérieur soudé de la langue; *l*, bord libre échancré de la langue; *m*, estomac; *n*, intestin grêle dont les anses sont normalement retenues par le mésentère; *o*, rectum; *p*, vessie urinaire; *q*, poumon gauche; q^1, poumon droit; *r*, foie; *s*, vésicule biliaire; *t*, pancréas; *u*, rate; *v*, reins; *x*, ovaire gauche; x^1, reste de l'ovaire droit enlevé pour mieux voir le rein et l'oviducte; *y*, appendices graisseux de l'ovaire; *z*, oviductes; *1*, entrée du larynx; *2*, ventricule du cœur; *3*, oreillettes;

ci les filets blanchâtres des nerfs lombaires. Sous les ovaires, et s'étendant plus en avant, se trouvent les oviductes (z), longs tubes blanchâtres à parcours sinueux. Leurs parois glandulaires sécrètent la substance albuminoïde qui entoure les œufs et qui jouit de la propriété de gonfler au contact de l'eau; aussi les oviductes augmentent-ils considérablement de volume par un séjour prolongé dans ce liquide. On remarquera encore le plafond de la bouche avec les dents maxillaires et les dents vomériennes (f) ainsi que les orifices internes des narines et ceux de la trompe d'Eustache (g, h). Enfin la mâchoire inférieure retournée montrera la langue soudée à son bord antérieur et libre au bord opposé (k).

Nous reprendrons plus loin la description de chacun de ces organes; après ce coup d'œil d'ensemble, nous déroulerons l'intestin en coupant le mésentère, et après l'avoir ramené sur la droite nous examinerons les relations des organes qu'il recouvre.

Parasites. La grenouille héberge un grand nombre de parasites dont nous citerons ici les plus communs afin que le débutant les recueille et les étudie. Les poumons renferment très souvent un grand distome (*Distomum cylindraceum*) fixé contre sa paroi interne, et un nématode (*Ascaris nigrovenosa*), lequel se rencontre aussi dans le sang. La vessie urinaire est le lieu d'élection du *Polystomum integerrinum*, et le mésentère présente fréquemment les kystes d'une filaire (*Filaria rubella*).

Téguments. La peau de la grenouille est lisse et peu pigmentée à la face inférieure du corps. Elle est plus ou moins rugueuse sur la face dorsale, laquelle est plus colorée et présente même en certains points, des deux côtés de la colonne vertébrale, sur les doigts, etc., des verrucosités qui se distinguent par leur forte pigmentation.

Partout la peau est composée de deux couches d'éléments, l'épiderme et le derme, dont l'importance relative varie selon les régions du corps. Nous l'étudierons à l'état frais sur des lambeaux détachés au moment de la mue; ces lambeaux comprennent l'épiderme et les couches superficielles du derme. Nous l'étudierons surtout sur des coupes verticales pratiquées sur des portions enlevées à l'animal tout frais et fixées par l'acide osmique.

L'*épiderme* (fig. 224, *a*) est constitué par plusieurs couches de

4, tronc aortique; *5* et *6*, pattes du côté droit coupées; *7*, muscle huméro-ulnaire; *8*, muscle huméro-digitaire; *9*, muscle antibrachio-métacarpien; *10*, muscle coraco-radial; *11*, muscle huméro-antibrachial latéral; *12*, muscle huméro-radial; *13*, doigts; *14*, muscle vaste interne; *15*, muscle long adducteur; *16*, muscle sartorius; *17*, muscle court adducteur; *18*, muscle grand adducteur; *19*, grand muscle droit interne; *20*, petit muscle droit interne; *21*, muscle extenseur de la cuisse; *22*, muscle tibial antérieur; *23*, muscle gastrocnémien; *24*, muscle tibial postérieur; *25*, muscle fléchisseur du tarse; *26*, doigts; *27*, membrane interdigitale.

cellules dont les supérieures sont aplaties et polygonales tandis que les plus profondes se rapprochent du type des cellules cylindriques. Vues de champ, ces cellules constituent une sorte de mosaïque régulière (fig. 224, A); chacune d'elles possède un noyau ovalaire qui se colore fort bien dans les solutions carminées. Par places, on aperçoit entre elles les orifices circulaires des glandes (*a*).

Sur les coupes (fig. 224, C), les cellules épidermiques montrent une stratification plus ou moins régulière. Les couches superficielles sont composées de cellules en voie de désagrégation, leurs contours sont indistincts; on n'aperçoit plus guère que d'abondants noyaux serrés les uns contre les autres. Sur le dos, les côtés de la tête et les doigts, l'épiderme est épaissi en aspérités et en plis qui produisent les rugosités dont nous avons parlé. Celles-ci sont abondantes surtout sur le pouce du mâle; au moment des amours, elles lui servent à tenir plus solidement la femelle.

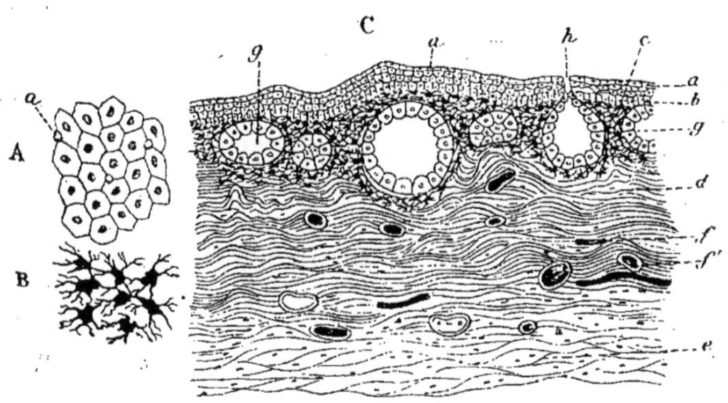

Fig. 224.

Enfin, nous devons signaler la présence de granules pigmentaires aussi bien que de véritables chromatophores dans l'épiderme de la peau du dos, dans les régions où celle-ci est le plus fortement pigmentée. Pour obtenir de belles préparations de l'épiderme, il est avantageux de s'adresser aux jeunes grenouilles ou, mieux encore, aux larves dont les éléments moins nombreux sont beaucoup mieux définis que chez les adultes.

Le *derme* (fig. 224, C, *d*, *e*) constitue une couche beaucoup plus

Fig. 224. — *Rana esculenta*. A. Cellules polygonales de l'épiderme vues de champ. *a*, orifices des glandes. B. Cellules étoilées de la couche pigmentaire (Gundlach. Oc. 1. Obj. V). C. Coupe verticale de la peau du dos. *a*, cellules épidermiques superficielles aplaties; *b*, cellules épidermiques cylindriques; *c*, couche pigmentaire; *d*, couche superficielle du derme; *e*, couche profonde du derme, moins dense que la précédente; *f* et *f'*, coupes obliques et transversales de vaisseaux sanguins; *g*, glandes en forme de bouteille, coupées à différents niveaux; *h*, col et orifice de ces glandes (Gundlach. Oc. 1. Obj. III).

épaisse que la précédente. Il est essentiellement constitué d'un tissu conjonctif remarquable par l'abondance de ses noyaux, puis par des fibres musculaires lisses et par des glandes. On y rencontre en outre de nombreux vaisseaux sanguins, des ramuscules nerveux et des cellules pigmentaires.

Sur le dos, l'épiderme est assez nettement séparé du derme par une couche de cellules pigmentaires étoilées, reliées les unes aux autres par leurs prolongements. Elles constituent en cet endroit un réseau noir qui s'infléchit parfois autour des glandes et pénètre plus ou moins dans le derme. Il n'est pas rare de rencontrer de telles cellules pigmentaires jusque dans la profondeur de ce dernier (fig. 224 C, *c*).

La surface du derme suit les inflexions de l'épiderme ; elle se relève en protubérances papilliformes au niveau des verrucosités épidermiques et ce n'est guère qu'à la face ventrale qu'on la rencontre à peu près plane et lisse.

Au-dessous de la couche pigmentaire, le derme présente un aspect réticulé ; il renferme déjà des éléments musculaires. Mais ces derniers (fibres lisses) se multiplient énormément et forment à un niveau un peu inférieur à celui occupé par les glandes des faisceaux ondulés (fig. 224, C, *d*) qui, en dehors, se distinguent nettement de la couche précédente, mais en dedans se confondent plus ou moins avec la couche dermique la plus profonde. Cette dernière (*e*) est aussi lâche qu'est dense et compacte la couche musculaire sus-jacente ; elle comprend un réseau de fibres conjonctives dont les mailles sont très larges et dans lequel existent de vastes lacunes lymphatiques et de nombreux noyaux cellulaires. La coupe montre en outre des vaisseaux sanguins dont la lumière est, ci et là, obstruée par des amas de globules (*f*, *f'*).

Mais les organes, plongés dans le derme, qui attirent le plus l'attention et qui caractérisent d'ailleurs au plus haut degré la peau des Amphibiens sont les *glandes*. Elles sont nombreuses, inégalement répandues sur tout le corps ; on en rencontre même dans l'épaisseur de la peau du tympan et dans la membrane nictitante. Leur origine est épidermique ; ce sont des invaginations globulaires, pyriformes, dont l'importance varie beaucoup ; elles sont plus ou moins enfoncées dans le derme et sont tapissées intérieurement de cellules cubiques ou cylindriques, tandis que leur face externe est enveloppée de fibres musculaires, de pigment et de vaisseaux sanguins (*g*).

Nous ne pouvons entrer dans les détails concernant leurs divers aspects et leurs fonctions. La forme de leurs cellules de revêtement intérieur varie selon leur état d'activité. Elles renferment des noyaux très distincts, mais leurs contours sont parfois difficiles à préciser. Le produit de leur sécrétion, tantôt un mucus neutre, tantôt une mucosité vénéneuse, s'accumule dans la cavité de la glande et en est expulsé par un petit canal (fig. 224 C, *h*) semblable au col d'une bouteille et qui vient déboucher à la surface de l'épiderme.

Les glandes cutanées du pouce des mâles exigent une mention spéciale. Elles sont extrêmement nombreuses et serrées les unes contre les autres, beaucoup plus grandes que les précédentes, elles plongent dans le derme sous forme de longs cylindres et ne laissent, pour ainsi dire, plus de place pour le tissu conjonctif tant elles sont abondantes. Elles donnent au moment de la reproduction un aspect tout spécial au pouce, tuméfié et rougeâtre, des mâles.

Enfin nous devons signaler la présence dans le derme de ramuscules nerveux dont quelques-uns se terminent dans des organes particuliers sur lesquels nous reviendrons en traitant des sens.

Squelette. La préparation du squelette ne présente pas de difficulté. Pour l'obtenir entier il suffit d'écorcher complètement l'animal, d'enlever soigneusement le plus grand nombre possible de muscles, en coupant avec les ciseaux leurs tendons au ras des os, puis de laisser macérer le reste pendant quelques jours dans l'eau froide, ce qui permet, par un simple râclage, de nettoyer entièrement les os de toute partie charnue. L'emploi de l'eau bouillante qui altère le cartilage doit être évité, à moins que l'on ne désire séparer les os les uns des autres, auquel cas l'eau chaude amollissant très vite les ligaments, facilitera l'opération.

Nous supposons dans la description qui va suivre que le lecteur a dans les mains un squelette préparé de grenouille.

Colonne vertébrale. L'axe du corps est composé de dix pièces, neuf vertèbres distinctes en avant et une pièce allongée en arrière, le coccyx ou *urostyle*, résultant de la soudure de plusieurs vertèbres pendant le cours du développement embryonnaire (fig. 225, *10*).

Les vertèbres antérieures sont caractérisées par l'aplatissement de haut en bas de leur corps, lequel, partiellement ossifié, présente toujours en son milieu un reste de la corde dorsale, visible sur les coupes transversales. La substance osseuse périphérique se continue directement dans les arcs supérieurs (*neurapophyses*) dont la face postérieure porte les têtes articulaires, enveloppées de cartilage, qui pénètrent dans les cavités glénoïdes de la face antérieure de la vertèbre suivante (*vertèbres procoeles*). Ces arcs sont surmontés d'apophyses épineuses très courtes et émoussées. La 9e vertèbre (*sacrale*) en est même dépourvue.

Toutes les vertèbres, à l'exception de la première (*atlas*), sont munies de grandes apophyses transverses aplaties, dont les plus longues, celles de la 4e et de la 9e vertèbres, sont fortement dirigées en arrière, et s'élargissent à leur extrémité distale (fig. 225, *4* et *9*). Chaque apophyse transverse porte une apophyse cartilagineuse. Il n'existe pas de côtes proprement dites.

Les vertèbres sont fortement réunies entres elles par des fibres longitudinales de tissu ligamentaire qui courent d'un corps vertébral à l'autre et par des membranes conjonctives tendues entre les arcs supérieurs. Leur mobilité relative résulte de l'engrenage des têtes articulaires, portées par ces derniers, dans les cavités cartilagineuses correspondantes. Les unes et les autres sont tapissées de cartilage hyalin.

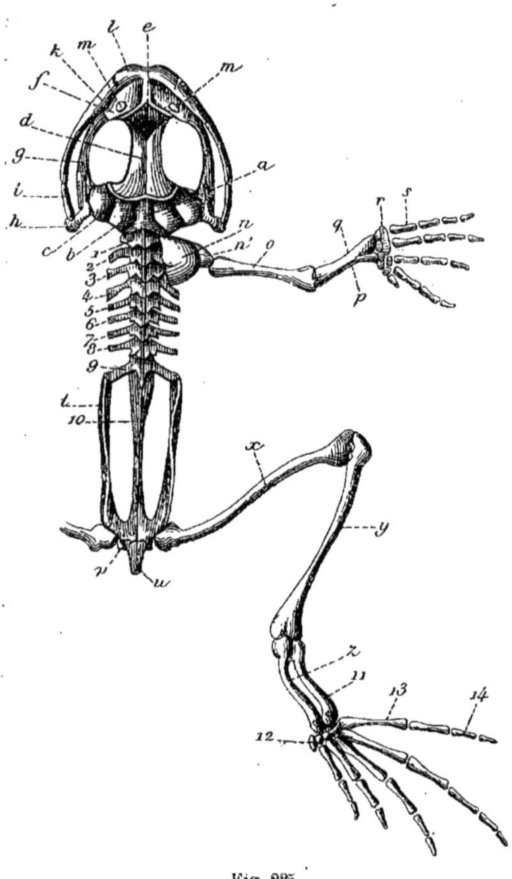

Fig. 225.

Les deux vertèbres antérieure (*atlas*) et postérieure (*vertèbre sacrale*) présentent quelques particularités intéressantes.

L'atlas (fig. 225, 226, *1*) dépourvu d'apophyses transverses a la forme d'un anneau, son corps étant fortement aplati, ses arcs supérieurs relativement larges et surmontés par une apophyse épineuse tout à fait rudimentaire et cartilagineuse. Les deux cavités de sa face antérieure dans lesquelles

Fig. 225. — *Rana esculenta*. Squelette (grandeur naturelle). *a*, occipital supérieur; *b*, occipitaux latéraux; *c*, rocher ou os pétreux; *d*, fronto-pariétal; *e*, ethmoïde; *f*, nasal; *g*, ptérygoïdien; *h*, tympanique; *i*, jugulaire ou quadrato-jugal; *k*, maxillaire; *l*, intermaxillaire; *m*, narines percées dans les os naso-frontaux; *n*, omoplate; *o*, humérus; *p*, *q*, os de l'avant-bras (radius et cubitus soudés); *r*, carpe; *s*, métacarpe; *t*, os iliaque; *u*, pubis; *v*, cavité articulaire du fémur; *x*, fémur; *y*, tibia et péroné soudés; *z*, astragale; *1* à *10*, vertèbres dont la dernière ou coccyx est très allongée; *11*, calcanéum; *12*, os du tarse; *13*, métatarse; *14*, phalanges des doigts.

s'articulent les condyles de l'occipital, sont séparées par un tubercule médian (l'*apophyse odontoïde*).

La 9e vertèbre, la seule qui entre en connexion avec les os de la ceinture pelvienne, se distingue des autres en ce que son corps porte en avant une tête articulaire qui s'engage dans une cavité correspondante de la face postérieure de la 8e vertèbre, tandis qu'en arrière elle est articulée avec le coccyx par deux têtes articulaires de forme globuleuse. (Voir plus bas, ceinture pelvienne.)

Le *coccyx* (fig. 225, 226, *10*) est un os allongé en forme de lame de sabre, il est renflé à son extrémité antérieure où se trouvent les cavités articulaires correspondant aux apophyses postérieures de la 9e vertèbre.

En arrière, il se termine en pointe cartilagineuse. Sa face supérieure est carénée et tranchante, du moins dans ses deux tiers antérieurs.

Le canal vertébral ne se continue que sur une petite portion de l'os coccygien aux faces latérales duquel on remarque deux petits orifices livrant passage à des nerfs et devant lequel se trouvent les rudiments d'apophyses transverses. D'ailleurs, on n'aperçoit pas chez l'adulte de traces de la métamérisation primitive de cet os.

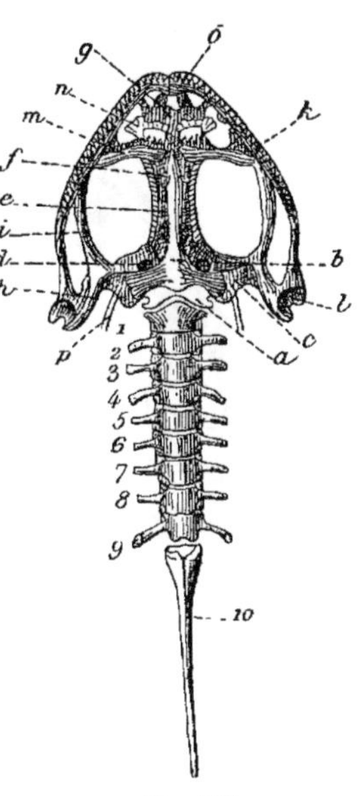

Fig. 226.

Le *crâne neural* (fig. 225, 226, 227, 228) qui prolonge la colonne vertébrale en avant est tubulaire; il ne constitue qu'une fraction minuscule de la tête dont la grandeur est due surtout à l'extension des os faciaux et en particulier des os des mâchoires, ainsi qu'à l'amplitude et à la position quasi-horizontale des orbites.

En avant, le crâne est relié à l'arcade maxillaire par les cartilages nasaux; en arrière, il s'étale en deux bras transversaux qui renferment les capsules auditives; en haut il est aplati.

Entièrement cartilagineux chez les jeunes, le crâne ne s'ossifie que partiellement; on y retrouve toujours chez l'adulte des pièces de cartilage qui, se ratatinant par la dessiccation, ne peuvent être étu-

Fig. 226. — *Rana esculenta*. Squelette du crâne et de la colonne vertébrale vu par la face ventrale. *a*, occipitaux latéraux; *b*, sphénoïde; *c*, os pétreux; *d*, trou de passage du nerf trijumeau; *e*, face latérale cartilagineuse du crâne; *f*, ethmoïde; *g*, capsule cartilagineuse du nez; *h*, ptérygoïdien; *i*, sa branche antérieure; *k*, maxillaire; *l*, cavité articulaire de la mâchoire inférieure; *m*, os palatin; *n*, vomer et ses dents; *o*, intermaxillaire; *p*, branche antérieure de l'hyoïde (*cartilage styloïde*); *1* à *10*, vertèbre

diées qu'à l'état frais. La plupart du temps, les divers os que nous allons décrire sont très intimement unis, comme fusionnés les uns avec les autres, en sorte que leurs lignes de suture sont fort difficiles à distinguer. En somme, comparé au crâne des Poissons, celui de la Grenouille se fait remarquer par un état d'ossification plus avancé et par un moindre nombre d'os distincts; sa conformation est beaucoup plus simple.

La face postérieure du crâne est formée par deux *os occipitaux latéraux* (fig. 225 *b*, 226 *a*, 227 et 228 *o*) limitant un grand trou occipital et séparés en haut et en bas par des pièces non ossifiées correspondant à ce qui chez d'autres vertébrés devient l'occipital supérieur et le basi-occipital. Chacun d'eux porte en arrière une tête articulaire (*condyle*) recouverte de cartilage et dirigée obliquement vers le bord inférieur du trou occipital. Ces deux condyles, à face postérieure convexe, qui se retrouvent sans exception chez tous les Amphibiens, s'insèrent dans les deux cavités glénoïdes situées à la face antérieure de l'atlas. Les occipitaux sont reliés à ce dernier par un ligament qui s'attache à leur base d'un côté, et au corps vertébral de l'autre. De côté et vers leur face inférieure, les occipitaux latéraux se suturent avec l'os du rocher; cette suture est marquée par une légère crête mastoïde cartilagineuse. Entre elle et le condyle occipital, on remarque une petite fossette et un orifice qui livre passage au nerf vague.

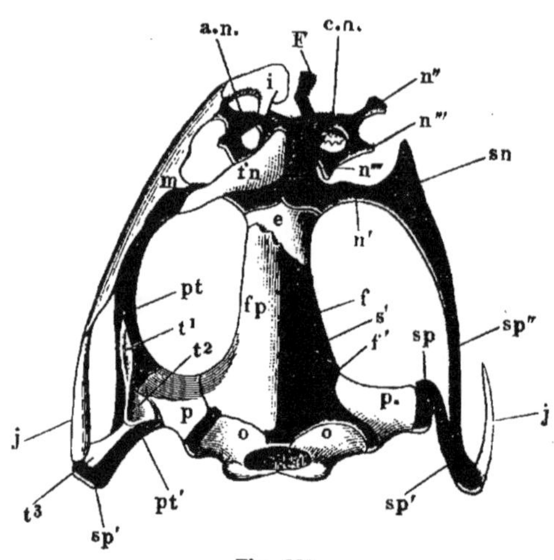

Fig. 227.

De chaque côté et un peu en avant de l'os occipital latéral, se trouve l'*os pétreux* ou *rocher* (fig. 225, 226 *c*; 227, 228 *p*) relié au pré-

Fig. 227. — *Rana esculenta.* Base cartilagineuse de la partie supérieure du squelette de la tête, grossi deux fois (d'après Ecker). Les portions cartilagineuses sont colorées en bleu. *o*, os occipital; *p*, os pétreux; *fp*, os fronto-pariétal; *e*, os ethmoïde; *fn*, os fronto-nasal; *pt*, *pt'*, branches antérieure et postérieure de l'os ptérygoïde; t^1, t^2, t^3, branches antérieure, moyenne et postérieure de l'os tympanique; *j*, os jugal; *m*, os maxillaire; *cn*, fosse nasale; *s'*, crâne primordial avec des lacunes *f*, *f'*; *sp*, cartilage du suspenseur de la mâchoire; *sp'*, prolongement postérieur du précédent, s'insinuant au-dessous de l'os tympanique; *sp''*, prolongement antérieur du même passant sur l'os ptérygoïde et se reliant en *sn* avec l'échafaudage cartilagineux du nez; *n*, capsule cartilagineuse du nez se prolongeant en *n'*, *n''*, *n'''*; *an*, cartilage aliforme du nez.

mier par des lames de cartilage du crâne primordial. Il renferme dans une cavité librement ouverte à sa face interne sur la capsule crânienne, la vésicule auditive laquelle, d'autre part, débouche au dehors par le trou ovale. L'os pétreux s'étend en avant jusqu'au bord postérieur de l'orbite, c'est dans cette région qu'il offre un orifice de sortie au trijumeau et aux nerfs oculo-moteurs. Sa portion latérale externe non ossifiée porte un trou de passage pour le nerf facial; elle présente une apophyse sur laquelle s'insère l'appareil suspenseur de la mâchoire. Le cartilage postérieur du rocher est en relation avec une pièce mince, le *cartilage styloïde* (fig. 226 *p*) qui se dirige en bas et en arrière pour s'unir immédiatement avec l'hyoïde dont il dépend.

La plus grande partie de la voûte du crâne est formée par deux longues lamelles osseuses aplaties reposant sur le cartilage primordial du crâne (coloré en bleu sur les fig. 227 et 228) réunies sur la ligne médiane par une suture sagittale droite, légèrement concaves sur leurs bords extérieurs limitant la cavité orbitaire. Ce sont les os *fronto-pariétaux* (fig. 225 *d*, et 227, 228 *fp*) réunis en arrière aux occipitaux latéraux et aux rochers, en avant à l'*os ethmoïde* (fig. 225 et 227 *e*). Ce dernier est impair, il complète la capsule crânienne à sa face antérieure, c'est l'*os en ceinture* de Cuvier; il forme en effet une sorte de ceinture concave en arrière où se prolonge la cavité crânienne et creusée en avant de deux cavités qui constituent le fond des fosses nasales.

L'ethmoïde est partiellement recouvert par le bord antérieur des fronto-pariétaux, il s'étend latéralement jusqu'aux orbites et s'infléchit en bas et en arrière à la rencontre du sphénoïde. Sa face postérieure seule est annulaire. En avant, il s'unit aux cartilages nasaux (fig. 227 *n*) et contribue, comme nous venons de le dire, à la formation des capsules nasales.

L'*os naso-frontal* (fig. 225 *m*, et 227 *fn*) est plat et triangulaire, il limite en avant le trou orbitaire dont le ptérygoïde constitue le bord externe. Il fait une couverture solide au cartilage nasal et s'étend de chaque côté dans l'espace compris entre l'extrémité antérieure du ptérygoïde et du maxillaire supérieur, l'ethmoïde et l'intermaxillaire.

Au devant de l'ethmoïde, dans le prolongement de l'axe antéro-postérieur du crâne, se trouve la *capsule nasale* entièrement creusée dans un cartilage et divisée en deux chambres par une lamelle verticale également cartilagineuse (fig. 227 et 228 *n*). Chacune des fosses nasales est un peu plus large en avant qu'en arrière et se termine dans la concavité que nous avons mentionnée à la face antérieure de l'ethmoïde.

Le *cartilage nasal* (fig. 226 *g*) se continue en arrière par une languette cartilagineuse arquée, recouverte par l'os ptérygoïde; en avant il est contigu aux os intermaxillaires, ainsi qu'à l'extrémité antérieure des maxillaires supérieurs. L'examen des fig. 227 et 228 *n*, *n'*, *n''* permettra de saisir les rapports de cette importante masse de cartilage et nous dispense d'en donner une description plus détaillée.

Les mêmes figures, permettent également d'acquérir une idée exacte de la part que prend le crâne primordial resté cartilagineux, dans la constitution du crâne définitif. Au-dessous des os fronto-pariétaux on aperçoit une large lamelle (fig. 227 *s'*), trouée en son milieu d'une vaste lacune (*f*), simplement recouverte de tissu conjonctif qui s'étend en avant jusqu'à l'os ethmoïde et en arrière jusqu'au trou occipital, remplaçant l'occipital supérieur non différencié comme os distinct. Une lamelle en tout semblable (fig. 228 *s'*) percée de deux trous *r*, *r'* par lesquels passent le nerf optique et l'abducteur, occupe le plancher de la cavité crânienne au-dessus du sphénoïde. Ces deux lamelles sont réunies latéralement par des parois fibro-cartilagineuses, en sorte que le crâne primordial tapisse pour ainsi dire toute la face interne du crâne osseux.

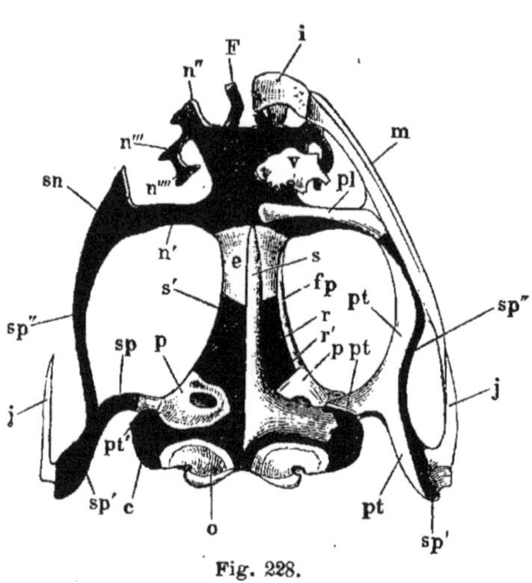

Fig. 228.

L'*os sphénoïde* (fig. 226 *b*, et 228 *s*) occupe le plancher du crâne. Examiné depuis la face ventrale de ce dernier, il présente l'aspect d'un poignard dont la lame est allongée en avant, le manche très court et la garde très large. Contigu au cartilage du basi-occipital par son extrémité postérieure, ses branches latérales s'étendent jusqu'au dessous des occipitaux latéraux et des os pétreux. Son extrémité antérieure se prolonge jusqu'à l'ethmoïde. Il est réuni aux fronto-

Fig. 228. — *Rana esculenta*. Base cartilagineuse de la partie inférieure du squelette de la tête, grossi deux fois (d'après Ecker). Les cartilages sont colorés en bleu. *o*, os occipital; *p*, os pétreux; *s*, os sphénoïde; *e*, os ethmoïde; *fp*, os fronto-pariétal; *pt*, os ptérygoïde; *j*, os jugal; *m*, os maxillaire; *i*, os intermaxillaire; *pl*, os palatin; *v*, vomer; *s'*, crâne primordial; *r*, *foramen opticum*; *r'*, trou de sortie du nerf abducteur; *c*, cartilage pétreux; *pt'*, surface d'articulation pour l'os ptérygoïde; *sp*, cartilage suspenseur de la mâchoire; *sp'*, *sp''*, ses prolongements; *n*, capsule cartilagineuse du nez, se prolongeant en *n'*, *n''*, *n'''*.

pariétaux par une lame fibro-cartilagineuse qui constitue la paroi latérale de la cavité cranienne.

Le plancher du crâne est complété par les *vomer* (fig. 226 *n*, et 228 *v*) qui remplissent au-dessous du cartilage nasal l'espace triangulaire compris entre les palatins et l'extrémité antérieure de l'arc maxillaire. Leur bord antérieur est irrégulièrement dentelé et ils portent à leur face inférieure une rangée transversale de petites dents pointues.

Squelette facial. L'arc maxillaire (fig. 227 et 228 *m*) est constitué par deux paires d'os. Les *intermaxillaires* (fig. 225 *l*, et 228 *i*) situés en avant et sur la ligne médiane de la tête, complètent l'arc maxillaire qu'ils prolongent en avant ; ils portent une rangée de courtes dents pointues et possèdent, en arrière, une petite apophyse ascendante sur laquelle s'insère la lamelle mobile qui ferme l'orifice externe des narines. Le *maxillaire supérieur* (fig. 227 et 228 *m*) est mince et long, plus élargi en avant qu'en arrière; il constitue le bord de la tête et par son arcature lui donne surtout son aspect particulier. En avant, il s'unit au naso-frontal et à l'intermaxillaire. Vu par dessous, il montre une rainure longitudinale dont le bord intérieur est orné d'une série de petites dents (fig. 226 *k*). En arrière, il s'unit aux pièces de suspension de l'arc mandibulaire.

L'arc *palato-ptérygoïdien* est également formé de deux paires d'os, situés à la face inférieure de la tête. Ce sont les *palatins* (fig. 226 *m*, et 228 *pl*) situés au-dessous de la portion antérieure de l'ethmoïde. Ils consistent en deux branches transversales qui s'étendent du maxillaire supérieur jusqu'au voisinage de l'extrémité de la lame du sphénoïde.

Plus rapproché de la ligne médiane de la tête et à peu près parallèle au maxillaire supérieur, on remarquera l'*os ptérygoïde* qui s'unit par une branche dirigée en bas et en arrière avec le sphénoïde et par une branche dirigée en dehors avec l'appareil suspenseur (fig. 225 *g*; 226 *i*; 227 et 228 *pt*) de la mâchoire. Sa branche antérieure arquée et dirigée en avant s'étend jusqu'au maxillaire supérieur et à l'os naso-frontal avec lesquels il s'unit par son extrémité antérieure.

L'arc mandibulaire se compose de deux sections séparées par l'articulation : l'appareil suspenseur et la mâchoire inférieure proprement dite. Le premier, placé horizontalement, a trois branches partiellement ossifiées, l'*os tympanique* de Cuvier ou *os carré* (fig. 225 *h*, et fig. 227 et 228 *sp*). Sa branche antérieure pointue (*sp''*) se dirige en avant au-dessus du ptérygoïdien ; elle est réunie par une petite branche transversale, *sp*, avec le rocher, tandis que sa branche postérieure dirigée obliquement en arrière s'unit par sa face antérieure avec l'*os jugulaire* (fig. 227 et 228 *sp'*). Celui-ci (*j*) est une mince épine osseuse qui, par sa base, prend part à l'excavation creusée dans l'os carré où s'articule le maxillaire inférieur et par son extrémité antérieure il s'unit au maxillaire.

Le *maxillaire inférieur* (fig. 229) ou *mandibule*, est composé de deux arcs convergents et réunis l'un à l'autre sur la ligne médiane par leur extrémité antérieure. Chaque arc mandibulaire comprend plusieurs pièces osseuses et cartilagineuses. Nous citerons en premier lieu le *cartilage de Meckel* (*a*) qui forme à lui seul la tête articulaire et s'étend depuis celle-ci jusqu'à peu près à la moitié de l'arc. Il est recouvert par une pièce osseuse dont il occupe la rainure interne et qui prend la principale part à la constitution du squelette du maxillaire inférieur. Cette pièce de recouvrement se prolonge au-delà du cartilage de Meckel et s'unit par son extrémité antérieure à deux petits os qui complètent l'arc maxillaire. L'os principal qui entoure partiellement le cartilage de Meckel est connu sous le nom d'*os angulaire* que lui a donné Dugès, et les deux autres sont appelés *os dental* et *os articulaire* (fig. 229 *b*, *c*, *d*).

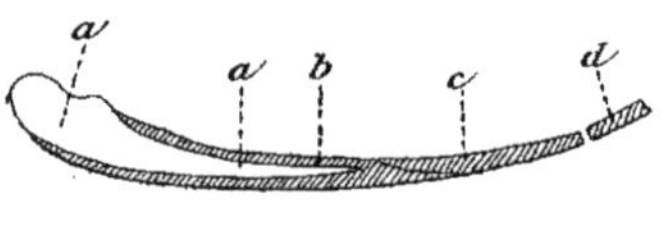

Fig. 22 .

Le second, terminé en pointe, chevauche sur le premier. La mandibule s'insère par la tête du cartilage de Meckel dans la cavité articulaire de l'os tympanique (fig. 226 *l*).

Avant de quitter la tête, nous signalerons encore le *cartilage hyoïdien* (fig. 230), lamelle quadrilatère située à la base de la langue, il émet en avant deux branches qui se recourbent ensuite en arrière, les *baguettes styloïdes* ascendantes, lesquelles vont se réunir comme nous l'avons vu à la face postérieure de l'os pétreux *d*. Par son bord postérieur, il porte deux branches divergentes, les *baguettes thyroïdes e* qui entourent le larynx. Ces dernières sont seules ossifiées. On remarquera enfin quatre petites apophyses correspondant aux angles du corps de l'hyoïde, les deux

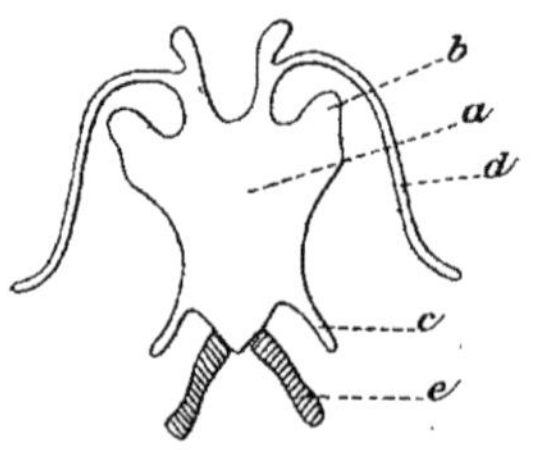

Fig. 230.

Fig. 229. — *Rana esculenta.* L'une des branches de la mandibule. *a*, cartilage de Meckel; *b*, os angulaire; *c*, os dental; *d*, os articulaire.

Fig. 230. — *Rana esculenta.* Cartilage hyoïdien, grossi environ 3 fois. *a*, corps de l'hyoïde; *b*, apophyses antérieures; *c*, apophyses postérieures; *d*, baguettes ou cornes styloïdes; *e*, baguettes ou cornes thyroïdes.

antérieures sont émoussées à leur extrémité libre, les deux postérieures sont pointues.

Membre antérieur. Les bras de la grenouille sont réunis à l'axe squelettaire par une ceinture primitivement complète et entièrement cartilagineuse dans et sur laquelle naissent des os pairs et impairs; les premiers constituent l'ossature de la *ceinture scapulaire* ou *thoracique* de l'adulte, les seconds constituent le *sternum*. Mais les uns et les autres demeurent réunis pendant toute la vie par des restes du cartilage embryonnaire, en sorte qu'il faut quelque attention pour distinguer ce qui appartient au sternum et ce qui est propre à la ceinture thoracique.

Sternum. Il est situé dans la région antérieure du tronc sur la ligne médio-ventrale et comprend essentiellement deux pièces, l'une dirigée en avant, l'*épisternum* (fig. 231 *a*, *b*), l'autre en

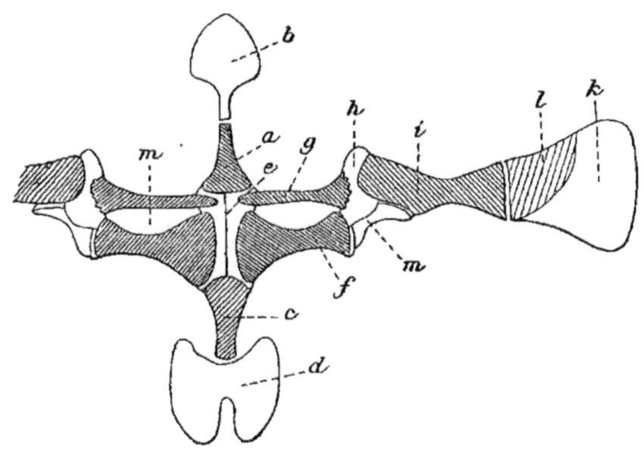

Fig. 231.

arrière, l'*hyposternum* (*c*, *d*). Chacune d'elles présente une portion centrale, styliforme ossifiée et une portion distale lamelleuse, étalée en disque semi-lunaire et constituée, aussi bien en arrière qu'en avant, par un cartilage assez consistant qui s'amincit extrêmement et devient transparent sur ses bords. Entre l'hyposternum osseux qui s'articule avec les os coracoïdes et l'épisternum réuni par son bord postérieur avec les clavicules, se trouve un lambeau important du cartilage primordial représentant le sternum proprement dit (fig. 231 *e*).

Ceinture scapulaire. Elle comprend quatre pièces principales,

Fig. 231. — *Rana esculenta.* Le sternum et la ceinture scapulaire, grossis 3 fois. Les portions ossifiées sont indiquées par des hachures. *a*, *b*, épisternum; *c*, *d*, hyposternum; *e*, cartilage central; *f*, os coracoïde; *g*, clavicule; *h*, cartilage primordial; *i*, os scapulaire ou omoplate; *k*, omoplate supérieure; *l*, sa portion ossifiée; *m*, *foramen ovale*.

une dorsale, l'omoplate supérieure ou os supra-scapulaire; une latérale contre laquelle s'articule l'humérus, c'est l'omoplate ou os scapulaire (fig. 231 *i*); et deux ventrales à grand axe transversal, ce sont, en arrière, l'os coracoïde et, en avant, la clavicule (*f* et *g*).

L'*omoplate supérieure* (fig. 231 *k*) ordinairement déformée et racornie sur les squelettes desséchés, est une lamelle cartilagineuse, infléchie sur le côté dorsal de la colonne vertébrale (fig. 225 *n*). Sa forme est celle d'un quadrilatère plus large à son bord libre qu'à celui par lequel elle est réunie à l'omoplate proprement dite. Ce dernier bord (*l*) est seul ossifié, le reste est entièrement cartilagineux. Ses deux faces présentent de fines striations qui vont en rayonnant vers le bord libre.

L'*omoplate* (fig. 231 *i*) est allongée, rectangulaire, un peu rétrécie vers son milieu. Son bord supérieur est articulé avec l'os précédent, son bord inférieur ou ventral porte une cannelure dont les lèvres représentent l'ébauche de deux apophyses par lesquelles l'omoplate s'unit à l'os coracoïde. Son bord postérieur est échancré par une concavité qui constitue la plus grande partie de la cavité glénoïde dans laquelle s'insère la tête de l'humérus. L'omoplate est entièrement ossifiée.

L'*os coracoïde* (fig. 231 *f*) est un os court, étranglé en son milieu, plus large à son extrémité sternale qu'à celle dirigée vers l'omoplate. Il est relié à cette dernière au point où elle porte une légère apophyse coracoïdienne, les deux os sont séparés par une petite couche de cartilage (*cartilage paraglénal* de Dugès).

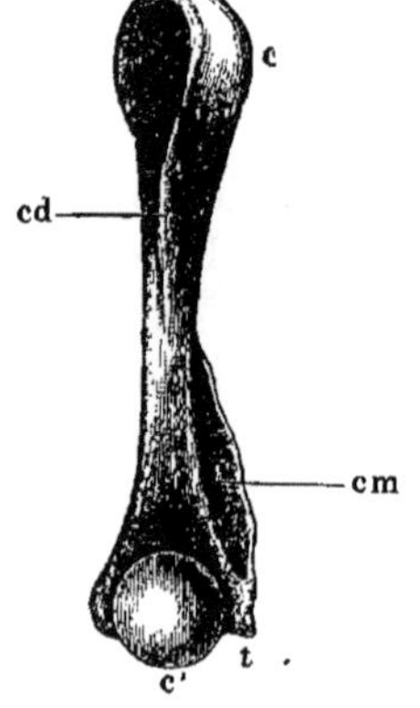

Fig. 232.

La *clavicule* (fig. 231 *g*) beaucoup plus étroite que le coracoïde, en est séparée par un trou ovale (*foramen ovale*, *m*). Son extrémité sternale se termine en une pointe émoussée, tandis que l'extrémité latérale est plus large. Toutes deux se terminent dans des masses cartilagineuses qui unissent la clavicule au coracoïde et à l'épisternum d'un côté, et à l'omoplate de l'autre. De la sorte, la ceinture scapulaire est fermée en bas et en avant.

Le *bras* (fig. 225 *o*, *q*, *r*, *s*) se compose de l'humérus, de l'os antibrachial, du carpe, du métacarpe et des doigts.

L'*humérus* (fig. 232) est un os long, cylindrique, renflé à ses

Fig. 232. — *Rana esculenta*. Humérus du mâle, grossi deux fois (d'après Ecker). *c*, extrémité articulaire antérieure; *c'*, extrémité postérieure; *cd*, crête deltoïde; *cm*, crête médiale; *t*, trochlea.

extrémités arrondies. L'extrémité centrale (*c*) s'insère dans la cavité glénoïde formée par le bord postérieur de l'omoplate et du cartilage coracoïdien, ses parois sont tapissées de cartilage. L'extrémité distale porte une tête hémisphérique saillante (*c'*) qui s'insère dans une cavité de l'os antibrachial. L'humérus porte sur sa face intérieure une *crête deltoïde* assez prononcée qui s'étend jusqu'à la moitié à peu près de sa longueur et, chez les mâles, on lui trouve une seconde crête (*crista medialis*, fig. 232 *cm*) qui s'élève sur le bord postérieur de sa moitié distale. Chez les femelles, cette dernière est plus régulièrement cylindrique.

L'*avant-bras* (fig. 225 *q*; fig. 233 *a*, *b*, *c*) consiste en un os aplati d'avant en arrière, dont la parité primitive est toujours indiquée par l'existence d'une rainure longitudinale, surtout accusée dans sa moitié distale. Il résulte en effet de la soudure de deux os, *radius* et *cubitus*. L'extrémité proximale présente une forte échancrure dans laquelle s'articule l'humérus. L'extrémité distale renflée, se termine par une apophyse cartilagineuse, de forme triangulaire du côté du radius (*b*) et de forme plus arrondie du côté du cubitus (*c*).

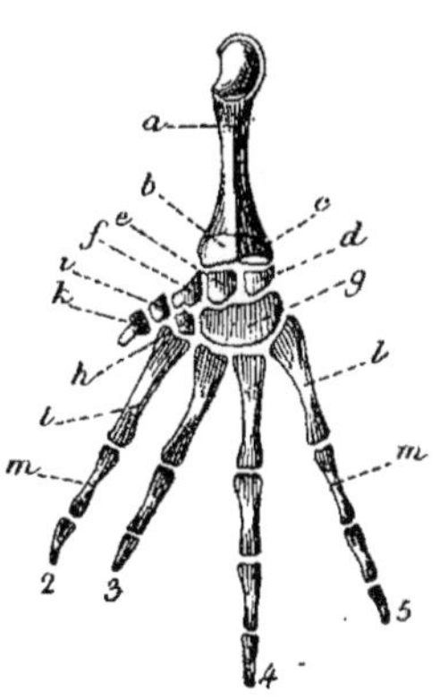

Fig. 233.

Le carpe (fig. 233) est constitué par une double rangée d'*os carpiens*. La première, articulée avec l'apophyse distale de l'avant-bras comprend trois petits os dont le premier (*os pyramidal*, *d*) correspond au cubitus, le second (*os lunaire*, *e*) correspond au radius et le troisième (*os naviculaire*, *f*) n'entre pas en connexion avec l'articulation de l'avant-bras. La seconde rangée comprend aussi trois os, l'un très grand (*os capitato-hamatum* ou *os crochu*, *g*) est placé au devant du pyramidal et du lunaire, il s'articule avec les trois métacarpiens des doigts externes; les deux autres très petits, sont les *os trapézoïde* et *trapèze* (*h*, *i*). Le trapézoïde est dans le prolongement du naviculaire et s'articule au métacarpien de l'index; le trapèze, rejeté sur le côté du naviculaire, est uni au métacarpien du pouce. Ces os qui demeurent toute la vie presque entièrement cartilagineux, ont reçu des auteurs des dénominations fort diverses, nous nous en tenons à celles adoptées par Ecker.

Fig. 233. — *Rana esculenta*. La main légèrement grossie. *a*, os antibrachial; *b*, portion radiale; *c*, portion cubitale; *d*, os pyramidal; *e*, os lunaire; *f*, os naviculaire *g*, os crochu; *h*, os trapézoïde; *i*, os trapèze; *k*, métacarpien du pouce; *l*, os métacarpiens; *m*, phalanges des quatre doigts 2 à 5.

Le *métacarpe* est composé par cinq os allongés (*l*) dont quatre à peu près de même longueur, tandis que celui du pouce est beaucoup plus petit, surtout chez les femelles où il est réduit à une pièce cartilagineuse minuscule qui semble parfois manquer complètement. En réalité c'est le second doigt, l'*index*, qui dans la main des grenouilles remplit les fonctions du pouce, c'est lui qui, chez les mâles, présente les différences que nous avons mentionnées. Son rôle prépondérant pendant l'accouplement entraîne un développement relativement plus considérable de son squelette, en sorte que par la puissance de son carpe en particulier, on peut, sur ce dernier, constater la différence sexuelle.

Quant aux *phalanges* (*m*), elles ne sont développées que sur les quatre doigts externes, les seuls visibles sur le vivant, car le métacarpien du pouce proprement dit ne porte pas de phalange. L'index et le médius n'ont que deux phalanges. L'annulaire (le plus long des doigts de la main) et le cinquième doigt, en possèdent chacun trois.

La soudure du cubitus et du radius empêche naturellement les mouvements de pronation et de supination. La position normale de la main est celle d'une demi-pronation.

Membre postérieur. Beaucoup plus long que le précédent, il est également mieux développé à tous les autres points de vue, ce qui est la conséquence toute naturelle de sa plus grande activité. Il est l'organe locomoteur par excellence de la grenouille ; appareil sauteur sur terre, les membranes natatoires étendues entre ses cinq doigts en font une rame puissante dans l'eau.

La *ceinture pelvienne* (fig. 225 *t*, *u*, *v*) qui relie les pattes postérieures à la colonne vertébrale, est très allongée; sa forme générale est celle d'un V dont les deux branches sont constituées par les os iliaques et la pointe par les ischions et les pubis. Au milieu s'étend le coccyx épineux. Les trois os de la ceinture, en se réunissant en arrière, contribuent à la formation d'une vaste cavité cotyloïde (*acetabulum*) dans laquelle s'engage la tête du fémur.

Les *deux os iliaques* (fig. 225 *t*), de beaucoup les plus volumineux, se réunissent l'un à l'autre sur la ligne médiane par leurs extrémités postérieures élargies, en même temps qu'ils s'appliquent par leur bord postérieur contre les ischions et les os pubiens. Leurs extrémités antérieures cylindriques et grêles sont reliées, par une bandelette cartilagineuse, aux apophyses transverses de la neuvième vertèbre. Sur la plus grande partie de leur longueur, les os iliaques sont surmontés par une crête verticale et tranchante en forme de lame de sabre, offrant ainsi une vaste surface d'insertion aux muscles. Leur bord inférieur émoussé est légèrement concave.

Les *os ischions* (fig. 225 *v*), plus ramassés, à contours irrégulièrement arrondis, s'accolent l'un contre l'autre par leurs faces internes et sont surmontés sur leur ligne de rencontre par une crête verticale à bord postérieur convexe. Ils sont unis en avant aux os iliaques, et en arrière aux *pubis* (fig. 225 *u*). Ces derniers, cartilagineux, ont une forme triangulaire, ils sont enfoncés comme un coin dans l'espace compris entre les deux autres os et, comme eux, s'appliquent l'un contre l'autre sur la ligne médiane.

L'*os de la cuisse* ou *fémur* (fig. 225 *x*) est long, cylindrique, légèrement infléchi en forme d'S. Sa tête proximale est arrondie, recouverte d'une lamelle de cartilage, et s'insère dans la cavité cotyloïde de la ceinture du bassin; son épiphyse distale est plus irrégulière, aplatie sur la face qu'elle présente à l'os de la jambe. Celui-ci (fig. 225 *y*), aussi bien que l'os correspondant du membre antérieur, résulte de la fusion de deux os, *tibia* et *péroné*, ainsi qu'il est facile de s'en convaincre sur une coupe transversale qui montre un double canal médullaire et comme le témoignent les rainures visibles dans le voisinage des épiphyses. Seulement, ces deux os sont intimement unis et ne fournissent comme point d'appui aux muscles de la jambe qu'un seul axe osseux aplati latéralement et sur les faces duquel, à peu près au milieu, on aperçoit un petit trou qui conduit dans une mince fissure. L'épiphyse antérieure, qui, avec la tête correspondante du fémur, constitue l'articulation du genou, présente une double cannelure. Les deux os sont réunis par de forts ligaments qui les enveloppent d'une capsule continue.

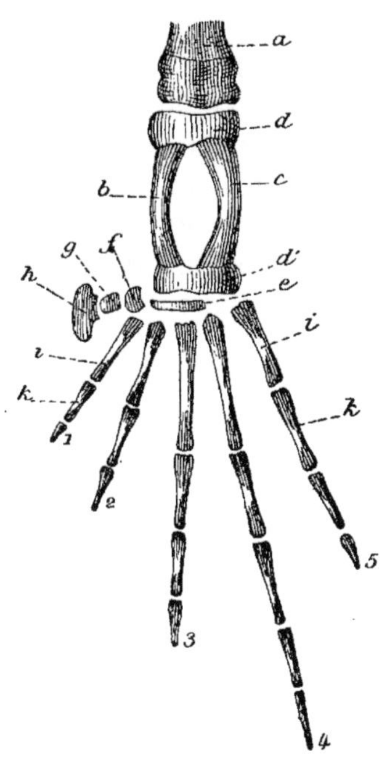

Fig. 234.

Le *talon* (fig. 225 *z*, *11*) est constitué par une première rangée d'os tarsiens, comprenant le *calcanéum* et l'*astragale* (fig. 234 *b*, *c*), tous deux longs et parallèles, réunis l'un à l'autre par leurs extrémités qui ne s'ossifient que partiellement. La seconde rangée du tarse se

Fig. 234. — *Rana esculenta*. Le pied légèrement grossi. *a*, l'os de la jambe: *b*, astragale; *c*, calcanéum; *d*, *d'*, têtes soudées des os du talon; *e*, os cuboïde; *f*, os naviculaire; *g*, *h*, os cunéiformes de Dugès; *i*, *i*, os métatarsiens; *k*, phalanges.

compose de quatre petits os, l'un discoïdal (*e*), le *cuboïde*, au-dessus des métatarsiens du deuxième et du troisième orteils; l'autre (*f*), le *naviculaire*, au-dessus du métatarsien du premier orteil, et les deux derniers (*g*, *h*), rejetés un peu de côté, supportent une sorte de petit éperon corné, visible sur le vivant. Les métatarsiens, au nombre de cinq, sont allongés comme les métacarpiens de la main et les phalanges qui leur font suite, sont au nombre de deux pour le premier et deuxième orteils, de trois pour le troisième et cinquième et de quatre pour le quatrième, le plus long de tous.

Système musculaire. — Comparée à celles de la Perche et des Poissons en général, la musculature de la Grenouille présente un degré beaucoup plus élevé de différenciation qui résulte surtout du développement relativement beaucoup plus considérable des membres. Nous l'étudierons sur des exemplaires fraîchement écorchés ou conservés dans l'alcool faible. Chez ces derniers, les faisceaux musculaires plus consistants se séparent mieux les uns des autres. Il en est de même chez les individus qui, écorchés, ont préalablement séjourné pendant deux ou trois jours dans une solution à 20 pour 100 d'acide azotique. Il est naturellement indispensable, dans ce dernier cas, de procéder à un lavage soigné à grande eau, afin d'éviter l'attaque des instruments d'acier par l'excès d'acide.

Nous ne traiterons dans ce qui va suivre que des muscles squelettaires s'insérant soit sur les os, soit sur les pièces cartilagineuses du squelette interne. Toutefois, il ne faut pas négliger pendant que l'on enlève la peau, d'observer quelques *muscles peauciers* ou *cutanés* dont les correspondants n'existent pas encore chez les Poissons. Ces muscles qui se multiplient chez les Vertébrés supérieurs et acquièrent chez eux un grand développement, sont ici extrêmement minces. L'un d'eux, le *sterno-cutané* est réputé en histologie parce que sa transparence favorise la recherche des extrémités nerveuses; il consiste en deux lamelles quadrangulaires qui s'insèrent par leurs bords postérieurs sur l'aponévrose des muscles obliques externes au niveau et de chaque côté de la lame cartilagineuse de l'hyposternum et, par leurs bords antérieurs, contre la peau qui recouvre la poitrine. Deux autres petits muscles cutanés dorsaux se rencontrent à la naissance des cuisses et dans la région du coccyx. Impossible de ne pas les voir en écorchant l'animal.

Muscles de la paroi du corps. — La peau du tronc étant enlevée et l'animal épinglé sur le dos, nous constatons d'abord contre sa face ventrale les muscles superficiels suivants :

Le *muscle droit abdominal* (fig. 235 *r*, *r'*) court du pubis, à la face inférieure duquel il s'insère par un fort tendon, jusqu'au sternum.

Étroit en arrière, il s'élargit rapidement et se divise en deux branches, l'une latérale (*r*) qui s'unit à la portion abdominale du muscle pectoral, l'autre médiane (*r'*) qui se rend directement en avant où une partie de ses fibres s'insère à la face interne de l'hyposternum et l'autre partie, la plus considérable, passant sur l'os coracoïde, se prolonge jusqu'au muscle sterno-hyoïdien (*sh*). On remarque à sa surface cinq inscriptions tendineuses transversales.

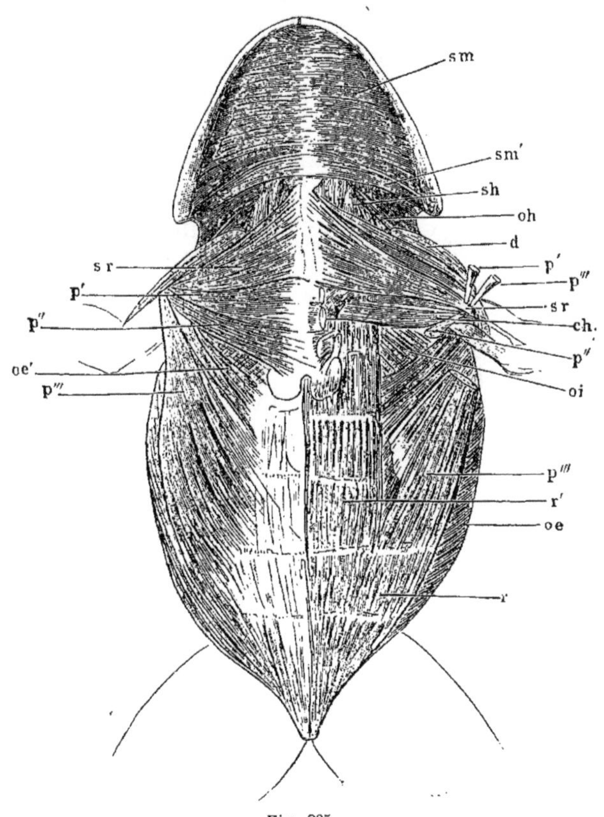

Fig. 235.

A droite et à gauche du droit abdominal et s'incurvant sur les flancs, se trouve le *muscle abdominal-oblique externe* (fig. 235 et 240 *oe*), large lamelle musculaire s'insérant du côté ventral contre

Fig. 235. — *Rana esculenta*. Muscles de la poitrine, de la gorge et du ventre (d'après Ecker). *p'*, portion sternale antérieure du muscle pectoral; *p''*, portion sternale postérieure du même; *p'''*, portion abdominale du même; *d*, m. deltoïde; *ch*, m. coraco-huméral; *sr*, m. sterno-radial; *oi*, m. oblique abdominal interne; *oe*, m. oblique abdominal externe; *oe'*, portion scapulaire du même; *r*, m. droit abdominal; *r'*, portion médiane du même; *oh*, m. omohyoïdien; *sh*, m. sterno-hyoïdien; *sm*, m. sous-maxillaire; *sm'*, origine hyoïdienne du même.

une aponévrose qui unit sur la ligne médiane les deux muscles droits abdominaux et contre le cartilage de l'hyposternum; du côté dorsal il s'unit à l'aponévrose des longs muscles dorsaux.

En avant, il détache un petit *muscle scapulaire* (fig. 240 *oe'*) qui va s'insérer contre le bord postérieur de l'omoplate. Son bord antérieur recouvre le bord postérieur du muscle large-dorsal.

Au-dessous de lui s'étend le *muscle oblique interne* (fig. 235 *oi*) attaché du côté du dos aux apophyses transversales de la quatrième à la neuvième vertèbres. Ses faisceaux étalés en éventail sur les flancs, s'insèrent du côté ventral contre les os iliaques de la ceinture pelvienne; en avant ils se prolongent jusqu'au sternum et au pharynx sur lesquels ils s'insèrent en plusieurs points.

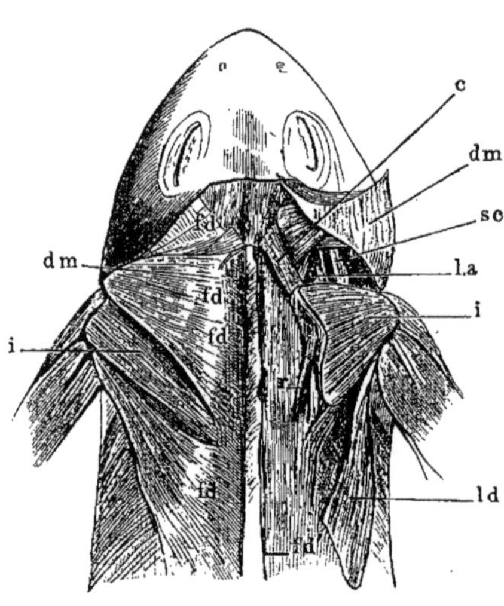

Fig. 236.

Après avoir disséqué ces trois puissantes masses musculaires et constaté leurs principales dépendances, nous retournons l'animal de manière à voir sa face dorsale. Ici encore, nous serons très brefs dans notre description, l'examen des figures pouvant servir de complément au texte.

De chaque côté de la ligne médiane tracée par les apophyses épineuses des vertèbres s'étend tout le long du dos, depuis l'épine du coccyx jusqu'aux os fronto-pariétaux du crâne, une longue bandelette musculaire (*fd*, *fd'*, fig. 236) qui donne naissance, tant en avant qu'en arrière, à plusieurs muscles secondaires et qui recouvre la plupart des autres muscles dorsaux, de telle sorte qu'on peut la considérer comme résultant de la réunion des fibres centrales de ces derniers dans la région de la colonne vertébrale où ils viennent s'insérer.

Par son bord postérieur et inférieur, la bandelette en question émet trois muscles; *a*) le *muscle long-dorsal* qui part de l'extrémité antérieure du coccyx (fig. 237 *lg.d*) et se dirige en avant, longeant la colonne vertébrale jusqu'à l'os pétreux; son parcours est ondu-

Fig. 236. — *Rana esculenta*. Muscles du dos et de l'épaule (d'après Ecker). *fd*, *fascia dorsalis; fd'*, la même coupée à droite; *dm*, m. dépresseur de la mâchoire, naissant de la *fascia dorsalis*, à droite il a été coupé et rejeté en avant; *ld*, m. large dorsal; *i*, m. infraspinatus; *c*, m. cucullaris; *la*, m. sustentateur de l'angle de l'omoplate; *sc*, m. sterno-cléido-mastoïdien; *r*, m. rétracteur de l'omoplate.

leux et il porte quatre inscriptions tendineuses transversales; *b*) le *muscle coccygéo-sacral* (*c.l*) qui s'étend obliquement sur les côtés du bassin; *c*) le *muscle coccygéo-iliaque* (*c.i*) parallèle au précédent.

Dans sa région antérieure la bandelette dorsale fournit le muscle *dépresseur de la mâchoire inférieure* (fig. 236 *dm*). Après avoir soulevé la bandelette dans cette région on disséquera les *muscles cucullaires* (*c*), *large-dorsal* (*ld*) et *rétracteur de l'omoplate* (*r*) qui prennent part aux mouvements de la ceinture scapulaire et du bras.

Enfin, au-dessous du muscle long-dorsal, se rencontre une troisième couche de courts faisceaux musculaires qui s'étendent entre les apophyses transversales des vertèbres (fig. 237 *i*). Le premier (*ics*) s'insère en avant contre l'os pétreux et en arrière contre l'apophyse transversale de la deuxième vertèbre.

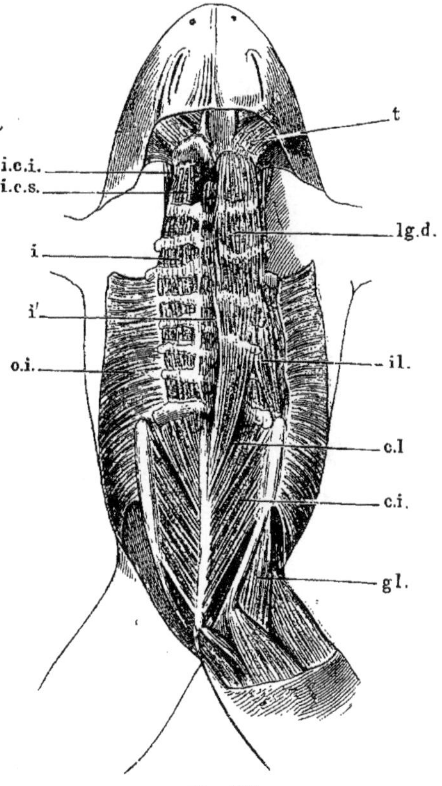

Fig. 237.

Muscles de la tête. — De la face ventrale nous mentionnerons, en premier lieu le *muscle sous-maxillaire* (fig. 235 *sm.*) qui s'étend transversalement de chaque côté depuis un faisceau médian de tissu conjonctif jusqu'aux branches de la mandibule, formant ainsi le plancher de la cavité buccale. De son bord postérieur, il s'en détache deux petits faisceaux (*sm'*) qui montent vers les cornes antérieures cartilagineuses de l'hyoïde. Le muscle sous-maxillaire contribue à l'introduction de l'air dans les poumons ainsi qu'il est facile de le constater par ses mouvements sur la grenouille vivante. Il recouvre en avant, vers le point de rencontre des branches de la mâchoire inférieure, un petit muscle

Fig. 237. — *Rana esculenta*. Muscles du dos et du bassin (d'après Ecker). *t*, m. temporal; *lgd*, m. long dorsal; *i*, m. intervertébraux; *ici* et *ics*, m. inférieur et supérieur d'attache de la tête; *i'*, m. intercruraux; *il*, m. iléo-lombaire; *cl*, m. coccygeo-sacral; *ci*, m. coccygeo-iliaque; *oi*, m. oblique interne; *gl*, m. glutaeus.

transversal, le *muscle sous-mentonnier* qui s'étend entre les deux os dentaux (fig. 238 *smt*).

Sur les côtés de la tête, nous remarquerons trois petits muscles : le *masseter* entre la branche horizontale de l'os jugal et le bord extérieur de la mandibule ; le *muscle ptérygoïdien* et le *muscle temporal* (fig. 237 *t*) qui remplissent l'espace compris entre l'os pétreux et l'œil et qui, tous trois, servent en soulevant la mâchoire inférieure, à tenir la bouche fermée. Quant au *muscle dépresseur* de la mandibule qui fait au contraire ouvrir la bouche, nous avons déjà mentionné ses relations avec la bandelette dorsale dans la région où celle-ci recouvre l'omoplate (fig. 236 *dm*). Sa forme est celle d'un triangle dont l'angle inférieur s'insère à l'extrémité postérieure de la mâchoire inférieure.

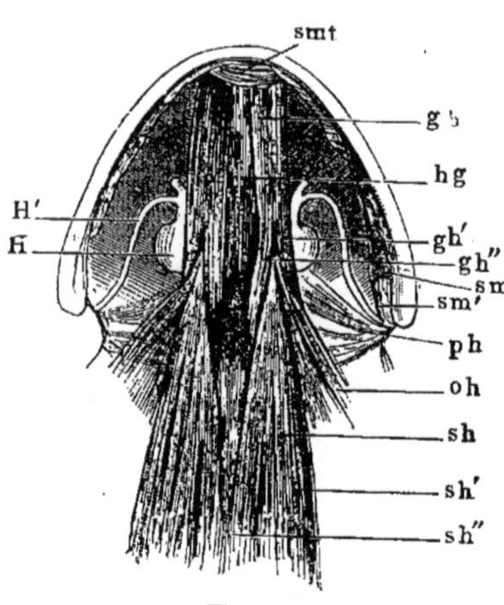

Fig. 238.

Sur la face dorsale de la tête nous n'avons à citer que deux très petits muscles, le *muscle intermaxillaire* intercalé entre les os du même nom, il est dilatateur des narines ; et le *muscle latéral* des narines, antagoniste du précédent ; il s'étend dans l'espace compris entre les intermaxillaires et l'extrémité antérieure des branches du maxillaire supérieur.

Quant aux muscles moteurs de l'œil nous les décrirons en traitant de cet organe (voir page 597).

Muscles de la langue et muscles hyoïdiens. — Nous avons déjà signalé la particularité que présente la langue de la grenouille ; son bord libre, légèrement échancré, est replié en arrière. Elle est reliée par plusieurs faisceaux musculaires au cartilage hyoïdien situé à sa base. Après avoir enlevé le muscle sous-maxillaire dont les fibres sont transversales, on aperçoit trois faisceaux à fibres longitudinales. Les deux latéraux (fig. 238 *gh*) sont les *muscles génio-hyoïdiens* insérés en avant, partie contre le muscle sous-mentonnier (*smt*), partie contre le bord supérieur de l'os mandibulaire ; en arrière, ils se divisent en deux faisceaux, l'un central (*gh''*) qui s'insère contre

Fig. 238. — *Rana esculenta.* Muscles hyoïdiens et de la langue, vus par dessous (d'après Ecker). Le muscle sous-maxillaire *sm*, a été coupé près de son insertion ; *smt*, m. sous-mentonnier ; *gh*, m. géniohyoïdien ; *gh'*, portion latérale du même ; *gh''*, portion médiane du même ; *gh*, m. hypoglosse ; *sh*, m. sterno-hyoïdien ; *sh'*, origine latérale du même ; *sh''*, origine médiane du même ; *oh*, m. omo-hyoïdien ; *ph*, m. pétro-hyoïdiens ; *H*, corps de l'hyoïde ; *H'*, cornes antérieures du même.

les cornes postérieures de l'hyoïde, l'autre latéral (*gh'*) qui s'insère, non loin de là, contre l'apophyse postérieure du corps de l'hyoïde.

Le faisceau musculaire médian (*hg*) ou *muscle hyoglosse*, résulte de la réunion de deux muscles qui prennent leur point d'appui sur les cornes postérieures de l'os hyoïde et qui, après s'être soudés l'un à l'autre, constituent un muscle impair intercalé entre les génio-hyoïdiens, passant sur la face ventrale du corps de l'hyoïde et se dirigeant en avant, jusqu'à l'angle formé par les deux branches de la mandibule. Arrivé en ce point, il pénètre dans la langue qu'il parcourt sur toute sa longueur.

Dans l'intervalle des deux faisceaux postérieurs des muscles génio-hyoïdiens, passe l'extrémité antérieure du gros *muscle sterno-hyoïdien* (fig. 238 *sh*) qui traverse toute la région du cou, depuis le sternum jusqu'au corps de l'hyoïde, à la face inférieure duquel il s'insère. Ce muscle est un prolongement antérieur du droit-abdominal (fig. 235 *r'*); dans son parcours, il passe sur la face dorsale de l'os coracoïde et de la clavicule, entre ceux-ci et le péricarde.

Signalons encore plusieurs petits muscles obliques, l'*omo-hyoïdien* (fig. 238 *oh*) qui naît sur le bord antérieur de l'omoplate et s'étend jusqu'à la face inférieure du corps de l'hyoïde et les *muscles pétro-hyoïdiens* (*ph*) contournant le pharynx qu'ils servent à rétrécir et s'insérant par leurs extrémités centrales contre celui-ci et contre la face ventrale du corps de l'hyoïde, tandis que leurs extrémités latérales trouvent leur point d'appui contre l'os pétreux du crâne.

Muscles du membre antérieur et de la ceinture scapulaire. Au niveau du bras et de la ceinture qui l'attache à la colonne vertébrale se rencontrent de nombreux faisceaux de muscles pour la plupart assez courts et dont nous ne mentionnerons que les principaux. Depuis la face dorsale nous disséquerons en premier lieu trois muscles qui contribuent à projeter en avant l'omoplate et à relever la tête en arrière, ce sont l'élévateur de l'omoplate, *m. levator anguli scapulæ* (fig. 239 *la*), le *m. sterno-cléido-mastoïdien* (*sc*) et le *m. protracteur de l'omoplate* (*ps*). Ils s'insèrent tous trois, en avant, contre les faces postérieure et inférieure des os pétreux et occipitaux latéraux et, en arrière, contre le bord antérieur et la face supérieure de l'omoplate.

Un peu en arrière de ce groupe, nous constaterons l'existence de trois autres faisceaux, les *muscles transverso-scapulaires* (fig. 239 *ts*, *ts'*, *ts''*) dirigés obliquement d'arrière en avant. Ils tirent la ceinture scapulaire en dedans, en bas et en arrière, s'insérant d'un côté contre les apophyses transversales des troisième et quatrième vertèbres et par leurs autres extrémités, contre le bord postérieur et la face inférieure de l'omoplate.

La portion osseuse de cette dernière est réunie à sa portion cartilagineuse par un *muscle interscapulaire* (*is*) appliqué contre leur face inférieure. Avant de retourner la Grenouille sur le dos, nous remarquerons encore le *muscle sous-scapulaire* (*ss*) qui s'étend de la face supérieure de l'omoplate osseuse et de l'os coracoïde jusqu'à la crête deltoïde de l'humérus ; antagoniste du muscle deltoïde, il tire le bras en arrière et l'applique contre le corps.

Depuis la face ventrale, nous avons à mentionner les muscles pectoraux suivants : en avant, un grand muscle triangulaire, le *sterno-radial* ou *biceps* (fig. 235 *sr*), fléchisseur de l'avant-bras, il prend

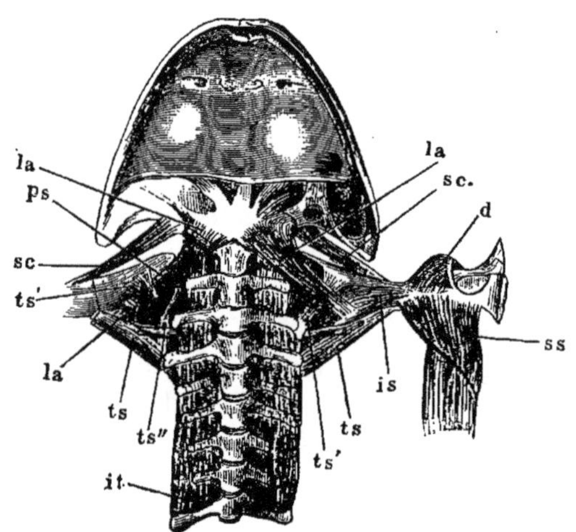

Fig. 239.

naissance devant le muscle pectoral sur l'épisternum et s'insère par son autre extrémité sur le bord radial de la tête articulaire de l'os antibrachial. Le *muscle deltoïde* (fig. 235 et 239 *d*) s'étend de la clavicule et du cartilage, situé entre celle-ci et l'omoplate, jusqu'à la crête deltoïde de l'humérus. Il tire le bras en avant. Enfin, le plus puissant de ces muscles pectoraux, le *muscle pectoral* (fig. 235 *p'*, *p''*) proprement dit, lequel recouvre en partie le sterno-radial (*sr*), s'étend en trois portions (*p'*, *p''* et *p'''*) depuis l'hyposternum jusqu'à la crête deltoïde de l'humérus et à la rainure qui lui est parallèle. Le *triceps*

Fig. 239. — *Rana esculenta*. Muscles de l'épaule, vus par dessous (d'après Ecker). La ceinture scapulaire a été coupée en son milieu et ses moitiés recourbées en dehors. *sc*, m. sterno-cléïdo-mastoïdien ; *la*, m. de l'angle de l'omoplate ; *ts*, grand m. transverso-scapulaire ; *ts'*, petit muscle transverso-scapulaire ; *ts''*, troisième m. transverso-scapulaire ; *ps*, m. protracteur de l'omoplate ; *is*, m. interscapulaire ; *ss*, m. sous-scapulaire ; *d*, m. deltoïde ; *it*, m. intervertébraux.

qui appartient en propre à l'humérus, recouvre la face dorsale de cet os depuis l'épaule jusqu'au coude (fig. 240 *t*).

Parmi les fléchisseurs de l'avant-bras situés sur la face antérieure et inférieure de l'os anti-brachial, les uns s'étalent du coude jusqu'aux osselets du carpe ou du métacarpe, les autres de l'humérus jusqu'aux côtés radial et cubital de l'os antibrachial ; l'un d'eux, le *fléchisseur commun des doigts* (fig. 223, *8*), s'étale sur la face ventrale de la main et s'insère sur l'aponévrose palmaire par autant de tendons qu'il y a de doigts. Son antagoniste, le *muscle extenseur commun des doigts*, s'étale, de la même façon, sur la face dorsale de la main. Parmi les extenseurs de l'avant-bras nous signalerons le *muscle extenseur antibrachial* et le *muscle carpo-ulnaire*, qui longent tous deux la face supérieure et postérieure de l'os antibrachial.

Quant aux muscles de la main, ils sont extrêmement nombreux,

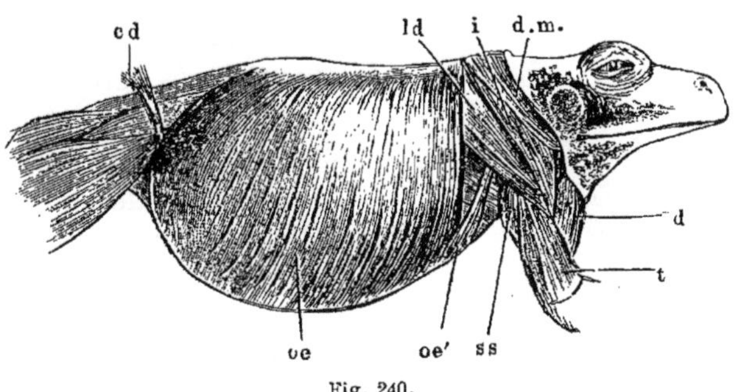

Fig. 240.

chaque doigt possédant ses extenseur et fléchisseur propres. Leur description détaillée a été donnée par Ecker.

Muscles du membre postérieur. Ils sont plus longs et plus forts que ceux du membre antérieur, leur dissection ne présente pas de difficultés ; aussi, conseillons-nous aux débutants de commencer par eux la myologie de la Grenouille. Nous énumérerons brièvement les principaux d'entre eux, renvoyant à la monographie d'Ecker pour les détails.

De la face dorsale nous apercevons cinq muscles. Le *muscle d'attache* ou *glutaeus* (fig. 241 *gl*) qui s'étend du bord supérieur et latéral de l'os iliaque jusqu'au tubercule de la tête articulaire du fémur ; le *muscle pyriforme* (*p*), du pubis, à la même tête articulaire ; le *triceps* (*tr*), extenseur de la cuisse, vaste muscle recouvrant le bord

Fig. 240. — *Rana esculenta*. Muscles du tronc, vus du côté droit (d'après Ecker). *oe*, m. oblique abdominal externe; *oe'*, faisceau scapulaire du même; *ld*, m. large dorsal; *i*, m. infraspinatus; *dm*, m. dépresseur de la mâchoire; *ss*, m. sous-scapulaire; *d*, m. deltoïde; *t*, m. triceps du bras; *cd*, m. cutané de la cuisse.

externe de la cuisse; il s'insère en arrière contre la tête articulaire du fémur et se divise en avant en trois portions, l'une médiane (le *muscle droit antérieur du fémur*, *ra*), et deux latérales (les *muscles vaste externe* (*ve*), et *vaste interne*, fig. 223, *14*). Les deux premières (*ra* et *ve*) vont s'insérer contre l'os iliaque, la dernière (fig. 223, *14*), visible seulement de la face ventrale de la cuisse, s'insère contre la capsule articulaire de la hanche. A côté du vaste externe se trouve un long muscle étroit, le *biceps* (*b*), recouvert en partie par lui; il s'insère en avant contre l'os iliaque au-dessus de l'acétabulum et, en arrière, contre la tête postérieure du fémur et contre le corps de cet os, après s'être divisé en deux portions ayant chacune son tendon propre. Du côté interne de la cuisse s'étale un large muscle extenseur, le *muscle semi-membraneux* (*sm*), qui prend naissance en avant sur l'angle de la symphyse des deux os iliaques et s'insère en arrière contre l'articulation du genou. Ces grands muscles recouvrent des faisceaux musculaires plus petits que nous négligeons de mentionner ici.

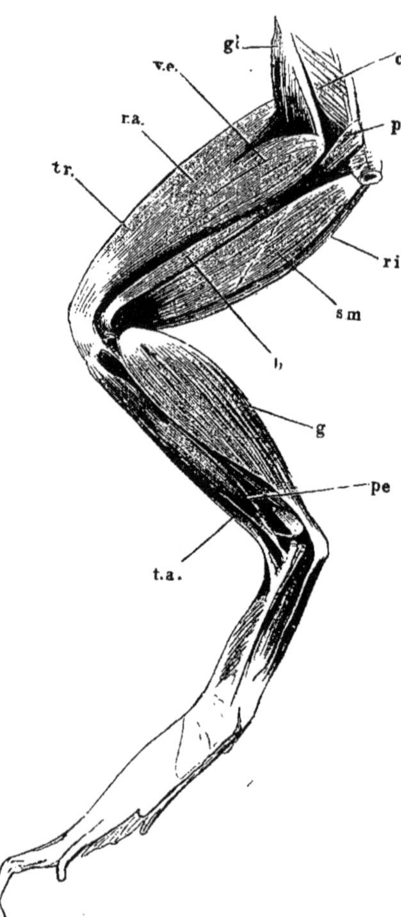

Fig. 241.

A la face inférieure de la cuisse nous rencontrons les *muscles droits internes* (fig, 223, *19* et *20*). Le plus grand (*19*) est large et aplati, il naît de la symphyse du pubis et s'insère par son tendon postérieur contre une petite apophyse tibiale de l'os de la jambe. Il est traversé obliquement à son tiers postérieur par une inscription tendineuse. Le plus

Fig. 241. — *Rana esculenta.* Muscles de la jambe gauche, vus par dessus (d'après Ecker). *ci*, m. coccygeo-iliaque; *gl*, m. glutaeus; *p*, m. pyriforme; *ra*, m. droit antérieur; *ve*, m. vaste externe; *tr*, m. triceps; *ri''*, petit m. droit interne; *sm*, m. semi-membraneux; *b*, m. biceps; *g*, m. gastrocnémien; *ta*, m. tibial antérieur; *pe*, m. péronier.

petit (*20*), rejeté sur le bord interne de la cuisse, est relié en avant à l'aponévrose du muscle droit abdominal, son tendon postérieur s'unit à celui du muscle précédent.

Au milieu de la face ventrale de la cuisse, s'étend le *muscle sartorius* (fig. 223, *16*); ses points d'insertion sont, en avant, à l'angle inférieur de la symphyse des os iliaques et, en arrière, à l'articulation du genou. A côté, et en partie recouverts par lui, se montrent les adducteurs de la cuisse, le *long adducteur* (fig. 223, *15*), le *grand adducteur* (*18*), le *court adducteur* (*17*), qui s'insèrent d'un côté aux symphyses iliaque et pubienne, de l'autre côté au corps du fémur.

Si de là nous passons à la jambe, nous remarquerons en premier lieu le gros *muscle gastrocnémien* (fig. 223, *23*, et 241 *g*), fléchisseur de la jambe; il est solidement attaché en avant par un double tendon au fémur et à l'os de la jambe, son tendon postérieur s'unit à ceux des muscles voisins pour constituer le tendon d'Achille, lequel, après s'être considérablement épaissi au niveau du talon, se continue dans l'aponévrose plantaire.

A côté du gastrocnémien et partiellement recouvert par lui, s'étend le *muscle tibial postérieur* (fig. 223, *24*) qui embrasse toute la portion postérieure de l'os de la jambe et s'insère contre l'extrémité articulaire de l'astragale; le *muscle tibial antérieur* (*22* et fig. 241 *ta*) et l'*extenseur de la cuisse* (fig. 223, *21*), sont les antagonistes du gastrocnémien. Enfin, vers l'extrémité postérieure de l'os de la jambe on remarquera les tendons des *fléchisseur* (*25*) et *extenseur du tarse*, muscles qui s'étendent sur l'astragale et le calcanéum. Sur ces os s'insèrent également les nombreux petits muscles moteurs des doigts dont une minutieuse description se trouve dans la monographie d'Ecker.

Système nerveux. Sa préparation n'exige que délicatesse et patience, surtout en ce qui concerne la poursuite des nerfs périphériques. Il est avantageux de l'entreprendre sur un animal qui a trempé quelques jours dans l'alcool faible, car à l'état frais la substance nerveuse est très molle et fragile. Après avoir enlevé la peau du dos et les muscles recouvrant les vertèbres, on fait sauter avec de petits ciseaux les neurapophyses de ces dernières. Il faut avoir soin de ne pas trop enfoncer la pointe des ciseaux et de tenir la lame de ceux-ci aussi horizontale que possible, afin de ne pas blesser la moelle épinière contenue dans le canal rachidien. Pour découvrir le cerveau on coupe, en observant les mêmes précautions, les os de la face dorsale du crâne.

Lorsque le centre cérébro-rachidien a ainsi été mis à nu,

on observe sa face supérieure, puis on le détache complètement d'avant en arrière, en coupant successivement les lobes olfactifs (devant le cerveau), les nerfs cérébraux et les nerfs spinaux ; on réussit de la sorte à le sortir du canal osseux sur le fond duquel il est appuyé, on le retourne et on observe sa face ventrale.

Au cours de cette opération, on fera bien de noter les points d'émergence des principaux nerfs. Parmi les plus antérieurs, les nerfs qui partent du cerveau et de la moelle allongée, plusieurs sont si ténus qu'on devra recourir à la loupe pour les voir nettement. La moelle épinière est entourée d'une substance molle, blanchâtre ; en râclant au moyen d'un fin scapel la face interne du canal rachidien on en extrait une multitude de petits cristaux calcaires qui, disséminés dans une goutte d'eau, se prêtent excellemment à la démonstration du mouvement brownien. Le cerveau est entouré d'une fine membrane vasculaire et pigmentée, la *pie-mère*, que l'on enlève avec des brucelles. Sur l'échancrure (*sinus rhomboïdal*) de la moelle allongée se trouve une membrane plissée et vasculaire, beaucoup plus épaisse que la précédente : elle est connue sous le nom de *plexus choroïdien*; sa face inférieure porte une série de plis transversaux qui partent d'une crête longitudinale médiane faisant saillie dans le sinus. On remarquera enfin de chaque côté de la colonne vertébrale, des amas de cristaux calcaires au niveau des racines nerveuses.

La *moelle épinière* est relativement très courte (fig. 245 et 246 M), aucune limite tranchée ne la sépare de la moelle allongée qui la continue en avant. Sa coupe transversale est à peu près ronde et, comme c'est le cas chez tous les Vertébrés, elle montre à l'intérieur sous forme de cornes, la substance grise cellulaire, pendant que la couche corticale est composée de fibres blanches. Elle est légèrement renflée en deux endroits, au niveau des points de départ des nerfs du membre antérieur et du membre postérieur. Elle se rétrécit brusquement en arrière entre la sixième et la septième vertèbres et se termine par un *filum terminale* très fin qui se prolonge dans la cavité de l'os coccyx.

A sa face ventrale comme à sa face dorsale, on aperçoit un léger sillon; le supérieur s'élargit en avant pour former le sinus rhomboïdal au fond duquel débouche l'étroit canal médullaire qui occupe l'axe de la moelle.

L'*encéphale* (fig. 242 et suivantes). Considéré par sa face supérieure nous pouvons du premier coup d'œil lui distinguer cinq régions bien tranchées, en avant les deux lobes olfactifs ou rhinencéphale (fig. 242, *a*) se prolongeant par les nerfs du même nom, ce sont deux tubercules ovoïdes situés devant les hémisphères cérébraux ou prosencéphale (*b*), puis vient le thalamencéphale (*c*), puis le cerveau moyen ou mésencéphale (*d*) et, en arrière, le cervelet ou épencéphale (*e*) intimement uni à la moelle allongée (*g*). Par leur face ventrale ces différentes régions sont beaucoup moins distinctes (fig. 243).

La *moelle allongée* ou *myélencéphale* (fig. 242 *g*) est formée par le renflement de la moelle épinière à son extrémité antérieure. Sa largeur égale à peu près celle du cerveau, ses bords latéraux renflés en bourrelets (*corps restiformes*) sont écartés l'un de l'autre et limitent une fossette triangulaire dont le sommet est dirigé en

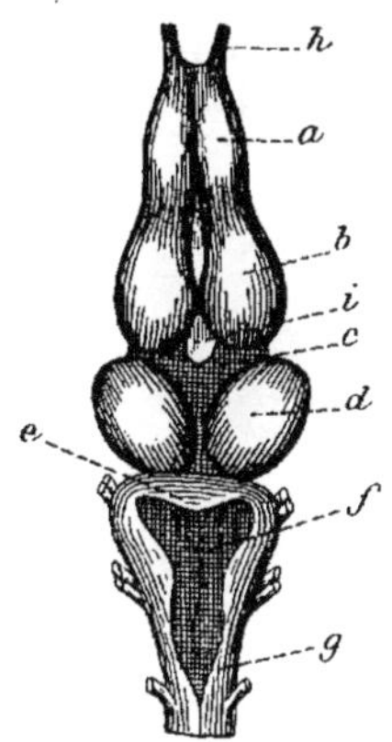

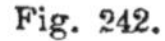
Fig. 242.

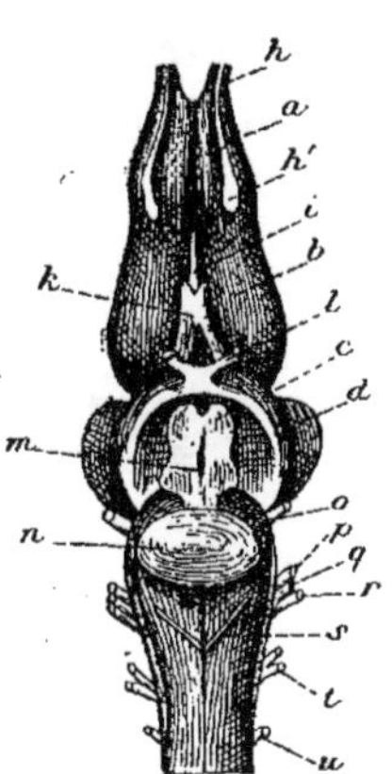

Fig. 243.

arrière. La base du triangle est formée par le cervelet et ses deux côtés sont représentés par les lèvres onduleuses des corps restiformes. La cavité de la fossette (*sinus rhomboïdalis*) est limitée en bas par le plancher du myélencéphale sur la ligne médiane duquel on aperçoit un sillon longitudinal qui communique en arrière avec le canal médullaire central; en haut la fosse est recouverte par le plexus veineux choroïdien dont nous avons parlé (fig. 242 *f*).

Le *cervelet* de la Grenouille (fig. 242 et 244 *e*) est extrêmement réduit. Il n'est représenté que par une petite bande de substance

Fig. 242. — *Rana esculenta*. Cerveau, vu par dessus, grossi 3 fois. *a*, lobes olfactifs (rhinencéphale); *b*, hémisphères cérébraux (prosencéphale); *c*, thalamencéphale; *d*, lobes optiques (mésencéphale); *e*, cervelet; *f*, sinus rhomboïdal; *g*, moelle allongée (myélencéphale); *h*, nerfs olfactifs; *i*, glande pinéale.

Fig. 243. — *Rana esculenta*, Cerveau, vu par dessous. *a*, lobes olfactifs; *b*, hémisphères; *c*, thalamencéphale; *d*, lobes optiques; *h*, *h'*, racines des nerfs olfactifs; *i*, fente cérébrale; *k*, *lamina terminalis*; *l*, chiasma des nerfs optiques; *m*, *tuber cinereum*; *n*, hypophyse; *o*, n. trochléaire; *p*, *q*, *r*, n. trijumeau, facial et acoustique; *s*, n. abducteur; *t*, n. glosso-pharyngien et n. vague; *u*, n. hypoglosse.

nerveuse placée entre les lobes optiques et la moelle allongée, et faisant corps avec cette dernière. A sa face supérieure, cette bandelette transversale légèrement renflée fait saillie dans la fosse rhomboïdale; à sa face inférieure, le cervelet n'est pas distinct de la moelle allongée et il est partiellement recouvert par la masse de l'hypophyse (fig. 243 et 244 *n*).

Le *mésencéphale* vu d'en haut se présente sous la forme de deux gros corps ovoïdes (fig. 242 *d*) dont les grands axes obliquent en avant et en dehors, l'angle qu'ils forment entre eux est largement ouvert et comblé par le thalamencéphale. C'est au niveau du mésencéphale que le cerveau atteint son maximum de largeur, ses deux masses ovoïdes sont proéminentes et s'étendent jusqu'aux hémisphères qu'ils ne rencontrent que sur une petite étendue, puisque dans leur écartement antérieur s'interpose le toit du troisième ventricule sur-

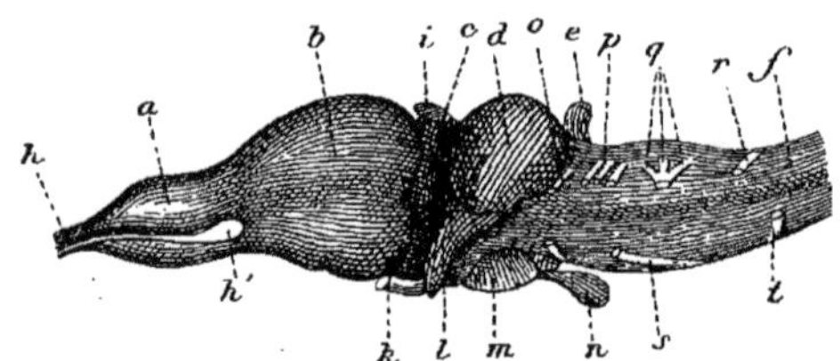

Fig. 244.

monté lui-même par la glande pinéale. Mais, comme nous le remarquions tout à l'heure, ces deux portions cérébrales, cerveau moyen et cerveau intermédiaire, sont beaucoup moins distinctes sur leur face ventrale, elles entrent en coalescence et il est difficile d'indiquer une limite précise entre elles. Le mésencéphale, que pour cette raison on désigne souvent sous le nom de *lobes optiques*, donne naissance aux nerfs optiques qui constituent un chiasma très apparent sur la face inférieure du thalamencéphale. Dans la concavité du chiasma fait saillie un tubercule grisâtre, le *tuber cinereum* des auteurs (fig. 243 et 244 *m*).

En coupant par tranches minces la voûte des lobes optiques, on découvre que chacun d'eux est creusé d'un ventricule relativement vaste dont la cavité est en relation avec celle des autres ventricules cérébraux antérieurs et avec celle du quatrième ventricule représenté par le sinus rhomboïdal de la moelle allongée.

Fig. 244. — *Rana esculenta*. Cerveau, vu du côté gauche. *a*, *b*, *c*, *d*, *e*, comme dans la figure 242; *f*, moelle épinière; *h*, *h'*, racines des nerfs olfactifs; *i*, glande pinéale; *k*, n. optique; *l*, *tractus opticus*; *m*, *tuber cinereum*; *n*, hypophyse; *o*, n. trochléaire; *p*, n. trijumeau, facial et acoustique; *q*, n. vague, glosso-pharyngien et accessoire; *r*, n. hypoglosse; *s*, *t*, n. spinaux.

Le *thalamencéphale* (*c*) situé directement en arrière des hémisphères, est surmonté dorsalement par une petite masse arrondie, la *glande pinéale* (fig. 244 *i*), et un plexus veineux placé au devant de la glande, se prolongeant en coin entre les hémisphères et faisant saillie dans la fente qui les sépare. La glande pinéale ou *épiphyse* est un diverticule, une évagination du plafond du thalamencéphale sur lequel les découvertes récentes relatives à l'œil impair dit *œil pinéal* ont appelé à l'attention des anatomistes. Chez la grenouille adulte dont le crâne ne présente pas de trou pariétal, elle ne montre aucune disposition qui autorise d'affirmer qu'elle ait eu autrefois une structure rappelant celle d'un œil. Toutefois, chez les larves, la glande pinéale possède temporairement la forme d'une tige pédiculaire renflée à son extrémité distale. Dans le cours du développement, la portion renflée se détache du pédicule et se porte à l'extérieur du crâne dans l'épaisseur du derme. On en retrouve des traces plus tard sous la peau du front, entre les deux yeux; c'est un amas de cellules et de gouttelettes graisseuses que Stieda avait décrit jadis sous le nom de *glande frontale*, et Leydig sous celui d'*organe cutané*. Extérieurement, la place occupée par cet organe est indiquée par une petite tache blanchâtre de la peau. L'homologie de l'organe frontal avec l'œil pinéal des Lézards ne nous paraît pas pour le moment suffisamment établie. Le cerveau intermédiaire est creusé d'une cavité impaire, le *troisième ventricule*, qui débouche en avant dans la branche transversale des ventricules latéraux par un *trou* dit *de Monro* et communique en arrière avec les ventricules du mésencéphale. Examiné par sa face ventrale, le thalamencéphale se trouve recouvert par le *chiasma* des nerfs optiques (fig. 243 *l*) et en partie par le *tuber cinereum* (*m*). Les masses cellulaires latérales qui constituent le thalamencéphale sont réunies par une fine commissure transversale, la *commissure postérieure;* d'ailleurs, elles ne sont pas nettement délimitées, à la face ventrale, des masses du mésencéphale.

Les *hémisphères cérébraux* (*b*) sont des corps allongés plus larges en arrière qu'en avant, leur bord postérieur est arrondi, ils se prolongent en avant dans les lobes olfactifs (*a*) dont ils ne sont séparés que par une légère dépression. Par contre, un sillon assez profond les sépare, à la face dorsale, du thalamencéphale, dont à la face ventrale le chiasma optique indique la ligne de démarcation (fig. 243 *l*). Les hémisphères ne sont intimement réunis l'un à l'autre, par une sorte de corps calleux, qu'en avant; en arrière leurs faces internes sont séparées par la *grande fente cérébrale* située dans le plan médian et qui est tapissée par une inflexion de la pie-mère. Le plancher de cette fente est constitué par une lame de substance grise, la *lamina terminalis* (fig. 243 *k*) échancrée à son extrémité antérieure. Lorsqu'on regarde le cerveau par dessous, il faut soulever cette lame pour bien voir la fente.

Chaque hémisphère est creusé d'une cavité étroite et allongée qui se prolonge jusque dans les lobes olfactifs et qui se réunit en arrière à sa voisine par une branche transversale. Ces cavités sont les *ventricules latéraux*.

Système nerveux périphérique. — La moelle épinière fournit dix paires de *nerfs spinaux* ou rachidiens, naissant chacun par deux racines, une inférieure *motrice* et une supérieure *sensitive*. Cette dernière est pourvue d'un léger renflement ganglionnaire fusiforme; elle est composée de plusieurs fibrilles, lesquelles à une petite distance de la moelle, se réunissent en un seul faisceau qui pénètre immédiatement dans le ganglion par la face inférieure duquel le faisceau correspondant de la racine inférieure s'unit à lui. Les nerfs qui partent par plusieurs branches du ganglion spinal sont, par conséquent, des nerfs mixtes. Au bord distal du ganglion, nous constaterons dans la règle deux branches nerveuses, l'une supérieure (ou postérieure) qui ne tarde pas à se diviser en un *rameau musculaire* qui se rend aux muscles dorsaux et en un *rameau cutané* qui se rend dans la peau; l'autre inférieure (ou antérieure) plus forte que la précédente et aussi plus compliquée. Cette dernière branche commence, en effet, tout de suite après sa naissance, à émettre un rameau qui se rend au ganglion correspondant du grand sympathique, établissant ainsi une communication entre ce système nerveux et le système spinal. Les autres rameaux ont un parcours qui varie selon le nerf que l'on considère; ils se rendent en général dans les muscles voisins de leur point de départ et se prolongent dans les organes les plus proches. Nous ne pouvons entreprendre ici une description détaillée du trajet accompli par chacun d'eux et, renvoyant le lecteur à la monographie de Ecker et Wiedersheim, nous nous bornerons à quelques indications sommaires.

Le *premier nerf spinal* (fig. 245 et 246 M^1) est représenté chez la grenouille par un nerf qui n'est autre que *l'hypoglosse* que nous réunirons plus bas aux nerfs cérébraux quoiqu'il parte du trou intervétébral ménagé entre la première et la deuxième vertèbres.

Le second nerf spinal ou *nerf brachial* (M^2) sort du canal rachidien exactement entre la deuxième et la troisième vertèbres. Il ne tarde pas à se réunir avec le nerf suivant pour former un *plexus brachial* d'où naissent de nombreux ramuscules qui se rendent dans les différents muscles de l'épaule, du bras et de la main, muscles desquels ils ont reçu leurs noms.

Les trois nerfs spinaux suivants (M^4, M^5, M^6) se rendent dans les muscles voisins de la paroi abdominale, un de leurs rameaux traverse la couche musculaire et se prolonge dans la peau latérale du ventre, tandis que l'autre se disperse entre les fibres musculaires.

Les nerfs spinaux 7, 8 et 9 (M^7, M^8, M^9) courent en arrière, formant la queue de cheval et se réunissant à la naissance des cuisses en un fort *plexus sacro-coccygien* auquel s'unit également le dixième nerf spinal (M^{10}) après sa sortie de l'os coccyx, dans lequel il est partiellement enfermé. De ce plexus partent de multiples branches engendrant à leur tour de nombreux ramuscules qui se répandent en partie sur les viscères (vessie urinaire, rectum, oviducte, etc.), logés dans la région postérieure de la cavité du corps et en partie, aux différents muscles de la cuisse, de la jambe et du pied.

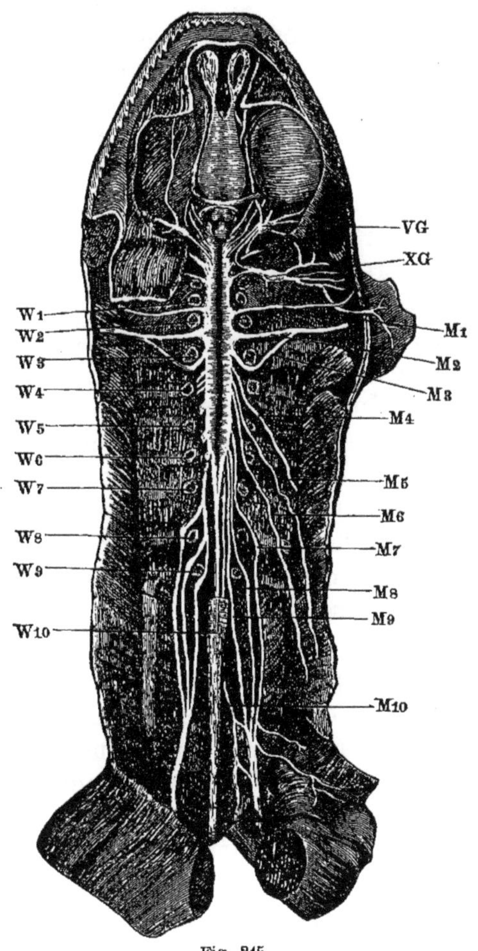

Fig. 245.

La branche initiale inférieure des nerfs spinaux est régulièrement avoisinée à son point de départ par de petits sachets renfermant des cristaux calcaires de couleur blanche.

Nerfs cérébraux. — Ils sont au nombre de onze paires et prennent naissance sur les côtés du cerveau et de la moelle allongée, à l'exception du nerf hypoglosse lequel, avons-nous dit, émerge de la colonne vertébrale entre la première et la deuxième vertèbres.

Fig. 245. — *Rana esculenta.* Cerveau et moelle épinière, vus par la face dorsale (d'après Ecker et Wiedersheim). W^1 à W^{10}, vertèbres coupées; M^1 à M^{10}, nerfs spinaux; VG, ganglion du nerf trijumeau; XG, ganglion du nerf vague.

Le *nerf hypoglosse* (fig. 245 et 246 M¹) possède deux racines, l'une inférieure assez forte, l'autre supérieure d'une extrême ténuité, difficile à constater à l'œil nu. Après sa sortie du trou intervertébral, il s'unit intimement avec le nerf sympathique, puis se prolonge en avant et après avoir croisé le nerf vague, il pénètre dans les muscles hyoïdiens et de là, dans la langue où il se ramifie. Comme chez les Poissons il prend part à la formation du plexus brachial mais seulement par un ou deux petits rameaux.

En poursuivant la dissection d'arrière en avant, nous rencontrons les différents nerfs qui partent du ganglion du nerf vague.

Le *nerf vague* (fig. 245 X G, et 246 X) naît sur les côtés de la moelle allongée par plusieurs racines qui s'unissent pour former un assez fort ganglion d'où rayonnent plusieurs troncs nerveux, lesquels d'arrière en avant sont : le nerf vague (X^3 et X^4), le nerf glosso-pharyngien (X^2) et le nerf facial (F) ; nous parlerons tout à l'heure des deux derniers. Le tronc commun de ces trois nerfs est relié par des fibres très ténues avec le sympathique et le ganglion de Gasser appartenant au système du trijumeau (fig. 246 *Vg*).

Le nerf vague sort du crâne par un trou situé au devant du condyle occipital et s'incurve immédiatement en arrière et en bas sur les côtés du cou ; il s'insinue entre l'hypoglosse et l'aorte ascendante puis se divise en plusieurs rameaux dont les parcours sont fort divers. De son bord supérieur, très près encore du ganglion, partent deux ramuscules : le premier passe entre les muscles digastrique et temporal pour atteindre à la peau de la région suprascapulaire ; le second considéré par les auteurs comme correspondant à l'*accessoire de Willis*, se rend au muscle trapèze. Non loin du point de départ de ce dernier nerf, prennent naissance plusieurs fibrilles qui pourvoient le muscle pétro-hyoïdien et la muqueuse du pharynx, puis une série de rameaux qui se séparent les uns des autres par dichotomisation et qui, d'avant en arrière, sont : *a.* le *rameau laryngé*, lequel s'incurve en arrière, passe près des cornes postérieures de l'hyoïde et dessert les muscles ainsi que la muqueuse du larynx ; *b.* le *rameau gastrique* qui part du tronc du vague au point où celui-ci se croise avec l'hypoglosse, puis se dirige en arrière pour innerver les parois de l'estomac ; *c.* le *rameau pulmonaire* qui suit à ses débuts à peu près le même chemin que le précédent, mais se rend finalement au poumon dans lequel il se disperse ; *d.* le *rameau cardiaque* qui se prolonge dans les parois du cœur. On voit que, de la sorte, le nerf vague étend son influence sur un grand nombre d'organes, mais il est à noter que pendant l'état larvaire, sa répartition est beaucoup plus semblable à celle que nous avons décrite chez les Poissons (voir page 518).

Le tronc du *glosso-pharyngien* (fig. 246 X^2) sort du ganglion en même temps que le vague duquel il ne tarde pas à s'écarter. Puis il se divise en deux branches. L'antérieure se porte en avant et s'anastomose avec le nerf facial. La postérieure s'infléchit vers la face ventrale où elle se ramifie sur l'appareil hyoïdien, sur le plancher de la cavité buccale et dans la muqueuse du pharynx. On trouvera facilement les branches principales du glosso-pharyngien appliquées contre la face postérieure de la capsule auditive.

Le *nerf acoustique* et le *nerf facial* (fig. 246, VII et VIII) ont la même origine, sur les côtés de la moelle allongée, mais ils ne tardent pas à se séparer. Le premier se rend immédiatement vers la

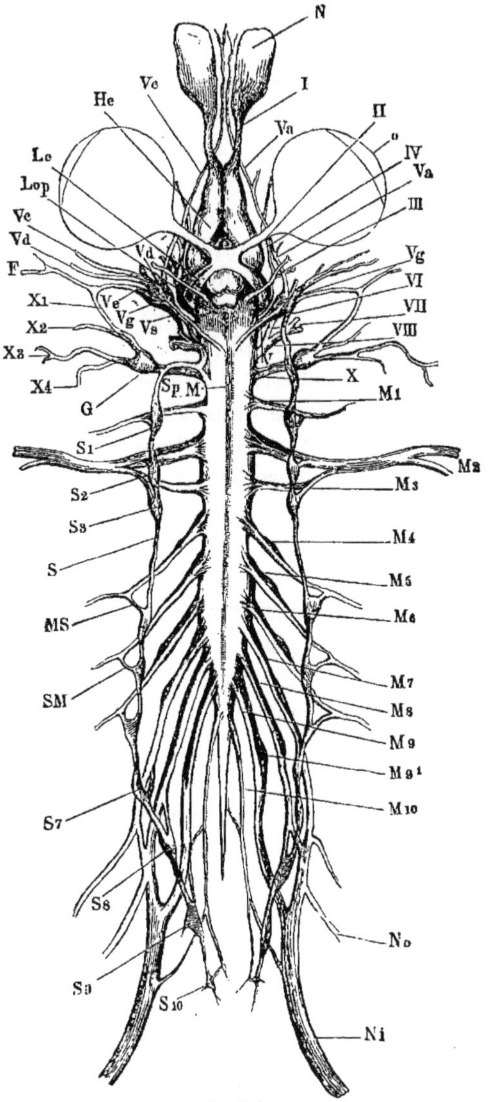

Fig. 246.

Fig. 246. — *Rana esculenta.* Cerveau et moelle épinière, vus par la face ventrale (d'après Ecker et Wiedersheim). *He,* hémisphères cérébraux; *Lop,* lobes optiques; M, moelle épinière. Le trait de la lettre M marque à peu près la limite entre la moelle allongée et la moelle épinière. I, n. olfactif; II, n. optique; III, n. oculo-moteur; IV, n. trochléaire; V, n. trijumeau; VI, n. abducteur; VII, n. facial; VIII, n. acoustique; X, n. vague; X^1, rameau de communication entre le n. vague et le trijumeau; X^2, n. glosso-pharyngien; X^3, rameau intestinal du n. vague; X^4, rameau cutané du n. vague; *G*, ganglion du vague; *Vg*, ganglion de Gasser; *Vs*, extrémité supérieure du sympathique plongeant dans le ganglion de Gasser; *Va*, rameau ophthalmique du trijumeau; *Vb*, rameau palatin; *Vc*, rameau maxillaire supérieur; *Vd*, rameau maxillaire inférieur; *Ve*, rameau tympanique; M^1 à M^{10}, nerfs spinaux; M^1, nerf hypoglosse; M^2, nerf brachial; S, cordon du nerf grand sympathique; S^1 à S^{10}, ganglions du même; SM, rameaux de communication entre les ganglions du sympathique et les nerfs spinaux.

capsule auditive où il se ramifie. Nous reparlerons de lui en décrivant l'oreille. Le second se dirige en avant sans sortir du crâne et s'unit intimement avec le ganglion de Gasser dans lequel se rend, d'autre part, le plus gros nerf cérébral postérieur, le *trijumeau* (V), et l'un des plus fins, le *nerf abducteur* (VI). Ce dernier naît isolément de la face inférieure de la moelle allongée, il court obliquement en avant jusqu'au ganglion de Gasser, en sorte que ce ganglion est traversé par les fibres d'au moins trois troncs, trijumeau, facial et abducteur. Il est fort difficile de déterminer avec précision la part que prennent les fibres de ces trois nerfs dans la constitution des branches qui rayonnent du ganglion de Gasser. Pour ne pas entrer dans des détails de fine anatomie qui nous entraîneraient trop loin, nous nous contenterons de dire qu'un examen minutieux conduit à considérer le rameau opthalmique du trijumeau comme comprenant des éléments issus de l'abducteur et les rameaux palatins, hyo-mandibulaires et hyoïdien comme étant formés par des fibres du facial.

A l'endroit précis où le rameau ophthalmique (*Va*) sort du ganglion de Gasser pour se porter en avant, on aperçoit deux petites branches dépendant à coup sûr de l'abducteur et dont l'une se rend dans le muscle rétracteur de l'œil pendant que l'autre va innerver le muscle droit externe du même organe.

Les *rameaux palatin* (*Vb*), *hyo-mandibulaire* et *hyoïdien* dépendant du facial sont fort difficiles à suivre, à cause de leur ténuité. Pour y parvenir, il faut les découvrir depuis la face ventrale du crâne après avoir soigneusement enlevé les os basi-occipital, sphénoïde et ptérygoïdien. Leurs noms indiquent suffisamment les organes auxquels ils se rendent.

Quand au *nerf trijumeau* (V), son tronc sort de la moelle allongée un peu en avant du tronc commun de l'acoustique et du facial, on ne peut pas lui distinguer deux racines comme celles décrites chez la Perche (page 519). Après un très court trajet, il se renfle, encore à l'intérieur du crâne, pour constituer la masse nerveuse ovoïde que nous connaissons déjà sous le nom de *ganglion de Gasser* (fig. 246 *Vg*) au-delà de laquelle il émet deux rameaux importants qui sortent du crâne au coin postérieur de l'orbite.

Le plus antérieur ou *rameau ophthalmique* (*Va*, fig. 246) court en avant parallèlement à la face latérale du crâne, passe par dessus le nerf optique, se fraie un passage à travers les muscles de l'œil, émettant des ramuscules qui se dirigent sur le globe oculaire, puis se prolonge jusqu'à la cavité nasale à laquelle il fournit également plusieurs petites branches ténues.

Le plus postérieur ou *rameau maxillaire* (*Vc*, *Vd*) contourne le fond de l'orbite où il ne tarde pas à se diviser en deux branches l'une qui se rend à la mâchoire supérieure c'est le *rameau maxillaire proprement dit* (*Vc*); l'autre qui se porte vers la mâchoire inférieure c'est le *rameau mandibulaire* (*Vd*). Le premier s'enfonce vers le plancher de l'orbite et va se ramifier en une multitude de ramuscules dans la lèvre supérieure; quelques-unes de ses branches ultimes s'étendent jusqu'à l'orifice nasal. Le second contourne le muscle temporal, descend entre les fibres du masséter, jusqu'à la mandibule le long de laquelle il se ramifie.

Nous rencontrons ensuite, en poursuivant d'arrière en avant la dissection des nerfs cérébraux, deux minces filets nerveux qui se rendent aux muscles de l'œil. Le premier, ou *nerf trochléaire* (IV), naît sur les côtés du bulbe au devant du trijumeau et, après avoir percé la paroi du crâne, il se rend au muscle oblique supérieur de l'œil qu'il traverse pour s'unir au rameau ophthalmique du trijumeau; le second, ou *nerf oculo-moteur* (III), part de la base du cerveau entre le mésencéphale et l'hypophyse, sort du crâne par sa face latérale au devant du ganglion de Gasser et se ramifie dans les muscles droits interne et inférieur ainsi que dans le muscle oblique inférieur.

Il nous reste enfin à mentionner les deux plus gros nerfs cérébraux, l'optique et l'olfactif.

Le *nerf optique* (II) naît sur la face latérale inférieure du mésencéphale, il marche obliquement vers la ligne médiane, entrecroise ses fibres avec celles de son congénère pour former un large *chiasma*, puis se rend directement au globe oculaire dans lequel nous le retrouverons sous forme de rétine.

Le *nerf olfactif* (I) commence par le lobe olfactif du prosencéphale et court directement en avant où il s'épanouit sur la membrane qui tapisse le fond des narines.

Système nerveux grand sympathique. — Son étude doit se faire depuis la face ventrale, la grenouille étant couchée sur le dos. On l'atteindra soit en soulevant l'aorte abdominale parallèlement à laquelle il court, de chaque côté de la colonne vertébrale; soit au voisinage du ganglion de Gasser en disséquant les nerfs cérébraux. Sa dissection est fort difficile et, pour constater ses nombreuses anastomoses ainsi que ses prolongements dans les viscères et sur les vaisseaux sanguins, il sera avantageux de faire usage de l'acide azotique à 20 pour 100, car ses filets sont très ténus et, à l'état frais, ils sont très fragiles.

Le sympathique est essentiellement composé de deux cordons nerveux renflés en des ganglions au nombre de dix paires (fig. 246 S). Il commence en avant près du ganglion de Gasser sous forme d'un mince filet sortant du bord externe de ce ganglion et, courant en arrière, il contracte des alliances avec le nerf vague et le glosso-pharyngien. Au delà du ganglion du nerf vague, le sympathique sort du crâne et se prolonge dès lors en arrière parallèlement à la colonne vertébrale et sur un plan inférieur à celui dans lequel les nerfs spinaux sortent des espaces intervertébraux.

Au niveau du nerf hypoglosse que nous avons vu être le premier nerf rachidien, le cordon du sympathique se renfle en un premier ganglion (S^1) qui est relié à l'hypoglosse par plusieurs fibres de connexion.

Les deux ganglions suivants, situés au niveau des nerfs constitutifs du plexus brachial, émettent des filets nerveux qui se rendent aux arcs de l'aorte et se prolongent jusque dans les parois du cœur où ils entrent en relations avec les ganglions cardiaques situés eux-mêmes au voisinage du point de départ des grands troncs vasculaires.

Depuis le troisième nerf spinal, la chaîne des ganglions du sympathique se continue en arrière, parallèlement à l'aorte abdominale; chaque ganglion fusiforme ou triangulaire est uni par une (en avant) ou plusieurs (en arrière) anastomoses au nerf spinal correspondant; il envoie de nombreux ramuscules à l'aorte et à ses subdivisions, lesquels pénètrent avec ces dernières dans tous les viscères et forment sur quelques-uns des plexus compliqués dont la dissection est extrêmement difficile. On portera son attention sur les plexus de l'estomac, du foie, des reins, de la vessie, etc.

Les derniers petits filets du sympathique, vers son extrémité postérieure, convergent du côté de l'artère iliaque.

Organes des sens. — Des organes sensitifs semblables à ceux de la ligne latérale des Poissons n'existent chez la Grenouille que pendant la période larvaire (Têtard). Lors de la dernière métamorphose, coïncidant avec le passage de la vie aquatique à la vie aérienne, ils s'enfoncent dans le derme et se modifient; leurs cellules neuro-épithéliales s'aplatissant et même s'atrophiant complètement.

En tout cas, on ne rencontre plus chez les adultes des collines sensorielles analogues à celles des Poissons, telles qu'elles ont été étudiées et décrites par plusieurs auteurs, notamment par Merkel (voir *Littérature*).

La peau de la Grenouille n'en est pas moins parcourue par de nombreux ramuscules nerveux qui constituent un véritable réseau dans le tissu conjonctif du derme, particulièrement autour des glandes. Quelques-uns de ces ramuscules s'élèvent verticalement vers la surface de la peau et se terminent à la base des verrucosités de celle-ci, dans des amas de cellules plates dont le nombre est très variable. Une recherche histologique au moyen de l'acide osmique ou du chlorure d'or, et des coupes dans l'épaisseur de la peau sont nécessaires pour se rendre compte de la structure, d'ailleurs variable selon les régions du corps, de ces sortes de papilles tactiles.

Des *organes gustatifs* construits sur le type des boutons tactiles de la peau de la tête des Poissons et des boutons de même nature que ceux que l'on rencontre à la face supérieure de la langue de ces derniers, sont répandus dans la muqueuse buccale. Ils sont distribués sur des papilles de la langue et du palais (au voisinage des dents vomériennes) jusqu'à l'entrée de l'œsophage. Contrairement à ce qui est le cas chez les Poissons, on n'en trouve jamais en dehors de la cavité de la bouche.

Les papilles fongiformes de la langue de la Grenouille sont tapissées à leur surface supérieure et sur leurs bords, de cellules de différentes formes dont la structure et les relations avec les extrémités des nerfs ont beaucoup préoccupé les histologistes. Ces cellules ne diffèrent que par leurs dimensions de celles qui constituent les îlots gustatifs dispersés au milieu de l'épithélium vibratile ordinaire de la voûte de la cavité buccale. Les unes et les autres sont généralement décrites aujourd'hui sous le nom de *disques terminaux* (*Endscheiben* de Merkel). On trouvera une description détaillée de leur composition dans le mémoire de Fajersztajn. Nous nous contenterons de noter ici l'opinion soutenue dans ces derniers temps que les disques terminaux sont beaucoup plus des appareils tactiles que des organes gustatifs lesquels seraient de peu d'utilité chez un animal se nourrissant surtout d'insectes couverts de chitine et par conséquent peu savoureux.

Organes olfactifs. — Les sacs nasaux sont creusés à l'extrémité antérieure du museau, ils sont séparés l'un de l'autre par une cloison cartilagineuse. Ils débouchent à l'extérieur par un orifice, la narine externe, de forme ovalaire, au bord externe de laquelle se dresse un petit bourrelet cutané qui se prolonge de côté en un court tentacule et sert à fermer la narine lorsque la grenouille plonge sous l'eau. La narine interne s'ouvre sur le plafond de la cavité buccale, non loin des dents vomériennes (fig. 223 *g*); une traînée de pigment noir réunit la narine externe au coin antérieur de l'œil et indique le trajet du très fin *canal lacrymal* découvert par Born et dont nous nous contentons de faire mention.

La cavité nasale est limitée : en haut par la plaque dorsale de l'os en ceinture et par l'os nasal, en avant par le prémaxillaire, en bas par le vomer et le palatin, en arrière par l'ethmoïde traversé par le nerf olfactif. Après avoir introduit la pointe de fins ciseaux dans la narine externe et fait sauter le plafond de la cavité, on constate que sa forme générale est celle d'un triangle dont la narine occupe l'angle antérieur. La cavité se prolonge en avant dans une excavation de l'os prémaxillaire, ses parois sont plissées et son plancher bosselé. La surface de la muqueuse olfactive est notablement augmentée par les replis du cartilage représentant une première ébauche des *cornets nasaux* qui acquièrent chez les Vertébrés supérieurs une beaucoup plus grande importance. Pour se faire une juste idée des rapports de ces cornets, il est indispensable, vu leur exiguïté, de recourir à l'examen de coupes transversales. Ces dernières seront pratiquées sur un museau inclus dans la paraffine et préalablement fixé et décalcifié dans l'acide chromique ou bien sur des jeunes grenouilles encore cartilagineuses.

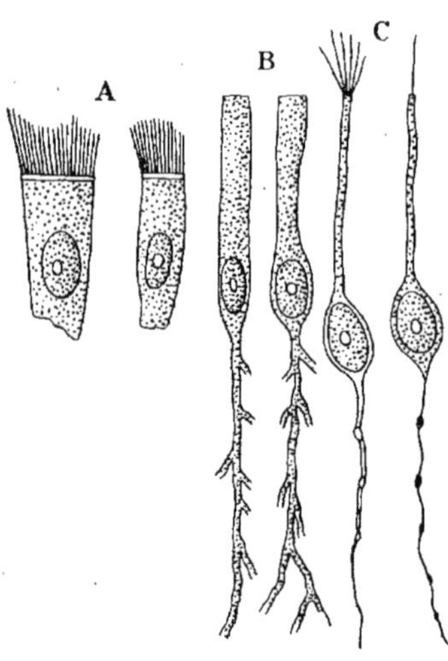

Fig. 247.

Les cæcums des cornets, ainsi que toute la cavité olfactive sont tapissés d'un épithélium que l'on étudiera par dilacération après sa fixation par l'acide osmique ou par la liqueur de Müller. Cet épithélium fort complexe a été décrit par plusieurs auteurs dont nous énumérons les publications dans la *Littérature*. Qu'il nous suffise de mentionner les trois principales sortes de cellules dont il se compose :

1° Des cellules épithéliales cylindriques vibratiles à gros noyaux ovoïdes et granuleux (fig. 247, A);

2° De longues cellules épithéliales cylindriques dépourvues de cils vibratiles et se prolongeant dans le tissu conjonctif sous-jacent par un long filament à ramuscules tronqués (B);

3° Les *cellules olfactives* proprement dites. Celles-ci (fig. 247, C) sont longues et grêles, leur gros noyau fait un renflement ovoïde, en arrière duquel la cellule se continue en un long filament verruqueux qui, sans doute, entre en relations avec les ramuscules ultimes du nerf olfactif. Outre leur forme plus fluette, ces céllules sensitives se distinguent des autres cellules épithéliales en ce que leur extrémité tournée du côté de la cavité nasale est recouverte d'un pinceau

Fig. 247. — *Rana esculenta*. Cellules de la muqueuse olfactive. (Gundlach. Oc. II, Obj. V). A, cellules cylindriques recouvertes de cils vibratiles; B, cellules cylindriques dépourvues de cils vibratiles; C, cellules olfactives proprement dites.

de soies extrêmement délicates (*cils olfactifs*) ou bien parfois d'un seul poil raide.

Mentionnons encore la présence dans le tissu conjonctif sous-jacent à la muqueuse, de cellules glandulaires dont le produit de sécrétion destiné sans doute à lubréfier les régions voisines, se déverse dans la cavité nasale. C'est le cas également pour le produit des glandes pyriformes dites de *Bowman*, dispersées un peu partout dans la muqueuse.

Organes de la vue. — Les yeux de la grenouille sont situés de chaque côté de la tête. Ils peuvent saillir de l'orbite pendant la vie ou être retirés au fond de celle-ci, grâce à la contraction du muscle rétracteur de l'œil situé en arrière, dans le voisinage du nerf optique.

Chaque œil, protégé par deux paupières dont l'inférieure, translucide, est la plus grande et la plus mobile (*paupière nictitante*), présente la forme d'une sphère aplatie à sa face externe et limitée par une membrane fibreuse, la sclérotique qui, en avant, devient transparente et constitue la cornée.

La *sclérotique* formée principalement d'un tissu conjonctif fibreux très dense, est consolidée par une mince lamelle cartilagineuse bien développée surtout dans le voisinage du point d'entrée du nerf optique. Elle est en somme assez translucide pour permettre, une fois que les muscles moteurs de l'œil en ont été éloignés, d'apercevoir une teinte bleuâtre qui provient de la choroïde.

La *cornée* transparente couvre toute la surface visible de l'œil. Sa structure est complexe, elle est composée de plusieurs couches dont la principale comprend un tissu conjonctif particulier à fibrilles extrêmement ténues réunies entre elles par une substance fondamentale dans laquelle les réactifs font apparaître de fines granulations. Cette couche moyenne est parcourue par un système vasculaire et lacunaire décrit par Recklinghausen dans son travail sur les vaisseaux lymphatiques (Berlin 1862). Il s'y ramifie en outre des nerfs provenant du rameau ophthalmique du trijumeau. La cornée est recouverte intérieurement par une membrane transparente et élastique, la *membrane de Descemet* que l'on sépare facilement après un séjour dans une solution à 10 p. 100 de chlorure de sodium. Enfin, ses faces externe et interne sont tapissées par un épithélium cellulaire; l'externe, la *conjonctive* se réfléchit sur la face interne des paupières, elle comprend plusieurs couches de cellules de formes diverses, tandis que l'interne n'est composée que d'une seule couche de cellules polygonales.

Au dedans de la sclérotique se rencontre *la choroïde*, lamelle pigmentée et richement vascularisée, c'est pourquoi on la désigne parfois aussi sous le nom de *tunique vasculaire*. Elle est intimement soudée à la sclérotique au niveau du point d'entrée du nerf optique et sur la ligne de séparation entre la sclérotique et la cornée. En dehors de ces deux points, on réussit aisément à la séparer au moyen d'un pinceau. La substance fondamentale de la choroïde consiste en un tissu conjonctif fibreux et cellulaire. On y remarque en particulier une grande abondance de cellules pigmentaires étoilées, réunies les unes aux autres par leurs prolongements. La couche externe de la choroïde, ou *lamina fusca* contigüe à la sclérotique, est spongieuse et de couleur brunâtre; la couche interne appliquée contre l'épithélium pigmentaire de la rétine est désignée sous le nom de *membrane chorio-capillaire*, parce que c'est là surtout qu'abondent les vaisseaux capillaires.

En avant, la choroïde s'infléchit en un rideau vertical, *l'iris*, et des cellules musculaires fusiformes s'ajoutent aux fibres et aux cellules conjonctives qui lui sont propres. On peut distinguer à l'iris un bord pupillaire qui limite l'orifice ellipsoïdal de la pupille et un bord ciliaire sur la ligne d'inflexion de la choroïde. L'iris est recouvert en avant par un épithélium polygonal continuation de celui qui tapisse la face interne de la cornée. Sa couche postérieure est très noire; autour de la pupille ses cellules renferment un pigment jaune clair et doré.

L'iris divise la cavité oculaire en deux chambres, l'antérieure très petite est remplie par *l'humeur aqueuse;* la postérieure, beaucoup plus vaste, est occupée par le cristallin et le corps vitré. Ce dernier est composé d'une substance gélatineuse parfaitement claire recouverte d'une fine *membrane hyaloïde* également transparente.

Après avoir, avec de fins ciseaux, détaché la cornée sur tout son pourtour et laissé écouler l'humeur aqueuse, on voit saillir par la pupille une grosse lentille transparente, le *cristallin*. Sa forme est à peu près sphérique, il est un peu plus bombé en arrière qu'en avant; il est enveloppé d'une membrane très élastique et transparente la *capsule du cristallin*, tapissée intérieurement par un bel épithélium polygonal. Quant à la substance du cristallin elle-même, elle est composée de fibres et de cellules modifiées, réunies entre elles par une matière amorphe.

Tout le fond de la chambre postérieure de l'œil est recouvert par la *rétine*, épanouissement du nerf optique. Parfaitement transparente pendant la vie, elle ne tarde pas à s'opacifier après la mort. Sa structure histologique est très complexe. Elle est limitée en dedans par une *membrane limitante interne* contigüe à la membrane hyaloïde du corps vitré et en dehors par un *épithélium pigmentaire*. Entre ces deux couches limites, on peut distinguer huit autres couches d'éléments divers dont les uns, de nature conjonctive, sont des éléments de soutien et les autres, de nature nerveuse, sont des éléments sensoriels. Parmi ces derniers, les plus importants sont les cônes et les bâtonnets, situés immédiatement contre l'épithélium pigmentaire. L'ordonnance de ces couches parallèles est sensiblement la même que celle que nous avons indiquée chez la Perche (v. page 525). Nous ne la décrirons pas de nouveau, renvoyant à cet effet au travail de Hoffmann (*Amphibien* in *Bronn's Thier-Reich*). Au milieu du segment postérieur de l'œil, un peu en dehors du point d'entrée du nerf optique on remarquera une légère fossette due à l'amincissement des diverses couches rétiniennes, cette fossette correspond à la tache jaune (*fovea centralis*) de notre œil, c'est en ce point que l'acuité visuelle atteint son maximum.

Muscles de l'œil. — L'œil est mis en mouvement au moyen de huit muscles : *1.* Le *muscle droit inférieur* (fig. 248 *f*) ; *2.* le *muscle droit externe* (*g*) ; *3.* le *muscle droit interne* (*e*) qui tous trois ont la forme d'une pyramide dont le sommet s'insère par un très fin tendon contre le parasphénoïde ou contre la lame fibro-cartilagineuse, qui réunit le sphénoïde aux os fronto-pariétaux, et dont la base s'attache à la face inférieure du globe oculaire pour le premier et respectivement aux faces latéro-postérieure et latéro-antérieure, pour les deux autres. *4.* Le *muscle droit postérieur* prend naissance sur l'os fronto-pariétal, il s'insère, après s'être élargi, contre la face supérieure de la sclérotique, dans le plan équatorial de l'œil comme les précédents. *5* et *6.* Les *muscles obliques supérieur et inférieur* (fig. 248 *i*, *k*) s'insèrent tous deux contre l'os palatin l'un au dessus de l'autre et vont s'étaler, le second à peu près perpendiculairement à l'axe antéro-postérieur de l'œil sur la face antérieure de la sclérotique et le premier un peu plus obliquement sur la face supérieure de la même. Ces deux muscles s'étendent au-dessous de la glande de Harder dont nous parlerons tout à l'heure, ils tirent l'œil obliquement de côté et en haut. *7.* Le *muscle rétracteur* de l'œil (*h*) situé en dedans des muscles droits, entoure le nerf optique et s'insère par un tendon relativement large à la face inférieure de l'os sphénoïde. On peut lui distinguer trois portions dont deux s'insèrent en avant de

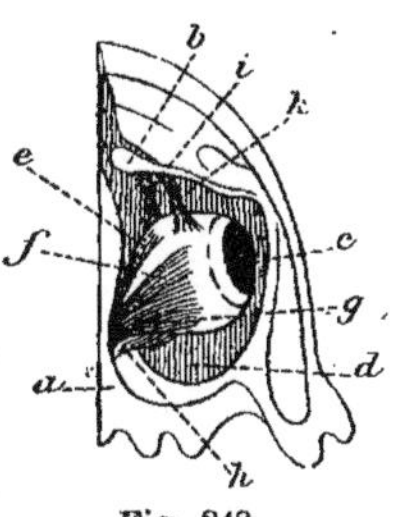

Fig. 248.

Fig. 248. — *Rana esculenta.* Muscles de l'œil. *a*, os sphénoïde; *b*, os palatin; *c*, os ptérygoïde; *d*, cavité orbitaire; *e*, m. droit interne; *f*, m. droit inférieur; *g*, m. droit externe; *h*, m. rétracteur du globe oculaire; *i*, m. oblique supérieur; *k*, m. oblique inférieur.

l'équateur de l'œil à la face supérieure de la sclérotique et la troisième à la face inférieure de cette dernière un peu en arrière du plan équatorial; comme son nom l'indique, ce muscle tire l'œil en dedans de l'orbite. *8*. Le *muscle élévateur* de l'œil, est une lame musculaire qui s'étale sur le fond de l'orbite et sert de surface d'appui au globe oculaire sur lequel d'ailleurs elle ne s'insère pas. En effet ses points d'insertion sont d'un côté le bord supérieur de l'os fronto-pariétal et de l'autre le bord supérieur de la mâchoire supérieure. Il tend en se contractant à soulever l'œil dans son orbite.

A ces muscles s'ajoutent quelques faisceaux de fibres contractiles pour actionner la paupière inférieure qui est, comme nous l'avons déjà dit, beaucoup plus grande et mobile que la paupière supérieure dépourvue de muscles.

Glandes de l'œil. — La grenouille est complètement dépourvue de glandes lacrymales. Par contre, elle possède dans le coin intérieur de l'œil une glande richement vascularisée qui s'étend jusqu'au plancher de l'orbite ; c'est la *glande de Harder* dont les éléments sont enveloppés d'un solide tissu conjonctif. Les cellules glandulaires cylindriques sécrètent un liquide huileux semblable à celui des glandes de Meibomius des Vertébrés supérieurs. Il se répand contre la face interne de la paupière inférieure.

Organe auditif. — Par suite d'une transformation des fentes branchiales antérieures et des arcs viscéraux qui les séparent, transformation sur les détails de laquelle nous ne pouvons insister ici, les Amphibiens sont dotés d'une *oreille moyenne*, qui manque entièrement aux Poissons et qui est constituée par la cavité tympanique et ses dépendances. Comme tous les autres Amphibiens, la Grenouille est dépourvue d'oreille externe; une légère fossette sur chaque côté de la tête indique comme une ébauche de conduit auditif. La *membrane tympanique* est tendue au fond de cette petite dépression, immédiatement au-dessous de la peau, à laquelle elle adhère intimement; elle repose sur un anneau cartilagineux relié à l'os tympanique et aux muscles voisins, en particulier au muscle temporal. Ces muscles peuvent agir sur son degré de tension.

Après avoir disséqué la peau du corps qui passe au-dessus du tympan, on constate que celui-ci est constitué par une lamelle très mince de tissu fibreux dont les fibres sont rayonnantes; sa face interne est tapissée du même épithélium cylindrique et pigmenté qui recouvre toute la chambre tympanique, la trompe d'Eustache et la muqueuse de la bouche. Grâce à la transparence du tympan, on aperçoit à peu près en son milieu une tache blanche qui correspond à l'insertion de l'extrémité périphérique de la columelle. Pour atteindre cette dernière, dont l'extrémité opposée s'applique contre la fenêtre ovale de l'oreille interne, il faut détacher le tympan sur son pourtour. De la sorte, on pénètre dans une chambre relativement vaste et peu profonde, à parois cartilagineuses, tapissées de l'épithélium pigmenté déjà mentionné, c'est la *caisse du tympan*. Elle a la forme d'un entonnoir dont l'extrémité large est tournée vers l'extérieur et elle communique avec la cavité buccale par la *trompe d'Eustache*, limitée en avant par l'os ptérygoïde. Nous savons déjà que la trompe d'Eustache débouche par un grand orifice au fond de la bouche (fig. 223 *h*). Il est facile de pénétrer par là dans la caisse tympanique.

La *columelle* (fig. 249, I et II), homologue de la chaîne des osselets de l'oreille moyenne des Mammifères, est une baguette osseuse terminée à ses deux extrémités par des renflements cartilagineux, (*c*, *a'*); elle est située transversalement dans la caisse du tympan. Son extrémité distale, appliquée contre le tympan, est plus large et plus irrégulière que son extrémité centrale connexe à la fenêtre ovale.

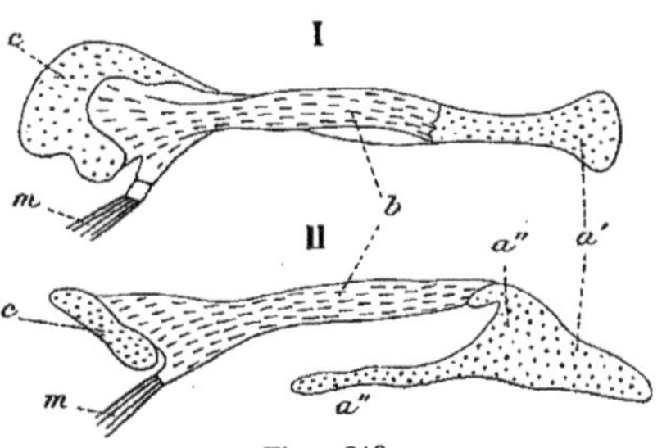

Fig. 249.

Ces rapports ayant été observés, on détache la columelle et on entreprend l'étude de la capsule de l'oreille interne, dont la petitesse rend la dissection des plus difficiles. On la fera sur des individus frais, auxquels on aura préalablement injecté de l'acide osmique qui non seulement fixe les éléments histologiques, mais donne à l'ensemble une plus grande consistance, en sorte qu'on peut éloigner, pièce par pièce, les parois cartilagino-osseuses de la capsule de recouvrement sans blesser la capsule membraneuse intérieure. Pour l'étude générale, on pourra aussi s'adresser à des crânes décalcifiés dans l'acide azotique ou dans l'acide chromique. Il va sans dire que, dans ce dernier cas, les otolithes et toutes les parties calcaires sont dissoutes.

L'*oreille interne ou labyrinthe* (fig. 250 et 251) est logée dans une capsule latérale du crâne, limitée en avant par l'os pétreux (*prooticum*), en arrière par l'occipital latéral et les portions cartilagineuses qui unissent ces deux os. Cette capsule a une forme irré-

Fig. 249. — *Rana esculenta*. La columelle, grossie 8 fois (d'après G. Retzius). I, vue par sa face supérieure; II, vue par sa face postérieure; *a'*, *a''*, portion cartilagineuse de son extrémité externe; *b*, portion médiane ossifiée; *m*, faisceau musculaire inséré sur un éperon de la portion ossifiée; *c*, portion cartilagineuse de l'extrémité interne qui s'applique contre la fenêtre ovale.

gulière; dans ses diverticules supérieurs pénètrent deux canaux demi-circulaires (*h*, *k*) et l'utricule (*a*), tandis que dans ses fossettes inférieures se rencontrent le saccule (*l*), la lagénule (*n*) que l'on peut considérer comme un limaçon rudimentaire, etc.; du côté externe, un arceau peu saillant correspond au canal demi-circulaire externe (*i*). De plus, la capsule n'est pas close; on y remarque, en effet, plusieurs petits trous dont les principaux sont, à sa face inférieure, la *fenêtre ovale*, à sa face postérieure, la *fenêtre ronde* et l'*aqueduc du limaçon* (Hasse), et à sa face interne, tournée du côté de la cavité du crâne, l'*aqueduc du vestibule*. Au-dessous de ce dernier, le rameau antérieur ou rameau vestibulaire du nerf acoustique pénètre

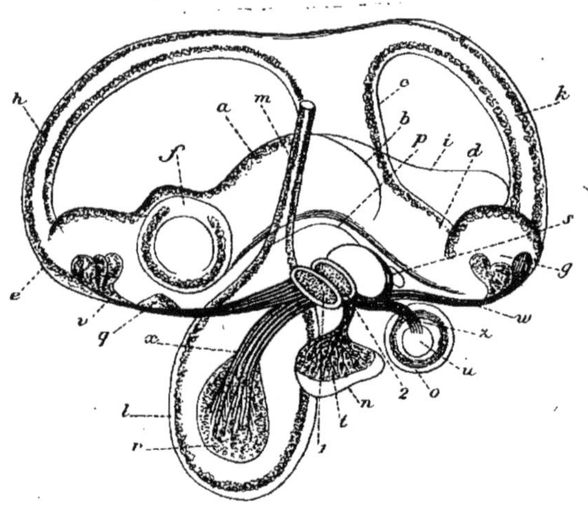

Fig. 250.

dans l'oreille interne (fig. 250, *1*), pendant que le rameau postérieur ou rameau cochléaire du même nerf y entre un peu au-dessus et en arrière (*2*).

La capsule que nous venons de décrire, entourée de tissus osseux et cartilagineux, constitue le *labyrinthe osseux* dans lequel est logé et protégé le *labyrinthe membraneux*. Celui-ci ne remplit

Fig. 250. — *Rana esculenta*. L'oreille interne vue de sa face interne. Grossie 10 fois. (Réduction du dessin original de G. Retzius.) *a*, utricule; *b*, position de l'orifice utriculaire; *c*, sinus supérieur de l'utricule; *d*, sinus postérieur; *e*, ampoule antérieure; *f*, ampoule externe; *g*, ampoule postérieure; *h*, canal demi-circulaire antérieur; *i*, canal demi-circulaire extérieur; *k*, canal demi-circulaire postérieur; *l*, saccule; *m*, conduit endolymphatique; *n*, lagénule; *o*, partie basilaire de la cochlée; *p*, canal utriculo-sacculaire; *q*, tache auditive du recessus utriculaire; *r*, tache auditive du saccule; *s*, tache auditive de la neglecta (*macula neglecta*); *t*, papille auditive de la lagénule; *u*, papille auditive basilaire; *v*. nerf de l'ampoule antérieure; *w*, nerf de l'ampoule postérieure; *x*, nerf du saccule; *y*, nerf de la lagénule; *z*, nerf basilaire; 1 et 2, coupe des troncs nerveux auditifs.

pas entièrement le premier. L'*espace périlymphatique* compris entre eux deux est assez important, surtout en bas autour du saccule et au niveau de la concavité des canaux demi-circulaires; il est plus étroit du côté de la convexité de ces canaux, en sorte que chaque canal demi-circulaire membraneux est excentrique dans sa gaîne osseuse, ce dont on peut s'assurer sur des coupes transversales.

La périlymphe, liquide qui remplit l'espace en question, baigne la face externe des parois du labyrinthe membraneux. Ces dernières sont minces, constituées par un tissu amorphe dans lequel courent des fibrilles très fines et des cellules pigmentaires étoilées. Elles s'épaississent en certains points, en particulier où les nerfs s'épa-

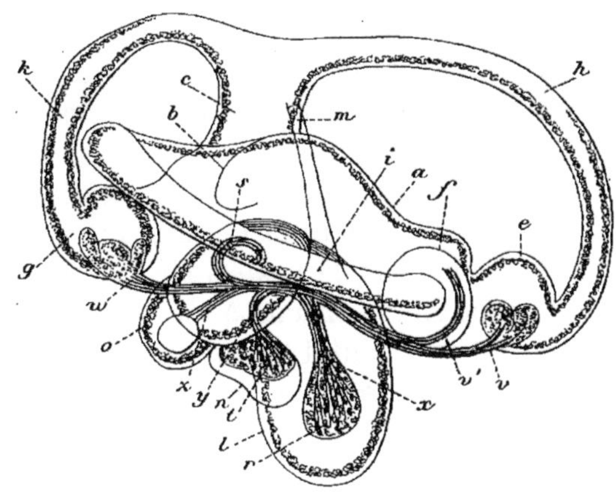

Fig. 251.

nouissent sur des replis des parois en forme de crêtes de différentes formes.

Le labyrinthe membraneux ayant été isolé de son enveloppe osseuse, sera reçu dans un verre de montre et examiné sous une forte loupe, afin de reconnaître les parties suivantes :

Sa région centrale ou *vestibule* se divise en une portion supérieure, l'*utricule* (fig. 250 et 251 *a*), et une portion inférieure, le *saccule* (*l*).

L'utricule est un sac cylindrique couché horizontalement et se prolongeant vers le haut, du côté des canaux demi-circulaires verticaux, par un *sinus supérieur* (*c*) et, en arrière, du côté de l'ampoule postérieure, par un *sinus postérieur* (*d*). Sa cavité est divisée en deux chambres, l'une antérieure, l'autre postérieure, par un pli

Fig. 251. — *Rana esculenta.* L'oreille interne vue de sa face externe. Grossie 10 fois. (Réduction du dessin original de G. Retzius.) Les lettres ont la même signification que dans la figure précédente.

rentrant (*b*) en forme de faucille, ménageant vers son milieu un *orifice utriculaire* par lequel les deux chambres communiquent entre elles.

Dans la chambre antérieure débouche l'extrémité élargie en ampoule du canal demi-circulaire externe (*f*) ; d'autre part, cette chambre communique par une étroite ouverture avec la cavité du saccule (*canal utriculo-sacculaire*, *p*). Dans la chambre postérieure débouche le sinus supérieur reliant les deux canaux demi-circulaires verticaux. Enfin, en avant, l'utricule communique avec une ampoule ovoïde, l'*ampoule antérieure* (*e*) qui termine à son extrémité inférieure le canal demi-circulaire antérieur (*h*). On remarquera sur le plancher de cette ampoule ainsi que dans l'ampoule externe (*f*), un pli interne de la paroi sur le bord libre duquel se trouve une crête acoustique dont nous reparlerons. Par son extrémité postérieure, l'utricule est en relations avec l'*ampoule postérieure* (*g*) du canal demi-circulaire postérieur, pourvue comme les précédentes d'une crête acoustique.

Les *canaux demi-circulaires* sont des diverticules arqués de l'utricule. Ils sont, comme chez la Perche, au nombre de trois, deux verticaux, l'antérieur (*h*) et le postérieur (*k*), réunis au sommet du sinus supérieur (*c*) et munis chacun à leur extrémité inférieure d'une ampoule, et un canal horizontal (*i*) qui fait saillie à la face externe de la cavité de l'oreille, se termine en avant par une ampoule (*f*) et se réunit en arrière, sans dilatation ampulliforme, à l'utricule, non loin de l'endroit où se trouve l'ampoule postérieure.

La portion inférieure du labyrinthe se compose du *saccule* (*l*), diverticule en forme de bourse oblongue dont le grand axe est à peu près vertical ; sa paroi est évaginée à son bord supérieur en un long aqueduc, le *conduit endolymphatique* (*m*), tube étroit montant contre la face interne de l'utricule et se prolongeant jusqu'à l'intérieur du crâne où il communique avec un sac lobé situé à côté du cerveau. Ce sac, rempli de cristaux calcaires semblables aux otolithes qui flottent dans le saccule, est en relation à son tour avec les sachets calcaires que l'on rencontre de chaque côté de la colonne vertébrale à la naissance des nerfs spinaux. Sur ces relations, nous signalons le travail circonstancié de A. Coggi (voir *Littérature*).

En arrière du saccule, on remarque quatre autres boursouflures du labyrinthe, dont les deux principales, visibles dans nos figures, sont la *lagénule* (*lagena*, *n*) et la *partie basilaire de la cochlée* (*pars basilaris cochleae*, *o*). Les deux autres, plus petites, sont connues sous les noms de *tegmentum vasculorum* et de *pars neglecta* (Retzius). Chacune d'elles est pourvue, aussi bien que le saccule, de taches auditives, sur lesquelles s'épanouissent les ramuscules du *nerf acoustique*.

Ce dernier (fig. 246, VIII) sort du crâne par un trou pratiqué dans la portion cartilagineuse qui relie l'os pétreux à l'occipital latéral. A peine a-t-il pénétré dans la capsule auditive qu'il se divise en deux branches, l'une antérieure et l'autre postérieure. La première fournit un rameau important au saccule (x) ainsi qu'au canal utriculo-sacculaire, à l'ampoule antérieure (v) et à l'ampoule externe (v'). La seconde se ramifie dans la lagénule (t), dans la partie basilaire de la cochlée (z) et dans l'ampoule postérieure (w).

Ces ramuscules, dont l'étude se fait sur des labyrinthes membraneux traités par l'acide osmique, se dispersent en un nombre considérable de filaments ténus sur des papilles membraneuses connues sous les noms de *taches* ou de *crêtes acoustiques* dans chacun des diverticules du vestibule. La structure de ces terminaisons et leurs relations avec les cellules de l'épithélium à une seule couche qui tapisse l'intérieur de la capsule auditive, ressortent du domaine de l'histologie. Les cellules épithéliales se différencient de plusieurs manières au niveau des crêtes auditives; il ne nous est pas possible de les décrire ici, nous renvoyons pour cela aux mémoires spéciaux de Deiters, Hasse et Retzius.

Système digestif. — La *bouche* si largement fendue de la grenouille comprend une vaste cavité tapissée d'une muqueuse composée de différentes sortes de cellules, parmi lesquelles prédominent des cellules cylindriques recouvertes de cils vibratiles.

La cavité buccale est limitée en avant par les os des mâchoires recouverts d'un repli épais de la muqueuse. On remarquera que lorsque la bouche est fermée, la mandibule s'enfonce dans une sorte de rainure qui lui correspond à la circonférence du plafond buccal. Celui-ci présente plusieurs autres particularités que nous avons déjà brièvement signalées page 556. Les maxillaires et intermaxillaires portent une rangée de petites dents pointues toutes de même forme et dont l'extrémité aiguë est dirigée en arrière. Ces dents, au nombre de plus de 100, font à peine saillie en dehors de la muqueuse, elles servent beaucoup plus à retenir les aliments qu'à leur mastication. Elles consistent en dentine, cément et émail. Leur structure et leur développement ont été étudiés par O. Hertwig (voir *Littérature*). Il en est de même des dents vomériennes situées sur deux petites éminences du vomer (fig. 223 f). Au devant de celles-ci, dans la dépression existant entre les deux intermaxillaires débouchent les canalicules excréteurs de la *glande intermaxillaire* située dans la muqueuse au voisinage immédiat des cornets nasaux.

A droite et à gauche des dents vomériennes on voit les orifices internes des narines ou *choannes* (fig. 223 *g*) et très en arrière à l'entrée du pharynx les orifices des trompes d'Eustache (*h*). La voûte de la cavité buccale est divisée par un sillon du sphénoïde (*b*) de chaque côté duquel font saillie les globes oculaires. Les orbites ne sont séparées en effet de la bouche que par des tissus membraneux, la muqueuse buccale, une lame de tissu conjonctif et le muscle élévateur de l'œil que nous avons cité plus haut comme se trouvant placé immédiatement au-dessous du bulbe oculaire qui repose sur lui (fig. 223 *c*).

Le plancher de la cavité buccale est entièrement recouvert par la *langue* composée d'un grand nombre de fibres musculaires entrecroisées (fig. 223 *k*, *l*). Elle est attachée en avant sur la ligne médiane de la symphyse mandibulaire, sa forme varie selon son état de contraction ; son bord libre tourné en arrière est fortement échancré, il est généralement plus large que son bord antérieur. La surface de la langue est recouverte de papilles disposées sans ordre, entre lesquelles débouchent de nombreuses petites glandes sacciformes. Nous avons déjà décrit les muscles qui rattachent la langue à l'appareil hyoïdien (voir page 576) et qui servent à la projeter au dehors.

Chez les mâles, on remarquera de chaque côté de la langue les orifices ovalaires des sacs vocaux qui font absolument défaut aux femelles. Ces sacs consistent en deux évaginations de la muqueuse buccale dont les parois sont recouvertes d'une couche musculaire. Ils servent de résonnateurs lorsque la grenouille coasse.

Le pharynx conduit sans ligne de démarcation appréciable dans *l'œsophage* très court, situé dans l'axe du corps et au-dessous duquel est placé le larynx. La muqueuse forme généralement en cet endroit des plis longitudinaux. Il n'y a pas non plus de démarcation tranchée entre l'œsophage et *l'estomac*. Au commencement de celui-ci (fig. 252 *a*) le tube intestinal s'infléchit légèrement sur la gauche indiquant ainsi une légère courbure qui permet de préciser le début du sac stomacal, lequel est cylindrique, allongé et remarquable par l'épaisseur et la solidité de ses parois. Sa courbure est plus accusée dans la région pylorique, la convexité est tournée à gauche.

La muqueuse de l'œsophage et de l'estomac présente des plis longitudinaux bien visibles surtout sur l'estomac vide; à l'état de replétion ces plis s'effacent plus ou moins. Après avoir détaché cette première portion de l'intestin, nous y faisons passer de l'eau pour laver l'intérieur et nous la durcissons dans l'alcool absolu afin d'en étudier sur des coupes la structure histologique. Les parois sont si fermes après l'action de l'alcool qu'il n'est pas nécessaire d'emparaffiner lorsqu'on veut se contenter d'un examen histologique superficiel. De l'extérieur vers l'intérieur, on constate sur les coupes l'existence de cinq couches principales d'éléments : une lamelle péritonéale (séreuse); une couche de muscles longitudinaux; une couche de muscles circulaires; une couche de tissu conjonctif lâche farci d'espaces lymphatiques et une couche glandulaire (muqueuse) tapissée d'un épithélium cylindrique ou caliciforme animé ci et là par des cils vibratiles.

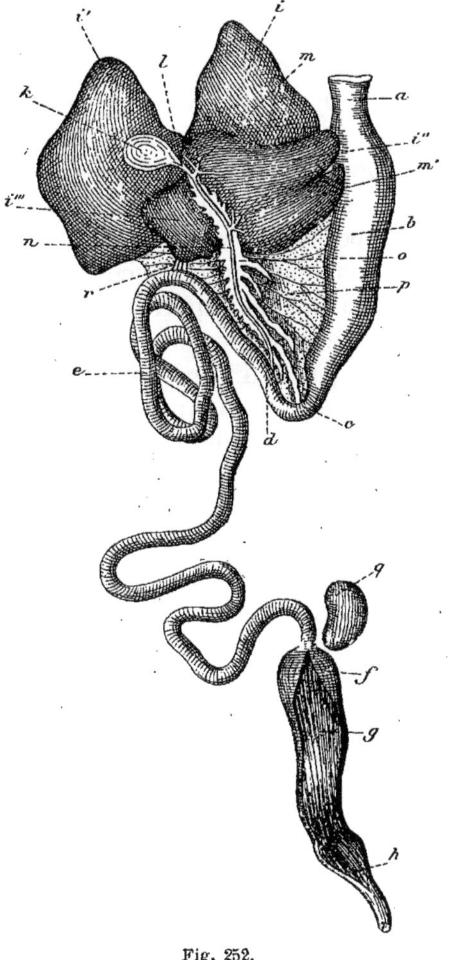

Fig. 252.

Les glandes en tubes de l'estomac sont de deux sortes, les *glandes muqueuses* recouvertes d'épithélium cylindrique simple et les *glandes peptiques* qui, outre un pareil épithélium, montrent dans le fond de leurs tubes de grandes cellules pâles, les cellules gastriques de Heidenhain.

A son extrémité postérieure, l'estomac se rétrécit considérablement et les plis longitudinaux de sa muqueuse après s'être resserrés les uns contre les autres, cessent tout-à-coup. On peut désigner ce point comme pylore (*c*). A partir de là, commence l'intestin grêle dont la première portion (duodénum) se recourbe en avant, parallèlement au grand

Fig. 252. — *Rana esculenta*. Canal digestif et ses glandes annexes. *a*, œsophage; *b*, estomac; *c*, pylore; *d*, duodénum; *e*, intestin grêle partiellement dépelotonné; *f*, rectum fendu pour montrer en *g* ses replis longitudinaux; *h*, cloaque; *i* et *i'*, lobes latéraux gauche et droit du foie; *i''* et *i'''*, lobes médians ventral et dorsal du foie; *k*, vésicule biliaire; *l*, canal cystique; *m* et *m'*, canalicules hépatiques émergeant du lobe médian du foie; *n*, canal cholédoque occupant l'axe du pancréas et aboutissant dans le duodénum; *o*, pancréas; *p*, repli péritonéal; *q*, rate.

axe de l'estomac (entre les deux est logé le pancréas), puis s'incurve de nouveau en arrière et forme plusieurs sinuosités en conservant un diamètre relativement étroit jusqu'à sa terminaison dans le rectum. Celui-ci (*f*) se distingue par son diamètre plus large, ses parois plus minces et une coloration verdâtre due à la présence des substances excrémentitielles. Disons en passant que le rectum est presque toujours habité par de nombreux infusoires, des Paramécies et des Opalines surtout.

Il s'atténue en arrière et débouche dans le cloaque à peu près au même niveau que la vessie urinaire.

Les cinq couches d'éléments histologiques que nous avons citées à propos de l'estomac se retrouvent sur toute la longueur de l'intestin, mais leur importance relative y est très variable. C'est ainsi que les couches musculaires s'amincissent beaucoup en arrière de l'estomac. Les muscles longitudinaux prédominent sur les muscles circulaires, particulièrement dans la portion de l'intestin terminal.

Les plis de la muqueuse très fins et irréguliers dans la première portion du duodénum s'accusent davantage en arrière; à deux ou trois centimètres du pylore on les voit affecter la forme de lamelles transversales, des sortes de valvules saillantes sur la lumière de l'intestin et réunies entre elles par des replis secondaires qui forment en somme un réseau assez compliqué. Ces conformations ne s'étendent guère que jusqu'à la moitié de la longueur de l'intestin grêle à partir de laquelle elles sont de nouveau remplacées par des plis longitudinaux qui se continuent jusque dans le rectum. Pour bien les voir, il faut fendre l'intestin et l'examiner sous la loupe après l'avoir étendu sur une plaque de liège.

Dans l'intestin grêle se rencontrent des invaginations de la muqueuse fonctionnant comme glandes de Lieberkühn.

Pour isoler l'intestin on est obligé de couper le *mésentère*, repli de la membrane péritonéale riche en vaisseaux; il attache le tube intestinal aux parois du corps et maintient les anses en place.

Glandes intestinales. — La plus importante est le *foie* (fig. 223 *r* et 252 *i*), grosse masse brunâtre multilobée placée à la face ventrale de l'intestin, en arrière du cœur et recouvrant l'estomac, le duodénum, les poumons, etc. Elle saute aux yeux dès que l'on a ouvert la paroi du corps et ses diverses portions sont faciles à distinguer lorsqu'au moyen d'un pinceau on la renverse en avant du côté de la tête.

Le foie est divisé en quatre lobes, deux latéraux et deux médians, les premiers recouvrant, en tout ou en partie, les autres.

Les deux lobes latéraux (*i*, *i'*) sont les plus grands, leur face ventrale est convexe et leurs bords antérieurs arrondis forment entre eux un angle dans lequel vient se loger la pointe du cœur. Celui de gauche présente sur son bord interne une incision plus ou moins profonde qui tend à le diviser en deux lobules. Par leur portion postérieure les lobes latéraux recouvrent une grande fraction du lobe médian ventral (*i''*), lequel recouvre à son tour la région postérieure de l'estomac et la courbure du duodénum dans laquelle est compris le pancréas. Il est donc nécessaire de le soulever pour voir ce dernier lorsque, ainsi que c'est la coutume, on dissèque la Grenouille depuis la face ventrale. Par cette opération, on découvre du même coup la vésicule biliaire (*k*) et le quatrième lobe hépatique (*i'''*) plus petit, plus ramassé sur lui-même que les précédents, situé à la face dorsale de l'intestin grêle; il lui est attaché par son bord postérieur au moyen d'un *ligament hépato-duodénal* (*r*). Les quatre lobes sont réunis les uns aux autres par une bandelette étroite de tissu hépatique qui conserve au foie son unité. Leur produit de sécrétion, la *bile*, de couleur verdâtre, est expulsé par un double système de canalicules très fins (*m* et *m'*) et tellement empâtés dans la substance du foie et celle du pancréas qu'il est fort difficile de les mettre en évidence.

Cependant, après avoir renversé le lobe médian ventral, de manière à voir sa face dorsale, on aperçoit les deux groupes de canalicules en question situés l'un à l'extrémité antérieure du pancréas (*m*) et l'autre un peu en arrière (*m'*). Ces canalicules confluent vers un canal collecteur, le *canal cholédoque* (*n*) qui court dans l'axe du pancréas dont le tissu l'enveloppe sur presque toute sa longueur, à l'exception de sa portion terminale qui aboutit dans le duodénum. A son extrémité antérieure, le canal cholédoque communique avec la *vésicule biliaire* (*k*), — immédiatement reconnaissable à sa couleur vert-foncé et à sa forme globulaire, — au moyen d'un fin *canal cystique* (*l*) lequel est fréquemment divisé en deux. La vésicule biliaire est appliquée contre les lobes du foie par des bandelettes de tissu conjonctif. Il en est de même du pancréas dont les points d'attache avec l'estomac et le duodénum sont multiples, et comme ces organes sont serrés les uns contre les autres, il n'est pas aisé de débrouiller leurs rapports.

Le *pancréas* (fig. 252 *o*) est représenté par une glande allongée, étroite, de couleur claire, grise ou jaunâtre. Sa forme est irrégulière, divisée surtout dans sa portion postérieure en plusieurs lobules par de profondes échancrures. Il est situé dans l'anse que fait le duodénum avec l'estomac et son volume varie notablement d'un individu à l'autre. Comme les lobes du foie le recouvrent à peu près entièrement, il s'agit de les éloigner pour pouvoir l'isoler. On constate alors que le pancréas s'étend, en longueur, du pylore jusqu'à la vésicule biliaire et qu'il est retenu en place par le mésentère et le tissu conjonctif qui relie l'estomac au duodénum. Ses canalicules excréteurs très fins paraissent se jeter dans la portion postérieure du cholédoque et ne pas aboutir directement dans le duodénum.

La rate (fig. 252 *q*) ne communique pas avec l'intestin. On la rencontre sous la forme d'un corps globulaire rouge-brun suspendu au mésentère près du commencement du rectum, sa surface est lisse et, comme c'est la règle chez tous les Vertébrés, elle est abondamment arrosée de sang dont on trouve les globules mêlés à son parenchyme.

Système respiratoire. L'absence de côtes et d'un diaphragme proprement dit, prive la grenouille de mouvements d'inspiration et d'expiration semblables à ceux que l'on rencontre chez les animaux supérieurs. L'air pénètre dans ses poumons grâce à une sorte de déglutition. Sa bouche étant close et son museau à l'air, elle abaisse les muscles du plancher de la cavité buccale, le muscle sous-maxillaire en particulier; elle augmente par là considérablement le volume de celle-ci et, de cette manière, oblige l'air extérieur à pénétrer par les narines, puis elle clot ces dernières et, par le jeu des muscles de l'appareil hyoïdien, elle refoule l'air contenu dans la cavité buccale jusque dans le larynx et dans les poumons. Ce mécanisme peut être comparé à celui d'une pompe aspirante et refoulante. Lorsque l'air respiratoire a servi, il est expulsé grâce à l'élasticité des parois des poumons aidée par la pression des muscles de la paroi du corps. Indépendamment des muscles buccaux auxquels nous venons de faire allusion, l'appareil respiratoire de la Grenouille comprend le larynx et les poumons.

Le *larynx* est un tube très court qui conduit l'air directement dans les sacs pulmonaires; il n'existe pas, à proprement parler, de trachée-artère, aussi désigne-t-on souvent depuis Henle la cavité du larynx sous le nom de *chambre laryngo-trachéale*. Elle est mise en communication avec la cavité buccale par une fente longitudinale (fig. 223, *1*), la *glotte*, située vers l'extrémité échancrée de la langue. La glotte est limitée par deux lèvres formées chacune par un repli de la muqueuse buccale, soutenu par une lamelle cartilagineuse de forme triangulaire et à surface convexe tournée en dehors (fig. 253, *a*). Les deux lamelles (*cartilages aryténoïdes*) sont réunies entre elles, ainsi qu'aux cornes postérieures de l'appareil hyoïdien entre lesquelles est placé tout le larynx, par du tissu conjonctif. D'autre part, elles sont reliées par des bandelettes conjonctives à un cartilage impair (*b*) *cartilage laryngo-trachéal* ou *cricoïde*), en forme d'anneau ovalaire. Ce dernier se prolonge en arrière en une pointe émoussée (*c*), laquelle pénètre dans la paroi ventrale du larynx qu'elle consolide. Sur le milieu à peu près de sa circonférence, il émet en outre deux petites branches arquées (*d*, *e*) qui, après s'être infléchies vers la face dorsale, se réunissent l'une à l'autre au moyen d'une petite plaque transversale. L'ensemble de ce cartilage forme un anneau embrassant les poumons à leur origine.

Sur le squelette cartilagineux que nous venons de mentionner, s'insèrent une série de petits muscles que nous ne décrirons pas en détail : deux d'entre eux constituent les principaux agents dilatateurs du larynx; ils ont pour antagonistes quatre muscles semi-circulaires qui jouent le rôle de constricteurs.

Lorsqu'on écarte les lèvres de la glotte on voit à l'intérieur du larynx deux excavations dont les bords se rencontrent sur la ligne médiane; ceux-ci peuvent vibrer sous le choc de l'air expulsé, ce sont les cordes vocales qui produisent le coassement de la grenouille. Elles sont recouvertes ainsi que tout le larynx, d'un prolongement de la muqueuse buccale avec d'abondantes cellules vibratiles.

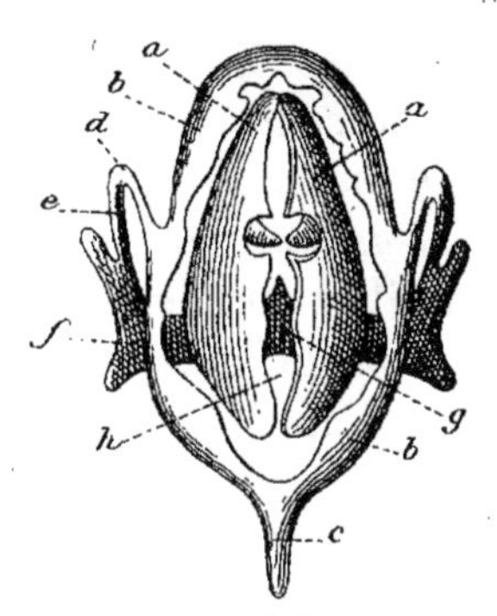

Fig. 253.

Les *poumons* (fig. 223 *q*, *q'*) prennent immédiatement naissance au fond de la cavité du larynx. Ils consistent en deux sacs symétriques de même volume, à parois minces et transparentes, de forme ovoïde se terminant en pointe à leur extrémité postérieure. Ils flottent librement dans la cavité du corps dont ils remplissent la moitié antérieure lorsqu'ils sont remplis d'air. Ils sont tapissés à l'extérieur par un repli de la séreuse du coelôme qui leur fait une sorte de recouvrement pleural.

Tandis que leur surface externe est parfaitement lisse, ils présentent à leur face interne un grand nombre de plis anastomosés les uns aux autres et constituant un réseau à mailles serrées. Ces plis font saillie dans la cavité du sac ; ils sont plus nombreux et plus proéminents dans la région antérieure du poumon que dans sa région postérieure. La périphérie de chaque sac est ainsi divisée en de nombreuses alvéoles polygonales sur les parois desquelles se distribuent les ramifications de l'artère pulmonaire qui pénètre

Fig. 253. — *Rana esculenta.* Appareil cartilagineux du larynx (d'après Wiedersheim). *a*, *a*, cartilages aryténoïdes; *b*, cartilage cricoïde ou laryngo-trachéal; *c*, son prolongement postérieur; *d*, ses prolongements arqués se réunissant à la lamelle transversale *f*, *g*; *h*, fente de la glotte.

dans le poumon par son sommet et qui se divise d'abord en trois branches longitudinales d'où partent les autres ramuscules. L'abondance des plis de la paroi pulmonaire augmente énormément la surface de contact médiat entre le sang et l'air.

Le tissu propre du poumon est essentiellement composé d'une substance conjonctive fibreuse et élastique, parsemée de fibres musculaires et de cellules pigmentaires. Il est en outre parcouru par un réseau capillaire très serré. Son élasticité est telle que la moindre piqûre suffit pour que le poumon se vide aussitôt de l'air qu'il contient.

Nous mentionnerons ici l'existence, près de l'extrémité des cornes postérieures de l'os hyoïdien, de deux petites masses ovalaires de couleur rouge foncé qui ne sont autres que les *glandes thyroïdes*, reconnaissables à l'abondance des vaisseaux sanguins qui affluent vers elles. En outre, dans leur voisinage, mais plus rapprochée de la mâchoire inférieure, se rencontre un petit corps glandulaire allongé, le *thymus*.

Système urinaire. Comme chez tous les Amphibiens, les reins primitifs ou corps de Wolff, appliqués de chaque côté de la colonne vertébrale, persistent pendant toute la vie et donnent naissance aux reins définitifs. Pour découvrir ces derniers il faut éloigner le rectum et les glandes génitales. On aperçoit alors (fig. 223 *v*) deux corps rouge foncé symétriquement placés à droite et à gauche de la colonne vertébrale et s'étendant de l'avant-dernière vertèbre jusqu'à la moitié de l'urostyle. Ils sont en dehors du péritoine lequel ne tapisse que leur face ventrale, la face dorsale étant directement appliquée sur le plexus des nerfs lombaires. Leur forme générale est semi-lunaire; ils sont aplatis de haut en bas, leur bord externe est convexe, leur bord interne, à peu près rectiligne, présente trois échancrures qui indiquent un commencement de division en lobes. Ils sont séparés l'un de l'autre par deux troncs vasculaires, l'un dorsal, l'*aorte descendante* (fig. 254 *m*), l'autre ventral, la *veine cave inférieure* (*l*), qui leur fournissent et en reçoivent plusieurs vaisseaux transversaux, ramifiés dans le parenchyme rénal.

La face ventrale de chaque rein, légèrement concave, porte quelques sillons dans le prolongement des échancrures du bord interne; la face dorsale, plus lisse, est convexe et montre les ramifications de la veine porte rénale. Sur le bord externe court l'*uretère* (fig. 254 *d*).

Pour étudier la structure interne des reins il est indispensable de recourir à des coupes transversales et sagittales, pratiquées sur des exemplaires préalablement fixés dans l'acide chromique et durcis à l'alcool. Chacun d'eux est essentiellement formé de nombreux canalicules sinueux, les *canaux urinifères*, dont les parois sont tapissées d'un épithélium en grande partie vibratile. L'extrémité aveugle de ces canalicules est renflée et constitue une sorte de vésicule (*capsule de Bowman*) dans laquelle est logé un petit peloton de vaisseaux artériels (*glomérule de Malpighi*) à travers la paroi desquels transsude l'urine. A proximité de la capsule, le

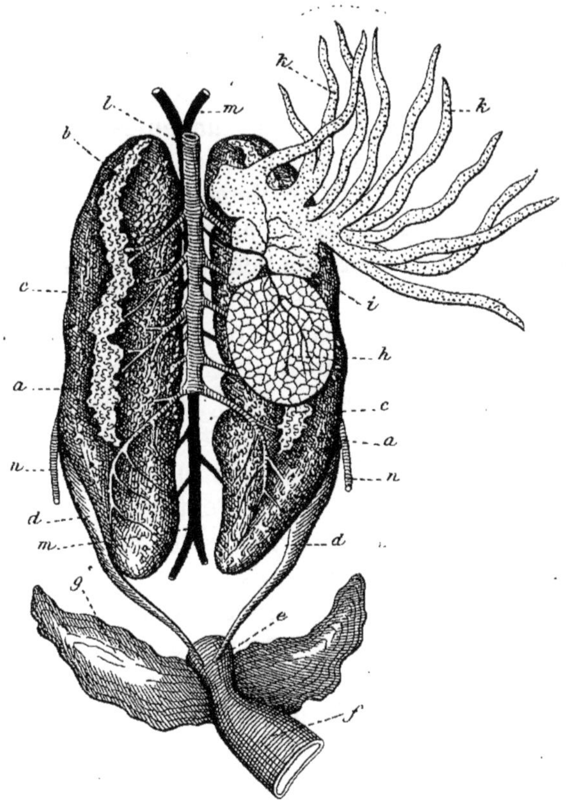

Fig. 254.

diamètre des tubes urinifères est sensiblement rétréci et cette portion de leur parcours, connue sous le nom de *col*, se fait remarquer par la longueur des cils de son épithélium. Au-delà, leur diamètre

Fig. 254. — *Rana esculenta*. Appareil uro-génital du mâle vu de la face ventrale. (Le testicule et le corps gras de droite ont été enlevés pour montrer la face ventrale du rein). *aa*, reins; *b*, points blancs de la face ventrale des reins (néphrostomes); *cc*, reins accessoires (*Nebenniere*); *dd*, uretères, servant en même temps de canaux déférents; *e*, leur extrémité cloacale; *f*, rectum coupé; *g*, vessie urinaire; *h*, testicule gauche; *i*, corps gras; *k*, leurs prolongements digitiformes; *l*, veine cave inférieure; *m*, aorte descendante; *n*, veine porte rénale afférente.

augmente et demeure constant jusqu'à leur débouché dans l'urètre. Dans la portion antérieure du rein, les canalicules urinifères des individus mâles se trouvent mêlés aux canaux séminaux émanant des testicules, lesquels déversent leur contenu dans l'uretère qui sert par conséquent en même temps de canal déférent. Cette double fonction du canal du rein primitif comme conduit excréteur de l'urine et du sperme, est tout à fait exceptionnelle. Nous ne la rencontrons guère en dehors des Amphibiens que chez les Sélaciens et les Chimères, et le canal qui l'effectue est alors souvent désigné sous le nom de *canal de Leydig*.

Les corpuscules de Malpighi sont principalement accumulés vers la face ventrale du rein, les canalicules urinifères convergent vers sa face dorsale et vers son extrémité antérieure où débute l'*uretère*. Celui-ci part en effet dorsalement du sommet du rein, il est emprisonné à son origine par le parenchyme de la glande, mais il s'incurve en arrière et se rapproche peu à peu de son bord externe ; à peu près au tiers postérieur de ce dernier il devient visible et fait saillie au dehors, accompagné par le tronc de la veine porte, qui court parallèlement à lui. L'uretère quitte le rein à son extrémité postérieure et, chez les mâles, il va dès lors, librement, dans la cavité du corps jusqu'au cloaque, à la face dorsale duquel il débouche par une petite fente allongée (fig. 258 *l*). Chez les femelles, les uretères demeurent appliqués contre l'extrémité postérieure des oviductes, mais dans les deux cas ils restent indépendants l'un de l'autre et chacun possède son orifice propre.

Dans sa portion extra-rénale, l'uretère présente un diamètre qui va s'atténuant progressivement jusqu'à son extrémité; nous devons cependant signaler le fait que chez presque tous les Anoures mâles et en particulier chez la *Rana temporaria*, il porte en cet endroit un renflement qui fonctionne comme *réceptacle séminal*, lequel fait entièrement défaut chez notre espèce-type.

Les parois de l'uretère renferment des muscles lisses; elles sont tapissées intérieurement par un épithélium cylindrique, on n'y a pas démontré l'existence de glandes, quoiqu'elles présentent, surtout dans leur portion terminale, de nombreux plis longitudinaux.

Lorsqu'on examine sous la loupe la face ventrale des reins fixés par l'acide chromique, on aperçoit une grande quantité de petits points blancs, ronds ou ovales (fig. 254 *b*), percés en leur milieu d'un orifice. L'examen microscopique à la lumière directe permet de se convaincre que ces points ne sont autre chose que des entonnoirs ou *néphrostomes* (fig. 255 *c*) mettant en communication le coelôme avec un système de petits tubes contournés en lacets qui pénètrent dans la masse du rein, tantôt se divisant, tantôt au contraire confluant vers leurs voisins. Plusieurs néphrostomes peuvent par conséquent conduire dans un même tubule, ou bien aussi un seul d'entre eux peut fournir plusieurs de ces derniers. Il semble acquis que chez les larves, les canalicules en question débouchent par leur extrémité centrale dans le col des canalicules urinifères, mais, dans le cours du développement, ils en sont détournés et contractent ultérieurement des alliances avec les ramifications de la veine porte rénale. Cette modification est importante à noter, parce qu'ainsi que le remarque Wiedersheim, elle conduit à considérer la cavité viscérale des Anoures comme un espace lymphatique, « puisque le liquide transsudé dans la cavité péritonéale, autrement perdu pour l'organisme, se trouve dès lors ramené comme le reste de la lymphe dans le système vasculaire et ne sort pas ainsi du corps ».

D'amples détails sur les néphrostomes sont donnés par Spengel (voir *Littérature*).

Nous mentionnerons encore à la face ventrale du rein l'existence d'un corps jaunâtre à contours sinueux composé d'une masse de petits tubes tortueux, il s'agit d'une sorte de *rein accessoire* (*Nebenniere*) dont les fonctions ne sont pas connues (fig. 254 *c*).

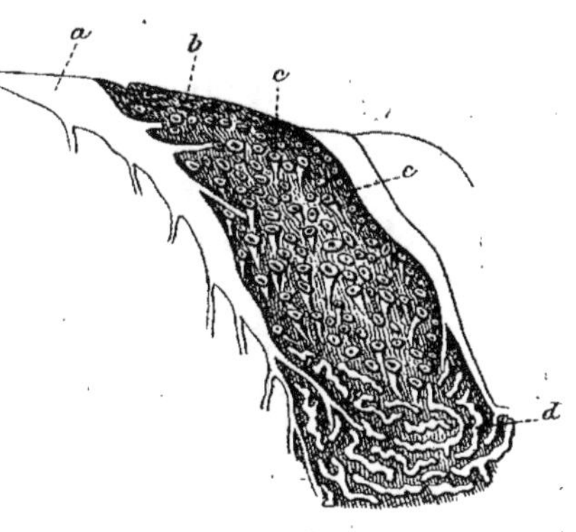

Fig. 255.

L'urine déversée dans le cloaque s'accumule dans la *vessie urinaire* (fig. 254 *g*) qui n'est autre qu'une évagination de l'intestin terminal primitif, l'allantoïde, transformée en vue de cette fonction spéciale. Chez la grenouille, la vessie urinaire attachée à la paroi ventrale du cloaque est énormément développée, elle s'étend comme un sac bi-corne à parois minces et flottantes richement vascularisées, sur toute la portion postérieure des viscères; son aspect extérieur et son volume varient d'ailleurs beaucoup d'un individu à l'autre. Sa transparence facilite son examen microscopique en sorte que la vessie urinaire se prête à de nombreuses démonstrations histologiques (voir le mémoire de Landowsky).

Système génital. — Nous avons indiqué déjà à la page 554 quels sont les caractères extérieurs auxquels on peut distinguer les Gre-

Fig. 255. — *Rana esculenta.* Fragment d'un lobe du rein vu sous le microscope à la lumière directe. (Gundlach Oc. I. Obj. O.) *a*, vaisseaux sanguins; *b*, cellules pigmentaires; *c*, *c*, orifices en entonnoir des néphrostomes; *d*, tubules du rein accessoire.

nouilles mâles des femelles. L'appareil génital diffère surtout en ce que chez les femelles le conduit expulseur des œufs, l'oviducte, est entièrement distinct du conduit excréteur de l'urine, l'uretère ; tandis que chez les mâles ce dernier joue en même temps le rôle de canal déférent, c'est pourquoi on le nomme quelquefois *canal uro-spermatique*.

Testicules. — Les glandes mâles (fig. 254 *h*) sont symétriquement situées de chaque côté de la ligne médiane du corps, contre la face ventrale des reins auxquels elles sont reliées par un repli péritonéal, le *mésorchium*, qui constitue une sorte de mésentère testiculaire, dans lequel courent des vaisseaux sanguins et les canaux efférents du sperme. On les reconnaît immédiatement à leur couleur jaune plus ou moins foncée selon les époques et à leur forme ovoïde. Cette dernière varie d'ailleurs beaucoup, ainsi que leur volume, suivant le degré d'activité des glandes. Au printemps, les testicules sont notablement plus gros qu'en hiver et leur surface est framboisée par une quantité de petites bosselures. Par leur face antérieure, ils sont intimement unis à une masse de tissu adipeux (*i*) coloré en jaune orangé et dont les prolongements digitiformes (*k*) s'étendent sur les viscères voisins. Il s'agit là d'un dépôt nutritif existant dans les deux sexes et destiné à entretenir l'alimentation de la glande pendant l'hiver, alors que la grenouille dort du sommeil hivernal dans la vase des marais. A la sortie de cette période, les masses graisseuses sont considérablement diminuées, mais elles grossissent de nouveau pendant la belle saison, en sorte que leur aspect est très variable ; elles tournent parfois du jaune au brun et au gris.

Avant de détacher le testicule pour en étudier la structure sur des dilacérations et des coupes, on le tirera légèrement de côté pour voir le mésorchium et noter les vaisseaux qui le parcourent. Les ramifications de l'artère testiculaire issue de l'aorte descendante se distinguent par leur couleur rouge. Elles sont entremêlées de fins canalicules blanchâtres en nombre variable et plus ou moins anastomosés entre eux, formant un réseau à larges mailles (fig. 256 *d*). Quelques-uns de ces canalicules se terminent en cæcums (*e*) dans le mésorchium; la plupart le traversent entièrement de la face inférieure du testicule jusqu'au bord interne du rein dans le parenchyme duquel ils pénètrent. Ce sont les *canaux efférents* destinés à exporter les produits sécrétés par les tubes spermatiques. Ces derniers, sinueux et plus ou moins gonflés de sperme, constituent la masse principale du testicule, leur épithélium germinatif engendre les spermatozoïdes par un processus étudié par La Valette Saint-Georges et Bloomfield (voir *Littérature*). Les spermatoblastes en voie de maturité tombent dans la cavité des tubes et sont entraînés dans les canaux efférents, puis dans leurs prolongements intra-rénaux. Le parcours de ces derniers est extrêmement difficile à suivre, il réclamerait pour être bien connu de nouvelles recherches auxquelles nous n'avons pas procédé. Nous nous en tiendrons ici à ce qu'en dit Wiedersheim.

Non loin du bord interne du rein, les canalicules efférents (fig. 256 *d*) au nombre de 4 à 11 (Wiedersheim) qui ont plongé sous un angle aigu dans sa substance, débouchent dans un canal longitudinal (*f*) duquel prennent naissance de nouveaux canalicules transversaux (*h*).

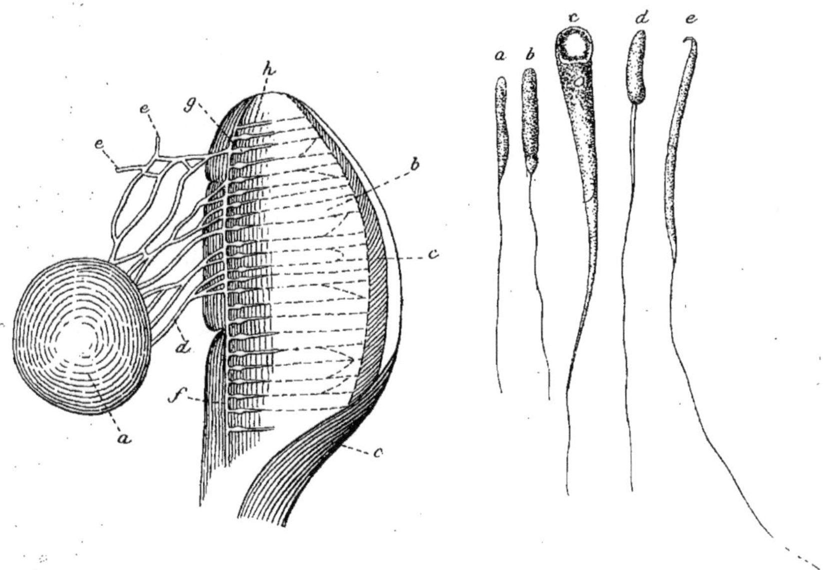

Fig. 256. Fig. 257.

Ceux-ci présentent à leur origine une petite dilatation ampulliforme (*g*) qui est peut être un corpuscule de Malpighi atrophié ou métamorphosé et, après avoir traversé le rein dans toute sa largeur, ils vont s'ouvrir à son bord externe dans l'uretère sans montrer, nulle part, de relations avec les corpuscules de Malpighi proprement dits. Le sperme est en conséquence collecté par le conduit urinaire et déversé

Fig. 256. — *Rana esculenta*. Coupe sagittale du rein, montrant le parcours des canalicules efférents du testicule (d'après Wiedersheim). *a*, testicule; *b*, rein; *c*, uretère; *d*, réseau formé par les vaisseaux efférents; *e*, extrémités aveugles de ces derniers; *f*, canal longitudinal intra-rénal; *g*, ampoules des canalicules transversaux, *h*, qui se prolongent jusque dans l'uretère.

Fig, 257. — *Rana esculenta*. *a*, *b*, spermatozoïdes (d'après Schweigger-Seidel); *c*, *d*, *e*, spermatozoïdes de la *Rana temporaria* à divers degrés de développement (d'après de la Valette Saint-Georges).

dans le cloaque d'où le mâle, embrassant la femelle, en arrose les œufs lors de la ponte de ceux-ci. Il n'existe aucun organe copulateur.

Au printemps, une simple piqûre pratiquée sur le testicule permet de se procurer des zoospermes à divers degrés de développement, et différant sensiblement dans les deux espèces de Grenouilles. (Comparez fig. 257 *a*, *b* et *c*, *d*, *e*.)

Ovaires. — De même que les testicules, ils sont placés en symétrie sur la face ventrale des reins, de chaque côté de la colonne vertébrale, à laquelle ils sont rattachés par un pli du péritoine. Ce sont deux sacs divisés en plusieurs chambres (une douzaine) par de minces cloisons transversales tapissées de l'épithélium germinatif et contre lesquelles mûrissent les œufs (fig. 223 *x*, *x'* et 258 *a*). Lorsqu'on en détache un fragment pour le porter sous le microscope, on constate que ces derniers sont à tous les degrés de développement. Les uns, très petits et transparents, montrent parfaitement leur vésicule et leurs taches germinatives; les autres beaucoup plus gros, amplement visibles à l'œil nu sont opaques à cause du vitellus nutritif qui s'y est accumulé et du pigment noir qui recouvre la couche superficielle du vitellus à l'un de leurs hémisphères. L'abondance de ces gros œufs faisant saillie à la surface de l'organe, varie selon l'époque de l'année, elle est beaucoup plus grande au printemps qu'en été ou en automne et la masse de l'ovaire devient alors si considérable qu'il recouvre tous les viscères des régions moyenne et postérieure de la cavité abdominale, refoulant le foie en avant et dilatant les flancs de l'animal.

D'ailleurs, à l'époque de la ponte, pendant les mois de mars et d'avril, les œufs traversent la tige très courte du follicule dans lequel ils sont enfermés, ils arrivent à la surface de l'ovaire et tombent dans la cavité du corps d'où ils sont conduits par le jeu des cils vibratiles qui, par places, tapissent cette dernière, jusqu'à l'orifice de l'oviducte dans lequel ils s'engagent. Le moment est mal choisi pour disséquer l'appareil génital extraordinairement volumineux et comme tuméfié. Il est mieux, pour en faire la préparation, d'attendre que la ponte soit achevée; les oviductes et les ovaires, revenus à des dimensions plus normales, sont beaucoup mieux distincts. Les œufs mûrs qui n'ont pas été pondus entrent en dégénérescence, le vitellus en est résorbé et leur pigment laisse une tache noire à la place qu'ils ont occupée.

Notre figure 258 représente l'aspect de l'appareil au mois de septembre, l'ovaire gauche (*a*) a été retourné pour montrer le rein et le pli péritonéal qui l'attache à la face dorsale de la cavité viscérale. A cette époque, les contours de l'ovaire sont irrégulièrement échancrés et sa surface est divisée en lamelles correspondant aux chambres intérieures. Vers son extrémité antérieure se remarque le corps gras, digitiforme (*b*, *c*) de couleur jaune que nous avons déjà mentionné chez les mâles.

Les *oviductes* (*f*) sont deux longs canaux cylindriques, repliés un grand nombre de fois sur eux-mêmes et situés à la face dorsale des ovaires sur toute la longueur de la cavité du corps. Ils sont blanchâtres, translucides, à parois très minces; ces dernières s'épaississent

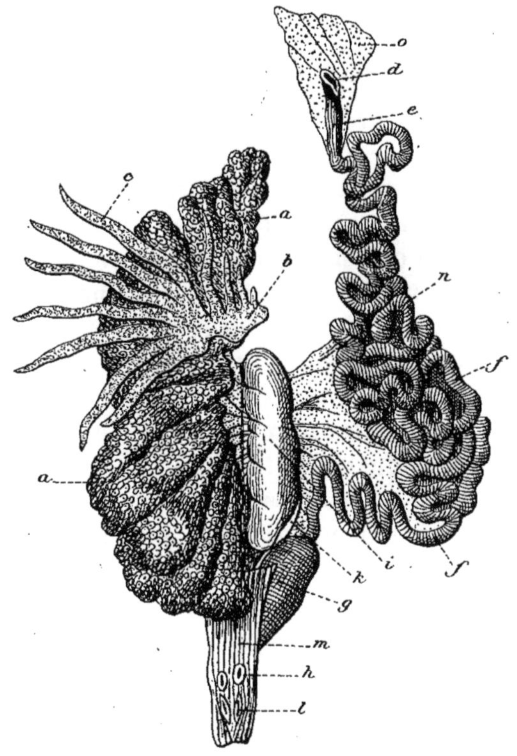

Fig. 258.

au temps de la ponte; tout le cordon de l'oviducte gonfle alors beaucoup, grâce à l'activité des cellules glandulaires des parois. Ces dernières, en effet, sont constituées par une couche péritonéale externe,

Fig. 258. — *Rana esculenta.* Appareil génital de la femelle. L'ovaire et l'oviducte gauches ont seuls été représentés, l'ovaire a été soulevé et rejeté de côté pour montrer le rein que, normalement, il cache entièrement. *a*, ovaire; *b*, corps gras; *c*, ses appendices digitiformes; *d*, orifice de l'oviducte situé au niveau des poumons; *e*, portion initiale étroite de l'oviducte; *f*, circonvolutions de l'oviducte; *g*, portion terminale élargie de l'oviducte (utérus); *h*, orifices des oviductes dans le cloaque; *i*, rein gauche; *k*, uretère; *l*, orifices des uretères dans le cloaque; *m*, cloaque fendu en long; *n*, feuillet péritonéal reliant le rein à l'oviducte; *o*, feuillet péritonéal reliant l'extrémité antérieure de l'oviducte aux poumons et à la paroi du corps.

une couche de cellules épithéliales ciliées interne et une couche intermédiaire de cellules en forme de bouteilles dans le protoplasma desquelles s'élabore une substance albuminoïde jouissant de la propriété de gonfler énormément au contact de l'eau. Les œufs qui descendent l'oviducte s'enveloppent d'une couche de cette substance, ce qui explique comment ils s'accollent les uns aux autres et comment la ponte centuple son volume après qu'elle a séjourné quelques heures dans l'eau. (Voir sur l'histologie de l'oviducte, le mémoire de Neumann.)

L'extrémité antérieure de l'oviducte située contre la paroi dorsale de la cavité viscérale, près de la racine du poumon, porte une fente ovale allongée qui conduit dans un petit entonnoir (fig. 258 *d, e*) maintenu en place par un pli péritonéal. C'est par cet entonnoir cilié que les œufs pénètrent dans la cavité de l'oviducte. Les cils vibratiles de celle-ci les font descendre, peu à peu, à travers les sinuosités du conduit jusqu'à son extrémité postérieure, laquelle débouche par une petite papille sur la face dorsale du cloaque un peu en avant des orifices des uretères. Pour voir les papilles en question il faut fendre en long le cloaque et engager une soie à travers leur orifice. Le diamètre de l'oviducte, étroit en arrière de l'entonnoir, augmente bientôt et demeure constant sur toute la longueur de l'organe, sauf à son extrémité terminale où il se dilate subitement et constitue une sorte d'utérus (*g*) à parois très minces et dont le volume grandit à mesure que s'y accumulent les œufs. Au moment de la ponte il est considérable.

On sait comment le mâle embrassant très fort la femelle contribue à l'évacuation des œufs sur lesquels il répand le sperme au fur et à mesure de leur sortie.

Sur l'ovogenèse et la constitution de l'œuf, voir les travaux de Van Bambeke.

Système vasculaire. La circulation du sang chez la grenouille représente un terme moyen entre la circulation simple des Poissons et la circulation double des Oiseaux et des Mammifères. Le sang veineux qui a été se charger d'oxygène dans les poumons, revient au cœur par des veines pulmonaires avant de se rendre dans le corps. Toutefois, le sang fraîchement artérialisé, chassé par l'oreillette gauche dans l'unique ventricule, s'y rencontre avec le sang veineux issu de l'oreillette droite dont la systole est simultanée avec celle de sa voisine. Mais la constitution spongieuse de la face interne des parois ventriculaires et la présence de cloisons incomplètes dans le bulbe aortique ainsi qu'à la naissance des vaisseaux qui en émanent, expliquent comment il se fait que le mélange des deux sangs est incomplet. Le sang veineux de l'oreillette droite passe en grande partie directement dans les troncs pulmo-cutanés que nous décrirons plus bas et qui le portent vers la peau et les poumons, les deux sièges respiratoires. Le sang artériel de l'oreillette gauche, passe en partie, lui aussi directement, dans les troncs carotides qui le conduisent vers la tête. En définitive, la fraction du sang veineux qui s'est mêlée au sang artériel dans la région médiane de la cavité du ventricule, passe à peu près exclusivement dans les troncs aortiques proprement dits d'où elle se répand dans les vaisseaux qui en dépendent.

D'ailleurs, le système vasculaire conserve pendant toute la vie une disposition qui rappelle celle que nous lui connaissons chez les Dipnoïques. Lors du passage de la jeune grenouille de la vie aquatique à la vie terrestre, une partie seulement des arcs branchiaux de la larve s'atrophient, les autres ne sont que déplacés, ce qui explique la multiplicité des troncs artériels chez l'adulte : la troisième paire des arcs branchiaux constitue les troncs des carotides; la quatrième paire forme les troncs aortiques proprement dits et la sixième paire donne les artères pulmo-cutanées.

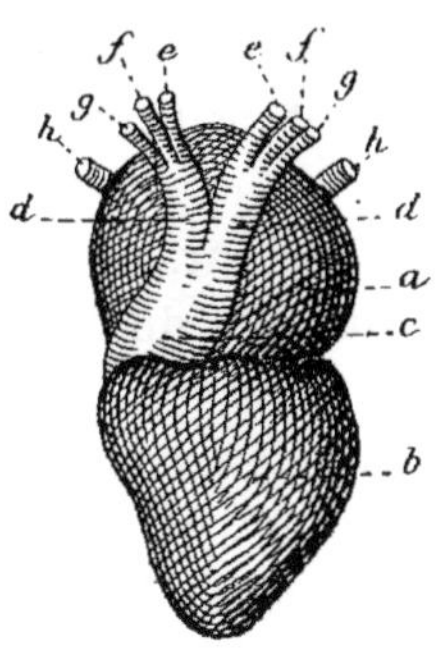

Fig. 259.

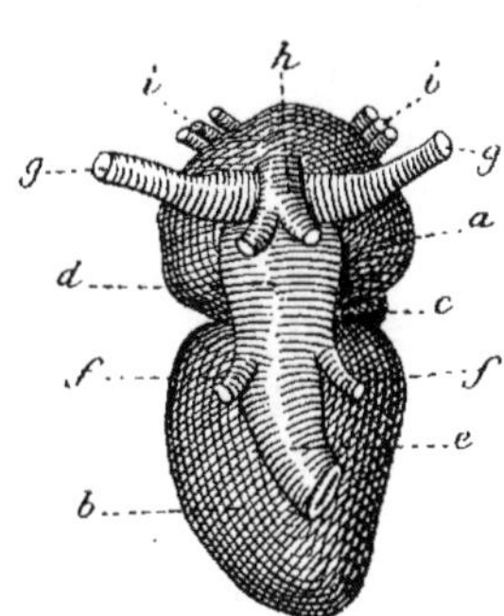

Fig. 260.

Le *cœur* (fig. 223, *2*, *3*) est situé sur la ligne médiane de la face ventrale, au-dessus du sternum, qu'il faut enlever pour le découvrir. Il est enfermé dans un sac péricardiaque adhérent à la face interne du sternum et dont les parois sont très minces et pigmentées. Sa forme est ovoïde et bosselée, à sa face dorsale, par le sinus veineux, à sa face ventrale par le bulbe aortique (fig. 259 *c*, et 260 *d*). On

Fig. 259. — *Rana esculenta*. Le cœur vu par sa face ventrale. (Grossi 3 fois). *a*, oreillettes; *b*, ventricule; *c*, bulbe artériel; *d*, troncs aortiques; *e*, troncs des artères carotides; *f*, troncs des aortes; *g*, troncs des artères pulmo-cutanées; *h*, veines caves supérieures.

Fig. 260. — *Rana esculenta*. Le cœur vu par sa face dorsale. (Grossi 3 fois). *a*, oreillettes; *b*; ventricule; *c*, bulbe artériel; *d*, sinus veineux; *e*, veine cave inférieure; *ff*, veines hépatiques; *gg*, veines caves supérieures; *h*, veine pulmonaire; *i*, troncs artériels.

sait que le cœur de la grenouille continue à battre longtemps après l'ouverture de l'animal et même après qu'on l'a entièrement séparé des centres nerveux; il renferme dans ses parois des éléments ganglionnaires en relations avec les prolongements ultimes du nerf cardiaque, lequel est lui-même un rameau du nerf vague.

Le cœur est composé de deux *oreillettes* et d'un ventricule. Les premières sont antérieures; leurs parois musculaires sont minces et ne présentent aucune ligne de démarcation visible de l'extérieur. Leurs cavités, une petite oreillette gauche et une oreillette droite presque le double plus vaste, sont séparées par une cloison membraneuse, mince et translucide, dont le bord postérieur légèrement concave est libre sur la chambre ventriculaire. Chaque oreillette communique avec cette dernière par un *orifice auriculo-ventriculaire* muni de replis valvulaires (valvules sigmoïdes) reliés aux parois du ventricule par des fibres tendineuses qui empêchent leur renversement et s'opposent au retour du sang vers les oreillettes au moment de la systole du ventricule.

Le *ventricule* (fig. 259 et 260 *b*) est postérieur, sa pointe dirigée en arrière s'engage entre les deux lobes latéraux du foie; ses parois, fortement musclées, sont beaucoup plus épaisses que celles des oreillettes. Leur face interne est spongieuse. La cavité du ventricule est allongée transversalement; elle communique par un orifice arrondi, pourvu de valvules semi-lunaires, avec le *bulbe artériel* (fig. 259 *c*). Celui-ci prend naissance à droite de la face ventrale du ventricule, il se dirige d'arrière en avant et obliquement de droite à gauche en passant au-dessus des oreillettes contre lesquelles il est appliqué. La cavité du bulbe est divisée par un repli des parois qui forme une sorte de cloison incomplète.

Pour l'étude de la configuration du cœur, il faut l'observer *in situ* sous la loupe, après avoir fendu le péricarde, en ayant soin de ne blesser aucun des gros vaisseaux. Le bulbe artériel pulsatile apparaît alors bien distinct à sa face ventrale; au niveau du bord antérieur des oreillettes, il se divise en deux gros troncs (*a*) qui ne tardent pas à se diviser eux-mêmes en trois vaisseaux distincts. L'antérieur est le tronc de l'*artère carotide* qui se dirige vers la tête (fig. 259 *e*, et 261, I); le postérieur (*g*) est le tronc de l'*artère pulmo-cutanée* qui se recourbe du côté du poumon et de la peau; l'intermédiaire, le plus important, est le tronc *aortique* (fig. 259 *f*, et 261, II). Nous indiquerons bientôt les principales artères auxquelles ces troncs donnent naissance.

Après avoir renversé le cœur en avant, nous examinons sa face dorsale. Sur la ligne médiane de cette dernière, existe un vaste *sinus veineux* (fig. 260 *d*) également contractile; il débouche dans l'oreillette droite et reçoit en avant les deux troncs des *veines caves antérieures* (*g*) et en arrière le tronc impair des *veines caves postérieures* (*e*), dans lequel se déversent aussi les *veines hépatiques* (*f*). Devant le point de rencontre des veines caves supérieures, on aperçoit le tronc commun très court des *veines pulmonaires* (*h*) qui ramènent le sang du poumon pour le déverser par un orifice semi-

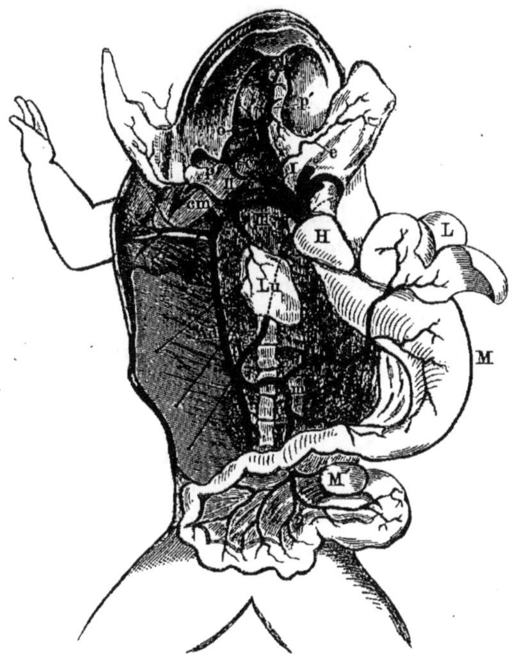

Fig. 261.

lunaire dans l'oreillette gauche, en passant sur la face dorsale du sinus veineux.

Il est indispensable d'injecter le système vasculaire périphérique. Cette opération ne présente pas de difficulté. On chauffe préalablement la grenouille dans de l'eau à 35 ou 40° C.; on découvre son cœur en enlevant le sternum avec précaution pour ne blesser aucun vaisseau important; puis, après avoir coupé la pointe du ventricule,

Fig. 261. — *Rana esculenta*. Système artériel injecté (d'après Ecker et Wiedersheim). La paroi inférieure du corps a été fendue, les deux moitiés de la mâchoire inférieure sont rejetées de côté, ainsi que le cœur, l'estomac et le foie. *H*, cœur; *Lu*, poumon; *L*, foie; *M*, estomac; *M'*, rate; *I*, tronc des carotides (celui de gauche a été coupé); *II*, troncs aortiques; *III*, tronc pulmo-cutané; *Ad*, aorte droite; *As*, aorte gauche; *A*, aorte abdominale; *c*, artère carotide commune; *p*, artère pharyngienne ascendante; *p'*, artère palatine; *o*, artère ophthalmique; *l*, artère linguale; *cm*, artère cutanée; *s*, artère sous-clavière; *c*, artère cœliaque; *m*, artère mésentérique.

on engage dans sa cavité une fine canule que l'on pousse jusque dans le bulbe artériel; une ligature la tient en place pendant qu'on injecte une solution de gélatine colorée. Pour injecter le système veineux, la canule est introduite par la même voie jusque dans l'oreillette droite et le sinus veineux. Les parois de celui-ci étant très minces, il s'agit de ménager la pression.

Artères (fig. 261). Nous venons de voir que le bulbe artériel fournit de chaque côté trois troncs. Le plus antérieur ou tronc carotide (fig. 261, I) traverse une petite masse ovoïde de tissus spongieux connue sous le nom de *glande carotidienne* et se divise immédiatement en deux branches, l'une interne, l'*artère linguale*, qui se ramifie dans la langue et les muscles voisins, l'autre externe, l'*artère carotide* (*c*). Cette dernière, la plus importante, se divise en quatre rameaux : l'*artère pharyngienne ascendante* (fig. 261 *p*) se dirige à la base de la tête vers l'orifice de la trompe d'Eustache, elle fournit au pharynx des ramuscules qui s'anastomosent avec des ramifications de l'artère cutanée dont nous parlerons plus bas; l'*artère ophthalmique* (*o*) qui se rend aux muscles de l'œil; l'*artère palatine* (*p'*), qui fournit de nombreuses branches à la muqueuse du palais et à la glande de Harder; enfin, l'*artère carotide interne*, laquelle se ramifie dans le crâne et à la naissance de la moelle. En somme, le tronc carotide fournit la plus grande partie du sang qui arrose la tête.

Le plus postérieur des troncs artériels nés de la division du bulbe, est le *tronc pulmo-cutané* (fig. 261, III); il conduit le sang, son nom l'indique, vers les organes respiratoires et se divise en deux branches : l'*artère pulmonaire* (fig. 261 *Lu*) qui s'incurve en arrière, pénètre dans le poumon au sommet de celui-ci et se ramifie contre ses parois en un riche réseau; l'*artère cutanée* (*cm*) qui se dirige également en arrière, du côté du dos, contre la peau duquel elle court jusqu'à l'extrémité postérieure du tronc, fournissant tout le long de son parcours des ramuscules latéraux qui arrosent toute la couverture cutanée. Parmi ces derniers, on distingue sous le nom d'*artère pharyngo-maxillaire*, celui qui se rend du côté du pharynx et de la mâchoire inférieure et sous le nom d'*artère cutanée pectorale*, celui qui répand le sang dans la peau de la poitrine.

Mais le tronc le plus important par le grand nombre d'artères auxquelles il donne naissance, est assurément le *tronc aortique* (fig. 261, II), lequel part du bulbe entre les deux troncs précédents. Il se dirige, en contournant l'œsophage, entre les muscles pétrohyoïdiens, vers la colonne vertébrale et de là il s'incurve en arrière. Chaque tronc aortique fournit de la sorte une artère aorte, l'*aorte droite* (fig. 261 *Ad*) et l'*aorte gauche* (*As*). Toutes deux convergent l'une vers l'autre et se réunissent à peu près vers le milieu de la cavité du corps pour former un tronc impair l'*aorte commune* ou *artère abdominale* (fig. 261 A); mais tandis que tout le sang apporté par l'aorte droite se déverse dans cette dernière, une fraction de celui contenu dans l'aorte gauche dérive dans un vaisseau latéral qui prend naissance au point de réunion des deux aortes et se rend à l'intestin et au mésentère d'où son nom d'*artère intestinale commune* ou *artère cœliaco-mésentérique* (fig. 261 *c*, *m*). Avant de se réunir pour former l'aorte abdominale, les troncs aortiques émettent un certain nombre de branches qui d'avant en arrière sont : l'*artère laryngienne* se ramifiant sur le larynx et les organes voisins; l'*artère œsophagienne* qui arrose la paroi dorsale de l'œsophage; l'*artère occipito-vertébrale* qui, après être montée du côté de la colonne vertébrale, s'y divise en deux branches, l'une antérieure (artère occipitale), l'autre postérieure (artère vertébrale); toutes deux fournissent un grand nombre de ramuscules aux muscles intervertébraux et de la tête; enfin l'*artère sous-clavière*, qui naît très près de la précédente, longe le second nerf spinal et se ramifie dans les muscles de la ceinture scapulaire et du membre antérieur. Ici encore nous sommes obligés de renvoyer à la monographie de Ecker et Wiedersheim pour le détail des nombreux ramuscules émis par ces artères, lesquels empruntent leurs noms des os ou des muscles vers qui ils courent.

L'*artère intestinale* ou *cœliaco-mésentérique* que l'on peut considérer comme un prolongement de l'aorte gauche se divise en deux branches : l'*artère cœliaque* ou *gastrique* (fig. 261 *c*) envoie des rameaux dans les parois de l'estomac, dans le foie et la vésicule biliaire; l'*artère mésentérique* (fig. 261 *m*) se ramifie dans le mésentère, la rate et les diverses régions de l'intestin proprement dit.

Quant à l'*aorte abdominale* (fig. 261 *Ad*), elle court directement en arrière sur la ligne médiane du corps. Au niveau des reins elle donne naissance par sa face ventrale à quatre ou cinq branches impaires, les *artères uro-génitales* qui se divisent chacune presque immédiatement en deux rameaux, lesquels engendrent à leur tour de multiples ramuscules qui vont arroser les reins, les organes génitaux et leurs canaux excréteurs (fig. 254 *m*). En outre, elle fournit une *artère lombaire* qui pénètre en partie par les trous intervertébraux dans le canal rachidien et en partie se ramifie dans les muscles voisins.

A son extrémité postérieure, un peu en arrière des artères uro-génitales, l'aorte abdominale se divise de nouveau en deux branches (fig. 254), les *artères iliaques communes* qui passent sur les nerfs lombaires et fournissent chacune, tout de suite après leur séparation, une branche à la vessie urinaire et une autre branche plus importante, l'*artère fémorale* ou *crurale* qui se ramifie dans les muscles du bassin et de la naissance de la cuisse. Après avoir émis ces branches, les artères iliaques quittent le bassin et se prolongent dans les membres postérieurs sous le nom d'*artères sciatiques* (*a. ischiaticae*) en suivant les nerfs du même nom.

L'artère sciatique est la principale de la jambe, elle court d'abord à la face dorsale de la cuisse entre le muscle vaste externe et le semi-membraneux et se ramifie dès lors en un grand nombre de rameaux dont les principaux sont les *artères tibiale* et *du péroné* qui se subdivisent à leur tour dans tous les muscles jusqu'à l'extrémité des doigts.

Veines. Nous connaissons déjà les quatre grands troncs veineux qui affluent vers les oreillettes du cœur. Les *veines pulmonaires* ramènent le sang qui s'est artérialisé dans les poumons; elles convergent depuis le sommet de ces derniers, en passant sur

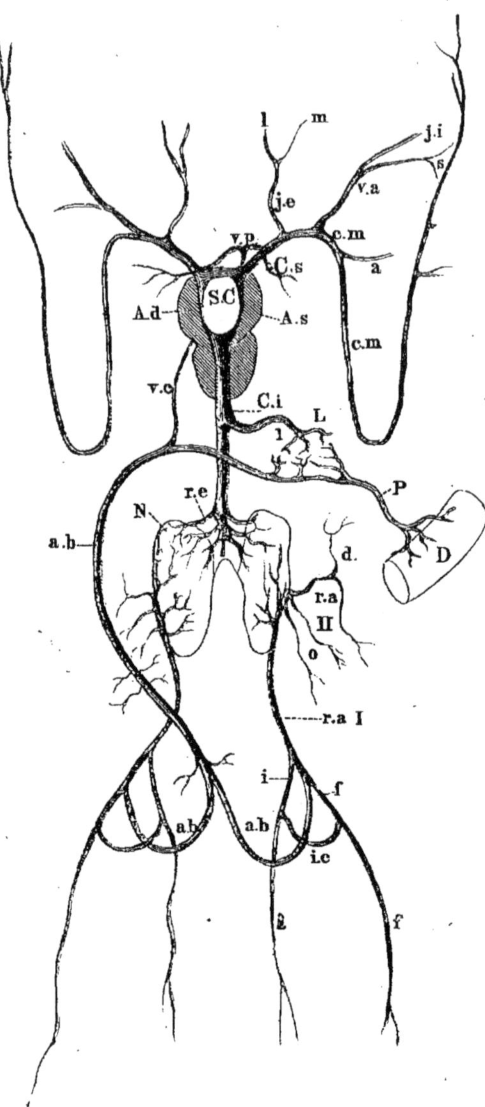

Fig. 262.

Fig. 262. — *Rana esculenta.* Schema du système veineux (d'après Ecker et Wiedersheim). *Ad*, *As*, oreillettes droite et gauche; *SC*, sinus veineux; *Vp*, veine pulmonaire; *Cs*, veines caves supérieures; *je*, veine jugulaire externe; *l*, veine linguale; *m*, veine maxillaire; *va*, veine innommée; *ji*; veine jugulaire interne; *s*, veine sous-scapulaire; *cm*, veine cutanée; *a*, veine sous-clavière ; *Ci*, veine cave inférieure ; *L*, foie; *l*, veine hépatique; *vc*, veine cardiaque; *D*, intestin; *P*, veine-porte intestinale; *ab*, veine abdominale; *N*, reins; *re*, veine-porte rénale; *ra I*, veine afférente rénale primaire ; *ra II*, veine afférente rénale secondaire ; *d*, veine dorso-lombaire ; *o*, veine de l'oviducte; *i*, veine sciatique; *f*, veine fémorale; *ic*, veine iliaque commune.

la face dorsale du sinus veineux et se réunissent en un tronc commun très court, la *veine pulmonaire commune* (fig. 260, *h* et 262, *vp*) qui débouche par un orifice semi-lunaire dans l'oreillette gauche. Tout le sang veineux, retour du corps, afflue dans le sinus veineux (fig. 260 *d*, et 262 *sc*) par les deux veines caves supérieures et le tronc impair de la veine cave inférieure.

Les premières (fig. 260 *g*, *g*) collectent chacune le sang qui leur est apporté de la tête, de la peau et du membre antérieur par trois vaisseaux : la veine cutanée (fig. 262 *cm*), la veine innommée (*va*) et la veine jugulaire externe (*je*).

Celle-ci, la *veine jugulaire externe* (*je*) court sur les côtés de l'appareil hyoïdien, elle reçoit elle-même le sang de la langue et des muscles hyoïdiens par la *veine linguale* et la *veine maxillaire inférieure* de la réunion desquelles elle est formée.

La *veine innommée* (*va*) reçoit le sang du crâne par la *veine jugulaire interne* (*ji*) et de la colonne vertébrale par une *veine vertébrale* qui se jette dans la précédente. En outre, le sang de retour des muscles abdominaux et de la ceinture scapulaire s'y déverse par une *veine sous-scapulaire* (*s*) qui la rejoint au même point que la jugulaire interne.

Quant à la *veine cutanée* (*cm*) elle est de beaucoup la plus grosse des trois branches qui affluent vers la veine cave supérieure. Elle est formée, en effet, de deux importants rameaux vers lesquels convergent un grand nombre de petites veines. Le rameau postérieur ou veine cutanée proprement dite (*cm*) a le plus long parcours ; après s'être dirigé en arrière sous la peau jusqu'au milieu à peu près de la longueur du corps, il s'incurve en avant et s'étend sur les côtés de la tête jusqu'à l'extrémité antérieure du museau, recevant de chaque côté des veines de la peau, des muscles de la face, de l'œil et de la poitrine. Le rameau antérieur ou *veine sous-clavière* (*a*) ramène dans la veine cutanée le sang du membre antérieur où l'on peut lui reconnaître dans l'avant-bras deux affluents, la *veine radiale* du côté du radius et la *veine ulnaire* du côté du cubitus.

Le gros tronc de la *veine cave inférieure* (*Ci*) apporte dans le sinus veineux tout le sang des viscères et du membre postérieur. Il court sur la ligne médiane du corps à partir des reins, au niveau desquels il est parallèle à l'aorte abdominale et reçoit les *veines rénales efférentes* (*re*), les veines des organes génitaux et des appendices graisseux. Un peu avant d'atteindre le sinus veineux, la veine cave inférieure reçoit les *veines hépatiques* (*l*) qui viennent des lobes latéraux du foie et lui apportent le sang qui a traversé cet organe. Le foie est parcouru en effet par du sang veineux de deux provenances, par celui qui vient du système de la veine-porte et par celui de la veine abdominale.

La *veine-porte* (P) récolte le sang de retour de l'estomac, de l'intestin proprement dit, de la rate et du mésentère. Son département est par conséquent très vaste et le nombre des rameaux qui convergent vers elle est considérable; les deux principaux sont la *veine-porte gastrique* et la *veine-porte intestinale* qui se réunissent finalement en un seul, lequel se multifurque dans les divers lobes du foie.

La *veine abdominale* (*ab*) naît de la réunion sur la face inférieure de la paroi du ventre, de deux branches collatérales des veines fémorales (*f*). Ces deux branches, après un bref parcours d'avant en arrière, se recourbent en avant, formant deux anses à concavité antérieure à partir desquelles elles convergent l'une vers l'autre. La veine unique qui résulte de leur fusion court directement en avant jusqu'au niveau du foie où elle se ramifie dans les lobes latéraux de cette glande. Son rameau gauche reçoit un ramuscule provenant de la division gastrique de la veine-porte. Près de la réunion des deux branches postérieures de la veine abdominale, celle-ci reçoit des *veines vésicales* qui récoltent le sang des parois de la vessie urinaire et le long de son parcours ascendant, elle reçoit en outre plusieurs ramuscules des muscles abdominaux. Enfin, à la hauteur du foie, mais avant de pénétrer dans cet organe, la veine abdominale reçoit un rameau, la *veine cardiaque* (*vc*), lequel naît d'un réseau capillaire entourant le bulbe artériel (Hyrtl).

Outre le système de la veine-porte du foie, nous devons signaler un système semblable propre aux reins. Nous avons déjà vu comment les veines rénales qui sortent de ces organes se jettent au nombre de deux ou trois paires, dans la veine cave inférieure, il nous reste à mentionner les veines qui affluent vers eux. Ces veines, au nombre de deux principales, pénètrent dans les reins par leur bord externe et postérieur et se dispersent en de nombreux ramuscules surtout à leur face dorsale. La *veine rénale afférente primaire* (*ra* I) apporte principalement le sang du membre postérieur (dont une partie dérive dans la veine abdominale) par deux gros vaisseaux, la *veine fémorale* (*f*) et la *veine sciatique* (*i*). La première et la plus importante, vient de la partie antérieure de la cuisse qu'elle traverse entre le muscle vaste externe et le muscle droit antérieur. A l'articulation du genou, elle se prolonge dans la jambe sous le nom de *veine tibiale postérieure* laquelle collecte le sang de la face dorsale de l'extrémité de la patte. La seconde, c'est-à-dire la veine sciatique, traverse la cuisse conjointement avec le nerf du même nom, entre le muscle semi-membraneux et le muscle biceps, elle se prolonge dans la jambe sous le nom de *veine tibiale antérieure* traversant en partie le canal interne du tibia; comme la précédente, elle ramène le sang des muscles de la patte depuis les doigts. Vers le sommet de la cuisse, ces deux veines sont reliées par une petite veine iliaque de communication (*ic*). Nous rappelons ici que la veine fémorale, avant de se fusionner avec la veine sciatique, est réunie à l'une des branches arquées de la veine abdominale.

La *veine rénale afférente secondaire* (*ra* II) entre dans le rein par son bord externe, alors que la précédente a déjà commencé à s'y ramifier, elle est formée de trois branches principales, les *veines de l'oviducte* (*o*) et la *veine dorso-lombaire* (*d*). Cette dernière collecte le sang de la paroi dorsale du tronc, de la région lombaire et des muscles inter-costaux.

Par ces différentes voies, tout le sang veineux du corps est ramené, ainsi que nous le disions, dans le sinus veineux puis dans l'oreillette droite.

Système lymphatique. Il comprend dans son ensemble les gaînes qui enveloppent comme d'un manchon les vaisseaux sanguins du mésentère, les sacs lymphatiques situés sur la peau et les cœurs lymphatiques.

Ces derniers sont au nombre de deux paires. Les *cœurs lymphatiques antérieurs* sont situés de chaque côté de la colonne vertébrale dans un petit espace triangulaire ménagé par l'écartement des fibres musculaires qui relient les apophyses transverses de la troisième vertèbre à celles de la quatrième. Ce sont deux petits corps ovoïdes à parois minces et contractiles dans lesquelles on peut constater l'existence d'éléments musculaires. Pour mettre en évidence ces deux cœurs, il est avantageux de les chercher depuis la face ventrale; après avoir enlevé le canal digestif et les poumons, on les aperçoit fort distinctement sur le bord postérieur des apophyses de la troisième vertèbre où ils sont contigus à la veine sous-scapulaire avec laquelle ils communiquent.

Les *cœurs lymphatiques postérieurs* ne sont pas plus volumineux que les précédents, ils ont les dimensions d'une grosse tête d'épingle. Chez quelques grenouilles on les voit pulser à travers la peau. Ils sont situés de chaque côté de l'extrémité postérieure de l'urostyle, dans un espace triangulaire placé à l'origine des muscles coccygéo-iliaques, fessier et vaste externe, très près de l'articulation de la cuisse. On les atteint le plus aisément depuis la face dorsale. Ils sont contigus à la veine iliaque transversale qui fait communiquer la veine fémorale avec la veine sciatique (fig. 262 *ic*).

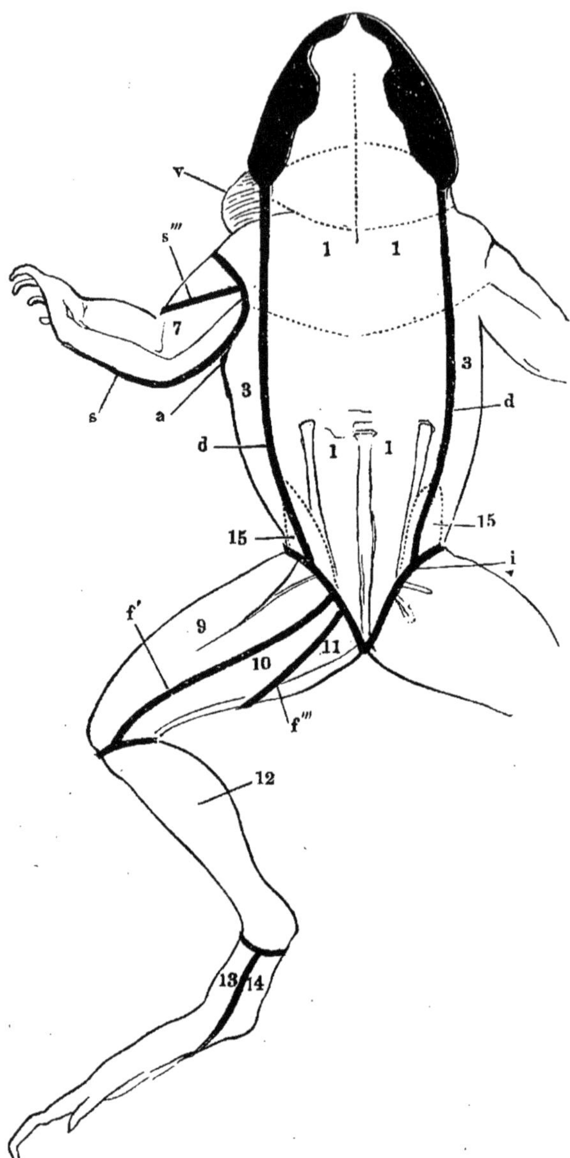

Fig. 263.

Fig. 263. — *Rana esculenta.* Sacs lympathiques sous-cutanés de la face dorsale du corps. Les plaques brunes indiquent les régions où la peau adhère directement aux muscles sous-jacents et les lignes de même couleur montrent la situation des cloisons conjonctives. (D'après Ecker et Wiedersheim.) *1*; sac cranio-dorsal; *3*, sacs latéraux; *7*, sac brachio-radial; *9*, sac fémoral; *10*, sac suprafémoral; *11*, sac inter-fémoral; *12*, sac crural; *13*, sac dorsal; *14*, sac plantaire du pied; *15*, sacs iliaques; *d*, cloisons dorsales; *a*, cloisons abdominales; *s*, cloison brachiale postérieure; *s'''*, cloison brachiale médiane; *i*, cloison inguinale; *f*, cloison fémorale supérieure; *f'''*, cloison fémorale intermédiaire; *v*, sac vocal.

Les cœurs lymphatiques sont percés de plusieurs petites ouvertures par lesquelles ils reçoivent de la lymphe de la cavité viscérale et des sacs lymphatiques sous-cutanés, lymphe qu'ils chassent dans le système veineux. En y injectant avec précaution une masse colorée, on la voit passer dans le sinus de la cavité abdominale ainsi que dans les veines, phénomène qui se reproduit lorsqu'on pousse l'injection dans les sacs sous-cutanés. Depuis les travaux de Johannes Müller et de Recklinghausen, il n'est pas douteux que ces derniers sont des sinus remplis de lymphe.

Lorsqu'on écorche une grenouille, on est frappé des vastes lacunes qui existent entre la peau et les muscles de la paroi du corps. Ces lacunes sont séparées par de minces cloisons de tissu conjonctif en plusieurs compartiments plus ou moins remplis de lymphe incolore. Ces cloisons sont elles-mêmes parcourues par des espaces lacunaires visibles surtout le long de leur ligne d'attache à la peau, ainsi que le démontrent des injections bien réussies. Parmi les nombreux compartiments ainsi constitués nous mentionnerons seulement les principaux.

Le *grand sac cranio-dorsal* (fig. 263, *1*, *1*) qui s'étend depuis la pointe du museau jusqu'à l'extrémité du coccyx; il est limité latéralement par les cloisons dorsales (*dd*) qui le séparent des sacs latéraux (*3*, *3*) et, en arrière, par des cloisons inguinales (*i i*) qui le séparent des sacs fémoraux.

Les *sacs latéraux du tronc* (*3*, *3*) s'étendent de chaque côté du corps entre les pattes de devant et les pattes de derrière.

Le *sac ventral* séparé des précédents par des cloisons abdominales (*a*), s'étend en forme de triangle depuis le sternum jusqu'à la symphyse du pubis. Il est précédé par un *sac thoracique* compris entre le sternum et la gorge et par un *sac sous-maxillaire* s'étendant depuis la cloison tendue sur cette dernière, jusqu'aux arcs de la mandibule, entre la peau et le muscle sous-maxillaire. En avant, ce sac est clos par la peau adhérente au bord de la mâchoire inférieure.

Les *sacs iliaques* (*15*) sont intercalés entre les sacs latéraux et le sac cranio-dorsal et sont séparés en arrière par les cloisons des sacs de la cuisse.

Quant aux sacs des membres ils sont séparés, par des cloisons continues, de ceux du tronc et se distinguent par des noms empruntés aux régions qu'ils recouvrent. L'examen de la figure 263 montre ceux de la face supérieure du bras et de la jambe.

Les Amphibiens considérés dans leur ensemble constituent une classe relativement homogène. Leurs principales différences morphologiques résultent naturellement, comme toujours, de leur genre de vie. Plusieurs d'entre eux, passant leur existence entière dans le milieu aquatique, conservent les organes (nageoire caudale, branchies, etc.) qui leur sont utiles pour la vie sous l'eau et qui caractérisent les formes larvaires seulement, de ceux qui atteignent à une existence terrestre et à la respiration aérienne.

L'histoire biologique de l'Axolotl qui passe, selon les circonstances extérieures, à l'état d'*Amblystoma* ou demeure à celui de *Siredon* et celle de quelques autres Salamandres qui se reproduisent indifféremment à l'état branchié ou à l'état pulmoné, selon que l'eau abonde ou se fait rare autour d'elles, nous indiquent clairement que la maturité sexuelle est beaucoup plus indépendante de la forme qu'on ne le croyait autrefois. C'est donc à tort que l'existence des branchies était jadis donnée comme un signe larvaire. Nous rappellerons à ce propos, les expériences de Mlle de Chauvin, connues de tous les biologistes. La persistance d'un appendice caudal est le caractère qui, extérieurement, distingue le plus les *Urodèles* ou Salamandres des *Anoures* ou Grenouilles. Les premières ont le corps allongé cylindrique plus ou moins aplati latéralement ou de haut en bas; ordinairement de petite taille, elles atteignent au maximum un mètre de longueur (*Cryptobranchus*). Les secondes, au contraire, ont le corps court et ramassé.

Un autre caractère qui influe grandement sur l'aspect extérieur de ces animaux est le développement relatif des membres. Ceux-ci peuvent faire complètement défaut, ainsi que c'est le cas chez les *Gymnophiones* dont le corps est cylindrique et semblable à celui des Serpents, ou bien ils sont réduits à une paire seulement (*Sirèn*), les pattes de derrière ayant disparu. Lorsqu'ils sont tous quatre représentés, les membres peuvent rester courts (*Urodèles*) et servir à la marche, ou se développer énormément en arrière pour permettre la progression par sauts. (*Anoures.*)

La *peau* nue et glandulaire dans la grande majorité des cas, présente exceptionnellement des formations écailleuses (*Gymnophiones*) qui peuvent même atteindre d'assez grandes dimensions (*Epicrium*) et sont constituées beaucoup plus sur le type des écailles cycloïdes des Poissons que sur celui des écailles des Reptiles. Chez quelques Anoures, on rencontre aussi des plaques dermiques sur le dos (*Ceratophrys*), lesquelles peuvent même s'unir avec les vertèbres voisines (*Brachycephalus*). Nul doute que nous ne devions considérer ces formations comme des vestiges du squelette dermique des Amphibiens fossiles, tels que l'*Archegosaurus*, par exemple. Ajoutons qu'on rencontre parfois des dépôts calcaires dans les cellules conjonctives du derme (*Bufo*).

L'épiderme simple et lisse chez les larves, s'épaissit ordinairement chez les adultes où il devient quelquefois dur et verruqueux; chez les Gymnophiones il est relevé en demi-anneaux se recouvrant partiellement les uns les autres (*Epicrium*). Il se racornit à l'extrémité des doigts chez les Onychodactyles et constitue alors de véritables ongles (*Cryptobranchus*, *Dactylethra*). A l'époque de la reproduction, les mâles des Crapauds et des Grenouilles ont aussi la peau du pouce considérablement épaissie en vue de pouvoir mieux saisir la femelle.

Le *derme* se soulève quelquefois également et pénètre dans les crêtes formées par l'épiderme. Il consiste toujours en faisceaux conjonctifs entrecroisés, séparés par des espaces lympathiques et mêlés à des vaisseaux, à des nerfs et à des fibres musculaires lisses. Ces dernières communiquent une certaine contractilité au derme et contribuent à l'expulsion des produits de sécrétion des nombreuses glandes qui y sont incluses.

La structure de celles-ci permet de les distinguer en deux groupes. Les unes sont monocellulaires et en forme de bouteilles, les autres sont multicellulaires et en forme de saccules arrondis. Le mucus produit par ces dernières renferme fréquemment des principes âcres, odoriférants et vénéneux. On en a extrait des alcaloïdes toxiques (salamandrine, etc.).

La répartition des glandes varie beaucoup d'un genre à l'autre et peut être utilisée par le zoologiste. Tantôt elles sont dispersées irrégulièrement à la périphérie du corps, tantôt ramassées en certaines régions seulement. Ainsi, les *glandes parotidiennes* des Salamandres, concentrées dans le voisinage des mâchoires, les glandes des pattes des Crapauds (*Bufo, Bombinator*), etc.

Essentiellement protectrices, les glandes dermiques peuvent s'adapter à d'autres fonctions. On doit leur rattacher, par exemple, les cellules incubatrices dans lesquelles les femelles de Pipa reçoivent leurs œufs après la ponte.

Entre le derme et l'épiderme, et pénétrant parfois plus ou moins profondément dans le premier, se trouvent des cellules conjonctives modifiées, chargées de pigment. Chez quelques genres (*Hyla*) elles sont contractiles et constituent alors des *chromatophores* dont les mouvements paraissent être soumis à l'action du système nerveux. On a même constaté l'existence de terminaisons nerveuses chez quelques-unes d'entre elles. Le jeu des chromatophores permet des changements de couleur de la peau en relation avec le milieu ambiant (mimicry) ou avec certains états physiologiques (robe nuptiale des Tritons, etc.).

Le *squelette* varie dans d'assez larges proportions. Des vestiges persistants de la corde dorsale et du crâne primordial se rencontrent à des degrés divers chez tous les Amphibiens. Cependant, ils possèdent tous une colonne vertébrale dont les pièces constitutives sont séparées par des disques intervertébraux inconnus chez les Poissons. Cette colonne vertébrale se distingue de celle des Ganoïdes et des Sélaciens, en ce qu'elle ne prend pas naissance dans la gaîne de la corde mais dans le tissu conjonctif environnant.

Les *vertèbres* sont tantôt amphicoeles ou bi-concaves (*Gymnophiones, Pérennibranches*), tantôt opisthocoeles (*Pipa, Salamandrines)*, tantôt procoeles comme chez la Grenouille. Ce dernier cas se rencontre chez les Anoures dont quelques-uns, toutefois, ont des vertèbres opisthocoeles (*Bombinator, Alytes*). Chez les Anoures, le développement des disques intervertébraux plus accusé que chez les Urodèles, a pour effet de refouler la corde dorsale dont les restes cartilaginisés se transforment en têtes articulaires qui correspondent à des cavités cotyloïdes.

Le nombre des vertèbres varie avec la longueur du corps. Réduit à 10 chez les Anoures, il dépasse 40 chez les Salamandres, 100 chez les Sirènes, 150 chez les Tritons, et même 200 chez les Cécilies. On peut généralement (sauf chez les Gymnophiones qui n'ont pas de membres) distinguer dans la colonne vertébrale des régions cervicale, dorsale, lombaire, sacrale et caudale, régions qui se différencient davantage chez les Vertébrés supérieurs.

Les apophyses épineuses sont rudimentaires dans la règle, pourtant elles s'articulent entre elles chez quelques Urodèles dont l'épine dorsale est très souple. Les apophyses transverses atteignent leur maximum de développement chez les Anoures ; chez les Urodèles et les Gymnophiones, ces dernières entrent en relations avec des côtes rudimentaires. Les hémapophyses entourent les vaisseaux de la queue des Urodèles. Chez les *Anoures* cette dernière n'existe que pendant la période larvaire, elle subit plus tard une métamorphose régressive qui s'étend à toute une série de vertèbres situées en dedans du tronc, celles-ci se synostosent en un os en forme de lame, un *coccyx* tel que nous le connaissons chez la Grenouille.

La première vertèbre se distingue très généralement par sa forme annulaire et l'absence d'apophyses transverses. Elle porte à son bord inférieur une petite apophyse odontoïde (absente chez les Gymnophiones), laquelle s'engage dans la partie basilaire du crâne ; à ses côtés existent toujours les deux facettes articulaires correspondant aux deux condyles occipitaux, typiques chez tous les Amphibiens. Nous devons noter ici que l'embryogénie enseigne que le véritable atlas se soude avec l'occipital pendant le cours du développement, en sorte que la première vertèbre cervicale ou soi-disant atlas des adultes, correspond en réalité à l'axis des autres Vertébrés.

Le *crâne* présente, dans le détail de sa constitution, un assez grand nombre de variations, d'intérêt secondaire. Le crâne primordial, encore très important chez les Pérennibranches, disparaît toujours en partie soit par l'ossification directe de son cartilage, soit à cause du refoulement de ce dernier par des os de recouvrement provenant du périchondre. Les occipitaux latéraux régulièrement bien développés, la capsule auditive, l'os en ceinture, l'os carré, reconnaissent la première origine; les frontaux, et les pariétaux qui ferment le crâne primordial par en haut, le sphénoïde le fermant par en bas, les nasaux, le vomer, etc., reconnaissent la seconde, Chacun de ces os se développe d'une façon un peu différente selon les types. C'est ainsi que les fronto-pariétaux se soudent généralement chez les Anoures, tandis qu'ils demeurent distincts chez les Urodèles. Le sphénoïde de ces derniers n'a pas la forme en croix que nous lui avons rencontrée chez la Grenouille. Le vomer est impair chez les *Pipas*. L'os en ceinture n'existe que chez les Anoures, etc., etc. Nous n'insistons pas sur ces détails.

L'arc maxillaire, réduit aux os intermaxillaires chez les Pérennibranches, est toujours soudé au crâne, caractère qui ne s'observe qu'exceptionnellement chez quelques Poissons (*Chimères, Lepidosirèn*). Il en est de même du palato-carré. L'extrémité postérieure de l'appareil suspenseur de la mandibule, correspondant à l'os carré, est ossifiée et l'extrémité postérieure du maxillaire lui est généralement reliée chez les Anoures par un os jugal, mais celui-ci manque chez les Urodèles où il est remplacé par du tissu fibreux. Les dents du maxillaire et de l'intermaxillaire sont très constantes, on en rencontre aussi sur le vomer, le palatin et même sur le sphénoïde (*Batrachoseps*) et les ptérygoïdes (*Menobranchus, Siredon*).

Les modifications des *arcs viscéraux*, très nombreuses aussi, sont en relation avec celles du mode respiratoire. Chez les Pérennibranches, dont les branchies persistent durant toute la vie, ils sont au nombre de cinq : l'arc hyoïdien et quatre arcs branchiaux, composés dans la règle de deux pièces cartilagineuses de chaque côté. Cependant, il n'y a déjà plus que trois arcs branchiaux chez *Proteus*, et chez les *Salamandrines* on ne rencontre plus que les restes de deux arcs qui, chez les Salamandres terrestres, s'effacent même entièrement. Chez les Anoures, les arcs branchiaux ne sont représentés que chez les larves ; il n'existe plus chez les adultes qu'une seule paire d'arcs, articulée au bord postérieur du corps de l'hyoïde et qui servent d'appareil suspenseur au larynx. L'arc hyoïdien présente la plus grande réduction chez les Aglosses (*Pipa, Dactylethra*) qui n'ont pas de langue.

Les *ceintures scapulaire* et *pelvienne* sont absentes chez les Gymnophiones dépourvus de membres. Il en est de même de la ceinture pelvienne chez *Siren* dont les membres antérieurs existent seuls. L'absence d'un sternum chez les Urodèles inférieurs fait que leur ceinture scapulaire est interrompue à la face ventrale. Elle est continue chez les Anoures, reliée qu'elle est à un sternum et à un épisternum, ainsi que nous l'avons vu chez la Grenouille. Le développement des os de la ceinture est en correspondance avec celui du membre. Chez les Urodèles, l'omoplate est très réduite, le suprascapulaire manque toujours.

On rencontre très généralement les trois os du bassin dans la même position relative que nous leur avons reconnue chez la Grenouille. Les os iliaques, moins allongés chez les Urodèles que chez les Anoures, sont reliés, en avant, à une seule vertèbre sacrale et, en arrière, au pubis et à l'ischion. Sur le bord antérieur du pubis des Urodèles (à quelques exceptions près, *Proteus*, *Spelerpes*) prend naissance une tige cartilagineuse qui se bifurque à son extrémité antérieure. Ce *cartilage épipubien* rappelle l'apophyse styloïde du bassin des Dipnoïques; il est intéressant en ce qu'il donne probablement plus tard chez les Vertébrés supérieurs les os marsupiaux (Wiedersheim).

Les membres ne diffèrent que par leur longueur et le nombre de leurs doigts. Les deux os de l'avant-bras et de la jambe, toujours soudés chez les Anoures, sont séparés et distincts chez les Urodèles. Les doigts, au nombre de quatre dans la règle, peuvent s'élever à cinq (membre postérieur de *Menopoma*) ou le plus souvent, au contraire, subir des réductions ainsi que les os du carpe et du tarse. Chez *Proteus*, par exemple, on ne rencontre plus que trois doigts aux pattes de devant et deux doigts à celles de derrière. Celles-ci sont entièrement palmées chez les bons nageurs (*Pipa*, *Rana*). Nous avons déjà mentionné que les doigts portent exceptionnellement des ongles (*Dactylethra*) ou des pelotes adhésives (*Hyla*) qui sont des formations cutanées.

Tout ce que nous pouvons dire de la *musculature*, c'est que ses subdivisions métamériques encore visibles chez toutes les larves ne le sont plus que par places chez quelques Urodèles adultes et s'effacent complètement chez la plupart des Anoures. D'infinies variations se manifestent chez les différents genres et s'expliquent par le développement relatif du corps et des membres, ainsi que par la persistance ou la disparition des arcs branchiaux. Une myologie comparative de l'ensemble des Amphibiens ne peut encore être établie, d'importants matériaux en ont été rassemblés par Hoffmann (dans *Bronn's Thier Reich*) au travail duquel nous renvoyons le lecteur.

Le *système nerveux central* de la Grenouille permet parfaitement de se représenter ce qu'est le même système chez les autres Amphibiens. La longueur de la moelle épinière et le nombre des nerfs rachidiens varient avec la longueur du corps. Les renflements et l'importance des plexus brachiaux et sacro-lombaires sont eux-mêmes subordonnés au développement des membres ; ils sont nuls chez les Gymnophiones.

Le sinus rhomboïdal de la moelle allongée, largement ouvert chez les Pérennibranches et les Dérotrèmes est recouvert, en partie, par le cerveau moyen chez les Tritons, mais, même chez ces derniers, on rencontre un plexus choroïdien. Le cervelet est toujours réduit à une simple lamelle transversale. Le mésencéphale est moins développé chez *Pipa* que chez *Rana*, et chez les Gymnophiones il est toujours moins volumineux que le cerveau antérieur lequel atteint dans ce type son maximum de développement. Les hémisphères sont chez eux si volumineux, qu'ils éclipsent la plupart des autres parties de l'encéphale. Chez les Urodèles, ils sont plus espacés que chez les Anoures, mais ils présentent des différences de grandeur même chez les genres les plus voisins, *Salamandra* et *Triton* par exemple.

D'une façon générale, il faut convenir que les diverses régions de l'encéphale des Amphibiens, disposées à la suite les unes des autres sur un même plan horizontal, comme chez les Poissons, ressemblent à celles de ces derniers. Chez les Urodèles dont ces régions sont bien espacées, leur analogie avec celles des Ganoïdes et des Dipnoïques saute aux yeux. La question de l'existence chez les Amphibiens de vestiges d'un *œil pinéal*, réclame de nouvelles recherches. Tout ce que nous pouvons en dire dans l'état actuel de nos connaissances est que la glande pinéale, évagination du thalamencéphale est plus marquée et plus importante, par rapport aux autres parties de l'encéphale, chez les jeunes larves que chez les adultes. Son aspect varie d'ailleurs beaucoup selon l'âge de la larve. A un certain moment elle se présente sous la forme d'une tige pleine, infléchie en avant et composée par un amas de cellules. Les relations de cette tige avec l'organe frontal que nous avons mentionné chez *Rana*, sont encore très problématiques. Il résulte même d'une communication que nous devons à l'obligeance de Béraneck, que chez *Rana*, *Triton* et *Salamandra* l'organe frontal n'apparaîtrait que postérieurement à la glande pinéale et ne serait nullement un diverticule de cette dernière. Chez les très jeunes larves, l'organe frontal serait déjà en dehors des méninges, accolé contre la peau. Il ne revêt pas la forme d'une vésicule optique, l'on n'y distingue ni rétine, ni cristallin. Nous devons cependant signaler que chez *Bombinator* Götte a constaté une relation de continuité entre l'organe frontal et le cerveau intermédiaire, mais aucun auteur à notre connaissance n'a fourni des preuves suffisantes pour le considérer comme un œil pinéal. L'hypothèse d'un pareil œil chez les anciens Amphibiens repose surtout sur la présence d'un large trou pariétal chez les Labyrinthodontes et sur la coexistence d'un trou semblable avec un œil pinéal bien constitué chez beaucoup de Lézards actuels, surtout chez *Hatteria*. (Voir plus loin les généralités sur les Reptiles.)

La distribution des nerfs cérébraux présente peu de modifications. Les nerfs olfactifs sont toujours courts et, à l'exception de *Menopoma* qui possède une lame criblée, ils ne se ramifient qu'après avoir atteint la muqueuse nasale. Les nerfs optiques forment toujours un *chiasma*. Des rapports intimes entre le facial et le trijumeau existent dans la règle chez les Anoures, tandis que chez les Urodèles ces deux nerfs sont plus indépendants l'un de l'autre, le facial se borne à envoyer au trijumeau un rameau de sa racine et sort du crâne par un orifice distinct. Chez les genres qui vivent dans l'eau et chez les larves de ceux qui passent à une existence aérienne, il se détache du vague une branche importante qui se dirige en arrière de chaque côté du corps et qui est homologue au *nerf latéral* des Poissons. Après la métamorphose, ce nerf se réduit à une petite branche qui se rend dans la peau du cou. Chez les Pérennibranches, le glosso-pharyngien sort du crâne par un trou spécial ; chez les Anoures où il demeure plus intimement uni au vague, il subit des modifications au moment de la dernière métamorphose et se termine en deux branches, l'une qui se rend dans la langue et l'autre au pharynx. Jusqu'alors, il innerve exclusivement le premier arc branchial comme c'est le cas chez les Pérennibranches, les autres arcs étant innervés par les ramifications du vague. Le nerf hypoglosse est chez tous les Amphibiens en dehors du crâne, le premier des nerfs rachidiens.

Quant au système du grand sympathique, il est partout représenté, mais moins bien développé chez les types inférieurs que chez la Grenouille et les autres Anoures.

Les *organes des sens* présentent de remarquables variations selon le genre de vie. Chez tous les Amphibiens, on rencontre dans la peau des groupes plus ou moins nombreux et diversement dispersés de cellules sensorielles reconnaissant une origine épidermique. Ces organes sont toujours à la surface de la peau et jamais enfoncés dans des tubes comme c'est le cas chez les Poissons. Ils sont abondants surtout chez les Amphibiens aquatiques où ils affectent une certaine ordonnance sur la tête et sur les côtés du corps. Dans ce dernier cas, on en reconnaît une ou plusieurs rangées à la base de la crête dorsale ou plus bas contre les flancs.

Les Protées et les jeunes Axolotls étudiés par Bugnion (voir *Littérature*), ainsi que toutes les larves peu pigmentées, se prêtent particulièrement bien à leur observation. Chez les Anoures, ils s'enfoncent dans la peau après la métamorphose; ils s'atrophient et disparaissent complètement. Les organes en question sont innervés à la tête par le trijumeau et le facial, ceux des flancs par le nerf latéral issu du nerf vague. Il est probable qu'ils perçoivent les mouvements ondulatoires de l'eau et qu'ils doivent être envisagés comme des organes primitifs de l'ouïe. (Wiedersheim.) Cette hypothèse se trouve confirmée par une découverte faite par MM. P. et F. Sarasin chez l'embryon de l'*Epicrium glutinosum*. Ces naturalistes ont en effet constaté chez cette espèce l'existence dans la peau de la tête, de curieux petits organes en forme de bouteilles dont les parois renferment des cellules terminées par de longues soies et dont la cavité est occupée par un corps en forme de massue comparable à un otolithe, structure qui les a fait désigner sous le nom d'*oreilles cutanées*. (Voir sur la structure et la disposition des organes de la ligne latérale chez les Amphibiens le mémoire de Malbranc.)

Des disques terminaux semblables à ceux des Poissons (*boutons gustatifs, tactiles*, etc., voir pages 400, 491 et 522) faisant saillie à la surface de la muqueuse, se rencontrent, chez la plupart des Amphibiens, sur les bords des mâchoires, sur le palais, les vomer et au sommet des papilles fungiformes de la langue, mais on n'en trouve jamais chez eux en dehors de la cavité buccale. Par contre, on rencontre régulièrement dans la peau des Anoures adultes des petites collines tactiles dont la description a été donnée par Merkel. Des corpuscules en forme de massue (corpuscules de Vater ou de Pacini) n'ont été constatés chez aucun Amphibien.

Les *fosses nasales* sont toujours paires et tapissées par une muqueuse plus ou moins plissée; elles ne sont simples et tubulaires que chez les Pérennibranches et les Dérotrèmes. Chez les Salamandrines, la couche squelettogène qui les entoure commence à se creuser de cavités qui contribuent à l'agrandissement de la surface olfactive et chez quelques-unes (*Plethodon*) on peut constater déjà l'existence de véritables *cornets* qui se compliquent chez les Anoures et surtout chez les Gymnophiones. D'autre part, chez les groupes inférieurs, la fosse nasale se prolonge dans un sinus maxillaire creusé dans le maxillaire supérieur, de telle sorte qu'il y a lieu de distinguer de chaque côté deux cavités nasales, lesquelles communiquent ensemble (*Salamandrines*) ou sont complètement séparées (*Gymnophiones*). Dans ce dernier cas, la cavité nasale accessoire, dépendante du maxillaire, reçoit un nerf propre et pourrait bien être considérée comme une ébauche de l'organe de Jacobson, répandu chez quelques Reptiles et chez beaucoup de Mammifères. Les narines internes situées généralement entre le maxillaire et les palatins sont beaucoup plus près de la lèvre chez les Pérennibranches. Les narines externes sont toujours à l'extrémité du museau.

Mentionnons à cette place un organe rencontré jusqu'ici seulement chez les Gymnophiones. Wiedersheim l'a décrit sous le nom *d'appareil éjaculateur* et le considère comme pouvant être un organe de défense. Il consiste en une vésicule fibreuse et fortement musclée, située dans l'orbite et munie d'un canal qui s'ouvre sur les côtés du museau. Cette vésicule renferme une glande dont les fonctions ne sont pas connues.

Les *yeux* ne font jamais complètement défaut, mais chez les Gymnophiones vivant dans la terre et chez le Protée qu'on ne rencontre que dans des grottes obscures, ils sont considérablement atrophiés et cachés plus ou moins profondément sous la peau. Chez *Proteus*, le cristallin et le corps vitré ont disparu. Chez tous les autres, les yeux ordinairement très gros sont construits sur le type de l'œil de la Grenouille, lequel ne diffère pas essentiellement de celui des Poissons. On rencontre très souvent des plaques ou des anneaux cartilagineux dans la sclérotique; la courbure de la cornée est toujours peu prononcée. La forme de la pupille varie davantage, ronde chez *Rana*, elle est ovale et transversale chez *Bufo*, verticale chez *Pelobates*, triangulaire chez *Bombinator*. L'iris est fortement pigmenté. Le corps ciliaire est lisse chez les Urodèles, plissé chez les Anoures. Le cristallin est toujours à peu près sphérique, la rétine toujours remarquable par la grosseur relative de ses bâtonnets. (Un millimètre carré chez *Spelerpes* n'en renferme qu'environ 30,000, tandis que chez l'homme on en trouve dans le même espace de 250,000 à 1,000,000. Wiedersheim.)

Parmi les variations des parties accessoires de l'œil, signalons l'absence du muscle rétracteur du bulbe chez les Urodèles, ainsi que l'absence de paupières chez les Pérennibranches. Par contre chez les Salamandrines les deux paupières sont bien développées, ce qui n'est pas le cas, on s'en souvient, chez les Anoures dont la paupière inférieure est remplacée par une grande membrane nictitante ou qui sont dépourvus de l'une et de l'autre (*Pipa*).

Les glandes lacrymales font partout défaut, mais la glande pyriforme riche en vaisseaux sanguins connue sous le nom de *glande de Harder* existe presque régulièrement. Elle atteint son maximum de développement chez *Bufo*. Son produit de sécrétion lubréfie la face interne de la membrane nictitante.

L'organe auditif ne présente la complication que nous lui avons reconnue chez la Grenouille, que chez les Anoures. La caisse du tympan, la membrane tympanique, la columelle et la trompe d'Eustache font défaut chez les Urodèles et les Gymnophiones. Chez ces derniers, le nerf auditif est atrophié et n'atteint pas au labyrinthe, leur surdité est donc probable. Chez les autres, les principales modifications portent sur le nombre des crêtes acoustiques et l'ampleur des canaux semi-circulaires qui sont beaucoup moins saillants chez les Urodèles que chez les Anoures, mais il n'existe pas dans la conformation si compliquée du labyrinthe membraneux de différences essentielles.

Le *canal digestif* ne présente que peu de variations. L'orifice buccal si largement fendu chez les Anoures se rétrécit considérablement chez quelques Pérennibranches (*Proteus, Siren*). La bouche est occupée par la langue, absente seulement chez les Aglosses (*Pipa, Dactylethra*). Chez les Urodèles, elle est fixée par sa face inférieure et non seulement par son bord antérieur, comme chez les Anoures. Sa mobilité est très diverse. Chez *Spelerpes*, elle peut être projetée au dehors. Nous avons mentionné à propos du squelette quels sont les os sur lesquels reposent les dents. Celles-ci ne font défaut que chez *Pipa*. Chez les autres, elles sont toujours petites, peu saillantes, profondément implantées dans la muqueuse; elles présentent tantôt deux pointes (Salamandrines) tantôt une seule (Pérennibranches, Gymnophiones). Leur nombre varie beaucoup, il est plus grand chez les Urodèles que chez les Anoures. Leur mode de développement et leur structure intime sont décrits dans le mémoire déjà cité de Hertwig. Chez les larves des Anoures (têtards), la bouche proprement dite est précédée par une sorte de vestibule ou de trompe conique, à lèvres cornées et portant des dents et des crochets de même consistance dont les caractères peuvent être utilisés en zoologie. (Voir les mémoires de F. E. Schulze, de Héron-Royer et Ch. Van Bambeke.)

Il n'existe de glandes salivaires chez aucun Amphibien, mais à l'exception des Pérennibranches, des Dérotrèmes et des Gymnophiones, on rencontre dans l'intermaxillaire et la cloison des fosses nasales, la *glande intermaxillaire* étudiée par Wiedersheim et dont les canalicules excréteurs débouchent sur le palais. Nous citerons encore ici la *glande pharyngienne* des Anoures située près du pharynx dans lequel se déverse son produit de sécrétion.

L'estomac se distingue toujours par son plus grand diamètre de l'intestin grêle, mais il est rare (*Siren*) qu'il soit nettement séparéde l'œsophage. Ce dernier n'atteint une longueur notable que chez les Urodèles. L'intestin est presque droit chez *Proteus*, quelque peu replié sur lui-même chez les Salamandrines et très onduleux chez les Anoures; sa muqueuse présente des plissements et des configurations diverses destinées à amplifier sa surface d'absorption. L'intestin terminal ou rectum est toujours distinct par sa largeur, il débouche régulièrement dans un cloaque.

Le *foie* est toujours bien développé, il est divisé la plupart du temps en deux lobes, réunis par un pont plus ou moins large de substance hépatique et dont le volume est égal (*Cryptobranchus*) ou inégal, le lobe droit étant plus grand que le gauche (*Menopoma*). Chez les Anoures, le nombre des lobes augmente et il est considérable chez les Gymnophiones. Le canal cholédoque est souvent multiple (Anoures), il reçoit le canal cystique de la vésicule biliaire et s'unit généralement aussi au canal de Wirsung, excréteur du suc pancréatique. Le pancréas existe toujours dans la même situation, ou à peu près, que nous lui avons reconnue chez la Grenouille. Il en est de même de la rate.

Au début de leur vie, tous les Amphibiens respirent par des *branchies externes* disposées en franges ou en houppes plus ou moins arborescentes ou en grandes lamelles (*Gymnophiones*); ces organes qui atteignent parfois un grand développement, sont de courte durée et sont remplacés par des *branchies internes* qui, chez les larves des Anoures, affectent des formes qui rappellent celles des branchies permanentes des Pérennibranches ou bien sont très spéciales. Ainsi chez *Notodelphys*, elles ont la forme de cloches, reliées aux arcs branchiaux par un pédoncule creux. Chez certaines espèces (*Hylodes martinicensis*, *Rana opisthodon*) dont le développement a lieu entièrement dans l'œuf, les houppes branchiales n'apparaissent jamais, la respiration s'effectue alors par la surface de la queue ou par des replis de la peau du ventre.

Les branchies permanentes des Pérennibranches sont au nombre de deux (*Proteus*), trois (*Siren*, *Siredon*) ou quatre (*Menobranchus*) paires. Elles sont supportées par les arcs branchiaux antérieurs et se modifient beaucoup selon les changements de milieu. C'est ainsi qu'on les voit grandir ou s'atrophier chez l'Axolotl selon l'abondance ou la rareté de l'eau.

Chez les autres Amphibiens, les branchies disparaissent lors du passage de la vie aquatique à la vie aérienne et l'orifice qui y conduit l'eau, se ferme. Elles sont dès lors remplacées par les *poumons*.

Ces derniers sont toujours pairs, mais dans les formes allongées ils sont très inégaux, le poumon gauche restant beaucoup plus court que le droit (*Gymnophiones*) ou bien l'inverse (*Proteus*). Chez les mêmes, les poumons sont cylindriques et leurs parois présentent tous les degrés de complication, elles restent lisses à leur face interne (*Menobranchus*) ou bien portent des mailles plus ou moins serrées séparées par des replis saillants dans lesquels courent les vaisseaux sanguins. Chez les Anoures, les poumons plus courts sont elliptiques et de même volume à droite et à gauche, leurs parois atteignent le maximum de plissement.

L'air toujours dégluti et non aspiré, pénètre dans les sacs pulmonaires par une fente dont les parois portent des lamelles cartilagineuses constituant un larynx très court et très simple chez les Urodèles. Il est plus compliqué chez les Anoures grâce à la multiplication des pièces cartilagineuses sur lesquelles s'insèrent des muscles spéciaux et par le développement d'une caisse vocale et de replis vibrants, ce qui leur permet d'émettre des sons renforcés chez les mâles par deux (*Rana*) ou un seul (*Hyla*) résonnateurs, situés sur les côtés de la bouche. Dans la majorité des cas, les poumons font directement suite au larynx, mais chez quelques Pérennibranches (*Siren*) ou Dérotrèmes (*Amphiuma*), ainsi que chez les Gymnophiones, on rencontre une trachée-artère tubulaire dont les parois sont consolidées par une série de petits cartilages.

Les *organes uro-génitaux* sont toujours intimement unis à leur origine et demeurent plus ou moins en communication pendant toute la durée de la vie. Cependant chez tous les Amphibiens, ils tendent à se séparer dans le cours du développement. Leur forme dépend toujours de celle du corps.

Chez les Gymnophiones, les *reins* se présentent sous la forme d'un long ruban appliqué contre la colonne vertébrale, sur à peu près toute la longueur de la cavité du corps. Ils sont primitivement segmentés et des traces de leur métamérisation persistent chez les adultes. Il en est partiellement de même chez les Urodèles dont les reins également allongés, présentent une portion étroite en avant et une portion renflée en arrière. La première, la seule qui conserve des marques de segmentation, a été désignée par Spengel sous le nom de *rein génital* (*Geschlechtsniere*). Chez les mâles, elle demeure en communication avec les testicules dont elle reçoit les canaux efférents, lesquels déversent leur contenu (sperme) dans les canalicules urinifères, puis dans le canal de Leydig qui cumule les fonctions d'uretère et de canal déférent. La seconde portion, le *rein pelvien* (*Beckenniere*), fonctionne seule comme appareil urinaire. Chez les femelles, les canaux de Leydig fonctionnent exclusivement comme uretères.

Chez les Anoures, les reins ne présentent plus aucune segmentation, ils sont à peine divisés en lobes par des rainures et sont beaucoup plus ramassés dans la région postérieure du corps.

Chez tous les Amphibiens, on a constaté la persistance des néphrostomes à la face ventrale des reins, mais ceux-ci ne paraissent conserver des communications avec les canalicules urinifères que chez les Urodèles.

Les uretères ou canaux de Leydig débouchent toujours dans le cloaque et non dans la vessie urinaire, quoique celle-ci soit constante.

Les *glandes génitales* sont toujours symétriques. Chez les Gymnophiones femelles, elles sont rubanées comme les reins; chez les mâles, elles présentent une forme de chapelet. Chaque grain de chapelet peut être considéré comme un testicule élémentaire, réuni à ses voisins du même côté, par un canal collecteur qui émet des branches transversales pénétrant dans le rein et communiquant avec les canalicules urinifères qui débouchent à leur tour dans le canal de Leydig.

Une disposition semblable se présente chez les Urodèles. Leurs testicules sont généralement fusiformes et communiquent comme nous l'avons vu plus haut avec la portion antérieure du rein. Il en est de même encore chez les Anoures. Seulement, chez la plupart au moins de ces derniers, les testicules beaucoup plus ramassés, ovoïdes ou globulaires, ne communiquent plus avec les reins que par un petit nombre de canaux efférents et ceux-ci se bornent à traverser le rein pour atteindre au canal de Leydig sans contracter d'alliances avec les canalicules urinifères.

Il est à remarquer ici que chez quelques Crapauds, on distingue vers l'extrémité antérieure du testicule, un organe jaune-rougeâtre (organe de Bidder), une sorte d'ovaire rudimentaire ou plus exactement de glande hermaphrodite. Il s'y développe en effet des œufs incomplets, en même temps que des spermatozoïdes. Cet organe semble toujours témoigner de l'hermaphroditisme primitif de la glande génitale et mériterait de nouvelles études.

Les *ovaires*, reliés à la colonne vertébrale par des lamelles péritonéales, ont toujours la forme de sacs. Ils sont allongés chez les Urodèles et possèdent parfois des orifices par lesquels passent les œufs avant de tomber dans la cavité du corps (Salamandres). Chez les Urodèles, leur cavité est simple; chez les Anoures, elle est divisée en plusieurs chambres par des cloisons semblables à celles que nous avons décrites chez la Grenouille.

Les oviductes ne sont jamais en communication directe avec les ovaires, ils débouchent régulièrement par un pavillon plus ou moins frangé à l'extrémité antérieure de la cavité du corps et, après un parcours plus ou moins flexueux, ils s'ouvrent en arrière isolément (*Rana*) ou après s'être réunis (*Bufo*, *Alytes*) par deux ou une seule petite fente sur la face dorsale du cloaque. Leur portion terminale est parfois considérablement renflée et peut servir de chambre incubatrice. C'est le cas chez les espèces vivipares.

Les œufs descendent le long des oviductes et s'y entourent d'une couche de substance albuminoïde sécrétée par leurs parois. Leur fécondation est externe chez tous les Anoures; elle est interne chez beaucoup d'Urodèles, sinon chez tous. En effet, dans ce dernier cas, il se développe chez les mâles des bourrelets de la peau de chaque côté de la fente cloacale. Ce sont de véritables organes copulateurs qui embrassent l'orifice cloacal femelle pendant l'accouplement et assurent l'écoulement du sperme dans le cloaque contre les parois duquel se rencontrent des sortes de glandes caverneuses fonctionnant comme réceptacles séminaux. Chez quelques Urodèles mâles, on trouve également contre la paroi une papille érectile et, chez les Gymnophiones, le cloaque tout entier peut être évaginé pendant la copulation grâce à des muscles spéciaux.

Les œufs sont généralement pondus librement en masses irrégulières (Grenouilles), en cordons (Crapauds), etc., et abandonnés à eux-mêmes dans l'eau ou dans la terre (Gymnophiones). Quelquefois, cependant, il existe des poches incubatrices, à l'extrémité renflée des oviductes chez les vivipares ou sur la peau du dos (*Notodelphys*, *Pipa*). Chez les Pipas, les femelles incubent leurs œufs dans de vastes alvéoles cutanées où ils éclosent et où les jeunes trouvent un abri pendant leurs métamorphoses.

Celles-ci ont lieu toujours, soit dans l'œuf soit en dehors, et les larves pisciformes acquièrent, peu à peu, les caractères respiratoires et locomoteurs que l'on constate chez les adultes.

Le *système vasculaire* présente une assez grande uniformité dans la série des Amphibiens. Les principales différences résultent de la persistance ou de la dispa rition des branchies.

Le *cœur* est toujours composé de deux oreillettes dont la cloison est moins complète chez *Proteus*, *Menobranchus*, etc., que chez les Anoures, et d'un ventricule simple dont la longueur augmente avec celle du corps; c'est ainsi que chez les Gymnophiones, il a la forme d'un long cône pointu. Le ventricule se prolonge dans un bulbe artériel contractile, muni de valvules et d'un repli spiraloïde (absent chez les Gymnophiones, *Proteus*, etc.) qui lui fait une cloison incomplète mais suffisante cependant pour empêcher l'entier mélange des sangs veineux et artériel.

Du bulbe artériel naît le tronc aortique. Celui-ci se bifurque en autant de paires d'artères branchiales qu'il y a d'arcs branchiaux. Chez les larves des Salamandres, il en existe toujours quatre paires, dont les trois antérieures communiquent par le réseau capillaire des branchies avec un nombre correspondant de veines branchiales; la quatrième paire se déverse dans une artère pulmonaire qui se rend aux poumons encore incapables de fonctionner. Cette disposition rappelle celle des Dipnoïques ; nous la retrouvons encore chez les jeunes larves des Anoures. Lors de leur passage à la vie aérienne, les artères branchiales se modifient; la paire antérieure fournit les carotides de l'adulte, la paire postérieure se transforme en artères pulmo-cutanées et la paire intermédiaire fournit les troncs de l'aorte abdominale. Chez les Urodèles, une anastomose connue sous le nom de *canal de Botal* persiste pendant toute la vie entre la quatrième paire d'artères branchiales qui se transforment en artères pulmonaires et les vaisseaux de la deuxième ou de la troisième paire. Une partie de la base du premier tronc artériel s'élargit en un organe spongieux, la *glande carotidienne*.

Chez les Pérennibranches, la disposition larvaire des artères branchiales persiste, bien que parfois le poumon soit capable de fonctionner partiellement, comme chez l'Axolotl.

Le système veineux présente toujours un double système de veines portes rénale et hépatique comme chez les Poissons. Chez les larves, l'ensemble de la circulation veineuse ressemble beaucoup à ce qu'il est chez les Sélaciens, c'est-à-dire que les veines jugulaires venant de la tête et les veines cardinales venant du corps sont toujours distinctes. Ces dernières persistent, au moins vers leurs extrémités centrales; chez les Urodèles, elles constituent les veines azygos de droite et de gauche, lesquelles se jettent soit dans le sinus veineux, soit dans le canal transversal ou canal de Cuvier qui réunit les veines jugulaires avant leur entrée dans le cœur, soit enfin (*Salamandra*) dans les veines sous-clavières. Le sinus veineux, débouchant dans l'oreillette droite, est constant.

Le *système lymphatique* est toujours largement développé, cependant chez les Urodèles les espaces lymphatiques sous-cutanés font défaut. Mais des cœurs lymphatiques se rencontrent chez eux comme chez les Anoures.

Littérature.

Rusconi, *Développement de la Grenouille commune*, Milan, 1826. — Idem, *Histoire naturelle de la Salamandre terrestre*, Paris, 1854. — Idem, *Ueber die Lymphgefässe der Amphibien. Arch. f. Anat. und Physiol.*, 1843. — Martin St-Ange, *Recherches anatomiques et physiologiques sur les organes transitoires et la métamorphose des Batraciens. Ann. des sciences naturelles*, 1re sér., t. XXIV, 1831. — J. Müller, *Beiträge zur Anatomie und Naturgeschichte der Amphibien. Treviranus Zeitschr. für Physiologie*, t. IV, 1832. — Idem, *Ueber die Existenz von pulsirenden Lymphherzen bei einigen Amphibien. Müller's Archiv*, 1834. — Dugès, *Recherches sur l'ostéologie et la myologie des Batraciens aux différents âges*, Paris, 1835. — Morren, *Observations ostéologiques sur l'appareil costal des Batraciens. Mémoires de l'Académie de Belgique*, t. X, 1837. — Gruby, *Sur le système veineux de la grenouille. Ann. des sc. nat.*, 2e sér., 1842. — Meyer, *Systema amphibiorum lymphaticum. Diss. inaug.*, Berlin, 1844. — Fischer, *Amphibiorum nudorum neurologiae specimen primum. Müller's Archiv*, 1844. — Bidder, *Vergleich. anat. und histol. Untersuchungen über die männlichen Geschlechts- und Harnwerkzeuge der Amphibien*, Dorpat, 1846. — Brücke, *Beiträge zur vergleichenden Anat. und Physiol. des Gefässsystems der Amphibien. Denkschr. d. Wiener Akad.*, t. III, 1852. — Von Wittich, *Beiträge zur morphol. und histol. Entwicklung der Harn- und Geschlechtswerkzeuge der nackten Amphibien. Zeitschr. f. wiss. Zool.*, t. IV, 1853. — Stannius, *Handbuch der Zootomie der Wirbelthiere*, t. II : *Zootomie der Amphibien*, Berlin, 1856. — Schiess, *Versuch einer speciellen Neurologie der Rana esculenta*, Bern, 1857. — Volkmann, *Von dem Baue und den Verrichtungen der Kopfnerven des Frosches. Müller's Archiv*, 1858. — Von Siebold, *Ueber das Receptaculum seminis der weiblichen Urodelen. Zeitschr. f. wiss. Zool.*, t. VIII, 1858. — Hoyer, *Mikrosk.*

Untersuchungen über die Zunge des Frosches. Arch. f. Anat. und Physiol., 1859. — Aug. Duméril, Reproduction des Axolotls, etc. Nouv. Arch. du Mus. d'hist. nat. de Paris, 1860. — Gegenbaur, Untersuchungen zur vergleichenden Anatomie der Wirbelsäule bei Amphibien und Reptilien, Leipzig, 1862. — O. Deiters, Ueber das innere Gehörorgan der Amphibien, Müller's Archiv, 1862. — Ecker und Wiedersheim, Die Anatomie des Frosches. Braunschweig, 1864-1882. Vaillant, Mémoire pour servir à l'histoire anatomique de la Sirène lacertine. Ann. des Sc. nat., 4e sér., t. XIX, 1863. — Hyrtl, Ueber die sog. Herzvenen der Batrachier. Sitzungsber. d. k. Akad. Wien, t. XLIX, 1864. — Idem, Cryptobranchus japonicus, Wien, 1865. — J. G. Fischer, Anat. Abhandl. über die Perennibranchiaten und Derotremen, Hamburg, 1864. — Reissner, Der Bau des centralen Nervensystems der ungeschwänzten Batrachier, Dorpat, 1864. — L. Stieda, Ueber den Bau der Haut des Frosches. Müller's Archiv, 1865. — Schweigger-Seidel, Ueber die Samenkörperchen. Arch. für mikrosk. Anat., t. I, 1865. — F. E. Schulze, Epithel und Drüsenzellen. I. Die Oberhaut der Fische und Amphibien. Arch. f. mikrosk. Anat., t. III, 1867. — Idem, Ueber die inneren Kiemen der Batrachierlarven. Abhandl. d. k. Akad. zu Berlin, 1888. — Stricker, Untersuchungen über die Entwickelung des Kopfes der Batrachier. Müller's Archiv, 1867. — F. Leydig, Ueber die Schleichenlurche. Ein Beitrag zur anatomischen Kenntniss der Amphibien. Zeitschr. f. wiss. Zool., t. XVIII, 1868. — Idem, Ueber die äusseren Bedeckungen der Amphibien und Reptilien. Arch. für mikrosk. Anat., t. IX, 1873. — Idem, Ueber die Schwanzflosse, Tastkörperchen und Endorgane der Nerven bei Batrachiern. Ibid., t. XII, 1876. — C. Hasse, Das Gehörorgan der Frösche. Zeitschr. f. wiss. Zool., t. XVIII, 1868. — Engelmann, Ueber die Endigungen der Geschmacksnerven in der Zunge des Frosches. Zeitschr. f. wiss. Zool., t. XVIII, 1868. — Fritsch, Zur vergleichenden Anatomie der Amphibienherzen. Arch. für Anat. und Physiol., 1869. — Mivart, On the axial Skeleton of the Urodela. Proceed. Zool. Soc. London, 1870. — L. Stieda, Studien über das centrale Nervensystem der Wirbelthiere. Zeitschr. f. wiss. Zool., t. XX, 1870. — W. K. Parker, On the Structure and development of the Skull of the common Frog. Philos. Transact., 1871, et une série de mémoires dans les tomes suivants du même recueil, sur le développement du squelette des Amphibiens. — Landowsky, Die feinere Struktur und die Nervenendigung in der Froschharnblase. Arch. für Anat. und Mikrosk., t. VIII, 1872. — Ed. Bugnion, Recherches sur les organes sensitifs de l'épiderme du Protée et de l'Axolotl. Bull. de la Société vaud. des Sc. nat., no 70, 1873. — C. K. Hoffmann, Amphibien, in Bronn's Klassen und Ordnungen des Thierreichs, Leipzig, 1873-1878. — A. Götte, Entwicklungsgeschichte der Unke (Bombinator igneus), Leipzig, 1875. — O. Hertwig, Ueber das Zahnsystem der Amphibien. Arch. f. mikrosk. Anat., t. XI, suppl., 1875. — Idem, Nouvelles recherches sur l'embryologie des Batraciens. Arch. de Biologie, t. I, 1880. — Neumann, Die Beziehung des Flimmerepithels der Bauchhöhle zum Eileiterepithel beim Frosche, etc. Arch. f. mikrosk. Anat., t. XI, 1875. — de Watteville, Description of the cerebral and spinal nerves of Rana esculenta. Journ. of anat. and physiol., t. IX, 1875. — E. Neumann, Untersuchungen über die Entwicklung der Spermatozoïden. Arch. f. mikrosk. Anat., t. XI, 1875. — Malbranc, Von der Seitenlinie und ihren Sinnesorganen bei Amphibien. Zeitschr. f. w. Zool., t. XXVI, 1875. — Van Bambeke, Recherches sur l'embryologie des Batraciens. Bull. de l'Acad. de Belgique, 1875, et Nouvelles recherches. Archives de Biologie, t. I, 1880. — Wiedersheim, Salamandrina perspicillata und Geotriton fuscus, Genua, 1875. — Idem, Bemerkungen zur Anat. des Euproctes Rusconii. Ann. del Mus. di Storia nat. di Genova, t. VII, 1875. — Idem, Die Kopfdrüsen der geschwänzten Amphibien und die Glandula intermaxillaris der Anuren. Zeitschr. f. w. Zool., t. XXVII, 1876. — Idem, Das Kopfskelet der Urodelen, etc. Morphol. Jahrb., t. III, 1877. — Idem, Anatomie der Gymnophionen, Iéna, 1879. — Idem, Zur Anatomie des Amblystoma Weismanni. Zeitschr. f. w. Zool., t. XXXII, 1879. — Weissmann, Ueber die Umwandlung *des mexicanischen Axolotl in ein Amblystoma. Zeitschr. f. w. Zool.*, t. XXVII, 1876. — Spengel, *Das Urogenitalsystem der Amphibien. Arb. aus d. Zool.-Zool. Instit. Würzburg*, t. III, 1876. — Idem, *Die Segmentalorgane der Amphibien. Verhandl. der phys. Gesellsch. Würzburg*, t. X. — A. Schneider, *Ueber die Müller'schen Gänge der Urodelen und Anuren. Centralblatt f. d. med. Wissensch.*, 1876. — La Vallette St-George, *Die Spermatogenese bei den Amphibien. Arch. f. mikrosk. Anat.*, t. XII, 1876. — Fürbringer, *Zur Entwickelung der Amphibienniere*, Heidelberg, 1877. — Idem, *Zur vergleich. Anat. und Entwicklungsgeschichte der Excretionsorgane der Vertebraten. Morphol. Jahrb.*, t. IV, 1878. — Solger, *Beiträge zur Kenntniss der Niere niederer Wirbelthiere. Abhandl. der naturf. Gesellschaft zu Halle*, t. XV. — Born, *Ueber die Nasenhöhlen und den Thränennasengang der Amphibien*, Breslau, 1877. — Merkel, *Ueber die Endigungen der sensiblen Nerven in der Haut der Wirbelthiere*, Rostock, 1880. Kuhn, *Ueber das häutige Labyrinth der Amphibien. Arch. f. mikrosk. Anat.*, t. XVII, 1880. — W. Pfitzner, *Die Epidermis der Amphibien. Morphol. Jahrb.*, t. VI, 1880. — H. Virchow, *Ueber die Gefässe im Auge beim Frosche. Zeitschr. f. w. Zool.*, t. XXXV, 1881. — J. E. V. Boas, *Ueber den Conus arteriosus und die Arterienbogen der Amphibien. Morphol. Jahrb.*, t. VII, 1881. — Idem, *Beiträge zur Angiologie der Amphibien, ibid.*, t. VIII, 1882. — W. de Graaf, *Zur Anatomie und Entwicklung der Epiphyse bei Amphibien und Reptilien. Zool. Anzeiger*, 1885. — Von Lenhossek, *Untersuchungen über die Spinalganglien des Frosches. Arch. f. mikrosk. Anat.*, t. XXVI, 1886. — J. Fajersztajn, *Recherches sur les terminaisons des nerfs dans les disques terminaux chez la grenouille. Arch. de Zool. expérimentale*, 2e sér., t. VII, 1889. — Héron-Royer et Ch. van Bambeke, *Le vestibule de la bouche chez les têtards des Batraciens anoures d'Europe. Arch. de Biologie*, t. IX, 1889. — A. Coggi, *I sacchetti calcari gangliónari e l'acquedotto del vestibolo nelle Rane. Accademia dei Lincei*, 1890.

CLASSE DES REPTILES

Sauropsides à peau cornée et écailleuse et à température du corps variable.

Les Sauropsides, comprenant les Reptiles et les Oiseaux, forment avec les Mammifères le grand groupe des *Amniotes*, chez lesquels les arcs viscéraux ne portent jamais, à aucune époque de la vie, des franges branchiales et où la respiration, dès que l'animal a quitté l'œuf, est uniquement aérienne et dévolue aux poumons. Pour la respiration fœtale existe un organe passager, l'*allantoïde*, évolvure de l'intestin postérieur. Outre cet organe, l'embryon se constitue encore une enveloppe particulière, l'*amnios*, qui fait défaut chez les Vertébrés inférieurs.

Parmi les Amniotes, les *Sauropsides* se distinguent par l'existence d'un seul condyle occipital, situé au-dessous du grand trou occipital destiné au passage de la moelle allongée et par la formation d'œufs volumineux méroblastes, pourvus d'un vitellus nutritif considérable, qui fournit toute la substance du fœtus, lequel n'entre jamais en relation directe et immédiate avec la mère.

Si donc les Sauropsides se différencient d'un côté des Amphibiens par l'absence totale d'une respiration branchiale, de l'autre des Mammifères par le simple condyle occipital et l'absence d'organes d'allaitement, nous pouvons distinguer les *Reptiles* actuels des Oiseaux par la conformation des membres, qui ne sont jamais adaptés au vol, par la constitution de la peau et par celle du cœur, dont dépend la température du corps. La peau, en effet, présente toujours un épiderme dur, résistant et corné et elle forme, chez tous les Reptiles, des éminences, qui dans la plupart des cas, sont plus ou moins imbriquées et prennent alors le nom d'écailles, d'écussons, etc. A ces écailles se joignent, dans beaucoup de cas, des conformations osseuses, placées primitivement dans le derme et envahissant, chez les Tortues, le corps presque entier. Mais même dans ces cas, l'écaillure épidermoïdale subsiste toujours sur certaines parties du corps, telles que les membres et le cou.

La cloison séparant les ventricules du cœur n'est jamais complète. De cette structure résulte un mélange, dans l'intérieur du cœur, des deux sortes de sang, artériel et veineux dont la conséquence est un développement moindre de chaleur. En opposition aux Oiseaux et aux Mammifères on appelle les Reptiles, comme les Amphibiens, des *Vertébrés à sang froid;* en réalité, les Reptiles ont une chaleur propre, mais minime et qui ne constitue pas un facteur bien appréciable au toucher ; ce qui fait qu'ils prennent la température du milieu ambiant.

On ne peut nier, qu'en dehors de l'adaptation spéciale au vol, propre aux Oiseaux, il existe des conformités de structure très considérables entre les deux classes. La paléontologie semble prouver, en effet, que les Oiseaux ne sont qu'un type plus élevé issu des Reptiles.

Les caractères plus spéciaux, qui font distinguer les Reptiles des Amphibiens, avec lesquels on les confondait jadis, sont faciles à saisir lorsqu'on les traite dans leur ensemble. Il faut faire remarquer cependant, que beaucoup d'entre eux ne dépendent que d'un développement ultérieur d'états plus ou moins ébauchés chez les Amphibiens.

La *distinction des régions du corps*, tête, cou, tronc et queue, se prononce davantage chez certains ordres, mais la forme générale d'une Salamandre ne diffère guère de celle d'un Lézard.

La *peau* est autrement constituée. L'épiderme se raccornit toujours dans ses couches externes; sauf les glandes fémorales des Lézards et les glandes mandibulaires des Crocodiles, on ne saurait citer, chez les Reptiles, des glandes cutanées analogues à celles dont la peau des Amphibiens est si richement pourvue. Le derme produit toujours des mamelons, qui se développent jusqu'à devenir des écailles, piquants, etc., à l'évolution desquels l'épiderme prend une part considérable. Entièrement différentes des écailles des Poissons et des Amphibiens, ces productions tégumentaires sont homologues aux plumes des Oiseaux dans leurs premiers stades d'évolution. On trouve ici, pour la première fois, dans la peau, des corpuscules nerveux en massue (corpuscules de Pacini). Le squelette dermique est presque toujours considérable, en opposition avec les Amphibiens, où l'on n'en trouve que rarement des vestiges; il peut entrer en rapport avec le squelette interne.

Le *squelette interne* présente des développements ultérieurs remarquables. Sauf quelques familles (*Hatteria*, *Geckotides*), les corps des vertèbres, complètement ossifiés, s'articulent par des cavités et des têtes articulaires; dans la plupart des cas, ils sont procoeles. — A l'opposé des Amphibiens, le système costal est considérablement développé; chez les Reptiles membrés une partie des côtes est réunie au sternum, chez les autres les côtes sont des organes de locomotion. On trouve souvent un sternum et des côtes abdominales. — Outre le caractère principal déjà mentionné de la tête articulaire unique de l'occiput, le crâne des Reptiles présente d'autres caractères différentiels. Sauf quelques exceptions (*Hatteria*, *Lézards*) le crâne cartilagineux primordial a complètement disparu et les plaques protectrices sont entièrement confondues avec les os enchondriques. Les arcs maxillaire et ptérygo-palatin, mobiles encore chez les uns, se fixent chez les autres et les derniers arcs, en particulier, finissent par se rencontrer et se souder sur la ligne médiane, constituant ainsi le plafond immédiat de la cavité buccale et une cloison longitudinale et horizontale, au-dessous de la base du crâne, qui constitue le plancher du canal aérien de la cavité nasale destiné à conduire l'air vers la glotte. — Les arcs branchiaux dégénèrent de plus en plus. — Le tarse se simplifie, et se rapproche, par degrés, de celui des Oiseaux.

Le *système musculaire* se modifie par un grand développement des muscles peauciers et par la différenciation du grand muscle latéral, conformément au développement des côtes, des membres et des vertèbres mobiles.

Le *système nerveux central* présente des complications menant vers la structure de celui des Oiseaux. L'écorce dorsale des hémisphères, plus considérable que chez les Amphibiens, montre distinctement trois couches, comme chez les Vertébrés supérieurs; les inflexions de la base, surtout l'inflexion nuchale, commencent à se montrer; le cervelet devient de nouveau considérable; le cerveau intermédiaire est presque entièrement couvert par les hémisphères;

l'épiphyse a une importance plus considérable et devient, chez certains genres (*Hatteria*), un véritable œil, logé dans un trou médian du toit cranien, le trou pariétal. — Parmi les modifications du *système nerveux périphérique*, il faut surtout noter la séparation du nerf accessoire, lequel devient ici indépendant, la disparition de la branche latérale du vague avec les organes latéraux qu'il dessert et l'indépendance plus prononcée des nerfs hypoglosse, glosso-pharyngien, acoustique et facial. — Le développement du canal aérien en cavité sous-nasale s'étendant en arrière et celui d'un organe accessoire, dit de Jacobson, caractérise l'*organe olfactif* de plusieurs ordres. — L'*œil* présente presque toujours une sclérotique osseuse, un peigne dans l'intérieur et comme organes accessoires, une glande de Harder et une glande lacrymale, tandis que les paupières sont fort diversement constituées. — L'*organe auditif* se distingue par le développement progressif du limaçon.

Nous notons, parmi les caractères différentiels du *système digestif*, le développement considérable des glandes buccales, leurs différenciation et localisation, ainsi que leur rôle physiologique comme glandes venimeuses chez quelques groupes, ce qui motive des adaptations diverses de tout l'appareil buccal; l'apparition d'un cœcum sur la limite antérieure de l'intestin terminal. Les organes *uro-génitaux* offrent des diversités trop grandes, pour pouvoir être résumées ici; on peut cependant noter qu'il existe toujours des organes d'accouplement, sauf chez le genre *Hatteria*.

Le *système circulatoire* montre, comme trait principal de différence, le développement progressif de la cloison ventriculaire, laquelle devient presque complète chez les Crocodiles, de sorte qu'à partir des Reptiles, le cœur, et avec lui la circulation entière, se divisent en deux parties opposées, la circulation du corps, recevant, par la moitié gauche du cœur, du sang oxygéné et rendant du sang contenant du gaz acide carbonique et la circulation pulmonaire, recevant ce sang par la moitié droite du cœur, pour l'envoyer aux poumons, où il s'oxygène de nouveau.

Nous admettons la classification suivante en deux groupes et cinq ordres.

1er GROUPE. Les **Plagiotrèmes**. La peau couverte de mamelons, d'écailles ou d'écussons. La fente anale dirigée transversalement.

1er SOUS-GROUPE et ORDRE. Les **Rhynchocéphales**, ayant des vertèbres amphicoeles, composées de plusieurs pièces réunies par des sutures, des côtes ventrales avec un sternum abdominal, solidement attachés à la peau, le crâne cartilagineux primordial persistant en grande partie, le vomer denté, l'os carré immobile attaché au crâne, le cerveau semblable à celui des Amphibiens, l'œil épiphyséal le plus accompli de toute la série des Vertébrés. Le peigne de l'œil, la caisse du tympan et les organes d'accouplement manquent entièrement. Un seul genre *Hatteria*, de la Nouvelle-Zélande. C'est le type ancestral le plus accentué, datant de l'époque triasique.

2ᵉ Sous-Groupe. Les **Pholidophores**. L'os carré est mobile, les membres sont souvent défectueux ou absents. Deux organes d'accouplement se trouvent dans les coins de la fente anale en dehors du cloaque (Pénis exsertiles chez les mâles). Deux ordres imparfaitement délimités.

1ᵉʳ Ordre. Les **Sauriens** ou **Lézards**. Les branches de la mandibule sont soudées ensemble, la bouche non extensible. Dans la plupart des cas, les membres sont bien formés, à cinq doigts crochus, mais ils sont modifiés en pinces ou disparaissent successivement chez les Annelés et les Scincoïdes; une des ceintures cependant au moins persiste, quand même les membres extérieurs disparaissent. Les dents sont ou plantées sur le bord de la mâchoire (*Acrodontes*) ou placées dans un sillon et appuyées à la lame externe de la mâchoire (*Pleurodontes*). La langue est très diversement formée; on s'est servi de son organisation pour distinguer deux sous-ordres : les *Leptoglosses*, dont la langue longue et aplatie, souvent éminemment protractile, est entamée à la pointe et les coins prolongés, et les *Pachyglosses*, où l'organe est épais, souvent en forme de piston. Parmi les Leptoglosses, on a encore distingué les *Fissilingues*, à langue fourchue et quelquefois rétractile dans un fourreau comme chez les Serpents (*Lacerta*, *Ameiva*, *Monitor*) et les *Brévilingues* à langue courte faiblement excisée (*Anguis*, *Scincus*, *Seps*), tandis que parmi les Pachyglosses on distingue, en premier lieu les *Vermilingues* ou *Caméléons* à langue érectile énorme en forme de piston et à pieds grimpeurs; les *Crassilingues* à langue courte, mais charnue (*Iguana*, *Draco*, *Stellio*) et parmi ces derniers, constituant des tribus particulières, les *Ascalabotes* ou *Nyctisaures* à pieds munis de pelotes et de griffes rétractiles (*Gecko*, *Phyllodactylus*) et le groupe entièrement aberrant des *Annelés* serpentiformes à peau annelée et os de la face soudés (*Amphisbaena*, *Chirotes*).

2ᵉ Ordre. Les **Ophidiens** ou **Serpents**. Les branches de la mandibule sont séparées, réunies seulement par des ligaments ou des muscles et la bouche le plus souvent très extensible par la mobilité des arcs suspenseurs, des maxillaires et des palatins. Les dents en forme de crochets peuvent être pleines (*Innocents*) ou cannelées et même creusées par un canal longitudinal (*Venimeux*). Les membres et leurs ceintures font défaut, sauf quelques exceptions où l'on trouve des rudiments de membres postérieurs (*Péropodes*). Il n'y a ni paupières, ni caisse de tympan, ni vessie urinaire. On distingue : les *Opotérodontes*, à bouche non extensible, n'ayant des dents que sur l'une où l'autre des mâchoires et des rudiments de membres postérieurs (*Typhlops*); les *Venimeux* portant des dents à venin en petit nombre sur le maxillaire mobile. Parmi eux, on sépare encore les *Protéroglyphes*, à dents cannelées placées en avant de quelques dents pleines (*Naja*, *Elaps*) et les *Solénoglyphes*, qui n'ont, dans les maxillaires très courts, qu'une paire de dents tubuleuses avec des dents de remplacement (*Vipera*, *Crotalus*, *Bothrops*). Faute de caractères tranchés, on a placé tout le reste des Serpents dans un seul groupe, les *Colubriformes*, en général à dents pleines (*Python*, *Tortrix*, *Coluber*, *Dendrophis*), mais parmi lesquels il y a des formes à dents sillonnées dans le fond de la bouche (*Psammophis*, *Dipsas*, *Scytale*).

2e GROUPE. Les **Orthotrèmes**. La fente anale est dirigée dans le sens longitudinal; il n'y a qu'un seul pénis médian, érectile et caverneux, placé intérieurement, à la paroi antérieure du cloaque. L'os carré est soudé au crâne, de manière que la mandibule paraît s'articuler directement sur le crâne. Le squelette dermique est très développé en larges plaques osseuses libres ou réunies et soudées en partie au squelette interne. Nous avons ici deux ordres parfaitement délimités et beaucoup plus éloignés l'un de l'autre, que ne sont entre eux les Lézards et les Serpents.

1er ORDRE. Les **Chéloniens** ou **Tortues**. Le tronc large et court est couvert d'un bouclier dorsal et d'un plastron ventral, lesquels peuvent être soudés ensemble pour former une sorte de boîte, dans laquelle peuvent être repliés, lors de son développement le plus complet, la tête, le cou souvent très long et les membres antérieurs en avant, la queue et les membres postérieurs en arrière. Les mâchoires sont toujours dépourvues de dents et constituées en bec, étant recouvertes d'un gaîne cornée tranchante. Les côtes et une grande partie de la colonne dorsale sont soudées aux plaques dermiques, recouvertes d'un épiderme corné très épais (écaille). Le peigne manque dans l'œil, toujours pourvu de paupières. Dans l'oreille, le limaçon est fort peu développé. La langue est peu mobile, l'estomac recourbé et souvent transversal. La cloison ventriculaire du cœur est assez incomplète. Les conduits génitaux et les uretères débouchent dans la vessie urinaire. On a pris comme caractère dominant pour la classification la configuration des membres. *Chélonides*, les pattes transformées en nageoires; les membres et la tête ne peuvent être retirés dans la carapace. Tortues marines. (*Chelonia*, *Sphargis*). — *Trionychides*, membres en pattes natatoires, trois doigts seulement à ongles, tête et membres non rétractiles (*Trionyx*). — *Chelydes*, pattes natatoires à cinq doigts ongulés, tête et membres non rétractiles (*Chelys*). — *Emydes*, pattes épaisses et rétractiles, les doigts réunis par une membrane natatoire (*Emys*, *Cistudo*). — *Chersides*, les doigts ongulés réunis en une masse en colonne. (*Testudo*.)

2e Ordre. Les **Crocodiliens**. Corps lacertiforme à longue queue carénée. Grandes plaques osseuses et libres dans les téguments du corps et de la queue. Longues mâchoires, armées de dents coniques et implantées dans des alvéoles. Vertèbres procoeles. Côtes abdominales réunies à un sternum. Cavités nasales se prolongeant jusqu'au fond de la gueule en arrière. Voile du palais. Langue immobile. Trois paupières. Cloison ventriculaire du cœur presque parfaite sauf un petit trou de communication (trou de Panizza). Pattes antérieures à cinq doigts libres, postérieures à quatre doigts plus ou moins réunis par une membrane natatoire. *Gavialis* (*Rhamphostoma*), *Crocodilus*, *Alligator*.

Type. **Lacerta viridis** L. Le Lézard vert se rencontre dans l'Allemagne méridionale, en France, en Suisse et dans la région méditerranéenne. Parmi toutes les espèces du genre, il a la queue la plus longue. Pour les recherches anatomiques on peut du reste employer les autres espèces du genre, telles que *Lacerta agilis* (stirpium), plus commune dans l'Allemagne et la France centrales, mais qui est plus petite, ou bien *Lacerta ocellata*, grosse espèce de la faune méditerranéenne, mais qui avance jusque dans le Valais, en Suisse. Pour les préparations du système nerveux et des organes des sens, où M. le Dr Jaquet nous a prêté son concours, nous avons eu recours à cette dernière espèce. Les différences anatomiques sont absolument insignifiantes, tandis qu'elles sont plus marquées, surtout pour certaines parties, chez *Podarcis muralis* et *Zootoca vivipara*, les petits Lézards communs dans l'Europe centrale et qui peuvent, à défaut d'autres espèces plus grandes, être utilisés.

Situation générale des organes (fig. 264). Pour se rendre compte de la situation générale des organes, dans la cavité abdominale surtout, il faut fendre les téguments et les muscles par une incision parallèle à la ligne ventrale médiane, mais à une petite distance de cette ligne. On évitera ainsi les vaisseaux sanguins et les attaches péritonéales de plusieurs viscères, qui se trouvent dans la ligne médiane. On coupera le sternum avec les attaches costales, on évitera de blesser le péritoine entièrement noir sur une partie de son étendue et on continuera l'incision en arrière jusqu'au bassin, qu'on fendra jusqu'à la forte aponévrose qui limite la cavité abdominale. Après avoir séparé la ceinture thoracique en avant, on relèvera toute la masse circonscrite, en mettant ainsi à nu, dans la région antérieure, la trachée, la veine jugulaire, les vaisseaux et nerfs qui se rendent aux bras. On coupera les flancs abdominaux sur une ligne parallèle à l'épine dorsale et on désarticulera le membre postérieur en coupant le bassin à sa suture avec la colonne vertébrale. Après avoir ainsi mis à découvert le péritoine noir, tapissant les parois, on l'enlève pour mettre à nu les viscères.

Si l'on a travaillé avec précaution, on voit en avant, enchâssés dans une membrane striée obliquement et de couleur grisâtre, qui

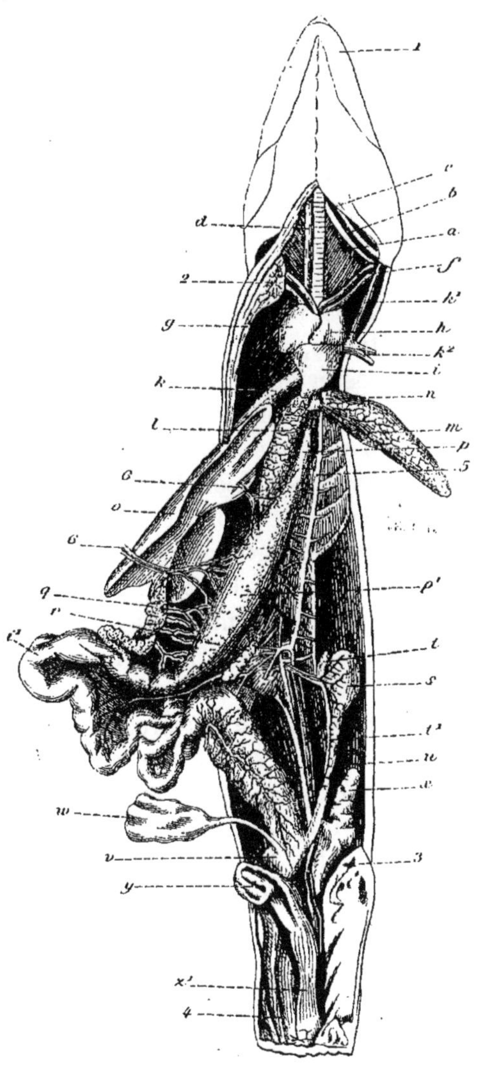

Fig. 264.

Fig. 264. — *Lacerta viridis.* L'animal mâle est couché sur le dos, les parois du corps sont ouvertes le long de la ligne ventrale médiane et enlevées, avec les membres, pour mettre à nu les viscères, qu'on a déployés de manière à pouvoir les remettre facilement en place. On a indiqué, dans le dessin, les principaux vaisseaux sanguins, tels qu'on les voit sans injection préalable. Grandeur naturelle. *a*, membrane basale de la gueule; *b*, arc hyoïdien; *c*, trachée; *d*, veine jugulaire droite; *e*, troncs artériels de droite; *f*, id. de gauche; *g*, oreillette droite; *h*, oreillette gauche; *i*, ventricule; *i¹*, intestin; *k*, veine péritonéale; *k¹*, veine jugulaire gauche; *k²*, veines coupées du bras; *l*, poumon droit, en place; *m*, poumon gauche, écarté; *n*, repli péritonéal à l'œsophage; *o*, foie; *p*, œsophage; *p¹*, estomac; *q*, pancréas; *r*, rate; *s*, testicule; *t*, épididyme; *t¹*, spermiducte; *u*, masse graisseuse; *v*, cloaque; *w*, vessie urinaire; *x*, rein; *y*, anus; *z*, pénis; *z¹*, son muscle rétracteur. *1*, mâchoire inférieure; *2*, muscles du bras enlevé *3*, reste du bassin; *4*, muscles de la queue; *5*, aorte; *6, 6*, attaches péritonéales.

n'est autre chose que la membrane basale de la gueule (*a*), les arcs hyoïdiens (*b*) avec les nerfs qui les accompagnent, la trachée-artère (*c*), la veine jugulaire (*d*) et quatre troncs artériels (*e*, *f*) sortant sous le bord antérieur du cœur. Celui-ci a la forme d'une poire; les deux oreillettes (*g*, *h*) fortement colorées en rouge-brun, occupent le tiers antérieur élargi, le ventricule unique (*i*) s'étire en arrière en pointe et semble se continuer dans un repli péritonéal, contenant un vaisseau sanguin, une veine (*k*), qui s'applique à la paroi du ventre. Le péricarde enlevé enveloppe étroitement le cœur et se continue sur la veine mentionnée, pour se confondre avec le péritoine. Derrière le cœur, et appliqué à la voûte dorsale de la cavité abdominale, se trouvent les poumons (*l*, *m*), deux sacs allongés, pointus en avant comme en arrière et facilement reconnaissables par leurs parois minces à structure aréolaire. Un repli péritonéal (*n*) les rattache, en arrière, à l'intestin. Dans l'espace entre la pointe postérieure du cœur et les poumons, s'engage l'extrémité antérieure du foie (*o*), organe volumineux à plusieurs lobes, à face extérieure bombée et appliquée aux parois abdominales, tandis que sa face concave reçoit l'estomac (*p*), le pancréas (*q*) et une grande partie des circonvolutions de l'intestin (*r*), dont quelques lacets seulement émergent derrière son bord postérieur et cachent la rate (*p*), appliquée à l'extrémité de l'estomac. Dans la ligne médiane ventrale le foie montre deux attaches péritonéales allant à la paroi et une incision profonde, où se trouve l'extrémité de la vésicule biliaire. Dans la partie postérieure de la cavité abdominale, entre le foie en avant et le rein en arrière, se montrent les testicules (*s*) avec leurs épididymes (*t*), recouverts et cachés par les replis de l'intestin et une masse graisseuse (*u*), dont le volume varie considérablement suivant l'état de nutrition de l'animal. Ce corps graisseux est placé entre la face abdominale du bassin et le péritoine noir, qui le couvre seulement sur sa face interne et passe, par un pli profond entre le cloaque (*v*) et la vessie urinaire (*w*) dont on peut voir encore le canal de sortie. Le cloaque lui-même est encore recouvert en grande partie, à la vue de profil, par la partie antérieure du rein (*x*) multilobé, engagé dans l'espace entre le cloaque et la colonne vertébrale et recouvert seulement sur sa face interne par le péritoine noir; celui-ci, en descendant autour du cloaque, entre la vessie urinaire en bas et les reins en haut, constitue une grande poche en forme d'entonnoir.

Pour voir la continuation du rein en arrière, le long de la base de la queue et en dehors de la cavité abdominale, il faut fendre et enlever l'aponévrose épaisse qui tapisse la face interne du bassin avec les muscles qui s'y attachent. On peut mettre alors à nu aussi le cloaque jusqu'à sa terminaison dans la fente anale transversale (*y*) et les boyaux d'accouplement (*z*), s'ouvrant dans les coins de la fente anale, rudimentaires chez la femelle, mais allongés et munis de muscles rétracteurs (*z'*) chez le mâle.

Téguments. Nous laissons à la zoologie proprement dite la description des conformations externes, en rappelant seulement que sur la tête, la face dorsale du corps et les membres, les écailles sont en forme de mamelons, dont les bords se recouvrent à peine. Sur le ventre en revanche se trouvent des écailles plates, dirigées transversalement, tandis que sur la queue elles sont carénées et disposées en verticilles et que sur le cou se trouve un repli cutané couvert d'écailles plus larges formant un collier à bord postérieur libre.

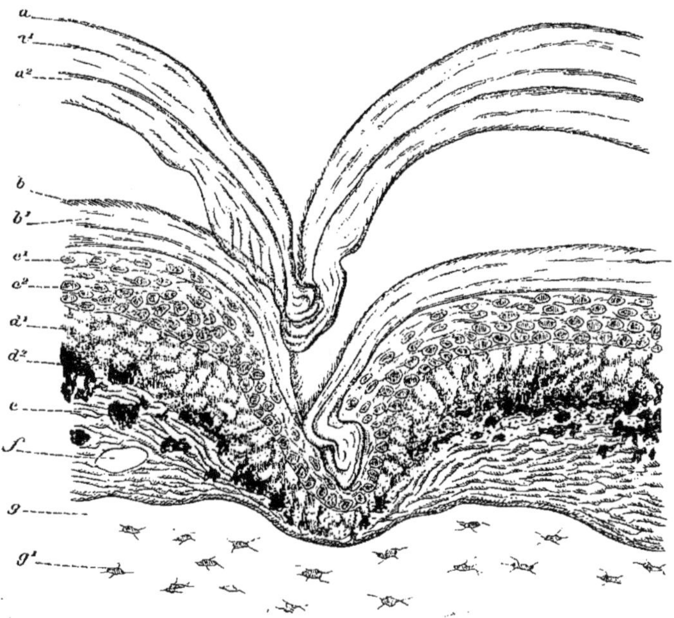

Fig. 265.

L'*épiderme* est corné, d'épaisseur variable et translucide. On peut y distinguer, en allant de l'extérieur vers l'intérieur : une

Fig. 265. — *Lacerta viridis*. Portion d'une coupe transversale de la tête, menée près des narines sur un individu en train de changer de peau. (Zeiss Oc. 2, Obj. E.) Chambre claire. *a*, couche épitrichiale ancienne; a^1, a^2, couches cornées anciennes et détachées de deux écailles qui se touchent; *b*, couche épitrichiale nouvelle; b^1, couche cornée nouvelle; c^1, épiderme superficiel à cellules allongées; c^2, id. couche profonde à cellules rondes; d^1, derme à pigment olivâtre; d^2, id. à pigment noir; *e*, corium fibreux; *f*, vaisseau sanguin coupé; *g*, substance osseuse transparente; g^1, corpuscules osseux.

couche très mince, qui semble composée de poils très courts et serrés et qu'on a désignée sous le nom de *couche épitrichiale* (*a*, *b*) ou *cuticule ;* une *couche cornée* (a^1, a^2, b^1) très épaisse, se clivant, suivant son épaisseur, en des strates plus ou moins nombreux et s'enfonçant vers le derme sur les bords des écailles. Cette couche est formée de cellules aplaties et fondues ensemble; on ne peut séparer qu'imparfaitement ces cellules en traitant le tégument avec de la potasse caustique; enfin, la *couche de Malpighi* (*c*), composée de cellules manifestes, lesquelles dans les strates extérieurs (c^1) se racornissent, s'aplatissent et prennent des parois plus épaisses, tandis

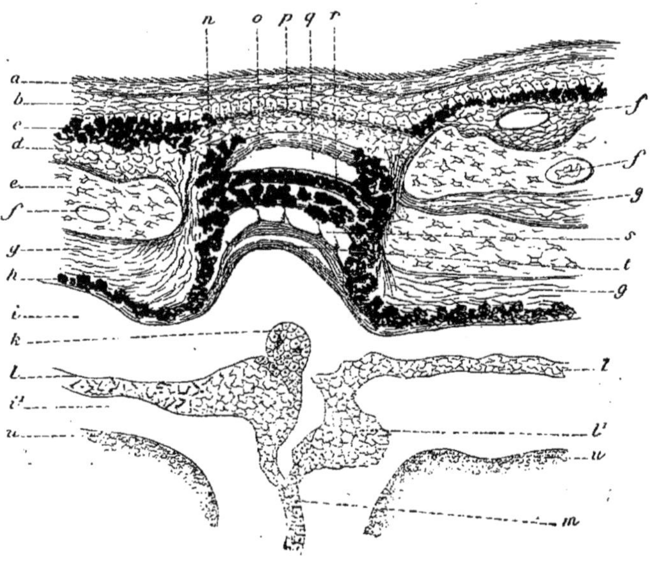

Fig. 266.

que dans les strates internes (c^2) les cellules sont arrondies et les noyaux prépondérants. Le changement de peau, qui se fait à des époques déterminées (fig. 265), implique une nouvelle formation de la couche cornée avec son strate épitrichial; l'ancienne couche soulevée se détache en entier ou par grands lambeaux.

Le *derme* présente trois strates, très imparfaitement séparés.

Fig. 266. — *Lacerta viridis.* Portion d'une coupe transversale de la tête menée par l'épiphyse. (Zeiss Oc. 2, Obj. E.) Chambre claire. *a*, couche cornée du tégument; *b*, réseau de Malpighi; *c*, couche de pigment; *d*, corium; *e*, os frontal; *f*, vaisseaux sanguins; *g*, couche interne du corium, formant le périoste; *h*, couche de pigment du plafond de la cavité cranienne *i*; *k*, bouton épiphyséal; *l*, pallium, séparant la cavité cranienne en une portion supérieure *i* et une interne i^1; *m*, tige de l'épiphyse; *n*, couche pigmentaire se continuant dans celle du plafond *h*; *o*, cornée; *p*, couche de pigment olivâtre; *q*, chambre extérieure; *r*, pont pigmenté extérieur; *s*, chambre intérieure; *t*, pont interne; *u*, contour des hémisphères.

Le plus externe (d^1) est presque partout rempli de pigment olivâtre, formé d'amas de granules infiniment petits; le strate moyen (d^2) montre du pigment noir, déposé dans des cellules de toutes formes, mais le plus souvent étoilées; le strate interne, le *corium* (e), laisse voir des fibres aplaties, ondulées et peu feutrées, qui composent tout le derme, mais dont la disposition est cachée dans les strates pigmentés. C'est dans cette dernière couche que l'on voit des vaisseaux sanguins, des nerfs et des espaces lymphatiques.

La disposition relative de ces couches reste partout la même, mais leurs proportions changent suivant les places. Ce sont surtout les strates pigmentés qui varient beaucoup et peuvent même manquer presque entièrement, comme par exemple sur l'épiphyse (fig. 266) où le pigment noir fait défaut et où le pigment olivâtre est à peine visible.

Par la contractilité des cellules noires et des fibres environnantes du derme, le Lézard jouit de la faculté de pouvoir changer de couleur en pâlissant dans l'obscurité; mais cette fonction est fort peu apparente.

En fait de *glandes dermiques*, on ne trouve que les *glandes fémorales* (g, fig. 272), situées sur la face interne des cuisses le long d'une ligne oblique s'étendant jusqu'au genou; elles sont au nombre de 15 à 17 sur chaque cuisse. On les voit sous forme de cercles jaunes qui se touchent et entourent chacun un petit orifice, dans lequel surgit souvent un faisceau de petits bâtonnets jaunes, qui ne sont autre chose que la matière sécrétée par les glandes et coagulée. Après avoir détaché la peau des cuisses, on voit sur la face interne du tégument les glandes, sous forme de gâteaux lobés, incisés et imbriqués les uns sur les autres. Des coupes démontrent que l'épiderme, considérablement aminci, s'invagine pour revêtir la cavité interne de la glande, dont les lobes sont formés par un tissu conjonctif à nombreux noyaux et parcouru par des réseaux vasculaires considérables. La secrétion elle-même est composée de cellules mal définies et collées ensemble. A chaque lobe correspond un bâtonnet et, en se réunissant dans le canal de sortie, ces masses forment un bouchon, saillant chez le mâle, surtout à l'époque des amours. Chez les femelles, les bouchons sont bien moins considérables et guère saillants.

Les *griffes* acérées et crochues, qui terminent les doigts, ne sont formées que par les couches cornées du tégument très épaissies et durcies. On y voit, sur des coupes, des strates concentriques disposés comme des cornets emboîtés et entourant un noyau de cellules épidermoïdales.

On ne peut parler d'une *couche hypodermique* aux endroits où le derme touche immédiatement les os, comme sur le crâne, par exemple; les fibres passent sans transition à celles du périoste. En d'autres endroits, au dos et au ventre, le derme passe aux aponévroses des muscles. Mais partout ailleurs, nous trouvons un tissu conjonctif lâche, présentant des grandes lacunes, lesquelles sont en rapport avec le système lymphatique et contiennent quelquefois des granulations grisâtres, qu'on a voulu assimiler à des glandes lymphatiques.

Squelette (fig. 267-271). On peut distinguer, dans la *colonne vertébrale*, des vertèbres cervicales, dorsales, lombaires, sacrales et caudales et par suite des relations entre le sternum et les côtes, on peut encore subdiviser la seconde catégorie en deux parties, les vertèbres sternales et les vertèbres abdominales.

Toutes les *vertèbres*, sauf la première, l'atlas, et les dernières caudales, sont procoeles, en ce que le corps de la vertèbre porte, en avant, une cavité glénoïde ronde, dans laquelle est enchâssée la tête articulaire sphérique de la vertèbre précédente. L'*atlas* présente une conformation particulière, dont nous parlerons plus loin; les dernières vertèbres caudales sont amphicoeles ou biconcaves, comme celles des Poissons. On trouve partout, sauf aux vertèbres exceptionnelles mentionnées, des arcs supérieurs, entourant la moelle épinière et terminés, dorsalement, par des apophyses épineuses diversement conformées. Les arcs inférieurs ne se ferment que dans la région caudale, où ils entourent l'aorte et se terminent en apophyses épineuses; dans les autres régions ils sont rudimentaires ou font défaut. — Des apophyses transversales ne sont développées que dans les régions sacrale et caudale; dans les autres elles sont rudimentaires ou nulles. — Des apophyses obliques ou articulaires se trouvent partout; elles sont disposées de telle sorte que l'apophyse de la vertèbre précédente couvre celle de la vertèbre suivante, les faces articulaires étant disposées obliquement et souvent bifurquées. Les trous de sortie pour les nerfs se trouvent toujours entre deux corps de vertèbres. Ils sont cachés par les apophyses articulaires postérieures.

Les *vertèbres cervicales* sont au nombre de sept. La première, l'*atlas*, forme un anneau, composé de trois pièces, une basale et deux latérales, qui ne se rencontrent pas dorsalement au-dessus de la moelle allongée, mais laissent en haut un petit intervalle. La cavité glénoïde qui reçoit la tête articulaire de l'occiput, est creusée en demi-lune, sur la face antérieure, dans la pièce impaire et dans la base de deux parties latérales. — La seconde vertèbre, l'*épistrophée* ou l'*axis* (c^2, fig. 267) porte, sur la partie antérieure de son corps, une apophyse droite presque triangulaire, peu saillante, qui s'avance dans l'anneau de l'atlas; en arrière elle porte la tête articulaire habituelle; l'arc supérieur forme deux larges parois, qui constituent une apophyse épineuse très large et élevée, ayant la forme d'un fer de hache. Du côté ventral, le corps de la vertèbre porte une paire d'apophyses triangulaires un peu courbées, rudiments de l'arc inférieur et une crête médiane inférieure. — Les cinq vertèbres suivantes (c^3, c^7) portent des côtes et, outre des apophyses dorsales très hautes et larges, des apophyses transversales en forme de mamelons et des crêtes longitudinales inférieures. Les trois premières *côtes cervicales* (cc^1, cc^3, fig. 267 et 268) ont une forme particulière en palettes triangulaires, fixées par un manchon et concaves du côté interne. La première est la plus petite, la troisième la plus grande, composée de deux pièces et attachée entièrement à la face interne de l'omoplate; ces trois côtes portent des expansions cartilagineuses. Les deux dernières côtes cervicales (cc^4, cc^5) ont la forme ordinaire en bâtonnets courbés; elles sont attachées au sternum par des cordons tendineux.

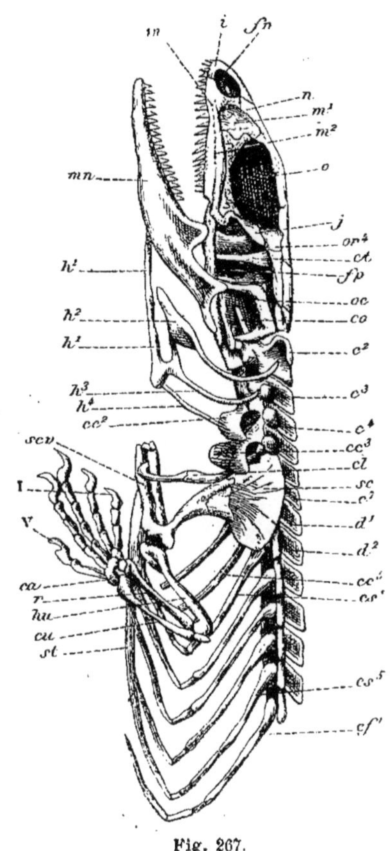

Fig. 267.

Les *vertèbres dorsales* (d, fig. 267) ont, sur toute leur étendue, des apophyses épineuses hautes et larges qui se touchent presque, des apophyses transversales en mamelons moins considérables que sur les vertèbres cervicales, des arcs inférieurs entièrement

Fig. 267. — *Lacerta viridis*. Partie antérieure du squelette osseux vue de profil du côté gauche. Lettres à droite : m, maxillaire; i, intermaxillaire; fn, fosse nasale; n, os nasal; m^1, partie supérieure; m^2, partie inférieure du maxillaire; o, orbite; j, jugal; or^4, quatrième orbitaire ou postfrontal; ct, colonnette; fp, fosse pariétale; oc, os carré; co, columelle; c^2-c^7, vertèbres cervicales de la seconde à la septième; cc^3, troisième côte cervicale; cl, clavicule; sc, omoplate; d^1, d^2, vertèbres dorsales; cc^5, cinquième côte cervicale; cs^1-cs^5, côtes sternales; cf^1, première fausse côte. A gauche : mn, mandibule; h^1, corps, h^2-h^4, arcs de l'hyoïde; cc^2, seconde côte cervicale; scv, branche ventrale de l'omoplate; I-V, les cinq doigts; ca, carpe; r, radius; hu, humérus; cu, cubitus; st, sternum.

rudimentaires, des têtes articulaires très saillantes. Les apophyses obliques et épineuses se touchent si bien, que le canal rachidien en est fermé en tube. Par l'arrangement des côtes, on peut distinguer trois sortes de vertèbres dorsales : des vertèbres sternales au nombre de cinq, portant de vraies côtes (*cs*) attachées au sternum;

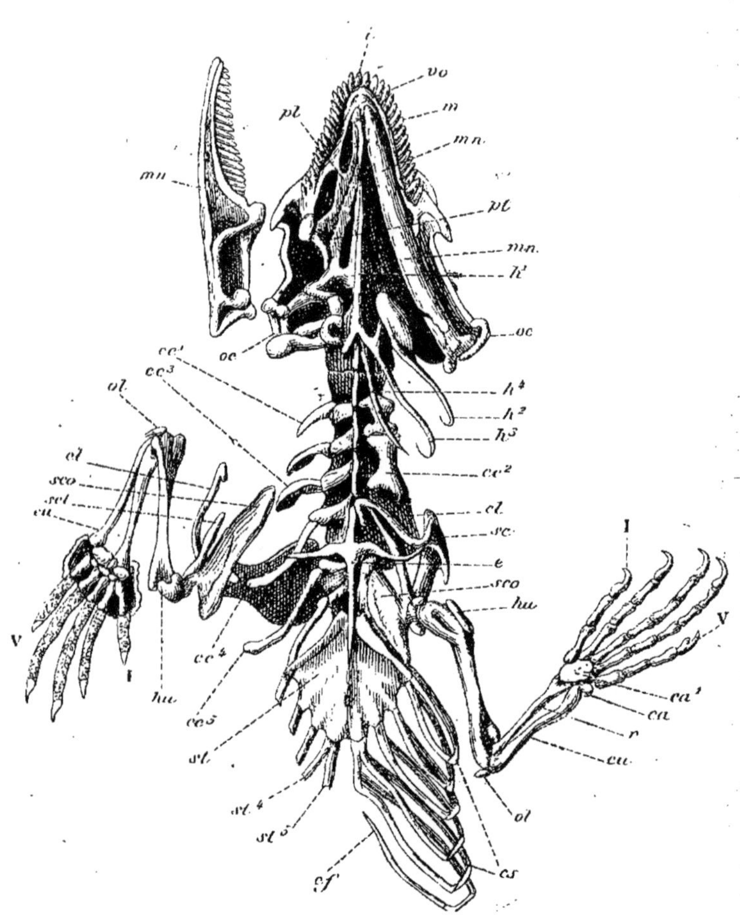

Fig. 268.

Fig. 268. — *Lacerta viridis*. Partie antérieure du squelette osseux vu du côté ventral. On a déployé, du côté gauche de la figure, la mandibule et le membre antérieur et enlevé, sur le même côté, les arcs hyoïdiens et les côtes, tandis que du côté droit on a tout laissé en place. Grandeur naturelle. A droite : *i*, intermaxillaire; *vo*, vomer; *m*, mâchoire; *mn*, mandibule; *pt*, ptérygoïdien; h^1, corps de l'hyoïde; *oc*, os carré; h^2-h^4, arcs hyoïdiens; cc^2, seconde côte cervicale; *cl*, clavicule; *sc*, omoplate; *e*, épisternum; *sco*, partie ventrale du scapulaire; *hu*, humérus; I-V, les cinq doigts; ca^1, plaque fibreuse couvrant le carpe *ca*; *r*, radius; *cu*, cubitus; *ol*, olécrane; *cs*, côtes sternales. A gauche : *mn*, mandibule; cc^1-cc^5, côtes cervicales; *oc*, os carré; *cl*, clavicule; *scv*, partie ventrale; *scl*, branche latérale de l'omoplate; *cu*, cubitus; I, V, doigts couverts de peau; *hu*, humérus; *st*, sternum; st^4, st^5, cartilage sternal des deux dernières vraies côtes; *cf*, première fausse côte.

huit vertèbres dorsales à fausses côtes (*cf*) recourbées en avant vers la ligne ventrale et huit vertèbres lombaires (*l*, fig. 268), portant des côtes de plus en plus petites et protégeant seulement la face dorsale de l'abdomen. Ces dernières côtes (*cl*, fig. 268) sont faites d'une seule pièce courbe avec un petit cartilage au bout, tandis que les huit côtes précédentes et les cinq côtes sternales sont composées de trois pièces, d'une partie dorsale dirigée en arrière, d'une partie abdominale dirigée en avant et d'une petite pièce intermédiaire dans l'angle de réunion. Les côtes sternales deviennent cartilagineuses et s'élargissent au bout ventral; trois paires se soudent immédiatement à des mamelons saillants du sternum, les deux dernières se réunissent à une tige commune, étendue près de la ligne médiane.

Il y a donc en tout 21 vertèbres dorsales toutes pourvues de côtes, dont les dernières sont très courtes et emprisonnées entre la colonne vertébrale et le bassin, lequel est soutenu par deux *vertèbres sacrales*.

Celles-ci (*vs*, fig. 270) ont une forme particulière. Elles portent des apophyses transversales longues, larges et puissantes qui se réunissent à leurs extrémités distales pour former une masse allongée, revêtue d'une couche cartilagineuse épaisse et constituant une surface verticale en glissoir, contre laquelle s'appuie l'ilium de la ceinture pelvienne. L'articulation est fermée par une forte capsule tendineuse.

Les *vertèbres caudales* (*vc*, fig. 270), dont nous avouons n'avoir pas compté le nombre fort considérable, présentent des différences. Les deux premières ressemblent aux vertèbres sacrales par leurs grandes apophyses transversales et par l'absence d'arcs inférieurs, lesquels commencent avec la troisième vertèbre caudale; les arcs sont mobiles, attachés au bord postérieur du corps des vertèbres et composés de deux piliers, embrassant l'aorte. Ces piliers se continuent en une longue apophyse mince et aplatie (*vca*, fig. 270), couchée en arrière, les apophyses épineuses inférieures sont beaucoup plus considérables que les apophyses épineuses dorsales; elles se maintiennent, en diminuant successivement jusqu'au bout de la queue. La même diminution successive s'observe sur les apophyses transversales, qui sont les premières réduites et sur les apophyses dorsales, qui se maintiennent cependant, quoique aussi réduites que les corps mêmes des vertèbres, jusqu'au bout de la queue.

Nous avons déjà parlé des *côtes*, qui existent sur toutes les vertèbres situées en avant des vertèbres sacrales, à l'exception des deux vertèbres cervicales antérieures, l'atlas et l'axis. Il nous reste à dire quelques mots du *sternum* (*st*, fig. 268), large bouclier médian, très mince, à face bombée externe ou inférieure, concave du côté des viscères. Le sternum a la figure d'un écusson héraldique rhomboïdal. Ses deux côtés antéro-latéraux présentent une rigole ouverte, dans laquelle est fixée en glissoir la partie sternale de la ceinture thoracique; les deux côtés postérieurs sont découpés en quatre mamelons chacun, qui portent les cartilages de réunion des vraies côtes. Sur la ligne médiane en arrière se remarque un défaut de continuité, fermé par une membrane tendineuse.

La *ceinture thoracique* se compose de l'épisternum, de la clavicule, de l'os scapulaire et du sus-scapulaire.

L'*épisternum* (*e*, fig. 268) est un os en forme de croix. La tige médiane, allongée en avant et en arrière, est fixée solidement au sternum; les deux branches latérales libres et un peu courbées s'appliquent, avec leurs extrémités distales, aux clavicules, dont l'épisternum est une partie démembrée.

Les *clavicules* (*cl*, fig. 267 et 268) fortement courbées en S, s'appliquent, avec leur extrémité proximale courbée en hameçon, à l'épine antérieure de l'épisternum; les extrémités distales sont attachées par des ligaments, aux branches latérales de l'épisternum et au bord antérieur de l'os scapulaire.

L'*os scapulaire*, (*sc*, fig. 267 et 268) est fort considérable et composé de trois branches, une ventrale, une latérale et une dorsale, qui se réunissent ensemble dans le pourtour de la fosse articulaire arrondie externe, dans laquelle est engagée la tête de l'humérus. La *partie ventrale* (*scv*, fig. 268), qu'on parallélise avec le *coracoïde* a la forme d'un fer de hallebarde; son tranchant arrondi est garni d'une lame cartilagineuse (*épicoracoïde*), en partie ossifiée, dont la moitié postérieure s'engage dans la rainure mentionnée du sternum. La *partie latérale* (*scl*), est une forte tige horizontale dont l'extrémité antérieure est rattachée à la clavicule. La *partie dorsale*, *l'omoplate* (*scd*) à la forme d'une spatule; son bord distal arrondi est complété par une large feuille cartilagineuse à ossifications rayonnantes, le *sus-scapulaire* (*scd'*), qui s'applique sur la face dorsale des côtes et s'étend jusque vers les apophyses épineuses de la colonne vertébrale.

Par la réunion de ces pièces, est établi un échafaudage très solide et en même temps très mobile qui rappelle, par sa construction, la ceinture thoracique des Oiseaux et se rattache d'un autre côté à celle décrite chez les Amphibiens.

Membre antérieur. — *L'humérus* (*hu*, fig. 267 et 268), presque cylindrique au milieu, est élargi aux deux bouts, mais ces deux élargissements ne sont pas dans le même plan; en projection, ils sont placés à angle droit l'un vis-à-vis de l'autre. L'élargissement antérieur porte, sur le prolongement de la partie cylindrique, un tubercule aplati considérable et sur sa déviation en dedans la tête articulaire un peu allongée en poulie, ainsi qu'un second tubercule interne. L'élargissement distal porte deux faces articulaires, bien séparées du côté interne, où se trouve une rainure avec un trou vasculaire nourricier, mais qui ne traverse pas l'os.

L'*avant-bras* est composé du *cubitus* (*cu*) plus épais, portant la surface articulaire en demi-lune du côté interne et un petit prolongement externe, auquel s'ajoute un petit *olécrane* (*ol*, fig. 268)

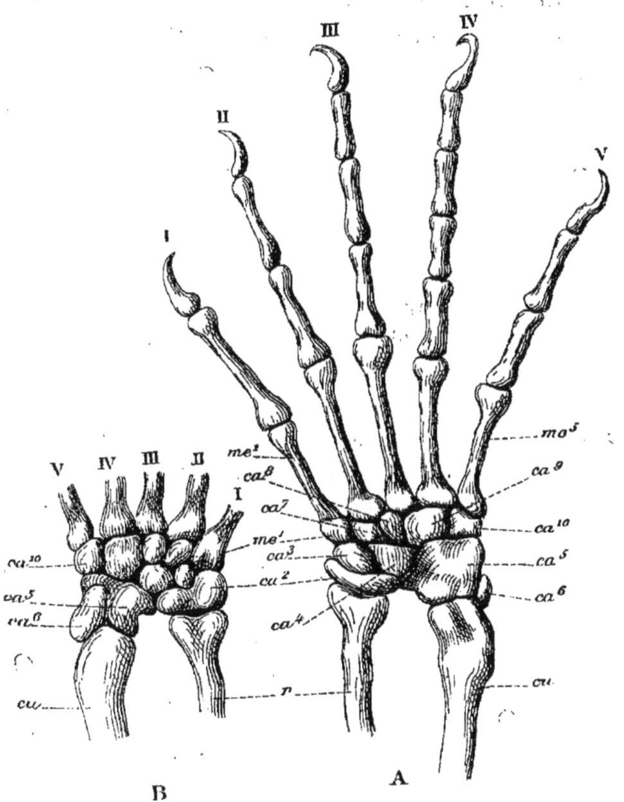

Fig. 269.

inséré dans le tendon du muscle extenseur du bras. Le *radius* (*r*) a l'extrémité antérieure arrondie et entourée d'une surface articulaire pour la rotation. Les deux os, assez écartés au milieu, se rapprochent par leurs bouts.

Le *carpe* (fig. 269) a donné lieu à bien des discussions. Nous en

Fig. 269. — *Lacerta viridis*. Squelette de la main droite quatre fois grossi. A, la main entière, vue du côté dorsal ; B, le carpe du côté ventral. Désignations communes aux deux figures. I-V, les cinq doigts ; me^1-me^5, les os métacarpiens ; ca^2-ca^{10}, les neuf os du carpe ; *cu*, cubitus ; *r*, radius.

donnons la description, sans vouloir rechercher les homologies des différentes pièces. — Sur la face palmaire, le carpe entier est recouvert par l'extension tendineuse du grand fléchisseur des doigts (ca^1, fig. 268), dans laquelle sont disséminés des corpuscules osseux et qu'il faut enlever, pour voir le carpe osseux lui-même. Nous pouvons distinguer deux séries transversales d'osselets. La *série proximale* se compose des pièces suivantes : un mince os discoïde, appliqué immédiatement à la tête du radius (ca^2) auquel s'appliquent, distalement et du côté du cubitus, deux petits os en coin (ca^3 et ca^4) dont l'externe s'articule avec une pièce cubitale assez considérable. A ce cubital se rattache, sur le bord extérieur du membre, un petit os entièrement libre, enchassé dans le tendon de l'extenseur du cinquième doigt et qu'on est convenu d'appeler l'*os sésamoïde* (ca^6). Les autres os ont été appelés *radial* et *cubital*, tandis que des deux petits os, l'un a été désigné comme *central*, l'autre comme *intermédiaire*. — La *série distale* se compose de quatre osselets intercalés entre les métacarpiens et la série proximale. Le *premier carpien* (ca^7) s'articule sur le second métacarpien et sur le central; le *second* (ca^8) s'engage entre le second et troisième métacarpien; le *troisième* (ca^9), le plus gros, entre le troisième et quatrième et s'articule largement avec le cubital dont il partage la face articulaire avec le *quatrième carpien* (ca^{10}), portant le métacarpe du petit doigt. Il est à remarquer, que la tête articulaire du premier métacarpien avance si bien proximalement, qu'elle se place comme un cinquième carpien à la suite des quatre autres os.

Les *doigts* sont composé d'os *métacarpiens* (*me*) emprisonnés dans la peau et de phalanges libres. Tous ces os ne se distinguent pas par leur constitution; tous, sauf les phalanges terminales comprimées et armées de griffes cornées, sont cylindriques à têtes articulaires renflées. On compte, sur les doigts libres, deux phalanges aux premier doigt (pouce) (I), trois au deuxième (II) et au cinquième (V), quatre phalanges aux troisième (III) et quatrième (IV) doigts, à peu près égaux en longueur.

Membre postérieur. — La *ceinture pelvienne* (*p*, fig. 270) n'est composée, chez les individus adultes, que d'un seul os de chaque côté; deux petits os médians s'ajoutent dans les deux symphyses.

L'*os pelvien* laisse facilement reconnaître trois branches qui se réunissent pour former la grande cavité articulaire ronde (*gl*, fig. 270 A), entourée d'un bord saillant et placée sur le bord extérieur de l'os. La branche antérieure, le *pubis* (p^1), se porte de l'articulation obliquement en avant et en bas et se réunit à celle de l'autre côté dans une symphyse cartilagineuse, au coin antérieur de laquelle est placé un petit noyau osseux, appelé l'*épipubis* (p^2). Cette branche, un peu tordue, montre dans le voisinage de l'articulation un petit trou pour le passage du nerf sciatique et depuis ce trou se continuent, sur les deux faces de l'os, deux rigoles fines mais profondes que sépare une épine aplatie. La branche postérieure, l'*ischium* (p^3) beaucoup plus large, commence à l'articulation par un col arrondi, séparé par une incision et par un tubercule saillant en arrière, puis se recourbe en avant pour rencontrer l'os de l'autre côté dans une symphyse plus longue que la symphyse antérieure et remplie de cartilage. De la symphyse part en avant un cordon fibreux qui se rattache

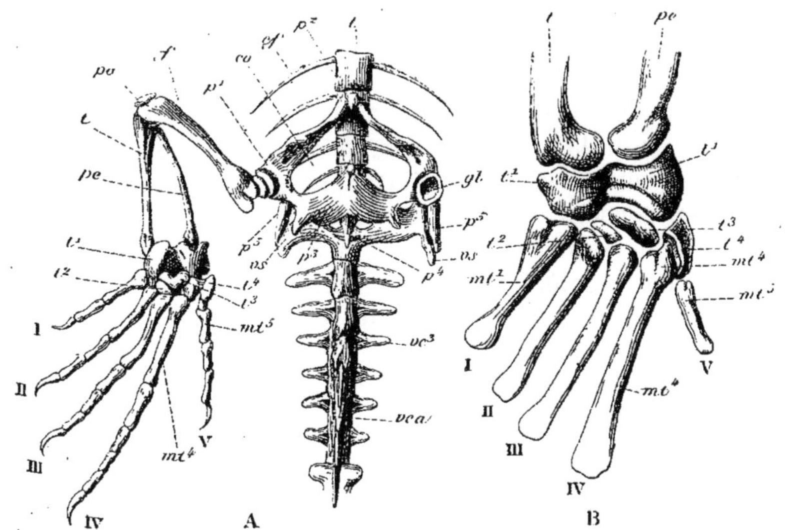

Fig. 270.

à la symphyse du pubis, et en arrière un prolongement cartilagineux en partie calcifié, le *postpubis* (p^4). L'espace compris entre les deux symphyses et les bords internes des os a été désigné sous le nom de *foramen cordiforme* (*co*). Enfin, la troisième branche, l'*ilium* (p^5) en forme de lame presque droite, se porte obliquement en haut et en arrière. Il montre, sur sa face interne et dans sa partie postérieure, une surface à glissoir, qui s'adapte à l'extrémité distale des deux apophyses transversales des vertèbres sacrales (*vs*).

Fig. 270. — *Lacerta viridis*, A, squelette du bassin et du pied, vu du côté ventral. Grandeur naturelle. B, le tarse vu du côté dorsal, grossi quatre fois. *l*, vertèbres lombaires; *cf*, dernières fausses côtes; *co*, lacune cordiforme; p^1, pubis; p^2, épipubis; p^3, ischion; p^4, postpubis; p^5, iléum; *gl*, cavité glénoïdale; *vs*, vertèbre sacrale; *f*, fémur; *pa*, patelle; *t*, tibia; *pe*, péroné; t^1-t^4, les quatre os du tarse; mt^1-mt^5, les cinq métatarsiens; I-V, les cinq doigts; vc^3, troisième vertèbre caudale; *vca*, apophyses ventrales (hémapophyses) des vertèbres caudales.

Le *fémur* (*f*) constitue l'os le plus long du corps. Il porte une tête articulaire très saillante et deux trochantères, un externe petit, un interne fort et allongé en crête. Il présente une torsion assez considérable et deux condyles terminaux en poulie. Sur l'articulation distale est placée une *patelle* (*pa*) très exiguë.

La *jambe* est composée de deux os. Le *tibia* (*t*), de beaucoup plus puissant que le *péroné* (*pe*), est aplati à son extrémité proximale dans le sens antéro-postérieur, arrondi à son extrémité distale; le péroné grêle est un peu courbé.

Les extrémités distales des deux os se rapprochent pour s'articuler, dans le *tarse* (*t*, fig. 270, A et B) avec un seul os (t^1) étendu en largeur, très étranglé au milieu, de manière qu'il semble résulter de la fusion de deux os au moins. Une parallélisation avec les os du tarse des Mammifères n'étant guère faisable, nous appelons cet os le *premier tarsien* (t^1). Il porte, sur sa face antérieure, deux poulies pour les deux os de la jambe; sur sa face postérieure et du côté tibial, s'articulent directement les métatarsiens des premier et second doigts. Du côté péronéal s'articulent sur lui trois os du tarse, intercalés entre lui et les métatarsiens, ce sont : le *second tarsien* (t^2) fort mince, intercalé entre les têtes articulaires du second et troisième métatarsien; le *troisième tarsien* (t^3) s'avançant entre le troisième et quatrième métatarsien et portant, sur la face plantaire, deux petits tubercules saillants, et enfin le *quatrième tarsien* (t^4) recevant le trochanter du quatrième métatarsien sur sa face dorsale et formant une pelote d'appui sur la face plantaire du pied, sous laquelle est attaché le cinquième métatarsien.

Le *métatarse* (*mt*) et le pied sont composés de cinq séries d'os, lesquels ne se distinguent en rien, quant à leur conformation osseuse, des os métacarpiens et des doigts.

Les os métatarsiens, comme ceux des doigts, augmentent en longueur du premier au quatrième, le plus puissant; le cinquième métatarsien est fort court et grêle, tandis que celui du premier doigt est plus épais et muni d'un trochanter latéral. Le premier doigt, le pouce, n'a que deux phalanges, y compris la phalange onguéale; les deuxième et cinquième doigts en ont trois, le troisième quatre, le quatrième cinq.

En marchant, l'animal appuie surtout sur la proéminence tibiale du premier tarsien et sur le quatrième tarsien. Le cinquième doigt est très peu actif.

Le *crâne* (fig. 267, 268, 271). Nous distinguons dans le squelette de la tête le crâne neural proprement dit, composé de pièces jointes ensemble d'une façon immobile, et complété par quelques pièces purement dermiques, et le crâne facial, formé par les arcs maxillaire, ptérygo-palatin et mandibulaire. Il est vrai, que les deux premiers de ces arcs sont réunis au crâne neural par des sutures tellement étroites, qu'ils en deviennent presque immobiles.

Crâne neural. On observe, dans cette partie, une certaine tendance vers la fusion de pièces osseuses séparées dans d'autres

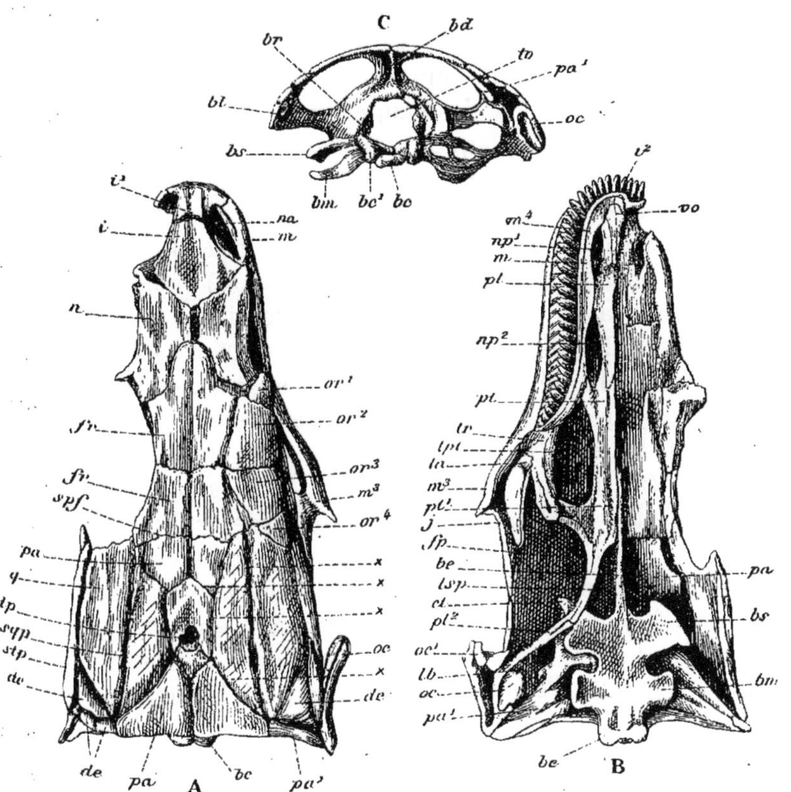

Fig. 271.

classes et qui semble prognostiquer la fusion complète existant chez les Oiseaux. On constate en outre, l'état défectueux de la boîte cérébrale dans sa partie antérieure, où elle est complétée par des expan-

Fig. 271. — *Lacerta viridis*. Le crâne osseux grossi trois fois. Les arcades maxillaire et ptérygo-palatine ont été enlevées du côté gauche. A, face dorsale; B, face ventrale; C, face postérieure. *b*, os basilaire; *ct*, colonnette; *de*, plaques dermiques; *fn*, fosse nasale; *fp*, fosse pariétale; *fr*, frontal; *h*, appareil hyoïdien; *i*, intermaxillaire; *j*, jugal; *lpt*, lacune ptérygoïdienne; *lsp*, lacune sphénoïdienne; *m*, maxillaire: *mn*, mandibule; *n*, os nasal; *o*, orbite; *oc*, os carré; *or*, os sus-orbitaires; *pa*, pariétal; *pl*, palatin; *pt*, ptérygoïdien; *q*, os squameux; *spf*, suture pariéto-frontale; *sqp*, suture squamo-pariétale; *to*, trou occipital; *tp*, trou pariétal médian; *tr*, os transverse; *vo*, vomer; *x*, impressions des écailles, simulant des sutures.

sions membraneuses et des conformations cartilagineuses dans la cloison orbitaire et autour des cavités nasales; ce sont les restes du crâne cartilagineux primordial qui constituent encore une cloison médiane incomplète de la cavité cranienne depuis le basilaire jusqu'à l'intermaxillaire.

Le crâne osseux présente la forme d'une pyramide très allongée, dont la base est constituée par la région occipitale. La face supérieure de la pyramide est entière, sauf une petite lacune, le *trou pariétal* (*tp*, fig. 271, A). Cette face presque plane, avec une forte chute vers le bout du museau entre les narines, est sculptée d'impressions résultant des plaques dermiques dont elle est couverte et les bords de ces plaques sont si fortement accusés, qu'on peut aisément en confondre les empreintes avec les sutures des os mêmes. Les faces latérales (fig. 267) qui descendent presque à angle droit vers les bords de la bouche, présentent trois grandes lacunes, les fosses nasales (*fn*) en avant, les orbites (*o*) au milieu, les grandes fosses pariétales (*fp*) en arrière; derrière elles se montrent encore deux dépressions tympaniques, fermées par le tympan dans lequel est enchassée la *columelle* (*co*, fig. 267). — La face inférieure (fig. 271, B) présente des lacunes latérales encore plus considérables. En avant, la fente naso-palatine (*np*) avec deux élargissements, un antérieur (np^1) et un postérieur (np^2), réunis par une étroite fente; la lacune ptérygoïdienne (*pt*) séparée seulement par un pont osseux de la continuation inférieure de la fosse pariétale; la lacune sphénoïdienne (*lsp*) des deux côtés de l'arête basilaire médiane et la lacune basilaire (*lb*) qui n'est que la continuation, en arrière, de la grande fosse pariétale. Celle-ci se voit encore sur la fosse postérieure du crâne (C, fig. 271) avec le grand trou occipital médian (*to*).

Les différents os se combinent de la manière suivante : sur la face supérieure du crâne (fig. 271, A) se montre en arrière et constituant à lui seul le toit de la cavité interne, le *pariétal* (*pa*) de forme quadrangulaire, allongé et étiré, en arrière, en deux apophyses pointues (pa^1), lesquelles descendent obliquement pour se rendre vers l'angle formé par le basilaire et l'os carré. Le pariétal se distingue surtout par les nombreux sillons, résultant des scutelles dermiques (*x*), qui entourent le trou pariétal (*tp*) dans lequel est logé l'organe superficiel de l'épiphyse du cerveau et sur sa face interne par un sillon médian entouré de carènes, dans lequel s'engrène l'épine dorsale de l'os basilaire. — En avant, le pariétal est séparé par une suture très dentelée intérieurement, la suture pariéto-frontale (*spf*), du *frontal* (*fr*), plaque étranglée un peu au milieu entre les orbites et présentant sur sa face interne deux apophyses puissantes avec lesquelles s'engrènent les os de la voûte palatine. — Deux *nasaux* (*n*) font suite au frontal. Dans leur échancrure postérieure, s'enchâsse une avance du frontal, dans leur échancrure antérieure la partie supérieure de l'*intermaxillaire* (*i*) qui se continue en bas par une partie étranglée entre les fosses nasales (i^1) et, arrivée au bord de la bouche, s'élargit en une partie horizontale courbée en arc, laquelle porte une dizaine de dents (i^2, B). — Le toit du crâne est complété par des os plus ou moins dermiques; en arrière par les *squameux* (*q*) réunis par des sutures rectilignes (*sqp*) aux bords du pariétal et longés, sur leurs faces externes, par les *supratemporaux* (*stp*) auxquels s'ajoutent, dans l'angle externe postérieur, quelques plaques purement dermiques (*de*). Au milieu, le toit des orbites est formé par quatre plaques un peu bombées, les *os susorbitaires* (or^1 — or^4), dont le premier a été nommé aussi *préfrontal* et le dernier *postfrontal*.

La face inférieure du crâne (fig. 271, B) présente une structure plus compliquée. En arrière, elle est constituée par un seul os, le *basilaire* (*b*), qui résulte de la fusion des occipitaux basilaire, latéraux et supérieur, du sphénoïde avec ses ailes, du pré- et du para-sphénoïde et du rocher. Si ces différentes parties sont séparées dans la première jeunesse et résultent de noyaux différents, elles sont entièrement fondues dans l'âge adulte et leur séparation primitive n'est indiquée, par ci et par là, que par des sillons superficiels. L'os basilaire montre, en arrière et sous le grand trou occipital, le *condyle occipital unique* (*bc*), mais qui est visiblement composé de trois parties, une moyenne (*bc*, fig. 271, C) et deux latérales (bc^1). La base de l'os, constituant le plafond du pharynx, se continue en avant en projetant de chaque côté deux larges apophyses dont les postérieures (*bm*) correspondant peut-être aux petites ailes du sphénoïde, servent d'attaches aux muscles, tandis que les antérieures (*bs*) s'attachent, par un bord oblique, à l'arcade ptérygo-palatine prolongée en arrière. Elles correspondent aux grandes ailes du sphénoïde. En avant, le corps de l'os se projette en une longue épine (*be*), qui s'engage entre les ptérygoïdiens rapprochés de la ligne médiane, se continue dans la lamelle cartilagineuse de la cloison orbitaire et contient des éléments du *présphénoïde* et du *parasphénoïde*. Autour du trou occipital s'élèvent des larges piliers pour constituer un toit assez étendu sur les parties postérieures du cerveau. De ce toit partent : verticalement une épine dorsale (*bd*) soutenant le pariétal, et deux apophyses obliques latérales (*bl*) qui s'appliquent avec leurs extrémités distales au point de réunion de l'os carré (*oc*, fig. 267) et des apophyses du pariétal et soutiennent ainsi l'articulation de la mandibule. A la base de ces apophyses se trouvent les trous de sortie des nerfs postérieurs du cerveau. Sur les faces cérébrales de l'os se trouvent deux intumescences, qui par leur contenu, se décèlent comme *rochers* (*br*).

Au devant de cet os basilaire si compliqué se trouvent, des deux côtés, des tiges osseuses grêles, un peu courbées en forme de sabre et embrassant la cavité cérébrale. Leurs extrémités inférieures s'appliquent au point de réunion des ptérygoïdes et des grandes ailes, les supérieures à la face interne du pariétal. Ce sont les *colonnettes* (*ct*, fig. 267) caractéristiques pour un grand nombre de lézards, qu'on a appelé les *kionocraniens*. Jusqu'ici, on a appelé ces os columelles, mais ce nom prêtant à des confusions avec la columelle du tympan, ainsi appelée de tout temps, nous avons préféré de créer le nom de colonnettes. Ces os n'ont pas d'homologues chez les autres Vertébrés.

Sur toute la longueur des orbites, le plancher du crâne n'est constitué que par la réunion des arcs ptérygo-palatins, mais en avant s'enchâsse, entre ceux-ci et l'échancrure postérieure de l'intermaxillaire, un petit os double, le *vomer* (*vo*).

Au crâne ainsi constitué et complété, sur les faces latérales et la base de la cavité cérébrale, par des membranes renforcées de cartilage et même de petites ossifications isolées et irrégulières, se joignent, d'une manière plus ou moins mobile, les différents arcs céphaliques, constituant le *crâne facial*.

L'*arc maxillaire* est composé de trois os. L'*intermaxillaire* médian et impair (*i*), porte dix dents environ, placées en demi-lune sur une plateforme horizontale; il montre une apophyse montante (i^1) adaptée par suture aux nasaux. Les deux *maxillaires* (*m*) dont le bord denté est élégamment courbé en S, portent environ vingt dents coniques de chaque côté, étroitement serrées les unes aux autres. Une mince bande horizontale (m^4) bordant la fente naso-palatine (*np*) contribue au palais incomplet séparant la cavité buccale des cavités nasales et se joint en arrière à l'*os transverse* (*tr*) qui met le maxillaire en communication avec le ptérygoïde et sépare la lacune ptérygoïdienne (*pt*) de la fosse pariétale (*fp*). Une lame montante du maxillaire, constituant la surface de la joue, se compose de deux parties, une supérieure (m^1) immédiatement recouverte des écailles dont elle porte les empreintes simulant parfois des sutures, et une inférieure lisse (m^2), recouverte par la muqueuse de la bouche et montrant une série de trous pour la sortie des vaisseaux nourriciers. Cette lame se continue en arrière en une apophyse orbitaire (m^3), liée à l'os *jugal* (*j*) qui constitue un pont étroit vers l'os *sustemporal* (*stp*). Dans l'angle formé par cette apophyse s'intercale encore un tout petit os en lamelle courbée, le *lacrymal* (*la*).

L'*arc ptérygo-palatin* est constitué par deux os pairs. Les *palatins* (*pl*) en avant, forment le bord interne de la fente naso-palatine. Ils s'appliquent dans la ligne médiane à la mince cloison fibro-cartilagineuse. L'angle postérieur de la fente naso-palatine est complété par les *ptérygoïdiens* (*pt*) qui se joignent également sur toute leur longueur dans la ligne médiane. En arrière, chacun de ces os envoie d'abord une puissante apophyse, qui se relie à l'extrémité de l'os transverse. C'est à la base de cette apophyse et près de la ligne médiane que le ptérygoïdien porte une rangée longitudinale de petites dents acrodontes au nombre de huit à dix de chaque côté (pt^1). En arrière, chaque ptérygoïdien se prolonge dans une longue apophyse oblique (pt^2) qui, vers le milieu de son parcours, s'appuie sur la grande aile sphénoïdale et va rejoindre l'os carré à son angle extérieur.

L'*arc mandibulaire* est formé de deux parties, entre lesquelles se trouve l'articulation, savoir : la supérieure, attachée au crâne et composée de l'os carré, et l'inférieure, la mandibule, se démembrant en six pièces de chaque côté et contenant, dans sa face interne, le reste du cartilage de Meckel.

L'*os carré* (*oc*) mobile constitue l'angle latéral et postérieur du crâne. Il a la forme d'un demi-anneau de tambourin très épais, complet en haut, coupé en bas. La lacune ronde qu'entoure son bord relevé, est fermée par le tympan, dans lequel est enchâssée la *columelle* (*co*, fig. 267). A l'angle inférieur et antérieur de l'anneau coupé, l'os porte la cavité pour la tête glénoïdale (*oc'*) de la mandibule. Il s'appuie en haut, couvert par quelques petites écailles ossifiées (*de*), contre le squameux et l'apophyse postérieure du palatin (*pa'*), en bas sur l'apophyse du pariétal.

La *mandibule* (*mn*) a, dans son ensemble, la forme d'un large sabre, bombé à l'extérieur, creusé en dedans par une gouttière au-dessous du bord dentaire, dans laquelle est cachée une tige cartilagineuse, le cartilage de Meckel. Les deux moitiés de la mandibule sont réunies au bout antérieur par une symphyse très ferme. Nous n'entrerons pas dans la description des différentes pièces qui composent la mandibule; il suffit de dire, que d'avant en arrière on trouve le *dental*, qui porte seul des dents au nombre de vingt environ de chaque côté. Sur cette pièce principale se placent en haut le *coronoïde* auquel s'attache le muscle temporal et l'*articulaire*, jouant sur l'os carré. Le bord inférieur et postérieur de la mandibule est formé par l'*angulaire*, auquel se rattachent, sur la face interne, l'*operculaire* et sur la face externe, le *complémentaire*.

L'*appareil hyoïdien* (*h*, fig. 267, 268) se compose d'un corps médian et de trois arcs, tous enchâssés dans les muscles et la membrane intérieure de la gueule. Le corps médian a la forme d'un fer de flèche très long, dont la pointe s'avance jusqu'entre les branches des mandibules réunies. En arrière, les barbes courtes de la flèche se continuent directement avec l'arc moyen (h^3); de la face interne partent l'arc postérieur très grêle (h^4), et une branche antérieure qui se réunit à l'arc antérieur (h^2) lequel est boursouflé en bouclier à son extrémité proximale et va se relier, par une continuation tendineuse de son extrémité distale, aux pourtours du tympan. Tout cet appareil est cartilagineux; il embrasse, appliqué à la membrane du fond de la gueule, la partie occipitale et cervicale de la gorge.

Système musculaire. Vis-à-vis des Amphibiens, il y a deux conformations à signaler : le développement de muscles cutanés et celui de muscles costaux, lesquels font naturellement défaut chez la plupart des Amphibiens, privés de côtes indépendantes.

Le *muscle cutané* (*ct*, fig. 272) est une fine lame fibro-musculaire, qui s'étend depuis la gorge jusqu'au bassin en enveloppant le corps et en laissant une sorte de fente pour le passage du membre antérieur. Vers la ligne médiane du dos, il passe petit à petit à une aponévrose qui attache la peau aux pointes de neurapophyses; il devient plus musculaire sur les flancs (ct^4) et surtout sur la face ventrale (ct'). Ses fibres, dirigées en général obliquement d'avant en arrière et de bas en haut, se mêlent avec les muscles sous-jacents, de manière que certains de ces muscles (*m. mylo-hyoïdien*, *cucullanus*, *dorso-humeralis*, *rectus abdominis*) pourraient être regardés comme des épaississements locaux. Les fibres s'attachent partout à la peau, d'une manière très marquée aux endroits suivants : dans le collier, ce pli proéminent de la peau du cou, le long d'une ligne horizontale (ct^5), correspondant au pli latéral si marqué de quelques Sauriens, à l'extrémité antéro-latérale du bassin, où elles forment une sorte de pelote (ct^3) et enfin, sur le milieu du ventre, aux larges plaques médianes (ct^6), lesquelles certes contribuent par cela à la locomotion. Les muscles abdominaux obliques externe et interne des auteurs ne sont que des lames plus ou moins séparées de ce muscle.

Après avoir enlevé cette mince couche fibro-musculaire et translucide pendant la vie, on aperçoit les muscles suivants que nous énumérons sur le tronc, depuis la tête vers la queue, suivant les couches et en laissant de côté, pour le moment, les muscles des membres.

Muscles du tronc. Sur le cou et la partie antérieure du thorax se montre la large expansion du muscle *cucullaire* (*cu*) dont les faisceaux en forme d'éventail naissent sur l'occiput et sur les neurapophyses du tiers antérieur du dos, ainsi que sur l'aponévrose; ils s'insèrent, en se renforçant, sur les bords antérieurs et médians des os de la ceinture scapulaire. Une fente, souvent peu visible, divise le muscle en deux portions, le cucullaire (*cu*) proprement dit et la portion postérieure, le muscle *dorso-huméral* (*dh*) ou *large dorsal* (m. latissimus dorsi).

Nous n'indiquerons que fort sommairement les autres muscles, en renvoyant pour les détails, au travail de Hoffmann (dans : Bronn, *Thierreich*).

Le long du dos s'étend, nais-

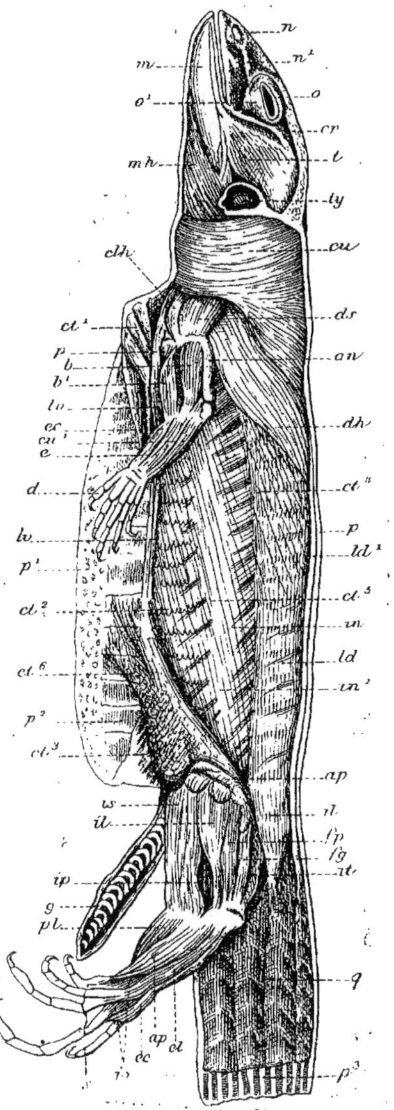

Fig. 272.

Fig. 272. — *Lacerta viridis.* Le corps a été écorché, la peau des flancs rejetée du côté ventral pour montrer les couches musculaires superficielles et surtout les expansions du muscle cutané (*ct*). Sur la tête, on a enlevé les crêtes osseuses, qui cachent les insertions des muscles. Du côté droit : *n*, orifice nasal; n^1, sac nasal; *o*, paupière supérieure; *cr*, os du crâne; *t*, muscle temporal; *ty*, tympan avec l'anneau qui l'entoure; *cu*, muscle cucullaire ; *ds*, m. dorso-scapulaire; *an*, m. anconée; *dh*, m. dorso-huméral (m. large dorsal); ct^4, expansions antéro-dorsales du m. cutané; *p*, peau du dos; ld^1, faisceau du m. long dorsal; ct^5, ligne latérale d'adhésion du m. cutané; *in*, m. intercostaux; *ld*, m. long dorsal; in^1, m. intercostaux inférieurs; *ap*, aponévrose du bassin; *il*, m. iléo-costal; *fp*, m. petit fessier; *fg*, m. grand fessier; *it*, m. iléo-tibial; *q*, muscles de la queue; p^3, peau de la queue. Du côté gauche : *m*, mandibule; o^1, paupière inférieure; *mh*, m. mylo-hyoïdien; ct^1, expansion pectorale du muscle cutané; *p*, m. pectoral; *b*, m. biceps long; b^1; m. biceps court; *lv*, m. long ventral; *ec*, m. extenseur court des doigts; cu^1, m. cubital externe; *e*, m. extenseur long des doigts; *d*, pouce; *lv*, m. long ventral; p^1, peau squameuse du ventre, face interne; ct^2, fibres ventrales du muscle cutané; ct^6, fibres cutanées du pli de l'aine; p^2, peau ventrale à scutelles, face interne; *is*, m. ischio-fémoral; *il*, m. pelvio-tibial; *ip*, m. ischio-tibial profond; *g*, glandes fémorales, face interne; *pl*, m. plantaire; *s*, cinquième doigt; *io*, m. interosseux; *ec*, m. extenseur court des doigts; *ap*, m. abducteur du pouce; *el*, m. extenseur long des doigts.

sant d'une quantité de petits faisceaux qui s'attachent aux neurapophyses, une grande masse musculaire, le *long dorsal* (*ld*). Vers la limite du large dorsal se détache un faisceau qui court le long de la ligne médiane (*ld'*). La masse en s'amincissant, s'accuse mieux vers le bassin et s'attache à l'extrémité postérieure de l'iléum. Cette partie (*il*) a été désignée sous le nom de m. *sacro-lombaire* ou *iléo-costal*. Vers l'intérieur, ce muscle s'attache à toutes les côtes depuis le cou jusqu'au bassin. Les muscles, qu'on a distingués sous les noms de *complexe*, *splenius*, *cervical ascendant*, *trachélo-mastoïdien*, *droit cervical postérieur* et *spinal du dos* ne sont que des faisceaux plus ou moins séparés de ce muscle, qui s'attachent à l'occiput et aux apophyses des vertèbres sur toute la longueur du tronc. Les côtes sont réunies entre elles, à l'extérieur, par les muscles *intercostaux* (*in*) qui se continuent vers le ventre (*in'*); à la face interne leur correspondent les *rétracteurs des côtes*, dont les faisceaux attachés aux côtes cervicales, ont été distingués sous les noms de muscles *long du cou* et de *scalène*. Un muscle très volumineux se trouve sur la partie ventrale de la colonne vertébrale du cou, reliant les corps et les hémapophyses des vertèbres cervicales à l'occipital basal, c'est le *grand droit antérieur* (13, fig. 285). Il incline la tête, tandis que les faisceaux provenant du long dorsal la redressent ou la fléchissent de côté.

Un long muscle grêle, le *long ventral* (*lv*) court sur la ligne médiane du ventre du sternum au bassin.

Les *muscles de la tête* se rapportent aux mâchoires et à l'appareil hyoïdien. On a distingué, parmi les premiers, le *mylo-hyoïdien* (*mh*, fig. 272) remplissant l'espace entre les branches de la mandibule; le *temporal* (*t*, fig. 272), énorme masse remplissant la fosse temporale, s'insérant près de l'articulation à la mandibule sur toutes ses faces et fermant la bouche; son antagoniste, le *digastrique* (*i*, fig. 285) faisant deux saillies globulaires dans le pharynx dont il rétrécit l'entrée et les *ptérygoïdiens externe* et *interne* qui se confondent en partie avec le digastrique, surtout l'interne, et relient l'articulation mandibulaire à l'os ptérygoïdien. Sur l'appareil hyoïdien se trouvent le *cératoïdien latéral externe*, reliant les deux cornes de l'os hyoïde; le *mylo-cératoïdien* (*h*, fig. 285) attachant le corps et la corne postérieure de l'os hyoïdien à la mandibule; les *sterno-hyoïdien*, *sterno-cératoïdien* et *omo-hyoïdien*, dont les noms indiquent les insertions sur le corps et les cornes de l'os hyoïdien en avant, sur le sternum et la clavicule en arrière. Enfin le muscle *lingual* (*a*, fig. 285) attaché en arrière à l'hyoïde, forme la masse musculaire de la langue, en s'y étendant de toutes parts.

Les *muscles de la queue* (*q*, fig. 272) ont la forme de cônes dont la pointe est dirigée en avant, la base en arrière. Ces cônes sont creux, de manière que le cône suivant s'engage dans la cavité du précédent. On peut en distinguer de chaque côté quatre séries longitudinales, dont les séries supérieures et inférieures plus grêles s'attachent aux neurapophyses et aux hémapophyses, les latérales aux apophyses latérales et aux côtes caudales.

Muscles du membre antérieur. Les mouvements de ce membre étant très étendus et compliqués, il s'ensuit aussi un nombre considérable de muscles, tous assez bien limités dans leurs parties charnues, souvent confondus par leurs tendons et enveloppés dans leur ensemble par des fascies tendineuses. La ceinture thoracique jouissant d'une certaine mobilité restreinte, autant dans son ensemble que dans ses parties constituantes, on peut diviser les muscles de ce membre, comme ceux du membre postérieur, en deux groupes, l'un dévolu à la ceinture et à l'humérus, l'autre au bras, au carpe et à la main. Nous n'indiquerons que les attaches, une description des muscles, qui sont faciles à préparer, nous entrainerait trop loin.

Muscles de la ceinture et de l'humérus. Il y a un nombre considérable de *lévateurs :* à la face extérieure le *cucullaire* (*cu*, fig. 272) déjà mentionné; le *supra-coracoïdien*, du coracoïde à l'humérus; le *lévateur de l'omoplate*, entre l'occipital externe et les apophyses transverses cervicales d'un côté et le bord antérieur de la ceinture de l'autre. Sur la face interne se trouvent : le *costo-coracoïdien* entre l'omoplate et les premières côtes sternales et le *sous-scapulaire* entre l'omoplate et le coracoïde. *Abaisseurs :* le *sterno-costal* (m. serratus) avec plusieurs faisceaux entre les côtes et le sternum et le *coraco-brachial* entre le coracoïde et l'humérus. *Protracteurs :* le *pectoral* (*p*) sur la face ventrale entre le sternum et l'humérus; le *deltoïdien* entre l'omoplate, la clavicule et l'humérus; un fascicule séparé constitue le *cléïdo-huméral* (*clh*); le *coraco-brachial* entre le coracoïde et l'humérus. *Rétracteurs :* le *grand rond* (m. teres major) entre l'omoplate et l'humérus; le *sterno-coracoïdien* entre les os que son nom indique. *Fléchisseurs :* le *biceps long* (*b*) et le *biceps court* (*b'*) occupent toute la surface de flexion de l'humérus; leurs antagonistes *extenseurs* sont les *anconées* (*an'*). Un *rotateur*, le *petit rond* (m. teres minor), s'étend sur la face interne entre l'omoplate et l'humérus.

Muscles du bras, du carpe et de la main. *Fléchisseurs*. Le *fléchisseur radial du carpe*, de l'humérus et radius vers le métacarpien du pouce; les *fléchisseurs ulnaires du carpe*, superficiel et profond, sur le bord cubital. Les *extenseurs* sont plus nombreux. Le *radial externe* entre l'humérus, le radius et le carpe; le *cubital externe* (*cu'*) lui correspond et passe sur l'articulation du coude. L'*extenseur commun long des doigts* (*e*) naît encore sur l'humérus, mais en grande partie sur les os du bras. L'*extenseur court* (*ec*) sur le carpe. *Pronateurs :* Le pronateur rond entre l'humérus et l'avant-bras, le *pronateur accessoire* entre le radius et le carpe, le *pronateur carré* entoure les extrémités inférieures du radius et du cubitus. *Supinateurs :* Un seul muscle entre l'humérus et le radius. Les doigts ont encore de forts petits muscles qui les rapprochent ou les éloignent, les *adducteurs* ont été nommés les *lombricaires*, les *abducteurs*, les *interosseux*; le pouce et le cinquième doigt ont chacun un *abducteur* particulier.

Muscles du membre postérieur. Le bassin est à peu près fixe, au moins dans sa partie supérieure, couverte d'une épaisse aponévrose (*ap*); les mouvements sont plus limités, ceux de la pronation et supination cependant assez prononcés. Nous mentionnons pour la ceinture pelvique et le fémur : *Adducteurs* et *Fléchisseurs :* L'*ischio-femoral* (*is*), de la symphyse de l'ischion au fémur; le *pectinien*, du pubis au fémur; le *pelvio-tibial* (*il*), du pubis au tibia; le *demi-nerveux*, de l'ischion au tibia; le *demi-tendineux* avec les mêmes insertions; l'*ischio-tibial profond* (*ip*), disposé de la même façon sous les précédents; le *vaste*, divisé en plusieurs faisceaux, allant du bassin et du fémur au tibia. *Abducteurs* et *extenseurs :* le *grand fessier* (*fg*) allant de l'iléum au péroné; le *petit fessier* (*fp*) de l'iléum au fémur; l'*iléo-tibial* (*it*), dont le nom indique les insertions. Le *fémoro-caudal* leur correspond sur les faces internes, de même que le *carré des lombes*, des apophyses vertébrales à l'iléum et les *ischio-coccygiens*. L'*iliaque externe* (*il*), du bassin au fémur est plutôt abducteur.

Entre la jambe et le pied. *Fléchisseurs :* Le *plantaire* (*pl*) du condyle externe du fémur au carpe et à tous les doigts; le *fléchisseur perforant*, des os de la jambe aux dernières phalanges des doigts, que ses tendons minces atteignent en perforant les tendons du muscle précédent; le *petit fléchisseur* des doigts, du tarse aux phalanges; le *fléchisseur du petit doigt*, du grand os tarsal à la première phalange du cinquième doigt. *Extenseurs :* L'*extenseur long* (*el*), du condyle externe du fémur aux métatarsiens des troisième et quatrième doigts; l'*extenseur court* (*ec*), du tibia et du grand os tarsal avec cinq faisceaux aux doigts; le *gastrocnémien* entre le tibia et les os métatarsiens; le *tibial postérieur* avec les mêmes insertions. Entre le tibia et le péroné il y a deux *rotateurs :* un proximal, le *poplité* et un distal, le *péronéo-tibial inférieur*. Le pouce a un *abducteur* spécial (*ap*) et entre les métatarsiens et les premières phalanges, se trouvent, comme à la main, des muscles *interosseux* (*io*) et *lombricoïdes*.

Système nerveux. Le crâne continuant la direction horizontale de la colonne vertébrale, le *système nerveux central* occupe, dans la ligne médiane dorsale du corps, le même plan horizontal sur toute sa longueur. On remarque cependant, dans le cerveau même, une indication de la courbure nuchale, qui s'accentue bien davantage

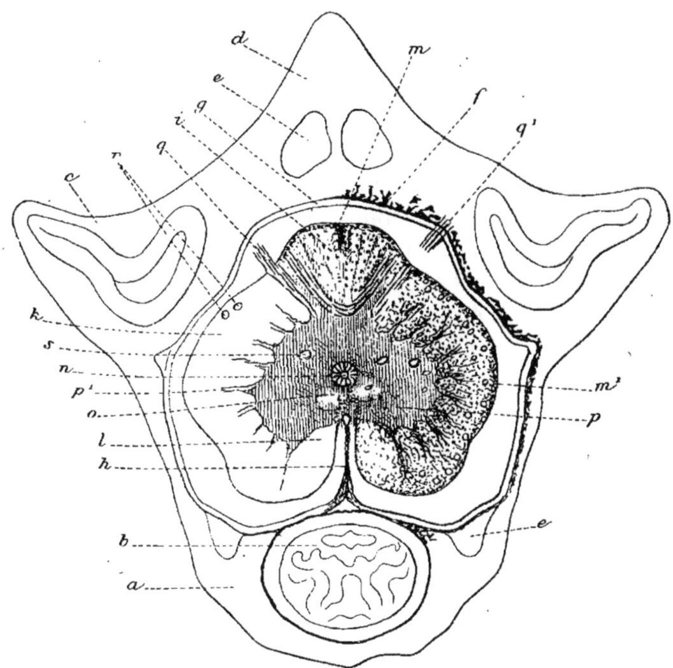

Fig. 273.

dans les Vertébrés supérieurs, en ce sens que la moelle allongée en plongeant sous le cervelet, décrit une courbe convexe vers le bas pour se relever ensuite assez brusquement au début du mésencéphale (B, fig. 274).

Fig. 273. — *Lacerta viridis* jeune. Coupe transversale de la moelle épinière dans la région cervicale. (Gund. Oc. 1, Obj. 2.) Chambre claire. On a indiqué seulement au contour les parties accessoires et le côté gauche de la moelle. *a*, corps de la vertèbre; *b*, son centre incomplètement ossifié; *c*, apophyses transversales; *d*, neurapophyse; *e*, lacunes remplies de cartilage; *f*, pigment noir sur la face externe de l'enveloppe externe *g* (dure-mère); *h*, sillon inférieur rempli par un repli de la dure-mère, conduisant un vaisseau à son sommet; *i*, champ blanc dorsal; *k*, champ latéral; *l*, champ ventral; *m*, sillon dorsal; m^1, substance corticale et enveloppe immédiate; *n*, canal central; *o*, continuation claire supérieure du champ ventral; *p*, noyau gris; p^1, ses continuations fibreuses rayonnantes; *q*, racine supérieure sortant; q^1, moignon coupé de la racine, engagé dans le trou de sortie; *r*, cellules géantes; *s*, vaisseaux sanguins.

La *moelle épinière* s'étend jusque près de l'extrémité postérieure de la queue. Au niveau des membres antérieurs et postérieurs, elle se renfle un peu, puis en arrière de l'anus elle diminue insensiblement et devient à la fin de la queue aussi mince qu'un fil. Les enveloppes dont elle est entourée sont la continuation directe des méninges du cerveau dont nous parlerons plus tard. Sur des coupes transversales, la moelle paraît dans la région de la queue entièrement ronde; les deux sillons médians, qui la séparent presque en deux moitiés et dont le dorsal est moins accusé que le ventral, disparaissent entièrement dans cette région. En avançant vers le tronc et jusque vers la région cervicale, la partie centrale dorsale se relève un peu, les flancs deviennent un peu échancrés en haut et en bas, vers la sortie des racines nerveuses et dans le sillon médian inférieur s'élève un pli de l'enveloppe conduisant des vaisseaux (*h*, fig. 273), tandis que le sillon supérieur s'efface par place complètement. En avançant vers la moelle allongée, la coupe devient de nouveau ronde. La moelle épinière est percée dans toute sa longueur par le *canal médullaire* (*n*, fig. 273). Il est excessivement fin et pourrait passer facilement inaperçu s'il n'était tapissé par des cellules volumineuses allongées et disposées par rapport à la lumière du canal comme les rayons d'une roue. Sous de très forts grossissements on aperçoit sur leur bord libre de fines granulations qui font penser ou à un liquide coagulé ou à des cils vibratiles ratatinés. Autour du canal central se trouve la substance grise de la moelle (*p*); elle est mal délimitée dans ses contours, mais se distingue assez facilement sous de faibles grossissements de la substance blanche corticale. Elle présente dans son ensemble une croix couchée, dont les branches inférieures sont les plus puissantes. Elle est constituée par des cellules et des fibres. Les premières sont de deux sortes, des grandes cellules (*r*) localisées principalement sur les côtés du canal médullaire, et des petites cellules dispersées un peu partout dans la substance grise. Les grandes cellules que l'on pourrait appeler géantes (*c*) en raison de leur taille, sont rondes ou allongées, munies de deux ou trois prolongements et possèdent, outre un noyau rond nettement marqué, un nucléole fortement coloré par le carmin boracique. Les fibres de la substance grise de la moelle, s'étendent par faisceaux du centre de la moelle vers le périphérie. La couche corticale ou substance blanche (*i*, *k*, *l*) se laisse facilement décomposer en quatre champs principaux, séparés incomplètement par les bras de la substance grise, deux latéraux, un dorsal, un ventral, ce dernier profondément divisé par le repli mentionné des enveloppes, qui s'étend jusque vers le canal central. Les éléments constituants de ce champ sont peu nombreux et noyés, pour ainsi dire, dans un liquide qui se coagule par les réactifs. Cette disposition fait paraître le champ ventral beaucoup plus clair que le reste de la moelle.

Le *cerveau* (fig. 274, 275) ne remplit pas complètement la cavité cranienne. Nous lui distinguons les mêmes parties qu'à celui de la Grenouille. (Voir page 583.)

La *moelle allongée* (*ma*, fig. 274, 275) est la prolongation en

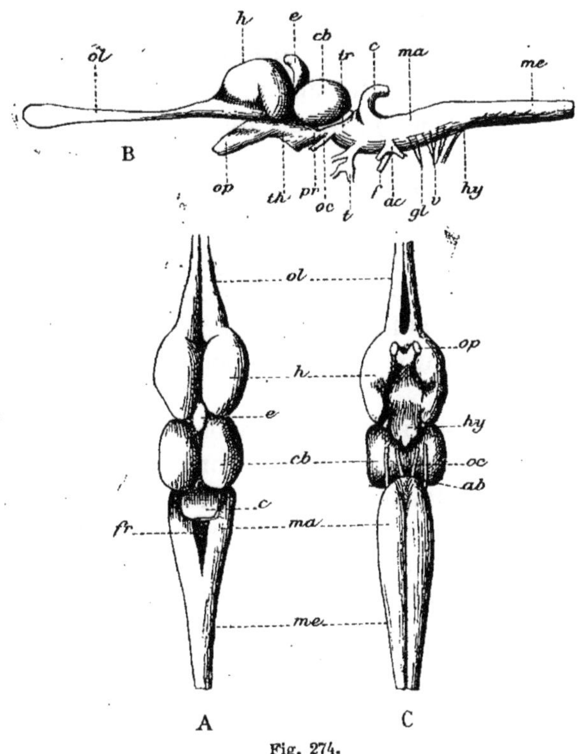

Fig. 274.

avant de la moelle épinière laquelle, comme nous l'avons vu plus haut, acquiert sur une coupe transversale une forme presque ronde percée à son centre par le canal médullaire. En arrivant à la moelle allongée la paroi dorsale du canal disparaît et les deux bords de la fente dorsale s'écartent de plus en plus l'un de l'autre de façon à

Fig. 274. — *Lacerta ocellata.* Le cerveau isolé et grossi deux fois. A, vue dorsale; B, vue en profil; C, vue ventrale. *h*, hémisphères; *cb*, corps bijumeaux (mésencéphale); *c*, cervelet; *e*, épiphyse (glande pinéale); *th*, thalamencéphale; *hy*, hypophyse; *ma*, moelle allongée; *fr*, fosse rhomboïdale; *me*, moelle épinière; *pr*, pédoncule du cerveau; *ol*, nerf olfactif; *op*, nerf optique; *oc*, nerf oculo-moteur; *tr*, n. trochléaire; *t*, n. trijumeau; *f*, n. facial; *ab*, n. abducteur; *ac*, n. acoustique; *gl*, n. glossopharyngien; *v*, n. vague; *hy*, n. hypoglosse.

déterminer sur la moelle allongée une ouverture triangulaire dont la pointe est tournée en arrière, tandis que la base est cachée par le cervelet. Cette ouverture, la *fosse rhomboïdale* (*f*) est recouverte par les méninges et donne accès dans une vaste cavité, élargissement du canal médullaire, qui est le quatrième ventricule.

Sur les côtés de la fosse rhomboïdale, les parois de la moelle se relèvent successivement pour former les *corps restiformes* constituant la base du *cervelet*.

Celui-ci(*c*) est une lame mince, un peu courbée en S et fixée par son extrémité antérieure à la partie postérieure du mésencéphale. Son bord postérieur libre recouvre une partie de la fosse rhomboïdale. Le plancher du cervelet (*p*) forme une sorte de pont sur le quatrième ventricule.

Le *mésencéphale* (*cb*) se présente par dessus comme deux masses ovoïdes séparées l'une de l'autre par un profond sillon longitudinal. C'est ce qui a fait appeler aussi cette partie les *corps bijumeaux*. Ils sont supportés par deux masses fibreuses constituant le plancher du mésencéphale, ce sont les *pédoncules du cerveau* (*pr*, fig. 274, B). Entre les corps bijumeaux et les pédoncules se trouve l'aqueduc de Sylvius.

En avant des corps bijumeaux se trouve le *thalamencéphale* ou *cerveau intermédiaire* (*th*). Cette portion de l'encéphale n'est visible chez l'adulte que sur des coupes sagittales (*th*, fig. 275). En effet, elle est complètement cachée par la région postérieure des hémisphères qui la recouvrent complètement. Le thalamencéphale est une vésicule contenant dans son centre la cavité du troisième ventricule. La paroi dorsale envoie une évagination conique vers le plafond de la boîte cranienne, c'est l'*épiphyse* (*e*). La paroi ventrale émet une autre évagination conique, c'est l'*infundibulum* (*in*, fig. 275); ce dernier aboutit à une petite masse allongée, pleine, l'*hypophyse* (*h*), ou *glande pituitaire* des anciens anatomistes.

L'*épiphyse* du Lacerta ocellata se compose de deux parties bien distinctes, le tube épiphysaire et l'organe superficiel. C'est sur des coupes transversales et longitudinales très fines et soigneusement colorées que l'on étudiera cet organe. On choisira à cet effet des individus très jeunes, presque des embryons; car les réactifs décalcifiants que l'on est obligé d'employer dans le traitement des adultes nuisent à la bonne conservation des éléments histologiques de cet organe. Chez l'adulte, l'*épiphyse* (*e*, fig. 274, A) se présente comme un tube un peu atténué à son extrémité libre et courbé en arc; ce tube épiphysaire conique est formé de deux canaux nettement distincts et accolés l'un à l'autre. Le canal antérieur, de petit diamètre, dont les parois, constituées par le pallium, sont formées de cellules rondes ou cylindriques, décrit de nombreuses sinuosités en s'avançant vers le crâne et renferme de nombreux vaisseaux sanguins. Inférieurement, il se continue dans les plexus choroïdes des ventricules latéraux des hémisphères. Le canal postérieur, dont les parois sont constituées de plusieurs strates de petites cellules nerveuses, rondes, présente, dans sa région accolée contre le crâne, une cavité allongée.

L'*organe superficiel* qui, chez Hatteria, devient un véritable œil pariétal, est chez les Lacerta distinct et séparé du tube épiphysaire de sorte qu'il n'est pas en relation avec le cerveau. Tout entier logé

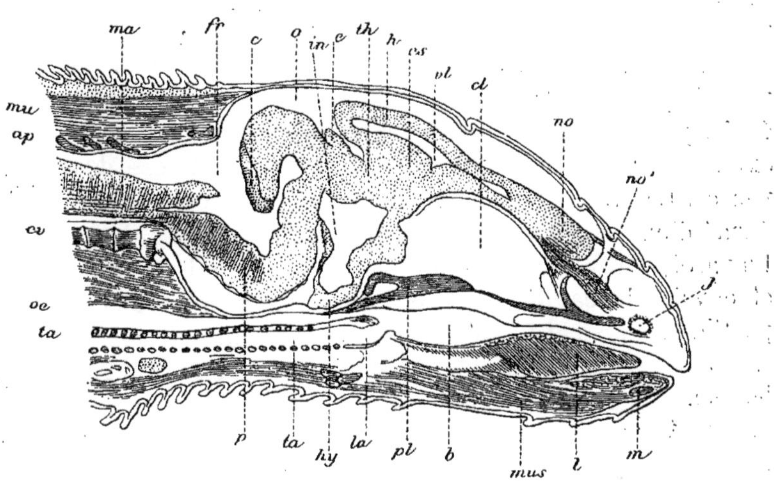

Fig. 275

en dessus des méninges dans une invagination des couches inférieures de la boîte cranienne, cet organe (fig. 266) se présente comme une capsule aplatie de haut en bas (*q*, fig. 266), dont la paroi dorsale est fortement épaissie par l'allongement des cellules qui la composent; celles-ci deviennent cylindriques, portent à leur base un noyau ovalaire; à cette partie on a donné le nom de *cristallin*. La paroi opposée ventrale (*t*) montre dans son intérieur deux ou

Fig. 275. — *Lacerta viridis* jeune. Coupe sagittale de la tête, frisant la cloison interorbitaire. Dessin fait à la loupe par la chambre claire. *mu*, muscles de la nuque; *ap*, apophyses épineuses; *cv*, corps des vertèbres; *oe*, œsophage; *ta*, trachée ; *p*, plancher du quatrième ventricule du cerveau; *hy*, hypophyse; *la*, larynx; *pl*, plafond de la cavité buccale *b*; *mus*, muscle temporal; *l*, langue; *m*, mandibule coupée; *j*, organe de Jacobson; *no*[1], son nerf; *no*, nerf olfactif; *cl*, cloison interorbitaire; *vl*, ventricule latéral de l'hémisphère; *cs*, corps strié; *h*, plafond de l'hémisphère; *th*, thalamencéphale; *e*, épiphyse; *in*, infundibulum; *o*, cavité cranienne; *c*, cervelet; *fr*, fosse rhomboïdale; *ma*, moelle allongée.

trois rangs de cellules à gros noyaux ovalaires. La surface de la paroi, celle qui regarde la cavité de la capsule est fortement pigmentée. Souvent cette couche de pigment est séparée par une cavité secondaire (*s*) de la membrane du fond.

Le *prosencéphale* ou *hémisphères* (*h*, fig. 274) forme deux masses ovoïdes allongées dans le sens de la longueur du cerveau et séparées l'une de l'autre par un profond sillon. En avant, les hémisphères se continuent dans les nerfs olfactifs. Dans leur intérieur se trouvent deux ventricules latéraux (*vl*, fig. 275) qui communiquent en arrière par le trou de Monro avec le troisième ventricule contenu dans le thalamencéphale ; en avant les ventricules latéraux se prolongent dans les lobes olfactifs. La paroi dorsale des ventricules, le toit ou pallium des hémisphères (*h*, fig. 275) représente une supériorité marquée sur celui des poissons. Il n'est plus seulement accusé par une simple lamelle d'un rang de cellules épithéliales, il est plus épais, prend de la consistance et est formé par trois strates, un externe et un interne fibreux, un moyen, composé de cellules nerveuses. Le strate interne est tapissé en dedans par un endothélium formé d'un seul rang de cellules rondes ornées de cils vibratiles. La paroi ventrale de chaque hémisphère s'épaissit considérablement et envahit la cavité du ventricule de manière à l'obstruer en bonne partie; il se constitue ainsi une masse volumineuse de chaque côté, les *corps striés* (*cs*, fig. 275). A l'intérieur et en avant des corps striés, les hémisphères sont réunis à leur base par la *commissure antérieure* transversale. Au-dessous d'elle et visible seulement par la face inférieure se trouve le *chiasma des nerfs optiques* (*op*, fig. 274, *C*) dont les racines peuvent se poursuivre dans la base même jusqu'au thalamencéphale. Enfin, la base des hémisphères se continue en avant, sans limite bien marquée, dans les *nerfs olfactifs* (*ol*, fig. 274 ; *no*, fig. 275), à peine renflés à leur commencement.

Nous ne pouvons entrer ici dans les détails sur la constitution histologique du cerveau, sur la distribution des faisceaux de fibres, des noyaux de substance grise, etc., mais nous devons ajouter quelques mots sur la disposition des cavités intérieures des enveloppes et des plexus vasculaires dits choroïdes. On étudiera ces conformations sur des coupes sagittales et transversales de la tête de lézards très jeunes.

Nous avons vu que le canal central de la moelle s'élargissait et se rapprochait de la surface dorsale à mesure qu'on arrive vers la moelle allongée, où il s'ouvre largement pour constituer la fosse rhomboïdale (*fr*). La base de la moelle plongeant un peu pour former la courbure nuchale, la fosse devient très profonde, tandis que les corps restiformes se recoquillent pour la couvrir d'en haut. C'est ce qui est accompli sous les pédoncules du cervelet, où la fosse est transformée en un canal comprimé de haut en bas et élargi sur les côtés, *l'aqueduc de Sylvius*. La dépression atteint son maximum au passage vers le mésencéphale, où se détache le nerf trochléaire; le canal n'est plus qu'une fissure horizontale. Il se rétrécit en s'arrondissant sous la voûte postérieure du mésencéphale et envoie, vers le milieu de la voûte, des prolongements latéraux et supérieurs dans cette voûte séparée en deux, de manière que le canal présente, à cet endroit et sur des coupes transversales, la figure d'un V à branches terminales écartées et élargies. Les sinus latéraux du mésencéphale disparaissent au passage vers le thalamencéphale, où ne reste qu'un canal central fin, le *trou de Monro*. Mais deux nouveaux faits se prononcent avant d'y arriver : le creusement, sur le plancher, de l'entonnoir étroit et un peu courbé, *l'infundibulum* (*in*, fig. 275), qui conduit vers la masse cellulaire pleine de *l'hypophyse* et le départ, vers le plafond, du canal excessivement fin qui parcourt la tige de l'épiphyse. A ses conformations s'ajoute, en avant, le creusement d'une fente médiane et verticale, la *fente cérébrale*, laquelle pénètre de plus en plus depuis la face inférieure pour atteindre enfin le canal central. A la rencontre de cette fente s'enfonce, depuis la face supérieure, la démarcation des hémisphères, mais au moment où cette fente dorsale atteint le sommet de la fente ventrale, celle-ci se ferme inférieurement par la commissure antérieure. On voit alors dans des coupes menées à cet endroit, se détacher du canal central les ventricules latéraux des hémisphères, dont la lumière est presque remplie par les corps striés (*cs*, fig. 275), s'élevant depuis le fond de la cavité. Celle-ci se continue, comme nous l'avons dit, jusque dans les nerfs olfactifs.

Nous voyons donc, en résumé, que les cavités cérébrales montrent un canal médian longitudinal, comprenant l'aqueduc de Sylvius, le trou de Monro et le troisième ventricule; que ce canal se continue verticalement dans les tiges de l'épiphyse et de l'hypophyse (infundibulum), qu'il est ouvert sur la cavité cranienne même par la fosse rhomboïdale et les grandes fissures des parties antérieures et qu'il présente deux élargissements principaux, les ventricules latéraux du mésencéphale et du prosencéphale.

L'enveloppe protectrice du cerveau est formée de trois membranes connues sous les noms de *dure-mère*, *arachnoïde* et *pie-mère*. La dure-mère joue en même temps le rôle d'un périoste; elle revêt intérieurement la boîte cranienne et y est fortement accolée. Les membranes internes pénètrent dans l'intérieur des ventricules par la fosse rhomboïdale et constituent dans le quatrième ventricule un plexus choroïdien sous forme d'une bandelette plissée sur elle-même; d'autres plexus choroïdiens s'étalent dans les ventricules latéraux. Sur presque toute l'étendue des enveloppes du cerveau on rencontre des grains de substance colorée en brun.

Système nerveux périphérique. — Nous comptons jusqu'au bassin vingt-neuf paires de *nerfs spinaux*, distants les uns des autres assez régulièrement dans la région du tronc. Dans cette région, ils affectent aussi le même arrangement, présentent les mêmes ramifications et les mêmes rapports les uns vis-à-vis des autres. Il en est autrement au niveau des membres. Les nerfs qui s'y rendent, sont en général plus gros que les autres, s'anastomosent entre eux et forment les plexus brachial et fémoral. Nous en reparlerons un peu plus bas.

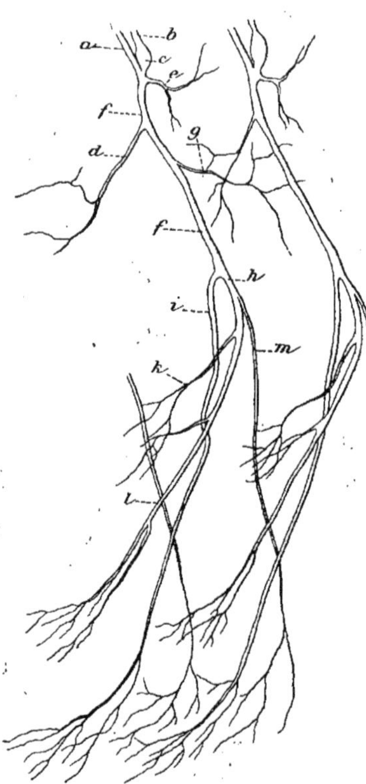

Fig. 276.

Chaque nerf spinal sort de la moelle par deux racines; une dorsale sensible; une ventrale motrice (fig. 276). La racine dorsale (*b*) est élargie peu après sa naissance en un petit ganglion allongé (*c*). La racine ventrale (*a*) en est dépourvue. Les deux racines ne tardent pas à s'unir ensemble. Le nerf résultant de la fusion se divise immédiatement en deux branches d'inégale grosseur; une dorsale (*e*) et une ventrale (*f*). La première monte directement dans les muscles placés le long de la colonne vertébrale; elle donne aussi quelques rameaux à la peau de la face dorsale. La branche ventrale (*f*) s'étend obliquement en arrière en courant dans l'espace situé entre deux côtes; elle est logée dans l'épaisseur des muscles du flanc. Après un court trajet, elle détache de son bord antérieur un court rameau (*d*) qui va se ramifier dans

Fig. 276. — *Lacerta viridis*. Deux nerfs spinaux grossis quatre fois. Figure schématique. *a*, racine ventrale; *b*, racine dorsale; *c*, son ganglion; *d*, rameau dorsal superficiel; *e*, branche dorsale ascendante; *f*, branche ventrale commune; *g*, rameau profond du flanc; *h*, branche ventrale superficielle; *i*, branche ventrale profonde; *k*, rameau antérieur de *h*; *l*, continuation ventrale du nerf *h*; *m*, branche péritonéale.

les muscles dorsaux superficiels; plus loin, une seconde branche (g) se détache de son bord postérieur, pour innerver les muscles profonds de cette région des flancs. Puis le rameau initial (f) continue sa marche vers la face ventrale en obliquant en arrière et, arrivé à peu près au niveau de la moitié de la hauteur des flancs, il se divise en deux branches d'égal volume, dont l'une est superficielle (h), l'autre profonde (i). La première continue pendant un certain temps son trajet parallèlement à la côte correspondante; elle envoie en arrière un ramuscule excessivement fin et grêle (m) qui oblique en arrière, passe sous les nerfs spinaux de la paire suivante et fournit à la surface du péritoine de nombreuses ramifications qui s'anastomosent avec celles des nerfs voisins. En continuant son trajet, le tronc h fournit un rameau antérieur (k) assez court qui innerve les muscles superficiels du flanc, puis vient animer, par une branche assez forte (l), les muscles superficiels de la face ventrale, tandis que la branche i continue son trajet initial en arrière, en passant sous les nerfs k et l, et se distribue dans des muscles profonds des flancs jusque sur la ligne médiane.

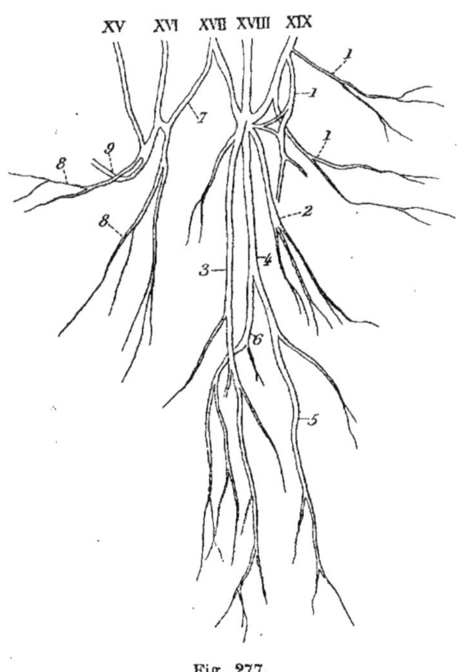

Fig. 277.

Plexus fémoral (fig. 277). Les nerfs qui contribuent à la formation de ce plexus portent les numéros XV à XIX. Ils s'anastomosent les uns avec les autres en formant un réseau situé dans la région supérieure de la cuisse. Les nerfs XIX, XVIII et une branche du XVII convergent au bout d'un certain temps, et s'unissent ensemble pour former un tronc commun. Le nerf postérieur détache sur son parcours quelques rameaux (1) qui se dirigent en arrière pour innerver les muscles de la base de la queue et de la

Fig. 277. — *Lacerta viridis.* Plexus fémoral, grandeur naturelle. Figure schématique. XV-XIX, nerfs spinaux. *1*, nerfs de la queue; *2*, n. obturateur; *3*, n. crural; *4*, n. sciatique; *5*, son rameau fléchisseur; *6*, rameau rotateur; *7*, branche de communication du n. XVII au n XVI; *8*, rameaux superficiels; *9*, rameaux profonds.

région postérieure de la cuisse. Du tronc résultant de la coalescence des trois nerfs mentionnés partent en arrière trois nerfs volumineux; le postérieur, le nerf obturateur (2), plus court que les autres, va se ramifier dans les muscles de la région postérieure et interne de la cuisse. Les deux autres nerfs sont faciles à suivre sur toute leur longueur; le plus fin, le nerf crural (3), est chargé d'innerver les extenseurs de la face antérieure de la jambe et des doigts. Le plus volumineux, le nerf sciatique (4), situé dans l'épaisseur de la cuisse, longe dans son parcours le fémur, arrive à l'articulation du genou, se bifurque en deux branches d'égales dimensions dont une (5) est chargée d'innerver les muscles de la face postérieure de la jambe et vient se terminer dans les muscles fléchisseurs des doigts; l'autre (6) décrit une vive courbe en avant et distribue plusieurs rameaux aux muscles rotateurs entre le tibia et le péroné. Le nerf XVII immédiatement après sa sortie de la moelle se divise en deux, son tronc va se souder à la masse nerveuse, composée des paires XVIII et XIX, mais un rameau antérieur (7) va rejoindre le nerf XVI et par celui-ci le nerf XV. De ce plexus partent des faisceaux de nerfs dont les uns (8) se rendent aux muscles antérieurs et superficiels de la cuisse, les autres (9) aux muscles profonds de cette même région.

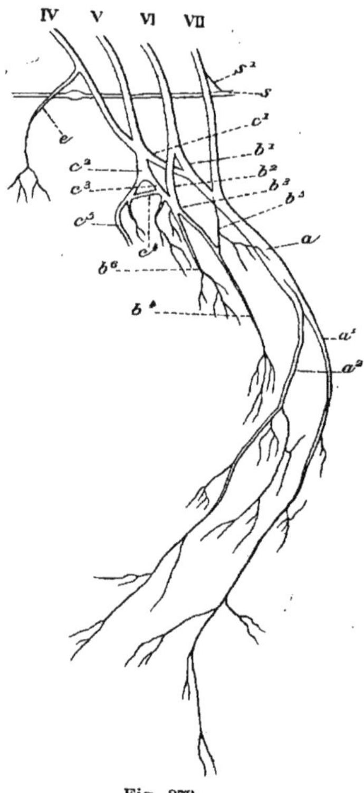

Fig. 278.

Plexus brachial (fig. 278). Les nerfs qui concourent à la formation du plexus brachial sont les nerfs spinaux VII, VI, V, IV. Ils convergent les uns vers les autres et forment un réseau, dont les trabécules varient dans leurs rapports réciproques d'un individu à

Fig. 278. — *Lacerta ocellata.* **Plexus brachial, grandeur naturelle. Figure schématique. IV-VII, nerfs spinaux; *a*, nerf commun entre VI et VII; a^1, branche externe; a^2, branche antérieure; b^1, branche de VI à VII; b^2, branches de VI à V; b^3-b^6, branches du bras; b^4, rameau des muscles antérieurs du bras; b^5, branche de communication entre *a* et b^4; c^1, branches de communication de V à VI; c^2, tronc commun de V à IV; c^3, branche postérieure; c^5, branche antérieure du tronc commun; c^4, branche de communication entre les deux; *e*, rameau antérieur de IV; *s*, sympathique; s^1, communication au VII.**

l'autre. Le nerf postérieur (VII) descend le long des flancs de l'animal et, arrivé au niveau de l'articulation humérale, il reçoit la branche anastomotique (b^1) qui l'unit au nerf VI. La réunion des deux nerfs détermine un élargissement (a) duquel prennent inférieurement naissance deux ramuscules a^1 et a^2. Le premier court le long du bord externe et dorsal du membre, en donnant sur son chemin des rameaux aux muscles extenseurs du bras, du carpe et des doigts. Le nerf a^2 est presque parallèle au précédent. Il passe sur la face antérieure du membre dont il innerve les muscles et vient se terminer dans les muscles qui tapissent la face interne du carpe et des doigts. Le nerf VI descend sans se ramifier jusqu'au niveau du bras, là il se bifurque en un rameau postérieur b^1 s'unissant au nerf VII et en un rameau antérieur b^2, lequel, après un court chemin, se soude au moyen d'une courte branche anastomotique c^2 au renflement résultant de la coalescence des nerfs IV et V. De cette jonction résulte un léger épaississement b^3 d'où partent deux nerfs b^4 et b^5 lesquels vont se terminer par de nombreux ramuscules dans les muscles entourant l'humérus. La branche b^4 entre en relation avec le nerf a par une très fine anastomose b^5. Les nerfs V*c* et IV, distincts à leur origine, ne tardent pas à s'unir. De leur point de réunion un peu épaissi partent deux nerfs, un postérieur c^2 allant s'unir au nerf b^1 et un antérieur c^3, plus volumineux, lequel ne tarde pas à son tour à se bifurquer. Les deux branches de bifurcation c^1 et c^5 sont réunies par une petite bride transversale c^4. La postérieure se joint au nerf b^2, l'antérieure s'enfonce dans les muscles de la partie supérieure du bras. Peu après sa sortie du canal vertébral, le nerf IV émet un rameau (e) courant un peu obliquement en avant pour se ramifier dans les muscles du cou.

Les *nerfs cérébraux* (fig. 279-280) présentent un progrès sensible sur ceux des Amphibiens par le double fait que l'hypoglosse est devenu un nerf entièrement indépendant des nerfs spinaux et, en second lieu, que l'accessoire de Willis s'accuse également avec une netteté parfaite, au moins par ses racines.

L'*hypoglosse* (XII, fig. 279) prend naissance sur la face ventrale de la moelle allongée, très en arrière et à proximité de la ligne médiane. Sur notre figure nous n'avons pu que montrer ses racines, que nous avons dû couper, en enlevant la distribution périphérique. Le nerf sort en effet du crâne par un petit trou placé dans l'occipital latéral, à proximité de la tête articulaire de l'occiput. En descendant le long du cou, il se jette brusquement en avant et se divise en plusieurs branches qui se rendent au pharynx, à l'arrière bouche et aux muscles de la langue en croisant les branches du groupe du nerf vague. Or, comme ces branches courent accolées à la muqueuse, elles auraient croisé obliquement, sur notre dessin, pris sur des préparations faites depuis la face interne, toutes les branches indiquées et produit ainsi une confusion, que nous avons voulu éviter.

Le *groupe du nerf vague* comprend les éléments de trois paires de nerfs, de l'accessoire de Willis, du vague proprement dit et du glosso-pharyngien. Ces nerfs sont si bien enchevêtrés, que l'on ne peut dire, avec certitude, à laquelle de ces paires appartient une branche déterminée, sortant de l'écheveau.

Les racines correspondant à l'*accessoire* (XI, fig. 279) sortent

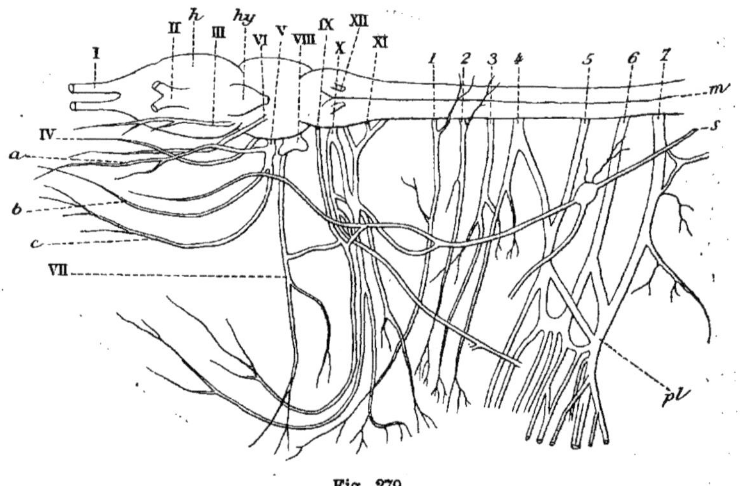

Fig. 279.

des flancs de la moelle sur une ligne horizontale disposée de telle façon, que la dernière de ces racines, la plus forte et la plus longue, prend son origine presque au niveau du premier nerf spinal. La racine entière, composée d'une série de très fins faisceaux, se réunit aux autres racines du vague en envoyant une fine branche assez longue au nerf sympathique.

Fig. 279. — *Lacerta ocellata*. Figure schématique, double de grandeur naturelle. La tête et la partie antérieure du corps ont été partagées par une coupe sagittale et médiane depuis la ligne ventrale jusqu'à la base du crâne et aux corps des vertèbres qu'on a enlevés pour montrer la moelle et le cerveau par leur face ventrale, seulement indiquée par quelques contours. Les nerfs sont censés être vus depuis la face interne. I, nerfs olfactifs; II, nerfs optiques; III, oculomoteur; IV, trochléaire; V, trijumeau; VI, abducteur; VII, facial; VIII, acoustique coupé; IX, glosso-pharyngien; X, vague; XI, accessoire de Willis; XII, hypoglosse coupé; *1-7*, nerfs spinaux; *m*, moelle; *s*, sympathique; *pl*, plexus brachial; *a*, branche ophthalmique du trijumeau; *b*, branche maxillaire; *c*, branche mandibulaire; *h*, hémisphères du cerveau; *hy*, hypophyse.

Les racines attribuées au *nerf vague* proprement dit ou *pneumogastrique* (X) sont excessivement fines et se détachent facilement des flancs de la moelle allongée où elles prennent naissance. Elles se réunissent en un seul tronc, qui se bifurque en descendant le long des flancs du cou. Le rameau antérieur ne tarde pas à détacher postérieurement un nerf qui se rend dans les muscles reliant la région occipitale du crâne à la face ventrale de la région cervicale. Plus inférieurement une seconde ramification très courte relie le vague aux nerfs sympathique et glosso-pharyngien, puis le vague se dirige franchement en arrière et arrive dans le voisinage des ramifications du plexus brachial. Cette branche postérieure est le rameau intestinal innervant, par des ramuscules extrêmement fins, le cœur, les poumons et ensuite l'estomac. Le rameau intestinal envoie en avant un nerf courant sur la face ventrale du cou jusque dans l'intervalle compris entre les deux mâchoires. Cette branche est le laryngé inférieur. La seconde branche de bifurcation du vague s'unit bientôt à l'accessoire de Willis et forme avec ce dernier une masse allongée de la partie inférieure de laquelle se détachent deux rameaux, un antérieur, volumineux, très facilement visible, qui longe la corne antérieure de l'os hyoïde, descend directement sur la face ventrale du cou, s'intercale dans l'espace compris entre les deux mandibules et se ramifie dans les muscles cérato-hyoïdiens externes et internes. Il donne aussi des ramifications à la langue. Le rameau postérieur côtoie la corne postérieure de l'appareil hyoïdien, et va se ramifier dans le muscle thoraco-hyoïdien.

Le *glosso-pharyngien* (IX) prend naissance sur les côtés de la moelle allongée un peu en arrière de l'acoustique; il côtoie pendant un certain temps le vague, descend le long des flancs du cou, pour arriver sur la face ventrale. C'est un fin filament qui se termine dans les muscles reliant entre eux les arcs de l'appareil hyoïdien. Au tiers environ de sa longueur, il se renfle en un petit ganglion pyriforme, duquel se détache en avant une commissure de peu d'étendue, se rendant directement au nerf facial. Le bord postérieur de ce renflement reçoit un nerf très court mais de gros diamètre émis par le sympathique.

Le *nerf acoustique* (VIII) naît des côtés de la moelle allongée en avant du précédent. Il est très court, et peu après sa naissance, se bifurque en deux troncs divergeants : le tronc cochléen et le tronc vestibulaire, dont nous nous occuperons à propos de l'organe auditif.

Nerf facial (VII). Sa racine est confondue avec celle du nerf acoustique. Après sa séparation, le nerf passe en dessous du tronc antérieur de l'acoustique et bientôt, de son bord postérieur, détache une branche qui le met directement en rapport avec le glosso-pharyngien. Il se dirige vers la peau des flancs du cou et se bifurque en deux rameaux, dont l'antérieur rebrousse chemin, pénètre dans le muscle masseter, et arrive jusque dans la mâchoire inférieure; là il se résout en une quantité de ramuscules s'écartant les uns des autres pour aller innerver le mylo-hyoïdien. La branche postérieure se distribue aux muscles des flancs du cou.

Le *nerf abducteur* (VI) prend naissance sur la face ventrale de la région antérieure de la moelle allongée, directement en dessous du cervelet. En s'étendant en avant il longe les flancs du cerveau et, au devant du ganglion de Gasser, se résout en plusieurs petits rameaux, lesquels se terminent dans le muscle droit externe de l'œil.

Nerf trijumeau (V). Il tire son origine des côtés de la moelle allongée un peu en dessous du nerf acoustique. Après un court trajet en avant, il se divise en trois branches; une supérieure *ophthalmique* (*a*, fig. 279); une médiane *maxillaire* (*b*) et une inférieure *mandibulaire* (*c*). Ces deux dernières ont une base commune et se détachent d'un ganglion volumineux : le *ganglion de Gasser* (*g* G). La branche ophthalmique, plus indépendante, prend naissance en arrière du ganglion sur le pédoncule qui relie ce dernier à la moelle allongée.

Le *nerf opthalmique* (t^1, fig. 280) chemine horizontalement à la rencontre du globe oculaire; il ne tarde pas à se subdiviser en une branche supérieure et une inférieure. La première, le *rameau frontal* (t_4) monte sur le bord supérieur du globe oculaire pour aller se ramifier dans les tissus situés sous les écailles protectrices. La branche inférieure, le *rameau nasal* (t_5), suit un cours horizontal au fond de la cavité orbitaire. De son bord inférieur, se détache d'abord un fin rameau de communication (*g*) avec le ganglion ciliaire et ensuite un nerf excessivement ténu (*d*) pénétrant dans la face dorsale de la cupule optique. Le rameau nasal est recouvert par le muscle droit supérieur. Il traverse la paroi antérieure de la cavité orbitaire pour aller se terminer dans les environs de la capsule nasale.

Le *nerf maxillaire* (*b*, fig. 279) est volumineux, à parcours presque horizontal. Il se divise en plusieurs rameaux dont le plus fort s'engage dans l'épaisseur de la mâchoire supérieure, pour se distribuer à la muqueuse buccale et aux dents, les autres vont se ramifier dans les tissus avoisinant le dessous du globe oculaire.

Le *nerf mandibulaire* (*c*, fig. 279) se dirige de haut en bas;

il gagne la mâchoire inférieure, s'y engage, la longe, entouré du muscle, jusqu'à son extrémité antérieure et devient de plus en plus grêle en émettant de nombreux rameaux sur son parcours. Peu après sa sortie du ganglion de Gasser, le nerf mandibulaire émet deux branches; une antérieure se bifurquant à son origine pour aller se ramifier dans l'épaisseur du masseter, une postérieure, plus volumineuse, se dirigeant un peu en arrière pour aller se terminer au plafond de la cavité buccale.

Le *nerf pathétique ou trochléaire* (IV, fig. 279; tr_1 fig. 280) est assez grêle. Il prend naissance sur la face dorsale du cerveau sur la limite entre les lobes optiques et le cervelet. Son parcours est horizontal, il longe les flancs des hémisphères, pénètre dans la cavité orbitaire en croisant la branche ophthalmique du trijumeau et va se ramifier dans le muscle oblique supérieur de l'œil.

Le *nerf oculo-moteur* (III, fig. 279; *o*, fig. 280) sort de la face

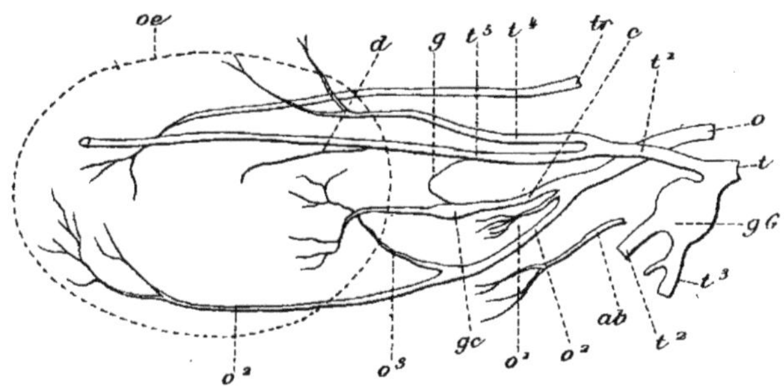

Fig. 280.

ventrale de la partie du cerveau connue sous le nom de pédoncule du cerveau. C'est une bride aplatie qui se dirige en avant en longeant la région postérieure des hémisphères. Immédiatement après sa sortie du crâne, le nerf se divise en trois rameaux. Un supérieur, le *nerf ciliaire* (*c*), pénètre en décrivant un angle droit dans le globe oculaire et s'y ramifie surtout dans l'iris. Sur son parcours, il se renfle en un ganglion allongé, le *ganglion ciliaire* (*gc*) plus ou moins visible selon les individus. Ce ganglion est en relation avec le rameau nasal du trijumeau par une fine branche anastomo-

Fig. 280. — *Lacerta viridis*. Groupe des nerfs de l'œil. Dessin schématique, grossi quatre fois. *oe*, contour du globe de l'œil; *t*, racine du trijumeau : *gG*, ganglion de Gasser; t^1, branche ophthalmique du trijumeau; t^2, branche maxillaire; t^3, branche mandibulaire; t^4, rameau frontal; t^5, rameau nasal; *d*, ramuscule du rameau nasal au globe de l'œil; *tr*, nerf trochléaire; *o*, nerf oculomoteur; *c*, son rameau ciliaire; *gc*, ganglion ciliaire; *g*, rameau de communication entre le ganglion et le rameau nasal du trijumeau; o^1, branche médiane de l'oculomoteur; o^2, branche inférieure; o^3, rameau pour le muscle droit interne; *ab*, nerf abducteur.

tique (g). Le rameau médian (o^1, fig. 280), a un trajet de peu de longueur; il se résout en une quantité de ramuscules dans le muscle droit inférieur. Le rameau inférieur (o^2), de beaucoup le plus long, court sur le fond de la cavité orbitaire. Son bord supérieur émet un petit rameau (o^3) chargé d'animer le muscle droit interne. Après cette émission, le nerf se porte vers les muscles droit supérieur, oblique inférieur et rétracteur.

Les *nerfs optiques* (II) sortent de la face ventrale du cerveau en avant de l'infundibulum et forment, après leur naissance, un chiasma complet. Avant d'entrer dans la cupule optique, le nerf se renfle un peu, ses fibres sont très serrées les unes contre les autres, et des séries de noyaux disposées parallèlement aux fibres nerveuses se voient avec facilité sous les grossissements microscopiques.

Les *nerfs olfactifs* (I) sont les plus gros des nerfs craniens; ils sont la continuation creuse des hémisphères. Ils passent entre les deux globes oculaires, en devenant plus fins et restent accolés l'un à l'autre. En avant de l'œil, ils se renflent rapidement et viennent se terminer par une extrémité antérieure très élargie contre la cupule olfactive. Un fin rameau du nerf olfactif se rend à l'organe de Jacobson.

Le *système sympathique* (s, fig. 279) se présente sous la forme d'un filament extrêmement ténu situé de chaque côté de la colonne vertébrale. Au niveau du plexus fémoral, ce cordon se résout en plusieurs branches excessivement fines, qui forment un plexus terminal en s'anastomosant avec celles émanant du cordon du côté opposé. Puis le nerf s'avance dans la région antérieure en restant dans le voisinage de la colonne vertébrale. Le cordon principal est placé en dedans des nerfs spinaux et dans l'intervalle compris entre chacun de ces derniers, il se renfle en un petit ganglion de forme ronde duquel part une branche mettant en communication le cordon avec le nerf spinal le plus rapproché. Chemin faisant, il donne plusieurs ramifications destinées aux organes génitaux, à l'aorte, au mésentère et à l'intestin. Arrivé dans la région du bras, le cordon s'écarte de la colonne vertébrale en montant de plus en plus sur les flancs du cou. Le nerf postérieur (VII) du plexus brachial est en relation avec lui par un petit rameau (fig. 279), qui part de son bord postérieur. Au devant du plexus brachial, le sympathique déjà assez distant de la colonne vertébrale se renfle en un ganglion allongé duquel partent deux nerfs dont un antérieur, le plus volumineux, va se ramifier sur l'œsophage. En sortant de l'extrémité antérieure du ganglion, le cordon s'écarte toujours plus de la ligne médiane ventrale pour décrire bientôt une courbe assez vive qui le ramène au niveau du trijumeau vers la base du crâne. En faisant cette courbe, il contracte des liaisons par des branches anastomotiques avec l'accessoire de Willis et le glosso-pharyngien. La région antérieure du sympathique s'engage sous le crâne et vient se terminer dans le plafond de la cavité buccale.

Organes des sens. Nous n'avons aucune notion d'organes particuliers pour la sensation du *goût*. Nous décrirons, à propos des organes digestifs, la langue et la cavité buccale; ces parties sont recouvertes d'un épithélium en pavé, disposé en plusieurs couches, mais on n'y trouve aucune trace de conformations cellulaires particulières.

Organe d'olfaction (fig. 281). Les deux *narines* s'ouvrent sur le bout du museau un peu sur le côté sous forme de boutonnières courbées, présentant un petit nœud au milieu. Chaque narine conduit dans un *vestibule* (*v*, fig. 281) assez spacieux, revêtu d'une muqueuse épaisse, blanchâtre, soutenu par une capsule cartilagineuse et tapissé, à l'intérieur, par des cellules en pavé, ressemblant à celles de l'épiderme dont cette muqueuse n'est que la continuation infléchie. Il n'y a ni follicules, ni ramifications du nerf olfactif, mais on trouve en dehors, dans l'espace entre le frontal et la paroi de l'organe, quelques follicules nommés *glande vestibulaire* (*d'*, fig. 287). Le vestibule s'ouvre en arrière, par un orifice à bords un peu frangés, dans le *sac nasal* (*n*, fig. 281, B), cavité spacieuse, entourée par les os nasaux, les maxillaires, le vomer en bas et adossée à la cloison cartilagineuse verticale et médiane assez mince; cette cavité aurait la forme d'un ovale allongé, si elle n'était occupée en grande partie par une saillie osseuse, bombée, due aux os supra-nasaux ou *conques* (*c*). Cette saillie ne laisse libre qu'un espace assez restreint, mais plus large du côté interne et inférieur, de manière qu'ici la cavité du sac présente l'aspect d'un canal assez large qui s'ouvre, par un diverticule presque vertical, dans la choane située dans la première moitié de la cavité buccale et présentant, sur le plafond de cette cavité, une fente allongée. La conque (*c*) est fixée, en haut, sur la moitié de sa face antérieure et du côté interne, par un ligament ou pli (*l*, fig. 281, C), partant de l'enveloppe du vestibule, mais qui laisse encore un diverticule de la cavité nasale se prolongeant en arrière vers le haut de l'orbite, et fermé en cul-de-sac (n^2, B). On voit, sur toutes les surfaces libres de la conque, des petits points, qui sont les ouvertures de follicules glandulaires. Dans la cavité de la conque se trouvent en outre des grappes de tubes tortueux, composant une *glande nasale* (f^2, fig. 287). Ces tubes sont richement pigmentés et se réunissent dans des canalicules excrétoires, qui s'ouvrent sur la limite entre le vestibule et le sac nasal, dans le coin adossé à la paroi latérale. Toutes ces glandes sécrètent une mucosité glaireuse assez tenace.

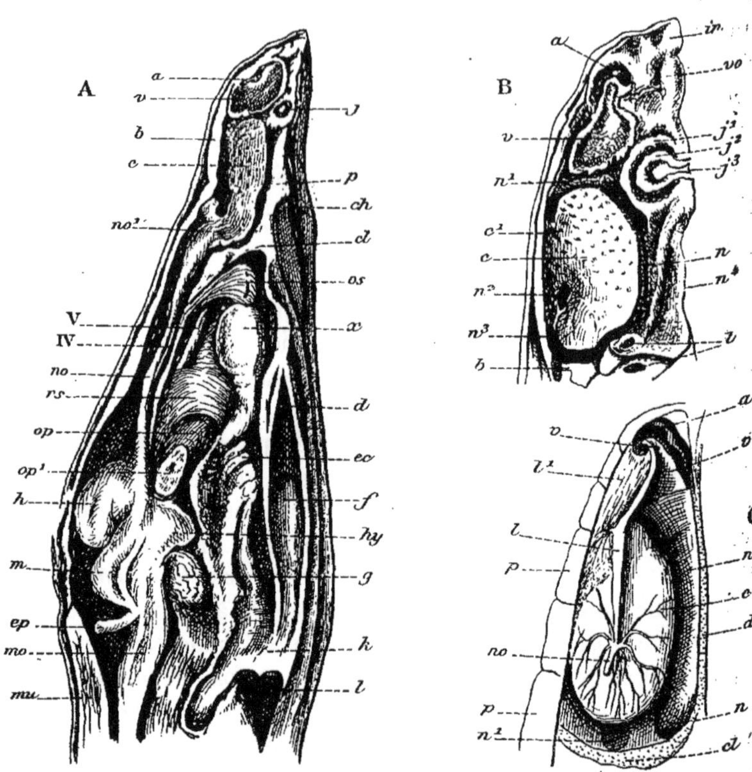

Fig. 281.

Fig. 281. — *Lac. ocellata.* **A.** Coupe sagittale du crâne près de la ligne médiane pour montrer les relations des différentes parties, grossie au double. *a*, narine; *b*, toit du crâne; *c*, conque nasale; *ch*, emplacement de la choane; *cl*, cloison entre la cavité nasale et l'orbite; *d*, espace palatin autour du muscle masséter; *ec*, base du crâne; *ep*, cervelet; *f*, muscle temporal ou masséter, revêtu de la muqueuse buccale; *g*, sac et plexus vasculaires sous le cerveau; *h*, hémisphère du cerveau; *hy*, hypophyse; *j*, organe de Jacobson; *k*, muqueuse du palais; *l*, espace menant au tympan; *m*, mésencéphale; *ma*, moelle allongée; *mu*, muscles supérieurs du cou; *no*, nerf olfactif; *no'*, son extrémité distale coupée; *op*, nerf optique gauche; *op'*, nerf optique droit coupé; *p*, plafond du palais; *rs*, muscle droit supérieur de l'œil; *v*, vestibule du nez; *x*, glande de Harder; *IV*, nerf trochléaire; *V*, branche ophthalmique du trijumeau. B, partie nasale de la même coupe, fouillée plus profondément et grossie trois fois. *a*, narine; *b*, cloison entre le nez et l'orbite; *c*, conque nasale; *c'*, son attache supérieure; *in*, intermaxillaire; *j'* capsule de l'organe de Jacobson; j'', sa membrane interne entourant la cavité; *j'''*, son orifice; *l*, canaux lacrymaux; *n*, cavité nasale; n^1, son diverticule antéro-supérieur; n^2, son diverticule perçant l'attache de la conque; n^3, son diverticule postérieur; n^4, son élargissement basal; *v*, vestibule; *vo*, vomer. C, la cavité nasale gauche ouverte d'en haut, grossie trois fois. *a*, narine; *c*, conque; *cl*, cloison vers la cavité cérébrale; *d*, cloison nasale médiane; *l*, attache supérieure de la conque, s'élargissant latéralement en *l'*; *n*, cavité nasale, espace latéral; *n'*, son diverticule postérieur; *no*, nerf olfactif; *p*, paroi latérale du crâne; *v*, vestibule.

Sur toutes les surfaces du sac nasal et des conques, à l'exception du diverticule supérieur mentionné, s'étend un épithélium olfactif, composé de hautes cellules cylindriques à plusieurs couches.

La *choane* (*g*, *g'*, fig. 287) située dans la partie postérieure du sac nasal, se continue sur le plafond du palais, en avant comme en arrière, dans une profonde rigole tapissée par la muqueuse buccale. Dans la partie antérieure de cette fente débouche le canal de sortie de l'organe de Jacobson, (*j'''*, fig. 281, B) tandis que dans le coin postérieur s'ouvrent les conduits lacrymaux de l'œil (*l*).

L'organe de Jacobson (*j*, fig. 281, A, B) se trouve placé de chaque côté de la mince cloison cartilagineuse. Chaque organe (B) forme une cavité ovalaire à grand axe vertical, entourée d'une mince capsule cartilagineuse (*j'*) et dont le plancher se relève dans l'intérieur de la cavité de manière à y former un bourrelet très saillant. Chaque cavité communique en arrière par un fin canal dans la rigole de la choane (*j'''*). Un dépôt pigmentaire très abondant entoure l'organe de telle sorte que si on le considère depuis l'extérieur, il a l'apparence d'une boule noire à noyau blanc (*j*, A). La muqueuse interne (*j'*, B) est très épaisse, ses cellules rappellent celles du sac nasal. En revanche, le revêtement du plancher de l'organe est composé d'une seule couche de cellules rondes reposant sur une mince lame de tissu conjonctif. L'organe reçoit une branche importante du nerf olfactif, dont les faisceaux embrassent le toit de la cavité et entrent par une multitude de petits trous, percés dans la capsule cartilagineuse, pour se ramifier dans les parties tapissées d'épithélium olfactif.

Organe de la vision. (Fig. 282, 283). Nous distinguons le globe de l'œil, presque globulaire, mais un peu aplati sur sa face externe, constituée par la cornée et les organes accessoires, muscles, glandes, paupières, etc.

Globe de l'œil. La *sclérotique* (*s*, fig. 282) est cartilagineuse sur presque toute son étendue. Elle se renforce antérieurement par la formation d'un cercle osseux constitué d'une suite de pièces s'imbriquant les unes sur les autres et enchâssées dans le tissu fibreux (*gl*, fig. 283). Chacun de ces articles est lamellaire, composé de deux élargissements, réunis par un pont court et étroit. L'élargissement qui avoisine la cornée est plus large que le postérieur. Au microscope, ces pièces osseuses montrent dans leur intérieur une très grande quantité d'ostéoblastes disposés par rangées concentriques parallèles au bord de la lamelle. En avant de ces plaques la sclérotique devient fibreuse et passe à la *cornée* (*e*, fig. 282). Cette dernière un peu aplatie est composée de cinq couches superposées.

L'externe et l'interne sont semblables entre elles et sont composées de cellules, la moyenne est fibrillaire et entourée, sur chacune de ses faces, d'une fine membrane basale. La *choroïde* (*ch*) tapisse intérieurement la sclérotique; vue par la face externe, elle est un peu bosselée. Elle renferme de nombreux dépôts de pigment qui lui donnent sa coloration noire. En avant la choroïde se détache de la sclérotique au moment où celle-ci passe à la cornée, et vient tapisser la face interne de l'écran vertical, de l'*iris* (*i*), qui divise la cavité oculaire en deux chambres, une petite antérieure (*g*) contenant

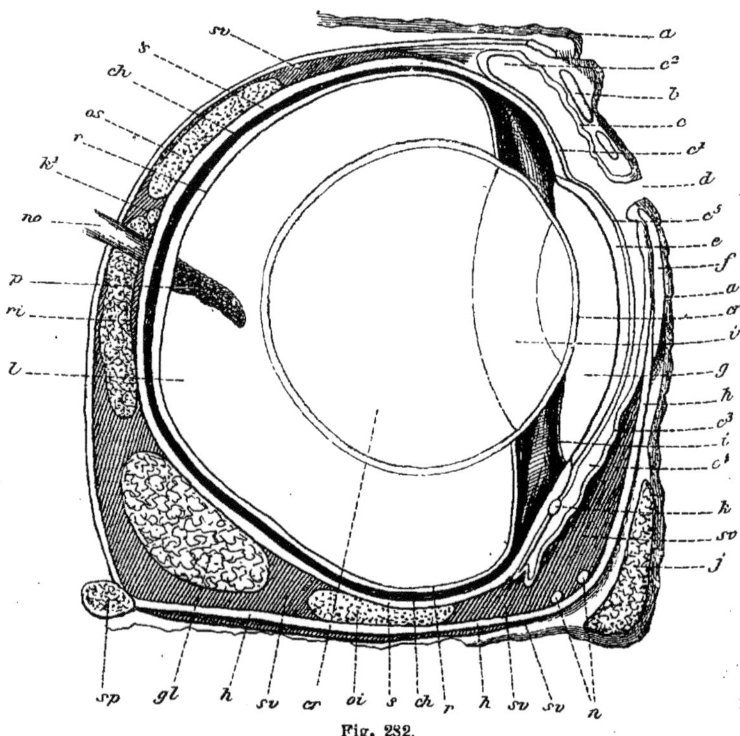

Fig. 282.

Fig. 282. — *Lacerta ocellata.* Coupe verticale de l'œil droit, passant à peu près au milieu de la pupille, les paupières étant presque closes. Grossie environ sept fois. *a*, peau externe; *b*, écaille soutenant la paupière supérieure; *c*, conjonctive, tapissant la face interne de la paupière supérieure; c^1, repli de la conjonctive, tapissant la sclérotique; c^2, chambre supérieure de la conjonctive; c^3, conjonctive tapissant la paupière inférieure; c^4, chambre inférieure de la conjonctive; c^5, couche de la conjonctive tapissant la cornée; *ch*, choroïde; *cr*, cristallin; *d*, fente palpébrale; *e*, cornée; *f*, tarse de la paupière inférieure; *g*, chambre antérieure de l'œil; *gl*, glande de Harder; *h*, muscle dépresseur de la paupière inférieure, coupé en long; *i*, processus ciliaires et attaches de l'iris; *i'*, espace occupé par les processus autour du cristallin; *j*, os jugal; *k*, tendon de la membrane nictitante, coupé dans son trajet inférieur; *k'*, id. dans son trajet supérieur; *l*, chambre postérieure, occupée par l'humeur vitrée; *n*, nerfs palpébraux coupés; *no*, nerf optique; *oi*, muscle oblique inférieur coupé; *os*, muscle oblique supérieur; *p*, peigne; *r*, rétine; *ri*, muscle droit inférieur; *sp*, éperon de l'os sphénoïde auquel s'attache le muscle dépresseur; *sv*, sinus veineux de l'orbite. (D'après M. Weber, modifié et grossi.)

l'humeur aqueuse et une spacieuse postérieure (*l*), renfermant le corps vitré et le cristallin.

Outre le pigment noir, qui tapisse les deux faces de l'iris en formant des couches réticulées, s'y trouve encore un pigment brun-rouge clair disséminé dans le tissu conjonctif, qui en forme la base. L'iris est très riche en vaisseaux, qui constituent des lacets saillants sur le bord pupillaire. La pupille est circulaire. Au bord de contact avec la sclérotique se trouvent des fibres musculaires radiaires et circulaires. Les premières, les dilatatrices de la pupille, sont des fibrilles isolées qui se dichotomisent souvent vers le bord pupillaire. Les fibres circulaires constituent un sphincter plus continu qui entoure la circonférence, mais n'arrive pas sur le bord de la pupille. Ces fibres musculaires de l'iris sont striées. Un muscle ciliaire très mince occupe encore le pourtour de l'insertion de l'iris. Ses fibres s'attachent à la sclérotique et à la choroïde.

Le *cristallin* (*cr*) est très volumineux, presque globulaire. Il possède dans son corps, outre les fibres-cellules méridiennes, des fibres rayonnantes, disposées à angle droit par rapport à la capsule (*cr'*) et formant un bourrelet annulaire. La capsule est très mince.

La chambre postérieure de l'œil contient, outre l'*humeur vitrée* (*l*) peu abondante et constituée de la façon ordinaire, un organe qui est l'homologue de celui que nous avons décrit chez la Perche sous le nom de ligament falciforme; c'est le *peigne* (*p*). C'est un organe de couleur foncée, conique, étiré en pointe mousse à son extrémité libre et n'arrivant pas à toucher le cristallin; il ne sert donc plus d'organe d'accomodation visuelle. Par sa base, il est en relation directe avec l'extrémité du nerf optique au moment où ce dernier s'épanouit dans l'œil. Sur une coupe longitudinale du peigne, on voit qu'il est recouvert de toutes parts de pigment, surtout abondant à son extrémité libre. Ce pigment s'infiltre dans l'épaisseur de l'organe, se dépose le long des traînées de tissu conjonctif qui le composent. Outre ce tissu, on rencontre dans l'épaisseur du peigne des vaisseaux sanguins et des fibrilles nerveuses.

La *rétine* (*r*) est en contact immédiat avec le corps vitré d'un côté et la choroïde de l'autre. C'est sur des jeunes individus que l'on pourra en observer la structure avec le plus de facilité, en étudiant des coupes fines soigneusement préparées. En allant de l'intérieur à l'extérieur, on observe les strates suivants : La limitante interne est excessivement fine et se sépare souvent de la rétine pour se confondre avec l'humeur vitrée coagulée. Les fibres du nerf optique forment dans le voisinage du peigne un strate très épais qui diminue à mesure qu'il se rapproche de l'iris. Ces fibres sont croisées par des prolongements des cellules appartenant à la couche sous-jacente. Celle-ci forme un strate épais à cellules nerveuses multipolaires. En dessous se trouve une couche, sans doute aussi nerveuse, se présentant sur la coupe longitudinale comme composée d'une quantité de petits points, qui sont l'expression de fines fibrilles coupées. C'est en effet un plexus montant dans lequel d'autres fibrilles courent parallèlement à la surface de la couche. Puis en dessous nous voyons un strate cellulaire composé de cellules rondes assez petites, lesquelles sur la zone interne sont moins pressées les unes contre les autres que sur la zone externe. En dehors de cette couche épaisse on rencontre le plexus basal, strate excessivement fin dans lequel on ne peut pas distinguer d'éléments cellulaires; il recouvre une couche de cellules rondes à gros prolongements, qui repose sur la limitante externe, visible comme une ligne noire excessivement fine, mais cependant nettement tracée. C'est en dehors de cette limitante que se trouve la couche des bâtonnets et cônes dont les bases sont enchâssées dans la couche interne de la choroïde. Des bâtonnets allongés proprements dits n'existent pas; il y a cependant, dans la fosse centrale de la rétine, des cônes très allongés, qui paraissent former un passage. Les cônes sont en général très courts; on en trouve beaucoup de doubles ; ils contiennent, outre le noyau incolore, des petites sphères colorées, le plus souvent en jaune, quelquefois en bleu ou même incolores; ces sphères paraissent de nature huileuse.

Organes accessoires de l'œil. Il y a sept *muscles* du globe de l'œil, quatre droits, deux obliques et un rétracteur. Tous s'insèrent sur la partie postérieure de la sclérotique dépourvue de l'anneau cartilagineux et osseux, mais tandis que le rétracteur (*m r'*, fig. 283) se fixe dans le voisinage immédiat de l'entrée du nerf optique, en entourant cette entrée du côté interne et que le muscle droit interne (*r i*) atteint la face interne et postérieure du globe à peu près à égale distance de l'équateur du bulbe et de l'entrée du nerf optique, les cinq autres s'attachent à la ligne de l'équateur en chevauchant en partie les uns sur les autres. Les muscles droit externe (*r e*), droit interne (*ri*) et droit inférieur naissent sur la cloison interorbitaire, le muscle droit supérieur (*rs*) sur le cartilage ethmoïdien, qui constitue la cloison entre l'orbite et la cavité nasale. Sur la même cloison naissent les deux obliques qui entourent le globe d'en haut et d'en bas. Le muscle rétracteur (*mr*), très long et très mince, naît conjointement avec le muscle de la membrane nictitante (muscle bursaire, *mb*), dont il sera parlé plus loin, dans le coin postérieur et inférieur de l'orbite. Nous renvoyons pour les détails sur ces muscles, ainsi que sur toutes les parties accessoires de l'œil, au travail classique de Max Weber (voir *Littérature*).

Les *paupières*. Il y en a trois : la paupière inférieure, la paupière supérieure et la paupière interne ou membrane nictitante.

La surface interne de toutes les paupières est recouverte par la *conjonctive* (*c*, fig. 282), expansion membraneuse, constituée par des cellules modifiées de la couche de Malpighi, de l'épiderme. Elles sont de forme ronde et souvent seulement étendues en simple couche, en certains endroits à strates multiples et dépourvues de pigment. La conjonctive se réfléchit, au fond de l'orbite, sur le globe oculaire et recouvre la cornée. Elle forme ainsi un sac restreint supérieur (c^2) et un beaucoup plus considérable inférieur (c^4).

Entre la conjonctive et les parties entourantes, muscles, nerfs, vaisseaux et os, s'étendent des espaces assez vastes en certains endroits, traversés par des brides conjonctives, et que l'on trouve toujours remplis, sur les animaux tués, de sang coagulé. Ces *sinus veineux* (*s v*, fig. 282) s'étendent jusque dans la paupière inférieure, dans les environs du nez et du cerveau et remplacent évidemment, dans l'orbite, les masses graisseuses dont l'œil est entouré chez d'autres Vertébrés.

La *paupière supérieure* (*b*, fig. 282) est tout simplement un repli de la peau, soutenu par les écailles supra-ciliaires qui y sont enchâssées. Sa partie libre, revêtue intérieurement par la conjonctive, contient des brides conjonctives. Elle n'a pas de muscles volontaires propres, mais on y trouve des fibres musculaires lisses.

La *paupière inférieure* (*f*), beaucoup plus importante, a aussi une structure plus compliquée. Elle peut recouvrir la surface cornéenne du globe toute entière. Sa face externe, revêtue d'un tégument aminci à granules, montre un espace translucide et lisse, de forme ronde, correspondant à la pupille de l'œil fermé. Le Lézard a ainsi, même à yeux fermés, la sensation de la lumière et cela d'autant plus, qu'à cette place est enchâssé, dans l'épaisseur de la paupière, un disque cartilagineux (*f*) transparent, bombé au dehors, concave en dedans, où il s'applique à la cornée. Ce disque, qu'on a fort improprement nommé le *tarse*, n'est revêtu, à sa face interne, que par une conjonctive à couche simple. Sur son bord supérieur court, dans la conjonctive, une rigole largement ouverte, tapissée de cellules cylindriques sensitives, lesquelles réapparaissent vers la base de la paupière. Ici se trouve, sur la face interne de la paupière, le sinus veineux mentionné, séparé des grandes lacunes lymphatiques qui s'étendent sous le tégument externe, par le *muscle dépresseur de la paupière* (*h*, fig. 282), large expansion musculaire à fibres striées, qui naît sur toute la largeur de la cloison interorbitaire, entoure, comme une mince membrane, la face inférieure du globe et s'insère sur toute la largeur du bord inférieur du tarse.

La *troisième paupière* ou *membrane nictitante* (*n*, fig. 283) occupe l'angle nasal de l'orbite. Étroitement appliquée au bulbe dans sa partie supérieure, elle montre la forme d'une voile gonflée par le vent. Elle est attachée, en avant et en haut, aux os de l'orbite; le coin de son échancrure postérieure se continue en un tendon très long et mince (*nt*), comme une corde. Ses deux faces sont recouvertes par la conjonctive, son bord postérieur échancré est épaissi et dans cet épaississement se trouve un bâton de cartilage hyalin, qui détermine un petit bourrelet et ressemble à la vergue d'une voile. Dans l'espace

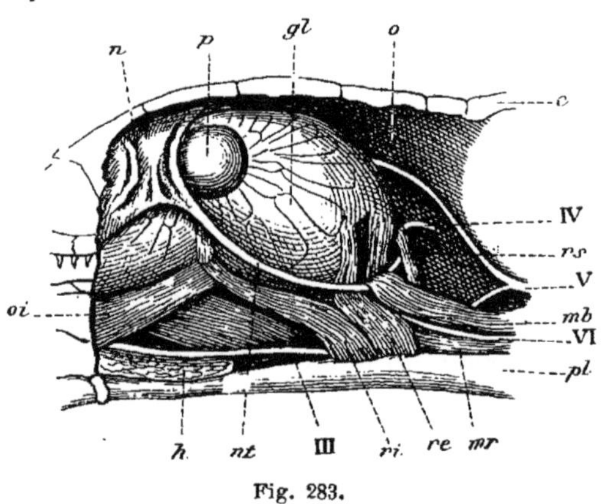

Fig. 283.

entre les deux lamelles conjonctives se trouvent des fibres musculaires lisses, mais point de fibres striées. Les mouvements de protraction sont exercés par la corde tendineuse (*nt*), qui depuis son origine court obliquement en arrière et en bas, entoure le bulbe sur les trois quarts de sa circonférence, passe entre les muscles droit interne (*ri*) et externe (*re*), glisse à travers une anse du muscle bursaire (*mb*), plonge sous les muscles droit supérieur (*rs*) et oblique supérieur pour se fixer sur la cloison interorbitaire. Le *muscle bursaire* (*mb*) naît

Fig. 283. — *Lacerta viridis*. Le bulbe de l'œil gauche a été mis à découvert en enlevant les parois latérales et postérieures de l'orbite. On voit le bulbe dans sa position de trois quarts, d'en bas et un peu d'en arrière. On a indiqué, en avant, la mâchoire supérieure dentée et la paroi du palais. *c*, paroi supérieure de l'orbite; *gl*, globe de l'œil, sur lequel on a indiqué, par des contours, les pièces composant l'anneau de la sclérotique: *h*, glande de Harder; *mb*, muscle bursaire, formant son lacet autour du tendon de la membrane nictitante *nt*, et rayonnant en haut sur le globe; *mr*, muscle rétracteur du bulbe; *n*, membrane nictitante; *o*, orbite; *oi*, muscle oblique inférieur; *p*, pupille; *pl*, os palatin; *re*, muscle droit externe; *ri*, muscle droit inférieur; *rs*, muscle droit supérieur; *III*, nerf oculo-moteur; *IV*, nerf pathétique; *V*, branche ophthalmique du trijumeau; *VI*, nerf abducteur. (D'après Max Weber.)

dorsalement sur le muscle rétracteur du bulbe (*mr*), court avec lui parallèlement vers le bulbe et forme, en arrivant sur ce dernier dans le voisinage de l'entrée du nerf optique, un lacet, à travers duquel passe le tendon considérablement épaissi en cet endroit. Le muscle s'attache au bulbe en envoyant sur celui-ci un faisceau qui se confond un peu avec le rétracteur du bulbe. En retirant le globe dans l'orbite, le muscle doit aussi, par la disposition du lacet, tirer la nictitante sur la surface libre du globe oculaire.

Les glandes de l'œil. — Il y en a deux. La *glande de Harder* (*x*, fig. 281; *h*, fig. 283), est la plus volumineuse. Elle est située sur la face inférieure et interne du globe, appliquée à la cloison; le canal très court, dans lequel se réunissent les canalicules de ses lobes, s'ouvre sur la face interne de la membrane nictitante près de la vergue par une fossette relativement large. La *glande lacrymale* est fort petite, grisâtre, à lobules distincts et située sur l'angle postérieur et extérieur de l'orbite. Elle envoie au moins une demi-douzaine de fins canalicules dans la conjonctive. Il y a deux *conduits lacrymo-nasaux* (*l*, fig. 281, B), situés, l'un au-dessus de l'autre, dans le coin nasal intérieur de l'œil et ayant la forme de fentes qui commencent par des rigoles. Le canal inférieur est percé sur la paupière inférieure même. En courant obliquement en avant et en bas, les deux canaux convergent pour se réunir dans un canal commun, lequel est entouré par les os lacrymal et préfrontal et s'ouvre dans la rigole des choanes, à peu près vers le milieu de son étendue.

L'*organe de l'ouïe* se compose, comme chez les Amphibiens, de deux parties essentielles, de l'oreille moyenne et de l'oreille interne; l'oreille externe manque complètement, mais le tympan arrivant à fleur de tête la remplace en quelque sorte.

Oreille moyenne. — En examinant la face latérale de la tête du Lézard, on voit à la limite postérieure de la tête et un peu en dessus d'une ligne qui prolongerait la fente buccale en arrière, un trou assez profond, ovalaire, dont le grand axe est vertical et qui est entouré d'une circumvallation écaillée. Le fond de ce trou est fermé par une membrane noire très fine, sur laquelle on distingue une traînée blanchâtre presque horizontale. C'est le *tympan* (*ty*, fig. 286), étendu verticalement; la traînée blanchâtre un peu saillante au dehors, indique l'insertion, sur sa face interne, de la *columelle*. Celle-ci a la forme d'une croix à bras latéraux très courts; de sa longue tige, enchassée sur la moitié de sa longueur environ dans la membrane du tympan, partent des fibres radiaires croisées par des fibres circulaires extrêmement fines. Les fibres radiaires se laissent poursuivre jusqu'à la circonférence, épaissie en anneau, lequel se confond avec le périoste des os environnants. La columelle est fixée à la paroi basale du crâne par un long tendon très mince, au bout duquel se trouve un faisceau musculaire. La face externe de la membrane du tympan, assez riche en vaisseaux, est recouverte par un épiderme cellulaire, très pigmenté à sa base, dont le strate externe se racornit. L'épithélium interne, qui tapisse du reste toute la cavité tympanique, se compose de cellules vibratiles en pavé, qui deviennent assez hautes et cylindriques vers la périphérie.

Pour étudier la *cavité tympanique*, il faut enlever le tympan avec la columelle, qui touche, avec son extrémité libre, la fenêtre ronde ou cochléenne du labyrinthe osseux, en coupant aussi le tendon qui fixe la columelle, on bien séparer, par une coupe horizontale (fig. 286), la mâchoire inférieure avec les parties qui y sont rattachées ou enfin pratiquer une coupe sagittale médiane du crâne, jusqu'au palais. En comparant les résultats de ces différents modes de préparation qui fournissent des vues du dehors, du dedans et d'en bas, on constatera, que la cavité tympanique n'est qu'un recessus de la cavité buccale, infléchi par l'éminence du muscle temporal et qu'on ne peut pas parler d'une trompe d'Eustache ou de canaux conduisant vers une cavité tympanique séparée.

L'oreille interne est logée dans l'épaisseur du rocher, lequel forme une petite éminence excessivement dure. Pour son étude et surtout pour celle du labyrinthe membraneux, on aura recours à des crânes ramollis par l'acide nitrique. Mais cette étude est assez difficile, vu la petitesse de l'organe.

Les parois du *labyrinthe osseux* sont assez exactement moulées sur le labyrinthe membraneux y inclus. Il y a cependant partout un vide, rempli de périlymphe, qui s'écarte assez dans quelques endroits dont nous parlerons de suite. On trouve, dans l'os, plusieurs orifices menant au dehors; la *fenêtre ovale* sur la face externe, conduisant vers la cavité tympanique et recevant le manche de la columelle; la *fenêtre ronde*, cachée au fond, à proximité du limaçon et les deux trous d'entrée des branches du nerf acoustique. Les parois osseuses sont revêtues intérieurement d'un périoste épaissi, qui dans le voisinage du limaçon, s'écarte considérablement du labyrinthe membraneux et constitue ici un canal, le *canal périlymphatique* (*pe*, fig. 284, *a*) qui aboutit avec un orifice (*pe*²) au limaçon, passe en se recourbant par la fenêtre ronde et communique avec l'enveloppe du cerveau (*pe'*), de manière qu'il y a continuation avec les espaces lymphatiques autour du cerveau.

Le *labyrinthe membraneux* (fig. 284) montre les deux divisions habituelles, la supérieure composée de l'utricule, du saccule et des canaux semi-circulaires avec leurs ampoules et la partie inférieure, constituée par la lagénule et le limaçon.

L'*utricule* (u) est un gros canal recourbé en angle, dont le sommet est tourné en haut et situé sur la face interne regardant le cerveau. La branche antérieure (u') communique avec l'ampoule externe (e), l'autre (u^2) avec l'ampoule postérieure (p). L'utricule communique encore avec les canaux semi-circulaires et, en outre, par un fort petit orifice supérieur avec le *saccule* (s). Celui-ci est une grosse poche globulaire, qui est presque entièrement remplie par une masse otolithique crayeuse, formée de petits cristaux réunis par une masse mucilagineuse. Sa paroi externe est très mince, l'interne plus ferme. Au fond se trouve une rigole qui conduit, par une fente sagittale, au limaçon, mais qui est fermée, suivant Retzius, par une mince membrane. Du haut part, à côté de l'orifice vers l'utricule, le *canal endolymphatique* (en) lequel après avoir décrit une anse, remonte vers le plafond du crâne et s'y termine, dans la dure-mère, par une petite poche entièrement close de toutes parts.

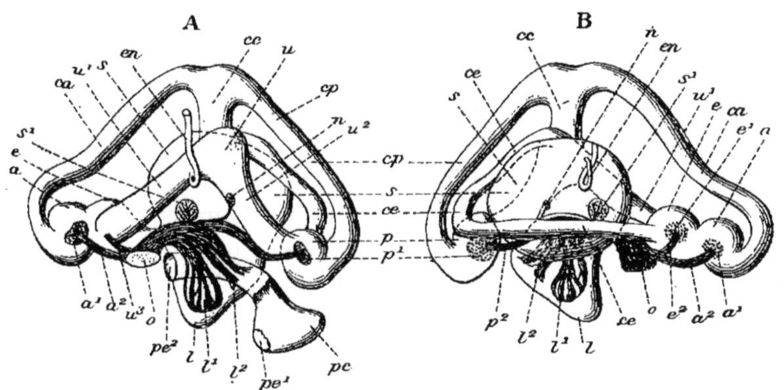

Fig. 284.

Les canaux *semi-circulaires* ont la position habituelle. L'anté-

Fig. 284. — *Lacerta viridis*. Le labyrinthe membraneux du côté droit, grossi vingt fois. A, de la face interne, on y a conservé le sac périlymphatique; B, de la face externe. a, ampoule antérieure; a^1, sa crête acoustique; a^2, le nerf qui s'y rend; ca, canal semi-circulaire antérieur; cc, canal commun ou sinus supérieur; ce, canal sémi-circulaire externe; cp, canal sémi-circulaire postérieur; e, ampoule externe; e^1, sa crête acoustique; e^2 le nerf qui s'y rend; en, canal endolymphatique; l, lagena; l^1, son nerf antérieur; l^2, son nerf postérieur; n, nervus neglectus avec sa tache acoustique; o, nerf acoustique; p, ampoule postérieure; p^1, sa crête acoustique; p^2, le nerf qui s'y rend; pe, sac périlymphatique; pe^1, son orifice externe; pe^2, orifice de son canal; s, saccule; s^1, sa tache acoustique; u, utricule, partie centrale; u^1, sa branche antérieure; u^2, sa branche postérieure. (D'après Retzius, réduite).

rieur (*ca*) et le postérieur (*cp*) remontent obliquement en haut et se réunissent, au sommet, dans un large sinus ou canal commun (*cc*) qui descend verticalement en bas et débouche, par un large orifice, près du sommet dans l'utricule. Un peu en dessous se trouve, dans ce même canal commun, l'orifice du canal externe (*c'e*), lequel se replie autour du bord postérieur du saccule et contourne, horizontalement, la face externe du labyrinthe pour aboutir à son ampoule (*e*) dans le voisinage immédiat de l'ampoule antérieure (*a*). L'ampoule du canal postérieur (*p*) est isolée, tandis que les deux autres communiquent ensemble. On trouve, dans chaque ampoule, une crête acoustique, (*a'*, *e'*, *p'*), composée de cellules acoustiques et de cellules de soutien, à laquelle se rend une branche du nerf acoustique. Outre ces crêtes ampullaires, on trouve encore, dans cette partie supérieure du labyrinthe, plusieurs taches acoustiques; une dans le saccule (*s'*) une autre sur le fond du recessus un peu vésiculeux, par lequel l'utricule communique avec l'ampoule externe, tache dont nous avons indiqué le nerf (u^3, A) et enfin la *macula neglecta* de Retzius (*n*), située au tiers supérieur de la branche postérieure de l'utricule.

La portion inférieure du labyrinthe (*l*) a la forme d'un cornet aplati, arrondi et fermé en bas, qui du dehors paraît assez uni, mais que des conformations intérieures, des rigoles et des saillies, divisent en deux parties, recevant chacune sa branche particulière de l'acoustique, *la lagena* (l^1) en avant et la partie basilaire du *limaçon* (l^2), dont la signification résulte d'une conformation beaucoup plus compliquée chez les Crocodiles. La face interne de la paroi est soutenue par un cadre cartilagineux, la face externe est mince et délicate. La lagéna montre dans son intérieur une papille acoustique, dans laquelle se distribue le nerf et qui est recouverte par une masse otolithique, composée de petits cristaux. Le limaçon montre un sillon, premier rudiment de l'escalier et sur lequel se développe le nerf.

Le *nerf acoustique* se divise encore dans son canal de sortie en deux branches principales, la branche du vestibule et celle de la lagéna. Chacun de ces nerfs se gonfle à sa sortie par l'adjonction de cellules ganglionnaires. La branche vestibulaire fournit des rameaux au recessus de l'utricule (a^3), à l'ampoule antérieure (a^2) et à l'ampoule externe (e^2); la branche cochléaire, beaucoup plus forte, envoie des rameaux à la macula neglecta (*n*), au saccule (s^1), à l'ampoule postérieure (p^1), à la lagéna (l^1) et au limaçon (l^2). Tous ces rameaux se terminent dans les crêtes, papilles et taches acoustiques correspondantes. Nous renvoyons, pour les détails, à l'ouvrage classique de Retzius, vol. II, auquel nous avons emprunté nos figures réduites.

Organes de digestion (fig. 264, 285, 286, 287). — La cavité buccale, largement fendue, est nettement limitée en arrière par les énormes masses globulaires du muscle temporal (*i*, fig. 285; *t*, fig. 286), lesquelles font saillie vers l'intérieur et constituent ainsi un isthme assez étroit. Le larynx avec sa glotte (*g*, fig. 283; *la*, fig. 286) avance encore dans la partie antérieure; il se place exactement à l'entrée de l'isthme dans un espace longitudinal formant rigole (*e*, fig. 285; *r*, fig. 286), qui reste libre, même lorsque la bouche est parfaitement close et que la langue s'applique, en avant, au plafond du palais (fig. 283). Ce n'est que derrière l'isthme et au début du pharynx en forme d'entonnoir plissé en long (*l*, fig. 285), que se trouve le diverticule menant vers le tympan (*f*, fig. 286).

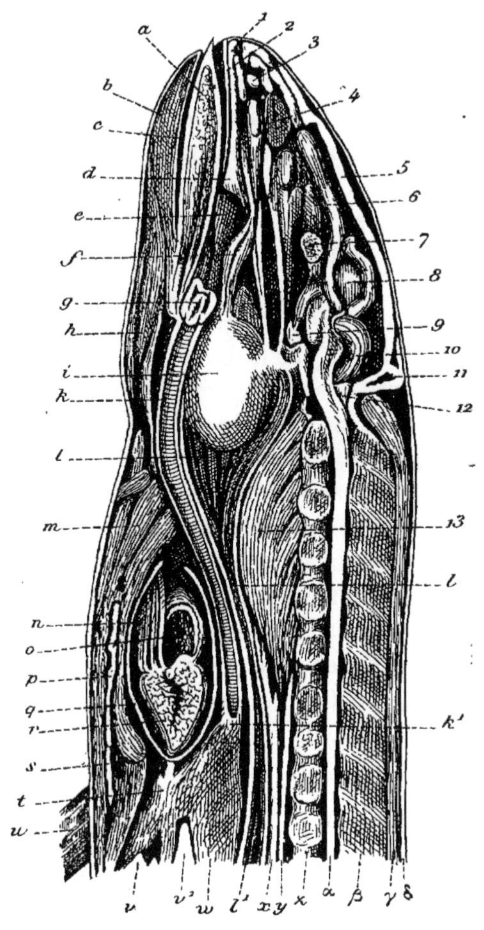

Fig. 285.

En examinant le plafond de la cavité buccale

Fig. 285. — *Lacerta viridis*. Coupe sagittale de la tête et du cou. Double de grandeur naturelle. La coupe a été menée un peu en-deçà du plan médian, de manière à ménager les cloisons verticales de la tête. Du côté gauche : *a*, langue; *b*, muscle génio-hyoïdien; *c*, cavité buccale, espace sous-lingual; *d*, lamelle verticale du plafond buccal, séparant les fentes des choanes *e*; *f*, ligament du plafond buccal, allant au muscle masseter *i*; *g*, larynx; *h*, m. génio-hyoïdien; *i*, m. masseter, faisant une saillie ronde; *k*, trachée-artère; *l*, entonnoir du pharynx; *m*, m. pectoral; *n*, bulbe artériel; *o*, oreillette du cœur; *p*, aponévrose des muscles pectoraux; *q*, péricarde; *r*, ventricule du cœur; *s*, muscles de la ceinture thoracique; *t*, veine cardinale vue à travers le poumon; *u*, membre antérieur. En bas : *v*,*v'*, lobes antérieurs du foie; *w*, poumon; *l'*, œsophage; *x*, aorte; *y*, tendon vertébral; *z*, colonne vertébrale; α, moelle épinière; β, fibres musculaires enveloppant les apophyses épineuses; γ, muscle long du dos; δ, peau. Du côté droit : *1*, narine; *2*, plafond buccal; *3*, organe de Jacobson; *4*, conque; *5*, sac nasal; ces trois parties vues à travers la cloison translucide; *6*, nerf olfactif; *7*, nerf optique coupé; *8*, hémisphère ouverte; *9*, hypophyse; *10*, mésencéphale ouvert; *11*, os occipital; *12*, cervelet; *13*, muscle droit antérieur; *l*, œsophage; *k'*, entrée de la trachée dans le poumon.

(fig. 286), on trouve sur le bord, entourée de plis relevés de la muqueuse, l'arcade dentaire et dans la ligne médiane, un bouton proéminent (*b*) formé par un épaississement de la cloison cartilagineuse entre les narines. Des deux côtés de ce bouton se creusent les fentes naso-palatines, conduisant aux choanes (*ch*). Le bouton, contre lequel s'appuie la langue lors de la fermeture de la bouche (*d*, fig. 285) s'avance un peu en arrière par une prolongation linéaire médiane et empêche ainsi la langue de remplir une profonde rigole fermée en avant, plus largement ouverte en arrière (*e*, fig. 285; *r*, fig. 286), qui se continue vers la colonne vertébrale et dans la partie élargie postérieure de laquelle s'engage le larynx. La communication des choanes avec la glotte est ainsi garantie, lors de la fermeture de la bouche, par la constitution de cette chambre à air, que la langue ne peut obstruer.

Le plancher de la cavité buccale est occupé, en entier, par la langue (*l*, fig. 286) à bords entièrement libres, mais attachée, en arrière, par le muscle lingual (*a*, fig. 285), à la muqueuse qui forme une bride verticale, le frein, s'étendant jusqu'au tiers de sa longueur. Les espaces entre cette bride et la mâchoire sont tapissés par la muqueuse, qui se continue sur la face inférieure de la langue et passe, sur ses bords tranchants, à son revêtement supérieur. Entre les ailes postérieures élargies de la langue est placé le larynx (*g*, fig. 285; *la*, fig. 286) avec sa glotte linéaire médiane. De là se continue la trachée (*k*, fig. 285; *tr*, fig. 286) recouverte seulement par la muqueuse du pharynx, laquelle est soutenue, latéralement, par les arcs hyoïdiens (*h*, fig. 286).

Examinons les conformations buccales en détail.

Dans la muqueuse, surtout sur le bouton médian et sur les plis latéraux, se trouvent des organes microscopiques, appelés par Leydig « caliciformes », composés d'un entonnoir, au-dessous duquel on voit un bulbe nerveux allongé, en communication avec un filet nerveux. La muqueuse est du reste, revêtue d'un épithélium cellulaire où se remarquent des glandes monocellulaires muciques.

Les *Lacerta* sont *pleurodontes*. Les dents des mâchoires, des os maxillaires, intermaxillaires et mandibules (fig. 286, 287), sont placées sur une lamelle horizontale de l'os, et sur des socles osseux fort courts, presque circulaires. En dehors de cette lamelle, le bord de l'os se relève sous forme d'une lamelle verticale, presque tranchante sur son bord libre et contre laquelle les dents s'appuyent sur les deux tiers de leur longueur. La racine de chaque dent embrasse le sommet du socle en laissant libre, sur la face interne, une petite lacune, ordinairement circulaire, par laquelle entrent les vaisseaux et les filets nerveux qui se rendent dans la cavité pulpaire de la dent. Sur son pourtour extérieur, la racine est soudée au socle et à la lamelle verticale de l'os par du cément, substance osseuse assez lâche. Les dents sont un peu courbées, ont une grande pointe tranchante et une petite pointe latérale visible seulement à des grossissements plus forts. Les plus grandes dents se trouvent à peu près au milieu des mâchoires, elles deviennent plus petites en avant et en arrière. La dent est formée d'une dentine à tubules serrées, entourant la cavité dentaire et la couronne est revêtue d'un capuchon en émail finement strié. On trouve souvent des dents cassées, défigurées, entre lesquelles se forment des dents de remplacement.

Telles sont les relations des dents avec les os qui les portent. Mais sur le vivant, on n'en voit que les pointes. La muqueuse, en effet, se relève autour de la lamelle verticale de l'os, se replie entre les couronnes adossées à celle-ci et forme sur la face interne, en partant de la lamelle horizontale, un bourrelet relevé qui se moule si bien sur les socles, les racines et les parties in-

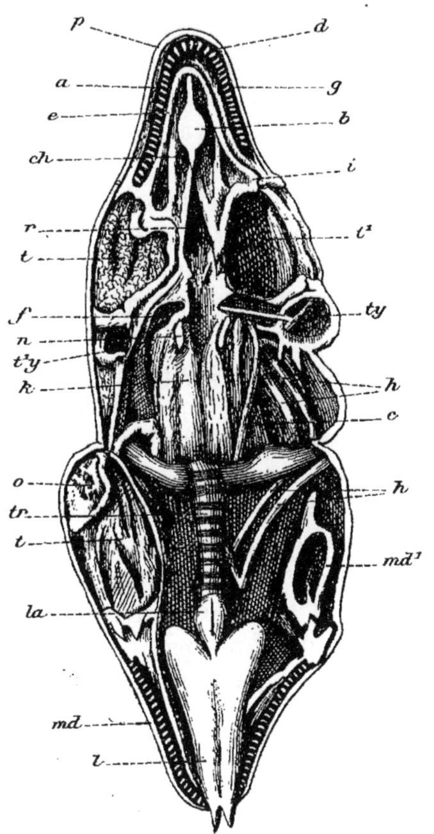

Fig. 286.

Fig. 286. — *Lacerta ocellata.* Grandeur naturelle. La fente buccale a été continuée en arrière, par une coupe horizontale, au-delà du tympan vers le cou, de manière à séparer complètement les attaches de la mandibule. Celle-ci avec les organes situés entre ses deux branches, langue, larynx, trachée, etc., a été violemment repliée en arrière, de sorte qu'on voit, dans la moitié supérieure de la figure, le plafond de la cavité buccale, dans la moitié inférieure, en revanche, le plancher. On a laissé à droite (côté gauche de la figure), la membrane buccale en place, tandis qu'à gauche (droite de la figure) on a enlevé cette membrane, ainsi que le muscle temporal et tiré un peu à côté le tympan, pour le montrer dans toute l'étendue de sa face interne. *a*, paroi externe du maxillaire; *b*, bouton palatin; *c*, carotide; *d*, arcade dentaire supérieure; *e*, pli dentaire interne; *f*, diverticule tympanique de la cavité buccale; *g*, pli dentaire secondaire; *h*, arcs hyoïdiens; *i*, os palatin coupé; *k*, masse musculaire de la colonne vertébrale; *la*, larynx; *l*, langue; *md*, mandibule; *md'*, partie articulaire vidée de la mandibule; *n*, aphophyse ventrale de la première vertèbre cervicale; *p*, peau; *r*, rigole palatinale médiane; *t*, muscle temporal, coupé; *t'*, fossse temporale vidée; *tr*, trachée; *ty*, tympan réfléchi avec la columelle et son tendon; *ty'*, diverticule tympanal de la paroi buccale.

férieures des couronnes, qu'en la détachant elle présente ici un aspect dentelé, comme le support d'une mécanique à engrenage.

Les petites dents placées très près de la ligne médiane sur le ptérygoïdien au nombre de huit à dix de chaque côté, reposent immédiatement sur l'os par des socles très exigus et ne sont protégées par aucune conformation osseuse. Elles sont donc acrodontes. On voit le trou nourricier entre le socle et la couronne sur la face tournée vers la ligne médiane. Leur forme est celle d'un cône droit pointu. Sur le vivant, on ne peut guère les voir; elles sont enfoncées dans la muqueuse qui les entoure jusqu'au sommet. Elles ont, du reste, la même structure que les dents des mâchoires.

La *langue* (*l*, fig. 286) est recouverte par un épithélium, composé de couches de cellules aplaties et racornies à la surface, plus arrondies dans la profondeur. Cet épithélium est très épais sur les bords et aux pointes. Sur la face inférieure des ailes latérales de la base, il forme des lignes saillantes obliques, visibles déjà à l'œil nu. Au-dessous se trouve par place un pigment noir, mais dont la répartition varie d'un individu à l'autre. Nous avons rencontré des exemplaires à langue entièrement blanche ou noire. Sur la face inférieure le pigment noir est plus constant; sur toute la surface supérieure, sauf sur les deux pointes, l'épithélium forme des papilles pointues, imbriquées, dont la pointe, souvent bifide on séparée encore davantage, est tournée en arrière. Des prolongements du tissu conjonctif entrent dans ses papilles, accompagnés de vaisseaux et même de quelques fibres musculaires. Il n'y a point de conformations tactiles particulières.

Les *glandes salivaires* ne se trouvent que sur le plancher de la cavité buccale. Sur la face extérieure de la mandibule, aussi loin que s'étendent les dents, se voient des *glandes labiales* (*i*, fig. 287), emprisonnées entre la peau des lèvres et la lamelle montante de la mandibule. Elles ont des acini volumineux, fort bien délimités, à canalicules tortueux, dirigés transversalement vers la surface et dont souvent trois ou quatre se réunissent dans un petit canal, qui débouche dans le fond du pli, revêtu par la muqueuse. Il paraît, qu'à chaque dent correspond un de ces canaux de sortie.

La glande *sous-linguale* (*k*, fig. 287), beaucoup plus considérable, s'étend des deux côtés de la ligne médiane jusqu'au tiers environ du frein, qui attache la langue. Les acinules sont très fins, peu limités; les canalicules se réunissent dans des canaux de sortie dirigés un peu obliquement en arrière et dans le voisinage du frein ces canaux, devenus beaucoup plus apparents, s'entrecroisent sur la ligne médiane de manière que les glandes confluent ici ensemble. Les orifices se trouvent dans les rainures qui séparent l'attache de la langue du revêtement de la mandibule et qui se continuent, en avant, des deux côtés d'un pli médian de la muqueuse, courant jusqu'à la symphyse.

Nous devons mentionner ici une conformation particulière, dépendant du système vasculaire, et qui contribue peut-être aux mouvements de la langue. On trouve, en effet, en dedans de la symphyse, un vaste *sinus veineux* (*n*, fig. 287), toujours gorgé de corpuscules sanguins, qui s'étend jusqu'à l'attache de la langue et s'y continue par deux gros vaisseaux (*n'*), qui montent dans la partie antérieure

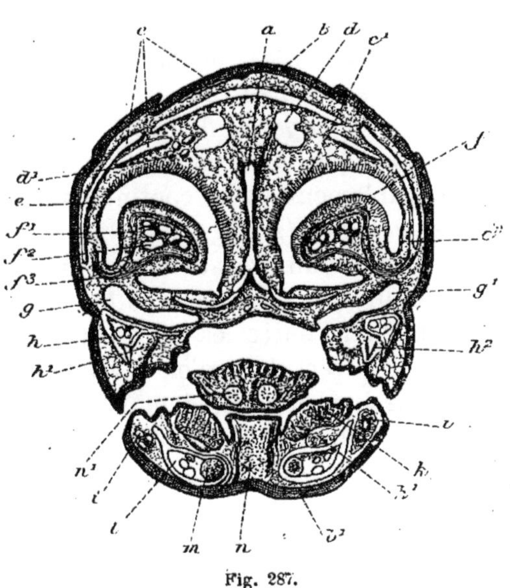

Fig. 287.

du frein jusqu'à la base de la langue, où ils s'étendent, sur les côtés, en avant et en arrière, pour se terminer en cul-de-sac. Au moins n'avons-nous pas pu constater, sur nos coupes, faites dans toutes les directions, des ramifications de ces vaisseaux. Ce sont peut-être des lacunes lymphatiques, mais qui doivent avoir de larges

Fig. 287. — *Lacerta viridis jeune*. Coupe transversale du museau (Gundl. Oc. 1, Obj. 00). Chambre claire. *a*, cloison cartilagineuse verticale du nez; *b*, tégument du crâne; b^1, tégument de la mâchoire inférieure; *c*, os superficiels du crâne; *d*, vestibule du nez, plissé; *d'*, quelques follicules de la glande vestibulaire; *e*, cavité nasale; e^1, son épithélium olfactif; e^2, son épithélium ordinaire; *f*, bord de la conque, tapissé d'épithélium olfactif; f^1, substance de la conque; f^2, glande nasale dans la conque; f^3, attache de la conque; *g*, choane, fermée; *g'*, choane ouverte vers la cavité buccale; *h*, coupe de la mâchoire supérieure, dans laquelle on voit l'artère, la veine et le nerf coupé; h^1, follicule dentaire plissé; h^2, dent prête à percer; *i*, glande labiale; *k*, glande sous-linguale; *l*, coupe de la mandibule avec vaisseau et nerf; *m*, cartilage de Meckel, coupé; *n*, sinus veineux sous-lingual; *n'*, sa continuation dans la langue par deux sinus vasculaires latéraux.

communications avec le système veineux. Ils paraissent constituer un appareil érectile.

Derrière l'isthme commence le *pharynx* (*l*, fig. 285) en forme d'entonnoir très court, qui entoure la saillie du muscle digastrique (*i*, fig. 285) et présente, en haut, les prolongements qui mènent vers les cavités tympaniques (*f*, fig. 286). Cet entonnoir, dont la trachée, légèrement courbée (*k*, fig. 285), occupe la ligne ventrale médiane, présente des plis intérieurs longitudinaux de la muqueuse. Il est resserré, en arrière, par la saillie du grand muscle droit antérieur (13, fig. 285) et passe ainsi en un boyau étroit, arrondi, plissé longitudinalement à l'intérieur, qui s'applique de plus en plus à la face ventrale de la colonne vertébrale et laisse ainsi la place nécessaire pour le cœur (*n*, *o*, *q*, fig. 285), de la face dorsale duquel il est seulement séparé par la trachée (fig. 285). Cette partie peut être appelée à juste titre l'*œsophage* (*l*, fig. 285). Arrivé à la terminaison antérieure des poumons, à la bifurcation des trachées, l'œsophage s'élargit insensiblement et se continue ainsi, sans délimitation marquée, dans l'*estomac* (*p'*, fig. 264).

L'*estomac* a la forme d'un fuseau allongé qui s'étend, à l'état vide, sur les trois cinquièmes antérieurs de la cavité abdominale. Il occupe une position médiane entre les deux poumons latéraux et est presque entièrement recouvert, lorsqu'on ouvre la cavité abdominale depuis la face ventrale, par le foie, dont la face dorsale creuse se moule, pour ainsi dire, sur lui. Il est rattaché à la colonne vertébrale par des plis du mésentère qui mènent des vaisseaux, et, sur sa face ventrale, on remarque aussi des brides mésentériques, contenant des branches afférentes de la veine porte (6, fig. 264) qui le relient au foie. Arrivé au bord postérieur du foie, l'estomac se resserre considérablement, décrit une anse descendante et se termine dans le *duodénum*, dont le commencement est marqué par le *pancréas* (*q*, fig. 264) qui enveloppe les canaux cholédoques et pancréatiques jusqu'à leur point d'insertion dans l'intestin. Au devant de cette entrée des canaux, juste à l'endroit où l'intestin fait une courbe très vive en avant pour se porter vers l'excavation dorsale du foie, se trouve dans l'intérieur une petite valvule circulaire, la *valvule pylorique*; son bord libre ne nous paraît pas assez saillant pour permettre une occlusion complète de la lumière de l'intestin. Les plis longitudinaux internes de l'œsophage, peu nombreux du reste, se continuent jusqu'à l'élargissement où ils s'effacent presque entièrement pour reparaître dans la partie étroite pylorique. Mais ici ils sont plus nombreux, festonnés en zigzags et en tout semblables aux plis qui se continuent sur l'intestin grêle dans toute sa longueur.

L'*intestin grêle* constitue d'abord l'anse décrite dans laquelle est emprisonné le pancréas et forme ensuite, sous le bord postérieur du foie, plusieurs anses retenues par des larges expansions du mésentère. Il se porte, en décrivant ces anses, de plus en plus vers la droite et débouche enfin, par un orifice latéral, garni d'une valvule circulaire épaisse et fortement saillante vers la lumière du gros intestin, dans cette partie fortement élargie.

Le *gros intestin* (*u*, fig. 264) a la forme d'un boudin et occupe la place entre la courbure postérieure de l'estomac et le bassin. Par l'insertion latérale de l'intestin grêle, il présente un élargissement cœcal antérieur; les parois étant très minces, on voit ordinairement les excréments verts foncés dans son intérieur. Les plis de la muqueuse, en somme longitudinaux, sont très effacés et réunis par des plis secondaires à peine saillants.

Arrivé vers le bassin, l'intestin se resserre sans délimitation extérieure bien marquée, pour former le *cloaque*, qui est adossé à la face ventrale des reins. Sur sa face ventrale sont placées la vessie urinaire (*w*, fig. 264), qui débouche par un long canal sur sa face ventrale et des masses graisseuses de volume très variable. Sur la face dorsale du cloaque se trouvent les orifices des spermiductes ou des oviductes, ces derniers sous forme de larges fentes latérales, et les orifices, toujours séparés et rapprochés de la ligne médiane, des uretères. Nous traiterons de la structure du cloaque à propos des organes génito-urinaires.

L'*orifice anal* (*y*, fig. 364), transversal par rapport à l'axe du corps, présente sur tout son pourtour des plis saillants et festonnés de la muqueuse, qui s'attache à la face interne des téguments.

Les parois du canal intestinal sont construites, sur toute sa longueur, de la même manière : une enveloppe séreuse fournie par le péritoine et revêtue de cellules plates en pavé, une couche musculaire, composée de deux strates, transversal et longitudinal, et une couche interne cellulaire et glanduleuse, plissée ou villeuse, reposant sur un réseau lacunaire du tissu conjonctif. Il n'y a des différences que quant au développement relatif de ces couches. La couche musculaire longitudinale est très faible dans l'estomac, plus forte dans le gros intestin. La couche circulaire est forte dans l'œsophage et dans l'intestin et développée en sphincters aux deux valvules pylorique et cœliaque, surtout à la dernière. Des cellules vibratiles se trouvent dans l'œsophage et dans l'estomac; dans l'œsophage les glandes font défaut, comme dans l'épithélium de l'intestin. Dans l'estomac, il y a des glandes monocellulaires de deux sortes : des glandes muciques à protoplasme granulé et à petits noyaux, et des glandes peptiques à col prolongé et protoplasme plus clair. L'épithélium lui-même est conformé à peu près comme chez les Amphibiens.

Glandes annexes. — Le *foie* (o, fig. 264) est très volumineux. Il occupe presque toute la moitié antérieure de la cavité abdominale et a, dans son ensemble, la forme d'un demi-cône épais, dont la pointe antérieure s'engage entre les poumons et touche le péricarde. La face ventrale est bombée, moulée sur la paroi ventrale; la face dorsale, creusée pour embrasser l'estomac, est marquée d'un profond sillon, dans lequel s'engagent les plis mésentériques venant de l'estomac. Ses bords sont découpés en lobes et lobules arrondis, dont la forme semble varier beaucoup suivant l'état de nutrition. Des petits lobules accompagnent toujours l'énorme veine (*k*, fig. 264) qui se dégage de la pointe antérieure de l'organe pour contourner le ventricule du cœur à droite et qui se porte sur la face dorsale du cœur. Au milieu du bord postérieur du foie se trouve une forte incision, dans laquelle sont logés, ventralement, la vésicule biliaire et, dorsalement, le pancréas. De cette encoignure part encore un fort ligament mésentérique, qui se porte sur la ligne médiane du ventre, conduisant des vaisseaux. Chez les deux sexes se trouve un lobule droit appliqué au flanc et duquel part, chez les femelles, une bride mésentérique qui relie l'ovaire droit à ce lobule. — *La vésicule biliaire* pyriforme est relativement fort exiguë; elle est logée dans l'encoignure médiane, dont part l'attache mentionnée. Les canaux biliaires venant du foie débouchent au col de la vésicule qui envoie un canal cystique horizontal en arrière. Quelques canaux hépatiques indépendants courent parallèlement avec le conduit vers l'anse de l'estomac.

Le *pancréas* (*g*, fig. 264) s'étend depuis le col de la vésicule biliaire jusqu'à l'anse stomaco-intestinale. C'est une glande allongée finement lobée, dont les acini entourent si bien les canaux menant la bile, qu'il est absolument impossible de les isoler. Canaux biliaires et pancréatiques débouchent ensemble dans le duodénum par une petite papille située dans un enfoncement, immédiatement en arrière de la valvule pylorique.

La *rate* (*r*, fig. 264) est située, chez les deux espèces que nous avons particulièrement examinées (*L. viridis* et *ocellata*), sur la face dorso-ventrale de l'estomac, à quelque distance en avant de l'anse pylorique. Elle est allongée, de couleur brun-rouge, toujours gorgée de sang et reliée à l'estomac par un pli mésentérique particulier qui descend vers le gros intestin et les organes génitaux. On ne la voit que lorsqu'on tire l'estomac de côté. Elle n'a aucune relation avec le pancréas, sauf par des attaches mésentériques menant des vaisseaux. Chez les autres Lézards indigènes elle entourerait, suivant Leydig, par son extrémité antérieure, le commencement du pancréas sous forme d'un bourrelet circulaire. Nous n'avons trouvé, comme nous venons de le dire, qu'une bride mésentérique, dont les vaisseaux sont entourés de graisse ; mais, ni l'examen microscopique sur des exemplaires frais, ni des coupes ne nous ont révélé, dans cette bride, des acini pancréatiques facilement reconnaissables.

Organes urinaires. — Les *reins* (*x*, fig. 264) sont situés dans la partie postérieure de la cavité abdominale et si bien appliqués à la face ventrale du sacrum, que leur face dorsale se moule en quelque sorte sur les inégalités des corps des vertèbres. Ce sont deux moitiés symétriques, un peu lobées dans la partie antérieure, à contours droits dans la partie postérieure pointue, qui s'avance un peu en arrière de la fente anale sur la racine de la queue. La face dorsale est bombée; la plus grande épaisseur se trouve à peu près au milieu de la longueur totale. La face ventrale, sous laquelle s'étend le cloaque, est presque plane, même légèrement concave. Elle est recouverte, sur sa moitié antérieure, par le mésentère qui se replie au milieu de sa longueur pour passer sur la face dorsale du cloaque, en formant une masse fibreuse assez épaisse. Dans cette masse passent les uretères et les conduits des organes génitaux pour aller s'ouvrir dans le cloaque. A la place correspondante, les deux moitiés des reins confluent ensemble sur la ligne médiane. Les *uretères*, très courts, se composent essentiellement de deux arbres longitudinaux courant sur la face ventrale de chaque moitié, l'un se colligeant de canalicules venant de la partie antérieure, l'autre de la partie postérieure. Les deux arbres se réunissent de chaque côté dans le pli mésentérique mentionné, constituant ainsi les deux uretères qui se rendent directement au cloaque. Chez les mâles, les uretères de chaque côté se réunissent aux spermiductes pour avoir un orifice commun sur une papille uro-génitale, débouchant près de la ligne médiane sur la paroi dorsale du cloaque ; chez les femelles, les orifices urinaires sont séparés et placés en arrière des orifices génitaux sous forme de petites boutonnières. L'urine est granuleuse, d'un blanc crayeux, composée presque entièrement d'acide urique en petits grains crystalloïdes, qui se collent ensemble pour former quelquefois, dans le cloaque, des masses plus considérables.

La *vessie urinaire* (*w*, fig. 264), est un sac de forme presque triangulaire dont la base est tournée en avant, tandis que le canal de sortie, assez long et étroit, constitue la continuation de l'angle tourné en arrière. Le canal débouche dans la paroi ventrale du cloaque vis-à-vis des pores urinaires. La vessie n'est recouverte du mésentère noir que sur sa face dorsale. Les parois sont très minces, pourvues cependant de fibres musculaires lisses. Cette vessie est le reste de l'allantoïde embryonnaire; elle est, du reste, improprement appelée urinaire, car elle ne contient qu'un liquide incolore et aqueux. Nous n'y avons jamais trouvé des traces de l'urine caséeuse, si facilement reconnaissable des Lézards.

Organes génitaux. Il y a lieu de distinguer les organes préparateurs et les organes de copulation, qui en sont entièrement séparés.

Organes mâles (fig. 264). Les *testicules* (*s*) relativement petits, même à l'époque des amours au printemps, sont de forme ovalaire et situés à peu près au milieu de la cavité abdominale des deux côtés de la ligne médiane, appliqués, par leur face dorsale, au plafond de la cavité. Ils sont d'une blancheur éclatante et enchâssés, par leurs deux faces, dans un large pli du mésentère (*mésorchium*), qui les relie en avant aux poumons et en arrière au cloaque. Le testicule droit est placé un peu en avant du testicule gauche. Les canaux séminaux qui composent ces organes, enveloppés encore d'une tunique propre, sont peu sinueux et se réunissent, sur le bord interne, en une dizaine de canalicules transverses fort courts, qui se rendent dans l'*épididyme* (*t*), organe claviforme, situé sur le bord interne du testicule, entre lui et l'aorte médiane, et coiffé du rein succentorial, dont nous parlerons à propos des ovaires. Dans l'épididyme, les canaux tortueux sont plus larges et présentent des élargissements latéraux; leurs parois contiennent des fibres musculaires lisses. En arrière l'épididyme devient plus mince et se continue à la fin dans le *spermiducte* (t'), lequel, dans son ensemble, se dirige, renfermé dans le pli péritonéal, en ligne droite vers le point où l'uretère passe au cloaque. Tel est l'aspect de cette partie, lorsqu'on l'examine à l'œil nu et sans préparation ultérieure. Mais si l'on fend l'enveloppe péritonéale, on constate, surtout à la loupe, que le spermiducte présente des tours en vrille fort courts et rapprochés jusqu'à l'endroit où il se confond avec l'uretère, non sans avoir constitué, dans la papille même, une forte petite *vésicule séminale*, visible seulement à l'époque du rut, grâce à son remplissage blanchâtre de zoospermes. Ceux-ci sont à corps longs, cylindriques, un peu courbés et munis d'un long appendice filiforme très délié.

Organes femelles (fig. 288). Les *ovaires* (2) sont situés exactement à la même place, où se rencontrent les testicules chez le mâle; on trouve aussi la même position un peu plus avancée de l'ovaire droit. Mais en général, les ovaires sont plus volumineux, même après un long jeûne en hiver et leur surface est bosselée par suite de la saillie des œufs en croissance, qui ont une forme globulaire. Les

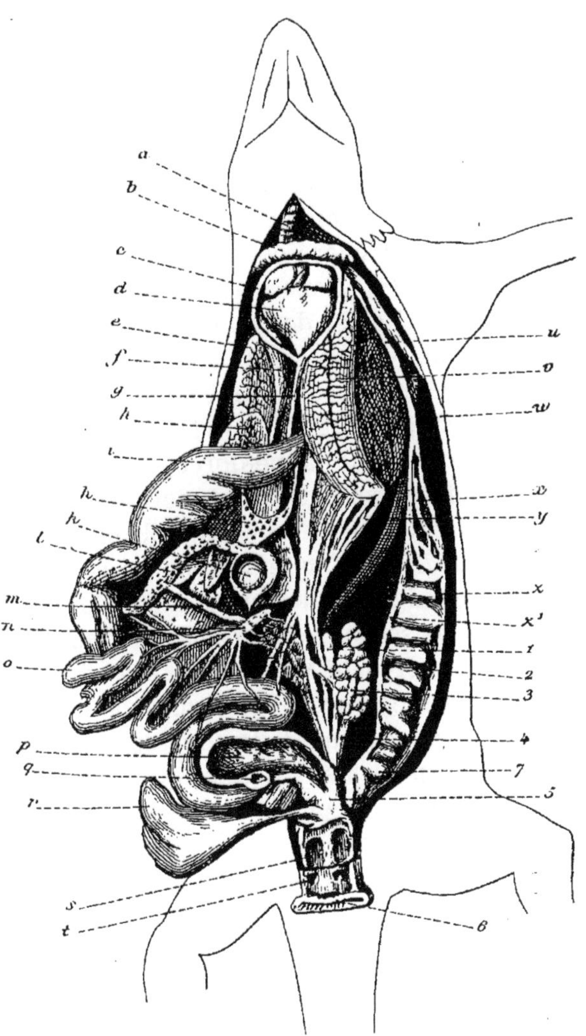

Fig. 288.

Fig. 288. — *Lacerta viridis* femelle, grandeur naturelle. L'animal a été ouvert du côté ventral et couché sur le dos. L'estomac, le foie, l'intestin et les viscères y attenant ont été tirés vers la droite, tandis qu'on a laissé en place les viscères du côté gauche. Le cœcum et le cloaque ont été ouverts de manière à montrer leurs cavités. *a*, trachée; *b*, thymus; *c*, péricarde; *d*, cœur; *e*, poumon droit; *f*, veine cave hépatique; *g*, attache péritonéale du cœur; *h*, lobes du foie; *i*, estomac; *k*, vésicule biliaire; *l*, pancréas; *m*, bride péritonéale de la rate *n*; *o*, intestin; *p*, cœcum ouvert; *q*, orifice d'entrée de l'intestin grêle dans le gros intestin; *r*, vessie urinaire; *s*, ogives d'entrée des oviductes dans le cloaque; *t*, orifices des uretères; *u*, péritoine blanc, tapissant la paroi du corps autour des poumons; *v*, poumon gauche; *w*, péritoine noir, tapissant les parois abdominales; *x*, pli péritonéal transparent, contenant le pavillon de l'oviducte; *y*, pli péritonéal transparent, allant du poumon à l'ovaire; *z*, bord externe; *z'*, bord interne du pli péritonéal contenant les circonvolutions de l'oviducte; *1*, rein succentorial; *2*, ovaire; *3*, époophoron; *4*, mésoaire; *5*, cloaque, partie non ouverte; *6*, fente anale; *7*, oviducte.

relations avec le mésentère sont aussi identiquement les mêmes que pour les testicules; on remarque la lamelle mésentérique (y) qui descend depuis l'extrémité du poumon et se continue, depuis le bord interne de l'ovaire absolument clos, vers le cloaque (4) dans la même direction que le spermiducte. Ce cordon est évidemment un canal oblitéré; il ne contient plus que des vaisseaux, du tissu conjonctif et des fibres musculaires lisses. On voit ordinairement sur la face ventrale de l'ovaire quelques vésicules peu distinctes, rangées en ligne, que l'on a considéré comme un ovaire accessoire avorté (*Epoophoron*) (3, fig. 288). Nous n'avons pas toujours pu voir cette partie distinctement; elle est de couleur brunâtre; mais lorsqu'elle existe nous n'y avons vu, en effet, que des œufs avortés dont le contenu était granulé et la coque rembrunie.

Ce qui, en revanche, se voit toujours facilement, ce sont deux corps allongés, minces, de couleur jaune-dorée, situés sur le bord interne de l'ovaire et avançant au-delà de ce dernier. On les a considérés comme des *parovaires*, mais il est plus probable, d'après les recherches de Braun (voir *Littér.*), que se sont les *reins succentoriaux* (1, fig. 288), encore énigmatiques quant à leur fonction. Ces organes sont très riches en vaisseaux; on y remarque, chez les jeunes individus, des restes du corps de Wolff. Chez les adultes, ils sont composés d'un stroma conjonctif, parsemé de gouttelettes jaunes (graisse); de cellules contenant des masses de granules jaunes, de cellules claires, disposées en rangées, qui ont un protoplasma verdâtre, un grand noyau clair et un nucléole distinct et de cellules à granules bruns. Une branche considérable du nerf sympathique se rend vers l'organe et y forme de nombreux petits ganglions.

L'*oviducte* (7, fig. 288) n'a aucun rapport direct avec l'ovaire. Il consiste, chez nos espèces types, de deux parties; d'un entonnoir à parois très minces et transparentes qui est attaché, comme le reste de l'oviducte, à un pli mésentérique (x) non pigmenté partant du poumon et appliqué à la paroi du ventre en dehors de l'ovaire. L'orifice de l'entonnoir est une longue fente oblique garnie de cils vibratiles; au fond se trouve un orifice mince qui conduit dans l'oviducte proprement dit. Celui-ci a des parois plus épaisses blanchâtres et est plissé transversalement comme un intestin. D'abord assez étroit, il s'élargit successivement en se rapprochant du cloaque. On a désigné cette partie plus élargie comme *utérus* et elle mérite ce nom chez les espèces vivipares; mais chez nos espèces types l'élargissement se fait si insensiblement, qu'on ne saurait établir une délimitation. En arrivant vers le cloaque, les oviductes se rétrécissent considérablement et s'ouvrent, sur la paroi dorso-latérale du cloaque, par deux fentes en boutonnières, situées avant les uretères.

Les *œufs* dans l'ovaire ont une enveloppe assez épaisse, à canaux poriques très fins (*zona radiata*), une vésicule germinative claire avec nombreux nucléoles et un vitellus d'abord clair, qui s'obscurcit plus tard par des granules pour redevenir clair à l'époque de la maturité. Ils se détachent alors de l'ovaire, tombent dans la cavité abdominale, arrivent dans l'entonnoir et s'entourent, en cheminant dans l'oviducte, d'une coque assez épaisse et solide, mais flexible et composée de plusieurs couches de fibres élastiques, entre lesquelles se trouvent des dépôts incohérents de substances minérales, surtout de carbonate de chaux. Aussi voit-on, à l'époque de la ponte, dans les parois épaissies des oviductes, des glandes en forme de sacs, munies d'un col de sortie étroit et entourées de petits plis de la muqueuse disposés en rosettes. Pendant l'inaction des organes, ces conformations sont effacées. Les plis de l'oviducte sont limités, en dehors et en dedans, par deux plis mésentériques (*z* et *z'*), qui se continuent tout le long depuis l'entonnoir jusqu'au cloaque.

Le *cloaque* (5, fig. 288) mérite une attention particulière. C'est un cylindre droit, caché dans la cavité du bassin, mais qui montre, dans son intérieur, des complications que l'on étudie le mieux sur les femelles, où elles sont plus nettement exprimées.

Le *gros intestin* terminal a des parois fort minces à plis internes effacés. Arrivé vers la limite antérieure du bassin, il prend des parois beaucoup plus épaisses, à couches musculaires très accusées et à l'intérieur s'accuse un pli circulaire saillant de la muqueuse, à villosités proéminentes, un véritable sphincter à bord intérieur accusé, de manière que l'intestin, par sa dilatation, y forme une poche circulaire. Le bourrelet en sphincter est assez large ; derrière son bord postérieur se trouve, sur le côté ventral, un orifice assez spacieux menant dans le col du canal de la vessie urinaire (*r*). Du côté dorsal s'ouvre une large voûte, divisée en deux ogives (*s*) par un pilier médian, ce sont les orifices des oviductes. A leur entrée on remarque, de chaque côté, une glande blanche, courbée en fer-à-cheval, qui est située sur le dehors, mais qu'on aperçoit à travers les parois assez minces ici. Un peu en arrière de ces ogives se trouvent les orifices très peu apparents des uretères (*t*). Cette partie du cloaque renferme ordinairement un bouchon blanc granulé, formé par l'urine. Sur les bords de la fente anale, plissée et verruqueuse, se voient encore deux petits orifices, menant aux clitoris fort exigus, dépourvus de muscles. Les lèvres de la fente anale sont garnies de petits follicules glandulaires, dispersés entre les fibres musculaires longitudinales et circulaires, qui servent à ouvrir et à fermer la fente anale.

Telle est la conformation chez la femelle. Mais chez les *mâles*, les ogives sont beaucoup moins marquées et à leurs fonds se voient deux papilles peu saillantes, une de chaque côté, percées par les ouvertures communes des spermiductes et des uretères. Ce qui distingue en outre le cloaque du mâle, ce sont deux orifices circulaires, assez grands et latéraux, aux coins de la fente anale (*g*, fig. 264) qui mènent dans deux boyaux (*z'*) fusiformes, cachés sous les muscles superficiels de la queue et qui sont les *pénis* retroussables. Ces boyaux sont garnis, dans l'intérieur de leur épaississement, d'un épithélium corné, présentant des petits boutons qui montrent même une terminaison épineuse. Retroussés au dehors, ces organes de copulation présentent une terminaison boursouflée double, le *gland*; la fente de terminaison se continue à la base plus mince, sur le côté externe, en une rigole spirale, aboutissant en face de la papille uro-génitale, et destinée à guider le sperme vers le gland et dans les organes femelles. L'épithélium corné à pointes du gland est remplacé, sur toutes les autres surfaces, par un épithélium en pavé. — Autour de cette couche interne, qui devient externe par le retroussement, se trouve une couche à vastes lacunes et à grossiers réseaux vasculaires, en apparence érectile et qui joue certainement un rôle dans le retroussement. La trame est formée de tissu conjonctif. Cette substance, plus fortement développée sur le gland, est entourée d'une enveloppe musculaire assez forte, composée de fibres longitudinales, lesquelles se continuent en arrière pour former un muscle rétracteur (*b*), qui s'attache aux apophyses épineuses ventrales des vertèbres caudales. On ne remarque guère de fibres musculaires circulaires; le retroussement et la propulsion des verges doit se faire par de fortes compressions exercées par les muscles de la base de la queue, aidées par le remplissage du tissu érectile au moyen du sang et de la lymphe.

Nous devons mentionner encore, parmi les viscères abdominaux, deux *masses de graisse* (*u*, fig. 264), infiniment variables quant à leur volume et leur forme, qui sont situées sur la face ventrale dans le bassin, et enveloppées entièrement par le péritoine noir. Ces masses jaunes, aplaties, arrondies sur leurs bords, étaient énormes chez des individus pris au mois d'avril dans leur sommeil hibernal; elles atteignaient alors en avant les lobes du foie et étaient richement pourvues de vaisseaux sanguins, provenant de l'artère et veine externes du bassin. Chez des individus tenus en captivité pendant l'hiver, qui avaient jeûné pendant cinq mois, tout en étant constamment éveillés, ces dépôts de graisse étaient à peine perceptibles.

Nous devons ajouter ici encore quelques mots sur le *péritoine* dans son ensemble. Il revêt toutes les parois de la cavité abdominale sans exception, mais en présentant des allures différentes dans ses parties antérieure et postérieure. Il se confond, en effet, à la pointe du cœur, avec le péricarde (*g*, fig. 288), en reliant cette enveloppe du cœur aux parois du corps, qu'il tapisse des deux côtés jusqu'à la ligne médiane dorsale, où il forme un pli longitudinal descendant, à la base duquel est enfermée l'aorte. En s'étendant sur la face de la partie thoracique, le péritoine reste transparent, fournissant des lamelles aux poumons, à l'estomac et au foie. Mais en se continuant sur les parois ventrales en arrière il prend une couleur noire par le développement d'une couche pigmentaire externe très abondante. La limite de cette partie noire est nettement accusée; elle suit à peu près l'inflexion des côtes; nous l'avons indiquée sur la droite des figures 264 et 288, *u*. Elle présente donc chez l'animal couché sur le dos et ouvert du côté ventral, une profonde incision dorsale à angle médian tourné en arrière. Le *péritoine noir* se continue en arrière sur toute l'étendue des parois de la cavité abdominale. Les plis partant du péritoine noir vers l'intestin et les organes reproducteurs restent cependant entièrement transparents. Arrivé vers le rein, le péritoine noir quitte la paroi du corps et s'applique à la face ventrale du rein, qu'il revêt sur toute sa partie antérieure jusqu'aux uretères. Ici, il se réfléchit sur le cloaque sur lequel il descend des deux côtés en formant deux entonnoirs latéraux; il passe en s'attachant à la face ventrale du cloaque dans une ligne transversale, correspondant à l'entrée du canal de la vessie urinaire et passe sur les faces des masses graisseuses pour atteindre de nouveau la paroi du corps. Les reins, dorsalement, sont donc situés en dehors du péritoine, lequel forme encore, en suivant la ligne ventrale médiane, des plis pour fixer le foie et l'intestin. Les deux entonnoirs nous semblent les restes de canaux péritonéaux entièrement oblitérés chez les Lézards.

Organes respiratoires. Ils sont composés du larynx, de la trachée bifurquée en arrière et des poumons. En traitant les organes d'olfaction, nous avons déjà décrit les canaux accessoires nasaux qui conduisent l'air dans la cavité buccale.

Le *larynx* (*g*, fig. 285; *la*, fig. 286) est situé sur le plancher de la cavité buccale, dans l'encoignure des ailes postérieures de la langue, immédiatement au devant de l'isthme du pharynx et sur la pièce entoglosse de l'appareil hyoïdien. Avec la trachée, qui lui fait suite en arrière, il est fixé au plancher buccal par la muqueuse qui passe sur sa face dorsale libre et s'infléchit dans la glotte longitudinale qui présente une fente linéaire un peu élargie au bout antérieur. Il a une forme ovalaire et se distingue par sa blancheur de la muqueuse noirâtre des environs. Il est composé par un large anneau cartilagineux qui s'avance un peu ventralement et résulte de la fusion des cartilages thyroïde, cricoïde et de quelques anneaux trachéens. Sur la face antérieure de cet anneau sont placés deux petits cartilages aryténoïdes courbés en hameçons. Ces cartilages peuvent être écartés par deux muscles dilatateurs extérieurs, qui produisent des petites saillies semi-lunaires à côté de l'intumescence centrale (fig. 286), tandis qu'un muscle circulaire plus interne, attaché ventralement au bord de l'anneau principal, sert de constricteur. La muqueuse, assez épaisse, qui couvre les faces internes de la cavité simple, est garnie de cils vibratiles.

La *trachée* (*k*, fig. 285; *tr*, fig. 286) occupe la ligne médiane des cavités buccale et pharyngienne. Elle est garnie de nombreux anneaux cartilagineux en partie incomplets. Sous l'isthme, elle s'incurve un peu, puis remonte vers la face dorsale de manière à s'engager entre le cœur du côté ventral et l'œsophage du côté dorsal. Arrivée vers la pointe postérieure du cœur (fig. 285), elle se bifurque (*k'*) en formant deux branches très courtes qui entrent immédiatement dans les poumons respectifs sur le côté interne.

Les *poumons* (*l*, *m*, fig. 264) sont deux sacs allongés, ovalaires, qui s'étendent, des deux côtés de l'estomac, sur la face dorsale de la cavité abdominale à peu près jusqu'à la moitié de la longueur de l'estomac. Enveloppés par le mésentère, ils sont reliés par des larges expansions du mésentère qui courent sur toute leur longueur, du côté ventral et latéral au foie et du côté dorsal à l'estomac. Les dernières expansions se continuent en arrière, sous forme de larges ligaments, vers les organes génitaux.

Les sacs pulmonaires ont des parois épaisses et très élastiques, tissées de fibres musculaires lisses, entremêlées de fibres élastiques et conjonctives. Ce n'est que vers la partie postérieure que les parois deviennent plus minces et laissent apercevoir, du dehors, la structure aréolaire de l'intérieur. Les sacs sont toujours remplis d'air, mais ils restent béants et ne collabent pas après l'incision des parois.

Après avoir fendu un sac pulmonaire dans toute sa longueur, on constate que la bronche y entre du côté interne, immédiatement au-dessus de la veine pulmonaire qui se bifurque comme les bronches et qui court sur la face ventrale du poumon en se ramifiant successivement. Les artères pulmonaires, au contraire, isolées depuis leur sortie du bulbe du cœur, courent sur la face dorsale des sacs. On constate également que l'extrémité antérieure de chaque sac s'avance au-delà de la bronche en un petit cul-de-sac, dont l'entrée elle-même est entourée d'un bourrelet épais musculaire, faisant sans doute l'office d'un sphincter.

Les différents vaisseaux font saillie du côté interne et leurs ramifications s'anastomosant ensemble constituent des aréoles de plus en plus subdivisées, qui s'étendent sur toutes les faces internes. Mais on remarque surtout du côté dorsal, le long de l'attache mésentérique vers l'estomac, une série longitudinale de profondes cavités alignées au nombre de dix ou douze, au travers desquelles les vaisseaux, veineux comme artériels, forment des ponts transverses saillants. On peut voir, dans cette conformation, la première ébauche des cavités ou tubes bronchiques, qui se développent dans les poumons des Crocodiles.

La respiration n'est pas, comme chez les Amphibiens une sorte de déglutition de l'air. En observant un Lézard vivant, on voit bien les parois du cou se resserrer et se dilater alternativement, sans que la cavité buccale soit intéressée dans ces mouvements. Les sons que peuvent émettre les Lézards et que nous avons souvent entendus chez les nôtres tenus en captivité, sont courts et rauques, très peu sonores.

Circulation. On peut étudier le cœur sans injection préalable. En tuant les animaux par l'inspiration de chloroforme, les gros vaisseaux, surtout les veines, restent gorgés de sang et se laissent facilement distinguer.

Le *cœur* (fig. 289) est situé dans la ligne médiane ventrale, immédiatement sur le plastron sternal dont il n'est séparé que par le péricarde, qui l'entoure de toute part. Sa moitié gauche est un peu plus développée que sa moitié droite. Pour le préparer à l'état frais, la meilleure méthode est de tuer les animaux en les mettant sous une cloche où l'on a placé un godet avec du chloroforme. Après une demi-heure environ, l'animal meurt dans la diastole du cœur, de manière que les gros vaisseaux sont gorgés de sang, que l'on peut coaguler par un séjour de quelques heures dans l'alcool faible. Pour l'étude du cœur et des gros vaisseaux, on peut ainsi éviter l'injection avec des substances colorées, laquelle doit se faire sans faute pour l'étude de la distribution des vaisseaux dans le corps. En durcissant le cœur ainsi gorgé de sang dans l'alcool de plus en plus concentré, on peut faire des coupes sans avoir besoin de recourir à l'inclusion dans la parafine.

Vu de la face ventrale (A, fig. 289), le cœur se présente, après l'ouverture du péricarde, comme formé de trois parties essentielles; les *oreillettes* (*od*, *og*) placées en avant, plus larges que longues dans leur ensemble, arrondies sur les bords et présentant, en avant, une légère entaille, qui est occupée par le *bulbe artériel* (*ba*), dont

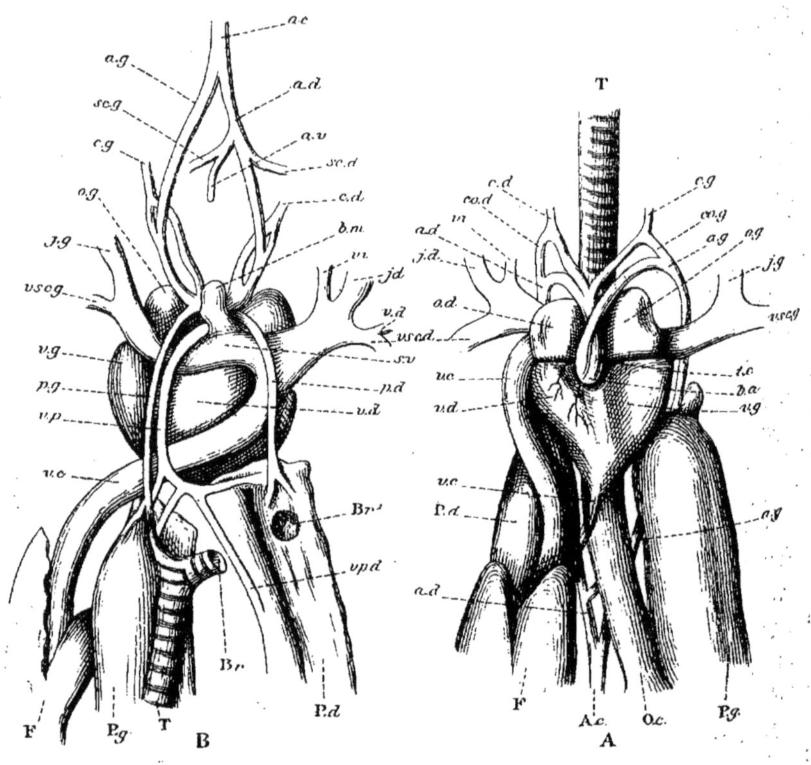

Fig. 289.

Fig. 289. — *Lacerta ocellata*. Le cœur avec les parties attenantes, après l'enlèvement du péricarde, deux fois grossi. *A*, du côté ventral. Les organes sont dans leur position normale, on a écarté seulement un peu les poumons et l'œsophage, pour pouvoir montrer la réunion des deux aortes. *B*, du côté dorsal. Ici, on a enlevé l'œsophage, écarté les poumons autant que possible, coupé la bronche droite, replié la trachée-artère en arrière, détaché les aortes de leurs branches et rejeté les aortes réunies en avant pour pouvoir montrer les vaisseaux pulmonaires et veineux. Parties avoisinantes; *F*, foie; *Oe*, œsophage; *Pd*, poumon droit; *Pg*, poumon gauche; F, trachée; *Br*, bronche droite coupée; *Br'*, entrée de cette bronche dans le poumon. Parties du cœur; *ba*, base du bulbe artériel; *bm*, mamelon veineux; *od*, oreillette droite; *og*, oreillette gauche; *vc*, pointe du ventricule avec son ligament; *vd*, partie droite du ventricule; *vg*, partie gauche du ventricule. Troncs vasculaires; *ac*, aorte abdominale commune; *ad*, aorte droite; *ag*, aorte gauche; *cd*, carotide droite; *cg*, carotide gauche; *pd*, artère pulmonaire droite; *pg*, artère pulmonaire gauche; *tc*, tronc artériel commun; *cod*, branche de communication droite entre les arcs aortiques et carotidien; *cog*, id. gauche; *scd*, artère sous-clavière droite; *scg*, id. gauche; *av*, artère vertébrale; *sv*, sinus veineux commun; *vc*, veine cave hépatique; *vscd*, veine sous-clavière droite; *vscg*, id. gauche; *jd*, veine jugulaire droite; *jg*, id. gauche; *vi*, veine céphalique impaire; *vd*, veine vertébrale droite; *vg*, id. gauche; *vpd*, branche longitudinale de la veine pulmonaire droite.

nous parlerons plus tard. En s'étendant dans la ligne médiane, le bulbe cache la marque de séparation entre les deux oreillettes. Celles-ci ont sensiblement le même volume, mais se présentent souvent de grandeur inégale suivant leur état de replétion. Les bords postérieurs des oreillettes sont séparés du ventricule sur une ligne transversale presque droite, mais interrompue, au milieu, par la racine du bulbe qui se prolonge dans un enfoncement du *ventricule*. Celui-ci (*vd*, *vg*) a la forme d'une pyramide irrégulière à trois pans; le pan dorsal supérieur est presque concave par l'impression longitudinale de la trachée, les deux pans latéraux sont inégaux. La base de la pyramide serait constituée par la face tournée vers les oreillettes en avant; le sommet de la pyramide, en pointe émoussée, est dirigé en arrière; le côté gauche est plus considérable et a son bord bombé, tandis que le bord droit est légèrement sinueux, surtout vers la pointe. L'arête médiane ventrale de la pyramide est très émoussée. De la pointe postérieure du ventricule partent quelques faisceaux fibreux qui la fixent sur le *péricarde*. Celui-ci entoure le cœur de tous côtés; il forme un sac assez large en arrière, mais en avant il s'applique assez étroitement aux oreillettes et se fixe à la naissance des grands vaisseaux, à courte distance du cœur lui-même.

Ce qui frappe surtout à la vue ventrale du cœur, c'est le *bulbe artériel* (*ba*, fig. A), enfoncé dans une encoignure du ventricule par sa base un peu épaissie et s'étendant en ligne droite en avant entre les oreillettes. Sur les cœurs gorgés de sang on s'aperçoit de suite, qu'il est composé de deux grands troncs artériels, tordus autour de l'axe longitudinal par un demi-tour de rotation. Les deux troncs vasculaires sont nettement séparés jusqu'à la base du bulbe; leurs parois se dessinent sur sa face ventrale comme une ligne blanche oblique. Le tronc qui part de droite est le plus ventral, il passe obliquement sur l'oreillette gauche en forme d'arc, reçoit une branche de communication avec l'arc carotidien (*cog*), se relève jusqu'à la colonne vertébrale et continue sa course en arrière pour se réunir à l'arc correspondant du côté opposé et former avec lui l'*aorte abdominale commune* (*ac*). Ce tronc isolé est l'*aorte gauche* (*ag*).

L'autre tronc (*tc*), beaucoup plus compliqué dans sa ramification, part du ventricule sur le côté gauche du premier, passe sur lui en obliquant un peu vers la droite et fournit d'abord une branche à droite, laquelle décrit un arc autour de l'oreillette droite, et après avoir reçu une branche de communication (*cod*), continuant sa course en obliquant vers la colonne vertébrale, se réunit à l'aorte gauche à quelque distance de la pointe du cœur et forme avec elle l'*aorte commune* (*ac*). Cette branche est l'*aorte droite* (*ad*). Les deux aortes ensemble donnent bien l'image d'un arc branchial, dépourvu de ramifications respiratoires, mais séparé à sa base.

Immédiatement après la sortie de l'aorte droite, le tronc commun se sépare en deux branches, qui montent obliquement en avant, l'une à droite, l'autre à gauche de la trachée et dont nous décrirons les ramifications plus tard. Ce sont les *deux carotides communes* (*cd*, *cg*), qui portent le sang artériel vers la tête et le membre antérieur.

Il résulte de cette disposition que tout le sang destiné au corps entier passe par le bulbe artériel.

Pour voir les *troncs pulmonaires* et *veineux*, on doit examiner le cœur de sa face dorsale (B, fig. 289). Mais ici, il faut une préparation plus compliquée, l'œsophage d'abord et la trachée ensuite couvrant la face dorsale du cœur. Pour faire une préparation semblable à notre figure B, on retirera l'œsophage après avoir coupé les nerfs vagues et les vaisseaux qui s'y distribuent et on laissera intactes les aortes jusqu'à leur réunion. On pourra les détacher et les rejeter en avant, comme nous avons fait. On enlèvera l'œsophage entièrement, on retirera la partie antérieure de la trachée pour la replier en arrière. On verra alors, en avant, à la base du bulbe un *mamelon arrondi* (*bm*), dépendant du grand sinus veineux. Des deux côtés du bulbe surgissent les troncs aortiques mentionnés. Un peu en arrière de ces vaisseaux, mais encore en communication avec les racines du bulbe, surgissent les deux *artères pulmonaires* (*pd*, *pg*) qui se recourbent immédiatement pour passer sur la face dorsale du cœur et des troncs veineux et qui se rendent, chacune de son côté, au bout antérieur du poumon. Un peu en arrière et sur la ligne médiane, surgit la *veine pulmonaire commune* (*vp*, B), qui ramène le sang oxygéné au cœur; elle fait un trajet analogue à celui des artères et se divise dans les deux branches correspondantes seulement en arrière, lorsqu'elle arrive vers les bouts des deux poumons, à la bifurcation de la trachée.

Mais les origines de ces vaisseaux pulmonaires sont cachés par les énormes troncs veineux. Déjà à l'examen de la face ventrale du cœur on aperçoit la grande *veine hépatique*, appelée aussi veine cave (*vc*) sortant des lobes du foie, s'appliquant au bord droit du ventricule, décrivant une courbure en S et glissant sur la face dorsale des oreillettes (B, *vc*). Ici, elle reçoit les veines venant du côté droit de la tête et du membre droit et forme un vaste *sinus* (B, *sv*) lequel se dirige horizontalement pour se réunir avec un tronc formé par la réunion des veines jugulaire et scapulaire gauches. Au milieu de son étendue, le sinus projette en avant un cœcum aplati, qui couvre dorsalement la base du bulbe et les sorties des vaisseaux pulmonaires.

Ce mamelon (bm) est manifestement en communication avec le sinus, lequel débouche, par une fente transversale, dans l'oreillette. Le mamelon est peut-être l'homologue avorté de la veine impaire droite (vi) de la tête.

La structure intime du cœur s'étudie au moyen de coupes menées dans les différents sens.

En étudiant une série de coupes transversales, menées par le ventricule et les oreillettes, on voit que le premier est formé, sur toute l'étendue de sa moitié postérieure, par des trabécules charnus, dont la direction générale est dorso-ventrale et qui ne laissent entre eux que des fentes étroites. On ne peut distinguer une véritable cloison, séparant deux ventricules; les fentes lacunaires situées des deux côtés des trabécules médians paraissent cependant plus larges que les autres. En avançant vers les oreillettes, on s'aperçoit que ces fentes prennent la forme de demi-lunes, embrassant une partie médiane arrondie, qui est le commencement du bulbe. Enfin, les lacunes s'ouvrent dans une vaste cavité transversale, laquelle aboutit, des deux côtés, aux orifices menant aux oreillettes. Parmi les lacunes on en remarque cependant une, située sur le bord de la partie droite, laquelle, en suivant ce bord, se dirige vers l'aorte droite et les artères pulmonaires qui surgissent à la face dorsale de la base du bulbe.

Dans la cavité centrale du ventricule débouchent les oreillettes ainsi que les vaisseaux. La séparation entre les oreillettes et le ventricule est constituée par une membrane fibreuse découpée d'une façon très compliquée, attachée par des filaments tendineux et formant, autour des orifices, des valvules incomplètes à bords libres arrondis. Sur le bord ventral et presque au milieu, se trouvent les orifices des vaisseaux composant la base du bulbe, ceux des artères pulmonaires un peu plus à droite et en haut, ceux des arcs aortiques plus ventralement et du côté gauche. Ces orifices sont garnis de valvules semi-lunaires. Les deux cavités des oreillettes sont indépendantes, mais les ouvertures qui percent leurs parois charnues sont très rapprochées de la cloison médiane; celle du sinus commun dans *l'oreillette droite* est une fente dirigée transversalement, celle de la veine pulmonaire, dans *l'oreillette gauche*, est arrondie. Ces orifices veineux ont des bords lisses, arrondis, musculaires, qui paraissent pouvoir rétrécir les orifices, mais non les fermer complètement.

Somme toute, le système valvulaire du cœur est fort incomplet. Les valvules placées aux origines des artères ferment encore assez bien, mais cèdent facilement; les valvules atrio-ventriculaires ne ferment plus exactement, de manière qu'il y a toujours reflux et les orifices veineux ne s'opposent nullement au refoulement du sang. Aussi arrive-t-il que, dans la plupart des injections, qu'elles soient faites par le ventricule, par l'aorte ou la veine hépatique, tous les vaisseaux, artères et veines, se remplissent également. Ce n'est que par hasard, lorsqu'un tronc est obstrué par du sang coagulé, qu'on obtient des injections isolées d'un système. Les passages capillaires sont aussi relativement très larges; on obtient presque toujours des injections indirectes des veines-portes, rénale et hépatique, en injectant par le cœur.

Circulation artérielle du corps. Comme nous l'avons déjà dit, l'*aorte gauche* (*a g*, fig. 289) se dessine d'abord, comme tronc indépendant, sur le côté droit de la base du bulbe, en se dirigeant de suite obliquement vers la gauche et en avant. Elle passe sur la face ventrale du tronc aortique commun en remontant vers la colonne vertébrale et, arrivée sur la face dorsale de l'œsophage, elle décrit un arc en arrière pour gagner la ligne médiane et se réunir, à peu près au niveau des lobes antérieurs du foie, à l'aorte droite et continuer son trajet dans l'aorte commune. Nous n'avons vu, sur tout le trajet entre le cœur et le point de réunion, aucune branche latérale sortant de cet arc aortique, mais il reçoit, en revanche, une *branche de communication* (*co g*, fig. 289 *A*) de la carotide gauche, qui y débouche immédiatement après le sommet de son arc.

Le *tronc aortique commun* (*t c*, fig. 289 *A*) apparaît sur le côté gauche du bulbe et se dirige, en s'infléchissant un peu, directement en avant, en passant sur la face dorsale de l'aorte gauche. Arrivé au niveau du bord antérieur des oreillettes, il se divise en trois troncs principaux, l'aorte droite (*a d*) et la carotide droite (*c d*) d'un côté, la carotide gauche (*c g*) de l'autre.

L'*aorte droite* (*a d*) décrit un arc montant, tout à fait semblable à celui de l'aorte gauche. Elle reçoit également, au sommet de son arc, une *branche de communication* (*co d*) de la carotide droite. Mais en continuant son trajet vers le point de réunion avec l'aorte gauche, elle émet plusieurs branches latérales, dont les principales sont, d'avant en arrière, la *sous-clavière droite* (*sc d*, fig. 289, *B*), puis un tronc commun, qui se bifurque en deux branches, l'*artère vertébrale* (*ar v*) et la *sous-clavière gauche* (*sc g*). Outre ces branches, elle donne encore, avant la réunion, quelques rameaux très fins à l'œsophage, que nous n'avons pas représentés sur notre figure 289, *B*. Immédiatement après la constitution de l'*aorte commune* (*a c*) se détache une forte artère, l'*artère stomacale*, laquelle par sa position, appartient encore à l'aorte droite. Nous nous occuperons plus tard de ces ramifications.

Abstraction faite de l'indépendance plus grande à son origine de la carotide gauche (*cg*), les deux *carotides* (fig. 289, *A*) ont un trajet identique. Elles suivent les deux arcs aortiques jusqu'à leur sommet, puis se recourbent en arc, pour former deux branches de communication fort courtes (*co d* et *co g*) qui vont directement en arrière et confluent avec les arcs aortiques correspondants. Mais des sommets de leurs arcs se détachent, des deux côtés de la trachée, les deux *carotides communes* (*cd* et *cg*) qui se dirigent en droite ligne vers l'articulation de la mandibule, marquée à l'extérieur par le tympan.

En abolissant par la pensée, les séparations décrites à l'origine de ces troncs dans le bulbe, nous voyons donc deux arcs vasculaires doubles sortant du bulbe, un postérieur représenté par les deux aortes, un antérieur constitué par les deux carotides; mais ces deux arcs confluent bientôt ensemble et encore sur les faces latérales, par les branches de communication mentionnées. Le premier arc fournit, par les carotides, les artères de la tête et de la partie antérieure du cou; le second, mais seulement par sa branche droite, les artères du membre antérieur et des parties avoisinantes, tandis que l'aorte commune, constituée par la réunion de ces arcs postérieurs, distribue le sang aux viscères et au corps.

Carotides. Les arcs sortant du bulbe donnent chacun, avant la branche de communication, un rameau fin et superficiel (*th*, fig. 290), lequel se distribue dans la *glande thymus*. La *carotide commune* (25), dirigée obliquement en avant et en haut vers le coin du tympan, est fort courte ; elle émet, avant sa bifurcation, une branche, l'*artère hyoïdéo-linguale*, qui longe l'arc hyoïdien postérieur jusqu'à son point de réunion avec le corps de l'hyoïde, glisse sous la réunion, où elle donne une branche récurrente au premier arc hyoïdien et suit la base de la langue jusqu'au frein. Sur tout ce trajet, elle donne des rameaux à la trachée, au larynx, aux muscles avoisinants, à la muqueuse buccale et se distribue finalement dans la langue.

Presque immédiatement après l'émission de cette artère hyoïdéo-linguale, la carotide se bifurque en deux branches, une externe et une interne.

La *carotide externe* arrive au coin postérieur de l'anneau tympanique, fournit d'abord une branche importante qui longe l'os *mandibulaire* (4) en se distribuant aux muscles, aux dents et à la muqueuse, pour finir au museau; puis, après avoir gagné l'angle supérieur de l'anneau tympanique, elle se divise en deux branches, une *sus-orbitaire* (3), une *infra-orbitaire* (*1*), lesquelles fournissent des branches aux muscles de l'œil, au nez et à toutes les parties antérieures de la tête.

La *carotide interne* (5) envoie d'abord des *branches nuchales* récurrentes aux muscles de la nuque (*p*), puis pénètre dans le crâne,

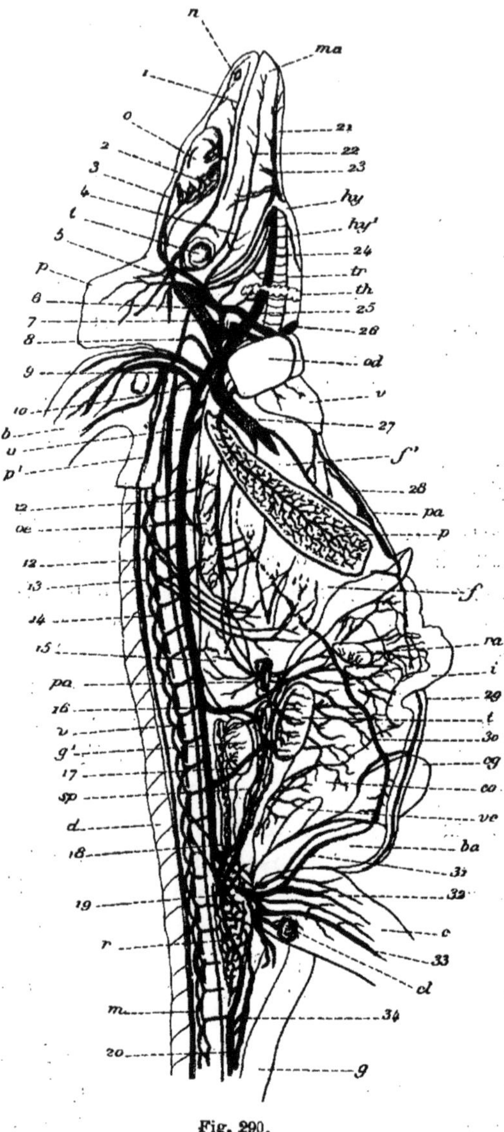

Fig. 290.

Fig. 290. — *Lacerta ocellata.* L'animal est couché sur le flanc gauche et ouvert du côté droit. On a déployé les organes vers la droite, autant qu'il est possible sans rompre les liaisons. Toutes les parties du corps, ainsi que les viscères, ne sont indiqués qu'au trait et désignés par des lettres. Les artères sont en rouge, les veines en bleu, les vaisseaux pulmonaires en noir. Figure un peu réduite de grandeur naturelle. Lettres : A gauche : *n*, narine; *o*, œil; *t*, tympan; *p*, fragment de la peau de la nuque, réfléchi; *b*, bras; *p'*, fragment de la peau des flancs; *oe*, œsophage; *pa*, pancréas avec la veine-porte intesti-

en donnant des branches à l'organe auditif, au cerveau et une artère centrale de l'œil, qui suit le nerf optique pour pénétrer dans le globe de l'œil où elle forme des réseaux très compliqués dans la choroïde. Les artères pénétrant dans le cerveau montrent, suivant Schöbl, une disposition embryonnaire; elles ne forment pas des réseaux capillaires intermédiaires entre elles et les veines, mais se recourbent simplement par leurs branches terminales pour constituer les veines. A la base du cerveau, au-devant de la courbe nuchale et sous les pédoncules du cervelet, les deux carotides internes donnent deux branches courtes récurrentes qui se réunissent dans la ligne médiane (*arcus Willisii*) et se continuent dans une forte artère, l'artère *myélique* (14), qui continue en arrière sur toute la longueur de la moelle jusqu'au bout de la queue et envoie, à chaque espace intervertébral, un rameau de communication montant vers une artère *spinale latérale* (13), dont l'origine est fournie par une branche profonde de la sous-clavière. Après avoir détaché les branches de communication mentionnées, les carotides s'écartent de nouveau sous la base du mésencéphale et se continuent, par le chiasma, dans les nerfs optiques et les yeux, tout en donnant des branches à toutes les parties du cerveau, dont notamment une longeant le nerf olfactif jusqu'au nez.

Arc aortique droit. Nous avons déjà dit, que l'arc aortique gauche ne fournit, avant sa réunion, aucune branche latérale. L'arc droit, en revanche, est pour ainsi dire, presque exclusivement destiné à la circulation du membre antérieur; il détache, en effet, sur son parcours (*a d*, fig. 289) les deux *sous-clavières* dont la *droite* (*s c d*) naît un peu en avant de l'autre. Cette artère se dirige, à travers les muscles, auxquels elle donne des petites branches, vers

nale; *v*, colonne vertébrale; *g'*, organes de génération mâles du côté gauche, vus par transparence. On y a dessiné seulement les veines, pour mettre en évidence la veine qui se porte vers les organes à droite. *sp*, spermiducte droit; *d*, muscles et téguments du dos; *r*, rein; *m*, moelle épinière. A droite; *ma*, mandibule; *hy*, os hyoïde; *hy'*, ses arcs; *tr*, trachée; *th*, thymus; *od*, oreillette droite du cœur; *v*, ventricule du cœur; *f'*, lobules antérieurs du foie; *pa*, paroi du ventre avec les vaisseaux superficiels; *p*, poumon droit; *f*, foie; *ra*, rate; *i*, intestin grêle; *t*, testicule droit; *cg*, corps gras; *co*, gros intestin; *ve*, vessie urinaire; *ba*, masse du bassin; *c*, patte postérieure; *cl*, cœur lymphatique; *q*, queue. — Chiffres à gauche, désignant des vaisseaux : *1*, artère infra-orbitaire; *2*, sinus veineux sous-ophthalmique; *3*, art. sus-orbitaire; *4*, art. mandibulaire; *5*, carotide interne; *6*, veine jugulaire droite; *7*, arc carotidien, branche de communication; *8*, veine vertébrale; *9*, v. sous-clavière; *10*, art. sous-clavière droite; *11*, réunion des deux arcs aortiques; *12*, aorte commune descendante; *13*, art. spinale latérale; *14*, art. myélique; *15*, veine-porte stomacale; *16*, art. splénique; *17*, art. mésentérique; *18*, art. génitale; *19*, art. fémoro-abdominale; *20*, aorte caudale. A droite : *21*, art. sous-linguale; *22*, art. mandibulaire; *23*, veine linguale; *24*, veine céphalique impaire; *25*, arc carotidien commun; *26*, arc aortique gauche; *27*, veine cave hépatique; *28*, *29*, art. abdominale pariétale; *30*, *31*, art. mésentérique externe; *32*, art. crurale; *33*, art. sciatique; *34*, veine cave caudale.

l'articulation de l'humérus où elle se bifurque en deux branches, qui se distribuent sur les deux faces du bras. Nous ne suivrons pas leur distribution. Au moment de la bifurcation, l'artère détache une branche (p') qui court dans les muscles du flanc, se rapproche de la ligne ventrale médiane et s'anastomose avec l'artère inguinale superficielle. Une autre branche se détache avant la bifurcation; elle entre dans la colonne vertébrale et fournit l'artère spinale latérale. La *sous-clavière gauche* naît un peu en arrière de l'autre, se dirige vers l'articulation humérale de son côté, donne, avant d'y arriver, une petite branche vertébrale qui renforce l'artère myélique, puis se comporte exactement comme la sous-clavière droite. Il faut noter que les sous-clavières sont, dans leurs origines, étroitement appliquées à la colonne vertébrale de manière qu'il faut enlever les puissants muscles inférieurs de la nuque, pour les mettre en évidence.

L'*aorte commune* descendante (12) est appliquée à la ligne médiane de la colonne vertébrale depuis son origine, par la fusion des deux arcs, jusqu'au bout antérieur des reins. Arrivée à ce point, elle s'éloigne un peu de la colonne vertébrale, pour se bifurquer et pour entrer dans le rein même, où elle se dissout en un réseau admirable. Reconstituée, elle quitte le rein à son extrémité postérieure pointue pour entrer comme *aorte caudale* (20) dans le canal hémal des vertèbres de la queue, qu'elle suit jusqu'à son extrémité, en diminuant de volume. Sur tout ce parcours, elle donne, à droite et à gauche, à chaque intersection vertébrale, des branches qui entrent dans les trous par lesquels passent aussi les nerfs spinaux. Au moment de l'entrée, ces branches donnent des rameaux aux muscles et au tégument, dont les principaux suivent les apophyses épineuses en haut et les côtes en bas. Mais ces branches communiquent aussi, en entrant dans le canal de la moelle, avec l'artère myélique et comme celle-ci communique à son tour avec l'artère spinale latérale, elles contribuent aussi à la circulation établie dans la moelle.

En ouvrant avec précaution le canal, de manière à mettre la moelle à nu, on voit en effet que les deux artères, *myélique* (14) et *spinale latérale* (13), ont un trajet ondulé, qu'elles se touchent sur chaque vertèbre de manière à former, à la vue de côté, une série longitudinale de losanges (fig. 290) et que de ces losanges partent les fins rameaux qui se distribuent, soit dans la moelle, soit dans ses enveloppes. Mais outre ces rameaux, cette chaîne artérielle myélique fournit, vis-à-vis de la courbure de l'estomac et près de la patte postérieure, des fins rameaux superficiels qui s'appliquent au péritoine noir et se rendent, avec les lamelles mésentériques de suspension, les premières vers le hyle du foie où se trouve le pancréas, les postérieurs vers le bord antérieur du corps graisseux.

Outre les branches mentionnées pour la charpente, la musculature et le tégument du corps, ainsi que pour le système nerveux, l'aorte commune donne encore des branches pour les viscères et les membres postérieurs.

Tout le long de l'estomac elle envoie, par le pli mésentérique qui relie cet organe à la colonne vertébrale, des petites branches, qui se distribuent à la face dorsale. La plus forte entre ces branches a été désignée comme artère *stomacale*. Arrivée à la courbure de l'estomac, l'aorte envoie une forte branche, qu'on peut appeler l'*artère splénique* (16, fig. 290), qui se distribue surtout à la rate et au pancréas, mais aussi aux intestins voisins. A quelque distance en arrière, se détache une seconde grosse branche, l'*artère mésentérique* (17) qui se ramifie dans toutes les lamelles du mésentère et dans l'intestin jusqu'au rectum. Au moment d'entrer dans l'extrémité antérieure du rein, elle fournit une troisième branche importante, l'*artère génitale* (18) qui remonte les canaux génitaux, oviductes et spermiductes, jusqu'aux reins succentoriaux et à l'épididyme et fournit de nombreux vaisseaux à l'ovaire et au testicule.

A l'extrémité antérieure du rein (*r*, fig. 290), l'aorte se bifurque et chaque branche entre dans la substance rénale où nous n'avons pas réussi à la distinguer comme branche indépendante. Chaque branche se résout en un réseau admirable de gros rameaux communiquant ensemble et de ce réseau se détachent des fines branches pour la substance des reins. Au point de confluence des deux moitiés du rein ressort, par une profonde incision latérale de chaque côté, une artère considérable dont nous décrirons de suite la distribution. Le réseau admirable remplit toute la partie unie des reins; de l'extrémité postérieure pointue ressort alors l'*aorte caudale* (20) décrite ci-dessus.

L'artère mentionnée, qu'on pourrait appeler l'artère *fémoro-abdominale* (19) ressort du rein sur le coin antérieur de l'articulation en glissoir entre le bassin et la colonne vertébrale. Elle tourne ce glissoir, envoie une branche sur la face antérieure du bassin, continue son chemin vers l'articulation du fémur et se divise, sur la tête articulaire, en deux branches longeant le fémur, l'*artère crurale* (32) sur la face d'extension, l'autre plus forte, la *sciatique* (33) sur la face de flexion. Les deux artères, conjointement avec la profonde mentionnée, se distribuent dans le membre. Mais de chacune de ces artères se détache une branche : de la sciatique une superficielle qui se rend vers le cœur lymphatique (*c l*), les téguments de la cuisse et alimente surtout les glandes fémorales; de l'artère crurale une branche très forte, la *branche abdominale* (31). Celle-ci traverse obliquement et immédiatement sous la peau, la face externe du bassin jusqu'à la symphyse, passe sur le corps graisseux, auquel elle envoie, suivant son degré de développement, des branches plus ou moins importantes, puis se réunit à sa congénère de l'autre côté dans la ligne médiane et constitue une puissante artère mésentérique externe et une autre, moins considérable, superficielle, l'abdominale pariétale.

La *mésentérique externe* (30,31) suit le pli mésentérique médian, qui attache les intestins à la paroi abdominale jusqu'au bord du foie, plonge dans l'excavation de cet organe et traverse, en se dirigeant obliquement en avant, la substance du foie en donnant des artères déliées. Arrivée au lobe antérieur du foie, elle envoie au dehors, par le pli mésentérique qui attache la face ventrale de l'œsophage et de l'estomac, trois branches qui se réunissent dans une artère longeant la face ventrale de l'œsophage et de l'estomac jusqu'à la courbure de ce dernier.

La *branche abdominale pariétale* (29), appliquée à la face interne de la paroi abdominale se rend à la symphyse du bassin et se divise là en deux branches, une récurrente qui suit la ligne médiane du bassin jusqu'à la fente anale, une plus considérable qui remonte et se rend finalement au ligament du cœur en donnant des branches à la paroi et au pli mésentérique qui relie ce ligament au foie.

Circulation veineuse. Nous avons déjà indiqué (page 720) que tout le sang revenant du corps et des viscères, à l'exception de celui des poumons, se recueille dans un grand *sinus commun* (*s v*, fig. 289, B), étendu transversalement sur la face dorsale du cœur, couvrant la limite entre les oreillettes et le ventricule et s'ouvrant par une fente dans l'oreillette droite. Les deux branches latérales qui confluent dans ce sinus, se maintiennent dans le péricarde, mais se comportent différemment à la sortie de cette enveloppe. Nous devons donc les considérer séparément, tout en faisant observer, que dans leur étendue périphérique, les veines suivent en général les artères et que nous ne les avons représentées, dans notre figure 290, que là où leur trajet présente des différences.

Le *tronc latéral droit*, le plus volumineux, se compose de trois branches principales, de la veine céphalique impaire, de la jugulaire et de la veine hépatique, laquelle reçoit, à son origine, la veine scapulaire et la veine vertébrale.

La *veine céphalique impaire* (*v i*, fig. 289; 24, fig. 290) naît sur le péricarde et s'applique immédiatement au côté droit de la trachée, dont elle suit le bord jusque vers la jonction des arcs hyoïdiens. En passant du côté dorsal de cette jonction, elle gagne la ligne médiane, suit la base de la langue et forme, dans cet organe, les sinus veineux, dont nous avons parlé page 705 et qui se déchargent par la *veine linguale* (23) fort considérable. Elle reçoit, sur son trajet, des deux côtés, des affluents qui suivent le trajet des artères.

La *jugulaire droite* (6, fig. 290) suit le trajet de la carotide du même côté et reçoit des affluents correspondant aux artères fournies par celle-ci. Il y a seulement à remarquer, que la branche correspondant à l'ophthalmique inférieure, se dilate sous la partie antérieure du cerveau et dans l'orbite, pour y former les sinus que nous avons décrits page 695 et que nous avons indiqués sur la figure 290 (2).

La *veine hépatique* (*v c*, figure 289; 27, fig. 290) est le tronc le plus considérable du corps entier. Elle sort de l'extrémité antérieure du foie, entre des lobules pointus, s'applique au péricarde en décrivant une courbe élégante et se recourbe brusquement pour confluer avec la jugulaire et avec la veine impaire. Mais avant de s'y réunir, elle reçoit la *veine scapulaire droite* et la *veine vertébrale*, disposées comme les artères dans leurs ramifications.

Le *tronc latéral gauche*, plus mince que celui de droite se compose de la *jugulaire* (*j g*) et de la *sous-scapulaire* gauches (*v s c g*, fig. 289) qui confluent ensemble à la limite du péricarde et se comportent, dans leurs ramifications, de la même manière comme du côté droit. La veine céphalique manque complètement de ce côté.

Nous devons faire remarquer, que les veines de la moelle se comportent comme les artères et que les artères péritonéales que nous avons signalées, sont accompagnées aussi de veines.

Abstraction faite des communications périphériques, qui peuvent exister, la circulation veineuse de la tête et du membre antérieur est donc complètement indépendante. Le sang revenant de ces parties se déverse, par les cinq troncs mentionnés, dans les troncs latéraux du grand sinus veineux.

La circulation veineuse dans la partie postérieure du corps et dans les viscères est plus compliquée. On peut dire qu'elle est concentrée dans les reins et le foie.

Une *veine cave caudale* (34, fig. 290) longe toute la queue. Elle est enfermée, conjointement avec l'aorte caudale, dans le canal hémal des apophyses épineuses inférieures et entre de même, en formant plusieurs ressauts, dans l'extrémité postérieure du rein, pour se distribuer dans cet organe. Elle est donc une veine rénale afférente.

L'artère fémoro-abdominale (p. 727) est accompagnée partout et dans toutes ses ramifications par la *veine fémoro-abdominale*, laquelle entre dans le rein par la même incision latérale d'où sort l'artère, et se distribue dans sa substance. Elle est donc afférente et mène, en effet, au rein tout le sang venant des pattes postérieures et des parois abdominales. Nous mentionnons, comme branche particulière, un fin rameau provenant du cœur lymphatique postérieur (*cl*, fig. 290) que nous avons figuré comme rabattu.

Toute cette quantité de sang, amenée dans les reins par les artères et les deux troncs veineux afférents, ressort de chaque rein par le bout antérieur. Il y a donc deux veines efférentes, que nous appelons *génitales*, lesquelles se portent, des bouts antérieurs du rein et conjointement avec les artères, immédiatement sur les conduits excréteurs des organes génitaux, spermiductes ou oviductes, pour les suivre jusqu'au bout. Chemin faisant, ces veines reçoivent des affluents considérables des glandes, testicules ou ovaires. Arrivées aux bouts des reins succentoriaux et épididymes, les deux veines se réunissent en une seule *veine-porte génitale*, le bras venant de gauche étant un peu plus long. La veine-porte génitale commune suit plutôt la direction de la veine génitale droite et, après un court trajet, s'enfonce dans l'extrémité du lobe droit du foie, où elle se distribue en veine-porte.

La veine-porte proprement dite, que nous pouvons appeler la *veine-porte intestinale* (*pa*, fig. 290) accueille tout le sang venant des intestins, de la partie inférieure de l'estomac, du pancréas et de la rate par des veines courant dans les plis mésentériques parallèlement aux branches des artères splénique et mésentérique. Ces veines mésentériques se recueillent petit à petit dans le voisinage du pancréas et le tronc de la veine pénètre, avec les conduits cholédoques et pancréatiques, dans la substance du foie pour s'y distribuer.

Mais outre cette veine-porte principale, il y a encore des vaisseaux plus fins indépendants, qui se rendent directement au foie, sans se réunir au tronc suivant le pancréas. Telles sont les branches, venant de la veine myélique et suivant les artères péritonéales, les branches œsophagiennes, venant des veines courant dans les deux plis mésentériques, dorsal et ventral, qui fixent la partie antérieure de l'estomac et enfin des branches fournies par la branche antérieure pariétale de la veine fémoro-pariétale.

Le système porte du foie est donc dissous en deux troncs principaux, génital et intestinal, et un nombre assez considérable de petites branches indépendantes. Tout le sang charrié par ces vaisseaux est collecté dans la veine hépatique (27) qui se rend au sinus veineux commun de la manière décrite page 720.

Circulation pulmonaire. Les deux *artères pulmonaires* (*pd*, *pg*, fig. 289, B) partent de la base du bulbe sur la face dorsale, où leur origine est cachée par le petit appendice antérieur du sinus veineux. Lorsqu'on soulève cet appendice on voit que les origines sont tellement rapprochées de l'arc aortique droit, que les artères semblent en provenir. Chaque artère se dirige par une courbe en arrière, passe par-dessus le sinus veineux et la veine hépatique et se bifurque en arrivant sur le poumon, en deux branches, une forte qui longe la face dorsale, une plus faible qui se distribue surtout dans la partie au devant de l'entrée des bronches. Les artères se subdivisent ensuite et les capillaires, formant des résaux très serrés, se développent sur les parois des aréoles. De ce réseau capillaire se collectent les affluents de la *veine pulmonaire* (*vp*, fig. 289, B) qui se réunissent aussi en deux branches dans chaque poumon correspondant aux artères. Mais le tronc se comporte différemment. Les deux veines du poumon droit (*vpd*), après leur réunion, forment un tronc court qui se porte en avant et à gauche. En passant devant le poumon gauche, ce tronc reçoit, séparément, les deux branches venant du poumon gauche et la veine pulmonaire commune ainsi formée, continue son trajet en avant, étroitement collée à l'artère pulmonaire gauche. Arrivée vers la base du bulbe, elle pénètre dans l'oreillette gauche sur le bord tourné vers le bulbe, à proximité de la cloison qui sépare les deux oreillettes.

Système lymphatique. On peut dire, que se système se compose, en grande partie, de lacunes sans parois, qui se trouvent partout entre les organes et leurs éléments constitutifs, que ces lacunes sont en rapport avec des espaces plus considérables, placés entre les téguments et les muscles sous-jacents et que, finalement, certaines parties du système développent des parois nettement accusées. C'est surtout le cas pour les gaînes, qui entourent les gros troncs vasculaires et les artères jusqu'à leurs ramifications plus fines. Ces gaînes lymphatiques rendent même assez difficile la préparation des fines branches artérielles qui passent par des trous pratiqués dans le tube extérieur lymphatique. Toutes ces gaînes lymphatiques arrivent vers le péricarde, qui est entouré par un vaste sinus, dans lequel on trouve souvent des masses coagulées considérables. Ce sinus s'étend en avant, jusqu'au thymus, qui se présente sous la forme d'un fer-à-cheval assez étroit, placé en travers sur la trachée. Il paraît même, que des communications existent entre ce sinus et la cavité même du péricarde; nous avons trouvé, à différentes reprises, sur les animaux tués au chloroforme, le péricarde gonflé par des masses de lymphe coagulée tellement considérables, qu'elles s'étaient moulées sur le cœur. Nous n'avons pas poussé nos investigations plus loin.

Il existe une paire de *cœurs lymphatiques* (*c l*, fig. 290). Ces cœurs ont la forme de petits sacs ronds; ils sont très exigus et attachés à la face interne de la peau entre l'arête vertébrale et la crête du bassin. Nous n'avons pu discerner avec certitude leurs pulsations sur les animaux vivants. Ils sont en communication, de chaque côté, avec la branche cutanée de la grande veine fémoro-abdominale.

Les conformations *tégumentaires* présentent, chez les *Sauriens*, de nombreuses variations, tout en conservant la même structure fondamentale, comme celle décrite chez notre espèce type. Nous mentionnons particulièrement la peau verruqueuse des *Caméléons*, avec des cellules pigmentaires (chromatophores) de différentes couleurs, qui se rencontrent du reste, moins développées, chez beaucoup d'autres Sauriens, motivant des changements adaptatifs des couleurs; la peau annelée des *Amphisbènes*, les écailles plus ou moins ossifiées des *Scincoïdes*. Ces variations sont plutôt du domaine de la zoologie descriptive. — Les *vertèbres* des *Geckotides* sont biconcaves, contenant au centre des restes de la corde dorsale, élargie intervertébralement. Chez la grande majorité des genres, on trouve un certain nombre de corps des vertèbres caudales, à l'exception des premières, divisés en deux par une fente transversale. La queue cassée se renouvelle autour d'un axe tubuliforme cartilagineux. — La ceinture thoracique, le sternum et tout le membre antérieur subissent des réductions successives chez les Sauriens apodes, qui peuvent aller jusqu'à leur disparition complète. De toutes ces parties, ce sont l'omoplate et le coracoïde qui subsistent encore, perdus dans les muscles également réduits, lorsque les autres parties ont disparu. Nous renvoyons, pour les détails, aux travaux de Fürbringer (voir *Litt.*). Il en est de même pour le membre postérieur. Les restes du *crâne* primordial cartilagineux sont toujours plus ou moins conservés; le crâne osseux ne montre que des différences de détail, sauf quant à l'existence de la colonnette, qui manque aux *Caméléons* et aux *Amphisbènes* et d'après laquelle on a aussi appelé les autres Sauriens des *Kionocrâniens*. (Crânes à colonne.) — Les *systèmes nerveux* central et périphérique sont partout construits d'après le plan exposé chez notre espèce type. Il en est de même du *nez*, dont les variations de détails ont été exposées par Born (voir *Litt.*). Les paupières offrent des différences considérables. Les *Caméléons* en ont une seule circulaire, dont l'ouverture arrondie se ferme et s'ouvre comme un ourlet; chez les *Amphisbènes* et la plupart des *Scincoïdes*, la peau passe sans discontinuité sur l'œil, comme chez les Serpents. Le bulbe est fort exigu chez quelques *Scincoïdes* (*Dibanus*, *Typhline*).

La *langue* offre des différences considérables, employées en zoologie. Les *Ameivides*, *Monitorides* sont fissilingues comme les *Lacertiens*; la langue est en grande partie organe de tact; notre Orvet est brévilingue comme tous les *Scincoïdes* et *Ptychopleures*; chez eux la langue est courte, épaisse, non protractile, à bout évasé; ses papilles sont molles et aplaties. Chez les *Crassilingues* (*Humivagues*, *Iguanides*, *Geckotides*) la langue est très épaisse, courte, arrondie en avant et souvent élevée en arrière en deux longs appendices comme les ailes d'une flèche; enfin chez les *Vermilingues* (*Caméléons*) la langue forme une tige musculaire cylindrique, jouant dans une gaîne, évasée en avant et rendue gluante par des glandes mucilagineuses en forme de sac. Un système musculaire compliqué, aidé par des arrangements particuliers des vaisseaux sanguins et lymphatiques, peut lancer cette langue en avant avec une grande rapidité et une force considérable jusqu'à une distance qui dépasse même la longueur du tronc. Cette langue est uniquement préhensile; l'animal la lance sur des insectes, qui restent collés à son bout.— Les *glandes salivaires* sont en général conformées comme chez notre espèce type; mais chez *Heloderma horridum* se trouve, sur la mandibule, entre l'os et la peau, une grande glande lobée, formée d'acinis agglomérés, qui envoie des canalicules s'ouvrant à la base des dents cannelées de la mandibule. L'animal n'a pas de glandes maxillaires; tout en ayant aussi des dents cannelées à la mâchoire supérieure; il se renverse sur le dos lorsqu'il veut mordre et passe pour venimeux au Mexique, son pays natal. — Sauf des variations de détail, surtout quant aux *dents* palatines, qui manquent souvent, les dents des mâchoires se distinguent en deux groupes par rapport à leur fixation. Chez les uns, les *Pleurodontes*, les dents sont fixées comme dans notre espèce type; chez les autres, les *Acrodontes*, elles sont attachées, par des socles très courts, à la surface interne du bord de la mâchoire. La paroi externe du socle, qui est la plus courte, s'élève immédiatement du bord tranchant de l'os; la paroi interne qui descend plus bas, montre le trou pour le passage des vaisseaux et des nerfs dans la cavité pulpaire de la dent. Le *canal intestinal* depuis le pharynx jusqu'au cloaque, ne montre que des variations de peu d'importance. Le cœcum terminal manque quelquefois (*Anguis*). Les *organes génito-urinaires*, ainsi que ceux de la circulation ne montrent non plus des différences essentielles. Il va de soi, que chez les Sauriens apodes les vaisseaux des membres sont également réduits. Les *cœurs lymphatiques* postérieurs paraissent exister chez tous les Sauriens. Le *larynx* et la trachée-artère ne montrent pas des différences notables. Les *poumons* en revanche offrent des particularités intéressantes. Ils montrent la double tendance de développer, dans leur intérieur, des cloisons longitudinales incomplètes, marchant vers des conformations bronchiques et de se séparer en deux portions, une antérieure alvéolaire, caverneuse et respiratoire et une postérieure lisse, sans réseaux capillaires importants et servant seulement de réservoir aérien. Chez les *Caméléons*, cette dernière portion augmente et pousse des quantités de cœcums, de formes souvent bizarres, acheminement vers la constitution de canaux aériens, tels que nous les trouvons chez les Oiseaux. Chez les *Sauriens serpentiformes*, le poumon droit gagne sur le poumon gauche qui est réduit de plus en plus et disparaît entièrement chez les *Amphisbènes*.

Les *Ophidiens* ne se distinguent des Sauriens, ni par l'absence des membres, ni par la forme allongée du corps, laquelle motive des dispositions particulières des viscères. Comme nous venons de le voir, nous connaissons des Sauriens, tel par exemple notre Orvet, qui sous ces rapports ne le cèdent en rien aux Ophidiens proprement dits. Ce sont certains caractères anatomiques qui décident sur la place que doivent occuper les genres et les espèces et encore ces caractères offrent-ils des transitions dont il faut tenir compte.

Les *téguments* ne diffèrent guère de ceux des Sauriens typiques. Chez beaucoup de Serpents venimeux des espaces lymphatiques assez considérables s'étendent sous la peau de la tête et du cou. Sur les lèvres des *Couleuvres* se trouvent des *corpuscules tactiles* à coussins internes granuleux, entourés de fibres élastiques, contournées en spirales, qui offrent quelque ressemblance avec les corpuscules de Pacini et aux mêmes endroits, ainsi que sur la tête, on rencontre des petits *organes cupuliformes*, constitués par des cellules épidermoïdales disposées concentriquement.

On ne peut distinguer, dans la *colonne vertébrale* que deux régions, celle du tronc et celle de la queue; toutes les autres régions sont effacées. Les vertèbres elles-mêmes sont souvent excessivement nombreuses; elles sont procoeles, les têtes articulaires postérieures sphériques et très proéminentes. Les apophyses épineuses sont souvent très développées; les apophyses transversales au contraire très courtes ou rudimentaires; toutes sont soudées aux corps des vertèbres, dont les deux premières, l'atlas et l'axis, ne diffèrent pas de celles des Sauriens. Toutes les vertèbres précaudales portent des côtes arquées, longues, très mobiles, libres à leur extrémité ventrale, laquelle est garnie d'un capuchon cartilagineux. Le Serpent marche sur les côtes. La ceinture thoracique manque toujours; du bassin n'existent des rudiments que chez les *Typhlopides* et les *Pythonides*, composés de deux ou trois petits os, perdus dans les chairs et terminés par un ongle obtus à côté de l'anus.

Le *crâne neural* est très solide; les os, semblables à de l'ivoire, sont soudés ensemble à l'âge adulte; on ne peut distinguer qu'avec peine les os semblables à ceux des Sauriens. Au crâne neural assez large s'ajoute le *crâne facial*, constitué suivant deux directions différentes. Les *Sténostomes* (*Typhlopides*) ont la bouche semblable à celle des Sauriens, non dilatable; leur os carré est suspendu immédiatement au crâne ou à un os squameux solidement fixé au crâne; l'arc maxillaire est immobile; il n'y a de mobiles que les os ptérygoïdes, palatins et carrés; les branches de la mandibule sont réunies par une symphyse fibro-cartilagineuse. Chez les *Macrostomes*, au contraire, tous les os constituant le crâne facial sont mobiles, les uns au moyen de véritables articulations, les autres par des ligaments plus ou moins lâches. *L'arc mandibulaire* surtout est remarquable; l'os squameux considérable s'articule d'un côté au crâne, de l'autre à l'os carré lequel, à son tour, porte l'articulation de la branche mandibulaire libre à son extrémité antérieure et réunie, à celle de l'autre côté, par des ligaments lâches élastiques ou même, comme nous l'avons pu constater chez *Python*, par de longs muscles disposés en croix. Cette disposition permet une dilatation telle, que les Serpents peuvent avaler des proies dont le diamètre dépasse de beaucoup celui de leur tête et de leur cou. *L'appareil maxillaire* subit des modifications importantes chez les Serpents venimeux. L'intermaxillaire devient rudimentaire ou disparaît complètement; le maxillaire, allongé en arrière chez les Serpents non venimeux, devient à la fin une courte poulie transversale, sur laquelle sont implantés les crochets venimeux. Le préfrontal, sur lequel roule ce maxillaire réduit, est mobile sur le frontal. Le ptérygoïdien, très long, articule en arrière avec l'os carré, en avant avec le transverse et le palatin et porte, sur sa partie antérieure, des dents recourbées. Tous ces os sont poussés en arrière lorsque le Serpent ferme la bouche et le maxillaire, roulé en dedans, couche alors les crochets venimeux dans les plis de la muqueuse revêtant le plafond de la cavité buccale. Lors de l'ouverture de la bouche, le maxillaire est roulé en avant de telle manière que les crochets avancent au-delà du museau. — L'os hyoïde n'a qu'une paire de cornes; un os entoglosse manque souvent.

Dans la *musculature* intéressent surtout les muscles attachés aux côtes, qui peuvent les tirer dans toutes les directions et sont disposés par plusieurs couches. Les muscles cutanés aussi sont largement développés.

Sauf sa grande longueur et l'absence de tout renflement sur son parcours, la *moelle épinière* ressemble à celle des Sauriens. Le *cerveau* est dans le même cas; il frappe cependant par la largeur relativement considérable du prosencéphale. La glande pinéale n'est pas autant développée que chez les Sauriens. — Les *nerfs spinaux* sont sensiblement égaux entre eux; des plexus, correspondant aux membres, faisant défaut. Les nerfs cérébraux montrent des particularités, sur lesquelles nous ne pouvons entrer ici. Nous renvoyons aux descriptions de Vogt et de Fischer (voir *Litt.*). Un accessoire de Willis n'existe pas. La partie céphalique du grand sympathique est importante; les cordons et les ganglions en rapport avec les nerfs spinaux sont en revanche très réduits.

Les *organes des sens* offrent quelques différences. Au *nez* manque le vestibule, constitué chez les Sauriens; les cavités avec leurs communications, ainsi que l'organe de Jacobson sont faites sur le même plan. — *L'œil* n'a pas de paupières distinctes; mais l'embryogénie prouve que la membrane extérieure qui le couvre et qui ne semble être qu'une continuation de la peau, est en réalité la paupière inférieure (nictitante) qui s'est étendue sur le bulbe entier et s'est soudée à un pli dermique supérieur, représentant un rudiment de paupière. Au dedans de cette membrane se trouve un espace lymphatique et ensuite la conjonctive. La glande lacrymale, très grande, envoie sa secrétion par le canal lacrymal et par l'organe de Jacobson dans la bouche; elle fonctionne ainsi comme une glande salivaire accessoire. Les autres parties de l'œil ressemblent à celles des Sauriens. — *L'oreille* se distingue de celle de tous les autres Reptiles par l'absence complète d'une oreille moyenne; le tympan, la cavité tympanique et la trompe d'Eustache font défaut. La columelle cependant existe sous forme d'un bâtonnet en partie osseux. Le labyrinthe membraneux ne présente pas de différences essentielles.

En raison du développement en longueur du corps, les *organes digestifs* présentent aussi des allongements marquants. Nous avons déjà mentionné la dilatabilité de la bouche, dont la muqueuse présente de nombreux plis, des glandes et des corpuscules sensitifs. Mais ce qui importe surtout, c'est d'un côté la conformation de la langue, de l'autre le développement souvent excessif des glandes qui sont en corrélation avec la bouche. La *langue*, instrument de tact, joue dans une gaîne, formée par une involution de la muqueuse buccale; elle montre de nombreux corpuscules du tact, surtout dans les deux extrémités pointues, qui peuvent être poussées au-délà de la bouche; sa tige, très longue, est formée par le muscle hyoglosse longitudinal, auquel s'ajoutent des faisceaux circulaires et verticaux. Les *glandes buccales* sont nombreuses et différemment développées suivant la qualité de leur fonction. Une glande labiale supérieure fait le tour de l'arc maxillaire en forme de fer-à-cheval. Elle est située en dehors des dents dans l'épaisseur de la lèvre et se sépare souvent en deux portions, une antérieure et une postérieure, différenciées aussi par la structure des follicules et des canaux excréteurs. Cette glande diminue d'importance chez les Serpents venimeux et disparaît même complètement chez quelques-uns (*Trigonocephalus*, *Pelamis*). Une glande semblable, labiale inférieure, s'étend sur le bord de la mandibule. Une glande nasale, située derrière la capsule nasale, est aussi plus développée chez les Serpents non venimeux. Deux paires de glandes sublinguales, les antérieures s'ouvrant dans l'angle de réunion des pointes de la langue, les postérieures envoyant de nombreux canalicules à la base, fournissent la matière mucilagineuse qui rend possible le jeu de la langue. La *glande à venin* enfin ne paraît être qu'une transformation ultérieure de la portion postérieure de la glande labiale supérieure. Cette portion devient plus importante chez les *Postéroglyphes*, où des dents cannelées ou perforées, plus grandes que les autres, se trouvent en arrière de plusieurs dents solides placées dans le maxillaire; elle devient tout à fait indépendante chez les Serpents venimeux, où le maxillaire en poulie ne porte qu'un croc fonctionnant et d'autres de réserve. Chez ces derniers la glande, située au-dessus de l'angle postérieur de la fente buccale, est très volumineuse, entourée d'une membrane tendineuse en sac, cachée entre les portions du muscle temporal, qui peut la comprimer. Elle envoie un large canal excréteur, qui se termine à la racine du croc perforé ou cannelé à sa face extérieure. De cette manière, la base de la dent s'applique, lorsqu'elle se dresse, sur l'orifice du canal excréteur du venin et en forme alors la continuation. La glande elle-même montre de larges lacunes internes, servant de réservoirs. Chez quelques Serpents cette glande devient énorme, tubuliforme, en s'étendant en arrière chez les uns (*Causus rhombeatus*) sous la peau du dos, chez d'autres (*Callophis intestinalis, bivirgatus*) dans la cavité abdominale en refoulant le cœur et les autres organes jusque vers l'anus. — Les *dents*, toujours crochues, pointues et tranchantes à la pointe, peuvent être implantées, en nombre très considérable (jusqu'à plusieurs centaines), sur tous les os prenant part à la bouche, mais de préférence sur les arcs maxillaire, ptérygo-palatin et mandibulaire. On distingue les dents pleines, formées de dentine, entourant une cavité pulpaire très petite et coiffées d'émail, qui se trouvent exclusivement chez les Serpents non-venimeux (*Coluber, Python, Boa*); les dents cannelées, dont on peut se faire une idée en admettant qu'une dent pleine, mais aplatie, ait les bords recoquevillés pour présenter une rigole plus ou moins ouverte sur la face externe convexe (*Naja, Bungarus*) et enfin, les dents perforées, où les bords de la rigole sont soudés de manière à constituer un canal longitudinal sur la face convexe (*Vipera, Crotalus, Trigonocephalus*). Ces dents cannelées et perforées distinguent les Serpents venimeux proprement dits et sont toujours implantées sur le maxillaire. Pour toutes les dents se trouvent toujours, dans des petites poches de la muqueuse, des dents de remplacement. — *L'œsophage* est en général court, à parois minces et très dilatables; il passe le plus souvent sans limite appréciable à *l'estomac* allongé, pourvu de parois très glanduleuses, plissées longitudinalement dans la partie antérieure et à couches musculaires très faibles. La partie pylorique plus étroite et quelquefois séparée de l'intestin par une valvule, n'a pas de plis longitudinaux. L'intestin moyen très spacieux, montre des plis irréguliers ou même des villosités frangées; l'intestin terminal, ordinairement assez court à muqueuse lisse, montre un cœcum, peu développé chez *Python*, assez considérable chez les *Vipères* et les *Crotales*. L'intestin dans son ensemble, montre peu de sinuosités — sa longueur ne dépasse jamais celle du corps. Le *péritoine* est remplacé par des brides insignifiantes et par un tissu cellulaire lâche. Le *foie* est très allongé; chez quelques genres (*Python, Trigonocephalus*) les conduits cholédoques se résolvent en un réseau à mailles. Le *pancréas* est souvent divisé en lobules nombreux, ayant chacun son conduit excréteur. — Les *reins* montrent une quantité de lobes réunis par l'uretère qui court à leur bord interne et s'ouvre sur une papille cloacale, où il se réunit quelquefois (*Tropidonotus*) avec le spermiducte. Chez les femelles, la papille est toujours séparée de l'orifice de l'oviducte. — Sauf l'allongement, les *organes mâles* sont semblables à ceux des Sauriens. Les *ovaires* ont la forme générale des *testicules*. Tous ces organes urogénitaux sont asymétriques dans ce sens, que ceux de droite avancent beaucoup plus vers le cou que ceux de gauche. Les *oviductes* ne diffèrent pas de ceux des Sauriens. Les *œufs* ont une coque fibreuse, souvent parsemée de dépôts calcaires. Le *cloaque* et les *organes copulateurs* sont semblables à ceux des Sauriens; les verges sont souvent bifides à leur extrémité exsertile et garnies de piquants à noyaux calcaires. — Le *cœur* semblable à ceux des Sauriens quant à la disposition intérieure, a une forme très allongée; du bulbe artériel sortent deux paires d'arcs aortiques, dont l'arc postérieur, fortement gonflé à sa sortie du ventricule, forme l'artère pulmonaire, dont la branche gauche devient rudimentaire chez les genres où le poumon gauche est réduit ou fait défaut. La circulation périphérique est disposée en général comme celle des Sauriens. Les vaisseaux lympathiques de même; ils sont en général très spacieux, entourent les vaisseaux sanguins comme des gaînes et montrent des espaces pulsatiles (cœurs lymphatiques) à la racine de la queue. — La *rate*, les *reins succentoriaux*, le *thymus* et la *thyroïde* se comportent comme chez les Sauriens. — Le *larynx* montre de nombreuses modifications, pour lesquelles nous renvoyons au mémoire classique de Henle (voir *Litt.*); la *trachée* est toujours très longue, à anneaux cartilagineux nombreux et entiers; les *poumons*, construits comme ceux des Sauriens, sont asymétriques et le poumon gauche se réduit considérablement (*Eryx, Tortrix*); il devient entièrement rudimentaire (*Crotalus, Trigonocephalus, Vipera*) et à la fin disparaît complètement (*Elaps, Hydrophis*).

L'ordre des *Rhynchocéphales*, composé par le seul genre *Halleria* (*Sphenodon*) constitue un passage entre les Sauriens et les Crocodiles. Les téguments sont formés comme chez les Sauriens, les vertèbres biconcaves comme celles des Geckotides; les côtes cervicales et thoraciques sont munies d'apophyses obliques, semblables à celles des Oiseaux (*processus uncinati*), mais réunies seulement par des sutures et en partie incomplètement ossifiées; il y a des côtes et un sternum abdominaux, mais ces conformations ne paraissent être que dermiques et le nombre des côtes abdominales dépasse celui des vertèbres auxquelles elles se rapportent. Les ceintures, thoracique comme pelvienne, ressemblent plutôt aux conformations telles qu'elles se trouvent chez les embryons des Sauriens, qu'à celles des adultes. Nous notons, sur le crâne surtout, les faits suivants : la colonnette existe, comme chez les Sauriens, mais elle est amincie au milieu, large aux deux bouts; l'arc de suspension de la mandibule, en revanche, est conformée d'après le type des Crocodiles. Un jugal-carré existe, mais il est réuni, par fusion, au post-frontal, au squameux, au jugal, au carré et au ptérygoïde, de sorte que la mandibule articule directement, par l'os carré fusionné, sur le crâne, où les os mentionnés forment encore des arcs compliqués autour et derrière l'orbite. Les deux mandibules sont réunies par une symphyse tendineuse. — *Halleria* possède l'œil pariétal le mieux constitué que nous connaissons. On y trouve toutes les parties essentielles : cornée, choroïde, cristallin, rétine. Voir, pour les détails, les travaux de Baldwin Spencer (voir *Litt.*). Par la conformation du canal alimentaire et de ses annexes, *Halleria* ne diffère pas des Sauriens. Il en est de même des organes génito-urinaires; mais, suivant Günther, des organes copulateurs font entièrement défaut, ce qui serait tout à fait exceptionnel, ces organes existant chez tous les autres Reptiles.

Les *Hydrosauriens* ou *Crocodiliens* combinent, avec la forme générale de grands Lézards, une foule de caractères dont les uns leur sont propres, les autres se rapprochent de ceux des Tortues. — Les *téguments* montrent, outre l'écaillure des Sauriens, des plaques dermiques osseuses, qui se confondent sur le crâne avec les plaques protectrices et leur donnent une sculpture particulière. Sur le corps, ces plaques, diversement sculptées et carénées, constituent des rangées longitudinales aux flancs et au dos, tandis que la face ventrale montre l'écaillure des Lézards. Les seules glandes cutanées sont, outre des petits sacs sur les bords du cloaque, deux grands boyaux courant le long de la mâchoire inférieure et s'ouvrant, le plus souvent en arrière près de l'articulation, par une sorte de boutonnière, d'où suinte une sécrétion grasse d'une odeur nauséabonde. On les a appelées les *glandes musquées*.

Les *vertèbres* sont en général procoeles. Toutes les vertèbres cervicales portent des côtes; elles passent, par les dernières de la série, si insensiblement aux vertèbres dorsales, que les auteurs comptent, chez la même espèce, les uns sept, les autres neuf vertèbres cervicales. Les arcs supérieurs et inférieurs, ainsi que les apophyses épineuses dorsales sont largement développés et si bien reliés entre eux, que la colonne vertébrale est fort peu flexible. Il y a toujours deux vertèbres sacrales et un nombre très variable de vertèbres caudales, munies d'apophyses verticales considérables. Les vertèbres lombaires sont aussi pourvues de côtes qui se réunissent dans la ligne médiane ventrale. — Le *sternum* a un épisternum en forme de pointe et un hyposternum, qui se continue jusqu'au bassin. La *ceinture thoracique* ne se compose que de l'omoplate et du coracoïde. Le membre antérieur ne montre pas des caractères différentiels. Dans la *ceinture pelvienne*, le pubis et l'ischion sont fondus ensemble. Le tibia et le péroné sont séparés. Ils s'articulent avec le calcaneum et l'astragale, auxquels suivent deux autres os, dont celui du côté tibial se réunit avec le métacarpien correspondant. — Tous les os composant le *crâne facial* sont, comme chez les Tortues, réunis ensemble et avec le *crâne neural* d'une manière absolument immobile; l'os carré spécialement est réuni par des sutures aux pétreux et squameux. Les *mâchoires* sont étirées en longueur, d'une manière démesurée chez les *Gavials;* les narines, simples sur le crâne osseux, sont placées sur le bout du museau et les choanes immédiatement au-devant de l'occipital basal; il s'en suit que les canaux nasaux ont une longueur énorme. L'articulation mandibulaire étant rejetée en arrière de l'occiput par suite du prolongement de ses supports, la mandibule, composée de plusieurs pièces et soudée au museau à celle de l'autre côté par une symphyse immobile, présente aussi une longueur tout à fait inusitée. — Dans le *système nerveux* central on distingue un cervelet assez considérable sur lequel on observe déjà la formation d'une partie centrale et de deux lobes latéraux. L'épiphyse est considérable mais ne montre aucune conformation rappelant un œil. — L'accessoire de Willis est distinct; un rameau de l'hypoglosse s'anastomose, dans l'épaisseur de la langue, avec celui de l'autre côté. — Les *narines*, sous forme de deux fentes sigmoïdes portées sur un mamelon de tissu conjonctif, présentent des clapets en partie ossifiés, qui peuvent les fermer complètement lorsque l'animal séjourne sous l'eau. Des cornets cartilagineux enroulés, qui s'étendent dans les deux canaux courant entre le plafond de la bouche et la base du crâne, augmentent considérablement la surface de la muqueuse. — Les *yeux* sont petits; ils ont trois paupières, comme ceux des Tortues; la nictitante est très grande et transparente. La glande lacrymale est très grande, son canal spacieux. — Tandis que le labyrinthe auditif diffère peu de celui des Tortues, l'*oreille moyenne* présente des modifications remarquables. Au-devant du tympan se présentent deux replis cutanés, semblables à des paupières, soutenus par des petits disques en partie ossifiés, munis de faisceaux musculaires et qui peuvent se fermer en ne laissant qu'une fente linéaire, dirigée dans le sens de l'axe de la tête. Dans le tympan arrondi et étendu entre un anneau solide, est enchâssée la columelle qui s'applique à la fenêtre ronde avez une extrémité évasée en entonnoir.

Ce qui frappe dans la conformation de la *bouche*, c'est en premier lieu la *langue*, qui remplit, comme un coussin charnu, fixé sur tous ses pourtours, tout l'interstice entre les branches de la mandibule; elle est, par conséquent, entièrement immobile. Sa muqueuse est épaisse, ridée en travers. Les intermaxillaires et les maxillaires en haut, la mandibule en bas, sont seuls à porter des *dents*, alignées dans une rainure profonde du bord des mâchoires et portées par des supports osseux entourés d'alvéoles. Les dents sont coniques, plissées à la base, qui est creusée par une cavité assez spacieuse de forme conique. Il y a, surtout vers le museau, des dents canines dépassant les autres et s'engrenant, lorsque la bouche se ferme, dans des échancrures ou même, à la mâchoire supérieure, dans des trous. Ces dispositions ont été employées en zoologie, pour distinguer les *Crocodiles* et les *Caïmans*. L'articulation de la mandibule est disposée en poulie transversale, ne permettant aucune déviation latérale de la mandibule. Pour ouvrir sa gueule, le Crocodile soulève aussi toute la tête au moyen des puissants muscles de la nuque. Un voile du palais, formé par un repli non musculaire de la muqueuse, sépare la cavité buccale du *pharynx*, dans lequel débouchent les choanes très reculées et la glotte. L'*œsophage* très large conduit dans un *estomac* globuleux, qui, par des fortes couches musculaires réunies dans un disque tendineux, ressemble au gésier des Oiseaux de proie. Il est séparé de la portion pylorique, constituant une poche latérale, laquelle est limitée, contre l'intestin, par une valvule circulaire. L'estomac contient souvent des cailloux. L'intestin, ainsi que les organes accessoires, n'offrent pas de particularités saillantes. — Les *reins* sont bilobés; les uretères, assez larges, débouchent dans un espace à parois minces du cloaque qui est limité, par des plis de la muqueuse, en avant vers l'intestin terminal et en arrière vers les orifices des canaux génitaux. Les mâles sont rares; les *testicules* sont longés par des épididymes peu considérables, les spermiductes sont presque droits. Ils débouchent dans le cloaque par des papilles séparées, vis-à-vis du pénis et au-devant de deux glandes anales considérables, qui sécrètent une substance grasse à forte odeur de musc. Le *pénis*, constitué de deux masses fibreuses longitudinales, et par un corps caverneux, le tout fixé à la paroi ventrale du cloaque et revêtu de la muqueuse, montre une tige courbée à sillon sur la face convexe et un gland conique. Dans le repos, il est dirigé en arrière. Un clitoris exigu lui correspond chez la femelle, dont les *ovaires* et les oviductes ne montrent guère de particularités saillantes. — Le *larynx* ne montre pas une conformation particulière; la *trachée* fait souvent une anse et montre, près de sa bifurcation, une cloison verticale divisée en piliers; les bronches se continuent dans les *poumons* et y sont encore appuyées de traînées cartilagineuses. — Sauf un petit trou de communication (*foramen Panizzae*) la cloison des ventricules est complète et le bulbe artériel entièrement rentré dans le ventricule gauche. Nous renvoyons, pour les grands troncs artériels et veineux, ainsi que pour la circulation en général, aux travaux de Rathke, Brücke et Fritsch (voir *Litt.*). Les *cœurs lymphatiques* sont constitués comme chez les Tortues.

Tout en s'écartant considérablement des autres Reptiles par diverses particularités de leur organisation, les *Chéloniens* ou *Tortues* se rapprochent cependant, dans une certaine mesure, des Crocodiliens. Au fond, la structure de la *peau* est la même; l'épiderme écailleux est constitué, dans les parties non modifiées, sur les pattes, le cou et la queue, de la même manière. Mais sur la carapace, sur les rames des Tortues marines, etc., le strate corné de l'épiderme atteint une épaisseur considérable, les cellules se fondent entièrement et il se constitue des grandes plaques ou écailles diversement sculptées, au-dessous desquelles le derme se réduit à tel point, que les écailles reposent immédiatement sur les os sous-jacents qui portent l'empreinte de leur sculpture. Des *corpuscules tactiles* ont été trouvés dans la peau du dos des *Trionychides* seulement. Des *glandes particulières*, situées encore dans la cavité viscérale, mais en dehors du péritoine, et débouchant par des canaux étroits au dehors, de préférence sur les arêtes latérales, où se touchent le plastron et la carapace, peuvent être considérées comme des glandes cutanées. — Dans l'épaisseur du derme se forment des plaques osseuses, constituant dorsalement la *carapace*, ventralement le *plastron*. Les plaques osseuses entrent, du côté du dos et des flancs, en connexion avec les apophyses et les côtes aplaties des vertèbres dorsales et finissent par se souder entièrement avec ces parties du squelette interne. Le plastron se compose primitivement d'une pièce médiane et de pièces latérales, qui ne peuvent être homologuées au sternum. Nous n'entrerons pas dans les détails sur le développement successif de ce squelette dermique et de ses combinaisons avec le squelette interne, qui atteignent leur maximum chez les *Tortues terrestres*, tandis que les *Trionychides* en montrent la moindre étendue. — On peut distinguer dans *l'échine*, en premier lieu, des vertèbres cervicales, toujours au nombre de huit, portant toujours des côtes, sauf la première, à neurapophyses peu développées, mais présentant des apophyses articulaires et souvent (*Chelonia*) des hémapophyses. Les articulations des corps de ces vertèbres varient beaucoup, puisqu'on y trouve des vertèbres biconcaves, procoeles et opisthocoeles. Les vertèbres dorso-lombaires sont en général au nombre de dix; la première est procoele, les autres sont réunies par des disques intervertébraux. Toutes portent des côtes très allongées et aplaties, plus ou moins soudées aux plaques dermiques costales. Primitivement, il n'existe que deux vertèbres sacrales, auxquelles s'ajoute, chez les Tortues terrestres, secondairement la première vertèbre caudale. Ces dernières sont procoeles, très variables en nombre, à apophyses épineuses rudimentaires ou nulles, mais portant des côtes, souvent soudées aux vertèbres. — La *ceinture thoracique* se compose, dorsalement, d'une omoplate et d'une pièce supra-scapulaire, ventralement d'une branche postérieure, l'os coracoïde et d'une pièce antérieure, sur laquelle les auteurs ne sont pas d'accord, les uns la considérant comme une clavicule, les autres comme une partie du coracoïde. — L'humérus est volumineux, à crêtes musculaires très marquées, souvent aplati, courbé en S et tordu de manière que les bords latéraux deviennent verticaux. Le radius et le cubitus sont séparés, les os du carpe disposés en deux rangées; les cinq doigts avec leurs métacarpiens existent toujours, mais sont le plus souvent réunis par des masses fibreuses de manière à former une rame (marines) où une colonne (terrestres). La *ceinture pelvienne* ainsi que l'extrémité postérieure ne diffèrent guère dans leurs caractères essentiels de ce qu'on voit chez d'autres Reptiles.

Malgré sa forme différente, le *crâne* des Tortues se rapproche beaucoup de celui des Crocodiles par le fait, que toutes les pièces, constituant le crâne facial, sont intimement soudées au crâne neural, de manière que le squelette de la tête ne se compose que de deux parties, du crâne et de la mâchoire inférieure. Le *crâne*, court et ramassé, constitue une boîte, dont les lacunes latérales sont plus ou moins fermées par des avances osseuses; les cavités nasales, les orbites, les fosses pariétales sont partout circonscrites, les choanes fortement rejetées en arrière sur le palais; la mandibule, soudée sans limite appréciable dans la symphyse, (sauf chez les genres *Chelys* et *Chelodina*) mais composée primitivement de plusieurs pièces, s'articule sur le crâne au moyen de pièces (os carré, etc.) fusionnées avec les parties latérales du crâne lui-même. Cette grande fixité de tous les os imprime un caractère tout particulier au crâne. L'*os hyoïde* est composé d'une pièce centrale et de deux ou trois paires de cornes arquées.

La *moelle épinière* montre un sillon inférieur profond et des intumescences correspondant aux membres. La moelle allongée présente une courbure nuchale très prononcée. Le cervelet, fort réduit, ressemble à celui des Amphibiens; son bord postérieur, couvrant le sinus rhomboïdal, est cependant convexe et élargi en arrière. Le mésencéphale est séparé de l'épencéphale comme du thalamencéphale par des sillons; il présente, vu d'en haut, deux lobes optiques creux. Le thalamencéphale très court et étroit, se montre aussi divisé en deux lobes latéraux; l'infundibulum, à peine accusé, conduit vers une hypophyse assez volumineuse. Les hémisphères du prosencéphale, dont les ventricules communiquent par un trou de Monro spacieux, sont les parties les plus importantes du cerveau, de forme ellipsoïde. Les nerfs cérébraux correspondent à ceux des autres Reptiles; l'accessoire de Willis est distinct. Le grand sympathique montre chez *Chelonia*, dans la partie antérieure du cou, trois ganglions en forme d'anneau et se compose ici de deux troncs séparés. Le *nez* montre des dispositions variées. Dans sa cavité se déversent plusieurs glandes, parmi lesquelles les supérieures sont les plus considérables et confluent quelquefois dans la ligne médiane; la cloison nasale verticale disparaît quelquefois en avant (*Trionyx*). Chez les *Tortues marines*, la cavité sensitive ne communique, avec le canal aérien, que par des orifices treillissés, de manière que l'eau de la mer ne peut y entrer. Chez la *Matamate*, le nez se prolonge en une trompe, dont le canal montre une cloison verticale. Les cellules olfactives sont cylindriques, très allongées et portent un faisceau de cils raides. Des glandes monocellulaires se rencontrent partout. Près des choanes se trouve un corps encore énigmatique, appelé le *tubercule palatin*, composé de tissu conjonctif assez dense. Outre les *paupières* supérieure et inférieure existe encore une nictitante très considérable, munie de muscles spéciaux et d'une glande de Harder assez grande. La glande lacrymale est très volumineuse; le canal lacrymal assez large. La sclérotique est soutenue par un anneau solide, plus ou moins ossifié, surtout sur la limite vers la cornée. Le cristallin est sphérique. Dans la couche à bâtonnets de la rétine se font remarquer des sphérules vivement colorés inclus dans les cônes; on en trouve des rouges, jaunes, verts, bleus avec des incolores. — Dans l'*organe de l'audition* on peut signaler une cavité accessoire à celle du tympan (*recessus cavi tympani*) très spacieuse et divisée en deux parties, dont l'une contiguë à la fenêtre ovale, l'autre à la fenêtre ronde. La columelle s'applique à cette dernière. Dans le labyrinthe lui-même, le limaçon (*lagena*) est peu développé comparativement aux autres parties du vestibule; l'utricule a la forme d'un boudin horizontal; le saccule est très grand, arrondi et aplati.

La *bouche*, peu large, est armée de gaînes cornées et tranchantes, constituant un véritable bec puissant. Les mâchoires sont complètement édentées; on n'a pas même trouvé chez les embryons des ébauches de denticules. Les *Trionychides* ont des lèvres charnues, mais dépourvues de muscles. La langue, fixée et couverte d'un épithélium épaissi chez les *Chélonides* et les *Emydes*, est protractile et couverte de longues papilles, souvent bifides, chez les *Testudinides*. Entre ces papilles se trouvent de nombreuses glandes en forme de sac. Des glandes salivaires sublinguales, considérables chez les Tortues terrestres, manquent aux marines. L'*œsophage* plissé en long, est revêtu d'un épithélium vibratile. Il passe insensiblement à l'estomac, à l'exception des Tortues marines, où il porte des papilles cornées et recourbées en arrière avec leurs pointes. Chez *Sphargis*, l'œsophage, très long, décrit une anse double avant son insertion dans l'*estomac*, dans lequel se distinguent toujours les deux régions, cardiaque et pylorique. On peut y distinguer des glandes peptiques et glaireuses. Une valvule pylorique se trouve quelquefois au commencement de l'*intestin*, toujours dépourvu de cœcum. Les glandes sont rares dans l'intestin terminal. Le mésentère montre des fibres musculaires lisses. Le *foie* est toujours très grand, large et bilobé; le *pancréas* est beaucoup plus volumineux chez les Tortues carnivores que chez les herbivores. —

La *rate* est située au commencement de l'intestin terminal; la *thyroïde* se trouve sous forme d'un amas arrondi de vésicules entre les grands troncs vasculaires à leur sortie du cœur; le *thymus* manque ou est dégénéré. — Les *reins*, toujours séparés, sont volumineux et multilobés; les uretères s'en détachent à leur extrémité inférieure. Ils ont des parois très épaisses et s'ouvrent, tantôt isolément, tantôt conjointement avec le spermiducte, sur une papille dorsale du cloaque. Les orifices des oviductes sont toujours séparés. La vessie urinaire, grande et musculeuse, débouche sur la face ventrale du cloaque. Les reins succentoriaux constituent des corps ovalaires allongés, d'une belle teinte jaune d'or et sont situés sur la face interne des reins entre les veines efférentes et les canaux génitaux. — Les *testicules* sont situés en dehors et en arrière des reins. L'épididyme reçoit de nombreux canalicules efférents sortant des mailles intérieures du testicule dépourvu de tubes séminifères et se continue dans un spermiducte très tortueux, à lumière assez large, fortement attaché au rein par du tissu conjonctif. Les *ovaires* volumineux occupent la même place que les testicules. Les pavillons des oviductes ont un épithélium vibratile; leur muqueuse montre de nombreuses glandes. On trouve, chez les mâles, des restes dégénérés du canal de Müller; chez les femelles des restes du canal de Wolff et des reins primordiaux. Des *vessies anales*, dont la fonction n'est pas connue, mais qui atteignent souvent des dimensions considérables, manquent aux Tortues marines. — Chez tous les mâles se trouve un organe copulateur, placé, comme chez les Crocodiles, dans le cloaque, un *pénis* exsertile imperforé, ayant des muscles propres et constitué par un tissu caverneux, communiquant avec deux canaux veineux latéraux. Le pénis contient en outre, sur sa face supérieure, deux canaux péritonéaux qui se terminent en cœcums vers le gland, lequel est souvent divisé en deux ou même quatre bouts. Un clitoris analogue, mais fort exigu, se trouve chez les femelles.

Les organes de la *respiration* sont constitués par un larynx, sur la structure duquel nous renvoyons au travail classique de Henle (voir *Litt.*), d'une trachée-artère assez longue, divisée quelquefois (*Sphargis*) en deux tubes par une cloison interne verticale, pourvue de larges anneaux cartilagineux et même tendineux (*Cinyxis*) et finissant par deux branches de longueur variable, qui se continuent par des cloisons longitudinales, dans les poumons, divisés ainsi en de nombreux sacs en cœcums juxtaposés. Sur les parois de ces sacs sont développés les aréoles et les plis de la muqueuse, riches en fibres musculaires lisses. — Le *cœur*, très large, est composé de deux oreillettes, divisées par une cloison complète, d'un ventricule unique, très charnu et fixé souvent, à son extrémité, par un repli du péricarde, contenant un vaisseau et terminé par un bulbe fendu en deux, l'un pour l'arc aortique gauche, l'autre plus considérable pour les autres troncs vasculaires. On peut constater plusieurs arcs, sortant de ce bulbe : les deux arcs postérieurs fournissent les artères pulmonaires; l'arc moyen n'est développé que du côté droit et se réunit, derrière le cœur, à l'arc aortique gauche isolé, pour fournir, au point de réunion, l'aorte descendante à droite, l'artère cœliaque à gauche; l'arc antérieur se divise presque immédiatement en artères sous-clavières et en carotides. Entre les racines des troncs aortiques se trouve un cartilage quelquefois incomplètement ossifié. — Les grandes artères sont enfermées dans des gaînes lymphatiques. On trouve, sur le bassin, une paire de *cœurs lymphatiques*, communiquant avec la veine sciatique.

Littérature.

Bojanus, *Anatome testudinis europeae*, Dorpat, 1819. — Panizza, *Sopra il sistema linfatico dei Rettili*, Pavia, 1833. — Joh. Müller, *Ueber die Existenz von vier getrennten, regelmässig pulsirenden Herzen. Müller's Archiv*, 1834. — Idem, *Ueber die Lymphherzen der Schildkröten*, Ibid. 1840. — Duméril et Bibron, *Erpétologie générale*, Paris, 1834. — Bischoff, *Ueber den Bau des Crocodilherzens. Müller's Archiv*, 1836. — C. Vogt, *Zur Neurologie von Python tigris. Müller's, Archiv*, 1838. — Idem, *Beiträge zur Neurologie der Reptilien. Nouveaux Mémoires Soc. suisse*, vol. IV, 1840. — J. Henle, *Vergleichend-anatomische Beschreibung des Kehlkopfes*, 1839. — H. Rathke, *Entwicklungsgeschichte der Natter*, Königsberg, 1839. — Idem, *Ueber die Entwicklung der Schildkröten*, 1848. — Idem, *Ueber die Carotiden der Schlangen, Mém. Acad.*, Vienne, vol. XI, 1856. — Idem, *Aortenwurzeln der Saurier*. Ibid., vol. XII, 1857. — Idem, *Ueber den Körperbau der Crocodile*, 1866. — M. Rusconi, *Sur les vaisseaux lymphatiques des Reptiles. Nuov. Ann. Soc. Bologna*, 2e sér., vol. III, 1844. *Müller's Archiv*, 1843. — Gorski, *Becken der Saurier*, Dorpat, 1852. — E. Brücke, *Unters. üb. d. Farbenwechsel des afrik. Chamäleon's, Mém. Acad.*, Vienne, 1852. — J. G. Fischer, *Die Gehirnnerven der Saurier*, 1852. — Idem, *Heloderma horridum. Verhandl. naturw. Verein, Hamburg*, vol. V, 1882. — L. Agassiz, *Contributions Nat. Hist. Unit. States*, vol. I, 1856. — J. Clark, *Embryology of the Turtle. Agassiz's Contributions*, vol. II, 1857. — Jacquart, *Sur le cœur de la tortue franche. Ann. Sc. natur.*, 4e sér., vol. XVI, 1861. — Wymann, *Formation of the rattle of the Rattlesnake. Proceed. Boston Soc.*, vol. III, 1861. — S. W. Mitchel, *Venom of the Rattlesnake. Smithsonian Contribut.*, Washington, 1861. — C. B. Brühl, *Das Skelet des Krokodiles*, Vienne, 1862. — A. Günther, *Contributions to the Anatomy of Hatteria. Philosoph. Transactions*, 1867. — S. G. Mivart, *On the Myology of Iguana. Proceed. Zoolog. Soc. London*, 1867. — Idem, *On the Myology of Chamaeleon*, Ibid. 1870. — Parker, *Shoulder-Girdle and Sternum of the Vertebrates. Ray. Soc.*, 1868. — Idem, *Skull and Nerves in the green Turtle, Chelonia mydas. Nature*, nº 495, vol. XIX, 1879. — W. K. Parker und G. T. Bettany, *Zur Morphologie des Schädels. Uebersetzt von Vetter*, 1879. — J. Haughton, *Muscular Anatomy of the Alligator. Ann. and Magaz. Nat. History*, IV sér., vol. I, 1868. — G. Fritsch, *Vergl. Anat. der Amphibienherzen. Müller's Archiv*, 1869. — Idem, *Anatomie der Elephanten-Schildkröte. Abhandl. böhmische Gesell.*, Prague, 1874. — A. B. Meyer, *Giftapparat der Schlangen. Monatsber. Akad.*, Berlin, 1869. — W. Peters, *Gehörknöchelchen u. Meckel'scher Knorpel bei Crocodilen. Monatsb. Akad.* Berlin, 1868. — Idem, *Gehörknöch. d. Schildkröten, Eidechsen, Schlangen*, Ibid. 1869. Idem, *Idem bei Sphenodon punctatus*. Ibid, 1874. — M. Fürbringer, *Knochen und Muskeln der Extremitäten bei den schlangenähnlichen Sauriern*, Leipzig, 1870. — Idem, *Zur vergleich. Anatomie d. Schultermuskeln. Jenaische Zeitsch.*, vol. VIII, 1872. — Idem, *Idem Morphol. Jahrbuch*, 1876. — A. Sanders, *Myology of Platydactylus japonicus. Proceed. Zoolog. Soc.*, London, 1870. — Idem, *Myology of Liolepis Belli*, Ibid., 1872. — Idem, *Myol. of Phrynosoma cornutum*. Ibid. 1874. — G. Hasse, *Das Gehörorgan der Schildkröten. Anatomische Studien*, 1871. — E. Clason, *Gehörorgan der Eidechsen*. Ibid, 1871. — Idem, *Idem*, Ibid, 1879. — F. Leydig, *Die in Deutschland lebenden Saurier*, 1872. — Idem, *Sinnesorgane der Schlangen. Arch. Mikroskop. Anat.*, vol. VIII, 1872. — Idem, *Haut einheimischer Ophidier*. Ibid. vol. IX, 1873. — Idem, *Zähne der Schlangen*, Ibid. — Idem, *Kopfdrüsen*, Ibid. — Idem, *Allgem. Bedeckungen der Amphibien*, Ibid. vol. XII, 1876. — Idem, *Einheimische Schlangen. Abh. Senckenberg. Gesell.* Frankfurt, 1883. — Emery, *Studii anatom. sulla Vipera Redii. Soc. italian. di Scienze natur.* Milano, vol. II, 18?3. — Idem, *Ueber d. feineren Bau der Giftdrüse v. Naja haje. Arch. f. Mikrosk. Anat.*, vol. II, 1873. — P. Gervais, *Ostéologie du Sphargis Luth. Nouv. Arch. Muséum*, vol. VIII, 1872. — O. Cartier, *Feinerer Bau der Haut der Reptilien. Verhandl. physic. med. Gesellschaft Würzbourg*, vol. III, 1872. — L. Stieda, *Bau d. centralen Nervensystems der Schildkröte. Zeitschr. f. wissensch. Zool.*, vol. XXXV, 1875. — C. K. Hoffmann, *Bau d. Retina bei Amphibien u. Reptilien. Niederländ.*

Archiv. f. Zoologie, vol. III, 1875. — Idem, *Die Thränenwege der Vögel und Reptilien. Zeitsch. Naturw. Verein für Sachsen u.Thüringen*, 1882. — Idem, *Reptilien, dans Bronn's Thierreich*, 1890. — Kerbert. *Haut der Reptilien. Arch. Mikrosk. Anat.* vol. XIII, 1876. — Solger, *Beiträge zur Kenntniss der Nasenwandung d. Reptilien. Morphol. Jahrb.* vol. I, 1876. — G. Born, *Carpus u. Tarsus der Saurier. Morphol. Jahrb.* vol. II, 1876. — M. Braun, *Das Urogenitalsystem d. einheimischen Reptilien. Arbeiten zool. Zootom. Institut Würzburg*, vol. IV, 1877. — Idem, *Bau u. Entwick. der Nebennieren bei Reptilien*, Ibid. vol. V, 1879. — C. Partsch, *Beiträge z. Kenntniss d. Vorderarmes. Arch. f. Mikrosk. Anat.*, vol. XIV, 1877. — Max Weber, *Nebenorgane d. Auges d. Reptilien. Arch. f. Naturgesch.*, Jahrg. 43, 1877. — Rabl-Rückhard, *Centralnervensystem des Alligators. Zeitschr. f. wissenschaftl. Zool.*, vol. XXX, 1878. — J. Machate, *Ueber d. feineren Bau d. Darmcanales v. Emys europaea. Zeitschr. f. wissensch. Zool.*, vol. XXXV, 1879. — A. Batelli, *Beitr. z. Kenntniss d. Reptilienhaut. Arch. f. mikrosk. Anat.* vol. XVII, 1879. — G. Born, *Die Nasenhöhlen u. d. Thränennasengang. Morph. Jahrb.* vol. V, 1879. — Idem, *Idem*, Ibid, vol. VIII, 1883. — H. Gadow, *Bauchmuskeln d. Crocodile, Eidechsen u. Schildkröten. Morphol. Jahrb.* vol. VII, 1881. — Ph. Lussana, *Sur le cervau du Boa. Archives ital. de Biologie*, vol. IV, 1883. — F. Reichel, *Mundhöhlendrüsen d. Wirbelthiere. Morphol. Jahrb.* vol. VIII, 1883. — G. Retzius, *Das Gehörorgan der Wirbelthiere*, vol. II, 1884. — W. Baldwin Spencer, *On the presence and structure of the Pineal eye in Lacertilia. Quarterly Journal* vol. XXVII. — H. Strahl u. E. Martin, *Die Entwicklung des Parietalauges bei Anguis u. Lacerta. Arch. f. Anat. u. Physiol.* 1888.

CLASSE DES OISEAUX

Sauropsides édentés à peau couverte de plumes et dont les membres antérieurs sont transformés en ailes.

Par une foule de caractères de leur organisation, les Oiseaux se rapprochent des Reptiles; ils partagent avec eux la particularité de n'avoir qu'un seul condyle occipital au crâne et de donner naissance à des œufs volumineux chargés d'une masse énorme de vitellus nutritif. Ces œufs fécondés se développent chez les Oiseaux toujours en dehors du corps de la mère et généralement sous l'influence de l'incubation. Les principales distinctions anatomiques entre ces deux classes résident dans la réduction des os du tarse et du métatarse, dans la transformation du membre antérieur et dans la structure du cœur. D'un autre côté, les Oiseaux se rapprochent des Mammifères par leur système circulatoire et par leur sang à température constante. Enfin, comme caractères propres à la classe, nous pouvons mentionner la présence de plumes et la configuration particulière des membres antérieurs plus ou moins adaptés au mode de la locomotion dans l'air. Bien que ce genre de locomotion se rencontre aussi chez les Cheiroptères parmi les Mammifères, le membre antérieur de ces derniers n'est pas semblable à celui des Oiseaux.

Nous admettons la classification suivante de Claus divisant la classe toute entière en huit ordres. Les sept premiers comprennent des individus dont le sternum possède une crête osseuse, le bréchet. Cette conformation les réunit tous dans un même grand groupe, celui des *Carinates*. Le second groupe, celui des *Ratites*, ne constitue qu'un seul ordre, qui renferme des Oiseaux privés de bréchet, dont l'absence est due à une forte réduction des muscles de l'aile, de telle sorte que l'animal ne peut plus voler.

1er Ordre. Les **Palmipèdes.** Le genre de vie de ces Oiseaux qui sont constamment sur l'eau a développé chez eux un duvet épais ainsi qu'un tissu adipeux très abondant s'opposant à la déperdition de la chaleur du corps. Très habiles à se mouvoir dans l'eau, ils sont extrêmement gauches et lourds sur terre par le fait que leurs pattes, presque toujours très courtes, sont placées très en arrière; quelques-uns même ont la station verticale. Les ailes offrent toutes les formes de développement, depuis celles du manchot réduites à un moignon couvert de plumes écailleuses jusqu'à celles des Albatros et des Pétrels très longues et qui font de ces Oiseaux les rois des voiliers. La conformation du bec est très variée. Exemples : *Aptenodytes*, *Alca*, *Colymbus*, *Anas*, *Pelecanus*, *Larus*, *Procellaria*.

2e Ordre. Les **Échassiers**. Ces Oiseaux se distinguent en général par la longueur de leurs pattes à laquelle correspond une longueur proportionnée du cou et du bec. Les pieds sont très différemment constitués suivant le genre de vie de l'animal, les doigts sont quelquefois réunis par une membrane. Les ailes sont ordinairement bien développées. Le bec est en général pointu, il peut être allongé, aplati en spatule. Exemples : *Charadrius*, *Scolopax*, *Ardea*, *Rallus*, *Fulica*, *Otis*.

3e Ordre. Les **Gallinacés.** Oiseaux plutôt marcheurs que voiliers, en général de grosse taille. Les doigts des pattes sont armés de griffes recourbées et servent à l'animal à gratter la terre pour trouver sa nourriture, les ailes sont massives et arrondies. Le bec est fort et court. Exemples : *Crax*, *Megapodius*, *Gallus*, *Crypturus*, *Tetrao*, *Syrrhaptes*.

4e Ordre. Les **Pigeons**. Oiseaux en général de taille médiocre, à corps élancé; les pattes sont courtes à trois doigts dirigés en avant et un en arrière. Les ailes bien développées font de ces animaux de bons voiliers. Le bec est court, renflé aux narines, à base molle et extrémité cornée. Exemples : *Columba*, *Didunculus*.

5e Ordre. Les **Grimpeurs**. Le principal caractère des Oiseaux de cet ordre est celui d'avoir des pieds préhensiles, à deux doigts antérieurs et à deux postérieurs formant pince. En général mauvais voiliers. Le bec est épais, droit ou fortement recourbé, et la langue est souvent charnue. Exemples : *Rhamphastus*, *Galbula*, *Trogon*, *Bucco*, *Cuculus*, *Picus*, *Psittacus*.

6e Ordre. Les **Passereaux**. Dans cet ordre rentre une foule d'Oiseaux de petite taille, différents les uns des autres par la forme du bec. Les *Lévirostres* (*Buceros*, *Alcedo*, *Merops*, *Coracias*) ont un grand bec, mais faible; les *Ténuirostres* (*Upupa*, *Trochilus*, *Certhia*) un bec long et grêle; les *Fissirostres* (*Hirundo*, *Cypselus*, *Caprimulgus*) un bec aplati et fendu très en arrière; les *Dentirostres* (*Corvus*, *Paradisea*, *Lanius*, *Muscicapa*, *Parus*, *Sylvia*, *Turdus*) ont à la mandibule supérieure une échancrure plus ou moins profonde; les *Conirostres* (*Alauda*, *Fringilla*, *Loxia*, *Tanagra*) ont le bec conique et fort. Ce sont en général des Oiseaux chanteurs. Ils volent bien, et la conformation de leurs pieds les rend propres à habiter les arbrisseaux et les buissons sur les branches desquels ils sautillent.

7e Ordre. Les **Rapaces**. Oiseaux en général de grande taille, dont le bec puissant et crochu sert à déchirer la proie. Les tarses sont recouverts d'écailles et les doigts terminés par de fortes griffes, les serres. Ce sont de bons voiliers. On y distingue les *Nocturnes* (*Strix*, *Otus*, *Bubo*) et les *Diurnes* (*Vultur*, *Gypaëtus*, *Aquila*, *Milvus*, *Buteo*, *Astur*, *Falco*, *Circus*, *Gypogeranus*).

8e Ordre. Les **Ratites**. Ces Oiseaux sont tous caractérisés par le manque de bréchet au sternum; les pattes longues terminées par deux ou trois doigts en font de rapides coureurs. Les ailes sont rudimentaires et ne servent plus au vol. Animaux en général de très grosse taille. Exemples : *Struthio*, *Rhea*, *Casuarius*, *Apteryx*.

Type : **Columba domestica**. Le pigeon a été préféré à la poule à cause de sa taille plus faible, ce qui permet des figures grandeur naturelle. Nous devons cette monographie du pigeon au bienveillant concours de M. le Dr M. Jaquet.

Situation générale des organes. Pour la dissection, on enlève d'abord complètement les plumes qui revêtent le corps tout entier et on fixe solidement l'animal sur le liège d'une cuve à dissection au moyen d'épingles traversant la mandibule supérieure, les ailes et les pattes. Le pigeon est couché sur le dos et l'opération se fait sous l'eau. La peau est entamée en arrière du sternum sur la ligne médiane, on la fend jusqu'à l'extrémité postérieure du ventre et on étale les deux lèvres; puis l'incision suit latéralement le sternum que l'on détache des côtes, on sectionne en avant le coracoïde et la clavicule ainsi que la grosse masse charnue des muscles pectoraux. On enlève cette partie comme un couvercle et on passe à la région du cou dont on fend la peau par un trait de ciseau sur la ligne médiane ventrale, en ayant bien soin de ne pas blesser le jabot dont les minces

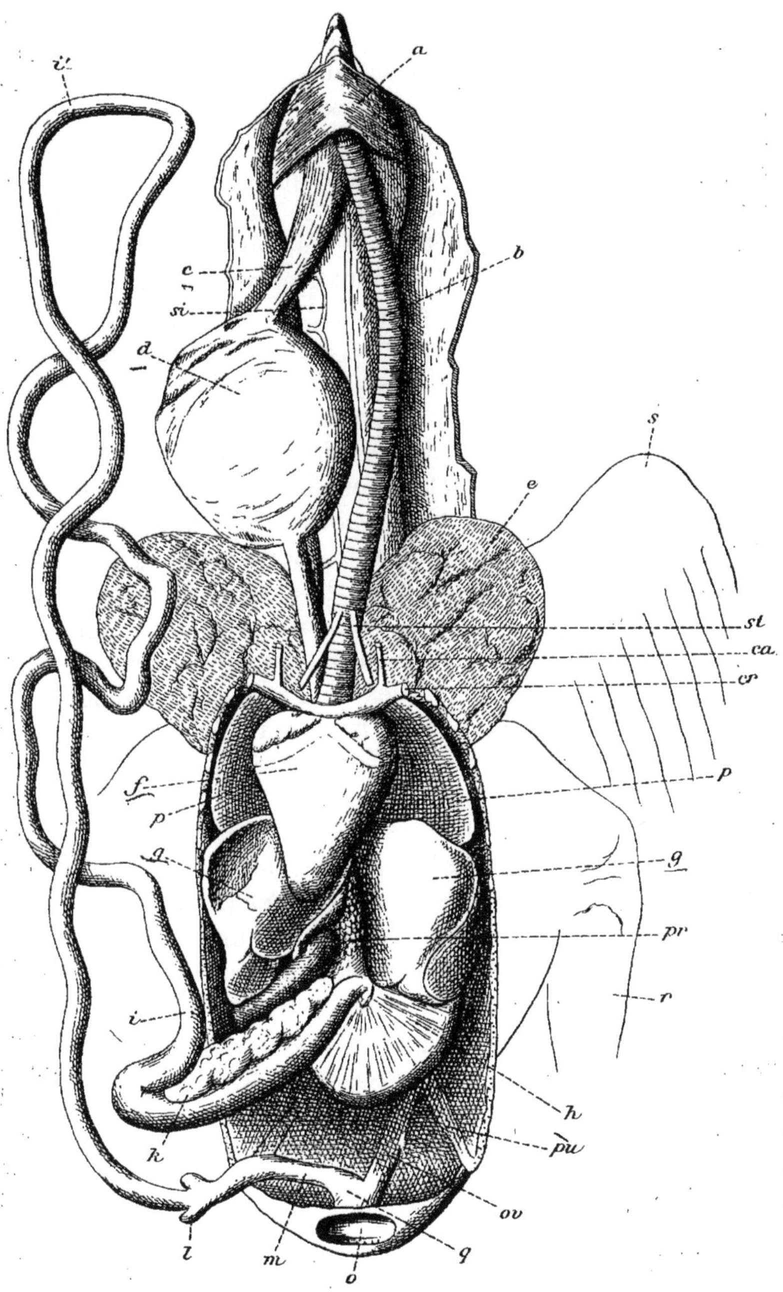

Fig. 291

Fig. 291. — *Columba domestica*. Pigeon ouvert par la face ventrale; la peau du cou est étalée ainsi que les muscles pectoraux; la peau du ventre, le sternum et une partie des

parois sont accolées à la peau. Après avoir rabattu celle-ci à droite et à gauche, les organes se présentent dans l'arrangement suivant (fig. 291) : L'organe le plus superficiel du cou est le long tube de la *trachée-artère* (*b*) avec ses anneaux blanchâtres; son extrémité antérieure est cachée sous le muscle mylo-hyoïdien (*a*) qui relie les deux mâchoires. Sur la face dorsale de la trachée court l'*œsophage* (*c*) à parois flasques rayées longitudinalement, se renflant subitement au milieu du cou en une poche, le *jabot* (*d*), dont la forme varie suivant le degré de réplétion, il s'étend souvent jusqu'au sternum. La cavité du tronc est tapissée intérieurement par le péritoine qui se replie pour le revêtement d'une paroi musculaire dorso-ventrale, le *diaphragme*. Ce dernier divise ainsi la cavité générale en deux chambres; une antérieure avec le cœur et les organes de la respiration, une postérieure comprenant les autres viscères. Le *cœur* (*f*) est situé sur la ligne médiane ventrale, il a la forme d'un cône à base dirigée en avant, dont sortent les crosses des *aortes* (*cr*) avec les *carotides* (*ca*); le sommet est recouvert par le foie. Les flancs de la chambre antérieure ou cage thoracique sont occupés dorsalement par les *poumons* (*p*), appliqués à la colonne vertébrale. Le *foie* (*g*), organe volumineux, coloré en rouge brun, est situé immédiatement en arrière du diaphragme ; plusieurs lobes plus ou moins distincts les uns des autres le composent, les deux plus gros s'étendent l'un sur la face ventrale de l'abdomen en recouvrant la partie initiale de l'intestin, l'autre placé sur le flanc gauche loge dans un profond sillon la partie supérieure du gésier musculaire. En pénétrant dans la cavité abdominale, on voit, après avoir écarté les viscères, l'œsophage renfler ses parois et former le *proventricule* ou *ventricule succenturié* (*pr*), lequel aboutit au *gésier musculaire* (*h*), grosse masse charnue placée du côté gauche, rappelant de loin une lentille biconvexe dont les deux faces sont rendues brillantes par la présence de nombreuses lames tendineuses. De sa face interne se détache l'*intestin* (*i*) proprement dit, décrivant une première courbe pour loger le *pancréas* (*k*) allongé et rosé; puis il s'allonge en décrivant une foule de circonvolutions (*i'*), des replis reliés les uns aux autres par le mésentère; finalement au commencement du *rectum* (*m*), il porte à droite et à gauche des petites excroissances fermées en cul-de-sac, les *cœcums* (*l*), puis l'intestin vient s'ouvrir dans le *cloaque* (*q*) qui débouche au

côtes sont enlevés. Grandeur naturelle. *a*, muscle mylo-hyoïdien; *b*, trachée-artère; *c*, œsophage; *d*, jabot; *e*, muscles pectoraux coupés; *f*, cœur; *g*, foie; *h*, gésier musculaire; *i*, duodénum; *k*, pancréas; *i'*, intestin; *l*, coecum intestinal; *m*, rectum; *o*, anus; *p*, poumon; *q*, cloaque; *pr*, proventricule; *r*, patte de gauche dont on a dessiné les contours, ainsi que pour l'aile *s*, du même côté; *st*, muscle sterno-trachéen; *ca*, carotide gauche; *cr*, crosse gauche de l'aorte; *pu*, pubis; *ov*, oviducte; *s*, sympathique.

dehors par l'*anus* (*o*) allongé transversalement. Les organes génito-urinaires (fig. 292) sont logés sur la face dorsale de la cavité abdominale. Les *reins* (*r*) sont multilobés, allongés, en relation avec le cloaque par un fin *uretère* (*u*); les glandes génitales bordent la région antérieure du rein; chez la femelle, la glande de droite, ainsi que son oviducte sont atrophiées. L'*ovaire* gauche (*g*), avec sa quantité innombrable d'ovules à différents stades de grosseur, est de couleur rose; l'*oviducte* (*ov*) est un gros boyau décrivant quelques circuits reliés aux parois du corps par un repli du péritoine; il s'ouvre antérieurement dans le cœlome par un gros *pavillon* (*p av*), et postérieurement dans le cloaque. Les *testicules* sont deux masses allongées en continuité directe avec les *canaux déférents;* ces derniers débouchent dans le cloaque. Il n'y a pas d'organes d'accouplement.

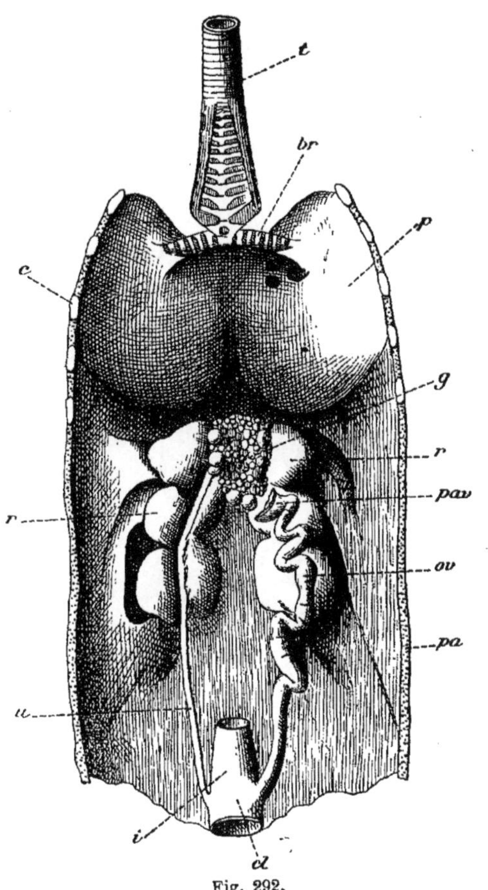

Fig. 292.

Téguments. La peau du pigeon se compose de deux couches : l'épiderme et le derme; elle est remarquable par l'absence presque complète de glandes. Nous retrouvons dans l'*épiderme* les mêmes éléments que chez les Reptiles; plusieurs strates cellulaires en forment l'épaisseur, le plus interne constitue la couche de Malpighi, les autres aplatissent de plus en plus leurs cellules, au fur et à mesure qu'on arrive à la surface de la peau où l'on rencontre la couche cornée. Comme dépendances de l'épiderme, nous avons

Fig. 292. — *Columba domestica*. Situation des organes génito-urinaires, vus par la face ventrale; les autres viscères ont été enlevés. Grandeur naturelle. *g*, ovaire; *ov*, oviducte; *cl*, cloaque; *r*, reins; *u*, uretère; *t*, trachée-artère; *br*. bronches; *p*, poumon; *pa*, paroi musculaire du ventre; *i*, intestin; *c*, côtes coupées; *pav*, pavillon de l'oviducte.

les plumes, le bec, les écailles et la glande uropygienne ou du croupion. Le *derme* extrêmement variable en épaisseur, suivant les endroits du corps, est formé par du tissu conjonctif à mailles très serrées dans le voisinage de l'épiderme, plus lâches près des muscles; de nombreux vaisseaux sanguins le parcourent dans tous les sens et assurent sa nutrition. Les *plumes* recouvrent le corps tout entier à l'exception du bec, du tarse et des doigts et peuvent se distinguer en plumes proprement dites et en duvet à tiges courtes et flexibles; ces dernières recouvrent immédiatement la peau et ne servent pas au vol. Les plumes dites *rémiges* sont attachées au bord inférieur de l'aile; les *rectrices* à l'extrémité postérieure du corps dont elles forment le gouvernail. Ces deux groupes de plumes sont recouvertes par les *tectrices*. La plume se compose en général d'un axe dur, élastique, circulaire à sa base, carré sur le reste de son parcours. La région inférieure transparente de l'axe est creuse et renferme une papille vasculaire, l'âme de la plume; elle est implantée dans un follicule de la peau et possède deux ouvertures, une supérieure au niveau des premières barbules; une inférieure par laquelle pénètre le vaisseau sanguin. Ces deux orifices ont reçu les noms d'ombilics. Les barbes placées des deux côtés de l'axe sont des lames étroites flanquées de chaque côté de radioles souvent dentées.

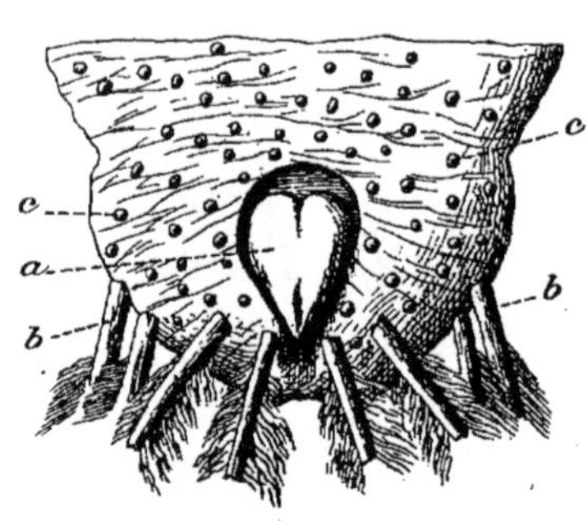

Fig. 293.

Un étui corné revêt les deux branches du bec et la base du tarso-métatarse. Ce dernier est recouvert sur le devant de plaques cornées, les écailles; elles descendent sur la face dorsale des doigts jusqu'à la base de la griffe. La *glande du croupion* (fig. 293, *a*) est placée sur la face dorsale de l'extrémité postérieure du corps; cachée en grande partie sous la peau, elle a la forme d'un cœur de cartes à jouer dont la pointe un peu allongée, dirigée en arrière, fait saillie au dehors du corps. La masse repose sur la base des plumes rectrices et se compose de deux moitiés longitudinales conduisant chacune leur produit d'excrétion par un canal s'ouvrant au dehors à l'extrémité de la proéminence postérieure.

Squelette (fig. 294-303). On ne peut chez le pigeon distinguer les différentes régions de la colonne vertébrale aussi nettement que chez

Fig. 293. — *Columba domestica*. Extrémité postérieure du corps vue de dos. Grandeur naturelle. La peau au-dessus de la glande a été enlevée. *a*, glande du croupion; *b*, base des plumes rectrices; *c*, follicules dans lesquels s'engagent les plumes.

les Mammifères. Ce qui frappe à première, vue, ce sont le nombre considérable et la grande mobilité des vertèbres du cou (*vc*, fig. 294), la moins grande mobilité de celles du dos (*vd*), la soudure des vertèbres sacrées et enfin la séparation les unes des autres des caudales (*c*). Un caractère spécial du squelette ne doit pas être oublié, c'est la *pneumaticité* de plusieurs os, dans lesquels se développent des cavités en rapport direct avec les poumons. Nous traiterons ce sujet à propos des organes respiratoires.

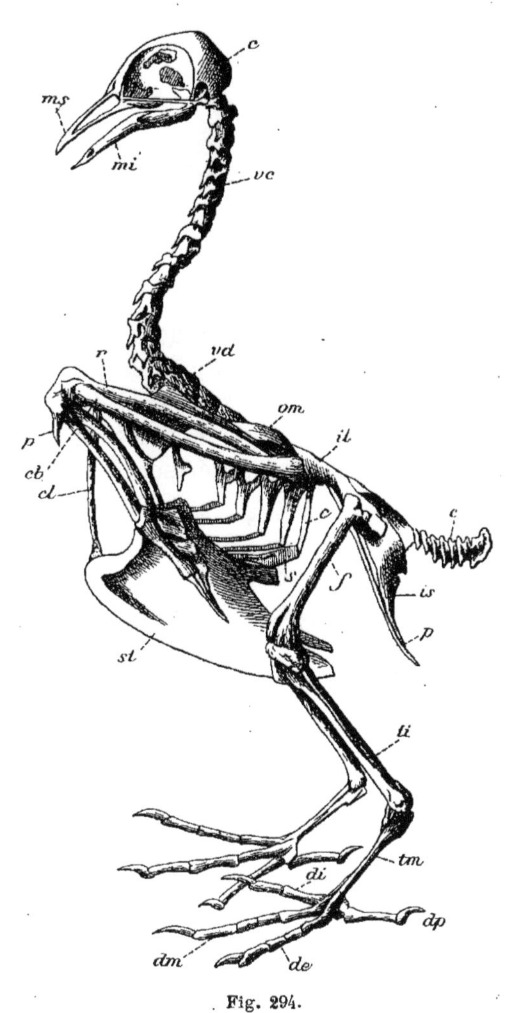

Fig. 294.

Colonne vertébrale. On comprend sous le nom de *vertèbres cervicales* (*vc*, fig. 294) celles qui, placées à la partie antérieure de la colonne vertébrale, sont dépourvues de côtes ; elles sont au nombre de douze chez les pigeons et les premières, à l'exception de l'atlas, sont plus longues que larges, tandis qu'au contraire, les dernières sont plus larges que longues. L'*atlas* est un anneau dont la paroi ventrale épaissie est creusée en avant d'une cavité dans laquelle vient s'engager l'unique condyle occipital du crâne ; les bords latéraux de cette cavité poussent en arrière un prolongement, contre la face interne duquel vient s'appuyer la tête d'articulation de l'apophyse odontoïde de l'axis. L'*axis* pos-

Fig. 294. — *Columba domestica.* Squelette du pigeon vu de profil. Demi-grandeur naturelle. c, crâne; *vc*, vertèbres cervicales; *vd*, vertèbres dorsales; *il*, iléon : *c*, vertèbres caudales; *is*, ischion; *p*, pubis; *f*, fémur; *ti*, tibia; *tm*, tarso-métatarse; *de*, doigt externe; *dm*, doigt médian; *di*, doigt interne; *dp*, doigt postérieur; *st*, sternum; *s*, pièces reliant le sternum aux côtes *c*; *cl*, clavicule; *cb*, cubitus; *p*, pouce; *r*, radius; *mi*, maxillaire inférieur; *ms*, maxillaire supérieur; *om*, omoplate.

sède un corps de vertèbre à bord ventral arqué, se prolongeant en avant dans l'apophyse odontoïde, très nettement distincte, laquelle vient s'engager dans la rainure mentionnée de l'atlas. L'apophyse épineuse de l'axis est très développée, de même que celles des deux vertèbres suivantes; elle sert de point d'attache aux muscles rele-

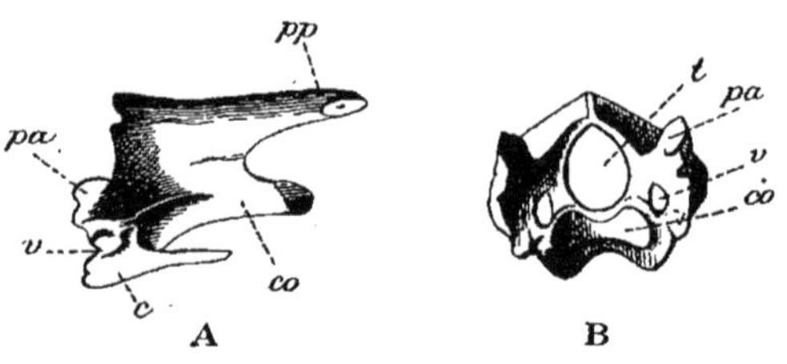

Fig. 295.

veurs du cou. La longue apophyse oblique porte en dessous une surface d'articulation pour la vertèbre suivante. Les apophyses épineuses des *vertèbres cervicales* suivantes diminuent de hauteur au fur et à mesure que l'on s'avance vers la région dorsale. Le processus articulaire antérieur (*pa*, fig. 295) est relié au corps de la

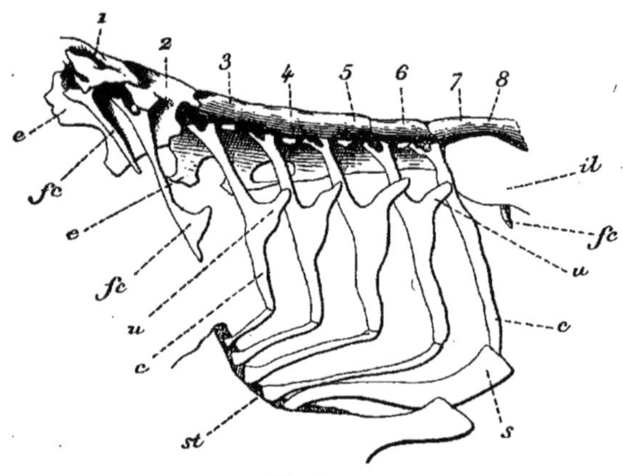

Fig. 296.

vertèbre par une pièce intermédiaire très large en avant, amincie en stylet en arrière, à laquelle on a donné le nom de *côte cervicale* (*c*).

Fig. 295. — *Columba domestica.* Sixième vertèbre cervicale grossie deux fois. A, vue de profil; B, de face; *t*, canal médullaire; *pa*, processus articulaire antérieur; *v*, canal vertébral; *pp*, processus articulaire postérieur; *co*, corps de la vertèbre; *c*, côte cervicale.

Fig. 296. — *Columba domestica.* Moitié gauche de la cage thoracique vue de profil Grandeur naturelle. 1-8 vertèbres dorsales; *il*, iléon; *fc*, fausses côtes; *u*, apophyses uncinées; *c*, vraies côtes; *s*, os sterno-costaux; *st*, sernum; *e*, apophyse épineuse ventrale.

Cette dernière, très courte dans la première vertèbre, augmente de plus en plus de longueur dans les suivantes et laisse, entre elle et le corps de la vertèbre, un canal par lequel passe une artère, une veine et le grand sympathique; c'est le *canal vertébral* (*v*). Le processus articulaire postérieur (*pp*) est très allongé, ses extrémités s'écartent l'une de l'autre de manière à former un V à branches très écartées et reliées entre elles par une membrane. Les deux dernières vertèbres cervicales ont les côtes très courtes et la face ventrale du corps vertébral se relève en une arête, le processus épineux inférieur.

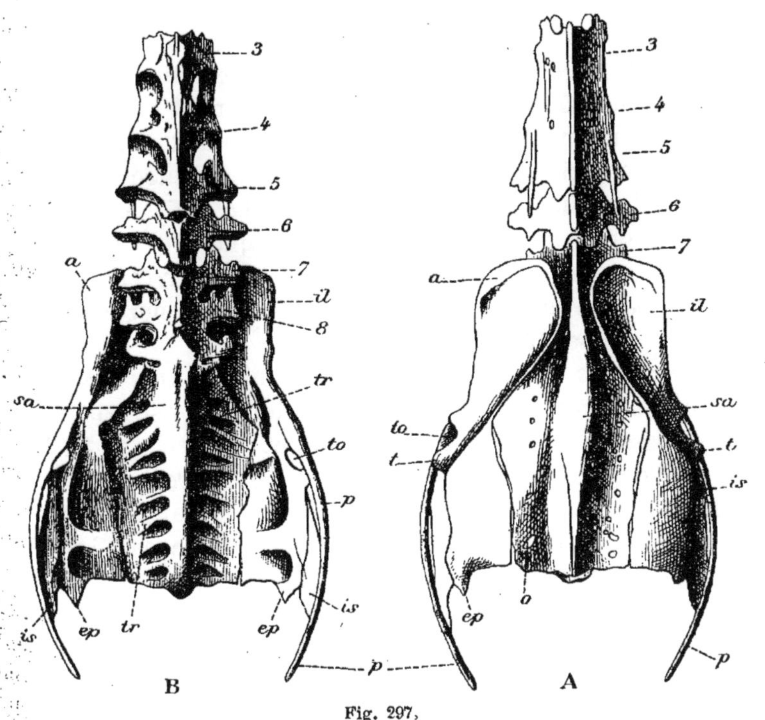

Fig. 297.

Les *vertèbres dorsales* au nombre de huit (fig. 294-296) n'ont en général plus de trou vertébral, parfois on en rencontre encore un d'un côté du premier article, mais il est très rudimentaire. Les deux premières (1 et 2, fig. 296), sont libres; les trois suivantes (3, 4, 5) sont soudées en une seule masse, la sixième est libre, et les deux dernières réunies en une seule, fusionnée avec l'iléon (*il*). Les *côtes*

Fig. 297. — *Columba domestica*. Le bassin. Grandeur naturelle. A, face dorsale; B, face ventrale; *a*, bord antérieur de l'iléon; *il*, iléon; *t*, éminence antitrochantérienne; *is*, ischion; *p*, pubis; *o*, orifices entre les apophyses transverses; *sa*, sacrum; 3-8, vertèbres dorsales; *tr*, apophyses transverses des vertèbres sacrées; *to*, trou obturateur; *ep*, épi-iléon.

sont divisibles en deux catégories, les vraies côtes (*c*) reliées au sternum et les fausses côtes (*fc*) libres. Les apophyses épineuses dorsales se soudent entre elles dans les troisième, quatrième et cinquième vertèbres ainsi que dans les deux dernières; il en est de même pour les apophyses transverses; celle de la cinquième vertèbre se prolonge en arrière en arête très fine venant s'accoler vers la sixième vertèbre. Les apophyses épineuses ventrales forment à la face inférieure des cinq premières vertèbres dorsales un éperon vertical saillant (*e*), dont les bords libres sont réunis entre eux par un ligament.

Les *vertèbres sacrées* (fig. 297, *sa*) sont assez difficiles à délimiter chez le pigeon. Nous comptons comme telles, celles qui sont dépourvues de côtes et s'attachent latéralement au bassin. On en distingue au moins douze, fusionnées ensemble et dont les apophyses transverses élargies (*tr*) viennent s'appliquer contre le bord interne de l'iléon. Examinée par la face dorsale, fig. 297, A, la masse des vertèbres sacrées laisse distinguer de chaque côté de la ligne médiane une rangée de petites ouvertures qui livrent passage aux nerfs, vue par la face ventrale (B), on distingue nettement les apophyses transverses (*tr*).

Les *vertèbres caudales* (*c* fig. 294) toujours très distinctes chez le pigeon, sont au nombre de sept, la dernière est représentée par une lame osseuse disposée verticalement et recourbée en forme d'éperon; c'est l'os du croupion ou *pygostyle*. Les autres possèdent toutes un canal médullaire, des apophyses épineuses supérieures très élevées et des apophyses transverses assez volumineuses; les dernières sont pourvues d'apophyses épineuses inférieures.

Les *côtes* du pigeon (fig. 296) sont au nombre de huit paires se divisant en vraies et fausses côtes. Les premières (*c*) sont reliées indirectement au sternum par les os sterno-costaux (*s*). On en compte cinq paires. Très aplaties et fortement arquées, elles touchent la colonne vertébrale par deux têtes osseuses écartées l'une de l'autre. La supérieure ou postérieure, le *capitulum*, s'attache contre l'apophyse transverse de la vertèbre, l'inférieure placée plus en avant s'engage dans une petite dépression ménagée sur les flancs du corps de la vertèbre. La première paire de vraies côtes s'attache contre la troisième vertèbre dorsale. Du milieu du bord postérieur des quatre premières vraies côtes, part un prolongement osseux recourbé en hameçon de bas en haut et venant s'appliquer par son extrémité libre sur la côte suivante, c'est *l'apophyse uncinée* (*u*). L'ensemble de ces crochets donne une plus grande solidité à la cage thoracique. Les *os sterno-costaux* (*s*) augmentent de longueur d'avant en arrière; ils sont disposés obliquement, l'extrémité inférieure étant antérieure s'engage dans une rainure ménagée sur le bord latéral du sternum (*st*), l'extrémité supérieure dirigée en arrière s'applique contre le bout distal de chaque vraie côte correspondante. Les deux premiers os sterno-costaux sont cylindriques; les trois derniers, cylindriques à la base et aplatis en haut, sont tellement penchés en arrière qu'ils prennent presque la position horizontale. Les fausses côtes (*fc*) sont au nombre de trois paires; deux antérieures précédant les vraies côtes et une postérieure. Construites sur le même plan que les autres côtes, elles sont plus courtes,

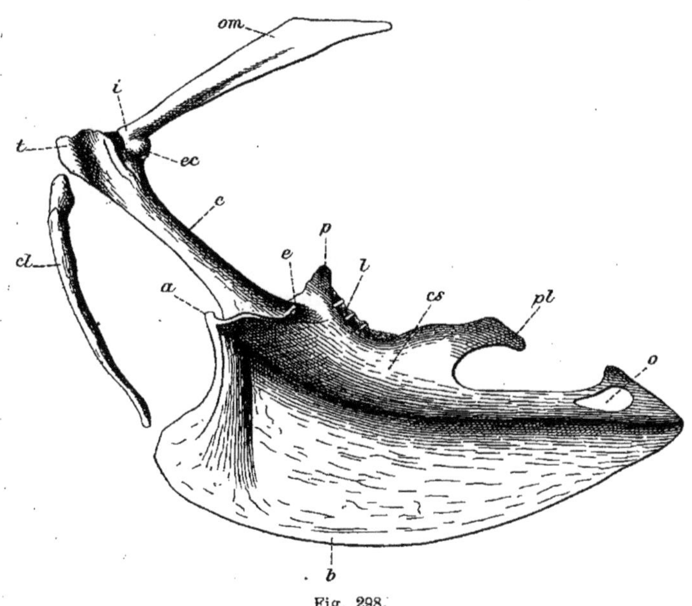

Fig. 298.

libres le long des flancs de l'animal. Par leur extrémité supérieure, elles s'attachent à la colonne vertébrale par deux têtes d'articulation, le *tuberculum* et le *capitulum*. La seconde paire possède un rudiment d'apophyse uncinée.

Comme chez presque tous les Oiseaux carinates, le *sternum* du Pigeon (fig. 298) a la forme d'un bouclier portant sur sa face ventrale bombée une lame médiane contre laquelle s'insèrent les

Fig. 298. — *Columba domestica*. Ceinture scapulaire et sternum vus de profil. Grandeur naturelle. *om*, omoplate; *ec*, *processus humeralis; c*, coracoïde; *e*, rainure antérieure du sternum; *p*, apophyse costale; *l*, cavités recevant les extrémités inférieures des sterno-costaux; *cs*, corps du sternum; *pl*, processus latéral postérieur; o, lacune dans la partie postérieure du sternum; *b*, bréchet; *a*, apophyse épisternale; *cl*, clavicule; *t*, relèvement antérieur du coracoïde; *i*, *processus furcularis*.

muscles pectoraux, c'est le *bréchet* (*b*). Le sternum dans son ensemble présente la forme d'une coque de bateau à voile dont la quille serait le bréchet. Le corps du sternum (*cs*) vu par-dessus est une lame allongée à convexité inférieure, le bord antérieur a la forme d'un accent circonflexe dont le sommet, l'apophyse épisternale (*a*) sert de point d'attache aux ligaments qui relient le coracoïde au sternum. Les côtés sont creusés de profondes échancrures (*e*) dans lesquelles s'engagent les extrémités inférieures des coracoïdes (*c*). Les bords latéraux du sternum très épaissis antérieurement présentent une rainure (*l*), divisée en cinq petits compartiments successifs dans lesquels s'enfoncent les extrémités inférieures des sterno-costaux. Cette échancrure est bordée en avant et en arrière par un relèvement, l'antérieur (*p*) plus petit est le processus latéral antérieur ou apophyse costale; le postérieur très long et dirigé en arrière, forme le processus latéral postérieur (*pl*). En arrière de ce dernier, le bord du sternum est profondément échancré et passe par un relèvement à l'extrémité postérieure courbée régulièrement en arc. Une ouverture (*o*) perfore les côtes postérieures du sternum. Le bréchet (*b*), faisant toujours partie intégrante du corps du sternum, est une lame allongée qui se détache verticalement de la ligne médiane ventrale du corps du sternum; son bord inférieur très régulièrement courbé est légèrement renflé et forme en avant un éperon relié à la fourchette par un court tendon.

La *ceinture scapulaire* (fig. 298) comprend de chaque côté trois os, l'omoplate, le coracoïde et la clavicule. L'*omoplate* (*om*) est une lame allongée obliquement en forme de sabre et qui s'étend sur la face externe de la région dorsale des flancs. En arrière, elle arrive jusque dans le voisinage de l'iléon. L'extrémité antérieure acquiert une plus grande consistance en devenant plus épaisse et se termine par deux proéminences, une interne, le *processus furcularis* (*i*); une externe, le *processus humeralis* (*ec*) plus volumineux, lequel constitue, avec la partie avoisinante du coracoïde, la cavité articulaire de l'humérus. Les deux processus s'attachent contre le coracoïde et ménagent entre eux une large ouverture, le *foramen triosseum*. Le *coracoïde* (*c*) placé obliquement, détermine avec l'omoplate à laquelle il se soude antérieurement, un V dont le sommet est dirigé en avant. C'est un os long, très fort, élargi à son extrémité inférieure s'engageant dans la rainure correspondante du sternum. L'extrémité supérieure se relève en trois tubérosités, contre lesquelles s'appliquent l'omoplate, l'humérus et la clavicule. Le bord interne de la région supérieure détache une grosse lame osseuse contre laquelle s'attachent les tendons qui assujettissent le sternum au coracoïde. La *clavicule* (*cl*) est un os grêle allongé qui se soude à celui de vis-à-vis et forme ainsi un seul os en V, la *furcule*, dont l'extrémité inférieure est reliée au bréchet par un tendon.

L'*aile* du pigeon (fig. 299) est constituée par plusieurs pièces placées les unes à la suite des autres, et qui sont, lorsque l'animal est au repos, repliées les unes à côté des autres. L'extrémité proximale de l'humérus touche en avant l'omoplate et le coracoïde réunis, son extrémité distale est au niveau de l'iléon; les os de l'avant-bras s'étendent d'arrière en avant et ceux de la main se dirigent de nouveau en arrière. Cette disposition est renversée pour les os de la jambe. Nous remarquons une simplification dans le squelette de l'aile, par la réduction du nombre des pièces osseuses du carpe et des doigts.

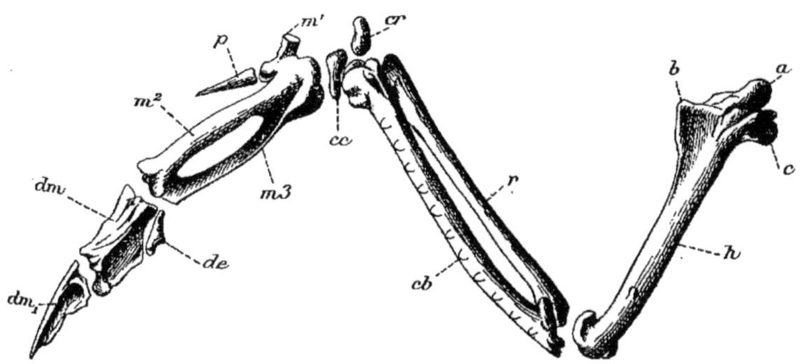

Fig. 299.

L'*humérus* (*h*, fig. 299) est un os fort remarquable par son extrémité antérieure volumineuse. La tête d'articulation avec la ceinture scapulaire (*a*), est limitée, du côté interne, par un sillon profond dans lequel s'engage une tubérosité de la région antérieure de l'omoplate. Extérieurement, une crête saillante (*b*) sert de point d'attache aux muscles de l'aile. La face ventrale de l'extrémité antérieure recourbée en bas est perforée par un trou (*c*) pour le passage du conduit pneumatique de l'os. La région ventrale de l'os est cylindrique. L'extrémité postérieure est ornée de deux têtes d'articulation venant jouer dans des cavités correspondantes des os de l'avant-bras. Le *cubitus* (*cb*), le plus fort et le plus long des deux os de l'avant-bras, dépasse en longueur l'humérus. Lorsque l'aile est pliée,

Fig. 299. — *Columba domestica*. Squelette de l'aile gauche du pigeon vu du dehors. Grandeur naturelle. *h*, humérus; *a*, tête d'articulation avec la ceinture scapulaire; *b*, crête musculaire; *c*, orifice pneumatique de l'humérus; *cb*, cubitus; *r*, radius; *cc*, carpien cubital; m^1, *cr*, carpien radial; m^3, les trois métacarpiens; *de*, doigt externe; *dm*, première phalange du doigt médian; *dm'*, seconde phalange du doigt médian; *p*, pouce.

il est externe par rapport au radius; lorsqu'elle est déployée, il est postérieur. Légèrement arqué en dehors, son bord externe porte une série de petites aspérités contre lesquelles viennent s'attacher les rémiges de l'aile. Le *radius* (r) est plus court et plus grêle que son voisin auquel il est assujetti par de forts tendons. Il est droit, cylindrique et un peu élargi à ses deux extrémités. Le *carpe* est réduit à deux petits os réunis à ceux de l'avant-bras et du métacarpe par des ligaments tendineux. Dans la continuation du radius, nous trouvons le *carpien radial* (cr) le plus petit des deux, il est un peu aplati et porte de chaque côté une anfractuosité dans laquelle vient s'engager d'une part, l'extrémité postérieure du radius, de l'autre, l'extrémité antérieure du métacarpe. Le *carpien cubital* (cc) se trouve à la suite du cubitus, il est un peu plus gros que le précédent et très irrégulier de forme.

Les *métacarpiens* sont soudés ensemble, ne formant plus qu'une pièce unique dans laquelle on peut reconnaître la présence de trois parties constitutives. Le premier métacarpien (m^1), le plus court, est soudé très largement contre la région proximale du second métacarpien. Contre lui s'attache un doigt à une seule phalange, le pouce (p). Le second métacarpien (m^2) le plus volumineux des trois, est un gros os cylindrique renflé à ses deux extrémités, lesquelles se soudent au troisième métacarpien; entre les deux persiste, dans la région moyenne, une longue ouverture. Le troisième métacarpien (m_3) est plus grêle que le précédent. C'est une lame qui n'est libre que sur une certaine étendue. A la suite de ces os, nous trouvons deux doigts, un à deux phalanges, un à une seule. Dans la main du pigeon, il y a donc trois doigts, le pouce (p), dont le squelette n'est représenté que par une pièce unique en forme de coin, repose sur le premier métacarpien et porte une partie distincte de l'aile, l'*aileron*; le doigt médian (dm), le plus gros des trois est composé de deux phalanges, la première très large, comprimée en lame postérieurement, la seconde (dm^1), en triangle allongé, fait suite à la première dont elle égale la longueur. Enfin, le troisième doigt (de), est rudimentaire, composé d'une seule phalange, appliquée contre le doigt médian.

Membre postérieur. De même que pour le membre antérieur, nous remarquons dans la jambe une réduction du nombre des pièces squelettaires qui la constituent. Cette réduction porte sur le tarse et le métatarse. Les doigts sont au nombre de quatre, dont trois antérieurs et un postérieur.

Ceinture pelvienne (fig. 297). Le bassin du pigeon comprend de chaque côté trois os symétriques ayant d'étroits rapports avec les apophyses transverses des vertèbres sacrées. Ils forment une masse lamellaire, bombée, à convexité tournée en arrière, et dans laquelle on distingue l'iléon, l'ischion, et le pubis. Ces trois pièces sont, chez l'adulte, soudées entre elles, on ne distingue plus trace de sutures. L'*iléon* (*il*) est une longue lame disposée à peu près horizontalement à laquelle on distingue d'emblée quatre bords, deux latéraux, un antérieur, un postérieur. Le bord antérieur (*a*) est légèrement arqué, il recouvre en partie la vertèbre, munie de sa fausse côte. Le bord interne se présente au dos comme une ligne en forme de V à branches très écartées, le sommet est à mi-hauteur de l'os. C'est ce bord qui entre en relation plus ou moins intime avec les apophyses transverses des vertèbres sacrées. Le bord externe de l'iléon est le plus contourné et participe à la conformation de l'acétabulum et de l'échancrure sacro-sciatique; en arrière il limite le bord supérieur de l'ischion et, au moment où il passe au bord postérieur uni, il se prolonge en arrière en une petite éminence conique, l'épi-iléon (*ep*). L'*ischion* (*is*) est une petite lamelle disposée à peu près verticalement dont le bord supérieur s'unit à l'iléon en arrière de l'échancrure sacro-sciatique. Très aminci en avant, il se prolonge jusqu'à l'acétabulum, et par son bord inférieur un peu excisé antérieurement il prend part à la formation du trou obturateur. En arrière, il se prolonge en une longue bande triangulaire s'appuyant sur le pubis. Entre le bord ventral de l'ischion et le pubis se trouve ainsi une fente qui, en avant, se termine entre l'échancrure sacro-sciatique et l'acétabulum par un élargissement ovalaire, le trou obturateur (*to*). Le *pubis* (*p*), est une lame osseuse placée à la face inférieure de l'ischion; courbée en arc, sa convexité est tournée en dehors. Il dépasse en arrière d'un centimètre l'ischion, et en avant, au-dessous du trou obturateur, il se soude à l'iléon et à l'ischion. Les extrémités postérieures des deux os pubiens sont toujours libres, et ne contractent aucune liaison entre elles.

Nous voyons par ce qui précède que les trois pièces qui forment une des moitiés du bassin se rencontrent au fond de la cavité glénoïde dans laquelle vient s'engager la tête du fémur. Cette cavité a reçu le nom de *trou obturateur* (*to*), elle est complètement perforée et bordée supérieurement par un avancement du bord latéral de l'iléon, en forme de toit (*t*); c'est l'éminence antitrochantérienne.

Extrémité postérieure. Le *fémur* (*f*, fig. 294 et fig. 300, A) est un os cylindrique très fort un peu recourbé en dehors. Sa tête d'articulation (*t*), avec le bassin est assez volumineuse, tournée en dedans et terminée en demi-boule. Le trochanter (*tr*), est une arête à bord libre très tranchant. Deux gros condyles (*c* et *a*) terminent l'extrémité inférieure de l'os; l'externe (*a*), est superposé au péroné, l'interne (*c*) au tibia. Une profonde rigole les sépare l'un de l'autre.

Les os de la jambe, le tibia et le péroné (fig. 300, B,) sont plus longs que le fémur et, des deux, le tibia (*t*) est de beaucoup le plus volumineux; le *péroné* (*p*) a l'air de n'en être qu'une apophyse qui descend jusqu'aux cinq sixièmes environ de la longueur en s'amincissant de plus en plus. Le *tibia* (*t*) est droit, cylindrique, renflé au deux extrémités et orné dans sa région supérieure d'arêtes pour l'insertion des muscles. A l'extrémité inférieure se trouvent deux condyles séparés l'un de l'autre par un enfoncement.

Le *tarso-métatarse* du pigeon adulte (*t a*, fig. 300, C) résulte de

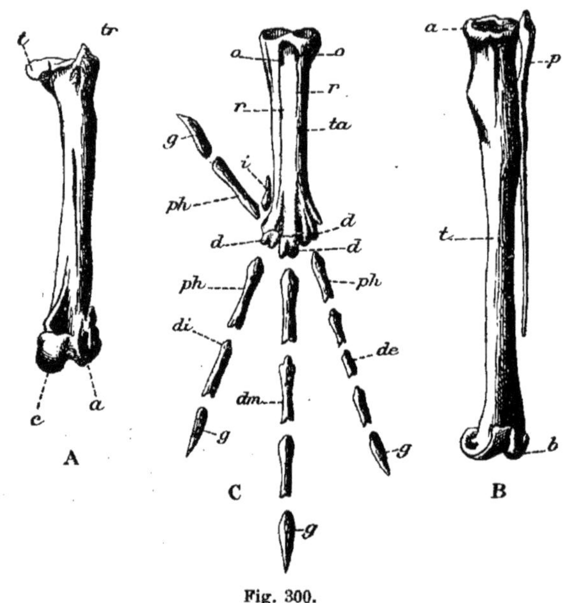

Fig. 300.

la fusion complète des os du tarse et du métatarse, primitivement séparés dans l'embryon. C'est un seul os, un peu aplati d'arrière en avant et renflé à ses deux extrémités. En examinant sa face antérieure, on distingue aisément que trois pièces longitudinales soudées ensemble concourent à la formation de cet os. En effet, un peu en dessous de l'extrémité proximale, on aperçoit deux orifices (*o*) se

Fig. 300. — *Columba domestica*. Squelette du membre postérieur gauche, face antérieure. Grandeur naturelle. A, fémur: *tr*, trochanter; *a* et *c*. têtes d'articulation avec le tibia et le péroné; *t*, articulation avec le bassin. B, tibia (*t*) et péroné (*p*), dans leur réunion naturelle : *a*, cavités glénoïdales supérieures; *b*, poulies articulaires inférieures. C, le pied : *ta*, tarso-métatarse; *o*, orifice et *p*, rainures divisant l'os en trois bandes longitudinales; *d*, poulies digitifères; *de*, doigt externe; *g*, griffes; *dm*, doigt médian; *di*, doigt interne; *i*, pièce intermédiaire entre le tarso-métatarse et la phalange du doigt postérieur; *ph*, première phalange.

prolongeant en arrière dans des rainures (*r*); ils divisent ainsi l'os en ses éléments parallèles. Cette disposition est encore plus frappante à l'extrémité distale de l'os, laquelle est franchement divisée en trois segments terminés chacun par une poulie digitifère distincte (*d*), munie de deux condyles. Le nombre des pièces squelettaires qui concourent à la formation des *doigts* est variable pour chacun de ces derniers. Le postérieur ne possède que deux phalanges réunies au tarso-métatarse par un os intermédiaire (*i*). Puis le nombre des phalanges augmente du doigt interne au doigt externe; l'interne (*di*), en porte trois longues; le médian (*d m*), quatre; l'externe (*d e*), cinq courtes. Chaque phalange proximale porte une griffe recourbée.

Squelette de la tête (fig. 301 et 302). A l'exception de la mandibule, entièrement mobile et quelques pièces jouissant seulement

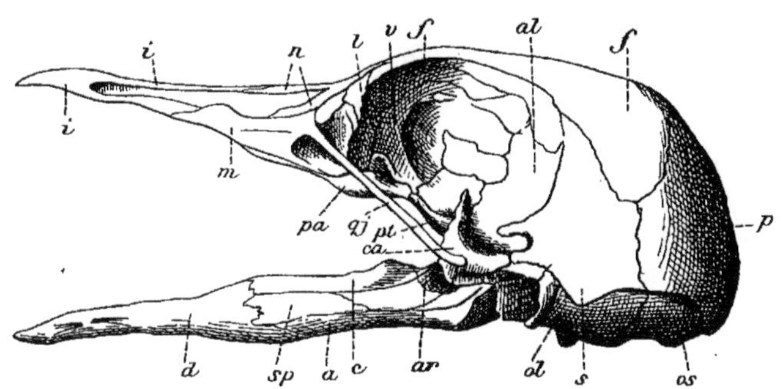

Fig. 301.

d'une certaine flexibilité, tous les os, composant primitivement le crâne et la face, ne forment qu'un tout solide ayant la forme d'une poire dont l'extrémité amincie est constituée par le bec. Les côtés descendent verticalement et sont creusés d'une énorme cavité logeant les yeux; ces trous orbitaires sont bordés inférieurement par la longue baguette osseuse du quadrato-jugal (*qj*) reliant le crâne à la face. En arrière, le dessous du crâne est perforé par le trou occipital bordé antérieurement par un seul condyle faisant saillie sur la face inférieure. Le crâne présente deux particularités frappantes qui distinguent à première vue les Oiseaux des Reptiles. C'est d'un côté le peu d'épaisseur des os qui le constituent et qui sont soudés ensemble de

Fig. 301. — *Columba domestica*. Squelette céphalique, vu de côté. Une fois et demie de grandeur naturelle. *i*, intermaxillaire; *n*, nasal; *l*, lacrymal; *v*, vomer; *f*, frontal; *al*, orbito-sphénoïde; *p*, pariétal; *os*, occipital supérieur; *s*, squameux; *ol*, occipital latéral; *ar*, articulaire; *c*, coronoïde; *a*, angulaire; *s*, splenial; *d*, dentaire; *ca*, carré; *pt*, ptérygoïde; *qj*, quadrato-jugal; *m*, maxillaire.

manière à former une boîte continue; puis l'énorme cavité cranienne que le cerveau remplit complètement.

Les différentes pièces osseuses céphaliques se combinent de la manière suivante pour constituer d'abord le *crâne proprement dit*. L'os *frontal* (*f*), un des plus volumineux du crâne, est situé sur la face dorsale de ce dernier, en avant du pariétal et en arrière du nasal; il se soude à son voisin sur la ligne médiane dorsale. C'est lui qui forme la plus grande partie du plafond de la boîte cranienne; par son bord externe tranchant, il délimite en même temps le contour supérieur de l'orbite. Très aminci en avant, il s'élargit en arrière en descendant sur les flancs de la boîte céphalique. A sa suite, nous trouvons immédiatement le *pariétal* (*p*) carré et lamellaire; il concourt à la formation de la voûte supérieure de la boîte, et sur la ligne médiane dorsale touche son vis-à-vis; postérieurement il avoisine l'occipital supérieur (*os*) et latéralement le *squameux* (*s*). Ce dernier, situé au-dessous du frontal, est une lame volumineuse formant le bord postérieur de l'orbite, tout en complétant les flancs du crâne; son bord inférieur touche l'occipital latéral (*d*) et une pointe poussée en avant s'articule avec le carré (*c*). Les parties latérales du crâne sont rejointes en dessous par les *occipitaux supérieur*, *latéral* et *basilaire*. Le premier os (*os*) est impair; faisant suite aux pariétaux, il limite ainsi le crâne en arrière; une profonde échancrure en forme de V constitue la limite postérieure du trou occipital. Les *occipitaux-latéraux* (*o l*), sont pairs, chaque pièce placée au-dessous du squameux formant corps avec le rocher; ces os constituent seuls les côtés du trou occipital, tandis que, concurremment avec les rochers et les squameux, ils forment l'enveloppe de l'organe auditif, le labyrinthe

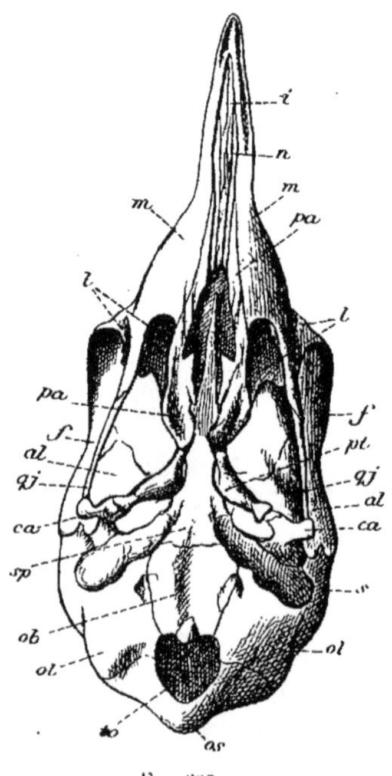

Fig. 302.

Fig. 302. — *Columba domestica.* Squelette céphalique, vu par dessous. Une fois et demie grandeur naturelle. *i*, intermaxillaire; *n*, nasal; *m*, maxillaire; *pa*, palatin; *l*, lacrymal; *f*, frontal; *pt*, ptérygoïde; *qj*, quadrato-jugal; *al*, alisphénoïde; *ca*, carré; *s*, squameux; *ol*, occipital latéral; *os*, sus-occipital; *to*, trou occipital; *ob*, occipital basilaire; *sp*, sphénoïde.

osseux. L'*occipital basilaire* (*ob*), est impair; situé au devant du trou occipital, il est un peu allongé d'avant en arrière et a comme limites, latéralement les occipitaux latéraux, en avant le sphénoïde. Son bord postérieur se renfle en un condyle pénétrant dans la cavité correspondante de l'atlas. Au devant nous trouvons le *sphénoïde* (*sp*), grosse pièce impaire placée juste sur la ligne médiane ventrale, très élargi en arrière, portant deux ailes latérales et contre les flancs antérieurs duquel viennent s'appliquer les ptérygoïdiens et les palatins.

Les cavités orbitaires sont limitées par le frontal, l'orbito-sphénoïde, le vomer et le lacrymal. L'*orbito-sphénoïde* (*a l*) est une lame verticale, placée transversalement par rapport à l'axe longitudinal du corps; il forme la paroi antérieure de la boîte cranienne ainsi que la cloison postérieure de la cavité orbitaire. Il a pour limite inférieure le carré avec le sphénoïde, son bord externe avoisine le squameux, tandis que le supérieur touche au frontal. Le *vomer* (*v*) est une lame impaire formant la cloison qui sépare antérieurement les deux cavités orbitaires; un peu élargi en avant, il se soude au lacrymal, repose en bas sur le palatin, tandis qu'en haut, élargi en forme de toit, il supporte l'extrémité antérieure du frontal. Le sphénoïde le limite postérieurement. Le *lacrymal* (*l*), est un petit os allongé déterminant la paroi antérieure de la cavité orbitaire; il s'appuie sur le jugal, et supporte le frontal et le *nasal*. Ce dernier (*n*) est un os assez compliqué de forme; il se divise antérieurement en deux branches, s'écartant l'une de l'autre pour embrasser la base du nez. Il forme la racine du bec, ainsi que le relèvement antérieur de la tête. La portion postérieure indivise se soude contre le frontal, la branche antérieure interne, très longue et effilée, forme en dessus du bec avec celle de vis-à-vis un écartement dans lequel vient s'engager l'extrémité postérieure de l'intermaxillaire; la branche inférieure repose sur le maxillaire.

Comme chez les Reptiles, les *os de la face* se combinent ensemble pour constituer plusieurs arcs, dont le dernier, l'arc mandibulaire, embrasse seul la voie digestive, tandis que les deux autres restent sur le plafond de cette cavité, adossés au crâne neural.

Arc maxillaire. La mâchoire supérieure, formée de trois ou, si l'on veut, de cinq pièces, est recouverte à son extrémité par l'étui corné du bec dont l'extrémité est assez dure.

L'intermaxillaire impair (*i*) soutient le bout du bec, il est un peu recourbé en bas antérieurement et intimement soudé à son vis-à-vis. En arrière, nous avons le *maxillaire supérieur* (*m*), branche très allongée formant avec l'intermaxillaire et le palatin le plafond de la bouche. Il se prolonge postérieurement en une arête très fine en relation avec le *quadrato-jugal* qui ne semble en être que la continuation. Cet os (*q j*) est une mince et fragile lamelle limitant la cavité orbitaire en dessous; par son extrémité postérieure, elle s'attache contre le carré.

Arc ptérygo-palatin. Le *palatin* pair (*p a*), est une petite pièce très allongée composée de deux parties, une antérieure excessivement mince longeant le bord interne de la mâchoire supérieure, et une postérieure élargie, appliquée contre le sphénoïde et le *ptérygoïde*. Celui-ci (*p t*) est une petite masse allongée horizontalement au devant du carré, elle est disposée un peu obliquement de telle sorte que son extrémité antérieure avoisine la ligne médiane en se soudant au palatin en même temps qu'au sphénoïde; en arrière, elle s'attache contre le bord antérieur du carré.

L'*arc mandibulaire* montre tous les caractères de celui des Lézards en ce sens, qu'il est suspendu librement au crâne par un os carré mobile, lequel par ses connexions directes avec le maxillaire et le ptérygoïdien, exerce encore une certaine influence sur les mouvements très bornés de ces deux arcs. L'*os carré* (*c a*) qui constitue la partie de l'arc servant à la suspension, est situé au devant du bord antéro-inférieur du squameux; il présente, vu de face, une masse centrale carrée se prolongeant en éminences aux angles. La proéminence supéro-antérieure, la plus longue des quatre, s'avance librement en dessous de la cavité orbitaire; la supéro-postérieure fournit la poulie contre laquelle vient jouer la mâchoire inférieure; c'est contre le bord externe de la pointe inféro-postérieure que vient s'appliquer le quadrato-jugal. La *mandibule* inférieure elle-même est constituée par deux branches comprenant chacune cinq os, dont le postérieur est l'*articulaire* (*ar*), petite masse en relation directe avec le carré; en dessous se trouve l'*angulaire* (*a*), formant le bord inférieur de la moitié postérieure de la mandibule; il est un peu arqué, et pénètre par son extrémité postérieure en dedans de l'articulaire. Un peu en avant et au-dessus, se place le *coronoideum* (*c*) aussi nommé *sus-angulaire*, il limite le bord supérieur de la moitié postérieure de la mandibule. Entre les deux os précédents s'insère le *splénial* (*s*) petite lamelle mince, allongée. Enfin antérieurement, nous trouvons le *dentaire* (*d*), le plus grand des os qui concourent à la formation de la mandibule; très aminci en avant il se soude de bonne heure à celui de vis-à-vis et se revêt d'un étui corné.

L'*appareil hyoïdien* est formé de deux branches très allongées contournant le crâne en arrière des occipitaux latéraux. Chacune de ces pièces est composée de deux articles, un supérieur *épibranchial* effilé, terminé en pointe; un inférieur, le *cérato-branchial*, longue baguette grêle dont la base s'unit aux deux os *basi-branchiaux*, situés l'un en arrière de l'autre, sur la ligne médiane ventrale du plancher de l'arrière-bouche et représentant le corps de l'hyoïde. Ces os sont précédés par deux petits os pénétrant dans la langue pour former le *basi-hyal* ou *entoglosse*. Comparé à celui des Reptiles, cet appareil est assez réduit, surtout par rapport aux arcs latéraux.

Système musculaire (fig. 303, 304). Par suite de l'adaptation au vol et à la station bipède, le système musculaire présente des modifications fort considérables, que nous ne pouvons indiquer que sommairement.

Le *muscle cutané* (*cucullanus*), placé immédiatement au-dessous de la peau du cou et du commencement du tronc, est une lame musculaire excessivement mince dont les fibres adhèrent à la couche interne des téguments. Il se laisse diviser en deux parties principales, une antérieure, la seule représentée dans le dessin (*p*, fig. 304), allongée de haut en bas, s'insérant par son extrémité inférieure amincie contre la crête postérieure de l'orbite. La partie postérieure musculaire, sur la moitié antérieure du cou, passe plus loin à l'état de lame fibreuse transparente.

Muscles du tronc. Une grosse masse placée de chaque côté de la colonne vertébrale, est le muscle *long du dos* (*ld*). Ses fibres à cours transversal sont réunies en deux masses, une antérieure, plus petite, qui s'insère dorsalement contre les apophyses épineuses des premières vertèbres dorsales et inférieurement va s'attacher contre l'extrémité de l'humérus; la partie postérieure, qui lui fait immédiatement suite, se prolonge jusqu'à la région antérieure du bassin, sous forme d'une grosse lame qui s'insère en avant également contre l'humérus et est en partie recouverte par le *dorso-huméral* (*dh*) dont les extrémités supérieures et inférieures ont les mêmes points de contact avec le squelette. Dans la région caudale, s'allonge un muscle inséré antérieurement contre le bord postérieur de l'iléon et postérieurement sur les vertèbres caudales, c'est l'*élévateur du coccyx* (*ec*). Les muscles coccygiens, non représentés dans le dessin, s'étendent sur les faces ventrale et latérale du croupion ayant les mêmes points d'insertion que l'élévateur du coccyx. Sur les flancs du corps, la large bande de *l'élévateur postérieur des côtes* (*lcp*) s'élève transversalement sur les dernières côtes en s'appliquant d'un côté sur les apophyses uncinées et de l'autre contre la colonne vertébrale dans sa région dorsale; elle recouvre les *muscles intercostaux* (*it*), rangés en deux groupes, qui relient le bord postérieur d'une côte au bord antérieur de la suivante; le premier groupe est placé au dessus de l'apophyse uncinée, le second en

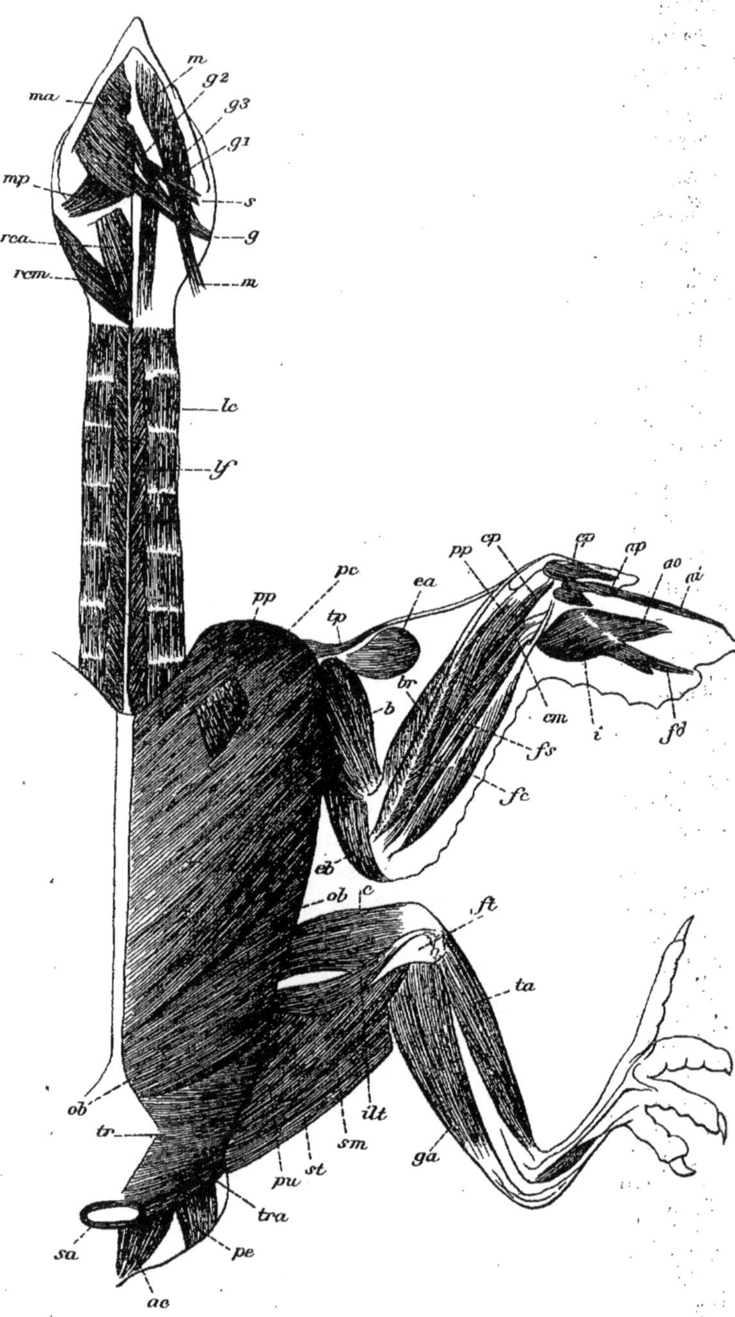

Fig. 303.

Fig. 303. — *Columba domestica*. Musculature du pigeon vue par la face ventrale. Trois quarts de la grandeur naturelle. *m*, mylo-peaucier; g^1, génio-hyoïdien, partie

dessous. Enfin, au niveau des apophyses uncinées, s'applique encore la mince lame musculaire de l'*oblique externe* (*ob*); elle s'abaisse jusqu'au milieu de la face ventrale de l'abdomen où elle se convertit en une membrane tendineuse transparente s'accolant contre le bord libre du bréchet. Un muscle profond à cours presque longitudinal, situé sur les flancs du croupion, l'*ischio-coccygien* (*is*), s'insère par son extrémité antérieure contre l'ischion; il devient rapidement tendineux et se termine postérieurement contre le milieu de la face ventrale du croupion. Le *transverse anal* (*tra*), est une lame d'égale largeur sur toute son étendue, placée immédiatement sous la peau et qui s'attache supérieurement contre l'extrémité postérieure de l'ischion, inférieurement contre les bords latéraux de la fente anale. Il recouvre en partie le *pubi-coccygien* (*pe*), faisant le tour des flancs du croupion en appliquant une de ses extrémités contre le pubis, l'autre contre les vertèbres caudales antérieures; en dessous se trouve l'*abaisseur du coccyx* (*ac*), grosse masse charnue placée sur les côtés et en arrière de l'anus qui s'étend du pubis jusqu'à la face ventrale des dernières vertèbres coccygiennes.

Les muscles suivants des flancs ne sont visibles qu'après l'enlèvement de la couche superficielle. En dessous de l'oblique externe nous trouvons l'*oblique interne*, courant de la courbure de la dernière côte à l'os pubis contre lequel il se soude par une base très élargie. En avant sont les *élévateurs des côtes;* ils sont au nombre de trois paires partant de l'extrémité antérieure de la cage thoracique pour aller s'insérer contre les dernières vertèbres cervicales.

Le premier des muscles du thorax, placé immédiatement sous la peau est le *pectoral* (*pc*). C'est le plus volumineux de tous; il remplit presque tout l'espace compris entre le bréchet et les bords latéraux du sternum. Vu de face, il se présente comme une grosse masse triangulaire dont un des côtés suit le bord du bréchet, tandis que l'autre remonte en longeant la clavicule, et s'insère en avant contre la crête saillante de l'extrémité antérieure de l'humérus. Du

antérieure; g^2, génio-hyoïdien, partie médiane; g^3, génio-hyoïdien, partie postérieure; *s*, stylo-hyoïdien; *m*, mylo-hyoïdien; *lc*, latéral du cou; *lf*, long fléchisseur du cou; *pp*, pectoro-peaucier; *pc*, pectoral; *tp*, tensor patagii pectoralis; *ea*, tensor patagii bicipitis; *b*, biceps brachial; *br*, brachial; *pp*, pronateur profond; *cp*, cubito-carpien profond; *ep*, abducteur du pouce; *ap*, adducteur du pouce; *ao*, adducteur du doigt médian; *ai*, abducteur du doigt médian; *fd*, fléchisseur du troisième doigt; *i*, fléchisseur des doigts; *cm*, cubito-carpien superficiel; *fs*, cubital; *fc*, fléchisseur des doigts, partie proximale; *eb*, extenseur du bras; *ob*, oblique externe; *c*, couturier; *ft*, fémoro-tibial; *ta*, tibial; *ga*, gastrocnémien; *ilt*, iléo-tibial; *sm*, semi-membraneux; *st*, semi-tendineux; *pu*, pubi-ischio-fémoral; *tra*, transverse anal; *pe*, pubi-coccygien; *ac*, abaisseur du coccyx; *sa*, sphincter ani; *tr*, transverse; *rcm*, droit moyen; *rca*, droit antérieur; *mp*, mylo-hyoïdien, partie postérieure; *ma*, mylo-hyoïdien, partie antérieure.

pectoral se détache une petite lame musculaire, le *pectoro-peaucier*

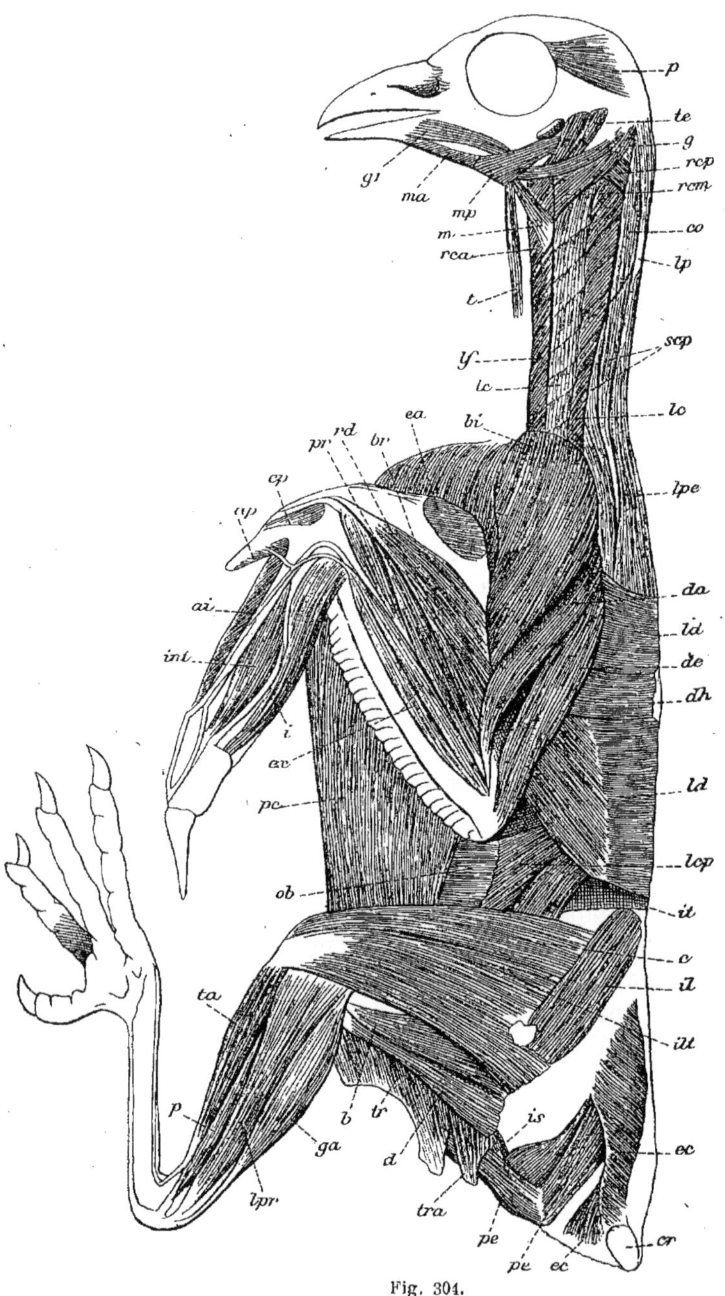

Fig. 304.

Fig. 304. — *Columba domestica.* Musculature du pigeon vue de côté. Trois quarts de la grandeur naturelle. *p*, cucullanus, partie antérieure; *te*, masséter; *g*, génio-hyoïdien; *rcp*, droit postérieur; *rcm*, droit moyen; *co*, complexus; *lp*, long postérieur du cou;

(*pp*); il est très court, presque carré et s'attache contre la couche interne de la peau. A la suite du pectoral se trouve une grosse lame sur laquelle repose directement le péritoine de l'abdomen, c'est le *muscle transverse* (*tr*). Il s'étend sur les flancs et la face ventrale du corps, en arrière des côtes et du sternum. En haut et en arrière, il s'attache contre le pubis, tandis qu'inférieurement il devient tendineux en s'unissant à celui de l'autre flanc. L'anus est entouré de toute part par un muscle grêle, le *sphincter ani* (*s a*). En enlevant la grosse masse du pectoral, on met a nu le *petit pectoral*. Ce muscle, relativement très gros, affecte la forme d'une lame allongée recouverte directement par le corps du sternum; il se prolonge en arrière jusqu'à l'extrémité du bréchet; en avant, il s'amincit de plus en plus, devient cylindrique et s'attache contre le tubercule supérieur de la crête de l'humérus. Un tendon le divise dans toute sa longueur.

Muscles du cou. Sur la ligne médiane dorsale s'étend le *long postérieur du cou* (*lp*), muscle étroit, tendineux sur une partie de son parcours et s'attachant antérieurement à la région occipitale du crâne, postérieurement aux vertèbres du tronc; il relève la tête et le cou; en dessous de lui se trouve le *complexus* (*co*), large bande qui recouvre les flancs de la région antérieure du cou en s'appliquant en avant contre l'occipital externe, en arrière contre la cinquième vertèbre cervicale; il est immédiatement suivi par le *spino-cervical* (*spc*), longue bande charnue recouvrant la face dorsale des vertèbres du dos et du cou; postérieurement ce muscle s'avance jusqu'au bassin et s'attache en avant contre les premières vertèbres cervicales. Les côtés du cou sont formés par le *droit postérieur* (*rcp*), large masse s'étendant de l'occipital latéral aux première et deuxième vertèbres, par *le droit moyen* (*rcm*), partant de l'occipital pour aller se souder à la face ventrale des premières vertèbres cervicales, et enfin par le *latéral du cou* (*l c*). Ce dernier forme deux grosses masses longitudinales interrompues au niveau de chaque vertèbre par des lames tendineuses transversales; il part des premières vertèbres pour aboutir au niveau des premières côtes. Ven-

scp, spino-cervical; *lc*, latéral du cou; *lpe*, partie postérieure du long postérieur du cou; *da*, deltoïde antérieur; *ld*, long du dos; *de*, deltoïde postérieur; *lcp*, élévateur postérieur des côtes; *it*, intercostal; *c*, couturier; *il*, ilio-trochantérien postérieur; *ilt*, ilio-tibial; *ec*, élévateur du coccyx; *cr*, glande du croupion; *pe*, pubi-coccygien; *tra*, transverse anal; *is*, ischio-coccygien; *d*, ischio-fléchisseur; *tr*, transverse; *b*, biceps fémoral; *ga*, gastrocnémien; *lpr*, long péronier; *p*, péronier; *ta*, tibial; *ob*, oblique externe; *pc*, pectoral; *ex*, extenseur du doigt médian; *i*, fléchisseur des doigts; *int*, interosseux; *ai*, abducteur du doigt médian; *ap*, adducteur du pouce; *ep*, abducteur du pouce; *pr*, pronateur superficiel; *rd*, radial; *br*, brachial, *ea*, tensor patagii bicipitis; *bi*, biceps; *lc*, latéral du cou; *lf*, long fléchisseur du cou, *t*, trachéo-laryngien; *rca*, droit antérieur; *m*, mylo-peaucier; *mp*, mylo-hyoïdien, partie postérieure; *ma*, mylo-hyoïdien, partie antérieure; *g*, génio-hyoïdien, partie antérieure.

tralement, le cou porte le *long fléchisseur du cou* (*l f*). Ce muscle, placé près de la ligne médiane, court depuis la troisième ou quatrième vertèbre jusqu'au milieu des vertèbres dorsales. Il est recouvert antérieurement par le *droit antérieur* (*r c a*), qui s'attache contre la base de l'occiput en avant et contre la face ventrale des premières vertèbres en arrière. Indépendamment de la masse propre des muscles du cou, nous trouvons sur la face ventrale de ce dernier deux longues bandes longeant la trachée-artère; ce sont les *trachéo-laryngiens* (*t*); antérieurement ils se soudent contre le larynx. Distincts sur tout leur parcours et fixés contre la trachée par des brides conjonctives, ils s'avancent jusqu'au devant du jabot, où leurs fibres s'écartent les unes des autres pour aller se relier à celles du cucullanus.

Muscles de la tête. Les côtés du crâne sont recouverts par un muscle de nature très complexe, le *génio-hyoïdien* (*g*); il borde les joues en arrière sous la forme d'un cylindre qui entoure la corne de l'hyoïde. Arrivé à la base de l'arc hyoïdien, il se divise en trois faisceaux. La *partie antérieure* (*g*, fig. 303) passe au-dessus du mylo-hyoïdien pour aller s'insérer contre la face interne de la moitié de l'arc maxillaire du même côté; la *partie médiane* (*g* 2) s'attache contre la région postérieure de la langue, et la *partie postérieure* (*g* 3) se soude à celle de vis-à-vis, en même temps qu'elle se relie par du tissu conjonctif au mylo-hyoïdien antérieur. Le *temporal* ou *masseter* (*t e*) forme une grosse masse en arrière de l'ouverture de l'oreille; il descend sur la face ventrale de la tête et va s'attacher contre la mâchoire inférieure. Sur la face ventrale de la tête, nous trouvons le *mylo-hyoïdien*, muscle de forme triangulaire s'étendant entre les deux branches de la mâchoire inférieure, qu'il dépasse en arrière; ses fibres sont disposées transversalement et forment postérieurement de chaque côté une expansion (*m p*) qui remonte sur les flancs de la tête; en avant (*m a*), il est plus tendineux et relie entre elles les deux branches de la mâchoire. Le *mylo-peaucier* (*m*) est une bande très peu large qui s'étend obliquement en arrière de la tête en s'attachant en haut à la peau et, au niveau de la troisième vertèbre, au cucullanus; elle s'avance de là au-dessus du mylo-hyoïdien, dans l'écartement des deux arcs de la mâchoire inférieure, et remplit avec le muscle de vis-à-vis tout l'espace compris en arrière de la symphyse de la mandibule. En arrière se place le *stylo-hyoïdien* (*s*), qui relie l'os entoglosse au bord postérieur de la mâchoire. Les bords du larynx sont bordés par trois paires de muscles, les *linguaux inférieurs*. Le postérieur, le plus long et le plus grêle, s'attache en avant contre la face interne de l'arc maxillaire correspondant; en arrière, il arrive jusqu'au bord postérieur de la fente laryngienne, où il se soude à celui de vis-à-vis; le moyen part du bord postérieur de la fente laryngienne et va à la naissance des cornes de l'hyoïde; l'antérieur s'étend de l'extrémité antérieure de l'orifice du larynx jusque dans la membrane reliant les deux arcs mandibulaires et se termine près de la symphyse de ces derniers. Le muscle *trachéo-hyoïdien*, accolé à la face ventrale de la trachée, commence antérieurement à l'endroit où les deux cornes rencontrent le corps de l'hyoïde, et de là s'étend directement en arrière, pour donner bientôt naissance à deux minces lames qui longent les côtés de la trachée jusqu'au tiers de sa longueur.

Les muscles du membre antérieur peuvent être divisés en muscles allant de la ceinture à l'humérus, ceux allant de l'humérus aux radius et cubitus, et ceux de la main. Nous mentionnerons les principaux de la face externe, puis ceux de la face interne, afin de pouvoir les retrouver plus facilement dans la dissection.

En premier lieu nous citons le *costo-scapulaire*, long muscle presque cylindrique un peu aminci en avant à son point d'insertion contre l'extrémité antérieure de l'omoplate, dont l'extrémité postérieure vient s'attacher contre les premières côtes, un peu au-dessus de l'apophyse unciforme. Le *coraco-brachial* borde le côté externe du coracoïde; ses tendons s'attachent d'une part sur la crête de l'humérus, de l'autre sur l'extrémité antérieure du coracoïde. La face externe ou dorsale de l'aile comprend, pour la région de l'humérus, les muscles suivants (fig. 304) : Le *biceps* (*b i*) est une grosse masse charnue placée au devant du bras, très large dans sa partie antérieure; il s'attache contre le coracoïde postérieurement; ses tendons se soudent contre l'extrémité proximale des os du bras. Il s'en détache un muscle, le *tensor patagii bicipitis* (*e a*), s'élevant dans la membrane de l'aile et poussant un tendon dans la direction du pouce; ce muscle, avec le *tensor patagii pectoralis* (*t p*, fig. 303) partant du pectoral pour se rendre à la phalange du pouce, sont connus sous le nom général de *muscles propatagiales*. En arrière du biceps nous trouvons le *deltoïde antérieur* (*d a*, fig. 304), longeant le bord externe de l'humérus; aminci à ses deux extrémités, il s'insère antérieurement contre l'omoplate, et en arrière contre la crête de l'humérus. Parallèlement à ce muscle est placé le *deltoïde postérieur* (*d e*), longue bande également atténuée à ses deux bouts, formant le bord postérieur de l'avant-bras; antérieurement, elle se soude à l'extrémité de l'omoplate; postérieurement, à la face dorsale de l'humérus. Sur la face ventrale de l'avant-bras se trouve l'*extenseur du bras* (*e b*, fig. 303), grosse masse charnue attachée d'une part au bord postérieur de l'humérus, de l'autre à l'extrémité proximale du cubitus.

Le bras porte sur sa face externe ou supérieure le *long extenseur du métacarpe* (*b r*, fig. 304), grosse masse charnue s'insérant d'un côté contre l'humérus, et de l'autre, par un long tendon, sur l'extrémité proximale du métacarpe. En arrière se trouve le *radial* (*r d*), avec son insertion distale sur le premier métacarpien; ce muscle cache en partie le *pronateur superficiel* (*p r*), très allongé le long du radius, auquel il se fixe d'une part, tandis que de l'autre il s'insère contre l'humérus. L'*extenseur du doigt médian* (*ex*), est un muscle très allongé, aminci à ses deux extrémités, dont une s'attache contre l'humérus, tandis que l'autre, se continuant par un long tendon, vient s'insérer sur le doigt médian. Sur la face interne ou inférieure du bras, nous trouvons (fig. 303) : le *pronateur profond* (*pp*), longeant le radius, à l'extrémité distale duquel il s'attache; le *cubito-carpien profond* (*cp*), muscle de forme triangulaire reliant le cubitus à la partie supérieure du carpe; le *cubito-carpien superficiel* (*cm*), suivant le bord interne du cubitus pour se terminer sur le carpe; le *cubital* (*fs*), longue bande amincie et tendineuse à ses deux extrémités, partant du condyle interne de l'humérus pour aller s'attacher contre le carpe; enfin le *fléchisseur des doigts* (*fc*), sur le bord externe du bras, s'étendant de l'humérus jusqu'au doigt médian.

Nous trouvons sur les bords du squelette de la main les muscles suivants, visibles des deux côtés, savoir : au bord antérieur (fig. 304): l'*abducteur du pouce* (*ep*), situé sur le bord supérieur du pouce et s'insérant contre le premier métacarpien ; l'*adducteur du pouce* (*ap*), placé au-dessous de l'os, et reliant le pouce au second métacarpien; l'*abducteur du doigt médian* (*a i*), courant sur le bord supérieur du second métacarpien pour s'accoler contre la base de la première phalange du second doigt. Au bord postérieur se trouve le *court fléchisseur des doigts* (*i*), grosse masse partant de l'extrémité distale du cubitus pour rejoindre le deuxième métacarpien. Sur la face externe de la main (fig. 304), nous notons l'*interosseux* (*int*), recouvrant le second métacarpien; sur la face interne (fig. 303), l'*adducteur du doigt médian* (*a o*), placé sur le bord inférieur du premier article du second doigt; le *fléchisseur du troisième doigt* (*fd*), muscle grêle en communication avec le fléchisseur (*fc*).

Membre postérieur. Le bassin est relié à la cuisse par les *ilio-trochantériens postérieur* et *antérieur*. Le premier (*il*, fig. 304) est une grosse masse musculaire que l'on met à nu en enlevant la peau; elle s'étend obliquement du trochanter à la dernière vertèbre dorsale, en étant logée dans l'enfoncement longitudinal de l'ilion; le second, caché par le précédent, attache son extrémité antérieure très élargie contre les bords de l'ilion. La face externe de la cuisse nous présente deux gros muscles, le *couturier* et l'*ilio-tibial*. Le premier (*c*) forme le bord antérieur de la cuisse; en haut il s'insère contre le bord externe de l'ilion, en bas contre la face externe du genou. L'*ilio-tibial* (*i l t*) est une large lame placée en arrière du couturier; par son bord supérieur il touche la tête de l'humérus et se soude au bord de l'ilion; puis il descend le long de la cuisse, en se rétrécissant de plus en plus, et son tendon vient se souder à l'extrémité du tibia. La partie postérieure de la cuisse est formée par le *biceps fémoral* (*b*), reliant le bord de l'ischion au péroné, et l'*ischio-fléchisseur* (*d*), dont le cours est parallèle au précédent; il s'étend de l'ischion au tibia. La face interne de la cuisse (fig. 303) nous montre en avant le couturier, derrière lequel fait suite l'ilio-tibial, puis en arrière vient le *pubo-ischio-fémoral* (*p u*), grosse masse très élargie en haut, à son point d'insertion contre le pubis et l'ischion; elle s'amincit peu à peu en descendant le long du fémur et s'attache contre l'extrémité distale de ce dernier; le *fémoro-tibial* (*f t*) est intimement soudé au fémur, et son tendon se continue par-dessus le genou pour s'attacher contre l'extrémité antérieure du tibia. Le *semi-membraneux* (*s m*) forme avec le *semi-tendineux* (*st*) le bord postérieur de la cuisse; ils s'attachent contre le bord de l'ilion en haut, tandis qu'en bas le premier se soude contre le tibia, et le second contre le fémur. La face externe de la jambe (fig. 304) est occupée par le *tibial* (*t a*), qui s'attache d'une part contre l'extrémité proximale du tibia, et de l'autre se continue en un long tendon se divisant sur la face supérieure des doigts; le *long péronier*, qui recouvre la face latérale de la jambe, élargi en haut, se soude contre le tibia, tandis qu'en bas il passe en un long tendon qui se rend sur la plante de la patte. Entre les deux muscles précédents apparaît une partie du *péronier* (*p*) longeant l'os de ce nom. Tout à fait en arrière se place le *gastrocnémien* (*g a*), gros muscle fusiforme reliant la cuisse aux doigts; inférieurement il se continue en un gros tendon comparable au tendon d'Achille, lequel se soude au tarso-métatarse.

Système nerveux. Nous voyons chez les Oiseaux s'accomplir deux faits ébauchés chez les Reptiles. C'est, d'un côté, l'occupation entière de la cavité cranienne par le cerveau, et de l'autre la courbure nuchale de la moelle allongée, courbure qui a pour conséquence la position dans deux plans différents de la moelle épinière et du cerveau.

La *moelle épinière*, contenue dans le canal rachidien de la colonne vertébrale, présente au niveau des membres antérieurs et postérieurs deux élargissements d'une longueur d'environ un centimètre. L'antérieur, l'*intumescence cervicale*, donne naissance au plexus brachial; le postérieur, l'*intumescence lombaire*, fournit les plexus crural et ischiatique. Dans ces régions, la moelle est un peu aplatie de haut en bas. Les parois dorsales du canal central, dont la coupe présente un ovale allongé verticalement, s'amincissent un peu et s'écartent l'une de l'autre sur la ligne médiane de l'intumescence lombaire pour former une ouverture comparable à la fosse rhomboïdale de la moelle allongée et conduisant dans un élargissement du canal central, le *ventricule lombaire*. En arrière, la moelle devient de plus en plus fine et se termine en pointe vers l'os du croupion. A part les deux intumescences, elle est cylindrique.

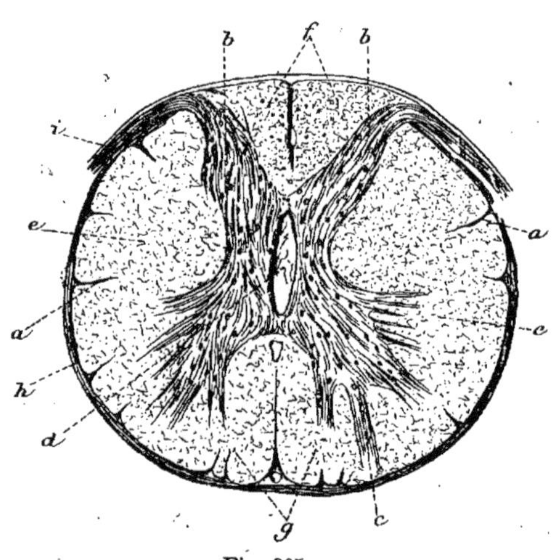

Fig. 305.

Dans la constitution histologique de la moelle, nous voyons figurer deux éléments fort différents; la substance nerveuse et le tissu conjonctif. Ce dernier constitue un réseau de névroglie surtout abondant dans la substance grise centrale, et dans les mailles duquel se placent les cellules nerveuses; il forme pour ainsi dire la charpente, le squelette de la moelle. Des lamelles des méninges pénètrent plus ou moins profondément depuis la périphérie et convergent vers le centre de la moelle (*a*, fig. 305). La substance nerveuse, composée de fibres et de cellules, est disposée de telle sorte que les cellules prédominent au centre autour du canal (*d*); elles y sont mélangées à des fibres, et leurs prolongements, se groupant en

Fig. 305. — *Col. dom.* Coupe transversale de la moelle au niveau d'une racine dorsale. Verick, Oc. 3, Obj. 2. Chambre claire. *a*, prolongements rentrants des méninges; *b*, cornes grises dorsales; *c*, cornes ventrales; *d*, canal central; *e*, champs blancs latéraux; *f*, champ dorsal; *g*, champ ventral; *h*, méninges; *i*, racine dorsale d'un nerf rachidien.

quatre masses distinctes, se dirigent vers la périphérie pour former ce que l'on appelle les *cornes;* deux sont dorsales (*b*) et constituent les *racines sensitives des nerfs rachidiens* (*i*), les deux ventrales (*c*) donnent les *racines motrices* des mêmes nerfs. Sur une coupe transversale de la moelle, l'arrangement de cette masse grise cellulaire donne la figure d'un X avec le canal au centre. Entre les branches de l'X se trouvent des champs de substance blanche composés uniquement de fibres nerveuses et de névroglie. On distingue deux champs latéraux (*e*), un dorsal (*f*), divisé en deux par un sillon vertical, et un ventral (*g*), également séparé en deux moitiés par un sillon. Dans la masse entière de la moelle circulent de nombreux vaisseaux sanguins.

De chaque côté de la moelle partent les *nerfs rachidiens* par

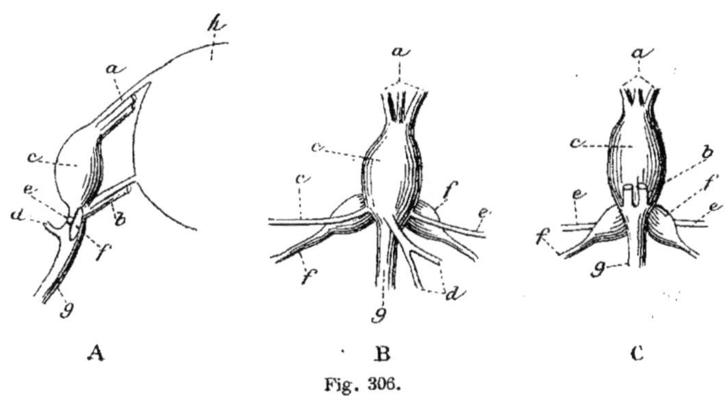

Fig. 306.

deux racines chacun; une dorsale sensible (*a*, fig. 306) dans laquelle on distingue trois faisceaux constitutifs; une ventrale motrice (*b*), avec deux faisceaux. Les faisceaux de la racine dorsale se renflent en un gros ganglion (*c*), à l'extrémité ventrale duquel viennent se souder les faisceaux de la racine ventrale. Le nerf rachidien (*g*) ainsi constitué par les deux racines descend le long des flancs en donnant immédiatement une branche dorsale (*d*), qui remonte dans les muscles du dos. Le rameau ventral (*g*), plus volumineux, innerve suivant les régions les muscles et la peau du cou, des flancs et du ventre. A chaque ganglion viennent se souder encore deux filets du sympathique (*e*, *f*), dont il sera question plus tard.

Le *cerveau* du pigeon nous présente les mêmes parties consti-

Fig. 306. — *Col. dom.* Origines d'un nerf rachidien de la région du cou. Dessins grossis environ 12 fois. *A*, vue de côté; *B*, vue de la face dorsale; *C*, vue de la face ventrale. *a*, racines dorsales; *b*, racines ventrales; *c*, ganglion; *d*, rameau dorsal du nerf; *e*, point d'attache d'une branche du sympathique; *f*, point d'attache élargi d'une autre branche du sympathique; *g*, rameau ventral du nerf rachidien; *h*, contour de la moelle.

tuantes que celui des Reptiles et des Batraciens. Vu par-dessus (fig. 307, A), nous remarquons en avant le *prosencéphale* divisé en deux *hémisphères* (*b*), placés l'un à côté de l'autre et séparés par la *fissure longitudinale*. L'ensemble rappelle la figure d'un cœur de cartes à jouer dont la pointe est dirigée en avant. La surface présente un léger sillon (*b'*) de chaque côté. En avant on aperçoit les *tubercules olfactifs* (*a*), masses coniques se continuant dans les *nerfs olfactifs*. En arrière des hémisphères, et cachés partiellement par eux, font saillie les *lobes optiques* (*g*) du mésencéphale et l'*épiphyse* ou glande *pinéale* (*c*), sous forme d'un petit corps blanchâtre logé sur la ligne médiane longitudinale. Puis vient la masse de l'*épencéphale* ou *cervelet* (*d*), composée d'une partie centrale dont

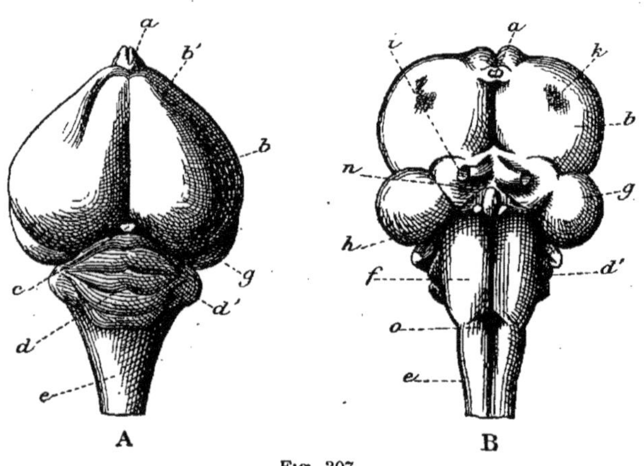

Fig. 307.

la surface présente plusieurs sillons transversaux et de deux ailes, les *floccules* (*d'*), un peu aplaties. Le cervelet masque l'extrémité antérieure de la moelle allongée et de la fosse rhomboïdale. Vus par-dessous (fig. 307, B), les hémisphères (*b*) et les lobes optiques (*g*) frappent à première vue par leur grosseur. Près de l'extrémité antérieure de chaque hémisphère on voit les *tubercules olfactifs* (*a*); ils sont accolés l'un à l'autre, et leur retrait sur la face ventrale des hémisphères indique une tendance qui atteint son apogée chez les Mammifères. La surface ventrale des hémisphères, un peu excavée, présente une légère dépression (*k*). Les lobes optiques ont la forme d'une sphère (*g*); nettement distincts des hémisphères et de la

Fig. 307. — *Col. dom.* Cerveau grossi deux fois. *A*, face dorsale; *B*, face ventrale; *a*, tubercules olfactifs; *b*, hémisphères; *b'*, sillon dorsal des hémisphères; *c*, épiphyse; *d*, cervelet; *d'*, floccules; *e*, moelle; *f*, moelle allongée; *g*, lobes optiques; *h*, hypophyse; *i*, chiasma; *k*, dépression de la face ventrale des hémisphères; *n*, tractus opticus; *o*, sillon de séparation entre la moelle épinière et la moelle allongée.

moelle allongée, ils sont réunis l'un à l'autre par le *tractus opticus* (*n*), duquel part le *chiasma* des nerfs optiques (*i*). Immédiatement en arrière, sur la ligne médiane, se place l'*hypophyse* ou *glande pituitaire* (*h*), petit corps ovalaire. La *moelle allongée* (*f*), qui fait suite, est plus longue que large, et bombée; les bords du cervelet la dépassent de chaque côté. Une coupe longitudinale (fig. 308) du cerveau passant entre les deux hémisphères nous fait voir les arborescences caractéristiques (*n*) constituant l'arbre de vie du cervelet. Entre ce dernier et la moelle allongée, la *fosse rhomboïdale* (*a*) mène dans le *quatrième ventricule* (IV). La paroi dorsale du troisième ventricule (III), très fine, du reste, s'épaissit en un point pour constituer la *commissure postérieure* (*p*) blanchâtre, formée de fibres transverses unissant l'un à l'autre les deux lobes optiques. En avant,

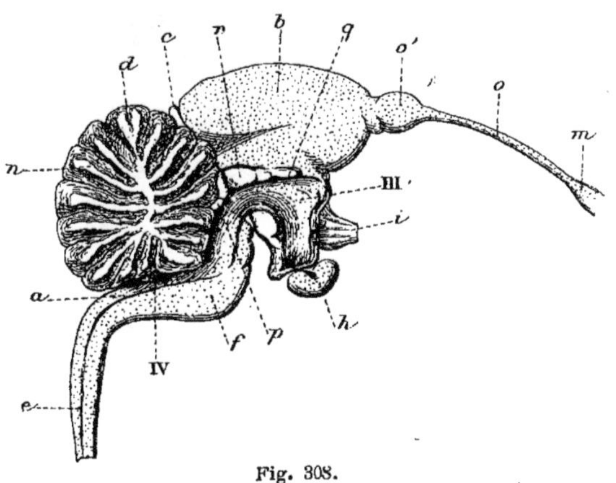

Fig. 308.

cette même paroi nous montre un second épaississement blanchâtre qui est la *commissure antérieure* (*q*); entre les deux commissures on distingue nettement la coupe transversale du *corps calleux* rudimentaire (*r*). Commissure antérieure et corps calleux réunissent les deux hémisphères.

Nous reprenons avec quelques détails ces différentes parties. La *moelle allongée* (*f*), en passant sous le cervelet, amincit de plus en plus sa paroi dorsale, tandis que le canal central s'élargit considérablement; puis la paroi dorsale, se réduisant à une mince membrane, laquelle se déchire le plus souvent dans la dissection, recouvre la

Fig. 308. — *Col. dom.* Coupe longitudinale du cerveau, passant entre les deux hémisphères. *a*, fosse rhomboïdale; *b*, hémisphère; *c*, épiphyse; *d*, cervelet; *e*, moelle épinière; *f*, moelle allongée; *h*, hypophyse; *i*, chiasma des nerfs optiques; *m*, terminaison du nerf olfactif; *n*, lobe du cervelet; *o*, nerf olfactif; *o'*, tubercule olfactif; *p*, commissure postérieure; *q*, commissure antérieure; *r*, corps calleux; *III*, troisième ventricule *IV*, quatrième ventricule.

cavité spacieuse du quatrième ventricule dans laquelle pénètre un réseau sanguin formant le *plexus choroïdien*. Le plancher du ventricule montre le sillon longitudinal, que limitent de chaque côté les *pyramides antérieures*. Le *cervelet* (*d*) correspond au *vermis* des Mammifères; il est aplati latéralement, et les sillons disposés transversalement qui se montrent à sa surface pénètrent dans la masse cérébelleuse et la divisent en une quinzaine de lames (*n*) à peu près d'égale épaisseur. Chaque lame du cervelet montre à son centre l'axe médullaire composé de substance fibreuse, blanche, qui passe d'une

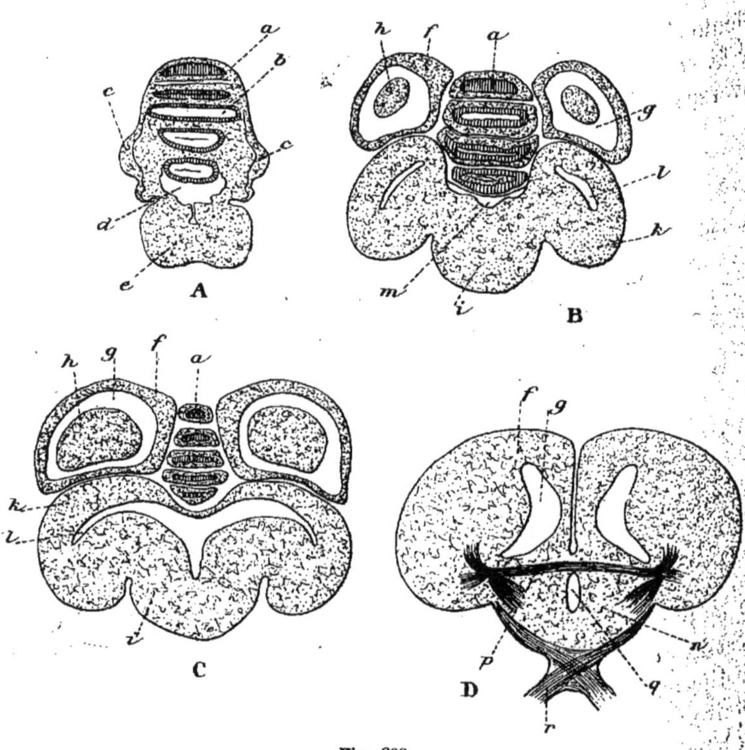

Fig. 309.

manière continue d'une lame à l'autre. Cet axe sinueux est revêtu d'une couche grise cellulaire, beaucoup plus épaisse à la périphérie qu'au centre de la lamelle; les cellules sont pour la plupart bipolaires

Fig. 309. — *Col. dom.* Coupes transversales du cerveau, grossies trois fois. *A*, à travers l'extrémité postérieure du cervelet; *B*, par la partie antérieure du cervelet; *C*, par l'extrémité postérieure des hémisphères; *D*, par le chiasma des nerfs optiques. *a*, cervelet; *b*, ses replis; *c*, floccules; *d*, quatrième ventricule; *e*, moelle allongée; *f*, paroi dorsale des hémisphères; *g*, ventricules latéraux; *h*, plancher épaissi des hémisphères, corps strié; *i*, pédoncules cérébraux; *k*, lobes optiques; *l*, cavité des lobes optiques; *m*, aqueduc de Sylvius; *n*, thalamencéphale; *p*, commissure antérieure; *q*, troisième ventricule; *r*, chiasma des nerfs optiques.

et celles de la superficie ont des prolongements plus forts et plus gros qu'ils envoient dans la couche corticale. Cette dernière est composée de tissu connectif et de petites cellules à fins prolongements. La lame est protégée à l'extérieur par la pie-mère, qui se replie dans les anfractuosités entre les lamelles.

Des coupes transversales (fig. 309) complètent la compréhension des liaisons entre les différentes parties et les cavités qui les creusent. La moelle allongée (*e*), poursuivant son trajet en avant pour constituer les *pédoncules cérébraux* (*i*), est séparée du cervelet susjacent par le quatrième ventricule (*d*), qui se couvre bientôt pour constituer un canal fortement déprimé, l'*aqueduc de Sylvius* (*m*). Le plafond de ce dernier est toujours mince, lamelleux, tandis que le plancher pédonculaire est très épais et séparé, dans presque toute sa longueur, par un sillon en deux moitiés latérales formées de fibres et de cellules nerveuses mélangées. Les *lobes optiques* (*k*), s'élevant sur les côtés de la partie pédonculaire du mésencéphale, forment deux masses ovoïdes ayant chacune au centre une cavité en relation directe avec les parties latérales de l'aqueduc. Les coupes des lobes optiques montrent une suite de couches superposées régulièrement les unes aux autres et parallèles à la courbure externe, dans lesquelles pénètrent en rayonnant des prolongements de la pie-mère et des vaisseaux sanguins. L'extrémité antéro-inférieure des lobes optiques se continue dans la base du chiasma. Le *thalamencéphale* (*n*, fig. 309), cette partie postérieure indivise de la première vésicule cérébrale de l'embryon et qui se cache entièrement par suite du développement des autres parties, s'étend de l'extrémié antérieure de l'aqueduc de Sylvius jusqu'au chiasma. Recouvert par les hémisphères, il entoure de ses parois la continuation de l'aqueduc, constituée par une cavité aplatie latéralement, le *troisième ventricule* (*q*, fig. 309), dont le plancher est soutenu partiellement par le tractus opticus. L'*épiphyse* ou *glande pinéale* a des parois minces, et dans son intérieur creux on rencontre un plexus choroïdien. L'extrémité distale, un peu élargie, renferme dans sa paroi de nombreux vaisseaux sanguins. L'*hypophyse* se compose de deux parties distinctes : une en forme d'entonnoir, l'*infundibulum*, creusé par une continuation inférieure du troisième ventricule (III fig. 308); l'autre solide et de forme ovoïde, fixée à l'extrémité amincie de l'infundibulum (*h*, fig. 308); la substance qui la compose est finement granuleuse. Les *deux hémisphères* montrent postérieurement une mince enveloppe dorsale (*f*, fig. 309, C) et un plancher très épaissi. Entre les deux se trouve une cavité, le *ventricule latéral* (*g*), en relation avec le troisième ventricule par le *trou de Monro*. Les parois latérales des hémisphères en continuation avec le plancher forment une masse puissante, *les corps striés* (*h*). Les coupes transversales nous montrent que cet épaississement ventral du plancher, très renflé antérieurement, s'amincit en arrière en s'individualisant et fait saillie dans le ventricule sans avoir de connexion avec les parois (*h*). Dans cette base, les fibres se disposent en faisceaux pour former les pédoncules des hémisphères. Ceux-ci, en s'épaississant de plus en plus vers leur partie antérieure par la coalition avec les corps striés, ne montrent plus que les ventricules latéraux (*g*) en demi-lunes et le profond sillon médian, arrêté et séparé de la continuation du troisième ventricule (*q*) par la commissure transversale antérieure (*p*).

Les cavités internes du cerveau se constituent donc, en résumé, d'un canal central composé du troisième ventricule, de l'aqueduc de Sylvius et du quatrième ventricule, ouvert vers le haut pour l'entrée des plexus choroïdiens dans la fosse rhomboïdale. Le troisième ventricule communique avec deux prolongements verticaux fermés, l'épiphyse en haut, l'infundibulum en bas, et s'épanche dans les ventricules latéraux des hémisphères et des lobes optiques par les trous de Monro.

Nous retrouvons dans la constitution des *méninges* les trois couches de nature conjonctive décrites chez les Reptiles. A l'extérieur, la *dure-mère*, extrêmement tenace, tapisse l'intérieur du canal rachidien et de la boîte cranienne et dans toute sa longueur elle est solidement attachée aux os, formant le périoste. L'*arachnoïde*, extrêmement mince, accompagne partout la dure-mère. La *pie-mère*, accolée à la substance nerveuse, envoie dans cette dernière de nombreux prolongements qui en constituent, au moins partiellement, la charpente et conduisent les vaisseaux sanguins qui s'y ramifient. Elle s'intercale seule entre les replis du cervelet et pénètre dans la cavité du quatrième ventricule pour former les plexus choroïdiens des cavités internes.

Système nerveux périphérique. Comme nous avons déjà traité les nerfs spinaux ou rachidiens en parlant de la moelle, il ne nous reste plus qu'à parler des plexus, des nerfs cérébraux et du sympathique.

Le *plexus pudendus*, composé de sept nerfs dirigés obliquement en arrière, se trouve au coccyx, en arrière du bassin. Les deux troncs les plus rapprochés du bassin se réunissent bientôt en un seul nerf qui passe sur la face ventrale du muscle obturateur et s'y ramifie. De la face antérieure de ce nerf commun se détachent deux branches pour les canaux excréteurs des reins et des organes génitaux ; en arrière il reçoit deux courtes branches de communication avec le troisième nerf, qui passe aux muscles pubi-coccygien et transverse anal, sur la face ventrale. Le quatrième nerf communique à son origine avec le cinquième, et se ramifie aussi dans le muscle pubi-coccygien. Le cinquième nerf se distribue aux muscles et à la peau de la face dorsale du croupion, tandis que les sixième et septième, coalisés par un nœud près de leur origine, se rendent sur la face ventrale.

Plexus lombaire et nerfs de la jambe (fig. 310). Pour mettre en évidence le plexus lombaire et les nerfs qui en dérivent, on enlève la peau de la jambe et du bassin, ainsi que le muscle ilio-trochantérien en entier; on détache ensuite l'os ilion en le sectionnant près de la colonne vertébrale. Les nerfs du plexus apparaissent alors et on distingue de prime abord deux groupes nettement tranchés; l'antérieur formé par les deux troncs XXI et XXII, c'est le *plexus crural;* le second groupe, beaucoup plus considérable, auquel prennent part quatre troncs, XXIII à XXVI, constitue le *plexus ischiatique*.

Les deux troncs du *plexus*

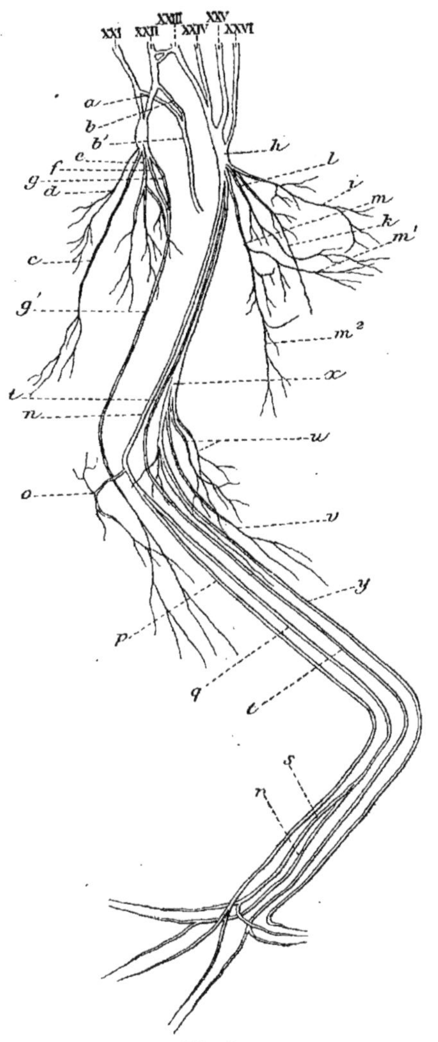

Fig. 310.

Fig. 310. — *Col. dom.* Plexus lombaire et nerfs de la jambe gauche. Grandeur naturelle. XXI-XXVI, troncs rachidiens. *a*, branche du tronc XXI; *b*, branche du tronc XXII; *b'*, nerf des flancs constitué par la réunion de *a* et *b; c*, nerf cutané de la cuisse; *d*, nerf du muscle couturier; *e*, nerf de l'ilio-tibial; *f*, *g*, branche constituant le nerf cutané *g'* de la face interne de la cuisse; *h*, nerf ischiatique; *i*, nerf de l'ischio-fléchisseur; *k*, nerf de l'oblique externe et du transverse anal; *l*, nerf de l'ischio-fléchisseur; *m*, tronc donnant naissance à m^1 et m^2, nerfs du biceps fémoral; *n*, nerf ischiatico-fémoral antérieur; *o*, nerf du muscle tibial; *p*, nerf péronier superficiel; *q*, nerf péronier profond; *r*, nerf des second et troisième doigts; *s*, nerf du premier doigt; *t*, nerf ischiatico-fémoral moyen; *u*, nerf du muscle gastro-cnémien; *v*, nerf des muscles péroniers; *x*, nerf ischiatico-fémoral postérieur; *y*, nerf du doigt postérieur.

crural (XXI et XXII) s'étendent à peu près verticalement, étant un peu englobés dans la masse du rein. Ils cheminent à la rencontre l'un de l'autre en détachant chacun de son bord externe un filet nerveux (a, b), lesquels se réunissent dans l'épaisseur du rein et y constituent un nerf (b') pour les muscles des flancs de la région postérieure de l'abdomen. La réunion des deux troncs du plexus détermine la formation d'un renflement allongé en forme de ganglion, de l'extrémité postérieure duquel se détachent plusieurs rameaux dont le plus volumineux (c) longe le bord de la cuisse en étant couvert par le muscle ilio-tibial et arrive un peu au-dessus du genou, où il se ramifie dans la peau de la face externe. Cette branche cutanée détache en avant un nerf (d) pour le muscle couturier. Le renflement crural envoie encore un gros tronc postérieur (e) qui, après un court trajet, se résout dans l'ilio-tibial. Enfin deux rameaux profonds (f et g), s'engageant sous l'ilio-tibial, convergent l'un vers l'autre pour former un nerf (g') longeant la peau de la face interne de la cuisse et de la jambe.

Les quatre troncs qui concourent à la formation du *plexus ischiatique* (XXIII à XXVI) sont à peu près de même grosseur. Ils obliquent en arrière en se rapprochant toujours plus les uns des autres et convergent de manière à ne constituer plus qu'un seul gros nerf, le *nerf ischiatique* (h), qui de son bord postérieur détache trois rameaux principaux : un supérieur (i) longeant l'extrémité proximale du muscle pubo-ischio-fémoral, auquel il donne quelques ramifications, pour aller se terminer dans l'ischio-fléchisseur; un moyen (k), plongeant sous le biceps fémoral, qui va animer l'oblique externe et le transverse anal; un inférieur (l), plus long que les deux autres, qui passe au-dessous du biceps fémoral, auquel il fournit des rameaux, et va se terminer dans la masse de l'ischio-fléchisseur. Un nerf indépendant des précédents (m) se détache un peu en arrière de ceux-ci. Il se divise bientôt en deux rameaux principaux, un supérieur (m') pénétrant dans la face interne de l'extrémité proximale du biceps. fémoral, un inférieur (m^2) longeant le même muscle pour y pénétrer près de son insertion distale. De l'extrémité inférieure du gros tronc ischiatique se détachent trois nerfs placés en arrière du fémur; de ces *ischiatico-fémoraux*, l'antérieur et le postérieur sont les plus forts et d'égale grosseur; le moyen, un mince filet, est souvent accolé à l'un d'eux. Arrivé dans le creux du genou, l'*ischiatico-fémoral antérieur* (n) passe sur la face externe de la tête du péroné et gagne par une courbe le bord antérieur de la jambe. Du sommet de la courbe se détache un *nerf* (o) pour le *muscle tibial*, puis le nerf se scinde en deux troncs péroniers longeant l'os du même nom; le péronier superficiel (*p*), accolé pendant un certain parcours au profond et recouvert par le muscle tibial, s'avance jusqu'au tarso-métatarse, où il arrive à être placé immédiatement sous la peau. Il passe sur les doigts en innervant les tendons de la face externe du troisième doigt et de la face interne du quatrième. Le péronier profond (*q*) longe la jambe en étant accolé à l'os. Arrivé à l'articulation du tarso-métatarse avec le tibia, il devient superficiel et se dédouble en deux nerfs, dont le plus volumineux (*r*) chemine sur la face antérieure du tarso-métatarse et se divise sur le bord interne du troisième doigt et le bord externe du second; la seconde branche (*s*) passe sur le bord interne du tarso-métatarse pour aller animer le tendon de la face interne du second doigt et celui de la face interne du premier doigt. Le nerf *ischiatico-fémoral moyen* (*t*) longe la jambe en étant accolé au bord externe du gastro-cnémien; il pénètre en dessous du tendon distal de ce dernier, longe le métatarse et va se ramifier sur les tendons des faces externes des quatrième et premier doigts. Le nerf *ischiatico-fémoral postérieur* (*x*), arrivé près du creux du genou, s'élargit un peu et se divise en quatre branches d'inégale grosseur, les deux plus minces (*u*) pénètrent immédiatement dans la grosse masse du gastro-cnémien et s'y ramifient en tous sens. Un nerf plus fort (*v*) se dirige en arrière pour se distribuer dans les muscles péroniers; enfin un rameau antérieur de gros calibre (*y*), après avoir donné quelques petites branches aux muscles profonds de la jambe et au gastro-cnémien, continue sa course en longeant le bord externe du tibia, arrive en dessous du tendon d'Achille et se termine contre le bord interne du premier doigt.

Plexus brachial et nerfs de l'aile (fig. 311). Le plexus brachial est formé par cinq troncs de nerfs rachidiens portant les numéros XI à XV. Les trois troncs médians sont plus volumineux que les externes, mais les relations que ces troncs ont avec les nerfs qui en partent ne sont malheureusement pas identiques, ni chez les différents individus, ni même des deux côtés du même animal. Tous ces troncs sont réunis entre eux par de minces filets horizontaux. A sa sortie de la moelle, le tronc XI s'étend directement en arrière en donnant une première branche (*a*) à la peau, puis il rejoint le tronc XII. Le tronc XII, immédiatement après sa sortie de la moelle, détache une branche postérieure (*e*) qui, conjointement avec une antérieure (*f*) partant du tronc précédent, forme le nerf *serratus* ou *thoracique supérieur* (*g*), nerf excessivement fin passant obliquement sur le plexus brachial pour se terminer dans les muscles costo-scapulaires. Puis le tronc XII se dirige franchement en arrière et se divise en deux branches : l'antérieure qui, après avoir détaché un rameau (*b*) pour le muscle supra-coracoïdien et deux autres (*c* et *d*) rameaux pour le petit pectoral, va former la racine antérieure du nerf brachial supérieur ; la branche postérieure contribue à la formation de la racine antérieure du nerf brachial inférieur. Le tronc XIII a un cours vertical, et sans avoir donné de ramifications préalables, se divise en deux rameaux d'égale grosseur : un antérieur formant la racine mé-

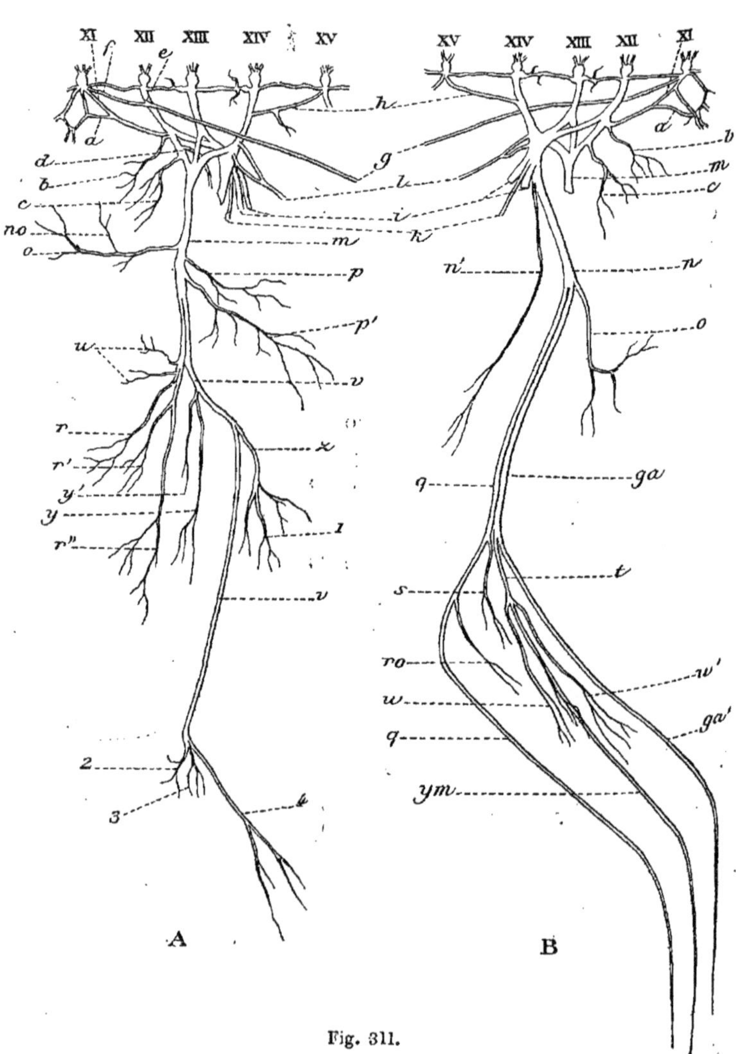

Fig. 311.

Fig. 311. — *Col. dom.* Plexus brachial et nerfs de l'aile gauche. Grandeur naturelle. *A*, vue de la face externe; *B*, de la face interne. XI à XV, troncs rachidiens. *a*, rameau cutané; *b*, nerf du muscle supra-coracoïdien; *c*, *d*, nerfs du petit muscle pectoral; *e*, *f*, branches formant le nerf thoracique supérieur *g*; *ga*, ramification antérieure du brachial inférieur; *ga'*, nerf du muscle abducteur du doigt médian; *h*, branche entre les troncs XIV et XV; *i*, nerfs pectoraux; *k*, nerf du muscle coraco-brachial; *l*, nerf cutané de l'aile; *m*, nerf brachial supérieur; *n*, nerf brachial inférieur; *n'* nerf du muscle exten-

diane du brachial supérieur, et un postérieur constituant la racine médiane du brachial inférieur. Le tronc XIV se porte un peu en avant et, après avoir détaché de son bord postérieur une branche (*h*) qui le relie au ganglion du tronc XV, se bifurque en une branche antérieure, la racine postérieure du brachial supérieur, et une postérieure, la racine postérieure du brachial inférieur. Nous voyons d'après ce qui précède que l'extrémité initiale du nerf supérieur du bras est formée par les branches antérieures des troncs XII, XIII, XIV, et que l'extrémité initiale du brachial inférieur est composée par les branches postérieures des mêmes troncs. De la face interne (B) de la partie initiale du brachial inférieur se détachent les volumineux nerfs *pectoraux* (*i*); ils sont au nombre de deux et s'écartent de plus en plus l'un de l'autre, pour se perdre dans l'épaisseur des muscles pectoraux. Dans le voisinage des nerfs pectoraux naît encore le nerf *coraco-brachial* (*k*), rameau très ténu qui va se perdre dans le muscle reliant l'os coracoïde au bras. Enfin, du bord externe du tronc XIV partent deux branches convergeant l'une vers l'autre pour former le nerf (*l*) chargé d'animer la membrane reliant l'aile au flanc du corps.

Le nerf *brachial supérieur* (*m*, A), une fois constitué, se dirige un peu en arrière en étant recouvert par le deltoïde postérieur. Son bord antérieur détache bientôt une branche relativement forte, contournant la tête de l'humérus et envoyant ses prolongements dans le deltoïde antérieur (*no*) et dans le biceps (*o*). Un peu en arrière prennent naissance, du bord postérieur du brachial, les nerfs du deltoïde postérieur (*p* et *p'*); puis le tronc se bifurque, et, pendant un certain parcours, les deux rameaux restent accolés l'un à l'autre et emprisonnés dans une même gaîne. Ils passent obliquement d'arrière en avant sur l'extrémité distale de l'humérus, et, en arrivant dans le pli du coude, ils s'écartent l'un de l'autre. Le nerf antérieur, après avoir détaché quelques rameaux (*u*) au deltoïde antérieur, passe sous le tendon distal de ce dernier muscle, arrive à la peau de la face externe du bras et y envoie ses ramifications (*r*, *r'*, *r''*) ainsi qu'au muscle propatagial. La branche postérieure (*v*) contourne l'humérus en arrière et, en continuant sa marche sur la face externe du bras, émet successivement, par une racine commune, les nerfs de l'exten-

seur du bras; *no*, nerf du deltoïde antérieur; *o*, nerf du muscle biceps; *p*, *p'*, nerf du muscle deltoïde; *q*, ramification postérieure du brachial inférieur; *r*, *r'*, *r''*, nerfs de la membrane propatagiale; *ro*, nerf cubital; *s*, nerf pronateur profond; *t*, ramification postérieure du nerf *ga*; *u*, nerf du muscle deltoïde antérieur; *v*, branche postérieure du brachial supérieur; *w*, nerf du muscle cubito-carpien superficiel; *w'*, nerf du muscle cubito-carpien profond; *x*, nerf du muscle extenseur du métacarpe; *y*, nerf radial; *ym*, nerf du carpe et de la main; *z*, nerf du muscle pronateur superficiel; *1*, nerf de l'extenseur du doigt médian; *2*, nerf de l'abducteur du pouce; *3*, nerf de l'adducteur du pouce; *4*, nerfs des inter-osseux des doigts.

seur du métacarpe (x) et le radial (y'). Du bord postérieur part un gros rameau (z) engageant ses terminaisons dans le pronateur superficiel et dans l'extenseur du doigt médian (1). Le nerf (v), après avoir plongé dans l'épaisseur du muscle pronateur profond, arrive sur le carpe et y devient superficiel; il anime l'abducteur (2) et l'adducteur (3) du pouce, décrit une courbe sur la phalange médiane et s'épuise dans l'inter-osseux (4) et le fléchisseur des doigts.

Pour suivre la marche du nerf *brachial inférieur* (n), on enlève le muscle pectoral, puis la cage thoracique en la sectionnant au milieu des côtes et au point de contact avec la ceinture scapulaire. Après avoir éloigné le cœur et ses principaux vaisseaux, ainsi que le tube digestif et la peau de la face interne de l'aile, on a devant soi la face interne du plexus brachial et l'origine du nerf *brachial inférieur* (n). Au moment où celui-ci se détache de la masse du plexus, il envoie de sa face externe un long rameau grêle (n') qui court sur toute la longueur du muscle extenseur du bras et s'y ramifie. Puis le nerf s'infléchit un peu en avant, pénètre dans l'aisselle du bras et s'y divise en trois rameaux. L'antérieur (o), le plus ténu, s'enfonce directement dans l'épaisseur du biceps et s'y ramifie; les deux autres, accolés l'un à l'autre, passent obliquement sur l'humérus et arrivent ainsi sur le pli du coude, où ils se séparent. Le nerf postérieur (q), recouvert par les tendons du cubital et du fléchisseur, arrive sur le bord externe du bras, puis est ramené par une courbe brusque sur le bord externe du cubitus, qu'il longe sur toute sa longueur, gagne le carpe et la main pour se terminer dans le muscle fléchisseur du troisième doigt. Dans le pli du coude, il détache un rameau (ro) pour le muscle cubital, et un autre pour le pronateur profond (s). Le rameau moyen (ga), après s'être écarté de son voisin, se scinde bientôt en deux troncs, dont le postérieur (t) donne deux branches latérales (w, w') au muscle cubito-carpien superficiel et au cubito-carpien profond; puis il se poursuit en un rameau (ym) longeant la face externe du cubitus, pour arriver à la surface du carpe et de la main; il se termine sur la dernière phalange du doigt médian. Le tronc antérieur (ga'), né de la ramification du nerf ga, suit un cours parallèle au précédent, mais en serrant de près le radius; il se termine dans le muscle abducteur du doigt médian, en passant sur le premier os métacarpien.

Nerfs cérébraux (fig. 312). L'*hypoglosse* (XII) quitte les côtés de la moelle allongée un peu en arrière du vague et s'étend directement en arrière en se divisant immédiatement en de nombreuses branches animant les muscles de la région antérieure et ventrale du cou. Par deux fins rameaux (a), il se met en relation avec le vague tandis que d'autre part une grosse anastomose le relie à la première paire de nerfs cervicaux (1).

L'accessoire de Willis (XI) prend naissance sur les côtés de la région antérieure de la moelle épinière, il s'étend vers le cerveau et va se résoudre dans les muscles peauciers de la face supérieure du cou.

Le *nerf vague* (X), le plus gros de ceux qui naissent des côtés de la région antérieure de la moelle, sort de celle-ci par une quantité

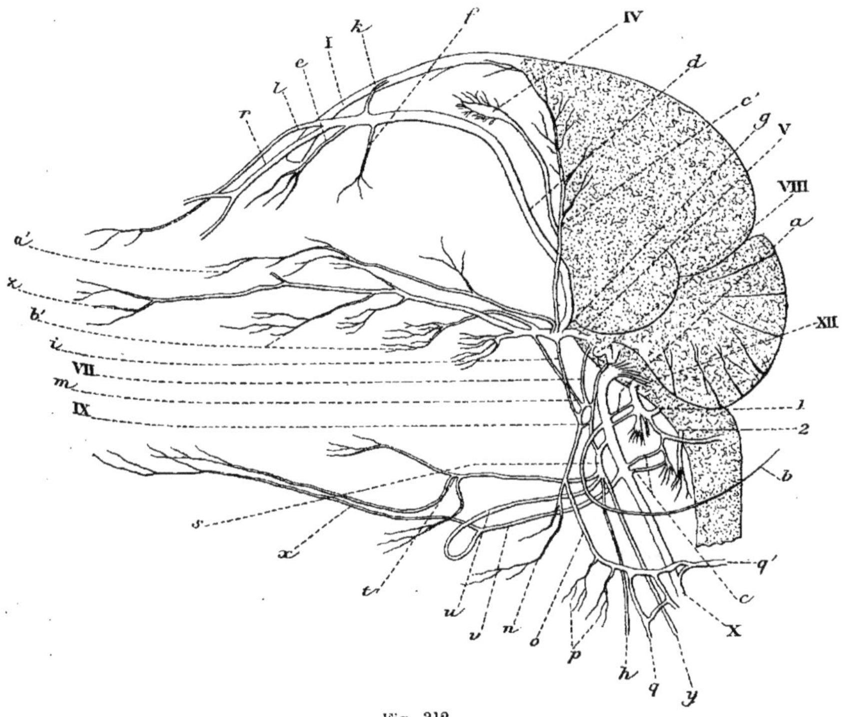

Fig. 312.

Fig. 312. — *Col. dom.* Nerfs cérébraux du côté gauche. Grossis au double. On a indiqué le cerveau. I, Nerf olfactif; IV, Nerf trochléaire; V, Trijumeau; VII, Facial; VIII, Acoustique; IX, Glosso-pharyngien; X, Vague; XII, Hypoglosse; *1* et *2*, première et seconde paire cervicales. *a*, branche de communication entre l'hypoglosse et le vague; *a'*, nerf maxillaire du trijumeau; *b*, nerf du muscle cucullanus; *b'*, nerf du muscle temporal; *c*, branche de communication entre le vague et le second nerf cervical; *c'*, nerf post-orbitaire; *d*, nerf ophthalmique du trijumeau; *e*, *f*, rameaux de l'ophthalmique; *g*, ganglion de Gasser; *h*, branche pour l'œsophage; *i*, branche de communication entre le ganglion de Gasser et le facial; *k*, rameau ascendant de l'ophthalmique; *l*, rameau palatin du trijumeau; *m*, branche de communication entre le trijumeau et le facial; *n*, nerf des muscles mylo- et stylo-hyoïdien; *o*, branche postérieure du facial; *p*, nerf des muscles peauciers du cou; *q*, rameau œsophagien; *q'*, branche de communication entre le facial et le quatrième nerf cervical; *r*, nerf de la narine; *s*, ganglion du glosso-pharyngien; *t*, rameau antérieur de ce ganglion; *u*, second rameau du même ganglion; *v*, branche de communication avec le glosso-pharyngien; *x*, nerf lingual; *y*, rameau œsophagien; *z*, nerf mandibulaire du trijumeau.

de racines distinctes, dont les postérieures sont les plus longues; toutes se réunissent pour constituer un nerf qui court directement en arrière, en recevant à droite et à gauche des anastomoses dont les postérieures (*a*) se présentent comme deux petits filets parallèles cheminant à la rencontre de l'hypoglosse, qu'elles rencontrent peu après sa sortie de la moelle. A peu près au même niveau, le vague envoie un long filet, très fin (*b*), qui contourne les flancs du cou et gagne le muscle cucullanus, dans lequel il se termine. Un peu plus loin se voit l'anastomose du vague avec le ganglion du glosso-pharyngien (*s*); puis le long rameau (*v*), qui, conjointement avec le glosso-pharyngien, forme le nerf lingual (*x*). Le vague détache de son bord postérieur deux fines ramifications (*c*) contournant les muscles du cou pour rejoindre les terminaisons de la première paire de nerfs cervicaux. Conservant toujours le même diamètre, le vague longe l'œsophage, pénètre dans la cage thoracique jusqu'à la hauteur de la moitié des poumons, et se ramifie énormément sur l'estomac, la trachée, le poumon et le cœur.

Le *glosso-pharyngien* (IX) prend racine immédiatement en arrière de l'acoustique, et s'unit parfois tellement au vague qu'il est impossible de l'en séparer. C'est un nerf relativement fin, qui descend sur les côtés du cou, en obliquant un peu en arrière. Après avoir reçu une courte anastomose du facial, il détache de son côté un rameau qui le relie au vague, et se renfle en un ganglion (*s*), de l'extrémité inférieure duquel se détachent quatre nerfs passant tous en dedans du facial. L'antérieur (*t*) se dirige directement en avant, puis se résout en trois ramifications principales chargées d'innerver la portion antérieure du mylo-hyoïdien, les muscles de la langue et la partie postérieure de cette dernière. La seconde branche du ganglion glosso-pharyngien (*u*) a d'abord un cours sensiblement parallèle à la première, mais elle tourne brusquement autour du mylo-hyoïdien, pour se mettre en relation avec le nerf vague; le nerf résultant de cette fusion (*x*) chemine directement en avant, passe en dedans de l'arc mandibulaire et se termine dans la langue. Les deux autres nerfs du ganglion (*h* et *y*) courent en arrière parallèlement l'un à l'autre et rejoignent les côtés de l'œsophage.

Le *nerf acoustique* (VIII), très court, prend naissance par une base élargie sur les côtés de la moelle allongée; il se divise bientôt en deux troncs, le *cochléen* et le *vestibulaire*, pénétrant, le premier dans le limaçon, le second dans le labyrinthe de l'oreille.

Le *nerf facial* (VII) est intimement relié par sa racine au nerf acoustique. Très difficile à mettre en évidence, à cause de sa finesse et de son parcours à travers la substance osseuse, le facial se dirige en arrière du trou auditif et ne tarde pas à se mettre en relation par une fine branche (*m*) avec le nerf maxillaire inférieur du trijumeau (*z*); il donne ensuite une branche excessivement fine à la columelle de l'oreille, et descendant sur les flancs de la tête, après s'être réuni au ganglion de Gasser par une anastomose (*i*), il ne tarde pas à se diviser : la branche antérieure (*n*) gagne la face ventrale du cou et se ramifie dans les muscles mylo- et stylo-hyoïdien ainsi que dans la peau qui les recouvre; la branche postérieure (*o*), plus volumineuse, se dirigeant en arrière, traverse le muscle génio-hyoïdien dans sa région supérieure, donne des ramifications (*p*) aux muscles peauciers et à la peau du cou, puis glisse sur la partie antérieure du thymus, qu'il innerve en passant; il envoie des rameaux (*q*) le long de l'œsophage et remonte enfin par une brusque courbe pour s'unir à la quatrième paire de nerfs cervicaux (*q'*).

Le *nerf abducteur* (VI) (*e*, fig. 317, A) part de la face ventrale de la région antérieure de la moelle allongée. Il court directement en avant à la rencontre de la paroi antérieure de la cavité cérébrale, qu'il traverse dans le voisinage du point de sortie du nerf optique. Puis il rampe sur le plancher de la cavité orbitaire et se termine dans le muscle droit externe de l'œil.

Le *nerf trijumeau* (V) prend naissance sur les côtés de la région antérieure de la moelle allongée, immédiatement en arrière des nerfs optiques. C'est un nerf de grosse taille qui, après un court trajet en avant, se renfle en un ganglion volumineux en forme de croissant, situé dans l'épaisseur du crâne, le *ganglion de Gasser* (*g*). De ce ganglion se détachent quatre branches chargées d'innerver la moitié correspondante de la face. Le croissant ganglionnaire, placé verticalement, se continue à son extrémité supérieure dans une grosse branche, le *nerf ophthalmique* (*d*), lequel perce la paroi antérieure de la boîte cranienne, pour passer dans la cavité orbitaire. Il s'avance vers la base du nerf optique en étant recouvert par le muscle droit externe; un court rameau le relie à l'oculo-moteur. Il gagne obliquement en avant le plafond de la cavité orbitaire, s'insinue entre les deux muscles droit et oblique supérieurs, prend un cours presque horizontal, et perce la paroi antérieure de l'orbite. Avant de franchir l'os, la branche ophthalmique détache quelques petits rameaux (*e*, *f*, *k*) animant le pourtour antérieur de l'orbite ainsi que les paupières. A ce moment l'ophthalmique chemine côte à côte avec l'olfactif (II), puis il se bifurque en deux nerfs d'inégale longueur. La branche interne (*l*), placée près de la ligne médiane dorsale, parcourt le bec dans toute sa longueur en donnant des ramifications au palais et aux bords latéraux de la mâchoire. Le nerf externe (*r*) est entièrement affecté à la narine, dont il gagne l'extrémité postérieure, où il se scinde en deux branches qui enserrent la narine comme les dents d'une pince. La seconde branche du trijumeau, le *nerf maxillaire* (*a'*), court presque horizontalement en suivant le plancher de l'orbite, dont elle gagne l'angle antérieur. Arrivé à cet endroit, le nerf donne quelques ramifications, puis pénètre dans l'arc maxillaire pour s'y ramifier, ainsi que sur le plafond de l'arrière bouche. L'extrémité inférieure du croissant du ganglion de Gasser se continue dans la troisième branche du trijumeau, le *nerf mandibulaire* (*z*). Ce nerf est plus volumineux que les deux autres ; il envoie peu après son départ du ganglion quelques rameaux au muscle temporal (*b'*), gagne la mâchoire inférieure et s'y résout en plusieurs branches dont les unes s'avancent jusqu'à l'extrémité antérieure du bec. Une quatrième branche (*c'*) se détache du ganglion de Gasser au même niveau que le nerf du maxillaire supérieur ; elle rencontre le bord postérieur de l'orbite, longe son bord supérieur et donne à droite et à gauche de nombreuses ramifications qui se répandent d'une part sur le globe de l'œil, de l'autre dans la peau et les muscles peauciers de la région post-orbitaire de la tête.

Le *nerf trochléaire* ou *pathétique* (IV), (*tr*, fig. 317, A) est fin et très allongé. Il sort de la face dorsale de l'encéphale entre le cervelet et les lobes optiques, contourne inférieurement ces derniers et traverse la boîte cranienne pour pénétrer dans la cavité orbitaire non loin de l'entrée du nerf optique, puis, se dirigeant directement en haut, il se place sous le muscle droit externe et gagne l'oblique supérieur, sur la face externe duquel il se dilate en une masse allongée dont les bords détachent de nombreux petits nerfs qui vont se perdre dans l'épaisseur du muscle.

Le nerf *oculo-moteur* (III) (*oc*, fig. 317, A) prend naissance sur la base du cerveau, un peu en arrière de l'hypophyse. Après un court trajet presque horizontal, il traverse la paroi de la boîte cranienne, en s'accolant au nerf optique, se relie par une courte commissure (*a*) au rameau ophthalmique du trijumeau, et après avoir détaché successivement des ramifications au muscle droit inférieur (*c*) et aux muscles de la membrane nictitante (*d*), il pousse en avant un gros rameau appliqué sur le fond de la cavité orbitaire, qui donne au muscle droit interne un nerf (*e*). Un peu plus loin, il s'en sépare un rameau (*b*) pour animer le droit supérieur et, enfin, une dernière branche de l'oculo-moteur (*f*) se termine dans l'oblique inférieur. En relation directe avec l'oculo-moteur se trouve le *ganglion ciliaire* (*g*), petite masse ovoïde accolée contre le nerf optique, qui se termine brusquement en deux rameaux allongés (*h*), lesquels, en se bifurquant à plusieurs reprises, contournent le globe de l'œil pour pénétrer dans ce dernier et se répandre surtout dans l'iris.

Le *nerf optique* (II) tire son origine du lobe optique; il forme avec celui de l'autre côté un *chiasma* avant de pénétrer dans le globe oculaire.

Le *nerf olfactif* (I) se détache de l'expansion des rhinencéphales; il décrit une courbe en longeant le plafond de l'orbite et se termine par un renflement à l'extrémité postérieure de la cavité nasale.

Le *système sympathique* (fig. 313) s'étend de chaque côté de la colonne vertébrale et est surtout facile à mettre en évidence sur le tronc. A cet effet, après avoir enlevé la peau d'un des côtés du corps, on sectionne les côtes près de la colonne vertébrale, et on enlève la cage thoracique; puis avec précaution on enlève le poumon. Le

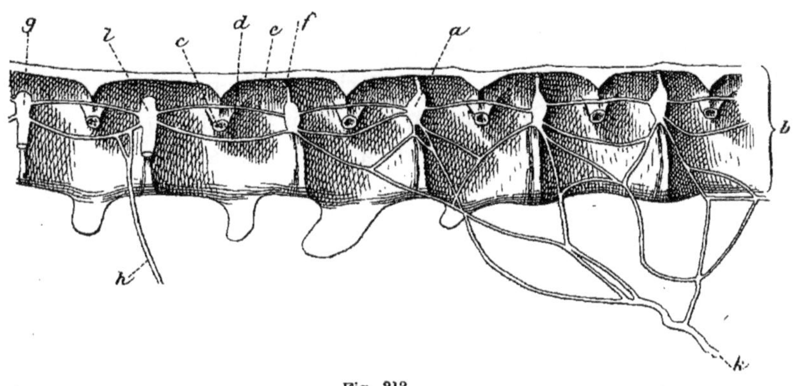

Fig. 313.

sympathique apparaît alors avec une grande netteté, et par la dissection on peut le suivre soit du côté de la tête, soit du côté de la queue. En arrière du plexus lombaire, il existe de chaque côté de la colonne vertébrale un nerf sympathique qui se termine dans le voisinage du croupion et qui est en relation avec les nerfs rachidiens et ceux du plexus pudendus. Puis, passant sur la face interne des troncs des plexus ischiatique et crural, le sympathique se renfle tout à coup et acquiert presque le diamètre de ces nerfs, contre lesquels il se soude étroitement. Dans sa continuation sur le tronc, c'est-à-dire entre les deux membres, le système sympathique devient double; il existe, en effet, de chaque côté de la colonne vertébrale,

Fig. 313. — *Col. dom.* Le système sympathique gauche dans la région du tronc. Grossissement, trois fois. *a*, ganglions des nerfs rachidiens; *b*, colonne vertébrale; *c*, côte coupée; *d*, cordon ventral du sympathique; *e*, cordon dorsal; *f*, nerf dorsal rachidien; *g*, *l*, les deux derniers troncs nerveux du plexus brachial; *h*, branche nerveuse cardiaque; *k*, branche nerveuse viscérale.

deux troncs nerveux qui se rapprochent et s'écartent à intervalles égaux déterminant ainsi des losanges réguliers (*d*, *e*). Ils sortent l'un et l'autre des ganglions des nerfs rachidiens (*a*), qui représentent en même temps les ganglions sympathiques. Le nerf supérieur (*e*), décrit entre deux ganglions successifs un léger arc avec courbure dorsale passant dans le pertuis ménagé entre les deux têtes d'articulation de la côte, le capitulum et le tuberculum; le nerf inférieur (*d*), décrit des courbes à convexité inférieure généralement plus forte et envoie, de même que les extrémités inférieures des ganglions, une foule de rameaux déterminant, sur les côtés et en dessous de la colonne, un réseau, un véritable plexus à mailles très irrégulières dont les nerfs, se reliant les uns aux autres, donnent naissance à un tronc (*k*) chargé de se répandre sur les viscères de la cavité abdominale, les organes génitaux, l'intestin et les reins. Dans la région du plexus brachial, les deux cordons du sympathique sont en relation directe avec les racines des troncs du plexus; ils décrivent leurs losanges réguliers, et le nerf inférieur détache un rameau (*h*) pour le cœur. En avant, le long du cou, il n'y a plus qu'un seul cordon de chaque côté, engagé dans le canal vertébral. Le sympathique est excessivement difficile à suivre dans cette région, à cause de son encastrement dans les vertèbres, et de sa grande finesse. En quittant le premier ganglion cervical, il se rattache par de fines anastomoses au vague, au glosso-pharyngien et à l'hypoglosse; puis, continuant sa course, il passe en dessous du crâne pour se terminer au niveau du sphénoïde.

Organes des sens. Les organes du tact ainsi que ceux du goût sont fort peu développés et diffus chez les Oiseaux. Dans la peau du corps et des pattes de quelques espèces se trouvent des terminaisons nerveuses spéciales (corps de Pacini). La langue est en général recouverte d'un épithélium corné impropre à la gustation; on a cependant décrit sur les côtés de la langue de quelques espèces des papilles du goût.

L'*organe d'olfaction* (fig. 314) se compose de deux vastes cavités placées dans les parties latérales du bec en avant des yeux. Une cloison médiane longitudinale les sépare l'une de l'autre. Deux ouvertures en forme de fente font communiquer ces cavités avec l'extérieur : une antérieure directement, l'ouverture nasale; l'autre postérieure, la choane, s'ouvrant dans la bouche. Chaque cavité comprend deux régions distinctes : le vestibule (*a*) et la cavité proprement dite (*b*). Le vestibule, dans lequel on accède par la narine marginale, est protégé extérieurement par l'aile du nez, paroi flexible, bombée et renforcée par le dépôt de tissu cartilagineux dans son épaisseur.

Un épithélium en pavé forme le revêtement interne. Le vestibule porte le cornet antérieur ou inférieur (*c*), expansion charnue, allongée, fixée contre la paroi interne, libre sur son bord inférieur. Le cornet moyen (*d*) est situé dans la partie initiale de la cavité nasale proprement dite, et se présente comme un bourrelet simple de la paroi interne de la cavité, tapissé par la muqueuse olfactive. En continuation avec lui se trouve en arrière le cornet postérieur (*cp*), très mince et revêtu également par la muqueuse olfactive. En arrière, la cavité nasale se prolonge en un boyau montant vers la racine du bec ; il est fermé en un cul-de-sac (*e*), et cette extrémité vient s'engager dans l'enfoncement en cupule que forme l'extrémité distale du nerf olfactif (*h*). L'épithélium sensitif du nez consiste en cellules allongées, cylindriques, à noyaux excentriques. Des glandes disséminées sécrètent un produit glaireux transparent. Des glandes nasales particulières présentes chez la plupart des Oiseaux font défaut.

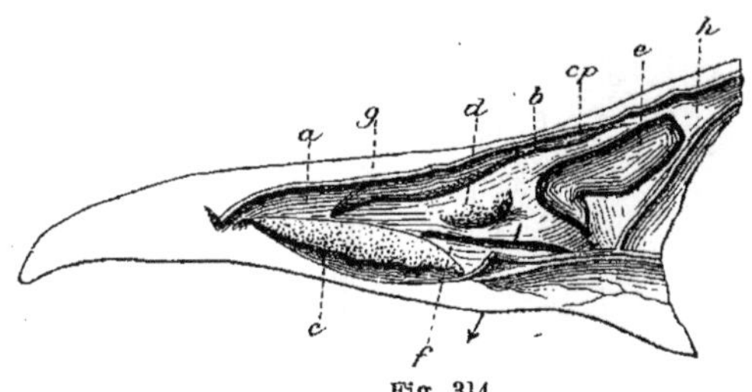

Fig. 314.

Organes de la vision (fig. 315 à 317). Nous distinguons le globe oculaire et les organes accessoires, comprenant les muscles, les paupières et les glandes.

Globe de l'œil. Il ressemble à une lentille dont la face externe presque plane est surmontée, à son centre, par la cornée faisant saillie. La face interne, régulièrement bombée, porte inférieurement en pédoncule le nerf optique.

La *sclérotique* (*a*, fig. 315, A), très résistante, est une enveloppe composée de tissu conjonctif, dans l'épaisseur duquel se développe un squelette cartilagineux continu, qui constitue une cupule assurant ainsi la solidité du globe oculaire. Antérieurement, l'ouverture de cette cupule est bordée par un anneau osseux contre lequel vient s'attacher la cornée. Cet anneau (B, fig. 315) est formé par l'assemblage de dix à onze pièces minces, allongées, imbriquées les unes

Fig. 314. — *Col. dom.* Narine gauche ouverte. Grossie deux fois. *a*, vestibule; *b*, cavité nasale proprement dite; *c*, cornet inférieur; *cp*, cornet postérieur; *d*, cornet moyen; *e*, cul-de-sac de la cavité olfactive; *f*, partie basale de la paroi latérale enlevée; *g*, paroi dorsale; *h*, extrémité élargie du nerf olfactif. La flèche indique la direction de la choane.

sur les autres et solidement réunies ensemble par du tissu conjonctif. La *choroïde* (*b*, fig. 315, A) tapisse intérieurement la sclérotique, et présente en arrière une lacune pour le passage du nerf optique (*d*). Au devant du cristallin, elle s'infléchit de manière à diviser le globe de l'œil en deux chambres d'inégale grandeur ; la chambre antérieure (*i*), remplie par l'humeur aqueuse, et la chambre postérieure (*m*), contenant l'humeur vitrée. Cette inflexion de la choroïde forme l'écran de l'*iris* (*n*), percé à son centre par la *pupille* circulaire, contre laquelle vient s'appliquer la face antérieure du cristallin. La choroïde est formée de trois couches : une externe fibreuse, une moyenne vasculaire renfermant un réseau excessivement riche

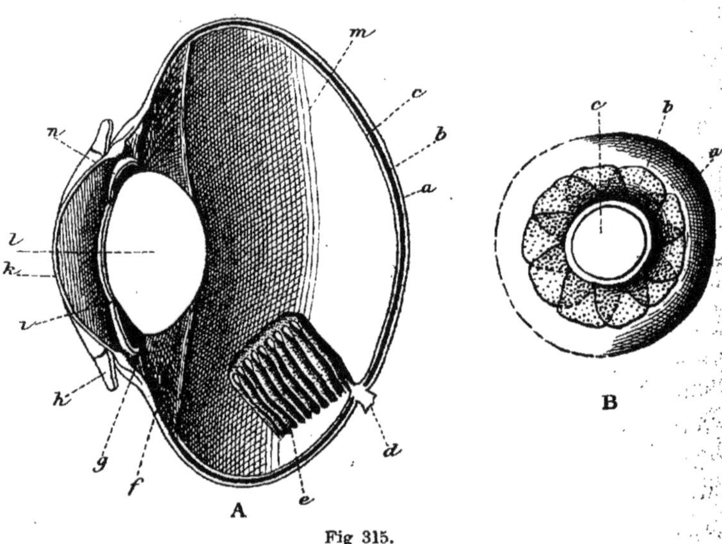

Fig 315.

de capillaires sanguins, et une interne pigmentée. Cette dernière est en relation directe avec la rétine. La face postérieure de l'iris touche le cristallin. L'ouverture de la pupille est augmentée ou diminuée au moyen de muscles spéciaux : un contracteur ou sphincter et un dilatateur. Entre l'iris et la choroïde se placent deux organes caractéristiques de cette portion de l'œil : le *muscle ciliaire* ou *de Crampton* (*k*, fig. 316, A) et les *procès ciliaires* (*d*). Le premier est un anneau dont le bord externe touche la choroïde, et l'interne les procès ciliaires auxquels il adhère par une large surface de contact. Les procès

Fig. 315. — *Col. dom.* A, coupe verticale du globe de l'œil. Grossissement quatre fois. *a*, sclérotique; *b*, choroïde; *c*, rétine; *d*, nerf optique; *e*, peigne; *f*, procès ciliaires; *g*, muscle ciliaire; *h*, paupière inférieure; *i*, chambre antérieure; *k*, cornée; *l*, cristallin; *m*, chambre postérieure; *n*, iris. B, anneau squelettaire de la sclérotique vu de face. Grossi trois fois. *a*, sclérotique; *b*, pièces constituant l'anneau; *c*, cornée.

ciliaires (d), confinant d'une part au muscle de Crampton, de l'autre à l'iris et au cristallin, constituent une couronne qui, vue de dedans, est revêtue de pigment (c) et forme de nombreux replis rayonnants; dans l'épaisseur de ces replis rampent de nombreux vaisseaux sanguins reliés par quelques brides conjonctives. Nous retrouvons dans la chambre postérieure de l'œil cet organe fort curieux que nous avons vu chez les Reptiles : le *peigne* (e, fig. 315, A). C'est une lamelle membraneuse de forme rectangulaire, accolée au fond de l'œil, sui-

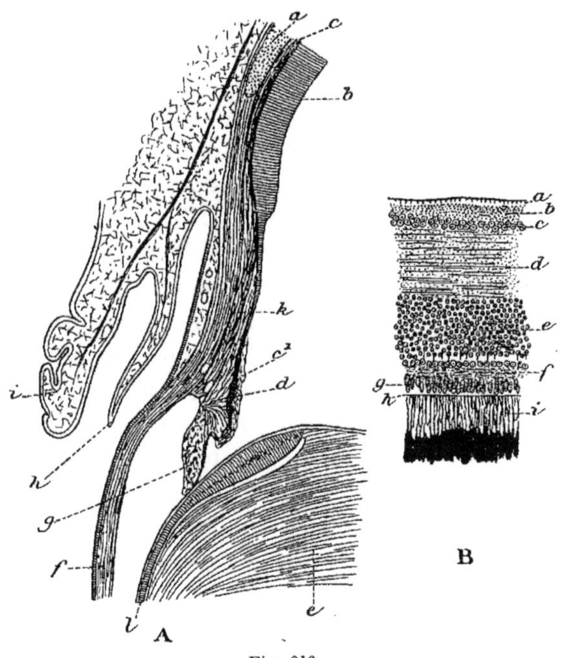

Fig. 316.

vant une ligne oblique partant du nerf optique. Le peigne se dirige vers le cristallin, mais ne l'atteint pas; il s'arrête vers le milieu de la distance qui sépare le cristallin du fond de l'œil. La lamelle, pigmentée surtout à son extrémité distale, est plissée très régulièrement en dix-sept replis verticaux richement vascularisés. Si l'on étale la membrane et qu'on l'examine sous le microscope, on est frappé

Fig. 316. — *Col. dom.* A, partie supérieure d'une coupe verticale de l'œil. Verick, Oc. 3, Obj. 0. *a*, sclérotique; *b*, rétine; *c*, choroïde; *c'*, pigment tapissant la face interne des procès ciliaires *d*; *e*, couches concentriques du cristallin; *f*, cornée; *g*, iris; *h*, membrane nictitante; *i*, paupière supérieure; *k*, muscle de Crampton; *l*, couche externe radiaire du cristallin. B, coupe transversale de la rétine sous un faible grossissement; *a*, limitante interne; *b*, fibres du nerf optique; *c*, strate des cellules multipolaires; *d*, couche granuleuse; *e*, strate cellulaire; *f*, plexus basal; *g*, couche des cellules visuelles; *h*, limitante externe; *i*, couche des cônes et des bâtonnets.

de l'énorme quantité de capillaires sanguins qu'elle contient. Chaque repli renferme un vaisseau longitudinal principal se ramifiant à gauche et à droite de manière à former un réseau excessivement serré, dans les mailles duquel se déposent les corpuscules pigmentés. Il n'y a que peu de tissu conjonctif reliant entre eux les canalicules sanguins.

La *rétine* (*c*, fig. 315, A) tapisse intérieurement le fond de l'œil et s'avance en s'amincissant jusqu'à la jonction de l'iris avec la choroïde (*b*, fig. 316, A). Elle est transparente et mesure à peu près trois quarts de millimètre d'épaisseur. Constituée par des fibres et des cellules nerveuses englobées dans une charpente conjonctive, elle présente, en allant de l'intérieur à l'extérieur, la composition suivante (fig. 316, B) : La limitante interne (*a*), très fine, possède des stries transversales qui la relient à la couche sous-jacente (*b*) des fibres du nerf optique. Celle-ci, très épaisse au voisinage du point d'entrée du nerf optique, s'amincit de plus en plus en s'avançant vers l'iris. En dehors se place le strate des cellules multipolaires (*c*), dont les éléments sont plus ou moins ovalaires et envoient leurs prolongements dans l'épaisseur de la couche granuleuse (*d*), la plus épaisse de celles qui constituent la rétine, et qui ne se colore presque pas par les réactifs au carmin. Sous de forts grossissements, elle présente des zones concentriques foncées. Le strate cellulaire (*e*) est composé par des cellules rondes à un ou plusieurs prolongements; entre le rang externe des cellules et la masse plus épaisse interne existe un espace clair traversé par les prolongements des cellules sous-jacentes. Le plexus basal (*f*) forme une zone mince, dépourvue de cellules et reposant directement sur celle des cellules visuelles (*g*), formée de deux ou trois rangées de cellules elliptiques dont une des extrémités repose sur la limitante externe (*h*). Cette dernière, très accusée, apparaît comme une ligne foncée, extrêmement fine; en dehors se trouve la région des cônes et des bâtonnets (*i*), dont les extrémités externes plongent dans la substance pigmentée de la choroïde.

Le *cristallin* (*l*, fig. 315, A, *e*, fig. 316, A) relativement petit, est une lentille ronde biconvexe; il est enfermé dans une capsule anhiste et constitué par des couches formées de fibres concentriques (*e*). Sur la face en regard de la pupille se trouve un strate de cellules cylindriques disposées radiairement (*l*, fig. 316, A).

Organes accessoires de l'œil. Le globe oculaire est protégé par trois *paupières :* une supérieure, une inférieure et la membrane nictitante. Les deux premières sont d'épaisses membranes pourvues de plumes, mobiles verticalement et dont le bord libre, placé longitudinalement, est légèrement renflé. La paupière supérieure (*i*, fig. 316, A) est plus petite que l'inférieure, de telle sorte que, lorsque l'oiseau ferme les yeux, l'inférieure se soulève et va à la rencontre de la supérieure en masquant la presque totalité de la cornée. Le mouvement s'effectue au moyen de muscles spéciaux : l'élévateur de la paupière supérieure, qui se fixe contre le bord supérieur de la cavité orbitaire, et l'abaisseur de la paupière inférieure, plus volumineux que le précédent et qui s'attache sur le plancher de la cavité de l'œil. La *troisième paupière*, ou *membrane nictitante* (*h*, fig. 316 A; fig. 317, B), placée dans le coin antéro-supérieur de l'œil, est un repli semi-transparent de la conjonctive pouvant au gré de l'animal recouvrir la

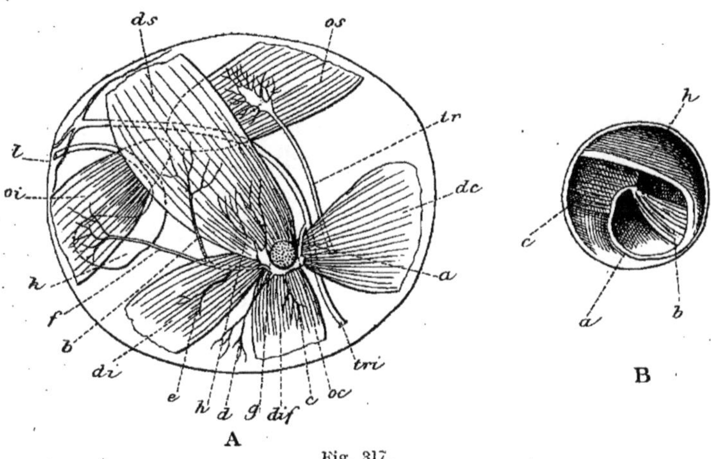

Fig. 317.

cornée, soit pour enlever la poussière qui s'y dépose, soit pour intercepter les rayons lumineux lorsque ceux-ci sont trop vifs. La membrane est mise en mouvement par deux muscles attachés tous deux à un tendon qui fait le tour du globe de l'œil; ce sont les muscles pyramidal et *carré*. Ce dernier (*c*, fig. 317, B) est une large lame qui entoure l'extrémité inférieure du tendon (*a*); il contourne la face interne du globe de l'œil en recouvrant les muscles droit externe, oblique supérieur et droit supérieur. Son extrémité supérieure s'attache contre la sclérotique. Tout à fait à l'extrémité du tendon

Fig. 317. — *Col. dom.* A, fond de la cavité orbitaire gauche. Grossissement environ quatre fois. *oc*, oculo-moteur; *a*, commissure entre l'oculo-moteur et le rameau ophthalmique du trijumeau; *b*, nerf du droit supérieur *ds*; *c*, nerf du droit inférieur *dif*; *d*, nerf des muscles de la membrane nictitante; *de*, muscle droit externe; *e*, nerf abducteur; *f*, nerf du muscle oblique inférieur *oi*; *g*, ganglion ciliaire; *h*, nerfs de l'iris; *i*, nerf du droit interne *di*; *h*, glande de Harder; *l*, son orifice; *os*, muscle oblique supérieur; *tr*, nerf trochléaire; *tri*, branche ophthalmique du trijumeau. B, membrane nictitante et ses muscles. Grossissement double. Dans la préparation on a enlevé le globe de l'œil et ses muscles. *h*, membrane nictitante; *a*, tendon; *b*, muscle pyramidal; *c*, muscle carré.

s'insère le muscle *pyramidal* (*b*), beaucoup moins large que le précédent, mais plus épais; il contourne la face inférieure de l'œil et est en partie recouvert par l'extrémité élargie de l'oblique interne. Le tendon (*a*) part du bord antérieur de la troisième paupière, descend en obliquant en arrière sur la face ventrale du globe de l'œil et contourne le nerf optique pour s'attacher contre la partie profonde de la sclérotique.

La *glande de Harder* (*k*, fig. 317, A) est située sur le bord antérieur de la cavité orbitaire; elle est masquée en grande partie par les muscles oblique inférieur et droit supérieur. D'une couleur blanc-jaunâtre, elle a la forme d'une cornemuse. Son canal excréteur décrit une courbe assez longue et vient s'ouvrir en avant de l'œil (*l*), au niveau où la branche ophthalmique du trijumeau traverse la paroi orbitaire. Examiné sous un faible grossissement, cet organe présente plusieurs lobes plus ou moins distincts, entourés par une enveloppe commune. Chacun de ces lobes est constitué par de nombreux petits tubes dont les parois, de nature glandulaire, secrètent le liquide qui passe de l'intérieur de chaque tube dans la cavité générale centrale pour être expulsé ensuite au dehors par le canal central unique.

La *glande lacrymale*, plus petite que la précédente, blanchâtre, est située sur la face supéro-postérieure de l'œil; elle est construite d'après le plan des glandes à acini distincts, et le produit lave la cornée entière avant de pénétrer dans les conduits lacrymaux. Ces derniers sont au nombre de deux. Ils commencent à l'angle antérieur formé par la réunion des deux paupières. Ils sont volumineux, cheminent directement vers la base du nez et se fusionnent bientôt en un seul canal qui vient déboucher dans la région postérieure de la cavité nasale correspondante.

Les *muscles* qui font mouvoir le globe oculaire (fig. 317, A) sont au nombre de six, dont quatre droits et deux obliques. Le *droit supérieur* (*d s*) est le plus volumineux de tous. Partant du bord supérieur de l'orifice par lequel passe le nerf optique, il contourne l'œil en obliquant un peu en avant, et recouvre les muscles obliques supérieur et inférieur ainsi qu'une partie de la branche ophthalmique du trijumeau. Le *droit inférieur* (*dif*) est court; partant du bord inféro-postérieur du pourtour de l'entrée du nerf optique, il entoure en dessous le globe de l'œil. Le *droit interne* (*d i*) part du bord antérieur du pourtour du trou optique, contourne la face inférieure de l'œil et recouvre l'extrémité libre de la glande de Harder. Le *droit externe* (*d e*) est une large lame se dirigeant obliquement en arrière depuis le nerf optique; il recouvre en partie le nerf trochléaire. L'*oblique supérieur* (*os*), prenant naissance sur la paroi antérieure de l'orbite, se dirige en arrière en étant recouvert en grande partie par le droit supérieur. Vis-à-vis de son point d'insertion contre l'orbite se trouve l'extrémité amincie de l'*oblique inférieur* (*o i*), muscle contournant le bord inféro-antérieur du globe oculaire. Son extrémité proximale est recouverte par le canal excréteur de la glande de Harder, tandis que l'extrémité distale recouvre le fond en cul-de-sac de la glande. Tous ces muscles s'attachent par des expansions tendineuses sur le pourtour du globe oculaire, dans le voisinage de l'anneau de la sclérotique.

Organe de l'ouïe. L'oreille du pigeon ne comprend que le conduit auditif, l'oreille moyenne et l'oreille interne; le tout logé sur les côtés postérieurs du crâne. Le *méat* auditif, de forme presque circulaire, est placé en dessous et un peu en arrière de l'œil. Son bord inférieur se renfle en un léger bourrelet. Le conduit de l'oreille s'enfonce en se dirigeant en arrière, et la membrane du *tympan* est située tellement à l'intérieur qu'on ne peut l'apercevoir directement du dehors. Elle est bombée en dehors et tendue dans un cadre ovalaire incomplet constitué par l'occipital latéral et le carré.

L'*oreille moyenne*, relativement exiguë forme la caisse du tympan, laquelle est en relation avec l'arrière-bouche par le canal d'Eustache s'ouvrant immédiatement en arrière des choanes. Une pièce osseuse allongée, la *columelle*, traverse de part en part cette cavité. Son extrémité distale, appliquée contre la membrane du tympan, est en relation avec une pièce fibro-cartilagineuse munie de trois prolongements, dont l'un s'applique contre le tympan; le second, assez court, se dirige en arrière vers le cadre contre lequel est tendu la membrane du tympan; enfin le troisième, le plus long, descend sur le bord inférieur du cadre et arrive à toucher l'os carré. L'extrémité proximale de l'os columellaire est élargie en une plaque ovale osseuse venant s'encastrer dans la fenêtre ovale du labyrinthe osseux. Le *labyrinthe membraneux* (fig. 318) comprend l'utricule, le saccule, les canaux semi-circulaires avec leurs ampoules, la lagena et le conduit endolymphatique. Nous empruntons à l'ouvrage de Retzius plusieurs des détails qui suivent. L'*utricule* (*u*) est une cavité irrégulière qui se prolonge en avant dans le *recessus utriculi*, vaste espace contenant sa tache acoustique propre (*m u*), en arrière dans le sinus postérieur (*s u p*); et en haut dans le sinus supérieur (*su*). L'*ampoule antérieure* (*a a*) mène d'un côté dans le recessus, de l'autre dans le canal semi-circulaire antérieur (*c a*), disposé verticalement; elle renferme le rameau nerveux de l'ampoule antérieure (*ra*). L'*ampoule externe* (*a e*), plus vaste que la précédente, indique le commencement du canal externe (*ce*), placé presque horizontalement. L'*ampoule postérieure* (*a p*), la plus grande des trois, avec sa terminaison nerveuse (*r p*), conduit d'une part dans le sinus postérieur de l'utricule, et de l'autre dans le canal postérieur (*c p*), croisant l'antérieur à angle droit. Le *saccule* (*s*) est une vésicule touchant le plancher du recessus utriculi et contenant une terminaison nerveuse (*m s*). Du saccule part un fin canal de forme conique, le *conduit endolymphatique* (*d e*), qui se dirige verticalement en haut et se termine au plafond de la cavité cranienne par un élargissement, le sac endolymphatique. D'autre part, du saccule un conduit se dirige en arrière et en dehors; c'est le *canal sacculo-cochléaire*.

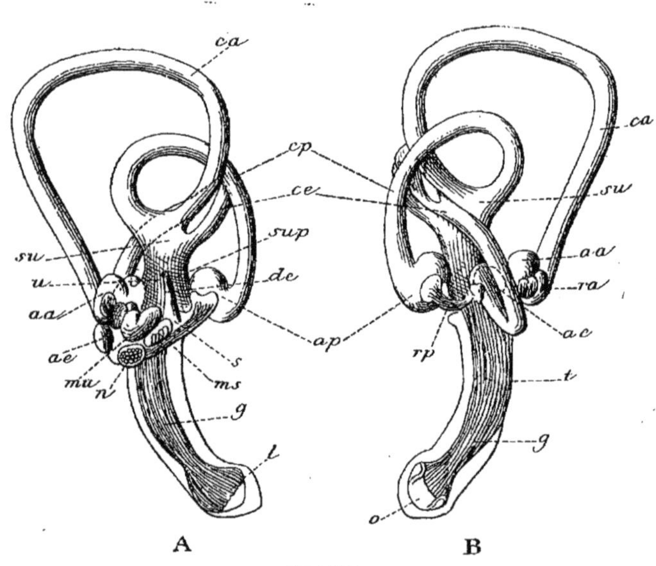

Fig. 318.

Inférieurement le saccule se continue dans un large conduit courbé et fermé en cœcum à son extrémité libre; c'est la *lagena* (*t*) représentant le limaçon des vertébrés supérieurs. Elle est membraneuse et renferme à son intérieur les rampes tympanique et vestibulaire, communiquant l'une avec l'autre à l'extrémité en cul-de-sac de la lagena. Le revêtement interne est composé de cellules cylindriques. Dans la lagena pénètre le nerf de la lagena (*g*), qui forme à son extrémité en cœcum une papille acoustique (*l*), constituée comme toutes

Fig. 318. — *Col. dom.* Labyrinthe membraneux. Grossi environ six fois. A, face médiale; B, face latérale; *aa*, ampoule antérieure; *ae*, ampoule externe; *ap*, ampoule postérieure; *ca*, canal semi-circulaire antérieur; *ce*, canal extérieur; *cp*, canal postérieur; *de*, conduit endolymphatique; *g*, nerf de la lagena; *l*, papille acoustique de la lagena; *mu*, tache acoustique du recessus utriculi; *n*, entrée du nerf acoustique; *o*, otolithes; *rp*, tache acoustique de l'ampoule postérieure; *s*, saccule; *su*, sinus supérieur; *sup*, sinus postérieur; *t*, lagena; *u*, utricule (d'après Retzius).

les crêtes et papilles acoustiques, avec le concours de longues cellules auditives. L'extrémité du boyau lagénaire contient de nombreux otolithes (*o*).

Organes de la digestion. La *bouche* est une cavité allongée et largement fendue par le fait que les deux mâchoires dépourvues de lèvres ne se rencontrent qu'au dessous de l'œil. Nous ne pouvons guère considérer dans cette partie antérieure du tube digestif que le plafond (A, fig. 319) et le plancher (B, fig. 319), tous deux recouverts par un épithélium formé de plusieurs couches de cellules aplaties. Le *palais* est constitué par les os sphénoïdes et ptérygoïdes

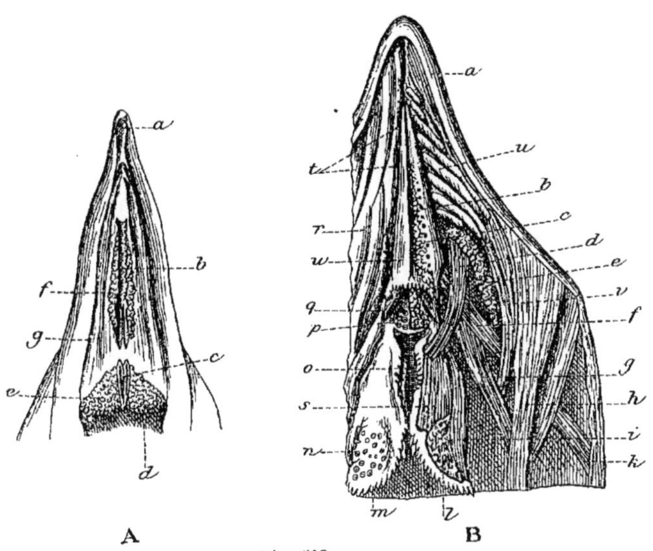

Fig. 319.

en arrière, sur les côtés par les maxillaires, en avant par l'intermaxillaire, un peu recourbé en bas; de chaque côté de la ligne médiane, séparées l'une de l'autre, nous trouvons au devant des ptérygoïdes les lames des palatins. L'ouverture ménagée entre ces os (*b*, fig. 319, A), connue sous le nom de *narines buccales* ou *choanes*,

Fig. 319. — *Col. dom.* Cavité buccale. Grandeur double. *A*, plafond de la bouche; *a*, extrémité du bec; *b*, choanes; *c*, trompe d'Eustache; *d*, œsophage; *e*, coussinet glandulaire; *f*, glandes disséquées de chaque côté de la choane; *g*, relèvement longitudinal. *B*, plancher de la bouche, la peau de la moitié gauche est enlevée; *a*, mandibule; *b*, glandes linguales; *c*, les ouvertures des glandes linguales; *d*, muscle allant de la glotte au plancher de la bouche; *e*, glande intermandibulaire externe; *f*, *g*, muscles génio-hyoïdiens; *h*, muscle mylo-hyoïdien; *i*, constricteur externe de la glotte; *m*, denticules postérieurs du coussinet glandulaire *l*; *n*, ouvertures des glandes du coussinet; *o*, glotte; *p*, ouvertures des glandes du coussinet glandulaire *q*; *r*, épithélium du plancher de la bouche; *s*, constricteur interne de la glotte; *t*, ouvertures des glandes intermandibulaires internes *u*; *v*, muscle de la glande intermandibulaire interne; *w*, moitié gauche de la langue, coupée longitudinalement.

est allongée, étroite en avant, plus large en arrière, et la peau qui la borde est ornée de petits prolongements mousses. En dessous de la peau se trouvent de nombreuses glandes (*f*) déversant leur produit dans la cavité buccale. Entre les choanes et les bords latéraux du plafond de la bouche, l'épithélium forme un bourrelet longitudinal (*g*), partant de la pointe du bec pour ne se terminer qu'au commencement de l'œsophage. En dehors de ce bourrelet, on rencontre quelques petites glandes isolées débouchant dans la cavité buccale. En arrière des choanes est placé l'orifice en forme de fente des *trompes d'Eustache* (*c*), de chaque côté et en arrière duquel le plafond de la cavité buccale constitue deux bourrelets (*e*), dont le bord postérieur se détache librement dans la cavité et porte de fines dentelures dirigées en arrière. Ces bourrelets marquent la limite entre la cavité buccale et l'œsophage (*d*) et renferment une abondance de glandes dont les conduits excréteurs débouchent dans la cavité buccale par des orifices situés chacun au centre d'un petit mamelon. Le *plancher* de la bouche (fig. 319, B) est limité tout entier par les deux branches de l'arc mandibulaire et, outre la peau, est constitué en majeure partie par des muscles et des glandes. Sur la ligne médiane, nous voyons en arrière de la langue une ouverture rappelant un peu la forme d'une amphore; c'est la *glotte* (*o*), élargie transversalement en avant, rétrécie en arrière en une fente longitudinale à lèvres très épaisses et dentelées. Ses côtés sont formés par deux coussinets charnus renfermant le muscle constricteur de la glotte (*s*). Les bords postérieurs (*m*) de ces coussinets se détachent librement du plancher de la bouche et, s'écartant l'un de l'autre, laissent libre un espace en forme de V dans lequel font saillie les nombreuses aspérités dirigées en arrière qui garnissent le bord postérieur de chaque coussinet. Immédiatement en avant des denticules se trouvent sous l'épithélium de nombreuses glandes (*l*), dont le produit est déversé au dehors par des ouvertures (*n*), visibles sous la loupe et placées au centre de petits boutons. Placés en regard des coussinets de composition identique qui ornent le plafond de l'arrière-bouche, de manière qu'ils se touchent lorsque le bec est fermé, ces organes ont la double fonction d'humecter cette région pour faciliter la déglutition, tout en empêchant par les denticules le retour des aliments vers la bouche. En avant de la glotte, dans le bourrelet compris entre celle-ci et les appendices postérieurs de la langue, se présentent une foule de glandes (*q*), dont les orifices (*p*), disséminés sans ordre, sont assez gros pour être distingués à l'œil nu.

La *langue* (*w*, fig. 319, B) a la forme d'un fer de lance très acéré en avant et terminé par une lamelle cornée; en arrière, elle se prolonge latéralement en deux appendices descendant jusqu'à l'ouverture de la glotte et comprenant entre eux la masse de la glande post-linguale (*q*). Ces deux appendices portent de petites dentelures mousses dirigées en arrière. Libre sur les deux tiers antérieurs de son étendue, la langue est attachée en arrière au plancher de la bouche par un frein de nature musculaire. Sur une coupe transversale, elle présente une figure triangulaire, dont la face dorsale est un peu concave; les côtés latéraux se coupent sur la ligne médiane ventrale et bombent légèrement en dehors. En dessous de la muqueuse latérale se trouvent les *glandes linguales* (*b*), formant deux masses allongées, amincies en avant, larges en arrière, et dont le produit est éliminé par une douzaine d'ouvertures (*c*) s'ouvrant à intervalles égaux sur les côtés de la langue; les postérieures débouchent sur la face dorsale de l'extrémité postérieure de la langue, au-devant de l'origine des appendices. Le reste de l'organe est formé par des muscles, par l'os entoglosse, les nerfs linguaux, les vaisseaux sanguins et la cuticule cornée recouvrant le tout.

Glandes buccales. Outre les glandes mentionnées du plafond de la bouche, de la langue, du bourrelet antérieur de la glotte et de ses lobes postérieurs, nous trouvons, entre les arcs de la mâchoire inférieure, de chaque côté de la ligne médiane, deux masses distinctes l'une de l'autre et presque parallèles à l'arc; ce sont les *glandes intermandibulaires internes et externes*. Les premières (*u*, fig. 319, B), volumineuses, sont composées chacune par une dizaine de tubes à parois un peu boursouflées, dont les antérieurs et les postérieurs sont les plus courts. Ils débouchent chacun individuellement, par un orifice visible à l'œil nu (*t*), près de la ligne médiane longitudinale du plancher buccal. L'extrémité postérieure du tube, fermée en cœcum, sert de point d'attache à quelques fibres musculaires qui, réunies les unes aux autres, constituent un muscle constricteur de la glande (*v*), et dont l'autre extrémité s'attache contre les parois de la glotte. La paroi de chaque tube envoie dans la lumière de ce dernier des feuillets longitudinaux sur lesquels sont disposées les cellules glandulaires, ce qui nous donne sur une coupe transversale la figure d'un cercle duquel partent des rayons limitant de petites chambres ouvertes dans une cavité centrale; celle-ci, une fois remplie de liquide, et sous l'action du muscle constricteur, se déverse au dehors par son orifice terminal. *La glande intermandibulaire externe* (*e*), beaucoup plus petite que la précédente, s'en distingue à première vue. Très allongée, un peu arquée, la glande offre des bords tellement dentelés qu'elle ressemble à une grappe. Chaque prolongement débouche dans la cavité buccale par une ouverture spéciale. Immédiatement en dedans de l'articulation mandibulaire se place encore une *glande de l'angle buccal*; elle est relativement petite, allongée, racémeuse, et son canal excréteur s'ouvre dans l'arrière-bouche.

L'*œsophage* (*c*, fig. 291) affecte à son origine la forme d'un entonnoir; très large en avant, il se rétrécit rapidement, présentant des plis longitudinaux dans ses parois, et descend le long du cou, accolé à la trachée-artère; bientôt il s'élargit brusquement en une poche, le *jabot* (*d*, fig. 291). Cet organe joue chez le Pigeon un rôle particulier, puisqu'il est appelé à former, au moment de l'éclosion des petits, un produit caséeux blanchâtre, au moyen duquel les parents nourrissent leur progéniture. Le jabot est situé entre les branches de la fourchette claviculaire, à la base du cou; il varie énormément de dimension suivant son état de replétion. C'est une poche aplatie dorsalement, allongée transversalement, constituant un élargissement ventral de l'œsophage; ses parois, épaisses dans le voisinage des ouvertures, minces et transparentes sur le reste de l'organe, renferment des fibres musculaires longitudinales et transversales un peu distancées les unes des autres. L'orifice postérieur est placé sur la face dorsale du jabot et les parois renferment quelques bourrelets longitudinaux très distincts et saillants, qui se continuent dans l'œsophage. Ces bourrelets, au nombre de cinq gros et trois petits, sont glandulaires et recouverts par un strate épais de cellules aplaties cornées; les glandes placées au centre du bourrelet s'ouvrent sur ses côtés par de nombreux petits orifices.

A la suite du jabot, l'œsophage reprend son diamètre initial et passe directement au proventricule. Ses parois, relativement minces, nous montrent, sur une coupe transversale, en allant de l'extérieur à l'intérieur : la séreuse externe formée de tissu conjonctif réticulé dans lequel on distingue de nombreux noyaux allongés, en dedans vient la couche des muscles circulaires, puis les muscles longitudinaux rangés en faisceaux et noyés dans du tissu conjonctif où rampent des vaisseaux sanguins et des nerfs. La muqueuse, fort épaisse, est formée de nombreuses couches de cellules, dont les profondes ont des noyaux ronds se colorant facilement par le carmin, tandis que les noyaux des cellules superficielles sont aplatis et réfractaires à l'action de la matière colorante; ces cellules ressemblent à celles d'un épithélium corné.

Le *ventricule succenturié* ou *proventricule* (*pr*, fig. 291) est un gros cylindre à parois épaisses, reposant par son extrémité postérieure sur le bord dorsal du gésier musculaire. Ses parois sont limitées à l'intérieur par la séreuse, en dedans de laquelle s'étend un mince strate de fibres musculaires longitudinales. Les muscles circulaires forment un manchon continu, dans lequel on aperçoit fort bien, sur les coupes, les noyaux aplatis. En dedans se place de nouveau une couche très mince de muscles longitudinaux. La plus grande partie de la paroi est constituée par des glandes volumineuses internes, se pressant les unes contre les autres. Chaque glande a la forme d'un cône reposant à angle droit par sa base fermée en cœcum sur les muscles longitudinaux internes. Réunis entre eux par du tissu conjonctif, ces cônes extrêmement nombreux sont souvent rangés en lignes parallèles et obliques. Toutes les extrémités libres regardant dans la lumière du proventricule sont dictinctes les unes des autres et surmontées chacune d'un petit bourrelet, au centre duquel s'ouvre le canal excréteur de la glande. L'orifice est assez gros pour être vu à l'œil nu. Chaque glande est entourée d'une tunique propre. Dans sa cavité centrale s'ouvrent une quantité de petits compartiments, séparés les uns des autres par des lamelles rayonnantes. Celles-ci ont les parois tapissées de cellules glandulaires qui déversent leur produit dans la cavité du compartiment, lequel à son tour le fait passer dans le canal central de la glande pour être évacué au dehors par l'orifice commun.

Le *gésier musculaire* (*h*, fig. 291), comme nous l'avons indiqué plus haut, rappelle un peu la forme d'une lentille biconvexe. Il est placé près de l'extrémité postérieure de l'abdomen et situé de telle sorte qu'une de ses faces est externe et touche la peau des flancs, tandis que l'autre, interne, regarde les replis intestinaux. Ces faces sont rendues brillantes par la présence de lames tendineuses fort épaisses sur le milieu et s'amincissant de plus en plus vers les bords. La paroi du gésier est épaissie par des muscles partant en cercle du voisinage du centre de chaque face. Le centre lui-même (*a*, fig. 320, A) est très mince, étant réduit à l'aponévrose tendineuse et à la couche cornée interne. Le muscle, d'abord très mince, gagne les bords du gésier en s'épaississant rapidement et, sur le pourtour de l'organe, forme un strate extrêmement épais (*b*). En faisant une coupe du gésier tranchant longitudinalement l'extrémité distale du proventricule (A, fig. 320), on traverse la masse musculaire dans sa plus grande épaisseur. Le muscle est formé d'une suite de lames superposées (*a*, fig. 321, B) et séparées les unes des autres par du tissu conjonctif (*b*). En dedans de ces muscles circulaires se développe le strate des muscles longitudinaux (*d*), ayant à peu près partout la même épaisseur et limitant la paroi de la cavité du gésier. Cette dernière est formée de deux strates, dont le plus connu, l'interne, est une épaisse peau cornée (*f*). Elle est rugueuse, ridée en dedans et ne se colore que très faiblement par le carmin.

Cet étui corné pénètre même en s'amincissant dans l'intérieur de la partie distale du proventricule et de la partie proximale du duodénum; il est sécrété par un strate de glandes (*e*) reposant sur les muscles longitudinaux. Cette couche glandulaire, toujours bien visible sur les coupes colorées, est formée par une quantité innombrable de tubes, dont les extrémités externes sont terminées en cœcums un peu élargis (*g*). L'orifice s'accole à la cuticule sécrétée. Chaque tube glandulaire, réuni à son voisin par du tissu conjonctif (*e*, fig. 321, A), montre des parois formées de cellules allongées (*a*) disposées un peu obliquement. Les extrémités internes des parois des tubes se prolongent un peu en avant de l'ouverture de la glande et forment une petite saillie conique qui donne à l'ensemble, vu sur une coupe longitudinale (B), l'aspect des dents d'un peigne.

Le *duodénum* (*i*, fig. 291 : *g* et *i*, fig. 323) prend naissance sur

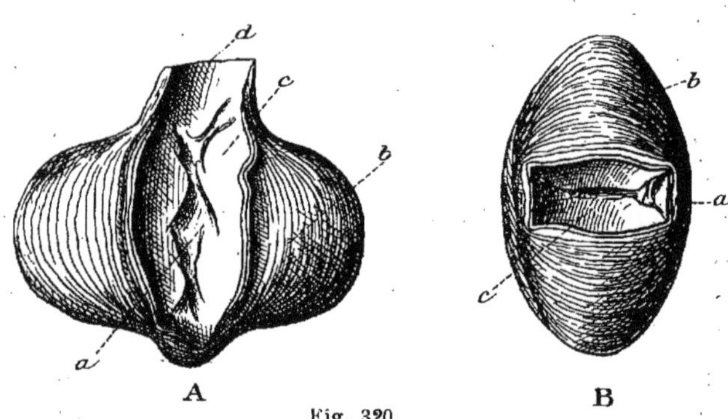

Fig. 320.

la face interne du gésier musculaire, tout près de l'orifice d'entrée du ventricule succenturié; il décrit en arrière une anse emprisonnant le pancréas et passe directement à l'*intestin grêle*. Ce dernier (*i'*, fig. 291), décrivant de nombreux replis suspendus à des lames mésentériques, remplit presque toute la région postérieure de la cavité abdominale. Les *cœcums* (*l*), placés sur les côtés du tube digestif, sont deux petits boyaux aveugles longs d'environ un centimètre, débouchant librement dans l'intestin. Le *rectum* (*m*), long de cinq centimètres, débouche dans le *cloaque* (*d*, fig. 292), vaste chambre ouverte postérieurement et inférieurement par l'*orifice anal* (*o*, fig. 291) muni de son sphincter, disposé transversalement et dont les bords sont légèrement plissés. La paroi antérieure de la chambre cloacale pousse dans la cavité deux bandes superposées qui

Fig. 320. — *Col. dom.* Gésier musculaire. Grandeur naturelle. *A*, gésier coupé en deux par le grand axe, parallèlement aux faces; *B*, coupe transversale, passant par le milieu des faces. *a*, centre de la face dépourvu de muscles; *b*, muscle dans sa plus grande épaisseur; *c*, cavité interne; *d*, entrée du proventricule.

divisent la région antérieure de la chambre en trois compartiments, un ventral ou rectal, un médian ou uro-génital et un supérieur ou *proctodaeum*. Le premier, très spacieux, est pour ainsi dire la continuation du tube digestif; le second, le plus exigu, est le réceptacle où arrivent les produits uro-génitaux. Sur la paroi du fond de cette chambre font saillie de chaque côté de la ligne médiane deux proéminences coniques, les extrémités des uretères, tandis qu'en dehors d'elles deux petits orifices livrent passage, chez les mâles, aux produits des testicules. Le compartiment supérieur très vaste et percé antérieurement par une ouverture triangulaire, mène directement dans

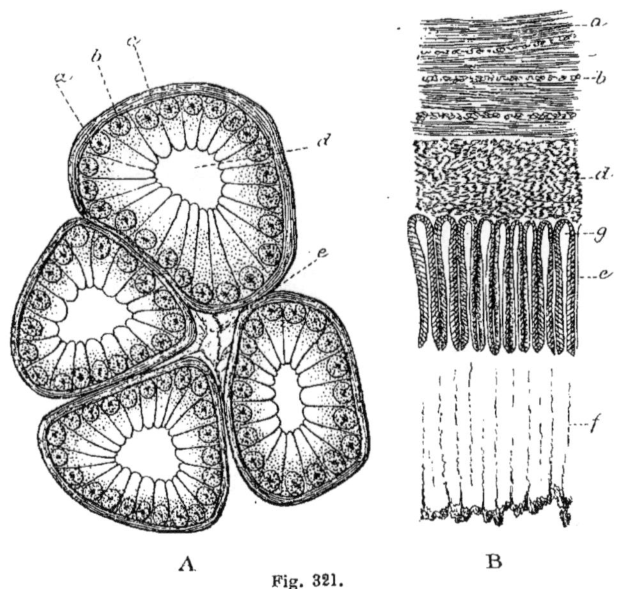

Fig. 321.

la *glande de Fabricius*. Ce curieux organe, très volumineux, puisqu'il mesure deux centimètres de long sur un centimètre dans sa plus grande largeur, a la forme d'une poire dont l'extrémité en pointe, dirigée en arrière, s'ouvre dans le cloaque. Il est appliqué contre la colonne vertébrale, à laquelle il est rattaché par un ligament.

La *paroi intestinale* (fig. 322) est revêtue en dehors par la séreuse (*d*) de nature conjonctive, dans les mailles de laquelle circulent de nombreux vaisseaux et des nerfs. En dessous s'étend l'épais strate des muscles circulaires (*e*), entre les fibres desquels on distingue des

Fig. 221. — *Col. dom.* Paroi du gésier musculaire. *A*, coupe transversale des glandes. Verick, Oc. 3, obj. 7. *a*, cellules glandulaires; *b*, noyaux des cellules; *c*, enveloppe de la glande; *d*, canal central; *e*, tissu conjonctif reliant les glandes entre elles. *B*, coupe parallèle aux glandes. Faible grossissement. *a*, muscles circulaires; *b*, tissu conjonctif; *d*, muscles longitudinaux; *e*, paroi des glandes; *f*, cuticule; *g*, canal des glandes.

noyaux aplatis; puis viennent les muscles longitudinaux (*c*), formant une mince bande recouverte en dedans par la muqueuse (*a*), s'élevant en papilles digitiformes excessivement nombreuses qui se prolongent parfois jusqu'au centre de la lumière de l'intestin; elles renferment dans leur intérieur, entre les mailles du réseau conjonctif, de nombreux vaisseaux sanguins (*b*) et lymphatiques. Dans le duodénum et l'intestin grêle, ces papilles sont longues et minces, tandis que dans les cœcums elles sont très élargies et forment de grosses masses remplissant presque complètement la lumière du canal. Entre les papilles se placent les *glandes de Lieberkühn* (*g*), tubes excessivement allongés et très fins, terminés en cul-de-sac, contre la couche des muscles longitudinaux. Extrêmement nombreuses dans le duodénum et dans l'intestin grêle, ces glandes sont beaucoup plus rares dans les cœcums; leur revêtement épithélial est constitué par de grandes cellules cylindriques (*g*) à noyau allongé; l'extrémité de la cellule en regard de la lumière du canal est munie d'un plateau (*h*) facilement visible sous de faibles grossissements.

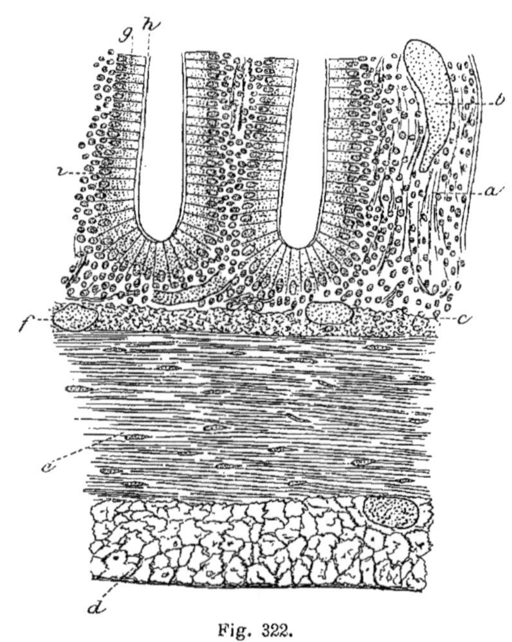

Fig. 322.

Les annexes de l'intestin (fig. 323) sont constituées par la rate, le pancréas et le foie.

Fig. 322. — *Col. dom.* Coupe transversale de la paroi de l'intestin. *a*, papille coupée avec un vaisseau *b*; *c*, muscles longitudinaux avec vaisseaux sanguins *f*; *d*, séreuse; *e*, muscles circulaires; *g*, cellules glandulaires; *h*, plateau des cellules glandulaires; *i*, fond des glandes de Lieberkühn.

La *rate* (*b*, fig. 323) est relativement fort petite, aplatie et allongée. Elle est attachée, par des lames mésentériques, au bord postérieur du lobe dorsal du foie d'un côté, à l'extrémité postérieure du proventricule (*c*) de l'autre, et montre sa structure ordinaire, richement vascularisée, dans le détail de laquelle nous n'entrons pas.

Le *pancréas* (*f*, *h*, *k*, fig. 323) est une glande allongée dure, de

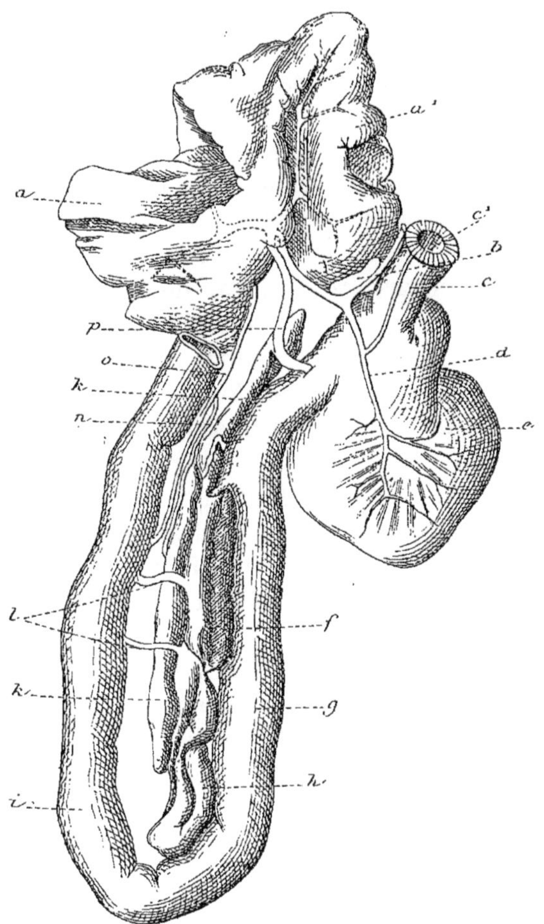

Fig. 323.

couleur gris rougeâtre, comprise entièrement dans l'anse duodénale. Elle est composée de trois lobes principaux dont deux sont placés

Fig. 323. — *Col. dom.* Vue dorsale du duodénum et de ses annexes. Grandeur naturelle. *a*, foie, lobe gauche; *a'*, lobe droit du foie; *c*, extrémité du proventricule; *c'*, coupe de cette partie; *d*, artère du gésier; *f*, *h*, lobes ventraux du pancréas; *g*, branche descendante du duodénum; *i*, sa branche remontante; *k*, lobe dorsal du pancréas; *l*, canaux excréteurs inférieurs du pancréas; *n*, canal supérieur; *o*, *p*, canaux cholédoques.

d'un côté du mésentère qui relie les deux branches de l'anse duodénale et le troisième de l'autre côté. Du côté ventral, on observe au niveau de la naissance du duodénum un lobe (*k*), dont l'extrémité postérieure traverse le mésentère pour y constituer la moitié dorsale. En arrière se suivent deux lobes, dont le postérieur, plus petit, se prolonge jusqu'au sommet de l'anse intestinale. Ces deux lobes (*f* et *h*) sont étroitement unis l'un à l'autre. Du côté dorsal du mésentère, on n'aperçoit que la seule grosse masse (*k*), allongée, mentionnée plus haut. Trois conduits mènent le produit de sécrétion du pancréas dans le duodénum; deux (*l*) partent des lobes ventraux et un (*n*) du lobe dorsal.

Le *foie* (*a*, *a'*, fig. 323) forme au-devant du ventricule succenturié une grosse masse de couleur brune, composée de deux lobes volumineux contournant les flancs du corps pour arriver sur la face ventrale, en enveloppant la pointe du cœur. Le lobe de gauche, le plus volumineux (*a*), atteint en arrière le niveau de l'extrémité postérieure des reins. Il recouvre en partie le lobe droit (*a'*), plus petit. Le bord postérieur de chaque lobe est mince et gagne de plus en plus en épaisseur en arrivant sur la face dorsale, où les lobes entourent une partie du ventricule succenturié en se soudant l'un à l'autre. Chaque lobe, très irrégulier de forme, présente plusieurs lobules secondaires. Si la surface externe est lisse, l'interne, au contraire, est sinueuse et loge dans ses replis longitudinaux les méandres de l'intestin. Un gros enfoncement du lobe gauche reçoit la moitié antérieure du gésier musculaire. La vésicule biliaire fait défaut et la bile est directement déversée dans l'intestin duodénal par deux canaux inégaux de grosseur comme de longueur; le plus gros de ces conduits cholédoques (*p*), après avoir décrit une légère courbe en arrière, vient déboucher à l'extrémité proximale du duodénum; l'autre, fin et allongé (*o*), suit le bord interne de l'anse remontante du duodénum et s'ouvre dans ce dernier près des canaux postérieurs du pancréas.

Organes urinaires. Les *reins* (fig. 331) se composent de deux masses symétriques placées sur la face ventrale de la colonne vertébrale, immédiatement en arrière du foie. Chaque moitié comprend trois lobes se faisant suite; l'antérieur est le plus petit, le postérieur le plus gros. Ils sont séparés de la cavité abdominale par le péritoine, tapissant seulement leur face ventrale, laquelle présente une foule de petites sinuosités dont l'aspect rappelle les circonvolutions cérébrales. La face dorsale, appliquée immédiatement à la colonne vertébrale, se moule sur les anfractuosités de cette dernière. Le lobe antérieur (*r*), protégé dorsalement par l'ilion et les apophyses transverses des vertèbres lombaires, a la face dorsale creusée de sillons logeant les expansions latérales de la colonne vertébrale. Le lobe médian (r^1) est traversé par les troncs des nerfs formant le plexus ischiatique. Sa face ventrale, de même que celle du lobe postérieur (r^2), est creusée longitudinalement d'une profonde rigole logeant l'uretère. Le dernier lobe, le plus volumineux, a sa face dorsale arrondie en demi-boule profondément encastrée dans l'enfoncement que forme l'ilion en arrière du trou obturateur. La masse rénale est constituée par un parenchyme de nature conjonctive dans lequel rampent des artères, des veines, des vaisseaux lymphatiques, des nerfs et les canaux urinifères. Ceux-ci, excessivement fins, sortent des capsules de Bowman disposées surtout dans la couche corticale du rein. Ils décrivent de nombreux méandres dans le parenchyme et s'unissent les uns aux autres pour déboucher dans un espace ménagé sur la face ventrale du rein, près de son bord interne. De cet espace part l'*uretère*. En sortant du lobe rénal postérieur, les deux uretères s'incurvent un peu en dedans et passent sur les côtés de la bourse de Fabricius pour venir déboucher chacun au sommet d'une petite proéminence conique de la chambre uro-génitale du cloaque. L'urine, comme celle des Reptiles, est blanche et semi-liquide.

Les *capsules surrénales* (*cs*, fig. 331) forment au-devant de chaque extrémité antérieure du premier lobe rénal, entre ce dernier et la glande génitale, une masse arrondie de couleur jaunâtre grosse comme un petit pois. Elles renferment de nombreux canalicules sinueux fermés en cœcum ; les cellules de leurs parois sont assez indistinctes, un peu allongées, à gros noyaux ronds excentriques. Dans le protaplasma cellulaire se trouvent de nombreuses granulations réfractant fortement la lumière.

Organes génitaux. Les *testicules* (*t*, fig. 331) sont deux corps cylindriques, d'un blanc jaunâtre, placés chacun à l'extrémité antérieure du premier lobe rénal. Chaque testicule, enveloppé dans un repli péritonéal, se compose d'une tunique externe qui détache des prolongements lamellaires vers l'intérieur de l'organe et le divise ainsi en compartiments, dans lesquels rampent les tubes séminifères qui sécrètent les zoospermes. Les tubes se recueillent dans un épididyme peu distinct continué par le canal déférent. Celui-ci, longeant la face interne des lobes rénaux en compagnie de l'uretère, vient déboucher dans le cloaque en conservant partout ses mêmes dimensions.

L'*ovaire* (*g*, fig. 292) est une glande allongée, variable de forme ainsi que de grosseur suivant les saisons de l'année. Il est situé sur le bord interne du premier lobe rénal gauche et touche à l'aorte descendante, dont il reçoit un rameau. Chez les individus jeunes, l'ovaire se présente comme un corps jaunâtre aplati dans le sens dorso-ventral, plus large en avant qu'en arrière. A la surface, on voit à l'œil nu des replis transversaux. Sur les coupes, on distingue un épithélium à cellules cylindriques faisant capsule, et la masse composée de tissu conjonctif assez lâche contenant des ovules à divers stades de développement. L'ovaire d'un individu adulte est placé plus près de la ligne médiane longitudinale du corps et affecte la forme d'une grappe de raisin dans laquelle on distingue des ovules très différents de grosseur et faisant saillie. Il n'est pas rare de rencontrer un rudiment d'ovaire droit; c'est en général une petite masse ratatinée jaunâtre placée sur le lobe rénal antérieur droit.

L'*oviducte* (*ov*, fig. 292) est un boyau aplati retenu aux parois du corps par un repli mésentérique, et se terminant antérieurement par un vaste entonnoir très variable de grosseur et de forme suivant les saisons. Dans certains exemplaires, l'ouverture du *pavillon* (*pav*) regarde l'ovaire; dans d'autres elle en est détournée. En descendant le long des reins, le boyau présente de nombreux replis, qui s'effacent quelquefois sur certaines sections de sa longueur. Dans toute la longueur du tube, les parois présentent des replis longitudinaux internes. La paroi de l'oviducte est entourée à l'extérieur par la séreuse mince; en dedans se place un strate musculaire longitudinal variant d'épaisseur suivant les régions. Puis, en dedans, un réseau de vaisseaux sanguins, disséminés dans du tissu conjonctif, sert de base à la couche interne, essentiellement glandulaire, à cellules allongées, chargées de sécréter l'albumine ainsi que la coquille de l'œuf. L'oviducte s'ouvre par une fente dans le cloaque, un peu en dehors de l'uretère gauche. De même qu'on retrouve des traces de l'ovaire droit, il n'est pas rare d'apercevoir un reste de l'oviducte droit; c'est alors la portion terminale qui est conservée, sous forme d'un épaississement lamellaire, long environ d'un centimètre, blanchâtre et placé en dehors du cloaque; un repli du péritoine le relie à la paroi du corps.

Organes respiratoires. L'appareil respiratoire se compose de deux larynx, un supérieur et un inférieur, de la trachée, des poumons et des sacs aériens particuliers à la classe des Oiseaux. Comme organes accessoires nous avons les diaphragmes.

Le *larynx supérieur* (fig. 324) est une dilatation de l'extrémité antérieure de la trachée-artère s'ouvrant dans l'arrière-bouche par une fente longitudinale, la glotte. La cavité laryngienne, relativement spacieuse, a ses parois renforcées par des anneaux cartilagineux modifiés, dirigés obliquement par rapport à ceux de la trachée. Ils forment avec des articles impairs une cage solide, dont les interstices sont remplis par du tissu conjonctif. La pièce antérieure, le *cartilage aryténoïde* (*ar*, fig. 324), forme un anneau incomplet, ouvert en bas. Cette pièce, élargie sur la face dorsale, y est divisée par un profond sillon en deux portions, dont l'une, antérieure (*an*), forme une arête libre distincte de la portion postérieure, comme le montre le dessin B, qui représente le larynx vu par dessus. Les deux jambages du cartilage aryténoïde reposent sur la pièce impaire ventrale, le *cartilage thyroïde* (*t*). Ce dernier est une lame amincie en avant, large en arrière et dont les deux bords latéraux remontent sur les flancs du larynx. Il est perforé de petits orifices (*o*). Le *cartilage cricoïde* (*cr*) forme un anneau incomplet par le fait que ses deux branches ne se rencontrent ni sur la face dorsale, ni

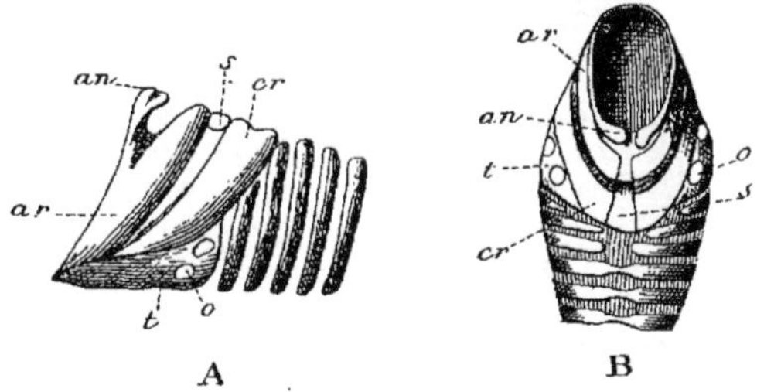

Fig. 324.

sur la face ventrale du larynx. Ce sont deux pièces latérales, séparées l'une de l'autre et recourbées en forme d'arc. L'extrémité inférieure repose sur le thyroïde; l'extrémité supérieure vient s'appuyer sur un cartilage impair cylindrique (*s*), un peu renflé à son extrémité postérieure et qui s'engage en avant sous l'anneau aryténoïde.

La *trachée-artère* est un tube cylindrique conservant sur toute son étendue le même diamètre et dont les parois sont renforcées par des anneaux cartilagineux nombreux, placés les uns à la suite des autres, ayant partout la même largeur, sauf sur la face ventrale, où ils deviennent plus grêles. La paroi interne de la trachée (fig. 325, B) est composée d'un épithélium cylindrique à cils vibratiles (*g*), supporté par une couche glandulaire (*f*); les conduits des glandes à mucus qui constituent cette couche s'ouvrent dans la lumière de la trachée. Cette couche est séparée du cartilage par un strate de tissu conjonctif (*h*), dans lequel rampent de nombreux vaisseaux sanguins (*e*); en dehors du cartilage (*d*), entouré de son périchondre (*c*),

Fig. 324. — *Col. dom.* Larynx supérieur, grossi trois fois. *A*, vu de côté; *B*, vu par la face dorsale; *ar*, cartilage aryténoïde; *an*, proéminence antérieure du cartilage aryténoïde; *cr*, cartilage cricoïde; *s*, pièce reliant les cartilages aryténoïde et cricoïde entre eux; *t*, cartilage thyroïde avec ses orifices *o*.

se trouvent sur les côtés de la trachée des muscles longitudinaux lisses (*b*), enveloppés à l'extérieur par une mince membrane (*a*).

Le *larynx inférieur* ou *syrinx* (fig. 325, A) est l'appareil de phonation. C'est une dilatation de l'extrémité postérieure de la trachée, de forme conique, qui s'amincit tout à coup au niveau du point d'origine des bronches (*br*), aplati de haut en bas et soutenu par des anneaux incomplets, qui cessent au moment où la bronche pénètre dans le poumon. Le syrinx est constitué totalement aux dépens des deux derniers anneaux trachéens et de la membrane qui les réunit. Les deux anneaux (*a* et *b*) sont réunis entre eux sur la ligne médiane ventrale, où ils sont fort larges; puis, s'avançant sur les côtés de la trachée, ils s'écartent de plus en plus l'un de l'autre en laissant entre eux un espace occupé par la *membrane tympanique* (*d*), contre laquelle vient se terminer le muscle *broncho-trachéen* (*e*) qui tend cette membrane. Sur la face dorsale, les deux anneaux ont un cours parallèle l'un à l'autre et sont réunis entre eux par des travées longitudinales.

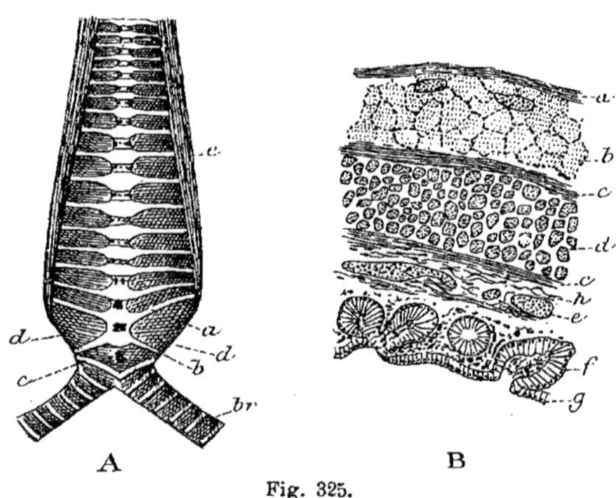

Fig. 325.

Les *poumons* (fig. 326) diffèrent de ceux que nous avons étudiés jusqu'à présent par le fait qu'au lieu d'être des sacs creux dans les parois desquels rampent les vaisseaux sanguins, ce sont des organes pleins, composés d'un tissu spongieux dans lequel se subdivisent les canaux respiratoires et sanguins. Les poumons sont symétriques et placés à la face dorsale de la cavité thoracique, où ils occupent peu

Fig. 325.— *Col. dom. A,* syrinx vu par la face ventrale. Grossi deux fois. *a, b,* les deux derniers anneaux de la trachée; *br,* bronches; *c,* le premier anneau des bronches; *d,* membrane tympanique; *e,* muscle broncho-trachéen. *B,* coupe transversale de la paroi de la trachée. Leitz Oc. 3, Obj. 3. *a,* enveloppe; *b,* muscles longitudinaux; *c,* périchondre; *d,* cartilage; *e,* vaisseaux sanguins; *f,* glandes; *g,* épithélium interne; *h,* tissu conjonctif.

d'espace relativement à ceux des Amphibiens et des Reptiles surtout. Chaque poumon (fig. 326) a sensiblement la forme d'un trièdre rectangle dont le grand côté droit (k) est accolé à la colonne vertébrale ; il commence à la première vertèbre dorsale pour se terminer au niveau du bord antérieur des reins. Le petit côté, le postérieur (l), est un peu convexe. Le bord externe (m), un peu bombé, forme l'hypothénuse du triangle. Les deux faces sont très différentes l'une de l'autre; tandis que l'inférieure ou ventrale est lisse, la supérieure ou dorsale apparaît à première vue comme lobée, disposition due à ce que les côtes pénètrent profondément dans la masse pulmonaire et y déterminent cinq sillons transversaux. Chaque poumon a la face ventrale recouverte par une membrane mince demi-transparente qui est percée de plusieurs orifices livrant passage aux canaux des sacs aériens. Sur le tiers antérieur de la face ventrale vient aboutir l'orifice de la bronche correspondante (e), dont les anneaux deviennent de plus en plus fins et espacés, puis disparaissent complètement au point de contact avec le poumon. Immédiatement après son entrée dans la masse pulmonaire, la bronche se renfle en une chambre de laquelle partent plusieurs canaux, les bronches pulmonaires, qui courent dans différentes directions. Parmi ces bronches pulmonaires de premier ordre, on en observe une plus volumineuse se dirigeant directement en arrière (h) et donnant issue, sur sa face dorsale, à onze gros orifices, ceux des bronches pulmonaires secondaires qui se rendent sur la face dorsale du poumon en se ramifiant à droite et à gauche en une foule de canalicules aériens, les bronches de troisième ordre. Outre ce gros canal qui débouche dans le sac aérien abdominal, il part de la chambre pulmonaire d'autres bronches de premier ordre, qui traversent de part en part la masse du poumon pour s'ouvrir dans les *sacs aériens*. Tous ces canaux, dans leur parcours, donnent à droite et à gauche naissance à des canalicules qui rampent

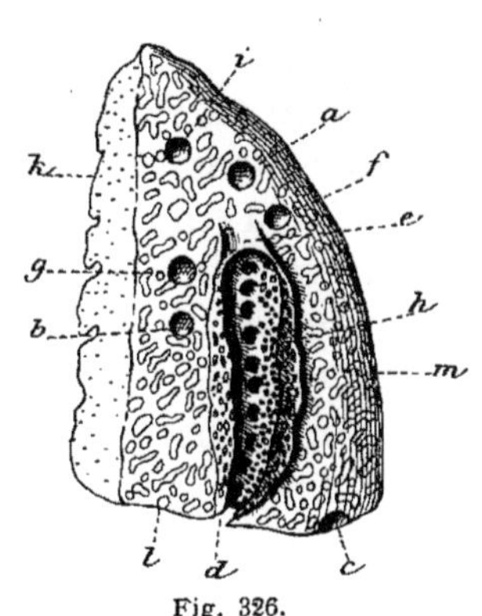

Fig. 326.

Fig. 326. — *Col. dom.* Poumon gauche vu par sa face ventrale. Grandeur naturelle. a, sortie du canal aérien du réservoir inter-claviculaire; b, sortie du canal du réservoir sous-costal antérieur; c, sortie du canal du réservoir sous-costal postérieur; d, sortie du canal du réservoir abdominal; e, entrée de la bronche; f, trou d'entrée de l'artère pulmonaire; g, trou de sortie de la veine pulmonaire; h, canal de la bronche de premier ordre, ouvert de manière à faire voir les orifices alignés des bronches de second ordre; i, sortie du canal du réservoir supra-laryngien; k, bord interne; l, bord postérieur; m, bord externe du poumon.

dans toute la masse du poumon et assurent l'oxygénation du sang. Une différence que nous remarquons d'avec la distribution des canaux aériens de l'organe respiratoire des Mammifères, c'est que les ramifications des bronches sont, chez les Oiseaux, penniformes.

Avant d'aborder l'étude des sacs aériens, nous devons dire quelques mots des *diaphragmes*. On a décrit, sous ce nom, une mince lame de nature musculaire partant de la paroi dorsale de la cage thoracique et tapissant le poumon sur sa face inférieure; elle est percée par les ouvertures pour le passage des vaisseaux et des canaux aériens. En outre, la cavité du corps est divisée en trois chambres, une médiane et deux latérales, par deux diaphragmes fibreux thoraco-abdominaux qui s'étendent comme deux lames verticales de la face dorsale à la face ventrale. La chambre médiane contient les viscères, tandis que les chambres latérales sont, chacune un peu en arrière de la pointe du cœur, divisées par une cloison transversale en une chambre antérieure renfermant le sac aérien sous-costal antérieur, et une chambre postérieure contenant le sac sous-costal postérieur.

L'étude des *sacs aériens* est assez difficile. Les deux procédés d'investigation en usage sont : l'insufflation d'air par la trachée dans les poumons, et l'injection d'une substance liquide à chaud et se solidifiant par le froid. Le premier de ces moyens exige une très grande habileté dans la dissection, car les parois des sacs aériens, extrêmement fines, se déchirent facilement, et l'air insufflé sortant précipitamment, le sac se vide et devient méconnaissable. Le second procédé donne avec un peu d'habitude de bons résultats. Lorsque l'animal a été maintenu dans l'eau tiède jusqu'à ce que tout son corps ait acquis la température voulue, on fait pénétrer la masse à gélatine colorée, de préférence au chromate de plomb, au moyen d'une seringue dans la trachée. On pousse le piston avec précaution en ayant soin de s'arrêter un moment si une résistance un peu forte se fait sentir, sans quoi on risquerait fort de faire sauter les parois des sacs. Au préalable, on fendra l'humérus afin de permettre à l'air de sortir, et l'on tiendra l'animal dans une position verticale pendant l'opération.

L'étude de ces réservoirs injectés se fait plus facilement en commençant par le cou, dont on enlève soigneusement la peau. Immédiatement sous la peau, au-devant de la fourchette claviculaire, se trouve le *sac inter-claviculaire* ou *péritrachéen* (*c*, fig. 327). C'est une cavité impaire ayant pour limites : ventralement la peau et l'extrémité antérieure du sternum, latéralement les coracoïdes et les clavicules, dorsalement l'œsophage et la trachée. Les contours sont très difficiles à délimiter. Ce sac fait partir de sa face ventrale un canal qui pénètre dans le sternum et s'y ramifie. Les deux canaux chargés de conduire l'air dans le sac péritrachéen perforent le poumon un peu en dedans de l'artère pulmonaire (*a*, fig. 326). De chaque côté, le réservoir inter-claviculaire se continue dans un gros canal passant au-dessus de l'os coracoïde pour se jeter dans un sac à contours des plus irréguliers, qui s'étend en dehors de la région antérieure de la cage thoracique en embrassant en partie l'omoplate; c'est le *réservoir sous-scapulaire* (*d*, fig. 327). Après avoir enlevé le muscle pectoral, on aperçoit ce sac comme une masse allongée en forme de poire à extrémité antérieure amincie; ses bords latéraux poussent des prolongements formant des cellules s'intercalant entre les muscles de la face dorsale de la cage thoracique. C'est de l'extrémité antérieure du sac sous-scapulaire que se détache le canal qui pénètre dans l'humérus. Entre le réservoir inter-claviculaire et la colonne vertébrale s'étend le *sac supra-laryngien* (*b*, fig. 327). Sa région postérieure simple touche le poumon et est percée par les deux conduits qui partent de l'organe respiratoire un peu en avant du point où les bronches y pénètrent (*i*, fig. 326). Ce sac pousse en avant deux prolongements (*b*, fig. 327), accolés aux flancs du cou qu'ils longent sur tout le tiers postérieur; leurs extrémités antérieures, fermées en cœcums, sont un peu renflées. C'est de ces sacs que proviennent les canaux qui s'engagent dans les vertèbres cervicales. Dans la cage thoracique se placent les *réservoirs sous-costaux*. Ce sont deux sacs situés sur les flancs du corps, ne communiquant pas directement entre eux; l'antérieur (*f*, fig. 327) a pour limite du côté dorsal le poumon, du côté ventral les lobes du foie, en avant le diaphragme, en

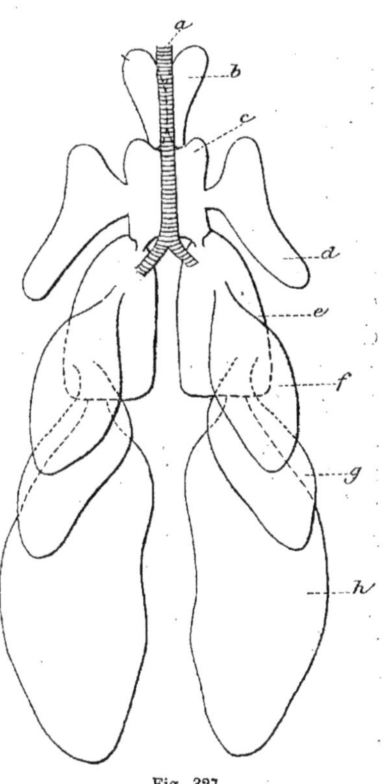

Fig. 327.

Fig. 327. — *Col. dom.* Figure schématique de la disposition des sacs aériens, vus par la face ventrale. *a*, trachée-artère; *b*, prolongements cervicaux du sac supra-laryngien; *c*, sac inter-claviculaire; *d*, ses prolongements latéraux; *e*, poumon; *f*, réservoir sous-costal antérieur; *g*, réservoir sous-costal postérieur; *h*, réservoir abdominal.

arrière, le réservoir postérieur. A son extrémité antérieure vient déboucher le canal qui quitte le poumon un peu en arrière de l'orifice des bronches (*b*, fig. 326). Le réservoir sous-costal postérieur (*g*, fig. 327) est plus allongé que le précédent; il s'avance jusqu'au niveau du gésier musculaire; son canal sort du bord postérieur du poumon (*c*, fig. 326). Dans l'abdomen, nous trouvons les deux plus volumineux réservoirs; ce sont les *sacs abdominaux* (*h*, fig. 327), indépendants l'un de l'autre. Celui de droite est généralement plus spacieux que l'autre. Ces sacs ont leurs canaux sur le bord postérieur du poumon (*d*, fig. 326); ils entourent les viscères, et, lorsqu'on les remplit d'air par insufflation, ils se distendent tellement qu'ils dépassent en longueur la cavité abdominale. Chacun d'eux émet dorsalement un diverticule qui s'étend autour des reins et dont les dimensions sont loin d'atteindre celles du sac dont il dépend. C'est lui qui fournit le prolongement pénétrant dans le fémur.

Les os dans lesquels la moelle est remplacée par l'air provenant des sacs aériens sont : les vertèbres lombaires, en relation avec les diverticules dorsaux des sacs abdominaux; les vertèbres dorsales recevant l'air des prolongements latéraux des sacs sous-scapulaires; les vertèbres cervicales qui sont directement en rapport avec les sacs supra-laryngiens. Le réservoir sous-scapulaire fournit aussi l'air au sternum, à l'humérus, au coracoïde et au procoracoïde; le canal de l'humérus se continue dans les os du bras et de la main. Le bassin et les os de la jambe, à l'exception du péroné et des dernières phalanges, sont sous la dépendance du diverticule du réservoir abdominal. Quant aux os du crâne, ils sont pneumatiques, à l'exception de la baguette postérieure du quadrato-jugal, du nasal, et de l'extrémité antérieure des maxillaires supérieurs et inférieurs; l'air pénètre dans ces os par les choanes, la trompe d'Eustache, les narines et le conduit auditif.

Organes de la circulation. Le *cœur* (fig. 328, 329) est placé sur la ligne médiane longitudinale du corps, immédiatement au-dessus du sternum. Il a la forme d'un cône dont la base antérieure arrive au niveau du point de rencontre des deux clavicules. On lui distingue à première vue: une face ventrale, une dorsale, deux bords latéraux se rencontrant postérieurement, et une base antérieure ovalaire de laquelle partent presque tous les gros troncs. Le bord gauche (*ga*) forme une courbe à convexité externe, tandis que le bord droit (*gd*) en décrit une concave, c'est-à-dire en dedans, et ramène la pointe du cœur un peu sur la droite. Le cœur est formé de deux *oreillettes* à parois minces occupant la base du cône (*o d* et *o g*, fig. 328) et de deux *ventricules* placés en arrière, (*vd*, *vg*,) occupant les deux tiers de la masse cardiaque. En général, une traînée blanche de graisse contournant le bord postérieur des oreillettes indique la ligne de séparation entre celles-ci et les ventricules. Le cœur bat librement dans

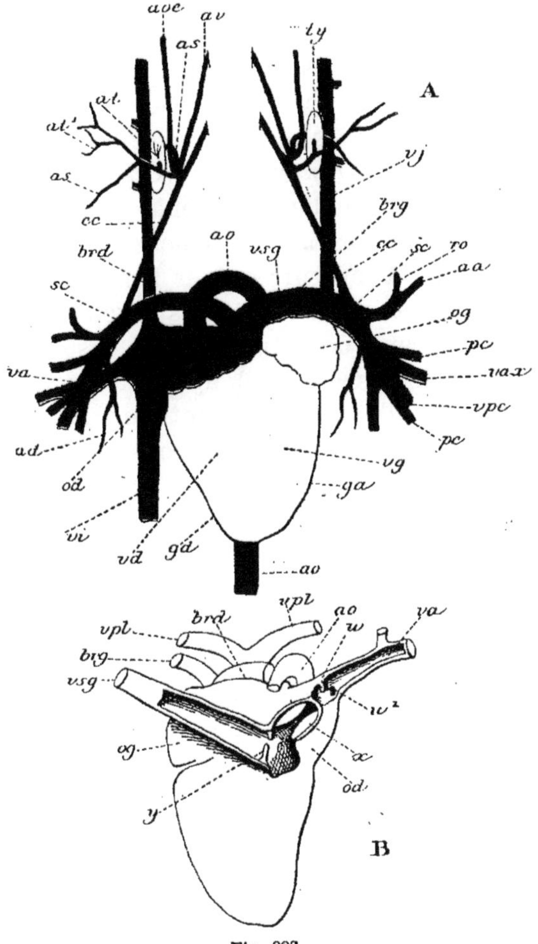

Fig. 328.

Fig. 328. — *Col. dom.* Le cœur et les priucipaux troncs vasculaires. Grandeur double. A, par la face ventrale. Les artères sont en rouge, les veines en bleu. B, par la face dorsale. Les veines sont ouvertes pour montrer leurs valvules. *aa*, artère axillaire; *ad*, artère diaphragmatique; *ao*, aorte; *aœ*, artère œsophagienne; *as*, artère sus-scapulaire; *at*, artère thyroïdienne; *at'*, branche de cette artère au jabot; *av*, artère vertébrale; *brd*, artère brachio-céphalique droite; *brg*, artère brachio-céphalique gauche; *cc*, carotide commune; *ga*, bord gauche du cœur; *gd*, bord droit du cœur; *od*, oreillette droite du cœur; *og*, oreillette gauche; *pc*, artère pectorale; *ro*, artère de l'omoplate; *sc*, artère sous-clavière; *ty*, glande thyroïde; *va*, veine cave supérieure droite; *vax*, veine axillaire; *vd*, ventricule droit du cœur; *vg*, ventricule gauche; *vi*, veine cave inférieure; *vj*, veine jugulaire; *vpc*, veine pectorale; *vpl*, veines pulmonaires; *vsg*, veine cave supérieure gauche; *w*, valvules de la veine supérieure droite; *x*, valvule d'Eustache; *y*, valvule de Thebesius.

la cavité péricardiaque, dont les parois sont blanchâtres et très minces. Le cœur entier est divisé en deux moitiés longitudinales sans relation entre elles; une gauche artérielle comprenant une oreillette et un ventricule communiquant entre eux; une droite veineuse formée également d'une oreillette et d'un ventricule communiquant entre eux.

L'*oreillette droite* (*o d*), que nous étudions en l'examinant par la face dorsale (fig. 328, B), est une poche à parois molles occupant la plus grande partie de la région antérieure de la face dorsale. Elle reçoit les troncs des *veines caves supérieures droite* (*va*) et *gauche* (*v s g*) et la *veine cave inférieure* (*v i*). Ces veines ont des ouvertures distinctes, placées sur une ligne en demi-cercle, près du bord droit de l'oreillette. A droite en haut débouche la veine cave supérieure droite (*v a*), munie, à son entrée dans l'oreillette, de deux valvules qui s'opposent au retour du sang dans la veine : une antérieure (*w*), constituée par un repli de la paroi; une postérieure placée sur le bord latéral droit de la veine (w^1), ayant la forme d'une poche semi-lunaire à ouverture allongée regardant dans la cavité de l'oreillette. L'ouverture de la veine cave inférieure est une fente disposée obliquement sur la face dorsale de l'oreillette; son grand axe est placé dans la continuation de la veine cave supérieure droite. Deux valvules (*x*), en regard l'une de l'autre, peuvent la fermer complètement; elles sont membraneuses, et l'ouverture qu'elles ménagent entre elles est située dans le grand axe de l'orifice; elles correspondent aux *valvules d'Eustache* des Mammifères. La veine cave supérieure gauche (*v s g*) débouche dans l'oreillette, un peu à droite de la ligne médiane dorsale, par une ouverture ovalaire; un relèvement de sa paroi disposé en croissant, la *valvule de Thebesius* (*y*), empêche, lors de la contraction de l'oreillette, le refoulement du sang dans la veine.

Lorsqu'on a enlevé la paroi dorsale des oreillettes (fig. 329, A), on aperçoit la cavité allongée, très irrégulière, de l'oreillette droite (*o d*) poussant sur les côtés plusieurs enfoncements plus ou moins profonds. Le centre de la face ventrale est rehaussé par les parois de l'aorte ($a o^1$); à gauche, la cavité se poursuit en un cul-de-sac ($o d^1$) qui contourne la face ventrale des deux veines pulmonaires (*v p l*). La paroi de l'oreillette droite est renforcée par des faisceaux musculaires (*f*) situés en arrière de la valvule de la veine cave supérieure. Tout à fait postérieurement, dans le fond de l'oreillette, le regard plonge dans l'orifice atrio-ventriculaire (*h*).

La disposition de l'*oreillette gauche* s'étudie facilement une fois que l'on a enlevé la paroi dorsale de l'oreillette droite ainsi que celle de la veine cave supérieure gauche (fig. 329, A). On fend, au moyen de fins ciseaux, les veines pulmonaires (*v p l*) jusqu'au point où elles confluent, et on en enlève la face dorsale, ainsi que celle de l'oreillette gauche. Au premier coup d'œil, on aperçoit que les deux veines pulmonaires débouchent ensemble dans une chambre commune à parois lisses et séparée du ventricule proprement dit par une membrane semi-lunaire (*n*) appendue à la paroi antérieure, ce qui fait que l'oreillette gauche est divisée en deux compartiments : un plus étroit, dorsal, dans lequel débouchent les veines (c'est pour ainsi dire un vestibule), et un ventral, spacieux, à parois plus épaisses (*o g*). Nous tournons maintenant le cœur la face dorsale contre terre (fig. 329, B), afin d'étudier l'oreillette gauche proprement dite, dont nous fendons la paroi ventrale. La cavité ($o\,g^1$), de forme ovale, a les parois latérales

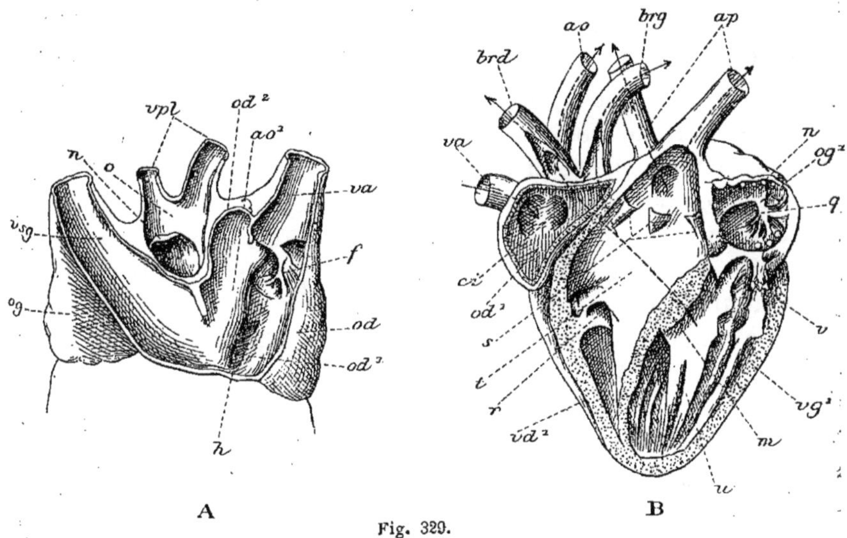

Fig. 329.

et ventrale renforcées par des muscles en colonnettes (*q*), des côtés desquels partent des ramifications qui, s'anastomosant les unes avec les autres, donnent une plus grande solidité à la paroi.

Pour étudier le *ventricule droit*, on fend sa paroi dorsale (*vd'*,

Fig. 329. — *Col dom.* Cœur disséqué, grandeur double. A, la paroi dorsale des oreillettes est enlevée pour montrer les entrées des veines caves et pulmonaires. B, la paroi ventrale des oreillettes et des ventricules est enlevée pour montrer les origines des troncs vasculaires. *ao*, aorte; *ao'*, rehaussement produit par les parois de l'aorte; *ap*, artères pulmonaires; *brd*, artère brachio-céphalique droite; *brg*, artère brachio-céphalique gauche; *ci*, faisceaux musculaires de la paroi de l'oreillette droite; *h*, ouverture auriculo-ventriculaire droite; *m*, cloison entre les deux ventricules; *n*, cloison semi-lunaire entre le vestibule (*o*) et la cavité de l'oreillette gauche; *od*, oreillette droite, paroi; od^1, oreillette droite, cavité; od^2, oreillette droite, cul-de-sac; *og'*, oreillette gauche, cavité; *q*, oreillette gauche, trabécules charnues; *r*, valvule auriculo-ventriculaire droite; *s*, valvules semi-lunaires des artères pulmonaires; *t*, septum ventriculaire; *u*, ventricule gauche, trabécules; *v*, valvule auriculo-ventriculaire gauche; *va*, veine cave supérieure droite; *vd'*, ventricule droit, paroi; *vg'*, ventricule gauche, paroi, *vpl*, veines pulmonaires; *vsg*, veine cave supérieure gauche.

fig. 329, B) suivant une ligne longitudinale, et en écartant les lèvres on distingue que cette paroi est mince et lisse en dedans et passe, sur la face dorsale, à celle du ventricule gauche, à laquelle elle est réunie par quelques muscles en colonettes. La cavité contourne le ventricule gauche pour arriver sur la face ventrale d'où partent les artères pulmonaires (*ap*). La valvule auriculo-ventriculaire droite est un simple repli de la paroi ventrale, dont le bord libre (*r*) fait saillie à l'intérieur du ventricule, de telle sorte que lorsque le sang veut refluer dans l'oreillette, il se forme une poche, la paroi libre de la valvule s'écartant de celle du ventricule. Pour voir la sortie des artères pulmonaires (*a p*), on fend le ventricule droit sur la face ventrale; on aperçoit alors trois valvules à parois minces (*s*), ayant la forme de demi-lunes, se touchant toutes les trois par leurs extrémités libres et s'ouvrant du côté des artères; une est dorsale, les deux autres latéro-ventrales. On voit en même temps que la cavité du ventricule droit dépasse la ligne médiane ventrale, en empiétant sur la moitié gauche, et qu'en haut elle se prolonge jusque bien au-dessous de l'oreillette gauche, ce qui fait que nous pouvons regarder ce ventricule comme une cavité aplatie disposée en demi-cercle autour du ventricule gauche, large en avant de façon à comprendre les trois quarts du pourtour du cœur, amincie en arrière.

Le *ventricule gauche* est de forme conique, plus large en avant qu'en arrière; sa cavité interne est fortement réduite par l'épaisseur des parois, qui sont au moins quatre fois plus fortes que celles du ventricule droit. Elles forment à l'intérieur des faisceaux (*u*, 329, B) saillants, longitudinaux, larges en avant, amincis en arrière, où ils se ramifient et s'anastomosent ensemble de manière à constituer un réseau à mailles très étroites. De l'extrémité antérieure du ventricule part l'*aorte commune* (*a o*), gros vaisseau muni à sa base de trois valvules semi-lunaires semblables à celles des artères pulmonaires. L'orifice atrio-ventriculaire est bordé par deux valvules en forme de poche placées l'une à côté de l'autre sur le bord gauche de l'orifice, tandis que du côté droit une membrane faisant saillie dans le ventricule a son bord libre extrêmement sinueux et attaché à des fibres tendineuses émises par les trabécules musculaires tapissant la cavité du ventricule. La cloison interventriculaire (*m*), de même que la cloison interauriculaire, est absolument étanche, ce qui fait que les deux sangs, artériel et veineux, sont complètement séparés l'un de l'autre et ne peuvent se mélanger dans le cœur, comme c'était le cas pour les Vertébrés inférieurs aux Oiseaux.

Circulation artérielle. Le gros tronc de l'*aorte commune* (fig. 328, *a o*), immédiatement après sa sortie du ventricule gauche, se scinde en trois vaisseaux : les deux *artères brachio-céphaliques droite et gauche* (*b r d* et *b r g*) et l'*aorte* (*a o*). Les deux *troncs brachio-céphaliques* s'écartent rapidement l'un de l'autre en formant deux arcs et détachent leurs vaisseaux pour la tête et le membre antérieur. Le premier vaisseau qui se sépare de chaque tronc brachio-céphalique est la *carotide commune* (*c c*) ; elle se dirige obliquement vers la ligne médiane du cou, et, arrivée en arrière de la thyroïde, elle détache de son bord antérieur un gros tronc, lequel se résout immédiatement dans l'*artère vertébrale* (*a v*), plongeant bientôt dans les muscles du cou et l'*artère œsophagienne* (*a oe*); puis une *artère sus-scapulaire* (*a s*) qui décrit une courbe derrière la thyroïde pour venir se ramifier dans les muscles de l'épaule; enfin une *artère thyroïdienne* (*a t*). Cette dernière pénètre dans la glande et s'y ramifie à tel point qu'une bonne injection au chromate de plomb colore complètement l'organe en jaune; la même artère pousse une branche (*a t'*) pour la région inférieure du jabot. L'artère œsophagienne, sinueuse dans son trajet, suit le même parcours que la veine jugulaire; elle donne de nombreuses ramifications au jabot, à la peau du cou, ainsi que des vaisseaux longeant les nerfs cervicaux, pour pénétrer jusque dans le canal rachidien. L'artère vertébrale s'engage, en compagnie de la veine et du sympathique, dans le canal ménagé sur les côtés des vertèbres, et envoie en arrière un tronc postérieur que l'on peut suivre jusqu'au milieu des vertèbres dorsales; un tronc antérieur plus fort détache sur son trajet des ramuscules pour les muscles du cou, les vertèbres cervicales et le canal médullaire. En arrière de la tête, l'artère vertébrale atténuée se met en communication directe avec les rameaux de la carotide interne qui se rendent dans la région occipitale. Après avoir fourni ces branches, la carotide s'engage bientôt sous les muscles ventraux du cou, longe sa ligne médiane en étant accolée à celle de l'autre côté, et donne des ramifications aux muscles voisins. Environ au niveau de la troisième vertèbre cervicale, elle se sépare de sa voisine, réapparaît à la surface du cou, et se divise en deux troncs, un interne, et un externe.

La *carotide externe* ou *faciale* (*a*, fig. 330) décrit immédiatement une boucle qui la ramène sur les flancs du cou, un peu en dedans de l'articulation de la mâchoire inférieure. Du sommet de la boucle part une branche (*b*) qui va se ramifier d'un côté par un riche réseau arborescent dans le muscle cucullanus, de l'autre par une petite artère auriculaire (*c*) dans le pourtour du méat auditif; de petits rameaux partent de l'artère auriculaire pour le masséter. Au sommet de la boucle, la carotide se divise en trois troncs à peu près d'égale grosseur : un supérieur, l'*artère faciale externe* (*e*), qui, après avoir envoyé une branche (*f*) au masséter, passe au-dessous de l'œil pour arriver au devant de cet organe en donnant des rameaux au muscle mylo-hyoïdien (*g*) et à la glande de l'angle de la bouche. Puis, l'artère faciale se résout en arrière de la narine en un riche réseau dont les principaux rameaux vont les uns (*h*) au palais, les autres au nez (1) et à la narine (*k*). Finalement, l'artère contourne en avant le globe oculaire (*l*), en se ramifiant abondamment dans la peau du front. Le second tronc de la boucle de la carotide externe est l'*artère faciale interne* (*m*), qui s'avance du côté antérieur en longeant l'os quadrato-

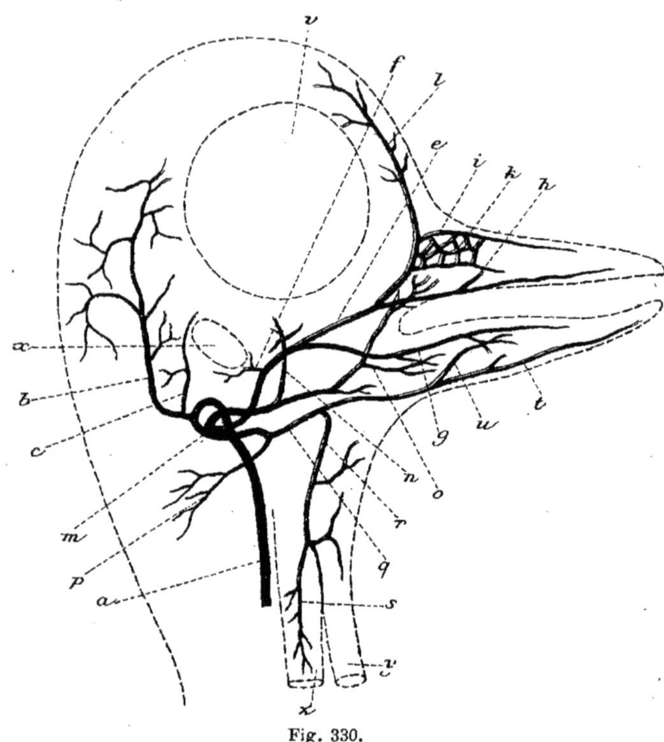

Fig. 330.

jugal ; elle donne un rameau au plafond de l'arrière bouche, puis plusieurs petites ramifications (*o*) aux parois latérales du gosier, et vient à la racine du nez se mettre en communication avec la faciale externe (*e*) par un système de capillaires. Le troisième tronc de la

Fig. 330. — *Col. dom.* Ramification de l'artère carotide externe *a*; *b*, artère du muscle cucullanus; *c*, artère auriculaire; *e*, artère faciale externe; *f*, artère du muscle masséter; *g*, artère du muscle mylo-hyoïdien; *h*, artère du palais; *i*, artère du nez; *k*, artère des narines; *l*, rameau passant au devant du globe oculaire; *m*, artère faciale interne; *n*, artère du plafond de l'arrière-bouche; *o*, artères des parois latérales du gosier; *p*, artère de la face dorsale du cou; *q*, artère mandibulaire; *r*, artère trachéenne; *s*, artère œsophagienne; *t*, artère intermandibulaire; *u*, artère linguale; *v*, emplacement de l'œil; *x*, méat auditif; *y*, trachée; *z*, œsophage.

carotide externe, peu après sa naissance de la boucle, se divise en deux rameaux; l'un (p) se dirige sur la face dorsale du cou, en donnant des rameaux à la région antérieure du thymus et aux tissus environnants; l'autre (q) marche vers la mandibule et détache bientôt un gros vaisseau, l'*artère trachéenne* (r), longeant le tube respiratoire, auquel il envoie de nombreux rameaux. Après avoir passé sur l'œsophage (s), où il fournit un rameau trachéo-œsophagien, le troisième tronc de la carotide externe s'engage dans la peau tendue entre les deux arcs mandibulaires (t), en donnant auparavant une artère à la langue (u).

Le *carotide interne* ou *cérébrale*, arrivée à la base du crâne, se divise en deux troncs s'écartant fortement l'un de l'autre; le plus petit gagne l'extrémité postérieure de la tête et se ramifie dans les muscles des deux premières vertèbres. Le tronc le plus volumineux rejoint la base du crâne et donne naissance à l'*artère ophthalmique*, qui, pénétrant dans la cavité orbitaire, contourne le nerf optique en donnant des rameaux aux muscles du globe, aux paupières et à la membrane nictitante. La choroïde est aussi très richement vascularisée par ce rameau ophthalmique. Un peu en arrière de la naissance de l'artère ophthalmique se détache de la carotide interne l'*artère de l'oreille interne*, laquelle contourne extérieurement les canaux semi-circulaires. Près de l'extrémité postérieure du sphénoïde, la carotide interne forme l'*artère cérébrale* proprement dite, qui passe à la base du cerveau, envoie des ramifications dans le cervelet, le cerveau moyen et les hémisphères.

Les troncs brachio-céphaliques ayant base commune avec l'aorte, après avoir détaché les artères carotides communes, se dirigent un peu en arrière et prennent le nom d'*artères sous-clavières*. Celles-ci (sc, fig. 328, A) se résolvent bientôt dans les troncs suivants : *l'artère axillaire* (aa) passant au-dessous des nerfs du plexus brachial, détache un fin rameau (ro) pour les muscles de l'omoplate, puis, prenant le nom d'*artère brachiale*, elle longe l'humérus en s'intercalant dans la petite dépression qui règne entre le biceps et l'extenseur du bras, auxquels elle donne deux grosses branches. Près du pli du coude, l'artère se divise en deux vaisseaux d'égale grosseur; l'un continue sa course en longeant la face interne du bras; c'est l'*artère cubitale*. Elle passe en dessus du muscle du même nom, gagne le muscle radial, le traverse, pénètre dans l'épaisseur du fléchisseur et lui donne des rameaux; puis, arrivant sur le carpe, l'artère cubitale passe sur le tendon du fléchisseur du doigt médian, et se bifurque en deux rameaux d'inégale longueur; le plus petit nourrit les muscles du pouce, tandis que le plus fort longe la main, en se ramifiant dans l'abducteur du doigt médian et le fléchisseur du troisième doigt. Le second tronc de bifurcation de l'artère brachiale, l'*artère radiale*, contournant le tendon proximal du muscle brachial, donne un fort rameau à la grosse masse de l'extenseur du métacarpe, puis longe les muscles radial, pronateur superficiel et extenseur du doigt médian. En arrivant sur le carpe, l'artère s'infléchit vers la main, se scinde en deux, et les ramifications se répandent dans l'interosseux et le fléchisseur des doigts.

Des *artères pectorales* (*pc*, fig. 328, A), l'antérieure se dirige immédiatement dans l'épaisseur de la région antérieure du muscle de la poitrine, et, arrivée dans le voisinage du point de rencontre des deux fourchettes, se bifurque en deux troncs qui irriguent les environs, ainsi que la peau des flancs et du ventre. La pectorale postérieure, continuant la courbe du tronc brachio-céphalique, passe sur la lame sternale et pénètre au vif de la masse charnue; elle s'y bifurque, et ses branches s'étendent jusqu'à l'extrémité postérieure du muscle. Du bord postérieur de l'artère sous-clavière part, presque en regard de l'axillaire, un petit conduit (*ad*), qui bientôt pénètre dans les muscles sterno-costaux et le diaphragme. C'est l'*artère diaphragmatique*.

L'*aorte* (*ao*), après s'être séparée des troncs brachio-céphaliques, monte directement vers la colonne vertébrale, en décrivant une courbe régulière au devant de la bronche droite; elle passe à droite de l'œsophage et vient s'accoler contre la colonne vertébrale, en continuant sa course vers la région caudale. Dans son trajet entre les deux poumons, l'aorte donne quelques petits rameaux à l'œsophage, puis aux muscles intervertébraux. Un peu en avant du bord postérieur du poumon, il s'en détache l'*artère cœliaque*, tronc volumineux qui passe sur le bord interne de la rate en détachant à cet organe un rameau; puis l'artère se divise en trois branches : une droite qui se ramifie dans le lobe droit du foie et le pli mésentérique reliant la branche montante du duodénum aux replis intestinaux; une gauche qui, immédiatement après sa naissance, envoie une branche au lobe correspondant du foie, puis se bifurque en deux rameaux d'égale grosseur; l'un remonte le long des flancs du proventricule et s'y ramifie énormément; l'autre passe sur le gésier musculaire, où l'on peut en suivre les rameaux principaux sur toute la périphérie. Le troisième tronc de bifurcation de l'artère cœliaque, le plus gros de tous, l'*artère mésentérique supérieure*, pénètre dans l'anse duodénale et s'y ramifie. Au niveau du bord postérieur du poumon, l'*artère mésentérique inférieure* se détache de l'aorte; c'est un canal impair courant en arrière pour pénétrer dans le mésentère; elle envoie des ramifications à tous les replis du tube intestinal jusque dans le voisinage du rectum. Un peu en arrière du bord postérieur du poumon partent de l'aorte les *artères génitales* (*ag*, fig. 331); chez les mâles, deux de même grosseur pour les testicules et les capsules surrénales; une gauche chez la femelle pour l'ovaire et la région supérieure de l'oviducte. De chaque côté de l'aorte se détache, au niveau du lobe antérieur rénal, l'*artère crurale*, qui se dirige directement en dehors en obliquant en arrière, traverse la masse du rein, et arrive sur le bord du bassin au niveau du trou obturateur. Là, elle se divise en trois rameaux : une *artère pelvique interne*, qui suit l'os pubis sur toute

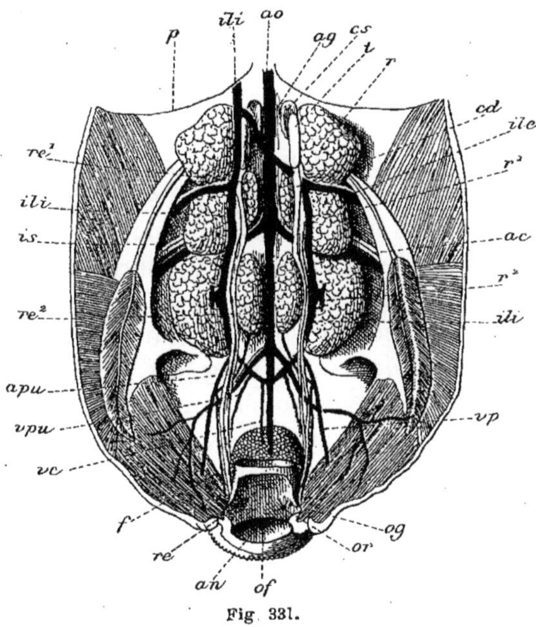

Fig. 331.

sa longueur et donne des petits vaisseaux à la partie terminale de l'intestin et de l'oviducte, à la peau et aux muscles du ventre; une *artère fémorale*, qui longe l'os de ce nom, donne des branches aux muscles de la cuisse, à l'exception du couturier et de l'iléo-tibial, qui les reçoivent du troisième rameau de l'artère crurale. Plus postérieurement part de l'aorte l'*artère ischiatique*, qui décrit, en se diri-

Fig. 331. — *Col. dom.* Organes uro-génitaux, avec leurs vaisseaux, vus de la face ventrale, après enlèvement des autres viscères. Grandeur naturelle. *ac*, artère ischiatique; *ag*, artère génitale; *an*, anus; *ao*, aorte; *apu*, arteria pudenda; *cd*, canal déférent; *cs*, capsule surrénale; *f*, bourse de Fabricius; *ile*, veine iliaque externe; *ili*, veine iliaque interne; *is*, nerf ischiatique; *of*, orifice de la bourse de Fabricius; *og*, orifices des canaux déférents dans le cloaque; *or*, orifices des uretères; *p*, bord postérieur du poumon; *r*, lobe rénal antérieur; *r'*, lobe rénal moyen; *re'*, sa partie interne; r^2, lobe rénal postérieur; re^2, sa partie interne; *re*, cloaque ouvert; *t*, testicule; *vc*, veine coccygienne; *vp*, vena pudenda.

geant en arrière, un angle aigu avec l'aorte. Ce gros vaisseau (*ac*, fig. 331), après avoir donné une *artère rénale*, passe par le trou ischiatique pour sortir du bassin et s'enfoncer dans les muscles postérieurs de la cuisse. Il détache de son bord antérieur un petit rameau qui va se terminer dans le voisinage du trochanter; plus loin, au tiers environ de la cuisse, un rameau va nourrir les muscles pubo-ischio-fémoral, semi-tendineux et semi-membraneux. Puis l'artère ischiatique se rapproche du fémur, gagne le creux du genou en croisant la veine en dehors, donne un rameau au gastrocnémien et à la peau du genou, puis se divise en deux artères tibiales, une antérieure, une postérieure, qui longent l'os de ce nom en détachant des ramuscules aux muscles de la jambe, au tarso-métatarse et à la base des doigts.

L'aorte, après avoir détaché les artères ischiatiques, diminue rapidement de volume et fournit encore une paire de canaux latéraux, les *arteriæ pudendæ* (*a pu*), qui se dirigent en arrière et donnent des branches au lobe postérieur rénal ainsi qu'aux muscles de la région postérieure de l'abdomen. La bourse de Fabricius reçoit son sang de l'arteria pudenda gauche et de la partie caudale de l'aorte, laquelle se termine dans le voisinage de la glande uropygienne.

Circulation veineuse. Le sang est ramené au cœur par trois gros vaisseaux, dont deux supérieurs qui viennent de la tête, du cou et du membre antérieur (ce sont les veines caves supérieures), et un inférieur réunissant le sang des autres parties du corps; les trois débouchent dans l'oreillette droite (*va*, *vsg*, *vi*, fig. 328, A). Les *veines caves supérieures* (*va*, *vsg*) sont formées par les apports des *veines jugulaires* (*vj*) venant de la tête et du cou, *axillaires* (*vax*) venant de l'aile, et *pectorales* (*vpc*) ramenant le sang de la masse musculaire du même nom. La *veine jugulaire* (*vj*) descend le long du cou en longeant la glande thymus et le nerf vague; elle s'accole à la thyroïde. Sur son parcours, elle reçoit les veines scapulaires formées de rameaux venant des muscles entourant l'omoplate et de la peau recouvrant l'épaule. De la glande thyroïde proviennent deux gros troncs courts se jetant directement dans la veine. Un peu antérieurement arrive la veine du jabot recueillant le sang de cet organe. Puis, tant que la jugulaire accompagne l'œsophage, elle en reçoit de nombreux vaisseaux sanguins. Au niveau de la première vertèbre cervicale, la jugulaire décrit une courbe en dedans, s'unit à celle de l'autre côté, et à l'extrémité de l'arc de réunion reçoit trois grosses veines, la *faciale superficielle*, la *faciale interne* et la *céphalique postérieure*. La première récolte le sang des côtés de la région postérieure du crâne, du muscle génio-hyoïdien, des paupières, du méat auditif et de la peau. La faciale interne longe la corne de l'hyoïde en dessous, reçoit des ramifications de l'œsophage, de la partie supérieure de la trachée, de la langue et des glandes sous-maxillaires. La veine céphalique postérieure est cachée par le masséter et la corne de l'hyoïde; elle reçoit les rameaux de l'organe auditif et une veine occipitale, renforcée par les veines du cerveau, du cervelet et de la région postérieure de la tête. Au sommet de la courbe réunissant les deux jugulaires débouchent deux veines assez fines provenant l'une de la mâchoire inférieure, l'autre du palais, du globe oculaire et de la région du nez.

La *veine axillaire* (*v ax*), avant de se jeter dans le tronc de la veine cave, reçoit un rameau qui provient obliquement de la colonne vertébrale depuis la région occipitale, où il est en relation directe avec la veine occipitale. Ce rameau est enfermé dans le canal vertébral, ménagé entre les côtes cervicales et la colonne, en compagnie de l'artère et du sympathique. La veine la plus volumineuse du bras est la *basilique*, que l'on met très facilement à découvert en enlevant la peau du bord externe du cubitus. Commençant dans le fléchisseur du troisième doigt et dans l'abducteur du doigt médian, dont elle longe le bord postérieur, elle reçoit un rameau des muscles du pouce, passe sur la face postérieure du carpe, puis la veine, déjà très forte, longe le bord externe du cubitus, et au niveau de chaque rémige reçoit un petit filet. Arrivée sur le coude, la veine est renforcée par le gros canal collectant le sang du muscle extenseur du bras et du biceps; c'est la *veine humérale*. Elle remonte ensuite le long de l'humérus, parallèlement à la *veine brachiale*, plus petite, qui reçoit son sang des veines radiale et cubitale profondes, lesquelles, dans leur cours, parallèles entre elles, récoltent le sang des muscles interrosseux, pronateurs, cubital et brachial. Les veines brachiale et basilique, près de l'extrémité proximale de l'humérus, se réunissent l'une à l'autre pour former la veine axillaire.

La *veine pectorale* (*v pc*), est formée par la réunion de deux gros vaisseaux ramenant le sang de la masse musculaire des flancs du bréchet.

La *veine cave inférieure* (*v i*) est constituée par la réunion des veines-porte, de la veine cave postérieure, des veines iliaques et de la veine ombilicale. Les *veines-portes* rassemblent le sang de l'intestin, de la rate, du pancréas et du foie. Dans le mésentère reliant les circuits intestinaux on voit circuler les fins canaux des veines intestinales, qui se réunissent peu à peu pour former un tronc volumineux attaché par un pli mésentérique à la colonne vertébrale et dans lequel se jettent les veines pancréatiques et duodénales, celles de la face interne du gésier musculaire, ainsi que la veine coccygo-mésentérique qui provient de l'apport des vaisseaux du cloaque et de la bourse de Fabricius. Le *tronc mésentérique* ainsi constitué pénètre dans le lobe droit du foie près du point de sortie du canal biliaire ; dans la masse hépatique il se ramifie énormément, puis tous les canalicules se rassemblent avec les autres capillaires du foie pour former deux grosses veines, une externe, une interne, qui s'unissent l'une à l'autre au bord antérieur du lobe droit du foie et constituent ainsi, avec la veine hépatique gauche, le tronc de la *veine sus-hépatique*. Celle-ci se soude à la veine cave postérieure pour constituer une partie du plus gros vaisseau de l'économie, la veine cave inférieure. Les veines de la face externe du gésier, ainsi que celles qui proviennent de la face dorsale du proventricule, sont collectées dans un tronc pénétrant dans le lobe gauche du foie. Là, cette veine-porte se ramifie à l'infini; les petits canalicules se réunissent les uns aux autres et s'anastomosent pour former la *veine hépatique gauche*, qui, bientôt renforcée par l'apport de la veine ombilicale, s'unit au tronc sus-hépatique. La *veine ombilicale* est un vaisseau impair situé immédiatement sous la peau du ventre, plutôt du côté gauche. Elle commence dans le voisinage de l'anus, reçoit le sang de la paroi ventrale de l'abdomen ainsi que des masses de graisse qui s'y trouvent généralement. Le système des veines-portes qui distribuent le sang provenant de l'intestin et des divers autres organes de l'abdomen dans le foie est donc composé des troncs séparés que nous venons de mentionner.

Le sang ramassé sur la face ventrale du proventricule est déversé par contre directement dans la veine cave supérieure gauche; il en de même de la veine coronaire du cœur.

Le sang qui revient du membre postérieur est réuni dans une grosse veine, l'*iliaque externe* (*il e*, fig. 331). C'est un canal passant entre les deux lobes rénaux antérieurs pour se jeter dans la veine cave. Avant de pénétrer entre ces deux lobes, elle reçoit la grosse *veine fémorale antérieure* ramenant le sang du couturier, de l'iléo-tibial, des muscles des flancs, d'une partie de l'abdomen, de la fémorale profonde, grossie dans le voisinage du rein par l'apport de la *veine épigastrique* qui s'étend sur les flancs de la cavité abdominale en longeant l'os pubis. Dans son cours le long de la cuisse, la fémorale longe le bord interne du fémur en recevant les vaisseaux des muscles pubo-ischio-fémoral, semi-membraneux et semi-tendineux. Au niveau de l'extrémité distale de l'os, la veine fémorale reçoit deux canaux, l'un venant des environs du genou, l'autre du gastrocnémien. La jambe est longée par deux vaisseaux, l'un interne recevant sur son parcours les vaisseaux des muscles postérieurs de la jambe (*il i*), l'autre externe, ramassant le sang des muscles antérieurs de la jambe. C'est dans ces deux *veines tibiales* qu'est chassé le sang venant du métatarse et de la base des doigts.

Les *iliaques internes* (*ili*) sont en grande partie enfermées dans la masse du rein ; on les aperçoit sur la face interne du premier lobe rénal. En arrière du rein, elles se réunissent l'une à l'autre pour former une anse. Dans leur trajet intrarénal, elles reçoivent les veines sacrales venant des environs du bassin, les veines intervertébrales sacrales ramenant le sang de la région du plexus lombaire, les veines rénales, très nombreuses, et les veines de la partie antérieure des canaux excréteurs des glandes génitales. Sur la courbure des iliaques internes vient se jeter la *veine coccygienne* (*v c*); elle est impaire et longe la ligne médiane dorsale de la région postérieure de l'abdomen. Les petits rameaux qu'elle reçoit ramènent le sang du croupion, des plumes rectrices et des muscles qui se trouvent de chaque côté des vertèbres caudales. En outre, sur l'anse des iliaques internes débouchent les *veines pudendes* (*vpu*). Elles commencent dans les environs du cloaque chacune par deux rameaux, un profond et un superficiel, qui tous deux récoltent le sang du cloaque et de la région postérieure des conduits génésiques et de l'uretère.

Circulation pulmonaire. Les deux *artères pulmonaires* (*a p*, fig. 329, B) prennent naissance à l'extrémité antérieure du ventricule droit, d'une chambre initiale commune séparée du ventricule par trois valvules; elles s'écartent rapidement l'une de l'autre après avoir traversé le péricarde et pénètrent chacune dans le poumon de son côté; elles se ramifient énormément à la surface des canaux pulmonaires. Le sang qui a été oxygéné revient au cœur par les *veines pulmonaires* (*v pl*, fig. 329, A). Celles-ci se joignent l'une à l'autre après avoir pénétré dans le péricarde et débouchent dans le vestibule (*o*) de l'oreillette gauche.

Système lymphatique. L'étude du système lymphatique est difficile à poursuivre, les canaux chargés de conduire la lymphe n'ayant pas partout des parois propres; des espaces lacunaires ménagés entre les tissus ou sur les sacs aériens en forment souvent la continuation. En général les canaux lymphatiques suivent le trajet des veines; ils forment à la fin un canal de gros calibre qui longe l'aorte dans la région du tronc, où il reçoit le liquide des extrémités postérieures, de l'intestin, du foie et de l'estomac. Au niveau des poumons le canal se bifurque, et chaque conduit, avant de s'ouvrir dans la veine cave supérieure correspondante, reçoit les vaisseaux lymphatiques des côtés correspondants de la tête, du cou et de l'aile.

En relation avec le système circulatoire, nous mentionnons le *thymus* et la *thyroïde*.

La *glande thymus* est une masse allongée de chaque côté du cou, qui commence immédiatement en arrière de la corne de l'arc hyoïdien et se prolonge jusqu'aux trois quarts de la longueur du cou. Elle paraît à première vue composée de plusieurs lobes aplatis, ovalaires, d'une couleur rose. Mais en soulevant un peu l'organe, on reconnaît facilement un long ruban décrivant plusieurs méandres et dont les replis chevauchent les uns sur les autres.

La glande *thyroïde* (*ty*, fig. 328, A), placée en arrière du thymus, est un organe rouge-brun, cylindrique, atteignant un centimètre de longueur; elle est accolée à la trachée-artère. On distingue sur des coupes : à l'extérieur, une enveloppe formée de tissu conjonctif; à l'intérieur, de nombreux canaux terminés en cœcum, dont les parois sont formées de cellules cubiques à gros noyaux. Entre les canaux rampent de nombreux vaisseaux sanguins et lymphatiques. Le tout ressemble passablement à l'organisation des capsules surrénales.

Les *téguments* des Oiseaux sont en général conformés comme dans notre espèce typique. L'*épiderme* est quelquefois très mince dans des endroits dépourvus de plumes, tels que les crêtes et autres appendices des Gallinacés. Le sang rouge s'y voit alors mêlé à d'autres teintes pigmentaires, où le bleu domine. Ces appendices deviennent souvent érectiles. — Ailleurs, l'épiderme devient plus épais et corné, formant des écailles, des plaques, des étuis pour les mâchoires et les doigts, ou même des excroissances isolées, telles que les éperons et les ergots. Les doigts de la main ne portent pas d'ongles, sauf le pouce dans certains cas. Nous laissons à la zoologie la description détaillée de ces conformations. L'étui corné du bec exclut en général la formation des dents. On a cependant découvert des ébauches dentaires dans les mâchoires de plusieurs embryons de perroquets, indices de la dentition primitive des Odontornithes fossiles (*Cacatoa*, *Melopsittacus*, *Nymphicus Novæ Hollandiæ*). — Le *derme* est entièrement dépourvu de glandes chez les Ratites; chez les autres se trouvent quelques glandes sébacées simples dans le conduit auditif, et la glande uropygienne, dont le produit sert à huiler les plumes et qui atteint son plus grand développement chez les oiseaux aquatiques. C'est évidemment une glande sébacée développée dans un but spécial.

On sait que le développement des *plumes* procède d'un mamelon dermique, semblable à une écaille de Reptile, lequel est d'abord entouré d'une dépression circulaire, mais qui s'enfonce à mesure que le mamelon s'allonge et fournit ainsi le follicule de la plume. Le germe de celle-ci se revêt d'un épiderme corné, lequel se scinde en une quantité de rayons, garnis souvent de barbules latéraux. Le duvet ainsi constitué se compose d'une tige dermique contenant des cellules de la couche de Malpighi et de la gaîne plus cornée et fissurée au bout. C'est couverts de ce duvet que les jeunes oiseaux quittent l'œuf. Il se soutient chez quelques genres pendant toute la vie (*Apteryx*) ou seulement sur certaines places, surtout abondamment chez les aquatiques (*Canard Eider*). La plume définitive, telle que nous l'avons décrite, naît sous la plumule-duvet, comme naissent les dents de remplacement; et la fait tomber à la fin, pour s'épanouir au dehors. Nous laissons à la zoologie descriptive l'énumération des modifications qu'éprouvent ces plumes réduites quelquefois à leurs tiges et qui paraissent alors comme des poils ou des piquants.

Comparé à celui des Reptiles, le *squelette* des Oiseaux est remarquable par sa légèreté et par l'abondance de la substance osseuse relativement à celle du cartilage. Dans la plupart des cas, les os sont creusés de vacuoles dans lesquelles pénètrent les ramifications des sacs aériens. La moelle ne remplit que rarement les os longs; c'est le cas pour les *Ratites;* chez les autres des trabécules osseuses relient entre elles les parois de l'os. La colonne vertébrale et ses appendices, côtes, etc., présentent la même conformation essentielle que chez notre espèce type; mais il y a des variations considérables quant au nombre des vertèbres composant les différentes régions, et aussi par rapport aux coalescences que présentent les vertèbres entre elles. La longueur du cou dépend de l'allongement du corps des vertèbres et de l'augmentation de leur nombre. Le nombre des vertèbres coalisées dans le sacrum est toujours beaucoup plus considérable que chez les Reptiles. Le pygostyle est formé par la fusion de six vertèbres caudales au moins, qui sont encore séparées chez l'embryon et restent indiquées chez quelques Ratites pendant toute la vie. Les apophyses uncinées existent partout, mais varient de longueur.

Des grandes modifications se présentent dans la conformation de la ceinture scapulaire, du sternum et du membre antérieur. Chez tous les Carinates, la construction est au fond la même; quelques Ratites (*Casuarius*, *Dromaeus*) et quelques Perroquets terrestres (*Pezoporus*) n'ont que des clavicules rudimentaires, tandis que l'omoplate et le coracoïde sont partout construits sur le même type. Le sternum offre plus de complications. Son bouclier existe toujours comme pièce de support des viscères; il peut être entier ou diversement découpé par des incisions ou des lacunes caractéristiques pour les groupes, souvent fort considérables, mais toujours complétées par des membranes tendineuses. — Le développement du bréchet est en rapport avec celui des muscles pectoraux servant au vol et à la natation. Énorme chez les bons voiliers (*Colibris, Frégates*), il devient rudimentaire chez quelques Carinates terrestres, tels que *Stegops*, et disparaît complètement chez les Ratites. Chez quelques Palmipèdes (*Cygnes*) il devient creux et loge dans sa cavité une anse repliée de la trachée. — Les os du bras et de l'avant-bras se comportent en général comme chez notre espèce typique; ils se réduisent chez les Ratites et chez les Apteryx; l'humérus, très court, dépourvu de crêtes musculaires, supporte les os de l'avant-bras, entièrement rudimentaires. Le carpe est réduit à un seul os chez *Apteryx* et *Casuarius*. Le nombre et la position des doigts varient; *Struthio* et *Apteryx* n'en ont que deux, les autres trois. Ces deux doigts portent, dans les genres mentionnés, des ongles, comme aussi chez *Palamedea*; un seul ongle sur le pouce ou sur l'index se trouve chez beaucoup de Carinates. Le troisième doigt est toujours dépourvu d'ongle.

Le bassin peut se déduire plus facilement de celui des Dinosauriens fossiles que de celui des Reptiles vivants. Les trois os pelviques se soudent toujours avec un nombre beaucoup plus considérable de vertèbres sacrées; ils sont remarquablement massifs chez les Ratites (*Apteryx*). L'*Autruche* est le seul Ratite qui présente une véritable symphyse du pubis; partout ailleurs le bassin est plus ou moins largement ouvert sur la face ventrale. Malgré des variations assez considérables par rapport aux proportions et au développement des os composant la jambe, le tarse et le métatarse, la constitution fondamentale est partout la même, comme chez notre espèce typique; le fémur devient plus massif, à crêtes musculaires plus prononcés chez les coureurs (*Gallinacés, Ratites*). Le péroné est toujours rudimentaire, réduit à une aiguille osseuse soudée au tibia. Ce dernier, allongé, se soude toujours avec la première rangée des os du tarse et forme ainsi un tibio-tarsien. De leur côté les pièces originairement distinctes du métatarse se soudent entre elles, et en même temps avec la rangée inférieure des os du tarse, et constituent ainsi l'os tarso-métatarsien, dont l'extrémité proximale présente des surfaces articulaires convexes pour les phalanges des doigts. Le tarse se trouve ainsi complètement supprimé comme partie distincte, mais l'articulation entre les deux rangées persiste comme articulation intertarsale, dont l'angle est tourné en arrière. Des rainures plus ou moins accusées indiquent la séparation primitive des os. De larges orifices se trouvent entre les différents métatarsiens de Pingouins adultes. Beaucoup d'Oiseaux possèdent du côté interne du métatarse une excroissance osseuse acérée recouverte d'une gaîne cornée; c'est l'éperon ou ergot. Les phalanges des doigts des pattes sont en général de 2 pour le pouce, 3 pour le second doigt, 4 pour le troisième, et 5 pour le quatrième. Il n'est pas rare que le pouce fasse défaut; lorsqu'il existe, il est dans la plupart des cas tourné en arrière de façon à pouvoir entourer les corps avec les autres doigts; chez les Marcheurs et les Stéganopodes il est plus ou moins dirigé en avant. Chez les Grimpeurs, deux doigts sont dirigés en arrière et deux en avant. Une réduction du nombre des doigts se trouve chez l'Autruche, où il n'existe plus que le troisième et le quatrième doigts à la patte.

Le *squelette céphalique* se distingue toujours de celui des Reptiles par la suppression presque totale des cartilages et la confluence des os du crâne, légers et en même temps souvent pneumatiques, primitivement séparés; par le volume des cavités cérébrale et orbitaires, la confluence totale des os recélant le labyrinthe, et par la position du condyle unique sur la face inférieure de l'occiput. L'intermaxillaire, toujours allongé, est réuni au crâne par une apophyse mince, flexible, de sorte que la mâchoire supérieure est susceptible d'un léger mouvement vertical. Cette jointure peut devenir une articulation complète chez les Perroquets. Par contre, la ressemblance avec les Reptiles se trahit par l'existence d'un os carré plus ou moins mobile auquel est suspendue la mâchoire inférieure et qui communique, par des reliances très variées, une certaine mobilité à toutes les pièces constituant le bec, les quadrato-jugaux, les palatins, les ptérygoïdes, le vomer et le maxillaire supérieur. La mandibule se comporte comme chez notre espèce typique. — L'appareil hyoïde est presque toujours réduit aux pièces basales et à l'arc postérieur, qui peut prendre un développement énorme, comme chez les Pics, où il fait le tour de là tête entière pour se fixer, avec son extrémité sur le front, à la base du bec.

Le développement du *système musculaire* marche, comme toujours, de pair avec celui du squelette et des conformations particulières du tégument. Les muscles peauciers se développent, comme chez notre espèce typique, surtout à la tête et au cou. Les grandes plumes rectrices, ainsi que certaines plumes d'ornement, jouissent d'une mobilité souvent considérable et possèdent alors des faisceaux musculaires, ordinairement quatre, établis à la base de la plume. Les muscles pectoraux se développent en raison de la puissance de vol ou de natation, où les ailes servent de rames (*Pingouins*); ils sont très réduits chez les Ratites. La disposition mécanique remarquable des tendons qui passent par les articulations du genou et du tarse et par laquelle les doigts sont infléchis involontairement lorsque ces articulations sont pliées se trouve développée au plus haut point chez les familles qui dorment sur les arbres; ces oiseaux enserrent ainsi les branches par le seul fait de l'accroupissement. Les muscles des cuisses et des jambes sont singulièrement puissants chez les Coureurs et les Ratites.

Les *systèmes nerveux* central et périphérique offrent si peu de variation qu'il ne vaut pas la peine de les signaler.

Le *toucher* est très peu développé chez les Oiseaux; outre les terminaisons nerveuses tactiles disséminées dans la peau du corps, on en rencontre de localisées sur le bec (*Canard*), la langue, le dedans des pattes des oiseaux qui possèdent des orteils préhensiles, comme les Perroquets. Les corpuscules tactiles de l'intérieur de la bouche fonctionnent évidemment comme organes de gustation.

L'organe de l'*odorat* est assez uniforme. Il y a cependant des modifications des narines, toujours placées près de la racine du bec, à l'exception de l'*Apteryx*, où elles se trouvent sur la pointe du long bec, dans lequel sont creusés deux canaux étroits conduisant à l'organe olfactif proprement dit. Mais les narines, ordinairement en forme de fente, sont souvent emprisonnées dans des tubes particuliers ou recouvertes par des écailles. Chez la plupart existe une glande nasale particulière qui fait défaut chez les Pigeons. Elle est placée en général dans des fossettes du frontal et s'allonge d'avant en arrière, ou bien a la forme d'un croissant; la glande de chaque côté peut rester isolée, ou se souder à celle de vis-à-vis. Les canaux excréteurs partent de la partie externe de l'organe au niveau de l'os lacrymal, cheminent en avant et vont déboucher à la face interne de la narine. A quel appareil peut-on rattacher la glande nasale? c'est ce que nos connaissances ne permettent pas de fixer encore.

Étant donnée la présence d'un épithélium corné qui revêt la surface de la langue, on peut conclure que le goût est peu développé. Il n'y a guère que les Perroquets qui, possédant une langue charnue et molle couverte de papilles, puissent apprécier d'une manière plus complète la saveur des aliments. D'un autre côté, lorsque les bords du bec sont mous, ils recèlent une foule de terminaisons nerveuses qui doivent jouer un certain rôle dans la perception des saveurs.

L'*œil* est en général énorme et se montre déjà d'une taille remarquable dès son apparition chez l'embryon. Il est en général conformé comme dans notre espèce typique. La forme de l'anneau sclérotique varie cependant beaucoup; quelquefois (*Hiboux*) il est resserré au milieu, présentant la forme d'une double coupe. On trouve aussi quelquefois un second anneau simple autour de l'entrée du nerf optique. Le peigne formé par un repli plissé de la choroïde très pigmentée et vascularisée n'existe pas chez l'*Aptéryx*; il se trouve chez tous les autres Oiseaux, mais varie beaucoup. Tantôt il est triangulaire (*Poule*), rectangulaire (*Pigeon*), trapézoïdal (*Canard*), etc. Ses plis aussi varient beaucoup de nombre; le peigne du Casoar n'en possède que quatre; celui de l'*Autruche*, sept; la *Poule* en montre dix-huit; le *Dindon* vingt-deux. Tantôt le peigne n'avance que faiblement dans la chambre postérieure de l'œil, comme c'est le cas pour le *Pigeon*, ou bien il arrive à toucher le cristallin; c'est le cas pour les *Perroquets*, les *Vautours* et les *Dindons*.

L'appareil de l'*ouïe* des Oiseaux manque d'oreille externe. Tout au plus pouvons-nous rattacher à cette conformation les plumes entourant le méat auditif et faisant saillie en forme de houppe chez l'*Effraie*, le *Hibou* et la *Chouette*. L'oreille moyenne et interne se comportent comme dans notre espèce typique.

Le *système digestif* offre des modifications assez notables qui dépendent surtout du genre de nourriture. Nous laissons à la zoologie descriptive les nombreuses conformations du bec; en notant seulement comme particularités que le plancher pe la cavité buccale devient, chez les *Pélicans,* un sac énorme, réservoir momentané pour le poisson pris; que chez les *Canards, Oies,* etc., qui barbottent, le palais est ridé et les bords du bec dentelés par des lamelles molles, remplies de corpuscules tactiles, et qu'enfin chez les *Outardes* mâles se trouve un sac érectile entre les branches de la mandibule, qui s'ouvre dans la cavité buccale et semble être un appareil de résonnance. Les glandes débouchant dans la cavité buccale peuvent difficilement être rapportées aux glandes salivaires des Mammifères, car elles sécrètent pour la plupart un mucus destiné à humecter les aliments, plutôt qu'un ferment digestif. Elles sont en général assez localisées et varient beaucoup suivant le genre de nourriture. Les glandes linguales situées sur les côtés de la langue s'atrophient ou disparaissent lorsque la langue est très réduite, comme chez les *Ratites;* elles manquent aussi chez les *Otis, Picus;* en revanche, les sublinguales se développent énormément chez ces derniers. Par son étui corné, la langue est de préférence un appareil de préhension; chez les *Pics,* elle devient un harpon pointu avec lequel ils percent et retirent de leurs galeries les Insectes dont ils se nourrissent; chez les *Colibris,* elle devient, en s'enroulant, une trompe propre à aspirer des liquides, ou se résout en pinceau pour saisir des petits Insectes au fond des corolles des fleurs (*Trichoglosses*). Par des lamelles saillantes et libres en arrière, elle complète l'appareil de barbotage chez les *Canards,* les *Flamants,* etc. Ce n'est que chez la plupart des *Perroquets* qu'elle devient charnue, semblable à une langue de Mammifère. — L'œsophage est en général très dilatable chez les Oiseaux qui avalent leur nourriture sans la diviser préalablement; il peut dans quelques cas atteindre un diamètre de 10 centimètres, comme chez le *Bucorax abyssinicus.* — Le jabot se rencontre spécialement chez les *Granivores;* on le rencontre à toutes les phases de développement, depuis une simple évagination de la paroi ventrale de l'œsophage, comme chez les *Casuarius, Strix,* jusqu'à une poche placée transversalement en avant de la fourchette comme chez les *Columbides, Psittacides, Fringillides.* Le jabot fait défaut aux *Autruches, Apteryx,* aux *Lamellirostres* et à la plupart des *Passereaux.* — On peut presque toujours établir une distinction entre le proventricule et le gésier musculaire, surtout chez les *Granivores,* où le gésier est fortement développé; il l'est moins chez les *Rapaces,* où la distinction n'est plus aussi facile. Chez les *Granivores* et *Herbivores* le proventricule est allongé cylindrique, ses parois sont épaisses, peu extensibles; tandis qu'au contraire chez les *Carnivores* les parois sont plus minces et fortement dilatables. — Le gésier présente en général partout la même forme et les mêmes lames aponévrotiques qui recouvrent ses faces; chez les *Oies,* les *Dindons,* les deux masses musculaires peuvent différer d'épaisseur. Chez *Plotus, Fulica,* le *Héron,* il existe une poche pylorique, élargissement situé entre l'estomac et l'intestin. Celui-ci varie énormément de longueur suivant le genre de nourriture; c'est chez les *Frugivores* et les *Insectivores* qu'il est le plus court, tandis qu'il atteint une grande longueur chez ceux qui se nourrissent d'herbes, de céréales et de poissons. L'intestin décrit dans l'intérieur de la cavité abdominale des méandres, des anneaux, et suivant la position de ces anneaux par rapport au grand axe du corps, on a formé des groupes dans lesquels rentrent les Oiseaux dont l'intestin décrit les mêmes sinuosités. — Les cœcums sont très différemment développés, depuis un état rudimentaire comme chez les *Pigeons* et les *Passereaux,* qui se nourrissent de graines et d'insectes, ainsi que chez *Alca, Larus, Pelargus,* choisissant leur nourriture parmi les poissons et les mollusques, jusqu'à des cœcums excessivement longs comme chez l'*Autruche,* où ils atteignent 70 centimètres, les *Rhea,* l'*Apteryx,* les *Lamellirostres* se nourrissant en général de plantes; puis les

Strix, Corvus, Cuculus, plutôt carnassiers. Les cœcums sont de moyenne longueur chez les *Casoars* et autres végétariens.

Le *foie* affecte dans tous les groupes d'Oiseaux à peu près la même forme; on y distingue les deux gros lobes constitutifs avec leurs lobules secondaires. Ce qui varie, c'est surtout sa grosseur. Il est plus petit chez les *Rapaces* et plus grand chez les *Nageurs*. La vésicule biliaire manque chez la plupart des *Pigeons* et *Perroquets*. Elle est très volumineuse chez les *Rapaces* et les *Nageurs* qui se nourrissent de chair. En général la bile est évacuée du foie par deux canaux; le conduit hépato-entérique provenant du lobe gauche débouche sur le milieu de l'anneau duodénal, le conduit du lobe droit s'élargit dans la vésicule biliaire et il se forme dans ce cas un conduit hépato-cystique et un conduit cystico-entérique.

Le *pancréas* se comporte comme dans notre espèce typique.

La *rate*, située presque toujours sur le côté droit du proventricule, varie beaucoup de forme et de couleur; elle est d'assez forte dimension chez les *Chanteurs* et *Nageurs*, plus petite chez les *Rapaces;* sa couleur en général brun-rouge peut devenir rouge foncé chez le *Corbeau*, le *Pic*, ou rouge noir comme chez l'*Hirondelle*.

Les *glandes thyroïdes* allongées ou rondes sont toujours accolées contre les carotides communes à la hauteur de la naissance de l'artère vertébrale. La grandeur est toujours insignifiante par rapport à la grosseur de l'Oiseau.

Les deux glandes du *thymus*, toujours situées sur les côtés du cou, le long des veines jugulaires, varient de grosseur suivant l'âge de l'individu.

Le *système rénal* est toujours placé comme chez notre espèce typique. Les reins sont plus gros chez les aquatiques. Chaque rein est formé d'au moins trois lobes qui se suivent et qui peuvent dans quelques rares cas pousser des prolongements secondaires. L'asymétrie des reins est assez fréquente, et souvent aussi ils peuvent se fusionner partiellement sur la ligne médiane. Les uretères, toujours bien distincts, à l'exception des *Autruches*, où ils sont enfouis dans la masse du rein, débouchent dans le cloaque; il n'y a pas de vessie urinaire. Les *capsules surrénales* n'offrent pas de variations saillantes.

Les *glandes génitales* se placent partout à l'extrémité antérieure des reins. Les testicules, toujours au nombre de deux, varient beaucoup de grosseur, non seulement chez des individus différents, mais chez le même individu suivant les saisons; ils sont la plupart du temps allongés, parfois ronds, et souvent celui de gauche l'emporte en grosseur sur celui de droite. Leur couleur habituelle est blanche; on en rencontre cependant de jaunâtres ou brunâtres. Les canaux déférents débouchent dans le cloaque, au sommet d'une papille. L'ovaire occupe la même situation que les testicules; chez la plupart des Oiseaux, il n'y a de développé que l'ovaire gauche; celui de droite reste atrophié et ne produit jamais d'œufs mûrs. C'est chez les Rapaces diurnes que l'ovaire droit est encore le mieux développé et c'est dans ce groupe aussi que se trouve souvent un rudiment de l'oviducte droit adhérent au cloaque. L'oviducte gauche, fonctionnant seul, présente partout une conformation analogue à celle décrite chez les *Pigeons;* c'est en descendant par ses replis, contenant des glandes diverses, que l'œuf se revêt successivement d'albumine, de la membrane coquillère et de la coque calcaire. A en juger par la structure de l'albumine, cette descente se fait par un mouvement spiralique. La grandeur des œufs varie beaucoup par rapport à la taille de l'Oiseau. L'*Aptéryx* paraît pondre les œufs relativement les plus gros.

Le *cloaque* existe chez tous les Oiseaux; c'est une chambre divisée en trois compartiments par deux replis; les compartiments s'ouvrent dans un réservoir postérieur débouchant au dehors par l'ouverture anale. Le compartiment inférieur est percé par l'orifice du rectum; le moyen reçoit les produits uro-génésiques et le supérieur est en relation avec la bourse de Fabricius et le pénis lorsque ce dernier existe. Le pénis est connu chez *Struthio*, *Rhea*, *Casuarius*, *Dromaeus*, *Apteryx*, *Cygnus*, *Anas*, donc chez des Palmipèdes et chez les Ratites. Un pénis rudimentaire sous forme d'un appendice linguiforme existe chez plusieurs Gallinacés, notamment chez les *Crax*, *Penelope*, *Crypturus*, *Pelargus*, *Otis*. Chez l'*Autruche* le pénis, mu par des muscles protracteur, rétracteur et élévateur, est un appendice d'environ 20 centimètres, un peu triangulaire et formé de deux corps fibreux, un droit, un gauche, et d'un corps érectile.

La *bourse de Fabricius*, ce curieux organe que certains auteurs homologuent avec les glandes anales des Mammifères, les glandes de Cowper ou la prostate, et dont la fonction est inconnue, varie énormément de grosseur et semble atteindre son apogée à la maturité des glandes sexuelles. Elle se rapetisse plus tard et chez les vieux individus elle est complètement rabougrie. Il y a cependant une exception à faire pour les Ratites, chez lesquels elle conserve toujours ses mêmes dimensions. Elle atteint chez *Rhea Darwini* 14 centimètres de long sur 7 de large.

Les variations que présente le *système respiratoire* résident spécialement dans la trachée et le larynx inférieur. Les pièces squelettaires qui supportent le larynx supérieur sont au nombre de six, plus rarement de quatre; deux muscles, un constricteur, un dilatateur modifient l'ouverture de la glotte en fente. La trachée-artère est toujours renforcée par des anneaux cartilagineux ou osseux dont le nombre oscille entre trente (*Lanius*) et trois cent cinquante (*Phoenicopterus*).

Chez le *Dromaeus* plusieurs anneaux successifs sont incomplets, et sur sa face ventrale la trachée se dilate en une poche dont la grosseur augmente avec l'âge et qui communique avec le tube aérien par une longue fente. Si la trachée est dans la plupart des cas cylindrique, il se produit aussi des dépressions, comme chez les *Rapaces*, les *Perroquets*, les *Ratites*, ou des élargissements qui généralement sont localisés sur le milieu du cou chez les mâles. Plusieurs anneaux se modifient dans ces élargissements de façon à constituer un boursoufflement plus ou moins prononcé, comme cela se présente chez *Melanitta*, *Metopiana*, et qui est toujours distinct du labyrinthe, situé plus bas dans le voisinage de l'origine des bronches, surtout chez les mâles des *Lamellirostres* adultes; à l'état embryonnaire, les femelles en sont aussi pourvues, mais il disparaît dans la plupart des cas au cours du développement. Ce labyrinthe est constitué par la fusion d'au moins six anneaux formant de chaque côté de la trachée une ampoule dont la gauche l'emporte en général en grosseur.

Si comme nous l'avons vu chez le *Pigeon*, la trachée suit régulièrement la courbure cervicale de la colonne vertébrale, il n'en est pas toujours de même et beaucoup d'Oiseaux possèdent une trachée dépassant le cou en longueur, de sorte qu'elle est obligée de décrire des sinuosités sur son parcours. Le cas le plus connu est celui que présente le *Cygnus musicus*, chez lequel la trachée pénètre dans l'épaisseur du bréchet et y décrit une anse dont elle ressort pour se diviser dans les bronches. Il en est de même pour les *Grus*. Dans la plupart des autres cas, les courbures de la trachée se font en avant de la fourchette, soit au milieu du cou comme chez les *Tetrao* mâles ou les vieilles femelles des *Rhynchaea*, soit dans l'espace compris par la soudure des deux clavicules, comme chez les *Guttera*. Plusieurs *Spheniscides* et *Tubinaires* présentent en avant de la naissance des bronches une cloison sagittale divisant la trachée en deux canaux parallèles. Cette cloison est pourvue d'un épithélium cilié.

Le larynx inférieur ou *syrinx* peut occuper trois positions différentes. Il est trachéen s'il n'intéresse que la trachée; broncho-trachéen si les bronches et la trachée concourent à sa constitution, et enfin bronchique s'il se trouve placé uniquement sur les bronches. Les *Catharidae* et les *Pelargi* ont un syrinx tout à fait rudimentaire; celui des *Casoars, Autruches, Apteryx* est très simple. Le syrinx trachéen consiste dans l'aplatissement dorso-ventral d'environ six anneaux précédant les bronches; ils sont très minces et réduits à des arcs dorsaux et ventraux réunis entre eux par une membrane élastique. Les Oiseaux pourvus d'un syrinx de ce genre présentent peu de modulations dans leur chant. Le syrinx broncho-trachéen est très répandu; c'est celui des *Chanteurs* et des *Perroquets*. Des muscles nombreux, ordinairement au nombre de six paires, s'insèrent sur ses différentes parties et tendent les membranes tympaniques et semi-lunaires établies entre les anneaux. Le syrinx bronchique est formé par quelques anneaux transformés de chaque bronche; il est assez rudimentaire dans sa constitution; on le trouve chez *Cuculus, Strix*.

Les *poumons* présentent presque partout une constitution analogue à celle que nous avons décrite chez le *Pigeon*. Les bronches perdant leur anneau cartilagineux peu après leur entrée dans les poumons, se divisent en plusieurs canaux divergents dont les plus gros gagnent la surface de l'organe respiratoire et s'ouvrent dans les sacs aériens; les autres, ainsi que ceux qui naissent sur les gros troncs, se ramifient dans la masse du poumon et s'anastomosent entre eux. Les sacs aériens, vastes réservoirs à parois renfermant des fibres musculaires lisses, des vaisseaux sanguins et de nombreux lymphatiques, s'intercalent entre les viscères et sont en relation directe avec les canaux aériens qui traversent de part en part le poumon; ils sont plus ou moins gonflés d'air et approvisionnent les canaux aériens des os par des trous situés près des articulations. Les cavités aériennes du crâne ne reçoivent pas leur air des sacs aériens, mais par la cavité du tympan, la trompe d'Eustache et les choanes. En général, on distingue un sac aérien interclaviculaire placé au devant de la fourchette, de chaque côté, un réservoir diaphragmatique antérieur et un postérieur, et en arrière un réservoir abdominal, le plus volumineux de tous, s'étendant jusque près de l'extrémité postérieure du corps et envoyant des ramifications au-dessus des reins.

La pénétration des canaux aériens dans les différents os subit les variations les plus considérables en rapport avec la puissance du vol. On peut dire que chez les voiliers par excellence, tels que les *Frégates* et les *Colibris*, il n'y a pas un os dans tout le squelette qui ne soit pneumatique; chez la plupart des Oiseaux, la pneumaticité se tient dans les limites où elle se rencontre chez les *Pigeons;* chez les *Terrestres*, les canaux aériens se retirent successivement des parties distales; chez les *Ratites*, ils diminuent à tel point que l'humérus de l'*Autruche*, par exemple, n'est plus creux, et enfin, chez les *Pingouins* tous les os sont pleins et on n'y trouve des sacs aériens que sous la peau et dans la cavité abdominale.

Les sacs aériens ainsi que les canaux remplis d'air des os sont un trait particulier aux Oiseaux. Il est vrai de dire que chez les Mammifères des cellules aériennes se rencontrent dans les os de quelques espèces, mais ces sinus (frontal, maxillaire, etc.) dépendent en général des cavités nasales et non des poumons. Quelques Reptiles, notamment les Caméléons, présentent des appendices pulmonaires, qui paraissent ébaucher les sacs et canaux aériens des Oiseaux, mais restent confinés dans la cavité abdominale.

Le *système circulatoire central et périphérique* présente peu de modifications dans la classe des Oiseaux. Le cœur est partout construit sur le même type. Des réseaux admirables veineux ont été décrits autour de l'artère brachiale et sur la face ventrale de la trachée chez l'*Aquila chrysaetos*. D'autres réseaux du même genre existent chez plusieurs Oiseaux à la tête, à la gorge et au muscle masticateur.

Le *système lymphatique*, formé par des canaux à parois minces et à cours sinueux, suit en général le trajet des veines. Les vaisseaux de l'extrémité postérieure du corps ainsi que ceux de l'intestin se réunissent dans un gros tronc situé au devant de l'aorte abdominale. Au niveau de l'artère cœliaque, le canal se bifurque, et les branches thoraciques s'écartant l'une de l'autre vont se jeter dans la veine cave correspondante, après avoir reçu les vaisseaux du cou, de la tête et du poumon. D'après Stannius, les canaux lymphatiques de l'extrémité postérieure du corps, après s'être anastomosés entre eux, entrent dans une poche à parois musculaires, contractiles, un cœur lymphatique. Ces cœurs ont été décrits chez les *Autruches*, les *Casoars* et quelques Oiseaux nageurs. Des glandes lymphatiques sont abondantes sur le parcours du tube intestinal.

Littérature.

L. Jacobson, *Sur une glande conglomérée appartenant à la cavité nasale. Nouv. Bull. Sciences, Soc. Philom.*, Paris, t. III, 1813. — V. Huber, *De lingua et osse hyoïdes Pici viridis*. Stuttgart, 1821. — C. Pander et E. d'Alton, *Die Skelete der straussartigen Vögel*. Bonn, 1827. — E. Lauth, *Sur le muscle tenseur de la membrane antérieure de l'aile des Oiseaux. Mém. de la Soc. d'Hist. nat. de Strasbourg*, t. I, 1830. — Bischoff, *Ueber den Bau der Magenschleimhaut. Müller's Arch., f. Anat. und Physiol.*, 1835. — E. Huschke, *Ueber die Gehörzähne, einen eigenthümlichen Apparat in der Schnecke des Vogelohrs. Müller's Arch., f. Anat. und Physiol.*, 1835. — K. Steifensand, *Untersuchungen über die Ampullen des Gehörorganes. Müller's Archiv*, 1835. — G. Breschet, *Recherches anatomiques et physiologiques sur l'organe de l'audition chez les Oiseaux*. Paris, 1836. — A. Krohn, *Ueber die Structur der Iris der Vögel und ihren Bewegungsmechanismus. Müller's Archiv*, 1837. — E. Blyth, *On the Osteology of the great Auk (Alca impennis). Proc. Zool. Soc. London*, 1837. — E. Jacquemin, *Description anatomique de la Corneille (Corvus corone). Comptes rendus*, 1837. — L'Herminier, *Recherches anatomiques sur quelques genres d'oiseaux rares ou peu connus. Ann. des Sc. nat.*, 2e sér., t. VIII, 1837. — Macgillivray, *Observations on the digestive organs of Birds. Mag. of Zool. and Bot.*, 1837. — A. Lereboullet, *Anatomie comparée de l'appareil respiratoire dans les Animaux vertébrés*. Strasbourg, 1838. — E. Platner, *Ueber das Quadratbein und die Paukenhöhle der Vögel*. Dresden, 1839. — J. Henle, *Vergleichende anatomische Beschreibung des Kehlkopfes*. Leipzig, 1839. — Jacquemin, *Sur la pneumaticité du squelette des Oiseaux. Nov. Act. Ac. Leop. Carol.*, t. XIX, 1842. — W. Marbach, *De nervis spinalibus Avium nonnullarum*. Vratislaviæ, 1840. — A. Mayer, *Appareil génito-urinaire des Oiseaux. Institut*, 1841. — K. Kessler, *Osteologie der Vogelfüsse. Bull. Soc. imp. Natur.*, Moscou, 1841. — E. Weber, *Ueber den Bau der Lungen bei Vögeln*. Braunschweig, 1842. — G. Ercolani, *Ricerche anatomiche sull' organo dell' udito degli Ucelli. Nuov. Ann. Sc. nat. di Bologna*, t. IX, 1843. — W. Rapp, *Ueber die Tonsillen der Vögel. Müller's Arch. f. Anat. und Physiol.*, 1843. — E. Hay, *De sinu rhomboidali in medulla spinali Avium*. Halle, 1844. — O. Köstlin, *Der Bau des knöchernen Kopfes in den vier Classen der Wirbelthiere*. Stuttgart, 1844. — A. Ecker, *Der feinere Bau der Nebennieren beim Menschen und den vier Wirbelthierclassen*, 1846. — E. Bruecke, *Ueber den Musculus Cramptonianus und über den Spannmuskel der Chorioidea. Müller's Archiv*, 1846. — Ph. Sappey, *Recherches sur l'appareil respiratoire des Oiseaux. Compt. rend. Ac. Sc.*, t. XXII, 1846. — H. Guillot, *Mémoire sur l'appareil de la respiration dans les Oiseaux.*

Ann. Sc. nat. 3e sér., t. V, 1846. — J. Prechtl, *Untersuchungen über den Flug der Vögel.* Wien, 1846. — E. Gurtl, *Anatomie der Hausvögel.* Berlin, 1849. — H. Stannius, *Ueber die Lymphherzen der Vögel. Müller's Archiv*, 1849. — R. Owen, *On the Anatomy of the Southern Apteryx. Transact. Zool. Soc. London*, 3e vol., 1849. — H. Rathke, *Ueber die Carotiden der Vögel. Müller's Archiv*, 1850. — K. Molin, *Sugli stomachi degli Uccelli. Denks. k. Akad. Wien. Math., Naturw.*, cl. III, 1852. — P. Gratiolet, *Sur la veine porte du rein et des capsules surrénales des Oiseaux. Institut*, t. XXI, 1853. — Nitzsch, *Vergleichung des Skelets von Dicholophus cristatus mit dem Skelettypus der Raubvögel, Trappen, Hühner und Wasserhühner. Abh. der naturf. Ges. zu Halle*, 1853. — Basslinger, *Untersuchungen über die Schichtung des Darmcanals der Gans. Sitzb. math. naturw. Class. k. Akad. Wiss. Wien*, t. XIII, 1854. — Leydig, *Ueber die Vater-Pacini'schen Körperchen der Taube. Zeits. f. wiss. Zool.*, vol. V, 1854. — C. Giebel, *Der letzte Schwanzwirbel des Vögelskeletes.* Berlin, 1855. — Metzler, *De medullæ spinalis avium textura*, Dorpat, 1855. — F. Leydig, *Der hintere Scleroticalring in Auge der Vögel. Müller's Archiv*, 1855. — R. Anderson, *Notice of a organ the trachea of the Emeu. Naturalist*, t. VI, 1856. — E. Blanchard, *Des caractères ostéologiques chez les Oiseaux de la famille des Psittacides. Compt. rend. Ac. Sc.*, t. XLIII, Paris, 1856. — W. Boccius, *Ueber den oberen Kehlkopf der Vögel. Müller's Archiv*, 1858. — Giebel-Nitzsch, *Die Zunge der Vögel und ihr Gerüst. Zeitsch. ges. Naturw.*, vol. XI, 1858. — Idem, *Ueber den Scleroticalring, den Fächer und die Harder'sche Drüse im Auge der Vögel. Zeitsch. f. d. ges. Naturw.*, Berlin, 1857. — S. Jourdain, *Recherches sur la veine porte rénale. Ann. Sc. nat.*, 4e sér., t. XII, 1859. — Blanchard, *Observations sur le système dentaire chez les Oiseaux. Compt. rend. Ac. Sc.*, Paris, 1860. — O. Deiters, *Untersuchungen über die Schnecke der Vögel. Müller's Archiv.*, 1860. — J. Ebert, *Ueber Flimmerepithel im Darm der Vögel. Zeits. f. Wiss. Zool.*, t. X, 1860. — C. Minot, *Studies on the tongue of Reptiles and Birds. Anniv. Mem. Boston, Soc. nat. Hist.*, 1860. — C. Bergmann, *Einiges über den Drüsenmagen der Vögel. Müller's Archiv.*, 1862. — C. Gegenbaur, *Vergleichend-anatomische Bemerkungen über das Fusskelet der Vögel. Müller's Archiv*, 1863. — J. Giebel, *Zur Anatomie der Papageien, Zeitsch. ges. Naturw.* vol. XIX, 1862. — J. Hyrtl, *Wundernetze und Geflechte bei Vögel und Säugethiere. Denk. k. Akad. Wiss. Wien*, t. XXI, 1863. — F. Klemm, *Zur Muskulatur der Raben. Zeitsch. f. d. ges. Naturw.*, vol. XXIII, 1864. — A. Milne-Edwards, *Observations sur l'appareil respiratoire de quelques Oiseaux. Ann. des Sc. Nat.*, 1865. — W. Müller, *Ueber den feineren Bau der Milz.* Leipzig und Heidelberg, 1865. — H. Curschmann, *Zur Histologie des Muskelmagens der Vögel. Zeits. f. wiss. Zool.*, t. XVI, 1866. — W. Drosier, *On the function of Air-Cells and the mode of Respiration in Birds. Ann. and. Mag. nat. Hist.*, 1866. — J. Giebel, *Ueber einige Nebenknochen am Vogelskelet.* Berlin, 1866. — C. Hasse, *Ueber den Œsophagus der Tauben und das Verhältniss der Secretion des Kropfes zu Milchsecretion. Zeitsch. f. ration. Medic.*, vol. XXXIII, 1866. — J. Giebel, *Die Wirbelzahlen am Vogelskelet.* Berlin, 1866. — Ch. Nitzsch, Plusieurs articles dans les *Zeitsch. f. d. ges. Naturw.*, 1857, 1862, 1863, 1866. — Grandry, *Structure de la capsule surrénale. Journal de l'Anat. et de la Physiol.*, 1867. — H. Magnus, *De musculis costarum sternique avium*, 1867. — J. Milne-Edwards, *Note additionnelle sur l'appareil respiratoire. Ann. des Sc. Nat.*, 1867. — Schmidt, *Die Skelete der Hausvögel.* Frankfurt, 1867. — S. Haughton, *Muscular anatomy of the Emeu. Proc. Roy. Ir. Ac.*, 1868. — Magnus, *Physiologisch-anatomische Untersuchungen über das Brustbein der Vögel. Müller's Archiv*, 1868. — N. Ruedinger, *Die Muskeln der vorderen Extremitäten der Reptilien und Vögel.* Harlem, 1868. — Grandry, *Sur des corpuscules de Pacini. Journ. de l'Anat. et de la Physiol. norm. et path.*, t. VI, 1869. — P. Harting, *Observations sur l'étendue relative des ailes et le poids des muscles pectoraux chez les animaux vertébrés volants. Arch. néerl. des Sc. exactes et nat.*, t. IV, La Haye, 1869. — A. Macalister, *On the anatomy of the Ostrich*

(*Struthio camelus*). *Proced. Roy. Irish Academy*, Dublin, 1869. — E. Selenka, *Bronn's Klassen und Ordnungen des Thierreichs*, 1869. — L. Stieda, *Studien über das Centralnervensystem der Vögel und Säugethiere. Zeitsch. f. wiss. Zool.* vol. XIX, 1869. — Th. Bruhin, *Die Iris der Vögel. Zool. Garten*, 1870. — W. Wilczewski, *Untersuchungen über den Bau der Magendrüsen der Vögel.* Breslau, 1870. — Ihlder, *Die Nervenendigungen in der Vogelzunge. Arch. f. Anat. u. Physiol.*, 1870. — C. Gegenbaur, *Beiträge zer Kenntniss des Beckens der Vögel. Jenaisch. Zeitsch.* vol. IV, 1871. — V. Ebner, *Das Nervenepithel der Crista acustica in den Ampullen der Vögel. Berichte des Naturw. med. Vereines in Innsbruck*, 1872. — W. Marshall, *Ueber die knöchernen Schädelhöcker der Vögel. Niederl. Arch. f. Zool.*, Harlem, 1872. — R. Wiedersheim, *Die feineren Structurverhältnisse der Drüsen im Muskelmagen der Vögel. Arch. f. mikr. Anat.* t. VIII, 1872. — Th. Allis, *On the Skeleton of the Apteryx.* London, 1873. — W. Donitz, *Ueber die Halswirbelsäule der Vögel aus der Gattung Plotus. Arch. f. Anat. u. Phys.* Leipzig, 1873. — A. Garrod, *On the carotid arteries of Birds. Proc. Zool. Soc.*, 1873. — C. Gegenbaur, *Ueber die Nasenmuscheln der Vögel. Jen. Zeitsch.* vol. VII, 1873. — Jobert, *Recherches pour servir à l'histoire de la digestion chez les Oiseaux. Compt. rend.*, 1873. — V. Mihalcovics, *Untersuchungen über den Kamm des Vogelauges. Arch. f. mik. Anat.*, vol. IX, 1873. — Alix, *Sur la détermination du muscle long supinateur chez les Oiseaux. Journ. de Zool.*, t. III, 1874. — E. Alix, *Essai sur l'appareil locomoteur des Oiseaux.* Paris, 1874. — André et Beauregard, *Sur le peigne ou marsupium de l'œil des Oiseaux. Compt. rend. Ac. Sc. Paris*, t. XI, 1874. — Garrod, *Anatomy of the Colombae. Proc. Zool. Soc. London*, 1874. — V. Alesi, *Sulla borsa di Fabricio negli Uccelli. Soc. Stal. Atti. Milano*, t. XVIII, 1875. — Campana, *Physiologie de la respiration chez les Oiseaux.* Paris, 1875. — Asper, *Mittheilung über die Tastkörperchen der Schwimmvögel. Centralbl. f. med. Wiss.* 1876. — F. Hosch, *Ueber den Sehapparat der Vögel. Zool. Garten*, 1876. — P. Meyer, *Études histologiques sur le labyrinthe membraneux et plus spécialement sur le limaçon chez les Reptiles et les Oiseaux.* Strasbourg, 1876. — M. Duval, *Recherches sur le sinus rhomboïdalis des Oiseaux. Journ. de l'Anat. et de la Physiol.*, Paris, 1877. — W. Forbes, *On the bursa Fabricii in Birds. Zool. Soc. Proc.* 1877. — Gervais et Alix, *Ostéologie et myologie des Manchots. Journ. de Zool.* t. VI, 1877. — H. Strasser, *Die Luftsäcke der Vögel. Morph. Jahrb.*, t. III, 1877. — Wildenmuth, *Der feinere Bau der lufthaltigen Vogelknochen. Jen. Zeits. f. wiss. Zool.*, Iéna, 1877. — F. Hesse, *Ueber die Tastkugeln des Entenschnabels. Arch. f. Anat. und Entwickl.*, 1878. — F. Merkel, *Die Tastzéllen der Ente. Arch. f. mikr. Anat.* 1878. — Viallanes, *Note sur le tube digestif du Carpophage Goliath. Ann. Sc. nat.*, 6e sér., t. VII, 1878. — Idem, *Note sur les muscles peauciers du Lophorina superba, ibid.* — H. Gadow, *Versuch einer vergleichenden Anatomie des Verdauungssystemes der Vögel. Jenais. Zeitsch.*, t. XIII, 1879. — W. Haswell, *Notes on the anatomy of Birds. Proc. Lin. Soc. New South Wales*, 1879. — M. Mac Leod, *Sur la structure de la glande de Harder. Bull. Ac. Roy. de Belgique*, 2e sér., 47e vol., 1879. — A. Meyer, *Abbildungen von Vogelskeleten.* Dresden, 1879. — Haswell, *The myological characters of the Columbidae. Proc. Linnean Soc. of New South Wales*, 1880. — H. Gadow, *Zur vergleichenden Anatomie der Muskulatur des Beckens und der hinteren Gliedmasse der Ratiten*, 1880. — Ed. Remouchamps, *Sur la glande gastrique du Nandou d'Amérique, Arch. de Biol.*, 1880. — Acconci, *Nervi laringei inferiori e glossopharingei negli Uccelli. Atti Soc. Toscan.*, 1881. — W. Forbes, *On the conformation of the thoracic and of the trachea in the Ratitc Birds. Proc. Zool. Soc.*, 1881. — P. Fraisse, *Ueber Zähne und Zahnpapillen bei Vögeln. Sitzb. d. natur. Ges. zu Leipzig*, 1881. — Hanau, *Beiträge zur Histologie der Haut des Vogelfusses. Inaug. Diss.* Francfurt, 1881. — W. Tegetmeyer, *On the circonvolutions of the trachea in Birds.* London, 1881. — Boulart, *Note sur un système particulier des sacs aériens observés chez quelques Oiseaux. Journ. de l'Anat. et de la Physiol.*,

t. XVIII, 1882. — J. Carrière, *Kurze Mittheilungen zur Kenntniss der Herbst'schen und Gaudry'schen Körperchen im Schnabel der Ente. Arch. f. mikr. Anat.*, vol. XXII, 1882. — B. Hoffmann, *Die Thränenwege der Vögel und Reptilien. Zeits. f. d. ges. Naturw.*, 1882. — T. Huxley, *On the respiratory organs of Apteryx. Proc. Roy. Soc.*, 1882. — Bellonci, *Les lobes optiques des Oiseaux. Archives italiennes de Biologie*, 1883. — A. Bumm, *Das Grosshirn der Vögel. Zeits. f. wiss. Zool.*, vol. XXXVIII, 1883. — W. Parker, *Note on the respiratory of Rhea. Proc. Zool. Soc.*, 1883. — Albertina Carlson, *Beiträge zur Kenntniss der Anatomie der Schwimmvögel. K. Svenska Vet. Akad. Handlingar*, vol. IX, 1884. — Blasius, *Ueber Vogelbrustbeine. Journ. f. Ornith.*, Leipzig, 1884. — A. Brunn, *Beiträge zur Kenntniss der Samenkörper und ihrer Entwicklung bei Säugethieren und Vögeln. Arch. f. mik. Anat.* 1884. — Cattaneo, *Istologia e sviluppo dell' apparato gastrico degli Uccelli. Atti Soc. Ital. Sc. nat.*, t. XXVII, 1884. — G. Cattaneo, *Recherches sur la structure normale des corpuscules de Pacini chez les Oiseaux. Arch. Ital. Biol.*, t. VI, 1884. — G. Baur, *Zum Tarsus der Vögel.* Leipzig, 1885. — Boulart, *Note sur les sacs aériens cervicaux du Tantale. Bull. Soc. zool. de France*, 1885. — F. Beddard, *On the heart of Apteryx. Proc. Roy. Soc.*, 1885. — G. Cattaneo, *Sulla struttura e formazione dello strato cuticolare del ventricolo muscolare degli Uccelli. Bollet. Scient.*, 1885. — E. Ficalbi, *Alcune ricerche sulla struttura istologica delle sacche aerifere degli Uccelli. Att. Soc. Toscan. Sc. nat.*, t. VI, 1885. — M. Fürbringer, *Ueber das Schulter- und Ellenbogengelenk bei Vögeln und Reptilien. Morphol. Jahr.*, t. XI, 1885. — Laffont, *Recherches sur l'anatomie et la physiologie comparées des nerfs trijumeau, facial et sympathique céphalique chez les Oiseaux. Compt. rend.*, t. CI, p. 1,286, 1885. — L. Magnien, *Sur le ganglion géniculé chez les Oiseaux. Compt. rend.*, t. C, p. 1,507, 1885. — Ibid., *Recherches sur l'anatomie comparée de la corde du tympan des Oiseaux. Compt. rend.*, t. CI, p. 1,013, 1885. — E. Retterer, *Contribution à l'étude du cloaque et de la bourse de Fabricius chez les Oiseaux. Journ. de l'Anat. et de la Physiol.*, 1885. — F. Rochas, *Sur quelques particularités relatives aux connexions des ganglions cervicaux du grand sympathique et à la distribution de leurs rameaux afférents et efférents chez l'Anas boschas. Compt. rend.*, 1885. — Idem, *Des nerfs qui ont été appelés vidiens chez les Oiseaux. Compt. rend.*, t. CI, p. 573, 1885. — J. Bemmelen, *Die Visceraltaschen und Aortenbogen bei Reptilien und Vögeln. Zool. Anz.*, 1886. — Canfield, *Vergleichend-anatomische Studien über den Accomodationsapparat des Vögelauges. Arch. f. mik. Anat.*, vol. XXVIII., 1886. — M. Cazin, *Recherches sur la structure de l'estomac des Oiseaux. Compt. rend. Acad. Sc.*, Paris, 1886. — Charbonnell-Salle et C. Phisalix, *Sur la sécrétion lactée du jabot des Pigeons en incubation. Compt. rend.*, t. CIII, p. 286, 1886. — Dogiel, *Ueber den Musculus dilatator pupillæ. Arch. f. mik. Anat.*, 1870 et 1886. — B. Solger, *Ueber die Ungleichheit der Hoden beider Körperhälften bei einigen Vögeln. Arch. f. mik. Anat.*, 1886. — F. Beddard, *Notes on the visceral anatomy of Birds. Proc. zool. Soc.*, 1888. — F. Bignon, *Sur les cellules aériennes du crâne des Oiseaux. Compt. rend. Soc. biol.*, Paris, 1887. — Cazin, *Glandes gastriques à mucus et à ferment chez les Oiseaux. Compt. rend. Acad. Sc.*, Paris, 1887. — Idem, *Recherches anatomiques, histologiques et embryogéniques sur l'appareil gastrique des Oiseaux. Ann. Sc. nat.*, 7e sér., t. IV, 1888. — H. Gadow, *Remarks on the cloaca and on the copulatory organs of the Amniota. Philos. Trans.*, London, 1887. — F. Gasch, *Beiträge zur vergleichenden Anatomie des Herzens der Vögel und Reptilien. Anat. f. Naturg.*, 1888. — M. Teichmann, *Der Kropf der Taube. Arch. f. mik. Anat.*, vol. XXXIV.

CLASSE DES MAMMIFÈRES

Vertébrés amniotes et allantoïdiens, à température fixe, comprise entre + 36 et + 40° C. Leur peau est recouverte de poils (*Pilifères*). Ils se distinguent, en outre, des Sauropsides par l'existence de deux condyles occipitaux au lieu d'un seul, par leur viviparité, qui ne souffre que deux exceptions (*Ornithorhynque* et *Echidné*), et par la présence de *mamelles*, c'est-à-dire de glandes lactaires cutanées, qui sont des glandes sébacées modifiées en vue de fournir aux jeunes leur premier aliment.

Ces caractères toujours faciles à reconnaître font de la classe des Mammifères un groupe typique bien distinct, lequel, cependant, présente dans l'ordre des Monotrèmes une certaine affinité avec la classe des Oiseaux.

La grande variété de leur genre de vie a entraîné une infinie diversité dans leurs formes extérieures. La plupart des Mammifères demeurant sur la terre y progressent en marchant sur leurs quatre membres (*Quadrupèdes*), dont les extrémités sont terminées par un nombre de doigts inversement proportionnel à leur aptitude pour la course et variant de un (*Solipèdes*) à cinq (*Eléphants*, *Singes*, etc.). Les doigts demeurent libres (*Onguiculés*), ou sont enfermés dans un sabot commun (*Ongulés*), ou réunis en nageoire par un tissu fibreux (*Cétacés*).

Mais il est des Mammifères qui vivent dans le sol (Fouisseurs), sur les arbres (Grimpeurs), dans l'eau (Cétacés) ou dans l'air (Cheiroptères). Ces divers habitats comportent d'importantes modifications dans la disposition des extrémités, qui deviennent alors des pelles, des mains, des nageoires ou des sortes d'ailes permettant le vol. L'ensemble de l'organisation en subit naturellement le contre-coup, mais si grande que soit la différence entre une baleine et une chauve-souris, une taupe ou un singe, toujours est-il que les caractères fondamentaux que nous avons indiqués plus haut se retrouvent régulièrement chez ces divers animaux.

La peau est toujours remarquable par ses villosités et la variété des glandes d'origine épidermique qu'on y rencontre. Les dents, qui ne manquent qu'exceptionnellement, sont le plus souvent caractérisées par la multiplicité de leurs formes.

La colonne vertébrale montre généralement cinq régions distinctes, dont la première, la région cervicale, se distingue de celle qui lui correspond, chez les Oiseaux, par le nombre presque constant de sept vertèbres, et la dernière, la région caudale, au contraire, par le nombre très variable et parfois considérable des vertèbres qui la constituent. Les vertèbres sont généralement articulées par des apophyses articulaires portées par les arcs vertébraux. Leur mobilité, d'ailleurs, est très variable ; à peu près nulle seulement chez les Cétacés.

La tête se distingue par la réunion intime de ses deux portions : le crâne neural et le crâne facial.

Le système nerveux central est remarquable par le développement de son prosencéphale (hémisphères cérébraux), qui recouvre la plus grande partie des autres portions de l'encéphale et présente chez les types supérieurs de la classe des *plis* ou *circonvolutions* de sa couche corticale. Les deux hémisphères sont unis par un *corps calleux* qui se développe progressivement à mesure que l'on s'élève dans la série.

Le système musculaire présente de nombreuses différenciations, parmi lesquelles nous ne pouvons mentionner ici que le développement de muscles expressifs (muscles mimiques), dont nous ne rencontrons que des ébauches chez les autres Vertébrés.

L'appareil respiratoire n'est jamais en relation avec des sacs aériens semblables à ceux des Oiseaux, mais le système circulatoire des Mammifères est très semblable à celui que nous avons reconnu chez ces derniers animaux.

Quant au système uro-génital, il présente chez les Mammifères inférieurs (Monotrèmes et Marsupiaux) plusieurs traits de ressemblance avec celui des Oiseaux. Mais chez les Mammifères monodelphes, il montre des différenciations qui résultent de la disparition d'un cloaque et de la soudure plus ou moins complète des extrémités postérieures des canaux de Müller, en sorte que les canaux vecteurs des glandes génitales femelles ne demeurent pairs que dans leur portion antérieure (*trompes*) et deviennent souvent impairs dans leur portion postérieure (*utérus*). Ovaires et testicules ont tous deux le même lieu d'origine, mais les derniers émigrent fréquemment à travers le canal inguinal et, refoulant le péritoine, vont se loger en dehors de l'abdomen dans une bourse spéciale, le *scrotum*. Des organes copulateurs existent régulièrement.

Sous le rapport des conditions de leur développement, les Mammifères se distinguent en deux groupes bien distincts. Dans l'un, le groupe des *Aplacentaires*, les œufs, relativement gros, sont tantôt pondus dans une poche incubatrice où le jeune éclôt (Monotrèmes), tantôt séjournent dans l'utérus, où ils abandonnent prématurément l'embryon encore très peu développé (Marsupiaux) ; celui-ci est alors extérioré et placé dans la poche marsupiale, où il achève sa croissance grâce à une alimentation lactée.

Dans le second groupe, de beaucoup le plus nombreux, le jeune se développe entièrement dans l'utérus maternel (*matrice*), grâce aux relations organiques qui s'établissent entre son allantoïde et la muqueuse utérine, relations qui se manifestent par l'apparition d'un organe intermédiaire, le *placenta*, Ce groupe est, pour cette raison, appelé le groupe des *Placentaires*.

Au moment de la naissance, c'est-à-dire au moment de la séparation du jeune et de la mère, le placenta, dont la forme est d'ailleurs très variable (voir les Généralités à la fin du chapitre), se détache en emportant ou non une partie de la muqueuse utérine, la *membrane caduque* ou *membrana decidua*. De là la distinction des premiers sous le nom de *Décidués* et des autres sous le nom de *Adécidués*.

Les Mammifères peuvent se subdiviser en seize ordres de la manière suivante :

1er GROUPE. Les **Aplacentaires** ; comprend tous les Mammifères dont l'embryon est dépourvu de placenta.

1er Ordre. Les *Monotrèmes*, pourvus d'un cloaque et d'un seul orifice par lequel sont expulsés les substances excrémentitielles et les produits uro-génitaux. Ils ont des mâchoires en forme de bec édenté ou porteur de 4 dents cornées. Des os marsupiaux. Poche incubatrice ventrale. Ovipares. Ex.: *Ornithorhynchus*, *Echidna*.

2e Ordre. Les *Marsupiaux*, caractérisés surtout par la présence d'une poche ventrale (*marsupium*) renfermant les mamelles et soutenue par les deux os marsupiaux appuyés eux-mêmes sur le pubis. Ils ont des mâchoires armées de dents aussi diverses que celles des Mammifères placentaires. Ils sont vivipares, mais les jeunes n'étant nourris dans l'utérus qu'à travers le sac vitellin ou les villosités de la séreuse du chorion, viennent au monde très petits et achèvent leur gestation dans la poche marsupiale. Ex. : *Macropus*, *Didelphis*.

2e GROUPE. Les **Placentaires** ; comprend tous les Mammifères dont les embryons sont pourvus d'un placenta qui les unit à la matrice maternelle.

A. Les **Placentaires adécidués**, c'est-à-dire dépourvus de membrane caduque, ont généralement un placenta diffus ou cotylédonaire.

3e Ordre. Les *Édentés*, n'ont point de dents incisives ; les dents molaires, uniformes, sont dépourvues de racines. Leurs doigts sont terminés par de gros ongles recourbés. Ex. : *Myrmecophaga*, *Manis*, *Bradypus*.

4e ORDRE. Les *Cétacés*, sont pisciformes et vivent dans l'eau. Ils sont carnivores et dépourvus de membres postérieurs, mais ont, en revanche, une nageoire caudale horizontale. Leurs membres antérieurs sont transformés en nageoires. Ils ont peu ou point de poils, mais une épaisse couche adipeuse sous-cutanée. Dents uniformes parfois remplacées par des fanons, tête non distincte du tronc, narines frontales, mamelles inguinales. Ex. : *Delphinus*, *Balaena*.

5e ORDRE. Les *Sirènes*, sont pisciformes, à nageoires terminées par une sorte de main, dents bien développées, tête distincte du tronc, narines antérieures, mamelles pectorales. Herbivores. Ex. : *Manatus*, *Halicore*.

6e ORDRE. Les *Périssodactyles*. Ongulés à doigts impairs dont le médian est généralement plus long que les autres et sert de point d'appui principal au membre. Les dents sont des trois sortes et différenciées : les molaires ont plusieurs racines. Ex. : *Tapirus*, *Rhinoceros*, *Equus*.

7e ORDRE. Les *Artiodactyles*. Ongulés à doigts pairs dont les deux médians sont plus longs que les autres et servent de points d'appui. Dentition généralement complète ; cependant, les canines et les incisives supérieures font souvent défaut. Ils comprennent les *Pachydermes*, ex. : *Sus*, *Hippopotamus*, et les *Ruminants*, ex. : *Camelus*, *Bos*, *Ovis*.

B. Les **Placentaires décidués**, c'est-à-dire pourvus d'une membrane caduque, ont généralement un placenta discoïde ou zonaire.

8e ORDRE. Les *Proboscidiens*. Ongulés de grande taille, munis d'une longue trompe tactile et préhensile. Ils sont remarquables par leur dentition comprenant deux défenses sur les intermaxillaires (incisives) et de grosses molaires composées de lames d'émail réunies par du cément. Point de canines. Ex. : *Elephas*.

9e ORDRE. Les *Rongeurs*. Onguiculés portant des incisives taillées en biseau et à croissance continue, une *barre* à la place des canines, toujours absentes, et des molaires à replis d'émail transversaux. Ex. : *Lepus*, *Hystrix*, *Mus*.

10e ORDRE. Les *Insectivores*. Onguiculés à dentition complète, dont les canines sont courtes et les molaires pointues. Ex. : *Erinaceus*, *Sorex*, *Talpa*.

11e ORDRE. Les *Cheiroptères*. Mammifères pourvus d'une membrane aliforme tendue entre les doigts très allongés de leurs mains, ainsi que sur les côtés du corps, entre les membres antérieurs et les membres postérieurs. Dentition complète. Mamelles pectorales. Ex. : *Pteropus*, *Vespertilio*, *Phyllostoma*.

12e Ordre. Les *Pinnipèdes*. Mammifères aquatiques dont les membres sont transformés en nageoires. Ils sont dépourvus de nageoire caudale. Leur dentition est complète, et, chez les Morses, les canines sont transformées en défenses. Ex. : *Phoça*, *Trichechus*.

13e Ordre. Les *Carnivores*. Onguiculés à dentition complète remarquable par des canines saillantes et par la présence d'une *dent carnassière*, molaire à couronne tranchante. Les doigts sont ordinairement armés de griffes puissantes. Ex. : *Ursus*, *Canis*, *Felis*.

14e Ordre. Les *Prosimiens*. Mammifères grimpeurs avec des mains et des pieds préhensiles. Orbites incomplètes. Dentition complète rappelant celle des Insectivores. Utérus double ou bicorne. Ex. : *Galeopithecus*, *Chiromys*, *Lemur*.

15e Ordre. Les *Primates*. Quadrumanes à dentition complète comprenant 36 ou 32 dents. Visage glabre. Orbites complètes. Utérus simple. Ex. : *Hapale*, *Pithecia*, *Semnopithecus*, *Gorilla*.

16e Ordre. Les *Bimanes*. Mammifères munis de mains aux membres antérieurs seulement. Station verticale. Grand développement cérébral. Ex. : *Homo*.

Type. **Lepus cuniculus** *L*. Le Lapin est répandu partout. Sa taille relativement petite pour un Mammifère et la facilité qu'on a de se le procurer dans tous les laboratoires le font choisir généralement comme type pour l'anatomie de la Classe. La connaissance de son anatomie est d'ailleurs indispensable au physiologiste, car le Lapin sert à une multitude d'expériences; il est avec le Cobaye, le Chien et le Chat, un des animaux qui se prêtent le mieux aux vivisections et il est, avec eux, celui de tous les Mammifères dont, après l'Homme, la structure a été le plus étudiée. Elle a été l'objet de plusieurs publications; la principale est la monographie que lui a con-

Fig. 332. — *Lepus cuniculus*. Vue générale des organes. Demi-grandeur naturelle. L'animal est couché sur le dos et fendu par la face ventrale. *a*, lèvre supérieure portant les moustaches; *b*, muscles buccinateurs; *c*, muscles abaisseurs de la lèvre inférieure; *d*, m. mylo-hyoïdiens; *e*, m. masséter; *f*, membrane hyo-thyroïdienne; *g*, glandes sous-maxillaires; *h*, larynx; *i*, glande thyroïde coupée; *k*, trachée-artère; *l*, poumons; *m*, œsophage; *n*, ventricule du cœur; *o*, oreillettes; *p*, arc aortique; *p'*, aorte descendante; *p''*, veine cave inférieure; *q*, artères carotides; *r*, veines jugulaires externes; *r'*, tronc de la veine sous-clavière; *r''*, veine faciale postérieure; *s*, côtes coupées; *t*, diaphragme; *u*, estomac; *v*, foie; *x*, rate; *y*, côlon; *z*, cœcum; *1*, intestin grêle; *2*, vessie; *3*, orifice urogénital; *4*, anus; *bi*, biceps brachial; *ai*, anconé interne; *al*, long anconé; *le*, long extenseur de l'avant-bras; *dc*, droit de la cuisse; *pg*, plantaire grêle; *ta*, tibial antérieur; *gi*, gastrocnémien interne; *di*, droit interne; *dm*, demi-membraneux.

a
b
c
f
d
g
e
r
h
r''
i
r
k
r'
p
q
o
bi
ai
al
le
l
n
s
l
p''
p'
t
m
v
v
u
x
y
x
2
1
dc
pg
ta
di
3
dm
gi
4

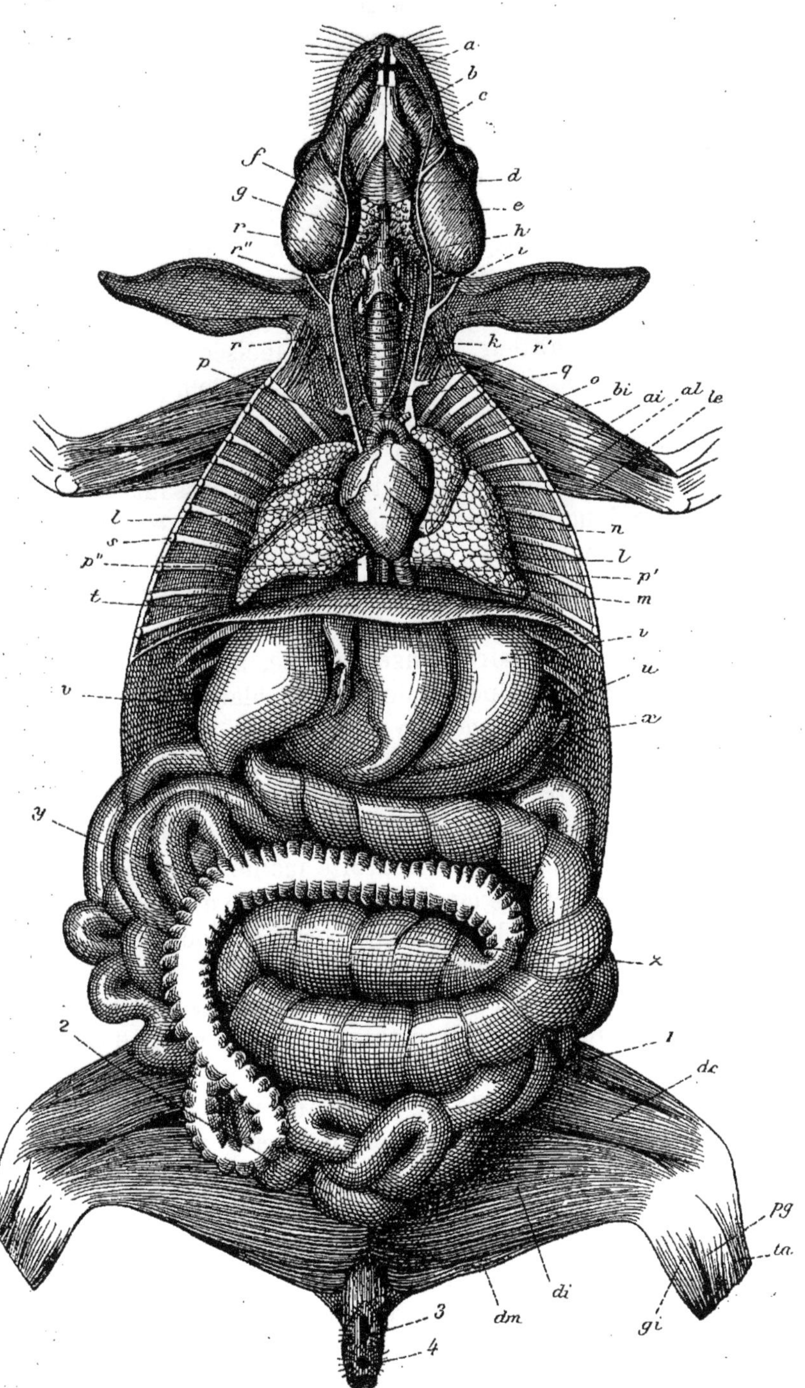

Fig. 332.

sacrée W. Krause. Son livre, écrit surtout en vue de faciliter les opérations physiologiques, est très recommandable pour les futurs médecins.

Situation générale des organes (fig. 332). Avant d'entreprendre la description systématique des divers systèmes organiques, nous en donnerons une vue d'ensemble.

L'animal est tué rapidement par les vapeurs de chloroforme, puis on le couche sur le dos en le fixant contre une planchette au moyen de crochets, les pattes étendues et la tête redressée. Il est nécessaire d'imbiber d'eau sa toison avec une éponge ou bien de la raser, les poils gênant l'opérateur. La peau est incisée le long de la ligne médio-ventrale, depuis le menton jusqu'à la symphyse du pubis, en passant à gauche du nombril. Cela faisant, on remarque diverses espèces de poils, les griffes qui terminent les doigts, les mamelons, les orifices anal et urogénital, etc. Puis, en passant un scalpel dans la couche conjonctive sous-cutanée, on note, tout en écorchant l'animal, les insertions des *muscles peauciers*. La peau des membres est écartée à partir d'une incision pratiquée sur la ligne médiane de leur face interne.

La couche musculaire, ainsi dénudée, montre sur le milieu du ventre une ligne tendineuse de couleur blanche; on la saisit avec les pinces et l'on y pratique une ouverture, d'où l'on fend en avant et en arrière les muscles abdominaux depuis le pubis jusqu'au diaphragme. On pénètre ainsi dans la cavité du corps, et il est bon, pour éviter de léser les viscères, d'en soulever les parois avec l'index de la main gauche pendant que la droite manie le scalpel.

En avant du diaphragme, que l'on détache de son insertion contre l'apophyse xyphoïde et les parois du corps, on coupe les côtes à droite et à gauche du sternum jusqu'à l'omoplate, que l'on désarticule. A la hauteur de l'épaule, il faut éviter de blesser les vaisseaux du membre antérieur, qui passent très près des os. On éloigne le sternum et la portion ventrale des côtes coupées, puis, en avant, les muscles du cou qui cachent la trachée jusqu'au larynx.

De la sorte, on aperçoit tous les viscères *in situ*, c'est-à-dire dans leurs rapports naturels. En avant, les *muscles de la mâchoire inférieure* (fig. 332, *b*, *c*, *d*, *e*), les *glandes salivaires* (*g*), le *larynx* et la *trachée* (*h*, *k*), la *glande thyroïde* (*i*), les *poumons* (*l*), le *cœur* (*n*, *o*) et *les troncs vasculaires* qui en partent; le *diaphragme* (*t*) qui sépare la cavité thoracique de la cavité abdominale; les *lobes du foie* (*v*), recouvrant en grande partie l'*estomac* (*u*) au-dessous duquel on aperçoit la *rate* (*x*); puis, la masse très volumineuse de l'*intestin* replié un grand nombre de fois sur lui-même et dont le *côlon* frangé (*y*)

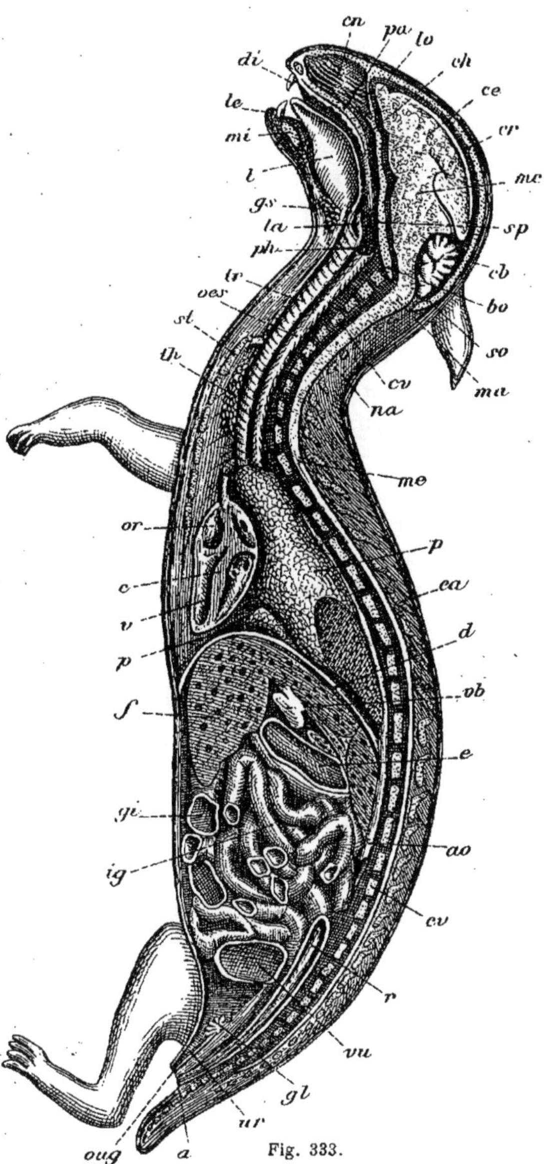

Fig. 333.

Fig. 333. — *Lepus cuniculus*. Coupe médio-sagittale d'un individu nouveau-né, montrant la disposition générale des organes. Grandeur naturelle. *di*, dents incisives; *le*, lèvres; *mi*, maxillaire inférieur; *l*, langue; *pa*, cloison palatine séparant la cavité buccale de la cavité nasale; *ch*, choane; *cn*, cornets nasaux; *cr*, voûte du crâne; *bo*, basi-occipital; *so*, occipital supérieur; *sp*, sphénoïde; *cv*, corps des vertèbres; *na*, neurapophyses; *ea*, apophyses épineuses; *st*, sternum; *lo*, lobes olfactifs; *ce*, hémisphère cérébral; *mc*, mésencéphale; *cb*, cervelet; *ma*, moelle allongée; *me*, moelle épinière; *la*, larynx; *tr*, trachée; *pp*, lobes du poumon; *th*, thymus; *ph*, pharynx; *gs*, glande salivaire; *oes*, œsophage; *e*, estomac; *ig*, intestin grêle; *gi*, gros intestin; *r*, rectum; *a*, anus; *f*, foie; *vb*, vésicule biliaire; *d*, diaphragme; *c*, cœur; *or*, oreillettes; *v*, ventricules; *ao*, aorte abdominale; *vu*, vessie urinaire; *ur*, urèthre; *gl*, glande de Cowper; *oug*, orifice uro-génital.

et le long et gros *cæcum* (*z*) cachent la plus grande partie de la portion grêle. Pour voir davantage, on soulève ensuite la masse intestinale, et alors apparaissent les *reins* avec leurs *uretères*, les *capsules surrénales*, la *vessie* (2) et les *glandes génitales* avec leurs annexes. On portera son attention sur les attaches péritonéales de l'intestin, sur le mésentère, les conduits vecteurs des glandes digestives, etc.

Un autre moyen, fort utile, d'acquérir une bonne connaissance des rapports généraux des organes entre eux, consiste à pratiquer des coupes au moyen d'une fine scie sur des cadavres congelés, ou bien sur des individus nouveau-nés dont les os ne sont pas encore assez durs pour résister à la lame d'un grand rasoir, ou enfin sur des individus qui ont été durcis après un séjour dans l'acide azotique à 20 pour 100. Notre figure 333 représente un jeune Lapin qui a été durci dans l'acide picro-sulfurique, puis dans l'alcool, et coupé selon le plan médio-sagittal. Elle est de grandeur naturelle et montre les dimensions relatives des organes au moment de la naissance. La difficulté d'obtenir de bonnes vues de ce genre réside surtout dans la nécessité de passer exactement dans l'axe du corps; on y parvient en se guidant sur les apophyses de la colonne vertébrale, et en faisant usage d'un grand rasoir. Des coupes semblables passant dans des plans parallèles au plan médian, et des coupes transversales dirigées sur la tête, le thorax et l'abdomen, peuvent rendre des services pour élucider certaines questions relatives à la topographie du cerveau, aux relations du péritoine avec les viscères, à la situation des grands troncs vasculaires, etc. Enfin, la même méthode de coupes est appliquée avantageusement sur les membres pour la détermination de l'importance comparative des masses musculaires. Nous n'avons pas poussé jusqu'à ce point nos investigations sur l'anatomie du Lapin et nous renvoyons à la monographie du Chien publiée par Ellenberger et Baum les lecteurs désireux de connaître les résultats auxquels conduit une application méthodique de coupes sur le cadavre congelé.

On remarquera que la figure que nous donnons du Lapin nouveau-né diffère de celle que l'on obtiendrait sur un adulte par l'allongement relativement plus grand de la région du cou, par la courbure plus arquée de la voûte du crâne et par le développement relativement moindre de la région faciale; mais à part ces différences dans les proportions des régions du corps et le volume comparatif des organes, la disposition générale est la même à tous les âges.

Téguments. La peau du Lapin varie d'épaisseur selon les régions du corps. Elle est très épaisse aux lèvres, très mince sur les oreilles, et partout couverte de poils. L'abondance de ces derniers est également très variable. Elle est à son minimum sur la face interne des oreilles, tandis que le dos et le ventre sont couverts d'une épaisse toison, surtout en hiver; c'est à peine si l'on rencontre quelques petites places nues sous les pieds. Implantés plus ou moins obliquement, les poils présentent divers diamètres; les plus gros sont situés dans la lèvre supérieure (poils tactiles des moustaches), les plus fins constituent le duvet du ventre.

La peau est séparée des muscles sous-jacents par une couche de tissu conjonctif lâche, dont l'importance varie; elle est considérable aux plis des membres, faible au contraire à la face palmaire des pattes et sur le cartilage des oreilles. Cette couche renferme rarement des dépôts de graisse, même chez les Lapins les mieux nourris, qui diffèrent en cela de la plupart des autres Mammifères.

Nous nous bornerons à donner une idée générale de la structure de la peau sans entrer dans les détails histologiques. Son étude nécessite des dilacérations soignées, faites sur des fragments ayant macéré dans la liqueur de Müller ou dans une solution de bichromate d'ammoniaque à 2 pour 100, et des coupes verticales pratiquées sur des fragments durcis dans les mêmes réactifs ou simplement dans l'alcool; celui-ci fixe suffisamment pour donner une bonne vue d'ensemble des rapports entre les différentes couches tégumentaires. Les meilleurs colorants sont l'hématoxyline et les solutions carminées, surtout le picro-carmin. Quant à l'étude des vaisseaux du derme, il faut recourir à des injections, et pour celle des terminaisons nerveuses, à un traitement à l'acide osmique et au chlorure d'or. Enfin, l'acide sulfurique ou une solution chaude de potasse à 40 pour 100 permettent la dissociation des cellules kératinisées des poils et des ongles. (Voir le Traité technique d'histologie de Ranvier.)

La peau présente deux couches principales : l'épiderme et le derme.

L'*épiderme* (fig. 334, E) comprend lui-même une couche externe, la *cuticule* (*e p*), composée de lamelles ou de petites écailles de cellules mortes; elle est généralement très mince, sauf à la plante des pieds, où cependant elle n'atteint jamais l'épaisseur caractéristique chez les Mammifères dont la sole est dépourvue de poils. La cuticule se forme aux dépens de la couche muqueuse sous-jacente ou couche de Malpighi (*cm*), constituée de plusieurs strates de petites cellules polygonales renfermant parfois de rares dépôts de pigment. On remarque nettement sur certaines coupes, entre la cuticule et la couche de Malpighi, une lamelle translucide, le *stratum lucidum*, dont la constitution cellulaire, encore apparente, tend cependant à s'effacer par la kératinisation progressive de ses éléments constitutifs, qui vont augmenter la couche cornée.

Le *derme* (D) est composé d'un tissu conjonctif cellulaire parcouru par des faisceaux de fibres élastiques et de fibres musculaires, par de nombreux vaisseaux sanguins et lymphatiques et par des ramuscules nerveux se terminant, ici et là, dans des corpuscules en forme de massue, ou bien en des réseaux compliqués à l'intérieur des follicules pileux. Les couches superficielles du derme sont denses, formées de fibrilles très serrées qui s'élèvent dans les interstices des

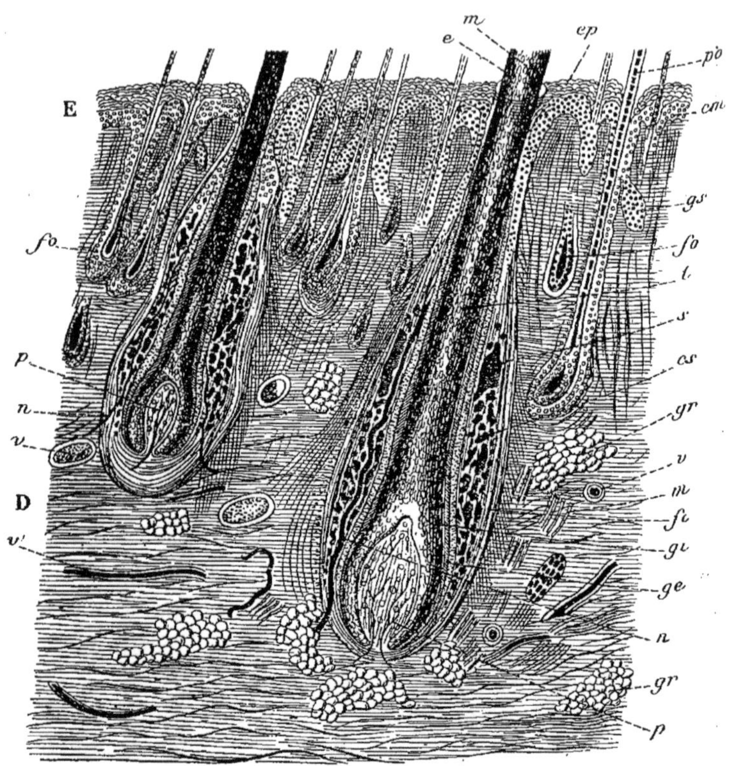

Fig. 334,

poils; les couches profondes sont beaucoup plus lâches; elles ont une apparence réticulée; on y rencontre des dépôts adipeux (*gr*). Les éminences de la couche superficielle connues sous le nom de papilles dermiques, et si remarquables dans les portions dénudées de la peau

Fig. 334. — *Lepus cuniculus.* Coupe verticale de la peau de la lèvre supérieure d'un individu nouveau-né (Leitz. Oc. I, Obj. 1). E, épiderme; D, derme; *ep*, couche cornée de l'épiderme; *cm*, couche muqueuse de Malpighi; *gs*, glandes sébacées; *po*, poils; *fo*, follicules pileux; *t*, tige d'un poil tactile; *m*, couche médullaire du poil; *e*, écorce du poil; *s*, sinus sanguin; *cs*, corps spongieux; *gi*, gaîne interne de la racine; *ge*, gaîne externe; *n*, nerf pénétrant dans le follicule; *p*, papille vasculaire; *v*, vaisseaux sanguins du derme coupés transversalement; *v'*, vaisseaux coupés longitudinalement; *gr*, tissu adipeux; *m*, muscles.

de l'Homme et des autres Mammifères, font défaut chez le Lapin; on en rencontre cependant des ébauches dans la peau du museau; elles font saillie entre les cellules de la couche de Malpighi.

Les *poils* (fig. 334, *po*) ont tous une origine épidermique qui les rapproche beaucoup des plumes des Oiseaux. Ils se forment, en effet, aux dépens de cellules kératinisées de l'épiderme et apparaissent, chez l'embryon, comme des épaississements de la couche de Malpighi faisant saillie peu à peu du côté du derme et s'y enfonçant plus ou moins profondément. Chacune de ces saillies constitue l'ébauche du follicule pileux, entouré de toutes parts par le tissu conjonctif dermique. Si l'on suit leur développement chez des embryons de différents âges, on voit bientôt la base du follicule entrer en rapport avec une papille conjonctive allongée renfermant des vaisseaux sanguins. Cette papille (*p*) pénètre assez loin dans l'axe du follicule, dont les cellules épidermiques modifiées l'entourent comme d'un fourreau. Ces dernières subissent une série de métamorphoses; elles s'allongent, s'accollent les unes aux autres et finissent par former des faisceaux de fibrilles cornées, solidement unies, qui s'étendent progressivement vers la surface de la peau et constituent la *tige* du poil, dont la portion inférieure renflée, contiguë à la papille, porte le nom de *bulbe*. Les cellules du bulbe ne cessent de proliférer et de fournir ainsi de nouveaux matériaux à la tige qui s'allonge, autant du moins que la papille subsiste, car, plus tard, lorsque le poil a atteint son entier développement, son bulbe se détache de la papille, qui se flétrit. Le *poil à bulbe plein* cesse dès lors de croître et se distingue par là du *poil à bulbe creux*, dont la cavité loge encore la papille vasculaire.

Chez l'adulte, les poils présentent une *couche corticale* (*e*) plus ou moins pigmentée, formée de cellules kératinisées et méconnaissables qui ne se séparent que sous l'action de réactifs énergiques; puis une *couche axiale* ou *médullaire* (*m*) formée de cellules moins modifiées. La couche médullaire, remarquablement épaisse chez le Lapin, est interrompue par des bulles d'air qui la font paraître striée de noir à la lumière transmise; elle diminue à mesure que le poil s'amincit et elle disparaît vers son extrémité, où subsiste seule la couche corticale; il en est surtout ainsi des poils très fins du duvet, dont la couche corticale présente des petites aspérités orientées vers le sommet du poil.

La *racine*, c'est-à-dire la portion du poil implantée dans le derme, est recouverte par de minces lamelles cornées provenant aussi de cellules épidermiques modifiées et constituant l'*épidermicule*. Elle est, en outre, enveloppée d'une double gaîne: la *gaîne interne* (*g i*), de structure compliquée, dans laquelle les histologistes ont distingué plusieurs couches cellulaires (couche de Henle, couche de Huxley) et la *gaîne externe* (*g e*), formée de plusieurs strates de cellules, différant peu de celles de la couche de Malpighi, d'où procèdent toutes ces formations. Le follicule est ovoïde; il est limité par une enveloppe conjonctive et renferme un tissu abondamment arrosé de sang, logé dans des sinus communiquant entre eux (*corps spongieux*, *c s*). Les vaisseaux et les nerfs y parviennent à travers l'enveloppe conjonctive. Le follicule des grands poils sensibles des lèvres est remarquablement volumineux ; on y rencontre parfois deux poils, un vieux dépourvu de papille et un jeune dont le bulbe creux renferme une papille; son corps spongieux, épais, est traversé par un nerf (*n*) qui s'épanouit autour de la racine en un réseau à mailles serrées. (Voir les mémoires de Löwe, Merkel et Bonnet). Sur la face externe du follicule s'insèrent les muscles redresseurs des poils (*m. arrectores pilorum*). Nous ne les avons rencontrés qu'auprès des grands poils.

Les poils du duvet du dos et du ventre sont implantés par petites touffes; ils sortent de follicules très rapprochés les uns des autres et même fusionnés par groupes de cinq ou six, de sorte qu'il semble que plusieurs poils surgissent d'un même follicule. On rencontre la même disposition chez les poils de la face externe des oreilles, etc.

Les *griffes* qui terminent les orteils sont longues et arquées, pourvues d'une rainure à leur face inférieure. Elles sont formées comme les poils de cellules épidermiques devenues cornées et elles naissent dans une invagination de la peau recouvrant la dernière phalange. La portion ventrale ou inférieure de cette invagination, sur laquelle repose la griffe, constitue son *lit* ou sa *matrice*. Le fond de l'invagination se prolonge en une sorte de *gouttière unguéale* dans laquelle s'engage la *racine* de la griffe. La portion centrale de cette dernière est formée de cellules moins altérées que celles de sa portion corticale, subissant des métamorphoses semblables à celles de la couche correspondante des poils.

Quant aux *glandes* de la peau, elles sont peu abondantes chez le Lapin ; quelques-unes même, comme les glandes sudoripares, sont très rares; on en rencontre des vestiges sur les coupes de la peau de la face. Les *glandes sébacées* (fig. 334, *g s*) sont un peu plus fréquentes à la peau des lèvres, aux paupières, etc. Leur origine et leur mode de formation sont tout semblables à ceux des follicules pileux, c'est-à-dire qu'elles prennent naissance dans la couche de Malpighi et s'enfoncent dans le derme. Leur forme ressemble aussi à celle des follicules ; elles demeurent en connexion avec ces derniers et ne nous ont pas paru se ramifier comme cela a lieu chez d'autres Mammifères.

Aux glandes cutanées se rattachent les *glandes anales*, situées près de l'anus, à la face externe du rectum, les *glandes de Cowper* et les *glandes préputiales*, que nous retrouverons à l'appareil génital. Les *mamelles* sont aussi des glandes cutanées acineuses. Leur embryogénie (voir le mémoire de Rein) et l'anatomie comparée nous apprennent que ce sont des glandes sébacées, appelées à des fonctions spéciales en vue de l'alimentation des jeunes. Elles naissent, dans les deux sexes, sous forme d'épaississements de la couche de Malpighi qui se ramifient dans le derme ; mais elles ne se développent entièrement que chez les femelles en état de grossesse. A cette époque, elles se présentent comme des glandes composées, tubuleuses, dont les canalicules excréteurs convergent vers une saillie de la peau, le *mamelon*, sur lequel ils débouchent. Ce dernier grossit considérablement pendant l'allaitement, alors que les cellules épithéliales des acini engendrent d'abondantes gouttelettes de graisse et les autres éléments constitutifs du lait. A ce moment, les mamelles sont bien visibles de chaque côté de la ligne médiane du ventre ; leur nombre varie de six à dix ; les antérieures sont plus petites que les postérieures. Il suffit d'écorcher la peau autour des mamelons pour voir leurs conduits injectés de lait.

Squelette. Pour préparer le squelette il faut entièrement écorcher l'animal, enlever avec les ciseaux les grosses masses musculaires, les viscères, les yeux ; désarticuler la tête et la vider du cerveau au moyen d'un crochet en fil de fer que l'on fait passer par le trou occipital, puis laisser macérer jusqu'à ce que les muscles et leurs tendons se détachent par l'emploi du racloir et de la brosse. La macération exige plusieurs semaines ; elle peut être abrégée par l'usage de l'eau tiède et légèrement alcalinisée (1/2 à 1 pour 100 de potasse). Toutefois, nous ne saurions conseiller l'emploi des alcalis ; il a pour inconvénient de dissocier les os et d'obliger de les étiqueter au fur et à mesure qu'ils se détachent, seul moyen d'éviter des confusions et des erreurs. Nous renvoyons aux ouvrages spéciaux pour la marche à suivre dans le montage du squelette. Le but que nous poursuivons étant surtout analytique, nous supposerons, dans la description à laquelle nous allons procéder, que le lecteur a devant les yeux un squelette de Lapin tout monté tel qu'on peut se le procurer chez les préparateurs de profession, et qu'il tient en mains les os, désarticulés par lui-même, au fur et à mesure, sur un exemplaire fraîchement macéré.

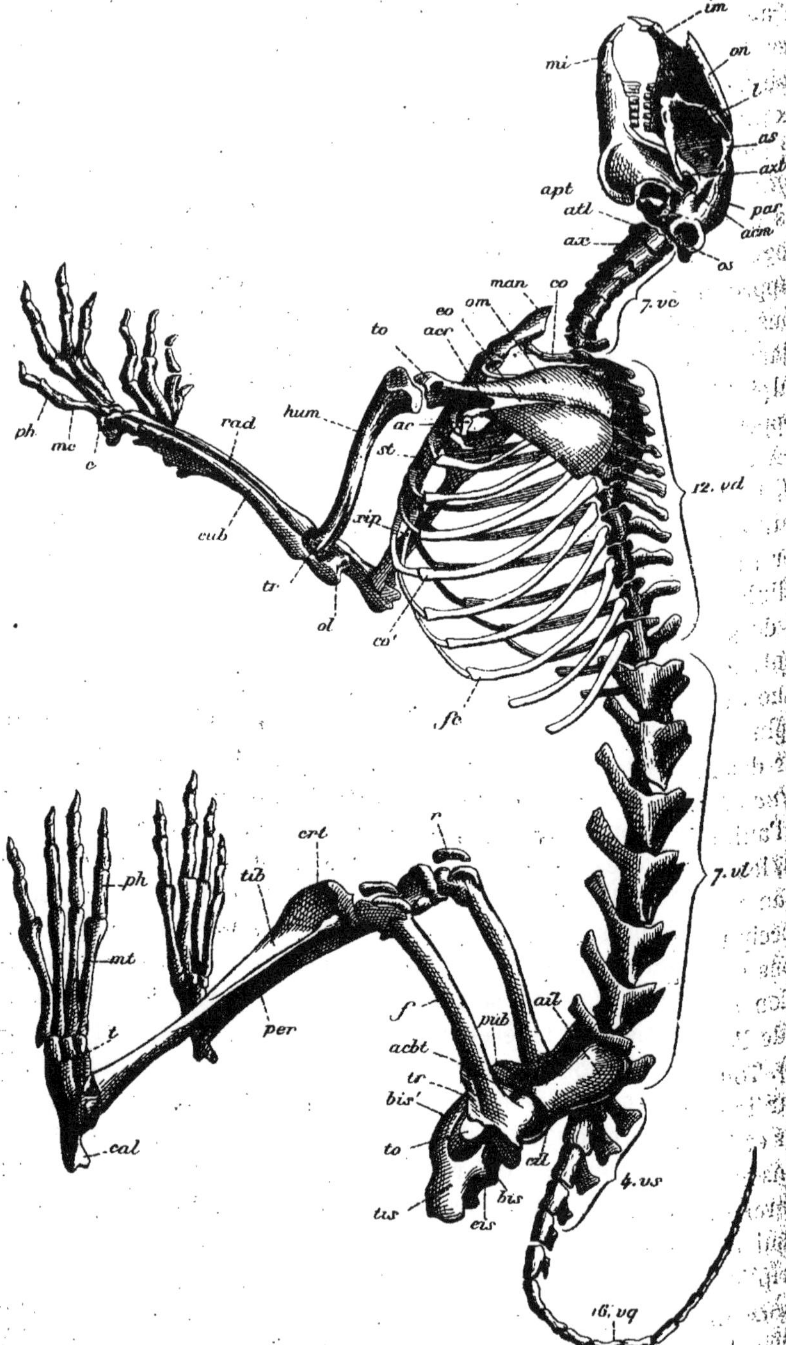

Fig. 335.

Fig. 335. — *Lepus cuniculus*. Le squelette au tiers de sa grandeur naturelle. *vc*, ver-tèbres cervicales; *atl*, atlas; *ax*, axis; *vd*, vertèbres dorsales; *vl*, vertèbres lombaires;

Colonne vertébrale (fig. 335). La colonne vertébrale, qui constitue l'axe du squelette et à laquelle sont directement ou indirectement réunis tous les autres os, comprend 46 vertèbres, reliées les unes aux autres par de longs ligaments et des fibro-cartilages intervertébraux ossifiés chez les adultes. On peut leur distinguer un *corps* opisthocoele, des *neurapophyses*, une *apophyse épineuse* dorsale (*neurépine*), des *apophyses transverses* et des *apophyses articulaires*. Ces diverses apophyses ne sont fort réduites ou même absentes qu'aux vertèbres caudales. De chaque côté de la vertèbre, on compte une apophyse transverse et deux apophyses obliques ou articulaires, l'une antérieure, l'autre postérieure. Aux points où les neurapophyses prennent naissance sur le corps de la vertèbre, on constate l'existence d'échancrures intervertébrales qui, s'unissant avec leurs voisines des vertèbres contiguës, forment les *trous intervertébraux* par lesquels passent les nerfs rachidiens.

La colonne vertébrale se divise en 5 régions : une région cervicale (*v c*) comprenant 7 vertèbres, une dorsale (*v d*) avec 12 vertèbres, une lombaire (*v l*) avec 7 vertèbres, une sacrée (*v s*) avec 4 vertèbres et une région caudale (*v q*) composée de 16 vertèbres considérablement réduites et amincies.

Les *vertèbres cervicales* (*v c*) forment une série arquée à convexité inférieure; elles sont relativement très mobiles, le crâne est directement appliqué contre la première par ses deux condyles occipitaux ; cette articulation permet les mouvements verticaux de la tête. La première vertèbre ou *atlas* (fig. 336) présente la forme d'un anneau concave en avant et en arrière. Son corps (*c*) est aplati, étroit ; elle présente sur l'arrière de sa face inférieure un *tubercule postérieur* (*t p*). Sa face supérieure, tournée vers le canal neural, présente une légère concavité sur laquelle repose l'apophyse odontoïde de la deuxième vertèbre ou axis. Les parties latérales de l'anneau sont formées par les neurapophyses qui se prolongent à droite et à gauche, dans deux larges *apophyses transverses* ou *aliformes* (*a t*) servant à l'attache de plusieurs muscles importants et percées à leur racine d'un *trou transversaire* (*t t*), commencement du *canal trans-*

vertèbres sacrales; *vq*, vertèbres caudales; *co*, *co'*, vraies côtes; *fc*, fausses côtes; *st*, sternum; *man*, manche du sternum; *xip*, son apophyse xiphoïde; *os*, occipital supérieur; *par*, pariétaux; *as*, arcade sourcilière; *on*, os nasaux; *im*, intermaxillaire; *mi*, mandibule; *apt*, apophyse ptérygoïde; *acm*, apophyse condylienne; *azt*, apophyse zygomatique du temporal; *l*, os lacrymal; *om*, omoplate; *to*, tête de l'omoplate; *eo*, épine de l'omoplate; *acr*, acromion; *ac*, apophyse crochue; *hum*, humérus; *tr*, trochlée; *cub*, cubitus; *rad*, radius; *c*, carpe; *mc*, métacarpe; *ph*, phalanges; *cil*, corps de l'iliaque; *ail*, portion aliforme de l'iliaque; *pub*, symphyse pubienne; *tis*, tubérosité de l'ischion; *bis*, *bis'*, branches supérieure et inférieure de l'ischion; *acbt*, acetabulum; *to*, trou obturateur; *f*, fémur; *tr*, son trochanter externe; *r*, rotule; *tib*, tibia; *per*, péroné; *t*, tarse; *cal*, calcaneum; *mt*, métatarse; *ph*, phalanges des orteils.

versaire formé par la suite des trous homologues des autres vertèbres. A sa face antérieure, la plus large, on remarque les *cavités glénoïdes* auxquelles s'appliquent les condyles de l'occipital; derrière leur rebord supérieur se trouve le *trou oblique* (*t o*), par lequel passe le premier nerf cervical. Sa face postérieure porte vers le milieu de la portion inférieure des apophyses transverses deux surfaces lisses, légèrement concaves, servant à l'articulation de l'axis (*s a*).

L'*axis* ou *épistrophée* (fig. 337) n'est guère plus longue que l'atlas, mais beaucoup plus haute ; son corps porte à son bord antérieur une apophyse conique recouverte de cartilage sur sa face inférieure, l'*apophyse odontoïde* (*a o*), sur laquelle pivote l'atlas pendant les mouvements de rotation de la tête. D'ailleurs, embryogéniquement, cette apophyse appartient à l'atlas ; elle se soude

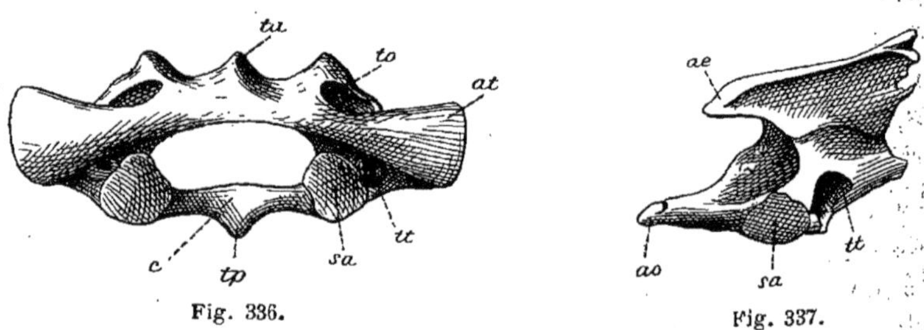

Fig. 336. Fig. 337.

secondairement au corps de l'axis. A sa droite et à sa gauche, se trouvent les faces articulaires, également tapissées de cartilage, sur lesquelles s'articule l'atlas (*s a*). A sa face postérieure sont les apophyses articulaires de la troisième vertèbre. Les apophyses transverses, moins étendues que celles de l'atlas, prennent naissance par deux racines qui laissent entre elles le trou transversaire (*t t*). L'apophyse épineuse, plus saillante que chez l'atlas, présente l'aspect d'une crête verticale qui s'avance à son extrémité antérieure beaucoup au-delà des neurapophyses et sert d'insertion à plusieurs muscles de la tête (*ae*).

Les autres vertèbres cervicales ne présentent aucune particularité notable; leurs apophyses articulaires sont mieux développées et plus saillantes que chez les deux précédentes; les apophyses épineuses ne sont grandes que chez les trois dernières; quant à leurs

Fig. 336. — *Lepus cuniculus.* Atlas, vu par dessus et par derrière. Grossi deux fois, *c*, corps de la vertèbre; *tp*, tubercule postérieur; *sa*, surface articulaire pour l'axis; *tt*, trou transversaire; *at*, apophyses transverses; *to*, trou oblique; *ta*, tubercule antérieur.

Fig. 337. — *Lepus cuniculus.* Axis, vu en avant et du côté gauche. Grossi deux fois. *ao*, apophyse odontoïde; *ae*, apophyse épineuse se prolongeant en avant; *sa*, apophyse articulaire antérieure; *tt*, trou transversaire.

apophyses transverses, elles sont infléchies vers la face ventrale. Le corps de la septième vertèbre cervicale qui s'articule à la première dorsale, est horizontal, tandis que ceux de toutes les autres sont placés obliquement par le fait de la courbure du cou.

Les *vertèbres dorsales* (fig. 335, *vd*) augmentent d'épaisseur et de hauteur d'avant en arrière et diminuent progressivement de largeur. Elles diffèrent surtout des cervicales par un corps plus gros et des apophyses épineuses plus saillantes, lesquelles sont inclinées en arrière. Ces dernières atteignent leur maximum de hauteur sur la troisième et quatrième vertèbres dorsales; à partir de là, elles se raccourcissent et s'aplatissent latéralement. Les apophyses transverses sont peu développées; elles présentent sur leur bord libre une surface articulaire qui s'étend jusqu'au corps de la vertèbre et qui sert à l'insertion de la tête des côtes; il s'en détache latéralement une petite *apophyse accessoire*, à peine visible sur la première dorsale, mais bien saillante sur les autres; elle est dirigée du côté du cou dans les sept premières vertèbres dorsales, du côté des lombes dans les dernières. Chaque vertèbre dorsale porte deux apophyses obliques en avant et deux en arrière; les antérieures, dont les faces articulaires sont verticales, sont surmontées d'un tubercule, l'*apophyse mamillaire*, qui va croissant à mesure qu'on la considère sur une vertèbre plus voisine de la région lombaire. C'est, en effet, sur les *vertèbres lombaires* (fig. 335, *v l*) que les apophyses mamillaires (fig. 338, *am*) atteignent leur maximum de développement. D'ailleurs, ces vertèbres sont les plus fortes de toute la colonne, celles dont les apophyses sont les plus distinctes. On remarquera parmi ces dernières, à cause de leur étendue, les apophyses transverses (*at*), dirigées en bas et en avant, et les apophyses articulaires (*sa*), bien saillantes. Les dispositions relatives à l'insertion des côtes font défaut chez ces vertèbres. Quant à leurs apophyses épineuses, elles sont hautes, lamelleuses et dirigées en avant (*ae*).

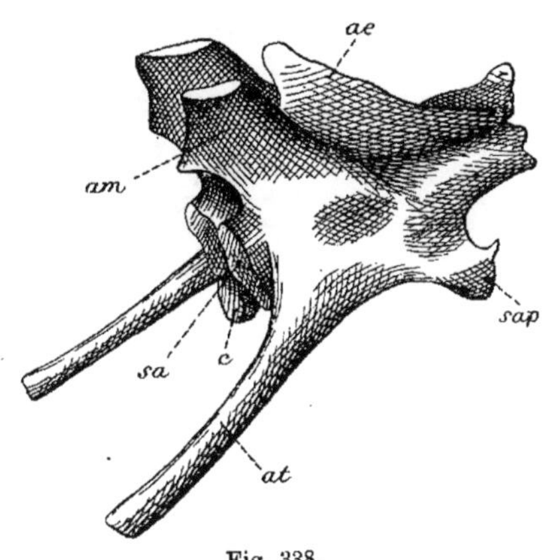

Fig. 338.

Fig. 338. — *Lepus cuniculus*. La deuxième vertèbre lombaire, vue en avant et du côté gauche. Grossie deux fois. *c*, corps de la vertèbre; *sa*, apophyse articulaire antérieure; *sap*, apophyse articulaire postérieure; *at*, apophyse transverse; *am*, apophyse mamillaire; *ae*, apophyse épineuse.

Le *sacrum*, réuni latéralement aux os iliaques par des surfaces articulaires en forme de fer à cheval, est composé de quatre vertèbres soudées ensemble en un os présentant la forme d'une pyramide tronquée dont la base est tournée en avant (fig. 339). Sa face inférieure, concave, présente une cannelure médiane, interrompue par des lignes transversales correspondant aux soudures des corps des vertèbres; aux extrémités de ces lignes transversales se trouvent des orifices, les *trous sacrés* (*ts*), qui conduisent à des canaux débouchant d'autre part à la face dorsale et communiquant avec le canal rachidien; ce sont les homologues des trous intervertébraux; ils

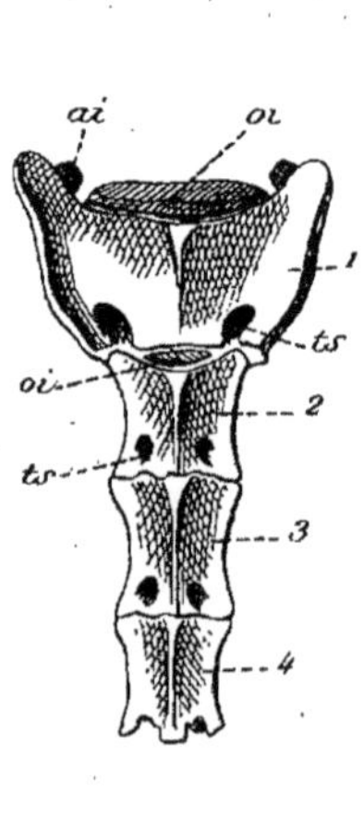

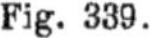
Fig. 339.

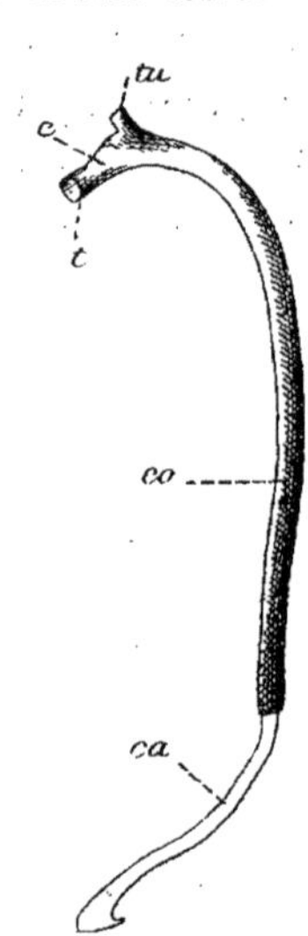

Fig. 340.

livrent passage aux nerfs lombaires. La face antérieure du sacrum s'unit à la dernière vertèbre lombaire sous un angle obtus dont le sommet fait saillie dans le bassin sous le nom de *promontoire*. Les apophyses articulaires (*a i*) restent distinctes; elles sont aplaties latéralement et inclinées en arrière.

La queue est composée ordinairement de 16 *vertèbres caudales* (fig. 335, *vq*) qui décrivent une courbe à convexité postérieure et qui, par l'effacement de leurs apophyses, perdent peu à peu le caractère de vertèbre. A partir de la septième, le canal rachidien disparaît, et vers l'extrémité de la queue elles ne sont plus représentées que par leurs corps ayant l'aspect de petits os cylindriques

Fig. 339. — *Lepus cuniculus.* Le sacrum vu par sa face inférieure et montrant les quatre vertèbres sacrales qui le composent. Grandeur naturelle. *ai*, apophyses articulaires de la première sacrale; *oi*, osselets invertébraux; *ts*, trous sacrés.

Fig. 340. — *Lepus cuniculus.* La sixième côte. Grandeur naturelle. *t*, tête de la côte; *c*, son col; *tu*, tubérosité; *co*, corps; *ca*, portion cartilagineuse.

renflés à leurs extrémités, sauf le dernier, qui se termine en pointe.

Le *thorax* est limité par les côtes et le sternum, qui circonscrivent une cavité en forme d'ellipsoïde tronqué en arrière. Sa coupe transversale est une ellipse à grand axe dorso-ventral.

Les *côtes* (fig. 335, *co*) sont au nombre de douze paires (nous avons au cours de nos dissections rencontré un Lapin qui en avait treize), dont sept paires de vraies côtes (*co*, *co'*) qui se réunissent au sternum par leurs extrémités ventrales, et cinq paires de fausses côtes (*fc*) dont les trois premières sont indirectement reliées au sternum par leurs prolongements cartilagineux, et les deux dernières, désignées quelquefois pour cette raison sous le nom de *côtes flottantes*, n'ont plus de relations avec lui. Les quatre côtes du milieu sont les plus longues; depuis là elles vont décroissant en avant et en arrière. Chaque côte reste cartilagineuse vers son extrémité ventrale plus ou moins aplatie, laquelle est réunie au sternum; outre sa courbure dorso-ventrale elle présente une courbure de torsion autour de son grand axe. Les côtes antérieures obliquent en avant et les postérieures en arrière. Leur extrémité dorsale, recouverte de cartilage, est renflée en une *tête* arrondie (fig. 340, *t*) qui s'articule au corps de la vertèbre dorsale correspondante, dans la fossette articulaire que nous avons signalée plus haut. La tête est reliée au corps de la côte par une portion rétrécie, le *col* (*c*), qui porte (sauf aux deux dernières côtes) sur son bord supérieur un renflement articulaire, la *tubérosité de la côte* (*tu*), s'appliquant contre l'apophyse transverse des vertèbres dorsales. Par ces deux articulations, les côtes peuvent accomplir les mouvements, d'ailleurs fort limités, de haut en bas et d'avant en arrière.

Le *sternum* (fig. 335, *st*), très étroit et allongé, ferme le thorax sur sa ligne médio-ventrale; il est convexe en dehors et composé de six os réunis par des disques cartilagineux qui ne s'ossifient pas. Le premier os sternal, situé en avant et en haut, est le plus long; il fait saillie par sa moitié antérieure au delà de la première paire de côtes; son bord antérieur est tranchant; ses côtés portent la face articulaire ovale à laquelle s'applique le cartilage costal de la première paire; il est connu sous le nom de *manche du sternum* (*manubrium*) (*man*) et s'articule au premier des quatre osselets suivants qui, dans leur ensemble, constituent le *corps* du sternum (*st*). Le dernier de ceux-ci est articulé au sixième osselet, long et mince, obliquant un peu sur la droite, qui n'est autre que l'*apophyse xiphoïde* (*xip*) portant la lamelle cartilagineuse de ce nom servant à l'insertion du diaphragme et du muscle droit de l'abdomen. Le sternum naît au sein des cartilages costaux réunis les uns aux autres par leurs extrémités ventrales en une bandelette sternale entièrement cartilagineuse chez l'embryon. Chez l'adulte, le cartilage de la septième côte s'articule au sternum à l'extrémité de son corps. Nous avons déjà dit que les cartilages des trois premières fausses côtes, accolés les uns aux autres, constituent, de chaque côté, des arcs costaux dirigés en avant; le premier s'applique contre le cartilage de la septième vraie côte, mais sans atteindre au sternum (fig. 335, *fc*).

L'ensemble des os que nous venons de décrire constitue le squelette du *tronc*. Il nous reste à parler de la tête et des membres. La première termine en avant la colonne vertébrale. Sa constitution métamérique est indéniable; elle a donné lieu à des discussions d'ordre théorique qui, si intéressantes soient-elles, ne sauraient être traitées ici.

La *tête* comprend le *crâne neural* ou *crâne proprement dit*, qui protège le cerveau et le cervelet, le *crâne facial* ou la *face*, et les *arcs viscéraux*, représentés chez l'adulte par la *mandibule* ou *mâchoire inférieure*, l'*appareil hyoïdien* et les *osselets de l'oreille moyenne*. Nous traiterons de ces derniers en décrivant l'organe auditif.

Le *crâne neural* (fig. 341, 342 et 343) a la forme d'un ovoïde irrégulier dont le grand axe est antéro-postérieur; il est plus long que large et à peu près aussi large que haut. Il est creusé de côté de deux vastes fosses orbitaires largement ouvertes en bas et en arrière; derrière elles débouchent les conduits auditifs. Sa face supérieure est à peu près plane et horizontale, elle rencontre presque à angle droit la face postérieure, qui, par conséquent, est quasi verticale. Ses os sont réunis par des sutures demeurant généralement visibles pendant toute la vie; leur désarticulation, très difficile sur le crâne desséché, est relativement aisée lorsque celui-ci a macéré dans de l'eau tiède; ils sont minces, translucides et quelques-uns, notamment les occipitaux latéraux, sont remarquables par leur porosité, surtout chez les jeunes individus. Le crâne du Lapin se distingue à première vue de celui du Lièvre par la persistance de l'os inter-pariétal (fig. 341, *ip*), qui est fusionné aux pariétaux chez le second.

L'*occipital* est composé de quatre pièces : le *basi-occipital* ou *occipital basilaire*, qui représente le corps d'une vertèbre dont les os suivants seraient les neurapophyses et l'apophyse épineuse, les *occipitaux latéraux* et l'*occipital*, *supérieur* écailleux. A eux quatre, ces os limitent le trou occipital dont nous avons déjà noté la position à peu près verticale et la forme triangulaire (fig. 342, *to*).

Le *basi-occipital* est horizontal (fig. 342, *bo*), relié en avant au sphénoïde postérieur par une lamelle fibro-cartilagineuse; il porte de chaque côté une petite fossette dans laquelle vient se loger l'extrémité tympanique du temporal; sa face interne est concave, sa face externe est sillonnée d'une rainure médiane. Sur ses côtés s'appliquent les *occipitaux latéraux*, qui s'élèvent presque verticalement à droite et à gauche du trou occipital; ils se prolongent en bas

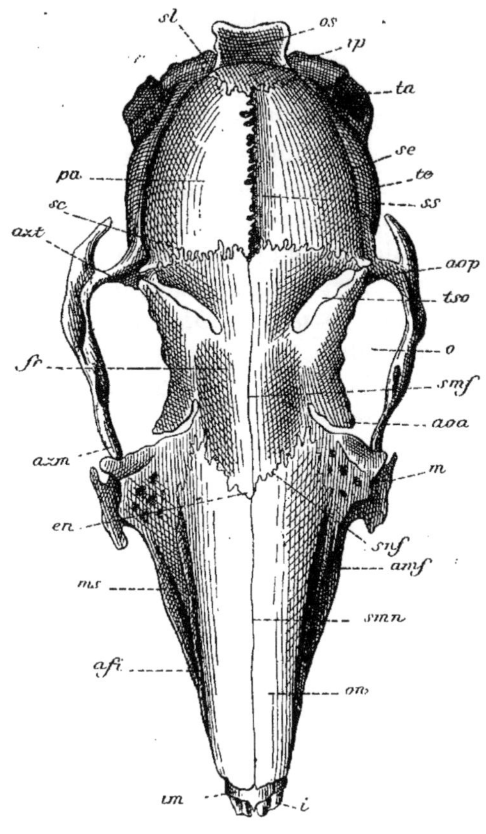

Fig. 341.

et en avant jusqu'au rocher par leur *apophyse jugulaire* (*ajo*) et présentent de côté et en arrière les *apophyses condyliennes* (fig. 342 et

Fig. 341. — *Lepus cuniculus*. Crâne vu par dessus. Grandeur naturelle. *os*, occipital supérieur; *ip*, inter-pariétal; *sl*, suture lambdoïde; *pa*, pariétaux; *ss*, suture sagittale; *se*, suture écailleuse; *sc*, suture coronale; *te*, écaille du temporal; *ta*, trou auditif externe; *azt*, apophyse zygomatique du temporal; *o*, orbite; *aop*, apophyse supra-orbitaire postérieure; *aoa*, apophyse supra-orbitaire antérieure; *tso*, trou supra-orbitaire; *fr*, frontaux; *smf*, suture médio-frontale; *m*, os malaire; *azm*, apophyse zygomatique du maxillaire supérieur; *ms*, maxillaire supérieur; *en*, épine nasale; *snf*, suture naso-frontale; *on*, os nasaux; *smn*, suture médio-nasale; *amf*, apophyse maxillaire du frontal; *afi*, apophyse frontale de l'intermaxillaire; *im*, intermaxillaire; *i*, dents incisives.

343, *ac*) par lesquelles le crâne s'articule à l'atlas. Ces dernières sont lisses, allongées de bas en haut et séparées à leur base par la large *échancrure intercondylienne* (fig. 342, *ec*) du basi-occipital. Vers l'extrémité supérieure des condyles on remarque des petits trous qui livrent passage aux rameaux du nerf hypoglosse (fig. 342, *hy*). Par leur bord supérieur, les occipitaux latéraux se réunissent à l'*occipital supérieur* (fig. 341, *os*) en forme d'écaille convexe, large en avant, rétrécie en arrière où elle constitue le bord supérieur du trou occipital. En cet endroit, l'écaille porte une échancrure qui fait défaut chez le Lièvre et qui constitue le sommet du triangle du trou occipal. La face externe de l'occipal supérieur est surmontée d'une *crête transversale* qui délimite une portion inférieure ou *nuchale* de cet os et une portion supérieure ou *pariétale;* on lui remarque en outre deux *crêtes latérales* qui se prolongent sur l'écaille du temporal. Sa face interne est creusée de trois fosses dont la médiane et la plus profonde sert à loger le *vermis* du cervelet; elle est connue sous le nom de *fosse sagittale* ou *cérébelleuse*.

Sur la ligne axiale de la base du crâne, au devant du basi-occipital, nous rencontrons l'*os sphénoïde* (fig. 342, *s p*), dont le corps est divisé en deux portions réunies par une synchondrose (suture cartilagineuse); la portion postérieure porte les *grandes ailes*, la portion antérieure les *petites ailes du sphénoïde*.

Le *sphénoïde postérieur* (fig. 342, *s p*), vu par dessous, a la forme d'un triangle allongé dont la base est tournée en arrière et qui est percé d'un trou livrant passage à une grosse veine (*ts*). Sa face supérieure ou interne est creusée d'une cavité, la *selle turcique* ou *fosse hypophysaire*, limitée en arrière par une saillie spongieuse, le *dos* de la selle turcique. De ses faces latérales s'élèvent les *grandes ailes* (*alisphénoïdes*), lamelles minces, concaves du côté cérébral et qui s'unissent de côté et en arrière avec les portions squameuse et mastoïdienne du temporal, dont la première les recouvre en partie. Par leur face antérieure, fortement convexe, les grandes ailes prennent part à la paroi postérieure de l'orbite; par leur bord postérieur, elles se prolongent en une *apophyse ptérygoïde* (*ap*) très mince, écailleuse, qui s'unit en avant à la lame verticale du palatin.

Le *sphénoïde antérieur* (*s a*) est un peu plus haut que large; il est persillé vers son extrémité antérieure de petites fossettes, plus ou moins nombreuses, les *sinus sphénoïdaux*, et, dans la même région, un peu plus de côté, il forme deux courtes *apophyses ethmoïdes* qui ferment en arrière la cavité nasale. Cet os porte les *petites ailes*, suturées en arrière avec le bord antérieur des grandes ailes du sphénoïde postérieur; elles montent obliquement pour s'unir à la portion orbitaire du frontal et présentent en avant une forte échancrure qui prend part à la formation du *trou optique* (fig. 343, *to*), par lequel passe le nerf de ce nom.

Sur la face dorsale du crâne, l'occipital supérieur s'unit aux deux *os pariétaux* (fig. 341, *p a*) par la *suture lambdoïde* (*s l*). Entre eux est intercalé un petit os impair, losangique, l'*inter-pariétal* (*ip*), qui,

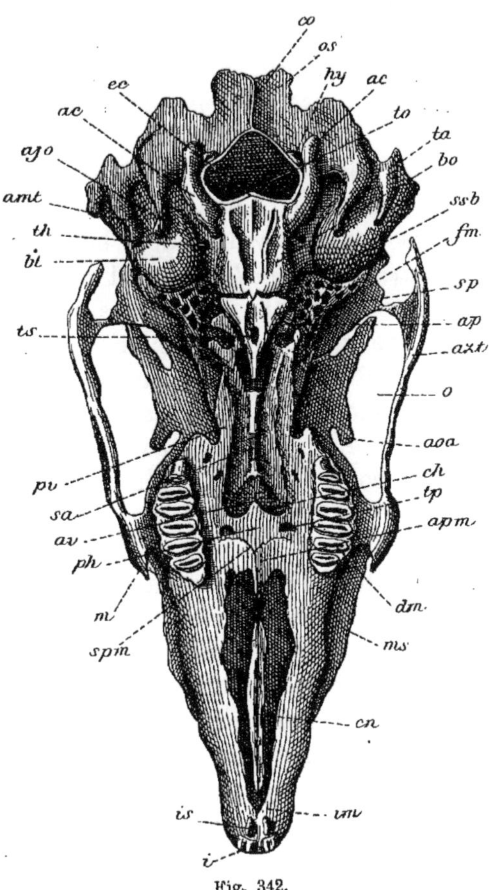

Fig. 342.

Fig. 342. — *Lepus cuniculus.* Crâne vu par dessous. Grandeur naturelle. *os*, occipital supérieur; *co*, crête occipitale; *to*, trou occipital; *ac*, apophyses condyliennes de l'occipital latéral (condyles occipitaux); *ec*, échancrure intercondylienne; *bo*, basi-occipital; *th*, trous de l'hypoglosse; *ajo*, apophyse jugulaire de l'occipital; *bt*, portion bullaire du temporal; *amt*, apophyse mastoïde du temporal; *ta*, trou auditif externe; *ssb*, suture sphéno-basilaire; *sp*, basi-sphénoïde postérieur; *sa*, basi-sphénoïde antérieur; *ts*, trou du sphénoïde; *fm*, fosse mandibulaire; *azt*, apophyse zygomatique du temporal; *ap*, apophyse ptérygoïde; *o*, orbite; *aoa*, apophyse supra-orbitaire antérieure; *av*, ailes du vomer; *ch*, choane; *ph*, portion horizontale du palatin; *pv*, portion verticale du palatin; *tp*, trous palatins; *apm*, apophyse palatine du maxillaire supérieur; *spm*, suture palato-maxillaire; *m*, maxillaire; *dm*, dents molaires; *ms*, maxillaire supérieur; *cn*, cloison inter-nasale; *im*, inter-maxillaire; *i*, incisives; *is*, incisives de réserve.

chez les Lièvres et la plupart des autres Mammifères, est soudé à l'occipital supérieur, auquel il constitue une apophyse. Les pariétaux proprement dits recouvrent comme un toit légèrement convexe la cavité cranienne; ils sont lamelleux, rectangulaires, un peu plus longs que larges, réunis sur la ligne médiane de la tête par la *suture sagittale* (*s s*), surmontée d'une *crête sagittale* peu élevée qui se prolonge jusqu'à l'os inter-pariétal et à laquelle correspond un sillon sur leur face interne. Cette dernière porte les empreintes des vaisseaux des méninges. A l'angle postérieur des pariétaux une petite lamelle osseuse, l'*apophyse squameuse*, s'insinue sous l'écaille du temporal.

Les *os frontaux* (fig. 341, *fr*), situés au devant des pariétaux, sont réunis sur la ligne médiane par la *suture médio-frontale* (*smf*), qui s'efface chez les vieux individus. Leur bord postérieur, relié aux pariétaux par la *suture coronale* (*s c*), est plus large que leur bord antérieur, uni aux os nasaux par la *suture naso-frontale* (*s n f*). Ce dernier bord présente une épine médiane, l'*épine nasale* (*e n*), qui s'insinue entre les os du nez, et, de chaque côté, un prolongement pointu, l'*apophyse maxillaire* (*a m f*), séparée de l'épine nasale par une profonde échancrure. Les os frontaux s'infléchissent latéralement en bas et en dedans pour former la plus grande portion du fond de l'orbite. Cette région orbitaire du frontal s'unit en arrière avec l'écaille du temporal, et en bas avec le bord supérieur des petites ailes du sphénoïde antérieur ainsi qu'avec l'apophyse ethmoïde du même os. C'est elle qui se prolonge en avant par l'apophyse maxillaire déjà mentionnée, laquelle s'applique sur la plus grande partie de sa longueur contre l'apophyse frontale de l'os intermaxillaire (*a f i*). Sur la ligne arquée ou *arcade sourcilière* (fig. 343, *a s*), par laquelle les portions supérieure et orbitaire du frontal se rencontrent, on remarque deux fortes *apophyses supra-orbitaires*, l'une antérieure (fig. 341, *a o a*) et l'autre postérieure (*a o p*). Elles forment comme un avant-toit arqué et à bord tranchant au-dessus de l'orbite. La postérieure, qui est la plus grande, se soude parfois au coin externe et postérieur du frontal, comme c'est le cas sur le crâne que nous avons sous les yeux; en tous cas, elles sont toutes deux séparées du frontal écailleux par de profondes incisures qui se transforment en *trous supra-orbitaires* lorsqu'elles se soudent à l'os voisin (*t s o*). Les os frontaux sont creusés en avant de *sinus* peu développés. On aperçoit contre leur face interne, ainsi que nous l'avons constaté chez les os pariétaux, l'empreinte des vaisseaux méningés.

Les *os temporaux* (fig. 341, *t e*) sont enchâssés entre l'occipital, le sphénoïde et les pariétaux. On peut leur distinguer deux régions bien tranchées : une région antérieure et supérieure, l'*écaille temporale* (*t e*), contiguë au sphénoïde et au pariétal, réunie à ce dernier par la *suture écailleuse* (*s e*), et une portion postérieure et inférieure ou *pétro-tympanique*, composée elle-même d'une fraction *pétro-mastoïdienne* compacte et d'une fraction *tympanique* bulbeuse (fig. 342 et 343, *b t*), si intimement unies l'une à l'autre chez les individus adultes qu'il est impossible de les séparer.

L'*écaille du temporal* (fig. 341, *t e*) est légèrement bombée en dehors; elle est surtout caractérisée par deux apophyses très saillantes :

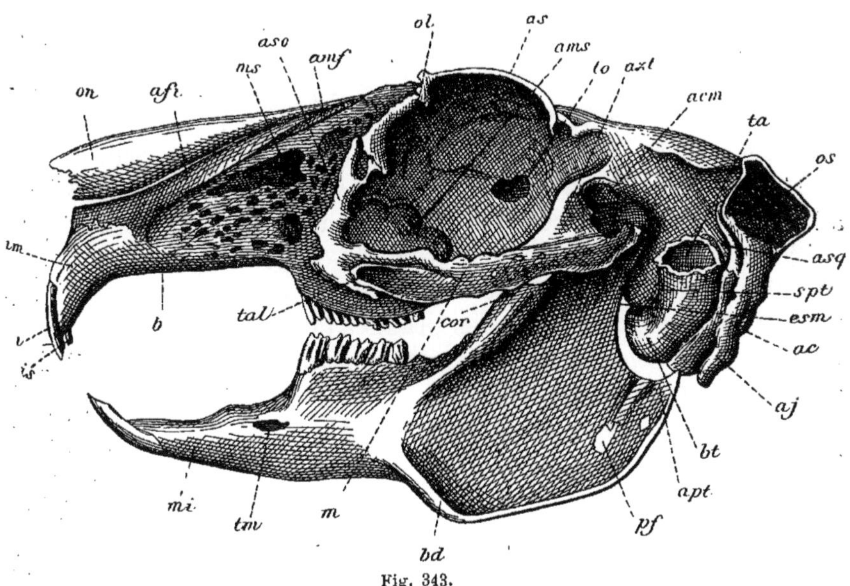

Fig. 343.

l'une, antérieure, est l'*apophyse zygomatique* (*a z t*); obliquant en bas et en avant, où elle se réunit à l'apophyse correspondante du maxillaire supérieur; elle paraît tordue à son point de départ et s'élargit à son extrémité distale. L'autre, l'*apophyse squameuse* (fig.

Fig. 343. — *Lepus cuniculus*. Crâne vu du côté gauche. Grandeur naturelle. *os*, occipital supérieur; *ac*, apophyse condylienne; *aj*, apophyse jugulaire de l'occipital latéral; *ta*, trou auditif externe; *bt*, portion bullaire du temporal; *azt*, apophyse zygomatique du temporal; *as*, arcade sourcilière réunissant les deux apophyses supra-orbitaires du frontal; *ol*, lacrymal; *ams*, portion alvéolaire du maxillaire supérieur faisant saillie dans la cavité de l'orbite; *to*, trou d'entrée du nerf optique; *m*, os zygomatique ou malaire; *tal*, trou alvéolaire; *aso*, apophyse sphéno-orbitaire; *amf*, apophyse maxillaire du frontal; *afi*, apophyse frontale de l'intermaxillaire; *ms*, portion poreuse du maxillaire; *im*, os intermaxillaire; *i*, incisives; *is*, incisives de réserve; *b*, barre ou diastème; *mi*, maxillaire inférieur; *tm*, trou mentonnier; *pf*, perforation de la portion verticale du maxillaire inférieur; *acm*, apophyse condylienne du maxillaire inférieur; *cor*, apophyse coronoïde; *bd*, bord descendant de la mandibule; *apt*, apophyse ptérygoïde; *esm*, échancrure semi-lunaire.

343, *a s q*), a la forme d'une lame de sabre; elle se dirige en arrière et en bas, et s'unit à la portion pétro-mastoïdienne au-dessus et en arrière du trou auditif externe (*t a*). Immédiatement au-dessous de l'apophyse zygomatique se trouve la cavité glénoïde, dans laquelle s'applique le condyle de la mâchoire inférieure.

La description de l'*os pétro-tympanique* est difficile à cause de l'irrégularité de sa forme. Il est gros, massif, arrondi en bas, et percé en haut et en dehors par le grand trou auditif (*t a*). Nous lui distinguerons une portion *tympanique* inférieure et externe, reconnaissable à son extérieur poli et à sa forme vésiculaire, et une portion supérieure et interne, la portion pétreuse ou *rocher*. Ces deux parties sont séparées extérieurement par une légère ligne de démarcation, la *scissure pétro-tympanique* (*s p t*, fig. 343).

Par sa face externe, le rocher est soudé à l'os tympanique; cette face porte l'*apophyse mastoïdienne* (fig. 342, *a m t*), saillie allongée située contre le bord postérieur du canal auditif externe, parallèlement à l'apophyse jugulaire de l'occipital; par sa face interne rugueuse, il concourt à la formation de la paroi du crâne. On y remarque un petit orifice, le *trou auditif interne*, qui conduit dans l'oreille interne, dont nous parlerons à propos des organes des sens. Derrière ce trou est une *fossette mastoïdienne* profonde dans laquelle se logent les *floccules* du cervelet (fig. 352, *fl*).

La portion tympanique, remarquable par sa forme bulbeuse, est contiguë en dedans avec le basi-occipital, en haut et en avant avec l'écaille temporale et le rocher. Sa cavité s'ouvre largement au dehors par le trou auditif externe, dont le bord libre ovalaire est proéminent, irrégulier et tranchant (fig. 342 et 343, *t a*).

Crâne facial. Celui-ci est situé en avant du précédent; il est à peu près aussi long que lui, mais plus étroit; ses os limitent deux cavités superposées, la *cavité nasale* en haut et la *cavité buccale* en bas. Les pièces osseuses qui entourent la première sont l'os lacrymal, l'ethmoïde, le vomer, les cornets et les os nasaux; celles qui entourent la seconde sont les palatins, le maxillaire supérieur, l'intermaxillaire et le maxillaire inférieur. Ces os sont pour la plupart fortement suturés les uns aux autres, en sorte que leur séparation est assez difficile.

L'*ethmoïde* est en partie un os cranien; intercalé dans l'échancrure ethmoïdienne du frontal, il ferme en effet la cavité cranienne en avant. Mais, de la partie inférieure et antérieure du crâne, il s'avance dans la cavité nasale, à laquelle il appartient pour la plus grande part; c'est pourquoi nous le décrivons à cette place. Sa portion postérieure, appliquée contre l'apophyse ethmoïde du sphénoïde, antérieur, a la forme d'un triangle; elle est connue sous le nom de *lame criblée*, à cause des nombreux petits trous qui la transpercent et qui livrent passage aux rameaux du nerf olfactif. Pour l'apercevoir, il faut soulever les os nasaux et le frontal. L'ethmoïde se prolonge en avant de la lame criblée en une mince *lamelle sagittale* située verticalement, dans l'axe même de la tête; celle-ci sépare les portions latérales de l'ethmoïde, les *labyrinthes*, qui en sont les portions les plus volumineuses. Les labyrinthes consistent en de nombreuses lamelles minces, froissées de haut en bas et contournées les unes sur les autres; par leur ensemble, ces lamelles forment de chaque côté de la lamelle sagittale une masse foliacée. Les espaces compris entre leurs plis, les *conques* ou *cellules ethmoïdales*, communiquent avec la cavité nasale.

En avant de l'ethmoïde nous rencontrons le *vomer* (fig. 342, *a v*), os impair composé d'une lamelle médiane verticale et de deux portions latérales aliformes, très délicates, qui viennent s'appliquer contre les labyrinthes de l'ethmoïde. Le bord supérieur libre de la lame verticale est creusé d'une rainure longitudinale dans laquelle s'engage la cloison cartilagineuse des narines (*c n*). Son bord inférieur repose entre les apophyses palatines des maxillaires et de l'intermaxillaire.

L'os *lacrymal* (fig. 343, *o l*) est un petit os fragile intercalé entre l'orbite qu'il ferme en avant, et la cavité nasale qu'il ferme en arrière; sa forme est très irrégulière. Les *os nasaux* (fig. 341, *o n*) constituent le toit de la cavité nasale; ils se rencontrent sous un angle très obtus à la *suture médio-nasale* (*smn*), toujours bien visible. Ce sont deux longs os rectangulaires situés en avant du frontal; leur face supérieure, légèrement convexe, est lisse, leur face interne, tournée du côté de la cavité nasale, est surmontée d'une petite écaille très délicate qui ménage une fossette largement ouverte en arrière, le *marsupium nasale* (fig. 344, *m n*), dans lequel s'engage l'extrémité antérieure du labyrinthe de l'ethmoïde. Par leurs bords latéraux, les os nasaux sont contigus à l'apophyse frontale de l'intermaxillaire. Leurs bords antérieurs concaves sont libres; ils font la limite supérieure de l'orifice nasal en forme de cœur, *apertura pyriformis*, dont les côtés sont formés par les os intermaxillaires.

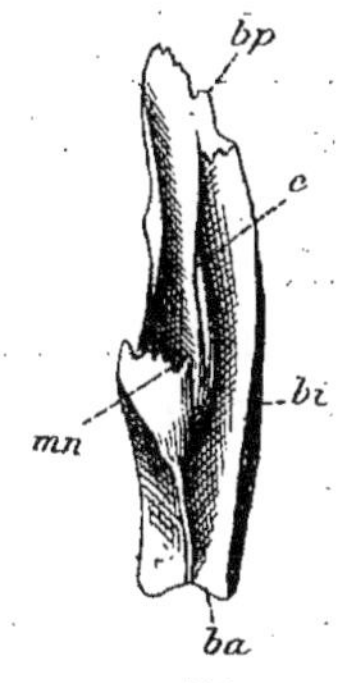

Fig. 344.

La *mâchoire supérieure* est composée des os intermaxillaires

Fig. 344. — *Lepus cuniculus.* Os nasal gauche vu par dessous; *bp*, bord postérieur; *bi*, bord interne; *ba*, bord antérieur; *c*, crête; *mn*, *marsupium nasale*.

portant les dents incisives, et des maxillaires supérieurs soudés aux précédents. Le corps de l'*intermaxillaire* (fig. 341 et 343, *im*), où sont implantées les dents rongeuses (*i*), en arrière desquelles deux petites alvéoles renferment les dents de réserve (*is*), porte deux prolongements : l'un dorsal, ou *apophyse frontale* (*afi*), muni d'une rainure latéro-inférieure dans laquelle s'engage l'apophyse maxillaire de l'os frontal ; l'autre plus court, ventral, ou *apophyse palatine*, s'unit au maxillaire supérieur par une suture dentelée. L'intermaxillaire est primitivement pair ; les deux os qui le constituent sont réunis sur la ligne médiane par la *suture incisive*.

Les *maxillaires supérieurs* (fig. 341 et 343, *ms*) sont les principaux os de la face. Ils sont situés en arrière de l'intermaxillaire ; leur face latérale, poreuse, est criblée de petits trous et de fossettes ; elle est percée par l'orifice du canal naso-lacrymal. Le corps massif de chaque maxillaire projette dans la cavité de l'orbite une saillie ornée de trois voussures (*ams*) qui correspondent aux alvéoles des dents molaires postérieures, dont les couronnes se montrent au bord inférieur de l'os. Par sa face externe, il envoie en arrière une forte *apophyse zygomatique* qui se soude à un os primitivement indépendant, l'*os zygomatique* ou *malaire* (fig. 343, *m*), par lequel elle se réunit à l'apophyse correspondante du temporal et complète ainsi l'arcade zygomatique qui borde latéralement la cavité orbitaire. La *suture zygomatico-temporale* est persistante, tandis que la *suture zygomatico-maxillaire* n'est visible que chez les jeunes. A la naissance de l'apophyse zygomatique du maxillaire on remarque une fossette arrondie au fond de laquelle des petits trous communiquent avec la cavité des alvéoles dentaires. Sur sa face interne, le maxillaire porte un prolongement foliacé, l'*apophyse palatine* (fig. 342, *apm*), qui s'unit à sa voisine par une suture médiane et se relie en arrière à la lame horizontale du palatin (*ph*), constituant avec cette dernière une cloison qui sépare les cavités buccale et nasale. Enfin, nous devons noter l'*apophyse sphéno-orbitaire* (fig. 343, *aso*), qui s'élève du corps du maxillaire, tout près du point de départ de l'apophyse zygomatique ; elle monte presque verticalement comme une colonnette et s'unit par son bord supérieur au point initial de l'apophyse maxillaire du frontal et par son bord interne et postérieur avec l'apophyse ethmoïde du sphénoïde antérieur. En somme, le maxillaire supérieur est contigu à un grand nombre d'os, au frontal, au lacrymal, au zygomatique, au nasal, à l'intermaxillaire et, par dessous, aux palatins, remarquables chez le Lapin par leur faible développement.

Ces derniers, les *os palatins* (fig. 342, *ph*, *pv*) sont formés chacun de deux parties, l'une horizontale, l'autre verticale. La première, réunie par la *suture palato-maxillaire* (*spm*) à l'apophyse palatine du maxillaire supérieur, forme avec cette dernière la voûte osseuse du palais; elle s'unit à sa voisine par la *suture médio-palatine*, visible seulement chez les jeunes. Leur bord postérieur porte sur leur point de réunion une petite crête, *l'épine nasale postérieure*, qui sert à l'insertion de la luette. On remarque sur cette lame horizontale du palatin deux trous (*tp*) qui sont les orifices des canaux ptérygo-palatins cachés dans l'intérieur de l'os et s'ouvrant dans l'orbite.

La portion verticale, mince et aplatie, consolide la paroi des arrière-cavités nasales; elle est allongée d'avant en arrière. Son bord inférieur est libre; elle s'unit par son bord postérieur à l'apophyse ptérygoïde du sphénoïde, par son bord antérieur avec le maxillaire supérieur, et par les deux premiers tiers de son bord supérieur avec l'extrémité du sphénoïde antérieur, ainsi qu'avec son apophyse ethmoïdale.

Le *maxillaire inférieur* (fig. 343, *mi*) est composé de deux gros os qui se rencontrent en avant sous un angle aigu et sont incomplètement soudés l'un à l'autre par la *symphyse mandibulaire*. Nous leur distinguons une portion antérieure arrondie, creusée à son extrémité libre par les alvéoles dans lesquelles sont engagées les dents incisives et qui présente sur sa face externe le *trou mentonnier* (*tm*), orifice antérieur du *canal alvéolaire*. Cette portion horizontale, ou *corps* de la mandibule, s'aplatit latéralement en arrière et se prolonge insensiblement dans une portion verticale lamelleuse. La face supérieure et postérieure de la première porte les alvéoles des cinq dents molaires inférieures, derrière lesquelles on remarque une perforation ovalaire, le *trou mandibulaire*, qui livre passage à une veine. La portion verticale postérieure est une lamelle translucide souvent perforée (*pf*) dont le bord supérieur ascendant se termine par l'*apophyse condylienne* (*acm*), qui s'insère dans la cavité glénoïde ou fosse mandibulaire du temporal. Ce bord est creusé d'une profonde rainure dont la lèvre externe, tranchante, porte une petite *apophyse coronoïde* lamelleuse (*cor*), infléchie au dessus de la rainure. Au-dessous de l'extrémité inférieure de la lèvre interne, à la face extérieure de la lacune verticale, et très près du trou mandibulaire, débouche l'orifice postérieur du canal alvéolaire. Le bord inférieur ou descendant (*bd*) de la portion verticale est convexe; il se termine par une *apophyse ptérygoïde* pointue (*apt*), sur laquelle s'insère le muscle ptérygoïdien interne. Cette dernière apophyse est reliée à l'apophyse condylienne par un bord concave à tranchant émoussé, l'*échancrure semi-lunaire* (*esm*). Les deux faces de la portion écailleuse verticale sont légèrement concaves; on remarquera au milieu de la face externe plusieurs lignes saillantes servant à l'insertion de divers muscles, le masseter, le ptérygoïdien, etc. L'articulation de la mandibule est enveloppée d'une couche fibro-cartilagineuse ; elle permet des mouvements latéraux.

Les *dents* du Lapin sont au nombre de 28, en comptant les deux incisives rudimentaires. Sa formule dentaire est la suivante : I. $\frac{2}{1}$, C. $\frac{0}{0}$, P. $\frac{3}{2}$, M. $\frac{3}{3}$. Les dents incisives sont tranchantes, recouvertes d'émail à leur face externe seulement, à croissance continue. Les supérieures montrent en avant une cannelure qui manque chez les inférieures. Derrière elles, implantées aussi dans l'intermaxillaire, on constate l'existence de deux petites dents supplémentaires ou dents de réserve (*is*), tout à fait caractéristiques pour la famille des Léporides. Les incisives sont séparées des molaires par un large espace édenté, la *barre* ou *diastème* (*b*).

Les molaires n'ont jamais qu'une racine, implantée dans les larges alvéoles des maxillaires ; elles sont au nombre de six en haut, dont l'antérieure et la postérieure sont les plus petites, et de cinq en bas, dont la postérieure seule est sensiblement plus petite que les autres, tandis que l'antérieure est la plus grosse. Leurs couronnes sont plissées transversalement ; les lamelles d'émail séparant les couches de dentine font des saillies tranchantes à leur surface libre ; elles sont aplaties d'avant en arrière, du moins à la mâchoire supérieure, car les molaires inférieures ont une coupe beaucoup plus carrée. La surface libre des molaires inférieures n'est pas horizontale, mais inclinée en dehors, tandis que la disposition inverse, destinée à assurer la rencontre des tranchants d'émail lors des mouvements latéraux qui s'effectuent pendant la mastication, se montre à la mâchoire supérieure.

L'*os hyoïde*, qui représente le troisième arc viscéral, est fort réduit. Il consiste en une partie médiane, le *corps de l'hyoïde*, sur lequel sont articulées quatre pièces allongées dont les deux supérieures, les *petites cornes*, sont à peu près moitié plus courtes que les deux inférieures, les *grandes cornes*.

Les *membres*, au nombre de deux paires, sont bien développés chez le Lapin, quoique relativement moins longs que chez le Lièvre ; les pattes postérieures, réunies à la colonne vertébrale par la ceinture pelvienne, sont plus fortes et plus longues que les pattes antérieures, dont la ceinture est réduite à un seul os scapulaire. Cette inégalité dans le développement des pattes de devant et de derrière, moins accusée que chez le Lièvre, est, comme chez lui, en relation avec la faculté de sauter.

La *ceinture scapulaire* ou *thoracique* n'est pas fermée du côté ventral (fig. 335, *om*). De ses trois pièces règlementaires, une seule, l'omoplate, est bien développée; la *clavicule* est réduite à un petit cartilage plus ou moins ossifié, situé dans un cordon ligamentaire qui va du sternum à la tête de l'humérus; il n'existe pas par conséquent de relation squelettaire osseuse entre l'épaule et le sternum. Quant au *coracoïde*, il est réuni à l'omoplate, dont il forme une apophyse très rudimentaire.

L'*omoplate* (fig. 335, *om*) est un gros os plat concave en dedans (*fosse sous-scapulaire*) et convexe en dehors, situé obliquement de chaque côté du thorax. Sa forme rappelle celle d'un triangle rectangle, dont le sommet, dirigé en bas, représente la *tête de l'omoplate* (*to*); l'hypothénuse concave est dirigée en arrière et la base convexe est tournée du côté dorsal. Ses angles sont arrondis et son côté antérieur est légèrement sinueux. La *tête* de l'omoplate, la portion la plus épaisse de l'os, est reliée à la portion lamelleuse par une partie rétrécie, le *col;* sa face inférieure est creusée d'une cavité glénoïde triangulaire dans laquelle s'articule la tête de l'humérus (articulation de l'épaule). A son angle antérieur, la tête de l'omoplate est surmontée d'une petite *tubérosité supra-glénoïdienne*, sur le côté interne de laquelle se voit une légère proéminence crochue, infléchie vers l'axe du corps et qui n'est autre que l'*apophyse coracoïde*. Cette dernière est reliée secondairement à l'omoplate; elle en est indépendante chez l'embryon; et encore, chez les jeunes individus, on peut constater l'existence d'une synchondrose entre elle et l'os. La face externe de l'omoplate est surmontée d'une lamelle verticale, l'*épine* de l'omoplate (*eo*), qui la divise en deux portions : l'une antérieure, la *fosse sus-épineuse*, et l'autre postérieure, la *fosse sous-épineuse*. Cette crête est triangulaire, son sommet est dirigé en bas et en arrière; il se continue librement jusqu'au niveau du col en une apophyse aplatie, l'*acromion* (*acr*), auquel est relié sous un angle droit une petite *apophyse crochue* dirigée en arrière (*ac*).

Le bras, comme toujours chez les Vertébrés, ne comprend qu'un seul os long, cylindrique en son milieu, aplati à ses extrémités et tordu d'environ 90° autour de son grand axe, l'*humérus* (fig. 335, *hum*). Il est relié à la tête de l'omoplate par l'articulation de l'épaule et à l'avant-bras par l'articulation du coude. Ces deux articulations sont enveloppées chacune d'une forte capsule fibreuse. Le corps de l'os, la *diaphyse*, légèrement convexe en avant, est manifestement tordu en spirale; il porte à son bord antérieur une légère crête, l'*épine humérale*. Les épiphyses ou têtes de l'os sont recouvertes d'un épais capuchon de cartilage. L'épiphyse supérieure ou proximale comprend une grande surface arrondie, la tête articulaire, qui s'insère dans la cavité glénoïde de l'omoplate, et, sur son bord externe, deux *tubérosités* saillantes, une grande et une petite, séparées par un léger sillon. L'épiphyse inférieure est connue sous le nom de *trochlée* (*tr*) à cause de la forme en poulie de son articulation. Sur ses deux faces antérieure et postérieure se trouve une *fossette supra-trochléenne* séparée de sa voisine par une mince lamelle osseuse, parfois percée d'un *trou olécranien*. La fossette postérieure, la plus profonde, loge en effet l'olécrane du cubitus. De chaque côté de la trochlée nous remarquons encore une petite proéminence, l'*épicondyle*; l'externe sert à l'insertion des muscles extenseurs, l'interne reçoit les muscles fléchisseurs.

L'avant-bras est composé de deux os, étroitement unis par leurs épiphyses, et entre les diaphyses desquels on n'aperçoit qu'un étroit interstice. Le *radius* (fig. 335, *rad*), légèrement aplati d'avant en arrière, est placé devant et du côté interne du *cubitus* (*cub*); il est le plus court des deux. Son extrémité proximale forme avec la surface articulaire du cubitus une fosse demi-circulaire, la *cavité sigmoïde*, pour l'articulation de la trochlée. Son extrémité distale porte à sa face inférieure une double facette articulaire peu profonde qui s'applique contre les deux premiers osselets du carpe. Le cubitus dépasse le radius par le gros prolongement de son extrémité supérieure, qui fait saillie en arrière de l'articulation du coude. Ce prolongement est l'*olécrane* (*ol*), dont le bord antérieur porte une protubérance pointue, le *bec de l'olécrane*, qui s'engage dans la fossette supra-trochléenne postérieure. La diaphyse est comprimée d'avant en arrière, de telle sorte qu'elle présente à sa face antérieure un bord interne tranchant, la *crête cubitale*. L'extrémité distale s'articule dans une petite concavité de l'os cubital du carpe, le pyramidal; elle est en majeure partie cartilagineuse comme celle du radius.

L'extrémité du membre antérieur est un *pied* dont le pouce n'est nullement opposable, un pied semi-plantigrade, attendu que les métacarpiens restent partiellement soulevés pendant la marche. Il est formé par les os du carpe, du métacarpe et des doigts.

Le *carpe* est composé de deux rangées d'osselets irréguliers, dont quatre à la première rangée et cinq à la seconde. Ce sont, à la première rangée (fig. 345) : le *carpo-radial* ou *scaphoïde* (*sc*) ; l'*intermédiaire* ou *semi-lunaire* (*s l*), le *carpo-cubital* ou *pyramidal* (*py*) et l'*os pisiforme*, que l'on ne voit pas sur notre figure, parce qu'il est placé contre le bord postérieur du pyramidal, à la face plantaire du pied. Les osselets de la seconde rangée sont : le *trapèze* (*tr*), le *trapézoïde* (*tz*), le *central* (*ce*), divisé en deux osselets placés l'un devant l'autre, et l'*os crochu* (*cr*), le plus grand des cinq, qui s'articule avec l'intermédiaire et le pyramidal. Ces diverses pièces ne sont entièrement ossifiées que chez les vieux Lapins; elles sont fréquemment réduites à huit par la fusion des deux osselets du central en un seul os. D'ailleurs, articulées les unes aux autres, elles donnent une assez grande mobilité au pied. Le radius est contigu au scaphoïde et au semi-lunaire par son extrémité distale, et le cubitus s'articule contre le pyramidal et le pisiforme. Quant aux os métacarpiens (*mc*), au nombre de cinq, ils sont cylindriques, renflés à leurs extrémités; le radial correspondant au pouce est très court; le plus long est le troisième. Chaque doigt comprend trois *phalanges* (*ph*), une basilaire, une intermédiaire et une terminale, à l'exception du pouce, qui n'en a que deux. Elles sont toutes allongées, renflées à leurs extrémités; les basilaires sont les plus longues, et les terminales, courbées et pointues, sont recouvertes par les ongles.

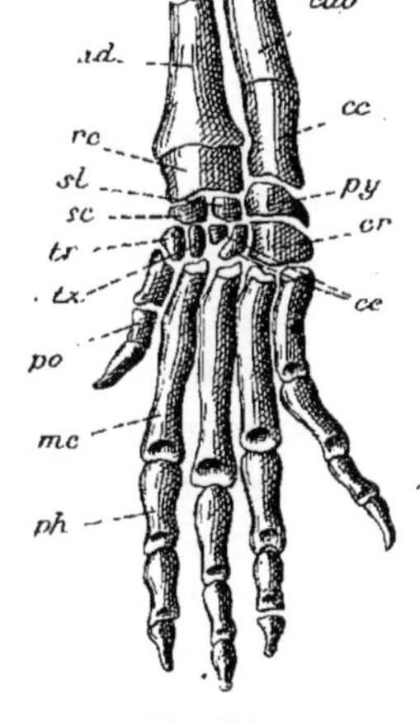

Fig. 354.

La *ceinture pelvienne* (fig. 335, *pub*), fermée du côté ventral, attache le membre postérieur à la colonne vertébrale; elle limite la cavité du *bassin*, allongée d'avant en arrière et dont le grand axe monte obliquement en avant. Le bassin est limité, de chaque côté, par les os iliaques et les ischions, dorsalement par le sacrum et ventralement par les os pubis et la branche ventrale de l'ischion. Son ouverture antérieure ou abdominale est plus grande chez la femelle que chez le mâle, par suite de la plus grande étendue et de l'écartement plus prononcé des ailes de l'iliaque et du pubis. On remarque, de chaque côté et en dehors, une fosse cotyloïde hémisphérique, *l'acetabulum* (*acbt*), dans laquelle s'engage la tête du fémur, et à droite et à gauche de la symphyse pubienne, qui fait le plancher du bassin, un grand trou ovale ou *trou obturateur* (*to*).

La composition squelettaire de la ceinture pelvienne en trois paires d'os symétriques est encore très manifeste chez les jeunes individus, mais chez les vieux les sutures entre ces os s'ossifient à tel point qu'il n'en reste plus de traces, sauf autour de l'acetabulum. Nous avons sous les yeux le bassin d'un Lapin âgé d'un mois dont

Fig. 345. — *Lepus cuniculus*. Squelette du pied antérieur gauche, vu de la face supérieure. Grandeur naturelle. *rad*, radius avec son extrémité cartilagineuse *rc*; *cub*, cubitus et son épiphyse cartilagineuse *cc*; *sc*, scaphoïde; *sl*, semi-lunaire; *py*, pyramidal; *tr*, trapèze; *tz*, trapézoïde; *ce*, os centraux; *cr*, os crochu; *po*, pouce; *mc*, métacarpiens; *ph*, phalanges.

nous réussissons sans difficulté à désarticuler les os dorsaux ou iliaques, les os ventraux ou os pubiens et les os postérieurs ou ischions. Nous distinguons aux *os iliaques* une portion inférieure ou ventrale en forme de prisme triangulaire, le *corps de l'iliaque* (*cil*) par lequel l'os est réuni en arrière avec l'ischion et en bas avec le pubis ; le bord postérieur et externe du corps borde en avant l'acetabulum. Cette portion prismatique se prolonge en haut et en avant par une portion comprimée latéralement et parallèle au plan sagittal, *l'aile de l'iliaque* (*ail*), dont le bord antérieur est tranchant, le bord postérieur rugueux et le bord supérieur arrondi et divisé par une petite saillie interne en deux portions dont la postérieure est plus épaisse que l'antérieure. La face externe de l'aile est convexe; sa face interne concave porte en arrière une *facette auriculaire* qui sert à l'articulation avec le sacrum.

Le corps de l'*ischion* (*is*) rencontre l'ilion et le pubis dans la cavité de l'acetabulum ; sa face interne rencontre sa face externe sous un angle aigu qui forme le bord dorsal de l'os et qui se termine par l'*épine sciatique* (*eis*); il se prolonge en arrière par une branche dorsale qui s'épaissit sensiblement à son extrémité postérieure et forme la *tubérosité de l'ischion* (*t is*), de laquelle se détache en avant une branche ventrale ou interne (*bis*) qui se soude à celle du côté opposé par la *symphyse ischiatique*, dans le prolongement de la symphyse pubienne. Ces deux branches délimitent en arrière le trou obturateur (*to*).

Le *pubis* est composé de deux branches aplaties qui se rencontrent sous un angle obtus (*pub*). La branche supérieure forme la portion inférieure et médiane de l'acétabulum, où elle se rencontre par l'une de ses extrémités avec l'ischion et l'iliaque ; par son autre extrémité, elle s'unit à sa voisine, à la *symphyse pubienne*. La branche inférieure ou longitudinale s'unit en arrière avec la branche ventrale de l'ischion. L'échancrure entre ces deux branches borde en avant le trou obturateur. La rencontre des deux os pubiens sur la ligne de la symphyse se fait sous un angle obtus dont le sommet constitue une petite crête pubienne externe. Lorsqu'on examine de près l'acétabulum chez les jeunes individus, on constate l'existence, sur son bord inférieur, vers le point de rencontre des trois os que nous venons de décrire, d'un petit os *acétabulaire* ayant son centre propre d'ossification, mais qui en croissant se confond bientôt avec ses voisins.

La cuisse comprend un seul os long, le *fémur* (fig. 335, *f*), dont la diaphyse plus ou moins cylindrique est légèrement courbée en avant et en dehors. L'épiphyse supérieure est insérée par la tête arrondie ou plus exactement ellipsoïde du fémur dans la cavité de l'acétabulum du bassin ; la profondeur de celle-ci est augmentée encore par un anneau cartilagineux qui surmonte son bord circulaire et sur lequel s'insère la puissante capsule fibreuse qui enveloppe toute la tête du fémur. Celle-ci est reliée à la diaphyse par un *col oblique* ; elle porte à son sommet une fossette pour l'insertion du ligament rond. Au côté externe de la tête et dans le prolongement de son grand axe, le fémur présente une proéminence rugueuse, le *grand trochanter* (*tr*), séparé de la tête par une dépression au-dessous de laquelle, sur la face postérieure de l'os, on remarque la *fosse trochantérienne*, très profonde. Deux protubérances analogues au grand trochanter, mais moins proéminentes, se rencontrent sur les faces interne et externe de l'os. L'une, située au-dessous et en arrière de la tête, est le *petit trochanter* ; l'autre, placée non loin du grand trochanter, est le *trochanter externe* ; toutes deux se prolongent sur la diaphyse en des crêtes peu élevées. L'épiphyse distale présente une articulation en poulie avec le tibia (articulation du genou). A sa face supérieure, nous trouvons une gouttière en coulisse, la *fosse rotulienne*, dans laquelle glisse la rotule (*r*), emboîtée dans le cartilage environnant. Sa face inférieure montre deux forts condyles interne et externe dont les faces latérales portent de légères verrucosités, les *épicondyles*, auxquels se fixent plusieurs muscles. Les deux condyles sont séparés par une profonde *fosse intercondylienne*. La *rotule* (*r*) est un petit os ovale, convexe en avant, concave en arrière, et placé de la manière que nous avons dite, devant l'articulation du genou.

La *jambe* comprend deux os, le *tibia* (*tib*) et le *péroné* (*per*) ; ce dernier est réduit à une simple épine osseuse qui rencontre le bord externe du tibia sous un angle aigu et se soude à lui vers la moitié de sa longueur. Son extrémité supérieure est renflée en une tête arrondie, fixée par du cartilage contre la face inférieure du condyle externe du tibia. Le tibia seul est bien développé ; il est un peu plus long et un peu plus fluet que le fémur. Sa partie supérieure triangulaire présente trois facettes ; elle se termine par une tête recouverte de cartilage qui porte à son sommet deux *condyles* légèrement concaves, séparés par un *sillon intercondylien*. Il se réunit de la sorte au fémur et forme avec lui une articulation complexe, le *genou* ; devant elle glisse la rotule, et derrière trois osselets font saillie dans la capsule fibreuse qui enveloppe l'articulation ; ce sont les *os sésamoïdes* résultant de l'ossification partielle des tendons. Les condyles présentent chacun un bord rugueux, dont l'externe recouvre l'insertion de la tête du péroné. Les faces latérales de l'extrémité supérieure du tibia convergent en avant et forment en se réunissant une *crête tibiale* (*crt*) dont le bord libre est très saillant. Dans sa région inférieure, la diaphyse du tibia est à peu près ronde. Elle se termine par une épiphyse distale qui s'articule par deux surfaces en poulie avec les os du talon ; sur ses côtés on remarque deux petites proéminences crochues, les *malléoles* interne et externe.

Le *pied* est formé des os du tarse (*t*), du métatarse (*mt*) et des orteils. Les premiers sont au nombre de six, disposés sur deux rangées, dont la première comprend les deux os tarsiens les plus importants, l'astragale et le calcanéum (*cal*). L'*astragale* (fig. 346, *ast*) est interne, c'est-à-dire du côté tibial de la jambe ; sa face supérieure porte une surface articulaire en poulie pour l'insertion du tibia et sa face plantaire et interne présente une profonde cannelure oblique pour l'articulation avec le calcanéum. En avant, elle se renfle légèrement en *une tête de l'astragale*, dont la face antérieure convexe s'articule avec l'os scaphoïde. Le *calcanéum* est externe ; du côté péronéal du tibia, il se prolonge en arrière de la jambe et se termine par la *tubérosité du calcanéum* (fig. 346, *tc*), à laquelle s'insère le tendon d'Achille. L'apophyse à plan incliné, pour son articulation avec le tibia, se trouve au milieu de sa face dorsale ; elle se prolonge sur la face interne de l'os en une petite apophyse latérale à bord tranchant et spiraloïde sur laquelle s'articule l'astragale. Enfin, l'extrémité antérieure élargie du calcanéum s'articule avec les os cuboïdes de la seconde rangée tarsienne. Ces surfaces articulaires donnent au calcanéum une forme très irrégulière. Les os de la seconde rangée sont : outre le *scaphoïde* (*sc*), déjà signalé au devant de l'astragale, les deux *os cunéiformes* (*cu*), qui sont placés devant lui, sur son bord externe ; puis le *cuboïde* (*cb*), composé de deux osselets généralement soudés ensemble. Le scaphoïde ne touche au premier métatarsien que par son angle interne ; il est le plus volumineux des osselets de la seconde rangée et se trouve intercalé entre l'astragale et les cunéiformes. Ceux-ci sont respectivement articulés avec le premier et le deuxième métatarsiens, tandis que le cuboïde s'articule avec le troisième et le quatrième.

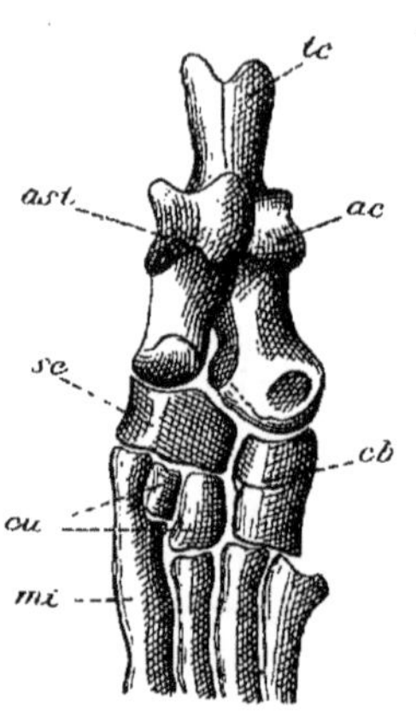

Fig. 346.

Fig. 346. — *Lepus cuniculus*. Squelette du pied postérieur gauche, vu de la face supérieure. Grandeur naturelle, *ast*, astragale ; *tc*, tubérosité du calcanéum ; *ac*, face articulaire du même ; *sc*, scaphoïde ; *cu*, cunéiformes ; *cb*, cuboïde ; *mt*, métatarsiens.

Les *métatarsiens*, plus longs que les métacarpiens, sont au nombre de quatre, horizontaux, renflés à leurs deux extrémités, étroitement appliqués les uns contre les autres. Leur face plantaire est légèrement concave. Quant aux *phalanges*, elles sont semblables à celles des doigts et au nombre de trois pour chaque orteil ; le pouce fait défaut au membre postérieur. Toutes ces pièces sont mobiles les unes sur les autres et réunies par des ligaments.

Système musculaire. Les muscles du Lapin fraîchement tué sont mous, pâles et pas très distincts ; les *fascias* qui les recouvrent surtout dans la région dorsale, et les aponévroses qui les enveloppent, formées le plus souvent d'un tissu ferme et élastique, mais parfois au contraire d'un tissu spongieux, passent les uns aux autres sans que leurs lignes de démarcation soient bien distinctes. Aussi la dissection du système musculaire est-elle beaucoup facilitée si l'on a soin de placer pendant deux ou trois jours le Lapin dans une solution d'acide azotique à 20 pour 100. Cet acide, nous l'avons déjà constaté, jaunit et affermit le tissu musculaire, pendant qu'il rend plus lâche le tissu conjonctif intersticiel. La différenciation des muscles et la direction de leur fibres deviennent plus apparentes. Inutile de répéter qu'après la macération il faut un lavage prolongé à grande eau pour débarrasser les tissus de l'excès d'acide.

Comme chez les Sauropsides, nous pouvons distinguer ici deux groupes de muscles. Les *muscles cutanés* ou *peauciers*, qui s'insèrent contre la peau, et les *muscles squelettaires*, qui prennent appui sur des os ou des cartilages. Les premiers, à cause de la mobilité relativement plus grande des téguments, sont beaucoup moins différenciés que les seconds. Dans chaque muscle, il est d'usage de distinguer le *corps* aplati ou fusiforme du muscle (le *ventre* chez les muscles fusiformes) et les *extrémités*, dont l'une, la *tête*, est insérée contre un point fixe qui est le *point d'origine* ou de *naissance* du muscle et dont l'autre se fixe contre un point mobile qui est son *point de terminaison* ou d'*insertion*. Les extrémités musculaires sont recouvertes par les tendons, formés d'un tissu dense, reconnaissable à son aspect lisse et satiné.

Chez le Lapin, nous avons à reconnaître plusieurs couches de muscles se cachant les unes les autres, parfois s'entrecroisant. A l'exception du diaphragme, tous les muscles sont pairs et symétriques ; nous mentionnerons donc ceux d'un côté du corps et nous suivrons pour leur description l'ordre adopté pour celle du squelette, c'est-à-dire que nous citerons d'abord les muscles peauciers, les muscles voisins de la colonne vertébrale et des côtes, puis ceux de la tête, pour finir par ceux des membres. D'ailleurs, nous nous bornerons aux

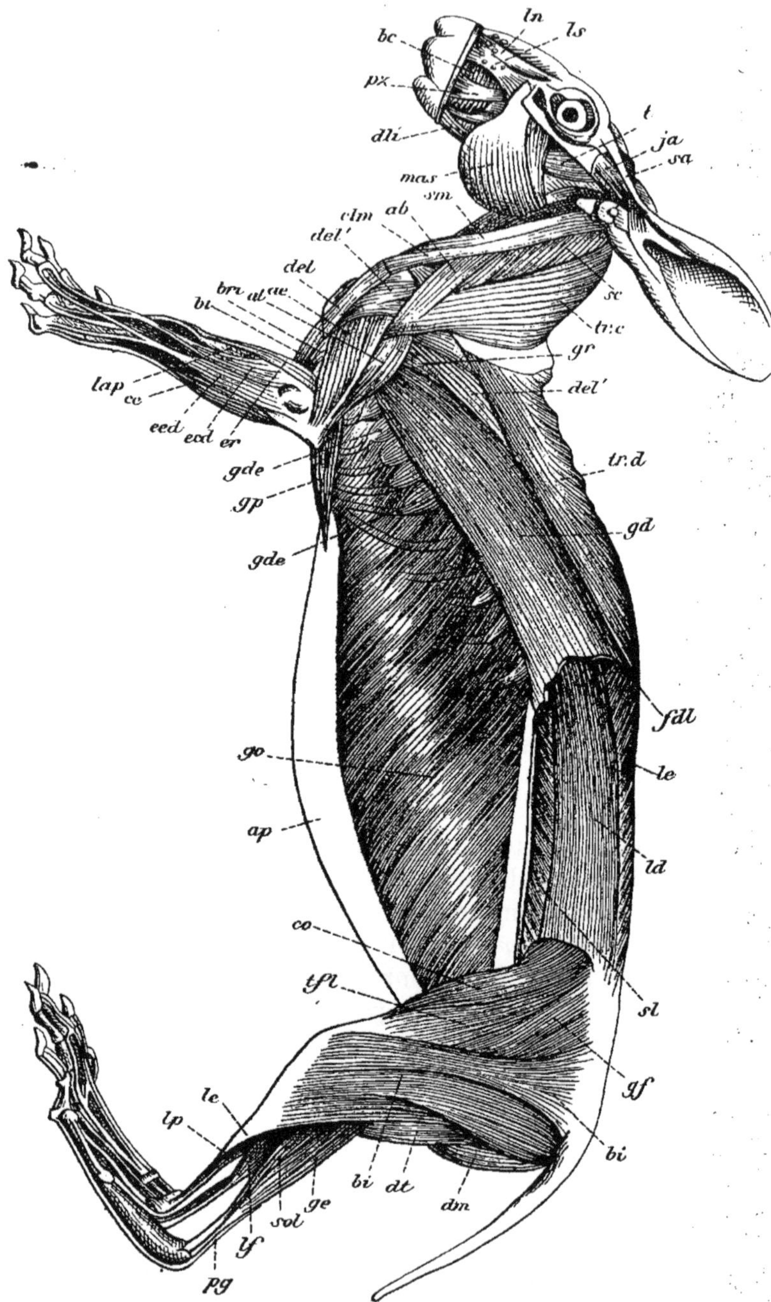

Fig. 347.

Fig. 347. — *Lepus cuniculus.* Myologie du côté gauche. *tr. c,* muscle trapèze, portion cervicale; *tr. d,* trapèze, portion dorsale; *gr,* grand rond; *gd,* grand dorsal; *fdl,* le fascia dorso-lombaire coupé pour montrer les muscles qu'il recouvre; *le,* long épineux ou

muscles les plus importants et à ceux que le débutant aura de plus de facilité à mettre en évidence.

Muscles cutanés ou peauciers. On les voit en écorchant l'animal. Le plus vaste, le *grand peaucier*, est celui qui s'étale de chaque côté du corps dans la peau de la poitrine et du ventre, en fibres rayonnantes, depuis le membre antérieur jusqu'en bas, à la ligne blanche médio-ventrale, et en arrière à la naissance de la queue. Le *muscle extenseur* de cette dernière n'en est qu'un prolongement qui s'étend jusqu'au tiers environ de la longueur de l'appendice caudal.

Le *peaucier facial* prend naissance au niveau des cartilages nasaux sur les côtés de l'intermaxillaire et s'insère contre la peau du nez et du front; il contribue avec les muscles dépresseurs des ailes du nez et de la cloison internasale à entretenir les mouvements continuels du nez, si caractéristiques chez le Lapin.

Le *platysma myoïdes* s'étend de la peau de la poitrine jusqu'à celle des joues, en passant sur les côtés du maxillaire inférieur.

Les muscles des oreilles et des yeux seront décrits en même temps que ces organes.

Muscles du tronc. L'animal étant écorché et reposant sur le côté droit, nous constatons les grandes lames aponévrotiques qui recouvrent les muscles du dos, auxquels elles servent d'insertion, en partie du moins. Nous serons obligés de les fendre pour reconnaître ces insertions et voir les muscles sous-jacents. Mais sans préparation nous distinguons à première vue :

Le *trapèze* ou *cucullaire* (*m. cucullaris*) (fig. 347, *tr*). Il recouvre une grande partie de la région antérieure du dos, depuis le cou usque vers la région lombaire. On lui distingue nettement une portion cervicale et une portion dorsale. La première (*tr, c*) converge de la tête vers l'épaule; elle prend naissance sur la protubérance occipitale et au ligament de la nuque et s'insère sur l'acromion et sa petite apophyse crochue. La deuxième (*tr, d*) s'étend à côté de la colonne vertébrale; elle naît, en arrière, de la lame aponévro-

spinal; *ld*, long dorsal; *sl*, sacro-lombaire; *go*, grand oblique; *ap*, aponévrose ventrale recouvrant le grand droit de l'abdomen; *gde*, grand dentelé; *gp*, grand pectoral; *se*, sur-épineux; *sa*, sourcilio-auriculaire; *ja*, jugo-auriculaire; *t*, temporal; *ls*, élévateur ou carré de la lèvre supérieure; *ln*, élévateur du nez; *bc*, buccinateur; *pz*, petit zygomatique; *dli*, dépresseur de la lèvre inférieure; *mas*, masséter; *sm*, sterno-mastoïdien; *clm*, cleïdo-mastoïdien; *del*, portion claviculaire du deltoïde; *del'*, portion scapulaire du même; *ab*, acromio-basilaire; *ae*, anconé externe; *al*, long anconé; *bri*, brachial interne ou court fléchisseur de l'avant-bras; *bi*, biceps brachial ou long fléchisseur de l'avant-bras; *er*, extenseur radial du carpe; *ecd*, extenseur commun des doigts; *eed*, extenseur externe des doigts; *lap*, long abducteur du pouce; *ce*, cubital externe, fléchisseur du carpe; *gf*, grand fessier; *bi*, biceps; *dm*, demi-membraneux; *dt*, demi-tendineux; *ge*, gastrocnémien externe; *sol*, soléaire; *lf*, long fléchisseur; *pg*, tendon du palatin grêle; *lp*, long péronier; *le*, long extenseur; *tfl*, extenseur du fascia lata; *co*, couturier.

tique connue sous le nom de *fascia dorso-lombaire* (*fdl*) et s'insère contre les apophyses épineuses des vertèbres dorsales. Le trapèze recouvre la plupart des muscles spino-huméraux qui se dirigent de l'épine dorsale vers le membre antérieur.

Il recouvre partiellement aussi le *muscle grand dorsal* (*m. latissimus dorsi*), *gd*, muscle large et plat, étalé obliquement sur les côtés du thorax. Ses tendons d'origine reconnaissent plusieurs insertions : le fascia dorso-lombaire, les apophyses épineuses des trois dernières vertèbres dorsales et les trois fausses côtes correspondantes. Ses fibres convergent en avant et en bas; elles passent sur l'angle inférieur de l'omoplate, recouvrent en partie le muscle grand rond (*gr*) et se prolongent jusqu'à l'épine de l'humérus, où le muscle se termine, unissant son tendon à celui du grand rond.

Jetons un coup d'œil aux muscles grand oblique de l'abdomen, (*go*) au long dorsal (*ld*) et aux terminaisons du dentelé (*gde*) qui se montrent sur les flancs et auxquels nous reviendrons bientôt; puis, soulevons le trapèze, au dessous duquel nous rencontrons les deux *muscles rhomboïdes*, le cervical et le dorsal. Le premier (*m. rhomboïdeus cervicalis*) naît au dessous du ligament nuchal, il est mince, de forme rhomboïdale, et s'insère sur le bord supérieur de l'omoplate. L'autre (*m. rhomboïdeus dorsalis*) part des apophyses épineuses des sept premières vertèbres dorsales, parallèlement à la portion dorsale du trapèze, dont il est recouvert, et s'insère contre le bord supérieur de l'omoplate comme le précédent.

Le *grand* et le *petit muscles angulaires de l'omoplate* (*m. levator scapulae major et minor*) sont couverts par les précédents. Ils sont situés sur le côté du cou et servent à relever l'omoplate. Ils naissent tous deux sur la suture sphéno-basilaire et descendent sur l'angle inférieur de l'omoplate ; le plus petit s'insérant à l'os même, le plus grand contre l'acromion et son apophyse crochue, à côté de l'insertion de la portion cervicale du trapèze.

Nous éloignons maintenant le grand dorsal pour apercevoir le *muscle grand dentelé* (*m. serratus anticus*, *gde*) prenant naissance sur les côtes, de la troisième à la neuvième, par autant de tendons distincts, ce qui lui donne cette apparence dentelée qui lui a valu son nom. Ses fibres se réunissent pour former une lamelle, tout en convergeant vers la face interne de l'omoplate où a lieu leur insertion.

Le *petit dentelé* (*m. serratus posticus*) est large et mince; ses origines sont multiples, tant sur le ligament nuchal que contre le fascia dorso-lombaire, et ses fibres, croisant celles du précédent, vont s'insérer contre la face externe des côtes, de la quatrième paire à la douzième.

Nous fendons les fascias aponévrotiques de la nuque et de la région dorso-lombaire et nous les soulevons pour prendre connaissance des muscles dorsaux, qui affectent des rapports plus directs avec la colonne vertébrale.

Nous remarquons d'abord le *muscle splenius*, dont les fibres, après avoir pris naissance contre le ligament nuchal, courent en avant pour s'insérer, par un large tendon, contre la face postérieure de la tête, en partie à l'écaille de l'occipital et en partie à la portion pétro-mastoïdienne du temporal.

Le *muscle sacro-spinal* (*m. sacro-spinalis*) est un muscle long qui, parallèlement à l'axe de la colonne vertébrale, remplit le sillon ménagé entre les apophyses épineuses des vertèbres et les têtes articulaires des côtes ; il naît de la crête de l'os iliaque et s'étend par dessus le sacrum jusqu'aux vertèbres lombaires. Arrivées au niveau des côtes, ses fibres se séparent en deux faisceaux musculaires, le sacro-lombaire et le long dorsal.

Le *muscle sacro-lombaire* ou *ilio-costal* (*musculus ilio-costalis*) (*sl*) est des deux celui qui est placé le plus du côté de la face ventrale ; il se prolonge jusqu'à la dernière vertèbre cervicale. Il se divise en douze faisceaux dont chacun s'insère par un tendon contre la face latérale des côtes ; les tendons des faisceaux aboutissant aux sept côtes antérieures sont particulièrement longs et grêles. Les fibres musculaires provenant de la crête de l'iliaque et indivises d'abord avec celles du sacro-spinal ne suffisent pas à alimenter tous les faisceaux de ce muscle ; aussi reçoit-il un apport de fibres accessoires naissant des côtes antérieures.

Le *muscle long dorsal* (*m. longissimus dorsi*) (*ld*) longe le bord dorsal du précédent ; il est plus large que lui et s'étend jusqu'à la tête ; à son origine il part du fascia dorso-lombaire et ses fibres sont indivises avec celles du sacro-spinal. A partir du point où il devient distinct de ce dernier, il présente plusieurs insertions sur les apophyses transverses des vertèbres lombaires et, dans la région costale, autant sur les côtes que sur les apophyses vertébrales. Il se rétrécit progressivement en avant, et il est renforcé par des fibres provenant des apophyses mamillaires des vertèbres dorsales et des apophyses de la région cervicale, fibres accessoires qui le prolongent jusqu'à la région occipitale du crâne. Les auteurs le divisent en trois portions : dorsale, cervicale et céphalique. Cette dernière est souvent désignée sous le nom de *petit complexus*, et la portion cervicale sous celui de *transversaire du cou*.

Le *long épineux ou spinal* (*m. spinalis*) (*le*). Nous mentionnons sous ce nom tout un système de faisceaux musculaires situés

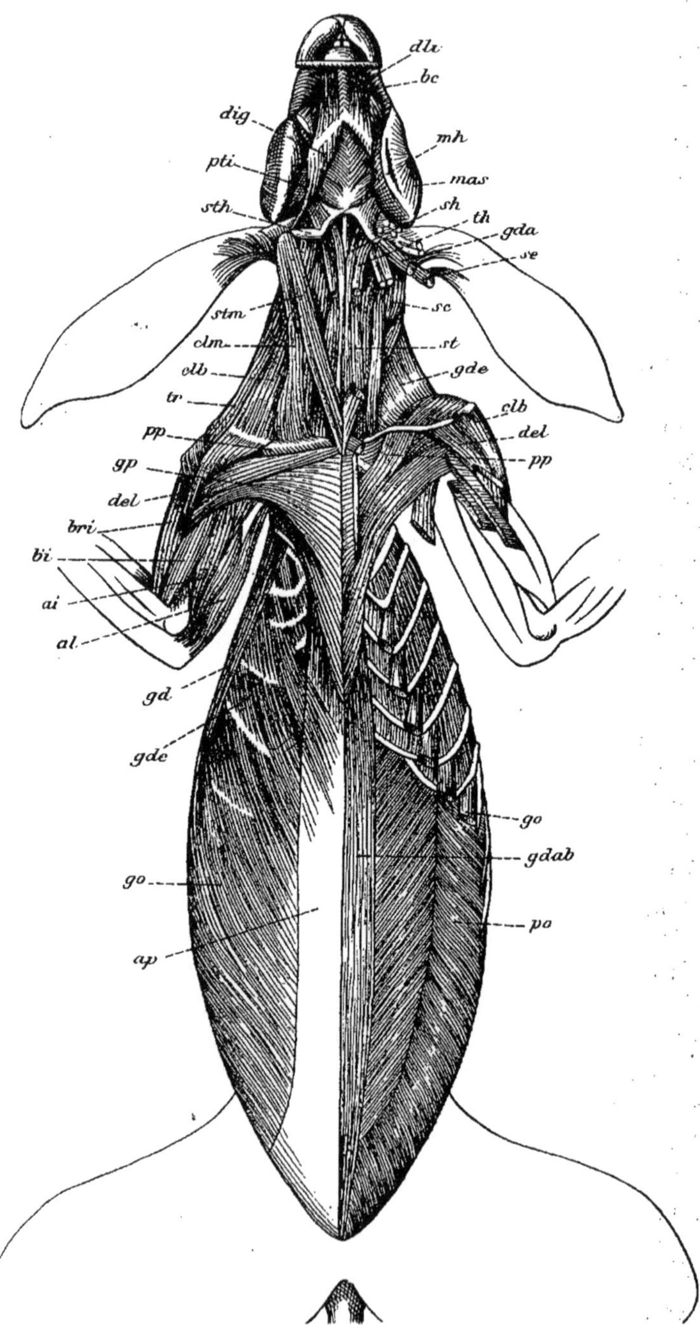

Fig. 348.

Fig. 348. — *Lepus cuniculus.* Myologie de la face ventrale (d'après un dessin de Cuvier et Laurillard). *dli*, m. dépresseur de la lèvre inférieure; *bc*, buccinateur; *mh*, mylohyoï-

sur la face dorsale de la colonne vertébrale, dont ils longent les apophyses épineuses. Ils constituent une couche musculaire inférieure à celle du long dorsal. Ils naissent par des tendons plus ou moins allongés des apophyses épineuses et mamillaires des vertèbres antérieures de la région lombaire et postérieures de la région dorsale; puis, en passant par dessus une ou deux vertèbres, ils vont aboutir aux apophyses correspondantes des vertèbres antérieures du dos et du cou. Leurs insertions d'origine et de terminaison sont donc toujours sur des apophyses. Dans la région cervicale, leurs faisceaux réunis s'étendent jusqu'à la face postérieure de la tête et constituent là un muscle appelé quelquefois le *grand complexus*. Le long épineux s'unit encore par des tendons au long dorsal, en sorte que son individualisation n'est pas toujours bien nette. Nous en dirons de même des couches de petits muscles sous-jacents qui forment la portion la plus profonde de la musculature de la colonne vertébrale. Pourtant, nous distinguons des faisceaux s'étendant obliquement depuis le bord supérieur de sacrum, les apophyses épineuses et transverses des vertèbres situées au devant de lui, jusque dans la région cervicale; leur maximum de développement se trouve au niveau des lombes. Leur ensemble, destiné à produire de légers mouvements de rotation des vertèbres les unes sur les autres, constitue le *muscle compliqué de l'épine* (*m. multifidus*) plus ou moins fusionné, selon les régions du dos, avec les *muscles interépineux* (*m. interspinales*) et *intertransversaires* (*m. intertransversarii*), tendus entre les apophyses épineuses et transverses des vertèbres, particulièrement dans la région lombaire.

La portion sacrale de la colonne vertébrale sert d'insertion aux *muscles de la queue*, parmi lesquels, outre le peaucier extenseur, que nous avons déjà cité, on distingue deux *extenseurs latéraux* ajoutant leur action à celle du précédent pour redresser l'appendice caudal, deux *abducteurs* et un *fléchisseur*.

Muscles ventraux du tronc (fig. 348). Après avoir dépecé les abords immédiats de la colonne vertébrale, nous allons rapidement passer en revue les muscles des flancs et du ventre, lesquels constituent principalement la paroi du corps. Constatons la présence des *muscles pectoraux* (*gp*, *pp*), dont nous reparlerons à propos du

dien; *mas*, masséter; *dig*, digastrique; *pti*, ptérygoïdien interne; *sth*, stylo-hyoïdien; *sh*, sterno-hyoïdien; *th*, thyroïdien; *st*, sterno-thyroïdien; *sc*, scalène; *stm*, sterno-mastoïdien; *clm*, cleïdo-mastoïdien; *clb*, cleïdo-basilaire; *tr*, trapèze; *pp*, petit pectoral; *gp*, grand pectoral; *del*, deltoïde; *se*, sus-épineux; *gda*, grand droit antérieur; *gd*, grand dorsal; *gde* grand dentelé; *go*, grand oblique; *po*, petit oblique; *ap*, aponévrose recouvrant le grand droit de l'abdomen; *gdab*, grand droit de l'abdomen; *bri*, brachial interne; *bi*, biceps; *ai*, anconé interne; *al*, long anconé (portion scapulaire du triceps).

membre antérieur, avec lequel ils ont des attaches, et après les avoir écartés nous faisons connaissance avec les muscles propres du thorax. Ce sont les *muscles intercostaux* (*m. intercostales*) (*ic*); leur nom indique qu'ils remplissent les espaces compris entre les côtes; leurs fibres sont dirigées obliquement en bas et en arrière depuis le bord postérieur d'une côte jusqu'au bord antérieur de la côte suivante. Nous leur distinguons facilement une couche externe et une couche interne, dont les fibres ont une direction opposée et s'entrecroisent avec celles de la première. Les *muscles releveurs des côtes* (*m. levatores costarum*), situés dorsalement par rapport aux précédents, naissent des apophyses transverses des vertèbres dorsales et s'insèrent contre la côte correspondante.

Le *diaphragme* (fig. 332, *t*) est un muscle elliptique dont l'axe dorso-ventral surpasse l'axe transversal ; il est plat et pour la plus grande partie tendineux. Il sépare la cavité thoracique de la cavité abdominale. Nous lui distinguons une *portion vertébrale* attachée par trois languettes contre les corps des vertèbres lombaires et séparée en deux moitiés par un hiatus à travers lequel passe l'aorte descendante. Puis, une *portion costale* qui prend ses origines par sept bandelettes digitiformes contre la face interne des cartilages costaux et par deux autres points d'attache contre l'apophyse xyphoïde du sternum. Cette seconde portion est traversée par l'œsophage et la veine cave. Toutes les fibres de la portion charnue du diaphragme convergent vers un tendon plat et transparent, le *centre phrénique* (*centrum tendineum*).

Les *muscles abdominaux* proprement dits forment plusieurs couches qui de l'extérieur vers l'intérieur comprennent : le *muscle grand oblique externe* (*m. obliquus abdominis externus*) (fig. 347 et 348, *go*), le plus vaste de tous. Il a plusieurs origines ; en avant, il tient par dix languettes aux dix côtes postérieures ainsi qu'à l'apophyse xyphoïde; en haut, il s'insère au feuillet superficiel du fascia dorso-lombaire. Ses fibres, croisées vers leurs origines costales par le muscle grand dorsal (*gd*), courent obliquement en arrière et en bas et elles s'insèrent sur la ligne blanche médio-ventrale par une aponévrose (fig. 347 et 348, *ap*) longue et étroite qui recouvre le muscle grand droit de l'abdomen (*gdab*). Une partie d'entre elles, les plus postérieures, se portent en arrière jusqu'à la crête de l'os iliaque, où elles se terminent.

Au-dessous du précédent, nous découvrons le *muscle oblique interne* (*m. obliquus abdominis internus*), mince et trapéziforme, dont les fibres, obliquant en haut et en avant, s'insèrent partie contre le ligament inguinal, partie contre un feuillet moyen du fascia dorso-lombaire, partie enfin contre les cinq dernières côtes. Il recouvre immédiatement le *muscle transverse de l'abdomen* (*m. transversus abdominis*) s'étendant de la partie moyenne du ligament inguinal et d'un feuillet profond du fascia dorso-lombaire jusqu'à la septième paire de côtes. Il doit son nom à la direction transversale de ses fibres.

Le Lapin étant renversé sur le dos et ses muscles pectoraux ayant été enlevés, on voit l'origine du *muscle droit abdominal* (*m. rectus abdominalis*) (fig. 348, *gdab*); il naît par un large tendon de la face ventrale du corps du sternum et de son apophyse xyphoïde, ainsi que de celle des côtes, de la deuxième à la septième paires. Il court tout droit en arrière, s'élargissant dans sa partie moyenne pour se rétrécir vers sa terminaison. Nous lui remarquons six inscriptions tendineuses. Il s'unit à son congénère le long de la ligne blanche médio-ventrale et il s'insère en même temps que lui par un tendon commun contre la face antérieure de la symphyse pubienne. Le *muscle carré des lombes* (*m. quadratus lumborum*) qui occupe, dans la région lombaire, l'espace compris entre les dernières côtes et la crête de l'iliaque, appartient encore au groupe des muscles abdominaux.

Muscles de la tête. La tête est attachée à la colonne vertébrale par cinq paires de muscles, dont trois droits et deux obliques. Ces muscles, recouverts par ceux de la nuque, sont courts et tendus entre l'occipital et les vertèbres cervicales. Ce sont : le *grand droit postérieur* (*m. rectus capitis major*), qui naît de l'apophyse épineuse de l'axis et s'insère contre l'écaille de l'occipital ; *le petit droit postérieur* (*m. rectus capitis minor*), partiellement recouvert du précédent, s'étend entre le tubercule postérieur de l'atlas et la protubérance de l'occipital ; le *droit latéral* (*m. rectus capitis lateralis*), compris entre l'apophyse transverse de l'atlas et le bord postérieur de l'apophyse jugulaire de l'occipital, s'insère exactement dans la fossette ménagée entre cette dernière et l'apophyse condyloïde; le *grand oblique* (*m. obliquus capitis major*), le plus fort de tous ces muscles, part, comme le grand droit, de l'épine de l'axis, mais il s'insère contre l'apophyse transverse de l'atlas ; enfin le *petit oblique* (*m. obliquus capitis minor*) s'étend du bord supérieur et latéral de l'apophyse transverse de l'atlas jusqu'au bord latéral de la protubérance de l'occipital externe.

Les autres muscles de la tête peuvent être rangés en trois groupes : les muscles de la face, les muscles masticateurs et les muscles du cou.

Les *muscles de la face* sont de petits muscles minces, dérivant des muscles peauciers, en ce sens qu'ils s'insèrent à la peau du visage, mais prenant tous un point d'appui sur le squelette. Nous distinguons : le *grand* et le *petit zygomatiques* (*m. zygomaticus major et minor*) minces faisceaux musculaires naissant sur l'apophyse zygomatique du temporal et s'étendant à travers la peau de la joue jusqu'à la lèvre supérieure (fig. 347, *pz*) ; le *carré de la lèvre supérieure* (*m. levator labii superioris*), qui s'étend de la fossette comprise entre le maxillaire et son apophyse zygomatique jusqu'à la lèvre supérieure (*ls*); *l'élévateur du nez* (*m. levator nasi*), du bord inférieur de l'orbite au bord latéral du nez (*ln*); *l'élévateur de l'angle de la bouche* (*m. levator anguli oris*), de la face externe du maxillaire supérieur à la peau du coin des lèvres ; le *buccinateur* (*m. buccinator*) (*bc*), de la région postérieure du maxillaire supérieur jusqu'aux lèvres supérieure et inférieure; le *carré de la lèvre inférieure* (*m. depressor labii inferioris*) (*dli*), qui, recouvert par le *sous-mentonnier*, va du bord inférieur de la mandibule jusqu'à la peau de la lèvre voisine.

Les *muscles masticateurs* ont pour caractère commun de prendre leurs origines contre les os du crâne et de s'insérer tous au maxillaire inférieur. Le plus puissant est le *muscle masséter* (fig. 347, *mas*) auquel on peut reconnaître une couche superficielle qui part de la face latérale de l'apophyse zygomatique et une couche profonde naissant contre la face interne de la même apophyse, pour toutes deux s'insérer contre la face latérale de la mandibule. Le *temporal* (*m. temporalis*) (*t*) seconde le précédent; il naît à la face externe de l'écaille temporale et s'insère contre l'apophyse coronoïde de la mâchoire inférieure. Les *muscles ptérygoïdes* (*m. pterygoidei*) dont l'un, interne (fig. 348, *pti*), s'étend de la fosse ptérygoïde à la branche mandibulaire et l'autre, externe et plus massif, va de la lame latérale de l'apophyse ptérygoïde jusqu'au trou mandibulaire.

Muscles du cou. Nous avons d'abord sur les côtés du cou les *muscles scalènes* (*m. scaleni*), au nombre de trois : un antérieur, un moyen et un inférieur (fig, 348, *sc*); ils courent obliquement en arrière et en bas, des apophyses transverses des vertèbres cervicales, jusqu'à la face externe des premières côtes. Le *muscle long du cou* (*m. longus colli*) a la forme d'un triangle allongé; ses fibres naissent des corps des premières vertèbres dorsales et des dernières cervicales et s'insèrent aux vertèbres antérieures du cou, particulièrement à la portion inférieure de l'anneau de l'atlas. Le *grand droit antérieur* (*m. rectus capitis anticus major*) naît au moyen de plusieurs faisceaux des apophyses transverses des six premières vertèbres cervicales; le corps musculaire commun formé par la réunion de ces faisceaux s'insère sur le basi-occipital à sa suture avec le sphénoïde. Le *petit droit antérieur* (*m. rectus capitis anticus minor*), recouvert par le précédent, part de la face inférieure de l'apophyse transverse de l'atlas et s'insère au basi-occipital, un peu en arrière du précédent. Le *cléido-mastoïdien* (*m. cleido-mastoïdeus*) (*clm*) occupe la partie latéro-ventrale du cou ; il appartient comme le trapèze au groupe des muscles du dos ; c'est un long muscle plat qui s'étale de l'apophyse mastoïde jusqu'à la clavicule. Le *basio-huméral* (*m. basi-humeralis*), situé au-dessous du précédent, réunit la portion basilaire de l'occipital avec la clavicule ; son prolongement sur le bras constitue le deltoïde (*del*), que nous retrouverons plus loin.

Les muscles ventraux de la région du cou sont presque tous en relation avec l'appareil hyoïdien et entourent la trachée. Ce sont : le *sterno-mastoïdien* (fig. 348, *stm*) ; il naît en commun avec son congénère de la face inférieure du manubrium du sternum ; ses fibres parallèles courent en avant et s'insèrent un peu au-devant du cléido-mastoïdien, sur le côté de l'apophyse mastoïdienne. Le *sterno-hyoïdien* (*sh*) a le même point d'origine que le précédent ; appliqué contre la trachée, il va s'insérer sur le corps de l'hyoïde et ses grandes cornes. Le *sterno-thyroïdien* (*st*) court sur les côtés de la trachée ; il a le même point de départ que le précédent et s'insère sur la face latérale du cartilage thyroïde. Le *thyroïdien* (*th*), assez épais, s'étend du cartilage thyroïde jusqu'à la grande corne de l'hyoïde, derrière le point d'insertion du sterno-hyoïdien. Les deux *stylo-hyoïdiens* (*sth*) courent de l'apophyse jugulaire de l'occipital, le plus grand jusqu'à l'extrémité de la grande corne de l'hyoïde, et le plus petit jusqu'à la petite corne du même os. Le *mylo-hyoïdien* (*mh*) repose sur la glande sous-maxillaire et s'étend de la face ventrale du corps de l'hyoïde jusqu'à l'angle de rencontre des deux branches de la mâchoire inférieure. Enfin le *génio-hyoïdien* a sensiblement le même parcours que le précédent.

Muscles du membre antérieur. Ce sont les muscles de l'épaule, du bras, de l'avant-bras et de la main. Les premiers appartiennent encore par leur naissance aux régions du cou et du thorax, où nous les avons déjà rencontrés. C'est ainsi que les muscles pectoraux s'étendent entre le sternum et l'os du bras qu'ils soutiennent. On distingue le *grand* et le *petit pectoral* ; le premier (fig. 348, *gp*) recouvre en partie le second (*pp*) ; ils naissent de la ligne médio-ventrale du sternum et vont s'insérer, le premier contre l'épine de l'humérus, le second en partie contre la clavicule et le ligament sterno-claviculaire et en partie contre le bord supérieur de l'omoplate. Le *deltoïde* (fig. 347 et 348, *del* et *del'*) est le prolongement, dans l'angle formé par l'omoplate et l'humérus, du muscle basio-huméral que nous avons mentionné avec les muscles du cou. Il est composé d'une portion scapulaire et d'une portion acromiale qui se réunissent, toutes deux, en un seul long tendon, s'insérant sur le bord antérieur de l'humérus, qu'il tend à fléchir.

Au-dessous du deltoïde, et appliqués contre la face externe de

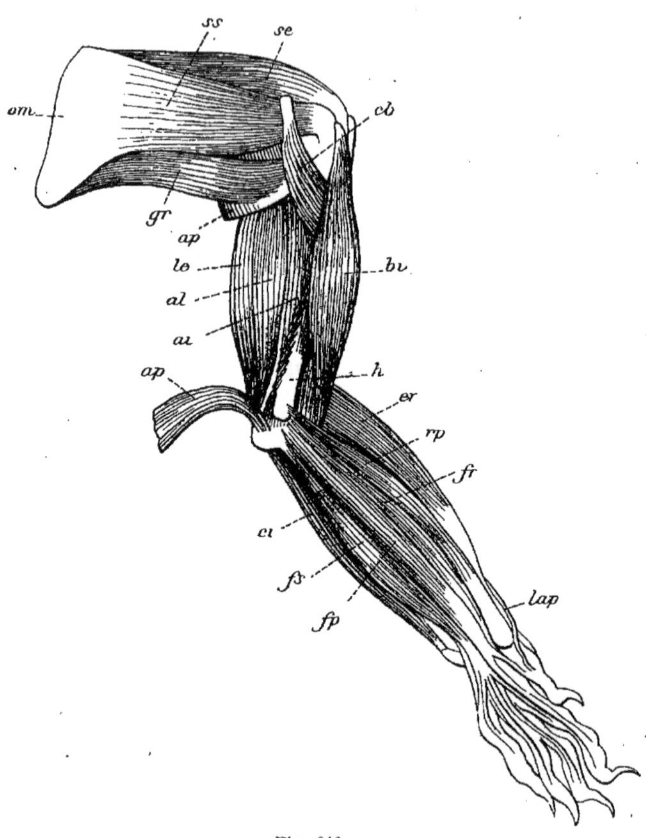

Fig. 349.

l'omoplate, nous rencontrons les deux muscles épineux. Le *muscle sus-épineux*, recouvert encore en grande partie par le trapèze, part de l'épine de l'omoplate, remplit la fosse sus-épineuse, à laquelle il

Fig. 349. — *Lepus cuniculus.* Muscles de la face interne du membre antérieur (d'après Cuvier et Laurillard). *om*, omoplate; *ss*, muscle sous-scapulaire; *se*, sus-épineux; *gr*, grand rond; *cb*, coraco-brachial; *bi*, biceps brachial; *ai*, anconé interne (portion humérale du triceps); *al*, long anconé (portion scapulaire du triceps); *ap*, anconé postérieur; *le*, long extenseur de l'avant-bras; *h*, humérus; *er*, extenseur radial du carpe; *rp*, rond pronateur; *fr*, fléchisseur radial du carpe; *fp*, fléchisseur profond des doigts; *fs*, fléchisseur superficiel des doigts; *lap*, tendon du long abducteur du pouce; *ci*, cubital interne.

emprunte son nom, et va s'insérer contre la grande tubérosité de la tête de l'humérus (fig. 349, *se*). Le *sous-épineux* correspond au précédent, de l'autre côté de l'épine scapulaire, c'est-à-dire qu'il recouvre la fosse sous-épineuse et s'insère aussi sur la tête de l'humérus. Ces deux muscles sont extenseurs de l'épaule; ils contribuent à porter le bras en avant.

Les *muscles petit rond* et *grand rond* (*m. teres minor et major*) sont au contraire fléchisseurs de l'articulation de l'épaule. Le premier naît par un large tendon du bord inférieur de la fosse sous-épineuse de l'omoplate et s'insère à l'humérus au-dessous du point d'insertion du muscle sous-épineux. Le second, fort épais et charnu, est situé dans l'angle formé par le bord postérieur de l'omoplate et l'humérus; il est recouvert par la partie inférieure du trapèze et le grand dorsal; il s'insère contre la tête de l'humérus (fig. 349, *gr*).

Le *muscle sous-scapulaire* extenseur de l'épaule part de la face interne de l'omoplate et s'insère, en dedans de la tête de l'humérus, sur la petite tubérosité de cet os; il est divisé par des tendons comme les rayons d'un éventail (fig. 349, *ss*).

Les muscles du bras sont destinés à faire mouvoir l'avant-bras dans l'articulation du coude; les antérieurs assurent sa flexion, les postérieurs son extension. Ils sont recouverts à leur origine par les muscles de l'épaule.

Aux extenseurs appartiennent : le *long extenseur* (*m. extensor antibrachii*) (fig. 349, *le*,) qui s'étend, plat et large, depuis le fascia commun au grand et au petit rond, jusqu'au bord postérieur de l'olécrane; puis, les divers faisceaux fusiformes, distincts à leur origine mais réunis à leur tendon terminal, qui constituent le *muscle triceps*. L'anatomie spéciale les décrit séparément sous le nom de *muscles anconés* (*m. anconaei*). Nous reconnaissons facilement un *long anconé* (*al*), le plus fort des trois, qui naît contre le bord postérieur de l'omoplate au-dessous du point d'origine du grand rond; il court directement vers l'acromion et, à peu près à demi-longueur de l'humérus, il s'unit à l'*anconé externe* ou *court anconé*, situé à la face externe du bras, puis il s'insère avec lui contre la face externe de l'olécrane. L'*anconé interne* (*ai*), en partie recouvert par le long anconé, se dirige parallèlement à l'humérus, à la face interne du bras, vers le même point d'insertion, tout en restant indépendant des deux précédents.

Les deux principaux fléchisseurs de l'avant-bras sont : le *biceps brachial* (*bi*) (*m. gleno-ulnaris*) qui s'étend de l'articulation de l'épaule, où il prend naissance par un tendon dont l'origine est à l'intérieur de la capsule articulaire, jusqu'au radius et au cubitus, auxquels il s'insère par deux tendons distincts ; et le *muscle brachial interne*. Ce dernier (fig. 347, *bri*) naît en deux portions des crêtes interne et externe de l'humérus et, après avoir longé cet os, il se termine par un tendon bifurqué dont les branches s'insèrent respectivement contre les tubérosités du radius et du cubitus, en même temps que les tendons d'insertion du biceps.

Les muscles de l'avant-bras sont moteurs de la main et des doigts, en forme de fuseaux, avec de longs tendons terminaux qui vont s'insérer contre les os carpiens. Les extenseurs sont situés à la face dorsale et à la face externe de l'avant-bras ; ils prennent naissance, pour la plupart, sur le condyle externe de l'épiphyse distale de l'humérus. Ce sont : l'*extenseur radial du carpe* (*m. extensor carpi radialis*) (fig. 349, *er*), placé à la face dorsale du radius ; son ventre charnu se divise en un long extenseur superficiel et un court extenseur profond dont les tendons s'insèrent sur le deuxième et le troisième os métacarpiens ; l'*extenseur commun des doigts* (*m. extensor digitorum communis*) (*ecd*), est recouvert par le précédent à son point de départ ; il est situé sur la face cubitale de l'avant-bras, à peu près à demi-longueur de celui-ci ; il se résoud en quatre tendons qui se dirigent sur les métacarpiens et les phalanges des quatre doigts externes auxquels ils s'insèrent ; l'*extenseur externe des doigts* (*eed*) actionne également les doigts externes, à l'exclusion du deuxième. Les deux muscles suivants, destinés au pouce, sont plus profondément placés ; ce sont : l'*abducteur du pouce* (*m. abductor pollicis*) (*lap*), prenant naissance sur une petite crête du cubitus d'un côté, et de l'autre sur la face externe du radius ; il court dans la rainure entre ces deux os et s'insère par un long tendon contre la base du premier métacarpien ; puis, l'*extenseur du pouce*, recouvert par l'extenseur commun des doigts, se termine par deux tendons, dont le plus important se rend sur les phalanges du pouce, et l'autre sur l'index.

Les fléchisseurs de l'avant-bras naissent pour la majeure partie sur le condyle interne de l'épiphyse inférieure de l'humérus et courent sur les faces interne et postérieure du membre. Nous mentionnons parmi les principaux : le *rond pronateur* (*m. pronator teres*) (fig. 349, *rp*), qui s'insère contre la face postérieure ou ventrale du radius, à peu près au milieu de sa longueur ; c'est le muscle homologue du pronateur ou rotateur de l'anatomie humaine, mais ici son action est très limitée, le radius du Lapin n'étant pas mobile sur le cubitus ; le *fléchisseur radial du carpe* (fig. 349, *fr*), le *fléchisseur superficiel* et le *fléchisseur profond des doigts* (*fs*, *fp*) sont les antagonistes des extenseurs du même nom mentionnés plus haut; ils s'insèrent à la face inférieure des os correspondants du métacarpe; le *long palmaire* (*m. palmaris*) est un tenseur de la plante de la patte dont le tendon se perd dans le *fascia palmaire*. Quant aux muscles propres de la main, ce sont de petits muscles qui vont du deuxième au cinquième doigts, auxquels ils communiquent de faibles mouvements latéraux et de flexion; ils sont tous situés à la face inférieure ou palmaire de la patte.

Muscles du membre postérieur. La myologie du membre postérieur est puissante et compliquée. Autour du bassin, en particulier, se rencontrent plusieurs petits muscles qui servent à le consolider en le fixant contre la colonne vertébrale; leur description détaillée nous entraînerait beaucoup trop loin. Nous nous bornerons à mentionner les principaux d'entre eux, tout en engageant l'opérateur à ne pas négliger l'observation des autres, pendant la dissection de cette région du corps. L'ensemble des muscles des pattes de derrière se divise assez naturellement en quatre portions: les muscles de la hanche, de la cuisse, de la jambe et du pied.

Les premiers correspondent aux muscles de l'épaule; ils prennent naissance contre les vertèbres lombaires et sacrales, ou bien contre les os de la ceinture pelvienne, auxquels, d'ailleurs, certains d'entre eux vont s'insérer, pendant que les autres s'étendent jusqu'au fémur; ces derniers sont par conséquent les plus allongés et les plus distincts.

Contre la face interne de la hanche, nous rencontrons le *psoas-iliaque*; il a deux origines, l'une antérieure, correspondant au *grand psoas* (fig. 350, *gps*), l'autre, postérieure, ou *muscle iliaque* (*il*), mais ces deux muscles se réunissent l'un à l'autre; le premier a son point de départ à la face ventrale des corps et des apophyses transverses des vertèbres lombaires, le second naît des points correspondants des vertèbres postérieures de la même région, ainsi que du voisinage de l'articulation sacro-iliaque. Tous deux ont un tendon commun qui s'insère contre le petit trochanter. Le *petit psoas* (*pps*) naît aussi sur les quatre vertèbres lombaires postérieures; il court droit en arrière et s'insère par un long tendon contre le tubercule ilio-pectiné et contre le ligament inguinal. L'*obturateur interne* part de la circonférence intérieure du trou obturateur et va s'insérer dans une fossette du bord interne du grand trochanter, tirant la cuisse en dedans.

Les muscles externes de la hanche sont disposés sur plusieurs couches se recouvrant les unes les autres. A la superficie, et s'étendant sur le bord antérieur de la cuisse, nous reconnaissons: l'*extenseur du fascia lata* (fig. 347, *tfl*), dont l'origine est à l'extrémité antérieure de l'aile de l'iliaque, il se dirige obliquement en bas et en arrière ; il s'unit aux muscles fessiers et ses fibres vont s'épanouir contre le fascia lata, c'est-à-dire contre la large lamelle aponévrotique qui recouvre la face externe de la cuisse. Viennent ensuite les trois *muscles fessiers* (*m. glutaeus maximus*, *medius* et *minimus*), extenseurs de l'articulation coxo-fémorale.

Ces muscles se recouvrent mutuellement, le plus fort est le *fessier moyen* ; ils naissent du bord externe ou latéral de l'os iliaque et s'insèrent contre les crêtes trochantériennes du fémur (fig. 347, *gf*). A la couche la plus profonde des muscles de la hanche appartiennent le *muscle pyriforme* (*m. pyriformis seu pyramidalis*), qui naît de la face ventrale du sacrum ; il est recouvert par le fessier moyen; ses fibres se réunissent à un tendon arrondi qui s'insère contre l'extrémité libre du grand trochanter, tout près du point d'insertion du fessier moyen; le *carré crural* (*m. quadratus femoris*), en forme de trapèze, s'étend de la branche supérieure de l'ischion jusqu'à la fosse trochantérienne; enfin les *jumeaux* (*m. gemellus superior* et *inferior*), qui, comme les précédents, contribuent à porter la cuisse en avant, sont deux petits muscles naissant de l'épine de l'ischion et se terminant à la portion proximale du fémur.

Les extenseurs de la cuisse sont rassemblés surtout à la face antérieure, leurs antagonistes à la face postérieure. Quant aux muscles de la face interne de cette région, ce sont des adducteurs qui tirent le membre en dedans.

Le principal extenseur est le *quadriceps crural*, qui recouvre toute la face antérieure de la cuisse ainsi qu'une portion de ses faces latérales. Ce grand muscle comprend en réalité quatre faisceaux, ayant chacun une tête distincte, mais se terminant dans un tendon commun, lequel englobe la rotule, puis va s'insérer contre la crête du tibia sous le nom de ligament rotulien. Les quatre muscles constituant le quadriceps sont connus en anatomie descriptive sous les dénominations suivantes : l'un très large, recouvrant le bord antérieur du fémur, est le *muscle droit de la cuisse* (fig. 350, *dc*); il naît sur un tendon qui vient du bord supérieur de l'os iliaque; il est recouvert à son origine par le tenseur du fascia lata et recouvre à son tour le second muscle antérieur, le *crural*. Celui-ci prend naissance sur le grand trochanter; il est recouvert de côté par le *vaste externe* dont l'origine est à la face externe du col du fémur; il s'étend sur la face correspondante de la cuisse.

Le *vaste interne* (*vi*) a le même parcours sur la face interne de la cuisse et prend son origine à la base du col du fémur.

Les fléchisseurs les plus importants sont : le *biceps crural* qui constitue la partie postérieure et externe de la fesse (fig. 347, *bi*); il est long et fort, s'étendant depuis le bassin jusqu'à peu près au milieu du tibia; ses têtes (il en a trois) partent, la première des apophyses inférieures des vertèbres sacrales et caudales, les deux autres

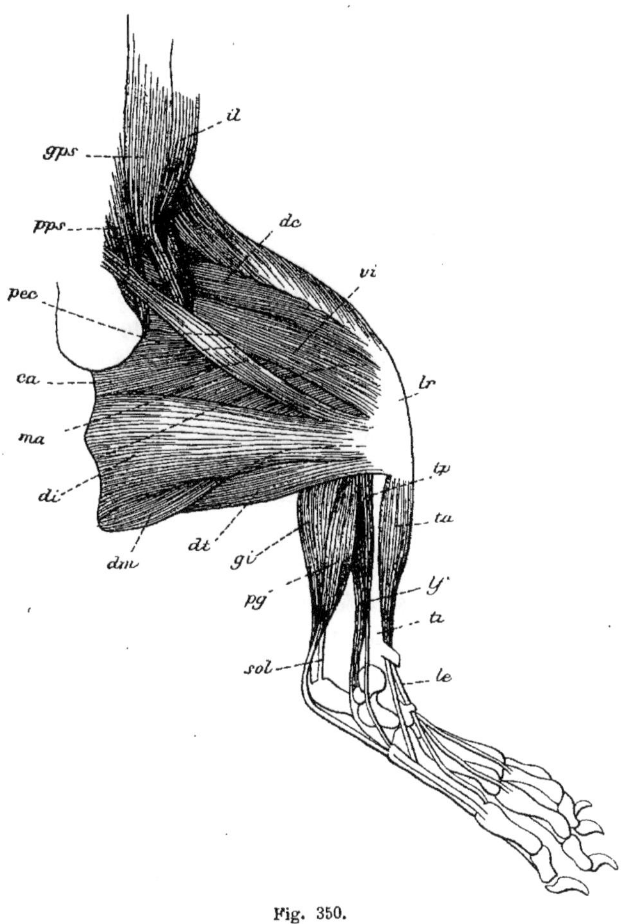

Fig. 350.

de la tubérosité de l'ischion; elles fusionnent leurs fibres en un corps musculaire qui descend vers le genou; au niveau de celui-ci il décrit une courbe et s'insère sur une large expansion aponévrotique qui

Fig. 350. — *Lepus cuniculus*. Muscles de la face interne du membre postérieur (d'après Cuvier et Laurillard). *gps*, grand psoas; *il*, m. iliaque; *pps*, petit psoas; *dc*, droit de la cuisse; *vi*, vaste interne; *pec*, pectiné; *ca*, court adducteur; *ma*, moyen adducteur; *di*, droit interne; *dm*, demi-membraneux; *dt*, demi-tendineux; *lr*, ligament rotulien; *tp*, tibial ou jambier postérieur; *ta*, tibial ou jambier antérieur; *lf*, long fléchisseur; *le*, tendon du long extenseur commun; *ti*, tibia; *sol*, tendon du soléaire; *pg*, plantaire grêle; *gi*, gastrocnémien interne.

s'attache contre la crête du tibia en se confondant avec le fascia lata et l'aponévrose de la jambe.

A la partie postérieure et interne de la fesse s'étendent : le *muscle demi-membraneux* (fig. 347 et 350, *dm*), muscle arrondi décrivant une courbe entre la tubérosité de l'ischion, où il prend naissance, et l'articulation du genou, qu'il dépasse pour s'insérer sur le tibia; et le *muscle demi-tendineux* (*dt*), situé entre le biceps et le demi-membraneux, long muscle charnu, dont l'extrémité proximale est située en dehors de la cuisse et l'extrémité distale en dedans. Il naît à la tubérosité de l'ischion et va s'insérer sur le condyle interne du tibia.

Les adducteurs de la cuisse sont rassemblés surtout contre la face interne du membre. Nous mentionnons parmi eux le *couturier* (*m. sartorius*) (fig. 347, *co*), dont la portion distale seule est interne, sa portion proximale faisant saillie sur le devant de la cuisse; il s'étend de l'angle externe de l'ilion jusqu'au condyle interne du tibia. Le *muscle droit interne* (*m. gracilis*) (fig. 350, *di*) a son origine à la symphyse du pubis et se termine par un large tendon qui s'insère contre la face interne de la crête du tibia. Ces deux muscles recouvrent presque entièrement les adducteurs de la seconde couche; il faut donc les éloigner pour apercevoir le *muscle pectiné* (fig. 350, *pec*) et les adducteurs proprement dits, au nombre de trois : le *long adducteur*, le *moyen adducteur* (*ma*) et le *court adducteur* (*ca*). Ces derniers muscles s'étendent depuis la paroi ventrale du bassin, et principalement de la symphyse pubienne, jusqu'au trochanter du fémur; le tendon d'insertion du grand adducteur s'applique contre le condyle interne du fémur.

Les muscles de la jambe sont fusiformes, charnus seulement vers le haut du membre, car ils se terminent à son extrémité inférieure amincie par de longs et fins tendons. Ils mettent en jeu l'articulation du genou et celle du tarse; ils s'étendent depuis la première jusqu'aux os tarsiens et aux orteils, accumulés surtout sur les faces antérieure, externe et postérieure de la jambe; la face interne de celle-ci en est partiellement dépourvue; aussi aperçoit-on le tibia après qu'on a enlevé la peau de ce côté.

Parmi les extenseurs, nous rencontrons : le *tibial antérieur* ou *jambier* (*m. tibialis anticus*) (fig. 350, *ta*), le plus superficiel des muscles situés à la face antérieure de la jambe; il s'insère à son origine sur le condyle externe du tibia et sur la crête de cet os; son tendon terminal, qui côtoie celui du long extenseur, s'insère sur le premier métatarsien. Le *long extenseur* ou *extenseur commun des orteils* (*le*), recouvert par le précédent, prend naissance par un tendon arrondi contre le condyle externe du fémur, il passe devant l'articulation du genou, au-dessous de laquelle apparaissent ses fibres charnues, qui se rassemblent en un corps assez grêle recouvrant le long péronier ; son tendon terminal se ramifie au niveau des métatarsiens et ses branches s'insèrent sur les phalanges des doigts.

La face externe ou latérale de cette dernière est recouverte principalement par les muscles péroniers : le *long péronier* (fig. 347, *lp*), situé au-dessous du long extenseur, et le *court péronier* prennent naissance sur le condyle externe du tibia, tandis que le *troisième* et le *quatrième péroniers* ont leur origine sur l'épine osseuse représentant le péroné proprement dit. Ces quatre muscles se terminent par de minces tendons sur les métatarsiens et les phalanges des orteils.

Aux fléchisseurs de la jambe, qui sont en même temps des extenseurs de l'articulation tarsienne, appartient d'abord le *triceps sural*, qui forme la couche superficielle des muscles de la face postérieure de la jambe. Comme l'indique son nom, le triceps comprend trois muscles, deux gastrocnémiens et un soléaire, plus ou moins fusionnés ensemble. Le *gastrocnémien interne* (fig. 350, *gi*) prend naissance sur le condyle interne de l'épiphyse inférieure du fémur et se réunit au *gastrocnémien externe* vers le milieu du tibia ; au même niveau, leurs fibres s'unissent à celles du *soléaire* (*sol*), lequel court sur la ligne médiane, recouvert par les deux precédents, et prend son origine sur la tête du péroné. Le prolongement tendineux commun à ces trois muscles, épais et très fort, n'est autre que le *tendon d'Achille*, qui se fixe contre la tubérosité du calcanéum.

Outre le triceps sural, nous trouvons à la face postérieure de la jambe, au-dessous des gastrocnémiens, le *plantaire grêle* (*pg*), qui a son origine sur le condyle externe du fémur et les osselets sésamoïdes voisins. Son tendon terminal contourne la face postérieure du calcanéum et se divise en quatre branches sous la plante du pied ; chacune de ces branches s'insère contre la face inférieure des phalanges. Ce muscle fléchit donc le genou et les doigts tout en étendant le tarse.

Le *long fléchisseur commun des orteils* (*lf*) est, avec le suivant, le plus profond des muscles de ce groupe ; il bouche la fente entre le tibia et le péroné et prend naissance sur la face postérieure des têtes de ces deux os. Son tendon d'insertion passe sur la malléole interne et se divise à la face plantaire du pied en quatre rameaux qui se fixent entre la deuxième et la troisième phalanges des orteils. Le *tibial* ou *jambier postérieur* (*tp*), voisin du précédent, mais plus court et plus grêle que lui, naît sur la face interne de l'extrémité supérieure du péroné; son tendon très long et mince s'attache à la base du deuxième métatarsien. Enfin, le *poplité* naît sur le condyle externe du fémur, à l'intérieur de la capsule qui enveloppe l'articulation du genou; il transperce cette dernière et s'insère sur le bord interne du tibia, qu'il sert à faire tourner en dehors. Nous laissons de côté quelques petits faisceaux musculaires situés autour du pied même et qui assistent les muscles précédents dans les mouvements d'extension et de flexion des orteils.

Système nerveux. La dissection du système nerveux exige des précautions particulières car son tissu est délicat. La portion centrale de ce système enfermée dans le crâne et le canal rachidien de la colonne vertébrale (fig. 333, *ce*, *me*) est mise à nu au moyen de cisailles. On attaque les os soit par la face dorsale, et alors on fait sauter la voûte du crâne puis, une à une, et d'avant en arrière, les neurapophyses des vertèbres; soit par la face ventrale, pour mieux voir les nerfs cérébraux. Dans ce dernier cas, il faut enlever les os faciaux, le sphénoïde, le basi-occipital et les corps vertébraux; l'opération se fait plus sûrement après durcissement dans l'alcool. On peut sortir le cerveau et la moelle après avoir reconnu les rapports des racines des nerfs. La dissection de ces derniers est grandement facilitée par un séjour prolongé dans l'acide azotique.

Le *système nerveux central* comprend la moelle épinière et l'encéphale. Ce dernier est remarquable par le grand développement du prosencéphale ou hémisphères cérébraux, lequel recouvre le thalamencéphale, (composé des couches optiques, du tuber cinereum et de l'infundibulum) ainsi que le mésencéphale (composé des tubercules quadrijumeaux et des pédoncules cérébraux). En effet, dans le cours du développement embryonnaire, la vésicule du thalamencéphale glisse peu à peu à l'intérieur du prosencéphale dont elle finit par être comme englobée, en sorte que chez l'adulte elle fait corps avec lui et il faut écarter les lobes ventraux des hémisphères pour l'apercevoir dans son entier. D'ailleurs, le plancher du thalamencéphale subit d'importantes modifications; il se développe en un diverticule creux, *l'infundibulum*, dont l'extrémité inférieure s'unit avec un organe qui, primitivement, ne fait pas partie du cerveau, *l'hypophyse* ou *glande pituitaire*, située en arrière du chiasma optique.

Le métencéphale ou cervelet fait suite aux hémisphères, toutefois lorsqu'on regarde le cerveau par-dessus, on aperçoit entre les hémisphères et le cervelet, la saillie des tubercules quadrijumeaux. Vu par la face ventrale, le cervelet est manifestement relié au mésencéphale par le pont de Varole dont le grand développement est, comme celui des hémisphères, un trait qui distingue le cerveau des Mammifères de celui des Oiseaux. Le pont de Varole réunit, d'autre part le cerveau moyen à l'épencéphale ou moelle allongée qui termine l'encéphale en arrière et au niveau de laquelle se produit la courbure nuchale.

Pour comprendre l'architecture d'un organe aussi compliqué que le cerveau d'un Mammifère, il est indispensable de recourir à l'histoire de son développement. Nous renvoyons pour cela aux traités d'embryologie de Kölliker et de Hertwig, et pour ce qui concerne plus particulièrement le Lapin, au mémoire de Mihalkovics (voir *Littérature*). Les cavités des vésicules cérébrales primitives persistent, considérablement amoindries, il est vrai, pendant toute la vie, ce sont : le *quatrième ventricule* ou *sinus rhomboïdal* pour l'épencéphale, *l'aqueduc de Sylvius* pour le métencéphale, le *troisième ventricule* pour le mésencéphale, les *ventricules latéraux* ou *premier* et *deuxième ventricules* pour le prosencéphale. Ces derniers communiquent avec le troisième ventricule par un orifice, le *trou de Monro*, en sorte qu'il y a continuité entre toutes ces cavités et le canal central de la moelle épinière.

La *moelle épinière* (fig. 333 et 351, *me*) s'étend dans le canal rachidien sous forme d'un cylindre, aplati de haut en bas, et atténué en arrière dans la région sacrale. Cette portion rétrécie de la moelle s'appelle le *cône terminal*; elle se prolonge jusqu'à la septième vertèbre caudale par le *filum terminale*, entouré des nombreux nerfs constituant la *queue de cheval*. On reconnaît au cylindre médullaire un *renflement cervical* au niveau du plexus brachial et un *renflement lombaire* au niveau des plexus crural et ischiatique. Sur une coupe transversale de la moelle, on voit un *canal central* sous forme d'une fente sagittale, tapissée d'un épithélium; il communique en avant avec le quatrième ventricule et, en arrière, il se termine dans un petit *ventricule terminal* clos; il n'y a donc pas de sinus lombaire comme chez les Oiseaux.

La moelle est composée de névroglie, de fibres et de cellules nerveuses; la distribution de ces dernières est à peu près comme chez l'Homme. La substance grise formée par les cellules est accumulée autour du canal central, elle est enveloppée par la substance blanche. Les prolongements des cellules multipolaires se réunissent en quatre faisceaux ou *cornes* se dirigeant vers la périphérie. Les cornes dorsales constituent les racines sensitives des nerfs rachidiens; les cornes ventrales constituent leurs racines motrices.

La *moelle allongée* (fig. 351, *ma*) continue la moelle épinière en avant de la première paire des nerfs rachidiens; elle présente la forme d'un cône tronqué dont la base dirigée en avant est contiguë au pont de Varole (fig. 352, *pv*). Ses faces supérieure et latérales sont recouvertes par le cervelet. Considérée par sa face ventrale de laquelle partent les nerfs cérébraux postérieurs, la moelle allongée montre un *sillon ventral*, prolongement de celui de la moelle épinière (fig. 352, *sv*). De chaque côté du sillon ventral on remarque un renflement longitudinal, les *pyramides*, bordées en avant par une légère proéminence transversale, le *corps trapézoïde* (fig. 352, *py* et *ctr*) et de côté par une bosselure plus ou moins visible selon les individus, l'*olive* (*ol*). Les faces latérales de la moelle allongée renflées en forme de bourrelets sont connues sous le nom de *corps restiformes* (fig. 351, *cr*), ceux-ci s'étalent jusqu'à la face dorsale et bordent le quatrième ventricule. Nous y avons constaté chez quelques individus l'existence de sillons longitudinaux peu accusés, délimitant des cordons homologues aux *cordons grêles* et aux *cordons de Burdach* de l'anatomie humaine, mais ils ne sont jamais qu'ébauchés et souvent même ils sont invisibles.

Le sillon dorsal de la moelle s'écarte au niveau du *quatrième ventricule* ou *sinus rhomboïdal* (*sr*). Ce dernier est la suite du canal central largement ouvert dans cette région, mais protégé par une mince lamelle épithéliale unie à la pie-mère dont les vaisseaux abondants constituent le *plexus choroïdien*. La lamelle en question est connue sous le nom de *toile choroïdienne*, elle s'étend sur toute la moelle allongée et s'unit en avant avec la pie-mère du cervelet en formant un repli au-dessous de ce dernier.

Le sinus rhomboïdal est, en outre, recouvert par le *vermis* du cervelet (fig. 351, *vm*); son plancher est formé en partie par la moelle allongée et en partie par le pont de Varole. Sa cavité est rétrécie en arrière dans la région du *calamus scriptorius*. Elle s'effile également en avant et se prolonge dans le mésencéphale par un canalicule, *l'aqueduc de Sylvius*, qui la relie avec le troisième ventricule. De chaque côté, se trouve une petite éminence arrondie, le *tubercule acoustique* (fig. 353, *ta*) en arrière duquel on aperçoit une bande grise en forme de V, la *lamina cinerea* (*lc*).

La moelle allongée est bordée en avant par le *pont de Varole* ou *protubérance annulaire*, composé de fibres transversales et longitudinales embrassant un noyau de substance grise (fig. 352, *pv*). Le pont s'étend jusqu'aux pédoncules cérébraux (*pc*); sa face inférieure porte un sillon médian, le *sillon basilaire* (*sb*); ses faces latérales sont recouvertes par les floccules du cervelet (*fl*) ; sa face dorsale constitue en partie le plancher du quatrième ventricule et en partie la base sur laquelle reposent les tubercules quadrijumeaux. Il est relié aux hémisphères du cervelet par des faisceaux de fibres, les *pédoncules cérébelleux* (fig. 353, *pcb*).

Le *cervelet*, relativement gros chez le Lapin, est placé au-dessus du pont; il recouvre en grande partie la moelle allongée et touche en avant aux hémisphères cérébraux, toutefois il existe entre le cervelet et le cerveau un espace triangulaire au fond duquel on aperçoit la saillie des tubercules quadrijumeaux (fig. 351, *tqj*). Par sa face dorsale il est nettement divisé en deux portions latérales, les *hémisphères cérébelleux* (fig. 351, *hcb*.) et une portion médiane, le *vermis* (*vm*), plus large en arrière (vermis inférieur) qu'en avant (vermis

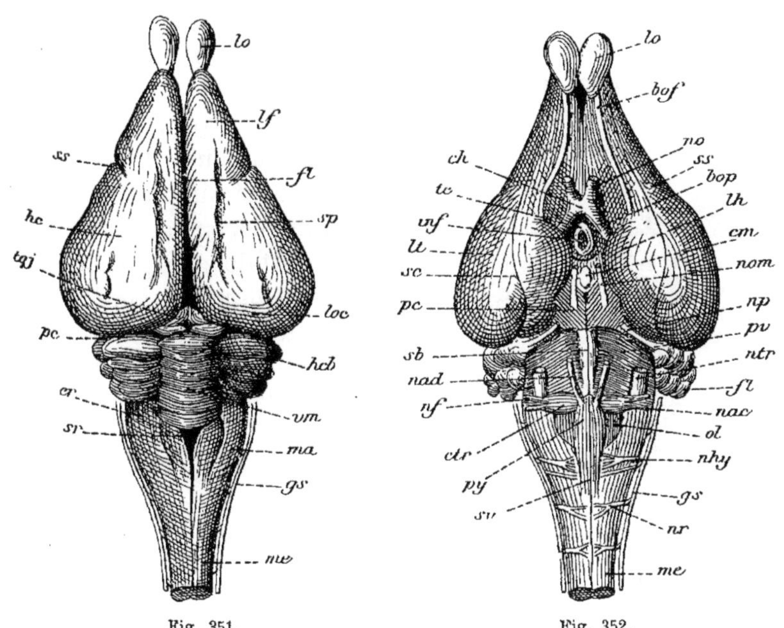

Fig. 351. Fig. 352.

Fig. 351. — *Lepus cuniculus*. Le cerveau vu par sa face dorsale. *lo*, lobes olfactifs; *lf*, lobes frontaux; *loc*, lobes occipitaux; *hc*, hémisphères cérébraux; *fl*, fissure longitudinale; *ss*, scissure de Sylvius; *sp*, sillon parallèle; *tqj*, tubercules quadrijumeaux; *pc*, pédoncules cérébraux; *vm*, vermis du cervelet; *hcb*, hémisphères cérébelleux; *ma*, moelle allongée; *cr*, corps restiformes; *sr*, sinus rhomboïdal ou 4e ventricule; *me*, moelle épinière; *gs*, grand sympathique.

Fig. 352. — *Lepus cuniculus*. Le cerveau vu par sa face ventrale. *lo*, lobes olfactifs; *bof*, bandelettes olfactives; *lt*, lobes temporaux; *ss*, scissure de Sylvius; *lh*, lobe de l'hippocampe; *sc*, sillon collatéral; *ch*, chiasma; *no*, nerfs optiques; *bop*, bandelettes optiques; *tc*, tuber cinereum; *inf*, infundibulum; *cm*, corps mamillaire; *pc*, pédoncules cérébraux; *nom*, nerfs oculo-moteurs; *np*, nerfs pathétiques ou trochléaires; *pv*, pont de Varole; *sb*, sillon basilaire; *ntr*, nerfs trijumeaux; *nad*, nerf abducteur; *nf*, nerfs faciaux; *nac*, nerfs acoustiques; *ctr*, corps trapézoïde; *py*, pyramides; *ol*, olives; *fl*, floccules du cervelet; *nhy*, nerfs hypoglosses; *nr*, nerfs rachidiens; *sv*, sillon ventral de la moelle; *me*, moelle épinière.

supérieur). Le vermis, un peu plus saillant que les hémisphères, doit son nom aux sillons transversaux qui divisent sa surface en huit anneaux semblables à ceux d'un ver; ses bords latéraux sont unis aux hémisphères, mais il est libre en avant et en arrière. Les hémisphères sont eux-mêmes divisés en cinq bandelettes par des sillons transversaux; d'autres sillons plus ou moins profonds permettent de leur distinguer des lobes et des lobules parmi lesquels nous nous contenterons de signaler les *floccules* (*fl*), amas de petites lamelles arrondies qu'il est fort difficile d'isoler, emprisonnées qu'elles sont dans des sinus de l'occipital.

Toute la surface du cervelet est formée de substance grise, recouvrant la substance blanche qui constitue le noyau de l'organe. Cette dernière envoie vers la périphérie des prolongements lamelleux, les *lames médullaires*, primitivement simples, mais qui se ramifient plus ou moins, en sorte que considérées sur une coupe sagittale elles présentent l'aspect d'arborescences et figurent *l'arbre de vie* des anciens anatomistes. La substance blanche est en continuité avec celle du pont, des tubercules quadrijumeaux et de la moelle allongée, par les *pédoncules cérébelleux* (fig. 353, *pcb*) qu'il faut couper pour isoler le cervelet.

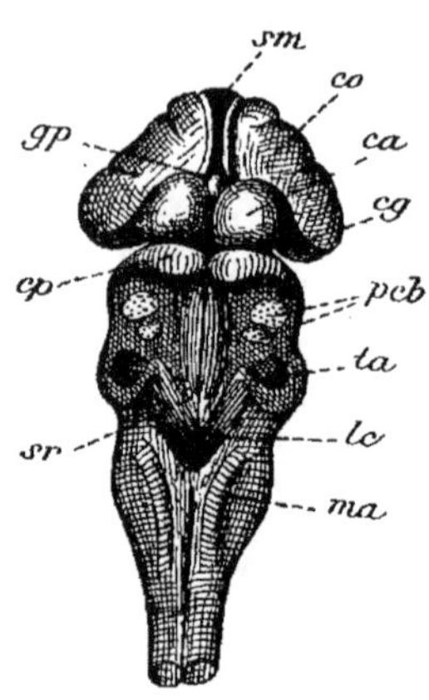

Fig. 353.

Nous abordons le mésencéphale par-dessous, puisque sa face supérieure est presque entièrement cachée par les hémisphères cérébraux, et nous y reconnaissons d'abord, immédiatement au devant du pont de Varole, deux gros cordons médullaires, les *pédoncules cérébraux* (fig. 352, *pc*), séparés par un sillon médian. Ceux-ci supportent pour la plus grande partie, les *corps* ou *tubercules quadrijumeaux* (fig. 351, *tqj*) éminence divisée à sa face dorsale par un sillon en croix, en quatre saillies dont les deux antérieures (*colliculi anteriores*) sont plus arrondies et plus grosses que les deux postérieures (*colliculi posteriores*) (fig. 353, *ca*, *cp*). C'est à leur base que court l'aqueduc de Sylvius déjà mentionné, lequel marque la limite entre eux et les pédoncules. L'aqueduc est entouré d'un noyau de substance grise.

Fig. 353. — *Lepus cuniculus*. Le cerveau moyen et postérieur, vu par sa face dorsale après éloignement du cervelet et des hémisphères cérébraux. *ma*, moelle allongée; *sr*, sinus rhomboïdal; *lc*, *lamina cinerea; ta*, tubercules acoustiques; *pcb*, pédoncules cérébelleux; *cp*, tubercules quadrijumeaux postérieurs (*colliculi posteriores*); *ca*, tubercules quadrijumeaux antérieurs (*colliculi anteriores*); *co*, couches optiques; *cg*, corps genouillés; *gp*, glande pinéale; *sm*, sillon de Monro.

Le thalamencéphale est essentiellement constitué par les *couches optiques* (*thalami optici*) (fig. 353, *co*), deux masses triangulaires appliquées l'une contre l'autre et situées en avant des tubercules quadrijumeaux et des pédoncules cérébraux. Leur face supérieure convexe, est entièrement recouverte par les hémisphères du cerveau; on est donc obligé de les enlever pour l'apercevoir; elle porte en son milieu le *sillon de Monro* (*sm*) recouvert par un plexus choroïdien médian. A l'extrémité postérieure de ce sillon, et logée entre les tubercules quadrijumeaux antérieurs se trouve la *glande pinéale* (*gp*) saillie cylindrique de couleur gris rougeâtre.

Les faces internes des couches optiques forment la paroi latérale du *troisième ventricule*, lequel est réduit à un étroit canal, un peu renflé en son milieu, et communiquant par le trou de Monro avec les ventricules latéraux des hémisphères cérébraux. Chaque face interne est réunie à sa voisine par une bandelette de substance grise, la *commissure moyenne*, passant au-dessus du troisième ventricule. La portion de ce dernier située en avant de la commissure moyenne s'évagine vers la base du cerveau et forme l'infundibulum. On remarque à la face postérieure des couches optiques, et un peu de côté, deux petites éminences contiguës aux tubercules quadrijumeaux; ce sont les *corps genouillés* interne et externe, (fig. 353, *cg*). De la même face, prennent naissance deux cordons de substance blanche qui contournent le corps genouillé externe, s'incurvent vers la face ventrale et convergent l'un vers l'autre; on les désigne sous le nom de *bandelettes optiques* (*tracti optici*); elles s'unissent dans le *chiasma* (fig. 352, *bop*, *ch*), y entrecroisent leurs fibres, pour la plus grande partie du moins, et se prolongent au delà, dans les nerfs optiques (*no*) divergeant vers les yeux.

En arrière du chiasma, le plancher du thalamencéphale présente une saillie ovoïde le *tuber cinereum* (*tc*) devant lequel débouche *l'infundibulum* (*inf*) recouvert par *l'hypophyse* ou *glande pituitaire*, corps brun-rouge logé dans la selle turcique dont on ne le fait sortir qu'en usant de précautions. On distingue à l'hypophyse un lobule antérieur et un postérieur. Derrière le *tuber cinereum* se trouve une évolvure blanche, arrondie, qui ne paraît pas divisée extérieurement, elle correspond aux *corps mamillaires* du cerveau humain (*cm*). La dépression située en arrière du corps mamillaire et entre les pédoncules cérébraux est recouverte d'une lamelle de substance grise dans laquelle pénètrent de nombreux vaisseaux, d'où son nom de *substance perforée* (*lamina perforata*).

A la face antérieure des couches optiques, et se dirigeant vers les hémisphères, se trouvent les *corps striés* sous forme de deux bourrelets pyriformes.

Les *hémisphères cérébraux* (fig. 351, *hc*), grâce à leur grand développement, recouvrent toutes les portions précédentes jusqu'au cervelet. Leur forme générale est triangulaire, ils sont divisés par un sillon médian, la *fissure longitudinale* (*fl*) dans laquelle pénètre un repli des méninges, la *faux*. Leur surface est à peu près lisse, on y remarque cependant quelques légers sillons; en avant leurs *lobes olfactifs* (fig. 351, *lo*) en forme de tête de massue, sont nettement distincts; sur les côtés, une légère dépression, ébauche de la *scissure de Sylvius* (*ss*), permet à la rigueur de distinguer au devant d'elle un *lobe frontal* (*lf*). Parallèlement à la fissure longitudinale, un sillon peu prononcé (*sp*) dessine leur face dorsale, laquelle conserve encore l'empreinte des principaux vaisseaux sanguins de la pie-mère, mais des plissements plus accusés de leur couche corticale et les circonvolutions qui en résultent chez les Mammifères supérieurs font défaut chez le Lapin.

Les particularités les plus saillantes à la face ventrale des hémisphères sont les *bandelettes olfactives* (fig. 352, *bof*) qui prolongent en arrière les lobes olfactifs sous forme de deux cordons blanchâtres, les scissures de Sylvius (*ss*) déjà citées, et un long *sillon collatéral* (*sc*) tracé par la veine collatérale, lequel sépare le lobe temporal externe (*lt*) du lobe de l'hippocampe interne (*lh*). Ce dernier est séparé de celui de l'autre côté par le tuber cinereum.

La structure interne des hémisphères ne peut être étudiée que sur des coupes longitudinales et transversales. Ils sont reliés par une commissure de fibres transverses, le *corps calleux*, situé au fond de la fissure longitudinale, et par une bandelette également transversale, placée au devant du trou de Monro, la *commissure antérieure*. Le corps calleux a sa face supérieure convexe, ses bords antérieur et postérieur s'infléchissent de haut en bas en formant deux bourrelets dont l'antérieur est connu sous le nom de *genou* du corps calleux, le postérieur chevauche sur les couches optiques et confine aux tubercules quadrijumeaux. La face inférieure du corps calleux forme par sa moitié antérieure et ses parties latérales, la voûte des ventricules latéraux; par sa moitié postérieure, elle s'unit au *fornix* ou *voûte à trois piliers*, bandelette triangulaire qui surmonte les couches optiques et recouvre en partie le troisième ventricule. Le fornix est en relation intime avec une saillie proéminant dans les ventricules latéraux, la *corne d'Ammon*, nommée ainsi à cause de sa forme arquée. Les *ventricules latéraux*, situés au-dessous du corps calleux et en avant du fornix, ont pour plancher la substance médullaire de la base des hémisphères; leur cavité se rétrécit en avant et se prolonge jusque dans les lobes olfactifs.

Méninges. Le système nerveux central est enveloppé ici, comme chez les Oiseaux et les Reptiles, de trois lamelles conjonctives : la plus externe, fibreuse et résistante, est la *dure-mère;* c'est elle que l'on saisit avec les pinces pour découvrir la substance nerveuse. La lamelle intermédiaire ou *arachnoïde* est très délicate et transparente, elle est intimement unie à la lamelle interne ou *pie-mère* qui se trouve en rapport immédiat avec le cerveau et la moelle dont il est difficile de la séparer parce qu'elle est en continuité avec leur charpente conjonctive. La pie-mère est très vascularisée, particulièrement dans la région cérébrale; elle est partout réunie à l'arachnoïde par des faisceaux de tissu conjonctif. Au niveau des racines des nerfs craniens et spinaux, elle se continue avec les gaînes de ces nerfs.

Nous rappelons ici que la pie-mère s'unit à la couche épithéliale qui recouvre le sinus rhomboïdal pour constituer la toile choroïdienne du quatrième ventricule à la face inférieure de laquelle apparaît le plexus vasculaire faisant saillie dans le sinus. Depuis le cervelet, elle se prolonge sur les tubercules quadrijumeaux et le cerveau antérieur où elle porte également des plexus sanguins.

Système nerveux périphérique. Les nerfs partant du système nerveux central et qui se rendent vers la périphérie du corps, dans les muscles et les organes des sens, peuvent être distingués en deux groupes : les *nerfs cérébraux ou craniens* dont l'origine est dans l'encéphale et les *nerfs spinaux* ou *rachidiens* naissant de la moelle épinière.

Nerfs spinaux. Ils sont au nombre de trente-sept paires symétriques, correspondant aux métamères du tronc et répartis sur les diverses régions de la colonne vertébrale : huit paires cervicales, douze dorsales, sept lombaires, quatre sacrales et six coccygiennes. Dans la région postérieure de la moelle, les racines des nerfs se prolongent parallèlement au *filum terminale* et constituent dans leur ensemble ce que nous avons nommé plus haut la *queue de cheval*. Chaque nerf spinal naît par deux racines, formées elles-mêmes de plusieurs filets radiculaires émanant, comme nous l'avons dit, des cornes de la substance grise de la moelle. Les racines convergent vers le trou intervertébral au niveau duquel la racine supérieure ou dorsale porte un petit renflement, le *ganglion spinal;* puis elles se fusionnent pour former un *nerf mixte* assez court qui se bifurque en une *branche dorsale* innervant les muscles et la peau de la portion dorsale de l'axe du corps, et une *branche ventrale*, plus volumineuse, laquelle se distribue aux muscles abdominaux et à ceux des membres. Les branches ventrales présentent ceci de particulier qu'elles sont reliées au grand sympathique par une petite *branche viscérale* et qu'elles s'anastomosent entre elles, pour former des *anses* réunissant deux branches voisines. Du tronc nerveux constitué de la sorte, partent les rameaux périphériques qui parfois s'anastomosent à leur tour et forment alors des *plexus*.

Les muscles auxquels se rendent les nerfs issus de ces derniers reçoivent par conséquent des fibres originaires de plusieurs nerfs spinaux. Nous rencontrons de pareils plexus formés par les branches ventrales de tous les nerfs spinaux à l'exception des nerfs 3 à 12 de la région dorsale et des nerfs 1 à 3 de la région lombaire ; ceux-ci demeurent indépendants les uns des autres, ils se rendent directement aux muscles intercostaux, aux muscles du ventre et à la peau qui les recouvre. Voici quels sont les plexus et l'indication des principaux nerfs appartenant à chacun d'eux.

Dans la région du cou, nous rencontrons le *plexus cervical;* il comprend les rameaux émanant des anses formées par les branches ventrales des quatre premiers nerfs cervicaux. Ces rameaux se distribuent dans les muscles de la face postérieure de la tête et des muscles du cou. L'un d'eux, le *nerf auriculaire* (fig. 354, *na*) se ramifie dans l'oreille externe. Le plus important est le quatrième (*nc'*) qui fournit les *n. supra-claviculaires* aux muscles de l'épaule et le *n. phrénique* (fig. 354, *nph*) qui se dirige en bas et en arrière, longe les gros troncs veineux, pénètre dans la cavité thoracique et atteint la portion musculaire du diaphragme où il s'épanouit en de nombreux filets.

Le *plexus brachial*, fort compliqué par le fait de l'entrecroisement de ses nombreuses anastomoses comprend les rameaux des quatre nerfs cervicaux postérieurs (fig. 354, *nc'' nc''' nc''''*), plus une grosse branche provenant du premier nerf dorsal et une petite provenant du deuxième dorsal. Il actionne, comme l'indique son nom, les muscles du membre antérieur et ses ramuscules se prolongent jusqu'à l'extrémité des doigts. Vers leur extrémité centrale ses rameaux contractent des alliances avec le nerf phrénique. Nous citerons parmi les plus importants : les *nerfs thoraciques et sous-scapulaires*, pourvoyant les muscles de la poitrine et de la face inférieure de l'omoplate; les *n. cutanés du bras* qui se ramifient dans la peau de l'épaule, du bras et de l'avant-bras ; le *n. médian* qui suit à son origine l'artère axillaire et émet un grand nombre de rameaux pour les muscles du bras et de l'avant-bras; les *n. radial* et *cubital* dont les noms indiquent la destination. Ces trois derniers naissent par plusieurs racines des anses postérieures du plexus.

Le *plexus lombaire* situé au-dessous des apophyses transverses des vertèbres lombaires, entre le muscle carré des lombes et le grand

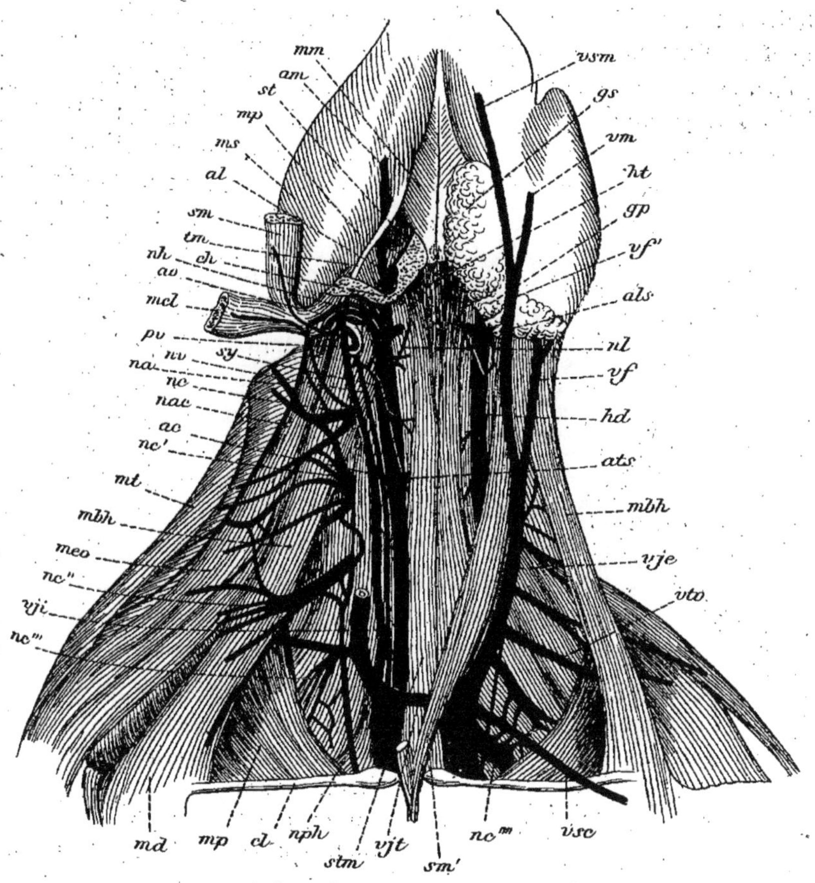

Fig. 354.

Fig. 354. — *Lepus cuniculus.* Région du cou montrant les principaux troncs des nerfs cervicaux (d'après un dessin de Schneider). *am*, artère maxillaire externe; *mm*, muscle mylohyoïdien; *ms*, masseter; *mp*, m. ptérygoïdien interne; *st*, m. styloglosse; *tm*, tendon du m. mandibulaire; *sm*, extrémité supérieure du m. sternomastoïdien coupé; *sm'*, sternomastoïdien; *al*, artère linguale; *ch*, grande corne de l'hyoïde; *ace*, art. carotide externe; *ao*, art. occipitale; *aci*, carotide interne; *mcl*, extrémité supérieure du m. cléido-mastoïdien coupé; *nh*, hypoglosse; *pv*, plexus ganglionnaire du vague; *vji*, veine jugulaire interne; *nl*, n. laryngé supérieur; *na*, n. auriculaire; *sy*, sympathique; *nv*, n. vague; *nc*, 3ᵉ n. cervical; *nac*, accessoire de Willis; *ac*, carotide commune; *ats*, a. thyroïdienne supérieure; *nc'*, 4ᵉ n. cervical; *mt*, trapèze; *mbh*, m. basiohuméral droit; *meo*, grand élévateur de l'omoplate; *nc''*, 5ᵉ n. cervical; *nc'''*, 6ᵉ n. cervical; *md*, deltoïde; *mp*, petit pectoral; *cl*, clavicule; *nph*, n. phrénique; *mst*, m. sternohyoïdien; *vjt*, veine jugulaire transverse; *stm*, m. sternomastoïdien; *nc''''*, 8ᵉ n. cervical; *vsc*, v. sous-cutanée du bras; *vto*, v. transverse de l'omoplate; *vje*, jugulaire externe; *mbh*, m. basiohuméral gauche; *hd*, rameau descendant de l'hypoglosse; *vf*, v. faciale postérieure; *als*, artère laryngée supérieure; *gp*, portion ventrale de la glande parotide; *vf'*, veine faciale antérieure; *vm*, veine maxillaire externe; *vsm*, veine sous-mentonnière; *gs*, glande sous-maxillaire; *ht*, membrane hyothyroïdienne.

psoas, résulte de l'entrelacement des branches ventrales des nerfs qui sortent des quatre dernières vertèbres lombaires. Les nerfs lombaires 4 et 5 s'unissent pour former la première anse du plexus; le nerf 5 s'unit au nerf 6 pour former la deuxième anse, et ainsi de suite. Nous avons noté plus haut que les trois premiers nerfs lombaires ne prennent pas part à la constitution du plexus; ils demeurent libres. Le quatrième envoie des rameaux aux grand et petit psoas, ainsi qu'au muscle carré des lombes; le cinquième s'anastomose par plusieurs petites branches avec le précédent, il fournit en particulier le *n. génito-crural* qui se ramifie chez le mâle jusque dans la peau du scrotum et chez la femelle dans la peau des lèvres ainsi que dans le ligament rond de l'utérus. Mais sa branche principale se dirige en arrière et s'unit à la branche antérieure du sixième lombaire pour former le nerf crural, tandis que la branche postérieure constitue l'une des racines du nerf obturateur.

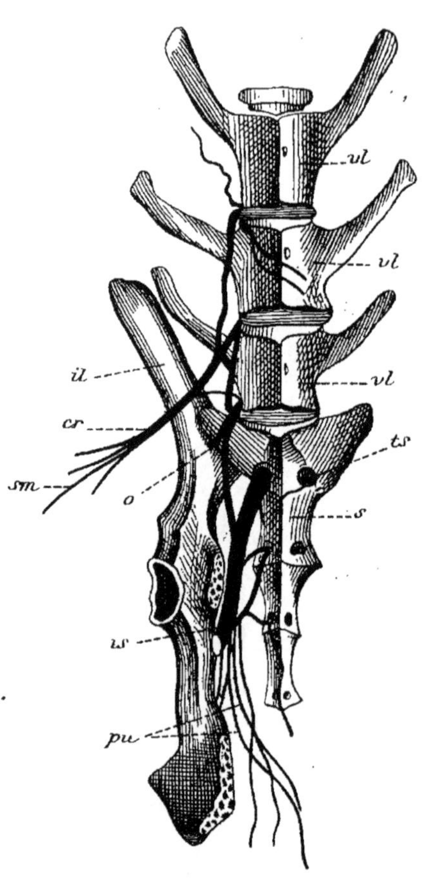

Fig. 355.

Le *n. crural* (fig. 355, *cr*) donne à son origine quelques ramuscules au muscle iliaque, puis il se dirige en bas et en arrière, pénètre dans la cuisse et s'y épanouit en plusieurs rameaux. Le plus important est le *n. saphène* (*sm*), les autres se rendent aux muscles droit de la cuisse, vaste interne, vaste externe, crural, sartorius, etc.

Le *n. obturateur* (*o*), traverse le grand psoas et va se ramifier dans les muscles du bassin, voisins du trou obturateur. Le septième nerf lombaire est le plus puissant du plexus; à l'exception des petites branches par lesquelles il s'unit au crural et à l'obturateur,

Fig. 355. — *Lepus cuniculus*. Plexus lombaire et sacré (d'après Krause). *vl*, cinquième, sixième et septième vertèbres lombaires; *s*, sacrum; *ts*, trous sacrés; *il*, os iliaque; *cr*, n. crural; *sm*, n. saphène; *o*, n. obturateur; *is*, n. ischiatique; *pn*, n. pudendi réunis en trois faisceaux; *cl*, n. clitoridien.

ses fibres se groupent en un gros *n. ischiatique* (*is*) qui reçoit, d'autre part, des fibres du premier nerf sacré; il se rend par une multitude de ramuscules au tenseur du fascia lata, aux fessiers, au biceps de la cuisse, au semi-membraneux, au semi-tendineux, au grand adducteur, etc. Dès le tiers supérieur de la cuisse, son tronc principal se divise en deux grosses branches descendant parallèlement vers la jambe : ce sont les *n. tibial* et *péronier* qui étendent leur action jusqu'aux muscles des doigts et de la plante des pieds.

Le *plexus sacré*, situé à la face ventrale du sacrum, procède des quatre nerfs sacrés. Le premier est relié au plexus lombaire par des branches qui s'anastomosent au n. ischiatique; le dernier est en connexion de son côté avec le premier nerf du plexus coccygien. Le principal nerf de ce plexus est le *n. honteux* (*n. pudendus*) (*pu*). Il prend surtout son origine dans la deuxième anse sacrée, il court derrière le m. abducteur de la queue, s'infléchit sur le côté externe de l'épine de l'ischion et descend vers la symphyse du pubis actionnant le pénis et la peau du scrotum chez les mâles; le clitoris et les lèvres chez la femelle. Les deux dernières anses sacrées fournissent les *n. hémorroïdaux* qui se rendent au rectum et à l'anus.

Quant au *plexus coccygien*, il est très délicat, formé par les branches ventrales ténues des six nerfs coccygiens; ses rameaux se distribuent dans les muscles de la peau de la queue.

Nerfs cérébraux. De l'encéphale partent douze paires de nerfs; la première se forme aux dépens du prosencéphale, la deuxième aux dépens du thalamencéphale, toutes les autres procèdent du cerveau postérieur. Nous les énumérerons d'arrière en avant. (Fig. 356.)

L'*hypoglosse* (XII) est le principal nerf moteur de la langue, il sort de la moelle allongée, à côté des pyramides, par plusieurs faisceaux radiculaires (fig. 352, *nhy*) qui, après avoir percé la dure-mère, se réunissent en deux branches lesquelles ne tardent pas à se confondre. Le nerf sort du crâne par les trous condyloïdes de l'occipital (fig. 342, *th*), il chemine sur le côté de la carotide interne, se croise avec l'accessoire et le vague, s'infléchit en avant au-dessous du muscle stylohyoïdien (fig. 354, *nh*) et envoie de là un *rameau descendant* (*hd*) qui s'anastomose par plusieurs ramuscules avec le vague et les nerfs cervicaux, puis se rend aux muscles sternohyoïdien et sternothyroïdien. La branche antérieure de l'hypoglosse ou *rameau lingual* (fig. 356, *hl*) continue sa marche en avant et, conjointement avec l'artère linguale, elle entre dans la langue où elle se ramifie.

L'*accessoire* (XI) possède une dizaine de racines très grêles dont quelques-unes naissent de la moelle épinière entre les racines dorsales et ventrales des premiers nerfs cervicaux. Ces racines se dirigent d'arrière en avant et se fusionnent dans le canal vertébral avant de pénétrer dans le crâne par le trou occipital. Le nerf accessoire fournit des fibres au plexus gangliforme du vague; un *rameau postérieur* ou *externe* croise l'hypoglosse (fig. 354 et 356, *nac*), se ramifie dans les muscles sterno et cléidomastoïdiens et se prolonge jusqu'au bord antérieur du trapèze dans lequel il se termine.

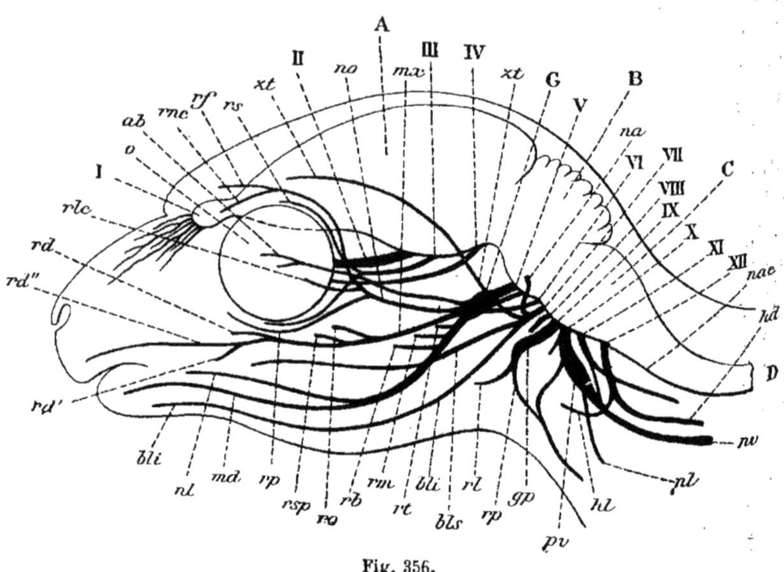

Fig. 356.

Le *vague ou pneumo-gastrique* (X) beaucoup plus gros que les précédents, prend son origine par plusieurs racines dans la *lamina cinerea* du plancher du quatrième ventricule. Il se dirige de côté en

Fig. 356. — *Lepus cuniculus.* Nerfs cérébraux et leurs principales branches (figure schématique). I, fibrilles du nerf olfactif se ramifiant dans la muqueuse du nez; II, n. optique; *o*, globe de l'œil; III, n. oculo-moteur; *rs*, son rameau supérieur; IV, n. trochléaire; V, grosse portion du trijumeau et, à côté, sa petite portion; *G*, ganglion de Gasser; *no*, nerf ophthalmique; *rp*, son rameau palpébral; *rlc*, rameau lacrymal; *rf*, rameau frontal; *rnc*, rameau naso-ciliaire; *mx*, nerf maxillaire supérieur du trijumeau; *ro*, son rameau orbitaire; *rsp*, rameau sphénopalatin; *rd*, rameau dentaire postérieur; *rd'*, rameau dentaire moyen; *rd''*, rameau dentaire antérieur; *rb*, rameau buccinateur du maxillaire inférieur; *rm*, rameau massétérin; *rt*, rameau temporal; *md*, nerf mandibulaire; *nl*, nerf lingual; VI *ab*, n. abducteur; VII, n. facial; *na*, rameau auriculaire; *zt*, rameau zygomatico-temporal; *bls*, rameau bucco-labial supérieur; *bli*, rameau buccolabial inférieur; VIII, n. acoustique; IX, n. glosso-pharyngien; *gp*, ganglion pétreux; *rp*, rameau pharyngien s'anastomosant à un rameau du même nom issu du plexus gangliforme; *rl*, rameau lingual; X, racines du n. vague; *pv*, plexus gangliforme; *nl*, n. laryngé supérieur; *nv*, n. vague; XI, n. accessoire; *nac*, son rameau postérieur; XII, n. hypoglosse; *hl*, son rameau lingual; *hd*, rameau descendant de l'hypoglosse. (L'encéphale n'est indiqué que par ses contours, A, cerveau; B, cervelet; C, moelle allongée; D, moelle épinière.)

arrière du glosso-pharyngien et sort du crâne par le trou jugulaire au niveau duquel il présente un petit ganglion jugulaire. Les fibres qui sortent de ce ganglion forment peu après un gros *plexus gangliforme* (fig. 354 et 356, *pv*) dans lequel se trouvent des cellules ganglionnaires et que contourne l'hypoglosse. C'est dans ce plexus que le vague reçoit l'apport des fibres de l'accessoire. En avant du plexus, le vague émet un *rameau auriculaire* qui se rend dans la portion mastoïdienne de l'oreille et dans la peau de la conque auditive. Au niveau du plexus, le vague fournit quelques *rameaux pharyngiens*, puis il se prolonge du côté du cou, (fig. 354 et 356, *nv*); les branches dans lesquelles il se ramifie longent généralement les vaisseaux artériels ce qui facilite leur dissection. A la sortie du plexus, le vague émet une branche importante, le *laryngé supérieur* (fig. 354 et 356, *nl*) qui se ramifie dans la muqueuse du larynx; un peu en arrière, il fournit un *rameau cardiaque* qui suit la carotide et s'unit plus loin avec des filets du sympathique pour former le plexus cardiaque. A partir de là, le parcours du vague n'est pas exactement le même de chaque côté. Celui de droite suit l'artère carotide commune, il émet à la hauteur de l'artère sous-clavière droite, un *n. laryngé inférieur* ou *récurrent* qui s'étend vers le larynx, puis il gagne l'œsophage avec lequel il traverse la cavité thoracique et pénètre dans la cavité abdominale fournissant d'importants rameaux aux bronches, aux poumons et à la face dorsale de l'estomac. Celui de gauche chemine à côté de la carotide gauche; comme son voisin, il émet un nerf laryngé inférieur, mais seulement au niveau de la crosse de l'aorte, puis longeant à son tour l'œsophage et la trachée, il va se terminer sur la face ventrale de l'estomac. Les rameaux bronchiques du vague ainsi que ses rameaux gastriques, s'anastomosent avec des ramuscules du sympathique pour former des *plexus pulmonaires* et *gastriques* fort compliqués.

Le *glosso-pharyngien* (*IX*) émerge du bord antérieur de la moelle allongée sur les confins du pont de Varole par deux courtes racines qui se soudent en un seul tronc, lequel sort du crâne par le trou jugulaire. Au niveau de ce trou, il se renfle en un petit *ganglion pétreux* (fig. 356, *gp*) duquel partent une fine branche qui s'unit au rameau auriculaire du vague et un rameau tympanique qui se rend à l'oreille moyenne. Au delà du ganglion pétreux, le glosso-pharyngien court à côté de la carotide interne et se divise en deux rameaux : un *rameau pharyngien* (fig. 356, *rp*), qui s'unit au rameau du même nom du vague et se rend aux muscles du pharynx et un *rameau lingual* (*rl*) qui s'étale par plusieurs ramuscules sur le côté du pharynx et à la racine de la langue.

L'*acoustique* (*VIII*) (fig. 352, *nac*) part également de la face ventrale de l'extrémité antérieure de la moelle allongée, il pénètre par le trou auditif interne dans le labyrinthe de l'oreille et se divise d'abord en deux branches, lesquelles fournissent plusieurs rameaux aux ampoules, au saccule, à l'utricule et au limaçon. (Voir plus loin l'organe auditif, page 931.)

Le *facial* (*VII*) (fig. 352, *nf*) prend naissance sur les côtés du corps trapézoïde, très près de l'acoustique; il pénètre avec ce dernier dans le méat auditif interne au niveau duquel il présente un renflement, le *ganglion géniculé* d'où part un fin *nerf pétreux superficiel* puis, après avoir détaché la *corde du tympan* qui s'incurve vers la cavité tympanique, il sort du crâne par le trou stylo-mastoïdien et se dirige en avant au-dessous de la glande parotide. A l'angle des deux mâchoires, derrière le masseter, il se divise en un grand nombre de branches, les unes vont à l'oreille (*n. auriculaires profonds antérieur et postérieur*) (fig. 356, *na*), les autres se rendent aux muscles de la face et de la mâchoire inférieure (*n. zygomatico-temporal*) (fig. 356 *zt*), (*n. bucco-labial supérieur* et *inférieur*) (fig. 356, *bls* et *bli*).

L'*abducteur* (*VI*) (fig. 352, *nad*), surgit de la moelle allongée à l'extrémité antérieure des pyramides; il court en avant, côtoie le ganglion de Gasser du trijumeau, perce la dure-mère et pénètre par la fissure de l'orbite jusqu'au muscle droit externe de l'œil, dans lequel il se distribue.

Le *trijumeau* (*V*) (fig. 352, *ntr.*) est le plus volumineux des nerfs cérébraux; il naît sur le bord postérieur du pont de Varole près des pédoncules cérébelleux. Il est, dès son origine, divisé en deux portions, une grosse et une petite. La grosse portion (racine sensitive) comprend plusieurs faisceaux nerveux entre lesquels se rencontrent des cellules ganglionnaires; leur ensemble constitue un gros ganglion semi-lunaire, le *ganglion de Gasser* (fig. 356, *G*), lequel est recouvert par la dure-mère et situé contre la face interne de la grande aile du sphénoïde dans un petit enfoncement, le *sillon sphénoïdal*. Du ganglion de Gasser prennent naissance trois troncs nerveux : les nerfs ophthalmique, maxillaire supérieur et inférieur. La petite portion du trijumeau (racine motrice) passe très près de la face interne du ganglion de Gasser et s'unit au troisième tronc qui sort de ce ganglion c'est-à-dire au *n. maxillaire inférieur*.

Le *n. ophthalmique* (fig. 356, *no*) se dirige en haut et en avant, il franchit la fissure orbitaire conjointement avec le trochléaire, puis immédiatement après son entrée dans la cavité de l'orbite, il détache un *rameau palpébral* (*rp*) qui s'insinue entre le muscle droit inférieur et la glande infra-orbitaire pour s'étaler dans la paupière inférieure. Un peu plus loin le n. ophthalmique émet un *rameau lacrymal* (*rlc*) qui se partage entre la glande lacrymale et la peau de la paupière supérieure; puis le nerf ophthalmique passe au-dessus du n. optique et, se dirigeant vers la face antérieure de l'œil, il se divise en un *rameau frontal* (*rf*) qui se rend à la peau du front et à la paupière supérieure, et un *rameau naso-ciliaire* (*rnc*) qui innerve le coin interne de l'œil et après avoir traversé la lame criblée de l'ethmoïde, se répand dans la muqueuse et la peau du nez.

Le *n. maxillaire supérieur* (fig. 356, *mx.*) longe la portion nasale de l'os palatin; il se divise en trois branches principales : *a*, le *rameau orbitaire* (*n. subcutanaeus malae*) (*ro*) suit le canal zygomatique d'où il sort par le trou zygomatico-facial, il se ramifie dans la région de la joue; *b*, le *rameau sphéno-palatin*, (*rsp*) se rend après un court trajet dans un petit *ganglion sphéno-palatin*, de forme triangulaire et duquel naissent plusieurs filets fort grêles, les *n. pétreux*, *naso-palatins* et *palatins*, dont les noms indiquent la destination; *c*, le *rameau dentaire supéro-postérieur* (*rd*) qui se distribue aux alvéoles des dents maxillaires postérieures.

Après avoir donné naissance aux trois branches que nous venons d'indiquer, le n. maxillaire supérieur se prolonge en avant sous le nom de *nerf sous-orbitaire* et se divise de nouveau en un *rameau dentaire moyen* (*rd'*) et un *rameau dentaire antérieur* (*rd''*) qui innervent les alvéoles des prémolaires et des incisives.

Le *n. maxillaire inférieur* (fig. 352, *md*) est la plus grosse des branches du trijumeau, car elle est formée par la petite portion radiculaire de ce nerf, unie au rameau maxillaire inférieur issu du ganglion de Gasser. Il se divise comme le précédent en trois branches : le *rameau buccinateur* (*rb*) qui se disperse dans le muscle buccinateur et la joue; le *rameau massétérin* (*rm*) qui aboutit au muscle masséter, et le *rameau temporal* (*rt*) innervant les muscles temporaux de l'oreille.

Outre ces trois branches, le n. maxillaire inférieur, fournit encore dans sa portion terminale, un *nerf mandibulaire* (*md*) qui se ramifie dans la peau du menton et de la lèvre inférieure, ainsi que dans les alvéoles dentaires de la mandibule, et un *nerf lingual* (*nl*) qui actionne la muqueuse de la face dorsale de la langue.

Le *pathétique* ou *trochléaire* (*I V*) (fig. 352, *np*) émerge en arrière de la face dorsale des tubercules quadrijumeaux, s'incurve en bas et en avant, pénètre dans la cavité de l'orbite en même temps que l'oculo-moteur et se rend directement au muscle oblique supérieur où il se ramifie.

L'*oculo-moteur* (*III*) (fig. 352, *nom*) sort des pédoncules cérébraux, se dirige en avant, pénètre dans la cavité orbitaire entre le pathétique et l'abducteur. Il fournit des filets à tous les muscles de l'œil sauf au droit externe innervé par l'abducteur et à l'oblique supérieur actionné par le pathétique. Dès le fond de l'orbite, il se partage en un *rameau supérieur* (*rs*) qui se distribue au muscle droit supérieur et au muscle releveur de la paupière supérieure et en un *rameau inférieur* qui se ramifie dans les muscles droit inférieur, droit interne et oblique inférieur. Ce dernier fournit en outre des filets très grêles à un petit *ganglion ophthalmique* ou *ciliaire* appliqué contre sa face supérieure, très près du nerf optique et qui appartient au système sympathique. De ce ganglion partent des *nerfs ciliaires* extrêmement ténus.

Le *nerf optique* (II) (fig. 352, *no*) naît, comme nous l'avons dit en traitant du cerveau, des bandelettes optiques du thalamencéphale; après avoir entrecroisé ses fibres avec celles de son congénère dans le chiasma optique (*ch*), il se dirige vers le bulbe oculaire dans lequel il pénètre par sa face postérieure et s'épanouit dans la rétine.

Le *nerf olfactif* (I) est représenté par de nombreux filets qui partent des lobes olfactifs (fig. 352, *lo*) et se dispersent dans la fosse nasale après avoir traversé la lame criblée de l'ethmoïde.

Système nerveux sympathique. Ce système est bien développé chez le Lapin; il comprend des cordons nerveux parallèles à la colonne vertébrale, des ganglions et de nombreux plexus situés au voisinage des viscères ainsi que des troncs vasculaires. D'ailleurs, il est en relation en avant avec les nerfs cérébraux, particulièrement avec le vague, et, le long du dos, avec les nerfs spinaux qui, l'on s'en souvient, émettent depuis leur racine ventrale un petit *rameau viscéral* qui sert à les unir aux nerfs sympathiques. Au niveau de la réunion des rameaux viscéraux avec les cordons du sympathique, se trouve situé, dans la règle, un *ganglion du cordon sympathique*, lequel se fusionne parfois avec ses voisins d'un même côté du corps pour former des masses ganglionnaires plus grosses. C'est le cas notamment dans la région du cou. Par contre, dans la région thoracique les ganglions demeurent écartés les uns des autres. Nous pouvons donc répéter ici ce que nous avons dit pour l'Oiseau : c'est au niveau du tronc qu'il est le plus facile de mettre en évidence le sympathique et de constater sa disposition ganglionnaire métamérique.

Le *cordon sympathique* prend naissance dans la région du cou sur le *ganglion cervical antérieur* ou *supérieur*, situé à l'origine de l'artère carotide externe, tout près du cartilage cricoïde. Ce ganglion envoie des rameaux en avant; autour des carotides interne et externe, ils forment un *plexus carotidien*. De ce plexus on peut suivre des filets s'anastomosant avec les rameaux de la plupart des nerfs cérébraux et atteignant aux ganglions sympathiques de la tête, notamment au ganglion ophthalmique ou ciliaire réuni au rameau inférieur de l'oculo-moteur, et au ganglion sphéno-palatin de la branche maxillaire supérieure du trijumeau (voir plus haut la description de ces nerfs). Mais nous ne rencontrons pas de cordon sympathique principal dans la région céphalique.

Le cordon sympathique proprement dit ou *nerf sympathique*, court en arrière, parallèlement au nerf vague avec lequel il est relié en plusieurs points, et de compagnie avec la carotide commune (fig, 354, *sy*); il détache une branche importante qui rejoint sur les côtés de l'œsophage, et au niveau de la première côte, un second ganglion, le *ganglion cervical postérieur* ou *inférieur*. Celui-ci est relié par des ramuscules multiples avec le nerf vague et avec les nerfs cervicaux qui prennent part à la constitution du plexus brachial. Il envoie des filets nerveux à l'artère sous-clavière et fournit un *rameau cardiaque* au plexus de ce nom. Le cordon sympathique continue sa route en arrière, depuis le ganglion cervical inférieur du côté du thorax. Au niveau de la face inférieure de la tête articulaire de chaque côte, il rencontre un *ganglion thoracique*, en sorte qu'il remplit le rôle d'un connectif reliant les uns aux autres tous les ganglions de ce nom et que, dans cette région du corps, le système sympathique présente nettement l'aspect d'une chaîne ganglionnaire. Jusqu'au diaphragme, cette chaîne comprend douze ganglions dont le premier est très rapproché du ganglion cervical postérieur. A partir du diaphragme, elle se prolonge en suivant l'aorte abdominale dans la région lombaire et dans la région sacrale, elle se rapproche toujours plus du corps des vertèbres à la face ventrale desquelles se trouvent ses ganglions. Le nombre de ceux-ci paraît être normalement de sept dans la région lombaire et de quatre dans la région sacrée; mais, outre que leurs petites dimensions les rendent difficiles à voir et à compter, ils paraissent être soumis à d'assez grandes différences individuelles, en sorte que nous ne dirons rien de définitif à leur égard. Arrivé dans la région coccygienne, le cordon sympathique se termine en un mince filet qui s'unit à son voisin pour aboutir dans un petit *ganglion coccygien impair*.

Tout le long de son trajet, le cordon sympathique émet des nerfs qui, se divisant et se subdivisant à l'infini, accompagnent principalement des artères et vont se perdre avec elles dans les plexus viscéraux; ils naissent tantôt des ganglions, tantôt des connectifs interganglionnaires. Les principaux sont les *rameaux cardiaques* du ganglion cervical postérieur et le premier ganglion thoracique; ils s'unissent aux rameaux cardiaques du vague et se transforment en plexus autour des troncs artériels et du cœur. D'autres rameaux importants sont les *nerfs splanchniques;* ils proviennent des ganglions thoraciques postérieurs et reçoivent en outre quelques fibres des nerfs spinaux intercostaux, puis ils se dirigent vers l'aorte abdominale, traversent avec elle le diaphragme pour atteindre au ganglion cœliaque, situé en avant des capsules surrénales et d'où ils se prolongent par un fin rameau jusqu'au plexus rénal.

Nous devons dire maintenant quelques mots des plexus dont la complication et les connexions qu'ils contractent entre eux sont telles, qu'il est impossible de les délimiter exactement. Nous mentionnerons: *a.* Le *plexus carotidien interne* qui entoure la carotide interne et pénètre avec elle dans la tête. *b.* Le *plexus cardiaque* situé entre l'aorte et l'artère pulmonaire, il comprend, outre les rameaux cardiaques que nous avons mentionnés plus haut, des filets provenant d'un petit *ganglion cardiaque* placé au-dessus de l'arc aortique, entre la carotide et l'artère sous-clavière gauche; ce plexus est uni aux *plexus pulmonaires* droit et gauche et aux *plexus coronaires* pénétrant dans la substance des ventricules du cœur. *c.* Les *plexus cœliaques* et *mésentériques* qui entourent les artères du même nom. *d.* Les *plexus hépatiques*, *spléniques*, *rénaux* et *surrénaux*. *e.* Enfin, le *plexus du bassin* ou *hypogastrique* situé contre la paroi externe du bassin; il est en relations avec d'autres plexus moins importants situés autour des organes génitaux et de l'anus, les *plexus vaginal*, *déférentiel*, *hémorrhoïdal*, etc.

Organes des sens. Nous avons mentionné les nerfs de la sensibilité générale et les poils tactiles en traitant de la peau (page 854); nous n'y reviendrons pas. Une recherche histologique spéciale est nécessaire pour constater l'existence des corpuscules ovoïdes, allongés, qui terminent les nerfs cutanés. Ces corpuscules ressemblent beaucoup aux corpuscules du tact de la peau humaine; ils sont seulement d'une texture plus simple.

Les *organes gustatifs* sont dispersés sur la muqueuse buccale, particulièrement à la face supérieure et aux côtés de la langue. Celle-ci est couverte de nombreuses papilles; elles doivent être observées au moyen d'une forte loupe. Les unes sont pointues (*papilles filiformes*), les autres émoussées et plus ou moins coniques (*papilles fungiformes*). A leur base, aboutissent les ramuscules du glosso-pharyngien. L'extrémité de ces ramuscules réduite à une simple fibre nerveuse se termine dans des cellules ou des groupes de cellules gustatives. Le principal siège de ces dernières est sur les côtés de la racine de la langue, dans des *papillès foliées* (*papillae foliatae*) remarquablement bien développées chez le Lapin (fig. 373, *pf*); elles sautent à l'œil lorsqu'on regarde la langue de profil. Le nom de ces papilles rappelle leur aspect et leur constitution. Elles consistent, en effet, en une série de replis de la muqueuse, plus ou moins saillants et séparés par des fentes parallèles, étroites et profondes, de chaque côté desquelles les cellules sensorielles sont distribuées en petites masses cupuliformes. L'étude de ces organes exige des préparations histologiques minutieuses. Elle a été faite par H. von Wyss et Hermann, aux mémoires desquels nous renvoyons le lecteur (voir *Littérature*).

Les *organes olfactifs*, représentés également par des cellules épithéliales particulières, sont localisés dans la muqueuse des fosses nasales. La cavité du nez superposée à celle de la bouche est assez vaste, très allongée d'avant en arrière. Elle est divisée par une

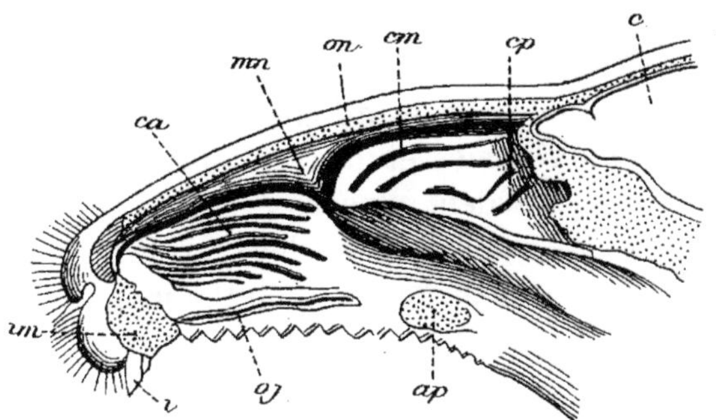

Fig. 357.

lamelle cartilagineuse, la *cloison médiane* ou *internasale* qui prend naissance sur le bord antérieur de la lame sagittale de l'ethmoïde et s'étend jusqu'à l'orifice pyriforme où elle se confond avec les cartilages qui prolongent les os nasaux en avant. Toute la cavité est tapissée par la muqueuse, mais ce n'est que dans sa portion postérieure, au delà du *marsupium nasale*, que se rencontrent les cellules olfactives. En cet endroit, la muqueuse présente une coloration brunâtre, aussi le distingue-t-on sous le nom de *région olfactive* de la *région antérieure* ou *respiratoire* plus pâle.

Les parois latérales de la cavité nasale sont cartilagineuses; elles portent des replis qui augmentent considérablement leur surface, ce sont les *conques* ou *cornets nasaux* qui, selon leur situation, se dis-

Fig. 357. — *Lepus cuniculus*. Coupe sagittale de la cavité nasale. Grandeur naturelle. *ca*, cornets antérieurs; *mn*, *marsupium nasale*; *on*, os nasal; *cm*, cornets moyens; *cp*, cornets postérieurs; *oj*, organe de Jacobson; *ap*, apophyse palatine du maxillaire supérieur; *c*, cerveau antérieur; *im*, intermaxillaire; *i*, dent incisive.

tinguent en cornets postérieurs (fig. 357, *cp*), moyens (*cm*) et antérieurs (*ca*); ces derniers sont les plus compliqués. Les cornets divisent la fosse nasale en une quantité de petites cavités secondaires communiquant les unes avec les autres. Les bords internes des cornets sont si rapprochés de la cloison médiane qu'il n'existe entre eux qu'une fente étroite, la fente olfactive (*fissura olfactoria*). Ces divers rapports doivent être observés sur des coupes transversales du museau.

L'espace interne compris dans la portion concave de l'apophyse palatine de l'os intermaxillaire, est rempli par un tube cartilagineux à lumière verticale qui représente l'*organe de Jacobson* et dans lequel se prolonge la muqueuse nasale (fig. 357, *oj*). Sa structure histologique a été étudiée par Klein (Quarterly Journ. of microscopical Science, t. XXI, 1881). Il renferme des ramuscules du nerf olfactif et des glandes acineuses sécrétant un liquide albuminoïde qui s'écoule par un très petit orifice devant l'ouverture du conduit naso-palatin.

L'épithélium olfactif comprend plusieurs espèces de cellules: de longues cellules granuleuses et ciliées à gros noyaux ovoïdes, des cellules basales sphéroïdales et des cellules olfactives proprement dites. Ces dernières possèdent un corps renflé occupé par un volumineux noyau ovoïde ou sphérique et deux prolongements variqueux dont l'un se dirige vers la surface de l'épithélium et l'autre très grêle s'étend jusqu'à la face profonde de la muqueuse où il entre vraisemblablement en relations de continuité avec les filets du nerf olfactif. Ces cellules ressemblent beaucoup à celles que nous avons décrites chez la Grenouille (fig. 247, B, C, page 594).

Organes de la vision. Ils comprennent le globe de l'œil qui en est la partie essentielle, et les muscles, les paupières, les glandes, considérés comme organes accessoires, moteurs et protecteurs du globe.

Les yeux sont latéraux comme chez les Oiseaux, logés chacun dans la cavité orbitaire dont la forme tient le milieu entre une pyramide et un cône tronqués. La base de la pyramide, tournée en dehors, a pour centre, le centre de la cornée; son sommet correspond au point d'entrée du nerf optique. On distingue quatre faces à l'orbite, les faces antérieure, postérieure, supérieure et inférieure. Cette dernière est ouverte, mais le globe de l'œil y est soutenu par une membrane fibreuse, la *membrane orbitaire*, reposant sur les saillies des alvéoles des molaires supérieures (fig. 343, *ams*) et la glande infra-orbitaire.

L'œil est gros, à peu près sphérique, bombé en avant par la cornée relativement plus grande que chez l'Homme, de diamètre égal à celui de l'ouverture palpébrale, en sorte que sur le vivant on ne voit de la sclérotique qu'une portion très étroite (fig. 358, *sc*), souvent même elle est entièrement cachée. Il diffère de l'œil de l'Oiseau surtout par sa forme plus sphérique, l'absence d'anneau cartilagineux dans la sclérotique, l'absence de peigne et la réduction de la troisième paupière qui a beaucoup perdu de sa mobilité.

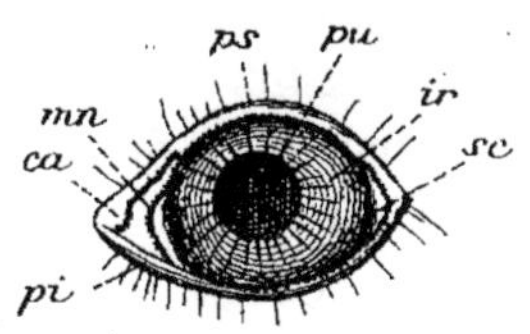

Fig. 358.

La dissection de l'œil frais se fait sous l'eau, on le fend avec de fins ciseaux, le long de son équateur et le long du méridien passant par le centre de la cornée. Les détails s'observeront sur des coupes pratiquées sur des yeux durcis par un séjour de plusieurs semaines dans la liqueur de Müller ou une solution de bi-chromate de potasse. L'extraction ne présente pas de difficulté; on employera pour la faire des ciseaux courbes et l'on sera attentif aux muscles qui s'insèrent sur le pourtour du globe.

L'œil possède trois tuniques. La tunique externe ou de soutien, la *sclérotique* (fig. 359, *sc*), est blanche, opaque, formée d'un feu-

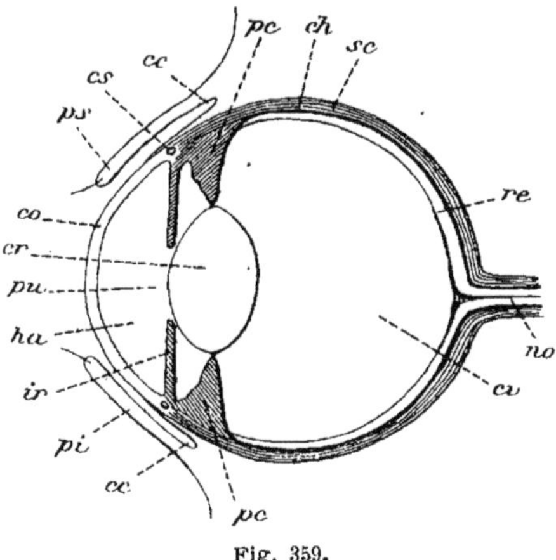

Fig. 359.

trage de fibres conjonctives très solides. Elle est en continuité avec la gaîne durale, du nerf optique, laquelle n'est à son tour qu'un prolon-

Fig. 358. — *Lepus cuniculus.* Aspect de l'œil gauche sur le vivant. Grandeur naturelle. *ps*, paupière supérieure; *pi*, paupière inférieure; *mn*, troisième paupière homologue de la membrane nictitante des Oiseaux; *ca*, caroncule; *pu*, pupille; *ir*, iris vu à travers la cornée.

Fig. 359. — *Lepus cuniculus.* Coupe sagittale de l'œil, grossie trois fois. Figure schématique. *co*, cornée; *ha*, chambre antérieure remplie d'humeur aqueuse; *pu*, pupille; *ir*, iris; *cr*, cristallin; *pc*, procès ciliaires; *cv*, chambre postérieure remplie par le corps vitré; *sc*, sclérotique; *ch*, choroïde; *re*, rétine; *cs*, canal de Schlemm; *ps*, paupière supérieure; *pi*, paupière inférieure; *cc*, cul-de-sac conjonctival.

gement de la dure-mère du cerveau. On n'y rencontre pas de cartilage. Son maximum d'épaisseur est au voisinage de l'entrée du nerf optique et sur le pourtour de la *cornée* (*co*). En ce dernier endroit, ses faisceaux de fibres prennent une autre disposition et elle devient brusquement transparente. A la limite entre la sclérotique et la cornée se rencontre un sinus veineux circulaire, le canal de Schlemm (*cs*).

Aux fibrilles de la sclérotique s'ajoutent, sur la face antérieure de la cornée, un épithélium et une couche de tissu conjonctif qui dérivent de la peau et constituent la *conjonctive cornéenne*. La cornée est, en outre, tapissée intérieurement par une membrane homogène et transparente, la *membrane de Descemet*. Elle renferme des vaisseaux atrophiés et de nombreux nerfs qui fournissent de beaux objets d'étude aux histologistes.

La seconde tunique ou *choroïde* (*ch*), tapisse la face interne de la sclérotique dont elle est séparée par un espace lymphatique, *l'espace périchoroïdien*, traversé par un réticule de tissu conjonctif lâche qui sert d'union aux deux tuniques. La choroïde est formée de plusieurs strates d'éléments pigmentés, de couleur brunâtre plutôt que noire, parcourus par de nombreux vaisseaux qui sont des ramifications des artères ciliaires et qui forment dans le strate interne de la choroïde un réseau capillaire très dense, la *membrane chorio-capillaire*. On distingue à la choroïde deux portions séparées par une étroite zone intermédiaire, l'*ora serrata ;* la portion postérieure est lisse, tandis que la portion antérieure ou *portion ciliaire* est plissée de nombreux plis dirigés selon les méridiens de l'œil. Ces plis s'unissent en avant pour former les saillies radiaires des *procès ciliaires* (*pc*). Ceux-ci sont pigmentés (sauf chez les albinos) et contiennent en outre, rassemblées surtout vers leur face externe, des cellules musculaires lisses qui constituent le ***muscle ciliaire*** jouant un grand rôle dans l'accommodation. Löwe a donné une description détaillée de la structure et des fonctions de l'appareil d'accommodation dans l'œil du Lapin. On trouvera dans son travail des renseignements sur l'histologie des tuniques oculaires. (Voir *Littérature*.)

La choroïde se prolonge au devant du cristallin et s'infléchit pour former la membrane de l'*iris* (*ir*) de couleur brune (rouge chez les albinos) et percée en son centre par la *pupille* (*pu*) dont la forme est à peu près circulaire; son diamètre vertical est légèrement plus grand que le transversal. La face interne de l'iris est tapissée d'une couche de pigment, l'*uvée*, dont le bord pupillaire est appliqué contre la face antérieure du cristallin. On remarque pendant la dissection le grand nombre de plis radiaires de l'iris, ils sont surtout visibles à sa face interne. L'iris renferme d'ailleurs, des vaisseaux sanguins comme la choroïde et des fibres musculaires lisses arrangées en faisceaux circulaires constituant le *sphincter de la pupille* dont les mouvements sont en relation avec l'intensité de la lumière ambiante.

La troisième tunique ou tunique sensible, est la *rétine* (*re*); elle s'étend contre la face interne de la choroïde, depuis le point d'entrée du nerf optique jusqu'à l'*ora serrata*. Elle est transparente pendant la vie, mais elle commence à s'opacifier de suite après la mort, et à l'ouverture de l'œil, elle se présente d'ordinaire comme un rideau plissé, opaque avec des colorations pourprées, lequel rideau se détache avec la plus grande aisance. On le fixe au moyen de l'acide osmique et l'on étudie ses éléments par dilacération et sur des coupes. (Voir le traité technique d'histologie de Ranvier.) Au point d'entrée du nerf optique, on aperçoit une *papille* blanchâtre, du centre de laquelle s'irradient dans la rétine les vaisseaux occupant l'axe du nerf. Cette papille ne correspond pas exactement au pôle postérieur de l'œil, elle est un peu au-dessous et en dehors. Il n'existe pas de tache jaune.

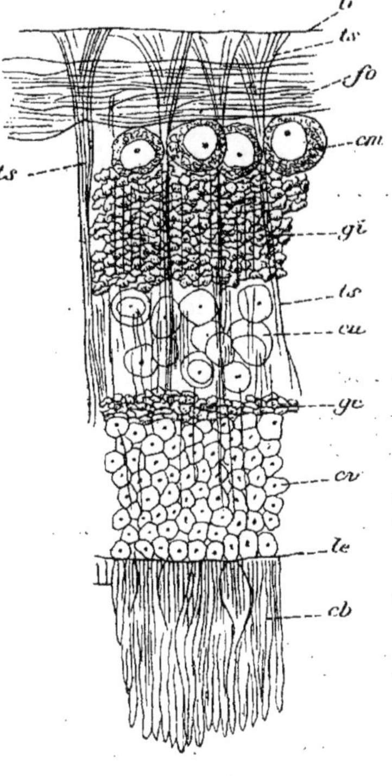

Fig. 360.

La rétine est composée d'éléments nerveux sensibles et d'éléments conjonctifs de soutien (fig. 360, *ts*). Ces derniers subsistent seuls dans la portion antérieure de la rétine; sa portion postérieure ou portion photo-sensible est donc exclusivement excitable par la lumière; les éléments nerveux y dominent et sont disposés sur plusieurs strates. Des coupes dirigées dans cette région perpendiculairement à sa surface montrent une *membrane limitante interne* (*li*) à laquelle aboutissent des faisceaux de fibrilles conjonctives (*tc*). Au-dessous de la limitante interne s'étalent les *fibres du nerf op-*

Fig. 360. — *Lepus cuniculus*. Coupe verticale de la rétine. Grossissement de 500 diamètres (d'après Orth). *li*, membrane limitante interne; *fo*, couche des fibres du nerf optique; *cm*, couche des cellules ganglionnaires multipolaires; *gi*, couche granuleuse interne (plexus cérébral de Ranvier) ; *cu*, couche de cellules uni et bi-polaires; *ge*, couche granuleuse externe (plexus basal de Ranvier); *cv*, couche des cellules visuelles; *le*, limitante externe; *cb*, couche des cônes et des bâtonnets; *ts*, tissu conjonctif de soutien.

tique (*fo*) formant une couche assez épaisse dans le voisinage de la papille mais qui s'amincit à mesure qu'elle s'en éloigne. Puis, vient une couche de *cellules ganglionnaires multipolaires* (*cm*); une *couche granuleuse interne* (plexus cérébral de Ranvier) (*gi*); une couche de *cellules uni et bi-polaires* (*cu*); une *couche granuleuse externe* (couche basale de Ranvier) (*ge*); une couche de *cellules visuelles* (*cv*) laquelle est séparée de la *couche des cônes et des bâtonnets* (*cb*) par la *membrane limitante externe* (*le*). En dehors, la couche des cônes et des bâtonnets de la rétine est enveloppée par une couche de cellules épithéliales pigmentées, le *tapetum nigrum*. (Voir pour les détails, le cours d'histologie normale de Orth et le mémoire de Löwe.)

La cavité du globe oculaire est divisée en deux chambres : une *chambre antérieure* (fig. 359, *ha*) comprise entre la cornée en avant, l'iris et le cristallin en arrière, et remplie d'un liquide séreux, *l'humeur aqueuse;* une *chambre postérieure* (*cv*) comprise entre le cristallin, les procès ciliaires et le fond de l'œil ; cette dernière est occupée par le *corps vitré*, substance gélatineuse parfaitement transparente, entourée d'une *membrane hyaloïde* très délicate. Le *cristallin* (*cr*) est une lentille bi-convexe; ses rayons de courbure sont sensiblement égaux en avant et en arrière, toutefois sa face antérieure est un peu moins bombée que sa face postérieure. Il est principalement composé de fibres disposées de façon à former des lamelles concentriques plus denses vers le centre ou le *noyau du cristallin* qu'à la périphérie. Il est enveloppé d'une *capsule* homogène reliée aux procès ciliaires par une lamelle fibreuse, la *zone ciliaire* ou *zone de Zinn*, partant de la face interne des procès ciliaires et se continuant avec la capsule sur la ligne équatoriale du cristallin.

Organes accessoires. Les *muscles* de l'œil, situés autour du globe, sont au nombre de sept. Leur dissection ne présente pas de difficultés, attendu qu'ils ne sont guère enveloppés de graisse comme on en rencontre chez les autres Mammifères. Nous distinguons quatre *muscles droits*, deux *muscles obliques* et un *muscle rétracteur*. Les premiers prennent naissance au fond de l'orbite, sur le pourtour du trou optique, ils enveloppent à leur origine le nerf optique, et se dirigent en divergeant vers l'hémisphère externe de l'œil. Leurs corps charnus sont plats, ils s'insèrent tous quatre par des tendons terminaux sur la sclérotique; les muscles droits *supérieur* et *inférieur* sont un peu plus longs et s'insèrent un peu plus en dehors que les muscles droits *antérieur* et *postérieur*. Le *muscle oblique supérieur* naît sur le bord antérieur du trou optique, il se dirige obliquement en dehors et en arrière, recouvrant le muscle droit antérieur et s'insère sur la sclérotique, un peu en arrière du tendon du m. droit supérieur. Le *muscle oblique inférieur* naît sur l'angle antérieur et inférieur de l'os lacrymal, il se dirige en dehors et en arrière et s'insère à la face postéro-inférieure du bulbe. Enfin le *muscle rétracteur du bulbe* est un petit muscle rond qui naît autour du trou optique, il est embrassé par les muscles droits et se divise comme eux en 4 portions : supérieure, inférieure, antérieure et postérieure, lesquelles s'insèrent sur la sclérotique en dedans des points d'insertion des muscles droits. Son action consiste à retirer l'œil à l'intérieur de l'orbite.

Les *paupières supérieure et inférieure* (fig. 358, et 359, *ps*, *pi*), sont des replis cutanés destinés à protéger l'œil et, par leurs mouvements, à répandre le liquide lacrymal sur la face libre du bulbe. La peau qui recouvre extérieurement les paupières est velue, elle se replie sur leur bord libre contre leur face interne, puis se réfléchit une seconde fois contre la face externe de l'œil constituant ainsi la *conjonctive*. Le fond du dernier pli ou *cul-de-sac conjonctival* reste fermé (fig. 359, *cc*). A l'intérieur de chaque paupière, entre la peau externe et la conjonctive interne, se prolonge le *muscle orbiculaire* qui tend à les fermer. Il a pour antagonistes un *muscle élévateur de la paupière supérieure* et un *muscle abaisseur de la paupière inférieure*. Les paupières du Lapin ne renferment pas de cartilage tarsien. Le bord libre de chacune d'elles est pigmenté, couvert de *cils*; il renferme dans son épaisseur une seule rangée de *glandes de Meibomius* (fig. 361, *gM*) un peu plus longues à la paupière supérieure qu'à l'inférieure, et qui sécrètent une matière sébacée ou *léma*. La paupière inférieure montre en outre à sa face interne une petite saillie allongée formée par un amas de *follicules lymphatiques* (fig. 361, *fl*). Les deux paupières sont reliées l'une à l'autre du côté nasal et du côté temporal de l'œil par un mince *ligament palpébral*.

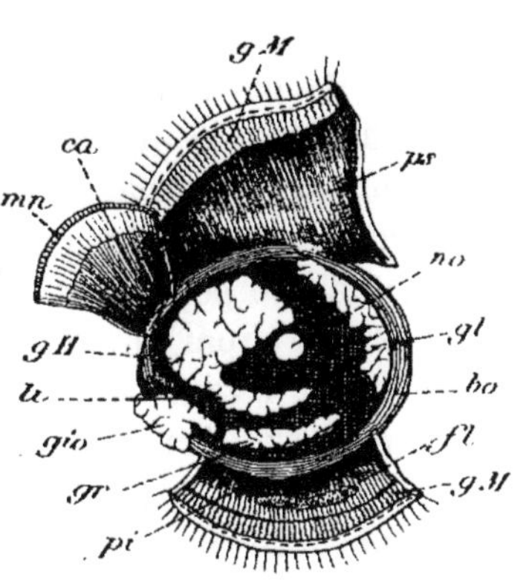

Fig. 361.

Outre les deux paupières verticales, l'œil du Lapin porte à son

Fig. 361. — *Lepus cuniculus*. Le fond de l'orbite gauche; les paupières ont été renversées et l'œil enlevé pour montrer les glandes qui l'entourent. Grandeur naturelle. *ps*, paupière supérieure vue de sa face interne; *gM*, glandes de Meibomius; *pi*, paupière inférieure; *fl*, ses follicules lymphatiques; *mn*, troisième paupière; *ca*, sa lamelle cartilagineuse; *gH*, glande de Harder; *li*, son lobe inférieur; *gl*, glande lacrymale; *gio*, glande infra-orbitaire; *gr*, graisse; *no*, nerf optique; *bo*, bord de l'orbite.

angle antérieur une *troisième paupière* (fig. 358, *mn*), homologue de la membrane nictitante des Reptiles et des Oiseaux, ainsi que du repli semi-lunaire de l'Homme. Elle consiste en une membrane discoïdale renfermant une lamelle cartilagineuse (fig. 361, *ca*) qui ne s'étend que jusqu'aux deux tiers de sa longueur. Son bord libre membraneux est pigmenté et porte des petites papilles. Dans son voisinage se trouve à l'angle nasal de l'œil, la *caroncule lacrymale*, légère saillie de nature glandulaire.

Le globe oculaire est encore entouré de trois glandes, que l'on découvre sur le pourtour de l'orbite lorsqu'on en a enlevé l'œil.

a. La *glande lacrymale* (fig. 361, *gl*) sécrète un liquide séreux, les *larmes*. C'est une glande allongée, multilobée, à contours irréguliers; elle est située sous la voûte de l'orbite au coin temporal de l'œil. Ses canalicules excréteurs au nombre de trois à cinq sont très grêles; ils percent la conjonctive de la paupière supérieure. Leur contenu s'écoule alors sur la cornée; il est recueilli par un *point lacrymal* au coin nasal de l'œil, à quelques millimètres au-dessous du bord libre de la paupière inférieure, dans le voisinage de la caroncule. Le point lacrymal entouré d'un petit bourrelet circulaire, est l'orifice supérieur du *canal lacrymal*, lequel se dirige horizontalement en avant et ne tarde pas à déboucher dans le *canal naso-lacrymal*. Ce dernier a une longueur de 3 à 4 centimètres, il court en avant et en bas pour aboutir dans la cavité nasale en avant du cornet antérieur; c'est par là que sont éliminées les larmes.

b. La *glande de Harder* (fig. 361, *gH*), est une grosse glande acineuse appliquée contre l'os lacrymal à l'angle antérieur de l'orbite. Elle fait un coussinet à la face antérieure et inférieure du globe oculaire. Son grand axe mesure environ 2 centimètres; sa surface est divisée par de nombreuses fissures délimitant des lobules dont les canalicules se réunissent en un conduit excréteur commun qui déverse contre la face interne de la troisième paupière une substance complexe dans laquelle domine la graisse (Voir le mémoire de Wendt).

c. La *glande infra-orbitaire* (fig. 361, *gio*) située dans le coin antérieur et inférieur de l'œil au-dessous et en avant de la glande de Harder, se trouve séparée de celle-ci par la membrane orbitaire. Elle appartient au groupe des glandes salivaires. Nous la retrouverons en traitant de l'appareil digestif.

Organes de l'ouïe. L'appareil auditif du Lapin est composé de trois parties : l'oreille externe, l'oreille moyenne et l'oreille interne. Cette dernière est seule essentielle; les deux autres peuvent être considérées comme des organes accessoires.

L'*oreille externe* comprend le *conduit auditif externe* composé d'une portion osseuse dépendant du temporal (fig. 362, *ta*) et d'une portion cartilagineuse se prolongeant dans le cartilage du *pavillon*. Ce dernier organe est phylogénétiquement récent; il est propre seulement aux Mammifères chez qui il sert à recueillir les ondes sonores. Le Lapin possède un très grand pavillon, consistant en un vaste repli de la peau entourant l'orifice du conduit auditif externe dont la portion cartilagineuse se continue comme nous venons de le dire sur toute son étendue, en s'amincissant progressivement de la base vers le sommet. La partie inférieure du pavillon (*concha*) est fortement concave en dehors, sa partie supérieure (*scapha*) est à peu près plane. Son bord antérieur est recourbé en dedans sur plus de la moitié de sa longueur; il en est de même, mais sur une

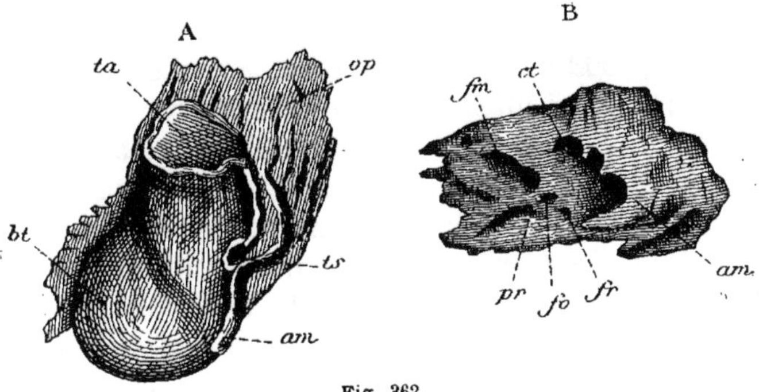

Fig. 362.

moindre étendue, de son bord postérieur. Ces inflexions constituent les *hélix* antérieure et postérieure; l'antérieure délimite vers le bas une fossette (*fossa conchae*) située à la face antérieure de la conque. Les *hélix* ne se réunissent jamais sur le bord supérieur du pavillon. Celui-ci est animé par des muscles nombreux dont les uns, fort petits, sont cantonnés autour du cartilage et les autres, plus importants, prennent naissance sur la tête. Nous mentionnerons parmi ces derniers, les *muscles scutulaires* qui s'étendent de la peau du front jusqu'au cartilage basal du pavillon (*scutulum*) et servent à relever le pavillon; les *muscles parotideo-auriculaires* ou abaisseurs du pavillon; ils s'étendent de la peau du cou jusqu'au cartilage de l'hélice postérieure; les *muscles maxillo-auriculaires* et *temporo-auriculaires* insérés, d'un côté, à la face externe de l'articulation

Fig. 362. — *Lepus cuniculus*. Portion pétromastoïdienne de l'os temporal (grossie 3 fois). A, vue de l'extérieur; *op*, os pétromastoïdien; *ta*, conduit auditif externe; *bt*, portion bullaire tympanique; *am*, apophyse mastoïde; *ts*, trou stylomastoïdien. B, vue par-dessous; *ct*, cavité tympanique accessoire; *fm*, fossette musculaire; *pr*, promontoire *fo*, fenêtre ovale; *fr*, fenêtre ronde; *am*, apophyse mastoïde.

de la mâchoire et de l'os temporal, de l'autre aux faces externe et interne de l'hélice antérieure; ils contribuent à faire tourner la face externe concave de l'oreille en avant; enfin les *muscles cervico-auriculaires* et *occipito-auriculaires* qui, au contraire, la ramènent en arrière. Autour de ces faisceaux principaux, s'en rencontrent d'autres qui les suppléent dans leur action.

L'*oreille moyenne* est formée par une cavité relativement grande, la *cavité tympanique* creusée principalement dans la portion bulleuse de l'os temporal (fig. 362, *A*, *bt*). Pour y atteindre, il faut couper la portion osseuse du conduit auditif externe et détacher la membrane du tympan qui la sépare de ce dernier. Des coupes de l'os temporal pratiquées au moyen d'une scie fine permettront de mieux saisir ses rapports avec les parties voisines. La cavité tympanique est arrondie, irrégulière, plus étroite en arrière qu'en avant. On remarque contre sa paroi supérieure une petite dépression ovalaire, la *cavité tympanique accessoire* (fig. 362 B, *ct*), creusée dans la portion pétromastoïdienne du temporal; sa paroi interne est percée de deux petits orifices fermés par des membranes : la *fenêtre ovale* ou vestibulaire (*fo*), la *fenêtre ronde* ou cochléaire *fr*), au devant desquels se trouve une légère saillie, le *promontoire* (*pr*). La face externe de la cavité est fermée par le *tympan*, membrane très mince, tendue sur un anneau ovalaire en forme de fer à cheval, ouvert en haut. Le tympan est relié à la fenêtre ovale par l'intermédiaire de trois osselets qui sont primitivement des parties différenciées des arcs branchiaux et sont articulés de manière à former une chaîne continue, apte à transmettre les ondes sonores au labyrinthe. Le premier de ces osselets, le *marteau* (*malleus*) présente une *tête* épaisse et un *manche* en forme de sabre, séparé de la tête par une portion rétrécie le *col*. La face postérieure de la tête porte une surface articulaire pour l'articulation avec l'*enclume*. Ce dernier (*incus*) possède un *corps* duquel partent deux apophyses, une courte dirigée en arrière et une longue dirigée en bas; la longue apophyse est terminée par l'*os lenticulaire*, distinct chez l'embryon, mais qui se soude à elle dans le cours du développement. Le troisième osselet, l'*étrier* (*stapes*) ainsi nommé à cause de sa forme en anneau triangulaire rappelant absolument celle d'un étrier, est placé de telle sorte que son sommet s'articule avec l'apophyse lenticulaire de l'enclume et que sa base aplatie s'applique dans la fenêtre ovale.

Les mouvements que peuvent exécuter ces osselets sont très limités; ils sont déterminés par le jeu de deux petits muscles dont l'un (*m. mallei*) s'insère à la partie supérieure du manche du marteau et l'autre (*m. stapedius*) à la partie postérieure de la tête ou du sommet de l'étrier.

La cavité du tympan est tapissée par une mince muqueuse dont la couche profonde se confond avec le périoste. Elle communique avec le pharynx par un étroit canal, la *trompe d'Eustache*, qui court d'abord dans la portion tympanique de l'os temporal, puis longe le muscle long du cou pour déboucher dans l'arrière-bouche.

L'*oreille interne* ou *labyrinthe membraneux* (fig. 363 et 364) est une vésicule close de forme irrégulière et dont la paroi est formée d'une couche de tissu conjonctif tapissée intérieurement par un épithélium pavimenteux. Elle est logée dans la portion pétromastoï-

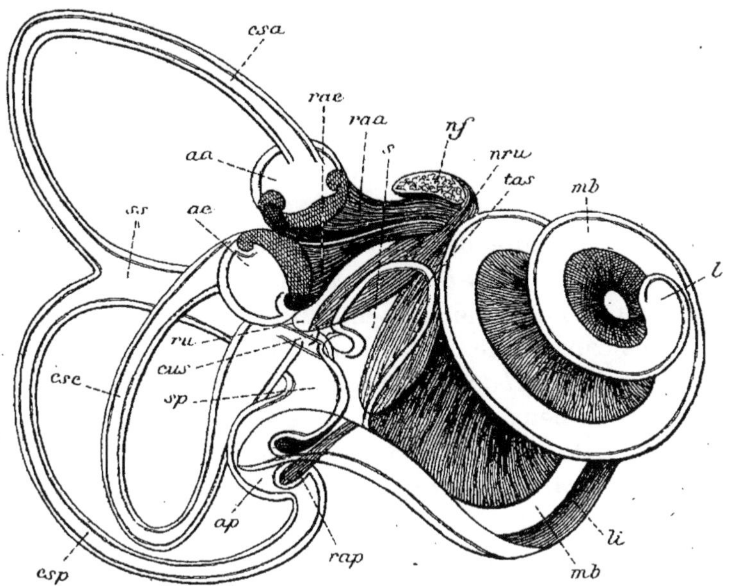

Fig. 363.

dienne du temporal laquelle est creusée de cavités correspondant à la forme du labyrinthe membraneux et constituée par un tissu osseux compact. Cette portion de l'os représente le *labyrinthe osseux* dont la cavité n'est pas entièrement remplie par le labyrinthe membraneux. Entre ce dernier et la paroi osseuse, se trouvent des *espaces périlymphatiques* occupés par un liquide, la *périlymphe*, ainsi nommée

Fig. 363. — *Lepus cuniculus*. L'oreille membraneuse gauche, vue de sa face latérale ou externe. (Grossie environ 10 fois, d'après G. Retzius). *ss*, *sp*, sinus supérieur et sinus postérieur de l'utricule; *ru*, recessus de l'utricule; *aa*, ampoule antérieure; *ap*, ampoule postérieure; *ae*, ampoule externe; *csa*, canal demi-circulaire antérieur ou supérieur; *csp*, canal demi-circulaire postérieur ou inférieur; *cse*, canal demi-circulaire externe; *s*, saccule; *cus*, canal utriculo-sacculaire; *li*, limaçon; *l*, lagena; *mb*, membrane basilaire; *raa*, ramuscule nerveux se rendant à l'ampoule antérieure; *rap*, ramuscule de l'ampoule postérieure; *rae*, ramuscule de l'ampoule externe; *nru*, ramuscule du recessus de l'utricule; *tas*, tache acoustique du saccule.

par opposition à l'*endolymphe* qui remplit le labyrinthe membraneux. La dissection de celui-ci est fort délicate, elle exige le concours de la loupe, et un traitement préalable à l'acide osmique lequel fixe et consolide ses parois membraneuses.

Le labyrinthe membraneux est divisé en deux parties centrales : l'utricule et le saccule, ayant chacune la forme d'un sac et comprises toutes deux dans la partie moyenne du labyrinthe osseux, le *vestibule*. La face externe de ce dernier regarde vers la cavité tympanique et porte la *fenêtre ovale*; sa face antérieure est en relation avec l'appendice spiraloïde du limaçon (fig. 363, *li*) et sa face postérieure se continue avec les canaux demi-circulaires osseux.

L'*utricule* (fig. 363, 364, *u*) présente la forme d'un tube allongé et irrégulier portant des renflements : le *sinus supérieur* (*ss*) à la commissure des deux canaux demi-circulaires verticaux; le *sinus postérieur* (*sp*) qui le réunit à l'ampoule postérieure, et le *recessus utriculi* (*ru*) dirigé en haut et en avant.

Aux deux extrémités de l'utricule, prennent naissance trois canaux arqués, les *canaux demi-circulaires*, lesquels portent chacun à leur bout contigu à l'utricule une dilatation, l'*ampoule* (*aa*, *ap*, *ae*). Deux de ces canaux, le *canal demi-circulaire supérieur* ou *antérieur* (*csa*) et le *canal demi-circulaire inférieur* ou *postérieur* (*csp*) sont situés dans deux plans à peu près verticaux et se coupant sous un angle droit, le supérieur est un peu plus long que l'inférieur. Le troisième ou *canal demi-circulaire externe* (*cse*) est horizontal, dirigé vers l'extérieur et plus court que les précédents.

Les deux canaux verticaux se réunissent par leurs extrémités non ampulliformes pour former un canal commun qui débouche dans le sinus supérieur de l'utricule (*ss*). Le canal demi-circulaire externe demeure indépendant des deux autres; il ne porte comme eux qu'une seule ampoule (*ae*) et débouche dans l'utricule par son extrémité simple un peu au-dessus de l'ampoule (*ap*) du canal demi-circulaire postérieur.

Le *saccule* (*s*) est appliqué à la face interne de l'utricule et présente l'aspect d'une vésicule irrégulièrement ovale d'où part un fin canal conique, le *canal endolymphatique* (*ce*). Il se continue en bas et en avant avec le *limaçon* ou *cochlea* (*li*), auquel il est relié par un court canal de réunion (*canalis reuniens Henseni*) (*cr*).

Le *limaçon* (*li*), situé en dehors et en avant du vestibule dans le limaçon osseux, est un long tube enroulé en une spirale formant deux tours et demi et terminé par un petit cœcum, la *lagena* (*l*) qui occupe son sommet. L'axe de l'organe autour duquel s'enroulent les tours de spire est occupé par la *columelle* dans laquelle passe le nerf cochléaire.

Le *nerf acoustique* (*na*), pénètre dans le labyrinthe par le trou auditif interne et se divise immédiatement en deux branches, l'une postérieure, l'autre antérieure. Cette dernière se divise à son tour en trois rameaux qui se rendent respectivement au recessus de l'utricule (*nru*), à l'ampoule antérieure (*raa*) et à l'ampoule externe (*rae*). La branche postérieure se divise en un rameau sacculaire qui se rend au saccule, en un rameau pour l'ampoule postérieure (*rap*) et un troisième rameau, le plus important, le *rameau basilaire* qui s'épanouit dans

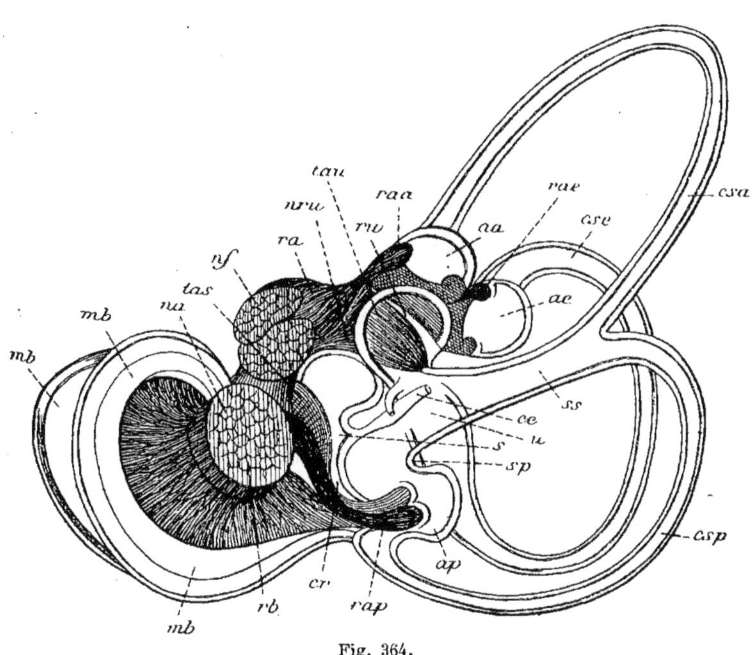

Fig. 364.

le limaçon. Ces ramifications du nerf acoustique desservent par conséquent les diverses régions de l'oreille interne. Leurs extrémités très nombreuses et très fines se terminent contre l'épithélium qui tapisse le labyrinthe membraneux. A leur niveau, cet épithélium subit d'im-

Fig. 364. — *Lepus cuniculus*. L'oreille membraneuse gauche, vue de sa face médiale ou interne. (Grossie environ 10 fois, d'après G. Retzius). *u*, utricule; *ss*, sinus supérieur de l'utricule; *sp*, sinus postérieur du même; *ru*, recessus ou fossette de l'utricule; *aa*, ampoule antérieure; *ae*, ampoule externe; *ap*, ampoule postérieure; *csa*, canal demi-circulaire supérieur ou antérieur; *csp*, canal demi-circulaire inférieur ou postérieur; *cse*, canal demi-circulaire externe; *s*, saccule; *ce*, conduit endolymphatique; *cr*, *canalis reuniens*; *mb*, membrane basilaire du limaçon; *tau*, tache acoustique de l'utricule; *tas*, tache acoustique du saccule; *na*, nerf acoustique avec son rameau basilaire *rb*; *ra*, rameau antérieur de l'acoustique; *raa*, ramuscule de l'ampoule antérieure; *rap*, ramuscule de l'ampoule postérieure; *rae*, ramuscule de l'ampoule externe; *nf*, nerf facial.

portantes modifications; il s'épaissit et fait saillie à l'intérieur de la cavité. Dans les ampoules, ces saillies présentent la forme d'une crête transversale, la *crête acoustique* (*crista acustica*). Dans l'utricule et le saccule, les saillies sont arrondies et portent le nom de *taches acoustiques* (*macula acustica*). Les fibres ultimes des ramuscules du nerf acoustique se terminent dans les cellules modifiées de l'épithélium et particulièrement dans les *cellules acoustiques*, caractérisées par une soie raide sur leur bord libre. Ces soies ou *cils acoustiques*, plongent dans l'endolymphe; elles sont entourées au niveau des taches acoustiques par des petits cristaux calcaires, les *otolithes*. Les extrémités du rameau basilaire sont beaucoup plus compliquées, elles constituent avec l'épithélium du canal du limaçon, l'*organe de Corti*. (Voir pour tout ce qui concerne l'histologie, l'ouvrage de Retzius).

Système digestif. Ce système comprend le canal intestinal et ses glandes annexes.

La première partie du canal intestinal est formée par la *cavité buccale*, long corridor plus étroit en avant qu'en arrière, dont l'orifice d'entrée est délimité par des replis de la peau qui recouvre les mâchoires. Ces replis dans lesquels pénètrent des muscles faciaux constituent en avant les *lèvres* et latéralement les *joues*, toutes deux caractéristiques des Mammifères, car nous ne les avons pas rencontrées chez les Vertébrés précédents. Il résulte de la formation de ces replis musculo-cutanés que la cavité buccale primitive délimitée par les mâchoires est précédée par une cavité secondaire, le *vestibule de la bouche* comprenant l'espace situé entre les lèvres et les joues d'un côté, et les mâchoires de l'autre. Chez le Lapin, le vestibule buccal communique largement avec la cavité buccale proprement dite grâce à la *barre* résultant de l'absence de dents canines.

La lèvre supérieure dans laquelle sont implantés les grands poils tactiles que nous avons décrits (voir page 856), est fendue sur sa ligne médiane (*bec de Lièvre*) et laisse voir les deux incisives supérieures (fig. 332, *a*). Nous ne reviendrons pas sur la dentition traitée plus haut, à la page 874. Chez les très jeunes Lapins portant encore la dentition de lait, le nombre total des dents n'est que de seize. Les douze dents molaires qui élèvent ce total à vingt-huit, n'apparaissent que dans le courant de la troisième semaine après la naissance.

Le plafond de la cavité buccale ou *palais* est formé par les os palatins et les apophyses palatines du maxillaire supérieur (fig. 342, *ph*, *apm*) tapissés par la *muqueuse buccale*, fort épaisse en cet endroit, et portant de profonds *sillons transversaux* (fig. 373, *sp*). Derrière les petites incisives accessoires, on remarque une petite plaque arrondie de la muqueuse, de chaque côté de laquelle se trouve, sous la forme d'une fente étroite, l'orifice du *canal naso-palatin* ou *canal de Stenson* qui fait communiquer la partie antérieure de la cavité nasale avec la cavité de la bouche. (fig. 373, *cnp.*)

Le fond de la cavité buccale est séparé du pharynx par le *voile du palais* constitué par une membrane musclée et renfermant de nombreuses glandes acineuses. Son bord libre ne porte pas de *luette* (*uvula*), par contre il forme de chaque côté deux replis également musculeux, les *piliers* du voile du palais qui, en se contractant, contribuent à l'abaisser. Le pilier antérieur (*arcus palato-glossus*) s'étend sur les côtés de la racine de la langue; le pilier postérieur (*arcus palato-pharyngeus*), s'étend jusqu'au pharynx. Le voile du palais est redressé par un muscle releveur (*m. levator veli palatini*) qui naît à la face inférieure de la portion pétreuse du temporal et par un muscle tenseur (*m. tensor veli palatini*), dont l'origine est à la face externe de l'apophyse ptérygoïde de l'os sphénoïde. Outre leur action sur le voile du palais, ces deux muscles contribuent, le premier à contracter, le second à dilater la trompe d'Eustache.

Entre les deux piliers du voile du palais sont logées les *amygdales* (*tonsilles*), d'ailleurs fort rudimentaires. Chaque amygdale consiste en une légère fossette dont les parois sont farcies de follicules lymphatiques et dans la cavité de laquelle débouchent des glandes acineuses. Leur étude microscopique nécessite des coupes.

Le plancher de la bouche est formé par la muqueuse sur laquelle la *langue* est attachée par un repli muqueux, le *frein* (*frenulum linguae*). La langue est une masse charnue recouverte par la muqueuse portant les papilles que nous avons signalées à propos du sens gustatif (page 918); sa portion postérieure dorsale est surélevée par une lamelle cartilagineuse (fig. 373, *lc*).

Les muscles qui constituent la langue sont au nombre de quatre groupes. Le *muscle lingual* ou *muscle propre de la langue*, n'a pas d'attache avec le squelette, il comprend des faisceaux entrecroisés longitudinaux transversaux et verticaux, faisceaux qui s'appuient sur la muqueuse et le tissu conjonctif intermusculaire. Le *muscle hyoglosse* est composé de trois faisceaux qui prennent naissance sur le corps et sur les cornes de l'hyoïde; ils s'étendent sur les côtés de la base de la langue et peuvent être suivis jusque dans la moitié antérieure libre de l'organe qu'ils servent à retirer dans la cavité buccale. Le *muscle génio-glosse* prend naissance à l'angle du menton, c'est-à-dire au point de rencontre des deux branches du maxillaire inférieur; ses fibres rayonnent en arrière et en haut et vont s'insérer contre la face dorsale de la langue. Les deux muscles génio-glosses sont séparés sur la ligne médiane par une lamelle de tissu conjonctif, le *septum lingual* qui traverse tout le corps de l'organe. Le *muscle stylo-glosse* naît de l'apophyse styloïde ; il pénètre dans la langue par sa partie postérieure et ses fibres courent pour la plupart à sa face dorsale, dans une direction longitudinale jusqu'à son extrémité libre.

Glandes buccales. La muqueuse de la bouche renferme de nombreuses glandes dont les fonctions diffèrent. Les plus petites (*glandes labiales*, *linguales*, *etc.*) sont logées dans son épaisseur et sécrètent du mucus. Les plus grosses et les plus différenciées (*glandes salivaires*) sont situées sous la muqueuse, parfois à distance assez grande d'elle et ne lui sont alors reliées que par leurs conduits excréteurs ; elles sécrètent la salive. Entre ces deux groupes extrêmes nous trouvons des glandes intermédiaires par leur taille et qui semblent cumuler la double fonction de sécréter de la salive et du mucus. Parmi ces dernières nous mentionnerons : les *glandes buccales* supérieures et inférieures, petits amas glandulaires ayant de courts canaux excréteurs et situés les uns sous la muqueuse des joues, entre celle-ci et le muscle buccinateur, les autres au bord supérieur du corps du maxillaire inférieur dans le voisinage des dents molaires ; les *glandes mandibulaires superficielles* placées au bord externe du maxillaire inférieur près des dents incisives ; les *glandes infra-orbitaires* que nous avons déjà rencontrées au coin antérieur et inférieur de l'orbite (fig. 361, *gio*), elles forment de chaque côté une petite glande allongée semblable aux glandes buccales, mais possédant un fin canal excréteur qui lui est propre et qui va déboucher au niveau de la troisième dent molaire supérieure.

Les *glandes salivaires proprement dites* (fig. 332, *g*) sont au nombre de trois paires. La *glande parotide* assez volumineuse et de forme irrégulière siège à la base du pavillon de l'oreille externe, un peu en arrière de l'angle des mâchoires ; son conduit excréteur, le *canal de Sténon*, relativement gros, part du lobe supérieur de la glande, contourne la face externe du muscle masseter et débouche dans la muqueuse de la joue, vis-à-vis de la dernière molaire supérieure. La *glande sous-maxillaire* (fig. 332, *g*) est à peu près ovoïde ; elle se trouve logée au-dessous de la parotide, en dedans du masseter et au-dessus du muscle mylo-hyoïdien, elle s'unit à sa voisine sur la ligne médiane ; son conduit excréteur ou *canal de Wharton* prend naissance sur son bord antérieur et s'étend sur une longueur de plusieurs centimètres jusqu'au frein de la langue à côté duquel il débouche. La *glande sublinguale* de forme allongée repose sur le plancher de la cavité buccale, ses canalicules excréteurs tantôt multiples, tantôt réunis en un seul, (*canal de Bartholin*) s'ouvrent sur la muqueuse au-dessous de la langue. (Pour l'histologie des glandes salivaires, consulter Krause.)

Le *pharynx* (fig. 333 et 373, *ph*) fait suite à la cavité buccale et conduit dans l'œsophage. Sa face inférieure est contiguë au larynx dont il est séparé par l'épiglotte (fig. 373, *ep*); le voile du palais le sépare d'autre part de la cavité nasale; sa face dorsale (*fornix*) est appliquée contre le crâne. Sa forme générale est celle d'un entonnoir dont le petit bout est tourné vers l'œsophage; il est entouré de faisceaux musculaires qui modifient son diamètre, les uns le rétrécissent (*m. constrictor pharyngis*), les autres l'élargissent (*m. stylopharyngeus*).

L'œsophage (fig. 333, *oes* et 365) est un long tube courant entre la trachée et la colonne vertébrale depuis le pharynx jusqu'à l'estomac. Pour atteindre ce dernier, il traverse le diaphragme et s'élargit en entonnoir. Ses parois assez minces renferment des fibres muscu-

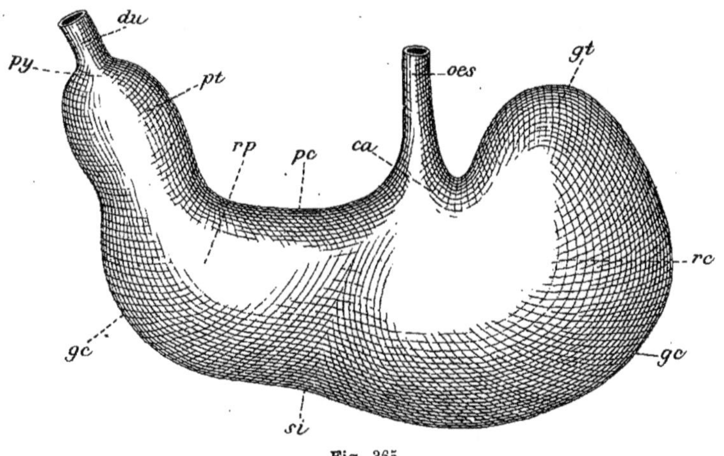

Fig. 365.

laires longitudinales et circulaires; sa muqueuse faiblement plissée longitudinalement contient de nombreuses glandes acineuses sécrétant un mucus destiné à faciliter le passage des aliments.

L'estomac (fig. 333, *e*), vaste poche très dilatable et ordinairement pleine d'aliments (car le Lapin mange continuellement), a son grand axe dirigé transversalement; son extrémité pylorique est à un niveau antérieur à celui de l'extrémité cardiaque. On lui distingue une grande et une petite courbure (fig. 365, *gc*, *pc*). Une

Fig. 365. — *Lepus cuniculus*. L'estomac vu par sa face ventrale (grandeur naturelle). *oes*, œsophage; *ca*, cardia; *gc*, grande courbure; *pc*, petite courbure; *gt*, grosse tubérosité; *pt*, petite tubérosité; *rc*, région cardiaque; *rp*, région pylorique; *si*, dépression marquant la limite entre les deux régions précédentes; *py*, pylore; *du*, duodénum.

légère dépression de la grande courbure (*si*) permet de distinguer une *région cardiaque* gauche (*rc*) et une *région pylorique* droite (*rp*). A gauche du cardia la grande courbure délimite une dilatation faisant saillie en avant, la *grosse tubérosité* (*fundus*) (*gt*). Dans le voisinage du pylore une dilatation semblable, mais moins prononcée, porte le nom de *petite tubérosité* (*antrum*) (*pt*). D'ailleurs, la forme de l'estomac se modifie selon son état de replétion, sa portion cardiaque dont la musculature est la plus faible cède à la pression des aliments et se dilate davantage que la région pylorique. La tunique musculaire est composée de fibres longitudinales, continues seulement le long des courbures, (sur les parois elles s'éparpillent et courent isolément) et de fibres annulaires qui s'assemblent en une couche épaisse au niveau du cardia et du pylore. Au point de continuité de ce dernier avec le duodénum, la couche des muscles circulaires est si développée qu'elle fait saillie en dedans et forme la *valvule du pylore*. La muqueuse stomacale est épaisse, irrégulièrement plissée et renferme des glandes tubuleuses dans toute son étendue, mais la structure des cellules de ces glandes varie selon qu'on les considère dans la région cardiaque et de la grande tubérosité ou dans la région pylorique. (Voir le mémoire de Ebstein). L'estomac est rattaché à la colonne vertébrale et au diaphragme par le *mésogastre*, au foie, à la rate et au duodénum par des dépendances du péritoine connues sous les noms de *ligaments gastro-hépathique*, *gastro-liénal*, etc. Il est très fréquent de rencontrer sur ces ligaments, ainsi que sur le mésentère, les vésicules d'un cysticerque, le *Cysticercus pisiformis*.

A partir du pylore le tube intestinal se rétrécit, et prend le nom d'*intestin grêle* qu'il conserve jusqu'à son entrée dans le gros intestin. C'est un canal dont la longueur égale dix à onze fois celle du corps; il décrit par conséquent dans la cavité abdominale de nombreuses sinuosités, les *anses intestinales*. Celles-ci sont reliées les unes aux autres par les replis péritonéaux du *mésentère* dans lesquels courent les vaisseaux sanguins et chylifères. La masse entière de l'intestin est suspendue à la face dorsale de la cavité du corps par le feuillet péritonéal, lequel, d'ailleurs, se réfléchit autour de lui et constitue la couche séreuse ou externe de ses parois. Celles-ci sont constituées de dehors en dedans par une couche de fibres musculaires longitudinales contiguës à la séreuse, par une couche de fibres musculaires circulaires, par une lame de tissu conjonctif sous-muqueux et enfin par la muqueuse. Cette dernière est farcie de follicules lymphatiques tantôt solitaires, tantôt rassemblés en groupes (*glandes de Peyer*); elle renferme en outre des glandes acineuses de différentes sortes qui sécrètent le suc intestinal. Leur étude se fait en pratiquant des coupes dans des fragments de la paroi préalablement fixés dans les acides osmique, picrique, l'alcool, etc. Ces coupes fournissent de très belles préparations.

Après avoir observé l'intestin en place (fig. 332 et 333) on le déroule sur une planchette à partir du pylore, en coupant le mésentère sur sa ligne d'insertion. Sa portion antérieure, le *duodénum* (fig. 367, *du*) se replie en un U dont la convexité est tournée en arrière; ses parois, relativement épaisses, livrent passage au canal cholédoque et au canal pancréatique dont les orifices sont fort distants l'un de l'autre. A l'exception de ces particularités et de quelques différences dans la structure histologique de la muqueuse, il n'est

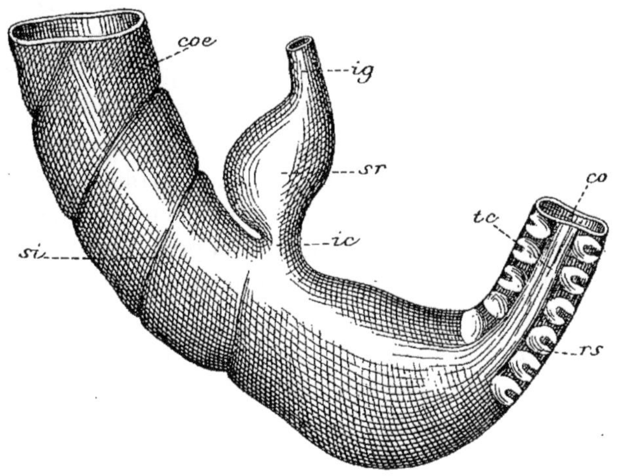

Fig. 366.

guère possible d'établir une distinction entre les diverses portions de l'intestin grêle. Il n'y a pas de démarcation précise entre le duodénum et le jéjunum, ni entre celui-ci et l'iléon; aussi ces expressions empruntées à l'anatomie humaine sont-elles ici purement conventionnelles et superflues.

La portion moyenne de l'intestin grêle est souvent distendue par des gaz qui mettent en évidence la minceur et la transparence de ses parois. A son extrémité postérieure, celles-ci s'épaississent notablement et se dilatent en un sac arrondi, le *sacculus rotundus*

Fig. 366. — *Lepus cuniculus*. Rencontre de l'intestin grêle et du gros intestin (grandeur naturelle). *ig*, extrémité de l'intestin grêle; *sr*, *sacculus rotundus; ic*, point où se trouve la valvule iléo-cœcale; *coe*, portion initiale du cœcum; *si*, ses sillons spiraloïdes; *co*, colon; *tc*, *taeniae coli; rs*, replis sigmoïdes.

(fig. 366, *sr*) qui précède immédiatement le gros intestin et dont l'orifice est muni d'un repli, la *valvule iléo-cæcale*.

Le *gros intestin* est remarquable par l'énorme développement de son *cæcum* (fig. 332, *z* et 366, *cæ*) lequel s'infléchit sur la droite dès l'origine du colon et remonte jusqu'au niveau de la grande courbure de l'estomac. Le cæcum est toujours rempli de matières fécales; ses parois amincies se déchirent facilement, il faut le manier avec de grandes précautions. La muqueuse de sa partie initiale est lisse, la face externe de la même région est dessinée de sillons spiraloïdes équidistants (*si*). Ceux-ci atteignent leur maximum de profondeur dans la portion moyenne du cæcum, puis ils s'effacent complètement dans le dernier quart de sa longueur où la paroi s'épaissit en même temps que le diamètre de l'organe diminue. Cette dernière portion, semblable à un long doigt de gant, aveugle à son extrémité libre, n'est autre que l'*appendice vermiculaire* (*processus vermiformis*).

Le *colon* (fig. 332, *y*) se distingue par la conformation de ses parois. Dès son origine en face du cæcum, celles-ci subissent des modifications dans la disposition de leurs fibres musculaires. Les fibres longitudinales se groupent selon trois *bandelettes* longitudinales (*taeniae coli*), (fig. 366, *tc*) entre lesquelles font saillie les fibres circulaires; il en résulte des replis transversaux, les *replis sigmoïdes* (fig. 366, *rs*), formant des séries de petits sacs bosselés. Cette conformation s'efface peu à peu à l'extrémité distale du colon, en sorte qu'il n'existe pas de limite tranchée entre lui et le *rectum* dont la muqueuse est plissée longitudinalement comme celle de l'intestin grêle; il se distingue par les boulettes fécales qu'il renferme, et qui lui donnent l'aspect d'un chapelet.

La portion terminale du rectum (fig. 370, *r*) traverse le bassin à la face dorsale de la vessie urinaire et des conduits génitaux, auxquels elle est réunie par du tissu conjonctif, puis elle se termine par l'*anus*, orifice au niveau duquel la couche des fibres musculaires circulaires prend une grande épaisseur et constitue le *sphincter interne de l'anus*, qui concourt avec le sphincter externe, dépendant de la peau, à la fermeture de l'orifice. (Voir plus loin, au système génital, la mention des glandes anales, page 951.)

Glandes annexes de l'intestin. Ces glandes au nombre de deux, le foie et le pancréas, sont primitivement des évaginations de la paroi intestinale d'où naissent des canalicules dont la couche épithéliale s'hypertrophie. Dans le cours du développement, ces invaginations s'éloignent peu à peu du tube intestinal, à mesure qu'elles se différencient davantage, et, finalement elles ne lui sont plus reliées que par leurs canaux excréteurs.

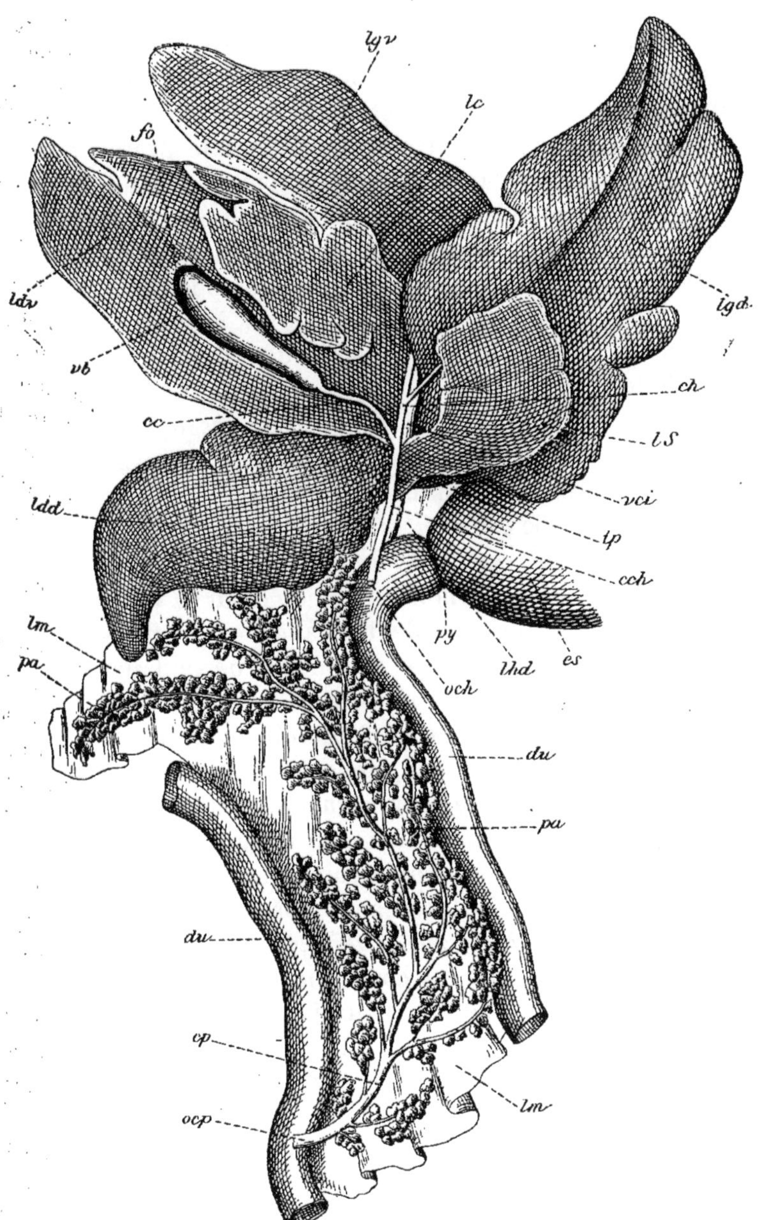

Fig. 367.

Fig. 367. — *Lepus cuniculus.* Glandes annexes de l'intestin (grandeur naturelle chez un jeune individu). Le foie est renversé en avant de manière à montrer sa face postérieure et ses divers lobes. *lgv*, lobe ventral gauche; *lgd*, lobe dorsal gauche; *ldv*, lobe ventral droit; *ldd*, lobe dorsal droit; *lc*, lobe carré; *lS*, lobe caudé ou de Spigel; *tp*, *tuberculum papillare*; *vb*, vésicule biliaire logée dans sa *fossa*, *fo*; *cc*, canal cystique; *ch*, canal

Le *foie* (fig. 332, *v*) est une grosse glande de couleur brun-rouge foncé, entourant l'estomac auquel elle est contiguë par sa face antérieure, tandis que sa face postérieure convexe est appliquée contre le diaphragme qu'elle moule exactement. Son bord dorsal est arrondi, son bord ventral est tranchant. Elle est reliée au diaphragme par un repli sagittal du péritoine, le *ligament suspenseur*. De profondes échancrures divisent le foie en lobes et en lobules, ces derniers sont bien visibles seulement, à la face postérieure tournée du côté de l'intestin ; ils présentent d'un individu à l'autre de grandes variations dans leur forme et leur développement. Les deux principaux lobes sont : le *lobe droit* et le *lobe gauche* séparés par l'échancrure interlobulaire. Chacun d'eux est divisé à son tour en deux lobules, l'un dorsal et l'autre ventral. Le lobule ventral droit porte encastrée dans un sillon transversal (*fossa*) la *vésicule biliaire*, (fig. 367, *vb*); le lobule dorsal du même côté présente à son bord dorsal une dépression dans laquelle s'applique le rein droit. Entre le lobe droit et le lobe gauche, on voit un gros vaisseau, la veine cave inférieure (*vci*) qui reçoit les veines hépatiques venant des différentes régions de la glande. L'empreinte laissée par la vésicule biliaire délimite à la face postérieure de l'organe des portions distinctes que l'on doit cependant considérer comme des dépendances du lobe droit. Elles sont généralement décrites sous les noms de *lobe carré* et de *lobe caudé*. Le *lobe carré* (fig. 367, *lc*) est de forme irrégulière, il est situé du côté ventral par rapport à la vésicule biliaire et il est relié par un pont avec le lobule gauche ventral. Le *lobe caudé* ou *lobe de Spigel* (*ls*) est également fort irrégulier, il est situé du côté dorsal et se relie avec le lobule droit dorsal ; entre eux deux passe la veine cave inférieure. Le lobe caudé porte dans sa région dorsale une languette, le *tuberculum papillare* (*tp*).

La substance du foie est constituée par une multitude de petits lobules polyédriques réunis par du tissu conjonctif interstitiel lequel est parcouru par les capillaires de la veine porte et de la veine hépatique. Les lobules sont essentiellement composés de cellules hépatiques dont les produits de sécrétion sont entraînés par des *canalicules biliaires* qui se réunissent dans les *canaux hépatiques* (*ch*). Ces derniers émergent du foie pour se déverser en partie (deux ou trois) dans le canal cystique de la vésicule biliaire (*canaux hépatico-cystiques*) et en partie dans un canal collecteur, le *canal hépatique commun* (*ch*).

hépatique commun ; *cch*, canal cholédoque; *och*, son orifice dans le duodénum; *pa*, pancréas; *lm*, lamelle mésentérique; *cp*, canal pancréatique; *ocp*, son orifice dans la branche ascendante du duodénum; *es*, estomac; *py*, pylore; *lhd*, ligament hépatico-duodénal; *du*, duodénum (son anse a été coupée); *vci*, veine cave inférieure.

La *vésicule biliaire* est cylindrique, elle sert de réservoir à la bile; son extrémité effilée, son *col*, se prolonge en un mince conduit, le *canal cystique* (*cc*) qui s'anastomose avec le canal hépatique commun pour former un seul canal, le *canal cholédoque* (*cch*). Ce dernier descend dans un repli du péritoine, le *ligament hépatico-duodénal*, jusqu'au duodénum dans lequel il débouche très près du pylore (*och*).

Le volume de la vésicule biliaire et le diamètre des canaux, varient beaucoup selon les individus. Chez les jeunes, la vésicule est parfois si petite qu'elle est cachée dans sa fosse et son canal cystique est à peine visible.

Le *pancréas* (fig. 367, *pa*) est une glande acineuse diffuse, plate et très allongée. Elle s'étale dans la lamelle mésentèrique (*lm*) qui unit les deux branches du duodénum; elle se reconnaît à sa couleur blanchâtre, quelquefois légèrement rosée, et surtout à sa forme de grappe. Ses nombreux lobules deviennent très distincts lorsqu'on étale le mésentère sous l'eau. Chacun possède un petit canalicule qui s'unit aux canalicules voisins, leur ensemble converge vers des canaux collecteurs qui finissent par se déverser dans un canal unique, le *canal pancréatique* ou *de Wirsung* (*cp*), lequel débouche à la base de la branche ascendante du duodénum, très loin (à 30 ou 40 centimètres) de l'orifice du canal cholédoque (*och*). Cette disposition est particulière au Lapin.

Les lobules du pancréas sont constitués par des cellules épithéliales dont le contenu est déversé dans les canalicules pancréatiques. (Voir sur l'histologie de cette glande, le mémoire de Langerhans.)

Organes respiratoires. Nous ne reviendrons pas sur ce que nous avons dit plus haut (page 919) des cavités nasales; elles sont à proprement parler la portion initiale de l'appareil respiratoire. Celui-ci comprend le larynx, la trachée et les poumons. De même que les glandes digestives, chacun de ces organes est à l'origine une dépendance de la région antérieure de l'intestin primitif. Leur première ébauche apparaît comme un épaississement de la paroi ventrale de l'œsophage. (Voir les Traités d'embryologie d'Oscar Hertwig et de Kölliker.)

Le *larynx* (fig. 368) est un entonnoir cylindrique d'un centimètre environ de longueur, situé au fond de la cavité pharyngienne et à sa face ventrale. Il conduit dans la trachée dont il occupe le sommet par une fente sagittale la *glotte*. Il est essentiellement composé de lamelles cartilagineuses réunies par des ligaments et actionnées par des muscles propres.

Le *cartilage thyroïde* (fig. 368, *ct*) est un anneau ouvert du côté dorsal, il est formé de deux lamelles latérales qui se rencontrent sur la ligne médio-ventrale sous un angle aigu, la *protubérance laryngienne* (pomme d'Adam); ces lamelles se prolongent en avant et en arrière en deux *cornes supérieures* (*cs*) et deux *cornes inférieures* (*ci*). Ces dernières sont les plus courtes, elles s'articulent avec le bord supérieur du *cartilage cricoïde* (*cr*). Celui-ci est un anneau complet, étroit sur sa face ventrale, beaucoup plus large à sa face opposée. Le bord antérieur de cette dernière face présente des surfaces articulaires pour recevoir les *cartilages aryténoïdes* (*ca*) représentés par deux petites plaques dont la forme irrégulière peut être ramenée à un triangle rectangle. La face externe des cartilages aryténoïdes présente une crête sur laquelle s'insèrent des muscles.

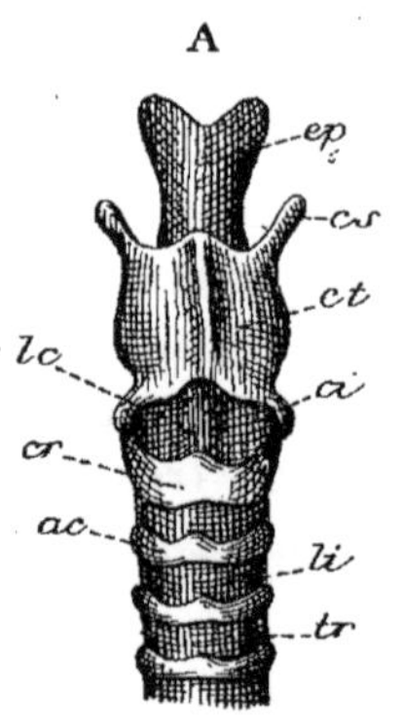

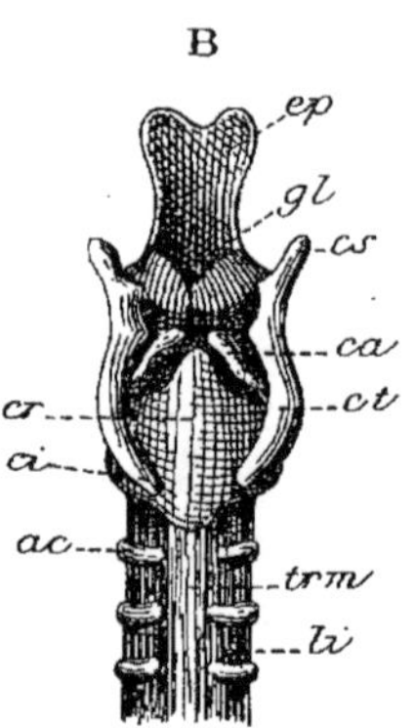

Fig. 368.

Leur sommet est surmonté d'un petit *cartilage de Santorini* recourbé en crochet. Entre les bords de l'épiglotte et les cartilages aryténoïdes se trouvent encore deux très petits *cartilages cunéiformes* ou *cartilages de Wrisberg*, réunis à l'épiglotte par du tissu conjonctif.

L'épiglotte (fig. 368, *ep*) consiste en une lamelle relativement grande, placée au devant du cartilage thyroïde; sa face interne présente une gouttière, son bord postérieur porte deux petits prolongements (*hamuli epiglottici*) faisant saillie en bas et en arrière.

Les ligaments qui unissent les cartilages laryngés empruntent leurs noms à ces derniers, les plus forts sont : les *ligaments cricothyroïdiens* (*lc*) et les *ligaments thyro-hyoïdiens*, ceux-ci reliant le

Fig. 368. — *Lepus cuniculus*. Le larynx, vu en A par sa face ventrale, en B par sa face dorsale. *ep*, épiglotte; *gl*, glotte; *ct*, cartilage thyroïde; *cs*, ses cornes supérieures; *ci*, cornes inférieures; *cr*, cartilage cricoïde; *ca*, cartilages aryténoïdes; *lc*, ligament crico-thyroïdien; *tr*, trachée; *ac*, ses anneaux cartilagineux; *trm*, membrane transverse; *li*, ligaments interannulaires.

cartilage thyroïde à l'appareil hyoïdien. Des noms analogues servent à désigner les nombreux faisceaux musculaires appliqués contre les faces externe et interne de ces divers cartilages; les uns sont dilatateurs, les autres constricteurs du larynx.

La *trachée* (fig. 332 *k*, 333, *tr*, 368, *tr*) est recouverte ventralement par les muscles sterno-hyoïdien et sterno-thyroïdien. C'est un long tube cylindrique dont le diamètre décroît légèrement d'avant en arrière; elle court parallèlement au muscle long du cou et à l'œsophage, contre la face ventrale de ce dernier. Elle est constituée par une cinquantaine d'anneaux cartilagineux (fig. 368, *ac*) qui restent ouverts à la face dorsale; les extrémités libres de ces anneaux sont reliées par des muscles lisses transversaux et le tout est recouvert en cet endroit par une membrane conjonctive, la *membrane transverse* (*trm*). Cette disposition explique la dilatation possible de la trachée, dans laquelle nous aurons soin d'introduire un tube de verre de fort calibre afin d'insuffler de l'air dans les poumons avant de commencer leur étude. Les anneaux de la trachée sont unis par des membranes conjonctives, les ligaments interannulaires (*li*). La face interne est tapissée par la muqueuse. L'extrémité postérieure du tube trachéen se bifurque en deux *bronches* qui pénètrent dans le tissu pulmonaire où elles ne tardent pas à se ramifier.

On remarquera en disséquant la trachée, la *glande thyroïde* (fig. 332, *i* et 373, *at*) que nous mentionnons ici parce qu'elle se développe comme la trachée elle-même aux dépens de l'intestin primitif. Elle est composée de deux lobes latéraux plats et allongés, réunis sur la ligne médio-ventrale par un pont transversal, l'*isthme* de la glande; sa couleur brun rougeâtre la fait ressortir sur le fond plus clair de la trachée. On ne lui connaît pas de canaux excréteurs, sa fonction est inconnue. Il en est de même du *thymus*, corps d'apparence glandulaire que l'on rencontre toujours, plus ou moins volumineux, chez les jeunes individus, mais qui s'atrophie et disparaît même entièrement chez les vieux. Sa forme est irrégulière, il est divisé en deux lobes peu distincts dont l'un, le gauche, est beaucoup plus gros que l'autre. Le thymus est situé non loin de l'extrémité postérieure de la trachée, autour des gros vaisseaux qui partent du cœur et auxquels il est réuni par du tissu conjonctif lâche.

Les *poumons* (fig 332, *l* et 373, *p*) relativement petits, sont deux sacs mous, dilatables, situés dans la cavité thoracique et constitués d'un tissu spongieux. Le poumon droit est plus volumineux que le gauche, il est divisé en trois lobes : antérieur, moyen et postérieur, dont le dernier est à son tour divisé en deux lobules, un externe et un interne. Le poumon gauche est divisé en deux lobes seulement, placés l'un devant l'autre. Ces lobes sont séparés par de profondes *incisures*. On peut leur distinguer un bord dorsal émoussé et un bord ventral tranchant. Chaque poumon est entouré d'un repli du péritoine, la *plèvre*. La partie de la plèvre qui va de la paroi dorsale du thorax à sa paroi ventrale porte le nom de *médiastin*. La surface externe des poumons tapissée par la plèvre est lisse. La *racine* ou le *sommet* des poumons correspond au point d'entrée des bronches; leur *base* est la région tournée du côté du diaphragme. Ils sont fixés à la colonne vertébrale et au diaphragme par des prolongements de la plèvre, les *ligaments pulmonaires*.

Les poumons séparés l'un de l'autre sur la ligne médiane du corps par le médiastin, sont réunis à leur racine par les bronches. Chacune d'elles se divise aussitôt après son entrée dans l'organe en plusieurs branches asymétriques. La bronche de droite se divise d'abord pour fournir une branche antérieure qui court *au-devant* de la branche droite de l'artère pulmonaire et se continue dans le lobe antérieur du poumon droit; la branche postérieure résultant de cette division se bifurque à son tour en plusieurs branches lesquelles passent derrière la branche droite de l'artère pulmonaire et se ramifient dans le lobe médian et le lobe postérieur. On peut, d'après ces rapports avec l'artère pulmonaire, distinguer une *bronche épartérielle* et des *bronches hypartérielles*. Du côté gauche, il n'existe pas de bronche épartérielle, de là la disparition du lobe antérieur. La bronche gauche se divise en deux bronches, toutes deux hypartérielles; celles-ci se ramifient dans les deux lobes du poumon gauche en un grand nombre de branches de plus en plus petites, les unes ventrales, les autres dorsales. Les ramuscules ultimes des bronches portent le nom de *bronchioles* et s'engagent dans les nombreux lobules qui divisent la masse de chacun des lobes pulmonaires. Les bronchioles présentent vers leurs extrémités des renflements, les *alvéoles;* à partir du point où ces renflements se manifestent, les bronchioles sont désignées sous le nom de *conduits alvéolaires*. Elles se terminent en cul-de sac et présentent à leurs extrémités des dilatations, les *vésicules pulmonaires* (*infundibula*). Les grosses bronches possèdent comme la trachée des muscles lisses et une charpente cartilagineuse qui diminue d'importance à mesure que la bronche se rétrécit, elle disparaît entièrement dans les bronchioles. Les parois de ces dernières ne sont plus constituées que par une couche de tissu conjonctif, tapissée par un épithélium vibratile, elles renferment jusqu'à leurs extrémités des éléments musculaires. Le réseau capillaire sanguin à mailles étroites entoure les alvéoles et les vésicules pulmonaires. L'extrême minceur des parois des vaisseaux capillaires et celle de l'épithélium des extrémités bronchiques, font que le sang et l'air échangent facilement leurs gaz par osmose. En réalité, la surface respiratoire est très étendue; pour l'apprécier, il faut tenir compte du nombre immense de bronchioles et de vésicules dans lesquelles elles se résolvent.

Organes urinaires. Les *reins* (fig. 369 et 370) sont appliqués contre la face dorsale de la cavité abdominale, de chaque côté des vertèbres lombaires en dehors du péritoine lequel ne tapisse que leur face ventrale. Pour les découvrir, il faut éloigner l'intestin. Ce sont deux corps en forme de fèves présentant sur leur bord interne une dépression, le *hile*, d'où part leur canal excréteur l'uretère (fig. 370, *ur*) et par où entrent et sortent l'artère et la veine rénales (*ar* et *vr*). Ils ne sont pas lobulés chez le Lapin; leur surface est lisse, enveloppée d'une mince *capsule fibreuse* qui s'infléchit au niveau du hile et recouvre une dépression du parenchyme de l'organe, le *sinus* (fig. 369, *sr*). Le tissu conjonctif environnant les reins renferme souvent chez les vieux individus des amas de graisse. Le rein droit est situé plus en avant que le gauche, en sorte que leurs vaisseaux ont une direction oblique en avant pour le premier et oblique en arrière pour le second.

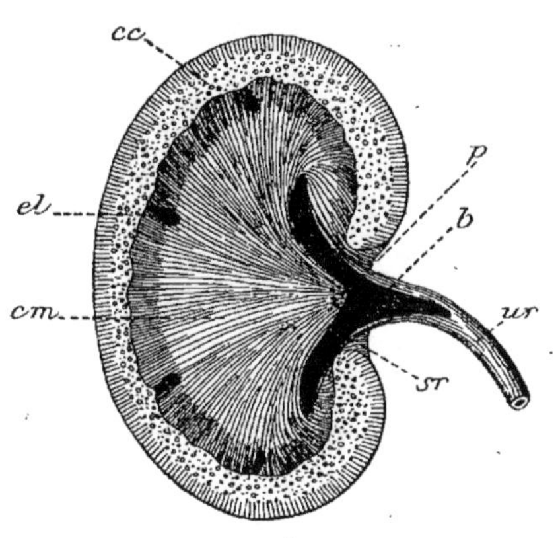

Fig. 369.

La substance des reins est dense, elle consiste essentiellement en canalicules ou *tubes urinifères*, réunis par du tissu conjonctif interstitiel. L'arrangement de ces tubes diffère selon qu'on les considère dans la région profonde ou dans la région périphérique de l'organe. Cela explique comment il est possible de distinguer à l'œil nu, sur une coupe longitudinale passant par le hile et divisant le rein en deux moitiés égales, une couche superficielle plus claire, la *couche corticale* (fig. 369, *cc*) et une couche profonde plus foncée, la *couche médullaire* (*cm*). La première correspond à la portion des tubes urinifères dont le parcours est sinueux et la seconde à la portion des mêmes tubes dont le parcours est rectiligne.

Fig. 369. — *Lepus cuniculus.* Coupe longitudinale du rein (grossie deux fois). *cc*, couche corticale; *cm*, couche médullaire formée par les faisceaux de tubes urinifères; *el*, espaces lacunaires délimitant les pyramides; *p*, papille; *b*, bassinet; *ur*, uretère; *sr*, sinus du rein.

Les tubes urinifères sont disposés en faisceaux peu distincts affectant la forme de cônes ou de pyramides (*pyramides de Malpighi*) dont les sommets convergent tous vers le hile et débouchent sur une seule *papille* (fig. 369, *p*) percée de plusieurs petits orifices et faisant saillie dans une cavité, le *bassinet* (*b*) fermée par l'extrémité infundibuliforme du canal excréteur (*ur*). La limite des pyramides est indiquée par des espaces lacunaires en nombre variable, et situés à la périphérie de la couche médullaire (*el*).

Nous renvoyons aux Traités d'histologie pour la description de la structure microscopique du rein; son étude réclame des préparations spéciales et l'injection des vaisseaux. Comme chez l'Homme, les tubes urinifères prennent naissance dans la couche corticale par une portion vésiculaire, la *capsule de Bowmann* entourant un *glomérule de Malpighi* vasculaire; puis ils se dirigent en décrivant de nombreuses sinuosités vers la couche médullaire; arrivés là leur diamètre diminue sensiblement et après avoir pénétré plus ou moins profondément dans les pyramides, ils se recourbent brusquement en formant une anse, l'*anse de Henle*, pour remonter vers la couche corticale où ils aboutissent à un canal collecteur. Ce dernier reçoit plusieurs tubes urinifères et se réunit lui-même à d'autres canaux du même genre pour former des canaux collecteurs plus gros, les *canaux papillaires* ainsi nommés parce qu'ils débouchent tous sur le sommet arrondi de la papille d'où ils déversent leur contenu d'urine dans le bassinet. Les tubes urinifères possèdent une paroi homogène tapissée d'un épithélium qui diffère dans les diverses portions du tube. Outre les tubes urinifères la substance des reins renferme de nombreux vaisseaux sanguins. L'artère rénale se divise en branches multiples qui, parvenues à la limite entre la couche médullaire et la couche corticale, se résolvent dans cette dernière en réseaux capillaires compliqués. Quelques-unes des branches artérielles se prolongent directement vers la périphérie de la glande et fournissent les pelotons vasculaires des glomérules. On distingue à chacun de ces pelotons un vaisseau afférent et un vaisseau efférent, ce dernier se résout après sa sortie de la capsule de Bowmann en capillaires qui entourent la portion initiale des tubes urinifères. De ces capillaires naissent les veinules corticales s'anastomosant en veines de plus en plus importantes lesquelles se réunissent finalement dans la veine rénale.

L'*uretère* (fig. 369, 370, *ur*) débute dans le sinus du rein par une portion évasée, le *bassinet*, qui se rétrécit au niveau du hile et se prolonge en dehors du rein par un canal étroit et blanchâtre, lequel court directement en arrière le long du muscle psoas et aboutit après avoir, (chez les mâles) croisé le canal déférent, à la base de la vessie urinaire, contre sa face dorsale. Il débouche par un petit orifice en forme de fente (fig. 370, *ou*). Les parois de l'uretère sont formées d'une couche musculaire tapissée par une muqueuse.

La *vessie* (fig. 370 et 371, *v*) sert de réservoir pour l'urine. Elle est ovoïde ou pyriforme et se rétrécit en arrière en un col qui passe au-dessus de la symphyse du pubis pour se prolonger chez la femelle en un court urèthre qui débouche dans le vestibule du vagin (fig. 371, *mu*). Chez le mâle, le col de la vessie s'ouvre dans le canal uro-génital (voir plus bas). On distingue à la vessie, comme à l'uretère, une muqueuse et une couche musculaire. Elle se dilate considérablement à l'état de replétion. L'urine jaunâtre est toujours trouble.

Les *capsules surrénales* (fig. 370, *cs*) sont deux corps jaunâtres arrondis, situés dans le voisinage des reins dont ils sont d'ailleurs indépendants. La capsule de droite est contiguë au bord interne et supérieur du rein droit et à la veine cave inférieure. Celle de gauche est située plus en arrière, dans l'angle compris entre la veine cave et la veine rénale et ne touche pas au rein gauche. Leurs fonctions ne sont pas connues d'une façon définitive. Par leur structure elles se rapprochent des glandes lymphatiques.

Organes génitaux. Il est indispensable de les étudier chez des animaux adultes où ils ont acquis leur entier développement, car chez les jeunes individus ils diffèrent notablement dans les rapports de leurs diverses parties autant que par leurs dimensions.

Organes mâles. Les *testicules* (fig. 370, *t*) ne font saillie de chaque côté de l'anus que longtemps après la naissance; ils sont alors au dehors de la cavité abdominale d'où ils sont sortis par un orifice spécial, l'*anneau inguinal* (*ai*) dans lequel passent le cordon spermatique, le canal déférent, des vaisseaux et des nerfs, et ils se trouvent enveloppés d'une triple enveloppe : la *tunique albuginée*, membrane blanche et fibreuse, directement appliquée à leur surface; la *tunique vaginale* (*tv*), évagination de la paroi abdominale tapissée, comme cette dernière, par le péritoine; puis le *scrotum* (*sc*), évagination de la peau consolidée par une couche fibreuse sous-cutanée, assez mince d'ailleurs, la *tunique dartos*. La couche musculaire de la paroi de l'abdomen se prolonge en faisceaux divergents autour de la tunique vaginale et constitue le *muscle crémaster* qui soutient le testicule.

Les testicules sont deux corps ovoïdes, légèrement concaves sur leur bord interne et mesurant environ 3 centimètres de long. Leur parenchyme est divisé par de minces lamelles conjonctives, les *septa*,

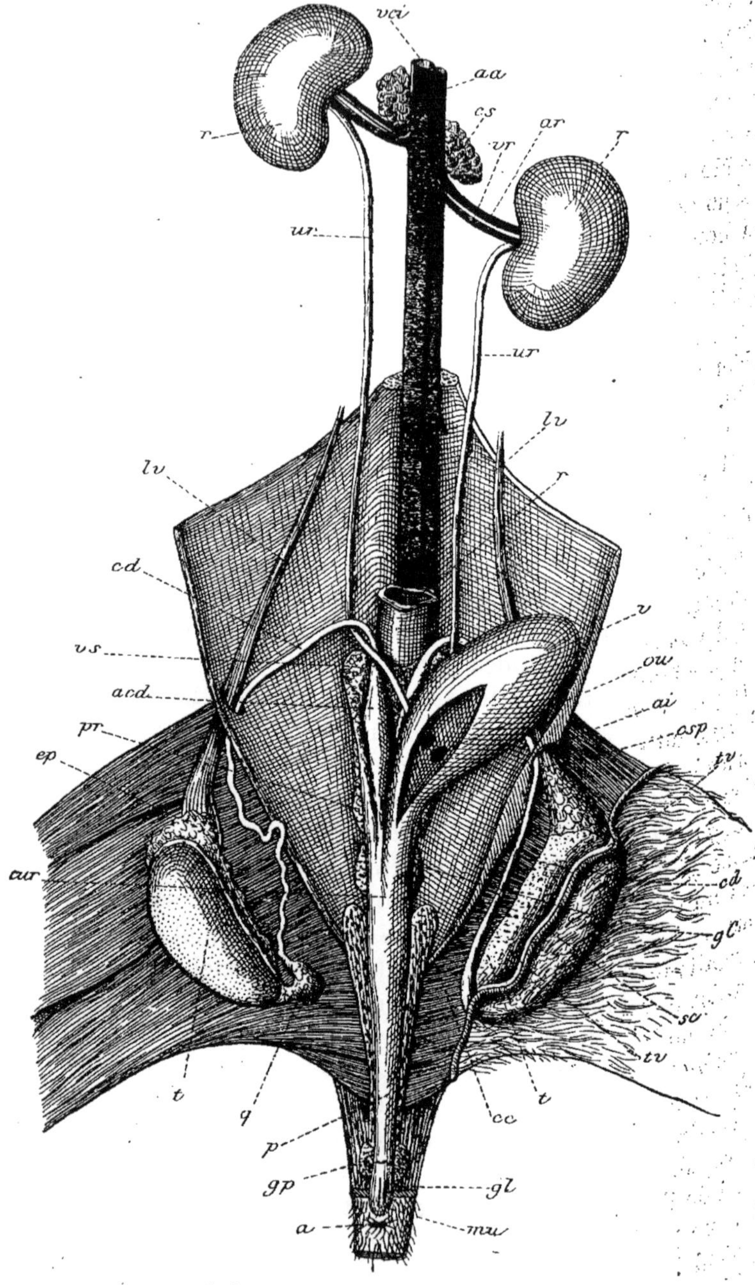

Fig. 370.

Fig. 370. — *Lepus cuniculus*. Organes uro-génitaux du mâle adulte. *r*, reins; *cs*, capsules surrénales; *ur*, uretères; *v*, vessie urinaire; *ou*, orifices des uretères dans la vessie; *cur*, canal uro-génital; *mu*, méat urinaire; *t*, testicules; *lv*, ligament vaginal;

en de nombreuses chambres coniques dont les sommets convergent vers la concavité ou le *hile* du testicule, occupé par un organe compact, le *corps d'Highmore*. Dans les espaces compris entre les septa se trouvent les pelotons des *tubes séminifères*, canalicules très étroits dont les parois sont constituées d'une couche conjonctive et d'un épithélium dans les cellules duquel naissent les spermatozoïdes. Ces derniers, un peu plus grands que chez l'Homme, ont une tête ovale et aplatie et une longue queue (voir sur la spermatogenèse du Lapin, le mémoire de Brissaud).

En somme, le testicule est une glande tubulaire réticulée, ses tubes séminifères après avoir traversé le corps d'Highmore et réduit considérablement leur nombre en s'anastomosant les uns aux autres, se rendent à l'épididyme sous le nom de *canaux efférents du testicule*.

L'*épididyme* (fig. 370, *ep*) est un organe allongé, appliqué contre le bord interne du testicule ainsi que contre ses bords antérieur et postérieur. On lui distingue une *tête* en forme de casque (*ep*) et une *queue* plus effilée (*q*). Les canaux efférents du testicule aboutissent à la tête de l'épididyme; ils se déversent dans le canal de ce dernier, canal très sinueux qui longe le corps de l'organe et s'en détache au niveau de sa queue pour constituer le *canal déférent* (*cd*). Celui-ci, remarquable par l'épaisseur et la consistance de ses parois, décrit encore quelques sinuosités, puis il se dirige en avant, s'engage dans la portion rétrécie de la tunique vaginale et, traversant l'anneau inguinal avec le cordon spermatique (*csp*), il pénètre dans la cavité abdominale, croise l'uretère, se recourbe en arrière à la face dorsale de la vessie pour se terminer dans le *canal uro-génital* (*cur*) où il débouche sur une légère papille par un orifice relativement grand. Dans la partie de son trajet où il avoisine la vessie, le canal déférent augmente de diamètre; cette dilatation est connue sous le nom d'*ampoule du canal déférent* (*acd*).

Le *canal uro-génital* commence près du col de la vessie et se prolonge en arrière à travers les corps caverneux et le pénis. On peut lui distinguer une *portion prostatique* et une *portion péniale*; il se termine à l'extrémité du gland par un orifice, le *méat urinaire* (*mu*) commun à l'expulsion de l'urine et du sperme. La portion prostatique du canal uro-génital est caractérisée par la présence sur

tv, tunique vaginale; *sc*, scrotum; *ep*, tête de l'épididyme; *q*, queue de l'épididyme; *csp*, cordon spermatique; *ai*, anneau inguinal par lequel le cordon spermatique pénètre dans la cavité abdominale; *cd*, canal déférent; *acd*, ampoule du canal déférent; *cc*, corps caverneux; *p*, pénis; *gl*, gland; *vs*, vésicule séminale; *pr*, prostate; *gC*, glandes de Cowper; *gp*, glandes préputiales; *r*, rectum; *a*, anus; *vci*, veine cave inférieure; *vr*, veines rénales; *aa*, aorte abdominale; *ar*, artères rénales.

sa face dorsale d'une longue vésicule aplatie, à parois minces et contractiles, la *vésicule séminale* (fig. 370, *vs*). A son extrémité antérieure, appliquée contre le rectum, elle montre deux petites évaginations comparables aux cornes de l'utérus de la femelle. Elle se termine en arrière par un col très court qui s'insinue sous la prostate.

La *prostate* (fig. 370, *pr*) est oblongue, jaunâtre, placée en travers de l'origine du canal uro-génital, à la face dorsale de la vésicule séminale. On lui reconnaît un lobe médian et deux lobes latéraux. Elle est composée par de nombreux acini compris entre des faisceaux de muscles lisses. Sa structure histologique a été étudiée chez le Lapin par Leydig. (Voir Littérature.) Ses acini débouchent sur la muqueuse du canal uro-génital par de petits orifices ponctiformes placés au devant des orifices des canaux déférents. En cet endroit, la muqueuse présente un repli longitudinal légèrement renflé en son milieu et qui correspond au *verumontanum* (*colliculus seminalis*) de l'anatomie humaine.

Le *pénis* (fig. 370, *p*) est long d'environ 4 centimètres à l'état d'érection. Sa *racine*, c'est-à-dire sa portion la plus rapprochée du bassin, est entourée par les corps caverneux et le *corps spongieux* qui se prolonge jusqu'au *gland*, portion terminale de l'organe. Les *corps caverneux* (*cc*) sont à peu près cylindriques; ils sont renflés (bulbes) à leur extrémité proximale, et amincis à leur extrémité distale. Ils se rapprochent l'un de l'autre à mesure qu'ils s'éloignent du bassin et finissent par être contigus à la face dorsale de l'extrémité libre du pénis. Ils sont entourés d'une épaisse tunique fibreuse qui s'infléchit à leur intérieur et constitue une charpente formée de plusieurs lamelles séparant des espaces lacunaires sanguins. Leur nom rappelle cette structure particulière. Les deux corps caverneux naissent sur l'arcade pubienne et sont enveloppés par les muscles ischio-caverneux servant à dresser le pénis en avant. Un repli cutané, le *prépuce*, forme autour du gland du pénis une sorte de fourreau dont l'orifice est elliptique; à l'état de repos le pénis est entièrement caché dans ce fourreau.

En outre de la prostate, le pénis est entouré de glandes dont les principales sont :

Les *glandes de Cowper*, deux petites glandes acineuses, allongées, situées de chaque côté du pénis en arrière de la prostate, au devant des bulbes des corps caverneux (fig. 370, *gC*). Elles déversent leur produit dans le canal uro-génital.

Les *glandes préputiales* ou *inguinales* (fig. 370, *gp*) ovoïdes et de couleur brune, situées sous la peau qui enveloppe le pénis et se détachant avec cette dernière. Elles sécrètent une substance très odoriférante.

Les *glandes anales*, voisines des précédentes, sont placées de chaque côté du rectum, à petite distance de l'anus; elles n'ont pas de relations avec le système génital; leur produit graisseux sert à faciliter l'expulsion des excréments. Mais elles ne dérivent pas de l'intestin, et doivent ainsi que les glandes préputiales être considérées comme des dépendances de la peau (voir page 857).

Organes femelles. Les *ovaires* (fig. 371, *ov*) sont deux corps ovoïdes et légèrement aplatis dont la surface est bosselée par des petites saillies rondes et claires, correspondant aux follicules de Graaf renfermant des œufs mûrs. Ils sont appliqués contre le muscle grand psoas, à la face dorsale de la cavité abdominale, vis-à-vis l'un de l'autre, au niveau de la quatrième vertèbre lombaire. On leur distingue un bord libre convexe et un bord légèrement concave fixé au *ligament large* (*lm*). Ce ligament (*mesometrium*) est un vaste repli péritonéal qui joue par rapport à l'ovaire, aux trompes et à l'utérus, le même rôle que le mésentère vis-à-vis des anses de l'intestin; il unit ces diverses parties les unes aux autres et les fixe à la paroi du corps. C'est une mince membrane séreuse parcourue par des muscles lisses et des vaisseaux abondants surtout entre les cornes de l'utérus et le vagin. Au moment du rut et durant la portée des jeunes, ces vaisseaux sont fortement injectés de sang, comme c'est le cas du reste de tous les vaisseaux utérins. Les ovaires du Lapin, fixés dans l'acide picro-sulfurique se prêtent à des coupes fort démonstratives de la structure de ces organes chez les Mammifères (voir les mémoires de Bischoff et Van Beneden).

Les œufs mûrs saillant à la surface de l'ovaire, tombent dans le *pavillon* de la *trompe de Fallope* ou *oviducte* (fig. 371, *p*), destiné à les conduire dans l'utérus. Chaque trompe est constituée par un tube creux, long d'environ dix centimètres; elle commence par un entonnoir frangé, le *pavillon* (*p*) relié au ligament large et s'étendant jusqu'au bord antérieur de l'ovaire qu'il contourne. Le pavillon conduit dans une portion relativement large de la trompe qui décrit quelques ondulations, (*ampoules*) (*am*) et à partir de laquelle le tube devient plus droit et se rétrécit (*isthme*) (*is*) d'autant plus qu'il se rapproche davantage de l'utérus. La limite entre ces deux portions de la trompe n'est pas nettement indiquée. Les parois musculaires des trompes de Fallope sont tapissées intérieurement par un épithélium cilié dont le mouvement dirigé vers l'utérus assure la progression des œufs dans ce sens. Chaque trompe débouche dans l'utérus par un petit orifice rond, *l'orifice utérin* (*ou*).

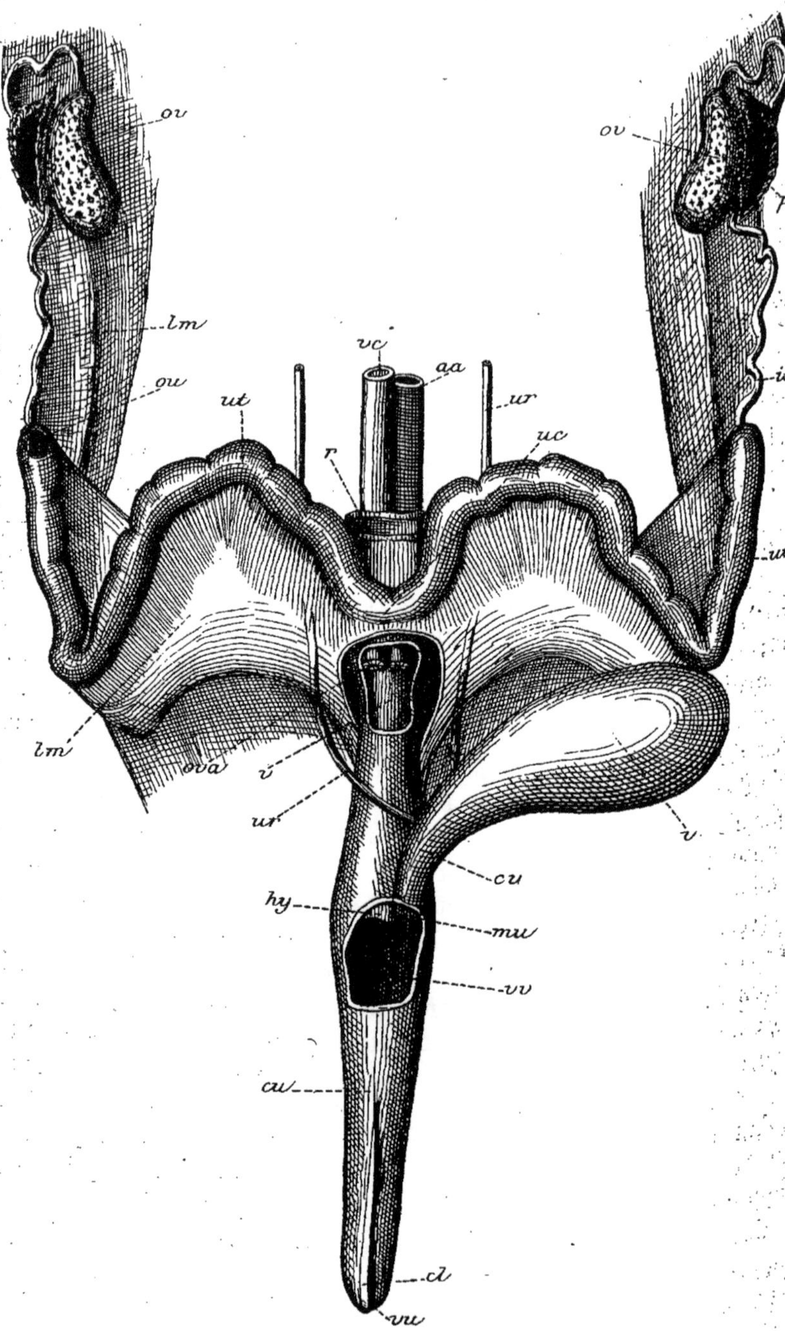

Fig. 371.

Fig. 371. — *Lepus cuniculus*. Organes génitaux de la femelle adulte. On a fendu la paroi ventrale du vagin et de la corne droite de l'utérus pour montrer les orifices. *ov*, ovaires; *p*, pavillon de la trompe de Fallope; *am*, ampoules de la trompe; *is*, isthme de

L'*utérus* (*ut*) est bicorne ou, plus exactement, il est double (*uterus bipartitus*) car ses deux cornes indépendantes l'une de l'autre sur toute leur longueur, débouchent chacune dans le vagin par un orifice propre. Seulement, leurs extrémités vaginales sont contiguës sur un espace de quelques millimètres. Les cornes sont tubulaires, de diamètre supérieur à celui des trompes, leurs parois musculaires sont fort épaisses et se dilatent considérablement pendant la portée. Les œufs sont en effet fécondés dans l'utérus et le placenta se fixe contre ses parois. (Remarquons à ce propos que chez une femelle pleine, l'utérus énormément dilaté refoule l'intestin en haut et en avant.) La longueur de chaque corne est de 7 à 8 centimètres. Leurs orifices situés sur une papille frangée (museau de tanche) sont placés l'un à côté de l'autre et débouchent au sommet du *vagin* (*ova*).

Ce dernier est un long et large tube (*v*) dont la partie initiale court entre la vessie située à sa face ventrale et le rectum à sa face dorsale; il est même intimement uni au rectum par du tissu conjonctif. On peut lui distinguer deux portions, l'une antérieure qui s'étend jusqu'au point où débouche le col de la vessie (*urèthre*), c'est le *vagin proprement dit* (*v*) caractérisé par les plis longitudinaux de sa muqueuse; l'autre postérieure à muqueuse lisse et s'étendant jusqu'à la vulve, c'est le *vestibule du vagin* (*vv*) fonctionnant comme canal uro-génital. L'orifice de la vessie par lequel s'écoule l'urine, le *méat urinaire* (*mu*), marque donc la limite entre le vestibule et le vagin proprement dit. En cet endroit, on constate l'existence de légers replis de la muqueuse, la valvule vaginale que l'on peut envisager comme l'ébauche d'un *hymen* (*hy*).

Le vagin débouche au-dessous de l'anus par un large orifice, la *vulve* (*vu*), bordée d'un pinceau de poils raides, ses *lèvres* ont une coloration rosée et renferment de nombreuses glandes sébacées; à leur commissure ventrale elles présentent un repli médian dans lequel est logé le *clitoris* (*cl*) languette assez ferme, longue d'environ 3 centimètres, qui commence sur l'arcade de l'ischion par deux racines homologues des corps caverneux du mâle. Son extrémité libre, le *gland* du clitoris, mesure quelques millimètres à l'état d'érection et se termine en pointe émoussée.

Des *glandes de Cowper*, des *glandes préputiales* et *anales* se rencontrent chez la femelle comme chez le mâle. Quant aux *glandes*

la trompe; *lm*, ligament large (*mesometrium*); *ou*, orifice utérin des trompes; *ut*, cornes de l'utérus; *uc*, point de rencontre des deux cornes de l'utérus; *ova*, orifices de l'utérus dans le vagin; *v*, vagin; *vv*, vestibule du vagin; *hy*, valvule vaginale (hymen); *vu*, vulve; *cl*, clitoris; *ur*, uretères; *v*, vessie urinaire; *cv*, col de la vessie; *mu*, méat urinaire; *cu*, canal uro-génital; *vc*, veine cave inférieure; *aa*, aorte abdominale; *r*, rectum.

mammaires qui se développent énormément chez la femelle pendant la grossesse, nous en avons parlé page 857.

Organes de la circulation et système vasculaire. Le *cœur* comprenant deux oreillettes et deux ventricules est placé sur la ligne médiane du corps, près du sternum et au niveau des premières côtes (fig. 332, *n*, *o* et 373 *a*, *v*). Il a la forme d'un cône dont la base est formée par les oreillettes et dont le sommet formé par l'extrémité des ventricules est dirigé en arrière et légèrement incliné du côté gauche. Sa face ventrale présente entre les oreillettes et les ventricules un *sillon coronaire* (fig. 373, *sc*), sur lequel passe le tronc de l'artère pulmonaire; et un *sillon longitudinal* (*sl*) correspondant à la cloison interventriculaire, mais qui parfois est à peine indiqué. Ce dernier sillon oblique sur la droite en sorte que la pointe du cœur est formée seulement par le ventricule gauche.

Le *myocarde* ou couche musculaire du cœur est tapissé extérieurement par une lamelle séreuse dépendant du *péricarde*, intérieurement par une couche de tissu conjonctif, l'*endocarde*. Son épaisseur est moindre aux parois des oreillettes qu'à celles des ventricules; elle est proportionnée à l'impulsion que doivent donner ces parois au sang qu'elles renferment; c'est pourquoi le myocarde du ventricule gauche est beaucoup plus épais que celui du ventricule droit ainsi qu'on peut le constater sur une coupe transversale du cœur passant au niveau des ventricules (fig. 372, *vg*, *vd*).

La cloison interventriculaire (fig. 372, *iv*) est dirigée obliquement d'avant en arrière et de droite à gauche; elle ne porte aucun orifice pas plus que la cloison entre les oreillettes. Par contre, les cloisons auriculo-ventriculaires sont percées chacune d'un orifice livrant passage au sang de l'oreillette vers le ventricule. Cet orifice est délimité par une membrane festonnée constituant les *valvules auriculo-ventriculaires* (*vav*) sur la face ventriculaire desquelles s'insèrent des *cordes tendineuses* (*ct*) qui se continuent avec des saillies musculaires de la paroi des ventricules, les *muscles papillaires* (*mp*); ces valvules s'opposent au retour du sang du ventricule dans l'oreillette au moment de la systole.

L'*oreillette droite* (fig. 372, *od*) entoure l'origine de l'aorte; elle présente à sa face ventrale une expansion (coupée dans notre fig. 372) formant la cavité de l'*auricule* près de laquelle débouchent les veines caves (*vcs*) ayant chacune un orifice distinct muni de valvules.

L'*oreillette gauche* (*og*) dans laquelle débouchent les veines pulmonaires (*vp*) porte également une expansion ventrale, l'*auricule gauche*, infléchi autour de la racine de l'artère pulmonaire.

Le *ventricule droit* (fig. 372, *vd*) est appliqué contre le ventricule gauche de telle sorte qu'il l'enveloppe en partie, sa cavité présente sur une coupe transversale une forme semi-lunaire moins prononcée cependant que ce n'est le cas chez les Oiseaux; ses parois relativement minces délimitent une cavité apparemment plus grande sur le cadavre que celle du ventricule gauche. Cette cavité se rétrécit vers son extrémité dorsale, formant ainsi une sorte d'entonnoir, le *cône artériel* conduisant dans l'artère pulmonaire munie de trois *valvules semi-lunaires* ou *sigmoïdes*. La valvule auriculo-ventriculaire du

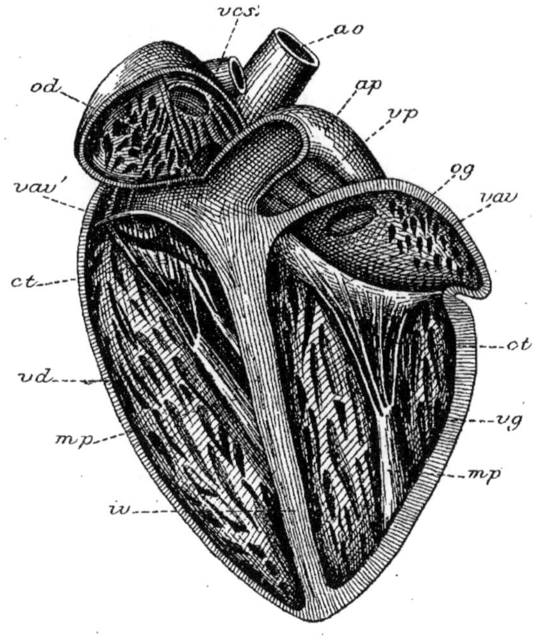

Fig. 372.

côté droit (*vav'*) est divisée en trois valves d'où son nom de *valvule tricuspide*.

Le *ventricule gauche* (*vg*) dont la cavité est réduite par l'épaisseur considérable de ses parois est en relation avec le tronc de l'aorte qui prend naissance de son extrémité antérieure. Il est muni comme l'artère pulmonaire de trois *valvules sigmoïdes*. La valvule auriculo-ventriculaire de ce côté ou *valvule bicuspide* (*valvule mitrale*) ne

Fig. 372. — *Lepus cuniculus*. Le cœur, grossi deux fois; les parois ventrales ont été coupées de manière à montrer les cavités intérieures. *iv*, paroi interventriculaire; *vd*, paroi du ventricule droit; *vg*, paroi du ventricule gauche; *ct*, cordes tendineuses; *mp*, muscles papillaires; *vav*, valvule auriculo-ventriculaire bicuspide ou valvule mitrale; *vav'*, valvule auriculo-ventriculaire tricuspide; *od*, oreillette droite; *og*, oreillette gauche; *vcs*, veine cave supérieure; *vp*, veines pulmonaires; *ap*, artère pulmonaire; *ao*, aorte.

se divise qu'en deux valves (*vav*). L'orifice auriculo-ventriculaire et l'orifice aortique, sont placés l'un derrière l'autre.

Le cœur est logé dans le sac du *péricarde* formé d'une couche interne séreuse et d'une couche externe fibreuse. Le péricarde est inséré contre le sternum et le diaphragme; du côté dorsal, il s'attache aux gros troncs vasculaires, sa couche fibreuse se confond avec leurs parois. Il contient une petite quantité de liquide séreux parfaitement clair.

Vaisseaux sanguins. Ils comprennent les *artères*, qui conduisent le sang aux organes et dans lesquelles le liquide nourricier est animé par rapport au cœur d'un mouvement centrifuge; les *veines* qui ramènent le sang au cœur et dans lesquelles ce liquide est animé, par conséquent, d'un mouvement centripète; les *vaisseaux capillaires* intermédiaires entre les dernières branches de division des artères et les premières branches d'origine des veines. Nous renvoyons aux traités d'Anatomie humaine pour la description des caractères distinctifs de ces trois groupes de vaisseaux, leur structure est très semblable chez tous les Mammifères; leur parcours seul varie. Les grands troncs artériels et veineux peuvent être reconnus sur l'animal fraîchement tué sans injection préalable; celle-ci devient nécessaire pour reconnaître leurs ramifications dans les divers districts du corps. Nous faisons usage d'une solution chaude de gélatine colorée au moyen de chromate de plomb, de carmin ou de bleu de Prusse. Cette masse poussée avec précaution au moyen d'une grosse seringue sur un individu chloroformé et chaud encore, pénètre facilement à condition de procéder lentement et de ne pas pousser trop fort. La canule est assujettie sur l'aorte commune (grande circulation), sur l'aorte pulmonaire (petite circulation) à leur origine; ou bien sur le trajet des grandes veines aussi loin que possible du cœur lorsqu'il s'agit du système veineux. Pour obtenir de bonnes injections d'organes, il faut les traiter isolément et fixer la canule sur leurs vaisseaux afférents (foie, reins, testicules, etc).

Grande circulation ou *circulation du corps*. Elle comprend l'ensemble des vaisseaux dont l'origine est au ventricule gauche, qui se rendent à tous les organes sauf les poumons et qui reviennent à l'oreillette droite.

Artères. Le tronc commun de toutes les artères de la grande circulation est l'*aorte* (fig. 373, *ao*), elle naît de l'orifice artériel du ventricule gauche et présente à son origine des dépressions, les *sinus de Valsalva*, correspondant aux trois valvules sigmoïdes que nous avons mentionnées à propos du cœur, mais qui appartiennent

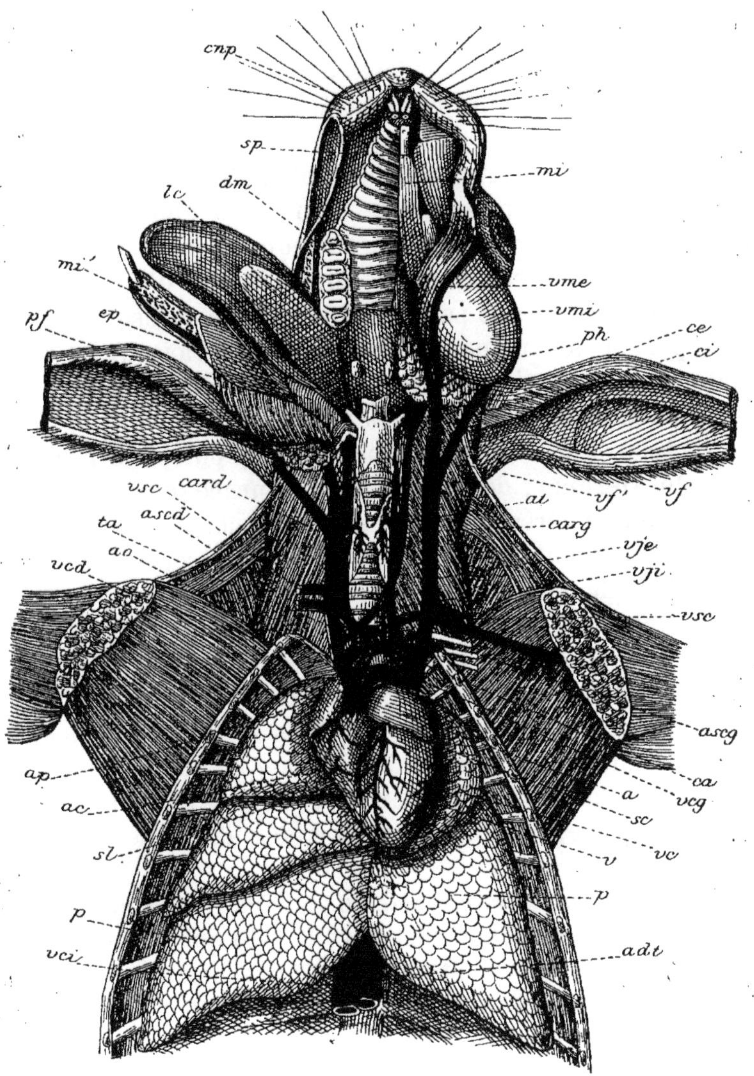

Fig. 373.

Fig. 373. — *Lepus cuniculus*. Le cœur et les principaux troncs vasculaires (demi-grandeur naturelle). La moitié droite de la mâchoire inférieure et la langue ont été renversées de manière à montrer le pharynx et l'épiglotte. La moitié gauche de la mâchoire inférieure, *mi*, a été laissée en place. *a*, auricule de l'oreillette gauche; *v*, ventricule; *sc*, sillon coronaire; *sl*, sillon longitudinal; *ac*, artérioles coronaires; *vc*, veinules coronaires; *ap*, artère pulmonaire; *ao*, origine de l'aorte; *ca*, crosse de l'aorte; *ta*, tronc anonyme; *ascg*, artère sous-clavière gauche; *ascd*, artère sous-clavière droite; *card*, carotide commune droite; *carg*, carotide commune gauche; *at*, artères thyroïdiennes; *ci*, carotide interne; *ce*, carotide externe; *adt*, aorte descendante thoracique; *vcd*, veine cave supérieure droite; *vcg*, veine cave supérieure gauche; *vsc*, veines sous-clavières; *vje*, veine jugulaire externe; *vf*, veine faciale postérieure; *vf'*, veine faciale antérieure; *vme*, veine maxillaire externe; *vmi*, veine maxillaire interne; *vji*, veine jugulaire

en réalité à l'aorte. Au niveau des sinus de Valsalva et avant de sortir du péricarde, celle-ci donne naissance aux *artères coronaires droite et gauche* qui se rendent dans les parois de l'oreillette et du ventricule correspondants. L'artère coronaire gauche est plus forte que celle de droite, elle a quelquefois un tronc commun avec cette dernière.

L'aorte se dirige d'abord en avant à côté de l'artère pulmonaire (*aorte ascendante*), puis elle se recourbe à gauche pour former la *crosse de l'aorte* (*ca*) à partir de laquelle elle court en arrière le long de la colonne vertébrale et prend le nom d'*aorte descendante*. Celle-ci se divise en une portion thoracique (*adt*) jusqu'au diaphragme et une portion abdominale au delà de cette cloison; de là les dénominations d'*aorte thoracique* et d'*aorte abdominale* données à ces deux fractions de l'aorte descendante.

La crosse de l'aorte (*arc aortique*) est placée derrière le manubrium du sternum; de sa convexité tournée en avant elle donne naissance aux artères de la tête et des membres antérieurs : le *tronc anonyme* ou *brachio-céphalique* et l'*artère sous-clavière gauche*. Le premier (fig. 373, *ta*), situé à peu près sur la ligne médiane du corps est très court; il se divise tout de suite en une artère *sous-clavière droite* (*ascd*) et en *artères carotides communes droite et gauche* (*card* et *carg*). D'ailleurs, la longueur du tronc anonyme varie d'un individu à l'autre; il est parfois si court que les carotides paraissent naître directement de la crosse de l'aorte; une autre anomalie consiste dans l'indépendance de la sous-clavière droite qui naît parfois directement de la crosse aortique à côté de la sous-clavière gauche (Krause).

L'*artère carotide commune* se distribue de la même manière à droite et à gauche; elle court vers la tête au-dessous des muscles sterno-hyoïdiens et sterno-thyroïdiens, parallèlement à la trachée et se prolonge jusqu'à l'angle de la mâchoire inférieure; vers le bord postérieur de la glande parotide, elle se divise en carotides interne et externe. Auparavant, près de la glande thyroïde, elle émet une fine branche arquée en dedans et en arrière, l'*artère thyroïdienne* (fig. 373, *at*) qui envoie des rameaux à la glande, à la trachée et au pharynx.

L'*artère carotide externe* (*ce*) résultant de la bifurcation de la carotide commune est plus forte que sa congénère la carotide

interne; *vci*, veine cave inférieure; *cnp*, orifice du canal naso-palatin; *sp*, sillons transversaux du palais; *dm*, dents molaires; *mi*, moitié gauche de la mâchoire inférieure en place; *mi'*, moitié droite de la mâchoire inférieure renversée; *lc*, lamelle cartilagineuse de la langue; *pf*, papilles foliées gustatives; *ph*, pharynx; *ep*, épiglotte; *p*, poumons.

interne, elle alimente principalement la face; peu après sa naissance elle envoie au larynx une petite *artère laryngée supérieure* (fig. 354, *als*), puis de son bord interne partent : l'*artère linguale* (fig. 354, *al*) qui pénètre dans la racine de la langue et se prolonge jusqu'à l'extrémité de celle-ci, fournissant de nombreux rameaux à ses différents muscles et à sa muqueuse; l'*artère maxillaire externe* (fig. 354, *am*) qui longe la face externe du maxillaire inférieur, arrosant les muscles voisins, surtout le masseter, et les glandes salivaires. Elle étend ses rameaux jusqu'à la peau des joues, du nez et des lèvres (*artères faciales*, *labiales*, etc). De son bord dorsal la carotide externe émet l'*artère occipitale* (fig. 354, *av*) qui s'élève du côté du dos jusqu'au niveau de l'apophyse transverse de l'atlas et fournit des branches à la peau de la région du cou. Puis, l'artère occipitale se bifurque en une *artère temporale superficielle* et une *artère maxillaire interne*, fournissant chacune de nombreux rameaux; la première contourne la portion bullaire de l'os temporal au niveau de laquelle elle émet les *artères auriculaires antérieure* et *postérieure* qui montent dans l'oreille externe où, sur l'animal vivant, on peut parfaitement les voir se contracter en dirigeant la conque contre la lumière; puis elle monte sur la face supérieure de la tête d'où elle détache encore une branche importante, l'*artère transverse de la face* qui court en avant sous l'arcade zygomatique et se ramifie dans la peau du visage et de la paupière inférieure. L'*artère maxillaire interne* court contre la face interne du muscle ptérygoïdien interne, se prolonge jusqu'aux alvéoles des molaires postérieures et se bifurque en une *artère infra-orbitaire* qui irrigue la région intermaxillaire, les glandes de l'œil et la troisième paupière, et une *artère ptérygo-palatine* laquelle envoie des rameaux dans le palais et la cavité nasale. Avant de se bifurquer, l'artère maxillaire interne émet une *artère tympanique* dont le nom indique la destination, des *artères alvéolaires*, nourricières des dents, une *artère méningée* qui se ramifie dans la dure-mère et une *artère ophthalmique inférieure* qui envoie des rameaux à la glande lacrymale, aux muscles de l'œil, etc. et s'anastomose avec l'artère ophthalmique supérieure dépendant de la carotide interne.

Nous retournons maintenant à l'angle de la mandibule où la carotide commune se divise et nous suivons le trajet de l'*artère carotide interne* (fig. 373, *ci*). Celle-ci alimente surtout le cerveau, elle est séparée à son origine de sa congénère par le muscle styloglosse, elle se dirige en avant vers l'os temporal et pénètre dans la cavité du crâne par le canal carotidien du temporal. Alors, elle détache l'*artère communicante postérieure* qui s'infléchit en arrière vers l'infundibulum du cerveau pour communiquer avec l'*artère cérébrale postérieure* dépendant du tronc cervico-vertébral (voir plus bas), et l'*artère ophthalmique supérieure* qui entre dans l'orbite par le trou optique et fournit les *artères ciliaires* ainsi que l'*artère centrale de la rétine*; puis la carotide interne se divise en deux branches : l'*artère cérébrale antérieure* qui croise le nerf optique et dessert la région ethmoïdienne, ainsi que les lobes frontaux des hémisphères, et l'*artère cérébrale médiane* qui se répand dans la région moyenne des hémisphères.

L'*artère sous-clavière droite* (fig. 373, *ascd*) que nous avons vu naître du tronc anonyme, se dirige immédiatement vers le bras droit dans lequel elle se ramifie de la même façon que l'artère sous-clavière gauche naissant directement de la crosse de l'aorte (*ascg*) se ramifie dans le bras gauche. La description que nous allons donner de ces ramifications peut donc servir pour l'une et l'autre. La première branche issue de la sous-clavière quitte sa paroi dorsale, c'est l'artère *cervico-vertébrale* laquelle se divise bientôt en deux pour donner l'*artère vertébrale* et l'*artère cervicale superficielle*. La première pénètre dans le trou transversaire de la sixième vertèbre cervicale, se dirige en avant et fournit des branches *spinales* à la moelle épinière; au niveau de l'atlas elle perce la dure-mère, s'infléchit sur la face ventrale de la moelle allongée où elle se réunit à sa congénère du côté opposé pour former l'*artère basilaire*, artère impaire qui franchit le trou occipital et se ramifie de nouveau au milieu de la base du pont de Varole pour diriger des branches (*artère cérébelleuse*, *artères cérébrales profondes* ou *postérieures*, etc.) qui irriguent le cervelet et les diverses régions du cerveau. La seconde, l'*artère cervicale superficielle* se ramifie dans les muscles du cou.

Non loin du point de départ de l'artère cervico-vertébrale, la sous-clavière émet encore des rameaux qui se répandent dans la région du *cou* et du tronc, telles sont : l'*artère mammaire*, l'*artère intercostale superficielle*, l'*artère cervicale superficielle* et l'*artère transverse du cou*, etc.; leurs noms indiquent les régions qu'elles desservent; leurs ramuscules nombreux et fins sont assez difficiles à poursuivre; très rapprochés les uns des autres ils se confondent en plusieurs endroits.

Après avoir détaché ces divers vaisseaux, la sous-clavière poursuit sa marche vers le bras et prend le nom d'*artère axillaire* en traversant le creux axillaire. Là, elle émet des branches : les *artères thoracique*, *sous-scapulaire*, *circonflexe*, etc., qui irriguent les muscles pectoraux, ceux voisins de l'omoplate et de la portion supérieure du bras. Puis l'artère axillaire se continue le long du bras sous le nom d'*artère humérale* ou *brachiale* fournissant aux muscles qu'elle longe des *artères collatérales* et se bifurquant au niveau du coude en deux branches : l'*artère radiale* courant du côté du radius et l'*artère cubitale* ou *ulnaire* courant du côté du cubitus. L'artère radiale donne naissance à plusieurs petites branches se ramifiant dans les muscles internes de l'avant-bras ; la principale est l'*artère récurrente radiale* qui s'infléchit en partie sur la portion externe de l'articulation du coude. Au niveau de l'articulation radio-carpienne, l'artère radiale passe de l'avant-bras au dos de la main d'où elle pénètre dans sa profondeur pour se distribuer au pouce et à l'index, fournissant ainsi en partie les *artères palmaires* (*arteriae princeps et volaris*). De son côté, l'artère cubitale avance vers la main en émettant plusieurs branches pour les muscles externes de l'avant-bras : *artères récurrente cubitale*, *interosseuse antibrachiale*, *etc*. Arrivée à la paume de la main, elle fournit des rameaux aux doigts externes et s'infléchit du côté de l'extrémité de la radiale avec laquelle elle s'anastomose pour former l'*arc volaire* d'où partent aussi des artères qui s'étendent à la face dorsale des doigts.

L'*aorte descendante* (fig. 373, *adt*) est le gros tronc d'où partent les rameaux artériels qui se rendent au thorax, à l'abdomen et aux membres postérieurs. Sa portion thoracique est comprise entre la crosse de l'aorte et l'orifice aortique (*hiatus aorticus*) du diaphragme, à partir duquel elle prend le nom d'aorte abdominale. Elle court d'abord à la face dorsale du péricarde, croise l'œsophage à sa gauche et se prolonge au côté dorsal de celui-ci, parallèlement et à gauche du canal thoracique dont nous reparlerons plus loin à propos du système lymphatique (voir page 968).

L'*aorte thoracique*, ne fournit que des branches de petit calibre ; les unes sont *viscérales*, ce sont : les *artères bronchiales* qui accompagnent les bronches avec lesquelles elles pénètrent dans les poumons, et les *artères œsophagiennes* qui se dispersent sur les parois de l'œsophage et s'anastomosent en partie avec les précédentes; les autres sont *pariétales* et se distribuent dans la paroi même du thorax, ce sont : les *artères intercostales postérieures* qui prennent naissance à droite et à gauche de l'aorte; au niveau du col des côtes, elles se bifurquent en un *rameau dorsal* et un *rameau ventral* lesquels alimentent les muscles et la peau des régions dorsale et ventrale du thorax. Ces artères intercostales dépendant de l'aorte thoracique n'étendent leur empire qu'à partir de la quatrième paire de côtes. Les artères intercostales antérieures dérivent de l'artère intercostale superficielle que nous avons indiquée plus haut comme une branche secondaire de l'artère sous-clavière. A la portion thoracique de l'aorte descendante appartiennent encore les *artères phréniques supérieures droite* et *gauche* qui courent vers le diaphragme.

L'*aorte abdominale* (fig. 370, *aa*) chemine dans le sillon situé à la face hémale des vertèbres lombaires entre les muscles psoas; elle s'étend jusqu'au sacrum et elle est accompagnée, sur sa droite, par la veine cave inférieure (*vci*). Elle fournit des branches pariétales, viscérales et terminales; ces dernières se répartissent dans le membre postérieur. Nous énumérerons ces diverses branches dans l'ordre où elles se détachent du tronc aortique à partir du diaphragme.

L'*artère cœliaque* naît de la face ventrale de l'aorte, immédiatement en arrière de l'orifice aortique du diaphragme. C'est un tronc impair, court, et qui se divise en trois branches : les *artères hépatique*, *coronaire stomachique gauche* et *splénique* ou *liénale*.

L'*artère hépatique* se dirige par la droite du cardia vers le foie, aux divers lobes duquel elle distribue des rameaux ainsi qu'à la vésicule biliaire (*artère cystique*). Mais avant d'atteindre au foie, elle fournit une *artère coronaire stomachique droite* au côté droit du cardia et de la petite courbure de l'estomac et une *artère gastro-duodénale* qui envoie de petites branches à la partie initiale du duodénum et se divise en deux rameaux : l'artère *gastro-épiploïque droite* qui se répand sur la grande courbure de l'estomac et l'*artère pancréatico-duodénale supérieure* qui se distribue dans le pancréas et la paroi voisine du duodénum.

L'*artère coronaire stomachique gauche* plus forte que la droite qui vient de l'artère hépatique se ramifie sur la petite courbure de l'estomac, autour du cardia et de l'extrémité inférieure de l'œsophage; elle s'anastomose avec sa congénère de droite.

L'*artère splénique* se rend dans la rate et le mésentère gastro-splénique après avoir donné une *artère gastro-épiploïque gauche* à la grande courbure de l'estomac.

L'*artère mésentérique antérieure* se détache de l'aorte abdominale à une petite distance en arrière de l'artère cœliaque. Ses nombreux rameaux se distribuent à l'intestin grêle et au gros intestin, sous les noms d'*artère colique droite*, d'*artère iléo-colique* et d'*artère du jéjunum*. Une bonne injection montre l'abondance et la ténuité de ses ramuscules dans le mésentère et les parois des différentes régions de l'intestin. Près de son origine, elle fournit une *artère pancréatico-duodénale inférieure* qui arrose le même département que sa congénère supérieure (dépendant de l'artère gastro-duodénale) avec laquelle elle s'anastomose.

Les *artères rénales* (fig. 370, *ar*) quittent l'aorte abdominale à peu près sous un angle droit. La droite est environ un centimètre en avant de la gauche. Chacune se dirige immédiatement vers le hile du rein correspondant dans lequel elle se divise; mais préalablement, près de son point d'origine, elle donne naissance à une petite branche qui se rend à la paroi de l'abdomen et dont un rameau (*artère sus-rénale*) alimente la capsule surrénale.

Les *artères lombaires* au nombre de six paires se comportent comme les intercostales de la portion thoracique de l'aorte. Ce sont de petits vaisseaux cheminant entre les corps des six premières vertèbres lombaires et les muscles voisins auxquels elles fournissent des branches.

Les *artères spermatiques* naissent comme les rénales, à quelque distance l'une de l'autre; elles se dirigent en arrière, croisent l'uretère et se ramifient chez le mâle dans les testicules et les épididymes après avoir franchi l'anneau inguinal. Chez la femelle, elles parcourent le mésometrium et desservent les ovaires et les trompes.

L'*artère mésentérique postérieure*, qui prend naissance non loin des spermatiques, au niveau de la sixième vertèbre lombaire, se divise en deux branches : l'*artère colique gauche* (la droite que nous avons citée plus haut dépend de la mésentérique antérieure) donnant des rameaux au gros intestin, et l'*artère hémorrhoïdale interne* qui se ramifie sur l'extrémité terminale du colon et la portion initiale du rectum.

L'*artère sacrée moyenne* naît en avant de la bifurcation de l'aorte abdominale, elle donne une paire d'artères lombaires à la septième vertèbre de cette région et se prolonge à la face ventrale des vertèbres caudales. On peut la considérer comme la terminaison très réduite de l'aorte descendante.

A partir du sacrum le tronc de l'aorte abdominale considérablement rétréci par le départ des vaisseaux que nous venons d'énumérer, se divise en deux branches : les *artères iliaques communes* ou *primitives*. Ce sont deux troncs très courts qui après avoir donné une *artère iléo-lombaire* aux muscles du bassin, une *artère vésicale supérieure* au canal déférent et à la vessie, enfin, chez la femelle, une *artère interne* à l'utérus et à la vessie, se bifurque en deux grandes artères : l'*iliaque interne* ou *hypogastrique*, et l'*iliaque externe* ou *fémorale*.

L'*artère iliaque interne* se distribue à la paroi du bassin et des organes qu'elle renferme. Ses principales branches sont : l'*artère hémorrhoïdale moyenne* qui alimente les parois du rectum, la prostate chez le mâle (*artère prostatique*) et le vagin chez la femelle (*artère vaginale*); l'*artère obturatrice* qui se divise dans les muscles voisins du trou obturateur; l'*artère ischiatique* qui se rend dans les muscles de la fesse; l'*artère sacrée latérale* qui se dirige sur les côtés de la queue et l'*artère honteuse interne* qui se ramifie dans les organes génitaux externes (pénis, clitoris).

L'*artère iliaque externe* ou *artère fémorale* court en dehors et en arrière, à la face interne du muscle psoas-iliaque, et sort du bassin pour pénétrer dans la cuisse où elle prend le nom d'*artère crurale*, mais elle fournit au préalable une *artère épigastrique inférieure* qui se distribue aux muscles de la paroi abdominale et une *artère spermatique externe* dépendant de la précédente et se rendant à la tunique vaginale et au scrotum, chez le mâle, aux lèvres bordant la vulve chez la femelle.

L'*artère crurale* est, comme nous venons de le dire, le prolongement de l'artère iliaque externe; elle constitue le tronc artériel du membre postérieur et court d'abord dans le sillon situé entre les muscles adducteurs et le muscle vaste interne; elle traverse le grand adducteur, arrive dans la cannelure du genou où elle prend le nom d'*artère poplitée*. Durant son trajet le long de la cuisse, l'artère crurale fournit des branches aux muscles voisins; les principales sont : l'*artère fémorale profonde*, les *artères circonflexes de la cuisse* et l'*artère saphène*. Cette dernière se dirige vers le pied et se divise en une branche dorsale et une branche plantaire fournissant l'une et l'autre des rameaux au pied.

L'*artère poplitée* après avoir donné quelques rameaux à l'articulation du genou (*artères articulaires*) se divise en une *artère tibiale antérieure* qui est la principale de la jambe et une *artère péronée*, lesquelles se dirigent vers le pied où elles se distribuent en *artères tarsienne*, *métatarsienne* et *digitale*.

Veines. D'une manière générale les veines accompagnent les artères le long de leur parcours et sont désignées sous des noms analogues, en sorte que nous nous dispenserons de les décrire en détail. Elles aboutissent toutes dans les veines caves supérieure et inférieure débouchant dans l'oreillette droite du cœur. Chez le Lapin adulte, contrairement à ce qui a lieu chez beaucoup de Mammifères supérieurs et chez l'Homme, les deux troncs veineux brachio-céphaliques ne se réunissent pas en une veine cave supérieure unique; ils s'abouchent séparément à l'oreillette droite, de sorte que nous distinguerons une *veine cave supérieure droite* et une *veine cave supérieure gauche* ramenant au cœur tout le sang de la partie antérieure du corps, puis une *veine cave inférieure* unique à laquelle parviennent tous les vaisseaux veineux de la région moyenne et de la région postérieure du corps. Tels sont les trois grands canaux collecteurs du sang veineux.

La *veine cave supérieure droite* (fig. 373, *vcd*) est formée de la réunion des veines jugulaires interne et externe (*vji, vje*) et de la veine sous-clavière du côté droit; en cela elle ne diffère pas de son homologue du côté gauche, en sorte que ce que nous dirons de ces vaisseaux afférents s'appliquera indistinctement à ceux des deux côtés, mais la veine cave supérieure droite reçoit en outre des vaisseaux qui lui sont propres. Telle est, par exemple, la *veine azygos*, qu'elle reçoit très près encore du cœur, avant sa sortie du thorax, et qui lui apporte le sang de cette région; la veine azygos est formée en effet par les *veines lombaires*, les *veines intercostales postérieures* (les premières veines intercostales atteignent la veine cave un peu en avant de la veine azygos), les *veines vertébrales droites*, etc. — De son côté, la *veine cave supérieure gauche* qui débouche dans l'oreillette droite un peu en arrière de la prédédente, reçoit en propre dans le voisinage immédiat du cœur, les *veines coronaires* (fig. 373, *vc*) qui lui apportent le sang des parois du cœur (sa portion terminale voisine de l'oreillette correspond donc au sinus coronaire de l'anatomie humaine); elle reçoit en outre quelques veines de la région thoracique, telles que la *veine phrénique supérieure gauche* et quelques petites *veines vertébrales gauches*.

Mais, comme nous le disions tout à l'heure, les grands affluents des deux veines caves supérieures sont les veines jugulaires et les veines brachiales ou sous-clavières.

La principale de ces veines est la *veine jugulaire externe* (fig. 354 et 373, *vje*); elle est très grosse et très superficielle, en sorte qu'elle frappe le regard aussitôt qu'on a enlevé la peau du cou. Elle descend entre la trachée et le muscle sterno-mastoïdien, et un peu en arrière du niveau du larynx se trouve le point de rencontre des deux *veines faciales antérieure* et *postérieure* (fig. 354 et 373 *vf, vf'*) par la réunion desquelles est formée la jugulaire. Les deux veines jugulaires externes sont d'ailleurs mises en communication vers l'extrémité postérieure de leur trajet par une branche transversale, la *veine jugulaire transverse* (fig. 354, *vjt*) qui se voit au-devant de la pointe du sternum.

La *veine faciale antérieure* (*vf'*) principal affluent de la jugulaire externe descend près de la glande parotide, elle est formée à son tour par la réunion de la *veine maxillaire externe* (fig. 373, *vme*) qui récolte le sang de la face (lèvres, joues, orbites, etc.) et de la *veine maxillaire interne* (fig. 373, *vmi*) dans laquelle se déversent les *veines sublinguales*, *sous-mentonnières*, etc.

La *veine faciale postérieure* (*vf*) passe derrière l'angle de la mandibule et récolte le sang des *veines auriculaire* (dont les rameaux sont visibles par transparence dans le pavillon de l'oreille), *temporale* et *vertébrale impaire*.

La *veine jugulaire interne* (fig. 354 et 373, *vji*) plus étroite que l'externe s'unit à elle à peu près en même temps que la sous-clavière; elle court le long du cou en arrière de l'artère carotide commune et elle est par conséquent moins apparente. Cette veine collecte le sang des sinus veineux du cerveau, par un grand nombre d'affluents.

La *veine sous-clavière* (fig. 354 et 373, *vsc*) reçoit du sang de la région du bras et de l'épaule. Son tronc est formé par le prolongement de la *veine axillaire* qui accompagne dans le bras l'artère du même nom; elle reçoit aussi quelques branches superficielles, la *veine mammaire externe*, par exemple.

La *veine axillaire* résulte de la réunion des veines superficielles et profondes du membre antérieur; ce sont les *veines de la main*, du *carpe*, les *veines céphaliques* de l'avant-bras, *veine basilique*, *veine humérale*, etc.

La *veine cave inférieure* (fig. 370 et 373, *vci*) est le plus gros de tous les troncs veineux; elle commence au sacrum par la réunion des *veines iliaques*, court du côté droit de l'aorte descendante contre la face dorsale de la cavité abdominale, franchit le diaphragme par le « *trou de la veine cave* », traverse la cavité thoracique à la droite de l'œsophage et débouche dans le cœur à la face dorsale de l'oreillette droite. Elle est grossie le long de son parcours par l'apport des *veines spermatiques*, *rénales*, *lombaires* et *hépatiques*. Nous nous contenterons d'énumérer d'arrière en avant les principaux affluents de ces différentes veines.

La *veine iliaque commune* aboutit à l'extrémité de la veine cave inférieure en avant du *promontoire* (voir page 862), c'est-à-dire du sommet de l'angle obtus que fait le sacrum en s'unissant à la dernière vertèbre lombaire; elle est assez courte et elle est formée par les veines iliaques interne et externe.

La *veine iliaque interne* reçoit le sang de la *veine hémorrhoïdale* venant du rectum et des organes voisins, de la *veine ischiatique* venant du bassin et de la *veine honteuse* venant des organes génitaux.

La *veine iliaque externe* collecte le sang de la *veine ilio-lombaire* et de la *veine vésicale* dont les rameaux circulent autour de l'intestin postérieur, de la vessie et des organes génitaux (canal déférent, trompes). Mais son principal affluent est la *veine crurale* qui vient du membre postérieur et dont les subdivisions correspondent à celles de l'artère crurale et portent les mêmes noms (*veines profondes de la cuisse*, *veines circonflexe*, *poplitée*, *saphène*, etc.).

Après la réunion des veines iliaques communes et la naissance de la veine cave inférieure au niveau du promontoire, cette dernière reçoit directement les veines ramenant le sang des divers viscères contenus dans la cavité abdominale, ainsi que des parois de cette dernière. Ce sont : les *veines spermatiques* dont le trajet, différent selon les sexes, est le même que celui des artères correspondantes; les *veines rénales* et *supra-rénales*, venant des reins et des capsules surrénales, les *veines phréniques postérieures*, venant de la face postérieure du diaphragme et les *veines hépatiques* au nombre de cinq venant des divers lobes du foie.

Celles-ci ramènent à la veine cave inférieure le sang de l'intestin après son passage dans le système de la veine porte. En effet le sang veineux de l'intestin, de la rate, du pancréas et de l'estomac, ne revient pas directement dans la veine cave, mais il se répartit au préalable dans une multitude de fins vaisseaux qui parcourent le foie et se groupent de nouveau pour constituer les origines des veines hépatiques.

La *veine porte* est le tronc qui réunit les veines circulant à travers le mésentère, c'est-à-dire les *veines mésentériques supérieure* et *inférieure*, la *veine coronaire stomachique* et *la veine pylorique*; elle est comprise elle-même dans le ligament hépato-duodénal, elle passe derrière le canal cholédoque et se divise en un rameau droit qui se ramifie dans les lobes droits du foie et en un rameau gauche qui fait de même dans les lobes de gauche.

Petite circulation ou *circulation pulmonaire*. Elle comprend l'ensemble des vaisseaux conduisant le sang du ventricule droit aux poumons et le ramenant des poumons à l'oreillette gauche.

L'*artère pulmonaire* (fig. 372 et 373, *ap*) naît du bord supérieur du ventricule droit; elle se recourbe immédiatement à gauche et en arrière, entre l'oreillette gauche et le tronc de l'aorte. Arrivée sur l'extrémité postérieure de la trachée, elle se divise en une branche droite et une branche gauche qui, toutes deux, se dirigent obliquement vers leur poumon respectif. Elles y pénètrent en se ramifiant comme les bronches qu'elles accompagnent jusqu'au niveau des vésicules pulmonaires dans les parois desquelles elles se résolvent en un réseau capillaire. Les vaisseaux de celui-ci se réunissent de manière à former des canaux plus volumineux qui sont les origines des *veines pulmonaires*. Ces dernières sont doubles de chaque côté, elles se prolongent en avant pour aboutir à l'oreillette gauche; celles de droite courent à droite de la veine cave inférieure; celles de gauche courent à gauche du même tronc veineux. Elles débouchent dans l'oreillette gauche, très près les unes des autres et, quelquefois, se fusionnent dans le péricarde au moment d'y atteindre.

Système lymphatique. Les vaisseaux lymphatiques charriant la lymphe principalement formée par le plasma sanguin qui transsude à travers les parois des vaisseaux capillaires, prennent naissance dans les lacunes du tissu conjonctif de tous les organes. Ils se dirigent vers des troncs collecteurs, lesquels convergent vers le *canal thoracique*. Le long de leur parcours ils rencontrent des amas cellulaires plus ou moins volumineux, les *glandes* ou *ganglions lymphatiques*, qui sont les lieux de fabrication des corpuscules de la lymphe.

La difficulté d'obtenir de bonnes injections des vaisseaux lymphatiques périphériques due à leurs nombreuses *valvules*, et leur extrême ténuité qui empêche de les suivre pendant la dissection de l'animal frais, expliquent pourquoi nous nous bornerons à la mention de leurs troncs collecteurs, reconnaissables à leur couleur claire et à la délicatesse de leurs parois. Les principaux d'entre ceux-ci sont : les *troncs jugulaires* situés à côté des veines jugulaires droite et gauche ramenant la lymphe de la tête et du cou, et le *canal thoracique* ramenant la lymphe des viscères, des parois de l'abdomen, des membres postérieurs et le chyle de l'intestin.

Le canal thoracique est impair, il prend naissance de la réunion des troncs lombaires dans la région lombaire de la cavité abdominale ; il commence par une dilatation connue sous le nom de *citerne du chyle* (*réservoir de Pecquet*) et court en avant, au-dessus et à droite de l'aorte abdominale ; il franchit avec elle le diaphragme et va se jeter dans la veine sous-clavière gauche où la lymphe et le chyle qu'il contient se mêlent au sang veineux. Son diamètre est inférieur à celui de l'aorte et varie beaucoup d'un individu à l'autre. Les vaisseaux lymphatiques du mésentère sont bien visibles après que la digestion intestinale est terminée.

Les principaux *ganglions lymphatiques* se présentent comme de petites nodosités d'un gris rosé, les plus constants sont : les *ganglions cervicaux* dont les uns sont superficiels, se montrant sous la peau à côté de la veine jugulaire externe, au niveau du premier anneau cartilagineux de la trachée, et les autres sont profondément situés sous le muscle sterno-mastoïdien, en dehors du nerf vague et des carotides externe et interne ; les *ganglions massétériques* situés sur le côté externe de la mâchoire inférieure près de l'insertion du masseter ; les *ganglions axillaires* dans le creux de l'aisselle sous la veine axillaire ; les *ganglions bronchiques* placés à la bifurcation de la trachée; les *ganglions mésentériques supérieurs* ou *pancréas Aselli*, relativement très volumineux, sont situés à l'origine du mésentère; les *ganglions mésentériques inférieurs* avoisinant l'artère et la veine mésentériques au niveau du colon descendant; les *ganglions inguinaux* supérieur et inférieur dont l'un est au pli de l'aine et l'autre à la naissance de la cuisse, etc.

Nous rappellerons en terminant que la *rate* (fig. 332, x) qu'on a coutume de décrire en traitant du canal digestif, n'a pas de relations originelles avec lui, tandis qu'elle offre des rapports constants avec les systèmes vasculaires sanguin et lymphatique. C'est un organe allongé, rouge foncé ou brunâtre, composé d'une grande abondance de follicules lymphatiques; elle est appliquée contre le bord postérieur de la grande courbure de l'estomac auquel elle est reliée par un *ligament gastro-splénique*. Elle joue un rôle important dans la fabrication et la destruction des globules du sang.

Aux glandes vasculaires appartiennent également la glande thyroïde, le thymus, et les capsules surrénales mentionnées plus haut.

Nous l'avons dit au début de ce chapitre : outre un certain nombre de caractères constants qui permettent toujours de distinguer les Mammifères des autres Vertébrés, ces animaux se sont adaptés à des genres de vie si divers qu'ils présentent une multitude de variations lesquelles rendent en somme leur anatomie comparée fort complexe.

La *peau* présente chez tous la même structure fondamentale; ses éléments sont disposés en plusieurs couches : l'*épiderme*, comprenant la *couche cornée* et le *corps muqueux* ou *couche de Malpighi*; puis, le *derme*, formé de tissu conjonctif parcouru par des nerfs, des vaisseaux sanguins et lymphatiques, des faisceaux de muscles lisses ou striés, et renfermant parfois dans ses couches profondes des dépôts de graisse.

L'épiderme plus ou moins épais donne lieu à des formations diverses, ce sont les ongles (absents seulement chez les Cétacés et aux longs doigts des Cheiroptères), les griffes, parfois rétractiles (Félins), les sabots (Ongulés), les étuis des cornes de la tête (Ruminants), les cornes du nez (Rhinocéros), les callosités fessières (certains Singes), les écailles tantôt petites comme celles de la queue chez quelques Rongeurs (*Mus*), tantôt grandes et imbriquées comme celles qui recouvrent le dos et les flancs du Pangolin (*Manis*), etc.

Le corps muqueux de Malpighi renferme souvent des pigments qui contribuent à la coloration de la peau.

Le derme pousse vers l'épiderme des saillies, les *papilles*, contenant tantôt des capillaires (*papilles vasculaires*) tantôt des nerfs ou des corpuscules tactiles (*papilles nerveuses*). Ces papilles font défaut ou à peu près dans les régions de la peau couvertes de poils; par contre elles offrent un énorme développement chez les Mammifères nus (Cétacés). Au derme se rattachent les pièces osseuses qui forment au Tatou (*Dasypus*) une cuirasse comparable à celle de certains Poissons (voir page 541); les bois des Cervidés, etc.

Quant aux *glandes* de la, peau elles sont plus ou moins enfoncées dans le derme quoiqu'elles reconnaissent toutes une origine épidermique. Outre les glandes sudoripares tubulées qui ne font que rarement défaut (Souris, Taupe, Mammifères aquatiques), et les glandes sébacées acineuses, nous pouvons rapporter à cette catégorie d'organes : les *glandes anales* développées dans le voisinage de l'anus surtout chez les Carnassiers, les Rongeurs et les Édentés ; les *glandes préputiales* des Castors et des Rats ; la *glande à musc* du *Moschus moschiferus;* les *glandes occipitales* des Chameaux ; les *larmiers* des Cerfs et des Antilopes, les glandes temporales des Eléphants ; les glandes crurales des Monotrèmes mâles ; la glande sacrée du Pécari ; les *glandes de Meibomius* des paupières ; les *glandes cérumineuses* du conduit auditif externe, et aussi les glandes à sécrétions colorées décrites par Weber (Voir Littérature) chez le Kangourou et l'Antilope naine.

Les *glandes mammaires* doivent par leur origine prendre également place parmi les formations cutanées. Chez les Monotrèmes où elles se présentent dans leur plus grand état de simplicité, elles ressemblent beaucoup à des glandes sudoripares (Voir le Mémoire de Gegenbaur) ; chez les autres Mammifères, elles se rattachent davantage au type des glandes sébacées. Chez les Monotrèmes, des *mamelons* ou *tétines* font défaut ; le produit de sécrétion des mamelles n'est pas encore à proprement parler du lait, il s'écoule sur les poils voisins des orifices glandulaires, lesquels sont tantôt à fleur de peau (*Ornithorhynchus*) tantôt au fond d'une *poche mammaire* (*Echidna*) et il est *léché* plutôt que *sucé* par les jeunes. A partir des Monotrèmes, nous rencontrons de véritables mamelons formés soit par un relèvement en forme de papille de toute la région cutanée où débouchent les glandes *mammaires* (Marsupiaux, Primates) soit par un plissement de la peau entourant le champ glandulaire, ce qui fait que les canalicules excréteurs des glandes s'ouvrent au fond d'une sorte d'entonnoir annulaire (Carnivores, Solipèdes, etc.). Le nombre des mamelons est généralement proportionné au nombre des petits que porte la femelle. Leur situation varie également ; on en rencontre deux rangées sur toute la face ventrale chez les Carnassiers, les Suidés, etc. ; tandis qu'ils sont localisés dans la région inguinale chez les Ongulés et les Cétacés ; dans la région pectorale chez les Sirénides, les Cheiroptères et les Primates. Chez les Prosimiens et les Cheiroptères, il existe outre les mamelles pectorales bien développées, des mamelles abdominales ou inguinales qui demeurent rudimentaires.

Les *poils* sont hautement caractéristiques de la classe entière. Parfois plus abondants durant la période embryonnaire (*lanugo*) qu'après la naissance, ils sont le plus souvent dispersés régulièrement sur la surface entière du corps, mais ils peuvent être localisés sur quelques places seulement (lèvres des Cétacés, dos des Proboscidiens). Leur diamètre varie selon les espèces, il atteint son maximum chez le Porc-Epic et chez l'Echidné. On désigne sous le nom de *duvet* les poils très fins ; de *jarres*, les gros poils ; de *soies*, les grosses jarres ; et de *piquants* les grosses soies. D'ailleurs, ces divers poils peuvent coexister sur un même individu. Leur forme est également très diversifiée, ils sont lisses et cylindriques, crépus et rubanés (laine), ils peuvent être noueux (Martre), cannelés (Chauves-Souris), etc., etc. Des poils tactiles semblables à ceux décrits chez le Lapin, sont très fréquents sur les lèvres (moustache). Une chute périodique ou *mue* des poils s'observe chez les Mammifères des pays froids.

La phylogénie des poils a donné lieu à plusieurs travaux intéressants. Maurer les fait dériver des organes de la ligne latérale des Amphibiens. Leur parenté avec les écailles, les dents, etc., est généralement admise aujourd'hui.

Avant de quitter la peau, nous mentionnerons encore la bosse des Chameaux, la stéatopygie des femmes Hottentotes, etc., dues à des accumulations de graisse sous la peau du dos, des fesses, etc.

Le *squelette* n'est jamais pneumatique; une substance grasse, la *moelle*, remplit l'espace occupé par de l'air chaud dans les os longs des Oiseaux.

A l'exception des Cétacés, qui n'ont pas de sacrum, la colonne vertébrale des Mammifères se distingue par la netteté des régions cervicale, dorsale, lombaire, sacrée et caudale. Les vertèbres sont réunies par des disques ligamentaires intervertébraux; il n'existe pas d'articulations des corps vertébraux entre eux, mais bien des apophyses articulaires développées sur leurs arcs. A l'inverse de ce qui se passe chez les Oiseaux, le nombre des *vertèbres cervicales* est fixe chez les Mammifères, tandis que celui des vertèbres caudales varie dans de larges limites. Les premières sont au nombre de sept dans le cou allongé de la Girafe comme dans le cou raccourci de la Baleine. Toutefois, ce nombre est exceptionnellement réduit à six (*Manatus australis*) ou porté à huit et même neuf (*Bradypus*).

Ces vertèbres, remarquables en général par la brièveté de leurs apophyses épineuses et l'état rudimentaire de leurs côtes, sont ordinairement très mobiles, mais chez les Cétacés et chez quelques Édentés (*Chlamydophorus*) elles sont au contraire *soudées*. La première, l'*atlas*, pivote comme chez le Lapin sur l'apophyse odontoïde de la deuxième, l'*axis*, afin de permettre les mouvements latéraux de la tête; les mouvements dorso-ventraux de celle-ci s'effectuant toujours par la double articulation condylienne de l'occipital avec l'atlas.

Les *vertèbres dorsales* sont munies d'apophyses épineuses dont le développement est en rapport avec le poids de la tête et la longueur du cou. Elles sont à cause de cela très grandes chez les Chevaux, Chameaux, Girafes, Cerfs, etc.; elles portent des côtes qui entrent secondairement en relations avec elles et qui se réunissent ou non (*côtes flottantes*) au sternum par leur extrémité ventrale. Le nombre de douze ou treize vertèbres dorsales est le plus fréquent, mais il est réduit chez quelques Cheiroptères et quelques Tatous, tandis qu'au contraire il peut s'élever à dix-huit (*Equus*), à dix-neuf ou vingt (*Rhinoceros, Elephas*), à vingt-trois ou vingt-quatre (*Bradypus*).

Les *vertèbres lombaires*, dépourvues de côtes ou dont les côtes rudimentaires se soudent durant la période embryonnaire contre la face ventrale de leurs apophyses transverses avec lesquelles elles se confondent dès lors (Rosenberg), sont en général au nombre de six à sept; elles sont réduites à deux chez *Ornithorhynchus*, *Myrmecophagus* et portées à neuf et davantage chez *Stenops*. Leur variation numérique dépend surtout de la part qu'elles prennent à la formation du sacrum ou de la présence de côtes plus ou moins développées sur les plus antérieures lesquelles sont, dans ce cas, comptées comme vertèbres dorsales.

Le nombre des *vertèbres sacrées* atteint son maximum chez les Paresseux et les Tatous, il est chez eux de huit à neuf. D'ailleurs il se montre fort divers dans la série. Primitivement le sacrum n'est jamais formé que de deux vertèbres, mais il s'allonge par l'adjonction de *vertèbres caudales*. Ces dernières sont également très variables. Leur minimum se rencontre chez les Singes Anthropoïdes et chez l'Homme, elles dépassent le nombre de trente chez quelques Singes américains, mais partout elles sont caractérisées par la réduction de leurs apophyses qui disparaissent entièrement sur les vertèbres de l'extrémité de la queue.

Le *squelette céphalique* comparé à celui des Reptiles et des Oiseaux se distingue toujours par trois caractères très apparents: l'angle qu'il fait avec la colonne vertébrale (*courbure nuchale*) est plus accusé; le volume cranien est augmenté par l'ampleur que prend la voûte du crâne; enfin le crâne neural est beaucoup plus intimement uni avec le crâne facial. Ce dernier fait est particulièrement remarquable. La portion proximale du premier arc viscéral, l'*arc mandibulaire* ne sert jamais de suspensorium à la mâchoire inférieure; mais elle est employée à donner naissance au marteau et à l'enclume de l'oreille moyenne, de la même façon que la portion proximale du second arc viscéral, l'*arc hyoïdien,* se sépare pour former d'une part l'étrier, qui complète la série des osselets de la caisse tympanique et, d'autre part, l'apophyse styloïde de la portion pétreuse du temporal ou rocher.

En second lieu, les os craniens sont ordinairement plus solidement réunis les uns aux autres que chez les autres Vertébrés. Les sutures qui les délimitent sont ordinairement visibles, il est vrai, mais elles peuvent disparaître elles-mêmes (Monotrèmes, Belette, et chez les vieux individus d'un grand nombre d'espèces) en sorte que le crâne paraît alors formé d'une seule pièce.

Les quatre pièces de l'occipital se fusionnent toujours. Les occipitaux latéraux portent sans exception chacun un condyle pour l'articulation du crâne sur l'atlas et souvent (*Artiodactyles, Solipèdes*) une apophyse descendante, l'*apophyse paramastoïdienne.*

Les centres d'ossification correspondant aux pré-, épi- et opisthoticum distincts chez l'embryon, se fusionnent durant la croissance pour former le *rocher* sur lequel s'applique un os de revêtement, l'*os squameux,* qui se soude ordinairement au rocher pour former l'*os temporal* dont il constitue l'écaille. Cette dernière porte dans la règle une apophyse dirigée en avant qui, s'unissant au jugal, forme l'arcade zygomatique. L'os squameux prend déjà chez les Cétacés et les Ruminants une petite part à la constitution de la face interne du crâne, cette part grandit chez les types supérieurs et atteint son maximum chez les Primates et chez l'Homme. Au temporal se rattache l'anneau tympanique qui s'allonge chez les Mammifères supérieurs en un tube osseux, le *canal auditif externe.*

Le *sphénoïde* présente peu de variations, nous lui retrouvons très généralement les deux segments mentionnés chez le Lapin avec leurs ailes respectives (*alisphénoïdes*). Il en est de même des os de recouvrement de cette portion du crâne, les pariétaux et les frontaux dont les dimensions sont proportionnées avec la grosseur du cerveau. Les deux *pariétaux* se soudent parfois (Ruminants, Solipèdes, etc.). L'*interpariétal* que nous avons vu être distinct chez le Lapin se soude le plus souvent avec l'occipital, ou bien (c'est le cas chez les Ruminants) avec les pariétaux. Les deux frontaux toujours pairs à l'origine se fusionnent également dans un grand nombre de cas (Éléphants, Cheiroptères, Primates, etc.). Ils portent chez les Mammifères pourvus de cornes ou de bois des prolongements osseux qui servent d'appui à ces appendices d'origine cutanée, et sont remarquables parfois par le développement exagéré de leurs sinus osseux (Éléphants).

L'extrémité antérieure du crâne présente un plus grand nombre de variations à cause de son développement en avant du crâne et de ses cornets nasaux. Elle est fermée par la *lame criblée* de l'ethmoïde, percée comme l'indique son nom, d'un grand nombre de trous pour le passage des nerfs olfactifs. Exceptionnellement, ces trous sont réduits à deux (*Ornithorhynchus*). Le plus souvent, la région ethmoïdale est recouverte par les os du palais et de la mâchoire qu'il faut préalablement éloigner pour les apercevoir. La *lame papyracée* de l'ethmoïde prenant une part à la formation de la paroi antérieure ou interne de l'orbite, n'existe que chez quelques Édentés et chez les Primates. La *lame perpendiculaire,* résultant de la réunion de ses parties latérales avec sa portion médiane, et sous laquelle se développe le *vomer*, primitivement pair, sert d'appui à la cloison internasale.

Quant à ses parties latérales, lesquelles portent des cornets plus ou moins compliqués, on est généralement d'accord pour les homologuer avec les os préfrontaux des Poissons (voir page 496).

Les *os lacrymaux*, bordant l'ethmoïde de chaque côté, manquent ou plus exactement sont confondus avec les os voisins chez les Pinnipèdes et quelques Cétacés (*Delphinus*).

Les *os nasaux*, placés au-dessus de l'ethmoïde sont toujours pairs à l'origine, mais ils se soudent chez quelques Singes. Leur développement est en rapport avec la longueur du museau; ils sont petits chez les Primates.

Chez les types supérieurs de la classe, les *ptérygoïdes* demeurent séparés et ne sont représentés que par de petites pièces osseuses. Chez certains Edentés (*Dasypus*) et Cétacés, ils s'allongent notablement; ils prennent part alors à la formation du palais en se réunissant entre eux, et ils entourent les orifices nasaux postérieurs rejetés en arrière comme chez les Reptiles.

Mais la *voûte palatine* est partout principalement constituée par les *os palatins* et leurs apophyses; ceux-ci séparent la cavité nasale de la cavité buccale et sont entourés latéralement par les maxillaires et en avant par les intermaxillaires. Ces derniers sont très réduits chez les Edentés et les Cheiroptères; ils se soudent aux maxillaires chez les Primates.

Le *jugal* ne fait que rarement défaut (*Sorex*); nous l'avons vu plus haut se réunir à l'apophyse de l'écaille temporale pour former l'arcade zygomatique. Celle-ci est incomplète chez *Myrmecophaga*, *Bradypus*, par exemple; l'os jugal uni au maxillaire n'atteignant pas chez eux à l'apophyse du temporal. Chez les Solipèdes, les Ruminants, etc, le jugal se réunit aussi au frontal de manière à isoler l'orbite de la fosse temporale.

La *mandibule* ou *maxillaire inférieur* est toujours représentée par deux os de recouvrement qui se développent sur le cartilage de Meckel, c'est-à-dire sur la portion distale du premier arc viscéral. Ces os demeurent distincts chez les Mammifères inférieurs; ils se soudent en avant chez les Cheiroptères et les Primates. Nous nous sommes expliqués plus haut sur le sort de la portion proximale de ce même arc. Quant au deuxième arc, l'arc hyoïdien, il s'unit par sa partie proximale (à l'exception de la petite fraction qui s'en détache pour constituer l'étrier) avec le plancher de la capsule auditive dont elle forme une apophyse (l'apophyse styloïde du rocher) et par sa partie distale avec le corps de l'os hyoïde dont elle forme les petites cornes. Sa portion moyenne ne s'ossifie pas d'ordinaire; elle constitue le *ligament stylo-hyoïdien*. Le *corps de l'hyoïde* est large, plat, il est réuni par le ligament thyro-hyoïdien au bord antérieur du larynx et présente des conformations particulières chez les Singes munis de sacs laryngés. On doit le considérer comme la copule (*os basi-branchial*) d'un arc branchial employé à la formation de ses grandes cornes. Il présente d'ailleurs de nombreuses modifications pour la signification desquelles nous renvoyons aux traités spéciaux d'ostéologie comparée (Voir en particulier, comme pour les innombrables particularités des autres pièces du squelette : Giebel, *Mammifères* dans Bronn's Thier-Reich).

Remarquons en terminant ce court aperçu relatif au crâne des Mammifères, la tendance du crâne facial à glisser au-dessous du crâne neural à mesure que l'on s'élève dans la série. Cette tendance atteint son maximum chez les Primates et spécialement chez l'Homme dont le crâne facial n'est plus *au devant* du crâne neural mais *au-dessous*.

Une *ceinture scapulaire* complète, telle que nous l'avons rencontrée jusqu'ici c'est-à-dire composée de trois os : l'omoplate, la clavicule et le coracoïde n'existe que chez les Monotrèmes. Chez tous les autres Mammifères, elle est réduite par la disparition de l'os coracoïde dont on ne retrouve un reste qu'au voisinage de la cavité articulaire de l'omoplate sous forme d'une apophyse de cet os qui a toujours son centre d'ossification distinct. Très exceptionnellement (*Sorex*), des vestiges de l'extrémité sternale du coracoïde se montrent aussi sous forme d'appendices cartilagineux du manche du sternum. La *clavicule* s'atrophie également chez les Mammifères dont le membre antérieur ne sert qu'à la marche (Ongulés, Carnassiers) ou à la nage (Cétacés). Chez ceux au contraire dont le membre antérieur sert à voler (Cheiroptères) à grimper ou à fouir (plusieurs Édentés, Rongeurs, Insectivores, Lémuriens, etc.) la clavicule atteint un degré plus ou moins grand de développement. Quant à l'*omoplate*, elle existe en permanence et, chez la majorité, elle demeure seule à supporter le membre; pour cela elle s'élargit notablement, et elle est munie d'une crête (à l'état d'ébauche chez les Monotrèmes) terminée par une apophyse plus ou moins saillante, l'*acromion*, servant à l'insertion de nombreux muscles.

La ceinture pelvienne n'est rudimentaire que chez les Cétacés qui n'ont pas de membres postérieurs. Elle est représentée chez eux par de petits os distincts, cachés sous les téguments et non réunis à la colonne vertébrale. A part cette exception, la ceinture du bassin existe toujours; elle est formée de trois paires d'os (plus, le petit *os acétabulaire*) primitivement distincts, mais qui finissent tôt ou tard par se souder; à la naissance, ces os sont encore séparés par des zones cartilagineuses, plus tard on ne les distingue qu'autour de l'acetabulum ou cavité cotyloïde, à l'exception cependant du pubis qui n'y prend pas toujours part. L'*ilium* est toujours réuni au sacrum formé, comme nous l'avons vu, par un nombre variable de vertèbres soudées ensemble; il n'en est de même de l'*ischion* que chez le Paresseux et le Tatou dont le sacrum est par là notablement allongé. Chez les Marsupiaux et la plupart des Ongulés, les ischions sont réunis à la face ventrale par une *symphyse ischiatique*, mais chez les types supérieurs (Carnassiers, Primates) la ceinture n'est fermée en bas que par la *symphyse pubienne*. Chez certains Insectivores et Cheiroptères, cette dernière est remplacée par un ligament. La soudure des os du bassin donne à la ceinture pelvienne une fixité beaucoup plus grande qu'à la ceinture scapulaire, en sorte que la première constitue une puissante attache pour le membre postérieur. Les Monotrèmes et les Marsupiaux portent sur le bord antérieur de l'arcade pubienne deux os supplémentaires dirigés en avant, les *os marsupiaux*, qui paraissent leur être tout à fait particuliers et dont les homologies nous sont inconnues. Nous avons cependant mentionné à la page 633, leur homologie possible avec le cartilage épipubien des Amphibiens. (Voir le Traité d'Anatomie comparée des Vertébrés par Wiedersheim.)

Le *membre antérieur* ne fait jamais défaut, mais pouvant être appelé à des fonctions diverses, il est lui-même très diversifié. C'est chez les nageurs (Cétacés) qu'il est le plus court et offre la moindre mobilité, tous les os qui le constituent sont immobiles les uns par rapport aux autres. Les Sirénides possèdent déjà l'articulation du coude et les Pinnipèdes dont la main est une rame plate, ont le bras suffisamment mobile pour permettre une certaine progression sur le sol.

Chez les Mammifères dont l'extrémité antérieure est seulement sustentatrice et marcheuse, le *radius* et le *cubitus* sont unis de manière à demeurer immobiles (Artiodactyles) ou peuvent même être soudés l'un à l'autre (Solipèdes). Mais lorsqu'à ces fonctions s'en ajoutent d'autres, telle que la préhension ou le vol, nous constatons une mobilité croissante des os du membre, laquelle existe déjà chez les

Marsupiaux et atteint son maximum chez les Primates. Alors, non seulement le cubitus est entièrement distinct du radius, mais ce dernier tourne autour du premier; par son extrémité distale il décrit un arc de cercle, faisant pivoter la main qui est articulée avec lui et lui permet d'accomplir des mouvements de *pronation* et de *supination* plus ou moins étendus, lesquels coïncident avec une torsion de l'extrémité distale de l'humérus (Martins) ou une déviation de sa tête (Sabatier), dont l'angle est surtout accusé chez les Primates et chez l'Homme.

Chez les Fouisseurs, l'os du bras est court, épais et fort, plus court parfois que ceux de l'avant-bras (*Talpa*). Chez les Sauteurs, le bras est toujours plus court que la jambe. Chez les Coureurs (Solipèdes) et les Voiliers (Cheiroptères), il est allongé, mais les représentants de ces différents groupes présentent encore entre eux de nombreuses différences.

Les os du *carpe* sont disposés dans la règle sur deux séries; leur nombre varie avec celui des doigts. L'*os central* peut être constaté durant la période embryonnaire, chez tous les Pentadactyles, mais il se soude souvent avec le carpo-radial pour former le scaphoïde déjà avant la naissance (*Primates*). (Voir le mémoire de Leboucq.) Les doigts sont au maximum de cinq, mais il peuvent être réduits à deux (le 3e et le 4e) chez les Ruminants, ou même à un seul (le 3e ou doigt médian), chez les Solipèdes, par atrophie des doigts latéraux dont on trouve fréquemment des vestiges cachés dans les chairs. Chez les *Artiodactyles*, le premier doigt manque toujours; le deuxième et le cinquième n'atteignent pas au sol (Cochons); il y a donc prédominance des doigts 3 et 4 sur lesquels porte le corps. Chez les *Périssodactyles*, le troisième doigt seul demeure prépondérant. La Paléontologie nous fait connaître les formes de transition entre les Mammifères pentadactyles et les monodactyles. L'Embryogénie de son côté nous apprend que ces derniers possèdent régulièrement l'ébauche de cinq doigts durant la période foetale; en sorte qu'il est définitivement prouvé que la réduction des doigts est un caractère acquis. Peut-être même la forme primitive de la main et du pied n'est-elle pas pentadactyle, mais heptadactyle (Wiedersheim).

Le *membre postérieur* n'est absent que chez les Cétacés et les Sirènes. Encore rencontre-t-on cachés sous leurs téguments un rudiment de fémur chez *Balaenoptera* et un rudiment de tibia chez *Balaena*. Chez tous les autres Mammifères le membre postérieur est développé à des degrés divers. Chez les Pinnipèdes, il fonctionne comme nageoire; il est dirigé en arrière parallèlement à l'axe du corps et ses doigts sont réunis par une membrane. Chez les Mammifères sauteurs (Kangourou, Gerboise, etc.) il est très allongé par rapport au membre antérieur. Généralement le fémur est plus court et plus solide que les os de la jambe; chez les Périssodactyles, il porte dans la règle un troisième trochanter. Le tibia prédomine toujours sur le péroné dans la formation de la jambe; très souvent (Rongeurs, Insectivores) ces os sont soudés l'un à l'autre ou bien le péroné demeure rudimentaire (Ruminants, Solipèdes). Toutefois, chez nombre de Marsupiaux ils demeurent assez indépendants, pour que le tibia exécute des mouvements autour du péroné. La *rotule* développée comme os sésamoïde dans le ligament extenseur de la jambe, au niveau de l'articulation du genou, est très constante; elle fait pourtant défaut chez les Cheiroptères, et chez quelques Marsupiaux elle se trouve soudée au péroné.

L'extrémité du membre postérieur est articulée à la jambe par l'*astragale* et le *calcanéum* qui atteignent parfois un grand allongement (*Tarsius*). Les os de la rangée distale du tarse présentent des exemples de réduction en relation avec le nombre des doigts. Ces derniers subissent des modifications semblables à celles de l'extrémité du membre antérieur; cependant leur nombre peut être différent, c'est ainsi que chez *Tapirus, Hyrax*, on compte quatre doigts en avant et trois seulement en arrière, tandis que chez certains singes (*Colobus*) le pouce de la main peut être atrophié, alors que celui du pied est bien développé. D'ailleurs, chez les Arctopithèques et les Platyrrhiniens, parmi les Primates, le pouce du membre postérieur est plus souvent opposable que celui du membre antérieur. On sait que ce caractère de l'opposabilité du pouce est limité au membre antérieur chez l'Homme, les anthropologistes ne lui accordent plus de nos jours autant d'importance qu'autrefois.

Les nombreux documents relatifs au *système musculaire* des Mammifères, épars dans des mémoires spéciaux ont été résumés par Giebel dans le volume consacré aux Mammifères du Bronn's Thier-Reich; nous y renvoyons le lecteur, nous bornant à mentionner ici les particularités les plus importantes. Considérés en bloc, les muscles sont plus développés et surtout plus différenciés chez les Mammifères que dans aucune autre classe de Vertébrés; c'est le cas déjà pour les muscles peauciers dont le *dorsal* atteint chez les Mammifères qui se roulent en boule une extension considérable (*Echidna, Dasypus, Erinaceus*); sa portion antérieure persiste chez les Primates sur les côtés du cou (*platysma myoïdes*) et se prolonge de là sur la face (*Troglodytes, Satyrus*).

C'est le cas principalement pour les *muscles mimiques* dont on ne rencontre que des traces chez les Vertébrés inférieurs, tandis qu'ils atteignent un haut degré de développement chez les Primates et chez l'Homme, autour des oreilles, de la bouche, du nez et des yeux, ainsi qu'aux tempes et au front; ils dérivent dans leur ensemble du muscle peaucier du cou.

Les muscles du tronc décrits chez le Lapin se retrouvent généralement avec les modifications que comportent des adaptations particulières. Le muscle droit de l'abdomen présente un nombre variable de myocommes; les muscles longs du cou (*sterno-hyoïdien, sterno-thyroïdien*, etc.) qui se continuent avec lui dans les types inférieurs de Vertébrés (Amphibiens) sont ici toujours indépendants.

Chez les Monotrèmes et les Marsupiaux, il existe un grand *muscle pyramidal* sur la face externe du droit abdominal; ce muscle prend naissance sur le bord interne des os marsupiaux et se montre d'autant plus développé que la poche marsupiale est elle-même plus étendue. Chez les Placentaires, il n'est qu'à l'état rudimentaire.

Quant aux muscles des membres, ils sont d'autant plus nombreux et distincts que les fonctions de ceux-ci sont plus variées. Par contre, ils se simplifient, avec la réduction des os des extrémités comme cela a lieu chez les Cétacés. Chez les Mammifères dont le cubitus est mobile autour du radius, on voit apparaître des *muscles pronateurs* qui dérivent des fléchisseurs, et des *muscles supinateurs* dérivant des extenseurs.

Chez tous les Mammifères, le *cerveau* présente un développement considérable de ses hémisphères dérivant du prosencéphale, ceux-ci recouvrent entièrement le mésencéphale et une partie au moins du cervelet. Les lobes olfactifs sont toujours placés à sa face inférieure. Ce sont là les traits les plus saillants par lesquels l'encéphale des représentants de la classe se distingue de celui des autres Vertébrés. Toutefois, il nous faut remarquer que depuis les Monotrèmes jusqu'à l'Homme, l'encéphale témoigne d'un perfectionnement graduel dont les termes de passage sont offerts par les types des différents ordres. L'encéphale des Monotrèmes est encore beaucoup plus voisin de celui des Oiseaux que de celui des Primates.

Le perfectionnement porte surtout sur le système de commissures constituant le *corps calleux*, et sur l'étendue de la substance grise de la couche corticale qui augmente grâce aux plissements connus sous le nom de *circonvolutions*. Le corps calleux demeure rudimentaire chez les Monotrèmes et les Marsupiaux qui, sous ce rapport, se rapprochent des Oiseaux, mais il s'accentue peu à peu chez les Edentés, les Rongeurs et les Insectivores pour atteindre son entier développement chez les Carnivores et surtout chez les Primates. Les Monotrêmes, les Marsupiaux et les Edentés ont encore le cerveau lisse; des circonvolutions commencent à apparaître en petit nombre et symétriquement chez les Rongeurs, les Insectivores, les Cheiroptères; elles sont rares encore chez les Prosimiens, mais elles se multiplient beaucoup chez les Carnivores, les Cétacés, les Pinnipèdes, les Primates et les Proboscidiens. Leur répartition est soumise à une règle et leur comparaison chez les différents types constitue une étude importante de l'anatomie cérébrale (voir le traité allemand de Wiedersheim).

Le *mésencéphale* est régulièrement divisé par un sillon en croix (peu apparent chez les Monotrêmes) en quatre tubercules, les *tubercules quadrijumeaux*. La glande pinéale qui les surmonte et qui est, chez les adultes, représentée seulement par du tissu épithélial, est toujours reliée par des cordons pédonculaires au *thalamencéphale* ou *cerveau intermédiaire* auquel elle appartient. Ce dernier est divisé en deux masses, les *couches optiques*, qui entourent le troisième ventricule et qui se prolongent en bas et en arrière pour aboutir à l'*infundibulum* recouvert par l'*hypophyse* ou *glande pituitaire*.

Le *cervelet* est toujours divisé en trois lobes, un médian, le *vermis* et deux latéraux, les *hémisphères du cervelet*. Ces derniers augmentent de volume chez les types supérieurs. Ils sont encore petits et le vermis relativement très grand chez les Monotrêmes, les Marsupiaux, les Edentés et les Cheiroptères, ils augmentent chez les Carnivores et prédominent chez les Primates. La commissure transversale qui les réunit à la face inférieure de l'encéphale, le *pont de Varole*, se développe proportionnellement avec eux; c'est pourquoi il est large chez les Primates et très étroit chez les Monotrêmes. Quant aux circonvolutions du cervelet, elles présentent des dispositions particulières chez les Ruminants, elles y sont asymétriques ainsi que chez quelques autres Ongulés.

La *faux* du cerveau et la *tente* du cervelet, dépendances de la dure-mère qui pénètrent entre les deux hémisphères ainsi qu'entre eux et le cervelet, sont particulières aux Mammifères; la dernière s'ossifie parfois (*Delphinus*).

La *moelle allongée* ne présente pas beaucoup de variations, ses bourrelets latéraux, les *olives*, les *corps restiformes*, ne sont bien apparents que dans les ordres supérieurs.

Nous n'avons pas non plus grand chose à dire de la *moelle épinière* dont la longueur n'égale pas toujours celle du canal rachidien (particulièrement chez les Insectivores et les Cheiroptères), disposition qui entraîne la formation d'une importante *queue de cheval* comprenant les nerfs qui se rendent au membre postérieur et qui courent à leur origine dans le canal rachidien. Les renflements de la moelle sont proportionnés au développement des membres; c'est ainsi que le renflement lombaire fait défaut chez les Cétacés. Il en est de même des *plexus* formés par la réunion des nerfs rachidiens; le nombre des nerfs qui y prennent part dépend de l'importance fonctionnelle des membres.

Les douze paires de *nerfs cérébraux* sont, dans la règle, nettement distinctes. Le *nerf olfactif* ne réunit ses filets initiaux en un tronc commun que chez les Monotrèmes dépourvus de lame criblée. Chez tous les autres, les filaments du nerf quittent le crâne isolément à travers cette lame. Le *facial* est exclusivement moteur, c'est lui qui innerve les nombreux muscles mimiques du visage dans les types supérieurs. L'*hypoglosse* atteint son maximum de développement chez les Mammifères dont la musculature de la langue est le mieux différenciée. Quant aux nerfs trijumeau et vague ils ne présentent dans leur distribution que des différences de détail.

Nous pouvons faire la même remarque en ce qui concerne le *système nerveux sympathique*, ses relations avec les nerfs trijumeau et vague, ses cordons et leurs plexus se retrouvent avec de légères différences seulement, chez tous les Mammifères où il a été étudié.

Les *organes des sens* existent au nombre de cinq dans toute la classe. Le *toucher* atteint une grande délicatesse dans les régions du corps entièrement dépourvues de poils (plantes des pieds, museau, etc.,) ou bien dans celles où se trouvent des poils tactiles (lèvre supérieure).

La membrane de l'aile des Cheiroptères, le museau de la Taupe, l'extrémité de la trompe de l'Eléphant et du Tapir, jouissent d'une extrême sensibilité tactile. Chez les Chauves-Souris, les corpuscules du tact affectent la forme de massue (corpuscules de *Vater* ou de *Pacini*) semblable à celle des corpuscules décrits dans le mésentère, le pancréas, etc., des Carnivores, des Félins, en particulier.

Les *bourgeons terminaux*, localisés dans des éminences papilliformes à l'entrée du tube digestif, sur la langue, la muqueuse palatine, et considérés comme organes gustatifs ne varient que par leur abondance.

Les appareils terminaux des *nerfs olfactifs* sont toujours distribués dans la région supérieure ou postérieure (région olfactive) de la cavité nasale, sur les cornets supérieur et moyen ainsi que sur la partie supérieure de la cloison internasale. Grâce à la complexité du labyrinthe de l'ethmoïde, la muqueuse olfactive offre dans l'ensemble des Mammifères un développement en surface plus grand que dans aucune autre classe de Vertébrés; la cavité nasale communique avec les sinus frontaux et même parfois avec les sphénoïdaux où l'on rencontre aussi des extrémités olfactives. Les Monotrèmes, les Cétacés, sont les moins bien dotés sous ce rapport. Chez les Cétacés dont les fosses nasales sont transformées en *évent*, celles-ci peuvent déboucher extérieurement par un seul orifice médian (*Delphinus*). Chez les Plongeurs (Pinnipèdes) elles peuvent être fermées par un repli musculaire. Chez les Cétacés, l'appareil olfactif est atrophié, mais dans tous les cas les fosses nasales s'ouvrent sur le pharynx par deux orifices distincts. (Voir sur les variations numériques des cornets nasaux le mémoire de Zuckerhandl). Les pièces cartilagineuses entourant les fosses nasales et soutenant les muscles du nez extérieur, s'allongent chez les Proboscidiens pour former une *trompe* qui devient un organe de tact et de préhension; des formations semblables, mais beaucoup moins développées et servant à fouir dans la vase se rencontrent chez *Tapirus*, chez les *Suidés*, etc.

L'*organe de Jacobson* est mieux développé chez les Mammifères inférieurs que chez les supérieurs. Il se présente à la base de la cloison internasale sous forme de deux tubes enveloppés de cartilage et débouchant en avant dans la bouche par les conduits incisifs de l'intermaxillaire.

La forme des *yeux* se modifie avec le milieu qu'habitent les Mammifères. Chez les aquatiques, l'axe antéro-postérieur de ces organes est raccourci, leur cornée est moins bombée que chez les terrestres; chez les Ruminants et quelques autres, l'œil est pourtant encore un peu plus large que long, c'est l'inverse chez les Cheiroptères. Dans la majorité des cas, l'œil est à peu près sphérique. Ses dimensions sont très variables : les yeux demeurent petits chez les espèces qui vivent sous terre (*Talpa*), ils peuvent même rester entièrement cachés sous la peau (*Spalax*, *Chrysochloris*). Généralement latéraux comme chez le Lapin, ils viennent se placer l'un à côté de l'autre sur la face antérieure du visage chez les Primates.

Comme particularités des diverses régions de l'œil, nous noterons l'épaisseur considérable de la sclérotique chez la Baleine; cette membrane entourée par l'orbite osseuse est dépourvue (sauf chez les Monotrèmes) d'anneau cartilagineux tel que nous en avons encore rencontré chez les Oiseaux. Chez les Carnivores, les Ruminants, les Solipèdes, etc., la choroïde doit le pouvoir de luire dans l'obscurité à une modification constituant le tapis chatoyant (*tapetum lucidum*) qui donne lieu à des phénomènes d'interférences. La couleur de *l'iris* varie selon son épaisseur, l'abondance de son pigment et de ses vaisseaux capillaires. Ordinairement ronde, la *pupille* est ovale avec son grand axe transversal chez les *Ongulés* et plusieurs *Marsupiaux*, tandis que son grand axe est vertical chez les *Félins*. Le *cristallin* est à peu près sphérique chez les Mammifères aquatiques; chez les autres sa face antérieure est toujours un peu plus bombée que sa face postérieure. La *rétine* possède toujours les couches fondamentales que nous avons décrites dans l'œil du Lapin; elles ne présentent que des variations de peu d'importance.

Les deux *paupières* verticales bordées de cils ne manquent jamais. Quant à la *membrane nictitante*, elle n'est entièrement atrophiée que chez les Cétacés et réduite au *repli semi-lunaire* chez les Primates. Chez les Aplaçentaires, elle est encore relativement grande, mais dépourvue de muscles propres; ces derniers n'ont été rencontrés que chez les Eléphants parmi les Placentaires.

Les *glandes lacrymales* sont absentes chez les Cétacés et chez les Eléphants; elles sont atrophiées chez *Phoca*, *Hippopotamus*, *Lutra*, etc. Elles paraissent être suppléées par la *glande de Harder* qui, chez *Elephas* en particulier, est relativement très volumineuse. Mais, en général, la glande de Harder diminue d'importance à mesure que l'on s'élève dans la série et, chez les Primates, il n'en existe plus que des rudiments.

L'oreille externe ou *pavillon*, caractéristique de la plupart des Mammifères fait cependant défaut chez les Monotrèmes, les Cétacés, les Sirènides et chez les Phoques parmi les Pinnipèdes. Chez ces animaux (sauf l'Echidné) le conduit auditif externe est court, et le tympan est très voisin de la surface de la peau. D'ailleurs, le pavillon lorsqu'il existe, présente un développement très variable, il demeure rudimentaire chez les Otaries et en général chez les Mammifères fouisseurs, tandis qu'il devient très grand chez les Solipèdes, les Éléphants, certains Cheiroptères et Prosimiens. Son appareil musculaire s'atrophie chez les Primates, mais on en trouve des vestiges jusque chez l'Homme où, dans certains cas, ils sont encore capables de fonctionner.

L'oreille moyenne renferme toujours une chaîne d'osselets distincts; chez les Solipèdes et les Ruminants, l'étrier est soudé contre les bords de la fenêtre ovale. Chez les Monotrèmes, sa forme rappelle celle de la columelle des Reptiles, mais l'étrier n'est jamais en relation directe avec le tympan; il est mis en communication avec lui par l'intermédiaire du marteau et de l'enclume. La caisse du tympan est remarquablement vaste chez les Cétacés; elle communique dans la règle avec le pharynx et parfois avec la cavité nasale (Cétacés) par la trompe d'Eustache; celle-ci est fort élargie chez les Solipèdes.

Le trait le plus saillant de *l'oreille interne* réside dans l'allongement de la *lagena* en un tube spiraloïde, le *limaçon*, qui ne demeure rudimentaire que chez les Monotrèmes. Partout ailleurs ce prolongement du saccule fait au moins un tour et demi (Cétacés, *Erinaceus*) et au maximum cinq tours de spire chez certains

Rongeurs (*Cœlogenys*). Le nerf acoustique qui se prolonge dans l'axe de la spire et ses ramifications aboutissent à un bourrelet acoustique complexe constituant l'organe de Corti. La forme du saccule présente de nombreuses variations dans les différents types; il en est ainsi des canaux semi-circulaires, fort petits chez les Cétacés, très grands chez les Rongeurs. On trouvera des renseignements sur ces modifications dans l'ouvrage de Retzius et une description de l'appareil circulatoire du limaçon dans le mémoire de Schwalbe (Voir Littérature).

Le *canal digestif* offre de nombreuses particularités. La *bouche* très étroite chez les Vermilingues devient véritablement immense chez certains Cétacés (*Balaena*, *Physeter*). A l'exception des Monotrèmes et des Cétacés dont les mâchoires circonscrivent la cavité buccale, celle-ci est précédée d'un vestibule bordé par des replis de la peau de la face, les *lèvres*, plus ou moins mobiles et qui, chez les Ruminants, par exemple, sont affectées à la préhension des aliments. Des prolongements latéraux du vestibule oral constituent les *abajoues* fort développées chez certains Rongeurs et Primates.

Les *dents* qui naissent dans la muqueuse buccale sont toujours cantonnées dans des alvéoles sur le bord libre des mâchoires, caractère que nous n'avons rencontré jusqu'ici que chez les Crocodiles (Voir page 738). Sauf chez *Delphinus*, elles sont de différentes formes correspondant à des fonctions spéciales (dentition *hétérodonte*), et ne font entièrement défaut que chez *Echidna*, *Manis* et *Myrmecophaga*. Chez *Ornithorhynchus*, qui à l'âge adulte ne possède que des plaques cornées de nature épithéliale, et chez *Balaena* qui n'a que des *fanons*, on a découvert pendant la période embryonnaire l'ébauche de dents véritables. On distingue sous le nom de *Monophyodontes*, les Mammifères dont la première dentition est définitive (Cétacés, Edentés) et sous le nom de *Diphyodontes* ceux dont la première dentition ou *dentition de lait* est remplacée pendant la jeunesse par une seconde dentition comprenant un plus grand nombre de dents. A quelques exceptions près (incisives en forme de défenses des Eléphants, incisives des Rongeurs) les dents qui se renouvellent sont celles de devant. Les molaires proprement dites situées sur le bord postérieur de la mâchoire ne poussent que lors de la seconde dentition. Chez les Marsupiaux une seule dent ordinairement est renouvelée dans chaque demi-mâchoire.

Lorsque les dents ont acquis leur entier développement, leur cavité d'abord large se rétrécit et se trouve réduite à un fin canal livrant passage aux vaisseaux et aux nerfs. Les incisives des Rongeurs et parfois aussi leurs molaires font exception à cette règle, elles croissent alors continuellement afin de compenser l'usure de leur bord libre. Dans ce cas (incisives des Rongeurs), la couche d'émail qui, d'ordinaire, enveloppe toute la couronne de la dent, et qui ne fait que rarement défaut (défenses des Éléphants), est limitée à sa face antérieure.

Les *incisives*, le plus souvent tranchantes, manquent aux deux mâchoires de tous les Edentés (sauf *Dasypus sexcinctus*) et à la mâchoire supérieure des Ruminants. Chez le Narval (*Monodon*), l'une d'elles s'atrophie, tandis que l'autre s'allonge démesurément en une défense pointue et spiraloïde; chez le Dugong (*Halicore*) les deux incisives supérieures font saillie en défenses dont la pointe est dirigée en bas tandis que leurs homologues chez l'Eléphant sont dirigées en haut.

Les *canines* font défaut chez les Rongeurs, les Eléphants, les Ruminants, la plupart des Edentés; elles demeurent rudimentaires chez les Solipèdes femelles. Par contre, elles sont fortes et saillantes chez les Carnassiers et les grands Singes. Elles sont généralement coniques et plus ou moins recourbées en crochets.

Ce sont les *molaires* qui présentent le plus de diversité; elles se distinguent par la largeur de leur couronne et le nombre de leurs racines. Les replis de la substance dentaire déterminent chez elles des complications qui atteignent leur maximum chez les Eléphants, leur surface libre offre des plis transversaux, des tubercules, etc.

Quant au nombre des dents de ces diverses catégories, nous renvoyons aux traités de zoologie pour leur énumération ; il joue un rôle important dans la classification et il est exprimé par la *formule dentaire*. Nous remarquerons seulement que les dents sont toujours en nombre symétrique dans chaque demi-mâchoire, tandis qu'il peut différer d'une mâchoire à l'autre. D'une manière générale, la réduction du nombre total des dents, est un caractère progressif dans l'évolution de chaque type. (Voir les travaux d'Owen, de Blainville, de F. Cuvier, de Tomes, Hensel, Poulton, etc.)

La *langue* soutenue par l'os hyoïde et munie de muscles propres, existe toujours ; sa forme varie selon le mode de préhension des aliments. Elle est aplatie en général, allongée chez les Vermilingues, fixée contre le plancher de la bouche et immobile chez les Cétacés, très mobile chez certains Ruminants (Girafe), extensible chez *Echidna* et *Myrmecophaga*. Arrondie le plus souvent à son extrémité libre, elle est épaissie vers sa racine et surmontée d'une élévation chez les Rongeurs et les Ruminants. Sa face inférieure porte chez les Prosimiens et les Cheiroptères une saillie simple ou bifide, la *sous-langue*. Sa face supérieure est couverte par des *papilles* larges et plates ou coniques et pointues qui parfois se kératinisent et correspondent à des crêtes du palais dont l'épithélium est également durci (Félins, Ruminants). Chez quelques Insectivores, une saillie simple ou double semble constituer une *langue accessoire*. La voûte de la cavité buccale communique ordinairement avec les cavités nasales par un *canal naso-palatin* (canal de Stenson), bien développé surtout chez les Suidés et les Ruminants, mais obturé et réduit à l'état de vestige chez les types supérieurs et chez l'Homme. (Voir le mémoire de Leboucq.)

Les *glandes salivaires* manquent chez les Cétacés ; elles sont rudimentaires chez les Pinnipèdes, très développées au contraire, chez les Herbivores (Ruminants) ainsi que chez les Edentés. Chez les *Echidna*, les parotides situées très en arrière sous la peau du cou, sont reliées à la bouche par un canal excréteur remarquablement allongé, ses glandes sous-maxillaires sont extrêmement volumineuses.

Un *pharynx* spacieux conduit régulièrement dans l'*œsophage* plus ou moins long, à muqueuse plissée et dilatable, lequel conduit à son tour dans l'*estomac*. Celui-ci varie énormément selon la nature de l'alimentation. Il est plus compliqué chez les Herbivores que chez les Carnivores ; son grand axe est presque toujours transversal (longitudinal chez *Phoca*) ; sa forme rappelle une cornemuse dont une dépression de la paroi postérieure permet de distinguer une *portion cardiaque* fort dilatée et une *portion pylorique* plus rétrécie. Cette différenciation est très peu marquée chez les Carnivores, mais elle s'accentue chez les Rongeurs, les Edentés, les Aplacentaires dont beaucoup de représentants montrent distinctement deux chambres stomacales séparées par une profonde échancrure de la grande courbure. L'augmentation de la chambre cardiaque et sa division consécutive en deux ou un plus grand nombre de régions, entraînent la formation d'*estomacs composés* tels qu'on les rencontre chez les Ruminants et sur lesquels des expansions et des boursoufflures plus ou moins nombreuses produisent de nouvelles complications. Ce dernier cas se présente chez les Cétacés possesseurs de trois estomacs dont le premier est une simple expansion de la portion inférieure de l'œsophage, le second correspond à la chambre cardiaque des Rongeurs et le troisième, correspondant à leur chambre pylorique, se divise en plusieurs diverticules, en sorte que quelques auteurs leur ont compté jusqu'à sept estomacs. Les quatre estomacs classiques des Ruminants sont du cardia vers le pylore, la panse (*rumen*), le bonnet (*reticulum*), le feuillet (*omasus, psalterium*) et la caillette (*abomasus*). Le feuillet fait défaut chez les Tylopodes et les Moschidés. Nous renvoyons pour les différences constatées dans l'estomac des Ruminants et sa complication progressive chez cet ordre de Mammifères au travail récent de Cordier (voir Littérature). Ce qu'il nous importe de noter, c'est qu'ils ne sont pas seuls à posséder plusieurs estomacs, mais que ce caractère existe chez un grand nombre de Mammifères. Une gouttière œsophagienne, en relation avec l'acte de la rumination est même déjà indiquée chez le Kanguroo, parmi les Marsupiaux, et chez quelques Edentés.

L'intestin grêle ne présente guère des différences que dans sa longueur, il est beaucoup plus court chez les Carnivores que chez les Herbivores, les trois régions qu'on lui distingue en anatomie humaine diffèrent surtout par la conformation de la muqueuse et de ses glandes. *L'intestin terminal* est dans la règle nettement caractérisé par sa plus grande largeur, d'où son nom de *gros intestin;* sa portion initiale forme toujours des circonvolutions nombreuses tandis que sa portion terminale (*rectum*) chemine en ligne droite. Le *cæcum* situé à l'origine du colon est absent chez les Carnivores des groupes des Mustelides et des Ursides, chez les Marsupiaux carnivores, chez beaucoup d'Edentés (*Bradypus*), d'Insectivores, de Cheiroptères, de Cétacés, etc. Il existe, mais demeure court, chez les autres Carnivores; il s'allonge davantage chez les Frugivores et atteint son maximum de développement chez les Herbivores (Ruminants, Solipèdes). Son extrémité terminale est fréquemment rétrécie (Rongeurs, Prosimiens) et s'atrophie à tel point chez beaucoup de Singes et chez l'Homme, qu'elle est réduite à un simple appendice, l'*appendice vermiculaire.* A l'exception des Monotrèmes qui possèdent un *cloaque,* le rectum débouche par un *anus* indépendant de l'orifice uro-génital.

Le *foie* existe toujours primitivement bilobé, mais chaque lobe se divise à son tour et entraîne des complications chez un grand nombre de Mammifères (Carnassiers, Rongeurs, Primates). Il est ordinairement plus volumineux chez les Carnivores que chez les Herbivores. Ses canaux excréteurs varient beaucoup de nombre et aboutissent tantôt au canal cholédoque, tantôt au canal cystique lorsque la *vésicule biliaire* existe, mais elle fait défaut chez quelques Rongeurs (*Dipus, Castor*), chez les Solipèdes, chez plusieurs Cétacés (*Balaena*) et Ruminants (*Camelus, Cervus*, etc.)

Le *pancréas* existe également toujours sous forme d'une glande multilobée située dans l'anse du duodénum; il est particulièrement étendu chez les Rongeurs; son canal excréteur (*canal de Wirsung*) débouche tantôt tout près du canal cholédoque (Primates), tantôt à plus ou moins grande distance comme nous l'avons constaté chez le Lapin. Il peut être bifurqué.

L'appareil respiratoire ne présente en somme que de légères modifications. Les pièces cartilagineuses du larynx et les muscles qui s'y insèrent sont mieux différenciés que dans les classes précédentes. Le cartilage *thyroïde* est en particulier bien développé à la face ventrale du larynx. *L'épiglotte* protégeant l'orifice du larynx n'est atrophiée que chez les Sirènes, tandis que chez les Baleines elle est allongée en un canal conique qui, de concert avec les cartilages *aryténoïdes,* atteint aux narines postérieures et sert au passage de l'air respiratoire. La muqueuse se dilate parfois latéralement pour constituer des *sacs laryngés* qui fonctionnent comme des réservoirs d'air (*Balaena*) ou comme appareil résonnateur (certains Singes, *Myceles, Anthropoïdes.*) La *trachée* ne forme une boucle que chez *Bra-*

dypus. Partout ailleurs elle est droite et maintenue dilatée par des anneaux cartilagineux ouverts également en arrière (en avant chez *Balaena*) et parfois affectant une disposition spiraloïde (plusieurs Cétacés et Sirénides). Après s'être bifurquée à son extrémité postérieure, la trachée envoie un *tronc bronchique* jusqu'au fond de chaque poumon, et c'est sur ce tronc que se développent les bronches latérales dont les unes sont situées au-dessus de l'artère pulmonaire (*bronches épartérielles*), les autres au-dessous (*bronches hypartérielles*). Ces bronches sont munies d'anneaux cartilagineux jusque tout près de leurs extrémités (Cétacés) ou seulement à leur origine; ils font entièrement défaut chez les Marsupiaux et quelques Placentaires. La bronche épartérielle manque souvent du côté gauche, elle entraîne alors la disparition du lobe pulmonaire correspondant, ce qui fait que le poumon droit possède un lobe de plus que le poumon gauche. Les bronches se rétrécissant à mesure qu'elles s'enfoncent davantage dans le poumon, finissent par offrir un très faible diamètre (*bronchioles*). Elles aboutissent dans des renflements terminaux (*vésicules pulmonaires*) très dilatés chez les Cétacés et portant des expansions ou *alvéoles*.

La forme des *poumons* varie selon leur degré de division en lobes, mais ce sont là des modifications peu importantes que l'on trouvera mentionnées dans les traités spéciaux.

Sur la face ventrale de la trachée se rencontre toujours la *glande thyroïde*, généralement composée de deux lobes distincts (Monotrèmes, Edentés), lesquels peuvent être réunis par un lobe médian, l'*isthme*, (Mammifères supérieurs). Plus en arrière, au point de bifurcation de la trachée et autour des grands troncs vasculaires partant du cœur, se trouve le *thymus*, surtout développé chez les jeunes individus. Il ne persiste que chez les Pinnipèdes et quelques Cétacés (*Delphinus*). Chez tous les autres, il s'atrophie plus ou moins rapidement après la naissance.

Les *reins* occupent à peu près la même situation à droite et à gauche de la région lombaire de la colonne vertébrale, en dehors du péritoine, lequel ne recouvre que leur face ventrale. Pendant la période embryonnaire ils sont divisés en lobes qui se fondent plus tard en une masse unique. Toutefois, ils demeurent multilobés chez les Cétacés et les Pinnipèdes ainsi que chez quelques Carnassiers (*Ursus*, *Lutra*). Chez d'autres, ils conservent une surface plus ou moins bosselée (*Bos*, *Elephas*) qui leur donne un aspect particulier. Dans le cas plus fréquent d'une fusion des lobes en une masse compacte, la substance médullaire montre encore des traces de la division primitive dans l'existence des *pyramides* convergeant vers le bassinet. Les uretères aboutissent toujours à la face dorsale d'une *vessie urinaire* dont la forme et les dimensions sont très variables.

Les *testicules* apparaissent toujours en avant des reins, mais ils ne conservent cette situation primitive que chez les Monotrèmes. Chez les Cétacés, les Proboscidiens, etc., ils descendent en arrière des reins demeurant durant toute la vie dans la cavité abdominale, tandis que chez la plupart des Carnassiers, chez les Prosimiens, les Primates, etc., ils émigrent en dehors de cette cavité, refoulant devant eux le péritoine (*canal vaginal*), et traversant la paroi de l'abdomen pour se loger dans un sac extérieur, le *scrotum*. Chez beaucoup de Marsupiaux, de Rongeurs, de Cheiroptères, etc., le canal vaginal demeure ouvert, en sorte que les testicules peuvent rentrer dans le ventre après le moment du rut. Chez les Primates, son oblitération rend l'extérioration des testicules définitive. Exceptionnellement le scrotum est situé en avant du pénis (Marsupiaux).

Les *canaux déférents* provenant d'une transformation des canaux de Wolff, varient dans leur longueur; ils demeurent simples chez les Aplacentaires et chez les Cétacés, mais le plus souvent ils donnent naissance vers leur extrémité à des diverticules glandulaires, les *vésicules séminales*, grandes et multilobées chez les Insectivores et beaucoup de Rongeurs, tandis qu'elles demeurent simples chez les Solipèdes. Les canaux déférents aboutissent dans le *sinus uro-génital* (*urèthre*) entouré des *glandes prostatiques* disposées en cercle autour de lui (Cheiroptères) ou bien localisées à sa face dorsale (Primates), ou encore formant des masses lobées et distinctes qui lui sont reliées par des canaux excréteurs (*Erinaceus*). Le sinus uro-génital débouche dans le cloaque (Monotrèmes) ou au dehors par un orifice propre. Dans le premier cas, le *pénis* d'ailleurs très court et divisé en deux (*Ornithorhynchus*) ou en quatre (*Echidna*) mamelons, se trouve contenu dans une poche située sur la limite entre le sinus uro-génital et le cloaque. Chez tous les autres Mammifères, l'orifice uro-génital est séparé de l'anus. Il est vrai que chez les Marsupiaux tous deux sont encore très voisins et entourés d'un sphincter commun, mais ce n'est là qu'un cas exceptionnel et, aussi rapprochés qu'ils soient chez les Placentaires, ils sont toujours nettement distincts. Le canal uro-génital se prolonge alors dans le pénis et se termine dans le *gland* par un seul orifice dans la majorité des cas, ou par deux orifices (quelques Marsupiaux). La forme et les dimensions du pénis et du gland présentent de nombreuses modifications; nous noterons seulement ici l'ossification du tissu tendineux des corps caverneux qui entraîne la formation d'un *os du pénis* fréquent chez les Cheiroptères, les Carnassiers, les Primates, etc.

Quant aux glandes accessoires qui entourent le sinus uro-génital (*glandes de Cowper, glandes préputiales*, etc.) elles sont très généralement répandues; on en trouve plusieurs paires chez les Marsupiaux; elles font défaut chez les Cétacés.

Les *ovaires* sont toujours pairs et symétriquement situés dans la cavité abdominale sauf chez les Monotrèmes dont l'ovaire droit est atrophié et dont le gauche, seul producteur des œufs, présente la disposition d'une grappe. Ces caractères rappellent ceux des mêmes organes chez les Oiseaux. Les Monotrèmes se distinguent d'ailleurs des autres Mammifères par l'absence de vagin. Les canaux vecteurs des œufs sont indépendants sur toute leur longueur et débouchent séparément dans le sinus uro-génital communiquant avec le cloaque. Cette disposition se retrouve, en partie du moins, chez certains Marsupiaux (*Didelphys*) auxquels on peut reconnaître deux *trompes* (*oviductes*), deux *utérus* et deux *vagins* distincts. Chez les autres Marsupiaux, les canaux de Müller qui donnent naissance aux canaux vecteurs se fusionnent dans leur portion terminale sur une certaine étendue pour se séparer de nouveau, en sorte que les deux utérus débouchent sur une cavité impaire qui se bifurque en deux vagins lesquels vont s'ouvrir sur le sinus uro-génital. Au point de fusion des deux canaux de Müller, il se produit fréquemment un *cœcum vaginal* dirigé en arrière entre les deux vagins (*Phalangista, Phascolomys*). Ce cœcum prolongé atteint même parfois jusqu'au sinus uro-génital dans lequel il débouche, constituant ainsi un *troisième vagin* (*Macropus Benetti*).

Chez tous les autres Mammifères, la fusion complète des canaux de Müller commençant toujours dans leur partie terminale a pour conséquence la formation d'un vagin unique. Lorsque la fusion s'étend jusqu'à la région moyenne des canaux de Müller elle entraîne également l'unification de l'utérus, mais la portion orale des canaux de Müller demeure toujours indépendante, ce qui fait que chez l'adulte il y a régulièrement deux trompes de Fallope se distinguant de l'utérus et du vagin par leur plus faible diamètre et leurs parois plus minces. L'utérus demeure double chez beaucoup de Rongeurs comme le Lapin; il a alors deux orifices rapprochés mais distincts, débouchant au sommet du vagin. Mais chez d'autres Rongeurs (*Cavia*, *Mus*), les deux utérus se réunissent à leur extrémité postérieure et débouchent dans le vagin par un orifice commun; cette disposition conduit à l'*utérus bicorne* des Insectivores, Carnivores, Cétacés, etc., chez lesquels l'utérus impair se prolonge en deux cornes conduisant dans les trompes. Chez les Cheiroptères et les Prosimiens, la portion commune des deux utérus est très allongée au détriment des cornes qui deviennent très courtes. Enfin, chez les Primates et chez l'Homme, nous ne trouvons plus qu'un seul utérus dans lequel chaque trompe débouche isolément.

La paroi musculaire et la muqueuse de l'utérus demeurent relativement simples chez les Monotrèmes et les Marsupiaux; tandis que chez les Placentaires des complications surviennent qui sont la conséquence des connexions s'établissant entre les enveloppes modifiées de l'œuf (*chorion*) et la muqueuse utérine, puis, plus tard, entre celle-ci et l'allantoïde. Le *placenta* qui naît de ces connexions présente de notables différences suivant les ordres, nous les avons indiquées au commencement de ce chapitre et nous renvoyons pour les détails au Traité d'embryologie d'Oscar Hertwig et aux mémoires de Turner.

Le vagin impair débouche dans le sinus uro-génital (*vestibule du vagin*) par un orifice entouré chez les Primates d'un repli temporaire de la muqueuse, l'*hymen* ou *valvule vaginale*, dont on retrouve des exemples chez quelques Ruminants et Carnassiers. La vulve est très généralement entourée par des *lèvres* (ordinairement réduites aux « petites lèvres » de l'Anatomie humaine) et munie d'un *clitoris* (homologue du pénis des mâles) possèdant comme celui-ci un gland avec une paire de corps érectiles. Le clitoris est parfois traversé par l'urèthre (Rongeurs, Prosimiens); il est toujours moins saillant que le pénis, quoiqu'il atteigne chez certains Singes (*Ateles*) une assez grande longueur. Des glandes particulières, (*glandes de Duverney, glandes de Bartholin*), débouchent dans le vestibule du vagin ; elles font défaut aux Cétacés et à quelques Carnivores.

Le *système vasculaire* présente dans son ensemble une grande uniformité dans la série des Mammifères. Le *cœur* entouré d'un péricarde est toujours situé dans la région thoracique; il occupe la ligne médiane, l'extrémité postérieure de son grand axe obliquant à gauche chez les types supérieurs. Sa forme est généralement conique, toutefois chez les Proboscidiens (*Elephas*), et chez quelques Cétacés (*Delphinus*), il devient rhomboïde, aplati d'avant en arrière, et une profonde échancrure de son bord postérieur sépare les pointes de ses ventricules. Ce dernier caractère se rencontre également chez les Sirènes. La division du cœur en oreillettes et en ventricules séparés par des cloisons dans lesquelles on rencontre parfois des lames cartilagineuses (Ruminants), est toujours telle que nous l'avons constatée chez le Lapin. Il en est de même des valvules auriculo-ventriculaires (*valvule tricuspide* à droite et *valvule bicuspide* ou *mitrale* à gauche) et des valvules situées à l'origine des troncs artériels.

La *crosse de l'aorte* provenant de la persistance du 4me arc artériel embryonnaire gauche est toujours infléchie de ce côté, elle se continue en arrière par l'*aorte abdominale* qui n'offre dans sa distribution que des modifications de détails, procédant du développement relatif des viscères, des adaptations des membres postérieurs, de la présence ou de l'absence d'une queue, etc. La manière dont les *artères brachio-céphaliques* partent de la convexité de la crosse de l'aorte est plus variable. Tantôt elles dérivent toutes d'un seul *tronc brachio-céphalique* duquel se détachent symétriquement deux *artères sous-clavières* pour les bras, puis deux *artères carotides* pour le cou et la tête (la plupart des Ongulés); tantôt deux troncs brachio-céphaliques distincts fournissent la sous-clavière et la carotide à droite et à gauche (Cheiroptères); tantôt il n'existe qu'un seul tronc brachio-céphalique à droite, lequel donne naissance à l'artère sous-clavière du même côté et aux deux artères carotides, l'artère sous-clavière gauche naissant indépendamment sur la crosse aortique (c'est la disposition que nous avons rencontrée chez *Lepus* et que l'on retrouve chez la plupart des Rongeurs, des Carnassiers, quelques Prosimiens, etc.); tantôt enfin, il n'existe qu'un tronc brachio-céphalique droit émettant la sous-clavière et la carotide droites, celles de gauche naissant toutes deux isolément de la crosse aortique (Monotrêmes, plusieurs Marsupiaux, Édentés, etc.).

Les principales particularités du *système veineux* se présentent sur les veines caves supérieures; celles-ci ne demeurent paires que chez les Aplacentaires, la plupart des Rongeurs et des Insectivores. Chez les autres Mammifères, une anastomose transversale déverse une partie plus ou moins considérable du sang de la veine cave supérieure gauche dans la droite, laquelle atteint par ce fait une plus grande importance comparativement à sa congénère qui tend à s'atrophier (Ruminants, Solipèdes). Lorsque cette atrophie atteint son maximum, il n'existe plus qu'une seule veine cave supérieure (la droite) formée par la réunion des deux veines jugulaires (Cétacés, Carnivores, Primates). La réduction de la veine cave supérieure gauche entraîne des modifications dans le parcours des *veines azygos*; celle de gauche en particulier déverse le sang qu'elle renferme dans celle de droite par une anastomose, sa portion centrale s'atrophie et disparaît, de là le nom de veine *hémi-azygos* sous lequel dès lors on la désigne. Chez les Cétacés et les Sirénides, le système de l'azygos est remplacé par des veines intra-vertébrales qui parcourent le canal rachidien et se jettent dans la veine cave inférieure toujours impaire et recueillant la totalité du sang de la cavité viscérale et des membres postérieurs.

Dans quelques cas, on constate l'existence de *rete mirabile* destinés à ralentir le cours du sang dans certains organes; on en rencontre dans les membres des Mammifères fouisseurs et grimpeurs (*Bradypus*, *Myrmecophaga*, les Monotrêmes, etc.), sur les branches de la carotide interne (Ruminants, Suidés), sur les artères intercostales (*Delphinus*), etc.

Le *système lymphatique* construit sur le type décrit chez le Lapin est toujours hautement développé; outre les valvules qui existent dans ses vaisseaux comme chez les Oiseaux, il est caractérisé par l'absence de *cœurs lymphatiques* pulsatiles et par la présence de nombreuses *glandes* ou *ganglions lymphatiques* situés sur le parcours des vaisseaux dans à peu près toutes les régions du corps. Ces glandes productrices de cellules lymphatiques se trouvent au commencement du tube digestif (*amygdales*), elles abondent dans la muqueuse de l'intestin grêle (*glandes de Peyer*), dans le mésentère (*ganglions mésentériques*) etc.; ces derniers sont parfois réunis en une seule masse connue sous le nom de *pancréas Aselli*.

La *rate*, qui présente de grands rapports avec les glandes lymphatiques ne manque jamais. Il est possible qu'il faille rapprocher des mêmes organes, la *glande adipeuse* des Insectivores, de quelques Rongeurs et des Cheiroptères. Elle se trouve dans la cavité thoracique sous forme d'une masse lobée qui s'étend dans le cou, à l'aisselle et jusque sur le dos; elle renferme beaucoup de graisse et se montre bien développée chez certains Mammifères hibernants, le Hérisson, la Marmotte par exemple.

Littérature.

Geoffroy-Saint-Hilaire, *Philosophie anatomique*, Paris, 1818. — F. Cuvier, *Les Dents des Mammifères*, Paris, 1825. — Georges Cuvier, *Leçons d'Anatomie com-*

parée, Paris, 1835-1846. — G. Cuvier et Laurillard, *Anatomie comparée* (Recueil de planches de myologie), Paris, 1849. — I. Geoffroy-Saint-Hilaire, *Mémoire sur les Monotrèmes. Ann. des Sc. nat.*, 2e série, t. II, 1834. — Pander et d'Alton, *Vergleichende Osteologie*, Bonn, 1838. — D. de Blainville, *Ostéographie ou description comparée du squelette et du système dentaire des Mammifères récents et fossiles* (avec Atlas de 323 planches), Paris, 1839-1864. — R. Owen, *Odontography*, London, 1840-1845. — Idem, *Articles Mammalia, Marsupialia, Monotremata, Teeth*, in *Cyclopedia of Anatomy and Physiology*, London, 1843. — Idem, *On the characters, principles of division, and primary groups of the class Mammalia. Journ. Proc. Linn. Soc.*, t. II, 1858. — Idem, *On the Anatomy of Vertebrates* (t. III, *Mammals*), London, 1866. — Vrolik, *Recherches d'anatomie comparée sur le Chimpanzé*, Amsterdam, 1841. — Bischoff, *Entwicklungsgeschichte des Kanincheneies*, München, 1842. — H. Rathke, *Ueber die Entwicklung der Arterien, welche bei Säugethieren von den Bogen der Aorta ausgehen, Müller's Archiv*, 1843. — Leydig, *Zur Anatomie der männlichen Geschlechtsorgane und Analdrüsen der Säugethiere. Zeitschr. für wiss. Zool.*, t. II, 1850. — O. Gumoëns, *De systemate nervorum Sciuri vulgaris. Inaug. Dissert.*, Bern, 1852. — Idem, *Ueber die äusseren Bedeckungen der Säugethiere, Müller's Archiv*, 1859. — Gegenbaur, *Untersuchungen über die Tasthaare einiger Säugethiere. Zeitschr. für wiss. Zool.*, t. III, 1851. — Idem, *Ueber die Drehung des Humerus. Jenaische Zeitschr.*, t. IV. — Idem, *Zur genaueren Kenntniss der Zitzen der Säugethiere. Morphol. Jahrb.*, t. I, 1876. — Idem, *Zur Kenntniss der Mammarorgane der Monotremen*, Leipzig, 1886. — Idem, *Manuel d'Anatomie comparée* (traduit de l'allemand par C. Vogt), Paris, 1874. — Idem, *Traité d'Anatomie humaine* (trad. de l'allemand par Julin), Paris, 1889. — W. von Rapp, *Anatomische Untersuchungen über die Edentaten*, Tübingen, 1852. — Dareste, *Mémoires sur les circonvolutions du cerveau chez les Mammifères. Ann. des Sc. nat.*, 1852-1854-1855. — P. Gervais, *Histoire naturelle des Mammifères*, Paris, 1854-1855. — Duvernoy, *Des caractères anatomiques des Singes Anthropomorphes. Arch. du Muséum*, t. VIII, 1855. — Ch. Martins, *Comparaison des membres pelviens et thoraciques chez l'Homme et les Mammifères. Mém. de l'Acad. des Sc. et Lett.* de *Montpellier*, 1857 et 1862. — Gratiolet, *Mémoire sur les plis cérébraux de l'Homme et des Primates*, Paris, 1854. — Leuret et Gratiolet, *Anatomie comparée du système nerveux*, Paris, 1857. — Gurlt, *Handbuch der vergleichende Anatomie der Haussäugethiere*, Berlin, 1860. — E. Pflüger, *Die Eierstöcke der Säugethiere und des Menschen*, Leipzig, 1863. — G. Mivart, *Notes on the crania and the dentition of Lemurida. Proc. Zool. Soc.*, 1864. — W. Peters, *Ueber die Säugethiergattung Chiromys. Abh. der Berliner Akad.*, 1865. — W. Müller, *Ueber den feineren Bau der Milz*, Leipzig, 1865. — Lucae, *Die Hand und der Fuss. Abhandl. d. Senkenb. naturf. Gesellsch.*, t. V, Frankfurt, 1866. — Idem, *Zur Morphologie des Säugethier-Schädels*, ibid, t. VIII, 1872. — Idem, *Die Robbe und die Otter*, ibid, t. VIII, 1872. — Schneider, *Topographische Anatomie des Vorderhalses beim Kaninchen, Inaug. Dissert.*, Berlin, 1867. — Gœtte, *Zur Morphologie der Haare, Arch. f. mikrosk. Anat.*, t. IV, 1868. — H. et A. Milne-Edwards, *Recherches pour servir à l'histoire naturelle des Mammifères*, Paris, 1868-1870. — Arloing, *Étude comparative sur les organes génitaux du lièvre, du lapin et du léporide. Journ. de l'anat. et de la physiol.*, t. V, 1868. — W. K. Parker, *Monography on the structure and development of the Shoulder Girdle and Sternum in the Vertebrata*, London, 1868. — Van Beneden et Gervais, *Ostéographie des Cétacés*, Paris, 1868-1880. — Schwalbe, *Ueber die Geschmacksorgane der Säugethiere und Menschen. Arch. f. mikrosk. Anat.*, t. IV, 1868. — Langerhans, *Beiträge zur mikroskopischen Anatomie der Bauchspeicheldrüse*. Berlin, 1869. — H. von Wyss, *Die becherförmigen Organe der Zunge. Arch. f. mikrosk. Anat.*, t. VI, 1870. — Stieda, *Studien über das centrale Nervensystem der Wirbelthiere Zeitschr. f. wiss. Zool.*, t. XX, 1870. — Hyrtl, *Das Nieren-*

becken der Säugethiere und des Menschen. Denkschr. d. k. Acad. Wien, t. XXXI, 1870. — Waldeyer, *Eierstock und Ei*, Leipzig, 1870. — Idem, *Atlas der menschlichen und thierischen Haare, etc.*, Lahr, 1884. — Schöbl, *Die Flughaut der Fledermäuse. Arch. f. mikrosk. Anat.*, t. VII, 1871. — L. Frank, *Anatomie der Hausthiere*, Stuttgart, 1871. — W. Turner, *De la placentation des Cétacés comparée à celle des autres Mammifères. Journ. de Zoologie*, t. I, 1872. — Idem, *Lectures on the Anatomy of the placenta*, Edinburgh, 1876. — Jobert, *Études d'anatomie comparée sur les organes du toucher. Ann. Sc. nat.*, 5e série, t. XVI, 1872. — M. Duval, *Vaisseaux et substance médullaire des poils. Journ. de l'Anat. et de la physiol.*, t. IX, 1873. — A. Sabatier, *Études sur le cœur et la circulation centrale dans la série des Vertébrés*, Montpellier et Paris, 1873. — Idem, *Observations sur les transformations du système aortique dans la série des Vertébrés. Ann. des Sc. nat.*, 5e série, t. XIX, 1874. — Idem, *Comparaison des ceintures et des membres dans la série des Vertébrés*, Montpellier et Paris, 1880. — J. Chatin, *Recherches sur l'anatomie des glandes odorantes des Mammifères* (Carnassiers et Rongeurs). *Ann. des Sc. nat.*, t. XIX, 1874. — C. G. Giebel, *Die Säugethiere* in Bronn's Thier-Reich, t. VI, 1874 (en cours de publication). — H. George, *Monographie du genre Daman. Ann. des Sc. nat.*, 6e série, t. II, 1875. — Merkel, *Tastzellen und Tastkörperchen bei den Hausthieren und beim Menschen. Arch. f. mikrosk. Anat.*, t. XI, 1875. — Idem, *Ueber die Endigung der sensiblen Nerven in der Haut der Wirbelthiere*, Rostock, 1880. — Fürbringer, *Beiträge zur Kenntiss der Kehlkopfmuskulatur*, Iéna, 1875. — W. H. Flower, *Introduction to the Osteology of the Mammalia*, London, 1876. — Rosenberg, *Ueber die Entwicklung der Wirbelsäule und das Centrale carpi des Menschen. Morphol. Jahrb.* t. I, 1876. — Solger, *Zur Anatomie der Faulthiere. Morphol. Jahrb*, t. I, 1876. — Wendt, *Ueber die Harder'sche Drüse der Säugethiere. Inaug. Dissert.*, Strasbourg, 1877. — L. Döderlein, *Ueber das Skelet des Tapirus Pinchacus. Inaug. Dissert.*, Bonn, 1877. — Mihalkovics, *Entwicklungsgeschichte des Gehirns*, Leipzig, 1877. — Afanassiew, *Ueber Bau und Entwicklung der Thymus der Säugethiere. Arch. für Mikrosk. Anat.*, t. XIV, 1877. — R. Bonnet, *Studien über die Innervation der Haarbälge der Hausthiere. Morphol. Jahrb*, t. IV, 1878. — L. Lœve, *Bemerkungen zur Anatomie der Tasthaare. Arch. für Mikrosk. Anat.*, t. XV, 1878. — Idem, *Beiträge zur Anatomie des Auges*, ibid, t. XV, 1878 (surtout consacré à l'œil du Lapin). — Idem, *Histogenese der Retina*, ibid., t. XV, 1878. — J. Krueg, *Ueber die Furchung der Grosshirnrinde der Ungulaten. Zeitschr. f. wiss. Zool.*, t. XXXI, 1878. — P. Maisonneuve, *Études anatomiques sur le Verpertilio murinus*, Paris, 1878. — Ruge, *Entwicklungs-Vorgänge an der Muskulatur des menschlichen Fusses. Morphol. Jahrb.*, t. IV, 1878. — Idem, *Zur vergleich. Anat. der tiefern Muskeln in der Fusssohle*, ibid. — Idem, *Untersuchungen über die Extensorengruppe am Unterschenkel und Fuss des Menschen und der Säugethiere*, ibid. — P. Broca, *Anat. comp. des circonvolutions cérébrales. Revue d'Anthropologie*, Paris, 1878. — A. Pansch, *Beiträge zur Morphologie des Grosshirns der Säugethiere. Morphol. Jahrb.*, t. V, 1879. — R. Hensel, *Ueber Homologien und Varianten in den Zahnformen einiger Säugethiere. Morphol. Jahrb.*, t. V, 1879. — A. M. Marshall, *Morphology of the Vertebrate Olfactory Organ. Quart. Journ. of mikrosk. Science*, t. XIX, 1879. — A. Rauber, *Ueber den Ursprung der Milch u. s. w.*, Leipzig, 1879. — Ch. Tomes, *Traité d'anatomie dentaire et comparée* (traduit de l'anglais par L. Cruet), Paris 1880. — Brissaud, *Étude sur la spermatogenèse chez le Lapin. Arch. de physiologie*, 2e série, t. VI, 1880. — H. Leboucq, *Recherches sur le mode de disparition de la corde dorsale chez les Vertébrés supérieurs. Arch. de biologie*, t. I, 1880. — Idem, *Le canal naso-palatin chez l'Homme*, ibid, t. II, 1881. — Idem, *Recherches sur la morphologie du carpe chez les Mammifères*, ibid, t. V, 1884. — Ch. Aeby, *Der Bronchialbaum der Säugethiere und des Menschen*, Leipzig, 1880. — A. Brass, *Beiträge zur Kenntniss des weiblichen Urogenitalsystems der Marsupialen.*

Inaug. Dissert., Leipzig, 1880. — Mac Leod, *Contributions à l'étude de la structure de l'ovaire des Mammifères. Arch. de biologie*, t. I et II, 1880-1881. — H. Schulin, *Zur Morphologie des Ovarium. Arch. für mikrosk. Anat.*, t. XIX, 1881. — G. Rein, *Untersuchungen über die embryonale Entwicklungsgeschichte der Milchdrüse. Arch. für mikrosk. Anat.*, t. XX, 1882. — Idem, *Beiträge zur Kenntniss des Reifungserscheinungen und Befruchtungsvorgänge am Säugethierei*, ibid, t. XXII, 1883. — W. Leche, *Zur Anatomie der Beckenregion bei Insectivoren u. s. w. Acad. royale de Stockholm*, t. XX, 1882. — Cattaneo, *Sugli organi riproduttori femmini dell' Halmaturus Benetti Gould*, Milano, 1882. — W. Harz, *Beiträge zur Histologie des Ovariums der Säugethiere. Arch. für mikrosk. Anat.*, t. XXII, 1883. — G. Born, *Ueber die Derivate der embryonalen Schlundbogen und Schlundspalten bei Säugethieren. Arch. für mikrosk. Anat.*, t. XXII, 1883. — Klaatsch, *Zur Morphologie der Säugethierzitzen. Morphol. Jahrb.*, t. IX, 1883. — W. Krause, *Die Anatomie des Kaninchens*, 2e édit., Leipzig, 1884. — L. Testut, *Les anomalies musculaires chez l'Homme expliquées par l'Anatomie comparée*, Paris, 1884. — Carl Vogt, *Les Mammifères*, Paris, 1884. — G. Retzius, *Das Gehörorgan der Wirbelthiere*, t. II, Stockholm, 1884. — Weldon, *On the suprarenal bodies of Vertebrata. Quart. Journ. of mikrosk. Sc.*, 1885. — G. Baur, *Bemerkungen über den Astragalus und das Intermedium der Säugethiere. Morphol. Jahrb.*, t. XI, 1885. — Boas, *Ein Beitrag zur Morphologie der Nägel, Krallen, Hufe u. s. w. Morphol. Jahrb.*, t. XI, 1885. — Bardeleben, *Ueber neue Bestandtheile der Hand- und Fusswurzel der Säugethiere. Jenaische Zeitschr.*, 1886. — G. Schwalbe, *Ein Beitrag zur Kenntniss der Circulationsverhältnisse in der Gehörschnecke. Festschrift zur Carl Ludwig's 70. Geburtstag*, Leipzig, 1886. — Idem, *Lehrbuch der Anatomie der Sinnesorgane*, Erlangen, 1887. — Tafani, *Sulle condizioni uteroplacentari della vita fetale*, Firence, 1886. — Sardemann, *Die Thränendrüse. Ber. der naturforsch. Gesellschaft zur Freiburg. i. B.* 1887. — E. Zuckerhandl, *Das peripherische Geruchsorgan der Säugethiere*, Stuttgart, 1887. — Tataroff, *Ueber die Muskeln der Ohrmuschel. Arch. für Anat. und Physiol.*, 1887. — Ruge, *Untersuchungen über die Gesichtsmusculatur der Primaten*, Leipzig, 1887. — W. Haacke, *Ueber die Entstehung des Säugethiers. Biol. Centralblatt*, t. VIII, 1888. — E. Martin, *Ueber die Anlage der Urniere beim Kaninchen. Arch. für Anat. und Physiol.*, 1888. — V. von Ebner, *Zur Spermatogenese der Säugethiere. Arch. für mikrosk. Anat.*, t. XXXI, 1888. — E. Poulton, *The true teeth and the horny plates of Ornithorhynchus. Quart. Journ. of mikrosk. Science*, t. XXIX, 1888. — A. Cuénod, *L'articulation du coude. Internationale Monatschrift für Anat. und Physiol.*, t. V, 1888. — M. Weber, *Ueber neue Hautsecrete bei Säugethieren. Arch. für Mikrosc. Anat.*, t. XXXI, 1888. — Hermann, *Studien über den feineren Bau der Geschmacksorgane. Sitzungsber. d. k. bayer. Akad.*, 1888. — Van Bambeke, *Sur des follicules de l'épiderme de la mâchoire supérieure chez le Tursiops tursio. Bull. Acad.*, Belgique, 1888. — Ranvier, *Traité technique d'histologie*, 2e édit., Paris, 1889. — Ellenberger et Baum, *Systematische und topographische Anatomie des Hundes*, Berlin, 1891 (traduction française par J. Deniker, en cours de publication). — Oudemans, *Die accessorischen Geschlechtsdrüsen der Säugethiere*, Haarlem, 1892. — Cordier, *Recherches sur l'anatomie comparée de l'estomac des Ruminants. Ann. des Sc. nat.*, 8e série, t. XVI, 1893. — M. Weber, *Bemerkungen über den Ursprung der Haare und über Schuppen bei Säugethieren. Anat. Anzeiger*, 1893. — C. Emery, *Ueber die Verhältnisse der Säugethierhaare zu schuppenartigen Hautgebilden. Anat. Anzeiger*, 1893.

FIN

Imprimerie Paul SCHMIDT, 5, avenue Verdier, Grand-Montrouge (Seine)

TRAITÉ D'ANATOMIE HUMAINE

PAR

C. GEGENBAUR

PROFESSEUR D'ANATOMIE ET DIRECTEUR DE L'INSTITUT ANATOMIQUE DE HEIDELBERG

Traduit sur la troisième édition allemande

PAR

Charles JULIN

Docteur ès-sciences naturelles
Chargé du cours d'Anatomie comparée à la Faculté de médecine de l'Université de Liège.

Le *Traité d'Anatomie humaine* de M. C. Gegenbaur se distingue de tous les ouvrages d'Anatomie en ce qu'il est essentiellement basé sur les données, aujourd'hui si importantes, que nous ont fournies, dans ces vingt dernières années, les sciences morphologiques : l'Histologie, l'Anatomie comparée et l'Embryogénie.

Les recherches aussi nombreuses qu'intéressantes qui ont été entreprises, en ces derniers temps, dans le domaine des sciences morphologiques, ont montré quel enchaînement remarquable existe entre les différents groupes du règne animal, ainsi qu'entre les différents représentants des divers groupes naturels. M. C. Gegenbaur cherche avant tout à établir que l'homme ne constitue nullement, au point de vue de sa structure, une exception dans le monde organisé. Il nous montre les liens étroits qui unissent l'organisation de l'homme à celle des autres vertébrés. Il nous fait comprendre comment les dispositions anatomiques, réalisées dans l'organisme humain, sont le résultat des affinités qui existent entre l'homme et les autres vertébrés en général, entre l'homme et les mammifères placentaires en particulier.

Ainsi entendue, l'Anatomie humaine constitue une véritable science, dans la plus grande acception du mot : de purement descriptive qu'elle était, elle devient explicative.

Personne n'était mieux à même de publier un Traité d'Anatomie humaine, au point de vue comparatif et phylogénique, que M. C. Gegenbaur, à qui nous devons de si importants ouvrages spéciaux et un *Traité d'Anatomie comparée*, dont la publication a fait époque dans la science. Aussi sa nouvelle œuvre a-t-elle eu un succès éclatant : en moins de quatre ans, son *Lehrbuch der Anatomie des Menschen* a vu trois éditions allemandes. C'est de la troisième édition, en voie de publication, que nous avons entrepris la traduction française, que nous livrons aujourd'hui au monde scientifique et médical. Nous ne doutons nullement que la publication de cet ouvrage ne soit bien accueillie en France, où les sciences morphologiques et médicales ont reçu une si grande impulsion, dans ces dernières années.

Pour bien faire comprendre dans quel ordre d'idées cet ouvrage, vraiment classique, a été conçu, nous transcrivons les passages principaux de la préface qu'a écrite l'auteur pour la première édition allemande.

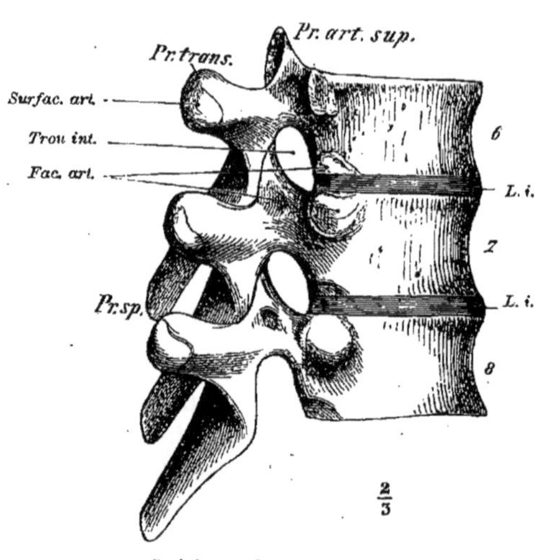

Spécimen des gravures.

« L'Anatomie humaine n'est « plus aujourd'hui un simple « exposé des faits que nous « révèle la dissection du corps « de l'homme. Ce n'est plus, « comme naguère, la Physio- « logie, qui lui sert de base « scientifique. Le but qu'elle « poursuit n'est plus exclu- « sivement de donner l'expli- « cation des fonctions de l'or- « ganisme. Depuis que le mi- « croscope a été appliqué aux « recherches anatomiques, nous avons vu s'étendre considérablement « le nombre de nos connaissances. Grâce au développement progressif « de l'Histologie, l'on a reconnu que le corps humain n'est pas une « simple réunion d'organes, mais que les organes eux-mêmes sont for- « més de tissus : en un mot le monde organisé est un composé de cel- « lules, qui en constituent les éléments fondamentaux. L'Anatomie « comparée a démontré en outre que le type d'organisation réalisé chez « l'homme correspond pleinement à celui des autres vertébrés : l'homme « se rattache donc par des connexions étroites aux autres représentants « du règne animal. Enfin, l'Embryologie nous a appris à connaître « que le développement de l'homme est essentiellement le même que « celui des mammifères. Ce sont les mêmes lois qui le régissent.

« Cette conception, qui fait de l'organisme humain un type non « pas isolé, mais au contraire étroitement uni à d'autres organismes, « conception qui a été confirmée d'une façon éclatante par toutes les « données morphologiques, a contribué largement à étendre l'horizon

« de l'Anatomie. Contester l'influence puissante qu'ont exercé sur l'Anatomie humaine le perfectionnement de nos connaissances en Histologie, en Anatomie comparée et en Embryologie, ce serait diminuer la portée de ces sciences et restreindre en même temps la valeur de l'Anatomie elle-même. Toutes les sciences d'ailleurs ne se perfectionnent-elles pas, grâce à l'action réciproque qu'elles exercent les unes sur les autres ?...

« C'est après m'être convaincu de l'importance didactique de la méthode génétique que j'ai résolu d'entreprendre la rédaction de ce Traité d'Anatomie humaine. Cette méthode a déterminé non seulement la manière dont il me fallait exposer les faits, mais aussi le grou-

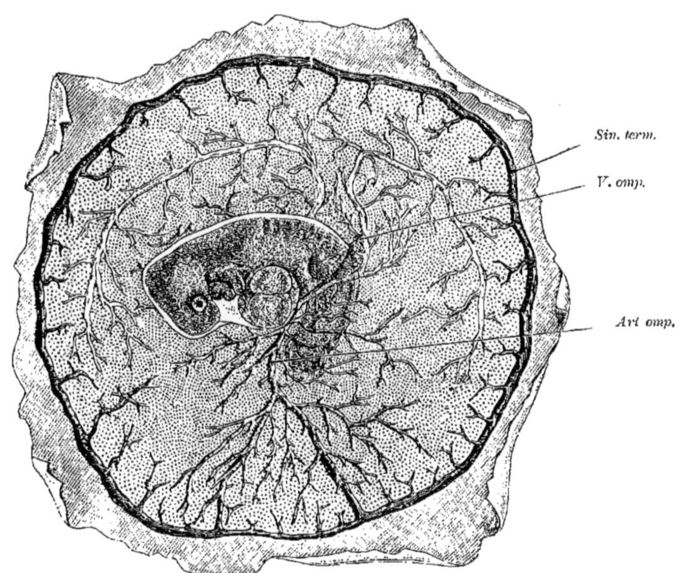

Spécimen des gravures.

« pement des matières, qui s'écarte nécessairement du groupement habituellement adopté jusqu'ici. Il était indispensable de faire un exposé succinct des éléments fondamentaux d'Histologie et d'Embryologie. J'ai glissé légèrement sur les questions mal résolues encore ou qui exigent des connaissances approfondies, le but que je poursuis étant de montrer les liens morphologiques des organes, sans entrer dans les détails histologiques et embryogéniques, que l'on doit chercher dans les traités spéciaux. J'ai aussi fait appel à l'Anatomie comparée, chaque fois qu'elle pouvait nous fournir une explication nécessaire. »

L'*Anatomie humaine* de M. C. Gegenbaur repose donc entièrement sur les données morphologiques. L'auteur nous fait comprendre clairement comment des dispositions qui, à première vue, paraissent incompréhensibles s'expliquent, au contraire, quand on les compare à celles réalisées chez d'autres mammifères, plus ou moins proches parents de l'homme. Il explique, en outre, par des considérations tirées de l'Embryogénie et de l'Anatomie comparées, la plupart des dispositions dites anormales, les *anomalies*, comme on les appelle.

Toutes ces descriptions et interprétations sont exposées simplement et très clairement.

Le *Traité d'Anatomie humaine* est divisé en huit chapitres. Le premier est consacré aux notions générales d'Histologie et d'Embryogénie. Dans le deuxième chapitre, l'auteur étudie le *système squelettique*. Le troisième comprend l'étude du *système musculaire;* le quatrième, celle du *système digestif*, auquel est rattaché l'appareil respiratoire. Le cinquième chapitre traite du *système vasculaire;* le sixième, du *système uro-génital;* le septième, du *système nerveux* et enfin, le huitième, du *système cutané*, comprenant la peau et ses dérivés, ainsi que les organes des sens.

L'ouvrage est orné de 600 figures environ, très bien exécutées et pour la plupart originales.

Nous sommes persuadés de rendre un réel service aux anatomistes et médecins français, en publiant la traduction de ce bel ouvrage de M. C. Gegenbaur.

Paris. — Typographie PAUL SCHMIDT, 20, rue du Dragon. — 21.

TRAITÉ
D'ANATOMIE COMPARÉE PRATIQUE

PAR

CARL VOGT et ÉMILE YUNG

DIRECTEUR PRÉPARATEUR

du Laboratoire d'Anatomie comparée et de Microscopie de l'Université de Genève.

Tome I. Un vol. gr. in-8°, avec 425 figures dans le texte. Cartonné à l'anglaise...... 28 fr.

Le présent ouvrage formera deux volumes grand in-8°. Le second volume est sous presse et sera publié par livraisons de 5 feuilles chacune, avec des gravures intercalées dans le texte. Les sept premières livraisons du tome II sont en vente. — Prix de chaque livraison...... 2 fr. 50

Le *Traité d'Anatomie comparée pratique*, dont nous annonçons la publication, est destiné surtout à servir de guide dans les laboratoires zoologiques.

Une longue expérience, acquise autant dans divers laboratoires et stations maritimes que dans la direction du laboratoire d'anatomie comparée et de microscopie de Genève, a démontré à MM. C. Vogt et E. Yung l'utilité d'un traité résumant la technique à suivre pour atteindre à la connaissance intime d'un type donné du règne animal.

Le but de ce *Traité*, qui sera composé d'une série de monographies anatomiques de types, résumant l'orga- nisation animale tout entière, est de mettre l'étudiant en mesure de questionner méthodiquement la nature pour lui arracher ses secrets. En sortant des écoles préparatoires, le jeune homme doit apprendre à voir, à observer, à faire des expériences, et c'est alors qu'il lui faut des jalons, des points de repère pour suivre une route aussi hérissée de difficultés.

Mais, si le *Traité d'Anatomie comparée pratique* s'adresse, en premier lieu, aux étudiants et aux commençants, il ne sera pas moins utile aux professeurs et aux chefs de travaux chargés d'enseigner la science ou de diriger des laboratoires, car ils y trouveront un résumé de toute l'anatomie comparée et pourront y renvoyer l'étudiant arrêté par une difficulté.

TRAITÉ D'EMBRYOLOGIE

OU

HISTOIRE DU DÉVELOPPEMENT

DE L'HOMME ET DES VERTÉBRÉS

PAR

OSCAR HERTWIG

Directeur du IIe Institut anatomique de l'Université de Berlin.

TRADUIT SUR LA TROISIÈME ÉDITION ALLEMANDE

Par Charles JULIN

1 volume grand in-8°, orné de 339 figures dans le texte et 2 planches en chromolithographie.
Broché........ 15 fr.; cartonné à l'anglaise........ 16 fr. 50

L'embryologie nous sert maintenant tous les jours pour reconstituer l'histoire, non seulement des organismes mais encore des organes; tous les traités d'anatomie moderne l'ont pris pour base, et pourtant elle apparaît encore hérissée de difficultés à l'étudiant qui se perd dans la complexité des plis et des fentes branchiales de l'embryon. Nous croyons que rarement un professeur a pu arriver à la puissance démonstrative, à l'extrême clarté qui éclate à chaque page de ce livre d'Hertwig, que l'on trouve toujours trop bref, tant il a su rassembler toutes les matières relatives à son sujet et les grouper de telle sorte que, chacune s'expliquant par les autres, il en résultât un tout d'apparence très simple.

Le traité de M. Hertwig a obtenu un tel succès en Allemagne qu'en moins de quatre ans il a eu trois éditions. Il répondait, en effet, à une nécessité: *faire connaître succinctement l'état actuel de nos connaissances fondamentales sur l'histoire du développement embryonnaire de l'homme, afin d'en faire comprendre l'organisation.*

Chacun sait qu'il est impossible de bien comprendre l'anatomie humaine sans connaître dans ses traits essentiels le développement de l'embryon humain. Aussi, dans la plupart des Facultés de médecine existe-t-il actuellement un enseignement spécial de l'Embryologie.

Cette pensée, qui déjà avait inspiré M. C. Gegenbaur dans la publication de son *Traité d'Anatomie humaine*, a déterminé M. Hertwig à écrire le présent ouvrage.

Ce traité élémentaire est donc destiné aux médecins ainsi qu'aux étudiants en médecine et en sciences naturelles. Il contribuera à répandre et à faciliter l'étude de l'Embryologie en même temps que celle de l'anatomie humaine.

Les nombreuses figures et planches chromo-lithographiées, dont il est orné, aideront beaucoup à la compré- hension des divers processus du développement.

Imprimerie Paul SCHMIDT avenue Verdier, Grand-Montrouge (Seine)

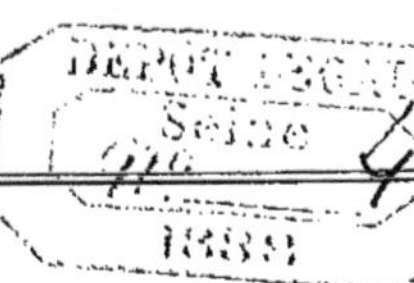

TRAITÉ D'ANATOMIE COMPARÉE PRATIQUE

PAR

CARL VOGT ET ÉMILE YUNG

DIRECTEUR PRÉPARATEUR

du Laboratoire d'anatomie comparée et de microscopie de l'Université de Genève.

AVEC DE NOMBREUSES GRAVURES

12e Livraison.

PARIS
C. REINWALD, LIBRAIRE-ÉDITEUR
15, RUE DES SAINTS-PÈRES, 15

PROSPECTUS

Le *Traité d'Anatomie comparée pratique*, dont nous annonçons la publication, est destiné surtout à servir de guide dans les travaux des laboratoires zoologiques.

Une longue expérience acquise autant dans divers laboratoires et stations maritimes que dans la direction du laboratoire d'anatomie comparée et de microscopie de l'Université de Genève, a démontré à MM. C. Vogt et E. Yung l'utilité d'un traité résumant la technique à suivre pour atteindre à la connaissance intime d'un type donné du règne animal.

Ce *Traité*, conçu à un point de vue essentiellement pratique, sera, aux manuels d'anatomie comparée usités jusqu'ici, ce que les manuels d'analyse chimique, par exemple, sont aux traités de chimie générale. Il enseignera les méthodes à suivre pour acquérir la science et non pas seulement la science acquise, comme le font les autres ouvrages sur l'anatomie comparée.

Les auteurs ont choisi pour chaque classe un représentant typique facile à se procurer et résumant en lui le plus grand nombre de caractères propres à cette classe. Pour certains embranchements, ils ont même jugé nécessaire de descendre jusqu'aux ordres. Après avoir indiqué les méthodes pratiques qui doivent être appliquées pour faire l'étude approfondie du type et après avoir suivi couche par couche, organe par organe, les faits dévoilés par le scalpel et le microscope, les auteurs mentionnent, dans un résumé, les modifications les plus importantes qui sont réalisées chez les autres animaux de la même classe, en les comparant entre elles pour en tirer des conclusions scientifiques. De nombreuses figures intercalées dans le texte et dessinées, pour la plupart par les auteurs, d'après nature, élucident les descriptions. Sous le titre de « Littérature », les principales sources — monographies et mémoires originaux — auxquelles le lecteur devra remonter pour avoir de plus amples renseignements, sont indiquées à la fin de chaque chapitre.

En résumé, le but de ce *Traité*, qui sera composé comme nous venons de l'indiquer, d'une série de monographies anatomiques de types, résumant l'organisation animale tout entière, est de mettre l'étudiant en mesure de questionner méthodiquement la nature pour lui arracher ses secrets. En sortant des écoles préparatoires, le jeune homme doit apprendre à voir, à observer, à faire des expériences, et c'est alors qu'il lui faut des jalons, des points de repère pour suivre une route aussi hérissée de difficultés.

Mais, si le *Traité d'Anatomie comparée pratique* s'adresse, en premier lieu, aux étudiants et aux commençants, il ne sera pas moins utile aux professeurs et aux chefs de travaux chargés d'enseigner la science ou de diriger des laboratoires, car ils y trouveront un résumé de toute l'anatomie comparée et pourront y renvoyer l'étudiant arrêté par une difficulté.

TRAITÉ D'ANATOMIE COMPARÉE PRATIQUE

PAR

CARL VOGT ET **ÉMILE YUNG**

DIRECTEUR — PRÉPARATEUR

du Laboratoire d'anatomie comparée et de microscopie de l'Université de Genève.

—

AVEC DE NOMBREUSES GRAVURES

—

23e Livraison.

—

PARIS

C. REINWALD & Cie, LIBRAIRES-ÉDITEURS

15, RUE DES SAINTS-PÈRES, 15

—

PROSPECTUS

Le *Traité d'Anatomie comparée pratique*, dont nous annonçons la publication, est destiné surtout à servir de guide dans les travaux des laboratoires zoologiques.

Une longue expérience acquise autant dans divers laboratoires et stations maritimes que dans la direction du laboratoire d'anatomie comparée et de microscopie de l'Université de Genève, a démontré à MM. C. Vogt et E. Yung l'utilité d'un traité résumant la technique à suivre pour atteindre à la connaissance intime d'un type donné du règne animal.

Ce *Traité*, conçu à un point de vue essentiellement pratique, sera, aux manuels d'anatomie comparée usités jusqu'ici, ce que les manuels d'analyse chimique, par exemple, sont aux traités de chimie générale. Il enseignera les méthodes à suivre pour acquérir la science et non pas seulement la science acquise, comme le font les autres ouvrages sur l'anatomie comparée.

Les auteurs ont choisi pour chaque classe un représentant typique facile à se procurer et résumant en lui le plus grand nombre de caractères propres à cette classe. Pour certains embranchements, ils ont même jugé nécessaire de descendre jusqu'aux ordres. Après avoir indiqué les méthodes pratiques qui doivent être appliquées pour faire l'étude approfondie du type et après avoir suivi couche par couche, organe par organe, les faits dévoilés par le scalpel et le microscope, les auteurs mentionnent, dans un résumé, les modifications les plus importantes qui sont réalisées chez les autres animaux de la même classe, en les comparant entre elles pour en tirer des conclusions scientifiques. De nombreuses figures intercalées dans le texte et dessinées, pour la plupart par les auteurs, d'après nature, élucident les descriptions. Sous le titre de « Littérature », les principales sources — monographies et mémoires originaux — auxquelles le lecteur devra remonter pour avoir de plus amples renseignements, sont indiquées à la fin de chaque chapitre.

En résumé, le but de ce *Traité*, qui sera composé comme nous venons de l'indiquer, d'une série de monographies anatomiques de types, résumant l'organisation animale tout entière, est de mettre l'étudiant en mesure de questionner méthodiquement la nature pour lui arracher ses secrets. En sortant des écoles préparatoires, le jeune homme doit apprendre à voir, à observer, à faire des expériences, et c'est alors qu'il lui faut des jalons, des points de repère pour suivre une route aussi hérissée de difficultés.

Mais, si le *Traité d'Anatomie comparée pratique* s'adresse, en premier lieu, aux étudiants et aux commençants, il ne sera pas moins utile aux professeurs et aux chefs de travaux chargés d'enseigner la science ou de diriger des laboratoires, car ils y trouveront un résumé de toute l'anatomie comparée et pourront y renvoyer l'étudiant arrêté par une difficulté.

Le présent ouvrage formera deux volumes grand in-8°, dont le premier est en vente au prix de 28 fr., cartonné toile. Le second volume est publié par livraisons de 5 feuilles chacune avec des gravures intercalées dans le texte. *Prix de chaque livraison : 2 fr. 50.*

AVIS AUX SOUSCRIPTEURS

Les auteurs du *Traité d'Anatomie comparée pratique* ont reconnu la nécessité de donner aux monographies des types de chaque embranchement une étendue plus grande qu'ils ne l'avaient prévu. Tout en restant aussi concis que possible, ils n'ont voulu négliger aucun système d'organes. Ils sont décidés de procéder de la sorte pour tous les animaux invertébrés. Aussi la division de leur ouvrage en deux volumes s'est-elle imposée à eux.

Le volume paru renferme trente et une monographies. Les *Protozoaires*, *Mésozoaires*, *Coelentérés*, *Vers*, *Echinodermes*, *Bryozoaires*, *Brachiopodes* et *Mollusques*, y sont représentés.

Le second volume du Traité contiendra les *Arthropodes, Tuniciers* et *Vertébrés*, avec douze monographies environ.

Le haut degré de la division du travail physiologique et la complication des appareils chez les Vertébrés obligeront les auteurs à se montrer très brefs dans la description des organes qu'ils jugeront de moindre importance au point de vue comparatif.

Typographie Paul SCHMIDT, 5, avenue Verdier, Grand-Montrouge (Seine).

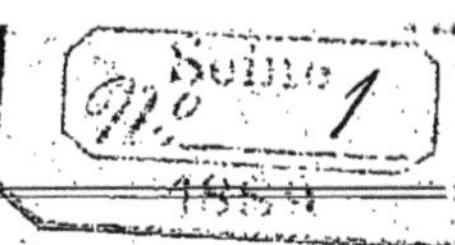

TRAITÉ D'ANATOMIE COMPARÉE PRATIQUE

PAR

Le Professeur Carl VOGT

DIRECTEUR

ET

Émile YUNG

DOCTEUR ÈS-SCIENCES, PRÉPARATEUR

du Laboratoire d'anatomie comparée et de microscopie de l'Université de Genève.

AVEC DE NOMBREUSES GRAVURES

13 e Livraison.

PARIS

C. REINWALD, LIBRAIRE-ÉDITEUR

15, RUE DES SAINTS-PÈRES, 15

PROSPECTUS

Le *Traité d'Anatomie comparée pratique*, dont nous annonçons la publication, est destiné surtout à servir de guide dans les travaux des laboratoires zoologiques.

Une longue expérience acquise autant dans divers laboratoires et stations maritimes que dans la direction du laboratoire d'anatomie comparée et de microscopie de l'Université de Genève, a démontré à MM. C. Vogt et E. Yung l'utilité d'un traité résumant la technique à suivre pour atteindre à la connaissance intime d'un type donné du règne animal.

Ce *Traité*, conçu à un point de vue essentiellement pratique, sera, aux manuels d'anatomie comparée usités jusqu'ici, ce que les manuels d'analyse chimique, par exemple, sont aux traités de chimie générale. Il enseignera les méthodes à suivre pour acquérir la science et non pas seulement la science acquise, comme le font les autres ouvrages sur l'anatomie comparée.

Les auteurs ont choisi pour chaque classe un représentant typique facile à se procurer et résumant en lui le plus grand nombre de caractères propres à cette classe. Pour certains embranchements, ils ont même jugé nécessaire de descendre jusqu'aux ordres. Après avoir indiqué les méthodes pratiques qui doivent être appliquées pour faire l'étude approfondie du type et après avoir suivi couche par couche, organe par organe, les faits dévoilés par le scalpel et le microscope, les auteurs mentionnent, dans un résumé, les modifications les plus importantes qui sont réalisées chez les autres animaux de la même classe, en les comparant entre elles pour en tirer des conclusions scientifiques. De nombreuses figures intercalées dans le texte et dessinées, pour la plupart par les auteurs, d'après nature, élucident les descriptions. Sous le titre de « Littérature », les principales sources — monographies et mémoires originaux — auxquelles le lecteur devra remonter pour avoir de plus amples renseignements, sont indiquées à la fin de chaque chapitre.

En résumé, le but de ce *Traité*, qui sera composé comme nous venons de l'indiquer, d'une série de monographies anatomiques de types, résumant l'organisation animale tout entière, est de mettre l'étudiant en mesure de questionner méthodiquement la nature pour lui arracher ses secrets. En sortant des écoles préparatoires, le jeune homme doit apprendre à voir, à observer, à faire des expériences, et c'est alors qu'il lui faut des jalons, des points de repère pour suivre une route aussi hérissée de difficultés.

Mais, si le *Traité d'Anatomie comparée pratique* s'adresse, en premier lieu, aux étudiants et aux commençants, il ne sera pas moins utile aux professeurs et aux chefs de travaux chargés d'enseigner la science ou de diriger des laboratoires, car ils y trouveront un résumé de toute l'anatomie comparée et pourront y renvoyer l'étudiant arrêté par une difficulté.

Le présent ouvrage formera un volume grand in-8°, publié par livraisons de 5 feuilles chacune, avec des gravures intercalées dans le texte.

L'ouvrage entier se composera d'environ 12 livraisons.

Prix de chaque livraison : 2 fr. 50.

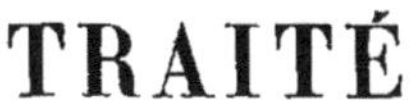

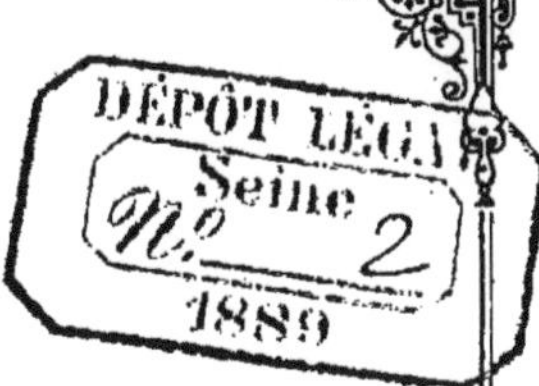

TRAITÉ D'ANATOMIE COMPARÉE PRATIQUE

PAR

Carl VOGT et **Émile YUNG**

DIRECTEUR — PRÉPARATEUR

du Laboratoire d'anatomie comparée et de microscopie de l'Université de Genève.

—

AVEC DE NOMBREUSES GRAVURES

—

14 e Livraison.

—

PARIS

C. REINWALD, LIBRAIRE-ÉDITEUR

15, RUE DES SAINTS-PÈRES, 15

—

PROSPECTUS

Le *Traité d'Anatomie comparée pratique*, dont nous annonçons la publication, est destiné surtout à servir de guide dans les travaux des laboratoires zoologiques.

Une longue expérience acquise autant dans divers laboratoires et stations maritimes que dans la direction du laboratoire d'anatomie comparée et de microscopie de l'Université de Genève, a démontré à MM. C. Vogt et E. Yung l'utilité d'un traité résumant la technique à suivre pour atteindre à la connaissance intime d'un type donné du règne animal.

Ce *Traité*, conçu à un point de vue essentiellement pratique, sera, aux manuels d'anatomie comparée usités jusqu'ici, ce que les manuels d'analyse chimique, par exemple, sont aux traités de chimie générale. Il enseignera les méthodes à suivre pour acquérir la science et non pas seulement la science acquise, comme le font les autres ouvrages sur l'anatomie comparée.

Les auteurs ont choisi pour chaque classe un représentant typique facile à se procurer et résumant en lui le plus grand nombre de caractères propres à cette classe. Pour certains embranchements, ils ont même jugé nécessaire de descendre jusqu'aux ordres. Après avoir indiqué les méthodes pratiques qui doivent être appliquées pour faire l'étude approfondie du type et après avoir suivi couche par couche, organe par organe, les faits dévoilés par le scalpel et le microscope, les auteurs mentionnent, dans un résumé, les modifications les plus importantes qui sont réalisées chez les autres animaux de la même classe, en les comparant entre elles pour en tirer des conclusions scientifiques. De nombreuses figures intercalées dans le texte et dessinées, pour la plupart par les auteurs, d'après nature, élucident les descriptions. Sous le titre de « Littérature », les principales sources — monographies et mémoires originaux — auxquelles le lecteur devra remonter pour avoir de plus amples renseignements, sont indiquées à la fin de chaque chapitre.

En résumé, le but de ce *Traité*, qui sera composé comme nous venons de l'indiquer, d'une série de monographies anatomiques de types, résumant l'organisation animale tout entière, est de mettre l'étudiant en mesure de questionner méthodiquement la nature pour lui arracher ses secrets. En sortant des écoles préparatoires, le jeune homme doit apprendre à voir, à observer, à faire des expériences, et c'est alors qu'il lui faut des jalons, des points de repère pour suivre une route aussi hérissée de difficultés.

Mais, si le *Traité d'Anatomie comparée pratique* s'adresse, en premier lieu, aux étudiants et aux commençants, il ne sera pas moins utile aux professeurs et aux chefs de travaux chargés d'enseigner la science ou de diriger des laboratoires, car ils y trouveront un résumé de toute l'anatomie comparée et pourront y renvoyer l'étudiant arrêté par une difficulté.

TRAITÉ
D'ANATOMIE COMPARÉE
PRATIQUE

PAR

CARL **VOGT** ET ÉMILE **YUNG**

DIRECTEUR PRÉPARATEUR

du Laboratoire d'anatomie comparée et de microscopie de l'Université de Genève.

AVEC DE NOMBREUSES GRAVURES

15e Livraison.

PARIS

C. REINWALD, LIBRAIRE-ÉDITEUR

15, RUE DES SAINTS-PÈRES, 15

PROSPECTUS

Le *Traité d'Anatomie comparée pratique*, dont nous annonçons la publication, est destiné surtout à servir de guide dans les travaux des laboratoires zoologiques.

Une longue expérience acquise autant dans divers laboratoires et stations maritimes que dans la direction du laboratoire d'anatomie comparée et de microscopie de l'Université de Genève, a démontré à MM. C. Vogt et E. Yung l'utilité d'un traité résumant la technique à suivre pour atteindre à la connaissance intime d'un type donné du règne animal.

Ce *Traité*, conçu à un point de vue essentiellement pratique, sera, aux manuels d'anatomie comparée usités jusqu'ici, ce que les manuels d'analyse chimique, par exemple, sont aux traités de chimie générale. Il enseignera les méthodes à suivre pour acquérir la science et non pas seulement la science acquise, comme le font les autres ouvrages sur l'anatomie comparée.

Les auteurs ont choisi pour chaque classe un représentant typique facile à se procurer et résumant en lui le plus grand nombre de caractères propres à cette classe. Pour certains embranchements, ils ont même jugé nécessaire de descendre jusqu'aux ordres. Après avoir indiqué les méthodes pratiques qui doivent être appliquées pour faire l'étude approfondie du type et après avoir suivi couche par couche, organe par organe, les faits dévoilés par le scalpel et le microscope, les auteurs mentionnent, dans un résumé, les modifications les plus importantes qui sont réalisées chez les autres animaux de la même classe, en les comparant entre elles pour en tirer des conclusions scientifiques. De nombreuses figures intercalées dans le texte et dessinées, pour la plupart par les auteurs, d'après nature, élucident les descriptions. Sous le titre de « Littérature », les principales sources — monographies et mémoires originaux — auxquelles le lecteur devra remonter pour avoir de plus amples renseignements, sont indiquées à la fin de chaque chapitre.

En résumé, le but de ce *Traité*, qui sera composé comme nous venons de l'indiquer, d'une série de monographies anatomiques de types, résumant l'organisation animale tout entière, est de mettre l'étudiant en mesure de questionner méthodiquement la nature pour lui arracher ses secrets. En sortant des écoles préparatoires, le jeune homme doit apprendre à voir, à observer, à faire des expériences, et c'est alors qu'il lui faut des jalons, des points de repère pour suivre une route aussi hérissée de difficultés.

Mais, si le *Traité d'Anatomie comparée pratique* s'adresse, en premier lieu, aux étudiants et aux commençants, il ne sera pas moins utile aux professeurs et aux chefs de travaux chargés d'enseigner la science ou de diriger des laboratoires, car ils y trouveront un résumé de toute l'anatomie comparée et pourront y renvoyer l'étudiant arrêté par une difficulté.

AVIS AUX SOUSCRIPTEURS

Les auteurs du *Traité d'Anatomie comparée pratique* ont reconnu la nécessité de donner aux monographies des types de chaque embranchement une étendue plus grande qu'ils ne l'avaient prévu. Tout en restant aussi concis que possible, ils n'ont voulu négliger aucun système d'organes. Ils sont décidés de procéder de la sorte pour tous les animaux invertébrés. Aussi la division de leur ouvrage en deux volumes s'est-elle imposée à eux.

Le volume paru renferme trente et une monographies. Les *Protozoaires*, *Mésozoaires*, *Coelentérés*, *Vers*, *Echinodermes*, *Bryozoaires*, *Brachiopodes* et *Mollusques*, y sont représentés.

Le second volume du Traité contiendra les *Arthropodes*, *Tuniciers* et *Vertébrés*, avec douze monographies environ.

Le haut degré de la division du travail physiologique et la complication des appareils chez les Vertébrés obligeront les auteurs à se montrer très brefs dans la description des organes qu'ils jugeront de moindre importance au point de vue comparatif.

La monographie de l'Écrevisse, choisie comme type de la classe des Crustacés paraîtra prochainement.

Paris.— Typ. Paul Schmidt, 5, rue Perronet.

AVIS AUX SOUSCRIPTEURS

Les auteurs du *Traité d'Anatomie comparée pratique* ont reconnu la nécessité de donner aux monographies des types de chaque embranchement une étendue plus grande qu'ils ne l'avaient prévu. Tout en restant aussi concis que possible, ils n'ont voulu négliger aucun système d'organes. Ils sont décidés de procéder de la sorte pour tous les animaux invertébrés. Aussi la division de leur ouvrage en deux volumes s'est-elle imposée à eux.

Le volume paru renferme trente et une monographies. Les *Protozoaires*, *Mésozoaires*, *Coelentérés*, *Vers*, *Echinodermes*, *Bryozoaires*, *Brachiopodes* et *Mollusques*, y sont représentés.

Le second volume du Traité contiendra les *Arthropodes*, *Tuniciers* et *Vertébrés*, avec douze monographies environ.

Le haut degré de la division du travail physiologique et la complication des appareils chez les Vertébrés obligeront les auteurs à se montrer très brefs dans la description des organes qu'ils jugeront de moindre importance au point de vue comparatif.

La monographie de l'Écrevisse, choisie comme type de la classe des Crustacés paraîtra prochainement.

Paris.— Typ. Paul Schmidt, 5, rue Perronet.

Paris. — Typ. Paul Schmidt, 5, rue Perronet.

TRAITÉ
D'ANATOMIE COMPARÉE
PRATIQUE

PAR

CARL VOGT ET **ÉMILE YUNG**

DIRECTEUR PRÉPARATEUR

du Laboratoire d'anatomie comparée et de microscopie de l'Université de Genève.

AVEC DE NOMBREUSES GRAVURES

16e Livraison.

PARIS

C. REINWALD, LIBRAIRE-ÉDITEUR

15, RUE DES SAINTS-PÈRES, 15

PROSPECTUS

Le *Traité d'Anatomie comparée pratique,* dont nous annonçons la publication, est destiné surtout à servir de guide dans les travaux des laboratoires zoologiques.

Une longue expérience acquise autant dans divers laboratoires et stations maritimes que dans la direction du laboratoire d'anatomie comparée et de microscopie de l'Université de Genève, a démontré à MM. C. Vogt et E. Yung l'utilité d'un traité résumant la technique à suivre pour atteindre à la connaissance intime d'un type donné du règne animal.

Ce *Traité,* conçu à un point de vue essentiellement pratique, sera, aux manuels d'anatomie comparée usités jusqu'ici, ce que les manuels d'analyse chimique, par exemple, sont aux traités de chimie générale. Il enseignera les méthodes à suivre pour acquérir la science et non pas seulement la science acquise, comme le font les autres ouvrages sur l'anatomie comparée.

Les auteurs ont choisi pour chaque classe un représentant typique facile à se procurer et résumant en lui le plus grand nombre de caractères propres à cette classe. Pour certains embranchements, ils ont même jugé nécessaire de descendre jusqu'aux ordres. Après avoir indiqué les méthodes pratiques qui doivent être appliquées pour faire l'étude approfondie du type et après avoir suivi couche par couche, organe par organe, les faits dévoilés par le scalpel et le microscope, les auteurs mentionnent, dans un résumé, les modifications les plus importantes qui sont réalisées chez les autres animaux de la même classe, en les comparant entre elles pour en tirer des conclusions scientifiques. De nombreuses figures intercalées dans le texte et dessinées, pour la plupart par les auteurs, d'après nature, élucident les descriptions. Sous le titre de « Littérature », les principales sources — monographies et mémoires originaux — auxquelles le lecteur devra remonter pour avoir de plus amples renseignements, sont indiquées à la fin de chaque chapitre.

En résumé, le but de ce *Traité,* qui sera composé comme nous venons de l'indiquer, d'une série de monographies anatomiques de types, résumant l'organisation animale tout entière, est de mettre l'étudiant en mesure de questionner méthodiquement la nature pour lui arracher ses secrets. En sortant des écoles préparatoires, le jeune homme doit apprendre à voir, à observer, à faire des expériences, et c'est alors qu'il lui faut des jalons, des points de repère pour suivre une route aussi hérissée de difficultés.

Mais, si le *Traité d'Anatomie comparée pratique* s'adresse, en premier lieu, aux étudiants et aux commençants, il ne sera pas moins utile aux professeurs et aux chefs de travaux chargés d'enseigner la science ou de diriger des laboratoires, car ils y trouveront un résumé de toute l'anatomie comparée et pourront y renvoyer l'étudiant arrêté par une difficulté.

Le présent ouvrage formera deux volumes grand in-8°, dont le premier est en vente au prix de 28 fr., cartonné toile. Le second volume est publié par livraisons de 5 feuilles chacune, avec des gravures intercalées dans le texte. *Prix de chaque livraison : 2 fr. 50.*

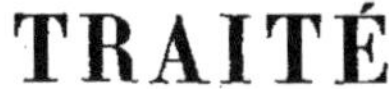

TRAITÉ D'ANATOMIE COMPARÉE PRATIQUE

PAR

CARL VOGT ET **ÉMILE YUNG**

DIRECTEUR — PRÉPARATEUR

du Laboratoire d'anatomie comparée et de microscopie de l'Université de Genève.

AVEC DE NOMBREUSES GRAVURES

17e Livraison.

PARIS

C. REINWALD, LIBRAIRE-ÉDITEUR

15, RUE DES SAINTS-PÈRES, 15

PROSPECTUS

Le *Traité d'Anatomie comparée pratique*, dont nous annonçons la publication, est destiné surtout à servir de guide dans les travaux des laboratoires zoologiques.

Une longue expérience acquise autant dans divers laboratoires et stations maritimes que dans la direction du laboratoire d'anatomie comparée et de microscopie de l'Université de Genève, a démontré à MM. C. Vogt et E. Yung l'utilité d'un traité résumant la technique à suivre pour atteindre à la connaissance intime d'un type donné du règne animal.

Ce *Traité*, conçu à un point de vue essentiellement pratique, sera, aux manuels d'anatomie comparée usités jusqu'ici, ce que les manuels d'analyse chimique, par exemple, sont aux traités de chimie générale. Il enseignera les méthodes à suivre pour acquérir la science et non pas seulement la science acquise, comme le font les autres ouvrages sur l'anatomie comparée.

Les auteurs ont choisi pour chaque classe un représentant typique facile à se procurer et résumant en lui le plus grand nombre de caractères propres à cette classe. Pour certains embranchements, ils ont même jugé nécessaire de descendre jusqu'aux ordres. Après avoir indiqué les méthodes pratiques qui doivent être appliquées pour faire l'étude approfondie du type et après avoir suivi couche par couche, organe par organe, les faits dévoilés par le scalpel et le microscope, les auteurs mentionnent, dans un résumé, les modifications les plus importantes qui sont réalisées chez les autres animaux de la même classe, en les comparant entre elles pour en tirer des conclusions scientifiques. De nombreuses figures intercalées dans le texte et dessinées, pour la plupart par les auteurs, d'après nature, élucident les descriptions. Sous le titre de « Littérature », les principales sources — monographies et mémoires originaux — auxquelles le lecteur devra remonter pour avoir de plus amples renseignements, sont indiquées à la fin de chaque chapitre.

En résumé, le but de ce *Traité*, qui sera composé comme nous venons de l'indiquer, d'une série de monographies anatomiques de types, résumant l'organisation animale tout entière, est de mettre l'étudiant en mesure de questionner méthodiquement la nature pour lui arracher ses secrets. En sortant des écoles préparatoires, le jeune homme doit apprendre à voir, à observer, à faire des expériences, et c'est alors qu'il lui faut des jalons, des points de repère pour suivre une route aussi hérissée de difficultés.

Mais, si le *Traité d'Anatomie comparée pratique* s'adresse, en premier lieu, aux étudiants et aux commençants, il ne sera pas moins utile aux professeurs et aux chefs de travaux chargés d'enseigner la science ou de diriger des laboratoires, car ils y trouveront un résumé de toute l'anatomie comparée et pourront y renvoyer l'étudiant arrêté par une difficulté.

Le présent ouvrage formera deux volumes grand in-8°, dont le premier est en vente au prix de 28 fr., cartonné toile. Le second volume est publié par livraisons de 5 feuilles chacune, avec des gravures intercalées dans le texte. *Prix de chaque livraison : 2 fr. 50.*

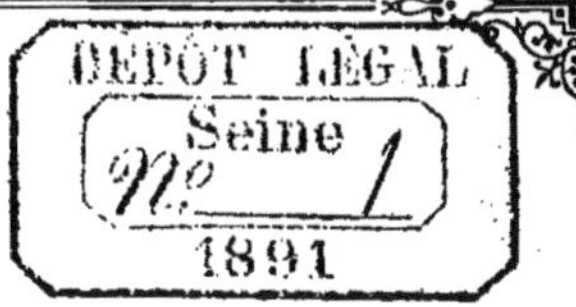

TRAITÉ
D'ANATOMIE COMPARÉE
PRATIQUE

PAR

Carl VOGT et Émile YUNG

DIRECTEUR PRÉPARATEUR

du Laboratoire d'anatomie comparée et de microscopie de l'Université de Genève.

AVEC DE NOMBREUSES GRAVURES

18e Livraison.

PARIS

C. REINWALD, LIBRAIRE-ÉDITEUR

15, RUE DES SAINTS-PÈRES, 15

PROSPECTUS

Le *Traité d'Anatomie comparee pratique,* dont nous annonçons la publication, est destiné surtout à servir de guide dans les travaux des laboratoires zoologiques.

Une longue expérience acquise autant dans divers laboratoires et stations maritimes que dans la direction du laboratoire d'anatomie comparée et de microscopie de l'Université de Genève, a démontré à MM. C. Vogt et E. Yung l'utilité d'un traité résumant la technique à suivre pour atteindre à la connaissance intime d'un type donné du règne animal.

Ce *Traité,* conçu à un point de vue essentiellement pratique, sera, aux manuels d'anatomie comparée usités jusqu'ici, ce que les manuels d'analyse chimique, par exemple, sont aux traités de chimie générale. Il enseignera les méthodes à suivre pour acquérir la science et non pas seulement la science acquise, comme le font les autres ouvrages sur l'anatomie comparée.

Les auteurs ont choisi pour chaque classe un représentant typique facile à se procurer et résumant en lui le plus grand nombre de caractères propres à cette classe. Pour certains embranchements, ils ont même jugé nécessaire de descendre jusqu'aux ordres. Après avoir indiqué les méthodes pratiques qui doivent être appliquées pour faire l'étude approfondie du type et après avoir suivi couche par couche, organe par organe, les faits dévoilés par le scalpel et le microscope, les auteurs mentionnent, dans un résumé, les modifications les plus importantes qui sont réalisées chez les autres animaux de la même classe, en les comparant entre elles pour en tirer des conclusions scientifiques. De nombreuses figures intercalées dans le texte et dessinées, pour la plupart par les auteurs, d'après nature, élucident les descriptions. Sous le titre de « Littérature », les principales sources — monographies et mémoires originaux — auxquelles le lecteur devra remonter pour avoir de plus amples renseignements, sont indiquées à la fin de chaque chapitre.

En résumé, le but de ce *Traité*, qui sera composé comme nous venons de l'indiquer, d'une série de monographies anatomiques de types, résumant l'organisation animale tout entière, est de mettre l'étudiant en mesure de questionner méthodiquement la nature pour lui arracher ses secrets. En sortant des écoles préparatoires, le jeune homme doit apprendre à voir, à observer, à faire des expériences, et c'est alors qu'il lui faut des jalons, des points de repère pour suivre une route aussi hérissée de difficultés.

Mais, si le *Traité d'Anatomie comparée pratique* s'adresse, en premier lieu, aux étudiants et aux commençants, il ne sera pas moins utile aux professeurs et aux chefs de travaux chargés d'enseigner la science ou de diriger des laboratoires, car ils y trouveront un résumé de toute l'anatomie comparée et pourront y renvoyer l'étudiant arrêté par une difficulté.

Le présent ouvrage formera deux volumes grand in-8°, dont le premier est en vente au prix de 28 fr., cartonné toile. Le second volume est publié par livraisons de 5 feuilles chacune, avec des gravures intercalées dans le texte. ***Prix de chaque livraison : 2 fr. 50.***

AVIS AUX SOUSCRIPTEURS

Les auteurs du *Traité d'Anatomie comparée pratique* ont reconnu la nécessité de donner aux monographies des types de chaque embranchement une étendue plus grande qu'ils ne l'avaient prévu. Tout en restant aussi concis que possible, ils n'ont voulu négliger aucun système d'organes. Ils sont décidés de procéder de la sorte pour tous les animaux invertébrés. Aussi la division de leur ouvrage en deux volumes s'est-elle imposée à eux.

Le volume paru renferme trente et une monographies. Les *Protozoaires*, *Mésozoaires*, *Coelentérés*, *Vers*, *Echinodermes*, *Bryozoaires*, *Brachiopodes* et *Mollusques*, y sont représentés.

Le second volume du Traité contiendra les *Arthropodes, Tuniciers* et *Vertébrés*, avec douze monographies environ.

Le haut degré de la division du travail physiologique et la complication des appareils chez les Vertébrés obligeront les auteurs à se montrer très brefs dans la description des organes qu'ils jugeront de moindre importance au point de vue comparatif.

AVIS AUX SOUSCRIPTEURS

Les auteurs du *Traité d'Anatomie comparée pratique* ont reconnu la nécessité de donner aux monographies des types de chaque embranchement une étendue plus grande qu'ils ne l'avaient prévu. Tout en restant aussi concis que possible, ils n'ont voulu négliger aucun système d'organes. Ils sont décidés de procéder de la sorte pour tous les animaux invertébrés. Aussi la division de leur ouvrage en deux volumes s'est-elle imposée à eux.

Le volume paru renferme trente et une monographies. Les *Protozoaires*, *Mésozoaires*, *Coelentérés*, *Vers*, *Echinodermes*, *Bryozoaires*, *Brachiopodes* et *Mollusques*, y sont représentés.

Le second volume du Traité contiendra les *Arthropodes*, *Tuniciers* et *Vertébrés*, avec douze monographies environ.

Le haut degré de la division du travail physiologique et la complication des appareils chez les Vertébrés obligeront les auteurs à se montrer très brefs dans la description des organes qu'ils jugeront de moindre importance au point de vue comparatif.

Typographie Paul SCHMIDT, 5, avenue Verdier, Grand-Montrouge (Seine).

AVIS AUX SOUSCRIPTEURS

Les auteurs du *Traité d'Anatomie comparée pratique* ont reconnu la nécessité de donner aux monographies des types de chaque embranchement une étendue plus grande qu'ils ne l'avaient prévu. Tout en restant aussi concis que possible, ils n'ont voulu négliger aucun système d'organes. Ils sont décidés de procéder de la sorte pour tous les animaux invertébrés. Aussi la division de leur ouvrage en deux volumes s'est-elle imposée à eux.

Le volume paru renferme trente et une monographies. Les *Protozoaires*, *Mésozoaires*, *Coelentérés*, *Vers*, *Echinodermes*, *Bryozoaires*, *Brachiopodes* et *Mollusques*, y sont représentés.

Le second volume du Traité contiendra les *Arthropodes*, *Tuniciers* et *Vertébrés*, avec douze monographies environ.

Le haut degré de la division du travail physiologique et la complication des appareils chez les Vertébrés obligeront les auteurs à se montrer très brefs dans la description des organes qu'ils jugeront de moindre importance au point de vue comparatif.

La monographie de l'Écrevisse, choisie comme type de la classe des Crustacés paraîtra prochainement.

Paris.— Typ. Paul Schmidt, 5, rue Perronet.

TRAITÉ
D'ANATOMIE COMPARÉE
PRATIQUE

PAR

CARL VOGT ET ÉMILE YUNG

DIRECTEUR — PRÉPARATEUR

du Laboratoire d'anatomie comparée et de microscopie de l'Université de Genève.

AVEC DE NOMBREUSES GRAVURES

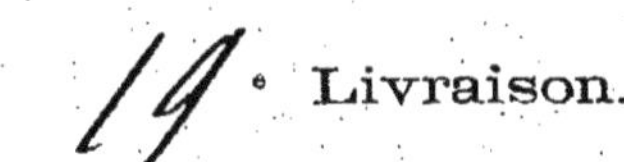

e Livraison.

PARIS

C. REINWALD & Cie, LIBRAIRES-ÉDITEURS

15, RUE DES SAINTS-PÈRES, 15

PROSPECTUS

Le *Traité d'Anatomie comparée pratique,* dont nous annonçons la publication, est destiné surtout à servir de guide dans les travaux des laboratoires zoologiques.

Une longue expérience acquise autant dans divers laboratoires et stations maritimes que dans la direction du laboratoire d'anatomie comparée et de microscopie de l'Université de Genève, a démontré à MM. C. Vogt et E. Yung l'utilité d'un traité résumant la technique à suivre pour atteindre à la connaissance intime d'un type donné du règne animal.

Ce *Traité*, conçu à un point de vue essentiellement pratique, sera, aux manuels d'anatomie comparée usités jusqu'ici, ce que les manuels d'analyse chimique, par exemple, sont aux traités de chimie générale. Il enseignera les méthodes à suivre pour acquérir la science et non pas seulement la science acquise, comme le font les autres ouvrages sur l'anatomie comparée.

Les auteurs ont choisi pour chaque classe un représentant typique facile à se procurer et résumant en lui le plus grand nombre de caractères propres à cette classe. Pour certains embranchements, ils ont même jugé nécessaire de descendre jusqu'aux ordres. Après avoir indiqué les méthodes pratiques qui doivent être appliquées pour faire l'étude approfondie du type et après avoir suivi couche par couche, organe par organe, les faits dévoilés par le scalpel et le microscope, les auteurs mentionnent, dans un résumé, les modifications les plus importantes qui sont réalisées chez les autres animaux de la même classe, en les comparant entre elles pour en tirer des conclusions scientifiques. De nombreuses figures intercalées dans le texte et dessinées, pour la plupart par les auteurs, d'après nature, élucident les descriptions. Sous le titre de « Littérature », les principales sources — monographies et mémoires originaux — auxquelles le lecteur devra remonter pour avoir de plus amples renseignements, sont indiquées à la fin de chaque chapitre.

En résumé, le but de ce *Traité*, qui sera composé comme nous venons de l'indiquer, d'une série de monographies anatomiques de types, résumant l'organisation animale tout entière, est de mettre l'étudiant en mesure de questionner méthodiquement la nature pour lui arracher ses secrets. En sortant des écoles préparatoires, le jeune homme doit apprendre à voir, à observer, à faire des expériences, et c'est alors qu'il lui faut des jalons, des points de repère pour suivre une route aussi hérissée de difficultés.

Mais, si le *Traité d'Anatomie comparée pratique* s'adresse, en premier lieu, aux étudiants et aux commençants, il ne sera pas moins utile aux professeurs et aux chefs de travaux chargés d'enseigner la science ou de diriger des laboratoires, car ils y trouveront un résumé de toute l'anatomie comparée et pourront y renvoyer l'étudiant arrêté par une difficulté.

TRAITÉ
D'ANATOMIE COMPARÉE
PRATIQUE

PAR

Carl VOGT et **Émile YUNG**

DIRECTEUR — PRÉPARATEUR

du Laboratoire d'anatomie comparée et de microscopie de l'Université de Genève.

AVEC DE NOMBREUSES GRAVURES

20e Livraison.

PARIS

C. REINWALD & Cie, LIBRAIRES-ÉDITEURS

15, RUE DES SAINTS-PÈRES, 15

PROSPECTUS

Le *Traité d'Anatomie comparée pratique*, dont nous annonçons la publication, est destiné surtout à servir de guide dans les travaux des laboratoires zoologiques.

Une longue expérience acquise autant dans divers laboratoires et stations maritimes que dans la direction du laboratoire d'anatomie comparée et de microscopie de l'Université de Genève, a démontré à MM. C. Vogt et E. Yung l'utilité d'un traité résumant la technique à suivre pour atteindre à la connaissance intime d'un type donné du règne animal.

Ce *Traité*, conçu à un point de vue essentiellement pratique, sera, aux manuels d'anatomie comparée usités jusqu'ici, ce que les manuels d'analyse chimique, par exemple, sont aux traités de chimie générale. Il enseignera les méthodes à suivre pour acquérir la science et non pas seulement la science acquise, comme le font les autres ouvrages sur l'anatomie comparée.

Les auteurs ont choisi pour chaque classe un représentant typique facile à se procurer et résumant en lui le plus grand nombre de caractères propres à cette classe. Pour certains embranchements, ils ont même jugé nécessaire de descendre jusqu'aux ordres. Après avoir indiqué les méthodes pratiques qui doivent être appliquées pour faire l'étude approfondie du type et après avoir suivi couche par couche, organe par organe, les faits dévoilés par le scalpel et le microscope, les auteurs mentionnent, dans un résumé, les modifications les plus importantes qui sont réalisées chez les autres animaux de la même classe, en les comparant entre elles pour en tirer des conclusions scientifiques. De nombreuses figures intercalées dans le texte et dessinées, pour la plupart par les auteurs, d'après nature, élucident les descriptions. Sous le titre de « Littérature », les principales sources — monographies et mémoires originaux — auxquelles le lecteur devra remonter pour avoir de plus amples renseignements, sont indiquées à la fin de chaque chapitre.

En résumé, le but de ce *Traité*, qui sera composé comme nous venons de l'indiquer, d'une série de monographies anatomiques de types, résumant l'organisation animale tout entière, est de mettre l'étudiant en mesure de questionner méthodiquement la nature pour lui arracher ses secrets. En sortant des écoles préparatoires, le jeune homme doit apprendre à voir, à observer, à faire des expériences, et c'est alors qu'il lui faut des jalons, des points de repère pour suivre une route aussi hérissée de difficultés.

Mais, si le *Traité d'Anatomie comparée pratique* s'adresse, en premier lieu, aux étudiants et aux commençants, il ne sera pas moins utile aux professeurs et aux chefs de travaux chargés d'enseigner la science ou de diriger des laboratoires, car ils y trouveront un résumé de toute l'anatomie comparée et pourront y renvoyer l'étudiant arrêté par une difficulté.

Le présent ouvrage formera deux volumes grand in-8°, dont le premier est en vente au prix de 28 fr., cartonné toile. Le second volume est publié par livraisons de 5 feuilles chacune, avec des gravures intercalées dans le texte. *Prix de chaque livraison : 2 fr. 50.*

TRAITÉ
D'ANATOMIE COMPARÉE
PRATIQUE

PAR

Carl VOGT et **Émile YUNG**

DIRECTEUR PRÉPARATEUR

du Laboratoire d'anatomie comparée et de microscopie de l'Université de Genève.

AVEC DE NOMBREUSES GRAVURES

---

21 e Livraison.

PARIS

C. REINWALD & Cie, LIBRAIRES-ÉDITEURS

15, RUE DES SAINTS-PÈRES, 15

PROSPECTUS

Le *Traité d'Anatomie comparée pratique*, dont nous annonçons la publication, est destiné surtout à servir de guide dans les travaux des laboratoires zoologiques.

Une longue expérience acquise autant dans divers laboratoires et stations maritimes que dans la direction du laboratoire d'anatomie comparée et de microscopie de l'Université de Genève, a démontré à MM. C. Vogt et E. Yung l'utilité d'un traité résumant la technique à suivre pour atteindre à la connaissance intime d'un type donné du règne animal.

Ce *Traité*, conçu à un point de vue essentiellement pratique, sera, aux manuels d'anatomie comparée usités jusqu'ici, ce que les manuels d'analyse chimique, par exemple, sont aux traités de chimie générale. Il enseignera les méthodes à suivre pour acquérir la science et non pas seulement la science acquise, comme le font les autres ouvrages sur l'anatomie comparée.

Les auteurs ont choisi pour chaque classe un représentant typique facile à se procurer et résumant en lui le plus grand nombre de caractères propres à cette classe. Pour certains embranchements, ils ont même jugé nécessaire de descendre jusqu'aux ordres. Après avoir indiqué les méthodes pratiques qui doivent être appliquées pour faire l'étude approfondie du type et après avoir suivi couche par couche, organe par organe, les faits dévoilés par le scalpel et le microscope, les auteurs mentionnent, dans un résumé, les modifications les plus importantes qui sont réalisées chez les autres animaux de la même classe, en les comparant entre elles pour en tirer des conclusions scientifiques. De nombreuses figures intercalées dans le texte et dessinées, pour la plupart par les auteurs, d'après nature, élucident les descriptions. Sous le titre de « Littérature », les principales sources — monographies et mémoires originaux — auxquelles le lecteur devra remonter pour avoir de plus amples renseignements, sont indiquées à la fin de chaque chapitre.

En résumé, le but de ce *Traité*, qui sera composé comme nous venons de l'indiquer, d'une série de monographies anatomiques de types, résumant l'organisation animale tout entière, est de mettre l'étudiant en mesure de questionner méthodiquement la nature pour lui arracher ses secrets. En sortant des écoles préparatoires, le jeune homme doit apprendre à voir, à observer, à faire des expériences, et c'est alors qu'il lui faut des jalons, des points de repère pour suivre une route aussi hérissée de difficultés.

Mais, si le *Traité d'Anatomie comparée pratique* s'adresse, en premier lieu, aux étudiants et aux commençants, il ne sera pas moins utile aux professeurs et aux chefs de travaux chargés d'enseigner la science ou de diriger des laboratoires, car ils y trouveront un résumé de toute l'anatomie comparée et pourront y renvoyer l'étudiant arrêté par une difficulté.

AVIS AUX SOUSCRIPTEURS

Les auteurs du *Traité d'Anatomie comparée pratique* ont reconnu la nécessité de donner aux monographies des types de chaque embranchement une étendue plus grande qu'ils ne l'avaient prévu. Tout en restant aussi concis que possible, ils n'ont voulu négliger aucun système d'organes. Ils sont décidés de procéder de la sorte pour tous les animaux invertébrés. Aussi la division de leur ouvrage en deux volumes s'est-elle imposée à eux.

Le volume paru renferme trente et une monographies. Les *Protozoaires*, *Mésozoaires*, *Coelentérés*, *Vers*, *Echinodermes*, *Bryozoaires*, *Brachiopodes* et *Mollusques*, y sont représentés.

Le second volume du Traité contiendra les *Arthropodes*, *Tuniciers* et *Vertébrés*, avec douze monographies environ.

Le haut degré de la division du travail physiologique et la complication des appareils chez les Vertébrés obligeront les auteurs à se montrer très brefs dans la description des organes qu'ils jugeront de moindre importance au point de vue comparatif.

Librairie C. REINWALD & Cie, 15, rue des Saints-Pères, à Paris.

ARCHIVES
DE
ZOOLOGIE EXPÉRIMENTALE ET GÉNÉRALE

HISTOIRE NATURELLE, MORPHOLOGIE, HISTOLOGIE, ÉVOLUTION DES ANIMAUX

PUBLIÉES SOUS LA DIRECTION DE

HENRI DE LACAZE-DUTHIERS

Membre de l'Institut de France (Académie des sciences),
Professeur d'anatomie comparée et de zoologie à la Sorbonne (Faculté des Sciences),
Fondateur et directeur des laboratoires de zoologie expérimentale de Roscoff
et de la station de Banyuls-sur-Mer (Laboratoire Arago),
Président de la section des Sciences naturelles
(Ecole des Hautes-Etudes.)

Les *Archives de Zoologie expérimentale et générale* paraissent par cahiers trimestriels. Quatre cahiers ou numéros forment un volume grand in-8°, avec planches noires et coloriées. Prix de l'abonnement : Paris 40 francs; Départements et Étranger, 42 francs.

Les tomes I à X (années 1872 à 1882) forment la Première Série. — Le tome XI (année 1883) forme le Ier volume de la Deuxième Série. — Le tome XII (année 1884) forme le IIe volume de la Deuxième Série. — Le tome XIII (année 1885) forme le IIIe volume de la Deuxième Série. — Le tome XIV (année 1886) forme le IVe volume de la Deuxième Série. — Le tome XV (année 1887) forme le Ve volume de la Deuxième Série. — Le tome XVI (année 1888) forme le VIe volume de la Deuxième Série. — Le tome XVII (année 1889) forme le VIIe volume de la Deuxième Série. — Le tome XVIII (année 1890) forme le VIIIe volume de la Deuxième Série. — Le tome XIX (année 1891) forme le IXe volume de la Deuxième Série.

Le tome XX (année 1892) est en cours de publication.

Prix de chaque volume gr. in-8° cartonné toile .... 42 fr.

Il a paru en outre de la collection :

Le tome XIII *bis* (supplémentaire à l'année 1885) ou tome III *bis* de la deuxième série.
Le tome XV *bis* (supplémentaire à l'année 1887) ou tome V *bis* de la deuxième série.

Prix de chaque volume gr. in-8° cartonné toile .... 42 fr.

Malgré le grand nombre de planches, le prix de ces volumes est le même que celui des *Archives*.

ÉLÉMENTS D'EMBRYOLOGIE

Par M. FOSTER et Francis BALFOUR

Traduit de l'anglais par le Dr E. ROCHEFORT

1 vol. in-8°, contenant 71 gravures sur bois, cartonné à l'anglaise.............. 7 fr.

OUVRAGES DE CARL VOGT

Professeur à l'Université de Genève, Président de l'Institut genevois.

Lettres physiologiques. Première édition française de l'auteur. 1 vol. in-8° avec 110 gravures sur bois. Cartonné toile anglaise.......... 12 fr. 50

Leçons sur les animaux utiles et nuisibles, les bêtes calomniées et mal jugées. Traduit de l'allemand par M. G. Bayvet, revues par l'auteur et accompagnées de gravures. 3e édition. Ouvrage couronné par la Société protectrice des animaux. 1 vol. in-12. Broché, 2 fr.; cart. toile anglaise.......... 2 fr. 50

Leçons sur l'Homme, sa place dans la création et dans l'histoire de la terre. Traduit par J. J. Moulinié. 2e édition, revue par M. Edmond Barbier. 1 vol. in-8°, avec gravures dans le texte. Cartonné toile anglaise.......... 10 fr.

La Provenance des Entozoaires de l'homme et de leur évolution. Conférence faite au Congrès international des sciences médicales à Genève, le 15 septembre 1877. 1 vol. gr. in-8°, avec 61 figures dans le texte.......... 2 fr.

Typographie Paul SCHMIDT, 5, avenue Verdier, Grand-Montrouge (Seine).

AVIS AUX SOUSCRIPTEURS

Les auteurs du *Traité d'Anatomie comparée pratique* ont reconnu la nécessité de donner aux monographies des types de chaque embranchement une étendue plus grande qu'ils ne l'avaient prévu. Tout en restant aussi concis que possible, ils n'ont voulu négliger aucun système d'organes. Ils sont décidés de procéder de la sorte pour tous les animaux invertébrés. Aussi la division de leur ouvrage en deux volumes s'est-elle imposée à eux.

Le volume paru renferme trente et une monographies. Les *Protozoaires*, *Mésozoaires*, *Coelentérés*, *Vers*, *Echinodermes*, *Bryozoaires*, *Brachiopodes* et *Mollusques*, y sont représentés.

Le second volume du Traité contiendra les *Arthropodes, Tuniciers* et *Vertébrés,* avec douze monographies environ.

Le haut degré de la division du travail physiologique et la complication des appareils chez les Vertébrés obligeront les auteurs à se montrer très brefs dans la description des organes qu'ils jugeront de moindre importance au point de vue comparatif.

Typographie Paul SCHMIDT, 5, avenue Verdier, Grand-Montrouge (Seine).

AVIS AUX SOUSCRIPTEURS

Les auteurs du *Traité d'Anatomie comparée pratique* ont reconnu la nécessité de donner aux monographies des types de chaque embranchement une étendue plus grande qu'ils ne l'avaient prévu. Tout en restant aussi concis que possible, ils n'ont voulu négliger aucun système d'organes. Ils sont décidés de procéder de la sorte pour tous les animaux invertébrés. Aussi la division de leur ouvrage en deux volumes s'est-elle imposée à eux.

Le volume paru renferme trente et une monographies. Les *Protozoaires*, *Mésozoaires*, *Coelentérés*, *Vers*, *Echinodermes*, *Bryozoaires*, *Brachiopodes* et *Mollusques*, y sont représentés.

Le second volume du Traité contiendra les *Arthropodes*, *Tuniciers* et *Vertébrés*, avec douze monographies environ.

Le haut degré de la division du travail physiologique et la complication des appareils chez les Vertébrés obligeront les auteurs à se montrer très brefs dans la description des organes qu'ils jugeront de moindre importance au point de vue comparatif.

Typographie Paul SCHMIDT, 5, avenue Verdier, Grand-Montrouge (Seine).

TRAITÉ
D'ANATOMIE COMPARÉE
PRATIQUE

2

PAR

Carl VOGT et **Émile YUNG**

DIRECTEUR PRÉPARATEUR

du Laboratoire d'anatomie comparée et de microscopie de l'Université de Genève.

AVEC DE NOMBREUSES GRAVURES

---

22 e Livraison.

PARIS

C. REINWALD & Cie, LIBRAIRES-ÉDITEURS

15, RUE DES SAINTS-PÈRES, 15

PROSPECTUS

Le *Traité d'Anatomie comparée pratique,* dont nous annonçons la publication, est destiné surtout à servir de guide dans les travaux des laboratoires zoologiques.

Une longue expérience acquise autant dans divers laboratoires et stations maritimes que dans la direction du laboratoire d'anatomie comparée et de microscopie de l'Université de Genève, a démontré à MM. C. Vogt et E. Yung l'utilité d'un traité résumant la technique à suivre pour atteindre à la connaissance intime d'un type donné du règne animal.

Ce *Traité,* conçu à un point de vue essentiellement pratique, sera, aux manuels d'anatomie comparée usités jusqu'ici, ce que les manuels d'analyse chimique, par exemple, sont aux traités de chimie générale. Il enseignera les méthodes à suivre pour acquérir la science et non pas seulement la science acquise, comme le font les autres ouvrages sur l'anatomie comparée.

Les auteurs ont choisi pour chaque classe un représentant typique facile à se procurer et résumant en lui le plus grand nombre de caractères propres à cette classe. Pour certains embranchements, ils ont même jugé nécessaire de descendre jusqu'aux ordres. Après avoir indiqué les méthodes pratiques qui doivent être appliquées pour faire l'étude approfondie du type et après avoir suivi couche par couche, organe par organe, les faits dévoilés par le scalpel et le microscope, les auteurs mentionnent, dans un résumé, les modifications les plus importantes qui sont réalisées chez les autres animaux de la même classe, en les comparant entre elles pour en tirer des conclusions scientifiques. De nombreuses figures intercalées dans le texte et dessinées, pour la plupart par les auteurs, d'après nature, élucident les descriptions. Sous le titre de « Littérature », les principales sources — monographies et mémoires originaux — auxquelles le lecteur devra remonter pour avoir de plus amples renseignements, sont indiquées à la fin de chaque chapitre.

En résumé, le but de ce *Traité,* qui sera composé comme nous venons de l'indiquer, d'une série de monographies anatomiques de types, résumant l'organisation animale tout entière, est de mettre l'étudiant en mesure de questionner méthodiquement la nature pour lui arracher ses secrets. En sortant des écoles préparatoires, le jeune homme doit apprendre à voir, à observer, à faire des expériences, et c'est alors qu'il lui faut des jalons, des points de repère pour suivre une route aussi hérissée de difficultés.

Mais, si le *Traité d'Anatomie comparée pratique* s'adresse, en premier lieu, aux étudiants et aux commençants, il ne sera pas moins utile aux professeurs et aux chefs de travaux chargés d'enseigner la science ou de diriger des laboratoires, car ils y trouveront un résumé de toute l'anatomie comparée et pourront y renvoyer l'étudiant arrêté par une difficulté.

AVIS AUX SOUSCRIPTEURS

Les auteurs du *Traité d'Anatomie comparée pratique* ont reconnu la nécessité de donner aux monographies des types de chaque embranchement une étendue plus grande qu'ils ne l'avaient prévu. Tout en restant aussi concis que possible, ils n'ont voulu négliger aucun système d'organes. Ils sont décidés de procéder de la sorte pour tous les animaux invertébrés. Aussi la division de leur ouvrage en deux volumes s'est-elle imposée à eux.

Le volume paru renferme trente et une monographies. Les *Protozoaires*, *Mésozoaires*, *Coelentérés*, *Vers*, *Echinodermes*, *Bryozoaires*, *Brachiopodes* et *Mollusques*, y sont représentés.

Le second volume du Traité contiendra les *Arthropodes*, *Tuniciers* et *Vertébrés*, avec douze monographies environ.

Le haut degré de la division du travail physiologique et la complication des appareils chez les Vertébrés obligeront les auteurs à se montrer très brefs dans la description des organes qu'ils jugeront de moindre importance au point de vue comparatif.

Typographie Paul SCHMIDT, 5, avenue Verdier, Grand-Montrouge (Seine).

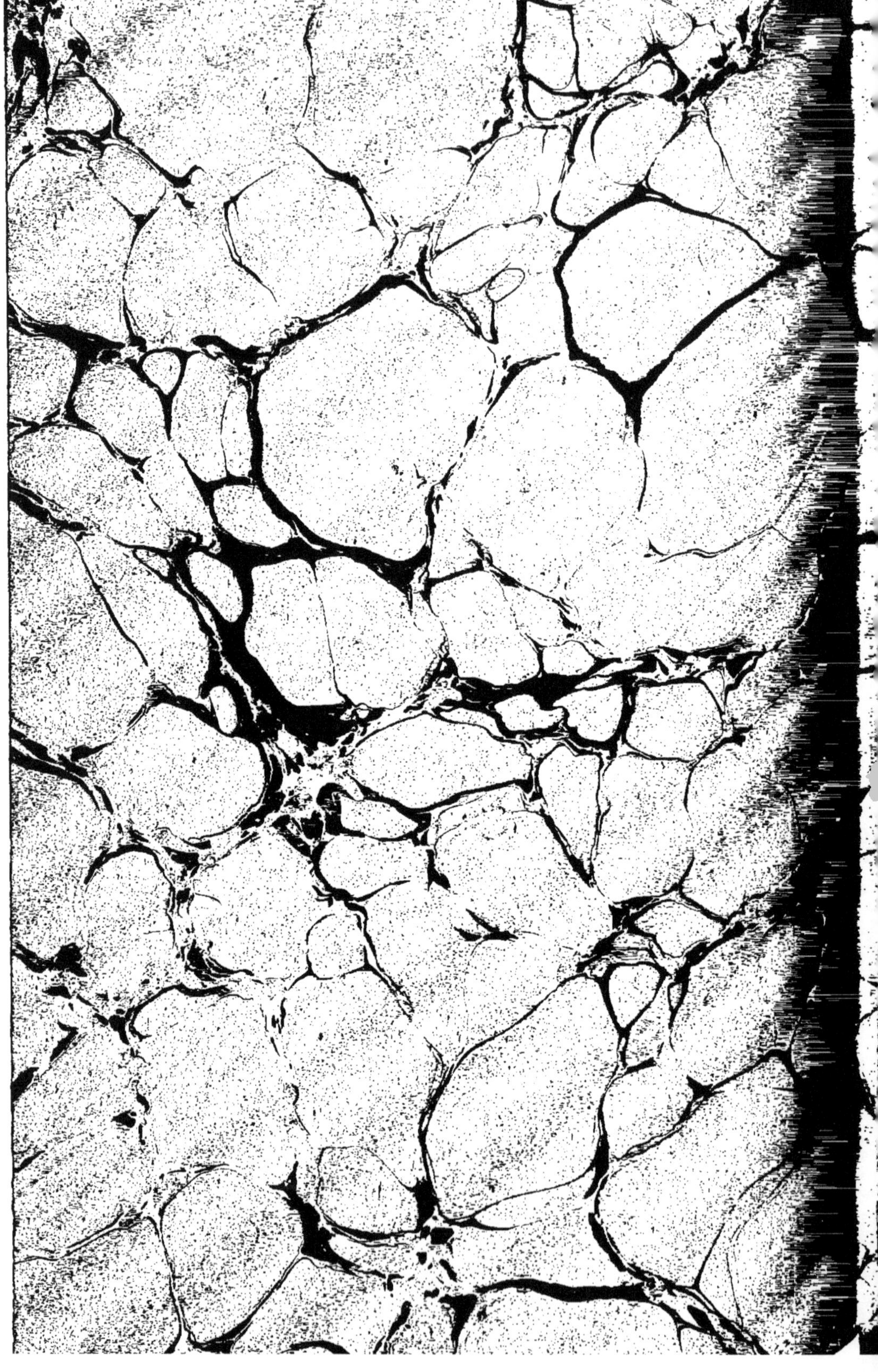

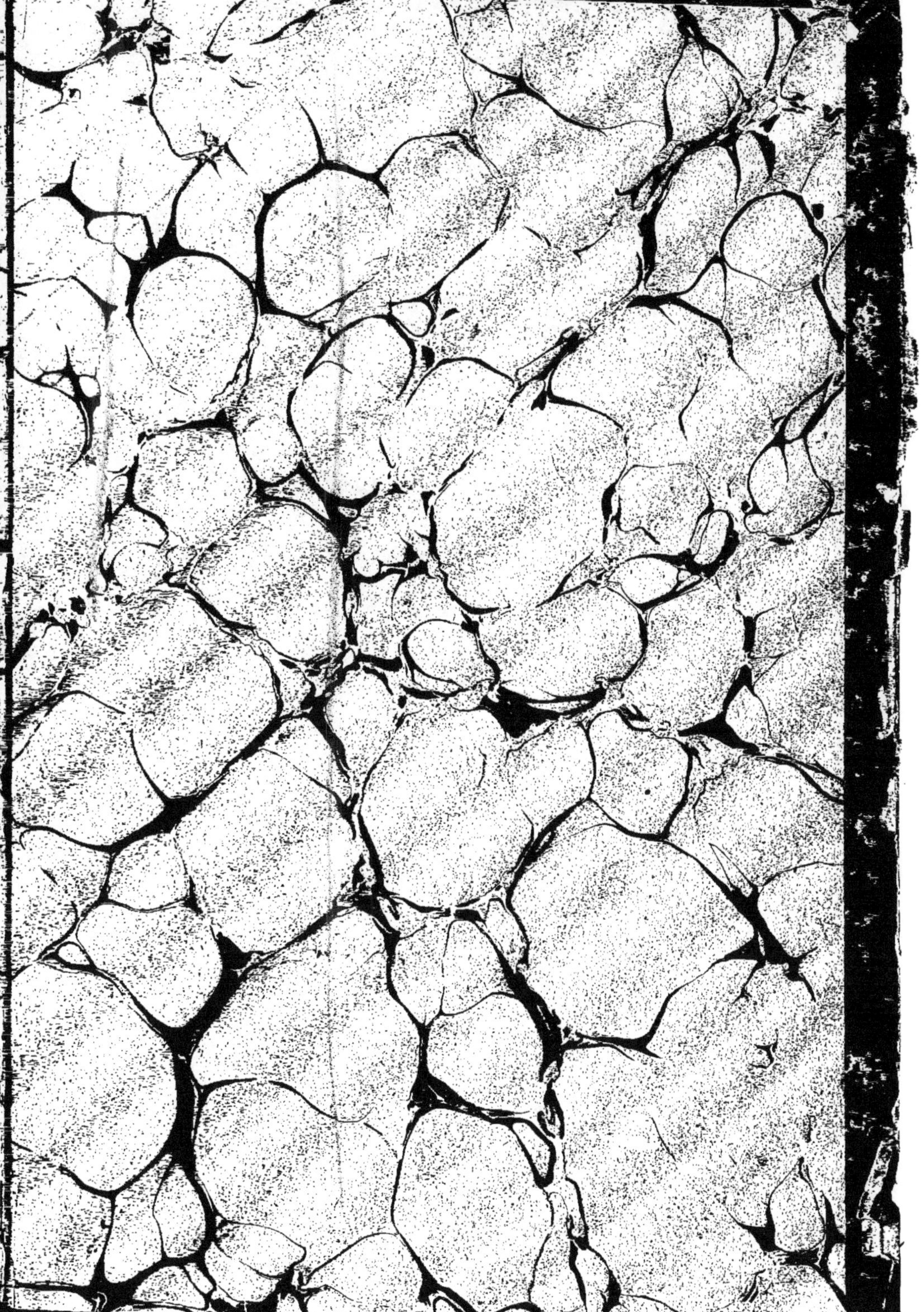

www.ingramcontent.com/pod-product-compliance
Ingram Content Group UK Ltd.
Pitfield, Milton Keynes, MK11 3LW, UK
UKHW020146250726
13967UKWH00002B/888